Guia Ilustrado de
Procedimentos Médicos

Tradução
Benedito de Sousa Almeida Filho
Gabriela Langeloh
Gilson Matos
Jacques Vissoky
Jussara N.T. Burnier
Patrick Ely Teloken

Consultoria, supervisão e revisão técnica desta edição

André Garcia Islabão
Médico. Residência Médica em Medicina Interna pela Universidade Federal de Ciências da Saúde de Porto Alegre (UFCSPA).
Médico Internista da Santa Casa de Porto Alegre.

Dea Suzana Miranda Gaio
Médica ginecologista e obstetra. Mestre em Medicina pela Universidade Federal do Rio Grande do Sul (UFRGS).

Edilson Carvalho de Sousa Junior
Professor assistente da disciplina Clínica Cirúrgica I (Coloproctologia) da Universidade Federal do Piauí.
Mestre em Genética pela Universidade Federal de Pernambuco.
Doutor em Biotecnologia: Biotecnologia em Saúde pela Renorbio/Universidade Estadual do Ceará.

Jacques Vissoky
Médico ortopedista.

João Carlos Batista Santana
Médico pediatra do Hospital São Lucas da Pontifícia Universidade Católica do Rio Grande do Sul (PUCRS) e Chefe do Serviço de Pediatria do Hospital São Lucas da PUCRS.
Mestre e Doutor em Ciências Medicas: Pediatria pela UFRGS.
Professor adjunto da PUCRS.

Maria Laura Taborda
Médica dermatologista. Membro efetivo da Sociedade Brasileira de Dermatologia.
Preceptora voluntária do Serviço de Dermatologia da UFCSPA.

Patrick Ely Teloken
Médico. Residente de Urologia no St. John of God Hospital, Perth, Austrália.

Rafael Bonfá
Médico dermatologista. Membro efetivo da Sociedade Brasileira de Dermatologia.

Sérgio Ricardo Pioner
Cirurgião chefe do Serviço de Atendimento ao Obeso do Hospital Regina.
Cirurgião do Centro de Tratamento da Obesidade da Santa Casa de Porto Alegre.
Mestre em Hepatologia pela UFCSPA.

Sady Selaimen da Costa
Professor Associado III do Departamento de Oftalmologia & Otorrinolaringologia da Faculdade de Medicina da UFRGS.
Ex-Presidente da Sociedade Brasileira de Otologia.
Diretor de Educação Médica Continuada da Associação Brasileira de Otorrinolaringologia e Cirurgia Cérvico-Facial.
Chefe do Serviço de Otorrinolaringologia do Sistema Mãe de Deus.
Fundador e Diretor Científico da Associação Paparella de Otorrinolaringologia.
Membro da International Hearing Foundation.
Membro do Collegium Oto-Rhino-Laryngologicum Amicitiae Sacrum.
Doutor em Medicina: Clínica Cirúrgica pela Universidade de São Paulo/Ribeirão Preto.

E. J. Mayeaux, Jr., MD

Professor of Family Medicine
Professor of Obstetrics and Gynecology
Louisiana State University Health Science Center
Shreveport, Louisiana

Guia Ilustrado de Procedimentos Médicos

Reimpressão 2021

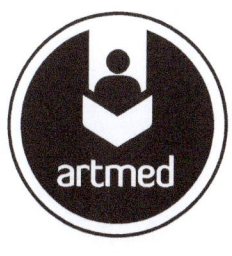

2011

Obra originalmente publicada sob o título
The essential guide to primary care procedures, 1st Edition
ISBN 9780781773904

© 2009 by Lippincott Williams & Wilkins, a Wolters Kluwer business
Published by arrangement with Lippincott Williams & Wilkins/Wolters Kluwer Health Inc. USA

Indicações, reações colaterais e programação de dosagens estão precisas nesta obra, mas poderão sofrer mudanças com o tempo. Recomenda-se ao leitor sempre consultar a bula da medicação antes de sua administração. Os autores e editoras não podem ser responsabilizados por erros ou omissões ou quaisquer consequências advindas da aplicação incorreta de informação contida nesta obra.

Capa: *Mário Röhnelt*

Preparação de original: *Heloísa Stefan*

Editora sênior: *Letícia Bispo de Lima*

Projeto e editoração: *Techbooks*

Aviso ao leitor

A capa original deste livro, em formato capa dura, foi substituída por nova versão, em formato brochura. Alertamos para o fato de que o conteúdo da obra é o mesmo e que a nova versão da capa decorre da adequação mercadológica do produto.

M466g Mayeaux, E. J., Jr.
          Guia ilustrado de procedimentos médicos / E. J. Mayeaux, Jr. – Porto Alegre : Artmed, 2011.
          1.008 p. : il. color. ; 28 cm.

          ISBN 978-85-363-2423-4

          1. Medicina. 2. Clínica médica. 3. Procedimentos médicos. I. Título.

                                                        CDU 616-07

Catalogação na publicação: Ana Paula M. Magnus – CRB 10/2052

Reservados todos os direitos de publicação, em língua portuguesa, à
ARTMED® EDITORA S.A.
Av. Jerônimo de Ornelas, 670 – Santana
90040-340 – Porto Alegre RS
Fone: (51) 3027-7000 Fax: (51) 3027-7070

É proibida a duplicação ou reprodução deste volume, no todo ou em parte, sob quaisquer formas ou por quaisquer meios (eletrônico, mecânico, gravação, fotocópia, distribuição na Web e outros), sem permissão expressa da Editora.

Unidade São Paulo
Av. Embaixador Macedo Soares, 10.735 – Pavilhão 5 – Cond. Espace Center
Vila Anastácio – 05095-035 – São Paulo – SP
Fone: (11) 3665-1100 Fax: (11) 3667-1333

SAC 0800 703-3444

IMPRESSO NO BRASIL
PRINTED IN BRAZIL
Impresso sob demanda na Meta Brasil a pedido de Grupo A Educação.

LISTA DE AUTORES

E.J. Mayeaux, Jr., MD, DABFP, FAAFP
Professor of Family Medicine
Professor of Obstetrics and Gynecology
Louisiana State University Health Sciences Center
Shreveport, Louisiana

Albert Lee Smith, III, MD
Chief Resident
Family Medicine
Louisiana State University Health Sciences Center
Shreveport, Louisiana

Alessandra D'Avenzo, MD
Resident
St. Joseph's Family Medicine Residency
Syracuse, New York

Amber Shaff, MD
Resident
St. Joseph's Family Medicine Residency
Syracuse, New York

Anne Boyd, MD
Assistant Professor
Department of Family Medicine
University of Pittsburgh School of Medicine
Director
Primary Care Sports Medicine Fellowship Program
University of Pittsburgh Medical Center
Pittsburgh, Pennsylvania

Brian Elkins, MD, DABFM, FAAFP
Associate Professor of Clinical Family Medicine
Louisiana State University Health Sciences Center
Shreveport, Louisiana

Christopher James Wolcott, MD
Assistant Clinical Professor of Emergency Medicine
Department of Emergency Medicine
Louisiana State University Health Sciences Center
Shreveport, Louisiana

Clint N. Wilson, MD
Chief Resident
Family Medicine Residency
Louisiana State University Health Sciences Center
Shreveport, Louisiana

Daniel E. Melville, MD, ABFM
Bourbon Medical Center
Paris, Kentucky

Daniel L. Stulberg, MD FAAFP
Associate Professor
Department of Family and Community Medicine
University of New Mexico Health Sciences Center
Albuquerque, New Mexico

Danielle Cooper, MD
Assistant Professor of Obstetrics and Gynecology
Louisiana State University Health Sciences Center
Shreveport, Louisiana

David L. Nelson, MD, LAc
Associate Professor of Clinical Family Medicine
Louisiana State University Health Sciences Center
Shreveport, Louisiana

Dennis R. Wissing, PhD, RRT, CPFT, Ae-C
Professor of Cardiopulmonary Science
Assistant Dean for Academic Affairs
School of Allied Health Professions
Louisiana State University Health Science Center
Shreveport, Louisiana

Doug Aukerman, MD, FAAFP
Assistant Professor
Department of Orthopaedics, Rehabilitation and
    Sports Medicine
Assistant Professor
Department of Family and Community Medicine
Penn State Milton S. Hershey Medical Center
Hershey, Pennsylvania
Team Physician
Penn State University
State College, Pennsylvania

EDWARD A. JACKSON, MD, DABFM, FABFM
Chair and Program Director
Synergy Medical Education Alliance
Professor
Department of Family Medicine
Michigan State College of Human Medicine
East Lansing, Michigan

GEORGE D. HARRIS, MD, MS
Professor of Medicine
Department of Community and Family Medicine
University of Missouri Kansas City, School of Medicine
Kansas City, Missouri

HEIDI WIMBERLY, PA-C
Clinical Instructor
Department of Emergency Medicine
Louisiana State University Health Sciences Center
Shreveport, Louisiana

JAY M. BERMAN, MD, FACOG
Assistant Professor
Wayne State University School of Medicine
Department of OB/GYN
Hutzel Women's Hospital
Detroit, Michigan

JEANNETTE E. SOUTH-PAUL, MD
Andrew W. Mathieson Professor and Chair
Department of Family Medicine
University of Pittsburgh School of Medicine
Pittsburgh, Pennsylvania

JEFF HARRIS, MD
Instructor of Family Medicine
Louisiana State University Health Science Center
Shreveport, Louisiana

JEFFREY A. GERMAN, MD
Associate Professor
Department of Family Medicine
Louisiana State University Health Sciences Center
Shreveport, Louisiana

JENNIFER M. SPRINGHART, M.D.
Assistant Professor of Clinical Emergency Medicine
Department of Emergency Medicine
Louisiana State University Health Sciences Center
Shreveport, Louisiana

KEN BARRICK, MD
Senior Resident
Department of Emergency Medicine
Louisiana State University Health Sciences Center
Shreveport, Louisiana

LARRY S. SASAKI, MD, FACS
Assistant Clinical Professor
Department of Surgery
Louisiana State University Health Sciences Center
Shreveport, Louisiana

LAUREN MOONAN YOREK, MD
Assistant Clinical Professor
Department of Emergency Medicine
Louisiana State University Health Sciences Center
Shreveport, Louisiana

LAURIE GRIER, MD, FCCM, FCCP, FACP
Professor of Clinical Medicine
Emergency Medicine and Anesthesia
Louisiana State University Health Sciences Center
Shreveport, Louisiana

MANDY TON, MD
Third-Year Family Medicine Resident
Louisiana State University Health Sciences Center
Shreveport, Louisiana

MARY M. RUBIN, RNC, NP, PHD
Associate Clinical Professor
Department of Nursing
Coordinator, GYN Oncology and Dysplasia Research
Department of OB/GYN and Medicine
University of California
San Francisco, California

MICHAEL B. HARPER, MD, DABFM
Professor of Clinical Family Medicine
Louisiana State University Health Sciences Center
Shreveport, Louisiana

MICHAEL G. LAMB, MD
Clinical Associate Professor of Medicine
University of Pittsburgh Medical Center
UPMC Community Medicine, Inc.
Department of Internal Medicine
Pittsburgh, Pennsylvania

NANCY R. BERMAN, MSN, APRN, BC
Nurse Practitioner
Northwest Internal Medicine Associates
Division of the Millennium Medical Group, PC
Southfield, Michigan

NAOMI JAY, RNC, NP PHD
Co-Director HPV Research Studies
Department of Medicine
University of California
San Francisco, California

Paul D. Cooper, MD
Assistant Professor of Clinical Pediatrics
Louisiana State University Health Sciences Center
Shreveport, Louisiana

Paul McCarthy, MD
Department of Critical Care Medicine
Louisiana State University Health Sciences Center
Shreveport, Louisiana

Paul Trisler, MD
Chief Resident
Emergency Medicine Residency
Louisiana State University Health Sciences Center
Shreveport, Louisiana

Racheal Whitaker, MD
Assistant Professor of Obstetrics and Gynecology
Louisiana State University Health Sciences Center
Shreveport, Louisiana

Rebecca Small, MD
Assistant Clinical Professor
Director, Medical Aesthetics Training Program
Department of Family and Community Medicine
University of California, San Francisco School of Medicine
Capitola, California

Robert W. Smith, MD, MBA, FAAFP
Vice Chair For Education
Department of Family Medicine
University of Pittsburgh School of Medicine
Pittsburgh, Pennsylvania

Russell D. White, MD
Professor of Medicine
Director
Sports Medicine Fellowship Program
Department of Community and Family Medicine
University of Missouri Kansas City, School of Medicine
Kansas City, Missouri

Samantha E. Montgomery, MD
Resident
Department of Obstetrics and Gynecology
Wayne State University School of Medicine
Detroit, Michigan

Sandra M. Sulik, MD, MS, FAAFP
Associate Professor
Department of Family Medicine
SUNY Upstate and St. Joseph's Family Medicine Residency
Fayetteville, New York
Department of Family Medicine
St. Joseph's Family Medicine
Syracuse, New York

Scott Wissink, MD
Assistant Professor
Department of Orthopaedic Surgery
University of Pittsburgh
Monroeville, Pennsylvania

Sean Denham, MD
Resident
Emergency Medicine Residency
Louisiana State University Health Sciences Center
Shreveport, Louisiana

Sean Troxclair, MD
Clinical Fellow
Critical Care Medicine
Department of Internal Medicine
Louisiana State University Health Sciences Center
Shreveport, Louisiana

Simon A. Mahler, MD
Assistant Professor
Department of Emergency Medicine
Louisiana State University Health Science Center
Shreveport, Louisiana

Sonya C. Melville, MD
Assistant Professor of Emergency Medicine
University of Kentucky Medical Center
Lexington, Kentucky

Stacy Kanayama, MD, ATC
Resident
Family Medicine
Louisiana State University Health Sciences Center
Shreveport, Louisiana

Stephen Taylor, MD, FAAFP
Associate Professor of Family Medicine
North Caddo Medical Center
Vivian, Louisiana

STEVEN KITCHINGS, MD
Chief Resident
Family Medicine
Louisiana State University Health Sciences Center
Shreveport, Louisiana

THOMAS BOONE REDENS, MD
Director
Cornea/External Disease/Refractive Surgery
Program Director
Department of Ophthalmology
Louisiana State University Health Sciences Center
Shreveport, Louisiana

THOMAS C. ARNOLD, MD
Associate Professor and Chairman
Department of Emergency Medicine
Louisiana State University Health Sciences Center
University Hospital
Shreveport, Louisiana

T.S. LIAN, MD, FACS
Associate Professor
Department of Otolaryngology–Head & Neck Surgery
Louisiana State University Health Sciences Center
Shreveport, Louisiana

VALERIE I. SHAVELL, MD
Resident
Department of Obstetrics and Gynecology
Wayne State University School of Medicine
Detroit, Michigan

VINAY BANGALORE, MD, MPH
Fellow
Department of Critical Care Medicine
Louisiana State University and the
Louisiana State University Health Sciences Center
Shreveport, Louisiana

WAYNE SEBASTIANELLI, MD
Professor
Department of Orthopaedics and Rehabilitation
Pennsylvania State University
Assistant Chief of Staff
Mount Nittany Medical Center
State College, Pennsylvania

YA'AQOV M. ABRAMS, MD
Assistant Professor
Department of Family Medicine
University of Pittsburgh
Chief of Service
Department of Family Medicine
Magee Women's Hospital
Pittsburgh, Pennsylvania

DEDICATÓRIA

Como este e todos os outros livros que escrevi surgiram a partir de esforços dirigidos à excelência na arte do ensino, é apropriado que eu dedique esta edição aos que foram meus principais professores. Gostaria de agradecer à minha família, com quem aprendi a me esforçar além da minha capacidade e a fazer coisas que tornassem este mundo um lugar melhor. Também gostaria de agradecer à minha esposa, que sempre me ensina a enxergar longe, até o infinito. Lembro-me de minha professora da 5ª série, Sra. Grubbs, que me ensinou a gostar de ler. Aos professores na escola de Baton Rouge High e na Louisiana State University em Baton Rouge, que me ensinaram a amar a ciência e a tratar aprendizado e educação com discernimento e entusiasmo. Aos meus professores da Louisiana State University Health Sciences Center, com quem aprendi as melhores técnicas de ensino, incluindo os Drs. Robert Clawson, David DeShay, Joe Bocchini e Michael Harper. Aos meus amigos e professores, que me ensinaram e estiveram ao meu lado pelo país e pelo mundo, incluindo os Drs. Don DeWitt, Cynda Johnson, Gary Newkirk e Richard Usatine. Por fim, gostaria de agradecer especialmente ao meu amigo e coautor em outras obras, Dr. Tom Zuber. Ele me ensinou muito sobre ensinar e escrever, e me colocou no caminho que levou a este livro. Tom, obrigado.

E. J. Mayeaux, Jr.

AGRADECIMENTOS

Gostaria de agradecer a todos os autores que dedicaram tanto tempo e esforço para a criação deste livro. Este é realmente um trabalho apaixonado de professores que amam o que fazem. Quero agradecer especialmente ao Dr. Larry Sasaki, que com todo entusiasmo concordou em escrever vários capítulos, e à Dra. Rebecca Small, que inicialmente aceitou escrever um capítulo e acabou escrevendo quase toda a Parte III.

PREFÁCIO

"Adoramos o modo como você ensina os procedimentos. Por que os livros não ensinam assim?" Esse comentário e muitos outros do tipo finalmente levaram a mim e ao Dr. Tom Zuber, meu coautor no *Atlas of primary care procedures,* a escrever pela primeira vez as nossas lições em forma de livro. Nosso objetivo era detalhar o passo a passo de cada procedimento, ilustrando-os para ensiná-los da forma mais eficaz. Esse método pode ser extremamente útil tanto para os médicos novatos que estão aprendendo um procedimento quanto para relembrar aqueles que não têm praticado ultimamente um procedimento específico. Neste livro, usei a mesma abordagem e ampliei esse formato útil e prático em quase duas vezes mais procedimentos. Foram usadas mais de 1.400 fotografias coloridas, acrescidas de ilustrações, para facilitar a instrução dos procedimentos. Para ajudar o profissional a realizá-los de forma mais eficaz, foram incluídas "Dicas", enquanto as seções "Atenção" ajudam a evitar os erros mais comuns. A seção "Complicações" fornece, de modo sucinto, dados sobre complicações, e as seções "Instruções pós-procedimento" e "Considerações pediátricas" reúnem informações valiosas para ajudar o profissional na realização de cada procedimento.

Este guia tem por finalidade ajudar os médicos de cuidados primários e de atendimento de emergência com instruções passo a passo sobre procedimentos ambulatoriais comuns. A instrução incorpora a metodologia-padrão com sugestões práticas desenvolvidas pelos autores durante a sua prática e ensino de procedimentos médicos. Os profissionais em treinamento e os professores devem se beneficiar de uma compreensão mais profunda das técnicas incluídas nesses procedimentos. Os profissionais experientes apreciarão as seções "Atenção" e "Complicações". Os 123 procedimentos apresentados neste guia variam desde o básico (remoção de cerúmen impactado e sutura simples interrompida) até complexos (colonoscopia e inserção de dreno torácico). Esses procedimentos contemplam a grande maioria das habilidades necessárias aos médicos de cuidados primários e de emergência e excedem, em muito, o número realizado pela maioria dos profissionais.

Todos os capítulos começam com uma revisão das informações a respeito de cada procedimento. As indicações e contraindicações (relativas e absolutas) são enumeradas, fornecendo um quadro para a avaliação dos pacientes que estão sendo considerados para um procedimento em particular. A seção "O Procedimento" fornece instruções sequenciais, fotos e ilustrações sobre a realização do procedimento*. As seções "Dicas" e "Atenção" são incluídas para apresentar informações úteis, erros ou dificuldades comuns que os médicos têm encontrado no dia a dia. A seção "Referências" inclui as fontes usadas no capítulo, bem como informações de interesse quando se considera um procedimento.

Os recursos listados na seção "Equipamentos" não são abrangentes. Os materiais podem estar incluídos porque historicamente demonstraram eficácia ou facilidade de uso nas práticas de cuidados primários. Muitos instrumentos são citados porque trazem informações acuradas e custo-eficazes. Os profissionais devem usar os materiais que acreditam ser superiores.

Nenhum livro pode substituir a experiência. Quando se aprende qualquer procedimento novo, recomenda-se que o profissional receba supervisão de alguém habilitado nesse procedimento. A experiência sob orientação é extremamente importante nos procedimentos mais complexos com o objetivo de reduzir as complicações e fortalecer a responsabilidade médico-legal.

---

*O leitor pode consultar a tabela da Associação Médica Brasileira (AMB) ou a Classificação Brasileira Hierarquizada de Procedimentos Médicos (CBHPM) para obter os códigos nacionais referentes aos procedimentos descritos nesta obra.

Cursos de treinamento formal nos procedimentos estão disponíveis nas sociedades de cada especialidade (como a American Academy of Family Physicians), sociedades de interesse médico (como a American Society of Colposcopy and Cervical Pathology) ou sociedades médicas locais ou regionais. Espera-se que esta referência sirva como uma valiosa fonte para fornecimento de serviços de alta qualidade.

Por fim, esperamos que este livro seja extremamente útil. Ele deve ser mantido na sala de procedimentos, e não na biblioteca. Ver uma cópia gasta ou manchada pelo uso excessivo durante os procedimentos indica ao autor e ao editor que o trabalho foi bem feito.

E. J. Mayeaux, Jr., MD

Materiais complementares

Em www.grupoaeditoras.com.br você terá acesso a vídeos (em inglês) de 15 procedimentos apresentados na obra, extremamente úteis como recurso de aprendizagem.

SUMÁRIO

PARTE I Procedimentos Gerais e Cuidados de Urgência e Emergência

1. Anestesia Local 3
2. Anestesia por Bloqueio de Campo 9
3. Anestesia por Bloqueio Nervoso Digital 15
4. Sedação Procedural (Consciente) 21
5. Punção Arterial e Colocação de Cateter Intra-Arterial 27
6. Colocação de Cateter Venoso Central 33
7. Colocação de Cateter em Artéria Pulmonar 43
8. Inserção de Dreno Torácico 51
9. Cricotireotomia Percutânea 61
10. Incisão e Drenagem de Abscessos 67
11. Punção Lombar 73
12. Biópsia de Medula Óssea 81
13. Cardioversão 89
14. Redução do Ombro 95
15. Teste de Esforço em Esteira 101
16. Remoção de Anzol 109
17. Intubação Endotraqueal 113
18. Redução de Luxação Mandibular 129
19. Espirometria Ambulatorial 133
20. Redução da Subluxação da Cabeça do Rádio ("Cotovelo de Babá") 139
21. Remoção de Anel 143
22. Toracocentese 149
23. Remoção de Carrapato 159

PARTE II Dermatologia

24. Criocirurgia da Pele 165
25. Tratamento de Queloide e Cicatriz Hipertrófica 175
26. Excisão de Queloide no Lóbulo da Orelha 181
27. Biópsia Cutânea com *Punch* 187

PARTE III Procedimentos Estéticos

28. Introdução aos Procedimentos Estéticos 195
29. Toxina Botulínica Tipo A para Rejuvenescimento Facial 201
30. Preenchedores Dérmicos para Rejuvenescimento Facial 215
31. Remoção de Pelos a *Laser* 237
32. Fotorrejuvenescimento a *Laser* 253
33. Microdermoabrasão 269
34. Eletrocirurgia de Alta Frequência 283
35. Escleroterapia 289

PARTE IV Técnicas de Sutura

36. Nós Básicos de Sutura com Instrumentos 301
37. Sutura Dérmica Profunda 307
38. Sutura Simples Interrompida 311
39. Sutura de Ângulo 319
40. Sutura de Colchoeiro Horizontal 325
41. Sutura Cutânea Contínua 331
42. Sutura Contínua Subcuticular (Intradérmica) 335
43. Sutura de Colchoeiro Vertical 343

PARTE V Cirurgia Dermatológica

44. Planejamento dos Procedimentos Dermatológicos 351
45. Retalhos de Avanço 357
46. Reparo do Triângulo de Burow ("Orelha de Cachorro") 363
47. Excisão de Cisto Epidérmico 369
48. Cistos Epidérmicos: Remoção Excisional Mínima 375
49. Excisão Fusiforme 381

50 Excisão de Lipoma 387
51 Plastia em O-Z 395
52 Fechamento de Sutura em Boca de Saco 401
53 Retalho Romboidal 407
54 Retalho de Rotação 413
55 Técnicas de Reparo do Couro Cabeludo 419
56 Remoção de Pólipo Cutâneo 427
57 Biópsia por *Shaving* 433
58 Reparo de Laceração Tangencial 439
59 Plastia em T 445
60 Plastia em V-Y 451
61 Plastia em Z 457

PARTE VI   Procedimentos nas Unhas

62 Remoção de Cisto Mucoso Digital 465
63 Avulsão da Unha e Matricectomia 471
64 Biópsia da Lâmina e do Leito Ungueal 477
65 Drenagem de Hematoma Subungueal 485
66 Cirurgia de Paroníquia 489

PARTE VII   Ginecologia e Urologia

67 Tratamento de Cisto e Abscesso da Glândula de Bartholin 497
68 Conização Fria do Colo do Útero 503
69 Remoção de Pólipo Cervical 509
70 Biópsia Endometrial 515
71 Colposcopia e Biópsia Cervical Dirigida 521
72 Colocação de Diafragmas Contraceptivos 535
73 Crioterapia Cervical 541
74 Dilatação e Curetagem 551
75 Esterilização Feminina Histeroscópica com Microimplante (Essure) 559
76 Tratamento de Infecções pelo Vírus do Papiloma Humano Genital Não Cervical 567
77 Punção Aspirativa da Mama com Agulha Fina 583
78 Implanon (Implante de Etonogestrel) 591
79 Inserção e Remoção de Dispositivo Intrauterino 599

80 Procedimento de Excisão com Alça Eletrocirúrgica 607
81 Histeroscopia Ambulatorial 617
82 Anestesia com Bloqueio Paracervical 627
83 Pessários 633
84 Vasectomia sem Bisturi 647
85 Cauterização Laparoscópica da Tuba Uterina 655

PARTE VIII   Gastrenterologia

86 Paracentese Abdominal 663
87 Anuscopia com ou sem Biópsia 669
88 Citologia Anal e Anuscopia de Alta Resolução 677
89 Colonoscopia 689
90 Esofagogastroduodenoscopia 699
91 Sigmoidoscopia Flexível 713
92 Tratamento de Hemorroidas Internas 723
93 Manejo de Cisto ou Abscesso Pilonidal 731
94 Excisão de Hemorroidas Externas Trombosadas 737

PARTE IX   Procedimentos de Olhos, Orelhas, Nariz e Garganta

95 Tratamento da Epistaxe Anterior 745
96 Remoção de Cerúmen Impactado 753
97 Remoção de Calázio 763
98 Remoção de Corpo Estranho Conjuntival e Corneano 769
99 Nasolaringoscopia com Fibra Óptica Flexível 777
100 Remoção de Corpo Estranho do Nariz e da Orelha 783
101 Timpanometria 789

PARTE X   Procedimentos Musculoesqueléticos

102 Injeção para a Síndrome do Túnel do Carpo 795
103 Injeção para a Doença de De Quervain 801
104 Reparo da Lesão do Tendão Extensor 805

105 Injeção na Bolsa do Trocanter Maior **813**
106 Aspiração e Injeção da Articulação do Joelho **819**
107 Aspiração e Injeção da Bolsa do Olécrano **827**
108 Injeção da Fáscia Plantar **831**
109 Infiltração no Ombro **837**
110 Gessado Curto de Membro Superior **843**
111 Gessado Curto de Membro Inferior **853**
112 Tala Gessada do Membro Inferior **863**
113 Tala Gessada Curta do Membro Superior **873**
114 Tala Gessada Longa do Membro Superior **885**
115 Injeção do Dedo em Gatilho **897**
116 Injeção de Ponto-Gatilho **901**
117 Aspiração e Injeção de Cisto Gangliônico no Punho **907**

PARTE XI Pediatria

118 Circuncisão com *Clamp* de Gomco e Bloqueio Peniano Dorsal **915**
119 Circuncisão com *Clamp* de Mogen **923**
120 Circuncisão com Dispositivo Plastibell **929**
121 Colocação de Linha Intraóssea **935**
122 Sedação Pediátrica **939**
123 Cateterização Suprapúbica da Bexiga **947**

Apêndices

Apêndice A Consentimento Informado **951**
Apêndice B Linhas de Tensão Mínima da Pele (Linhas de Langer) **952**
Apêndice C Recomendações para a Prevenção de Endocardite Bacteriana **953**
Apêndice D Margens Recomendadas para a Remoção de Lesões Neoplásicas da Pele **955**
Apêndice E Recomendações para o Preparo da Pele **957**
Apêndice F Bandeja de Anestesia Sugerida para Administração de Anestesia Local e Bloqueios **959**
Apêndice G Instrumentos e Materiais na Bandeja de Cirurgia Ambulatorial **960**
Apêndice H Instrumentos e Materiais na Bandeja Ginecológica Padrão **961**
Apêndice I Bandeja Sugerida para Procedimentos de Aspiração e Injeção **962**
Apêndice J Tempos Recomendados para a Remoção de Suturas **963**
Apêndice K Recomendações para a Desinfecção de Endoscópios **964**

Índice **967**

PARTE I

Procedimentos Gerais e Cuidados de Urgência e Emergência

CAPÍTULO 1
Anestesia Local

E. J. Mayeaux, Jr., MD, DABFP, FAAFP

A maioria das cirurgias de menor porte ou ambulatoriais são realizadas com anestesia local. A técnica de administração adequada pode reduzir o desconforto do paciente, melhorar a sua satisfação com o serviço e também o desfecho do procedimento. Infelizmente, as técnicas para minimizar o desconforto durante a administração de anestesia local muitas vezes são negligenciadas na prática clínica moderna.

A Tabela 1-1 mostra os fármacos disponíveis comumente usados como anestésicos locais. As duas principais classes de anestésicos locais injetáveis são as amidas e os ésteres. As amidas são usadas mais amplamente e incluem a lidocaína (Xylocaína) e a bupivacaína (Marcaína). Os ésteres, representados pela procaína (Novocaína), têm um início de ação mais lento do que as amidas e uma frequência maior de reações alérgicas. Indivíduos com alergia a uma classe de anestésicos geralmente podem receber a outra classe com segurança. A administração dos ésteres é limitada a indivíduos com reação alérgica prévia a anestésicos amídicos.

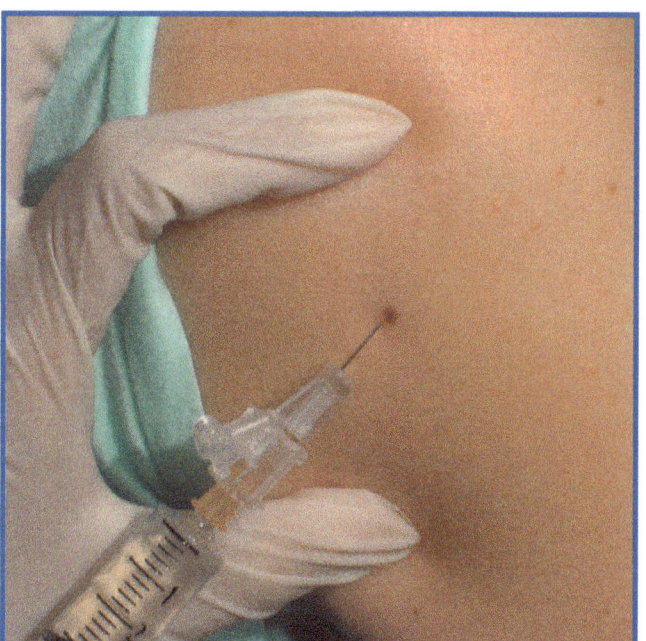

Muitos pacientes referem alergia aos fármacos "caínas", mas na verdade eles apresentam uma resposta vagal ou outra resposta sistêmica à injeção. Se a natureza exata da reação anterior não puder ser verificada, a administração de hidrocloreto de difenidramina (Benadryl*) pode proporcionar anestesia suficiente para pequenos procedimentos cirúrgicos. Entre 1 e 2 mL de solução de difenidramina (25 mg/mL) são diluídos em 1 a 4 mL de soro fisiológico para injeção intradérmica (não subdérmica).

A epinefrina presente na solução de anestésico local prolonga a duração do anestésico e reduz o sangramento por produzir vasoconstrição local. O uso de epinefrina também permite a utilização de volumes maiores de anestésico. Um adulto médio (70 kg) pode receber com segurança até 28 mL (4 mg/kg) de lidocaína a 1% e até 49 mL (7 mg/kg) de lidocaína a 1% com epinefrina.

Historicamente, os médicos foram ensinados a evitar a administração de soluções com epinefrina em locais do corpo irrigados por uma única artéria, como dedos, artelhos, pênis e a ponta do nariz. A segurança da administração de epinefrina à ponta do nariz ou aos dedos foi documentada em alguns relatos, mas limitar o uso da epinefrina nesses locais é prudente no ambiente médico-legal atual.

---

*N. de T. Nome comercial nos Estados Unidos; no Brasil, há o Difenidrin (cloridrato de difenidramina) em forma injetável. O Benadryl, está disponível apenas como xarope.

TABELA 1-1 Anestésicos locais comumente disponíveis

	ANESTÉSICOS LOCAIS COMUNS	CONCENTRAÇÃO	DOSE TOTAL MÁXIMA EM ADULTOS	INÍCIO DE AÇÃO (MIN)	DURAÇÃO (H)
Amidas	Lidocaína (Xylocaína)	1%-2%	4,5 mg/kg, máx. 300 mg	<2	0,5-1
	Lidocaína com epinefrina	1%-2% com epi 1:100.000 ou 1:200.000	7 mg/kg, máx. 500 mg	<2	2-6
	Bupivacaína (Marcaína, Sensorcaine*)	0,25%	2,5 mg/kg, máx. 175 mg	5	2-4
	Bupivacaína com epinefrina	0,25% com epi 1:200.000	Máx. 225 mg	5	3-7
	Mepivacaína (Carbocaine*, Polocaine*)	1%	Máx. 400 mg	3-5	0,75-1,5
Ésteres	Procaína (Novocaína)	0,25%-0,5% (por diluição)	350 a 600 mg	2-5	0,25-1
	Clorprocaína (Nesacaína)	1%-2%	Não deve exceder 800 mg	6-12	0,5
	Difenidramina (Benadryl**)	1%	Incerta	<2	0,5

*N. de T. Nomes comerciais nos Estados Unidos, sem correspondentes no Brasil.
**N. de T. Ver nota na página 3.

Os anestésicos locais podem ser injetados por via intradérmica ou subdérmica. A administração intradérmica produz uma elevação visível na pele, e o início de ação do anestésico é quase imediato. A injeção intradérmica de um grande volume da solução pode estirar sensores de dor na pele, ajudando no efeito anestésico. Acredita-se que este efeito de volume explique o benefício das injeções de soro fisiológico nos pontos-gatilho. Outras estratégias para reduzir o desconforto da injeção são mostradas na Tabela 1-2. A injeção intradérmica é especialmente útil para excisões por *shaving*, porque a solução anestésica efetivamente engrossa a derme, eleva a lesão e evita a penetração inadvertida abaixo da derme.

As injeções subdérmicas agem mais lentamente, mas em geral produzem muito menos desconforto para o paciente. Alguns médicos recomendam administrar inicialmente um anestésico em uma localização subdérmica (menos dolorosa) e depois tracionar a ponta da agulha para a injeção intradérmica. A administração subdérmica inicial frequentemente reduz o desconforto da injeção intradérmica.

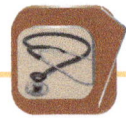

Equipamento

- Seringas (TB, 5 mL ou 10 mL), soluções anestésicas e agulhas (18 ou 20G, 2,5 cm para aspirar o anestésico do frasco; 25 ou 27G, 3,8 cm para aplicar o anestésico) podem ser adquiridas em lojas de material cirúrgico ou em farmácias. Uma bandeja de anestesia sugerida para este procedimento é apresentada no Apêndice F.

Indicações

- Anestesia local ou regional para procedimentos menores

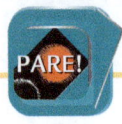

Contraindicações

- Alergia aos anestésicos locais

O Procedimento

Passo 1. Limpar a pele com álcool se ela já não tiver sido preparada com solução de iodopovidona ou clorexidina. Esticar a pele com a mão não dominante antes de inserir a agulha. Os pacientes temem a picada da agulha; o desconforto é reduzido se os sensores de dor da pele forem estirados.

- ATENÇÃO: Substituir a agulha usada para retirar o anestésico do frasco por uma agulha menor (30G) antes da injeção no paciente. Uma agulha afiada reduz a dor.

Passo 2. A seringa é segurada com a sua mão dominante na posição de injetar. O polegar deve estar próximo ao êmbolo, mas não sobre ele. Depois que a agulha é inserida na pele, alguns médicos preferem puxar o êmbolo para verificar se a ponta da agulha não está em uma localização intravascular. O polegar pode ser deslizado sob a borda posterior do êmbolo e puxado para trás, observando se há entrada de sangue na seringa para garantir que a ponta da agulha não esteja em um vaso sanguíneo. O polegar então desliza sobre o êmbolo para uma injeção suave. Contudo, é muito improvável que uma agulha curta, 30G, entre em um vaso importante, e muitos médicos preferem injetar sem aspirar porque puxar o êmbolo produz movimento da agulha e causa desconforto para o paciente.

- ATENÇÃO: Evitar movimentar a agulha após a penetração na pele. Muitos médicos seguram a seringa como um lápis no momento da inserção. Após a inserção, eles param de esticar a pele com a mão não dominante e seguram a seringa, trocam a mão dominante de volta para o êmbolo e puxam o êmbolo para verificar a entrada vascular da ponta da agulha. Eles então trocam de mão novamente e movem a mão dominante para a posição de injeção. Todas essas mudanças causam movimentação da ponta da agulha na pele e aumentam substancialmente o desconforto do paciente.

Passo 3. Inserir a agulha na pele em um ângulo de 15 ou 30 graus. A profundidade da agulha é mais difícil de controlar em um ângulo de 90 graus de entrada.

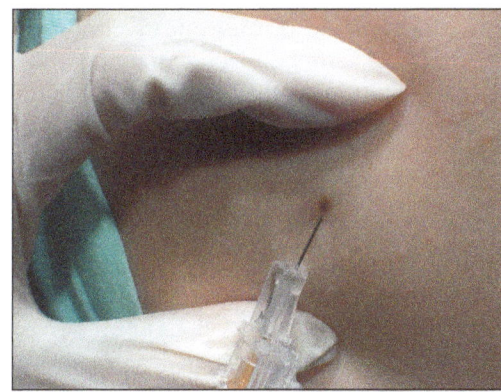
Passo 1

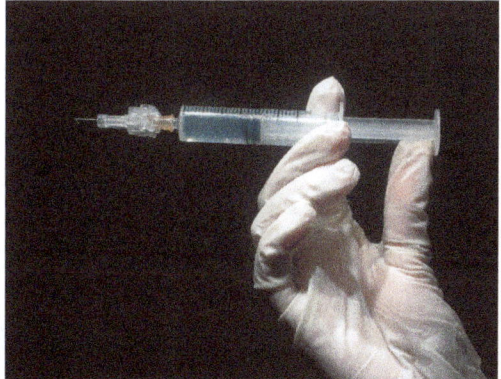
Passo 2

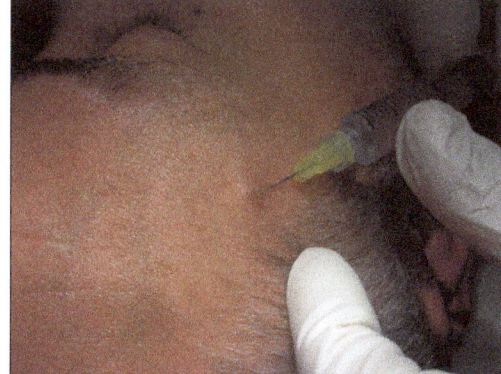
Passo 3

Passo 4. Ao injetar em locais lacerados para reparo, inserir a agulha na borda do ferimento, e não na pele intacta. A inserção de uma agulha em uma borda de ferimento causa menos desconforto.

Passo 5. Fazer uma pausa após a entrada da agulha na pele. Tentar fazer com que o paciente fale ou ria. Os pacientes temem a entrada da agulha e, depois que se conscientizam de que o desconforto foi menor do que o esperado, eles frequentemente relaxam. Manter o estiramento da pele com a mão não dominante para a injeção.

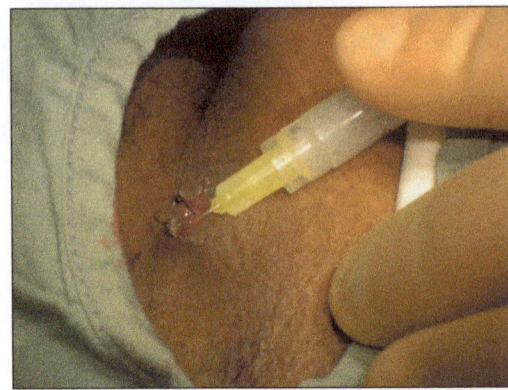
Passo 4

- **ATENÇÃO:** Injetar o anestésico imediatamente após a inserção da agulha causa desconforto e ansiedade. A maioria dos episódios vagais ou sincopais são relacionados com a tempestade de catecolaminas produzida pela ansiedade do paciente. Uma pausa depois da inserção da agulha e a administração lenta do anestésico permitem que o paciente relaxe, reduzindo assim a produção de catecolaminas e, consequentemente, as complicações.

Passo 6. A injeção intradérmica produz uma nodulação na pele. Administrar o anestésico local para uma excisão por *shaving* logo abaixo do centro da lesão a ser removida. O fluido anestésico aumenta efetivamente a profundidade da derme, reduzindo as chances de penetração subdérmica na excisão por *shaving*. O fluido também eleva a lesão, facilitando a remoção com técnica de *shaving*.

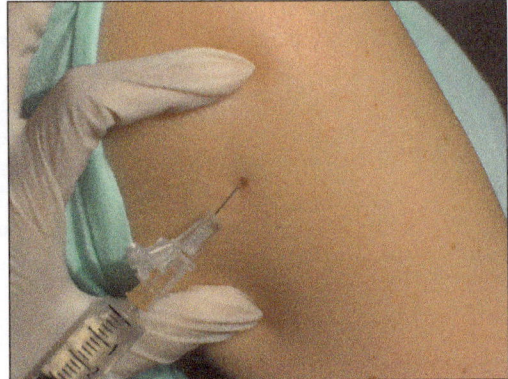
Passo 5

- **DICA:** Quando a ponta da agulha está colocada corretamente, há uma resistência à injeção do anestésico na pele.

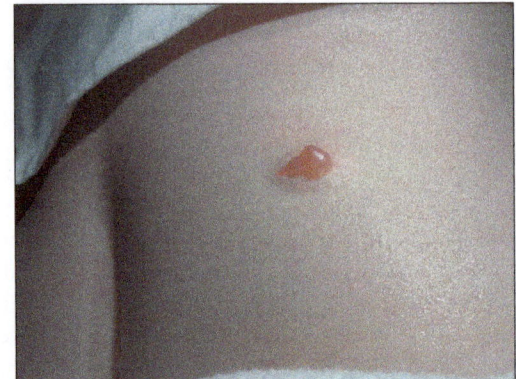
Passo 6

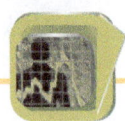

Complicações

- Sangramento e formação de hematoma.
- A reação alérgica é rara. Os pacientes que acreditam ser alérgicos à lidocaína são mais provavelmente alérgicos ao conservante metilparabeno. Há disponível uma lidocaína livre de conservantes.
- Infecção.
- Palpitações ou sensação de calor (devido ao componente epinefrina).

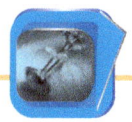

Considerações pediátricas

As crianças maiores de 6 anos recebem doses de adultos, mas a dose máxima se baseia no peso. A dose máxima recomendada para a lidocaína em crianças é de 3 a 5 mg/kg, e 7 mg/kg quando combinada com a epinefrina. Lembrar que lidocaína a 1% é 10 mg/mL. Crianças de 6 meses a 3 anos têm o mesmo volume de distribuição e meia-vida de eliminação que adultos. Recém-nascidos têm um volume de distribuição aumentado, *clearance* hepático reduzido e meia-vida de eliminação terminal duplicada (3,2 horas).

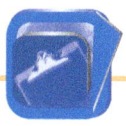

Instruções pós-procedimento

Orientar o paciente para que relate quaisquer erupções ou bolhas locais pós-procedimento que possam indicar uma reação adversa ou infecção.

Referências

Avina R. Office management of trauma: Primary care local and regional anesthesia in the management of trauma. *Clin Fam Pract*. 2000;2:533-550.
Baker JD, Blackmon BB. Local anesthesia. *Clin Plast Surg*. 1985;12:25-31.
Brown JS. *Minor Surgery: A Text and Atlas*. 3rd ed. London: Chapman & Hall Medical; 1997.
deJong RH. Toxic effects of local anesthetics. *JAMA* 1978;239:1166-1168.
Dinehart SM. Topical, local, and regional anesthesia. In: Wheeland RG, ed. *Cutaneous Surgery*. Philadelphia: WB Saunders; 1994:102-112.
Grekin RC. Local anesthesia in dermatologic surgery. *J Am Acad Dermatol*. 1988;19:599-614.
Kelly AM, Cohen M, Richards D. Minimizing the pain of local infiltration anesthesia for wounds by injection into the wound edges. *J Emerg Med*. 1994;12:593-595.
Scarfone RJ, Jasani M, Gracely EJ. Pain of local anesthetics: Rate of administration and buffering. *Ann Emerg Med*. 1998;31:36-40.
Smith DW, Peterson MR, DeBerard SC. Local anesthesia. *Postgrad Med*. 1999;106:57-66.
Stegman SJ, Tromovitch TA, Glogau RG. *Basics of Dermatologic Surgery*. Chicago: Year Book Medical Publishers; 1982:23-31.
Swanson NA. *Atlas of Cutaneous Surgery*. Boston: Little, Brown; 1987:156-162.
Winton GB. Anesthesia for dermatologic surgery. *J Dermatol Surg Oncol*. 1988;14:41-54.
Yagiela JA. Oral-facial emergencies: Anesthesia and pain management. *Emerg Med Clin North Am*. 2000;18:449-470.
Zuber TJ, DeWitt DE. The fusiform excision. *Am Fam Physician* 1994;49:371-376.
2008 MAG Mutual Healthcare Solutions, Inc.'s Physicians' Fee and Coding Guide. Duluth, Georgia. MAG Mutual Healthcare Solutions, Inc. 2007.

TABELA 1-2 Recomendações para reduzir o desconforto da anestesia local

- Estirar a pele usando a mão não dominante durante a administração.
- Encorajar o paciente a falar para distraí-lo e para monitorizar respostas vagais.
- Falar com o paciente durante a administração; o silêncio aumenta o desconforto sentido pelo paciente.
- Usar a agulha de menor calibre possível (preferivelmente 30G).
- Considerar um *spray* refrigerante na pele antes da inserção da agulha.
- Considerar uma vibração da pele próxima ao local de inserção ou tocar em locais distantes para causar distração durante a administração.
- Administrar o anestésico em temperatura ambiente (i.e., soluções não resfriadas).
- Inserir a agulha através de poros dilatados, cicatrizes ou folículos capilares (i.e., locais menos sensíveis).
- Fazer uma pausa após a penetração da agulha na pele para permitir que o paciente se recupere e relaxe.
- Injetar uma pequena quantidade de anestésico e fazer uma pausa, deixando que o anestésico faça efeito.
- Atender ao paciente suspendendo temporariamente a injeção quando for detectada uma queimação local.
- Injetar o anestésico lentamente.
- Começar a injeção por via subdérmica e depois tracionar a agulha para injeção intradérmica.
- Considerar a adição de bicarbonato para tamponar a acidez do anestésico.
- Esperar até que o anestésico faça efeito antes de iniciar o procedimento cirúrgico.

CAPÍTULO 2

Anestesia por Bloqueio de Campo

E. J. Mayeaux, Jr., MD, DABFP, FAAFP

O termo anestesia por bloqueio de campo descreve a infiltração de anestésico local em um padrão circunferencial em torno, e frequentemente embaixo, do local cirúrgico. Assim como os bloqueios de nervos, a anestesia por bloqueio de campo é usada para anestesiar grandes áreas cutâneas. A anestesia por bloqueio de campo difere do bloqueio nervoso pelo fato de mais de um nervo sofrer interrupção da transmissão nervosa. A técnica permite que grandes áreas sejam anestesiadas e é útil para procedimentos dermatológicos grandes. O bloqueio de campo não rompe a arquitetura do local cirúrgico e frequentemente é administrado para reparo facial ou cosmético. Contudo, ele leva mais tempo para agir do que os bloqueios intradérmicos. Não é incomum que um bloqueio necessite mais do que cinco minutos para atingir seu efeito completo.

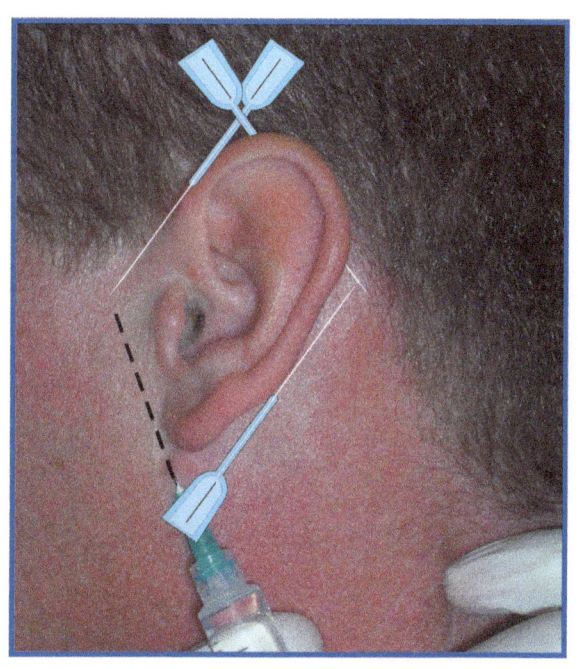

Tecidos infectados como áreas de celulite ou abscessos podem ser difíceis de ser anestesiados porque o ambiente ácido de um abscesso pode hidrolisar o anestésico e inativá-lo. O bloqueio de campo fornece anestesia adequada em torno de um abscesso por agir nos tecidos normais circunjacentes. Estruturas localizadas frequentemente são acessíveis à técnica de anestesia por bloqueio de campo, que é particularmente bem apropriada para estruturas faciais (p. ex., bochechas, pálpebras, nariz e orelha) e genitais (p. ex., pênis e períneo). A administração de anestésico na pele distensível em torno de uma pele tensa (p. ex., tecidos em torno do nariz ou da orelha) permite injeções mais confortáveis para o paciente.

A epinefrina pode ser adicionada à lidocaína para alguns bloqueios de campo se a ação vasoconstritora ou de prolongamento da anestesia pela epinefrina for desejada. A epinefrina permite o uso seguro de maiores quantidades de lidocaína porque impede a eliminação do anestésico do tecido. A epinefrina deve ser evitada em áreas nas quais o comprometimento vascular pode ser um problema, especialmente em indivíduos com vasculite ou distúrbios vasoconstritores como fenômeno de Raynaud. Muitos especialistas desencorajam a adição de epinefrina para bloqueios de campo nos dedos, em torno da orelha, na ponta do nariz ou em torno do pênis.

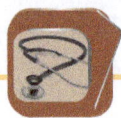

Equipamento

- Seringas (TB, 5 mL ou 10 mL), soluções anestésicas e agulhas (18 ou 20G, 2,5 cm para aspirar o anestésico do frasco; 25 ou 27G, 3,8 cm para aplicar o anestésico) podem ser adquiridas em lojas de material cirúrgico ou em farmácias. Uma bandeja de anestesia sugerida para este procedimento é apresentada no Apêndice F.

Indicações

- Em torno de grandes lesões fornecendo uma grande área de anestesia
- Em torno de cistos infectados ou abscessos
- Para evitar distorção de pontos de referência da pele pela administração de anestesia local
- Ao redor de estruturas faciais (p. ex., nariz, orelha, testa, bochechas, pálpebra, lábio superior)
- Bloqueios digitais (ver Capítulo 3)
- Ao redor de estruturas localizadas (p. ex., pênis, períneo)

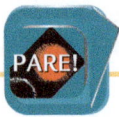

Contraindicações

- Alergia aos anestésicos
- Celulite na área da injeção (relativa)

O Procedimento

Passo 1. O bloqueio de campo pode ser realizado em um padrão com forma de quadrado ou de losango em torno do ferimento. São necessárias apenas duas perfurações cutâneas. Após limpar a pele com álcool, a agulha passa ao longo de um lado da excisão proposta, sob a derme, e o anestésico é administrado à medida que se traciona a agulha sem sair da pele.

- **ATENÇÃO:** Garantir a anestesia de uma área suficiente que permita o aumento da incisão.

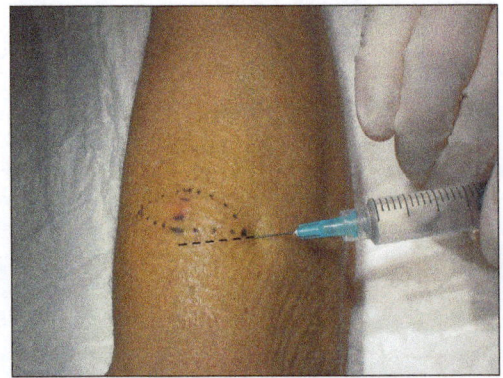

Passo 1

Passo 2. A agulha é então redirecionada para o outro lado da excisão proposta, e o anestésico é administrado à medida que a agulha é retirada sem sair do local inicial de punção.

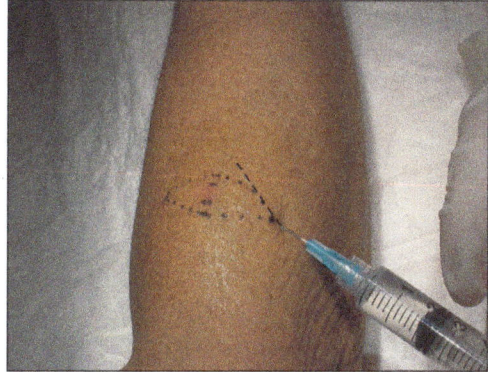
Passo 2

Passo 3. Nas grandes lesões e nas lesões subcutâneas (como cistos e abscessos), a agulha também pode ser redirecionada abaixo da lesão se for necessária a dissecção profunda. Toda essa técnica é repetida no lado oposto da lesão.

■ **ATENÇÃO:** Ter cuidado para não injetar anestésico nas lesões císticas porque isso pode causar ruptura abaixo da pele ou para fora, em direção ao médico.

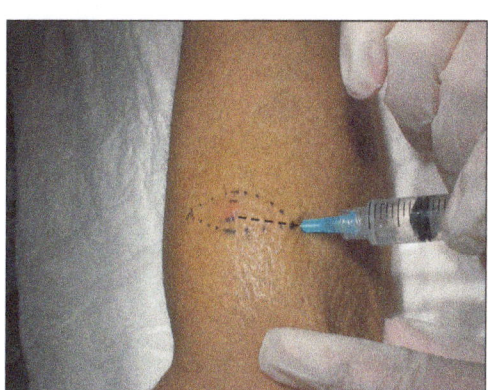
Passo 3

Passo 4. O bloqueio de campo da orelha é realizado em torno de todo o pavilhão auricular. Para evitar a paralisia motora do nervo facial anterior ao pavilhão auricular, a agulha deve passar em um plano superficial (i.e., subdermicamente, em frente à orelha).

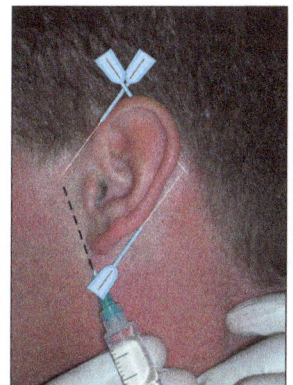
Passo 4

Passo 5. Podem ser necessárias injeções separadas para a concha e para o meato acústico externo.

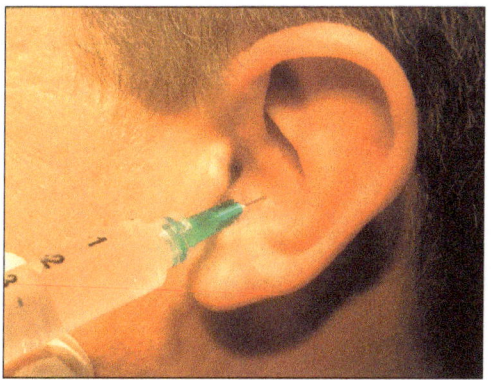
Passo 5

Passo 6. Para bloqueios do nariz, injeções triangulares fornecem anestesia circunferencial adequada.

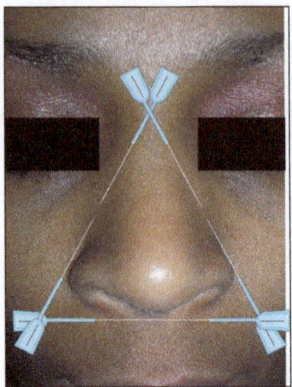
Passo 6

Passo 7. Lidocaína adicional (em geral sem epinefrina) deve ser administrada à ponta do nariz para anestesia do nervo nasal externo, que se origina dos tecidos profundos. Esse nervo geralmente não é bloqueado pelas injeções circunferenciais.

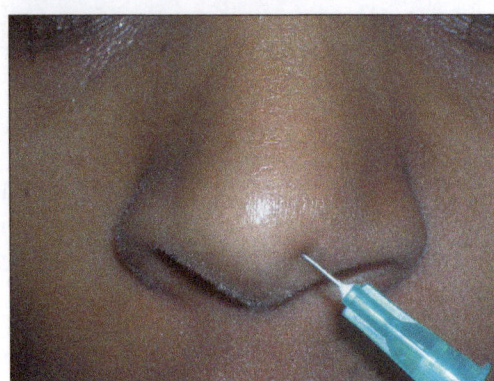
Passo 7

Passo 8. A administração de anestésico em um padrão linear em ambas as sobrancelhas produz anestesia dos nervos supraorbital e supratroclear de cada lado. Uma agulha longa (3,8 cm) deve ser usada para fornecer uma anestesia quase completa de toda a testa até o couro cabeludo.

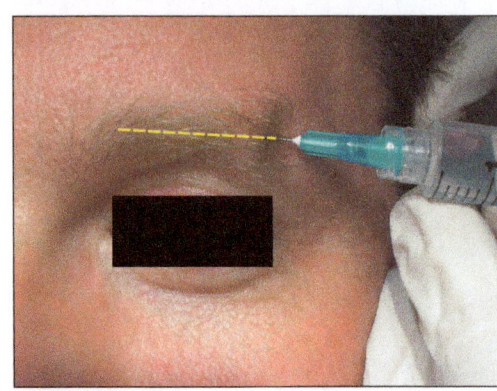
Passo 8

Passo 9. Um bloqueio do nervo peniano dorsal pode ser obtido puxando-se a pele na base do pênis e injetando-se 0,2 a 0,4 mL de lidocaína a 1% (sem epinefrina) no tecido subcutâneo em ambos os lados na base dorsal do pênis por meio de uma única penetração cutânea.

- **ATENÇÃO:** Para evitar injeção intravascular inadvertida, aplicar pressão negativa à seringa imediatamente antes da injeção para verificar o refluxo de sangue.

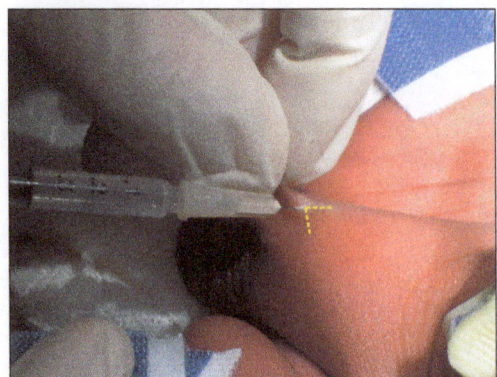
Passo 9

Passo 10. Um bloqueio subcutâneo em anel também produz anestesia para procedimentos penianos. Dois botões cutâneos de anestésico podem ser administrados próximo ao anel inguinal interno. A agulha longa é colocada por via subdérmica para envolver a base do pênis com lidocaína (geralmente sem epinefrina).

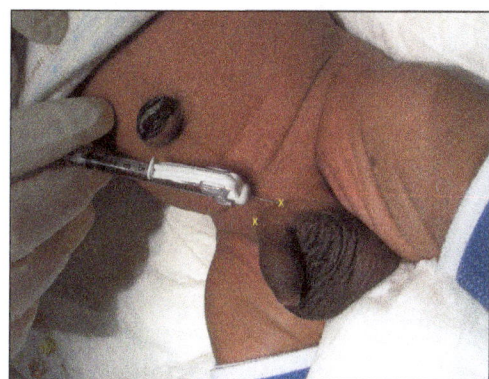

Passo 10

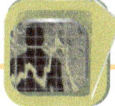

Complicações

- Sangramento e formação de hematoma.
- A reação alérgica é rara. Os pacientes que acreditam ser alérgicos à lidocaína são mais provavelmente alérgicos ao conservante metilparabeno. Há uma lidocaína disponível livre de conservantes, em geral em frascos de uso único.
- Infecção.
- Palpitações ou sensação de calor (devido ao componente epinefrina).
- Paresia ou paralisia temporárias quando estão envolvidos grandes nervos.
- Se um grande volume (10 a 20 mL) de anestésico local for injetado em uma veia, podem ocorrer convulsões, arritmias ou parada cardíaca. Os níveis plasmáticos são geralmente de 3 a 5 mcg/mL nos bloqueios nervosos regionais. Toxicidades podem ser observadas com 6 mcg/mL, mas são mais comuns com níveis maiores do que 10 mcg/mL.

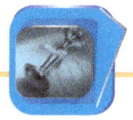

Considerações pediátricas

As crianças maiores de 6 anos recebem doses de adultos, mas a dose máxima se baseia no peso. A dose máxima recomendada para a lidocaína em crianças é de 3 a 5 mg/kg, e 7 mg/kg quando combinada com a epinefrina. Lembrar que lidocaína a 1% é 10 mg/mL. Crianças de 6 meses a 3 anos têm o mesmo volume de distribuição e meia-vida de eliminação que adultos. Recém-nascidos têm um volume de distribuição aumentado, *clearance* hepático reduzido e meia-vida de eliminação terminal duplicada (3,2 horas).

Instruções pós-procedimento

Orientar o paciente para que relate quaisquer erupções ou bolhas locais pós-procedimento que possam indicar uma reação adversa ou infecção.

Referências

Avina R. Primary care local and regional anesthesia in the management of trauma. *Clin Fam Pract.* 2000;2:533–550.

Bennett RG. *Fundamentals of Cutaneous Surgery.* Boston: Little, Brown; 1987:156–162.

Dinehart SM. Topical, local, and regional anesthesia. In: Wheeland RG, ed. *Cutaneous Surgery*. Philadelphia: WB Saunders; 1994:102–112.

Gmyrek R. Local anesthesia and regional nerve block anesthesia. Emedicine. http://www.emedicine.com/DERM/topic824.htm. Acesso em 13 de agosto de 2008.

Grekin RC, Auletta MJ. Local anesthesia in dermatologic surgery. *J Am Acad Dermatol*. 1988;19:599–614.

Stegman SJ, Tromovitch TA, Glogau RG. *Basics of Dermatologic Surgery*. Chicago: Year Book Medical Publishing; 1982:29–30.

Swanson NA. *Atlas of Cutaneous Surgery*. Boston: Little, Brown; 1987:156–162.

Usatine RP, Moy RL. Anesthesia. In: Usatine RP, Moy RL, Tobinick EL, et al., eds. *Skin Surgery: A Practical Guide*. St. Louis: Mosby; 1998:20–30.

Williamson P. *Office Procedures*. Philadelphia: WB Saunders; 1957:325–339.

Winton GB. Anesthesia for dermatologic surgery. *J Dermatol Surg Oncol*. 1988;14:41–54.

Zuber TJ. Field block anesthesia. In: *Advanced Soft-Tissue Surgery*. Kansas City: American Academy of Family Physicians; 1998:22–26.

2008 MAG Mutual Healthcare Solutions, Inc.'s Physicians' Fee and Coding Guide. Duluth, Georgia. MAG Mutual Healthcare Solutions, Inc. 2007.

CAPÍTULO 3
Anestesia por Bloqueio Nervoso Digital

E. J. Mayeaux, Jr., MD, DABFP, FAAFP

O bloqueio nervoso digital é realizado comumente para fornecer anestesia a todo um dedo. O bloqueio nervoso digital anestesia simultaneamente os quatro nervos digitais que cruzam as laterais dos dedos. Esta técnica propicia uma duração maior da anestesia do que a infiltração local e não distorce as marcas anatômicas para cirurgia dos dedos.

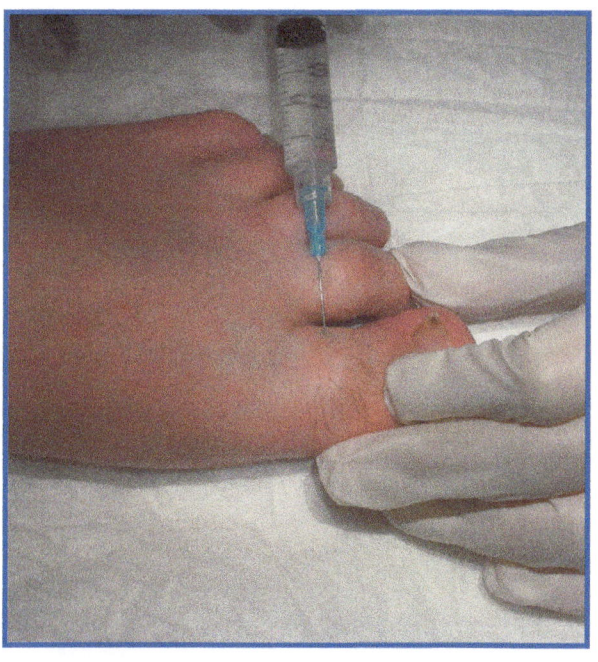

Como múltiplos nervos são afetados durante a técnica, esta anestesia seria chamada mais apropriadamente de "bloqueio digital de campo" em vez do termo comumente usado "bloqueio nervoso". Historicamente, a técnica tem sido chamada de "bloqueio em anel" devido à infiltração circunferencial do anestésico. A administração de 1 a 3 mL de lidocaína a 2% fornece anestesia adequada sem o uso de um grande volume. O hálux e o polegar também podem receber alguma inervação superficial adicional proximalmente, e um volume discretamente maior da solução pode ser necessário para esses dedos. Todos os bloqueios digitais precisam de algum tempo para que o anestésico faça efeito através da bainha nervosa.

Historicamente, os médicos eram instruídos a inserir a agulha no espaço interdigital para promover o bloqueio digital. A vantagem da injeção no espaço interdigital é que o nervo pode ser injetado na bifurcação entre dedos adjacentes. Contudo, os vasos sanguíneos do espaço interdigital são maiores do que nos dedos, e a injeção intravascular de anestésico pode ocorrer mais facilmente com essa técnica.

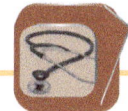

Equipamento

- Seringas (3 ou 5 mL), lidocaína a 2% sem epinefrina e agulhas 25 ou 27G, 3,8 cm podem ser adquiridas em lojas de material cirúrgico ou em farmácias.
- Uma bandeja de anestesia sugerida para este procedimento é apresentada no Apêndice F.

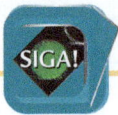 ## Indicações

- Reparo de lacerações digitais
- Procedimentos ungueais (p. ex., cirurgia de unhas encravadas, biópsia do leito ungueal, remoção de unhas)
- Incisão e drenagem de abscessos (p. ex., cirurgia de panarício, cirurgia de paroníquia)
- Anestesia para manipulação de fratura ou deslocamento de lesões ortopédicas dos dedos
- Remoção ou ablação de tumores ou cistos (p. ex., cistos mucosos dos dedos, tumores de células gigantes das bainhas, verrugas)

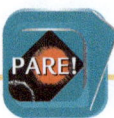 ## Contraindicações

- Uso de epinefrina com a lidocaína, especialmente em pacientes com doença vascular periférica
- Uso de volumes maiores do que 7 mL, especialmente em indivíduos com doença vascular periférica, doença ou fenômeno de Raynaud, vasculite digital ou circulação comprometida (p. ex., diabete, esclerodermia)

O Procedimento

Passo 1. A secção transversa do dedo revela os nervos cruzando lateralmente de cada lado do dedo. Um nervo cursa no aspecto plantar ou palmar e um é mais dorsal.

- **ATENÇÃO:** A agulha deve ser colocada logo abaixo da derme. A injeção de anestésico na derme não irá produzir um bloqueio nervoso satisfatório.

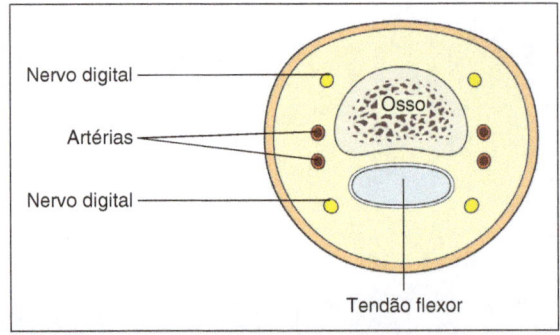

Passo 1

Passo 2. Limpar a área com álcool. Inserir a agulha próximo à junção das superfícies dorsal e lateral do dedo. Deslizar a agulha ao longo da superfície lateral, injetando à medida que se traciona a ponta para o local de inserção.

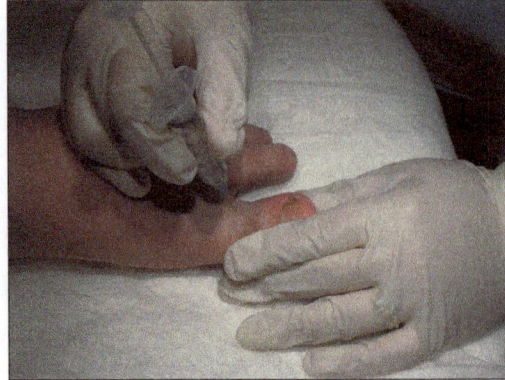

Passo 2

Passo 3. Sem retirar a agulha da pele, redirecionar a ponta da agulha ao longo do dorso do dedo e novamente administrar o anestésico à medida que a agulha é puxada para trás.

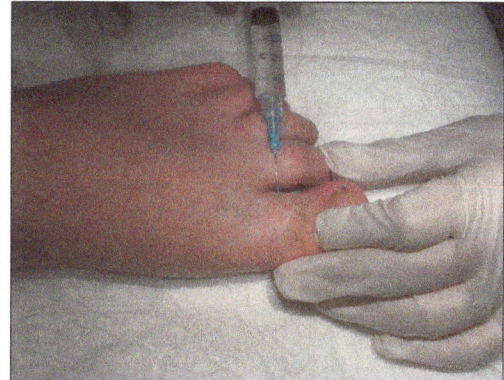

Passo 3

Passo 4. Administrar o anestésico ao longo do lado oposto do dedo da mesma forma.

- ■ **ATENÇÃO:** Em dedos grandes ou dedos que não desenvolvem boa anestesia nas pontas, inserir a agulha próximo à junção das superfícies volar e lateral do dedo e injetar lidocaína adicional ao longo da superfície volar.

- ■ **ATENÇÃO:** Não tentar qualquer avaliação da eficácia do anestésico ou o próprio procedimento até que o bloqueio tenha pelo menos cinco minutos para agir. Muitos médicos novatos ou impacientes continuam a adicionar mais volume de anestésico quando alguns minutos a mais iriam produzir o efeito desejado; o volume adicional não acelera a anestesia.

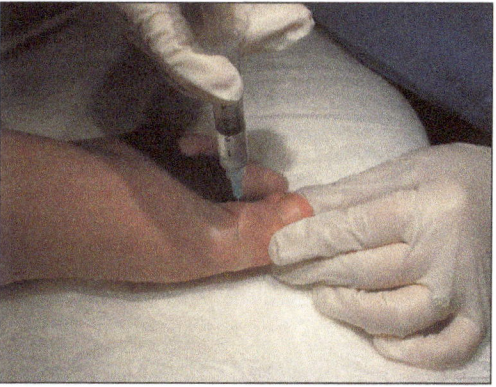

Passo 4

Passo 5. Dedos menores podem ser infiltrados por meio de um único local de injeção. Penetrar na pele na linha média do dedo, distal ao local no qual o artelho se conecta ao pé. Deslizar a agulha para baixo de uma superfície lateral, injetando à medida que se traciona a ponta da agulha até o local de inserção. Sem retirar a agulha da pele, redirecionar a agulha para o lado oposto do dedo e administrar o anestésico à medida que se puxa a agulha.

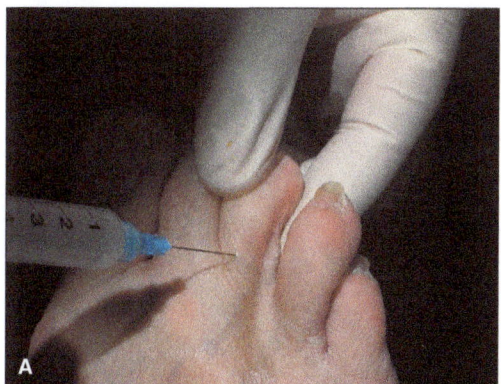

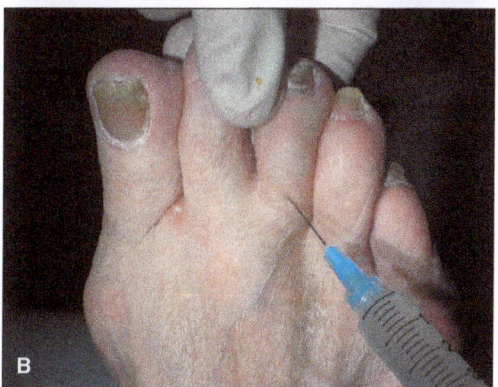

Passo 5

Passo 6. Uma técnica alternativa de bloqueio digital insere a agulha lateralmente na base (porção proximal) do dedo, cerca de metade da distância entre a articulação interfalângica proximal e a articulação interfalângica carpal.

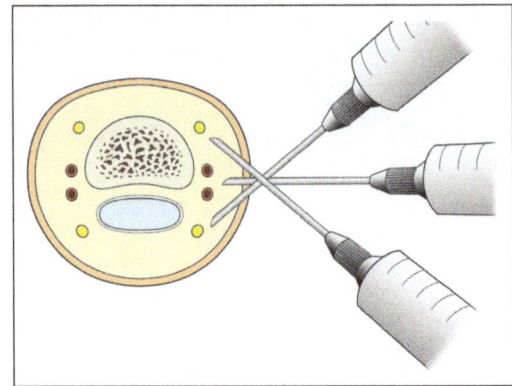

Passo 6

Passo 7. Inserir a agulha no osso e infundir o anestésico. Angular a agulha em direção volar e dorsal. Repetir esta técnica no lado oposto.

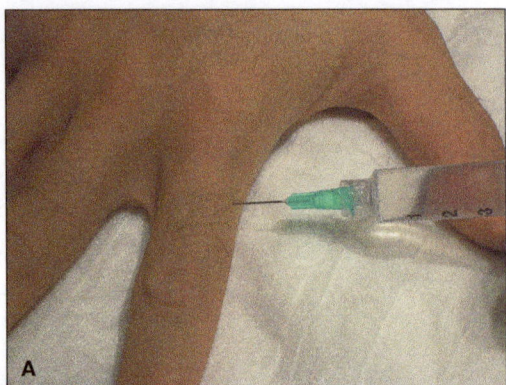

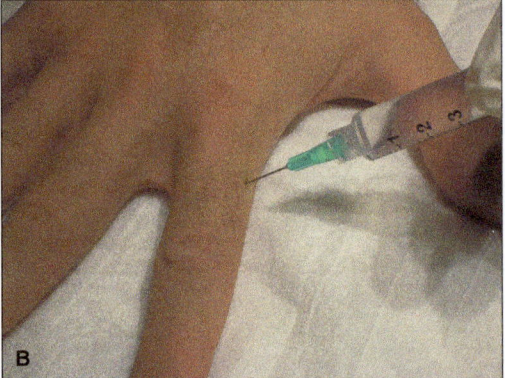

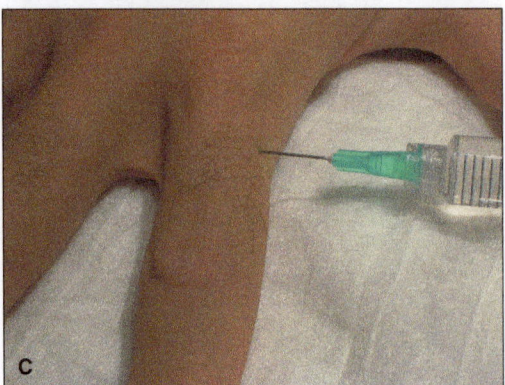

Passo 7

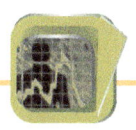

Complicações

- O aumento da frequência de comprometimento vascular pode ser observado com a infiltração circunferencial, especialmente quando são administrados volumes maiores do que 7 a 8 mL aos dedos menores. O uso de seringas de 3 a 5 mL pode ajudar a evitar a tentação de administrar grandes volumes.

- O comprometimento da circulação digital também pode ocorrer se o indivíduo for portador de doença vasoespástica, como o fenômeno de Raynaud, ou se o dedo estiver acentuadamente edemaciado antes da infiltração.

- A despeito de evidência de segurança da prática, ainda é aconselhável evitar a adição de epinefrina à lidocaína para uso nos dedos.

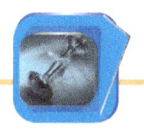

Considerações pediátricas

As crianças maiores de 6 anos recebem doses de adultos, mas a dose máxima se baseia no peso. Crianças de 6 meses a 3 anos têm o mesmo volume de distribuição e meia-vida de eliminação que adultos. Recém-nascidos têm um volume de distribuição aumentado, *clearance* hepático reduzido e meia-vida de eliminação terminal duplicada (3,2 horas). A dose máxima recomendada para a lidocaína em crianças abaixo de 6 anos é de 3 a 5 mg/kg, e 7 mg/kg quando combinada com a epinefrina.

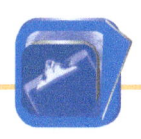

Instruções pós-procedimento

Orientar o paciente para que relate vermelhidão, prurido ou dispneia, que podem ser sinais de reação alérgica à lidocaína.

Referências

Avina R. Primary care local and regional anesthesia in the management of trauma. *Clin Fam Pract.* 2000;2:533–550.

Bartfield JM, Ford DT, Homer PJ. Buffered versus plain lidocaine for digital nerve blocks. *Ann Emerg Med.* 1993;22:216–219.

Brown JS. *Minor Surgery: A Text and Atlas.* 3rd ed. London: Chapman & Hall; 1997:52–62.

Dinehart SM. Topical, local, and regional anesthesia. In: Wheeland RG, ed. *Cutaneous surgery.* Philadelphia: WB Saunders; 1994:102–112.

Grekin RC, Auletta MJ. Local anesthesia in dermatologic surgery. *J Am Acad Dermatol.* 1988;19:599–614.

Knoop K, Trott A, Syverud S. Comparison of digital versus metacarpal blocks for repair of finger injuries. *Ann Emerg Med.* 1994;23:1296–1300.

Randle D, Driscoll CE. Administering local anesthesia. In: Driscoll CE, Rakel RE, eds. *Patient Care Procedures for Your Practice.* 2nd ed. Los Angeles: Practice Management Information Corporation; 1991:269–282.

Stegman SJ, Tromovitch TA, Glogau RG. *Basics of Dermatologic Surgery.* Chicago: Year Book Medical Publishing; 1982:23–31.

Usatine RP, Moy RL. Anesthesia. In: Usatine RP, Moy RL, Tobinick EL, Siegel DM, eds. *Skin Surgery: A Practical Guide.* St. Louis: Mosby; 1998:20–30.

Valvano MN, Leffler S. Comparison of bupivacaine and lidocaine/bupivacaine for local anesthesia/digital nerve block. *Ann Emerg Med.* 1996;27:490–492.

Waldbillig DK. Randomized double-blind controlled trial comparing room-temperature and heated lidocaine for digital nerve block. *Ann Emerg Med.* 1995;26:677–681.

Wardrope J, Smith JAR. *The Management of Wounds and Burns*. Oxford, UK: Oxford University Press, 1992:50–52.

Winton GB. Anesthesia for dermatologic surgery. *J Dermatol Surg Oncol*. 1988;14:41–54.

Woodside JR. Local and regional anesthesia of the upper extremity. In: Rakel RE, ed. *Saunders Manual of Medical Practice*. Philadelphia: WB Saunders; 1996:754–755.

Zuber TJ. Digital nerve block. In: *Advanced Soft-Tissue Surgery*. Kansas City: American Academy of Family Practice; 1998:34–38.

2008 MAG Mutual Healthcare Solutions, Inc.'s Physicians' Fee and Coding Guide. Duluth, Georgia. MAG Mutual Healthcare Solutions, Inc. 2007.

CAPÍTULO 4
Sedação Procedural (Consciente)

Thomas C. Arnold, MD
Sean Denham, MD

Na prática médica atual, é inaceitável permitir que um paciente sinta dor desnecessariamente. De fato, a recente atenção da Joint Commission com relação a esse aspecto promoveu o conceito de dor como o "quinto sinal vital" na medida em que se tenta quantificar e manejar a dor de forma mais agressiva. Em nenhum lugar o paciente experimenta uma antecipação de dor de forma mais aguda do que na aplicação de muitos procedimentos ambulatoriais de rotina, de cuidados de urgência ou de emergência que são realizados por médicos cotidianamente. Embora as analgesias local e regional sejam muito eficazes em inúmeras situações, há muitos cenários nos quais essas técnicas não são adequadas, já que são necessários um maior grau de analgesia e controle para garantir um melhor resultado.

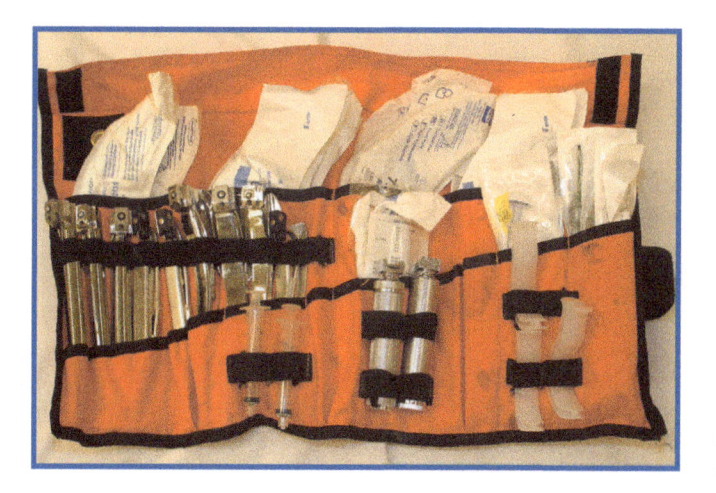

A sedação "consciente" é um nome impróprio comumente aplicado a esse procedimento. Este é um termo impreciso porque o paciente, na verdade, não está consciente se a sedação for realizada corretamente. O termo em anestesia para o nível de sedação real é *sedação profunda*. No ambiente de cuidados agudos, a *sedação procedural* é, hoje, a terminologia aceita e descreve mais adequadamente o que está sendo realizado. A implicação é que a profundidade e a duração da sedação serão específicas e moldadas ao procedimento a ser realizado.

A habilidade de aplicar a sedação procedural de forma segura e eficaz exige prática e vigilância. O médico cuidadoso irá ficar sempre atento ao paciente durante o processo de sedação enquanto alguém executa o procedimento para o qual a sedação é realizada. Os monitores fisiológicos modernos melhoraram consideravelmente a segurança da sedação procedural e devem sempre ser utilizados quando disponíveis. Embora os monitores de pressão arterial, frequência cardíaca e oximetria de pulso sejam importantes, esses parâmetros fisiológicos se alteram tardiamente no curso de um episódio apneico e podem dar ao médico uma falsa sensação de segurança até que seja necessária uma intervenção de emergência. Reciprocamente, monitores de esforço respiratório como capnografia (detecção de CO_2 no final da expiração) têm se mostrado úteis na detecção rápida de depressão do esforço respiratório e apneia e permitem que uma intervenção ou ajustes sejam feitos precocemente no processo. Esses adjuntos são aprimoramentos de segurança valiosos e estão se tornando, lentamente, a prática padrão para todas as sedações procedurais.

A sedação procedural deve ser considerada um procedimento completo separado do procedimento para o qual a sedação é necessária. O consentimento informado, com uma explicação clara dos riscos e das alternativas, deve ser documentado. É útil ter um pacote de informações sobre sedação procedural contendo todos os formulários necessários para consentimento, monitorização de indução, períodos de manutenção e recuperação e uma lista de verificação de equipamentos. A escolha dos agentes deve ser individualizada de acordo com as necessidades do paciente e a experiência e conforto do médico. A sedação procedural tem sido realizada com segurança por um grande número de médicos em muitas situações e deve se tornar uma ferramenta de rotina para diversas indicações.

O médico moderno tem uma miríade de escolhas a respeito dos agentes para sedação procedural. O fornecimento de uma lista completa de todos os agentes disponíveis estaria além do escopo deste livro; portanto, aqui são apresentados três fármacos diferentes ou combinações deles: uma combinação de opiáceo e benzodiazepínico (fentanil [Fentanil]/midazolam [Dormonid]), um sedativo/hipnótico (propofol [Diprivan]) e um agente dissociativo (cetamina).

O fentanil é um opioide muito comum usado para sedação procedural. A sua popularidade pode ser atribuída a vários fatores, incluindo seu rápido início de ação, curta duração de ação, rápida reversibilidade pela naloxona (Narcan) e ausência de liberação de histamina. O fentanil é aproximadamente cem vezes mais potente do que a morfina e não tem propriedades intrínsecas ansiolíticas ou amnésicas. Os efeitos do fentanil podem ser revertidos de forma rápida e completa com antagonistas opioides (naloxona). Como a ansiólise e a sedação não ocorrem com baixas doses de fentanil (1 a 2 mcg/kg), é recomendada a administração concomitante de um benzodiazepínico, geralmente o midazolam. A combinação de fentanil e midazolam permanece um dos esquemas de sedação procedural mais comuns em crianças, com um forte perfil de segurança e eficácia quando ambos os fármacos são titulados para o efeito. Qualquer nível necessário de sedação, de leve a profundo, pode ser atingido com o uso desses agentes.

A cetamina é um agente dissociativo que oferece sedação, analgesia e amnésia. Esse agente se mostrou seguro e eficaz em várias situações. Ele tem sido amplamente usado em todo o mundo desde a sua introdução em 1970 e tem demonstrado um excelente perfil de segurança em inúmeras condições. A cetamina difere de todos os outros agentes de sedação procedural em várias formas importantes. Primeiro, ela preserva de forma única a estabilidade cardiopulmonar. O tônus muscular das vias aéreas superiores e os reflexos de proteção das vias aéreas são mantidos. A respiração espontânea é preservada, embora quando administrada por via intravenosa (IV) a cetamina deva ser dada lentamente (em 1 a 2 minutos) para evitar depressão respiratória. Segundo, ela difere de outros agentes pela ausência da continuidade característica de dose-resposta conforme a titulação progressiva. Contudo, os médicos que administram a cetamina devem ser especialmente informados sobre as ações únicas desse fármaco e as inúmeras contraindicações ao seu uso.

O propofol é um agente sedativo-hipnótico que não tem relação com barbitúricos ou benzodiazepínicos. Administrado por bolo IV ou por bomba de infusão, ele pode induzir sedação profunda ou anestesia geral em um minuto. A recuperação após a descontinuação é, em média, de 5 a 15 minutos, mesmo após a administração prolongada. O propofol exibe propriedades inerentes antieméticas e talvez eufóricas, e a satisfação do paciente é, tipicamente, alta. Os efeitos adversos desse fármaco são potente depressão respiratória e cardiovascular. No entanto, estudos recentes continuam adicionando evidências ao excelente perfil de segurança do propofol. Esse agente se tornou bastante popular entre os médicos que realizam sedação procedural com frequência, principalmente graças à rápida recuperação do paciente quando ele é usado.

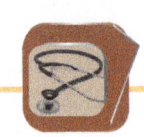

Equipamento

Equipamentos de monitorização não invasiva para oxigenação (oximetria de pulso), hemodinâmica (pressão arterial) e ventilação (capnografia) devem ser utilizados durante a sedação procedural sempre que disponíveis.

- Equipamento de manejo das vias aéreas
  - Fonte de oxigênio
  - Ambu-máscara
  - Equipamento para intubação de sequência rápida (ver Capítulo 17)
  - Equipamento de aspiração
- Agente(s) para sedação

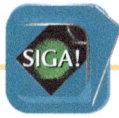

Indicações

- Remoção de corpo estranho: ouvido de crianças, reto de adultos
- Incisão e drenagem de abscessos: se a anestesia local for inadequada
- Exames de imagem em crianças
- Reparo de lacerações complicadas em crianças
- Redução simples de articulações deslocadas
- Redução fechada de fraturas
- Redução de deslocamentos de fratura
- Manejo de ferimentos: debridamentos, dor significativa, grande superfície, queimadura grave

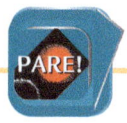

Contraindicações

- Recusa do paciente, quando apto a fazê-lo
- Instabilidade clínica grave exigindo atenção imediata
- Comprometimento respiratório ou hemodinâmico
- Alteração do sensório ou incapacidade de monitorizar os efeitos colaterais

Embora a sedação segura de pacientes nos extremos de idade seja um desafio e exija cuidados adicionais, a idade não é uma contraindicação à sedação procedural.

O Procedimento

Passo 1. Preparação. O consentimento informado por escrito deve ser obtido e documentado no prontuário do paciente (ver Apêndice A). Obter acesso venoso. Reunir o equipamento adequado de monitorização do paciente, incluindo ritmo cardíaco (eletrocardiográfico), pressão arterial, oximetria e equipamentos de manejo das vias aéreas como ambu-máscara e cânulas orais e material de intubação.

- **DICA:** O acesso periférico geralmente é suficiente com um cateter grande o bastante para fornecer líquidos de reanimação, se necessário.

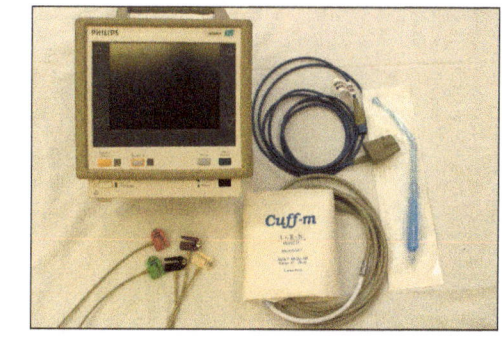

Passo 1

■ **DICA:** Estudos recentes têm demonstrado embasamento para pré-oxigenação e capnografia, que podem aumentar a segurança da sedação procedural por detectar hipoventilação mais cedo do que a avaliação clínica e a oximetria de pulso isoladamente.

Passo 2. Administrar os agentes de sedação enquanto o paciente é monitorizado. As doses recomendadas são apresentadas na Tabela 4-1. A administração dos agentes de sedação deve ser feita lentamente, com titulação gradual para a profundidade desejada, dependendo do procedimento a ser realizado e da duração necessária da sedação. O médico que administra a sedação procedural deve manter uma observação constante dos esforços respiratórios, da patência das vias aéreas e dos sinais vitais, não se distraindo com o procedimento que está sendo realizado.

■ **DICA:** Titular a sedação procedural ao ponto em que a dor é aliviada. Esse ponto irá variar para cada procedimento e para diferentes partes do procedimento.

■ **ATENÇÃO:** Os erros clínicos mais comuns são atraso no reconhecimento de depressão respiratória e parada respiratória, monitorização imprópria e reanimação inadequada.

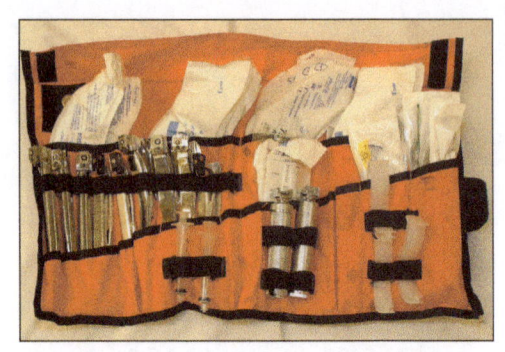

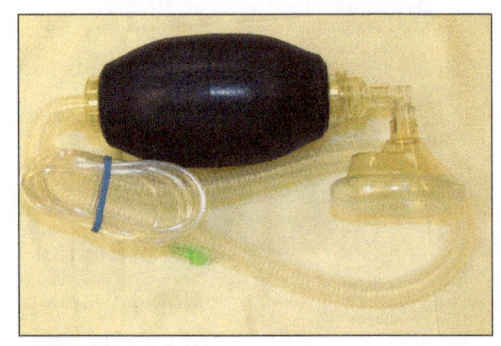

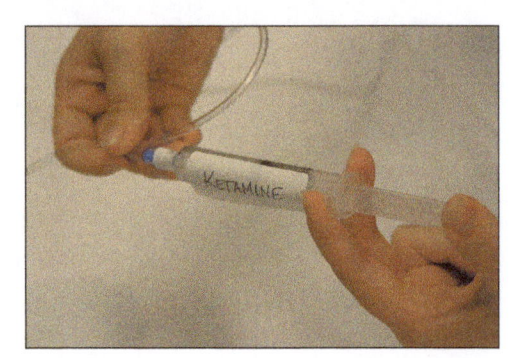

Passo 1

Passo 1

Passo 2

TABELA 4-1 Fármacos usados e doses para sedação procedural e analgesia

Agente	Dose em adultos	Dose pediátrica
Propofol	1 mg/kg em bolo, depois 0,5 mg/kg a cada 3 min conforme necessário IV	1 mg/kg IV
Cetamina	1-2 mg/kg IV	1-1,5 mg/kg IV; 3 mg/kg IM
Fentanil[a]	1-2 mcg/kg IV	2 mcg/kg IV/IM
Midazolam[a]	0,01 mg/kg IV	0,05-0,1 mg/kg IV (dose máxima de 2 mg)

[a]Usados em conjunto, um após o outro.

Passo 3. A fase de manejo pós-procedimento é crítica e inclui a observação cuidadosa de todos os parâmetros de monitorização até que o paciente esteja completamente consciente.

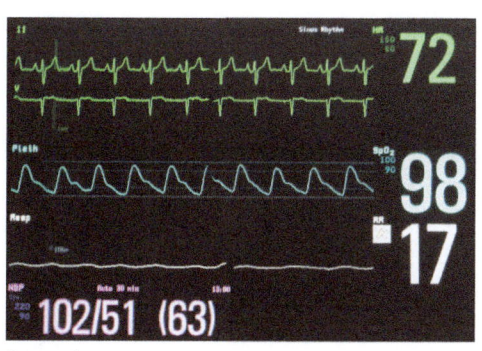

Passo 3

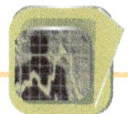

Complicações

- Despertar tardio.
- Agitação.
- Náuseas e vômitos.
- Eventos cardiorrespiratórios.
- Taquicardia.
- Bradicardia.
- Hipoxia.
- Depressão respiratória: Assim como todos os opioides, o fentanil pode causar depressão respiratória. Quando ocorre depressão respiratória com a sedação procedural com fentanil/midazolam, em geral ela se deve principalmente ao fentanil. Como o efeito opioide é mais acentuado sobre os centros respiratórios do sistema nervoso central, a apneia pode preceder a perda de consciência. Deve-se ter cuidado com o uso dos benzodiazepínicos e opioides juntos porque o risco de hipoxia e apneia é significativamente maior do que quando cada um é empregado isoladamente.
- Reações alucinatórias de "emergência": Essas reações foram relatadas em até 30% dos adultos fazendo uso de cetamina (embora sejam raras em crianças) e podem ser fascinantes e agradáveis, ou desagradáveis e atemorizantes. O uso concomitante de benzodiazepínicos parece atenuar – mas não eliminar completamente – tais reações em adultos, e a apreensão a respeito de tais recuperações desagradáveis tem limitado a popularidade da cetamina.

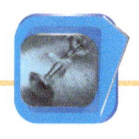

Considerações pediátricas

Ver doses pediátricas na Tabela 4-1. Como as crianças não podem julgar de forma confiável o seu grau de comprometimento após o procedimento, elas devem ser monitorizadas cuidadosamente durante duas horas após o procedimento por adultos responsáveis.

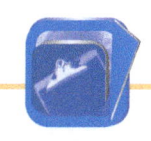

Instruções pós-procedimento

Todos os pacientes submetidos à sedação procedural devem ser monitorizados até que não tenham mais risco de depressão cardiorrespiratória. Para ter alta, eles devem estar alertas e orientados (ou de volta ao estado basal próprio da idade) e com os sinais vitais estáveis. Todos os pacientes, ao deixar o hospital, devem estar acompanhados de um adulto confiável que irá observá-los após a alta quanto à ocorrência de complicações pós-procedimento. É aconselhável documentar o nome do responsável nos registros do hospital. Embora o paciente possa parecer acordado e capaz de compreender as instruções, eles podem não se lembrar dos detalhes após deixarem o hospital.

Referências

Cote CJ, Karl HW, Notterman DA, et al. Adverse sedation events in pediatrics: a critical incident analysis of contributing factors. *Pediatrics* 2000;105:805.

Chudnofsky CR, Wright SW, Dronen SC, et al. The safety of fentanyl use in the emergency department. *Ann Emerg Med.* 1989;18:635.

Gottschling S, Meyer S, Reinhard H, Furtwangler R, Klotz D, Graf N. Intraindividual propofol dosage variability in children undergoing repetitive procedural sedations. *Pediatr Hematol Oncol.* 2006;23(7):571–578.

Green SM, Clem KJ, Rothrock SG. Ketamine safety profile in the developing world—survey of practitioners. *Acad Emerg Med.* 1996;3:598.

Mensour M, Pineau R, Sahai V, et al. Emergency department procedural sedation and analgesia: a Canadian Community Effectiveness and Safety Study (ACCESS). *Can J Emerg Med Care* 2006;8(2):94–99.

Pena BMG, Krauss B. Adverse events of procedural sedation and analgesia in a pediatric emergency department. *Ann Emerg Med.* 1999;34:483.

Sacchetti A, Senula G, Strickland J, et al. Procedural sedation in the community emergency department: initial results of the ProSCED registry. *Acad Emerg Med.* 2006;14(1):41–46.

2008 MAG Mutual Healthcare Solutions, Inc.'s Physicians' Fee and Coding Guide. Duluth, Georgia. MAG Mutual Healthcare Solutions, Inc. 2007.

CAPÍTULO 5
Punção Arterial e Colocação de Cateter Intra-Arterial

E. J. Mayeaux, Jr., MD, DABFP, FAAFP

Clint N. Wilson, MD

A punção arterial é um procedimento empregado comumente para obtenção de sangue arterial para análise. Para a maioria das amostras colhidas em situações de emergência ou urgência, é suficiente uma única punção arterial. A colocação de um cateter intra-arterial é usada com frequência em situações que exigem amostras de sangue frequentes e monitorização da pressão arterial em tempo real.

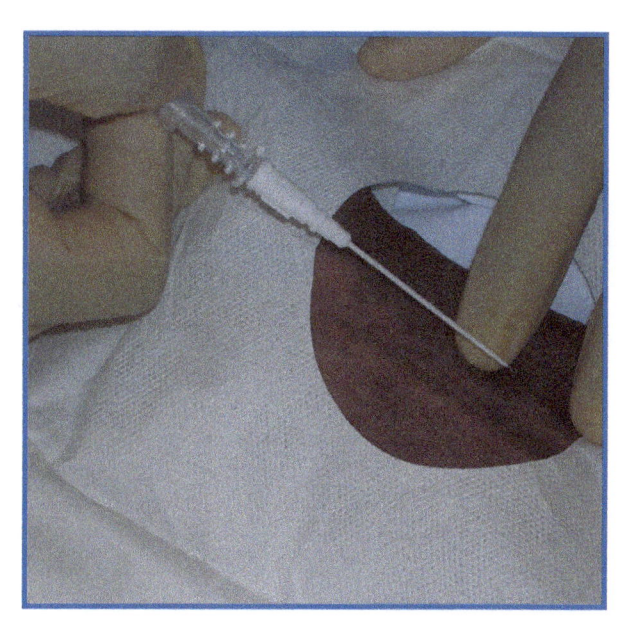

A punção arterial geralmente é feita usando a artéria radial e é realizada por médicos ou assistentes/enfermeiros, terapeutas respiratórios e outros profissionais treinados. As amostras de sangue arterial podem ser usadas para análise gasométrica, incluindo medidas da pressão parcial de oxigênio (PaO_2) e dióxido de carbono ($PaCO_2$) e pH de sangue arterial. Esses valores ajudam o médico a avaliar a função pulmonar, estabelecer o diagnóstico, indicar outras intervenções e determinar a intensidade da monitorização necessária em pacientes graves.

Os cateteres intra-arteriais são usados como um método invasivo de monitorização da pressão arterial e para acesso contínuo aos vasos sanguíneos para coleta de amostras sanguíneas frequentes. A pressão arterial deve ser monitorizada cuidadosamente quando o paciente está em choque, no decurso de uma emergência hipertensiva e durante o uso de vasopressores. Não há dados para indicar um local específico, mas os cateteres arteriais são colocados mais frequentemente nas artérias radial, braquial ou femoral (a inserção radial está ilustrada). Um guia metálico pode ser usado durante a colocação de um cateter arterial, ou pode ser feita uma abordagem direta.

Antes da punção da artéria radial ou inserção de cateter arterial, deve ser realizado um teste de Allen para avaliar o fluxo sanguíneo colateral para a mão. Para realizar o teste de Allen, o médico deve envolver o punho do paciente com seus dedos e comprimir as artérias radial e ulnar. À medida que isso é feito, o paciente deve elevar a mão e abrir e fechá-la várias vezes para permitir a drenagem de sangue da mão. Em seguida, o paciente deve abrir a mão e ela deve estar branca. O médico deve então liberar a pressão na artéria ulnar, mantendo a artéria radial ocluída. Dentro de 2 a 3 segundos, a coloração da mão deve voltar ao normal, primeiro do lado ulnar da palma e logo depois em toda a palma. Se a mão permanecer branca, a circulação colateral é inadequada e a punção da artéria radial ou o cateter arterial estão contraindicados.

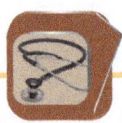

Equipamento

- *Kit* para cateter arterial
- Equipamento para monitorização de cateter arterial (se necessário)
- Doppler de pulso (se necessário)

Ver Apêndice E para recomendações de limpeza da pele e Apêndice F para recomendações de anestesia local.

Indicações

- Monitorização contínua da pressão arterial (p. ex., unidade de cuidados intensivos)
- Acesso a sangue arterial (gasometria arterial frequente)
- Coleta de sangue frequente para exames laboratoriais
- Monitorização contínua da saturação de oxigênio

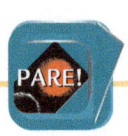

Contraindicações (relativas)

- Dermatite ou celulite no local de inserção
- Ausência de pulso palpável na artéria escolhida
- Coagulopatia grave ou contagem de plaquetas <50.000
- Paciente não cooperativo
- Má circulação colateral no local proposto (contraindicação absoluta)

O Procedimento

Passo 1. Obter consentimento informado do paciente ou de seu procurador (ver Apêndice A). Realizar o teste de Allen para avaliar o fluxo arterial colateral adequado. Preencher o cateter arterial com soro fisiológico para reduzir o risco de embolia gasosa. Verificar o *kit* para certificar-se de que todo o material necessário está presente. Colocar a mão do paciente em posição anatômica (palma para cima) e fixar o punho em extensão suave (aproximadamente 30 a 45 graus).

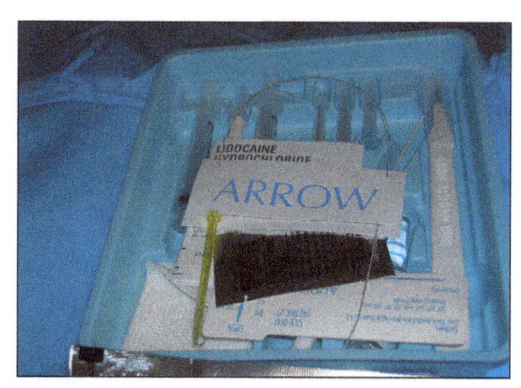

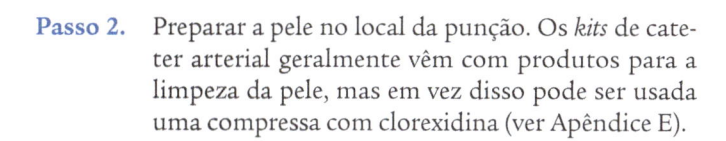

Passo 1

Passo 2. Preparar a pele no local da punção. Os *kits* de cateter arterial geralmente vêm com produtos para a limpeza da pele, mas em vez disso pode ser usada uma compressa com clorexidina (ver Apêndice E).

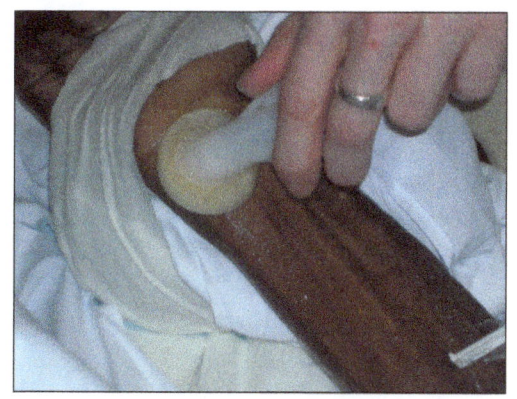

Passo 2

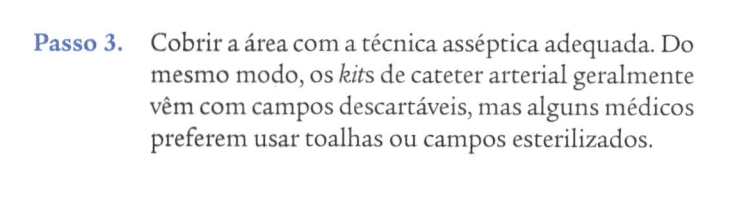

Passo 3. Cobrir a área com a técnica asséptica adequada. Do mesmo modo, os *kit*s de cateter arterial geralmente vêm com campos descartáveis, mas alguns médicos preferem usar toalhas ou campos esterilizados.

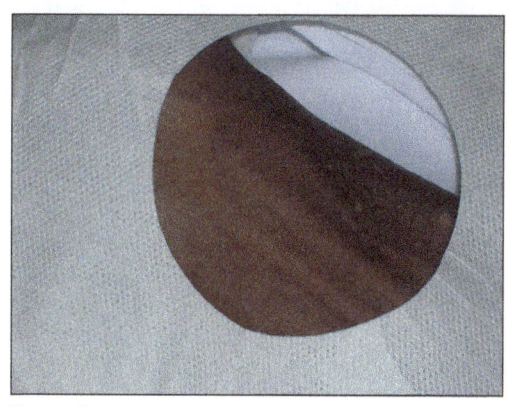

Passo 3

Passo 4. Anestesiar a pele no local com 3 a 5 mL de lidocaína a 1% a 2%. (Observar que o excesso de fluido pode diminuir a força do pulso e/ou distorcer a anatomia.)

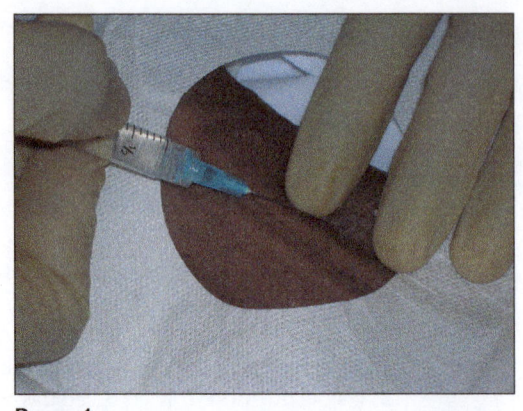

Passo 4

Passo 5. Com a mão não dominante, palpar suavemente a artéria. Com a mão dominante, segurar o cateter intravascular (um guia metálico externo sobre uma agulha) com o bisel da agulha para cima em um ângulo de 30 a 45 graus.

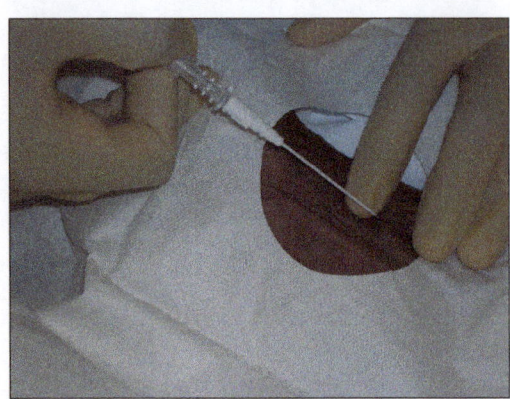

Passo 5

Passo 6. Puncionar a pele e avançar a agulha lentamente no local da pulsação arterial.

- **DICA:** Nesse ponto, alguns médicos gostam de fazer uma incisão superficial na pele no local de inserção para facilitar a passagem do cateter intravascular, mas isso não é necessário.

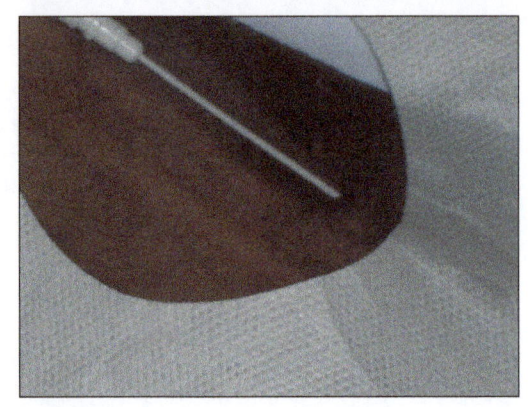

Passo 6

Passo 7. Avançar até que apareça um raio de sangue na seringa. Quando aparecer esse raio de sangue, avançar lentamente o cateter externo dentro da artéria, removendo simultaneamente a agulha. Se a punção arterial for para uma única retirada de amostra de sangue, a agulha e o cateter devem ser removidos neste momento, e um curativo deve ser colocado sobre o local, após uma compressão adequada por aproximadamente cinco minutos.

- **DICA:** O *kit* de cateter arterial vem com um guia que ajuda na colocação, especialmente nos cateteres arteriais que não são colocados na artéria radial.

Passo 8. Ao remover a agulha, deve ser observado o retorno de sangue pulsátil. Neste ponto, conectar o transdutor do cateter arterial à sua ponta. Após verificar que o cateter está em um bom local e ver uma boa onda arterial no monitor, fixar o cateter na pele com a sutura fornecida. Quando o cateter estiver fixado, cobrir com curativo oclusivo.

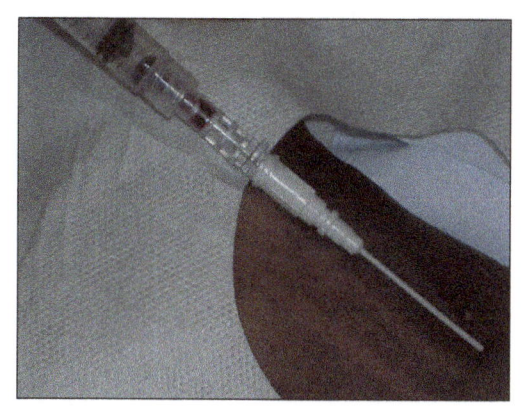

Passo 7

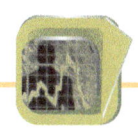

Complicações

- Infecção local, dor e sangramento
- Coagulação sanguínea no cateter
- Lesão nervosa
- Alterações isquêmicas na mão e no punho

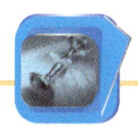

Considerações pediátricas

Na população pediátrica, a artéria ulnar pode ser usada como local primário desde que o teste de Allen seja feito para verificar se há boa circulação colateral radial. A capacidade do paciente de cooperar também deve ser considerada antes de se tentar qualquer procedimento.

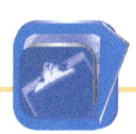

Instruções pós-procedimento

Os cateteres arteriais não são trocados rotineiramente; em vez disso, o local é monitorizado cuidadosamente para sinais de infecção e o cateter, trocado com base no julgamento clínico. Contudo, todos os cateteres arteriais colocados em situações de emergência devem ser substituídos. Os curativos devem ser mantidos limpos, secos e intactos e trocados quando necessário.

Referências

Beards SC, Doedens L, Jackson A, Lipman J. A comparison of arterial lines and insertion techniques in critically ill patients. *Anaesthesia* 1994;49:968.

Gabel-Hughes KS, Geelhoed, GW. Methods of arterial site skin preparation and dressing. *Critical Care Nurse* 1990;10(5):90-96.

Lightowler JV, Elliot MW. Local anaesthetic infiltration prior to arterial puncture for blood gas analysis: a survey of current practice and a randomised double blind placebo controlled trial. *J R Coll Physicians Lond.* 1997;31:645.

Shiver S, Blaivas M, Lyon M. A prospective comparison of ultrasound-guided and blindly placed radial arterial catheters. *Acad Emerg Med.* 2006;13(12):1275-1279.

Ventriglia WJ. Arterial blood gases. *Emerg Med Clin N Am.* 1986;4:235-251.

Weiss BM, Galtiker RI. Complications during and following radial artery cannulation: a prospective study. *Intensive Care Med.* 1986;14:424.

2008 MAG Mutual Healthcare Solutions, Inc.'s Physicians' Fee and Coding Guide. Duluth, Georgia. MAG Mutual Healthcare Solutions, Inc. 2007.

CAPÍTULO 6

Colocação de Cateter Venoso Central

Daniel E. Melville, MD, ABFM
Sonya C. Melville, MD
Stephen Taylor, MD, FAAFP

Os cateteres venosos centrais costumam ser inseridos por inúmeras razões clínicas. Em 1953, Sven-Ivar Seldinger introduziu a técnica de colocar um cateter venoso central passando o cateter sobre um guia metálico. Esse processo, conhecido como técnica de Seldinger, é atualmente o método mais aceito e mais comum de facilitar a canulação de grandes vasos. As diversas vantagens do uso da técnica de Seldinger incluem o uso de agulhas menores e mais seguras para inserção, a capacidade de usar um venodilatador para introduzir cateteres de grande calibre se forem necessários maiores fluxos, a flexibilidade de trocar diferentes cateteres sem punções repetidas e o uso de um guia-J, reduzindo o risco de perfuração.

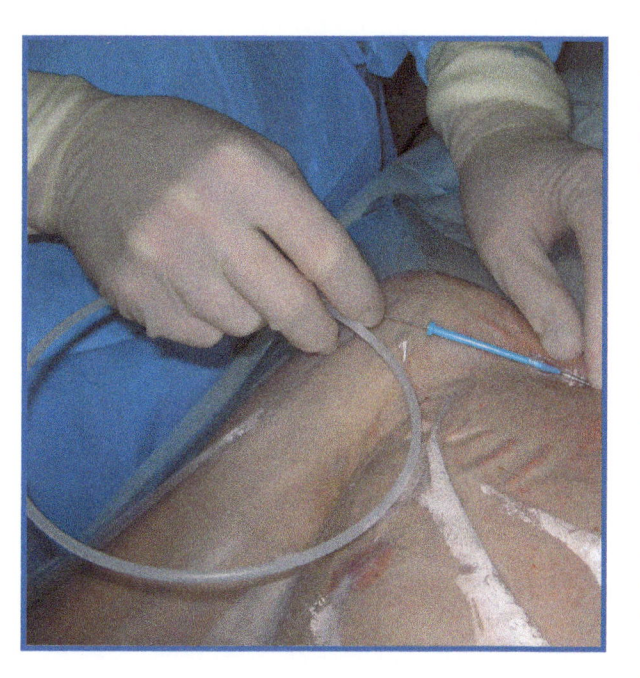

O cateter venoso central pode ser inserido nas veias jugular interna, jugular externa, subclávia, femoral ou braquial. O local ideal de inserção é influenciado pela preferência e experiência do operador, pela anatomia do paciente e pelas circunstâncias clínicas. A veia subclávia é o local mais usado para acesso venoso central. A veia femoral é o segundo lugar mais utilizado e é usada quando é necessário acesso distalmente a uma lesão, durante manobras de reanimação de modo que as medidas de ressuscitação cardiopulmonar não precisem ser suspensas enquanto o acesso venoso é estabelecido ou quando os vasos da parte superior do corpo não são adequados à canulação. Portanto, a colocação de cateter venoso subclávio e femoral é discutida em maiores detalhes mais adiante neste capítulo.

Um conceito importante para estabelecer o acesso vascular é compreender a indicação. Às vezes é preferido um cateter intravenoso periférico de grande calibre. Por exemplo, quando é necessário um bolo rápido de grandes quantidades de fluidos para corrigir um estado de choque hipovolêmico, um cateter periférico de comprimento menor com um raio maior é imperativo. Este conceito segue a lei de Poiseuille, que pode ser resumida na afirmação de que a velocidade do fluxo é proporcional à quarta potência do raio da cânula e inversamente proporcional ao seu comprimento. De uma forma simplificada, cateteres curtos com grandes diâmetros são mais adequados para velocidades de infusão mais rápidas.

A visualização por ultrassom da veia central enquanto a punção é tentada está se tornando cada vez mais disponível para facilitar a canulação. A assistência do ultrassom reduz o número de punções necessárias para a canulação para estabelecer um acesso central e reduz a incidência de complicações. O ultrassom deve ser considerado particularmente se anomalias vasculares ou o *habitus* corporal impedirem a identificação de pontos de referência tradicionais.

As precauções e preparações tradicionais devem ser seguidas universalmente por todos os operadores para evitar complicações e reduzir o risco de infecções. Todos os profissionais de saúde devem usar um desinfetante de mãos à base de álcool ou sabão antimicrobiano imediatamente antes de colocar as luvas estéreis. A pele do paciente deve ser limpa adequadamente com solução de clorexidina esfregada com uma esponja ou gaze por pelo menos 30 segundos (ver Apêndice E). Após a aplicação da solução de clorexidina, deve-se deixá-la secar por pelo menos dois minutos e não se deve limpá-la ou retirá-la. Se essa solução não puder ser usada em função de alergia ou indisponibilidade, pode ser aplicada uma solução de iodopovidona do mesmo modo. Um campo estéril deve ser colocado sobre o paciente. É recomendação dos Centers for Disease Control and Prevention a obediência às precauções padronizadas de uso de máscaras faciais, protetores oculares, touca, avental estéril e impermeável e luvas estéreis antes de dar início ao procedimento.

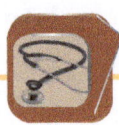

Equipamento

- Um cateter multilúmen permanente: o tamanho varia dependendo da localização e do motivo
- Um guia metálico: ponta reta macia em um lado e ponta em J no outro
- Um fixador: pinça de cateter
- Uma agulha introdutora 18G com uma seringa de 12 mL
- Uma agulha de injeção 22G com uma seringa de 5 mL
- Uma agulha de injeção 25G com uma seringa de 3 mL
- Material de desinfecção da pele (ver Apêndice E)
- Uma ampola de 5 mL de solução de lidocaína HCl a 1%
- Um dilatador tissular
- Um campo: 60 × 90 cm com uma janela de 10 cm
- Duas compressas de gaze de 5 × 5 cm
- Cinco compressas de gaze de 10 × 10 cm
- Um bisturi nº 11
- Um fio de sutura de seda 3.0 com agulha cortante

Os instrumentos mencionados podem ser solicitados individualmente ou em um *kit* estéril pré-montado.

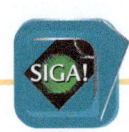

Indicações

- Permitir a administração de várias medicações simultaneamente, como nutrição parenteral total, quimioterapia e agentes pressóricos
- Administrar fármacos que têm um risco maior de causar flebite quando dados por meio de um cateter intravenoso periférico

- Estabelecer acesso à circulação central se for necessária a colocação de um cateter de artéria pulmonar ou um marca-passo
- Ter acesso à circulação central se as veias periféricas não puderem ser canuladas
- Ter acesso para monitorização hemodinâmica, de modo a facilitar a medida da pressão venosa central e da saturação venosa da oxiemoglobina
- Facilitar a plasmaférese, aférese, hemodiálise ou terapia contínua de substituição renal

Contraindicações

- Lesão distal ao vaso a ser canulado
- Ferimentos diretamente sobre o local da canulação
- Infecção ou celulite sobrejacente à área em torno do vaso a ser canulado
- Presença de trombo no vaso a ser canulado

Deve-se ter cuidado quando se estabelece um acesso venoso central em uma área na qual a higiene ou um campo limpo seriam comprometidos. Por exemplo, não colocar um cateter femoral em um paciente com incontinência fecal ou urinária para evitar a contaminação potencial e subsequente infecção, ou se o paciente tiver um *habitus* corporal deficiente ou excesso de tecidos anormais que poderiam, potencialmente, cobrir o local de canulação, aumentando o risco de infecção.

Um paciente que usa varfarina (Coumadin) ou outros agentes anticoagulantes, ou que tenha uma coagulopatia conhecida, ainda pode ter um cateter central colocado, embora deva ser abordado cuidadosamente, reconhecendo as complicações potenciais de sangramento excessivo.

O Procedimento

Punção venosa subclávia (abordagem infraclavicular) usando a técnica de Seldinger

Passo 1. Colocar o paciente em posição supina. Limpar a pele com solução de iodopovidona ou de clorexidina bem em torno do local da punção e isolar a área com um campo (ver Apêndice E). As precauções padronizadas de luvas e avental estéreis, máscara, touca e protetores oculares devem ser seguidas.

- **DICA:** Colocar o paciente em posição de Trendelenburg de pelo menos 15 graus para baixo para distender as veias do pescoço e reduzir o risco de embolia gasosa.

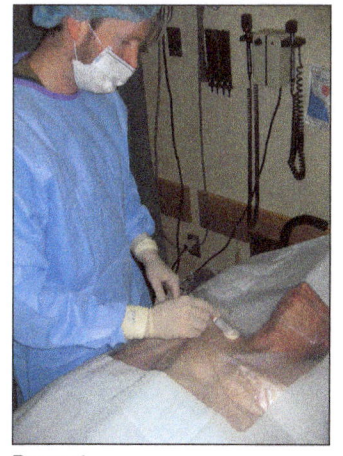

Passo 1

Passo 2. Aplicar um anestésico local por via subcutânea e profundamente no local da punção. O agente que costuma ser usado é lidocaína a 1% sem epinefrina.

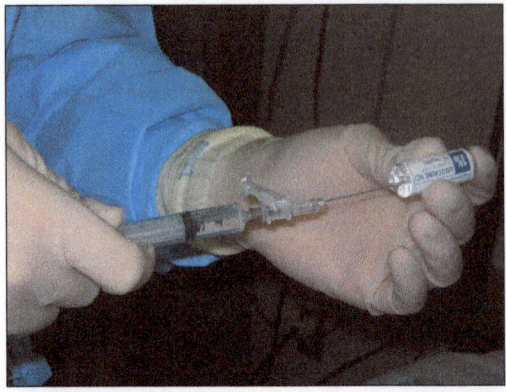

Passo 2

Passo 3. Identificar os pontos de referência, lembrando que a veia subclávia é a continuação da veia axilar e corre, tipicamente, um curso fixo ao longo da superfície inferior da clavícula. O local de inserção seria na bissecção dos terços médio e medial da clavícula.

- **DICA:** A artéria subclávia geralmente está mais profunda do que a veia; para reduzir o risco de punção da artéria subclávia, evitar a penetração profunda pela agulha de colocação.

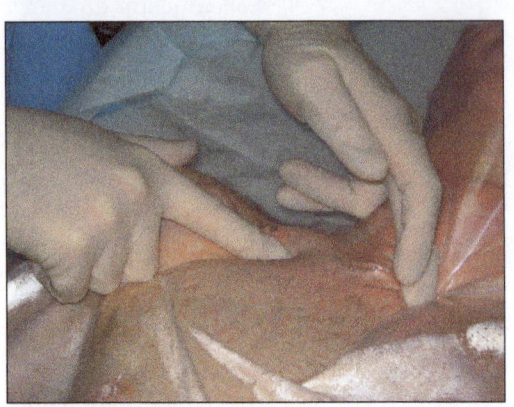

Passo 3

Passo 4. Usar uma seringa de 12 mL com 0,5 a 1 mL de soro fisiológico conectada a uma agulha de grosso calibre para puncionar a pele na junção dos terços médio e medial da clavícula. Quando a pele for perfurada, com o bisel da agulha para cima, retirar o tampão cutâneo que pode ocluir a agulha. Segurando a agulha e a seringa paralelas ao plano frontal, direcionar a agulha medialmente, discretamente em orientação cefálica e posteriormente para trás da clavícula em direção ao ângulo posterossuperior à porção esternal da clavícula (em direção ao dedo colocado na fúrcula esternal).

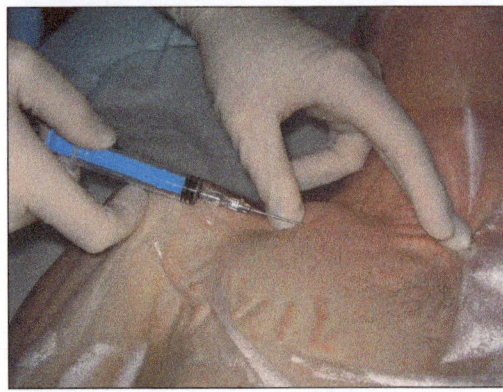

Passo 4

Passo 5. Avançar lentamente a agulha enquanto se traciona suavemente o êmbolo da seringa. Quando aparecer um refluxo de sangue na seringa, esta deve ser removida.

- **DICA:** Para reduzir o risco de embolia gasosa, ocluir a agulha com o dedo.

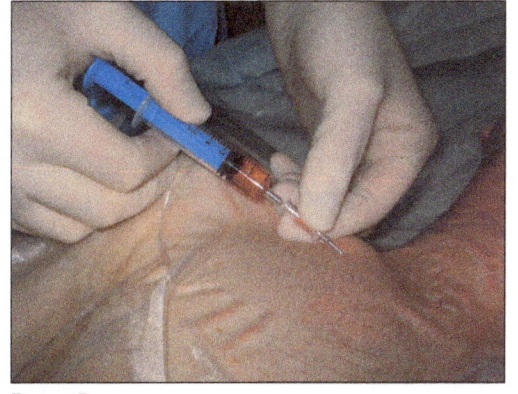

Passo 5

Passo 6. Enquanto se segura a ponta da agulha no vaso, passar o guia pela agulha e então remover a agulha.

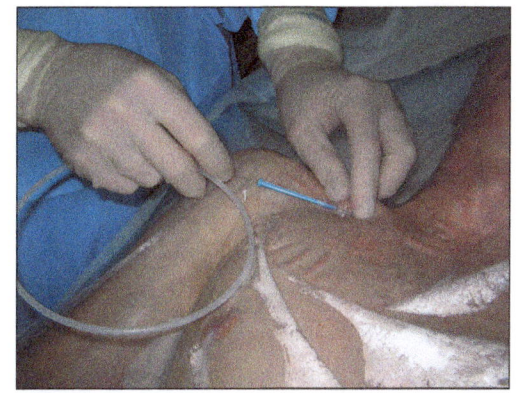

Passo 6

Passo 7. Com o bisturi (lâmina n° 11), perfurar a pele no ponto de inserção do guia para facilitar a canulação e reduzir a resistência ao dilatar o vaso. Passar o cateter dilatador sobre o guia, criando um trato maior para a colocação do cateter. Remover o dilatador, mantendo o guia no local.

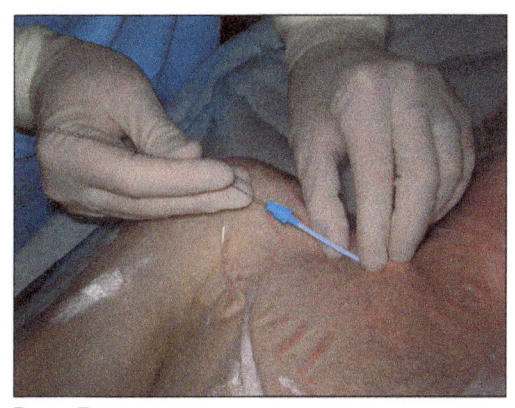

Passo 7

Passo 8. Avançar o cateter sobre o guia para dentro do vaso sanguíneo e, se possível, monitorizar as anormalidades de ritmo com um eletrocardiograma. Inserir o cateter sobre o guia até uma profundidade predeterminada (a ponta do cateter deve estar acima do átrio direito para administração de fluidos).

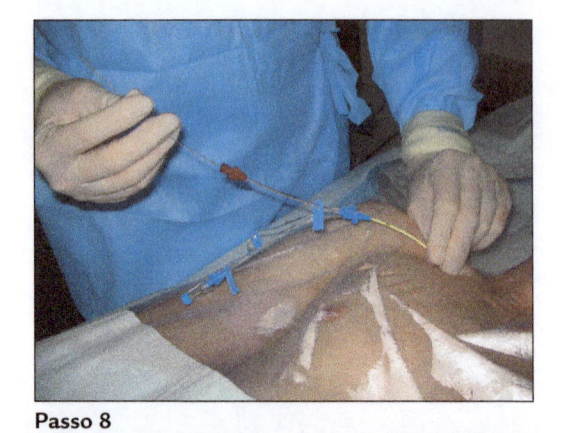

Passo 9. Remover o guia e conectar o cateter aos tubos intravenosos.

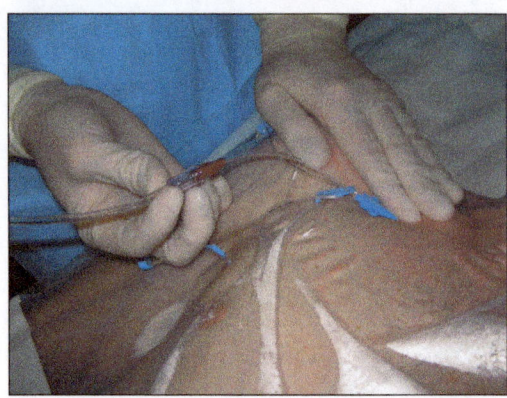

Passo 10. Fixar o cateter no local com uma sutura, aplicar pomada antibiótica e colocar um curativo hidrocoloide (Tegasorb, Duoderm) transparente para reduzir o risco de infecção e permitir a monitorização de sangramento.

- **DICA:** Para maior segurança, fixar os tubos intravenosos no lugar com esparadrapo.
- **ATENÇÃO:** Obter um raio X de tórax para identificar a posição e a colocação do cateter intravenoso e um possível pneumotórax.

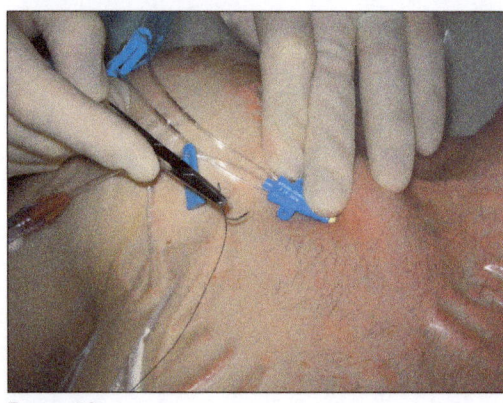

Punção venosa femoral usando a técnica de Seldinger

Passo 1. Colocar o paciente em posição supina. O quadril ipsilateral deve estar em posição neutra ou com discreta rotação externa. Depois desinfetar a pele em torno do local de punção e isolar a área. As precauções padronizadas de luvas e avental estéreis, máscara, touca e protetor ocular devem ser seguidas.

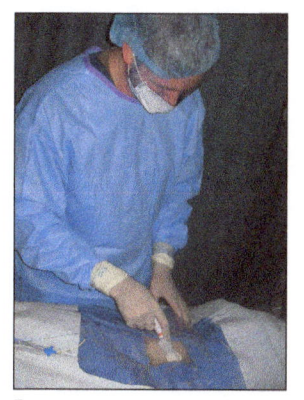

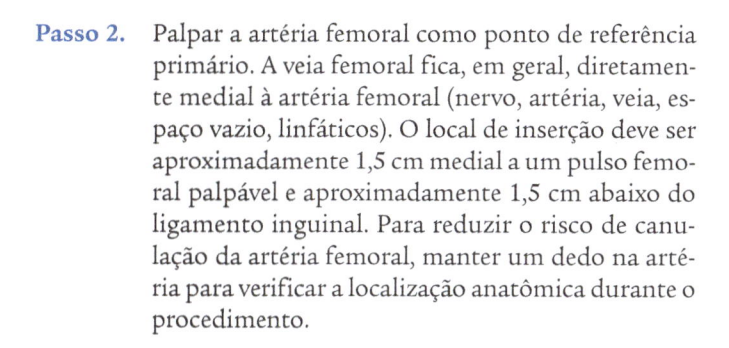

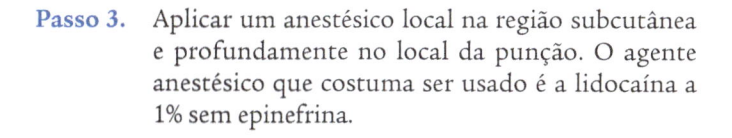

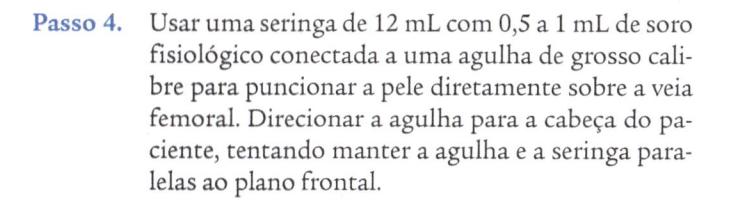

Passo 2. Palpar a artéria femoral como ponto de referência primário. A veia femoral fica, em geral, diretamente medial à artéria femoral (nervo, artéria, veia, espaço vazio, linfáticos). O local de inserção deve ser aproximadamente 1,5 cm medial a um pulso femoral palpável e aproximadamente 1,5 cm abaixo do ligamento inguinal. Para reduzir o risco de canulação da artéria femoral, manter um dedo na artéria para verificar a localização anatômica durante o procedimento.

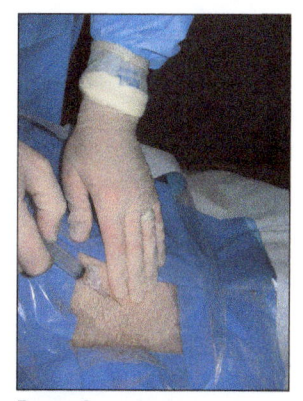

Passo 3. Aplicar um anestésico local na região subcutânea e profundamente no local da punção. O agente anestésico que costuma ser usado é a lidocaína a 1% sem epinefrina.

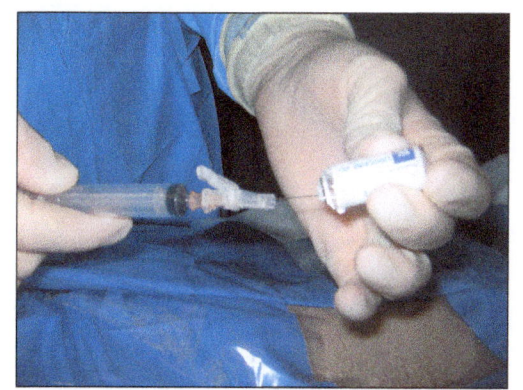

Passo 4. Usar uma seringa de 12 mL com 0,5 a 1 mL de soro fisiológico conectada a uma agulha de grosso calibre para puncionar a pele diretamente sobre a veia femoral. Direcionar a agulha para a cabeça do paciente, tentando manter a agulha e a seringa paralelas ao plano frontal.

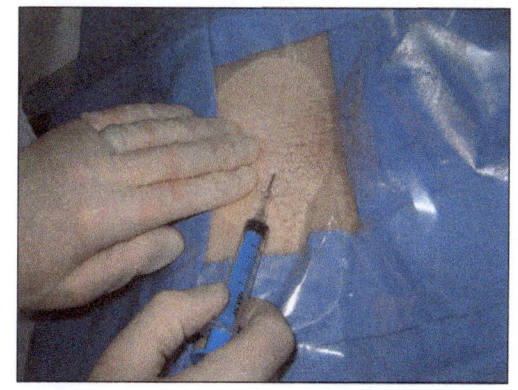

Passo 5. Avançar a agulha lentamente em direção cefálica e posterior enquanto se puxa suavemente o êmbolo da seringa. Quando houver um refluxo suave de sangue na seringa, removê-la.

- **DICA:** Para reduzir o risco de embolia gasosa, ocluir a agulha com o dedo.

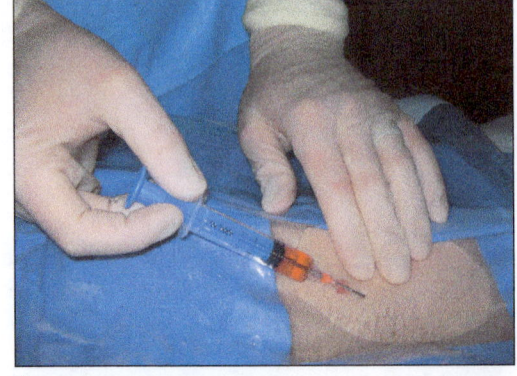

Passo 5

Passo 6. Passar o guia pela agulha e então removê-la. Com o bisturi (lâmina n° 11), perfurar a pele no ponto de inserção do guia para facilitar a canulação e reduzir a resistência ao dilatar o vaso. Passar o cateter dilatador sobre o guia, criando um trato maior para a colocação do cateter. Remover o dilatador, mantendo o guia no local.

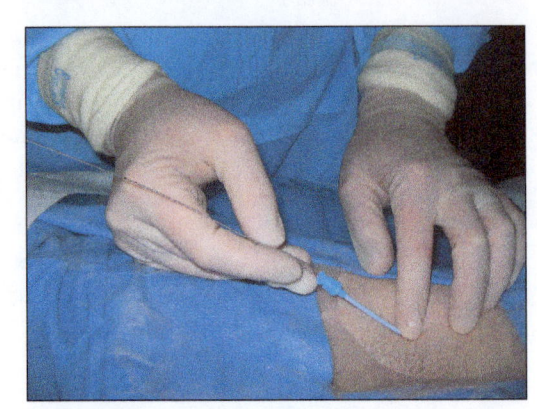

Passo 6

Passo 7. Avançar o cateter sobre o guia para dentro do vaso sanguíneo.

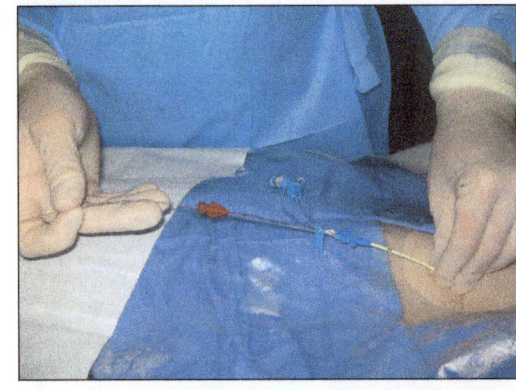

Passo 7

Passo 8. Remover o guia e conectar o cateter aos tubos intravenosos.

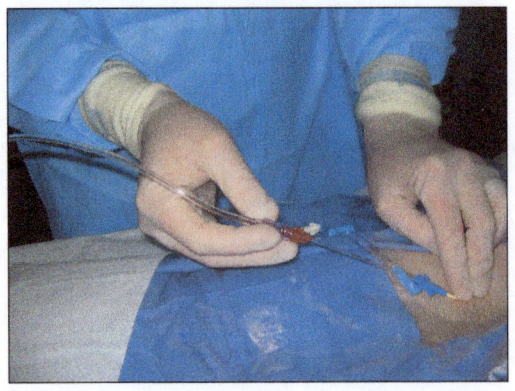

Passo 8

Passo 9. Fixar o cateter no local com uma sutura, aplicar pomada antibiótica e colocar um curativo hidrocoloide (Tegasorb, Duoderm) transparente para reduzir o risco de infecção e permitir a monitorização de sangramento.

- **DICA:** Para maior segurança, fixar os tubos intravenosos no lugar com esparadrapo.

- **ATENÇÃO:** Obter um raio X de tórax e abdome para identificar a posição e a colocação do cateter intravenoso.

- **ATENÇÃO:** Lembrar que o cateter deve ser trocado tão cedo quanto possível para reduzir as complicações de infecção e trombose.

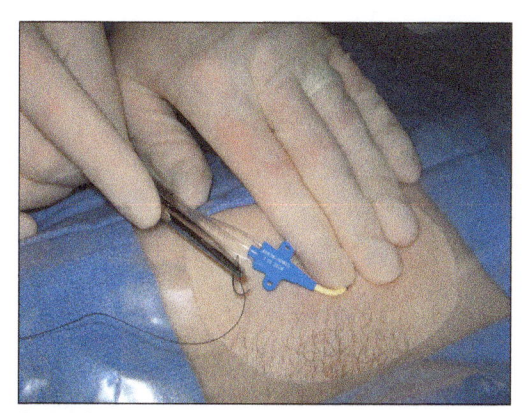

Passo 9

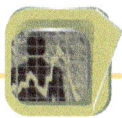

Complicações

ACESSO VENOSO SUBCLÁVIO

- Pneumotórax ou hemotórax
- Trombose venosa
- Lesão neurológica ou arterial
- Fístula arteriovenosa
- Quilotórax
- Infecção
- Embolia gasosa
- Posicionamento inadequado

ACESSO VENOSO FEMORAL

- Trombose venosa profunda
- Lesão neurológica e arterial
- Infecção
- Fístula arteriovenosa
- Posicionamento inadequado

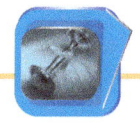

Considerações pediátricas

Pacientes pediátricos podem não cooperar com a colocação do cateter. Em função do risco de dano aos vasos, nervos, etc., considerar sedação consciente com injeções intramusculares ou administração oral de medicações sedativas como midazolam (Dormonid) ou cetamina.

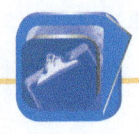

Instruções pós-procedimento

O cateter venoso central deve ser removido logo que possível para evitar as complicações potenciais. Na remoção do cateter, usar uma compressa de gaze de 10 × 10 cm e aplicar diretamente sobre o local do cateter. Cortar e remover os equipamentos de fixação e depois puxar suavemente o cateter. Ele deve sair facilmente. Após a remoção, aplicar uma pressão firme diretamente sobre a área por pelo menos um minuto, e mais tempo se houver sangramento. Fazer um curativo com gaze seca, estéril.

Uma complicação potencial grave durante a remoção do cateter é a embolia gasosa venosa; ela pode ocorrer durante a inserção, enquanto o cateter está em posição e durante a sua remoção. Para reduzir o risco de embolia gasosa, o paciente deve ser colocado em posição supina e o cateter deve ser removido durante a expiração ou durante uma manobra de Valsalva. Acredita-se que isso seja melhor porque, durante a expiração, a pressão intratorácica é maior do que a pressão atmosférica, reduzindo o risco de o ar entrar na circulação venosa.

Se houver suspeita clínica de infecção no cateter ou na corrente sanguínea, a ponta do cateter deve ser removida de forma estéril e enviada para cultura.

O paciente deve ser instruído a monitorizar a ocorrência de sangramento da área e retornar se observar qualquer sangramento anormal. O paciente também deve ser orientado a informar sobre surgimento de dor, dormência ou desconforto na área. O paciente também deve monitorar evidências de infecção. Por fim, o paciente deve ser aconselhado a limpar a área com sabão e água e enxugá-la bem.

Referências

American College of Surgeons Committee on Trauma: Advanced Trauma Life Support, Student Course Manual. 7th ed. Chicago; American College of Surgeons, 2004.

Marino PL. *The ICU Book.* 3rd ed. Philadelphia: Lippincott Williams & Wilkins; 2007:107–128.

Merrer J, Jonghe BD, Golliot F, et al. Complications of femoral and subclavian venous catheterization in critically ill patients: a randomized controlled trial. *JAMA.* 2001; 286:700.

McGee WT, Gould MK. Preventing complications of central venous catheterization. *N Engl J Med.* 2003;348:1123.

Seneff MG. Central venous catherization: a comprehensive review. *Intensive Care Med.* 1987;2:163–175,218–232.

Tintinalli JE, Kelen GD, Stapczynski JS. *Emergency Medicine: A Comprehensive Study Guide.* 6th ed. New York: McGraw-Hill; 2004:124–131.

2008 MAG Mutual Healthcare Solutions, Inc.'s Physicians' Fee and Coding Guide. Duluth, Georgia. MAG Mutual Healthcare Solutions, Inc. 2007.

CAPÍTULO 7

Colocação de Cateter em Artéria Pulmonar

Paul McCarthy, MD
Laurie Grier, MD, FCCM, FCCP, FACP

A cateterização pulmonar é um procedimento diagnóstico no qual um cateter-balão é colocado em uma veia central e direcionado para o lado direito do coração com o objetivo de obter pressões e outras medidas para monitorização hemodinâmica. A cateterização de artéria pulmonar, também chamada de cateterização de Swan-Ganz, é um procedimento invasivo realizado, geralmente, em unidade de cuidados intensivos, laboratório de cateterismo cardíaco ou sala de cirurgia.

Quando o cateter está em posição, um pequeno balão é inflado para bloquear momentaneamente o fluxo sanguíneo e permitir a medida da pressão no sistema arterial pulmonar. Essa pressão é chamada de *pressão de cunha* e é uma medida indireta da pressão de enchimento do ventrículo esquerdo. O cateter pode medir a oxigenação venosa mista e também o débito cardíaco por termodiluição. O cateter geralmente é deixado no local por períodos de 24 a 72 horas.

Em função do caráter invasivo do procedimento e da falta de estudos randomizados controlados mostrando melhores desfechos em pacientes com cateter de artéria pulmonar, a sua utilidade está sendo cada vez mais questionada. Na última década, o uso de cateter de artéria pulmonar tem diminuído constantemente.

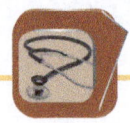

Equipamento

- Compressas, campos, luvas e aventais estéreis
- Soro fisiológico estéril para limpeza
- Compressas de gaze
- *Kit* de cateter de artéria pulmonar
    - Introdutor
    - Cateter de artéria pulmonar
    - Dilatador
    - Guia metálico
    - Seringas
    - Bisturi
    - Sutura

A maioria dos especialistas concorda que, sempre que possível, a canulação venosa deve ser feita com orientação do ultrassom e o cateter deve ser avançado com a assistência do fluoroscópio.

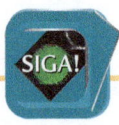

Indicações

- Diagnóstico do tipo de choque
- Diagnóstico de hipertensão pulmonar
- Avaliação da resposta hemodinâmica à terapia
- Diagnóstico de tamponamento cardíaco ou cardiomiopatia constritiva
- Diagnóstico de *shunt* intracardíaco
- Diferenciação de edema pulmonar de alta pressão *versus* de baixa pressão
- Avaliação de doença cardíaca valvular
- Medida contínua da saturação venosa mista de oxigênio

Contraindicações

- Massa cardíaca do lado direito
- Prótese valvular tricúspide ou pulmonar
- Endocardite da válvula tricúspide ou pulmonar
- Doença cardíaca cianótica
- Alergia a látex
- Pneumectomia prévia
- Arritmia (relativa)
- Anticoagulação (relativa)

O Procedimento

Passo 1. Obter consentimento informado para o procedimento e garantir que os distúrbios eletrolíticos e de coagulação tenham sido corrigidos. Verificar os componentes do *kit*. Inflar e desinsuflar o balão e inspecionar qualquer mau funcionamento. Limpar todos os cateteres com soro fisiológico estéril. Conectar o lúmen distal ao sistema de monitorização de pressão e zerar o transdutor de pressão.

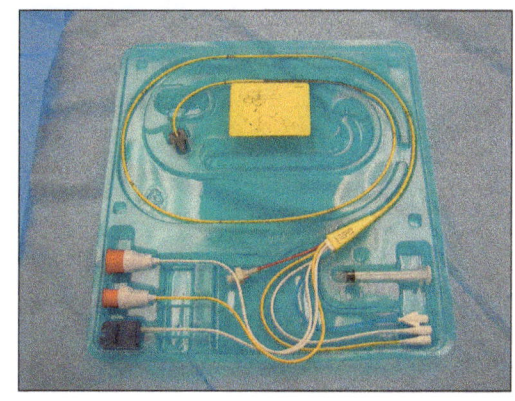

Passo 1

Passo 2. Colocar o paciente em posição supina. Limpar bem a pele em torno do local de punção e isolar a área (ver Apêndice E). As precauções padronizadas de luvas e avental estéreis, máscara, touca e protetor ocular devem ser seguidas.

- **DICA:** Quando possível, colocar o paciente em posição de Trendelenburg de pelo menos 15 graus para distender as veias do pescoço e reduzir o risco de uma embolia gasosa.

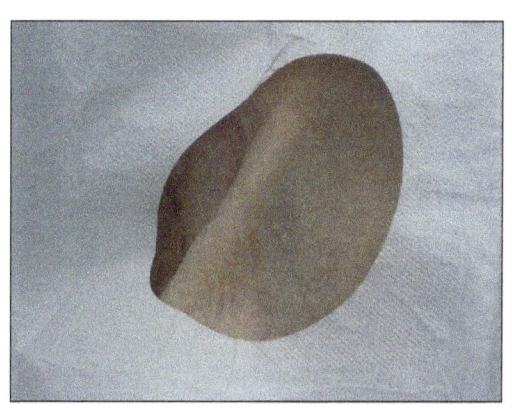

Passo 2

Passo 3. Aplicar um anestésico local na região subcutânea e profundamente no local da punção venosa. O agente que costuma ser usado é lidocaína a 1% sem epinefrina. Identificar os pontos de referência, lembrando que a veia subclávia é uma continuação da veia axilar e corre tipicamente um curso fixo ao longo da superfície inferior da clavícula. O local de inserção deve ser na bissecção dos terços médio e medial da clavícula. Usar uma seringa de 12 mL com 0,5 a 1 mL de soro fisiológico, conectada a uma agulha de grande calibre para puncionar a pele na junção dos terços médio e medial da clavícula.

- **DICA:** A artéria subclávia geralmente está mais profunda do que a veia; para reduzir o risco de punção da artéria subclávia, evitar a penetração profunda pela agulha de colocação.

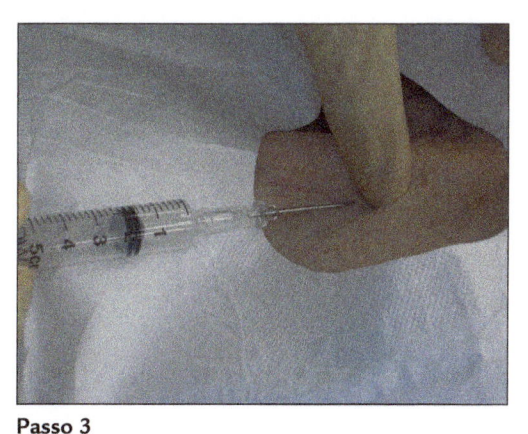

Passo 3

Passo 4. Segurar a agulha e a seringa paralelas ao plano frontal, direcionar a agulha em orientação medial, discretamente para a região cefálica e posteriormente por trás da clavícula em direção ao ângulo posterossuperior para a porção esternal da clavícula (em direção ao dedo colocado na fúrcula supraesternal). Avançar lentamente a agulha enquanto se traciona suavemente o êmbolo da seringa. Quando aparecer um refluxo de sangue na seringa, esta deve ser removida passar o guia metálico através da agulha.

- **DICA:** Para reduzir o risco de embolia gasosa, ocluir a agulha com o dedo.

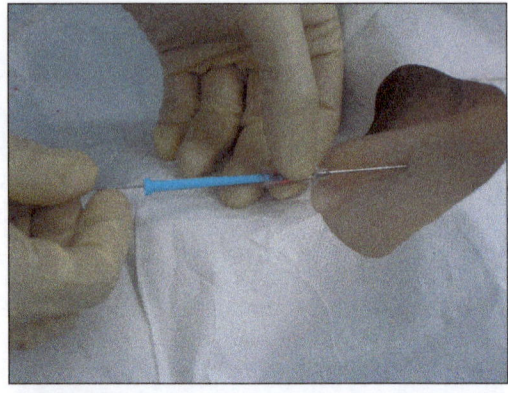

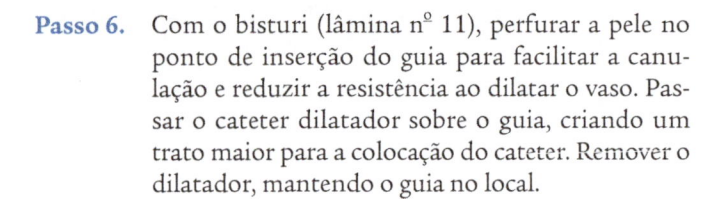

Passo 5. Remover a agulha deixando o guia metálico no local na veia.

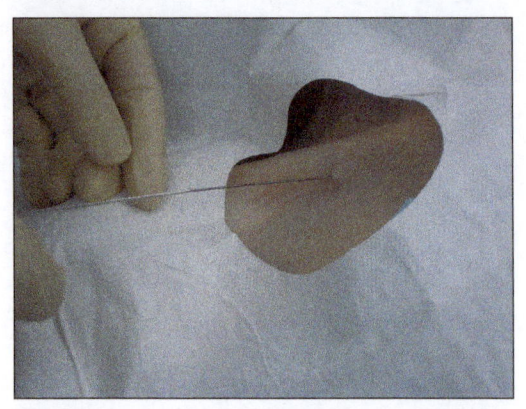

Passo 6. Com o bisturi (lâmina n° 11), perfurar a pele no ponto de inserção do guia para facilitar a canulação e reduzir a resistência ao dilatar o vaso. Passar o cateter dilatador sobre o guia, criando um trato maior para a colocação do cateter. Remover o dilatador, mantendo o guia no local.

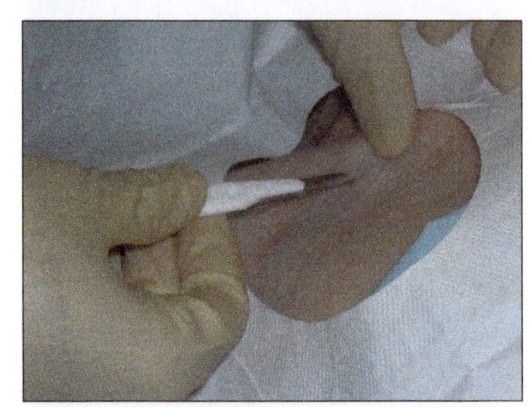

Passo 7. Avançar o cateter dilatador sobre o guia, criando um trato mais largo para a colocação do cateter. Remover o dilatador, mantendo o guia no local.

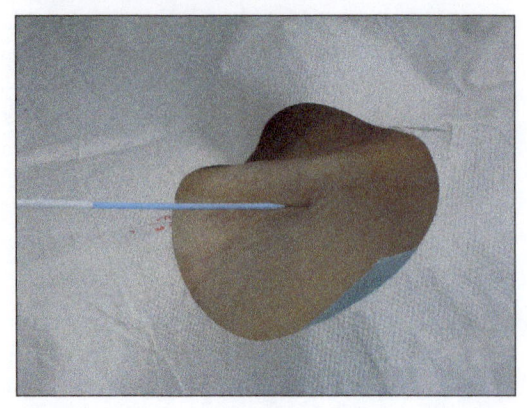

Passo 8. Avançar o introdutor sobre o guia para dentro do vaso sanguíneo e, se possível, monitorizar o ritmo cardíaco com um eletrocardiograma. Remover o guia.

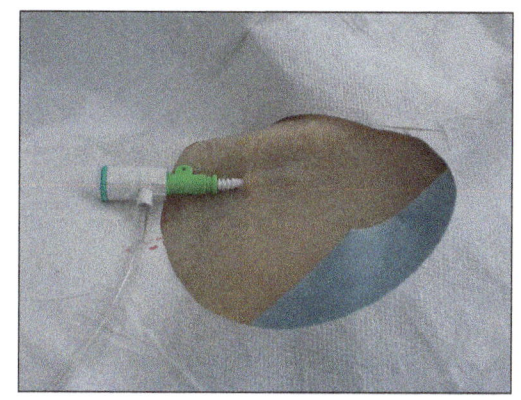

Passo 8

Passo 9. Passar o cateter de artéria pulmonar além do introdutor.

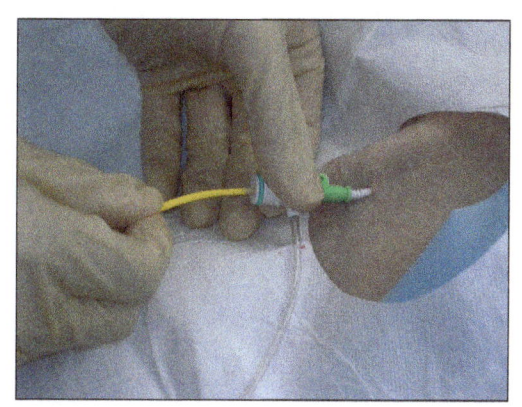

Passo 9

Passo 10. Inflar o balão quando a ponta do cateter tiver passado da ponta do introdutor. Avançar o cateter. Uma onda de átrio direito deve ser vista após avançar 15 a 20 cm se for usada a abordagem da subclávia ou da jugular interna. Para a abordagem femoral, o cateter irá avançar aproximadamente 30 cm antes que seja vista uma onda atrial direita.

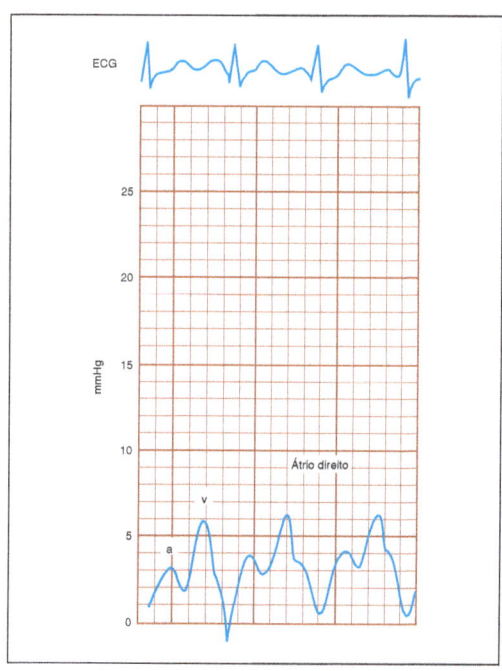

Passo 10

Passo 11. Continuar a avançar o cateter aproximadamente 10 cm e será vista uma onda de ventrículo direito.

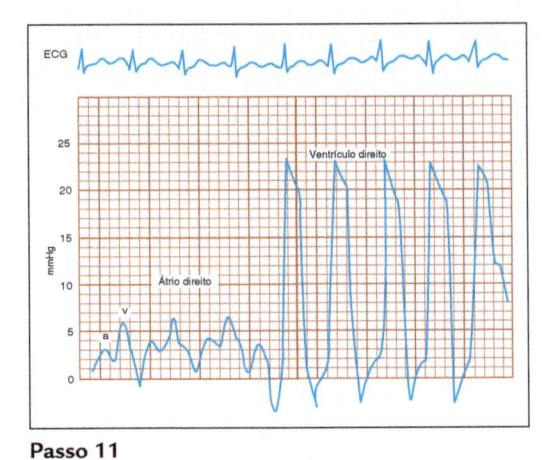

Passo 11

Passo 12. Continuar a avançar o cateter aproximadamente 10 cm para visualizar uma onda de artéria pulmonar. Seguir avançando o cateter até que seja vista uma onda de pressão capilar pulmonar, ou de cunha.

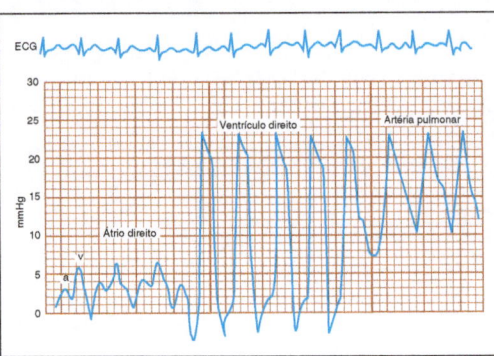

Passo 12

Passo 13. Desinsuflar o balão e confirmar a presença de uma onda de artéria pulmonar. Colocar a bainha de proteção e travar nas terminações proximal e distal. Confirmar a colocação do cateter com um raio X de tórax. A ponta do cateter deve estar cerca de 2 cm da sombra cardíaca. Geralmente, o cateter está no pulmão direito; contudo, o lado esquerdo é aceitável.

- **DICA:** As pressões devem ser medidas ao final da expiração.

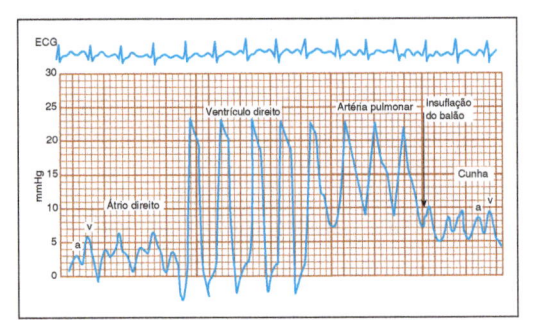

Passo 13

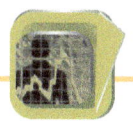

Complicações

- Riscos comuns da canulação venosa central
- Pneumotórax
- Hemorragia pulmonar
- Infarto pulmonar
- Ruptura da artéria pulmonar
- Arritmias
- Infecção
- Lesão valvular
- Trombose
- Ruptura do balão

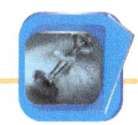

Considerações pediátricas

A cateterização da artéria pulmonar é realizada com muito menos frequência em crianças do que em adultos. Quando usada em crianças, geralmente é em pacientes submetidos à cirurgia cardíaca. Se o cateter estiver sendo colocado em pacientes com doença cardíaca cianótica, o ar deve ser retirado dos lumens e dióxido de carbono deve ser usado para inflar o balão.

Pode ser difícil ou impossível colocar o cateter pulmonar em pacientes com certas patologias cardíacas congênitas. Por esse e outros motivos, utiliza-se com mais frequência a ecocardiografia na população pediátrica.

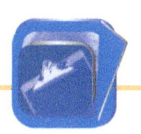

Instruções pós-procedimento

Uma vez que o cateter está posicionado, várias medidas podem ser feitas. O débito cardíaco pode ser monitorizado por termodiluição e a pressão ventricular esquerda pode ser estimada por meio da medida da pressão de oclusão da artéria pulmonar (pressão de cunha). A oxigenação venosa mista, o volume de ejeção e a resistência vascular sistêmica e pulmonar também podem ser medidos.

Quando o cateter está em posição, a monitorização diária é necessária e devem ser seguidas medidas para o manejo seguro do cateter. A exibição do traçado deve estar sempre no monitor quando o cateter está posicionado. O cateter não deve ser retirado a não ser que o balão esteja desinsuflado: as alterações de pressão devem ser sempre observadas quando se reposiciona o cateter. O cateter deve ser removido tão logo não seja mais necessário ou se não estiver funcionando. Ele também deve ser removido se houver febre inexplicada ou infecção aparente.

O cateter de artéria pulmonar deve ser removido do cateter de inserção depois que o balão é desinsuflado. Quando o cateter de artéria pulmonar for removido, o cateter de inserção deve ser retirado de modo semelhante à retirada de um cateter venoso central padrão. Quando o cateter de inserção é removido, a pressão deve ser mantida por alguns minutos para controlar o sangramento, e um pequeno curativo pode ser colocado.

Referências

Harvey S, Harrison DA, Singer M, et al. Assessment of the clinical effectiveness of pulmonary artery catheter in the management of patients in intensive care (PAC-Man): a randomized controlled trial. *Lancet*. 2005;366(9484):472-477.

Marino PL. The pulmonary artery catheter. In: *The ICU Book*. 3rd ed. Philadelphia: Lippincott Williams & Wilkins; 2007:163-177.

Rubenfeld GD, McNamara-Aslin E, Rubinson L. The pulmonary artery catheter, 1967-2007. *JAMA*. 2007;298(4):458-461.

Wiener RS, Welch HG. Trends in the use of the pulmonary artery catheter in the United States, 1993-2004. *JAMA*. 2007;298(4):423-428.

2008 MAG Mutual Healthcare Solutions, Inc.'s Physicians' Fee and Coding Guide. Duluth, Georgia. MAG Mutual Healthcare Solutions, Inc. 2007.

CAPÍTULO 8
Inserção de Dreno Torácico

E. J. Mayeaux, Jr., MD, DABFP, FAAFP

Sean Troxclair, MD

A inserção de dreno torácico é um procedimento terapêutico comum usado para obter a evacuação de coleções anormais de ar ou líquido do espaço pleural. A inserção do dreno torácico frequentemente é necessária em caso de trauma e pode ser uma emergência médica. O trauma torácico é uma causa comum de atendimento na unidade de emergência e pode resultar em pneumotórax, hemotórax ou infecção secundária. Os pacientes com trauma torácico devem ser avaliados para sinais de insuficiência respiratória como inquietação, agitação, alteração ou ausência de sons respiratórios ou angústia respiratória. Em casos graves, os pacientes podem exibir cianose, desvio da traqueia e movimentação paradoxal da parede torácica ou choque. Os estudos de coagulação e um raio X de tórax devem estar disponíveis. Além disso, pode estar indicada uma toracostomia para derrames pleurais associados à doença maligna ou infecção. Nestas situações, a drenagem é imperativa para permitir a reexpansão pulmonar.

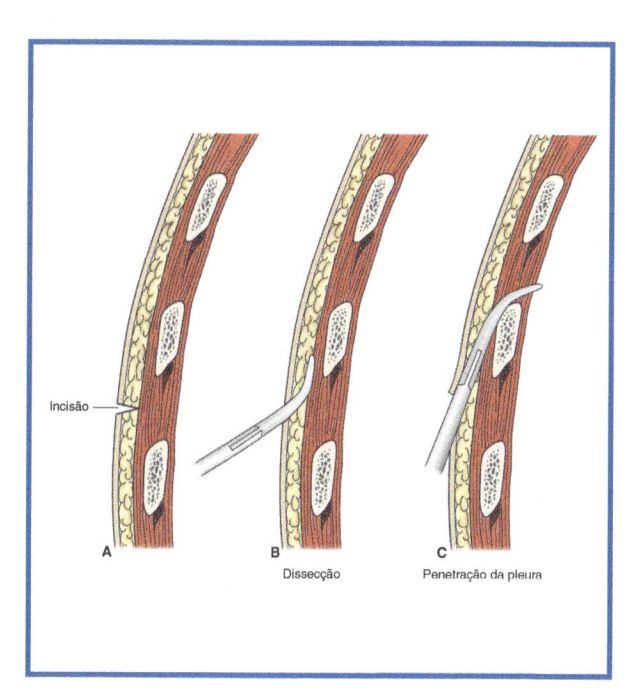

Se o paciente não estiver em insuficiência respiratória grave, pode-se usar sedação por causa do desconforto do procedimento. A colocação exige as precauções universais para líquidos corporais e o uso de uma boa técnica estéril, incluindo máscara facial e avental esterilizado sempre que possível. A seleção do dreno torácico de tamanho adequado é importante. Um dreno torácico 18 ou 24 French é usado, tipicamente, para pneumotórax puro. Para hemotórax, empiema ou outro acúmulo de líquidos, é usado com mais frequência um cateter 28 a 40 French.

A técnica clássica para inserção de dreno torácico é a mesma há vários anos. Alguns médicos optam por realizar a toracostomia com dreno percutâneo com abordagem de Seldinger. A posição e preparação do paciente é a mesma do método convencional. Uma agulha introdutora é usada para colocar um guia metálico no espaço pleural. Depois são passados dilatadores seriados sobre o guia metálico para criar um trato dilatado adequadamente. Então é passado o dreno torácico. A desvantagem dessa técnica é que a cavidade torácica não pode ser explorada digitalmente para a presença de aderências; contudo, com a consideração cuidadosa da localização do guia metálico, isso pode ser realizado após a última dilatação. Algumas vantagens dessa técnica são as melhoras na barreira hemostática, o que pode ser especialmente vantajoso no caso de pneumotórax e em pacientes com tendência a complicações hemorrágicas. Essa técnica pode ser mais demorada do que as técnicas tradicionais e pode não ser ideal em situações de emergência. Há referências na literatura indicando que, quando usados para empiema, os drenos percutâneos têm mais probabilidade de sofrer obstrução e interromper a drenagem. Até agora, esses são dados observacionais e nenhum estudo de grande escala está disponível.

O edema pulmonar de reexpansão é uma complicação potencialmente ameaçadora à vida decorrente da colocação de dreno torácico. Ele geralmente ocorre após a reexpansão rápida em pacientes com pneumotórax, mas pode ocorrer após a evacuação de grandes derrames pleurais. Ele está relacionado com a rapidez da reexpansão pulmonar e com a gravidade e duração do colapso pulmonar. Os pacientes apresentam edema pulmonar tipicamente logo após a reexpansão pulmonar, o qual pode variar desde simples alterações radiográficas até um colapso cardiopulmonar completo. O tratamento é de suporte, consistindo principalmente em oxigênio suplementar e, se necessário, ventilação mecânica. Em geral, é autolimitado e pode ser evitado restringindo-se a drenagem inicial a 1 a 1,5 litros nas primeiras 24 horas.

O dreno torácico pode ser removido se o pulmão permanecer completamente expandido em uma radiografia de tórax realizada com um selo d'água ou após o dreno ser clampeado por 4 a 6 horas. Tradicionalmente, os especialistas recomendam que o dreno torácico seja retirado quando o paciente tiver atingido a inspiração completa, frequentemente com uma manobra de Valsalva concomitante. Supõe-se que esse seja o ponto no qual a pressão intratorácica e o volume pulmonar são máximos. O reflexo involuntário enquanto o dreno é removido é um esforço inspiratório rápido devido à dor pleural. Em teoria, isso pode permitir que o ar se reacumule justo quando o dreno está sendo removido, o que exige a reinserção de outro dreno. Entretanto, as pesquisas indicam que a retirada do dreno torácico ao final da inspiração ou ao final da expiração apresenta uma frequência semelhante de pneumotórax após a remoção e que ambos os métodos são igualmente seguros. Com todo o resto sendo igual, o momento do final da inspiração permanece sendo a técnica preferida.

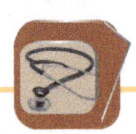

Equipamento

- *Kits*, bandejas de toracostomia e sistema de drenagem-aspiração.

Os drenos torácicos equipados com um trocarte intraluminal não são recomendados porque estão associados a uma incidência maior de complicações intratorácicas.

Indicações

- Pneumotórax (especialmente se for grande e progressivo ou se o paciente for sintomático)
- Pneumotórax hipertensivo
- Trauma torácico penetrante
- Hemotórax
- Quilotórax
- Empiema
- Drenagem de derrame pleural recorrente
- Prevenção de hidrotórax após cirurgia cardiotorácica
- Fístula broncopleural

Contraindicações (relativas)

- Anticoagulação ou discrasia sanguínea
- Anticoagulação sistêmica
- Pneumotórax pequeno, estável (pode melhorar espontaneamente)
- Empiema causado por organismos ácido-resistentes
- Acúmulo de fluidos loculados

O Procedimento

Técnica clássica

Passo 1. Identificar o local de inserção, que geralmente é no quarto ou quinto espaço intercostal, na linha axilar anterior ou linha axilar média (imediatamente lateral ao mamilo, em homens), logo atrás da borda lateral do músculo peitoral maior. Direcionar o dreno mais para cima e anteriormente possível para um pneumotórax. Para um hemotórax, o dreno costuma ser inserido ao nível do mamilo e direcionado posterior e lateralmente. Elevar a cabeceira do leito 30 a 60 graus e colocar (e conter) o braço do lado afetado sobre a cabeça do paciente.

- **ATENÇÃO:** Não direcionar o dreno para o mediastino porque pode ocorrer um pneumotórax contralateral.
- **ATENÇÃO:** O diafragma, o fígado ou o baço podem ser lacerados se o paciente não estiver posicionado adequadamente ou se o dreno for inserido muito baixo.

Passo 2. Montar o sistema de aspiração-drenagem de acordo com as instruções do fabricante. Conectar o sistema de sucção à fonte de sucção da parede. Ajustar a sucção, conforme necessário, até que uma corrente pequena e contínua de bolhas seja produzida na coluna d'água.

- **DICA:** Se não houver pronta disponibilidade de um sistema de aspiração-drenagem, colocar um dreno de Penrose na ponta do dreno torácico para agir como uma válvula unidirecional até que um sistema adequado esteja disponível.

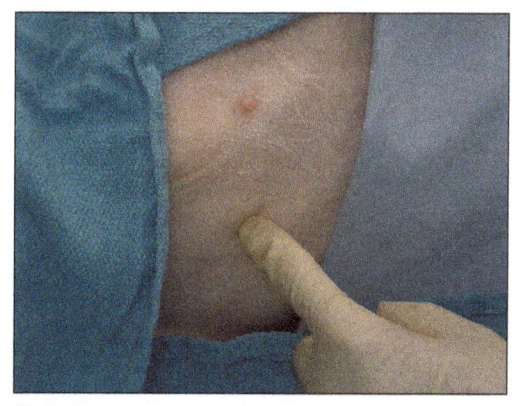

Passo 1

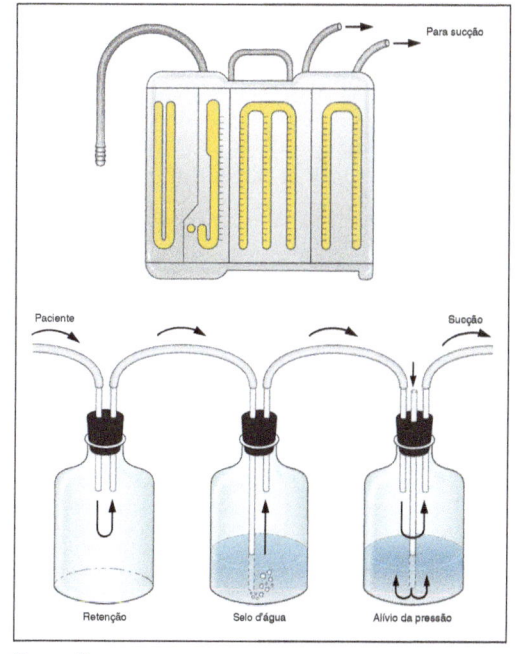

Passo 2

Passo 3. Limpar a pele com solução de iodopovidona ou clorexidina e deixar secar (ver Apêndice E). Isolar a área com um campo fenestrado. Usando uma seringa de 10 mL e uma agulha 25G, injetar anestésico no local da incisão (o espaço intercostal abaixo do espaço escolhido para a inserção do dreno) com uma solução de lidocaína a 1% com epinefrina.

- **DICA:** Limpar uma área grande de forma que uma área não preparada não seja exposta inadvertidamente se o campo escorregar um pouco.

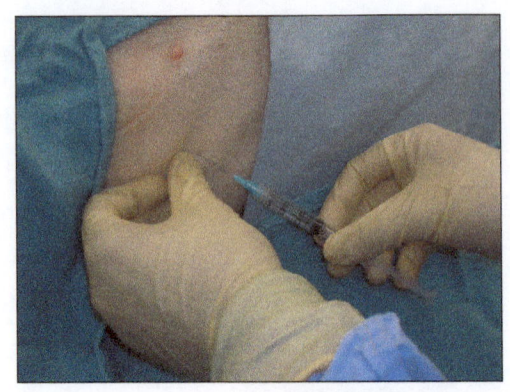

Passo 4. Infiltrar livremente o tecido subcutâneo e os músculos intercostais, incluindo o tecido acima do aspecto medial da costela inferior ao espaço no qual a entrada pleural irá ocorrer e abaixo para a pleura parietal. Usando a agulha anestésica e a seringa, aspirar a cavidade pleural e verificar a presença de fluido ou ar. Se nenhum deles for obtido, alterar o local de inserção.

- **ATENÇÃO:** Usar <7 mL/kg de lidocaína com epinefrina para evitar toxicidade.
- **ATENÇÃO:** Manter-se longe da borda inferior da costela para evitar lesão aos vasos intercostais.

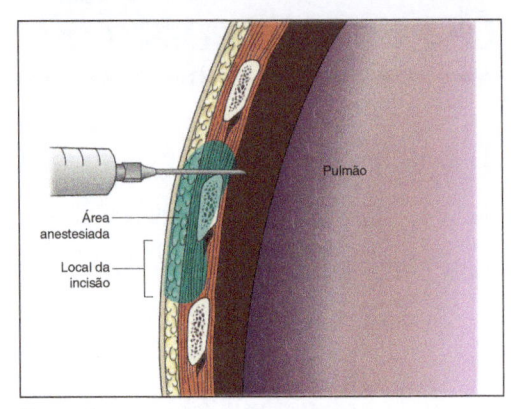

Passo 5. Fazer uma incisão transversa de 2 a 3 cm na pele e no tecido subcutâneo sobre o interespaço. Estender a incisão por dissecção fechada com uma pinça Kelly na fáscia em direção ao aspecto superior da costela acima. Após atingir a borda superior da costela, fechar e girar a pinça Kelly e empurrá-la através da pleura parietal com uma pressão consistente, firme e regular. Abrir a pinça amplamente, fechar e depois retirá-la.

- **ATENÇÃO:** Ter cuidado para evitar que a ponta da pinça penetre no pulmão, especialmente se não for feito um raio X de tórax ou se a radiografia não mostrar claramente que o pulmão está afastado da parede torácica.
- **ATENÇÃO:** Evitar ser contaminado por ar ou líquido que possa ser eliminado quando a pleura é aberta.

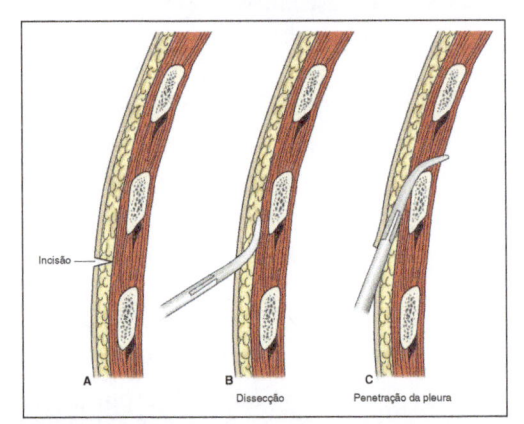

Passo 6. Inserir um dedo indicador para verificar se o espaço pleural, e não o espaço potencial entre a pleura e a parede torácica, foi penetrado. Verificar a presença de achados não previstos, como aderências pleurais, massas ou o diafragma.

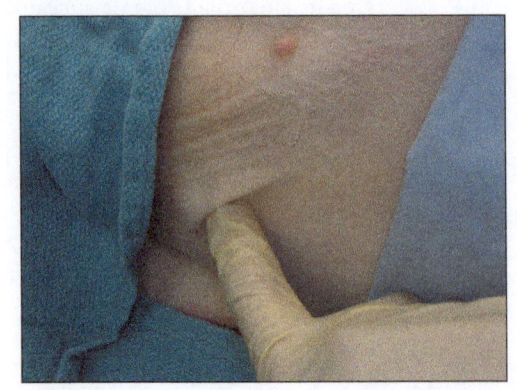

Passo 7. Segurar o dreno torácico de forma que a ponta dele esteja além das garras da pinça e avançá-lo pelo orifício para dentro do espaço pleural usando o dedo como guia. Direcionar a ponta do dreno posteriormente para drenagem de fluidos e anteriormente e superiormente para evacuação de pneumotórax. Avançá-lo até que o último orifício lateral esteja 2,5 a 5 cm para dentro da parede torácica. Conectar o dreno ao sistema de aspiração-drenagem previamente montado. O dreno torácico deve ser inserido com o orifício proximal pelo menos 2 cm além da margem da costela. A posição do dreno torácico com todos os orifícios de drenagem no espaço pleural deve ser avaliada por palpação. Confirmar a localização correta do dreno torácico pela visualização de condensação dentro do dreno com a respiração ou pelo fluido pleural drenado visto em seu interior. Pedir que o paciente tussa e observar se há formação de bolhas no nível do selo d'água. Se o dreno não tiver sido inserido adequadamente no espaço pleural, nenhum fluido irá drenar e o nível na coluna d'água não irá variar com a respiração.

- **DICA:** Se houver um hemotórax significativo, considerar a coleta do sangue em um equipamento de autotransfusão heparinizado de forma que possa ser retornado ao paciente.

Passo 8. Suturar o dreno no local com seda 1-0 ou 2-0 ou outra sutura não absorvível. As duas suturas são amarradas de modo a puxar os tecidos moles de forma segura em torno do dreno, criando uma vedação ao ar. Amarrar a primeira sutura de lado a lado da incisão e depois enrolar ambos os fios da sutura em torno do dreno, começando embaixo e indo até o topo. Amarrar as pontas da sutura bem firmes em torno do dreno e cortá-las.

Passo 9. Colocar uma segunda sutura de colchoeiro horizontal ou em bolsa em torno do dreno no local da incisão cutânea. Puxar as pontas dessa sutura e dar um nó de cirurgião para fechar a pele em torno do dreno. Enrolar as pontas soltas bem firmes em torno do dreno e terminar a sutura com um laço. O laço pode ser desfeito posteriormente e usado para fechar a pele quando o dreno for removido. Alternativamente, alguns escolhem usar apenas a sutura em bolsa para fixar o dreno torácico. Isso em geral envolve enrolar a sutura em torno do dreno várias vezes mais do que no outro método para garantir que o dreno não saia do lugar.

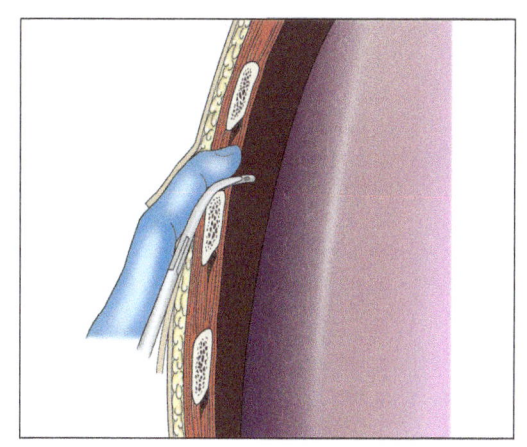

Passo 7

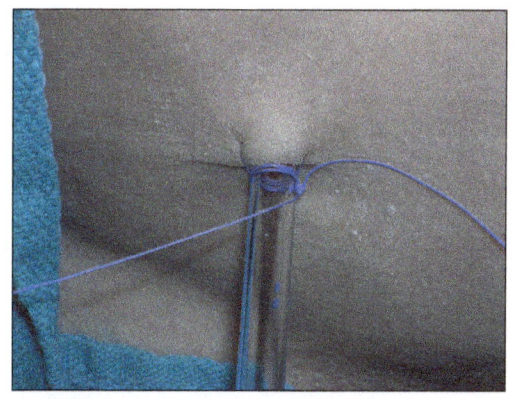

Passo 8

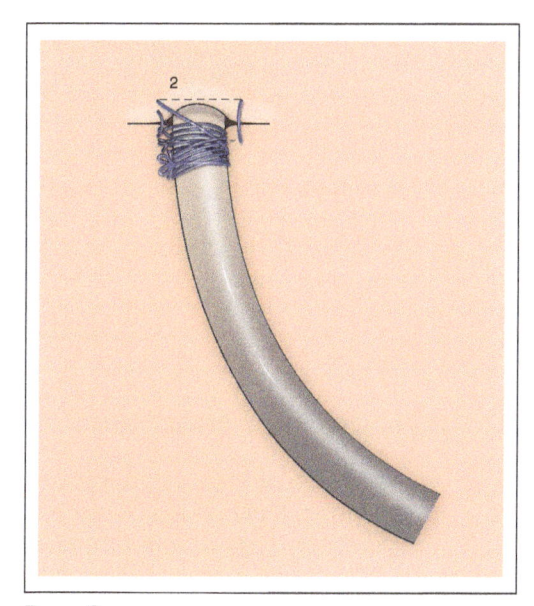

Passo 9

Passo 10. Colocar uma gaze vaselinada em torno do dreno onde ele se encontra com a pele. Fazer um corte reto no centro de duas compressas de gaze esterilizadas de 10 × 10 cm e colocá-las em torno do dreno em direções opostas. Fixar a gaze e o dreno com esparadrapo e também as conexões. Solicitar um raio X de tórax em incidência posteroanterior e lateral para verificar a posição do dreno e a quantidade de ar ou fluido residual logo que possível após sua colocação.

- **DICA:** Os drenos torácicos de silastic contêm uma fita radiopaca com um hiato que serve para marcar o orifício de drenagem mais proximal.

- **ATENÇÃO:** O equipamento de raio X portátil, de beira de leito, é melhor do que levar o paciente a outro local, porque a aspiração geralmente precisa ser removida e o dreno pode ser deslocado.

- **ATENÇÃO:** Se o paciente for levado a outro local para radiografia, não clampear o dreno torácico porque qualquer continuação de vazamento de ar pode colapsar o pulmão ou produzir um pneumotórax hipertensivo. Manter um frasco de selo d'água 30 a 60 cm abaixo do tórax do paciente durante o transporte. Se houver um vazamento significativo de ar, realizar um raio X de tórax.

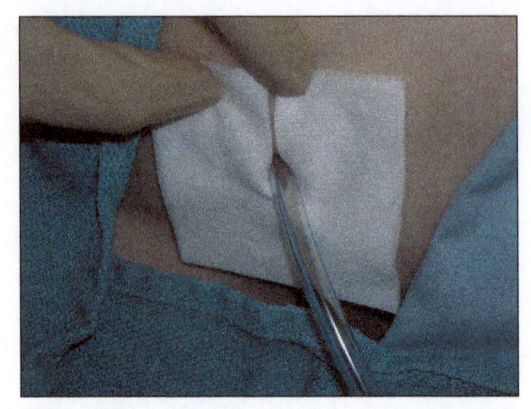

Passo 11. Usar ausculta torácica seriada, raio X de tórax, volume de perda sanguínea e quantidade de vazamento de ar para avaliar o funcionamento do dreno torácico. Se houver obstrução do dreno torácico, ele geralmente pode ser substituído através da mesma incisão. Os drenos torácicos costumam ser removidos quando a drenagem de ar ou líquido é <100 mL/24 horas por mais de 24 horas.

- **ATENÇÃO:** Tentar desobstruir um dreno torácico por meio de irrigação ou passando um cateter menor por dentro raramente funciona e aumenta o risco de infecção.

- **DICA:** Considerar a manutenção do dreno torácico se o paciente estiver no ventilador para o caso de desenvolvimento súbito de um novo pneumotórax.

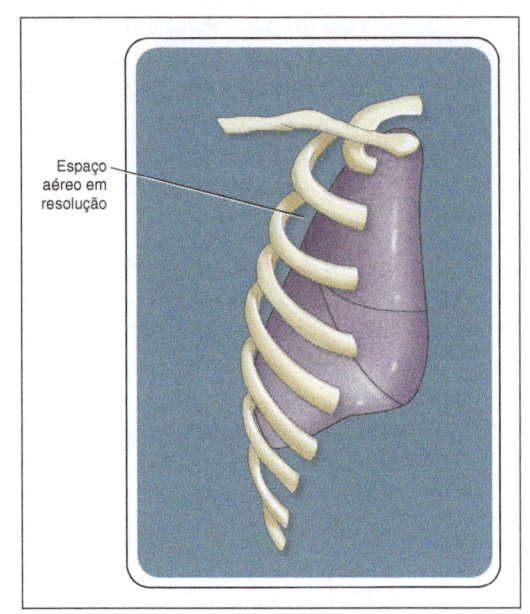

Método percutâneo com a abordagem de Seldinger

Passo 1. O posicionamento do paciente e a preparação da pele permanecem iguais aos do método convencional. Uma agulha introdutora é inserida sobre a costela de modo similar à agulha de toracocentese.

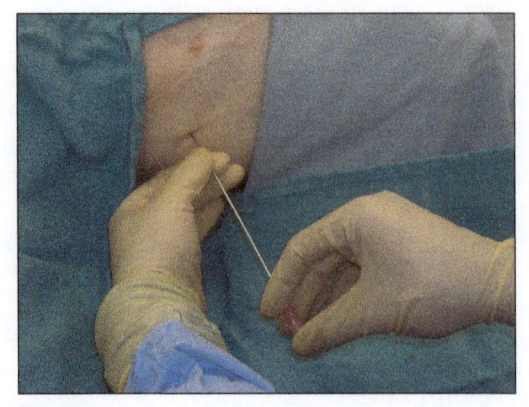

Passo 2. O obturador é removido e um guia metálico é colocado por dentro da agulha no espaço pleural.

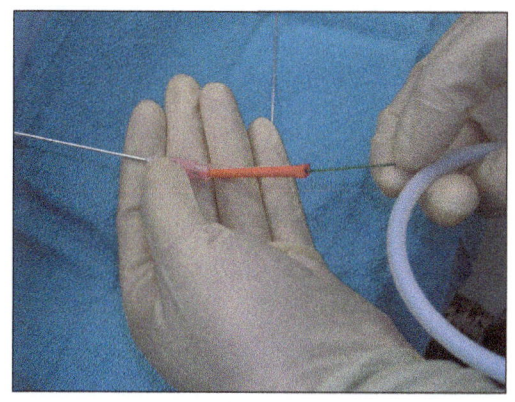

Passo 2

Passo 3. São passados dilatadores seriados sobre o guia metálico para criar um trato adequadamente dilatado.

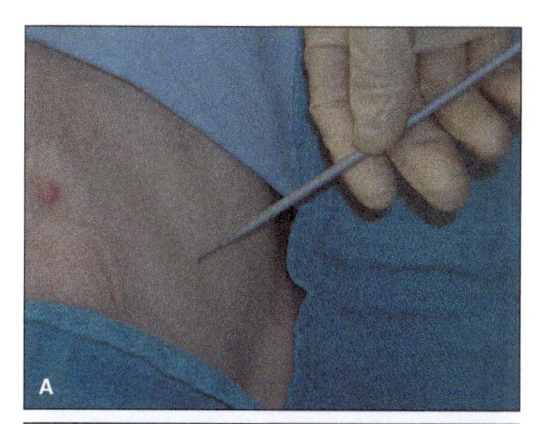

Passo 3

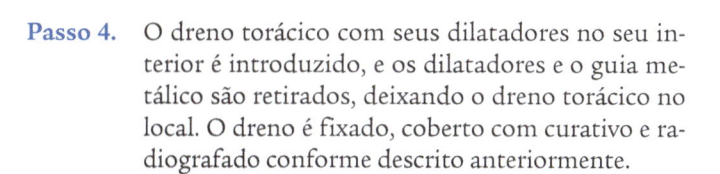

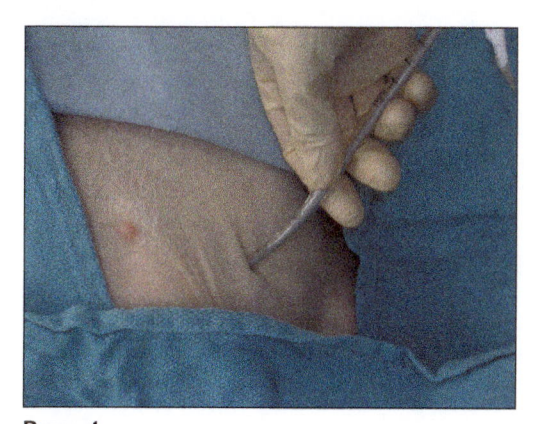

Passo 4. O dreno torácico com seus dilatadores no seu interior é introduzido, e os dilatadores e o guia metálico são retirados, deixando o dreno torácico no local. O dreno é fixado, coberto com curativo e radiografado conforme descrito anteriormente.

Passo 4

Remoção

Passo 1. Para a remoção do dreno torácico, colocar o paciente na mesma posição em que o dreno foi inserido originalmente. Preparar a área, desamarrar a sutura com o laço, afrouxar a sutura em bolsa e cortar a outra sutura perto da pele. Clampear o dreno torácico e desconectar o sistema de aspiração. Pedir que o paciente inspire profundamente e realize uma manobra de Valsalva. Colocar uma gaze sobre o local de inserção e remover o dreno com um movimento rápido. Amarrar a sutura em bolsa. Aplicar vaselina ou pomada antibiótica na gaze, colocar sobre a sutura e cobrir com esparadrapo. Obter um raio X de tórax imediatamente e outro após 12 a 24 horas para excluir um pneumotórax recorrente.

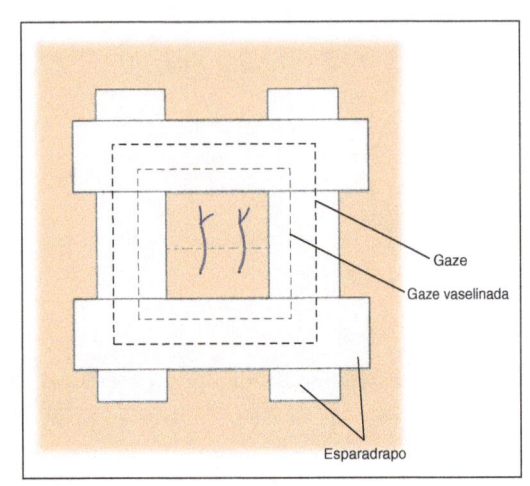

- **DICA:** Se o paciente estiver em um ventilador, pausá-lo durante a remoção do dreno torácico.

Passo 1

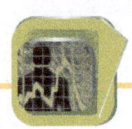

Complicações

- Lesão ao coração, grandes vasos ou pulmões
- Perfuração do diafragma
- Colocação subdiafragmática do dreno
- Pneumotórax aberto ou hipertensivo
- Enfisema subcutâneo
- Vazamento de ar inexplicado ou persistente
- Hemorragia (especialmente por lesão da artéria intercostal)
- Pneumotórax recorrente
- Empiema
- Perfuração do parênquima pulmonar
- Colocação subcutânea
- Choque cardiogênico (por compressão do ventrículo direito pelo dreno torácico)
- Infecção

Ainda há controvérsias a respeito da necessidade de antibióticos profiláticos em pacientes que precisam de drenos torácicos. A maioria dos estudos não mostra benefício, embora alguns tenham mostrado uma redução na infecção em pacientes com trauma torácico penetrante.

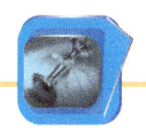

Considerações pediátricas

Os drenos torácicos geralmente são encontrados em dois comprimentos padronizados: ambos são adequados para uso em adultos, mas somente o menor deve ser usado em pacientes pediátricos.

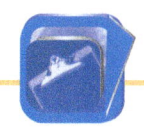

Instruções pós-procedimento

Os pacientes raras vezes recebem alta logo após a remoção do dreno torácico. Orientar o paciente a relatar qualquer falta de ar ou outro sintoma de doença recorrente imediatamente. O curativo deve ser deixado no local por pelo menos 24 horas, e a gaze vaselinada deve ser mantida no ferimento por 2 a 3 dias. As suturas devem ser removidas em cerca de uma semana.

Referências

Baldt MM, Bankier AA, Germann PS, et al. Complications after emergency tube thoracostomy: assessment with CT. *Radiology.* 1995;195:539-543.

Bell RL, Ovadia P, Abdullah F, et al. Chest tube removal: end-inspiration or end-expiration? *J Trauma.* 2001;50:674-677.

Chan L, Reilly KM, Henderson C, et al. Complication rates of tube thoracostomy. *Am J Emerg Med.* 1997;15:368-370.

Collop NA, Kim S, Sahn SA. Analysis of tube thoracostomy performed by pulmonologists at a teaching hospital. *Chest.* 1997;112:709-713.

Dalbec, DL, Krome, RL. Thoracostomy. *Emerg Med Clin North Am.* 1986;4:441.

Daly, RC, Mucha, P, Pairolero, PC, et al. The risk of percutaneous chest tube thoracostomy for blunt thoracic trauma. *Ann Emerg Med.* 1985;14:865.

Gilbert TB, McGrath BJ, Soberman M. Chest tubes: indications, placement, management, and complications. *J Intensive Care Med.* 1993;8:73-86.

Graber RE, Garvin JM. Chest tube insertion. *Patient Care.* 1988;9:159.

Grover, FL, Richardson, JD, Fewel, JG, et al. Prophylactic antibiotics in the treatment of penetrating chest wounds: a prospective double-blind study. *J Thorac Cardiovasc Surg.* 1977; 74:528.

Hesselink DA, Van Der Klooster JM, Bac EH, et al. Cardiac tamponade secondary to chest tube placement. *Eur J Emerg Med.* 2001;8:237-239.

Horsley A, Jones L, White J, et al. Efficacy and complications of small-bore, wire-guided chest drains. *Chest.* 2006;130:1857-1863.

Jones PM, Hewer RD, Wolfenden HD, et al. Subcutaneous emphysema associated with chest tube drainage. *Respirology.* 2001;6:87-89.

Mahfood S, Hix WR, Aaron BL, et al. Reexpansion pulmonary edema. *Ann Thorac Surg.* 1988;45:340.

Maxwell RA, Campbell DJ, Fabian TC, et al. Use of presumptive antibiotics following tube thoracostomy for traumatic hemopneumothorax in the prevention of empyema and pneumonia—a multi-center trial. *J Trauma.* 2004;57:742.

Millikan JS, Moore EE, Steiner E, et al. Complications of tube thoracostomy for acute trauma. *Am J Surg.* 1980;140:738.

Nahum E, Ben-Ari J, Schonfeld T, et al. Acute diaphragmatic paralysis caused by chest-tube trauma to phrenic nerve. *Pediatr Radiol.* 2001;31:444-446.

Parulekar W, Di Primio G, Matzinger F, et al. Use of small-bore vs large-bore chest tubes for treatment of malignant pleural effusions. *Chest.* 2001;120:19-25.

Rashid MA, Wikstrom T, Ortenwall P. Mediastinal perforation and contralateral hemothorax by a chest tube. *Thorac Cardiovasc Surg.* 1998;46:375–376.

Schmidt U, Stalp M, Gerich T, et al. Chest tube decompression of blunt chest injuries by physicians in the field: effectiveness and complications. *J Trauma.* 1998;44:98–101.

Symbas, PN. Chest drainage tubes. *Surg Clin North Am.* 1989;69:41.

2008 MAG Mutual Healthcare Solutions, Inc.'s Physicians' Fee and Coding Guide. Duluth, Georgia. MAG Mutual Healthcare Solutions, Inc. 2007.

CAPÍTULO 9

Cricotireotomia Percutânea

Vinay Bangalore, MD, MPH
Laurie Grier, MD, FCCM, FCCP, FACP

A proteção e manutenção de vias aéreas patentes é extremamente importante. Os procedimentos de manutenção das vias aéreas são habilidades altamente úteis para todos os clínicos. Eles permitem a ventilação e oxigenação e evitam maiores complicações em uma emergência.

A intubação endotraqueal oral é o método mais comum para obter uma via aérea segura. Contudo, em certas situações, o controle definitivo das vias aéreas por meio de intubação pode estar contraindicado ou ser extremamente difícil. Nessas situações, a cricotireotomia pode ser a melhor forma de estabelecer uma via aérea.

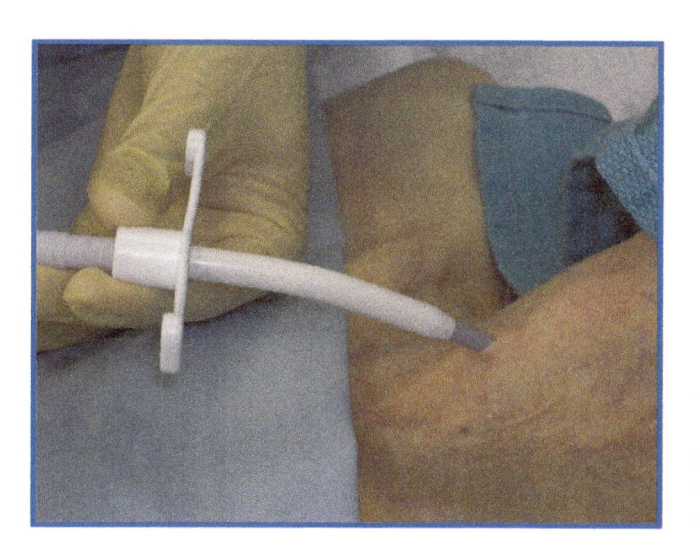

A cricotireotomia é um procedimento que faz uma abertura na membrana cricotireóidea para obter uma via aérea. Ela difere de uma traqueostomia, que é um procedimento que faz uma abertura na traqueia, entre o segundo e o quarto anéis traqueais. A membrana cricotireóidea tem localização imediatamente subcutânea. Não há músculos sobrejacentes e nenhuma artéria, veia ou nervo importantes na área. Essas considerações anatômicas tornam a membrana cricotireóidea uma escolha ideal para obtenção de acesso às vias aéreas quando a intubação endotraqueal não é possível.

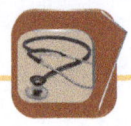

Equipamento

- Conjunto de cateter de cricotireotomia de emergência de Melker, que inclui estes itens:
    - Tubo de cricotireotomia
    - Dilatador curvo afunilado
    - Seringa
    - Bisturi descartável
    - Cateter de politetrafluoretileno com agulha (Teflon, PTFE, TFE)
    - Guia metálico com ponta flexível
    - Fita adesiva

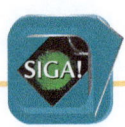

Indicações

- Incapacidade de realizar intubação endotraqueal oral ou nasal
- Hemorragia maciça oral, nasal ou faríngea
- Êmese maciça
- Laringospasmo
- Efeito de massa (câncer, tumor)
- Deformidades estruturais da orofaringe
- Estenose das vias aéreas superiores
- Edema da orofaringe
- Obstrução por corpo estranho
- Lesões maxilofaciais
- Instabilidade da espinha cervical

Contraindicações

- Fratura da laringe ou dano significativo à cartilagem cricóidea (contraindicação absoluta)
- Intubação endotraqueal que pode ser realizada de forma fácil e rápida
- Bebês e crianças menores de 5 anos (contraindicação relativa)
- Diátese hemorrágica (contraindicação relativa)
- Edema maciço do pescoço (contraindicação relativa)

O Procedimento

Passo 1. Colocar o paciente em posição supina. Limpar e isolar a região anterior do pescoço usando as precauções de esterilização usuais, se o tempo permitir. Abrir o conjunto de cricotireotomia de emergência de Melker.

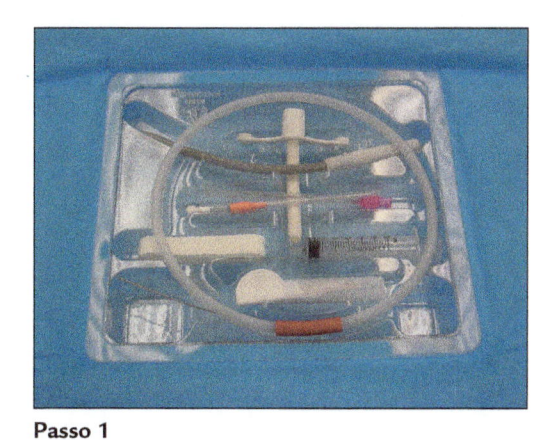

Passo 1

Passo 2. Avançar a ponta afunilada do dilatador curvo no conector do tubo de cricotireotomia até que o cabo do dilatador pare no conector. Pode ser usada lubrificação sobre a superfície do dilatador para facilitar essa etapa.

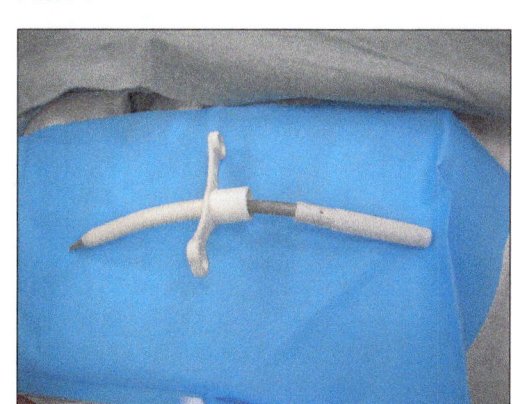

Passo 2

Passo 3. Identificar e palpar a membrana cricotireóidea entre as cartilagens tireóidea e cricóidea. Estabilizar a cartilagem tireóidea com uma mão e fazer uma incisão vertical na pele sobre a membrana cricotireóidea usando o bisturi na outra mão. Conectar a seringa com 3 mL de soro fisiológico à agulha do cateter e avançar a agulha na incisão para dentro da via aérea. A ponta da agulha deve ser direcionada em um ângulo de 45 graus no plano frontal em orientação caudal. A entrada na via aérea deve ser confirmada por aspiração na seringa resultando em ar livre.

- **DICA:** Garantir que a incisão seja grande o suficiente para permitir a passagem do dilatador e do tubo de cricotireotomia.

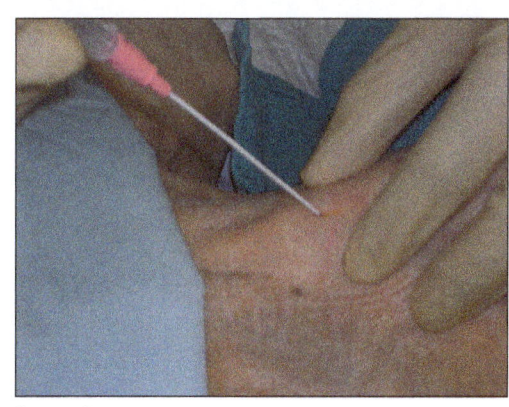

Passo 3

Passo 4. Quando estiver nas vias aéreas, remover a seringa e a agulha, deixando o cateter no local. Avançar a ponta flexível do guia metálico através do cateter para dentro das vias aéreas.

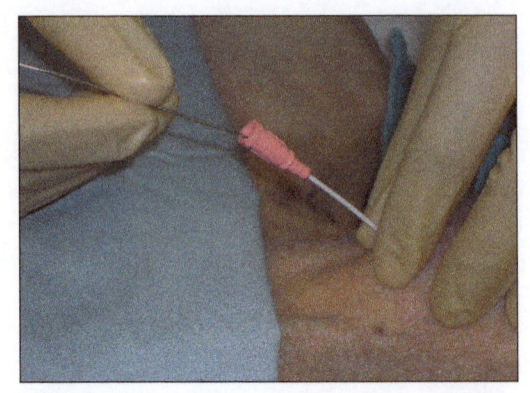

Passo 4

Passo 5. Remover o cateter, deixando o guia metálico no local. Avançar o tubo de cricotireotomia/dilatador sobre o guia metálico até a ponta rígida proximal do guia ter passado completamente e ser visível no cabo do dilatador. Enquanto se mantém a posição do guia, continuar a avançar o tubo/dilatador sobre o guia com um movimento de rotação até que esteja completamente dentro da traqueia.

- **DICA:** É importante ter o controle do guia durante todo o tempo a fim de evitar a perda inadvertida para dentro da traqueia.

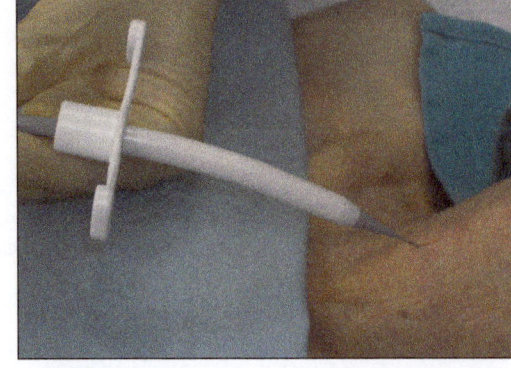

Passo 5

Passo 6. Remover o guia e o dilatador simultaneamente. Conectar o cateter de vias aéreas a um ventilador usando o conector padrão de 15 mm.

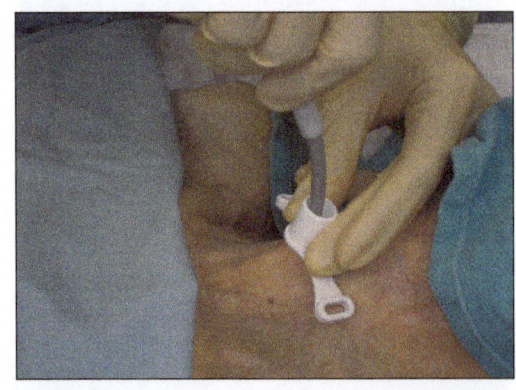

Passo 6

Passo 7. Fixar o cateter de cricotireotomia no local com a fita de traqueostomia do modo padrão.

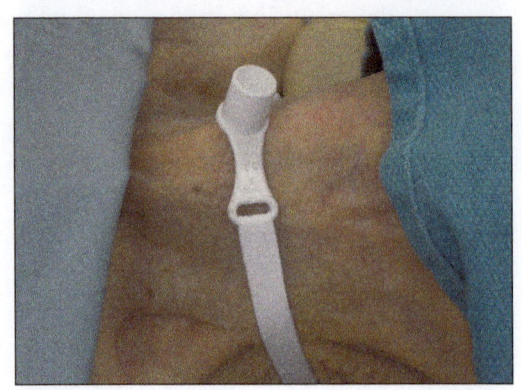

Passo 7

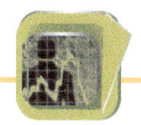

Complicações

COMPLICAÇÕES IMEDIATAS OU PRECOCES

- Comuns
  - Sangramento, hematoma
  - Colocação incorreta/malsucedida do tubo
  - Enfisema subcutâneo
- Raras
  - Perfuração esofágica
  - Perfuração mediastinal
  - Pneumotórax, pneumomediastino
  - Lesão das pregas vocais

COMPLICAÇÕES TARDIAS

- Comuns
  - Disfonia
  - Estoma persistente
- Raras
  - Estenose glótica ou subglótica
  - Fístula traqueoesofágica
  - Traqueomalacia

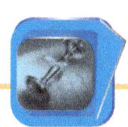

Considerações pediátricas

Embora não seja uma contraindicação absoluta, o procedimento não é recomendado para bebês e crianças com menos de 10 anos de idade devido à dificuldade em palpar e identificar pontos de referência importantes no pescoço.

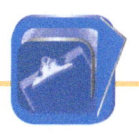

Instruções pós-procedimento

Os cuidados gerais são os mesmos da traqueostomia comum e consistem em aspiração das secreções respiratórias e manutenção do orifício de entrada e dos tubos limpos com soro fisiológico. As fitas de fixação dos tubos que forem contaminadas com secreções deverão ser trocadas.

Referências

Cook Medical. Melker universal cricothyrotomy catheter set: instructions for use. http://www.cookmedical.com/cc/content/mmedia/C-T-UTCCSB304.pdf. Acesso em janeiro de 2008.

Goldenberg D, Bhatti N. Management of the impaired airway in the adult. In: Cummings CW, ed. *Otolaryngology: Head and Neck Surgery*. 4th ed. Elsevier, Mosby; Philadelphia 2005. http://www.mdconsult.com. Acesso em janeiro de 2008.

Mace SE, Hedges JR. Cricothyrotomy and translaryngeal jet ventilation. In: Roberts JR, ed. *Clinical Procedures in Emergency Medicine*. 4th ed. Saunders; Philadelphia 2004. http:// www.mdconsult.com. Acesso em janeiro de 2008.

Walls RM. Airway. In: Marx JA, ed. *Rosen's Emergency Medicine: Concepts and Clinical Practice*. 6th ed. Mosby; Philadelphia 2006. http://www.mdconsult.com. Acesso em janeiro de 2008.

2008 MAG Mutual Healthcare Solutions, Inc.'s Physicians' Fee and Coding Guide. Duluth, Georgia. MAG Mutual Healthcare Solutions, Inc. 2007.

CAPÍTULO 10
Incisão e Drenagem de Abscessos

Heidi Wimberly, PA-C

Um abscesso é uma coleção de pus confinada, cercada por tecido inflamado. A maioria dos abscessos é encontrada nas extremidades, nádegas, mamas, axila, virilha e áreas onde há fricção ou pequenos traumas, mas eles podem ser encontrados em qualquer área do corpo. Os abscessos se formam quando a pele é invadida por microrganismos. Uma celulite pode preceder a formação do abscesso ou ocorrer concomitantemente. Os dois microrganismos mais comuns que levam à formação de abscessos são *Staphylococcus* e *Streptococcus*. Os abscessos perianais são causados comumente por organismos entéricos. Os organismos gram-negativos e as bactérias anaeróbicas também contribuem para a formação de abscessos.

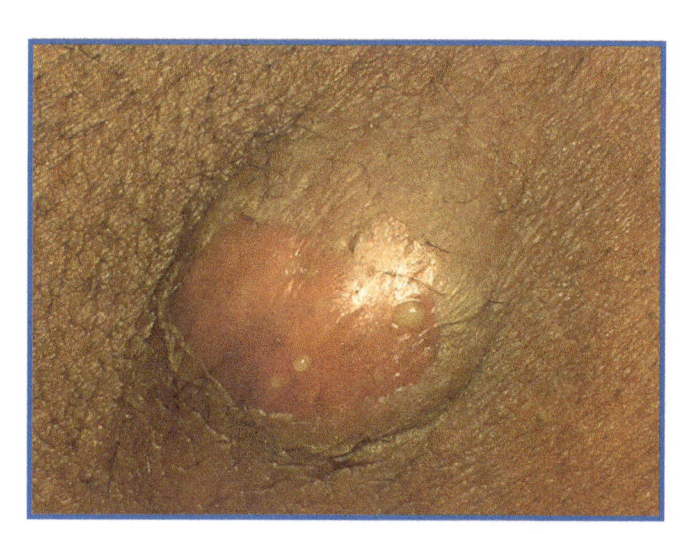

O tratamento de um abscesso é, primariamente, por meio de incisão e drenagem (I&D). Abscessos pequenos (<5 mm) podem melhorar espontaneamente com a aplicação de compressas mornas e o uso de antibióticos. Abscessos maiores necessitarão de I&D como resultado de uma coleção maior de pus, inflamação e formação de cavidade do abscesso, o que reduz as chances de sucesso com as medidas conservadoras.

Os abscessos não tratados podem seguir um ou dois cursos. O abscesso pode permanecer profundo e sofrer reabsorção lentamente ou o epitélio sobrejacente pode se afinar, permitindo que o abscesso se rompa espontaneamente para a superfície e drene. Raramente, a extensão profunda para o tecido subcutâneo pode ser seguida por descamação e formação de cicatriz profunda. A terapia conservadora para os pequenos abscessos inclui compressas mornas úmidas e antibióticos antiestafilococos. A I&D é um método consagrado de drenagem de abscessos para aliviar a dor e acelerar a cicatrização. A cultura e a antibioticoterapia de rotina costumam ser desnecessárias se o abscesso for drenado adequadamente.

Após a I&D, o paciente deve ser instruído a observar sinais de celulite ou nova coleção de pus. O paciente ou a família devem ser ensinados a trocar os curativos ou orientados para que a troca seja feita sempre que necessário. A celulite ocorre mais comumente em pacientes com diabete ou outras doenças que interferem com a função imunológica. A I&D de um abscesso perianal pode resultar em uma fístula anal crônica e pode exigir uma fistulectomia realizada por cirurgião.

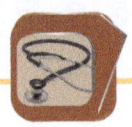

Equipamento

- Material de precauções universais (avental, luvas, proteção ocular)
- Compressas e campos estéreis
- Anestésico local (lidocaína a 1% ou 2% com ou sem epinefrina)
- Seringa de 10 mL e agulha de 25 a 30G
- Material de limpeza da pele (clorexidina [Chlorohex] ou iodo)
- Bisturi e lâmina nº 11 ou 15
- Pinça hemostática curva
- Tesoura
- Compressa de gaze (simples ou iodada)
- Curativo (gaze 10 × 10 cm e esparadrapo)

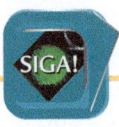

Indicações

- Abscessos palpáveis e flutuantes
- Um abscesso que não melhora apesar das medidas conservadoras
- Grandes abscessos (>5 mm)

Contraindicações

- Abscessos excessivamente grandes ou profundos ou abscessos perirretais que possam exigir debridamento cirúrgico e anestesia geral
- Abscessos faciais nas dobras nasolabiais (risco de flebite séptica secundária à drenagem do abscesso para dentro do seio esfenoidal)
- Abscessos da mão e dos dedos devem ser avaliados por cirurgião ou ortopedista

Deve-se ter cuidado com pacientes imunocomprometidos e diabéticos; essa população pode precisar de medidas e acompanhamento mais agressivos.

O Procedimento

Passo 1. Limpar a superfície do abscesso e ao redor com solução de iodopovidona ou clorexidina (ver Apêndice E) e isolar o abscesso com campos estéreis. Realizar um bloqueio de campo infiltrando anestésico local em torno e sob os tecidos que circundam o abscesso.

- **ATENÇÃO:** O ambiente de um abscesso é ácido, o que pode causar perda da eficácia do anestésico. Usar uma quantidade adequada de anestésico e aguardar o seu efeito.

- **ATENÇÃO:** Evitar injetar dentro do abscesso porque ele pode se romper para dentro dos tecidos subjacentes ou para fora em direção ao profissional que está realizando o procedimento.

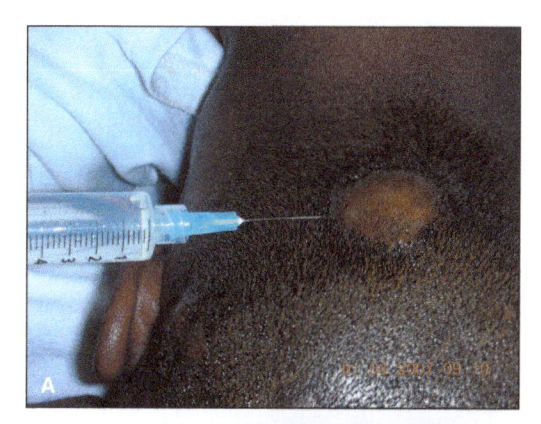

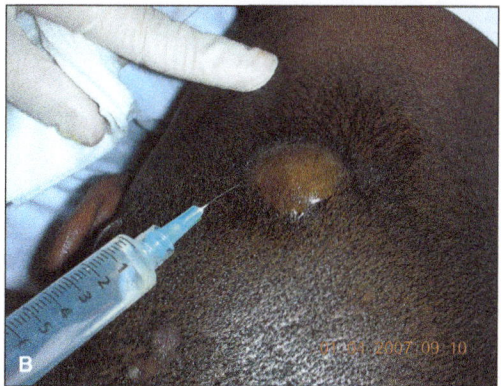

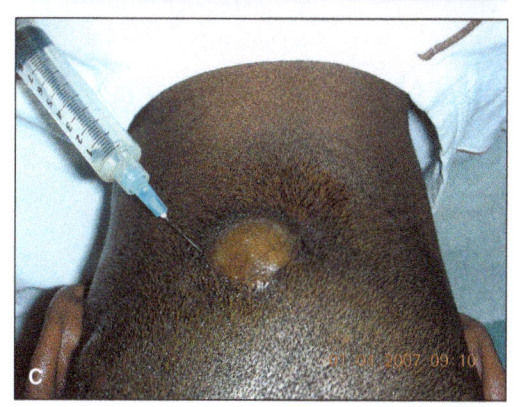

Passo 1

Passo 2. Fazer uma incisão linear com uma lâmina nº 11 ou 15 sobre o abscesso.

- ■ **ATENÇÃO:** A causa mais comum de recorrência do abscesso é uma incisão muito pequena que não permite uma drenagem adequada.
- ■ **ATENÇÃO:** Informar ao paciente, antes do procedimento, que é possível a formação de cicatriz.
- ■ **ATENÇÃO:** O conteúdo do abscesso pode se projetar para cima e para fora quando é feita a incisão, sobretudo quando o anestésico é injetado inadvertidamente dentro (em vez de ao redor) da cavidade do abscesso. O uso de proteção pessoal para evitar a contaminação é importante.

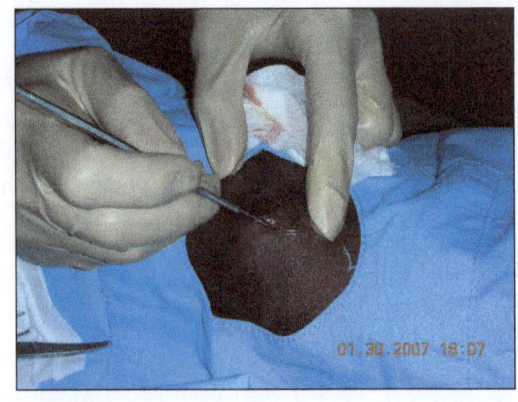

Passo 2

Passo 3. Permitir a drenagem do material purulento de dentro do abscesso. Explorá-lo suavemente com a pinça curva para quebrar as loculações. Tentar espremer manualmente o material purulento do abscesso.

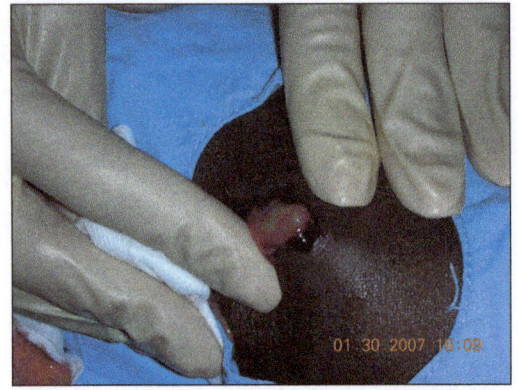

Passo 3

Passo 4. Inserir material de enchimento no abscesso com a pinça hemostática. Fazer um curativo com gaze e esparadrapo.

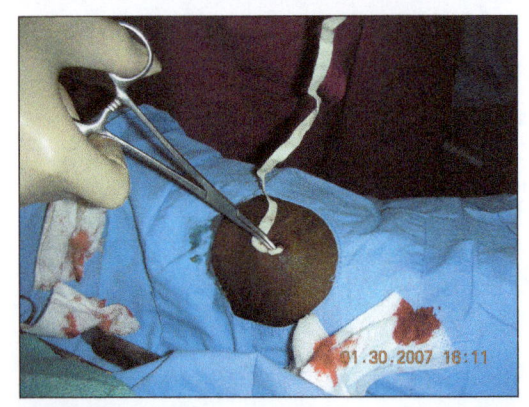

Passo 4

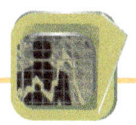

Complicações

- Anestesia inadequada
- Dor durante e após o procedimento
- Sangramento
- Recorrência da formação de abscesso
- Tromboflebite séptica
- Fasciite necrotizante
- Formação de fístula
- Lesão a nervos e vasos
- Cicatrizes

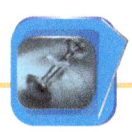

Considerações pediátricas

Os abscessos cutâneos em crianças devem ser abordados da mesma forma que em adultos. Deve-se ajustar as doses de antibióticos administrados às crianças se a opção for pelo tratamento com medidas conservadoras.

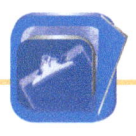

Instruções pós-procedimento

O paciente deve ser instruído a manter o local da drenagem limpo, seco e coberto com material absorvente. Se o abscesso estiver com enchimento, orientar o paciente a substituí-lo a cada 1 a 2 dias até que a cavidade do abscesso tenha melhorado e não seja possível inserir material de enchimento no abscesso. Se o paciente não se sentir confortável com o processo, encaminhá-lo a um local de atendimento para fazer a substituição a cada 1 a 2 dias. Instruir o paciente a trocar o curativo diariamente. Informar ao paciente que ele pode fazer uso de analgésicos quando necessário.

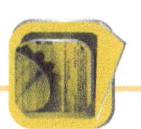

Informação sobre fontes de suprimento

Os suprimentos regulares da bandeja para pele são mostrados no Apêndice G. Uma sugestão de bandeja de anestesia que pode ser usada neste procedimento é listada no Apêndice F. As recomendações para o preparo da pele aparecem no Apêndice E.

Referências

Blumstein H. Incision and drainage. In: Roberts JR, Hedges JR, eds. *Clinical Procedures in Emergency Medicine*. 3rd ed. Philadelphia: Saunders, an imprint of Elsevier; 1998:634.

Halvorson GD, Halvorson JE, Iserson KV. Abscess incision and drainage in the emergency department (part 2). *J Emerg Med*. 1985;3:295.

Llera JL, Levy RC. Treatment of cutaneous abscess: a double-blind clinical study. *Ann Emerg Med*. 1985;14:15-19.

2008 MAG Mutual Healthcare Solutions, Inc.'s Physicians' Fee and Coding Guide. Duluth, Georgia. MAG Mutual Healthcare Solutions, Inc. 2007.

CAPÍTULO 11

Punção Lombar

Lauren M. Yorek, MD

A punção lombar (PL) é um procedimento diagnóstico e terapêutico comum. Ela é realizada mais comumente para obter uma amostra de líquido cerebrospinal (LC) para ajudar a estabelecer diagnósticos neurológicos. A PL é o método mais acurado para diagnosticar infecção do sistema nervoso central.

O LC é produzido pelo plexo corióideo no cérebro e circula em torno do cérebro e da medula espinal dentro do espaço subaracnóideo. Durante uma PL, a agulha espinal penetra a pele, o tecido subcutâneo, o ligamento espinal, a dura-máter e a aracnoide antes de entrar no espaço subaracnóideo. Geralmente são obtidas quatro amostras de LC. Os exames usuais incluem cultura bacteriana e coloração de Gram do tubo 1, proteína e glicose do tubo 2, contagem das células sanguíneas e diferencial do tubo 3 e exames opcionais como culturas virais, culturas para fungos, imunoeletroforese, exames com tinta da Índia ou aglutinação do látex do tubo 4. Os achados comuns no LC são apresentados na Tabela 11-1. Há alguns achados do LC que sugerem um diagnóstico de meningite bacteriana. Uma contagem absoluta de leucócitos no LC de >500 µL, uma glicose sanguínea ≤0,4, um nível de lactato de ≥31,5 e a presença de bactérias na coloração de Gram podem ajudar com o diagnóstico de meningite bacteriana. Contudo, a ausência de bactérias na coloração de Gram não exclui meningite bacteriana.

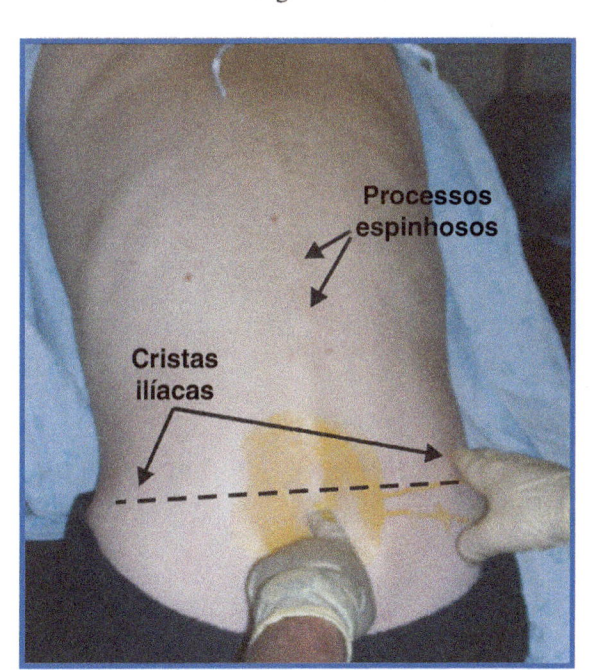

As indicações para PL em recém-nascidos não são tão claras quanto eram anteriormente. A prática comum de realizar uma PL em todos os recém-nascidos doentes com suspeita de sepse ou angústia respiratória não é mais recomendada a não ser que outros achados sugiram meningite. A PL frequentemente é reservada para bebês que demonstram hipotermia, hipertermia, má alimentação 24 horas após o nascimento, coma ou convulsões. O ultrassom de beira de leito tem substituído a PL no diagnóstico de hemorragia intracraniana. Apenas cerca de metade das PLs em recém-nascidos são completadas com sucesso, e as punções traumáticas (com sangue) são comuns.

A complicação mais comum é a cefaleia pós-PL (espinal), que ocorre em 10 a 25% dos pacientes. A cefaleia frequentemente persiste por dias. O uso de agulhas não traumáticas de menor diâmetro e uma hidratação adequada podem ajudar a evitar a cefaleia pós-procedimento. Acredita-se que manter o paciente em posição supina depois de uma PL evite a cefaleia, mas novos dados sugerem agora que os pacientes devem ser mobilizados logo após a PL. Quando a cefaleia persiste, uma injeção epidural de sangue pode ser aplicada por um anestesiologista. As punções traumáticas (com sangue) resultam da punção inadvertida de plexos venosos espinais e raramente podem causar hematoma espinal. Outras complicações temporárias incluem dor aguda nas extremidades inferiores e dor local nas costas.

TABELA 11-1   Propriedades comuns do líquido cerebrospinal

Característica do líquido cerebrospinal	Valores normais	Meningite bacteriana aguda	Meningite subaguda	Infecção viral	Pseudotumor cerebral	Hemorragia cerebral
Pressão de abertura (cmH$_2$O)	5-20	>20	Normal a aumentada	Normal a aumentada	Aumentada	Aumentada
Contagem de leucócitos (céls/mm^3)	<5	100-700	500-5.000	100-2.000	Normal	Amostra sanguinolenta
Glicose (mg/dL)	50-100 (ou 60 a 70% da glicemia)	Diminuída	Diminuída	Normal	Normal	Normal
Proteína (mg/dL)	15-45	≅ 100	Aumentada	Normal ou aumentada	Normal ou diminuída	Aumentada

Uma complicação potencial mais grave é a herniação cerebral pela elevação da pressão intracraniana (PIC) que frequentemente é causada por uma massa supratentorial. Contudo, pesquisas têm mostrado que a meningite grave também pode causar elevação da pressão intracraniana e herniação. Antes de realizar uma PL, sempre verificar o fundo de olho para a presença de papiledema. Se houver suspeita de aumento de pressão por um tumor ou sangramento intracraniano, uma tomografia computadorizada (TC) não contrastada de emergência deve ser obtida antes da PL para reduzir o potencial de herniação. Os achados neurológicos focais e alteração da atividade mental também são indicação para TC antes da PL. Os achados neurológicos focais incluem paralisia do olhar, paralisia facial, movimentos do braço ou da perna e anormalidade da função da linguagem, porém não se limitam a eles. A aspiração inadvertida das raízes nervosas ao se retirar a agulha pode ser evitada com a reposição do estilete antes de retirá-la. A meningite como resultado do procedimento é uma complicação teórica. Os tumores epidermoides da medula espinal têm sido associados à realização de PL com agulhas sem estilete em crianças.

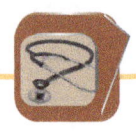

Equipamento

- Bandeja de punção lombar:
    - Agulha atraumática (Sprotte ou Pajunk), que tem uma abertura no lado ao final da agulha, ou agulha padrão (Quincke), que tem um bisel padrão, com introdutor, 22 a 26G
    - Anestesia local para injeção
    - Iodopovidona ou clorexidina (Chlorohex) para esterilização do campo
    - Quatro tubos estéreis para coleta com etiquetas de 1 a 4
    - Manômetro para medida da pressão do LC, se necessário
    - Curativo para aplicação após o procedimento

Indicações

- Suspeita de infecção do sistema nervoso central
- Suspeita de hemorragia subaracnóidea
- Suspeita de neurossífilis
- Suspeita de síndrome de Guillain-Barré
- Suporte ao diagnóstico de pseudotumor cerebral (i.e., aumento da pressão do LC sem infecção)

- Remoção seriada do LC
- Suporte ao diagnóstico de esclerose múltipla (i.e., nível elevado de IgG e bandas oligoclonais na eletroforese)

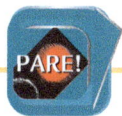

Contraindicações

- Dermatite ou celulite no local de inserção
- Pressão intracraniana elevada
- Lesões supratentoriais em massa (avaliar com TC antes)
- Diátese hemorrágica grave (relativa) – aumento do risco de hematoma epidural
- Deformidade lombossacral (relativa)
- Paciente não cooperativo

O Procedimento

Passo 1. Posicionar o paciente em decúbito lateral esquerdo, com as costas próximo à borda da cama ou mesa de exame e com a coluna fletida e os joelhos próximos ao tórax. Assegurar que os ombros e as costas estejam perpendiculares à mesa. Colocar um travesseiro sob a cabeça do paciente para manter a coluna o mais reta possível. Um método alternativo é colocar o paciente em posição sentada, apoiado sobre uma mesa ou com dois travesseiros grandes no colo, com a coluna fletida anteriormente.

- **DICA:** A lidocaína tópica (EMLA® creme) tem sido estudada em bebês e observada como redutor da resposta dolorosa durante o procedimento. O EMLA® creme foi aplicado em dose tópica de 1 g com um curativo oclusivo colocado sobre o local por 60 a 90 minutos antes do procedimento.
- **ATENÇÃO:** Evitar uma flexão forçada do pescoço durante o procedimento porque isso pode provocar uma parada cardiorrespiratória em crianças.
- **ATENÇÃO:** Rodar o paciente mais do que perpendicularmente pode distorcer o aspecto dos processos vertebrais e tornar mais difícil a inserção da agulha na linha média. Se o paciente estiver girado, então a inserção da agulha pode ser lateral e não penetrar o espaço subaracnóideo.

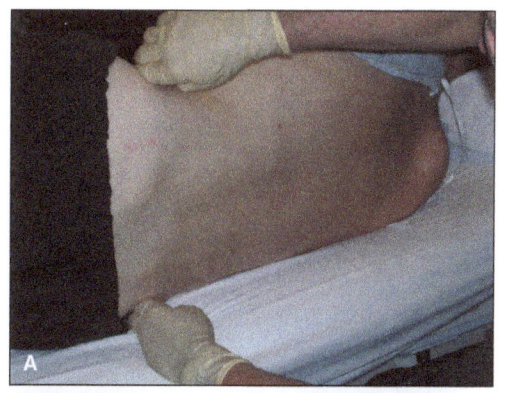

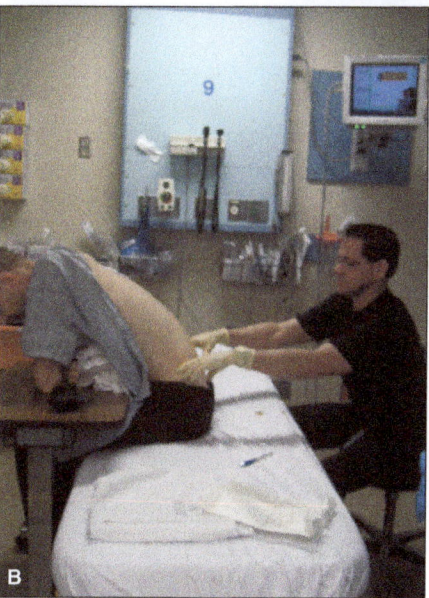

Passo 1

Passo 2. Limpar a pele com solução de iodopovidona ou clorexidina e deixar secar (ver Apêndice E). A maioria dos *kits* de punção lombar inclui toalhas com iodopovidona para esterilização local. Arrumar a bandeja estéril, remover a tampa dos tubos de coleta de amostra e colocar máscara e luvas enquanto a iodopovidona seca na pele. Os campos estéreis são usados tipicamente em pacientes adultos, mas podem ser omitidos em crianças para permitir uma área mais ampla com maior exposição dos pontos de referência e posicionamento adequado. Injetar uma pequena quantidade (1 a 3 mL) de lidocaína a 1% na área subcutânea e mais profundamente entre os processos espinhosos.

- **DICA:** A clorexidina pode ser usada em pacientes alérgicos a iodo.

- **DICA:** Pode ser útil palpar as costas para identificar os pontos de referência antes de limpar e preparar o paciente. Quando o paciente está coberto com os campos, pode ser mais difícil de identificar os pontos de referência vertebrais. Pode ser útil fazer uma marca ou endentação na pele com uma caneta de ponta retrátil que não irá ser apagada com a higienização da pele.

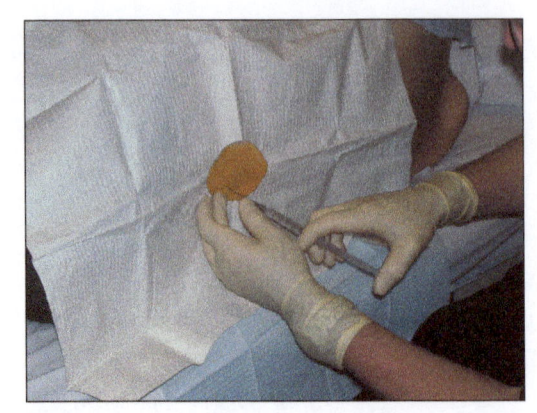

Passo 3. O local ideal para inserção da agulha é no centro da coluna vertebral, como definido pelos processos espinhosos. O interespaço L III-L IV pode ser encontrado onde a linha imaginária que une as cristas ilíacas encontra o processo espinhoso de L IV. A inserção geralmente ocorre no interespaço L III-L IV, mas pode ser realizada um espaço acima ou abaixo.

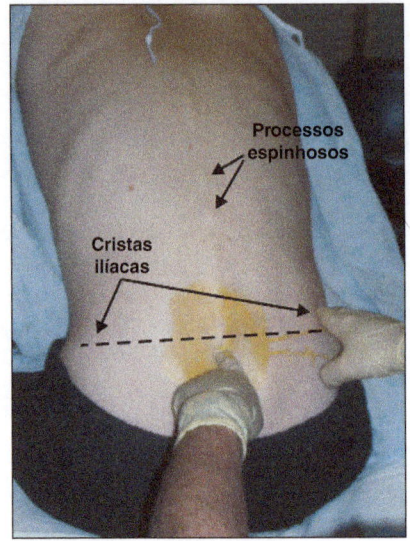

Passo 4. Com o estilete no lugar, inserir lentamente uma agulha espinal 22 ou 20G na metade da distância entre os dois processos espinhosos. O ângulo correto para a agulha é aproximadamente em direção ao umbigo, ao longo do plano sagital do corpo. Se for encontrado osso, retirar a agulha e mudar o ângulo. É importante retrair completamente a agulha porque alguns *kits* contêm "agulhas cortantes" que podem destruir o tecido se forem movimentadas dentro do espaço de tecidos moles. Sentir uma perda de resistência, um enfraquecimento ou um "pop" quando a agulha penetra no espaço subaracnóideo e então avançar mais 1 a 2 mm. O "pop" pode não ser sentido em crianças. Retirar o estilete e verificar a presença de fluido. Se não houver fluido, repor o estilete e avançar novamente, repetindo o processo.

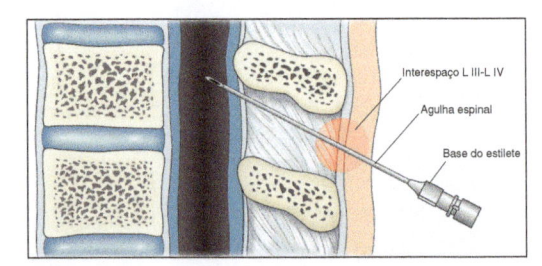

- **DICA:** Se for encontrado osso, retirar a agulha e alterar o ângulo. Geralmente se encontra osso quando a agulha foi direcionada para longe da linha média. Também pode ser benéfico palpar pontos de referência ósseos novamente e garantir que a posição do paciente está adequada. A movimentação do paciente durante o procedimento pode alterar a percepção da linha média pelo médico.

- **ATENÇÃO:** Assegurar-se de que o bisel da agulha entre e saia da dura-máter paralelamente ao eixo longo da coluna espinal. Isso pode reduzir a incidência de danos às raízes nervosas e de cefaleia pós-procedimento.

- **ATENÇÃO:** Quando o "pop" for sentido, esperar alguns segundos pelo fluxo de LC. O fluxo de LC pode não ser imediato em alguns pacientes. Isso é especialmente válido para pacientes desidratados.

Passo 5. Após a obtenção de fluidos, obstruir a passagem com o estilete ou o polegar. Colocar a torneira e o manômetro na base da agulha. À medida que o LC sobe no manômetro, observar a cor do líquido e a pressão de abertura (Tabela 11-1).

- **DICA:** O valor normal da pressão de abertura do LC é 6 a 14 mmHg.

- **ATENÇÃO:** Fazer o paciente relaxar as pernas para evitar uma falsa elevação da pressão de abertura.

- **ATENÇÃO:** Medidas acuradas da pressão só podem ser feitas em decúbito lateral.

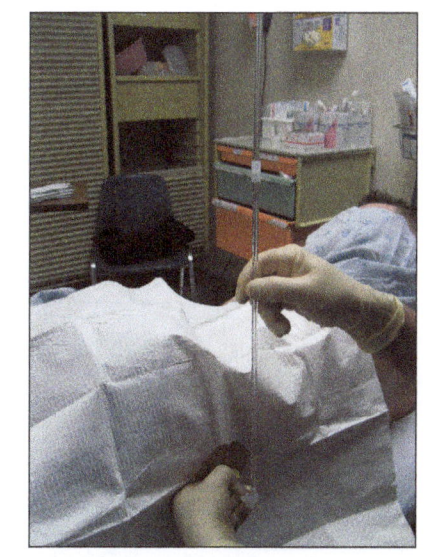

Passo 5

Passo 6. Abrir a válvula da torneira para deixar que 2 a 3 mL do LC em crianças ou 4 a 5 mL em adultos fluam em cada tubo de exame. Se necessário, medir a pressão de fechamento, mas isso tem pouco valor e remove mais LC. Repor o estilete e retirar a agulha. Limpar a solução de iodopovidona e cobrir o local da punção com um curativo estéril. Um pequeno curativo está incluído no *kit* para cobrir o local do procedimento.

- **DICA:** Permitir que o fluido no manômetro seja aproveitado nos tubos de exame para reduzir a quantidade de LC removido.

- **ATENÇÃO:** Se os tubos não forem pré-etiquetados, assegurar-se de colocá-los em ordem de modo que seja possível identificar e rotular cada tubo após o procedimento.

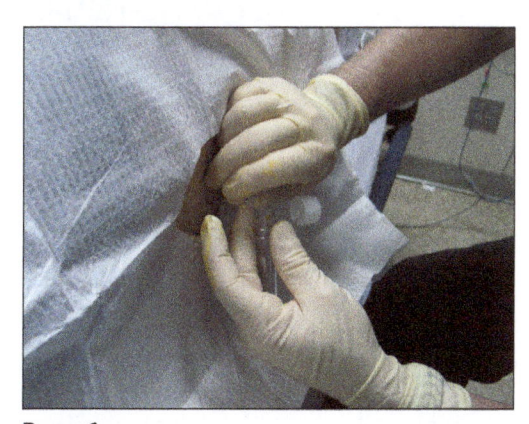

Passo 6

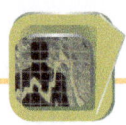

Complicações

- Implantação de tumores epidermoides, que ocorrem quando tecido epidermoide é implantado dentro do canal espinal durante uma punção lombar: isso ocorre com o uso de agulhas sem estilete ou com agulhas que têm estiletes mal-ajustados. Esses tumores causam dor nas costas e nas extremidades inferiores anos após a punção espinal.
- Aspiração de uma raiz nervosa dentro do espaço espinal, que ocorre quando a agulha é retirada sem um estilete em posição.
- Cefaleia pós-procedimento:
  - A cefaleia ocorre em 5 a 40% de todas as punções lombares.
  - As cefaleias podem se iniciar até 48 horas após o procedimento e geralmente duram 1 a 2 dias (às vezes até 14 dias).
  - A cefaleia está associada à posição sentada e cede com a posição em decúbito.
  - As cefaleias parecem ser causadas por vazamento de fluido pelo local de punção na dura-máter.
  - A incidência de cefaleia pode ser maior com "agulhas cortantes" e agulhas de maior diâmetro.
  - As injeções epidurais de sangue podem ser realizadas para aliviar uma cefaleia persistente. Esse procedimento geralmente é feito por um anestesiologista.
- Infecção do LC:
  - A infecção no LC pode ocorrer se houver uma infecção tissular sobre o local da PL. Uma celulite subjacente é uma contraindicação à PL.
  - Tem sido sugerido que a infecção pode ser causada pela introdução de bactérias a partir de sangue infectado (sepse ou bacteriemia) durante uma PL. Isso não foi provado e os casos relatados representam, mais provavelmente, infecção do LC que não foi detectada no momento da PL.
- Herniação pós-procedimento:
  - Isso ocorre em 2 a 3% dos pacientes após uma PL.
  - O início dos sintomas é observado dentro de 12 horas após o procedimento e se manifesta por perda de consciência.
  - Muitos desses pacientes têm uma pressão de abertura do LC normal.
  - A maioria dos pacientes melhora dentro de 48 horas do início dos sintomas.
  - O risco dessa complicação pode ser reduzido com o uso de agulhas espinais de menor calibre e agentes redutores da PIC, quando necessário.
- Dor lombar e sintomas radiculares: uma dor lombar de menor porte ocorre em até 90% dos pacientes devido a trauma local pela agulha espinal.

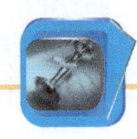

Considerações pediátricas

A lidocaína tópica (EMLA® creme) tem sido estudada em bebês e parece reduzir a resposta à dor durante o procedimento. O EMLA® creme foi aplicado em uma dose tópica de 1 g com um curativo oclusivo colocado sobre o local por 60 a 90 minutos antes do procedimento.

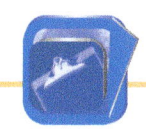

Instruções pós-procedimento

Quando o procedimento tiver sido realizado com sucesso, assegurar que todos os tubos de coleta estejam fechados e identificados na ordem em que o LC foi coletado. O LC então pode ser enviado ao laboratório para os exames pertinentes. Sempre solicitar que o laboratório mantenha o LC disponível para o caso de outros exames serem necessários.

AVALIAÇÃO DE SUSPEITA DE MENINGITE

- Usar coloração de Gram, cultura, proteína e desidrogenase láctica (LDH).
- Podem ser realizados outros exames como contraimunoeletroforese (CIE) do LC, aglutinação do látex (AL) do LC e imunoeletroforese de coagulação.
- Os *kits* comerciais estão disponíveis para detectar os muitos organismos comuns que causam meningite.
- Todos estes testes têm uma baixa sensibilidade para meningite bacteriana; contudo, eles têm uma especificidade muito mais alta. Testes antigênicos falsos-negativos podem ser vistos com fator reumatoide e níveis de complemento elevados.
- As reações em cadeia da polimerase são uma promessa para o diagnóstico rápido de infecção no futuro e podem estar disponíveis em alguns hospitais.

HEMORRAGIA SUBARACNÓIDEA

- O LC deve ser examinado para xantocromia, que é produzida pela lise das hemácias no LC. A lise das hemácias começa a ocorrer aproximadamente duas horas após a exposição ao LC. O LC é centrifugado e depois examinado quanto à limpidez. A coleta do LC dentro de 12 horas do início dos sintomas de suspeita de hemorragia subaracnóidea pode revelar resultados falsos-negativos como consequência deste fenômeno.

Referências

Chordas C. Post-dural puncture headache and other complications after lumbar puncture. *J Pediatr Oncol Nurs.* 2001;18:244-259.

Errando CL, Peiro CM. Postdural puncture upper back pain as an atypical presentation of postdural puncture symptoms. *Anesthesiology.* 2002;96:1019-1020.

Flaatten H, Thorsen T, Askeland B, et al. Puncture technique and postural postdural puncture headache: a randomised, double-blind study comparing transverse and parallel puncture. *Acta Anaesthesiol Scand.* 1998;42:1209-1214.

Grande PO, Myhre EB, Nordstrom CH, et al. Treatment of intracranial hypertension and aspects on lumbar dural puncture in severe bacterial meningitis. *Acta Anaesthesiol Scand.* 2002;46:264-270.

Hasbun R, Abrahams J, Jekel J, et al. Computed tomography of the head before lumbar puncture in adults with suspected meningitis. *N Engl J Med.* 2001;345:1727-1733.

Holdgate A, Cuthbert K. Perils and pitfalls of lumbar puncture in the emergency department. *Emerg Med.* 2001;13:351-358.

Levine DN, Rapalino O. The pathophysiology of lumbar puncture headache. *J Neurol Sci.* 2001; 192:1-8.

Marton KI, Gean AD. The spinal tap: a new look at an old test. *Arch Intern Med.* 1986;104:840-848.

Nigrovic LE, Kupperman N, Macias CG, et al. Clinical prediction rule for identifying children with cerebrospinal fluid pleocytosis at very low risk for bacterial meningitis. *JAMA.* 2007;297(1):52-60.

Roberts J, Hedges J. *Clinical Procedures in Emergency Medicine.* 4th ed. Philadelphia: Saunders, An Imprint of Elsevier; 2004:1197-1219.

Straus S, Thorpe K, Holroyd-Leduc J. How do I perform a lumbar puncture and analyze the results to diagnose bacterial meningitis? *JAMA.* 2006;296:2012-2022.

Thoennissen J, Herkner H, Lang W, et al. Does bed rest after cervical or lumbar puncture prevent headache? A systematic review and meta-analysis. *Can Med Assoc J*. 2001;165:1311–1316.

Thomas SR, Jamieson DR, Muir KW. Randomised controlled trial of atraumatic versus standard needles for diagnostic lumbar puncture. *BMJ*. 2000;321:986–990.

Van Creval H, Hijdra A, de Gans J. Lumbar puncture and the risk of herniation: When should we first perform a CT? *J Neurol*. 2002:249(2):129–137.

Van de Beek D, de Gans J, Tunkel AR, et al. Community-acquired bacterial meningitis in adults. *N Engl J Med*. 2006;354:44–53.

Weise KL, Nihata MC. EMLA for painful procedures in infants. *J Pediatr Health Care*. 2005;19(1):42–49.

2008 MAG Mutual Healthcare Solutions, Inc.'s Physicians' Fee and Coding Guide. Duluth, Georgia. MAG Mutual Healthcare Solutions, Inc. 2007.

CAPÍTULO 12

Biópsia de Medula Óssea

Lauren M. Yorek, MD

A biópsia de medula óssea é um procedimento eletivo que pode ser realizado em um ambiente ambulatorial. A avaliação de amostras da medula óssea pode ser importante no diagnóstico de muitos processos hematológicos e malignos. Em adultos, a medula óssea geralmente é obtida na pelve, que é o principal local de produção celular após a infância. Em bebês, a tíbia também é um local possível de aspiração da medula óssea.

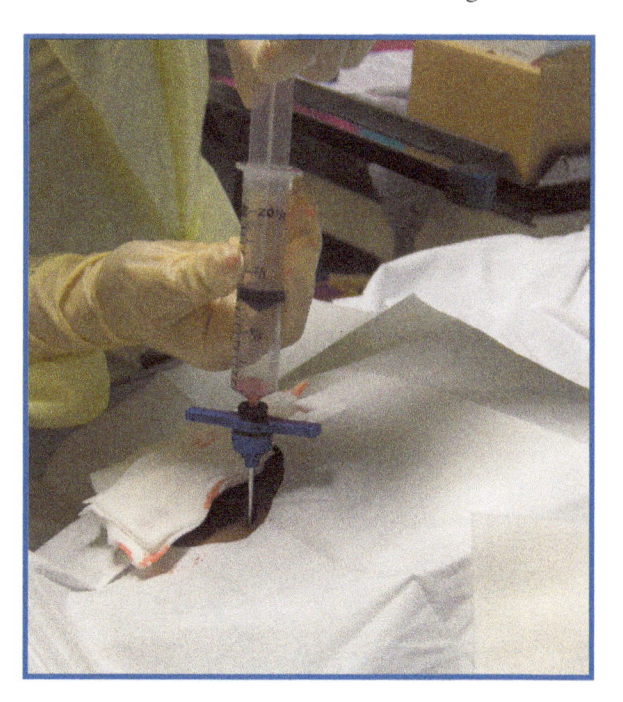

O médico deve assegurar-se da obtenção do consentimento informado do paciente. Muitos hospitais e clínicas adotam formulários padronizados de consentimento do procedimento com informações detalhadas a respeito da biópsia de medula óssea. Os riscos do procedimento listados devem incluir sangramento, fratura óssea, infecção e dor. Antes de iniciar o procedimento, os formulários devem ser assinados pelo médico, pelo paciente e por uma testemunha.

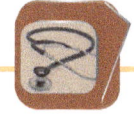

Equipamento

- Agulha de biópsia de medula óssea
- Tubos de coleta estéreis para aspirado e biópsia da medula
- Lâmina de bisturi tamanho 10 ou 15

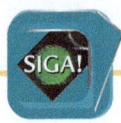

Indicações

- Anemia inexplicada – pode determinar depósitos de ferro e etiologia subjacente
- Doença metastática
- Diagnóstico de linfoma e leucemia, estadiamento e resposta ao tratamento
- Avaliação de citopenias
- Transplante de medula óssea
- Análise cromossômica
- Estados imunocomprometidos, para avaliar infecção ou deficiência de linhagens de leucócitos
- Trombocitopenia, para ajudar na diferenciação de distúrbios da medula óssea de sequestração esplênica e aumento da destruição periférica de plaquetas
- Infecção, particularmente fúngica e tuberculosa
- Febre de origem desconhecida, para avaliar malignidade ou infecção

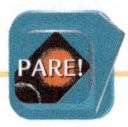

Contraindicações

- Diáteses hemorrágicas.
- Trombocitopenias – níveis de plaquetas <20.000 a 50.000 geralmente exigem transfusão de plaquetas antes de procedimentos invasivos. A assistência de um hematologista ou outro especialista qualificado é aconselhada nesta situação.
- Osteoporose grave – avaliar o risco de fratura devido ao procedimento.
- Radiação prévia no local – o local na medula pode estar esclerótico e pode não fornecer uma boa amostra de material.
- Infecção ou osteomielite no local da punção ou próximo a ele.

O Procedimento

Passo 1. Se houver necessidade de um acesso intravenoso (IV) para sedação consciente para aumentar a anestesia local, colocar um cateter venoso. Ver Capítulos 4 e 122. Colocar o paciente em posição pronada e identificar as cristas ilíacas bilateralmente. Depois seguir as cristas ilíacas até a espinha ilíaca posterossuperior.

- **ATENÇÃO:** Profissionais médicos experientes em sedação consciente devem estar presentes.
- **DICA:** O uso de sedação consciente com propofol, midazolam e fentanil IV tem sido estudado em situações ambulatoriais. Essa sedação consciente é usada em adição à anestesia local. O uso de sedação consciente tem mostrado ser tão seguro quanto o uso da anestesia local isoladamente.

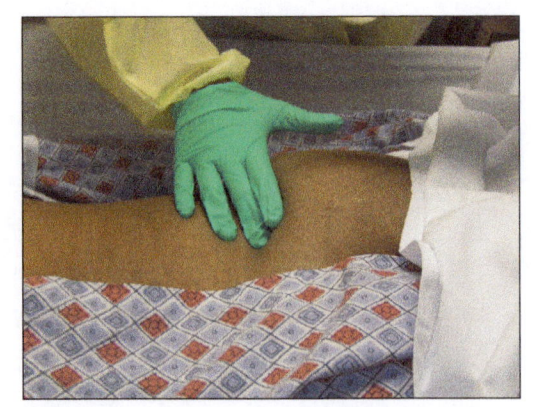

Passo 1

■ **DICA:** O uso de pré-medicação oral pode ser útil em alguns pacientes.

Passo 2. Deve ser utilizada uma técnica estéril, incluindo o uso de luvas esterilizadas. Limpar a área (ver Apêndice E). Colocar um campo fenestrado sobre o local de biópsia.

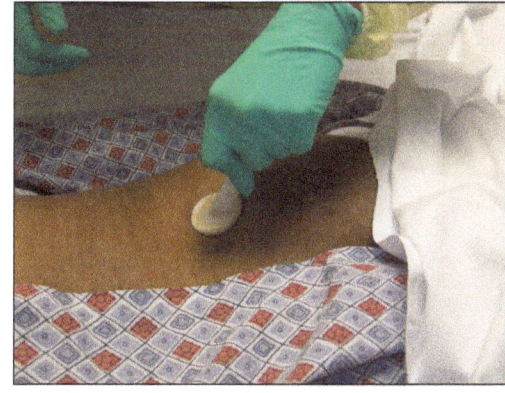

Passo 3

Passo 3. Injetar a lidocaína a 1% para anestesiar a área. Fazer um botão inicial de anestésico na pele com uma agulha 25G.

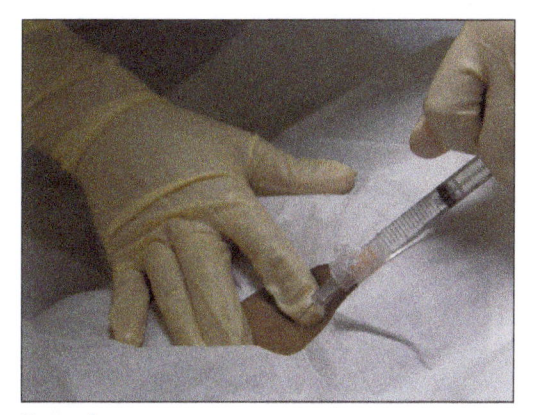

Passo 5

Passo 4. Com uma agulha 22G, avançar na área até o nível do periósteo. O periósteo parecerá sólido com alguma "sensação" de porosidade. Pode-se usar até 10 a 20 mL de lidocaína para anestesiar o periósteo. É importante anestesiar adequadamente o periósteo antes do procedimento.

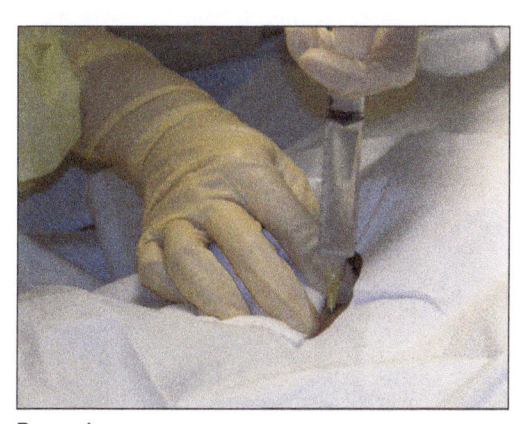

Passo 4

Passo 5. Quando a lidocaína for injetada, fazer um pequeno corte puntiforme no local com a lâmina nº 11.

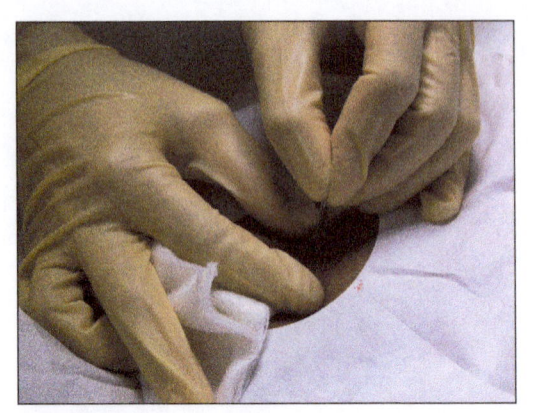

Passo 5

Passo 6. Examinar a agulha de biópsia para verificar se o obturador está travado no lugar. A maioria das agulhas de biópsia têm uma tampa que é atarraxada para fixar o obturador.

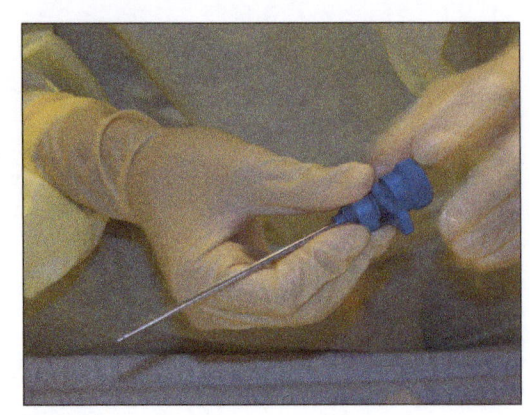

Passo 6

Passo 7. Segurar a agulha colocando o dedo indicador e o dedo médio em torno da base. A porção recoberta da agulha deve se apoiar firmemente sobre a palma da mão para possibilitar a aplicação de uma pressão necessária. Inserir a agulha no local da punção até que o periósteo da crista ilíaca seja sentido. Assegurar-se de que a agulha esteja angulada perpendicularmente à espinha posterossuperior da crista ilíaca e avançar lentamente a agulha em direção à cavidade medular.

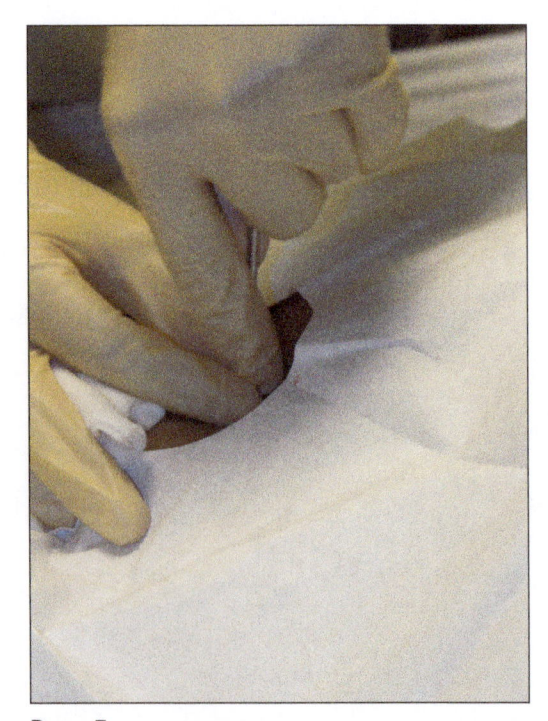

Passo 7

Passo 8. Avançar a agulha para a cavidade medular, girá-la alternadamente de forma horária e anti-horária, enquanto se exerce uma pressão firme. Continuar a pressão para penetrar o córtex ósseo, que tem aproximadamente 1 cm de espessura. Quando a cavidade medular for penetrada, a agulha irá avançar mais facilmente. Depois avançar a agulha cerca de 1 a 2 mm mais.

- **DICA:** A quantidade de pressão necessária frequentemente exige o uso de força da parte superior do corpo e não só dos braços (como na compressão torácica durante a reanimação cardiopulmonar).

- **ATENÇÃO:** Se a agulha não estiver angulada corretamente, ela pode escorregar para baixo na crista ilíaca e não entrar na cavidade medular.

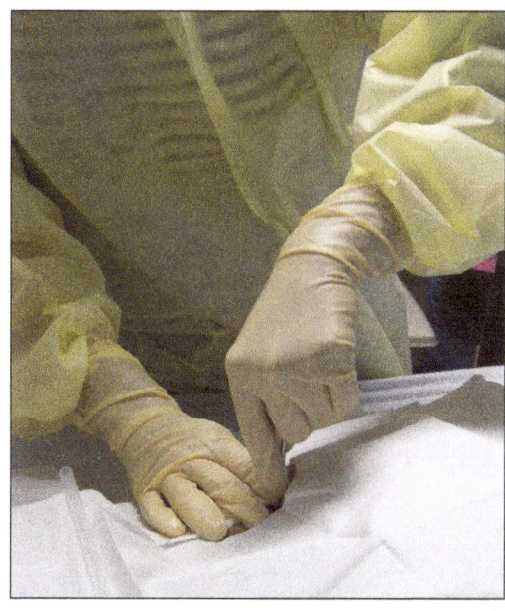

Passo 8

Passo 9. Remover o obturador.

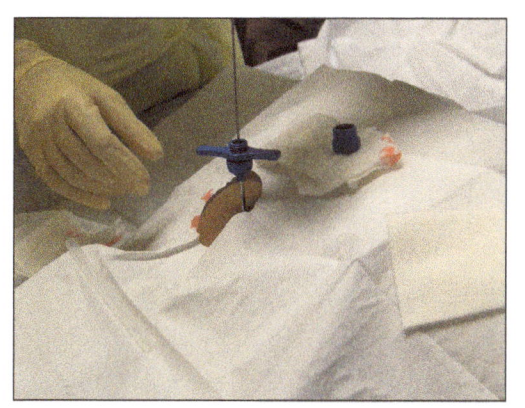

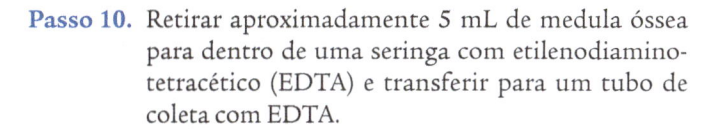

Passo 9

Passo 10. Retirar aproximadamente 5 mL de medula óssea para dentro de uma seringa com etilenodiaminotetracético (EDTA) e transferir para um tubo de coleta com EDTA.

- **ATENÇÃO:** O paciente deve ser avisado – antes do procedimento – de que o processo de aspiração é doloroso.

- **ATENÇÃO:** Se não for aspirada medula óssea, repor o obturador e avançar a agulha mais 1 a 2 mm e tentar a aspiração novamente.

- **ATENÇÃO:** Se a agulha for avançada sem o obturador no lugar, ela pode ficar obstruída com material ósseo.

- **DICA:** Se não for obtida medula óssea, trocar o local da biópsia.

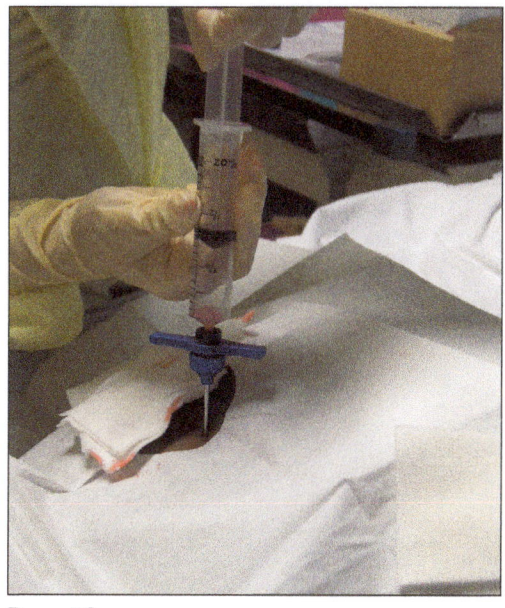

Passo 10

Passo 11. Para obter uma biópsia após a realização de uma aspiração de medula, repor o obturador e tracionar a agulha até o nível do córtex. Angular a agulha anteriormente dentro da espinha ilíaca e avançar para a cavidade medular. A resistência irá diminuir à medida que a cavidade medular é penetrada, como descrito antes.

- **DICA:** Esse movimento para frente dentro da cavidade medular deve ser realizado com a mesma rotação horária e anti-horária usada para penetrar o córtex ósseo.

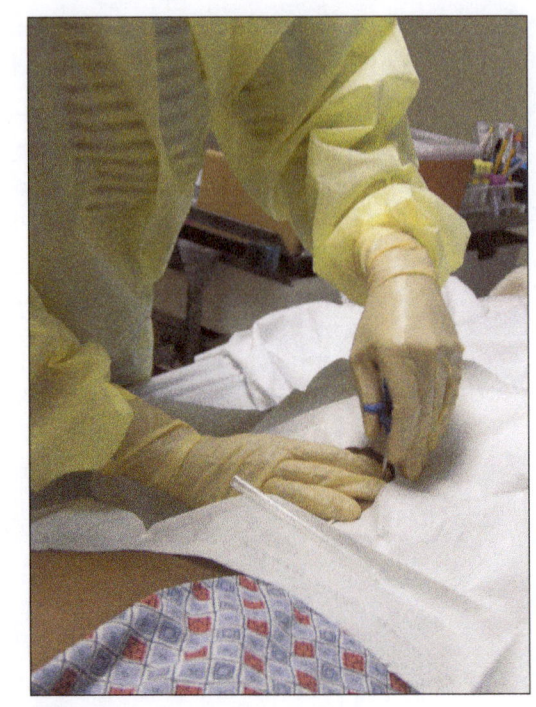

Passo 11

Passo 12. Quando a cavidade medular for penetrada, remover o obturador e avançar a agulha aproximadamente 2 cm. Após girar a agulha para frente e para trás aproximadamente cinco vezes, retroceder a agulha 2 a 3 mm e angulá-la 15 graus.

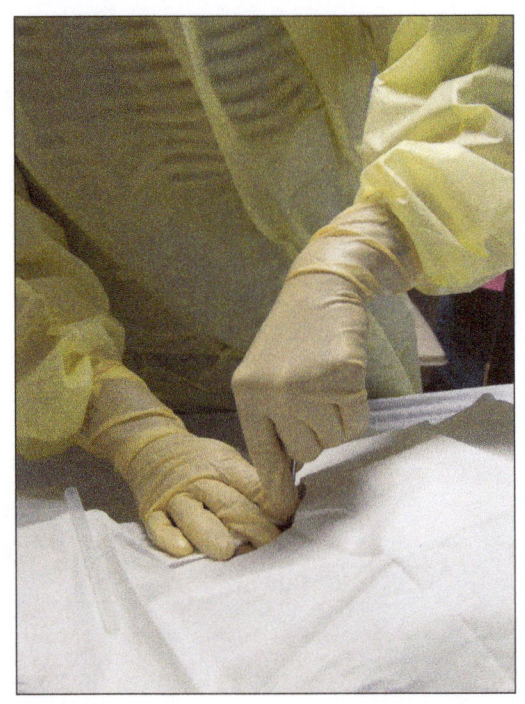

Passo 12

Passo 13. Avançar a agulha aproximadamente 2 a 3 mm neste ângulo. Essa manobra irá desalojar a medula. Quando a medula óssea tiver sido desalojada dentro da cavidade, retirar a agulha com o polegar, cobrindo a base da agulha. Após a retirada completa da agulha, colocar o obturador na agulha e empurrar a amostra no frasco de coleta.

- **ATENÇÃO:** Não repor o obturador até que a agulha tenha sido retirada completamente.

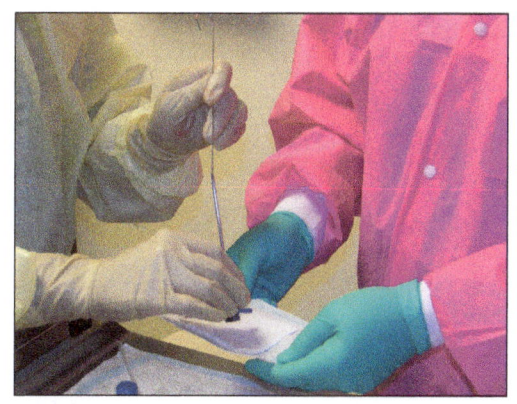

Passo 13

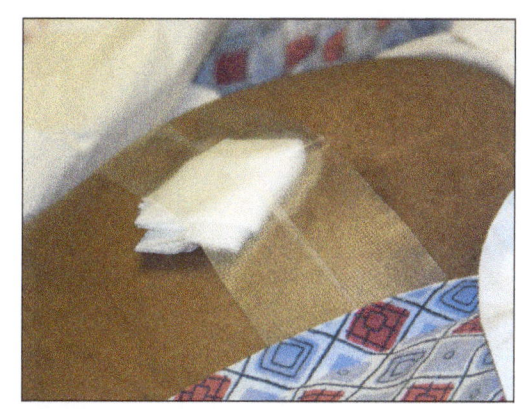

Passo 14. Colocar um curativo compressivo sobre o local da biópsia. Deixar o paciente deitado em posição supina por cerca de uma hora para ajudar com a pressão direta.

Passo 14

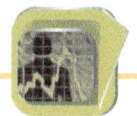

Complicações

- A agulha de medula óssea pode quebrar e deve ser recuperada com uma pinça ou com a assistência de um cirurgião.
- Pode ocorrer hemorragia no local da biópsia, que é tratada com pressão local. (Risco maior em pacientes com trombocitopenia.)
- Hematoma retroperitoneal por complicações hemorrágicas.
- Pode ocorrer embolia pulmonar após aspiração do esterno.
- Infecção da medula óssea no local da aspiração. (Risco maior em pacientes imunocomprometidos.)
- Fratura óssea.

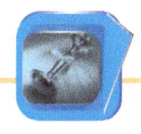

Considerações pediátricas

Em muitos bebês prematuros e em alguns a termo, o osso ilíaco não está completamente ossificado, sendo usado um osso alternativo como a tíbia anterior. Em crianças, a sedação consciente tem sido usada com sucesso para reduzir a dor e o desconforto.

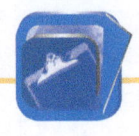

Instruções pós-procedimento

Após aplicar um curativo compressivo no local, deixar o paciente em posição supina por uma hora. Se for administrada sedação, então deve ser realizada uma monitorização adequada até que o paciente tenha atingido o nível de consciência pré-sedação. Antes da alta do paciente, examinar o local da biópsia quanto a qualquer sangramento.

Referências

Burkle CM, Harrison BA, Koenig LF, et al. Morbidity and mortality of deep sedation in outpatient bone marrow biopsy. *Am J Hematol.* 2004;77(3):250–256.

Hertzog JH, Dalton HJ, Anderson BD, et al. Prospective evaluation of propofol anesthesia in the pediatric intensive care unit for elective oncology procedures in ambulatory and hospitalized children. *Pediatrics.* 2000;106(4):742–747.

Lutehr JM, Lakey DL, Larson RS, et al. Utility of bone marrow biopsy for rapid diagnosis of febrile illness in patients with human immunodeficiency virus. *South Med J.* 2000;93(7):692–697.

Riley RS, Hogan TF, Pavot DR, et al. A pathologist's perspective on bone marrow aspiration and biopsy: performing a bone marrow examination. *J Clin Lab Anal.* 2004;18(2):70–90.

Ryan DH, Cohen HJ. Bone marrow examination. In: Hoffman R, Benz EJ Jr, Shattil SJ, et al., eds. *Hoffman Hematology: Basic Principles and Practice.* 4th ed. New York: Churchill Livingstone; 2005.

Ryan DH, Felgar RE. Examination of the marrow. In: Lichtman MA, Beutler E, Kipps TJ, et al., eds. *Williams Hematology.* 7th ed. New York: McGraw-Hill; 2006.

Von Heijne M, Bredlov B, Soderhall S, et al. Propofol or propofol-alfentanil anesthesia for painful procedures in the pediatric oncology ward. *Paediatr Anaesth.* 2004;14(8):670–675.

Wolanskyj AP, Schroeder G, Wilson PR, et al. A randomized, placebo-controlled study of outpatient premedication for bone marrow biopsy in adults with lymphoma. *Clin Lymphoma.* 2000;1(2):154–157.

2008 MAG Mutual Healthcare Solutions, Inc.'s Physicians' Fee and Coding Guide. Duluth, Georgia. MAG Mutual Healthcare Solutions, Inc. 2007.

CAPÍTULO 13
Cardioversão

Lauren M. Yorek, MD

Cardioversão é o uso de choque elétrico para alterar o ritmo cardíaco de um paciente. A energia é medida em joules e fornecida ao paciente por meio de pás ou compressas adesivas projetadas para este propósito.

A cardioversão é aplicada em muitos distúrbios de ritmo cardíaco e pode ser fornecida de forma sincronizada ou não sincronizada. Quando o ritmo cardíaco tem sua origem nos átrios, então a cardioversão sincronizada é realizada para evitar a deterioração para um ritmo menos estável originário dos ventrículos (ver Tabela 13-1). A cardioversão sincronizada também pode ser realizada para taquicardia ventricular com pulso.

Quando o ritmo anormal do paciente não tem origem atrial e o paciente não tem um pulso palpável, então é realizada a cardioversão não sincronizada. A quantidade de energia ou joules usada para cardioversão varia com a situação particular.

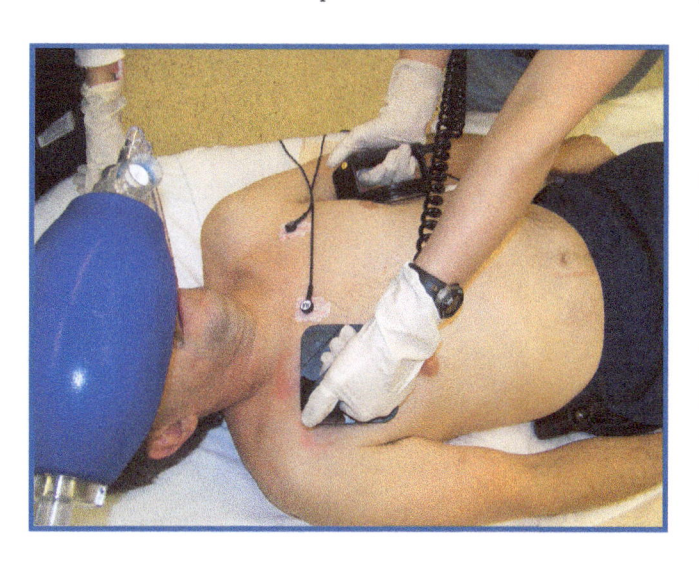

Uma medicação antiarrítmica frequentemente é iniciada em pacientes com fibrilação atrial ou *flutter* atrial para aumentar as chances de sucesso com a cardioversão elétrica. Se os pacientes estiverem recebendo medicações antiarrítmicas, eles podem precisar de um período mais longo de observação e continuação da medicação se a cardioversão for bem-sucedida. A sedação procedural pode ser obtida com sedativos intravenosos (IV) como Diazepam®, midazolam ou propofol (ver Capítulo 4). Os analgésicos, como fentanil ou meperidina IV, também podem ser adicionados para conforto do paciente. Médicos experientes em sedação consciente devem estar presentes.

Um estudo recente do *American Heart Journal* demonstrou um desfecho melhor com o choque bifásico do que com o choque monofásico nos pacientes submetidos à cardioversão para fibrilação atrial. A cardioversão bem-sucedida com corrente bifásica também exige menor fornecimento de energia ao paciente (menos joules necessários). Os pacientes que foram submetidos à cardioversão com corrente bifásica relataram menos dor em 1 e 24 horas após o procedimento. Os modelos de cardioversão Life Pack produzidos nos últimos anos são programados para fornecer choques bifásicos.

O *flutter* atrial tem um bom índice de resposta à cardioversão monofásica. Contudo, a cardioversão com níveis mais baixos de energia tem sido bem-sucedida com o *flutter* atrial. Além disso, a cardioversão do *flutter* atrial com corrente bifásica parece necessitar menos medicação antiarrítmica para manter o ritmo sinusal. O risco de queimaduras cutâneas também diminui com a redução da necessidade de energia.

TABELA 13-1   Ajustes recomendados de energia para cardioversão

CONDIÇÃO	AJUSTE	OBSERVAÇÃO
Fibrilação atrial, *flutter* atrial, taquicardia supraventricular paroxística, taquicardia ventricular com pulso	100 J, 200 J, 300 J, 360 J	Pode ser necessário ressincronizar após cada tentativa de cardioversão
Flutter atrial e taquicardia supraventricular paroxística	50 J, 100 J, 200 J, 300 J, 360 J	

Os eletrodos podem ser colocados em posição anteroposterior (AP) ou anterolateral (AL) na conversão bifásica para fibrilação atrial. O número de choques necessários e a energia fornecida são comparáveis com ambas as configurações de eletrodos.

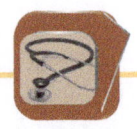

Equipamento

- Um desfibrilador automático externo (DAE) com ou sem opção de controle manual é útil em clínicas menores e centros de cuidados de urgência nos quais o custo e a manutenção de um equipamento manual maior podem ser proibitivos.
- Um equipamento manual de desfibrilação, que costuma ter opções de controle manual, pode ter a opção de também funcionar automaticamente como um DAE.
- Os novos desfibriladores (como o Life Pack 12) incluem eletrodos em vez de pás, que também podem ser usados como marca-passos cardíacos.

Indicações

CARDIOVERSÃO SINCRONIZADA

- Taquicardia supraventricular instável com pulso. Na ausência de pulso, é realizada a cardioversão não sincronizada.
- Pacientes com sinais e sintomas graves devido à arritmia incluindo:
    - Síndrome coronariana aguda
    - Diminuição do nível de consciência
    - Dor torácica
    - Dispneia
    - Edema pulmonar
    - Hipotensão
- Fibrilação atrial instável com apresentação aguda.
- Fibrilação atrial de início recente, se sabidamente começou nas últimas 48 horas:
    - Observar que, quando se tenta restaurar o ritmo sinusal em um paciente com fibrilação atrial, a presença ou ausência de um trombo atrial deve ser determinada. Muitas vezes se recomenda que pacientes sejam submetidos a um ecocardiograma para determinar a ausência de um trombo cardíaco, que pode embolizar após a conversão para ritmo sinusal.
    - Taquicardia ventricular com pulso que não responde à terapia farmacológica.

CARDIOVERSÃO NÃO SINCRONIZADA

- Usada em arritmias cardíacas de origem ventricular sem um pulso palpável:
    - Taquicardia ventricular
    - Fibrilação ventricular

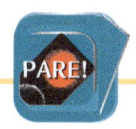

Contraindicações: cardioversão sincronizada

CARDIOVERSÃO ELETIVA

- Distúrbios eletrolíticos
- Taquicardia atrial que não responde à cardioversão
    - Taquicardia atrial multifocal, que geralmente é uma taquicardia supraventricular com um ritmo irregular e não costuma responder à cardioversão
    - Taquicardia sinusal, que é uma resposta a uma patologia subjacente (choque, embolia pulmonar, etc.) e não um distúrbio de ritmo primário
- Intoxicação digitálica
- Pacientes com pouca melhora sintomática com o ritmo sinusal
- Diâmetro atrial esquerdo >4,5 cm (relativa)
- Pacientes que têm uma baixa probabilidade de manter o ritmo sinusal e retornam prontamente à fibrilação atrial (relativa)
- Pacientes que precisam de um marca-passo para manter um ritmo estável após a cardioversão, como os pacientes com síndrome do nó sinusal ou bloqueio sinusal

CARDIOVERSÃO DE URGÊNCIA

- Ausência de complexos eletrocardiográficos no monitor de eletrocardiograma (ECG)
- Ausência de pulso

O Procedimento

Passo 1. Para procedimentos eletivos, a terapia anticoagulante deve estar em níveis terapêuticos para os pacientes em fibrilação atrial com risco de produzir êmbolos a partir de um trombo atrial. Também avaliar os níveis de eletrólitos e digoxina séricos. O paciente deve ser deixado em jejum por oito horas. O consentimento informado deve ser obtido e documentado se o procedimento for eletivo. Inserir um acesso IV para sedação e medicação necessária para o caso de descompensação do paciente.

- **DICA:** Um formulário geral do procedimento com a descrição de seus riscos e benefícios é aceitável e deve ser assinado pelo paciente ou responsável, pelo profissional e por uma testemunha.

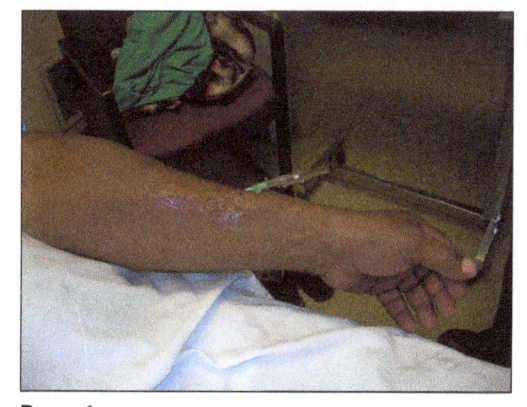

Passo 1

Passo 2. Colocar o paciente em monitorização cardíaca e respiratória completas, deitado em uma superfície seca. Oxigênio suplementar deve ser administrado com suporte ventilatório disponível em caso de uma parada respiratória. Sedação IV deve ser dada antes do procedimento. Os eletrodos devem ser fixados no tórax. As pás do desfibrilador devem ser colocadas sobre o esterno e na pele sobre o ápice cardíaco.

- **ATENÇÃO:** Aplicar gel de forma adequada para evitar queimaduras na pele do paciente.
- **DICA:** A cardioversão urgente em um paciente instável pode não deixar tempo para a sedação. Se possível, o paciente consciente deve receber sedação adequada.

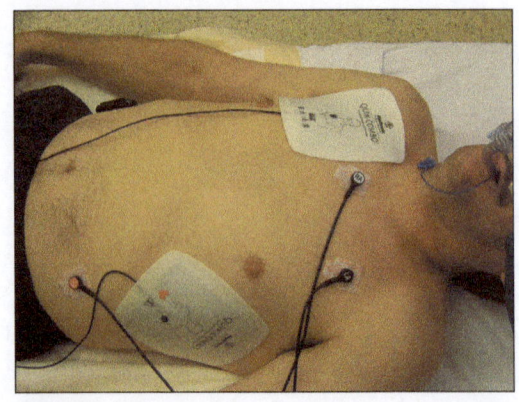

Passo 3. Ligar o desfibrilador e selecionar o nível de energia adequado (ver Tabela 13-1). Assegurar que o modo de sincronização seja selecionado, se necessário. Verificar a colocação adequada dos eletrodos. A sincronização será indicada por marcadores acima das ondas R do monitor de ECG.

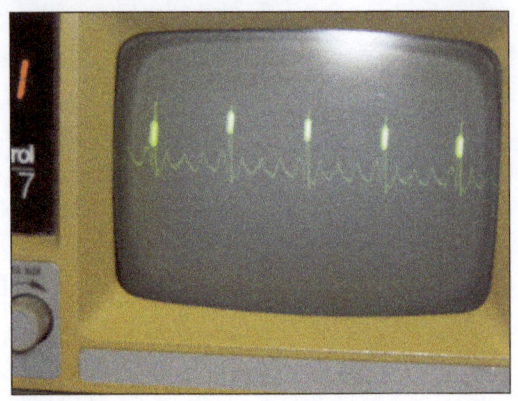

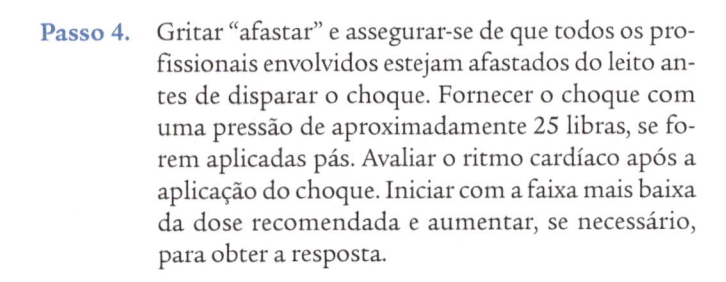

Passo 4. Gritar "afastar" e assegurar-se de que todos os profissionais envolvidos estejam afastados do leito antes de disparar o choque. Fornecer o choque com uma pressão de aproximadamente 25 libras, se forem aplicadas pás. Avaliar o ritmo cardíaco após a aplicação do choque. Iniciar com a faixa mais baixa da dose recomendada e aumentar, se necessário, para obter a resposta.

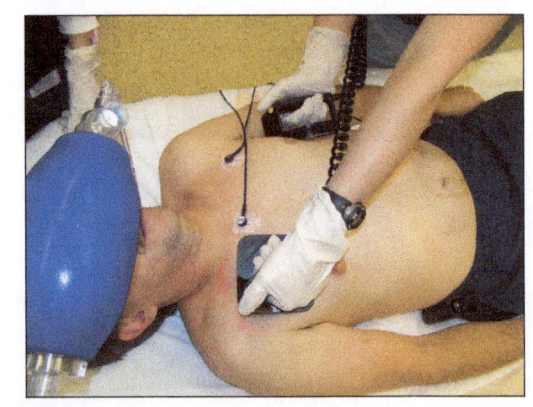

Passo 5. Pode ser necessário repetir a cardioversão com um nível maior de energia se ela não for bem-sucedida na primeira tentativa. Assegurar-se de que o desfibrilador esteja no modo sincronizado antes de fornecer cada choque. O paciente deve ser monitorizado por várias horas após o procedimento até que os seguintes critérios de alta sejam atendidos:

- Retorno da saturação de oxigênio à linha de base
- Sinais vitais normais
- Retorno do nível de consciência à linha de base
- Retorno da capacidade de deambulação à linha de base

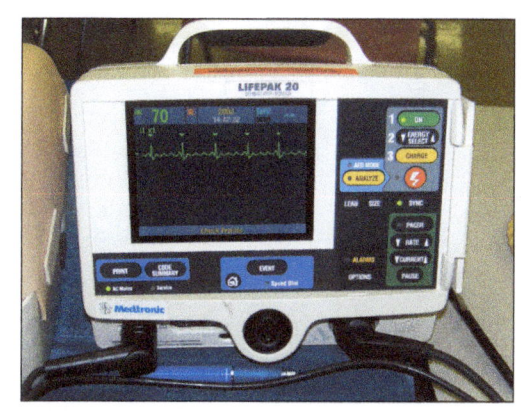

Passo 5

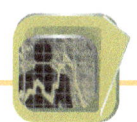

Complicações

Bradicardia pode ser observada em pacientes com infarto do miocárdio inferior prévio.

Pacientes com intoxicação digitálica ou distúrbios eletrolíticos como hipercalemia podem ter um maior risco de complicações.

Ectopia dos átrios ou ventrículos pode ser observada nos primeiros 30 minutos após uma cardioversão bem-sucedida.

A deterioração para um ritmo mais instável pode ocorrer com a cardioversão.

Podem ocorrer queimaduras cutâneas se não for aplicado gel de forma adequada na pele do paciente. Os revestimentos de eletrodos disponíveis comercialmente têm gel incorporado neles.

Pacientes sem anticoagulação adequada podem apresentar embolia de um trombo atrial no retorno ao ritmo sinusal.

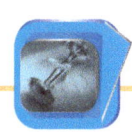

Considerações pediátricas

A taquicardia supraventricular (TSV) pode se apresentar em crianças. Os bebês geralmente têm uma frequência cardíaca >220 bpm, enquanto as crianças têm frequências cardíacas >180 bpm. A taquicardia sinusal pode ser confundida com TSV. Crianças podem ter uma frequência cardíaca maior devido à taquicardia sinusal, e isso deve ser diferenciado de TSV. (A TSV não deve ter ondas P – a taquicardia sinusal tem ondas P visíveis.)

Se uma TSV não responde à adenosina, então a cardioversão sincronizada pode ser realizada em uma dose de 0,5 a 1 J/kg. Se a cardioversão inicial não for bem-sucedida, a dose de energia é aumentada para 2 J/kg nas tentativas subsequentes. A consulta a um especialista é aconselhada nessa situação.

A taquicardia com complexos alargados, de origem ventricular, também pode ser vista em crianças (QRS > 0,08 s). Os níveis de energia usados na cardioversão são os mesmos que na taquicardia com complexo estreito (0,5 a 1 J/kg inicialmente, com a dose de repetição de 2 J/kg, se necessário).

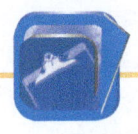

Instruções pós-procedimento

O paciente deve ser monitorizado em uma unidade controlada, capacitada para reanimação, por várias horas após o procedimento. Se o paciente estiver fazendo uso de antiarrítmicos, pode ser necessária a monitorização prolongada para ajuste de dose. Se a terapia com anticoagulantes estiver indicada, ela deve ser mantida por pelo menos três meses após o procedimento e deve ser iniciada, de preferência, três semanas antes da cardioversão.

Referências

Gurevitz OT, Ammash NM, Malouf JF, et al. Comparative efficacy of monophasic and biphasic waveforms for transthoracic cardioversion of atrial fibrillation and atrial flutter. *Am Heart J.* 2005;149(2):316-321.

Koster RW, Dorian P, Chapman FW, et al. A randomized trial comparing monophasic and biphasic waveform shocks for external cardioversion of atrial fibrillation. *Am Heart J.* 2004:147(5):e1-e7.

Minczac BM, Krim JR. Defibrilation and cardioversion. In: Joberts JR, Hedges JR, eds. *Clinical Procedures in Emergency Medicine*. 4th ed. Philadelphia: Saunders; 2004;226-256.

Siaplaouras S, Buob A, Rötter C, et al. A randomized comparison of anterolateral versus anteroposterior electrode position for biphasic external cardioversion of atrial fibrillation. *Am Heart J.* 2005;150(1):150-152.

2008 MAG Mutual Healthcare Solutions, Inc.'s Physicians' Fee and Coding Guide. Duluth, Georgia. MAG Mutual Healthcare Solutions, Inc. 2007.

CAPÍTULO 14

Redução do Ombro

Thomas C. Arnold, MD, FAAEM
Paul Trisler, MD

Nenhuma outra articulação no corpo é tão versátil ou tão complexa quanto o ombro. A luxação traumática da articulação do ombro, se não for tratada adequadamente, pode levar a uma incapacidade prolongada e a complicações crônicas. Há, literalmente, centenas de técnicas de redução para a luxação do ombro relatadas na literatura, e como nenhuma técnica de redução é sempre adequada em todas as situações clínicas, os médicos que podem se deparar com essa lesão devem conhecer várias opções diferentes para redução do ombro. Assim como em qualquer redução, a chave para o sucesso inclui o conhecimento da anatomia, o domínio da técnica, a aplicação adequada da sedação procedural e uma atitude calma (ver Capítulo 4). O médico habilitado utiliza essas ferramentas para forçar a articulação de volta a um alinhamento adequado em vez de contar com a manipulação com força bruta. Uma armadilha comum é a subutilização da analgesia, tornando assim o procedimento desnecessariamente doloroso e difícil.

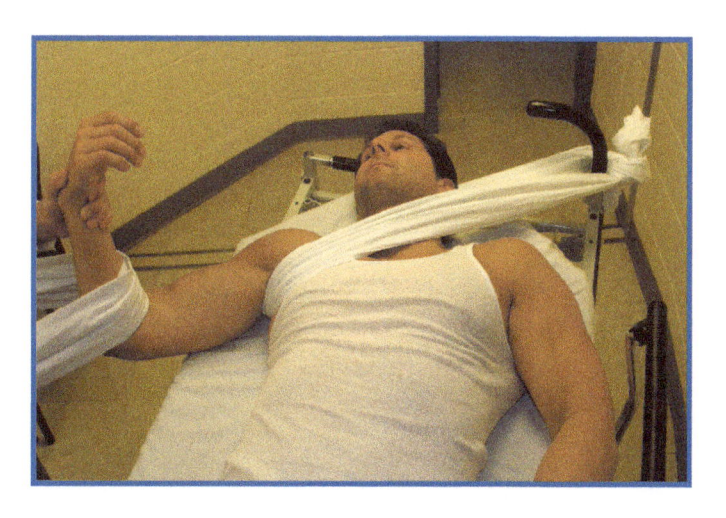

Antes de iniciar uma tentativa de redução, é importante avaliar e documentar o estado neurológico e vascular da extremidade afetada. Avaliações seriadas após a redução também devem ser realizadas e documentadas. Radiografias pré e pós-redução são importantes para investigar a presença de fraturas associadas, a não ser que haja um comprometimento neurovascular que indique uma intervenção imediata. Uma compreensão do mecanismo da lesão responsável pela luxação é importante e deve alertar o médico para outras lesões comumente associadas. Deve-se ter em mente que a incapacidade de reduzir o ombro nem sempre implica uma técnica inadequada, mas pode significar uma lesão mais complicada. Se não houver sucesso após uma ou duas tentativas, está indicada uma avaliação ortopédica.

Alguns pacientes apresentam-se após redução espontânea ou após realizarem a redução eles próprios. É importante que esses pacientes sejam tratados do mesmo modo que aqueles que tiveram as suas luxações reduzidas. Valem a mesma avaliação, imobilização e encaminhamento para acompanhamento. A imobilização adequada do ombro reduzido é tão importante quanto a própria redução. Todos os pacientes devem compreender claramente as complicações e possíveis sequelas do ombro lesado. As instruções específicas de acompanhamento e encaminhamento são mandatórias.

As luxações, por convenção, são descritas em termos de onde a superfície articular distal se posiciona em relação à superfície proximal (i.e., a cabeça do úmero é anterior à fossa glenoidal em uma luxação anterior do ombro). As três subclassificações comuns da luxação anterior do ombro são subglenoide, subcoracoide e subclavicular.

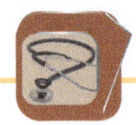

Equipamento

- Lençóis (2)
- Pessoal suficiente (depende da técnica escolhida)
- Equipamento de monitorização e material para sedação procedural (ver Capítulo 4)

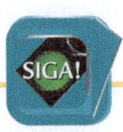

Indicações

- Luxações anterior e posterior do ombro não complicadas, sem fraturas associadas

Contraindicações

- O médico não deve tentar a redução mais do que duas vezes, já que isso pode ser indicativo de aprisionamento de tecidos moles ou fragmentos ósseos no espaço articular, e não de técnica inadequada. A avaliação ortopédica é necessária nesses casos.
- Se o estado neurovascular da extremidade estiver comprometido após a redução, apresentando mais do que parestesia, a avaliação ortopédica imediata é necessária.
- Se houver fratura pré ou pós-redução, a avaliação ortopédica imediata está indicada.

O Procedimento

Luxações anteriores

Método de adução com rotação externa

Passo 1. Colocar o paciente em posição supina com o braço afetado aduzido. O cotovelo então é fletido a 90 graus enquanto o braço é mantido contra a parede torácica lateral.

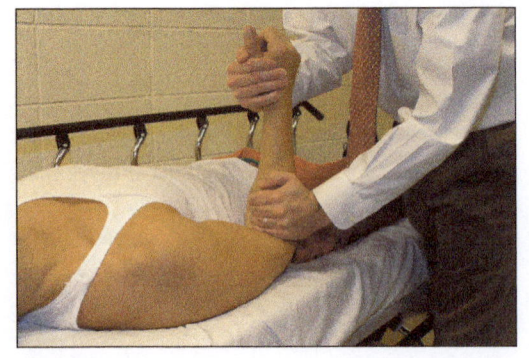

Passo 1

Passo 2. Enquanto se mantém uma tração suave na direção dos pés do paciente, o antebraço fletido deve ser girado lentamente 90 graus em direção lateral.

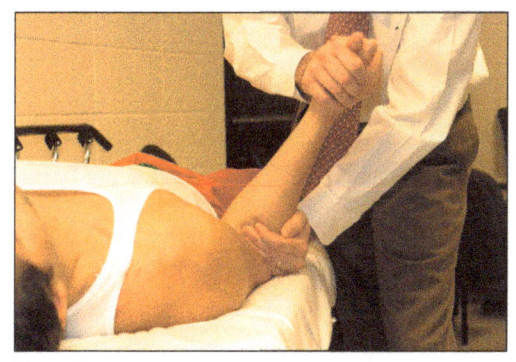

Passo 2

Passo 3. Se a redução não ocorrer após a rotação de 90 graus, uma abdução leve do braço para longe da parede torácica ainda em posição girada pode ser bem-sucedida.

- **DICA:** A redução geralmente é aparente ao paciente e ao médico, já que o paciente irá apresentar melhora da amplitude de movimento e menos dor. Comumente, a redução da articulação pode ser sentida pelo paciente e pelo médico.

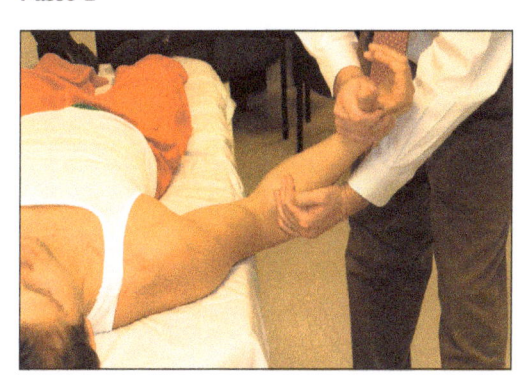

Passo 3

TÉCNICA DE STIMSON

Passo 1. Colocar o paciente em posição pronada com o braço afetado pendurado na maca. Com cuidado para não obstruir o fluxo sanguíneo distal, prender aproximadamente 10 kg de peso no punho ou antebraço do membro afetado gerando uma tração constante para baixo na extremidade. Tentar a tração por pelo menos 20 a 30 minutos. A redução irá ocorrer espontaneamente a partir dessa posição.

- **DICA:** A redução geralmente é aparente ao paciente e ao médico, já que o paciente irá apresentar melhora da amplitude de movimento e menos dor. Comumente, a redução da articulação pode ser sentida pelo paciente e pelo médico.

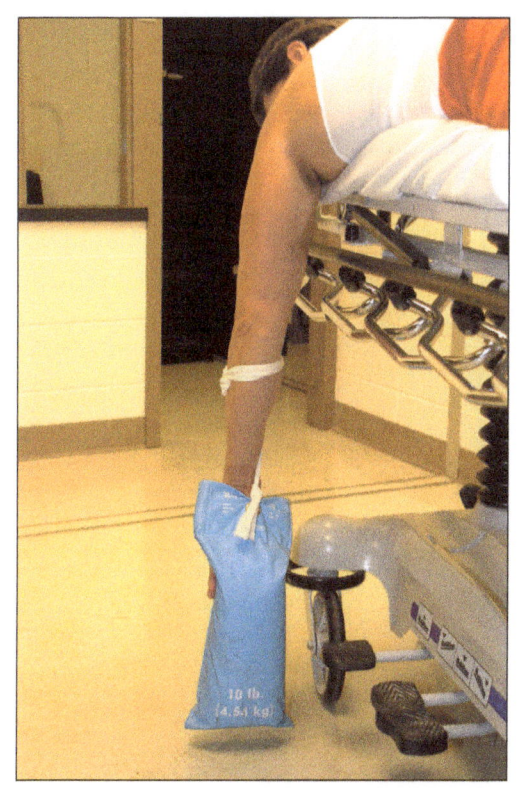

Passo 1

Manipulação escapular

Passo 1. Colocar o paciente em posição pronada com o braço afetado pendurado sobre a maca como na técnica de Stimson. Após uma sedação adequada, a ponta inferior da escápula é empurrada medialmente enquanto o aspecto superior da escápula é estabilizado com a outra mão.

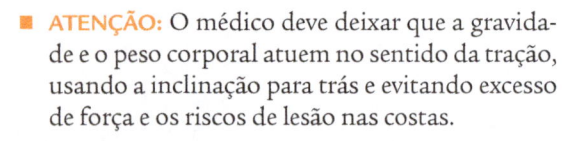

- **DICA:** A redução geralmente é aparente ao paciente e ao médico, já que o paciente irá apresentar melhora da amplitude de movimento e menos dor. Comumente, a redução da articulação pode ser sentida pelo paciente e pelo médico.

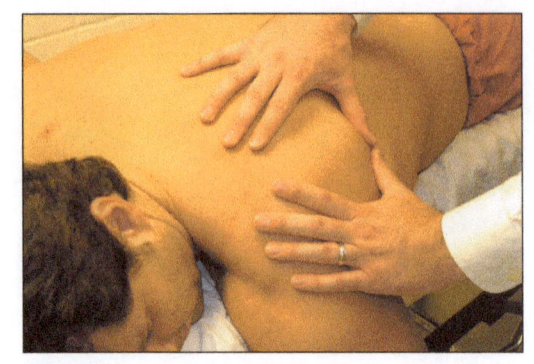

Passo 1

Luxação anterior e posterior

Tração-contratração

Passo 1. Colocar o paciente em posição supina em uma cama ou maca. Colocar um lençol em torno da axila do ombro afetado e fixá-lo na borda da maca, acima do ombro oposto.

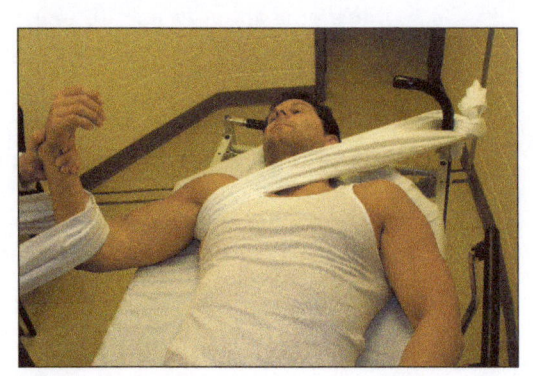

Passo 1

Passo 2. O médico deve aplicar uma tração lenta e contínua para baixo usando um lençol amarrado em torno da sua cintura e passado sobre o antebraço do paciente fletido a 90 graus. A tração deve ser mantida por pelo menos 15 minutos e pode ser aumentada simplesmente inclinando-se para trás, forçando o lençol de tração.

- **DICA:** O médico deve assegurar-se de que há um amplo espaço para o procedimento e deve manter os pés firmes no chão o tempo todo.

- **ATENÇÃO:** O médico deve deixar que a gravidade e o peso corporal atuem no sentido da tração, usando a inclinação para trás e evitando excesso de força e os riscos de lesão nas costas.

- **DICA:** A redução geralmente é aparente ao paciente e ao médico, já que o paciente irá apresentar melhora da amplitude de movimento e menos dor. Comumente, a redução da articulação pode ser sentida pelo paciente e pelo médico.

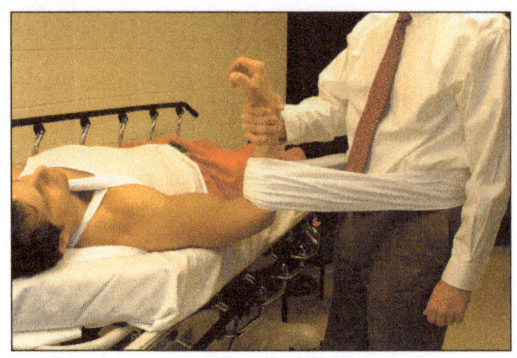

Passo 2

Passo 3. Se a redução não ocorrer, uma discreta abdução do braço para longe da parede torácica (realizada pelo médico movimentando-se em arco em direção à cabeça do paciente) enquanto se mantém uma tração para baixo pode se mostrar bem-sucedida.

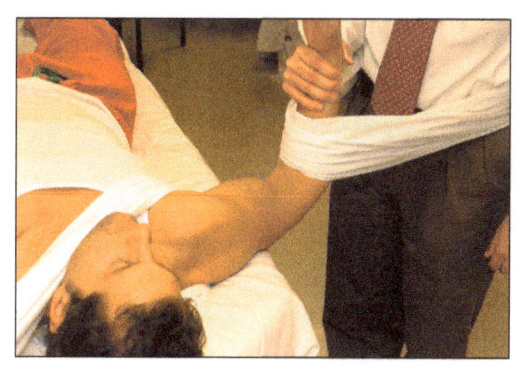

Passo 3

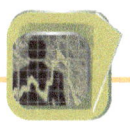

Complicações

- Luxações recorrentes
- Lesões vasculares e nervosas
- Lesões ósseas
- Lesão do manguito rotador

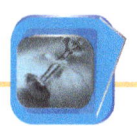

Considerações pediátricas

O encaminhamento imediato a um cirurgião ortopédico é necessário por causa dos aspectos relacionados ao crescimento futuro.

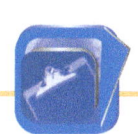

Instruções pós-procedimento

- Imobilizar o ombro com um imobilizador ou tipoia e faixas.
- Reavaliar o estado circulatório das extremidades e integridade do nervo axilar.
- Repetir o raio X do ombro para verificar a redução e a ausência de lesão óssea.
- Encaminhar o paciente a um cirurgião ortopédico para acompanhamento dentro de três dias.

Referências

Doyle WL, Ragar T. Use of the scapular manipulation method to reduce an anterior shoulder dislocation in the supine position. *Ann Emerg Med*. 1996;27(1):92-94.

Lennard F, Martin S. How to immobilise after shoulder dislocation? *Emerg Med J*. 2005;22:814-815.

Mattick A, Wyatt JP. From Hippocrates to the Eskimo—a history of techniques used to reduce anterior dislocation of the shoulder. *JR Coll Surg Edinb*. 2000;45(October);312-316.

Riebal GD, McCabe JB. Anterior shoulder dislocation: a review of reduction techniques. *Am J Emerg Med*. 1991;9(2):180-188.

2008 MAG Mutual Healthcare Solutions, Inc.'s Physicians' Fee and Coding Guide. Duluth, Georgia. MAG Mutual Healthcare Solutions, Inc. 2007.

CAPÍTULO 15

Teste de Esforço em Esteira

Russell D. White, MD

George D. Harris, MD, MS

O teste de esforço é um procedimento diagnóstico útil, realizado por médicos de cuidados primários adequadamente treinados. Os três principais motivos cardiopulmonares para se realizar um teste de esforço estão relacionados com diagnóstico, prognóstico e prescrição terapêutica. O valor preditivo do teste de esforço é maior quando os resultados do teste são combinados com a história familiar, sintomas atuais e fatores de risco subjacentes. Essa abordagem consensual de combinar as informações clínicas com os dados do teste de esforço produz uma sensibilidade de 94% e uma especificidade de 92%. O teste de esforço permite que o clínico avalie a gravidade de uma doença previamente diagnosticada e faça uma previsão sobre o risco de eventos cardíacos futuros do paciente, inclusive a morte. Após um teste de esforço, um programa de exercícios terapêuticos pode ser prescrito e posteriormente avaliado quanto a seu benefício.

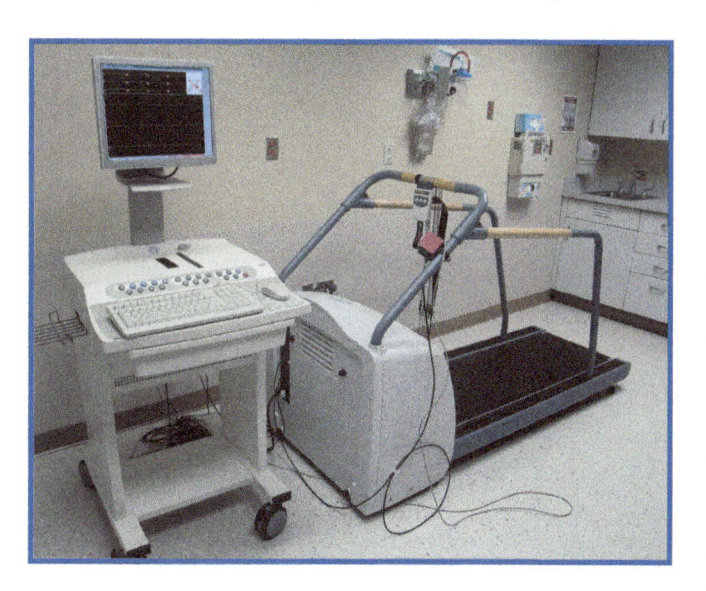

O teste de esforço pode ser utilizado para avaliação de condicionamento físico, determinação da capacidade funcional, diagnóstico de doença cardíaca, definição de prognóstico de doença cardíaca conhecida, determinação de prescrição de exercícios e orientação de reabilitação cardíaca.

Para lidar com as possíveis complicações, é necessário o treinamento nos protocolos de Suporte Avançado de Vida em Cardiologia (Advanced Cardiac Life Support – ACLS). Os equipamentos de ACLS, incluindo medicações e um desfibrilador, devem sempre estar disponíveis. A precaução de segurança mais importante é a avaliação cuidadosa pré-teste do paciente e a seleção do protocolo adequado. O risco global de eventos cardíacos durante um teste de esforço é de 0,8 por 10.000 testes. O risco de infarto é de 3,5 por 10.000 testes, com uma taxa de mortalidade de 0,5 a 1 em populações de alto risco.

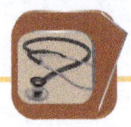

Equipamento

- Esteira ergométrica
- Eletrocardiógrafo (ECG)
- Monitor cardíaco
- Desfibrilador e equipamento de ACLS (não mostrado)

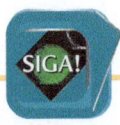

Indicações

- Avaliação de pacientes com dor torácica
- Rastreamento de doença coronariana latente
- Determinação de capacidade funcional
- Avaliação de arritmias
- Detecção precoce de hipertensão lábil
- Geração de prescrição de exercício
- Avaliação de programas de treinamento individual de atletas
- Estabelecimento de gravidade/prognóstico de doença arterial coronariana
- Avaliação de terapia antianginosa ou anti-hipertensiva
- Avaliação de arritmias ou terapia antiarrítmica
- Avaliação de pacientes com insuficiência cardíaca congestiva
- Avaliação de doença cardíaca congênita e disfunção valvular
- Avaliação de pacientes após infarto do miocárdio para estratificação de risco

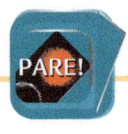

Contraindicações

ABSOLUTAS

- Uma alteração significativa recente no ECG de repouso, sugerindo isquemia significativa ou outro evento cardíaco recente
- Infarto do miocárdio recente (nos últimos dois dias) ou outro evento cardíaco agudo
- Angina instável
- Arritmias não controladas, causando sintomas ou alterações hemodinâmicas
- Estenose aórtica grave
- Insuficiência cardíaca congestiva descompensada
- Embolia pulmonar aguda ou infarto pulmonar (nos últimos três meses)
- Aneurisma dissecante suspeito ou confirmado
- Infecções agudas
- Miocardite ou pericardite aguda
- Paciente não cooperativo

RELATIVAS

- Estenose conhecida do tronco da coronária esquerda
- Estenose moderada da válvula aórtica
- Anormalidades eletrolíticas (p. ex., hipocalemia, hipomagnesemia)
- Hipertensão sistêmica grave (pressão sistólica >200 mmHg ou pressão diastólica >110 mmHg)
- Taquiarritmias ou bradiarritmias não controladas
- Cardiomiopatia hipertrófica ou outras formas de obstrução da via de saída
- Distúrbios neuromusculares, musculoesqueléticos ou reumáticos que proíbem o exercício ou são exacerbados pelo exercício
- Doença infecciosa crônica (p. ex., mononucleose, hepatite, AIDS)
- Bloqueio atrioventricular de alto grau (segundo grau Mobitz II ou terceiro grau)
- Aneurisma ventricular
- Doença metabólica não controlada (p. ex., diabete melito, tireotoxicose ou mixedema)

O Procedimento

Passo 1. Após o consentimento informado, os cabos do ECG são colocados para o teste de esforço da seguinte maneira:

- V1 – quarto espaço intercostal direito, ao lado do esterno
- V2 – quarto espaço intercostal esquerdo, ao lado do esterno
- V3 – metade da distância entre V2 e V4 (geralmente sobre a quarta costela)
- V4 – quinto espaço intercostal na linha hemiclavicular (geralmente abaixo do mamilo esquerdo)
- V5 – quinto espaço intercostal na linha axilar anterior
- V6 – quinto espaço intercostal na linha axilar média
- Derivação do braço direito – fossa infraclavicular direita
- Derivação do braço esquerdo – fossa infraclavicular esquerda
- Derivação da extremidade inferior direita – abdome inferior
- Derivação da extremidade inferior esquerda – meio das costas ou lado inferior esquerdo

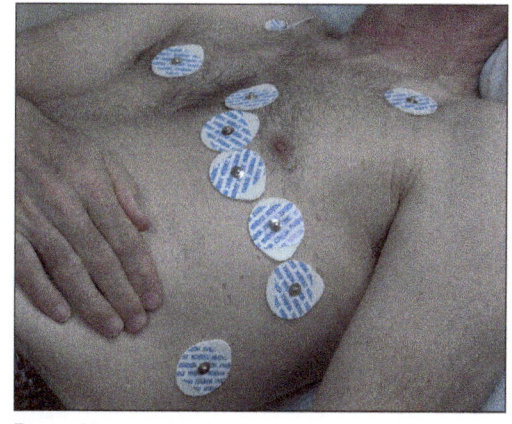

Passo 1

- **ATENÇÃO:** Verificar as derivações V5 e V6 cuidadosamente porque muitas vezes elas não estão posicionadas de maneira correta.

- **DICA:** Recolocar o sutiã das mulheres para ajudar a manter uma posição adequada das derivações durante o procedimento.

Passo 2. Um ECG basal é realizado em posição supina e comparado com um ECG basal prévio antes do início do procedimento.

- **ATENÇÃO:** Qualquer alteração do ECG de repouso anterior pode indicar angina instável ou um evento miocárdico recente, inclusive infarto, e pode ser motivo para suspensão do exame.

Passo 3. Iniciar o teste de acordo com o protocolo especificado. O protocolo de Bruce modificado permite que o paciente se acostume com a velocidade da esteira e com pequenas alterações na inclinação ou grau antes de iniciar um protocolo de Bruce mais agressivo. O tempo total de exercício é de 8 a 12 minutos para uma resposta fisiológica. Cada estágio tem uma duração de três minutos. A pressão arterial e o pulso são registrados com um escore de Borg (esforço percebido) ao final de cada estágio (ver Tabela 15-1).

Continuar o procedimento até que o paciente atinja o pico de exercício ou desenvolva complicações (p. ex., arritmias, dor torácica). Se o paciente atingir <85% da frequência cardíaca máxima prevista (FCMP) e não forem encontradas anormalidades, os resultados são inconclusivos. (FCMP = 220 − idade ± 12 batimentos para 95% de intervalo de confiança. Esse valor derivado tem uma faixa extremamente ampla e não é específico para o paciente individual.)

- **ATENÇÃO:** Observar o monitor quanto a qualquer anormalidade cardíaca.

- **ATENÇÃO:** Observar o paciente quanto a sinais de desconforto – dificuldade de manter velocidade e grau, dificuldade de respirar ou anormalidades da marcha.

- **ATENÇÃO:** Registrar quaisquer outros parâmetros (p. ex., fluxo máximo de Wright, oximetria de pulso) a cada estágio do procedimento.

- **ATENÇÃO:** As informações são válidas e mais previsíveis se o paciente atingir a frequência cardíaca máxima prevista para ele, determinada por uma elevada carga de trabalho (METs), fadiga de exercício (escala de Borg) e platô de frequência cardíaca (incapacidade do coração de aumentar a frequência cardíaca em resposta ao aumento da carga de trabalho).

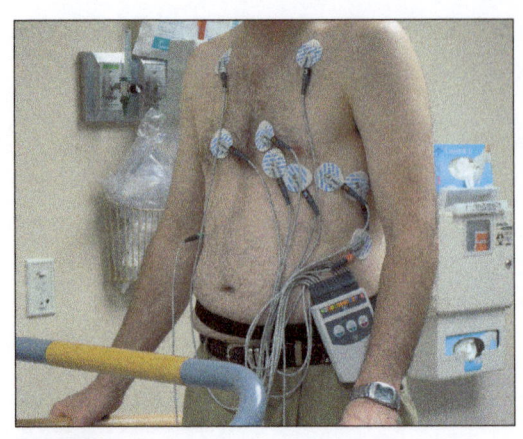

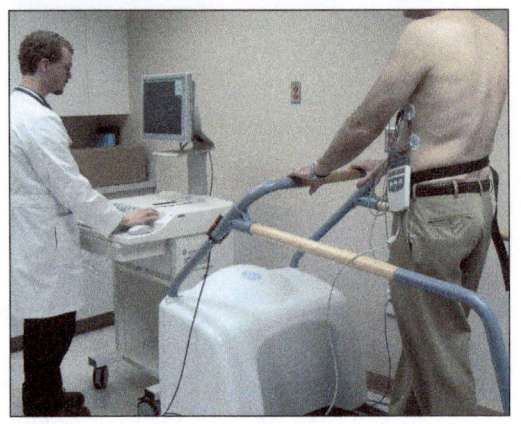

TABELA 15-1 Protocolo de Bruce e de Bruce modificado (células cinzentas)

Estágio	Velocidade (mph)	Grau (%)
0	1,7	0
1/2	1,7	5
1	1,7	10
2	2,5	12
3	3,4	14
4	4,2	16
5	5,0	18
6	5,5	20

Passo 4. O teste é terminado e o paciente é colocado no período de recuperação por 1 a 2 minutos. A frequência cardíaca e a pressão arterial são determinadas dentro de 1 minuto. A pressão arterial sistólica com 3 minutos é dividida pela pressão arterial no pico do exercício. Se esse coeficiente for ≥0,91, esse parâmetro é um marcador para doença cardíaca. A monitorização no período de recuperação é continuada por nove minutos ou até que o paciente tenha retornado para a pressão arterial e frequência cardíaca basais. As derivações então são removidas do paciente e os resultados são revisados cuidadosamente, sendo feito um relatório. Informar o resultado ao paciente.

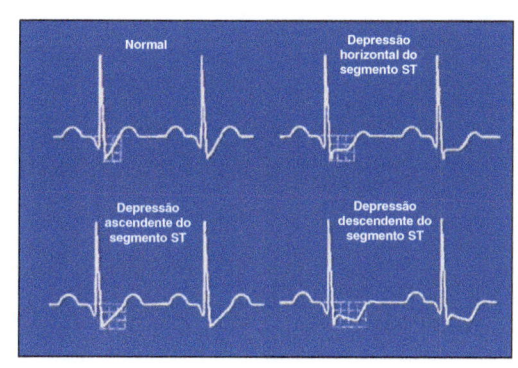

- **ATENÇÃO:** As anormalidades do ECG, inclusive as alterações do segmento ST, podem ocorrer apenas no período de recuperação, e não durante o período de exercício. Essas "alterações de ST apenas na recuperação" indicam doença cardíaca.

- **ATENÇÃO:** Uma falha em reduzir a frequência cardíaca no primeiro minuto de recuperação em pelo menos 12 batimentos, em comparação com a frequência cardíaca máxima de exercício, indica doença cardíaca.

Passo 5. Interpretação
A isquemia cardíaca é definida pelas alterações do segmento ST com o exercício. Os achados mais comuns são uma resposta normal seguida por respostas anormais de depressão ascendente do segmento ST, depressão horizontal do segmento ST e depressão descendente do segmento ST.

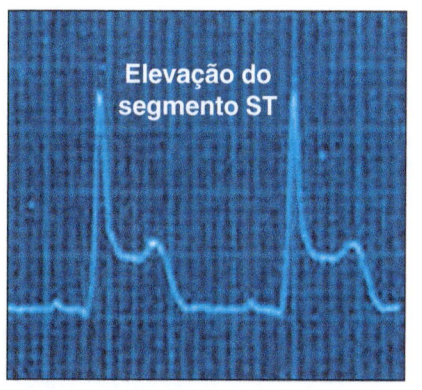

- Depressão ascendente do segmento ST: Depressão do segmento ST que tem >1,5 mm a 80 ms após o ponto J.

- Depressão horizontal do segmento ST: Depressão do segmento ST que tem >1 mm a 60 ms após o ponto J.

- Depressão descendente do segmento ST: Depressão do segmento ST que tem >1 mm a 60 ms após o ponto J.

- Elevação do segmento ST (muito rara): Elevação do segmento ST (com elevação do ponto J) >1 mm a 60 ms além do ponto J.

- **ATENÇÃO:** A depressão do segmento ST representa isquemia subendocárdica e pode não corresponder ao local anatômico da patologia (vaso doente), enquanto a elevação do segmento ST representa isquemia transmural e corresponde ao local anatômico patológico.

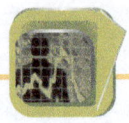

Complicações

- Hipotensão
- Insuficiência cardíaca congestiva
- Trauma físico acidental (p. ex., quedas)
- Eventos agudos do sistema nervoso central (p. ex., síncopes, acidente vascular cerebral)
- Arritmias cardíacas graves
- Infarto agudo do miocárdio
- Parada cardíaca
- Morte

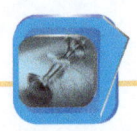

Considerações pediátricas

As indicações clínicas para teste de esforço pediátrico incluem (i) avaliar sinais e sintomas induzidos ou acentuados por exercício; (ii) avaliar ou identificar respostas anormais ao exercício em crianças com doença cardíaca pulmonar ou de outro órgão conhecidas, incluindo isquemia miocárdica e arritmias; (iii) avaliar a eficácia de terapias clínicas ou cirúrgicas; (iv) avaliar a capacidade funcional para atividades recreacionais, atléticas ou vocacionais; (v) estabelecer a linha de base para a instituição de reabilitação cardíaca, pulmonar ou musculoesquelética; (vi) avaliar o prognóstico de estados patológicos específicos, incluindo medidas seriadas; e (vii) avaliar estados de doença e diagnósticos específicos.

Os estados de doença e diagnósticos específicos incluem (i) sintomas relacionados com exercício em uma criança com ECG e exame cardiovascular normais; (ii) estudos de broncospasmo induzido por exercício; (iii) avaliação da síndrome de QTc longo; (iv) ectopia ventricular assintomática com coração estruturalmente normal; (v) pacientes com doença cardíaca congênita residual ou não corrigida, que são assintomáticos em repouso; (vi) avaliação de pacientes em risco de isquemia miocárdica (p. ex., doença de Kawasaki, circulação anômala na artéria coronária esquerda e infarto do miocárdio prévio); (vii) monitorização de pacientes com transplante cardíaco; (viii) pacientes com taquicardia supraventricular (TSV) hemodinamicamente estável; (ix) pacientes com cardiomiopatia dilatada estável; (x) teste de pacientes com síndrome de Marfan; e (xi) síncope inexplicada com o exercício.

Os protocolos de exercício em esteira para pacientes pediátricos são semelhantes aos de adultos. Frequentemente o protocolo de Bruce é utilizado e depois continuado na vida adulta. Essa escolha permite acompanhar o paciente de forma longitudinal por muitos anos com o mesmo protocolo. O protocolo de Balke também é usado em pacientes pediátricos, e em alguns centros o cicloergômetro é utilizado.

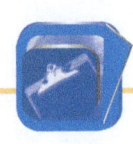

Instruções pós-procedimento

O relatório escrito pós-procedimento deve incluir (i) a resposta da frequência cardíaca e pressão arterial (incluir o duplo produto); (ii) quaisquer arritmias; (iii) a capacidade aeróbica funcional; (iv) alterações do ECG, especialmente do segmento ST; (v) resultados de quaisquer outros parâmetros do exame (p. ex., medida do fluxo de pico de Wright, oximetria de pulso, determinações da glicose); (vi) a presença ou ausência de isquemia miocárdica (afirmativa de probabilidade); e (vii) o prognóstico (com base no escore de Duke).

Referências

Ellestad, M. *Stress Testing: Principles and Practices*. 5th ed. New York: Oxford University Press; 2003.

Froelicher VF, Myers J. *Exercise and the Heart*. 5th ed. Philadelphia: Sanders-Elsevier; 2006.

Gibbons RJ, Balady GJ, Bricker JT, et al. ACC/AHA 2002 guideline update for exercise testing: summary article: a report of the American College of Cardiology/American Heart Association Task Force on Practice Guidelines (Committee to Update the 1997 Exercise Testing Guidelines). *Circulation*. 2002;106:1883-1892.

Lane JR, Ben-Schachar G. Myocardial infarction in healthy adolescents. *Pediatrics*. 2007;120:938-943.

Paridon SM, Alpert BS, Boas SR, et al. Clinical stress testing in the pediatric age group: a statement from the American Heart Association Council on Cardiovascular Disease in the Young, Committee on Atherosclerosis, Hypertension, and Obesity in Youth. *Circulation*. 2006;113:1905-1920.

Price DE, Elder K, White RD. Exercise testing. In: O'Connor FG, Sallis R, Wilder R, et al., eds. *Sports Medicine—Just the Facts*. New York: McGraw-Hill; 2004:118-126.

2008 MAG Mutual Healthcare Solutions, Inc.'s Physicians' Fee and Coding Guide. Duluth, Georgia. MAG Mutual Healthcare Solutions, Inc. 2007.

CAPÍTULO 16
Remoção de Anzol

Simon A. Mahler, MD

A pesca é uma atividade popular em todo o mundo. Apenas nos Estados Unidos, estima-se que haja mais de 34 milhões de pescadores amadores. As lesões com anzóis são comuns tanto na pesca profissional quanto na recreacional. Felizmente, a maioria das lesões com anzóis resulta apenas em traumas leves dos tecidos moles. Embora frequentemente os anzóis sejam removidos no próprio local, essas lesões podem ser encontradas nos consultórios e nas unidades de emergência.

A maioria dos pacientes com lesões por anzóis procuram o médico com um anzol incrustado em alguma parte do corpo. As localizações mais comuns para essas lesões são mãos, face, cabeça e extremidades superiores. As técnicas especiais necessárias para a remoção de anzóis incrustados são ensinadas neste capítulo. Embora lesões graves sejam raras, o envolvimento ocular pode resultar em lesão penetrante do globo ocular e exige uma avaliação oftalmológica de emergência. Anzóis com penetração tissular profunda em áreas que podem envolver tendões, vasos, nervos ou ossos precisam de uma avaliação completa antes da remoção. Raramente, pode haver necessidade de radiografias ou ultrassom para determinar a profundidade da penetração do anzol e a relação com estruturas anatômicas importantes. O estado neurovascular deve ser avaliado em todos os pacientes com lesões por anzóis.

A técnica ideal para remoção de anzol depende do anzol que está incrustado. Há muitos tipos e tamanhos diferentes de anzóis. Contudo, os mais comuns são os anzóis de haste reta e farpa única (A), os de haste reta e várias farpas (B) e os anzóis triplos (C). Os anzóis retos de farpa única podem ser removidos com várias técnicas, incluindo a técnica retrógrada, a técnica do cordão ou a técnica da cobertura com agulha. A técnica retrógrada é a mais fácil porque não exige equipamento especial ou anestesia local, porém é a que tem a menor chance de ser bem-sucedida. A técnica do cordão também pode ser usada sem anestesia em anzóis retos de farpa única. As outras técnicas de remoção de anzóis exigem anestesia local. A técnica de avanço e corte é melhor para anzóis triplos ou com múltiplas farpas.

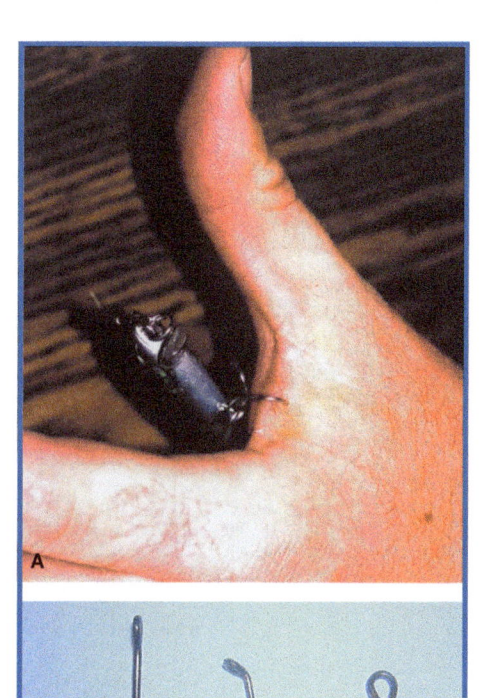

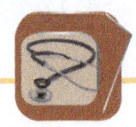

Equipamento

- Alicate ou pinça para puxar o anzol
- Cortador de arame ou alicate pesado com lâmina de corte de arame

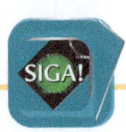

Indicações

- Lesões superficiais por anzóis incrustados

Contraindicações

- Envolvimento ocular
- Penetração profunda no tendão, osso, vaso sanguíneo de grande porte ou nervo

A técnica do cordão deve ser evitada em estruturas móveis (lóbulo da orelha).

O Procedimento

Técnica retrógrada

Passo 1. Aplicar uma pressão para baixo na haste do anzol para desengatar a farpa. A pressão para baixo é mantida e o anzol é puxado da pele pela via de entrada.

- **ATENÇÃO:** Se for encontrada resistência enquanto o anzol é removido, o procedimento deve ser interrompido e outra técnica deve ser tentada.

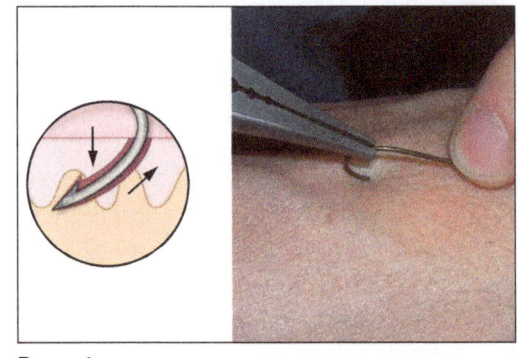

Passo 1

Técnica do cordão

Passo 1. Amarrar um cordão no ponto médio da curva do anzol e segurar a uma distância de 7 a 10 cm do anzol. Aplicar uma pressão para baixo na haste do anzol para desengatar a farpa. Dar um puxão firme e rápido no cordão em um ângulo de 45 graus com a pele enquanto a pressão para baixo é mantida.

- **ATENÇÃO:** Não usar a técnica do cordão em tecidos móveis como o lóbulo da orelha.

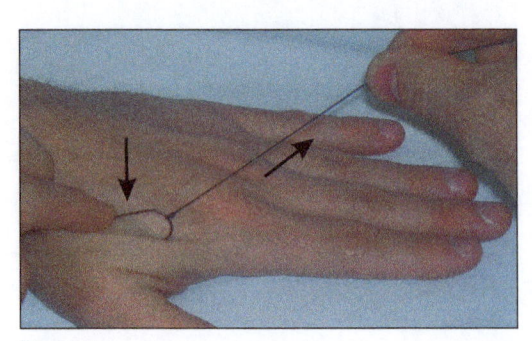

Passo 1

Técnica da cobertura com agulha

Passo 1. Administrar anestesia local. Avançar uma agulha 18G ao longo do anzol até que ela cubra a farpa do anzol. O anzol e a agulha são puxados do ferimento simultaneamente.

- ATENÇÃO: Múltiplas tentativas de punção com agulha irão aumentar a lesão nos tecidos moles adjacentes e podem causar sangramento ou formação de hematoma.

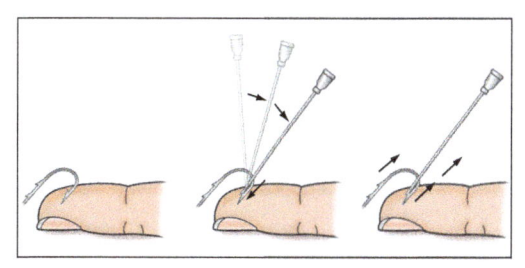

Passo 1

Técnica de avanço e corte

Passo 1. Administrar anestesia local. Usar alicates ou pinças grandes para avançar a ponta do anzol pela pele. Nos anzóis de haste única e múltiplas farpas, a haste é cortada com cortadores de arame e o anzol é puxado pela frente para fora do ferimento. Nos anzóis de farpa única ou nos anzóis triplos, o ponto do anzol que inclui a farpa é cortado com o cortador de arame e o anzol é puxado para trás pelo ferimento.

- ATENÇÃO: A anestesia local deve ser feita no ponto onde o anzol vai sair da pele; caso contrário, o procedimento não será bem tolerado.

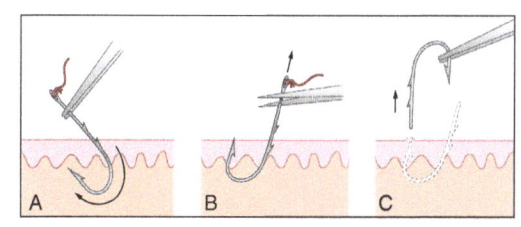

Passo 1

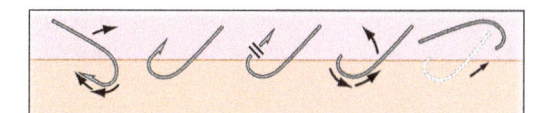

Passo 1

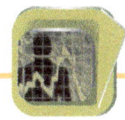

Complicações

- Sangramento
- Hematoma
- Infecção
- Retenção de corpo estranho
- Lesão de estrutura circunjacente (tendão, osso, vaso sanguíneo ou nervo)

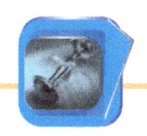

Considerações pediátricas

Embora as técnicas de remoção sejam as mesmas, os pacientes pediátricos são mais propensos a não cooperar por causa da ansiedade. Assim como em qualquer procedimento pediátrico, é melhor abordar a criança calmamente. A criança pode permanecer no colo dos pais ou do cuidador, de frente para o médico. Em crianças com menos de 5 anos de idade, pode ser necessário usar uma mochila porta-bebê ou sedação consciente.

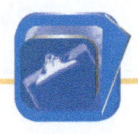

Instruções pós-procedimento

Após a remoção do anzol, o ferimento deve ser examinado cuidadosamente para verificar a retenção de corpo estranho. Ferimentos puntiformes devem ser deixados abertos e cobertos com curativos simples. Os antibióticos profiláticos são desnecessários na maioria dos pacientes, mas podem ser considerados em pacientes imunocomprometidos (p. ex., diabéticos). O estado neurovascular deve ser reavaliado e a vacina antitetânica confirmada e atualizada.

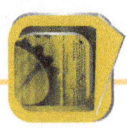

Informação sobre fontes de suprimento

- Alicates finos, cortadores de arame e alicates pesados com cortadores de arame estão disponíveis em qualquer loja de ferramentas.
- Uma bandeja de anestesia sugerida que pode ser usada neste procedimento é citada no Apêndice F.

Referências

Doser C, Cooper WL, Edinger WM, et al. Fishhook injuries: a prospective evaluation. *Am J Emerg Med.* 1991;9:413-415.
Eldad S, Amiram S. Embedded fishhook removal. *Am J Emerg Med.* 2000;18:736-737.
Gammons M, Jackson E. Fishhook removal. *Am Fam Physician.* 2001;63:2231-2236.
Terrill P. Fishhook removal. *Am Fam Physician.* 1993;47:1372.
2008 MAG Mutual Healthcare Solutions, Inc.'s Physicians' Fee and Coding Guide. Duluth, Georgia. MAG Mutual Healthcare Solutions, Inc. 2007.

CAPÍTULO 17
Intubação Endotraqueal

Christopher J. Wolcott, MD

A intubação endotraqueal é um procedimento fundamental para salvar vidas. Para realizar o procedimento, os médicos devem avaliar rapidamente a adequação das vias aéreas e a necessidade de suporte ventilatório. Uma vez tomada a decisão de intubar o paciente, o procedimento deve ser realizado rapidamente e de forma hábil para evitar deterioração do quadro ou lesão.

A decisão de intubar é determinada pela incapacidade do paciente de (i) oxigenar, (ii) ventilar ou (iii) proteger as vias aéreas. Esses problemas podem ocorrer simultaneamente. A falha em oxigenar se refere ao comprometimento das trocas gasosas ao nível dos alvéolos, resultando em hipoxia e/ou hipercarbia. São exemplos da falha na oxigenação o paciente com edema pulmonar, pneumonia ou embolia pulmonar. A fibrose pulmonar, a asma e a doença pulmonar obstrutiva crônica (DPOC) são doenças pulmonares restritivas que podem levar a uma falha na ventilação ou na movimentação do ar para dentro e para fora dos pulmões. A insuficiência ventilatória frequentemente é o resultado de condições respiratórias associadas a um maior trabalho respiratório, uso de músculos acessórios e fadiga. Os jovens e os idosos são particularmente suscetíveis à insuficiência ventilatória por fadiga.

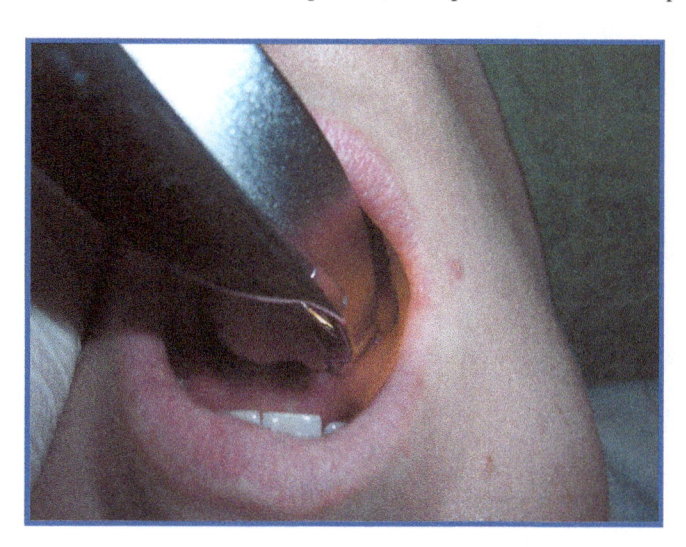

O paciente que não pode manter a patência das vias aéreas ou eliminar secreções exige intubação para proteger as vias aéreas. Exemplos de pacientes que precisam de intubação para evitar aspiração incluem aqueles com alteração do estado mental por intoxicação, traumatismo craniano, lesão do sistema nervoso central ou doença sistêmica grave. Pacientes que necessitam de intubação para evitar oclusão das vias aéreas incluem aqueles com trauma no pescoço, edema das vias aéreas superiores e queimaduras químicas ou térmicas. A decisão de intubar para proteger as vias aéreas não se baseia apenas no estado atual das vias aéreas do paciente, mas também no curso clínico antecipado. A intervenção precoce em um paciente relativamente estável, antes de uma oclusão ou comprometimento previsível das vias aéreas, permite uma intubação mais controlada com menos risco de complicações ou de insucesso.

TABELA 17-1 Fármacos para pré-medicação

Medicação	Dose	Efeito desejado
Atropina	0,01 mg/kg (min 0,1 mg)	Reduz a bradicardia e as secreções em crianças
Lidocaína	1,5-2,0 mg/kg	Atenua a elevação da PIC, reduz o reflexo da tosse
Fentanil	3-5 mcg/kg	Atenua a elevação da pressão arterial e da PIC
Dose defasciculante de paralisantes não despolarizantes; por exemplo, vecurônio	0,01 mg/kg (1/10 da dose normal)	Atenua a elevação da PIC por evitar as fasciculações causadas pela succinilcolina

PIC = pressão intracraniana.

Procedimento de intubação de sequência rápida (ISR)

Uma discussão sobre a técnica de intubação endotraqueal não seria completa sem uma discussão acerca da intubação de sequência rápida (ISR). A ISR é um processo sistemático no qual são usados uma sedação profunda e um paralisante muscular para acelerar a intubação. Reunir todo o equipamento, verificar o seu estado, selecionar o tubo adequado e confirmar a integridade do balonete. Pré-oxigenar com oxigênio a 100% um paciente que está respirando espontaneamente. Isso resultará na saturação da hemoglobina com oxigênio, dando mais tempo para colocar o tubo endotraqueal antes de se reoxigenar o paciente com ventilação com ambu-máscara (VAM). Administrar uma FiO_2 de 100% por três minutos com uma máscara não reinalante ou solicitar que o paciente faça quatro respirações profundas com FiO_2 de 100%. Observar que o uso de ventilação com pressão positiva com a VAM para pré-oxigenar ou reoxigenar após uma tentativa malsucedida de intubação pode causar distensão gástrica e aumentar o risco de vômitos com subsequente aspiração de conteúdo gástrico. Se o paciente estiver apneico ou necessitar de suporte ventilatório entre as tentativas de intubação, a VAM pode ser usada com pressão cricoide. Uma pressão suave para baixo na cartilagem cricoide irá comprimir o esôfago e reduzir a chance de insuflação gástrica.

A pré-medicação se refere a fármacos administrados 3 a 5 minutos antes da sedação e da paralisia muscular para atenuar a "resposta pressórica" da intubação (Tabela 17-1). Essa é a resposta fisiológica causada pela manipulação da laringe, levando a um aumento na frequência cardíaca, pressão arterial, pressão intracraniana (PIC) e pressão intraocular (PIO).

A fase de indução se refere à administração de medicações para produzir sedação profunda (Tabela 17-2). Esses fármacos são administrados por bolo intravenoso rápido.

TABELA 17-2 Agentes de indução

Medicação	Dose	Comentários
Etomidato	0,3 mg/kg	Protege a PIC e mantém a pressão arterial. Relatos de supressão do cortisol e da aldosterona.
Tiopental	3-5 mg/kg	Protetor cerebral. Pode causar hipotensão e broncospasmo. Contraindicado na porfiria aguda, intermitente ou variegata.
Cetamina	1-2 mg/kg	Broncodilatador potente. Pode causar aumento da pressão arterial e da PIC, fenômeno de emergência.
Propofol	0,5-1,5 mg/kg	Anticonvulsivante, antiemético, reduz a PIC. Reduz a pressão arterial.

PIC = pressão intracraniana.

TABELA 17-3 Paralisantes

Medicação	Dose	Início de ação	Duração de ação	Comentários
Succinilcolina	1,5 mg/kg	45-60 s	5-9 min	Agente despolarizante, aumenta a pressão intracraniana, aumenta a pressão intraocular, diminui a frequência cardíaca
Vecurônio	0,08-0,15 mg/kg	2-4 min	25-40 min	Não despolarizante
Rocurônio	0,6 mg/kg	1-3 min	30-45 min	Não despolarizante

Finalmente, administrar um agente paralisante intravenoso após a sedação (Tabela 17-3). Evitar o uso de succinilcolina em lesão por esmagamento ou queimaduras ou em qualquer condição com risco de hipercalemia. Aplicar uma pressão cricoide para reduzir o risco de aspiração gástrica. Quando o bloqueio neuromuscular for induzido, o paciente perde os reflexos de proteção das vias aéreas. Colocar o tubo endotraqueal como descrito no Passo 10, confirmar a posição e fixá-lo.

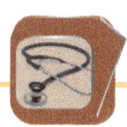

Equipamento

Todo equipamento necessário deve ser mantido em local acessível e constante. Na unidade de emergência se recomenda que o material seja verificado diariamente para garantir que esteja completo e em boas condições de uso.

- Cabo de laringoscópio adulto e pediátrico, com baterias carregadas
- Lâminas de laringoscópio de vários tamanhos (mostradas no Passo 1)
    - Miller n° 3 e 4 para a maioria dos adultos
    - Macintosh n° 3 e 4 para a maioria dos adultos
    - Miller n° 0 para bebês prematuros e recém-nascidos
    - Miller n° 1 para bebês a termo
    - Miller n° 2 para crianças pequenas
- Tubos endotraqueais de vários tamanhos (mostrados no Passo 2)
    - 7 a 7,5 mm para a maioria das mulheres adultas
    - 7,5 a 8 mm para a maioria dos homens adultos

    Embora esses tamanhos sejam os mais comuns, tubos de 2,5 a 9 mm devem estar disponíveis.
- VAM conectada a uma fonte de oxigênio de alto fluxo
- Aspirador com ponta
- Cânulas nasofaríngeas e orofaríngeas (mostradas no Passo 1)
- Equipamento de capnografia (mostrado no Passo 11)
- Estilete
- Baterias e lâmpadas de reserva
- Equipamento de fixação do tubo traqueal
    - Fita e resina
    - Fita traqueal
    - Equipamentos comerciais
- Pinça de Magill para remover corpo estranho da orofaringe posterior

Indicações

- Parada respiratória ou cardiopulmonar
- Exacerbação grave de uma condição clínica crônica, resultando em um paciente instável que não pode oxigenar e/ou ventilar, levando a
    - Hipoxia apesar da terapia adequada
    - Hipercarbia, especialmente com alteração do estado mental
    - Falha em ventilar causada por
        - Fadiga
        - Obstrução das vias aéreas
        - Doença neuromuscular
- Trauma:
    - Trauma do sistema nervoso central associado a escala de coma de Glasgow (ECG) ≤8
    - Lesão do pescoço com comprometimento das vias aéreas – escutar estridor ou alteração da voz:
        - Trauma penetrante associado a hematoma em expansão
        - Trauma fechado associado a hematoma
    - Tórax oscilante grave
    - Lesão pulmonar resultando em oxigenação ou ventilação ruins
    - Trauma multissistêmico resultando em paciente instável
- Perda da proteção das vias aéreas devido à alteração do estado mental:
    - ECG ≤8
    - Processo de doença avançado
    - Intoxicação
    - Sepse
- Antecipação de curso clínico:
    - Descompensação prevista de condição clínica levando a insuficiência respiratória
    - Paciente gravemente ferido necessitando cirurgia de emergência
    - Lesão térmica por inalação
    - Lesões químicas às vias aéreas
    - Paciente com aumento do trabalho respiratório e fadiga apesar da terapia
    - Transferência de um paciente com qualquer uma das condições citadas anteriormente para outro hospital

Contraindicações (relativas)

- A fratura instável da coluna cervical é uma contraindicação relativa, mas não deve impedir a intubação quando esta é necessária para manter a vida. Se houver tempo, um médico habilidoso em laringoscopia com fibroscópio pode realizar a intubação com mínima manipulação da espinha cervical.

- O trauma facial grave é uma contraindicação relativa, mas não deve impedir a intubação quando esta é necessária para manter a vida. Os debris e o sangue podem impedir a visualização das pregas vocais. A cricotireotomia deve ser considerada nesta situação.

O Procedimento

Passo 1. Preparar o equipamento. Confirmar que a lâmpada do laringoscópio esteja funcionando e ajustada adequadamente ao cabo. Inflar o balonete do tubo endotraqueal e verificar a sua integridade; inserir o estilete. O equipamento também deve conter cânulas orofaríngeas e nasofaríngeas para permitir uma ventilação mais eficiente com o ambu, se necessário.

Passo 2. Avaliar a presença de uma via aérea difícil. Isso permite que o médico escolha o material e o método de intubação com mais chance de ser bem-sucedido. Se o médico achar que pode haver uma via aérea difícil, então outro método de intubação deve ser considerado (Tabela 17-4).

TABELA 17-4 Alternativas à intubação orotraqueal

Intubação nasotraqueal
Intubação fibroscópica
Máscara laríngea de intubação
Estilete luminoso
Intubação retrógrada
Cricotireotomia

- **ATENÇÃO:** Os fatores que contribuem para uma intubação difícil incluem:
  - Paciente obeso com pescoço volumoso: Haverá dificuldades para posicionar esse paciente e ele irá desoxigenar mais rapidamente. A laringe de um paciente com um pescoço curto em geral é mais anterior e mais alta do que o normal, levando a uma dificuldade no alinhamento dos eixos.
  - Dentes e língua grandes ou incapacidade de abrir a boca mais do que 3 cm: Isso resulta em um menor espaço para colocar e manejar o equipamento dentro da boca.
  - Trauma, sangue, debris ou vômitos obscurecem os pontos de referência.
  - Artrite anquilosante grave ou um colar cervical limitam os movimentos da coluna cervical.

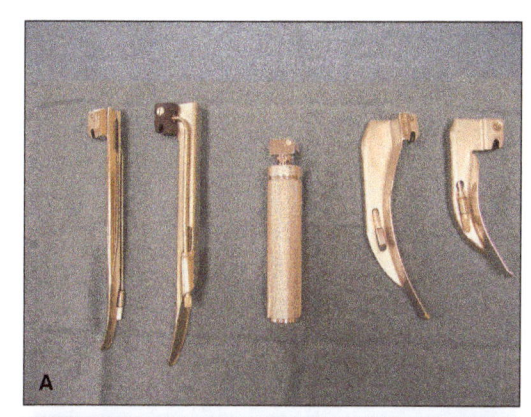

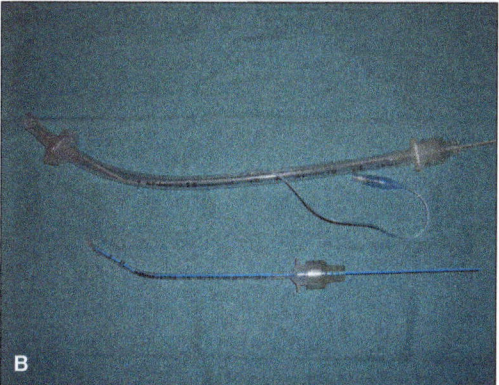

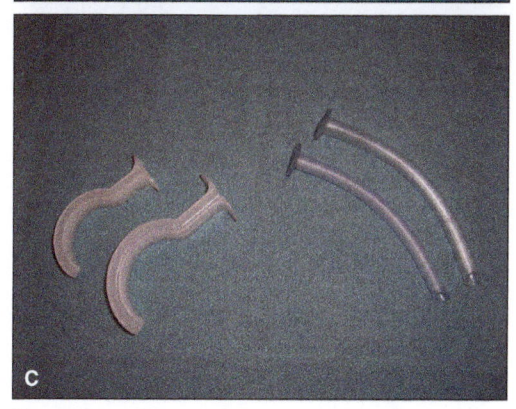

Passo 1

Passo 3. Posicionar o paciente. Colocar o paciente em posição de "aspiração", estendendo a cabeça sobre o pescoço e fletindo o pescoço em relação ao torso. Essa posição produz um melhor alinhamento do eixo oral com os eixos da laringe e da faringe. Nas figuras, o eixo oral é representado pela linha vermelha, o eixo laríngeo pela linha azul e o eixo faríngeo pela linha verde. Na posição neutra (A), os eixos não se alinham, dificultando muito a visualização ao longo do eixo da laringe. É possível observar como os eixos estão em melhor alinhamento quando o paciente é colocado em posição de aspiração (B).

- **ATENÇÃO:** Um paciente com uma lesão da coluna cervical não deve sofrer nenhuma movimentação do pescoço, e posicioná-lo adequadamente será mais difícil.

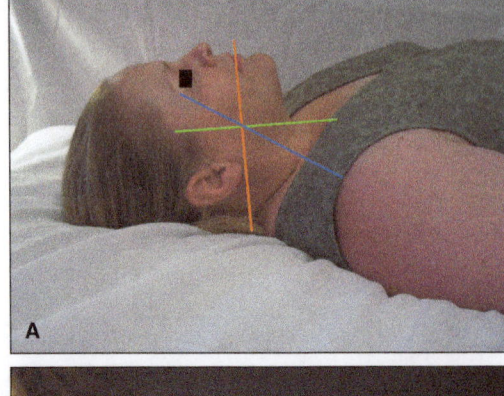

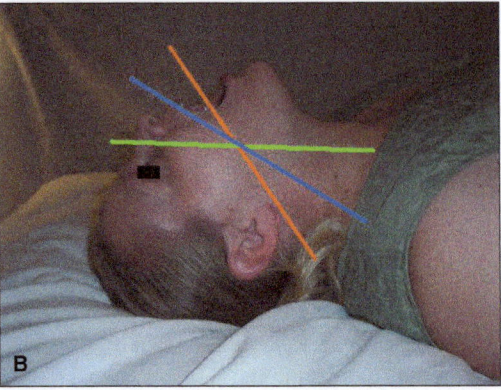

Passo 3

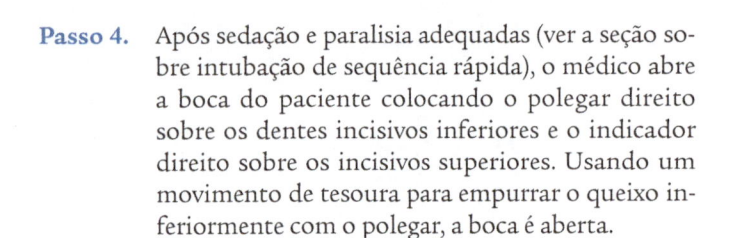

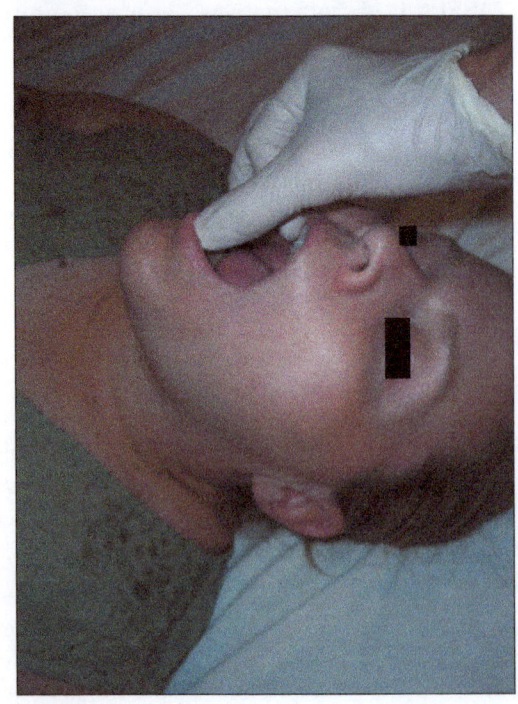

Passo 4. Após sedação e paralisia adequadas (ver a seção sobre intubação de sequência rápida), o médico abre a boca do paciente colocando o polegar direito sobre os dentes incisivos inferiores e o indicador direito sobre os incisivos superiores. Usando um movimento de tesoura para empurrar o queixo inferiormente com o polegar, a boca é aberta.

Passo 4

Passo 5. O operador segura o laringoscópio com a mão esquerda e insere a ponta da lâmina entre a língua e a superfície lingual dos dentes da mandíbula direita. À medida que a lâmina avança ao longo da superfície lingual dos dentes, a língua é deslocada para a esquerda.

- **ATENÇÃO:** Se a lâmina for colocada no centro da boca, a língua não será deslocada adequadamente para a esquerda e irá obscurecer a visão.

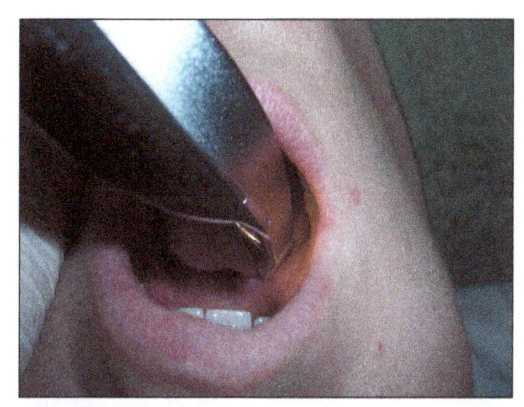

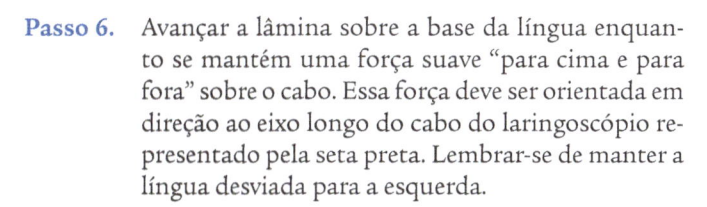

Passo 5

Passo 6. Avançar a lâmina sobre a base da língua enquanto se mantém uma força suave "para cima e para fora" sobre o cabo. Essa força deve ser orientada em direção ao eixo longo do cabo do laringoscópio representado pela seta preta. Lembrar-se de manter a língua desviada para a esquerda.

- **ATENÇÃO:** A rotação do cabo representada pela seta vermelha na figura, ao invés de elevar para cima e para fora ao longo do eixo, fará com que o cabo ou a lâmina pressionem os lábios ou dentes, causando laceração ou avulsões.

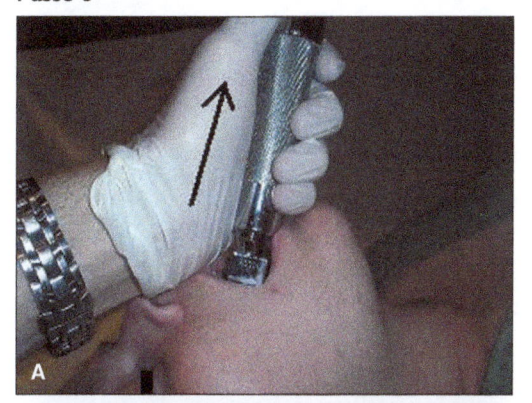

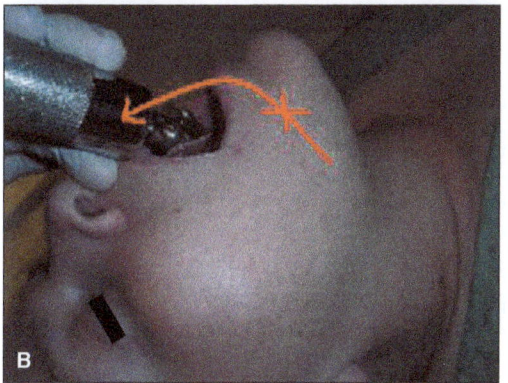

Passo 6

Passo 7. Se estiver usando uma lâmina de Macintosh, avançar a ponta dela para a valécula enquanto se mantém a força para cima e para fora.

- **ATENÇÃO:** Empurrar a lâmina de Macintosh muito profundamente na valécula provocará o deslocamento inferior da epiglote, obscurecendo a visão das pregas vocais.

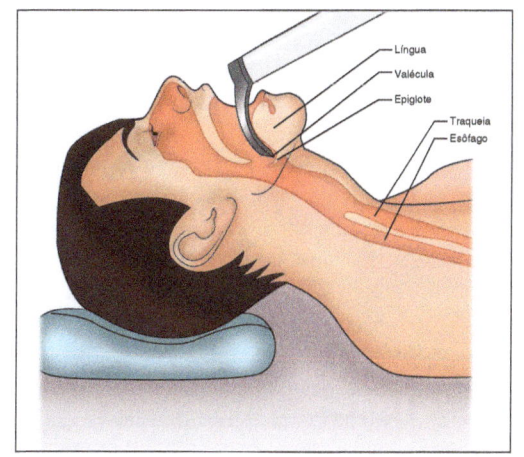

Passo 7

Passo 8. Se estiver usando uma lâmina de Miller, colocar a ponta em posição imediatamente inferior à epiglote e elevá-la para cima e para fora.

- **ATENÇÃO:** Se a lâmina de Miller for passada além da epiglote, a força para cima e para fora pode elevar a laringe e as pregas vocais para fora do campo de visão.

- **DICA:** Se não for possível visualizar as pregas vocais, a técnica de "B.U.R.P." pode ser usada. O médico pode aplicar uma "**p**ressão para trás (**b**ackward), para cima (**u**pward) e para direita (**ri**ghtward)" na cartilagem cricóidea. Isso colocará a laringe em uma posição mais favorável.

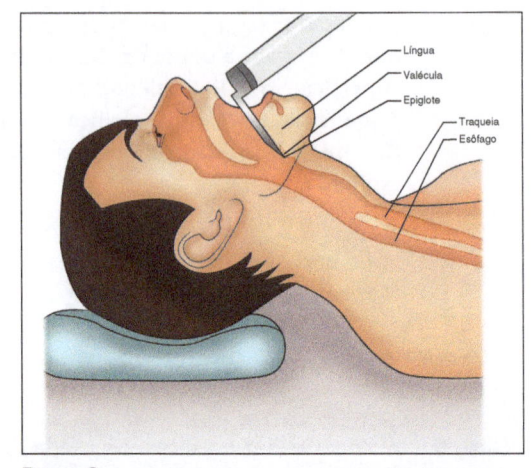

Passo 8

Passo 9. Quando as pregas vocais são visualizadas, um assistente deve colocar o tubo endotraqueal com o estilete na mão direita do operador. O operador não deve descuidar em nenhum momento das pregas vocais.

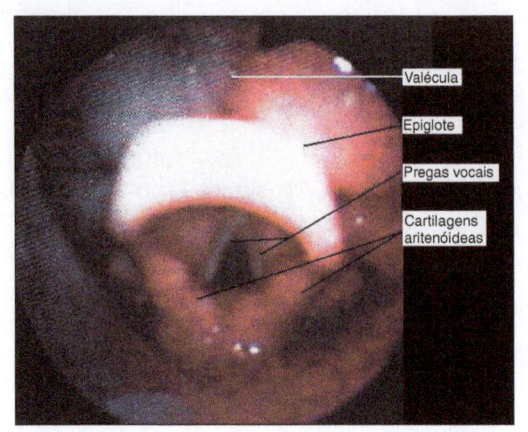

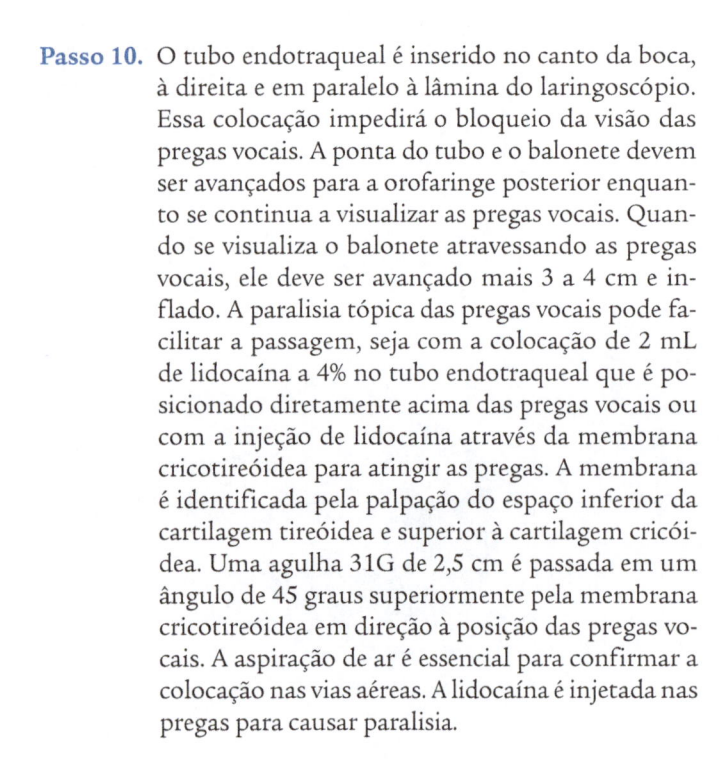

Passo 9

Passo 10. O tubo endotraqueal é inserido no canto da boca, à direita e em paralelo à lâmina do laringoscópio. Essa colocação impedirá o bloqueio da visão das pregas vocais. A ponta do tubo e o balonete devem ser avançados para a orofaringe posterior enquanto se continua a visualizar as pregas vocais. Quando se visualiza o balonete atravessando as pregas vocais, ele deve ser avançado mais 3 a 4 cm e inflado. A paralisia tópica das pregas vocais pode facilitar a passagem, seja com a colocação de 2 mL de lidocaína a 4% no tubo endotraqueal que é posicionado diretamente acima das pregas vocais ou com a injeção de lidocaína através da membrana cricotireóidea para atingir as pregas. A membrana é identificada pela palpação do espaço inferior da cartilagem tireóidea e superior à cartilagem cricóidea. Uma agulha 31G de 2,5 cm é passada em um ângulo de 45 graus superiormente pela membrana cricotireóidea em direção à posição das pregas vocais. A aspiração de ar é essencial para confirmar a colocação nas vias aéreas. A lidocaína é injetada nas pregas para causar paralisia.

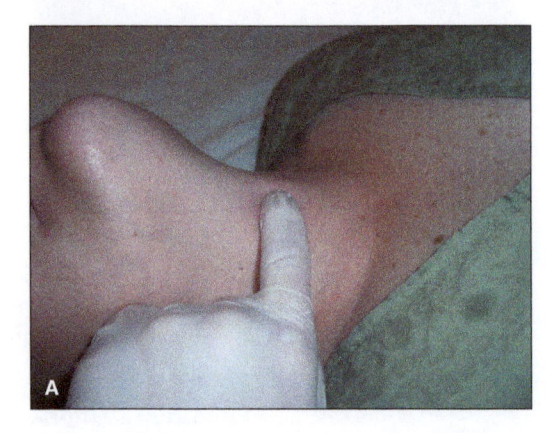

- ATENÇÃO: A não observação do tubo passando pelas pregas vocais aumenta o risco de colocação do tubo no esôfago.

- ATENÇÃO: Forçar o tubo entre as pregas vocais pode lesá-las. Ver a seção sobre complicações.

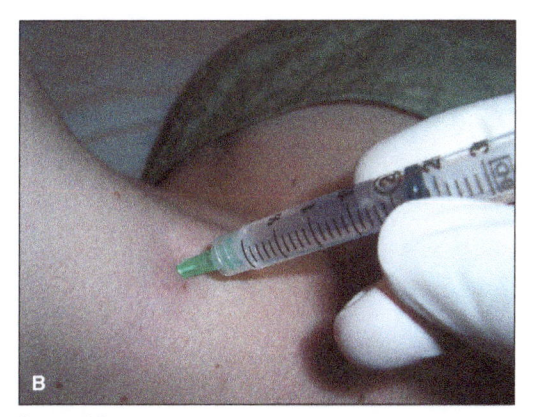

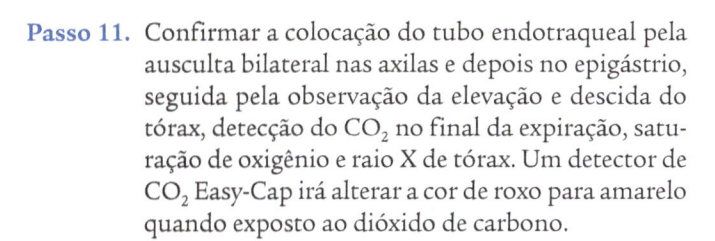

Passo 10

Passo 11. Confirmar a colocação do tubo endotraqueal pela ausculta bilateral nas axilas e depois no epigástrio, seguida pela observação da elevação e descida do tórax, detecção do CO_2 no final da expiração, saturação de oxigênio e raio X de tórax. Um detector de CO_2 Easy-Cap irá alterar a cor de roxo para amarelo quando exposto ao dióxido de carbono.

- ATENÇÃO: Deixar de auscultar os sons respiratórios nas axilas pode levar a uma falha em identificar a intubação do brônquio direito ou do esôfago. Na intubação do brônquio direito, o médico pode ouvir os sons respiratórios que foram transmitidos do lado direito para o lado esquerdo ao auscultar a área paraesternal esquerda.

- DICA: A profundidade desejada do tubo é de 3 a 7 cm acima da carina da traqueia. Essa posição evitará dano à carina pelo tubo se a cabeça do paciente for fletida porque a flexão da cabeça pode avançar o tubo endotraqueal em até 2 cm mais profundamente na traqueia.

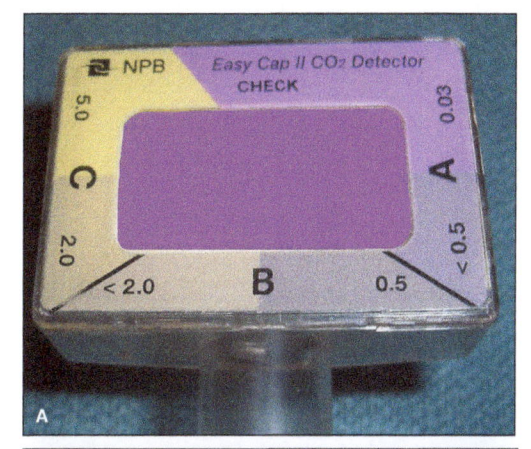

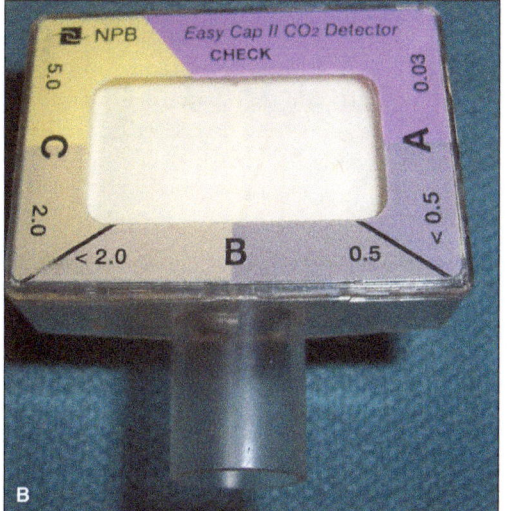

Passo 11

Passo 12. Fixar o tubo endotraqueal (TET) usando a fita com resina, fitas traqueais ou um equipamento comercial. O processo de usar a fita para fixar o TET é mostrado na figura. Cortar a fita longitudinalmente como mostrado. Aplicar o segmento superior da fita na face e no lábio superior e o enrolar o segmento inferior em torno do tubo. Aplicar a resina na pele para ajudar a fixar a fita na face.

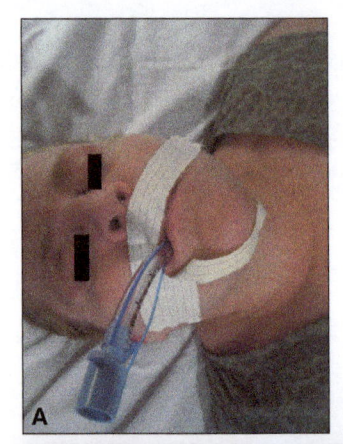

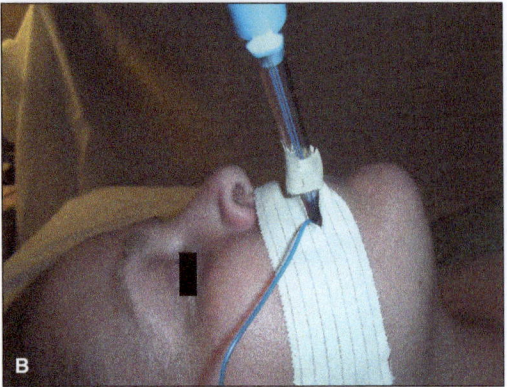

Passo 12

Passo 13. O uso de fita umbilical como uma fita traqueal é um método bem testado. Fazer uma alça e passar as pontas dela ao redor do tubo. Dar um nó em torno do tubo para fixá-lo no local. Passar as pontas em torno da cabeça do paciente acima de uma orelha e abaixo da outra e amarrar.

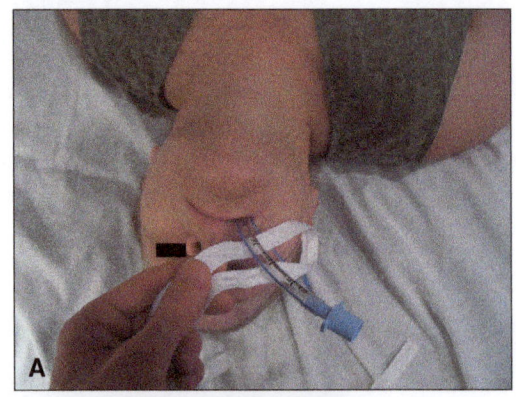

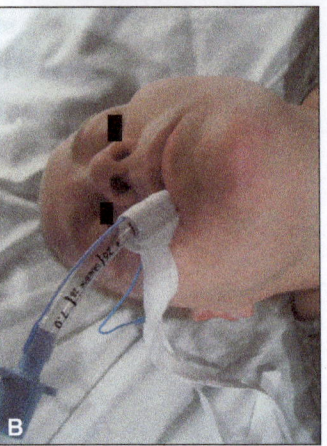

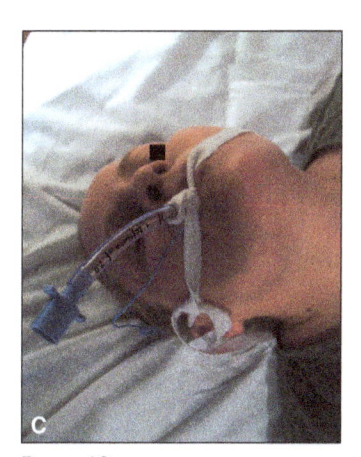

Passo 13

Passo 14. Há vários tipos de equipamentos comerciais de fixação que vêm com instruções específicas próprias. De modo geral, o médico aplicará uma fita adesiva com uma alça ao redor do tubo sobre o lábio superior. Aplicar uma fita em torno da cabeça e fixar na alça sobre o lábio. Fixar o tubo em um equipamento de fixação plástico. Enrolar a fita em torno do tubo e do fixador e prender no local.

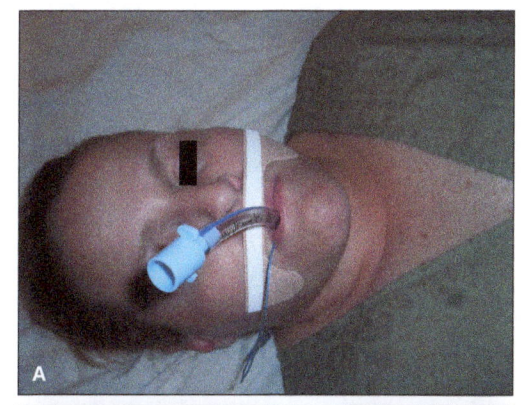

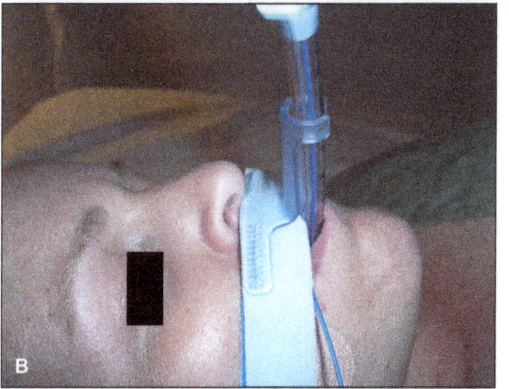

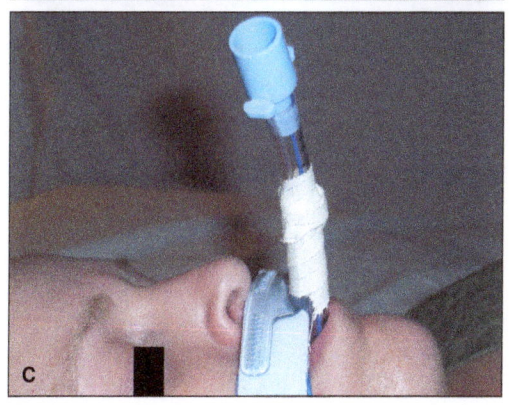

Passo 14

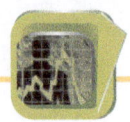

Complicações

- Intubação do brônquio principal direito:
    - O TET é avançado muito profundamente e a ponta entra no brônquio principal direito.
    - Isso pode causar atelectasia do pulmão esquerdo devido à falta de ar no pulmão esquerdo.
    - O operador deve confirmar a posição do tubo pela ausculta de sons respiratórios iguais nas axilas e pelo raio X de tórax.
    - Se forem ouvidos sons mais intensos no lado direito do tórax, o tubo deve ser puxado enquanto se ausculta até que sons iguais sejam obtidos.
- Intubação do esôfago:
    - O tubo endotraqueal é colocado inadvertidamente no esôfago.
    - Um movimento intenso de ar é ouvido sobre a área epigástrica enquanto não são ouvidos sons respiratórios nos campos pulmonares.
    - Os sinais vitais do paciente se deterioram.
    - Alguns médicos removem o tubo colocado de forma errada e realizam nova tentativa. Outros médicos deixam o tubo errado no local e tentam a intubação endotraqueal usando-o para marcar o esôfago.
- Trauma às pregas vocais:
    - A tentativa de forçar um TET muito grande por entre pregas vocais estreitas pode lesá-las.
    - A seleção de um TET menor permitirá uma passagem mais fácil do tubo.
- Trauma oral:
    - É comum haver dano aos dentes e aos lábios. Isso geralmente ocorre quando o operador tenta melhorar a visualização girando o laringoscópio na boca (mostrado no Passo 6). Isso faz com que o cabo empurre os dentes e os lábios. Se não forem encontrados todos os dentes quebrados e fragmentos, deve ser feita uma radiografia para determinar a sua localização.
    - Para evitar o trauma oral, o cabo do laringoscópio deve ser elevado "para cima e para fora".
- Perfuração da traqueia com o estilete: O estilete não deve se estender além da ponta do TET.
- Aspiração: A pressão positiva com a VAM pode provocar distensão gástrica. Uma pressão na cartilagem cricóidea e a minimização do uso de VAM diminuem a quantidade de gás no estômago.
- Pode ocorrer pneumotórax na ventilação com pressão positiva, especialmente se o paciente não tiver boa complacência pulmonar ou se o TET for colocado no brônquio principal direito.
- Arritmias podem ser causadas por manipulação da orofaringe pelo laringoscópio. Do mesmo modo, tentativas prolongadas de colocar o TET podem levar à hipoxia, bradicardia ou assistolia. A pré-medicação com atropina pode atenuar a resposta bradicárdica à intubação.

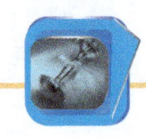

Considerações pediátricas

A resposta fisiológica de uma criança às condições clínicas difere da de um adulto. Por exemplo, os sinais vitais de um adulto podem se deteriorar gradualmente com a progressão da doença, permitindo que o médico responda a um colapso cardiovascular ou respiratório iminente a tempo. Já os sinais vitais de uma criança podem permanecer virtualmente normais a despeito da deterioração progressiva, fornecendo poucos sinais quanto à necessidade de intervenção. Roncos, retrações torácicas, batimentos de asas do nariz e letargia são indicadores de um mau estado respiratório em um paciente pediátrico.

Se a criança necessitar de intubação, a pré-oxigenação é extremamente importante. As crianças não toleram a apneia tanto quanto um adulto, e são necessárias tentativas mais curtas de colocar o tubo. Durante a apneia, uma criança de 10 kg pré-oxigenada irá manter quase 100% de SaO_2 por aproximadamente 2 a 3 minutos, caindo para <90% em aproximadamente 4 minutos. A criança então irá cair de 90% para 0% em <45 segundos. Um adulto de 70 kg pré-oxigenado irá manter a saturação de oxigênio >90% por 8 minutos e depois cair de 90% para 0% em 120 segundos.

A anatomia da criança também é diferente da do adulto. A cabeça e o osso occipital da criança são proporcionalmente maiores e podem manter a cabeça em posição fletida. A colocação de uma toalha ou um rolo sob os ombros ajudará a manter o pescoço em extensão. Além disso, a língua da criança é proporcionalmente maior e ocupa mais a boca do que em um adulto. A língua deve ser controlada com a lâmina do laringoscópio para obter uma visualização adequada. Finalmente, a laringe de uma criança é mais proximal do que em um adulto. Isso pode levar à colocação da lâmina do laringoscópio muito profundamente e no esôfago. A visualização da entrada da lâmina na orofaringe posterior e o avanço na laringe ajudarão a identificar estruturas anatômicas. Uma lâmina de Miller frequentemente é preferida para bebês e crianças.

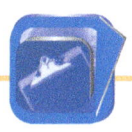

Instruções pós-procedimento

Após a colocação do TET e confirmação de sua posição correta, o médico deve fixar o tubo com fita e resina, fita umbilical ou um equipamento comercial. O ventilador deve ser ajustado. A programação deve ser baseada nos parâmetros do paciente: peso, problema clínico, condição e efeito desejado. Os ajustes incluem modo do ventilador, volume corrente, frequência, pressão e concentração de oxigênio, mas não se limitam a eles.

- Modos do ventilador:
    - Ventilação mecânica contínua (VMC) ou assistida controlada. O ventilador fornece um número mínimo de respirações por minuto em um volume corrente determinado (respiração controlada). Se o paciente respira independentemente, o ventilador fornecerá o volume corrente predeterminado (respiração assistida). Esse modo costuma ser usado em pacientes que não estão respirando espontaneamente.

    - Ventilação mandatória intermitente sincronizada (SIMV). O ventilador fornece um número mínimo de ventilações por minuto com um volume corrente determinado como na VMC. Contudo, o paciente pode respirar espontaneamente com uma frequência maior do que o ajuste do ventilador ou no seu próprio volume corrente. Esse modo é usado quando os pacientes estão sendo "desmamados" do ventilador para permitir que eles respirem por si sem risco de falência respiratória por fadiga.

    - Pressão positiva contínua nas vias aéreas (CPAP). O ventilador ajuda com a inalação fornecendo uma pressão predeterminada no circuito. Essa pressão diminui o trabalho respiratório por permitir que o paciente supere a resistência das vias aéreas com menos esforço. O volume corrente e a frequência respiratória são determinados pelo esforço do paciente. Esse modo pode ser usado quando se está determinando se o paciente pode ser extubado ou em várias doenças pulmonares restritivas e obstrutivas.

    - Controle de volume regulado por pressão (CVRP). Uma forma de VMC na qual um volume-alvo é ajustado no ventilador; este irá variar o fluxo inspiratório de cada respiração para atingir o volume ajustado no menor pico de pressão possível. O ventilador ajusta a pressão a cada respiração, à medida que a resistência e a complacência das vias aéreas do paciente se alteram, de modo a fornecer o volume corrente ajustado. Ele também mede o volume corrente de cada respiração e o compara com o volume corrente ajustado. Se o volume medido for menor do que o volume ajustado, o ventilador aumentará a pressão inspiratória para fornecer o volume corrente determinado. Se o volume corrente medido for maior do que o volume ajustado, o ventilador reduzirá a pressão. Este ajuste pode aumentar o tempo inspiratório para fornecer o volume determinado sem elevar a pressão acima do limite superior ajustado. O CVRP não é recomendado para asma ou DPOC porque um tempo inspiratório mais longo pode causar represamento de ar e auto-PEEP (pressão expiratória final positiva).

- Volume corrente (VC):
    - O VC é o volume de ar inspirado e expirado durante cada respiração.
    - No passado, muitos especialistas recomendavam 10 mL/kg como um ponto de início. Contudo, dados mais recentes sugerem que um volume corrente menor, de 6 a 8 mL/kg, reduz o risco de barotrauma e lesão pulmonar induzida pelo ventilador.
- Frequência respiratória:
    - A frequência deve ser ajustada para uma ventilação-minuto de 100 mL/kg. Essa ventilação-minuto é necessária para remover o dióxido de carbono produzido pelo metabolismo.
    - A frequência deve ser ajustada levando-se em consideração o seguinte:
        - O paciente febril produz 25% mais dióxido de carbono e precisa de 25% mais respirações.
        - O paciente hipercapneico pode precisar temporariamente de uma frequência respiratória aumentada para remover o excesso de CO_2. Contudo, o fornecimento de ventilações adequadas por meio de intubação e ventilação mecânica para um paciente que estava hipoventilando previamente pode ser suficiente para corrigir a hipercapnia, sem necessidade de hiperventilação.
    - A frequência deve ser ajustada com base na análise dos gases sanguíneos ou na monitorização do CO_2 corrente final.
- Pressão (PEEP):
    - A pressão é aplicada às vias aéreas para aumentar a pressão alveolar e manter as pequenas vias aéreas abertas.
    - Ela pode ser aumentada e melhorar a oxigenação por evitar o colapso alveolar.
    - A pressão em excesso pode produzir barotrauma.
    - A maioria começa em 5 a 10 cmH_2O.
- Fração do oxigênio inspirado (FiO_2):
    - Concentração de oxigênio fornecido aos pulmões.
    - Geralmente começa com 100% e é titulada para baixo com base na concentração de oxigênio no sangue arterial ou na oximetria de pulso.

Referências

Bailey H, Kaplan LJ. Mechanical ventilation. In: Roberts JR, Hedges JR, eds. *Clinical Procedures in Emergency Medicine*. Philadelphia: Saunders; 2004:146–170.

Clinton JE, McGill JW. Basic airway management and decision-making. In: Roberts JR, Hedges JR, eds. *Clinical Procedures in Emergency Medicine*. Philadelphia: Saunders; 2004:53–68.

Clinton JE, McGill JW. Tracheal intubation. In: Roberts JR, Hedges JR, eds. *Clinical Procedures in Emergency Medicine*. Philadelphia: Saunders; 2004:69–99.

Danzl DF, Vissers RJ. Tracheal intubation and mechanical ventilation. In: Tintinalli JE, Kelen GD, Stapczynski JS, eds. *Emergency Medicine: A Comprehensive Study Guide*. New York: McGraw-Hill; 2004:108–119.

Dronen SC, Hopson LR. Pharmacological adjuncts to intubation. In: Roberts JR, Hedges JR, eds. *Clinical Procedures in Emergency Medicine*. Philadelphia: Saunders; 2004:100-114.

Murphy MF, Murphy GW. Mechanical ventilation. In: Walls RM, Murphy MF, eds. *Manual of Emergency Airway Management*. Philadelphia: Lippincott Williams & Wilkins; 2004:320-326.

Schneider RE, Caro DA. Neuromuscular blocking agents. In: Walls RM, Murphy MF, eds. *Manual of Emergency Airway Management*. Philadelphia: Lippincott Williams & Wilkins; 2004:200-211.

Schneider RE, Caro DA. Pretreatment agents. In: Walls RM, Murphy MF, eds. *Manual of Emergency Airway Management*. Philadelphia: Lippincott Williams & Wilkins; 2004:183-188.

Schneider RE, Caro DA. Sedative and induction agents. In: Walls RM, Murphy MF, eds. *Manual of Emergency Airway Management*. Philadelphia: Lippincott Williams & Wilkins; 2004:189-199.

Schneider RE, Murphy MF. Bag/mask ventilation and endotracheal intubation. In: Walls RM, Murphy MF, eds. *Manual of Emergency Airway Management*. Philadelphia: Lippincott Williams & Wilkins; 2004:43-69.

Walls RM. Rapid sequence intubation. In: Walls RM, Murphy MF, eds. *Manual of Emergency Airway Management*. Philadelphia: Lippincott Williams & Wilkins; 2004:22-32.

2008 MAG Mutual Healthcare Solutions, Inc.'s Physicians' Fee and Coding Guide. Duluth, Georgia. MAG Mutual Healthcare Solutions, Inc. 2007.

CAPÍTULO 18
Redução de Luxação Mandibular

Christopher J. Wolcott, MD

A mandíbula pode se deslocar anteriormente, posteriormente, lateralmente ou superiormente. Contudo, a luxação mandibular costuma ocorrer quando os côndilos mandibulares deslizam anteriormente à eminência articular do osso temporal e ficam aprisionados em decorrência de espasmo dos músculos masseter, temporal e pterigóideo lateral. A luxação ocorre tipicamente quando a boca é aberta ao máximo ao bocejar, gritar ou rir. Além disso, uma pancada direta para baixo em uma boca parcialmente aberta também pode causar luxação mandibular.

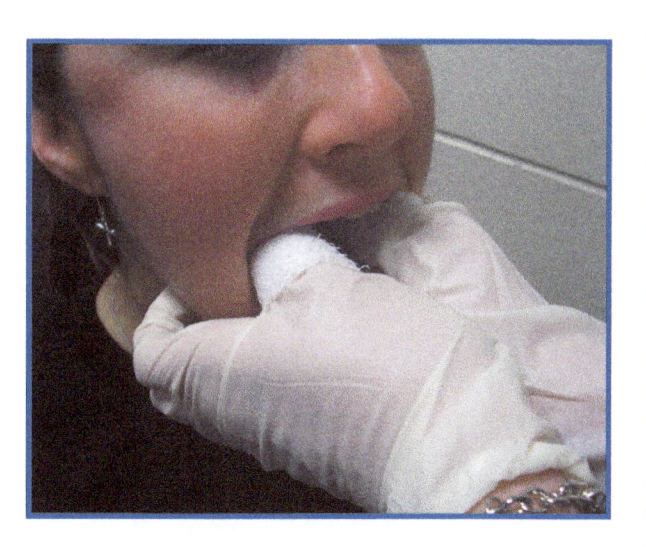

Vários fatores predispõem o paciente à luxação da mandíbula. Por exemplo, a frouxidão dos ligamentos temporomandibulares nas síndromes de Marfan ou Ehlers-Danlos, trauma prévio à articulação temporomandibular e malformações do côndilo mandibular, da fossa ou da eminência do osso temporal que levam a uma articulação sem profundidade predispõem o paciente a uma luxação mandibular.

Os pacientes com luxação mandibular queixam-se de má oclusão dos dentes e incapacidade de pronunciar palavras após uma atividade que causou abertura máxima da boca. Tipicamente estão presentes uma incapacidade de abrir ou fechar completamente a boca e dor por espasmo dos músculos da mastigação. Os achados físicos dependem do tipo de luxação mandibular. Na luxação bilateral, o queixo está simetricamente travado na posição aberta, enquanto, na luxação unilateral, o lado afetado da mandíbula é mais baixo do que o lado não afetado. Por fim, o côndilo mandibular deslocado pode ser palpado anteriormente à eminência temporal, deixando uma depressão no local onde a articulação temporomandibular costuma ser palpada.

O diagnóstico da luxação mandibular geralmente é clínico. Contudo, se houver dúvidas quanto ao diagnóstico ou em caso de trauma, pode ser necessário solicitar uma radiografia panorâmica ou uma tomografia computadorizada (TC) da mandíbula. A luxação mandibular está associada a edema e espasmo do músculo masseter. Portanto, a redução da mandíbula exige analgesia adequada e relaxamento muscular. Os narcóticos e benzodiazepínicos intravenosos geralmente são eficazes para a redução, mas a sedação consciente pode ser necessária.

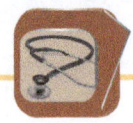

Equipamento

- Gaze
- Dois abaixadores de língua
- Acesso venoso, oxigênio e monitor em caso de realização de sedação consciente (ver Capítulo 4)

Indicações

- Luxação da mandíbula

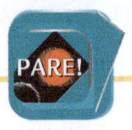

Contraindicações

- Fratura da mandíbula
- Luxação aberta
- Luxações superiores
- Trauma concomitante ou outras condições que impeçam uma tentativa de redução
- Comorbidades que aumentam o risco com a sedação consciente

O Procedimento

Passo 1. Usar gaze para envolver um abaixador de língua, que foi cortado no tamanho correto, na superfície volar de cada polegar. Os abaixadores de língua impedem que os polegares sejam mordidos inadvertidamente. Administrar analgesia adequada e fornecer relaxamento muscular.

- **ATENÇÃO:** O médico pode não ser capaz de dar conta do espasmo muscular se não administrar uma quantidade suficiente de narcóticos e/ou benzodiazepínicos. Além do mais, um paciente semissedado pode inadvertidamente morder a mão do médico durante a tentativa de redução.

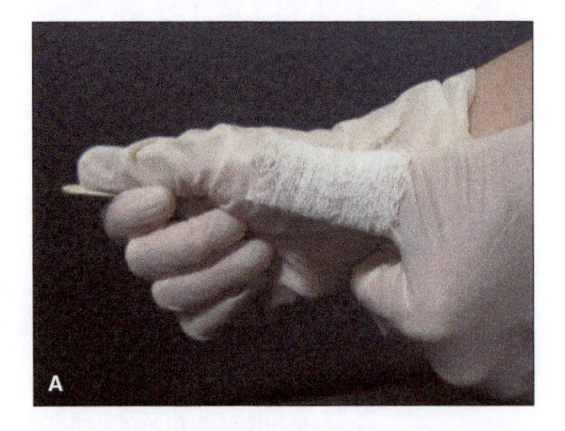

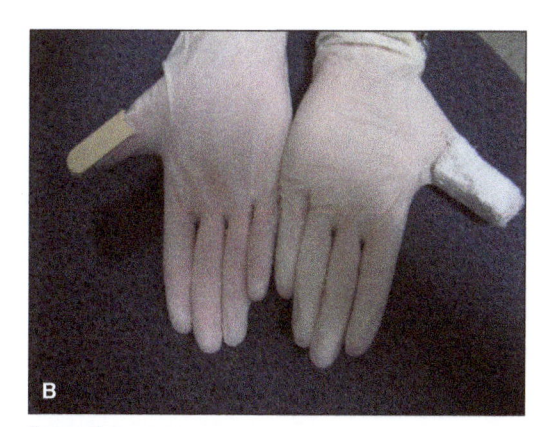

Passo 1

Passo 2. Ficar de frente para o paciente em posição sentada ou semissentada, colocando ambos os polegares nas superfícies oclusais dos molares inferiores posteriores. Os dedos devem envolver o ângulo e o corpo da mandíbula e são colocados sob a superfície medial do queixo. Essa posição permite que o médico segure firmemente a mandíbula.

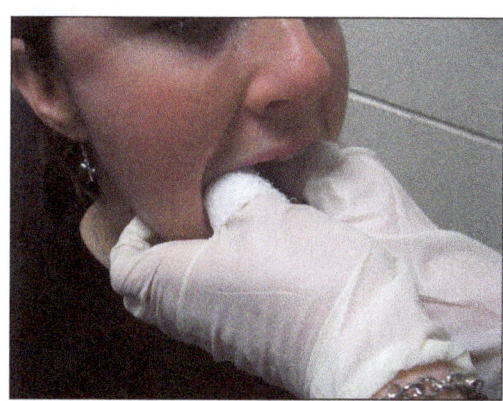

Passo 2

Passo 3. Aplicar uma pressão constante e suave para baixo sobre a mandíbula para permitir que os côndilos liberem a eminência articular. Quando os côndilos deslocados anteriormente estiverem inferiormente à eminência articular, uma força com direção posterior é aplicada para deslizar os côndilos de volta para a fossa mandibular. O paciente deve ser capaz de fechar imediatamente a boca após uma redução bem-sucedida. Não costuma ser necessário repetir as radiografias.

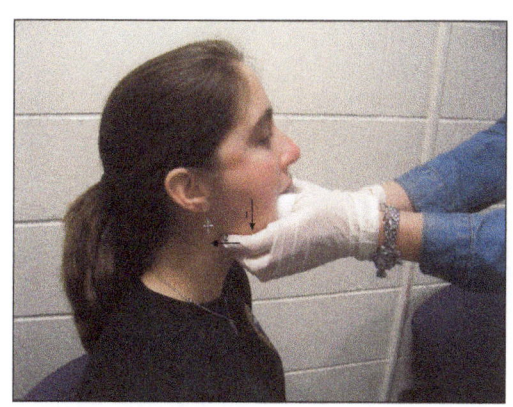

Passo 3

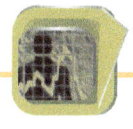

Complicações

- Falha em realizar uma redução bem-sucedida
- Tentativa de reduzir uma mandíbula fraturada

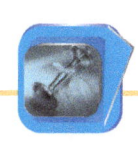

Considerações pediátricas

Embora a condição seja rara em crianças, o procedimento é o mesmo.

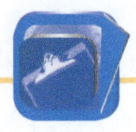

Instruções pós-procedimento

Quando a mandíbula estiver recolocada, prescreve-se ao paciente uma dieta suave por uma semana. O paciente deve ser instruído a evitar atividades nas quais a boca seja aberta completamente, além de ser orientado a bocejar com a boca fechada. Devem ser feitas prescrições de relaxantes musculares, anti-inflamatórios não esteroides e possíveis analgésicos narcóticos. Por fim, o médico deve encaminhar o paciente para um cirurgião de face em função do risco de luxação recorrente.

Referências

Denko K. Emergency dental procedures. In: Roberts JR, Hedges JR, eds. *Clinical Procedures in Emergency Medicine*. Philadelphia: Saunders; 2004:1338–1339.

Haddon R, Peacock WF. Face and jaw emergencies. In: Tintinalli JE, Kelen GD, Stapczynski JS, eds. *Emergency Medicine: A Comprehensive Study Guide*. New York: McGraw-Hill; 2004:1475–1476.

Nelson LS, Needleman HL, Padwa BL. Dental trauma. In: Fleisher GR, Ludwig S, Henretig FM, eds. *Textbook of Pediatric Emergency Medicine*. Philadelphia: Lippincott Williams & Wilkins; 2006:1513–1514.

Upadhye S. Temporomandibular joint dislocation and reduction. In: Reichman EF, Simon RR, eds. *Emergency Medicine Procedures*. New York: McGraw-Hill; 2004:1403–1407.

2008 MAG Mutual Healthcare Solutions, Inc.'s Physicians' Fee and Coding Guide. Duluth, Georgia. MAG Mutual Healthcare Solutions, Inc. 2007.

CAPÍTULO 19

Espirometria Ambulatorial

David L. Nelson, MD, LAc
Dennis R. Wissing, PhD, RRT, CPFT, AE-C

Os distúrbios respiratórios como doença pulmonar obstrutiva crônica (DPOC), enfisema, bronquite crônica e asma são as principais preocupações do médico de cuidados primários. Os pacientes frequentemente apresentam tosse inespecífica e dispneia, necessitando de avaliação para determinar a causa. Uma ferramenta simples para avaliar o estado pulmonar do paciente é a espirometria. A espirometria ambulatorial ou de beira de leito é um exame para determinar quanto de ar um indivíduo pode expelir e em que velocidade.

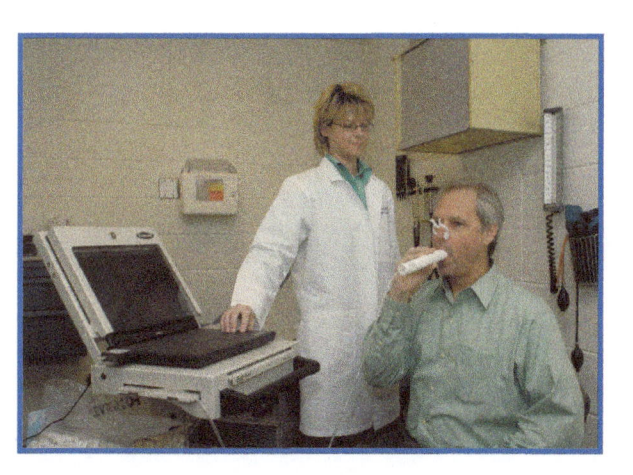

As medidas espirométricas permitem que o médico determine, em uma visita ambulatorial, se o paciente tem uma doença obstrutiva ou restritiva ou uma combinação de ambas.

A espirometria mede quatro valores numéricos que são úteis na avaliação do paciente:

- A capacidade vital forçada (CVF) é a quantidade total de ar que pode ser expirada após uma inspiração máxima. A CVF é relatada em litros.

- O volume expirado forçado em 1 segundo (VEF 1) mede o volume expirado durante o primeiro segundo de uma manobra de CVF. O VEF 1 é relatado em litros.

- O coeficiente VEF 1/CVF é a porcentagem do VEF 1 comparado com a CVF.

- O Pico de Fluxo Expiratório (PFE) é a medida da velocidade expiratória após uma inspiração máxima. O PFE é relatado em litros/minuto.

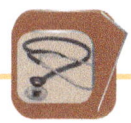

Equipamento

- Espirômetro portátil manual ou de mesa
- Bocal descartável
- Seringa de calibração (3 L)
- Impressora para resultados espirométricos
- Clipes nasais

Indicações

- Avaliar a gravidade da DPOC
- Determinar a existência de doença pulmonar em pacientes que fumam
- Diagnosticar e classificar a asma
- Avaliar a tolerância ao exercício
- Diagnosticar doença pulmonar restritiva
- Avaliar resposta aos broncodilatadores
- Avaliar exposição a toxinas/irritantes inalatórios no local de trabalho
- Avaliar incapacidade para compensações securitárias
- Determinar risco pré-operatório de complicações pulmonares
- Monitorizar progressão de doenças

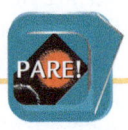

Contraindicações

- Incapacidade de cooperar
- Insuficiência respiratória aguda
- Asma persistente moderada a grave

O Procedimento

Passo 1. O operador deve estar familiarizado com o uso do espirômetro. Calibrar o espirômetro com uma seringa 3 L seguindo as recomendações do fabricante. Medir e registrar a altura do paciente de pé e sem sapatos, bem como seu peso. Inserir os dados sobre altura, peso, idade, raça e outros (p. ex., história de tabagismo, nível de dispneia) no programa do espirômetro como indicado. Instruir o paciente a sentar ereto em uma cadeira e com os pés no chão, remover dentaduras e afrouxar qualquer roupa apertada. Explicar por que o teste está sendo feito e a forma como ele é realizado. Demonstrar o procedimento usando o pneumotacômetro ou o bocal.

Passo 1

- **ATENÇÃO:** A espirometria não deve ser feita se o paciente tiver fumado nas últimas quatro horas. Fumar pode provocar a constrição aguda das pequenas vias aéreas.

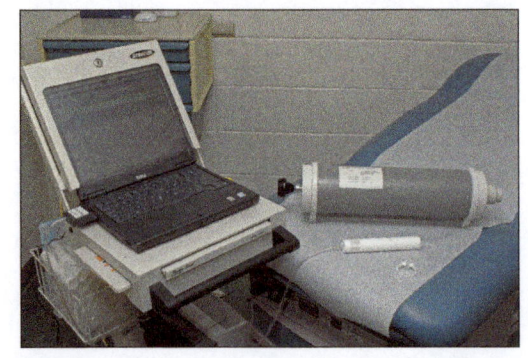

Passo 2. Colocar os clipes nasais. Pedir que o paciente coloque o bocal mantendo uma boa oclusão com os lábios e avaliar se há vazamentos. Instruir o paciente a respirar normalmente para acostumar-se com o procedimento e o equipamento. Após várias respirações correntes, e em uma expiração final como observado na tela do espirômetro, pedir que o paciente faça uma inspiração profunda. Imediatamente após uma respiração profunda completa, fazer o paciente expirar o mais rápido e forte possível. Continuar com a expiração por um mínimo de seis segundos – o gráfico de volume-tempo deve nivelar-se.

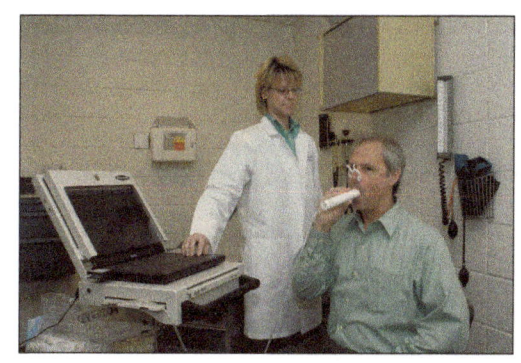

Passo 2

Passo 3. Encorajar uma expiração mais longa se o gráfico de volume-tempo continuar a ascender após seis segundos. Após uma expiração completa, instruir o paciente a fazer uma inspiração rápida para completar a curva de fluxo-volume. Remover o bocal e o clipe nasal e fazer o paciente respirar normalmente. O procedimento é repetido, tipicamente, duas vezes mais por um total de três manobras aceitáveis.

- **ATENÇÃO:** A acurácia da espirometria depende do treinamento e das instruções corretas fornecidas pelo profissional.

- **ATENÇÃO:** O procedimento é repetido se o paciente realizar qualquer uma das três manobras de forma inadequada, de modo que sejam obtidos três traçados com variação mínima nas medidas. Oito tentativas é o limite para qualquer sessão de espirometria.

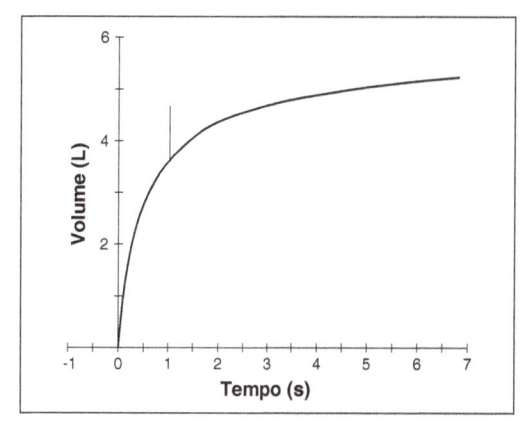

Passo 3

Passo 4. Rever os resultados e discutir os achados com o paciente. Se o paciente obtiver <70% do VEF 1 previsto, o médico deve considerar a indicação de um espirograma pós-broncodilatador. Obter um inalador dosimetrado com um beta-agonista (p. ex., albuterol) e balançar o tubo para misturar o fármaco e o propelente. Conectar uma câmara ou espaçador com o inalador e instruir o paciente sobre o seu uso correto. Administrar quatro *puffs* do beta-agonista, esperar 15 minutos e depois fazer o paciente realizar três medidas do espirograma. O paciente responde favoravelmente ao broncodilatador inalado se o VEF 1 aumentar em 12% ou mais (Tabela 19-1).

- **DICA:** É importante que profissional registre altura, idade, sexo e raça corretamente. Esses fatores afetam a função pulmonar e são usados para determinar os valores espirométricos previstos para o paciente. O programa do espirômetro irá comparar as medidas previstas com os valores reais do paciente. A partir desta comparação é feito o diagnóstico.

TABELA 19-1 Exemplo de medidas espirométricas pré e pós-broncodilatador em uma mulher branca de 56 anos com 1,58 m de altura e 60 kg

Parâmetro	Previsto	Pré-broncodilatador	Pós-broncodilatador
CVF	3,17 L	2,98 L	3,01 L
VEF 1	2,47 L	1,25 L	1,88 L[a]
PFE	371 L/min	173 L/min	259 L/min

[a] Representa um aumento >12%, mostrando que o paciente respondeu ao broncodilatador.

TABELA 19-2 Motivos para medidas espirométricas incorretas

O paciente realiza um esforço inspiratório ou expiratório submáximo.
O paciente tem um vazamento em torno do bocal.
O paciente pausa para expirar forçadamente após uma inspiração máxima.
O paciente tosse durante a manobra.
O paciente tem má postura.
O paciente insere a língua no bocal.
O paciente inadvertidamente fecha a glote.
O paciente tem uma inspiração ou expiração incompleta.

■ **ATENÇÃO:** Mesmo quando os valores espirométricos previstos do paciente são computados, a faixa normal de medidas espirométricas reais para indivíduos saudáveis pode variar de 80 a 120%.

Passo 5. Determinar a confiabilidade dos traçados espirométricos e a reprodutibilidade dos resultados. A variância entre a maior e a segunda maior CVF deve ser <150 mL. A variância entre o maior e o segundo maior VEF 1 deve ser <150 mL. O médico deve escolher a melhor das duas medidas similares ou deixar que o programa do espirômetro o faça. A Tabela 19-2 mostra motivos comuns para medidas incorretas da espirometria.

■ **DICA:** O paciente deve ter expirado pelo menos seis segundos, e mais tempo se o gráfico de volume-tempo continuar a ascender após seis segundos.

Passo 6. Interpretar os resultados da espirometria. As figuras a seguir podem ajudar com a interpretação dos resultados da espirometria.

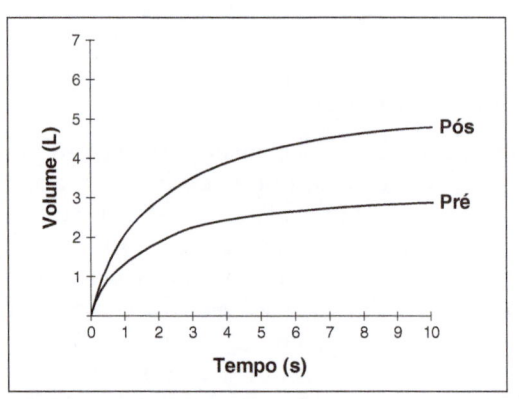

Gráfico de volume-tempo normal

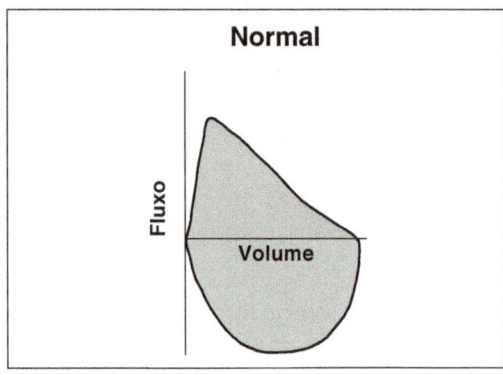

Curva de fluxo-volume normal

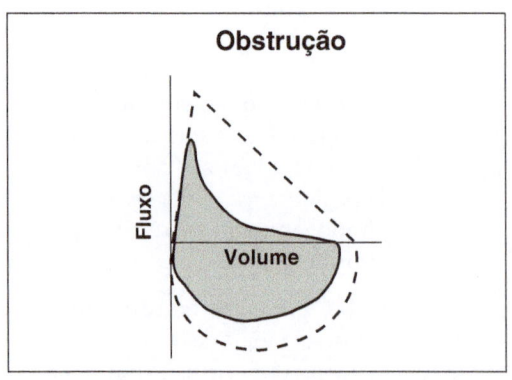

Curva de fluxo-volume com padrão de obstrução de vias aéreas

Passo 7. Indivíduos saudáveis são capazes de realizar uma inspiração máxima seguida de uma expiração máxima. A CVF será aproximadamente 80% do valor previsto e o coeficiente VEF 1/CVF será pelo menos 70%. A doença obstrutiva é diagnosticada, tipicamente, quando esses valores caem para <80% e 70% dos valores previstos, respectivamente. Na doença obstrutiva, há uma diminuição na velocidade máxima de fluxo e a curva expiratória é escavada ou côncava em relação ao eixo X. Na doença restritiva, a velocidade de fluxo pode estar aumentada enquanto o volume está diminuído. A Tabela 19-3 resume as alterações que ocorrem na espirometria nas doenças obstrutiva e restritiva ou quando o paciente tem uma combinação de ambas.

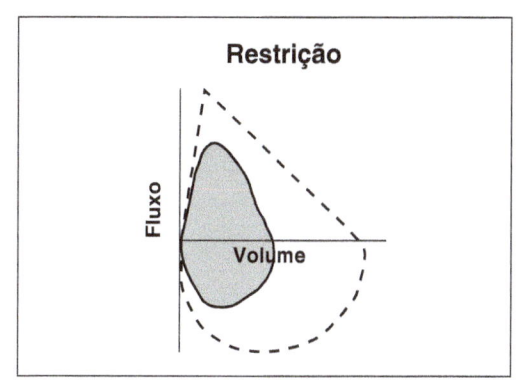

Curva de fluxo-volume com padrão de doença pulmonar restritiva

TABELA 19-3 Classificação das anormalidades pulmonares com base na espirometria

Parâmetro	Obstrutiva	Restritiva	Mista
CVF	↓ ou normal	↓	↓
VEF 1	↓	↓ ou normal	↓
VEF 1/CVF	↓	↑ ou normal	↓

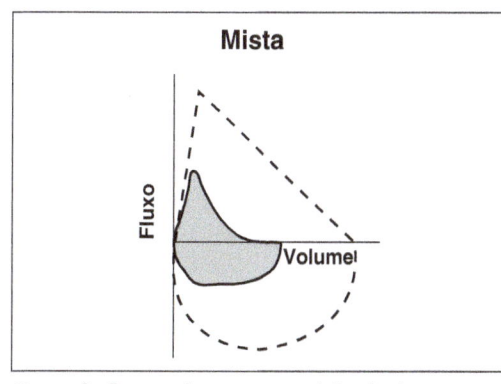

■ **DICA:** Há uma boa correlação entre o PFE e o VEF 1 na asma, o que permite que o médico use o PFE para avaliar o paciente com asma. Essa correlação diminui nos pacientes com DPOC. A propensão para a ocorrência de colapso das vias aéreas como vista na DPOC resulta em uma relação variável entre o PFE e o VEF 1. O teste do PFE na DPOC pode ser enganador. Além do mais, o PFE não detecta doença das pequenas vias aéreas, o que é comum na DPOC.

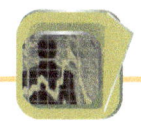

Curva de fluxo-volume com padrão de doença mista

Complicações

- Pode ocorrer colapso das pequenas vias aéreas por compressão dinâmica das vias aéreas durante a capacidade vital forçada em pacientes com DPOC, asma, enfisema ou bronquite crônica. Isso pode resultar em sibilos observados na ausculta.
- Pode ocorrer hiperventilação se o paciente não for corretamente instruído.
- Pode ocorrer contaminação cruzada se o bocal for usado por múltiplos pacientes.

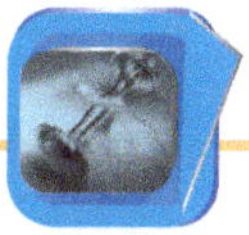

Considerações pediátricas

As crianças representam um desafio para o profissional que realiza espirometria. A instrução cuidadosa sobre postura e respiração corretas é essencial para obter resultados de exames reprodutíveis. É importante encorajar a criança a relaxar tanto quanto possível para evitar ansiedade indevida.

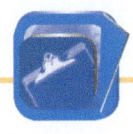

Instruções pós-procedimento

- O paciente pode retomar as atividades regulares imediatamente.
- Embora seja comum haver alguma dor musculoesquelética, ela deve se resolver com o tratamento conservador.
- O paciente deve ser acompanhado pelo médico que solicitou o exame.

Referências

Ferguson GT, Enright PL, Buist AS, et al. Office spirometry for lung health assessment in adults: a consensus statement from the National Lung Health Education Program. *Chest*. 2000;117:1146-1161.

Miller MR, Crapo R, Hankinson J, et al. General considerations for lung function testing. *Eur Respir J*. 2005;26:153-161.

Miller MR, Hankinson J, Brusasco V, et al. Standardisation of spirometry. *Eur Resp J*. 2005;26:319-338.

Pauwels RA, Buist AS, Ma P, et al. Global strategy for the diagnosis, management, and prevention of chronic obstructive pulmonary disease: National Heart, Lung, and Blood Institute and World Health Organization global initiative for chronic obstructive lung disease (GOLD) executive summary. *Respir Care*. 2001;46:798-825. http://www.goldcopd.com/. Accessed November 7, 2001.

Pellegrino R, Viegi G, Brusasco V, et al. Interpretive strategies for lung function tests. *Eur Respir J*. 2005;26:948-968.

Wagner J, Clausen JL, Coates A, et al. Standardisation of the measurement of lung volumes. *Eur Respir J*. 2005;26:511-522.

2008 MAG Mutual Healthcare Solutions, Inc.'s Physicians' Fee and Coding Guide. Duluth, Georgia. MAG Mutual Healthcare Solutions, Inc. 2007.

CAPÍTULO 20

Redução da Subluxação da Cabeça do Rádio ("Cotovelo de Babá")

Simon A. Mahler, MD

Ken Barrick, MD

A subluxação da cabeça do rádio é a lesão mais comum do cotovelo em crianças. Ela ocorre, tipicamente, em crianças com idade entre 1 e 4 anos, com um pico de incidência entre 2 e 3 anos de idade. No entanto, o "cotovelo de babá" tem sido relatado em crianças menores de 6 meses e naquelas com até 8 anos. As meninas têm mais probabilidade de ser afetadas do que os meninos e o braço esquerdo é mais frequentemente envolvido do que o direito.

O "cotovelo de babá" é causado, tipicamente, por uma tração axial súbita no braço da criança. Isso faz com que uma porção do ligamento anular deslize sobre a cabeça do rádio para dentro da articulação umerorradial, havendo um pinçamento. Na maioria das crianças, o ligamento anular se fortalece em torno dos cinco anos de idade, o que diminui a probabilidade de lesão em crianças maiores.

A história clássica que sugere uma subluxação da cabeça do rádio é a de uma "lesão causada por um puxão". Tipicamente, o braço da criança é puxado enquanto está estirado para evitar uma queda, ou a criança está puxando em sentido contrário. Essa lesão também ocorre durante brincadeiras em que a criança é balançada pelos braços. Esse mecanismo é responsável por aproximadamente 50% dos casos. Outros mecanismos menos comuns de lesão incluem quedas sobre o cotovelo, trauma direto de menor porte ou torção do braço. Raramente, não há história de trauma. Rolar sobre o corpo quando um braço ficou preso debaixo dele é uma causa de subluxação da cabeça do rádio em crianças com menos de seis meses de idade. O "cotovelo de babá" também pode ser o resultado de maus-tratos infantis.

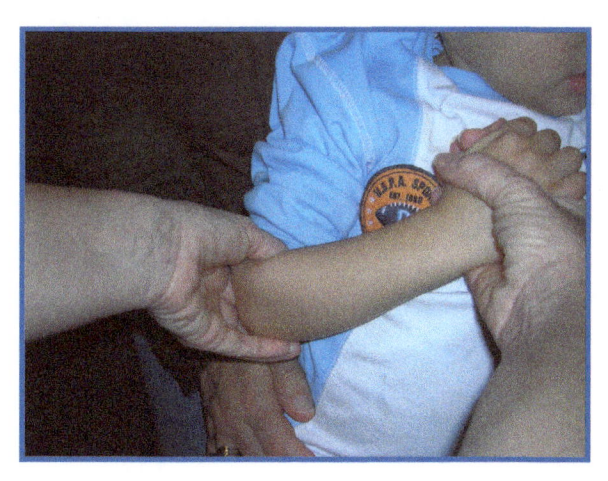

As crianças com "cotovelo de babá" se recusam a movimentar o braço afetado. A criança segura o braço próximo ao corpo com o cotovelo discretamente fletido ou totalmente estendido e o antebraço pronado. A criança em geral não está em sofrimento até que seja feita uma tentativa de movimentar ou examinar o braço. Com a palpação, pode haver alguma sensibilidade sobre o aspecto anterolateral da cabeça do rádio. Contudo, o úmero distal e a ulna geralmente não são sensíveis. A criança não movimenta ativamente o braço envolvido e qualquer tentativa de manipulação da extremidade irá desencadear um desconforto significativo. É importante examinar toda a extremidade, bem como a clavícula do lado afetado, para não negligenciar outras lesões.

A subluxação da cabeça do rádio é um diagnóstico clínico. Todavia, essa lesão não deve confundida com uma fratura supracondilar, que apresenta sensibilidade focal e edema. Radiografias raramente são indicadas na subluxação da cabeça do rádio, mas devem ser obtidas se houver suspeita de fratura supracondilar, se o mecanismo da lesão for inconsistente com a história clássica de subluxação da cabeça do rádio ou se múltiplas tentativas de redução não forem bem-sucedidas.

Há dois métodos para reduzir uma subluxação da cabeça do rádio: o método da supinação/flexão e o método da hiperpronação. As duas técnicas são eficazes e podem ser realizadas no ambulatório ou no setor de emergência. Embora o método da supinação/flexão seja sugerido tradicionalmente, a técnica da hiperpronação também deve ser considerada terapia de primeira linha. Estudos recentes sugerem que a técnica de hiperpronação tem mais probabilidade de ser bem-sucedida na primeira tentativa e é menos dolorosa.

A confirmação de uma redução bem-sucedida ocorre quando a criança movimenta voluntariamente o braço afetado. Imediatamente após a redução, a criança pode chorar e continuar a resistir à movimentação do braço. Pode levar 5 a 15 minutos antes que ela movimente o braço afetado. Após a redução bem-sucedida, não há necessidade de tratamento adicional, imobilização ou restrição de atividades.

Se o paciente não estiver movimentando o braço após 15 minutos, podem ser feitas tentativas adicionais para reduzir a articulação. A hiperpronação é mais bem-sucedida na segunda tentativa do que a flexão/supinação. Após múltiplas tentativas fracassadas, devem ser feitas radiografias do braço. Se as radiografias forem normais, pode-se colocar uma tipoia na criança e agendar uma consulta de acompanhamento. O acompanhamento por um ortopedista pediátrico deve ser considerado, mas a consulta ambulatorial no dia seguinte pode ser suficiente. Os estudos sugerem que o movimento espontâneo dentro de 24 horas é comum e ocorre em 60% dos pacientes que tiveram falha na redução. O "cotovelo de babá" não reconhecido ou não reduzido não foi correlacionado com nenhuma sequela clínica significativa.

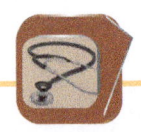

Equipamento

- Nenhum

Indicações

- Subluxação da cabeça do rádio ("cotovelo de babá")

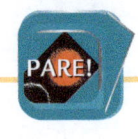

Contraindicações

- Suspeita de fratura

O Procedimento

Passo 1. Para ambas as técnicas, abordar a criança calmamente para reduzir a ansiedade. A criança pode se sentir mais confortável no colo dos pais ou do cuidador, de frente para o médico.

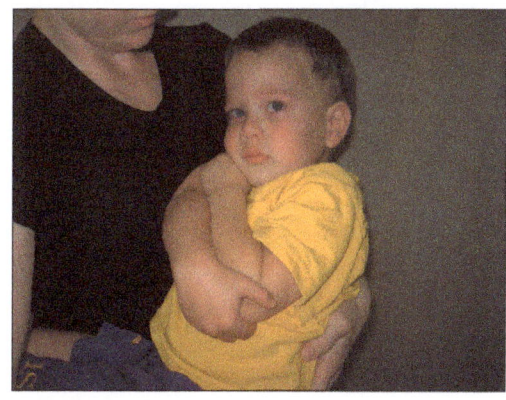

Passo 1

Técnica da hiperpronação

Passo 2. Apoiar o braço afetado da criança, mantendo o cotovelo em 90 graus. Aplicar pressão moderada na cabeça do rádio.

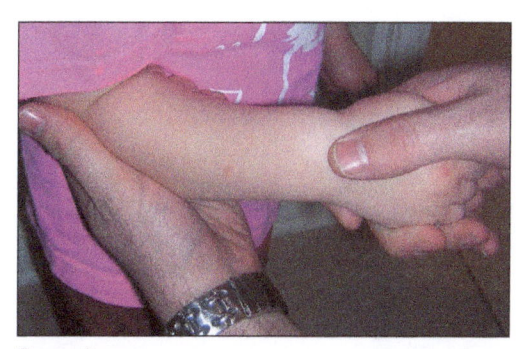

Passo 2

Passo 3. Segurar o antebraço com a outra mão e pronar o antebraço. Um "click" audível pode ser ouvido ou um "pop" pode ser sentido na redução bem-sucedida.

- **ATENÇÃO:** A presença de crepitação ou dor intensa sugere uma fratura oculta e exige a interrupção do procedimento.

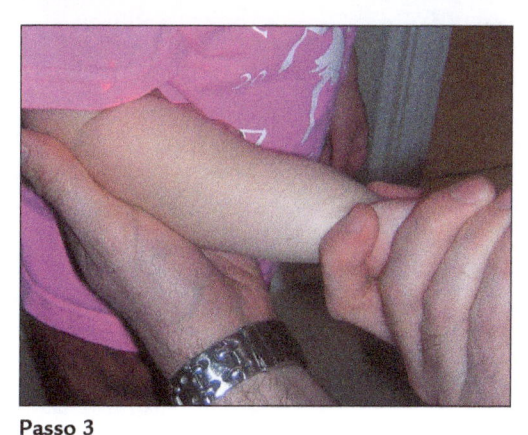

Passo 3

Técnica de supinação/flexão

Passo 2. Apoiar o braço afetado da criança, mantendo o cotovelo em 90 graus. Aplicar pressão moderada na cabeça do rádio.

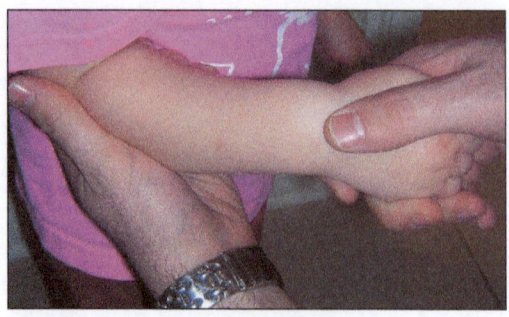

Passo 2

Passo 3. Segurar a mão ou o punho como se estivesse apertando a mão de alguém e aplicar uma tração suave. Enquanto se mantém a tração, supinar a mão/punho do paciente e depois estender completamente o cotovelo afetado. Um "click" audível pode ser ouvido ou um "pop" pode ser sentido na redução bem-sucedida.

- ATENÇÃO: A presença de crepitação ou dor intensa sugere uma fratura oculta e exige a interrupção do procedimento. A técnica da hiperpronação deve ser tentada se a técnica de supinação/flexão falhar.

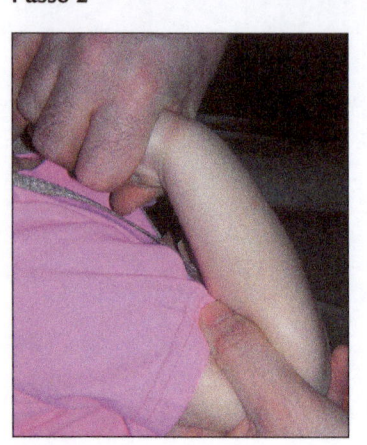

Passo 3

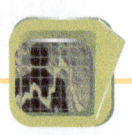

Complicações

- Falha na redução

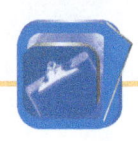

Instruções pós-procedimento

Pode levar de 5 a 15 minutos antes que a criança movimente o braço afetado. Após uma redução bem-sucedida, tratamento adicional, imobilização e restrição de atividades não são necessários. Acetaminofen ou ibuprofeno podem ser usados como analgésicos. Os pais devem ser informados sobre o risco de recorrência e orientados a não puxar o braço da criança.

Referências

Green DA, Linares MY, Garcia Pena BM, et al. Randomized comparison of pain perception during radial head subluxation reduction using supination-flexion or forced pronation. *Pediatr Emerg Care.* 2006;22:235-238.

Kaplan RE, Lillis KA. Recurrent nursemaid's elbow (annular ligament displacement): treatment via telephone. *Pediatrics* 2002;110:171-174.

Macias CG, Bonther J, Wiebe R. A comparison of supination/flexion to hyperpronation in the reduction of radial head subluxations. *Pediatrics.* 1998;102:e10-14.

Quan L, Marcuse EK. The epidemiology and treatment of radial head subluxation. *Am J Dis Child.* 1985;139:1194-1197.

Schunk JE. Radial head subluxation: epidemiology and treatment of 87 episodes. *Ann Emerg Med.* 1990;19:1019-1023.

2008 MAG Mutual Healthcare Solutions, Inc.'s Physicians' Fee and Coding Guide. Duluth, Georgia. MAG Mutual Healthcare Solutions, Inc. 2007.

CAPÍTULO 21

Remoção de Anel

Thomas C. Arnold, MD

A remoção de um anel ou de uma estrutura anelar alojada firmemente em um dedo é um procedimento solicitado comumente em um ambiente de cuidados de emergência. Os motivos para a remoção variam desde o aprisionamento momentâneo até a constrição gradual após anos de uso. Os anéis também devem ser removidos sempre que se antecipar edema digital, como em trauma, envenenamento, doença prolongada, doenças cutâneas, cirurgia ou reações alérgicas. À medida que a via de fluxo venoso é obstruída, o dedo fica cada vez mais comprimido pelo efeito de torniquete do anel. Esse edema digital pode deixar o dedo aprisionado de forma apertada e dolorosa na base da falange proximal. Se não for tratado imediatamente, complicações como lesão nervosa, isquemia e gangrena digital podem ocorrer. Como muitos anéis têm significado pessoal e valor para o paciente, quando indicado, várias técnicas que poupam o anel podem ser tentadas para preservar o objeto estimado.

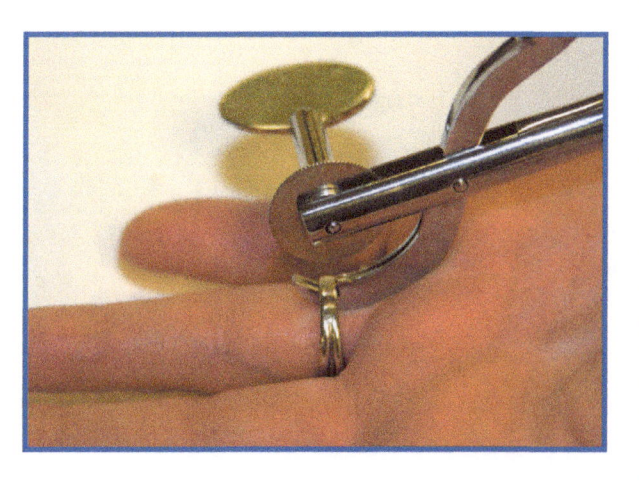

Antes de tentar a remoção do anel, o dedo deve ser inspecionado para a presença de lacerações e avaliado quanto a comprometimento neurológico com um simples teste de discriminação de dois pontos, e os pulsos digitais distais devem ser investigados com um fluxômetro Doppler. Se houver evidência de comprometimento neurovascular (p. ex., diminuição da percepção sensorial ou dos pulsos), as técnicas de preservação do anel não devem ser tentadas e ele deve ser removido imediatamente por corte. Após a remoção do anel, a integridade neurovascular do dedo deve ser reavaliada pela sensibilidade tátil e pelo enchimento capilar. Qualquer déficit sugere a indicação de uma consulta imediata com um especialista em mãos.

Tentativas iniciais de remoção do anel devem começar com a elevação da extremidade envolvida para promover a drenagem venosa e linfática. Muitas vezes, a lubrificação do dedo com sabão, glicerina ou um lubrificante hidrossolúvel permitirá a retirada com uma tração suave.

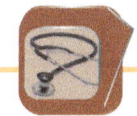

Equipamento

- Cortador manual de anel
- Alicate
- Pinças curvas

- Fita umbilical (2 a 4 mm de largura) ou fio de sutura trançado 0G ou mais largo
- Luva cirúrgica de látex, sem talco
- Cortador motorizado portátil (como uma ferramenta Dremel)

Indicações

- Remoção de anel ou outro objeto que esteja comprimindo um dedo edemaciado ou que possa vir a ser comprometido.

Contraindicações

- Na presença de lacerações ou comprometimento neurovascular, a técnica de corte do anel deve ser empregada em vez das opções mais demoradas de remoção do anel que tentam preservá-lo.

O Procedimento

Técnica do cordão

Passo 1. Após elevação prolongada do dedo envolvido, usar a fita umbilical ou o fio de sutura trançado para enrolar o dedo de forma espiralada da porção distal em direção ao anel. Aplicar o fio lentamente com uma tensão suficiente para deixar que o líquido intersticial se movimente gentilmente sob o anel, com cuidado para não aplicá-lo muito apertado e sem obstruir o fluxo arterial.

- **ATENÇÃO:** Evitar usar material muito fino, como suturas monofilamentares ou finas, devido ao potencial de dano cutâneo e à eficácia reduzida.

Passo 2. Quando o fio atingir o anel, a porção terminal deve passar cuidadosamente por debaixo dele. Essa manobra pode ser facilitada segurando a ponta da fita umbilical ou a agulha de sutura com uma pinça hemostática após passá-la sob o anel.

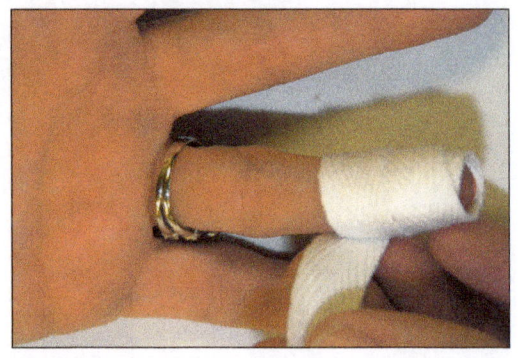

Passo 1

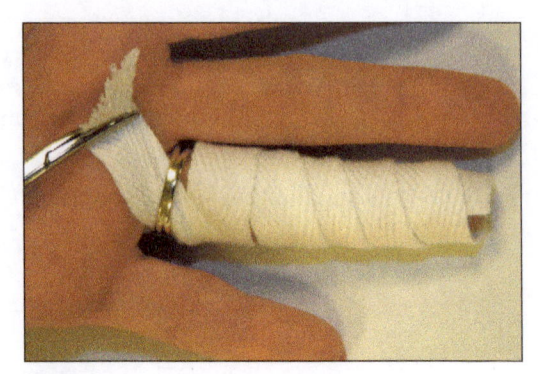

Passo 2

Passo 3. Aplicar uma lubrificação generosa no dedo envolto com o fio. Então, com uma tração suave no anel, em direção distal, desenrolar lentamente a fita ou fio de baixo do anel, puxando-o para fora do dedo à medida que desenrola a fita.

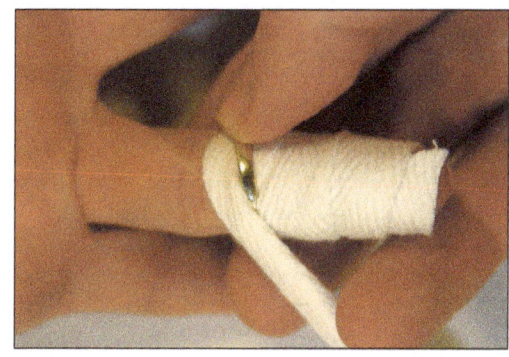

Passo 3

Técnica da luva de borracha

Passo 1. Outro método para reduzir um dedo acentuadamente edemaciado consiste em remover um dedo de uma luva cirúrgica de látex, sem talco, e colocá-lo sobre o dedo edemaciado. (Métodos alternativos descritos usam um dreno de Penrose ou uma fita elástica/de borracha como um torniquete IV em vez do dedo de luva para reduzir o edema digital.) À medida que a borda do dedo de luva se aproxima do anel, utilizar as pinças hemostáticas pequenas para ajudar a passagem do látex entre o dedo e o anel.

- **ATENÇÃO:** Usar material sem látex em qualquer indivíduo com uma possível alergia a látex porque a reação alérgica pode piorar o edema.

Passo 2. Deixar o látex comprimir o dedo edemaciado uniformemente enquanto eleva o dedo acima da cabeça do paciente.

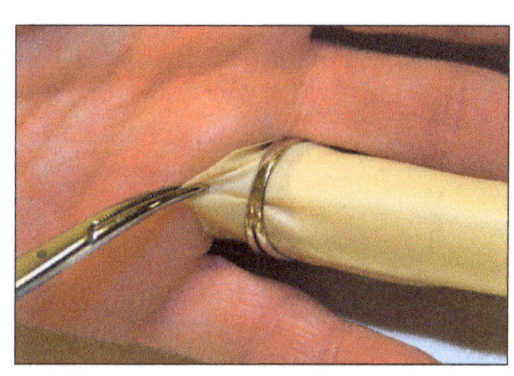

Passo 1

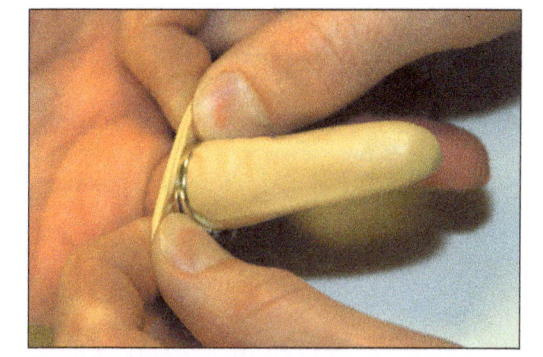

Passo 2

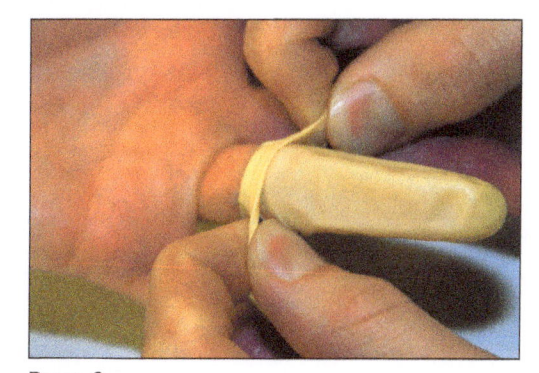

Passo 3. Quando o edema tiver reduzido o suficiente, inverter o dedo de luva por cima do anel usando-o para puxá-lo em direção à ponta do dedo. A lubrificação do dedo enluvado neste momento auxiliará na remoção.

Passo 3

Técnica de corte do anel

Passo 1. Selecionar a parte mais fina ou mais acessível do anel como local de corte. O protetor do cortador de anel deve ser passado sob o anel no local escolhido e serve para proteger o dedo de lesão durante o procedimento. (Se for necessária a elevação do local de corte para colocação do protetor, o anel pode ser comprimido discretamente com os alicates. Deve ser aplicada uma pressão cuidadosa com os dentes do alicate colocado a 90 graus no outro lado do local de corte. Isso modifica o formato do anel de circular para elíptico, criando um espaço entre o anel e os tecidos subjacentes. Essa discreta compressão lateral irá deslocar os feixes neurovasculares para a região palmar menos restrita e não deve comprometer a sua função.)

- **ATENÇÃO:** Evitar trauma e pressão excessivos ao dedo. Mesmo com uma pressão leve, o paciente deve ser avisado de que pode sentir algum desconforto.

Passo 2. Quando obtiver o posicionamento correto do cortador de anel, girar a lâmina enquanto se faz uma pressão adequada para manter a serra no metal do anel. Continuar a rotação da lâmina serrilhada até que o anel seja completamente dividido. As duas porções do anel são seguradas com as pinças ou com os alicates e abertas para permitir a retirada.

- **DICA:** Se o objeto for muito grosso ou rígido para ser removido por este método (p. ex., aço), considerar o uso de uma serra circular motorizada portátil. Uma borracha de silicone ou outro material similar deve ser colocado entre a pele e o local de corte para proteger o tecido subjacente.
- **DICA:** Dois cortes com um ângulo de 180 graus geralmente são necessários para objetos grandes ou endurecidos.

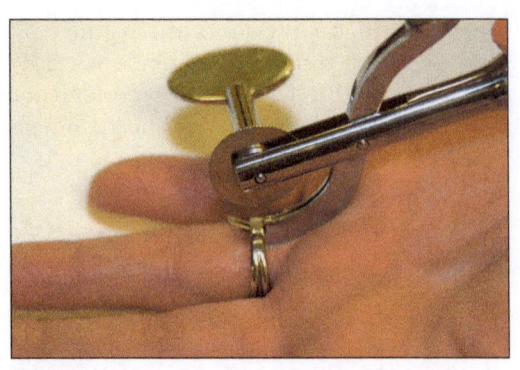

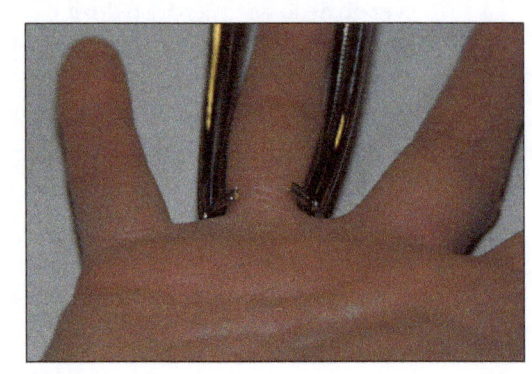

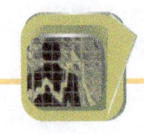

Complicações

- Lesão à pele subjacente, linfáticos ou feixe neurovascular
- Fratura da falange proximal ou ruptura do mecanismo articular do dedo
- Os benefícios, os riscos e a necessidade médica da remoção do anel devem ser considerados antes de tentar o procedimento.

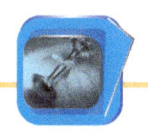

Considerações pediátricas

Deve-se considerar uma sedação leve e controle da dor em crianças que sentem desconforto com esse procedimento.

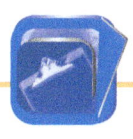

Instruções pós-procedimento

Uma inspeção e um exame completos do dedo devem ser feitos após a remoção do anel. O prontuário deve documentar todos os achados, incluindo a presença ou ausência de discriminação de dois pontos no dedo. O edema do dedo previamente constringido deve se resolver em algumas horas.

Referências

Gallahue FE, Carter WA. Ring tourniquet syndrome. In: Tintinalli JE, Kelen GD, Stapczynski JS, eds. *Emergency Medicine: A Comprehensive Study Guide.* 6th ed. New York: McGraw-Hill; 2004:311-312.

Hiew LY, Juma A. A novel method of ring removal from a swollen finger. *Br J Plastic Surg.* 2000;53:173-174.

Inoue S, Akazawa S, Fukuda H, et al. Another simple method for ring removal. *Am Soc Anesthesiol.* 1995;83(5):1133-1134.

Mizrahi S, Lunski I. A simplified method for ring removal from an edematous finger. *Am J Surg.* 1986;151:412-413.

Paterson P, Khanna A. A novel method of ring removal from a swollen finger. *Br J Plast Surg.* 2001;54:182.

Thilagarajah M. An improved method of ring removal. *J Hand Surg Br.* 1999;24:118-119.

Witz R. Ring removal. *Nurse Pract.* 2002;27(2):54.

2008 MAG Mutual Healthcare Solutions, Inc.'s Physicians' Fee and Coding Guide. Duluth, Georgia. MAG Mutual Healthcare Solutions, Inc. 2007.

CAPÍTULO 22

Toracocentese

E. J. Mayeaux Jr., MD, DABFP, FAAFP

A toracocentese é um procedimento realizado comumente para avaliar ou tratar as coleções de líquido no espaço pleural. A toracocentese diagnóstica é indicada para a maioria das coleções de líquido pleural recém-descobertas e de origem desconhecida. Cerca de 1,5 milhões de indivíduos nos Estados Unidos desenvolvem derrame pleural anualmente, e a causa pode ser determinada em 75% desses casos por meio da realização de análises citológica, hematológica, microbiológica e química adequadas do líquido.

Por volta de 10 a 20 mL de líquido normalmente estão presentes no espaço pleural. Esse líquido pobre em proteínas age como um lubrificante durante a respiração. O gradiente de pressão pleural entre a circulação sistêmica para a superfície parietal (parede torácica) e a circulação pulmonar para a superfície visceral (pulmão) produz um fluxo diário de cerca de 10 mL de líquido pelo espaço pleural. Muitas doenças podem levar à ruptura da pressão hidrostática, da pressão osmótica, da permeabilidade capilar ou da drenagem linfática, com resultante formação de coleções anormais de líquido no espaço pleural. Estimativas do volume do líquido pleural podem ser feitas a partir de um raio X de tórax. A obliteração do ângulo costofrênico está correlacionada com 100 a 150 mL de líquido, a opacificação de metade de um hemitórax é produzida por 1 a 1,5 L de líquido e a opacificação completa de um hemitórax é produzida por 2,5 a 3 L de líquido.

Vários exames laboratoriais ajudam a caracterizar as coleções anormais de líquido pleural como transudatos ou exsudatos (Tabela 22-1). Os transudatos, com um número limitado de possibilidades diagnósticas, geralmente estão associados a desequilíbrios nas pressões hidrostática e oncótica. Os transudatos são derrames não inflamatórios que costumam ter um baixo número de linfócitos e uma predominância de monócitos. Os exsudatos resultam de uma grande quantidade de possibilidades diagnósticas e são causados por inflamação pleural e comprometimento da drenagem linfática do espaço pleural. Nos estágios agudos, os exsudatos têm uma elevada contagem de leucócitos e uma predominância de linfócitos. A distinção entre um transudato e um exsudato direciona o clínico para o diagnóstico diferencial adequado e subsequentes opções de tratamento (Tabelas 22-2 e 22-3). Há exceções na classificação dos derrames porque 20% dos derrames associados a embolia pulmonar e 6% dos associados a doença maligna são transudatos. A observação do líquido pleural também pode fornecer indícios da sua causa (Tabelas 22-4 e 22-5).

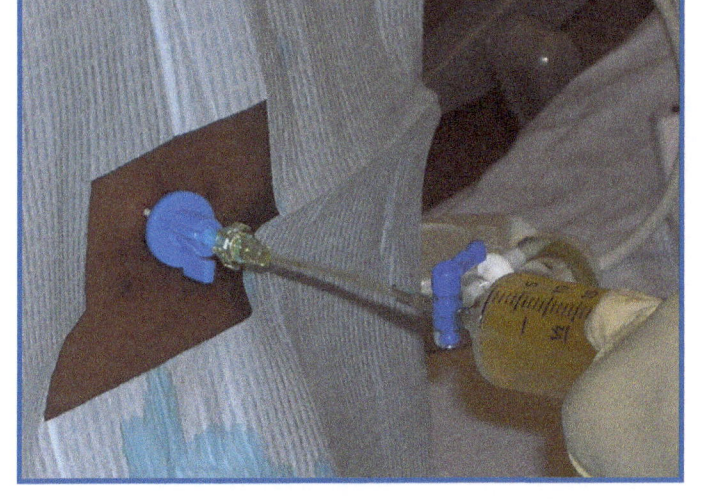

TABELA 22-1 Características dos exsudatos pleurais[a]

Nível de proteína no líquido pleural >3 g/dL[b]
Coeficiente de proteína líquido pleural:soro >0,5
Nível de desidrogenase láctica (LDH) no líquido pleural >200 unidades
Coeficiente de LDH líquido pleural:soro >0,6
pH do líquido pleural >7,3
Gravidade específica do líquido pleural >1.016

[a] Adaptada de Erasmus JI, Goodman PC, Patz EF. Management of malignant pleural effusions and pneumothorax. *Radiol Clin North Am*. 2000;38:375-383.
[b] Os transudatos têm o sinal oposto (menos do que o ponto de corte) para os valores listados para os exsudatos (p. ex., o nível de proteína no líquido pleural <3 g/dL).

Medicações podem produzir coleções de líquido pleural. Inúmeras medicações (p. ex., procainamida, hidralazina, isoniazida, fenitoína, quinidina) causam uma síndrome lúpica induzida por fármacos e coleções de líquido pleural que são indistinguíveis daquelas do lúpus eritematoso nativo. As medicações que podem produzir derrames diretamente incluem nitrofurantoína, dantrolene, metisergida, metotrexato, bromocriptina, minoxidil e amiodarona.

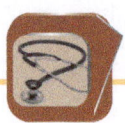

Equipamento

As bandejas completas geralmente incluem os seguintes itens:

- Torneira de três vias e tubos de conexão
- Seringa Luer-Lok (de vidro com dispositivo com trava), 60 mL e 5 mL
- Lidocaína a 1%, 5 mL
- Agulhas anestésicas, 25G × 1,5 cm e 22G × 3,8 cm
- Intracath 17,7 cm com agulha 14G (algumas bandejas não têm agulha de toracocentese)
- Protetor de agulha para a agulha de toracocentese
- Tubos de drenagem
- Bolsa de coleta de líquido
- Três tubos de amostras com tampas, pré-rotulados, 10 mL
- Material de desinfecção da pele
- Compressas de gaze 10 × 10 cm
- Antissépticos
- Toalha
- Campo fenestrado
- Curativo
- Bandagem hospitalar

TABELA 22-2   Causas e propriedades dos derrames pleurais transudativos[a]

Doença[b]	Proteína (g/dL)	LDH (unidades)
Insuficiência cardíaca congestiva	0,6-3,8	10-190
Diálise peritoneal	<1,0	<100
Urinotórax (obstrução urinária)	<1,0	<175
Síndrome nefrótica	<1,0	<100

[a] Adaptada de Sahn SA. The pleura. *Am Rev Respir Dis.* 1998;138:184-234.
[b] Cirrose (geralmente com ascite) e atelectasia costumam demonstrar os coeficientes líquido pleural:soro característicos para proteína (<0,5) e desidrogenase láctica (LDH) (<0,6).

TABELA 22-3   Causas e propriedades dos derrames pleurais exsudativos[a]

Doença[b]	Proteína (g/dL)	LDH (unidades)
Derrame parapneumônico	1,4-6,1	400->1.000
Tuberculose	>4,0	<700
Blastomicose	4,2-6,6	>225
Histoplasmose	4,1-5,7	200-425
Coccidiomicose	3,5-6,5	Coeficiente >0,6[c]
Criptococose	2,5-5,7	Coeficiente >0,6[c]
Síndrome viral	3,2-4,9	Coeficiente >0,6[c]
Infecção por *Mycoplasma*	1,8-4,9	Coeficiente >0,6[c]
Carcinoma	1,5-8,0	300
Mesotelioma	3,5-5,5	36-600
Hepatite	3,0-5,0	Coeficiente >0,6[c]
Derrame pleural por asbesto	4,7-7,5	Coeficiente >0,6[c]
Pleurisia reumatoide	Até 7,3	Frequentemente >1.000
Lesão pós-infarto do miocárdio	3,7	202
Derrame urêmico	2,1-6,7	102-770

[a] Adaptada de Sahn SA. The pleura. *Am Rev Respir Dis.* 1998;138:184-234.
[b] Os exsudatos associados a embolia pulmonar frequentemente têm níveis variados de proteína e desidrogenase láctica. Aspergilose, actinomicose, nocardiose, equinococose, infecção por *Legionella*, quilotórax, perfuração esofágica, pleurite lúpica, sarcoidose, pancreatite, pseudocisto pancreático, síndrome de Meigs, hepatite, linfoma, pleurite por radiação e ruptura de abscesso de abdome superior produzem os coeficientes líquido pleural:soro característicos para proteína (>0,5) e LDH (>0,6). A embolia pulmonar também produz coeficientes característicos em 80% dos pacientes; 20% têm transudatos.
[c] O coeficiente se refere ao coeficiente líquido pleural:soro da LDH.

TABELA 22-4   Diagnósticos sugeridos pelo exame do líquido pleural[a]

Achado	Diagnóstico sugerido
Odor de amônia no líquido	Urinotórax
Líquido preto	Envolvimento da pleura por *Aspergillus*
Líquido sanguinolento	Trauma, toracocentese traumática, embolia pulmonar ou doença maligna
Líquido marrom	Ruptura de abscesso amebiano hepático para dentro do espaço pleural
Partículas alimentares no líquido	Ruptura do esôfago para dentro do espaço pleural
Odor pútrido no líquido	Infecção anaeróbica da pleura ou empiema
Líquido viscoso	Mesotelioma maligno devido a níveis aumentados de ácido hialurônico
Líquido branco	Quilotórax, colesterol no líquido ou empiema
Líquido amarelo-esverdeado	Pleurite reumatoide

[a] Adaptada de Sahn SA. The pleura. *Am Rev Respir Dis.* 1998;138:184-234.

TABELA 22-5 Exames realizados na análise completa do líquido pleural

Exames com melhor custo-benefício: desidrogenase láctica (LDH), proteína total, leucócitos totais e diferencial, glicose e pH[a]
Simultaneamente coletar sangue para proteína, LDH e glicemia
Considerar medida do pH arterial se o líquido pleural tiver pH <7,3
Considerar creatinina sérica (para determinar coeficiente) se houver suspeita de derrame pleural urêmico
Determinar se o líquido é um transudato ou um exsudato; depois considerar o seguinte se for um *exsudato*:
- Suspeita de infecção: coloração de Gram, cultura e sensibilidade antibiótica, coloração por hidróxido de potássio (KOH), cultura para fungos, esfregaço e cultura para bacilos ácido-resistentes, antígenos específicos, titulações e culturas dependendo da apresentação clínica
- Suspeita de malignidade: citologia
- Líquido leitoso: estudos dos lipídeos
- Suspeita de pancreatite ou ruptura de esôfago: amilase
- Suspeita de pleurite reumatoide ou lúpica: nível de complemento, fator reumatoide, células LE

[a] Os exames solicitados são baseados na apresentação clínica; não há necessidade nem custo-benefício de se solicitar a bateria completa de exames para todos os pacientes.

Indicações

- Diagnóstico de derrame pleural recém-descoberto, especialmente nestas circunstâncias:
    - Um derrame unilateral está presente, particularmente do lado esquerdo.
    - Derrames pleurais bilaterais estão presentes, mas têm tamanhos bastante diferentes.
    - Há evidência de pleurisia.
    - O paciente está febril.
    - A silhueta cardíaca parece normal no raio X de tórax.
    - O aumento do gradiente alveoloarteriolar de oxigênio é desproporcional ao caso clínico.
- Remoção terapêutica de líquido para melhora dos sintomas (p. ex., derrame maligno).

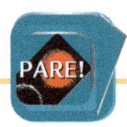

Contraindicações (relativas)

- Causa conhecida do derrame pleural (p. ex., insuficiência cardíaca congestiva), exceto quando feita para alívio dos sintomas.
- Diátese hemorrágica ou anticoagulação.
- Um pequeno volume de líquido pleural (p. ex., em uma síndrome viral) se o procedimento puder causar pneumotórax.
- Pacientes em ventilação mecânica.
- Infecção cutânea ativa no local de inserção da agulha.

O Procedimento

Passo 1. Garantir o consentimento informado como descrito no Apêndice A. O paciente deve ficar sentado, com os braços cruzados na frente do corpo e apoiados confortavelmente em um suporte (p. ex., uma mesa ajustável firme) colocado horizontalmente em frente ao corpo. Um apoio de pés pode ser usado para fletir as pernas do paciente. O tórax deve estar o mais ereto possível. Alternativamente, em pacientes que não conseguem sentar, a posição em decúbito lateral esquerdo pode ser usada.

- **DICA:** O oxigênio suplementar frequentemente é administrado durante a toracocentese para compensar a hipoxemia e facilitar a reabsorção de ar pleural se um pneumotórax complicar o procedimento.

- **ATENÇÃO:** Podem ocorrer complicações se a mesa de apoio do paciente se deslocar subitamente da posição durante o procedimento. Assegurar-se de que a mesa não vai se desviar e que pode sustentar o peso do torso do paciente durante o procedimento.

- **ATENÇÃO:** Evitar que o paciente se apoie muito para a frente. As forças gravitacionais podem causar desvio de líquido mais anteriormente, aumentando a probabilidade de um pneumotórax pós-procedimento.

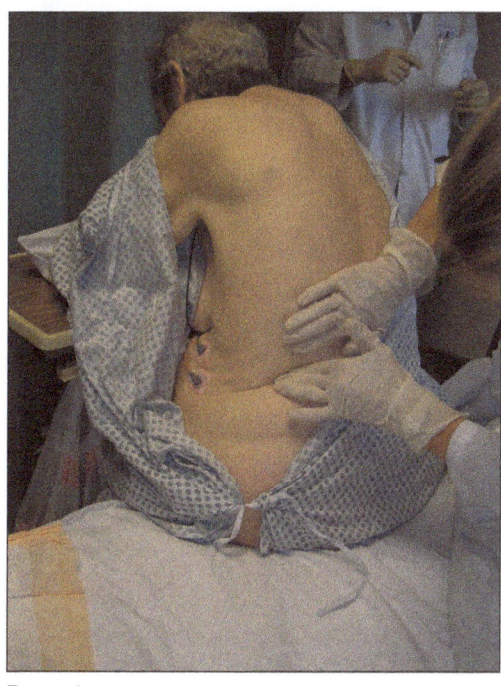

Passo 1

Passo 2. Determinar o nível do derrame pela percussão ou pelo raio X. O nível é determinado durante a percussão pelo ponto no qual o tom ressonante da percussão dos pulmões se torna um tom de percussão abafado dos líquidos nos pulmões expandidos normalmente.

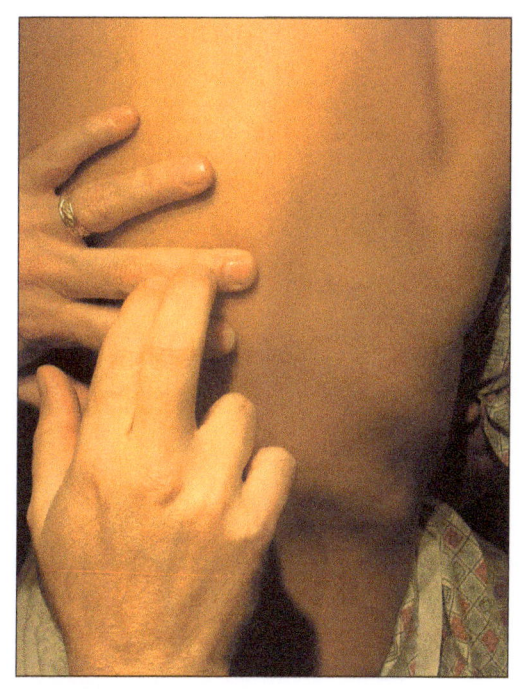

Passo 2

Passo 3. O local de inserção da agulha deve ser um espaço intercostal abaixo do nível do derrame, na porção superior da costela e na metade da distância entre a linha axilar posterior e os músculos paraespinais. Uma abordagem alternativa é inserir a agulha acima da oitava costela, o mais baixo possível no derrame. Marcar o local com uma endentação na pele com a unha ou com a ponta da caneta.

- ATENÇÃO: Ter uma radiografia torácica pré-procedimento disponível para revisão. A aspiração do hemitórax errado é uma situação embaraçosa e perigosa.

- ATENÇÃO: A maioria dos especialistas recomenda um raio X em decúbito lateral para verificar o nível do derrame. As coleções loculadas podem ser difíceis de puncionar, sendo melhor abordá-las com orientação por imagem (i.e., ultrassom ou tomografia computadorizada). Obter o filme em decúbito antes de realizar a toracocentese.

- ATENÇÃO: Abordagens rotineiras que são realizadas em posição mais baixa no derrame (para atingir a principal coleção de líquidos) podem ter um maior risco de perfuração hepática ou esplênica.

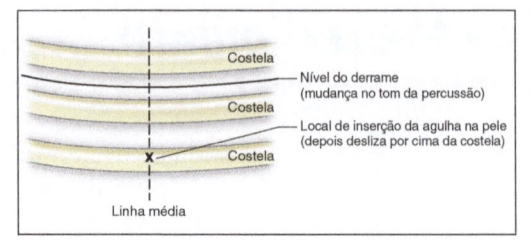

Passo 4. Colocar luvas estéreis e pedir que um assistente abra a bandeja de toracocentese. Limpar a área em torno do local de inserção com iodopovidona ou clorexidina (ver Apêndice E). Alternativamente, alguns médicos aplicam solução antisséptica antes da colocação das luvas estéreis. Colocar o campo fenestrado centrado no local de inserção. Evitar a contaminação das luvas.

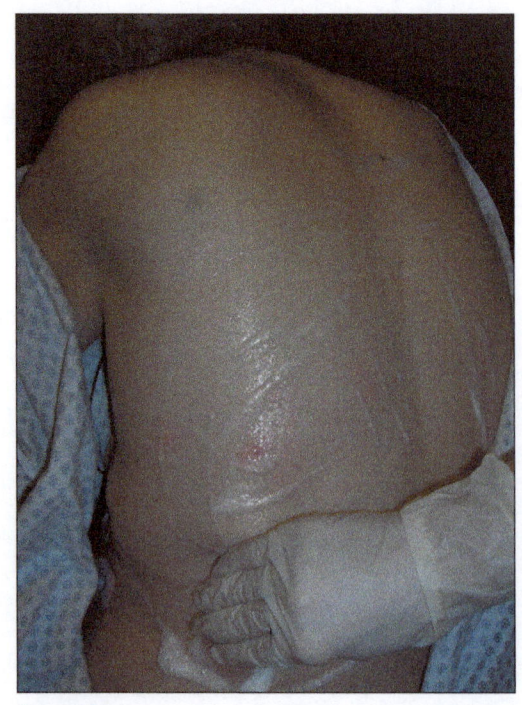

Passo 5. Aspirar a lidocaína na seringa de 5 mL. Usar a agulha pequena (25G, 1,5 cm) para criar um botão anestésico (cerca de 1 mL) no local de inserção, diretamente sobre a costela.

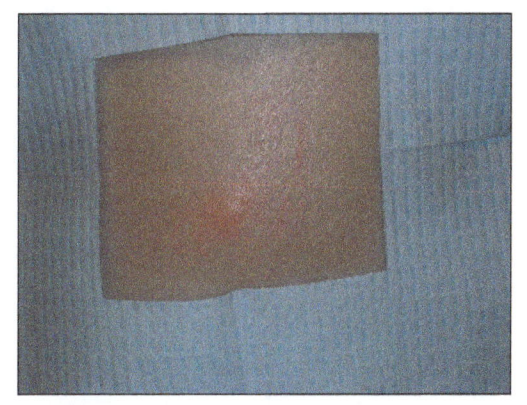

Passo 5

Passo 6. A agulha maior (22G, 1,2 cm) então é colocada na seringa e a ponta da agulha é inserida na porção superior da costela. Uma pequena quantidade (cerca de 1 mL) de anestésico é administrada e a ponta da agulha é retirada e redirecionada acima da costela, até que a superfície pleural seja atingida. Alguns autores defendem a administração da lidocaína após passar a costela superior a cada 2 mm de inserção da ponta da agulha.

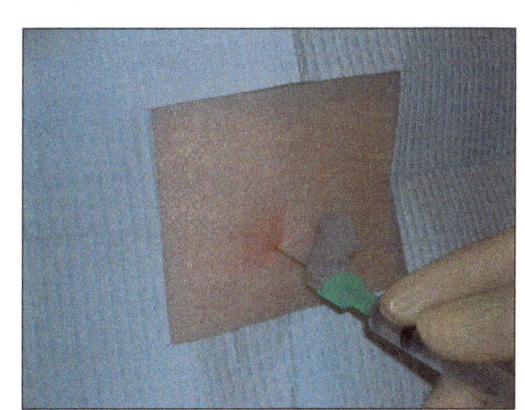

Passo 6

Passo 7. O caminho da agulha é um trajeto em Z. Na remoção da agulha no trajeto em Z, a posição natural dos tecidos tende a reduzir as chances de vazamento de líquido.

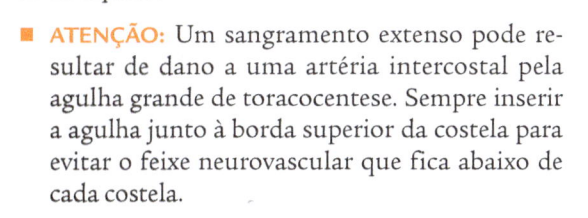

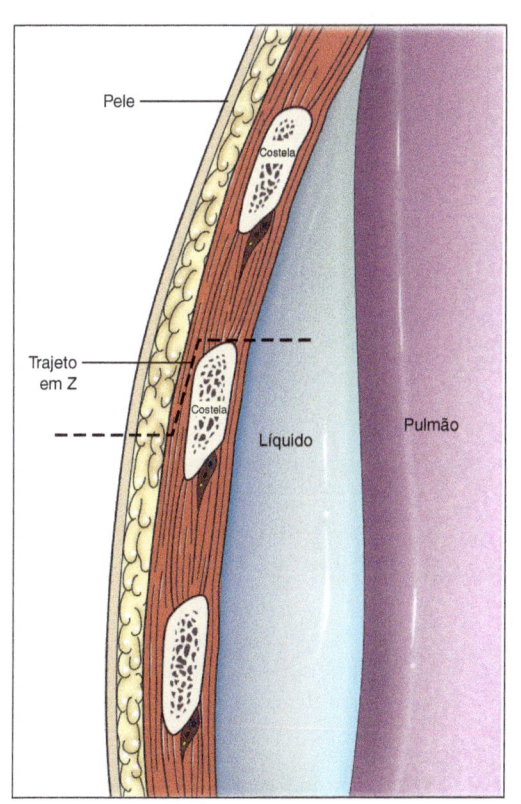

- **ATENÇÃO:** Um sangramento extenso pode resultar de dano a uma artéria intercostal pela agulha grande de toracocentese. Sempre inserir a agulha junto à borda superior da costela para evitar o feixe neurovascular que fica abaixo de cada costela.

Passo 7

Passo 8. O líquido pode ser aspirado ao atingir a pleura. Após a detecção do líquido, tracionar discretamente a agulha e administrar o restante do anestésico. Observar a profundidade da inserção da agulha para atingir a pleura. Remover a agulha de anestesia e colocá-la de volta na bandeja.

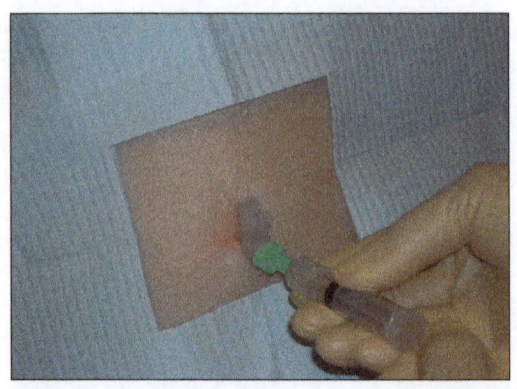

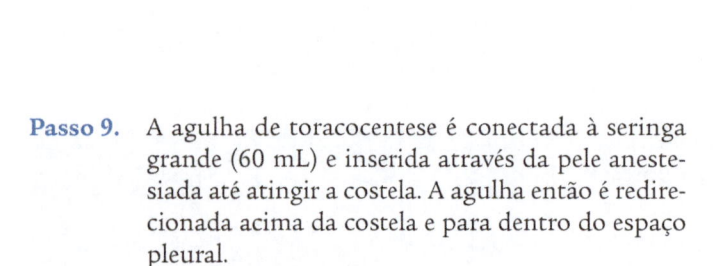

Passo 8

Passo 9. A agulha de toracocentese é conectada à seringa grande (60 mL) e inserida através da pele anestesiada até atingir a costela. A agulha então é redirecionada acima da costela e para dentro do espaço pleural.

- ■ **DICA:** Alguns médicos recomendam a adição de 1 mL de heparina 1:1.000 à seringa para evitar a coagulação de líquido hemorrágico ou altamente proteico.

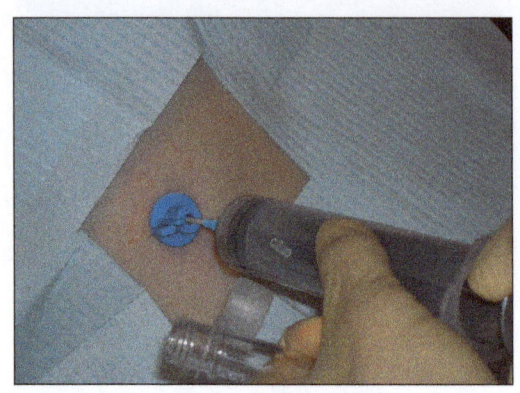

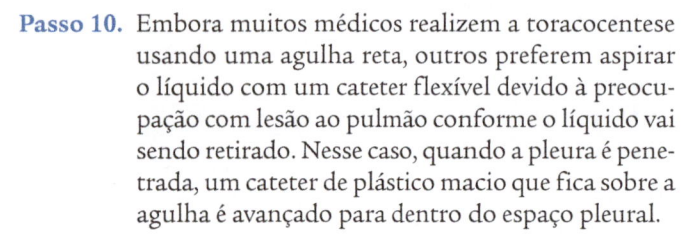

Passo 9

Passo 10. Embora muitos médicos realizem a toracocentese usando uma agulha reta, outros preferem aspirar o líquido com um cateter flexível devido à preocupação com lesão ao pulmão conforme o líquido vai sendo retirado. Nesse caso, quando a pleura é penetrada, um cateter de plástico macio que fica sobre a agulha é avançado para dentro do espaço pleural.

- ■ **DICA:** A agulha típica é de 22G e 3,8 cm. Em pacientes muito obesos, deve ser usada uma agulha mais longa.

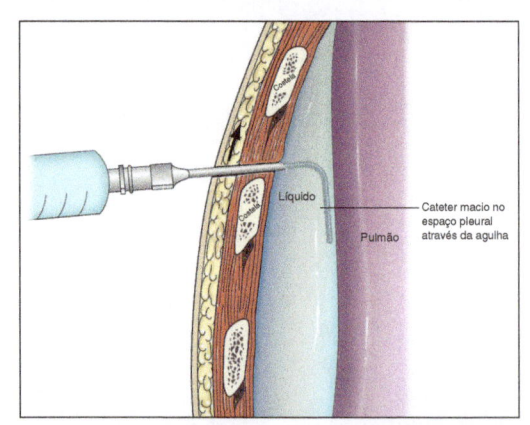

Passo 10

Passo 11. A agulha é retirada da cavidade torácica enquanto o cateter é mantido firmemente fixo (i.e., a agulha é retirada enquanto o cateter permanece na cavidade pleural).

- ■ **ATENÇÃO:** Assegurar-se de que uma quantidade adequada de cateter está inserida no espaço pleural antes de a agulha ser retirada. É frustrante quando o cateter sai inadvertidamente do espaço pleural ao se retirar a agulha e antes que o líquido tenha sido obtido.

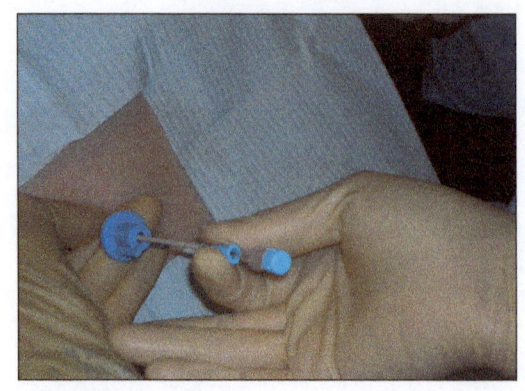

Passo 11

Passo 12. A seringa pode ser reconectada e o líquido pleural aspirado. Geralmente 35 a 50 mL são adequados para exames do líquido pleural. Se for realizado um procedimento terapêutico, uma torneira pode ser conectada aos tubos de drenagem e a uma bolsa, coletando-se um maior volume de líquido.

- ATENÇÃO: Não permitir a entrada de ar no espaço pleural durante esta parte do procedimento.

- ATENÇÃO: Não tentar a remoção de mais de 1,5 L de líquido de uma vez. Pode ocorrer um edema pulmonar de reexpansão, exacerbando a hipoxemia temporária (e geralmente menor) que se segue à toracocentese. Deve-se administrar oxigênio se ocorrer dispneia após o procedimento. A monitorização clínica cuidadosa do indivíduo é indicada sempre que há remoção de mais de 1 L de líquido.

Passo 13. O cateter é removido ao final do procedimento. O local de inserção é esfregado suavemente, aplicando-se uma pressão com gaze para verificar a ausência de vazamento de líquido. A pele no local é limpa e um curativo é aplicado.

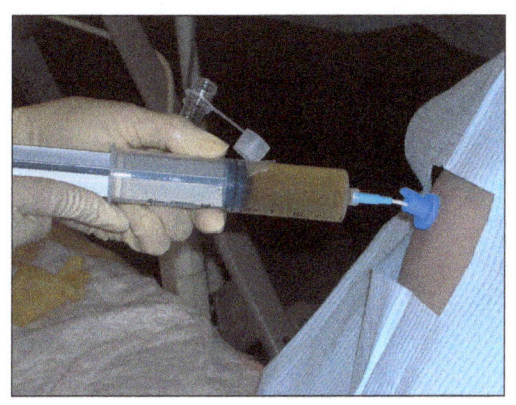

Passo 12

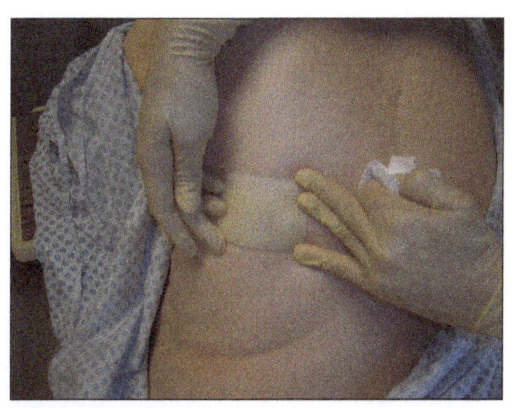

Passo 13

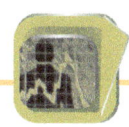

Complicações

- A complicação mais comum após a toracocentese é o pneumotórax, com uma incidência média de 6 a 19%. A tosse incontrolável durante o procedimento e o uso de uma agulha de grande calibre sem cateteres podem aumentar a probabilidade de pneumotórax.

- Edema pulmonar de reexpansão pode ser visto quando se remove um grande derrame ou quando a remoção de líquido permite que o tecido pulmonar atelectásico se reexpanda, especialmente se o pulmão está colapsado há mais de sete dias.

- Há hemorragia em <2% dos procedimentos, sendo necessária a avaliação por cirurgião torácico se o sangramento não for controlado em 30 a 60 minutos.

- Dor no local da punção.

- Empiema ou infecção dos tecidos moles.

- Punção do baço ou do fígado.

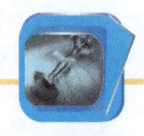

Considerações pediátricas

O procedimento é realizado da mesma forma em adultos e crianças. Contudo, algumas crianças podem apresentar melhor resultado se forem levemente sedadas (ver Capítulo 122).

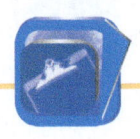

Instruções pós-procedimento

As radiografias de tórax são realizadas rotineiramente após uma toracocentese. Vários estudos questionam a prática e sugerem que a realização de rotina do estudo, em um indivíduo assintomático após um procedimento não complicado, não traz benefícios. Se forem necessárias múltiplas passagens de agulhas antes da obtenção de líquido, se o paciente tiver uma história de irradiação torácica ou uma terapia esclerosante prévia, ou se for detectado vazamento de ar durante o procedimento, a obtenção de uma radiografia está claramente indicada.

Referências

Barbers R, Patel P. Thoracentesis made safe and simple. *J Respir Dis*. 1994;15:841–851.
Candeira SR, Blasco LH, Soler MJ, et al. Biochemical and cytologic characteristics of pleural effusions secondary to pulmonary embolism. *Chest*. 2002;121:465–469.
Carlson DW, DiGiulio GA, Gewitz MH, et al. Illustrated techniques of pediatric emergency procedures. In: Fleisher GR, Ludwig S, Henretig FM, et al., eds. *Textbook of Pediatric Emergency Medicine*. New York: Lippincott Williams & Wilkins; 2000:1787–1896.
Colice GL, Curtis A, Deslauriers J, et al. ACCP consensus statement: medical and surgical treatment of parapneumonic effusions: an evidence-based guideline. *Chest*. 2000;118:1158–1171.
Collins TR, Sahn SA. Thoracentesis: clinical value, complications, technical problems, and patient experience. *Chest*. 1987;91:817–822.
Colt HG, Brewer N, Barbur E. Evaluation of patient-related and procedure-related factors contributing to pneumothorax following thoracentesis. *Chest*. 1999;116:134–138.
Erasmus JJ, Goodman PC, Patz EE. Management of malignant pleural effusions and pneumothorax. *Radiol Clin North Am*. 2000;38:375–383.
Fartoukh M, Azoulay E, Galliot R, et al. Clinically documented pleural effusions in medical ICU patients: how useful is routine thoracentesis? *Chest*. 2002;121:178–184.
Heffner JE, Brown LK, Barbieri CA. Diagnostic value of tests that discriminate between exudative and transudative pleural effusions. *Chest*. 1997;111:970–980.
Johnson RL. Thoracentesis. In: Rakel RE, ed. *Saunders Manual of Family Practice*. Philadelphia: WB Saunders; 1996:166–167.
Light RW, MacGregor MI, Luchsinger PC, et al. Pleural effusions: the diagnostic separation of transudates and exudates. *Ann Intern Med*. 1972;77:507–513.
Meeker D. A stepwise approach to diagnostic and therapeutic thoracentesis. *Mod Med*. 1993;61:62–71.
Petersen WG, Zimmerman R. Limited utility of chest radiograph after thoracentesis. *Chest*. 2000;117:1038–1042.
Rubins JB, Colice GL. Evaluating pleural effusions: How should you go about finding the cause? *Postgrad Med*. 1999;105:39–48.
Sahn SA, Good JT. Pleural fluid pH in malignant effusions. *Ann Intern Med*. 1988;108:345–349.
Zuber TJ. *Office Procedures*. Baltimore: Williams & Wilkins; 1999:195–204.
2008 MAG Mutual Healthcare Solutions, Inc.'s Physicians' Fee and Coding Guide. Duluth, Georgia. MAG Mutual Healthcare Solutions, Inc. 2007.

CAPÍTULO 23
Remoção de Carrapato

E. J. Mayeaux Jr., MD, DABFP, FAAFP

Muitas pessoas trabalham e se divertem em áreas não urbanas onde são expostas a picadas de carrapatos. A picada de carrapato, por si só, é indolor e produz efeitos inofensivos, como uma reação inflamatória leve ou um defeito estético. Contudo, várias doenças clinicamente importantes podem se desenvolver a partir de microrganismos transmitidos pelo carrapato, incluindo febre macular das Montanhas Rochosas, febre Q, tifo, febre do carrapato, tularemia, babesiose, febre recorrente e doença de Lyme (Figura 23.1). As doenças transmitidas por carrapatos podem ser adquiridas por picadas ou pelo manejo descuidado de carrapatos infectados. A neurotoxina secretada pela saliva de certos carrapatos também pode resultar em uma paralisia ascendente progressiva. Para limitar a exposição a organismos potencialmente patogênicos, é recomendada a remoção rápida e eficaz do carrapato.

Os carrapatos, assim como as aranhas, são artrópodes. Existem mais de 800 espécies de carrapatos em todo o mundo. Há duas famílias de carrapatos que picam os humanos. A família dos Argasidae (i. e., os carrapatos moles) tende a viver em torno de tocas, raízes e ninhos de pássaros ou répteis. Os carrapatos dessa família se fixam e se alimentam por minutos ou horas e depois caem das suas presas. Os carrapatos da família Ixodidae (i. e., os carrapatos duros) se escondem na grama ao longo das trilhas dos animais e se fixam aos hospedeiros que passam. Eles permanecem agarrados até que estejam ingurgitados, até que morram ou até que sejam removidos fisicamente. No seu estado larval, os carrapatos Ixodidae são conhecidos como carrapatos-semente e podem infestar em grande número. Um relato interessante demonstrou a remoção de carrapatos-semente com xampu de lindane.

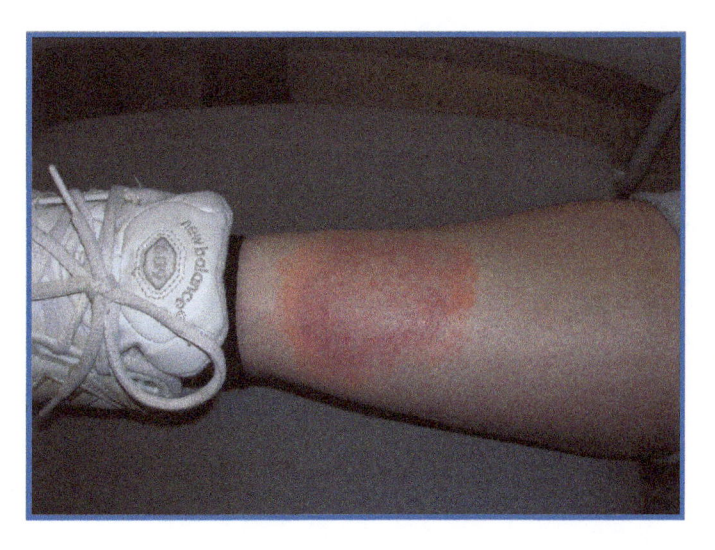

A melhor forma de remover carrapatos duros adultos é a mecânica. Um carrapato se agarra ao hospedeiro com partes da boca equipadas com estruturas especializadas, determinadas a mantê-lo fixado na pele. A maioria das espécies secreta pelas glândulas salivares um cimento que endurece, formando um colar em torno da boca, ajudando a mantê-lo preso no lugar. Após a remoção, avaliar se o carrapato está intacto inspecionando as partes bucais. Nos casos de um carrapato particularmente tenaz ou de retenção das partes bucais, uma biópsia por punção com agulha trefina pode ser usada para remover a pele local e qualquer parte do carrapato retida (ver Capítulo 27). Se as partes bucais estiverem retidas na pele, alguns médicos realizam a biópsia para remover os remanescentes do carrapato, enquanto outros observam a ocorrência de infecção.

No passado, a aplicação de vaselina, esmalte, álcool isopropílico a 70% ou um fósforo quente era defendida para induzir a soltura dos carrapatos adultos. Contudo, é extremamente difícil sufocar os carrapatos porque a sua frequência respiratória é de apenas 15 respirações por hora e estudos têm mostrado que esses métodos raramente funcionam. Alguns desses métodos podem ainda aumentar a probabilidade de o carrapato regurgitar no local, promovendo a transmissão de doenças. Essas técnicas não são recomendadas. Há um relato interessante do uso de lidocaína viscosa a 2% que levou o carrapato a se soltar após cinco minutos. Não se sabe se esse método aumenta o risco de transmissão de doenças.

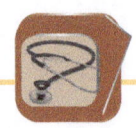

Equipamento

- Saca-carrapato
- Uma bandeja cirúrgica padrão usada para procedimentos cirúrgicos simples, encontrada no Apêndice G.

Indicações

- Remoção de carrapatos incrustados na pele

Contraindicações

- Nenhuma

O Procedimento

Passo 1. Limpar gentilmente a área adjacente com clorexidina ou iodopovidona. Deslizar um par de pinças hemostáticas curvas entre a pele e o corpo do carrapato. Pinças retas ou dedos enluvados também podem ser usados.

- **ATENÇÃO:** Nunca apertar, esmagar ou perfurar o corpo do carrapato porque isso pode liberar o agente infeccioso para dentro do ferimento ou no próprio examinador.

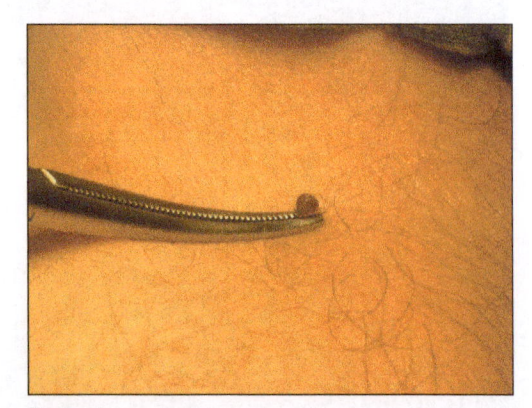

Passo 2. Puxar para cima e perpendicularmente, com pressão firme e simétrica. Colocar o carrapato em um vasilhame com álcool e pedir que o paciente o armazene no congelador em caso de necessidade de identificação posterior. Desinfetar o local com iodopovidona ou sabão antibacteriano.

- **ATENÇÃO:** Evitar deixar partes da cabeça ou a cabeça inteira, bem como partes bucais do artrópode. Quanto mais longe da cabeça a tração for aplicada, maior a probabilidade de romper as partes. Quando forem usadas pinças ou outros equipamentos de preensão, segurar o carrapato o mais próximo da pele possível e não torcer ou sacudi-lo.

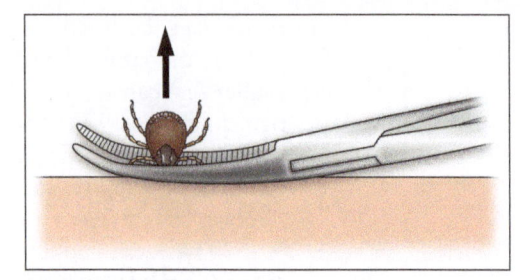

■ **DICA:** No caso de um carrapato particularmente tenaz ou de retenção de partes bucais, uma biópsia por punção com agulha trefina pode ser usada para remover a pele local.

Passo 3. Alternativamente, um equipamento específico de remoção de carrapato, como o saca-carrapato, pode ser usado em vez da pinça. Enquanto se segura o saca-carrapato em posição vertical com a pele, colocar a parte mais larga do entalhe na pele próximo ao carrapato. Aplicando uma pressão suave para baixo na pele, deslizar o aparelho de remoção para frente de modo que uma pequena parte do entalhe esteja de encontro ao carrapato. Fazer um movimento lento e contínuo para frente com o saca-carrapato para descolar o carrapato (como se fosse retirar sorvete duro de um pote).

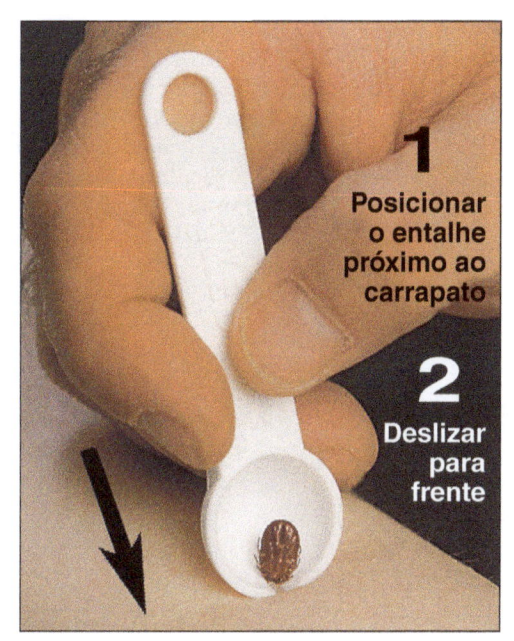

Passo 3

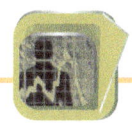

Complicações

- Infecção
- Sangramento
- Formação de cicatriz

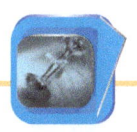

Considerações pediátricas

Esse procedimento é realizado da mesma forma em crianças e adultos.

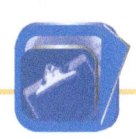

Instruções pós-procedimento

Aconselhar os pacientes sobre a possibilidade de infecção local ou sistêmica e instruí-los a observar sinais de doença de Lyme (i.e., eritema marginado). O sangramento excessivo por remoção de carrapato é raro e, em geral, facilmente controlado com as medidas-padrão. Instruir o paciente sobre os métodos de prevenção de infestação por carrapato. Quando estiver em atividades ao ar livre, usar roupas protetoras fechadas nos punhos e tornozelos e usar um repelente de carrapatos. Deve-se reaplicar o repelente na pele descoberta a cada poucas horas.

Referências

Halpern JS. Tick removal. *J Emerg Nurs.* 1988;14:307–309.
Jones BE. Human "seed tick" infestation: *Amblyomma americanum* larvae. *Arch Dermatol.* 1981;117:812–814.
Kammholz LP. Variation on tick removal. *Pediatrics* 1986;78:378–379.
Karras DJ. Tick removal. *Ann Emerg Med.* 1998;32:519.
Munns R. Punch biopsy of the skin. In: Driscoll CE, Rakel RE, eds. *Patient Care: Procedures for Your Practice.* Oradell, NJ: Medical Economics; 1988.

Needham G. Evaluation of five popular methods for tick removal. *Pediatrics* 1985;75:997–1002.

Oteo JA, Casas JM, Martinez de Artola V. Lyme disease in outdoor workers: risk factors, preventive measures, and tick removal methods. *Am J Epidemiol*. 1991;133:754–755.

Patterson J, Fitzwater J, Connell J. Localized tick bite reaction. *Cutis*. 1979;24:168–169, 172.

Pearn J. Neuromuscular paralysis caused by tick envenomation. *J Neurol Sci*. 1977;34:37–42.

Shakman RA. Tick removal. *West J Med*. 1984;140:99.

2008 MAG Mutual Healthcare Solutions, Inc.'s Physicians' Fee and Coding Guide. Duluth, Georgia. MAG Mutual Healthcare Solutions, Inc. 2007.

PARTE II

Dermatologia

CAPÍTULO 24
Criocirurgia da Pele

E.J. Mayeaux, Jr., MD, DABFP, FAAFP

A criocirurgia é um procedimento ablativo realizado com frequência, sendo utilizado no tratamento de lesões pré-malignas e tumores benignos e malignos. Ela produz a destruição controlada das lesões cutâneas, privando o tecido de calor*. Historicamente, os médicos aplicavam nitrogênio líquido utilizando hastes com extremidades de algodão. Hoje, a maioria dos profissionais utiliza uma sonda contendo líquido refrigerante ou um "borrifador" de nitrogênio líquido. O tecido humano congela a –2,2°C, ocorrendo destruição tecidual em temperaturas inferiores a –10°C. Sistemas fechados de sonda que utilizam óxido nitroso podem produzir temperaturas que variam de –65 a –89°C, e sistemas com nitrogênio líquido alcançam temperaturas de –25 a –50°C. Em geral, a destruição de lesões benignas exige temperaturas de –20 a –30°C, e a remoção efetiva de lesões malignas precisa de temperaturas entre –40 e –50°C.

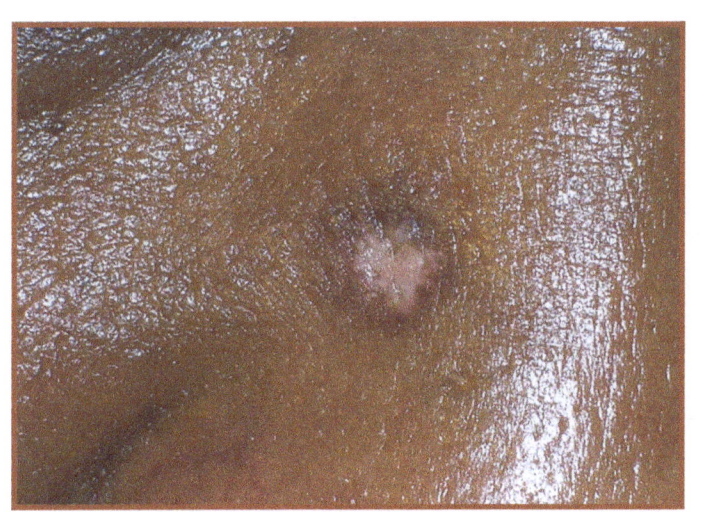

A criocirurgia é mais indicada para pacientes com pele clara e para o tratamento de lesões na maioria das áreas do corpo que não possuem pelos. As lesões cutâneas podem ser tratadas em sessão única, embora algumas necessitem de várias sessões de tratamento.

A criocirurgia produz uma semiesfera (ou halo de congelamento) de gelo no tecido-alvo. A borda da semiesfera de gelo só alcança a temperatura de 0°C, e essa área normalmente se recupera dos efeitos do frio. A criocirurgia deve ser realizada de forma que a semiesfera de gelo perfaça pelo menos 2 a 5 mm além da borda da lesão a ser destruída. Como o congelamento ocorre de forma simétrica em todas as direções, sua extensão lateral medida a partir da ponta do aplicador fornece uma boa estimativa da profundidade de penetração do gelo para o interior do tecido**.

O dano tecidual ocorre devido ao congelamento intracelular e às trocas eletrolíticas. A extensão do dano depende da proporção de resfriamento e da temperatura mínima atingida. A inflamação se desenvolve durante as 24 horas após o tratamento, contribuindo ainda mais para a destruição tecidual. Os queratinócitos precisam ser congelados a –50°C para uma

---

*N. de R. T. A crioterapia produz destruição de lesões cutâneas através dos seguintes mecanismos: 1. Congelamento rápido com formação de cristais intracelulares. 2. Descongelamento; acúmulo de eletrólitos intracelulares, estase vascular, formação de trombos e reação inflamatória.

**N. de R. T. Isso é válido quando são utilizadas sondas abertas ou fechadas. Quando se utiliza *spray*, o raio de penetração na profundidade tende a ser metade da extensão lateral.

destruição eficaz. Já os melanócitos necessitam somente de uma temperatura de –5°C para serem destruídos. Esse é o motivo pelo qual a hipopigmentação é um efeito colateral bastante comum da criocirurgia nos indivíduos de pele escura (Figura 24.1).

Embora existam múltiplas maneiras de determinar o período de congelamento necessário, o uso da técnica de congelamento pontual cronometrado provavelmente é o método mais seguro e apropriado para os profissionais que estão aprendendo a técnica. Os tempos de congelamento padronizados são mostrados na Tabela 24-1. O tempo de congelamento é ajustado de acordo com a espessura da pele, vascularização, tipo de tecido e características da lesão.

Muitos clínicos defendem a realização de dois ciclos de congelamento. A principal vantagem da técnica de congelar-degelar-congelar é a ocorrência de maior morte celular na zona do tecido previamente congelada (que do contrário se recuperaria). Essa vantagem pode ser significativa no tratamento de uma lesão pré-maligna ou maligna ou de lesões que resistem ao congelamento. Deve-se tomar cuidado durante a fase de degelo, pois as lesões vasculares costumam sangrar ao descongelar. O congelamento excessivo, após ter-se conseguido uma semiesfera de gelo adequada, pode resultar no rompimento da matriz colágena tecidual e em uma possível formação de cicatriz.

De modo geral, a criocirurgia não requer anestesia, pois o desconforto da infiltração tende a ser maior do que a sensação de queimação provocada pelo procedimento. Além disso, o próprio congelamento produz anestesia local. O tecido congelado reage com edema periférico imediatamente após o degelo. A subsequente formação de bolha e a exsudação ocorrem antes que a área se cure, tomando a forma de uma cicatriz fina e atrófica no período de quatro semanas. A técnica produz altas taxas de cura, com bons resultados estéticos.

Algumas condições clínicas podem produzir uma resposta tecidual exagerada ao congelamento da pele (listadas na seção de contraindicações). Os pacientes portadores de condições que produzem anticorpos induzidos pelo frio (i. e., crioglobulinas) apresentam maior risco de desenvolver necrose cutânea pronunciada.

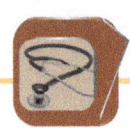

Equipamento

- Garrafa de *spray* de nitrogênio líquido, botijão com nitrogênio líquido
- Tanque de óxido nitroso, regulador e pistola criogênica (cryogun)*
- Hastes com extremidades de algodão, pinça (opcional), bolinhas de algodão, garrafa térmica, copo de poliestireno e nitrogênio líquido

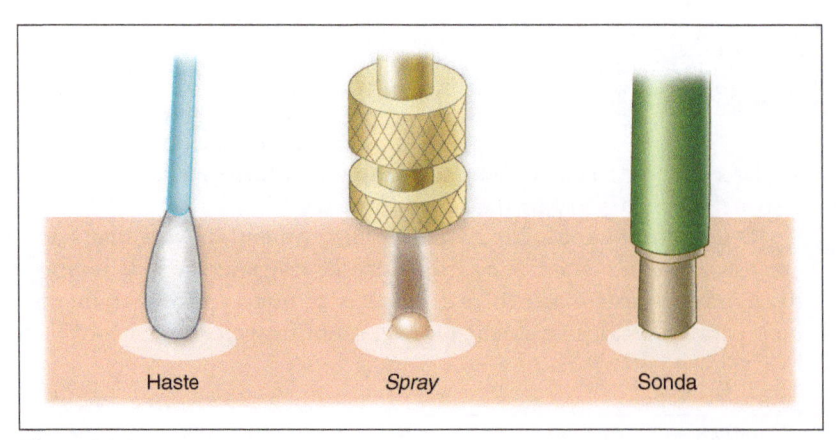

Figura 24-1

*N. de R. T. Não difundidos no Brasil.

TABELA 24-1 Tempo de congelamento recomendado em criocirurgia na técnica-padrão de congelamento pontual

Tempo	Técnica
5 segundos	Ceratose actínica
	Sinais cutâneos
	Manchas solares
10 segundos	Angioma senil
	Verruga comum
	Mucocele oral
	Hiperplasia sebácea
10-15 segundos	Corno cutâneo
	Granuloma piogênico
20 segundos	Cicatriz hipertrófica
	Queloide
	Cisto mixoide
20-30 segundos	Dermatofibroma

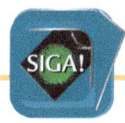

Indicações

- Ceratose actínica
- Leucoplasia
- Milia
- Mucocele do lábio
- Granuloma piogênico
- Ceratose seborreica
- Hiperplasia sebácea
- Carcinoma basocelular superficial
- Lentigo simples
- Angioma rubi (nevo rubi)
- Verruga vulgar
- Cicatrizes hipertróficas
- Molusco contagioso
- Hemangioma capilar do recém-nascido
- Granuloma anular
- Rítides e pigmentação por fotodano
- Verrugas virais

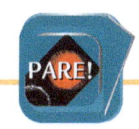

Contraindicações

- Lesão com necessidade prévia de biópsia
- Lesão localizada em área com vascularização comprometida
- Melanoma

- Paciente que não aceita a possibilidade de discromias
- Sensibilidade comprovada ou reação adversa à criocirurgia
- Carcinoma basocelular esclerodermiforme e carcinomas basocelular ou espinocelular recidivantes, particularmente quando localizado em área de alto risco (p. ex., região temporal, sulco nasolabial)
- Intolerância ao frio (relativa)
- Urticária induzida pelo frio (relativa)
- Doença do colágeno ou autoimune (relativa)
- Tratamento concomitante com fármacos imunossupressores (relativa)
- Crioglobulinemia (relativa)
- Melanodérmicos (relativa)
- Lesões localizadas na área pré-tibial, nas margens das pálpebras, na prega nasolabial, nas asas nasais e nas áreas com pelos (relativa)
- Mieloma múltiplo (relativa)
- Pioderma gangrenoso (relativa)
- Doença de Raynaud (especialmente para procedimentos nos dedos) (relativa)
- Colite ulcerativa severa ativa

O Procedimento

Passo 1. Desbastar as lesões espessas e hiperceratóticas que resistiriam mais ao agente criogênico. Realizar o desbastamento com uma lâmina de bisturi n°15 horizontalmente, com um movimento de vaivém ou passando diretamente através da lesão. A hemostasia tópica é alcançada com um agente como o subsulfato férrico (solução de Monsel)* antes da criocirurgia.

- **ATENÇÃO:** O sangue na superfície da pele age como isolante contra a destruição criogênica. Não realizar o procedimento em uma lesão que esteja sangrando ativamente.

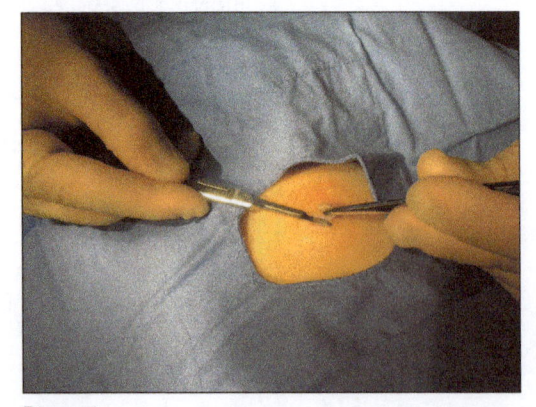

Passo 1

---

*N. de R. T. No Brasil, o uso da solução de cloreto de alumínio é mais difundida.

Nitrogênio líquido com haste com pontas de algodão

Passo 2. Ao utilizar uma haste-padrão com ponta de algodão (Cotonete®), expandir a cabeça da haste enrolando frouxamente pequenas porções extras de algodão.

Passo 2

Passo 3. Colocar o nitrogênio líquido em um copo descartável de poliestireno. Mergulhar a ponta da haste de algodão no nitrogênio líquido.

- ATENÇÃO: Não bater a ponta da haste de algodão contra a borda do copo (com o objetivo de tirar o excesso de nitrogênio líquido), pois essa manobra pode remover tanto material que impossibilite o congelamento adequado.

- ATENÇÃO: O adenovírus é capaz de sobreviver ao nitrogênio líquido. Não se deve utilizar a mesma fonte de nitrogênio líquido para pacientes diferentes.

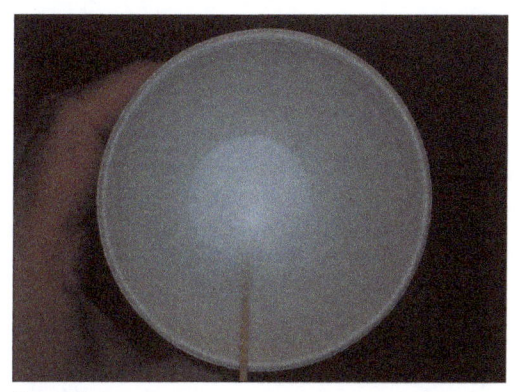

Passo 3

Passo 4. A haste deve ser pressionada firmemente contra a lesão pelo tempo desejado. O método da haste mergulhada não alcança temperaturas tão baixas como a técnica com *spray*; assim, esse método é indicado apenas para lesões benignas.

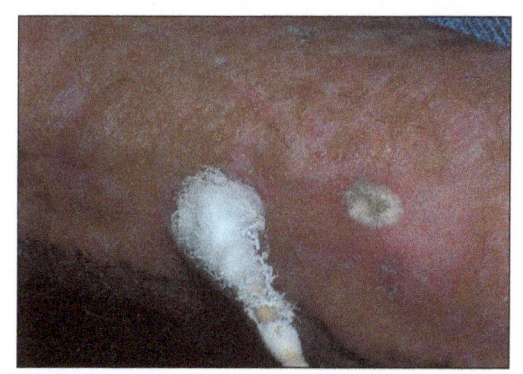

Passo 4

Técnicas com *spray* de nitrogênio líquido

Passo 2. Posicionar a ponteira do *spray* de 1 a 1,5 cm da superfície da pele, mirando no centro da lesão. O *spray* pode ser aplicado diretamente em forma de pinceladas ou em padrão rotatório.

- DICA: Os tamanhos das ponteiras B e C são indicados para o tratamento da maioria das lesões benignas e malignas.

- DICA: A aplicação direta do *spray* em pulsos é uma maneira de evitar a superexpansão do local a ser tratado.

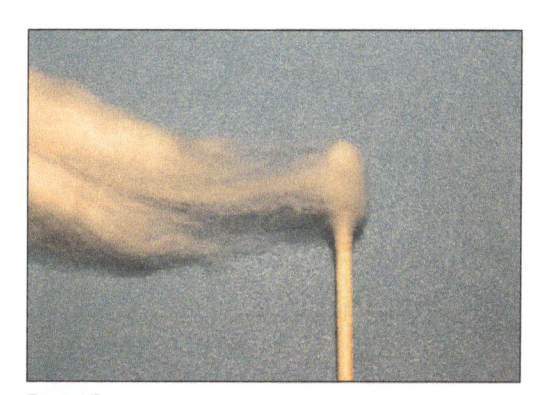

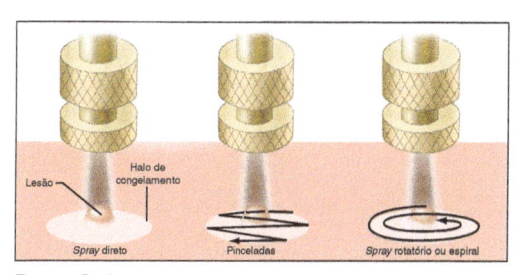

Passo 2

Passo 3. Pressionar o gatilho (da pistola de *spray*) e direcionar o jato de nitrogênio líquido até que o halo de congelamento englobe a lesão e a margem de segurança desejada.

- **DICA:** Para a maioria das lesões benignas, o halo de congelamento deve ser de 1 a 2 mm além da borda patológica visível. As lesões pré-malignas necessitam de margem de segurança de 2 a 3 mm. As lesões malignas exigem margens de 5 mm de pele clinicamente normal para assegurar profundidade de tratamento adequada.

- **DICA:** Pode ser necessário delimitar a área de congelamento planejada (incluindo a margem de segurança) com uma caneta marcadora antes de iniciar o procedimento, pois o congelamento pode dificultar a visualização da borda da lesão.

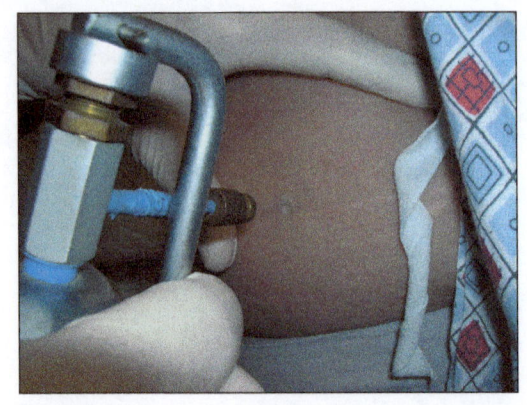

Passo 4. Uma vez formado o halo de congelamento, deve-se mantê-lo pelo período de tempo apropriado de acordo com a Tabela 24-1. Pode-se repetir novo ciclo de congelamento-degelo.

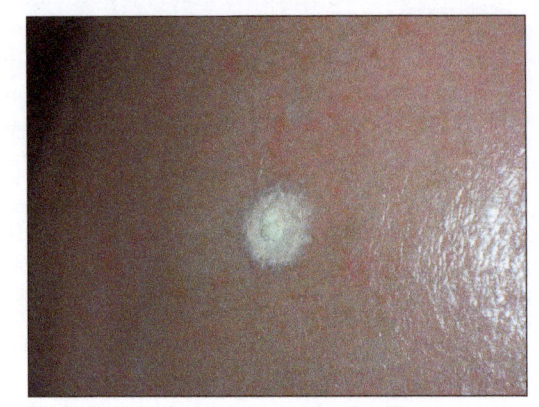

Passo 3

Passo 4

Pistolas criogênicas de óxido nitroso ou dióxido de carbono

Passo 2. Selecionar uma ponteira que se aproxime do tamanho da lesão a ser tratada.

- **ATENÇÃO:** O tratamento inadequado de verrugas utilizando uma sonda muito pequena pode resultar na formação de uma verruga em anel. Contudo, essa formação nem sempre denota tratamento inadequado, pois 5% das verrugas tratadas corretamente resultam na formação de verrugas em anel.

- **ATENÇÃO:** Uma sonda grande aplicada sobre uma lesão pequena produz destruição tecidual excessiva e potencial cicatriz.

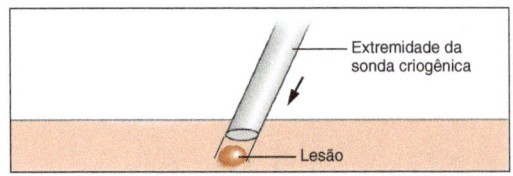

Passo 2

Extremidade da sonda criogênica

Lesão

Passo 3. Aplicar gel à base de água na ponta da sonda criogênica e posicioná-la sobre o tecido-alvo em temperatura ambiente. Ativar a pistola criogênica, fazendo com que o gel fique branco. A duração do congelamento depende do tempo necessário para se produzir um halo de congelamento de tamanho adequado. Depois que o congelamento correto for alcançado, desativar a pistola e deixar que a ponteira descongele antes de desencostá-la do tecido tratado.

- ATENÇÃO: Utilizar o tamanho do halo de congelamento para guiar a duração do procedimento. O tempo de congelamento varia substancialmente em função de outros fatores, como pressão (quantidade de refrigerante) no tanque, temperatura da pele ou lesão e espessura da lesão.*

- ATENÇÃO: Não puxar a ponta da sonda criogênica do tecido tratado antes que ela tenha descongelado. A remoção das pontas aplicadoras antes do degelo resulta, frequentemente, em remoção ou "arrancamento" da superfície do tecido.

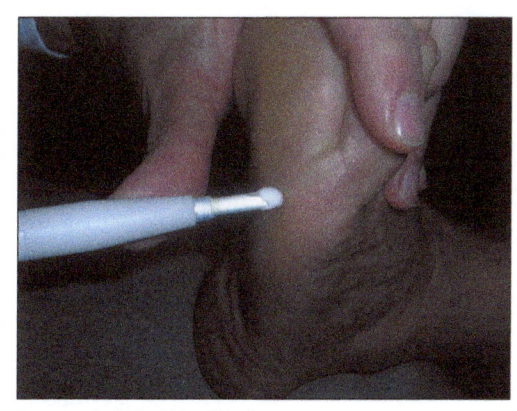

Foto cortesia do Dr. Richard Usatine.
Passo 3

Congelamento com pinças para pequenas lesões pedunculadas

Passo 2. Colocar o nitrogênio líquido dentro de um copo descartável de poliestireno da maneira descrita anteriormente. Cobrir as alças das pinças com uma gaze de 10 × 10 cm dobrada para proteger os dedos. A seguir, mergulhar a pinça no nitrogênio líquido até que congele. Pinçar a lesão entre os mordentes gelados até que ela fique esbranquiçada/congelada. Manter a pinça nessa posição por mais 15 segundos e repetir.

- DICA: As lesões cairão em uma semana e normalmente curam sem maiores problemas.

- ATENÇÃO: Este método é demorado e utilizado principalmente quando há poucas lesões.

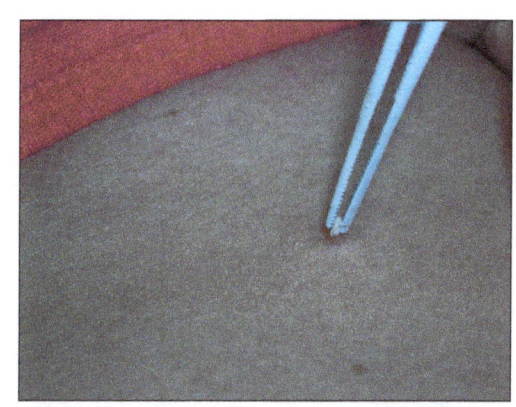

Foto cortesia do Dr. Russell Roberts.
Passo 2

---

*N. de R. T. O tipo de pele, a topografia e o tipo de lesão também podem influenciar no tempo de congelamento.

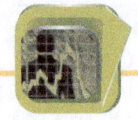

Complicações

- Formação de bolhas
- Edema
- Cefaleia (após o tratamento de lesões faciais)
- Dor
- Síncope (vasovagal; rara)
- Sangramento
- Formação excessiva de tecido de granulação (rara)
- Infecção (rara)
- Atrofia (rara)
- Hipopigmentação
- Hiperpigmentação
- Cicatrização hipertrófica
- Milia
- Alopecia permanente
- Alteração sensorial
- Dano temporário de nervo sensitivo (rara)

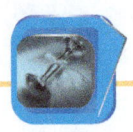

Considerações pediátricas

Esse tratamento é realizado de maneira semelhante na população pediátrica. Considerar anestesia tópica ou injetável em crianças mais novas, pois elas normalmente não toleram nem mesmo a dor leve.

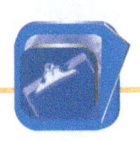

Instruções pós-procedimento

Instruir o paciente a manter limpa a pele que foi tratada e aplicar pomada antibiótica e uma bandagem sobre a área após as bolhas terem se rompido e até que a ferida cicatrize. Como a bolha constitui uma bandagem esterilizada que fornece cicatrização úmida, orientar o paciente para que não rompa a bolha, deixando-a que se rompa sozinha. Orientá-lo a entrar em contato caso a bolha se torne dolorosa ou drene pus.

Referências

American Academy of Dermatology Committee on Guidelines of Care. Guidelines of care for cryosurgery. *J Am Acad Dermatol*. 1994;31:648-653.
Andrews MD. Cryosurgery for common skin conditions. *Am Fam Physician*. 2004;69:2365-2372.
Cooper C. Cryotherapy in general practice. *Practitioner*. 2001;245:954-956.
Cryomedics. *Guidelines for Cryosurgery*. Langhorne, PA: Cabot Medical; 1989.
Dawber RP. Cryosurgery: complications and contraindications. *Clin Dermatol*. 1990;8:108-114.
Dinehart SM. Actinic keratoses: scientific evaluation and public health implications. *J Am Acad Dermatol*. 2000;42:S25-S28.
Graham GE. Advances in cryosurgery in the past decade. *Cutis* 1993;52:365-372.

Grealish RJ. Cryosurgery for benign skin lesions. *Fam Pract Recertification J.* 1989;11:21-24.
Hocutt JE. Skin cryosurgery for the family physician. *Am Fam Physician.* 1993;48:445-452.
Kuflik EG: Cryosurgery updated. *J Am Acad Dermatol.* 1994;31(6):925-944; quiz 944-946.
Kuflik EG. Cryosurgery for cutaneous malignancy: an update. *Dermatol Surg.* 1997;23:1081-1087.
Kuwahara RT, Huber JD, Shelley HR. Surgical pearl: forceps method for freezing benign lesion. *J Am Acad Dermatol.* 2000;43:306-307.
Orengo I, Salasche SJ: Surgical pearl: the cotton-tipped applicator—the ever-ready, multipurpose superstar. *J Am Acad Dermatol.* 1994;31(4):658-660.
Torre D. The art of cryosurgery. *Cutis.* 1994;54:354.
Torre D. Cryosurgery of basal cell carcinoma. *J Am Acad Dermatol.* 1986;15:917-929.
Torre D. Cutaneous cryosurgery: current state of the art. *J Dermatol Surg Oncol.* 1985;11:292-293.
Zouboulis CC, Blume U, Buttner P, et al. Outcomes of cryosurgery in keloids and hypertrophic scars: a prospective consecutive trial of case series. *Arch Dermatol.* 1993;129(9):1146-1151.
Zuber TJ. *Office Procedures.* Baltimore: Williams & Wilkins; 1999.
2008 MAG Mutual Healthcare Solutions, Inc.'s Physicians' Fee and Coding Guide. Duluth, Georgia. MAG Mutual Healthcare Solutions, Inc. 2007.

CAPÍTULO 25
Tratamento de Queloide e Cicatriz Hipertrófica

E.J. Mayeaux, Jr., MD, DABFP, FAAFP

Os *queloides* são tumores cicatriciais benignos que se formam devido a alterações na cicatrização de uma ferida. Essas cicatrizes são formadas pela superprodução de matriz extracelular e de fibroblastos da derme que apresentam uma alta taxa de mitose. As lesões podem ser gravemente desfigurantes e dolorosas. As *cicatrizes hipertróficas* são muito semelhantes aos queloides, mas não se estendem para além das margens da ferida. As cicatrizes hipertróficas têm uma tendência muito menor à recorrência após seu tratamento.

A patogênese exata do queloide é desconhecida, mas alguns indivíduos (mais frequentemente descendentes de africanos) desenvolvem uma hiperproliferação dos fibroblastos em resposta ao trauma ou à infecção. Qualquer dano cutâneo (inclusive perfuração da orelha para colocação de brincos, lacerações e cirurgias) pode causar a formação de queloide em indivíduos com predisposição. A recorrência após o tratamento é muito comum.

O diagnóstico dos queloides se baseia na aparência clínica da lesão. As lesões podem ser assintomáticas, mas também podem apresentar prurido, hipersensibilidade à palpação ou, ocasionalmente, dor aguda. Os queloides ocorrem mais comumente nas orelhas, no pescoço, na mandíbula, na região pré-esternal, nos ombros e na região superior do dorso. A *acne queloideana da nuca* é uma condição que se caracteriza pela presença de pápulas inflamatórias e pústulas na região cervical posterior que frequentemente resultam na formação de queloide.

O melhor tratamento para o queloide, em pacientes cuja predisposição é conhecida, é a prevenção. Isso inclui evitar traumas desnecessários, como perfurar orelhas ou submeter-se a cirurgias cutâneas eletivas sempre que possível. Os indivíduos com predisposição a doenças que agridem a pele (p. ex., acne, infecção) devem ser tratados precocemente, a fim de minimizar o processo inflamatório. Pacientes com acne queloideana da nuca devem evitar raspar com lâmina a região do pescoço, preferindo o corte de cabelos com tesoura. Existem múltiplas modalidades de tratamento (Tabela 25-1), e as combinações dessas terapias normalmente são mais eficazes. Quanto mais precocemente forem tratados os queloides, maior a probabilidade de resposta ao tratamento. Entretanto, é possível haver recorrências mesmo com o tratamento.

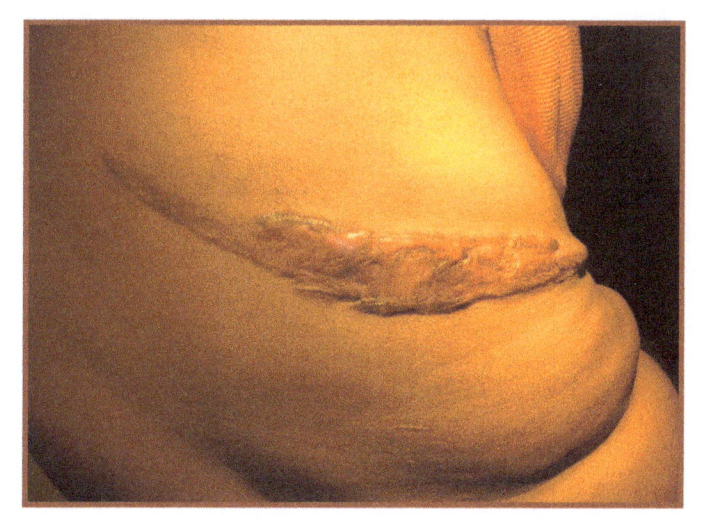

TABELA 25-1 Opções de tratamento para queloides e cicatrizes hipertróficas

Corticosteroide intralesional	Interferon alfa
Excisão	Fluorouracila intralesional
Bandagem com gel de silicone	Verapamil intralesional
Criocirurgia	Laserterapia
Brincos de pressão*	Imiquimode
Radioterapia	

* Ver p. 182 para mais detalhes.

A *administração intralesional de corticosteroides* é o tratamento mais comumente utilizado para queloides e cicatrizes hipertróficas. Tipicamente, 70% dos pacientes respondem à injeção intralesional de corticosteroides com a planificação do queloide, embora a recorrência possa ser de até 50% após cinco anos. O tratamento intralesional tem como vantagem a colocação do corticosteroide diretamente dentro da lesão, com mínimos efeitos sistêmicos. A pele também funciona como reservatório, permitindo que o fármaco aja durante algum tempo. Os corticosteroides são diluídos antes da sua injeção, a fim de minimizar o desconforto do paciente e as reações adversas. Para isso, pode-se utilizar soro fisiológico ou lidocaína. Os corticosteroides reduzem a formação excessiva da cicatriz por meio da diminuição da síntese de colágeno, da alteração da síntese de glicosaminoglicanos, da redução da produção de mediadores inflamatórios e da redução da proliferação de fibroblastos. O fármaco mais utilizado o acetonido de triancinolona (10 a 40 mg/mL)* em intervalos de 4 a 6 semanas. Para diluir uma única dose de corticosteroide, é necessário agitar o frasco para que as partículas fiquem em suspensão. A lidocaína a 1% ou o soro fisiológico podem ser utilizados como diluentes. Não diluir com bupivacaína ou outro anestésico de longa duração, pois o corticosteroide se precipitará na seringa. Imediatamente antes de injetar na lesão, agitar suavemente a seringa ou rolá-la entre os dedos para assegurar que o fármaco fique em suspensão no diluente.

A excisão pode ser realizada quando combinada à aplicação de corticosteroides no pré-operatório, transoperatório e/ou pós-operatório. Recorrência entre 45 e 100% foi relatada em pacientes tratados com excisão isoladamente, sendo reduzida para menos de 50% nos pacientes tratados com terapia combinada. Deve-se tomar o cuidado para minimizar a tensão ao suturar a lesão. O uso pós-operatório de imiquimode a cada dois dias também reduz a frequência de recorrência.

Pode-se utilizar uma cobertura ou bandagem com gel de silicone para o tratamento dos queloides em evolução e para a prevenção de queloides nos locais de novas injúrias teciduais. O gel também pode ser usado para tratar a dor e o prurido associados ao queloide. Esse tratamento parece melhorar a elasticidade de cicatrizes anormais estabelecidas, mas esses dados são de estudos com baixo nível de evidência. Não é necessário prescrição para adquirir o gel de silicone e a bandagem com gel de silicone. Os efeitos terapêuticos parecem ser devidos a uma combinação entre a oclusão e a hidratação da lesão, e não ao efeito do silicone propriamente dito. A bandagem é transparente e autoadesiva e deve ser cortada no tamanho correspondente ao queloide. É colocada sobre ele, aderida no local e permanece por 12 a 24 horas por dia. A bandagem é lavada diariamente e trocada a cada 10 a 14 dias. A eficácia pode ser avaliada após um mínimo de dois meses de tratamento.

A criocirurgia pode ser utilizada isoladamente ou em combinação com outras modalidades terapêuticas. O principal efeito colateral é a hipopigmentação permanente, o que limita seu emprego nos pacientes melanodérmicos. A criocirurgia afeta a microcirculação e causa dano celular pela formação de cristais intracelulares, levando à anoxia do tecido. Geralmente, são utilizados um, dois ou três ciclos de congelamento-degelo, com duração de 10 a 30 segundos cada. O tratamento é repetido uma vez por mês, até que se obtenha resposta. É prudente aplicar o nitrogênio líquido em curtos períodos em função da possibilidade de hipopigmentação reversível. A criocirurgia pode causar dor e despigmentação permanente em alguns pacientes. A associação da criocirurgia com a infiltração de corticosteroide otimiza os resultados.

---

*N. de R. T. No Brasil, a apresentação é comercializada na forma injetável de 40 mg/mL.

A radioterapia diminui a taxa de recorrência de form considerável, principalmente quando realizada após excisão cirúrgica. Entretanto, o risco de transformação maligna a longo prazo pode não justificar o seu uso em lesões benignas. Ocasionalmente, pode ser utilizada para queloides resistentes a outras terapias ou irressecáveis.

A aplicação tópica de imiquimode creme pode reduzir a recorrência a curto prazo após a excisão. Leve irritação depois da aplicação de imiquimode, pode ocorrer, mas há poucos efeitos colaterais além desse. Foi observada hiperpigmentação em mais da metade dos pacientes do estudo.

O tratamento com *pulsed dy* e *laser* pode ser benéfico para os queloides e parece induzir sua regressão ao suprimir a proliferação dos fibroblastos e induzir a apoptose e a atividade enzimática. O tratamento combinado com *laser* de corante pulsado mais aplicações intralesão de corticosteroides e/ou fluorouracila pode ser superior ao uso isolado dessas técnicas. Outros fármacos aplicados de modo intralesional e benéficos para os queloides são interferon alfa, doxorrubicina (Adriamicina®) ou bleomicina. Alguns fármacos podem ser empregados em combinação com a aplicação intralesional de corticosteroides.

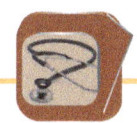

Equipamento

- Uma seringa *luer lock* (com rosca) de 1mL, com agulha 27G ou 30G
- Luvas para procedimentos não estéreis
- Algodão com álcool
- Gaze 10 × 10 cm
- Óculos de proteção

Indicações

- Queloides ou cicatrizes hipertróficas dolorosas ou de aparência desagradável

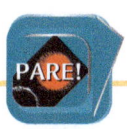

Contraindicações (relativas)

- Infecção local
- Distúrbios graves da coagulação
- Patologia extrema que dificulte a cicatrização da lesão
- Celulite no tecido a ser incisado
- Condições que possam interferir no processo de cicatrização (doenças vasculares do colágenos, tabagismo, diabete)
- Uso concomitante de medicações que possam aumentar a probabilidade de sangramento transoperatório (Aspirina®, outros anti-inflamatórios não esteroides, varfarina)
- Paciente não cooperativo

O Procedimento

Criocirurgia

Passo 1. Aplicar o nitrogênio líquido em até três ciclos de 10 a 30 segundos. Repetir o tratamento uma vez ao mês até que seja observada uma resposta.

- **ATENÇÃO:** Aplicar o nitrogênio líquido em jatos de curta duração, devido ao risco de hipopigmentação reversível ou despigmentação permanente em alguns pacientes.

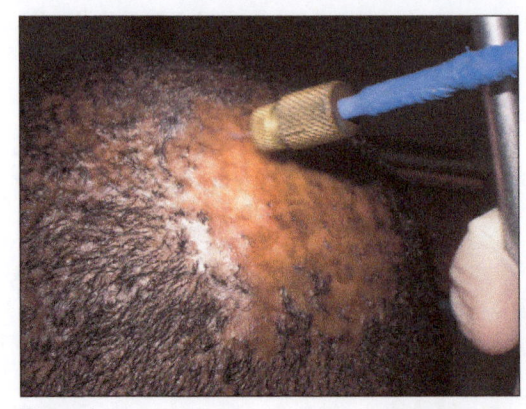

Injeção de triancinolona

Passo 1. Considerar o uso de creme anestésico local (EMLA®) em curativo oclusivo durante uma hora e meia antes da injeção, ou a realização de um pré-tratamento com aplicação de nitrogênio líquido por 10 a 30 segundos. Preparar a pele com álcool. Utilizar uma agulha 27 ou 30G com o bisel voltado para cima na direção da pele, injetar uma quantidade suficiente de triancinolona até que a pele se eleve suavemente e o queloide fique esbranquiçado (em geral, 0,1 a 0,5 mL). Injetar o fármaco no interior do queloide à medida que a agulha é retirada da pele. As seringas de 1 mL são as mais utilizadas, já que a quantidade injetada geralmente é de décimos ou centésimos de mililitro.

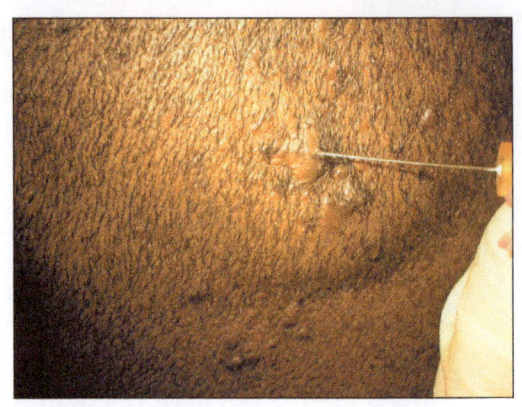

- **ATENÇÃO:** A injeção deve ser feita no núcleo da lesão, e não abaixo dela, pois assim pode ocorrer lipoatrofia. A localização correta é fácil de reconhecer, pois a solução injetada se difunde com facilidade no tecido adiposo subcutâneo, ao passo que há resistência quando a injeção é feita corretamente dentro da derme.

- **DICA:** Recomenda-se o uso de óculos de proteção.

Passo 2. Cuidar para não injetar o corticosteroide dentro da epiderme ou imediatamente abaixo dela, pois isso aumenta o risco de hipopigmentação. Caso ocorra – normalmente como resultado da pressão contínua sobre o êmbolo da seringa à medida que a agulha é removida –, ordenhar suavemente o corticosteroide através do orifício da punção.

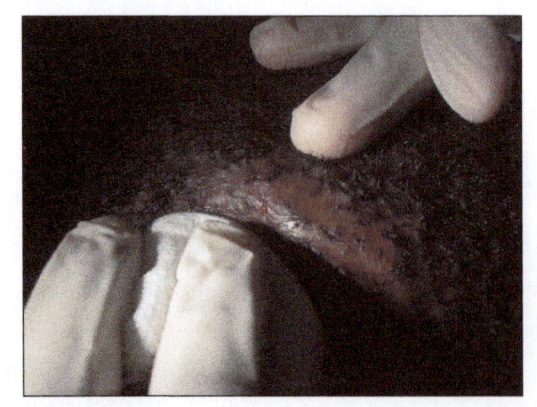

Passo 1

Passo 1

Passo 2

Passo 3. Em lesões grandes, a agulha deve ser removida parcialmente e redirecionada para atingir as demais áreas, ou a agulha pode ser removida e reinserida em outro local.

- **ATENÇÃO:** É preciso cautela para não injetar no interior do tecido subcutâneo.

- **ATENÇÃO:** Não exceder 40 mg do fármaco por sessão; pode ocorrer atrofia e hipopigmentação com doses elevadas.

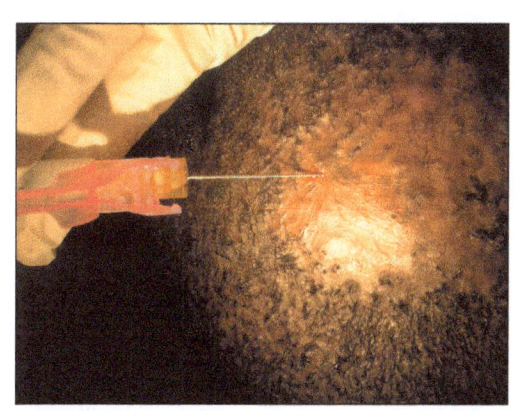

Passo 3

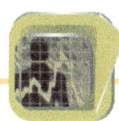

Efeitos colaterais

- Absorção sistêmica, com potencial piora do controle em pacientes diabéticos
- Sensação de queimadura perdurando de 3 a 5 minutos após a injeção
- Atrofia cutânea local
- Hipopigmentação (temporária ou permanente)
- Formação de telangiectasia
- Formação de abscesso estéril

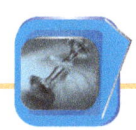

Considerações pediátricas

Os queloides são menos comuns em crianças, mas, quando ocorrem, o procedimento é essencialmente o mesmo. Nelas, é interessante utilizar um anestésico tópico oclusivo para reduzir a dor da injeção.

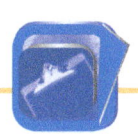

Instruções pós-procedimento

As injeções podem ser repetidas em intervalos mensais. Alguns profissionais aumentam a concentração de triancinolona em 10 mg/mL, a cada sessão, em lesões não faciais, até que a lesão sofra amaciamento e redução de altura, reduzindo, então, a concentração das injeções. A excisão cirúrgica é recomendada caso não haja resposta após quatro sessões de injeção.

Referências

Al-Attar A, Mess S, Thomassen JM, et al. Keloid pathogenesis and treatment. *Plast Reconstr Surg.* 2006;117:286–300.

Alster TS. Laser treatment of hypertrophic scars, keloids, and striae. *Dermatol Clin.* 1997;15:419.

Berman B, Bieley HC. Adjunct therapies to surgical management of keloids. *Dermatol Surg.* 1996; 22:126.

Berman B, Flores F. Comparison of a silicone gel-filled cushion and silicon gel sheeting for the treatment of hypertrophic or keloid scars. *Dermatol Surg.* 1999;25:484.

English RS, Shenefelt PD. Keloids and hypertrophic scars. *Dermatol Surg.* 1999;25:631.

Gold MH. Topical silicone gel sheeting in the treatment of hypertrophic scars and keloids: a dermatologic experience. *J Dermatol Surg Oncol.* 1993;19:912.

Hirshowitz B, Lerner D, Moscona AR. Treatment of keloid scars by combined cryosurgery and intralesional corticosteroids. *Aesthetic Plast Surg.* 1982;6:153.

Leventhal D, Furr M, Reiter D. Treatment of keloids and hypertrophic scars: a meta-analysis and review of the literature. *Arch Facial Plast Surg.* 2006;8:362–368.

Nanda S, Reddy BS. Intralesional 5-fluorouracil as a treatment modality of keloids. *Dermatol Surg.* 2004;30:54.

Nemeth AJ. Keloids and hypertrophic scars. *J Dermatol Surg Oncol.* 1993;19:738.

Shaffer JJ, Taylor SC, Cook-Bolden F. Keloidal scars: a review with a critical look at therapeutic options. *J Am Acad Dermatol.* 2002;46:S63.

Slemp AE, Kirschner RE. Keloids and scars: a review of keloids and scars, their pathogenesis, risk factors, and management. *Curr Opin Pediatr.* 2006;18:396–402.

Zouboulis CC, Blume U, Buttner P, et al. Outcomes of cryosurgery in keloids and hypertrophic scars: a prospective consecutive trial of case series. *Arch Dermatol.* 1993;129:1146.

Zurada JM, Kriegel D, Davis IC. Topical treatments for hypertrophic scars. *J Am Acad Dermatol.* 2006;55:1024.

2008 MAG Mutual Healthcare Solutions, Inc.'s Physicians' Fee and Coding Guide. Duluth, Georgia. MAG Mutual Healthcare Solutions, Inc. 2007.

CAPÍTULO 26
Excisão de Queloide no Lóbulo da Orelha

E.J. Mayeaux, Jr., MD, DABFP, FAAFP

Os queloides são tumores fibrosos benignos, endurecidos e persistentes que se desenvolvem em locais de lesão cutânea em pessoas com predisposição. Esses depósitos de colágeno se expandem além do tamanho e do formato original da ferida, com frequência invadindo a pele circundante. Acredita-se que os queloides se desenvolvam a partir de anormalidades na síntese e degradação do colágeno.

Os queloides no lóbulo da orelha normalmente se apresentam como tumores brilhantes, lisos e globulares em um ou em ambos os lados do lóbulo auricular. A perfuração para colocação de brincos é a causa mais comum, mas podem haver outras causas, como trauma, procedimentos cirúrgicos e queimaduras. Os pacientes com queloides no lóbulo da orelha normalmente reclamam da anormalidade estética, mas também podem relatar prurido, dor ou parestesia. Essa condição pode causar bastante constrangimento aos pacientes preocupados com a estética.

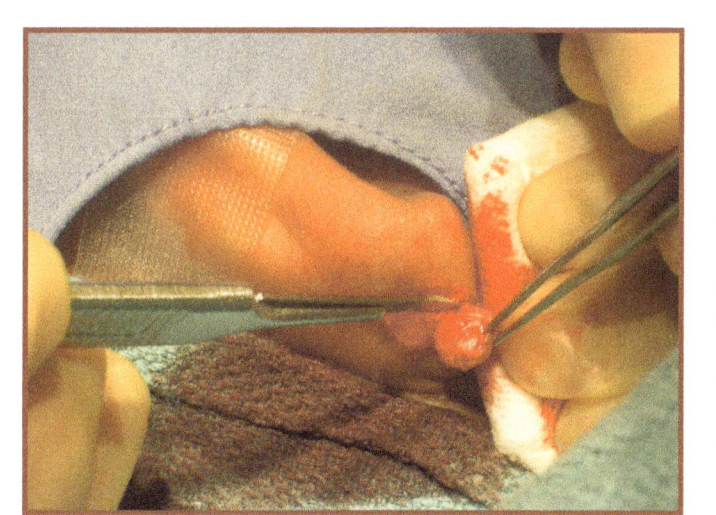

Queloides em forma de haltere com frequência deformam o pavilhão auricular. Eles crescem através do orifício da perfuração da orelha e se projetam de ambos os lados do lóbulo. Os queloides limitados a um dos lados do lóbulo aparecem mais comumente na sua superfície posterior. Fatores atribuídos à técnica de perfuração, alergia ao metal da tarracha do brinco ou infecções podem explicar a frequência dos crescimentos posteriores.

Existem múltiplas opções terapêuticas disponíveis para o tratamento dos queloides. A localização, o tamanho e a profundidade da lesão, bem como o período de tempo em que ele está presente, devem ser considerados na escolha do tratamento. O tratamento combinado parece ser o mais eficaz, embora existam poucos estudos comparativos. A excisão cirúrgica combinada com injeções de corticosteroides e terapia por compressão constitui a principal opção de tratamento para queloides no lóbulo da orelha.

Os queloides podem ser amaciados e reduzidos em altura através de injeções intralesionais de corticosteroides. Esses fármacos agem na lesão produzindo alterações na matriz fundamental e aumentando a degradação do colágeno. Lesões pequenas podem ser tratadas utilizando-se injeções de corticosteroides em monoterapia. Queloides maiores podem ser amaciados utilizando-se corticosteroides, tanto para aliviar a dor quanto como tratamento inicial antes da cirurgia. O acetonido de triancinolona (10 mg/mL ou 40 mg/mL misturado à mesma quantidade de lidocaína a 1% ou 2%) é utilizado com frequência. Deve ser usada uma seringa *luer lock* (com rosca) para administrar a injeção, a fim de evitar a separação da agulha ao injetar o farmáco sob pressão dentro de um queloide endurecido. Alguns profissionais realizam injeções pré-operatórias a cada 3 ou 4 semanas durante dois meses. Injeções pós-operatórias são administradas por períodos semanais a mensais, dependendo do progresso clínico do paciente.

A terapia por pressão pode ser eficaz para queloides na orelha após a perfuração. Brincos de pressão, também denominados talas de Zimmer*, são talas bastante baratas e moldadas no tamanho apropriado, alteradas esteticamente para parecer em brincos. Talas simples de alumínio para dedos também podem ser cortadas, dobradas e presas ao lóbulo da orelha. O paciente pode reaplicar essas talas todas as noites.

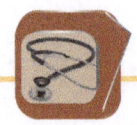

Equipamento

- Uma seringa *luer lock* (com rosca) de 1 mL, com agulha 27 ou 30G
- Luvas para procedimentos não estéreis
- Algodão com álcool
- Gaze 10 × 10 cm
- Óculos de proteção

Indicações

- Queloides dolorosos ou de aparência desagradável no lóbulo da orelha

Contraindicações (relativas)

- Infecção local
- Distúrbios graves da coagulação
- Doenças graves que dificultem a cicatrização da ferida
- Celulite no tecido a ser incisado
- Condições que possam interferir na cicatrização da ferida (doenças vasculares do colágeno, tabagismo, diabete)
- Uso concomitante de medicações que possam aumentar a probabilidade de sangramento transoperatório (Aspirina®, outros anti-inflamatórios não esteroides, varfarina)
- Paciente não cooperativo

---

*N. de R. T. A revisão técnica desconhece a existência e comercialização deste produto no Brasil. A solução encontrada por cirurgiões brasileiros é apontada pelo próprio autor a seguir.

O Procedimento

Técnica da enucleação

Passo 1. O fechamento da pele é realizado de forma a minimizar a distorção do contorno do lóbulo da orelha e deixar os dois lóbulos o mais parecidos entre si. Injetar anestésico local no lóbulo (ver Capítulo 1), ou administrar uma combinação de lidocaína/triancinolona como anestésico local. Preparar a pele com uma solução de iodopovidona ou clorexidina e esperar secar (ver Apêndice E).

- **DICA:** Preparar uma área grande, de forma que não seja exposta uma porção de pele sob o campo se ele estiver deslocado.
- **DICA:** Caso o queloide esteja apenas na porção posterior, o pavilhão auricular pode ser invertido e afastado com o uso de fita adesiva.

Passo 2. Posicionar o campo cirúrgico. Realizar uma excisão fusiforme (elíptica) ao redor da base do queloide. Sentir a base da excisão verificando se o queloide forma um "núcleo" ou banda ao longo do trajeto perfurado da orelha. Alguns profissionais excisam o núcleo, enquanto outros o deixam em posição e realizam injeções de corticosteroides. Outros profissionais, ainda, realizam uma incisão na porção mais inferior do lóbulo, criando uma cunha em V e, a seguir, fecham o lóbulo.

- **DICA:** A colocação de uma bola de algodão na entrada do meato acústico evita que o sangue escorra para o seu interior.
- **DICA:** O sangramento é bastante comum durante a excisão de queloides no lóbulo da orelha. Embora o fechamento e a pressão sejam suficientes para cessar em sangramentos pequenos na maioria dos casos, sangramentos maiores devem ser submetidos à pressão direta ou pinçamento com pinças hemostáticas por algum tempo.

Passo 3. Utilizando manipulação cuidadosa, fechar a ferida com uma fina sutura simples interrompida, e fio monofilamentado não absorvível.

- **ATENÇÃO:** Os fios absorvíveis não devem ser utilizados, pois os fios não absorvíveis como o *nylon* 5-0 provocam menos reações teciduais.

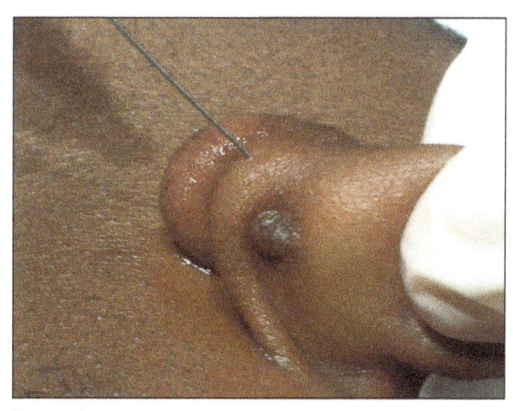

Passo 1

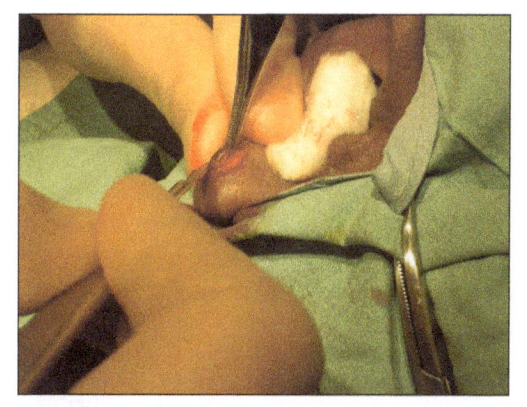

Passo 2

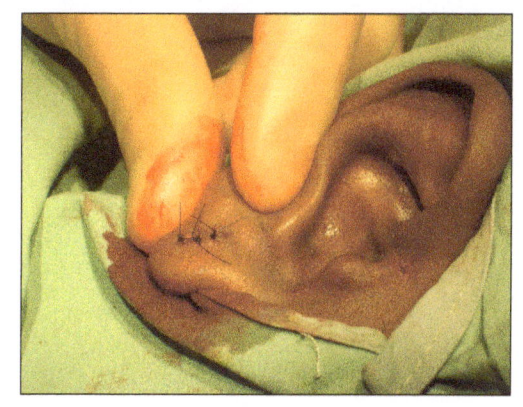

Passo 3

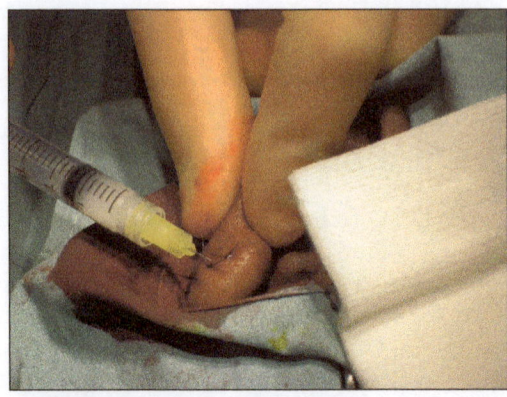

Passo 4. Em ambas as técnicas, a combinação de triancinolona/lidocaína (sem epinefrina) pode ser administrada em injeção imediatamente após a cirurgia caso não tenha sido utilizada como solução anestésica. Aplicar uma pomada sobre a incisão e colocar uma bandagem com gaze.

Passo 4

Passo 5. Pode-se produzir um dispositivo simples de pressão utilizando-se talas de dedo de alumínio, cortando e dobrando-as, e prendendo no lóbulo da orelha.

- **DICA:** A saída do corticosteroide da lesão pode ser minimizada aplicando-se fita sobre o local da incisão.

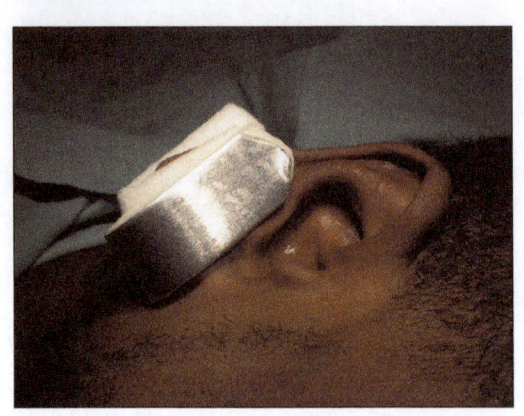

Passo 5

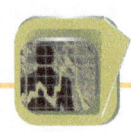

Complicações

- Absorção sistêmica, com potencial piora do controle em pacientes diabéticos
- Sensação de queimadura perdurando 3 a 5 minutos após a injeção
- Atrofia cutânea local
- Hipopigmentação (temporária ou permanente)
- Formação de telangiectasia
- Formação de abscesso estéril
- Neoformação do queloide
- Sangramento
- Infecção

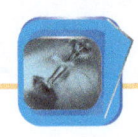

Considerações pediátricas

Os queloides são menos comuns em crianças, mas, quando ocorrem, o procedimento é essencialmente o mesmo. Nelas, é interessante utilizar um anestésico tópico oclusivo para reduzir a dor da injeção.

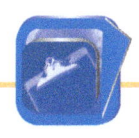

Instruções pós-procedimento

As injeções podem ser repetidas em intervalos mensais. Alguns profissionais aumentam a concentração de triancinolona em 10 mg/mL*, a cada sessão, em lesões não faciais, até que a lesão amoleça e diminua de altura, reduzindo, então, a concentração das injeções. Frequentemente os queloides necessitam de múltiplos tratamentos, com intervalos de 3 a 4 semanas, até que seja alcançada a adequada redução de altura da lesão.

Referências

Brent B. The role of pressure therapy in management of earlobe keloids: preliminary report of a controlled study. *Ann Plast Surg.* 1978;1:579-581.
Cheng LH. Keloid of the ear lobe. *Laryngoscope.* 1972;82:673-681.
Golladay ES. Treatment of keloids by single intraoperative perilesional injection of repository steroid. *South Med J.* 1988;81:736-738.
Hirshowitz B, Lerner D, Moscona AR. Treatment of keloid scars by combined cryosurgery and intralesional corticosteroids. *Aesthetic Plast Surg.* 1982;6:153-158.
Jackson IT, Bhageshpur R, DiNick V, et al. Investigation of recurrence rates among earlobe keloids utilizing various postoperative therapeutic modalities. *Eur J Plast Surg.* 2001;24:8-95.
Kelly AP. Surgical treatment of keloids secondary to ear piercing. *J Natl Med Assoc.* 1978;70:349-350.
Pollack SV, Goslen JB. The surgical treatment of keloids. *J Dermatol Surg Oncol.* 1982;8:1045-1049.
Rauscher GE, Kolmer WL. Treatment of recurrent earlobe keloids. *Cutis* 1986;37:67-68.
Russell R, Horlock N, Gault D. Zimmer splintage: a simple effective treatment for keloids following ear-piercing. *Br J Plast Surg.* 2001;54:509.
Salasche SJ, Grabski W. Keloids of the earlobes: a surgical technique. *J Dermatol Surg Oncol.* 1983;9:552-956.
Stashower ME. Successful treatment of earlobe keloids with imiquimod after tangential shave excision. *Dermatol Surg.* 2006;32(3):380-386.
Stucker FJ, Shaw GY. An approach to management of keloids. *Arch Otolaryngol Head Neck Surg.* 1992;118:63-67.
Weimar VM, Ceilley RI. Treatment of keloids on earlobes. *J Dermatol Surg Oncol.* 1979;5:591-593.
Zuber TJ, DeWitt DE. Earlobe keloids. *Am Fam Phys.* 1994;49(8):1835-1841.
2008 MAG Mutual Healthcare Solutions, Inc.'s Physicians' Fee and Coding Guide. Duluth, Georgia. MAG Mutual Healthcare Solutions, Inc. 2007.

---

*N. de R. T. No Brasil, a apresentação comercializada é de 40 mg/mL.

CAPÍTULO 27
Biópsia Cutânea com *Punch*

E.J. Mayeaux, Jr., MD, DABFP, FAAFP

A biópsia com *punch* é um dos procedimentos dermatológicos mais utilizados na medicina de cuidados primários. Essa técnica coleta uma amostra de pele de espessura total para exame histopatológico. Quando corretamente realizada, a biópsia com *punch* gera informações diagnósticas bastante úteis. A técnica é simples, rápida e geralmente resulta em uma aparência final estética aceitável do local da biópsia.

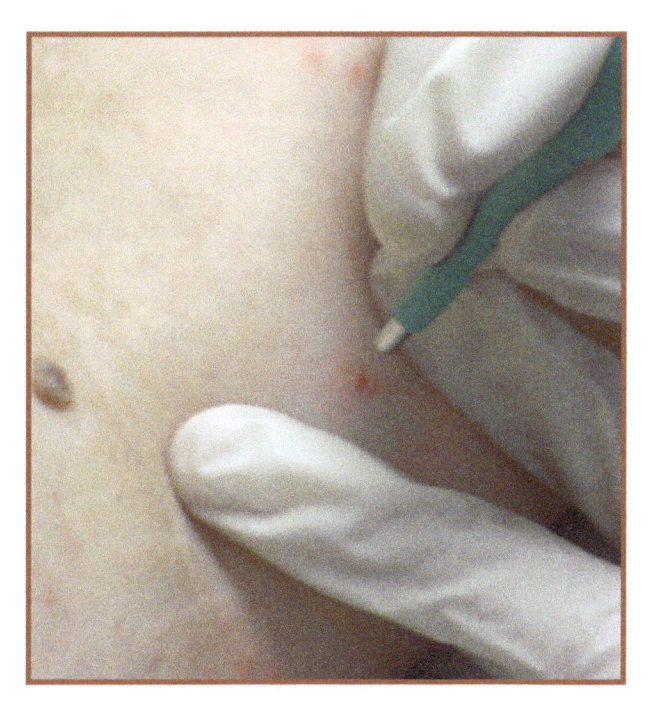

A biópsia com *punch* é realizada com uma lâmina circular conhecida como trefina, que é conectada a um cabo parecido com uma caneta. O instrumento é girado utilizando pressão em direção inferior, até que a lâmina penetre no tecido adiposo subcutâneo. Então, um núcleo cilíndrico de tecido é cortado, colocado na solução de formalina e enviado ao laboratório. A maior parte dos sítios de biópsia de 3 a 4 mm são fechados com um único ponto de sutura, podendo ser utilizada a solução de Monsel* para obter hemostasia caso não se deseje suturar.

Em geral, a biópsia com *punch* é realizada para avaliar lesões de origem incerta ou para confirmar ou excluir a presença de malignidade. Essa técnica de biópsia é considerada o método de escolha para muitas lesões planas. Lesões com suspeita de melanoma podem ser examinadas com essa técnica, especialmente quando a lesão é muito grande, impedindo a fácil remoção. O ganho pode ser maior quando a porção suspeita ou de aparência mais anormal (mais escura, mais alta ou mais irregular) for biopsiada. Caso a suspeita de melanoma seja grande, alguns especialistas acreditam ser preferível realizar biópsia excisional para que toda a lesão esteja disponível para análise**. Os médicos não devem temer a realização de biópsia com *punch* em um melanoma, pois ela não altera o curso natural da doença, e, quando realizada o mais cedo possível, acelera o tratamento definitivo.

---

*N. de R. T. Ver nota da p. 168.
**N. de R. T. Lesões suspeitas de melanoma, sempre que possível, devem ser avaliadas inicialmente através da biopsia excisional (prerrogativa do Grupo Brasileiro de Melanoma).

Quando realizada em carcinoma basocelular ou de células escamosas, a biópsia com *punch* apresenta uma desvantagem. Após o diagnóstico desses cânceres com a técnica de *punch*, o médico é obrigado a realizar uma técnica excisional de espessura total definitiva. As técnicas superficiais que podem ser empregadas para essas lesões, como a curetagem e a eletrodissecação, podem não alcançar as células que ficaram mais profundas quando empurradas pelo instrumento de *punch*.

O profissional deve conhecer a anatomia subjacente ao realizar esse tipo de biópsia. Certas áreas do corpo, onde há pouco tecido subcutâneo, apresentam maior risco de dano às estruturas subjacentes, como artérias, tendões ou nervos. A biópsia com *punch* na região superior da bochecha pode danificar os nervos trigêmeo ou facial, devendo ser realizada com o maior cuidado nas pregas laterais das pálpebras.

Selecionar o melhor lugar para o procedimento. Realizar a biópsia com *punch* no local de aparência mais estranha e sólida da lesão, exceto em lesões escleróticas (formação de cicatriz), que devem ser biopsiadas na sua borda principal. Os tumores da pele devem ser biopsiados no centro da lesão, e as lesões bolhosas, úlceras e lesões escleróticas, na borda. Não realizar biópsia de lesões submetidas a trauma, que foram arranhadas ou significativamente modificadas, pois uma lesão traumatizada raras vezes fornece informações úteis. Informar ao patologista o sexo e a idade do paciente, medicações em uso, aspecto da lesão, topografia e principais hipóteses diagnósticas, a fim de aumentar as chances de obter informações clínicas importantes com a biópsia.

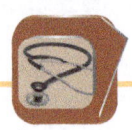

Equipamento

- O instrumento para biópsia com *punch* (trefina) possui um cabo plástico, parecido com uma caneta, e uma lâmina de bisturi circular. A lâmina é conectada ao cabo no orifício do instrumento.

- As diretrizes básicas para esse procedimento incluem anestesia local (1 a 3 mL de anestésico), o instrumento para biópsia com *punch* e tesouras de ponta fina para liberarem a peça. Caso a peça não possa ser elevada com a agulha da anestesia, a pinça de Adson sem dentes pode ser usada para elevá-la.

- Os períodos sugeridos para remoção da sutura são listados no Apêndice J. O instrumental para anestesia que pode ser utilizado nesse procedimento encontra-se no Apêndice F. As recomendações para o preparo da pele estão no Apêndice E.

Indicações

- Avaliação de tumores de pele como carcinoma basocelular ou sarcoma de Kaposi
- Diagnóstico de dermatoses bolhosas da pele, como pênfigo vulgar
- Diagnóstico de dermatoses inflamatórias da pele, como lúpus discoide
- Remoção de pequenas lesões cutâneas, como nevos intradérmicos
- Diagnóstico de lesões de aparência duvidosa, como infecção por micobactérias atípicas

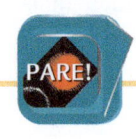

Contraindicações

- Lesões sobre estruturas anatômicas que podem ser danificadas pela biópsia com *punch* de espessura total: pálpebra (globo ocular), dorso da mão em pacientes idosos (tendões), região superior da bochecha (nervo facial), dedos (nervos e artérias digitais) (contraindicação relativa)

- Lesões subcutâneas que não podem ser alcançadas com o instrumento de *punch* (eritema nodoso)*
- Lesões nos pés e artelhos em pacientes idosos ou naqueles portadores de doenças vasculares

O Procedimento

Passo 1. Selecionar o instrumento de *punch* com tamanho suficiente (p. ex., 3 ou 5 mm) para obter a quantidade adequada de tecido para o exame histopatológico, minimizando, ao mesmo tempo, o tamanho da cicatriz (p. ex., instrumento de 3 mm para biópsia na face).

- **DICA:** Nas lesões pequenas, um *punch* ligeiramente maior do que a lesão é capaz de removê-la por inteiro.

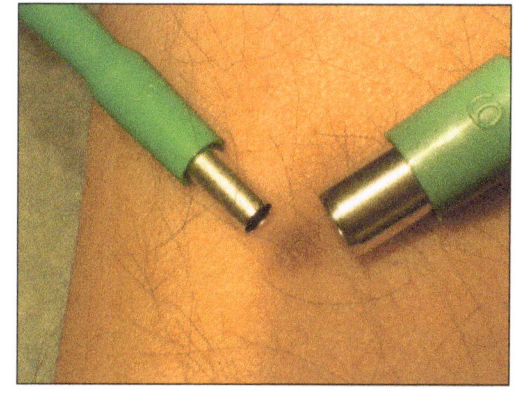

Passo 2. Realizar uma injeção intradérmica de anestésico (ver Capítulo 1). Preparar a pele com solução de iodopovidona ou clorexidina, e deixar secar (ver Apêndice B).

- **DICA:** Preparar uma área ampla para evitar que uma área não preparada seja exposta com o deslocamento inadvertido do campo cirúrgico.

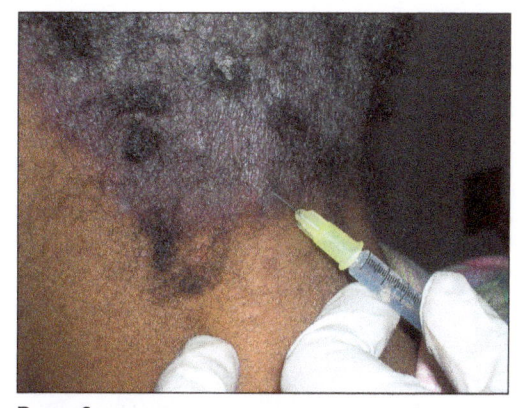

Passo 3. Preparar-se para o fechamento do local da biópsia ao realizar a técnica de *punch*. Um defeito circular é fechado com dificuldade, já um oval ou elíptico é facilmente aproximado. Após a administração de anestesia local, esticar a pele *perpendicularmente* às linhas de menor tensão utilizando a mão não dominante (ver Apêndice B). Depois de realizar a biópsia com *punch*, relaxar a mão não dominante, fazendo com que o defeito circular se torne mais ovalado.

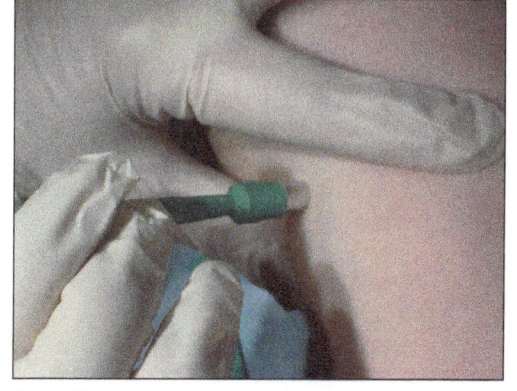

---

*N. de R. T. Um *punch* maior pode alcançar lesões de eritema nodoso.

Passo 4. Girar o instrumento de *punch* realizando uma força para baixo. Girar a lâmina ao redor de seu eixo central com um movimento para frente e para trás até que o instrumento atravesse a espessura total do tecido. Cessar a pressão para baixo assim que o instrumento penetrar a pele. Quando a trefina penetra na pele e adentra o tecido adiposo subcutâneo, geralmente o operador sente um "vazio".

- **ATENÇÃO:** Historicamente, o médico era instruído a inserir a totalidade da lâmina circular. Chegar até aí é interessante quando a pele é espessa (p. ex., dorso superior), mas pode danificar as estruturas subjacentes, como nervos e tendões, em locais onde a pele e o tecido subcutâneo são finos. Não empurre o instrumento até o orifício de encaixe da lâmina ao realizar biópsias na região superior da bochecha, no nariz e no dorso da mão.

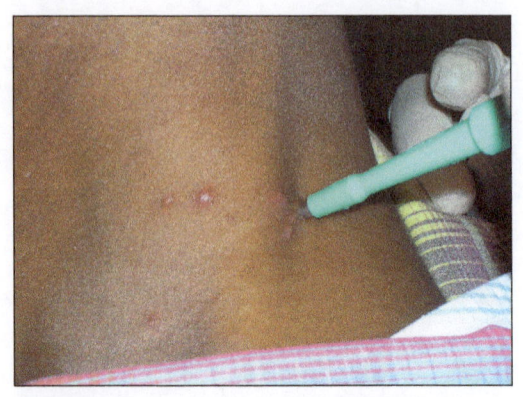

Passo 5. Elevar a peça utilizando a agulha da anestesia e, a seguir, cortar, liberando-a na base (sob a derme) utilizando uma tesoura, se necessário.

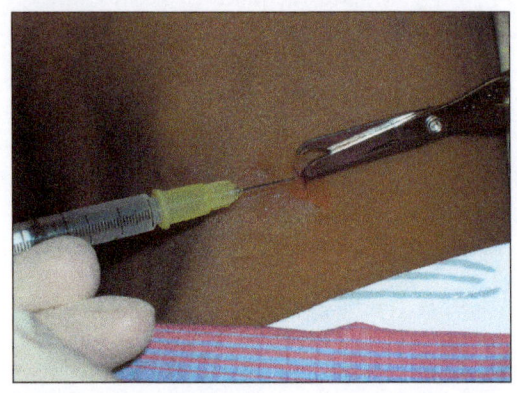

Passo 6. De modo alternativo, elevar com cuidado a peça com pinças e liberá-la, cortando-a na base (sob a derme) com uma tesoura, se necessário.

- **ATENÇÃO:** Muitos patologistas se recusam a examinar uma peça de biópsia de pele que tenha sido amassada. Frequentemente, as peças obtidas com o *punch* são amassadas quando elevadas com o auxílio da pinça de Adson. A alternativa é elevar a peça com a agulha da anestesia para evitar que isso aconteça.

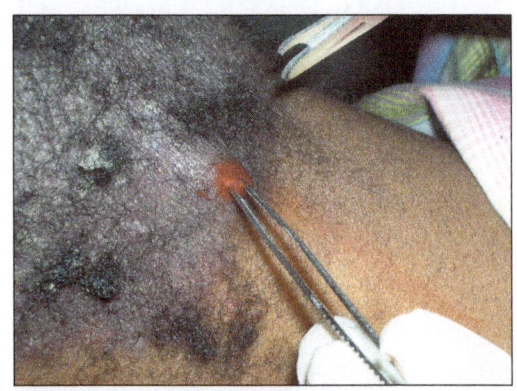

Passo 7. O defeito gerado por pequenas biópsias com *punch* pode ser deixado para cicatrizar por segunda intenção, o que produz uma pequena cicatriz. Caso contrário, um ou mais pontos de sutura simples interrompida podem ser realizados para fechar o defeito.

- **DICA:** Realizar a sutura com o longo eixo dos pontos paralelo às linhas de menor tensão da pele.

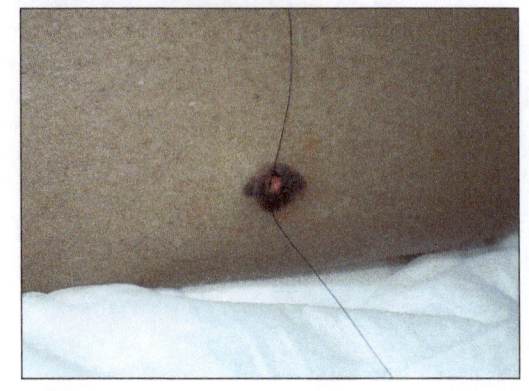

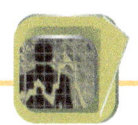

Complicações

- Infecção
- Sangramento
- Formação de cicatriz

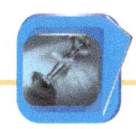

Considerações pediátricas

A pele dos pacientes pediátricos costuma apresentar ótimo fluxo sanguíneo e cicatriza muito bem. Entretanto, esses pacientes dificilmente permanecem quietos durante procedimentos demorados. A maturidade e a capacidade de cooperação do paciente devem ser consideradas antes da decisão de realizar um procedimento ambulatorial. A dose máxima recomendada de lidocaína em crianças é de 3 a 5 mg/kg, e 7 mg/kg quando combinada à epinefrina. Os recém-nascidos apresentam maior volume de distribuição, menor depuração hepática e meia-vida de eliminação terminal dobrada (3,2 horas).

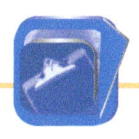

Instruções pós-procedimento

Instruir o paciente a limpar cuidadosamente a área suturada após 24 horas, mas não lavá-la em água corrente durante três dias. Ele deve secar bem a área após a limpeza. Orientar sobre o uso de uma pequena quantidade de pomada antibiótica para promover a cicatrização úmida. Recomendar a elevação da ferida para auxiliar na redução do inchaço e da dor e acelerar a cicatrização. Orientar o paciente para não mexer, romper ou cortar os pontos.

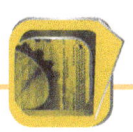

Informação sobre fontes de suprimento

- Informações sobre suprimentos podem ser encontradas no Apêndice G.

Referências

Fewkes JL. Skin biopsy: the four types and how best to perform them. *Prim Care Cancer*. 1993;13:35-39.
Pariser RJ. Skin biopsy: lesion selection and optimal technique. *Mod Med*. 1989;57:82-90.
Paver RD. Practical procedures in dermatology. *Aust Fam Physician*. 1990;19:699-701.
Phillips PK, Pariser DM, Pariser RJ. Cosmetic procedures we all perform. *Cutis* 1994;53:187-191.
Siegel DM, Usatine RP. The punch biopsy. In: Usatine RP, Moy RL, Tobinick EL, et al., eds. *Skin Surgery: A Practical Guide*. St. Louis: Mosby; 1998:101-119.
Stegman SJ, Tromovitch TA, Glogau RG. Basics of dermatologic surgery. Chicago: Year Book Medical Publishers; 1982.
Swanson NA. *Atlas of Cutaneous Surgery*. Boston: Little, Brown; 1987.
Wheeland RG, ed. *Cutaneous Surgery*. Philadelphia: WB Saunders; 1994.
Zuber TJ. *Office Procedures*. Baltimore: Williams & Wilkins; 1999.
Zuber TJ. Punch biopsy of the skin. *Am Fam Physician*. 2002;65:1155-1158, 1161-1162, 1164, 1167-1168.
Zuber TJ. Skin biopsy techniques: when and how to perform punch biopsy. *Consultant*. 1994; 34:1467-1470.
2008 MAG Mutual Healthcare Solutions, Inc.'s Physicians' Fee and Coding Guide. Duluth, Georgia. MAG Mutual Healthcare Solutions, Inc. 2007.

PARTE III

Procedimentos Estéticos

CAPÍTULO 28

Introdução aos Procedimentos Estéticos

Rebecca Small, MD

Os procedimentos minimamente invasivos se tornaram as principais modalidades de tratamento para o rejuvenescimento e realce facial. As opções de tratamento tradicional têm se limitado às intervenções cirúrgicas, como *lift* facial para esticar e erguer a pele, oferecendo uma aparência mais lisa. Entretanto, está havendo uma mudança dos procedimentos invasivos, que podem alterar radicalmente a aparência, para os procedimentos que podem realçar o aspecto de um modo mais natural e sutil. Esses procedimentos são realizados de uma forma contínua para promover e manter uma aparência jovem e saudável. Os tratamentos estéticos minimamente invasivos hoje têm por objetivo reduzir os sinais de fotoenvelhecimento, relaxando os músculos faciais hiperativos com toxina botulínica, preenchendo rugas, redefinindo os contornos faciais com preenchedores dérmicos e melhorando a hiperpigmentação e as vascularizações epidérmicas com *lasers* e tratamentos com luz intensa pulsada. As estatísticas publicadas pela American Society for Facial Plastic and Reconstructive Surgery mostram que, dos 11,7 milhões de procedimentos estéticos realizados nos Estados Unidos em 2007, 82% foram não cirúrgicos, sendo os procedimentos mais comuns a toxina botulínica, os preenchedores dérmicos, a remoção de pelos a *laser*, a microdermoabrasão e os tratamentos de luz intensa pulsada.

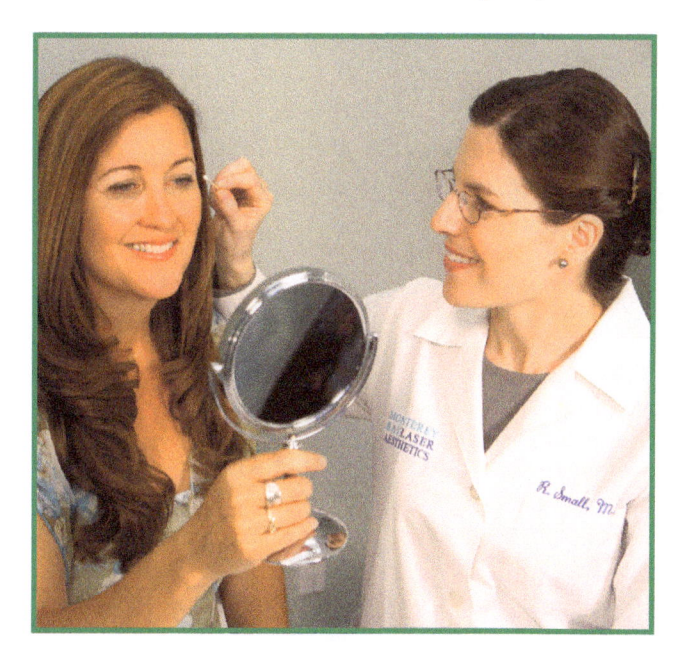

Os avanços nos tratamentos estéticos minimamente invasivos abriram o campo da estética para os médicos de cuidados primários, incluindo médicos e enfermeiros nas áreas de medicina de família, obstetrícia, medicina interna e medicina de emergência. As habilidades que esses provedores têm com os procedimentos ambulatoriais e as fortes relações médico-paciente os tornam profissionais particularmente adequados para fornecer cuidados estéticos*.

Existem vários desafios que o médico de cuidados primários enfrenta para realizar tratamentos estéticos. A obtenção de treinamento de alta qualidade baseado em evidências tem sido

---

*N. de R. T. A revisão técnica não concorda com essa assertiva. Os ditos procedimentos não invasivos foram desenvolvidos e estudados por médicos dermatologistas. Esses procedimentos não estão livres de complicações. O dermatologista é o único que durante a residência recebe o treinamento adequado para a utilização e o manejo de complicações.

uma barreira. Contudo, através de mais mentores da mesma especialidade e do aparecimento de treinamento formal em alguns programas de residência de cuidados primários, o treinamento adequado pode ser adquirido. A seleção de produtos e tecnologias estéticas para incorporar na prática pode ser difícil devido à grande quantidade de terapias disponíveis, e as opções de tratamento continuam aumentando conforme cresce o campo da estética.

A meta dos seguintes capítulos é fornecer aos médicos de cuidados primários uma avaliação quanto às considerações estéticas da face em envelhecimento e uma abordagem básica para o rejuvenescimento facial utilizando um grupo principal de procedimentos: os tratamentos estéticos de rejuvenescimento (TER) essenciais. Esses tratamentos são altamente eficazes, demandam um tempo de recuperação mínimo, têm um risco relativamente baixo de efeitos colaterais, apresentam uma alta taxa de satisfação do paciente e podem ser realizados com segurança no contexto ambulatorial. Eles formam as bases dos procedimentos estéticos para os médicos de cuidados primários que podem ser incorporados com sucesso na prática de cuidados primários. Em resumo, os TERs essenciais para os médicos de cuidados primários incluem os seguintes:

- Tratamento com toxina botulínica A (Botox) para
    - Linhas glabelares (cenho franzido)
    - Pés de galinha
    - Linhas horizontais do fronte
- Tratamento com preenchedor dérmico para
    - Pregas nasolabiais
    - Comissuras orais
    - Realce de lábios
- Tratamento com *laser* e luz intensa pulsada para
    - Redução permanente de pelos
    - Fotorrejuvenescimento; tratamento de lesões vasculares e pigmentadas benignas
- Programa de cuidados de rejuvenescimento da pele com
    - Microdermoabrasão
    - *Peeling* químico
    - Produtos tópicos
- Escleroterapia para pequenas veias varicosas

Envelhecimento facial

Com o passar do tempo, a pele naturalmente fica mais fina e perde volume, conforme diminui o colágeno dérmico, o ácido hialurônico e a elastina. Esse processo de atrofia dérmica é acelerado e composto principalmente por dano solar e outros fatores extrínsecos, como o hábito de fumar. As peles prematuramente fotoenvelhecidas exibem alterações na textura com rugas e aspereza, discromia com hiperpigmentação malhada e lentigos, ectasias vasculares com telangiectasias e angiomas avermelhados, além de sofrerem alterações degenerativas benignas e malignas. A musculatura facial hiperdinâmica contribui para a formação das linhas e rugas visíveis no terço superior da face. A redistribuição da gordura facial, a frouxidão da pele e as alterações biométricas, como a reabsorção óssea, contribuem para as rugas de pele e as alterações do contorno nos dois terços inferiores da face. Especificamente, a diminuição dos coxins gordurosos malares contribui para a acentuação das pregas nasolabiais e comissuras orais; a regressão da dentição e a reabsorção dos ossos maxilares e mandibulares acentuam as linhas labiais verticais e a prega mentoniana.

FORMULÁRIO ESTÉTICO DE INGRESSO

Data:_____

NOME: _____ IDADE: _____ DN: _____

ENDEREÇO: _____ CIDADE: _____ CEP: _____

TELEFONE RESIDENCIAL: _____ ☐ BOM PARA CONTATO/DEIXE MENSAGEM AQUI

TELEFONE CELULAR: _____ ☐ BOM PARA CONTATO/DEIXE MENSAGEM AQUI

TELEFONE PROFISSIONAL: _____ ☐ BOM PARA CONTATO/DEIXE MENSAGEM AQUI

E-MAIL: _____ ☐ BOM PARA CONTATO/DEIXE MENSAGEM AQUI

PROFISSÃO: _____ ENCAMINHADO POR: _____

INTERESSE: ☐ Fotorrejuvenescimento/LIP ☐ Remoção de Pelos a *Laser* ☐ Botox ☐ Colágeno/*Restylane*/Preenchedor(es)
☐ Programa de Cuidados Clínicos da Pele ☐ *Skin Tightening Laser* ☐ *Resurfacing Laser*
(*peelings*, dermoabrasão) (enrijecimento cutâneo)

História clínica	Sim	Não
Você está ou pode estar grávida?		
Está amamentando?		
Você apresenta formação de cicatrizes grossas ou elevadas após cortes ou queimaduras?		
Depois de uma lesão da pele (como cortes/queimaduras) você tem: (circular a resposta) Escurecimento da pele naquela área (hiperpigmentação) Clareamento da pele naquela área (hipopigmentação)		
Remoção de pelos com pinça, cera ou eletrólise nas últimas quatro semanas?		
Bronzeamento artificial (câmara de bronzeamento) ou exposição ao sol nas últimas quatro semanas?		
Produtos para bronzeamento nas últimas duas semanas?		
Você está atualmente bronzeado na área a ser tratada?		
Você usa diariamente protetor solar com FPS 30 ou mais alto?		
História de câncer de pele ou pintas suspeitas?		
Você já teve algum distúrbio fotossensível (p. ex., lúpus)?		
História de convulsões?		
Maquiagem permanente ou tatuagens? Onde? _____		
Você usou Roacutan nos últimos seis meses?		
Está atualmente tomando antibióticos? Quais? _____		
Está usando produtos com ácido retinoico ou glicólico? (circular)		
Está atualmente sob os cuidados de um médico?		
Você fuma?		
Você tem alergia ou sensibilidade à lidocaína, ao látex, a medicamentos com sulfa, à hidroquinona, à aloe vera, a picadas de abelha? (circular)		
Alergia grave a alguma coisa?		
Você tem cicatrizes na face?		

Explicação dos itens marcados com "Sim":
_____

Por favor marcar todas as condições clínicas passadas ou presentes

Sim	Não	
☐	☐	Queloides
☐	☐	Herpes oral
☐	☐	Herpes (genital)
☐	☐	Equimose ou sangramento fácil
☐	☐	Infecção ativa na pele
☐	☐	Nevos que tenham mudado, coçado ou sangrado
☐	☐	Aumento recente na quantidade de pelos
☐	☐	Asma
☐	☐	Alergias sazonais/rinite alérgica
☐	☐	Eczema
☐	☐	Doenças da tireoide
☐	☐	Problemas na cicatrização
☐	☐	Diabete
☐	☐	Doença cardíaca
☐	☐	Pressão alta
☐	☐	Marca-passo
☐	☐	Doença de nervos ou músculos (p. ex., esclerose lateral amiotrófica, miastenia gravis, Lambert-Eaton ou outra)
☐	☐	Câncer
☐	☐	HIV/AIDS
☐	☐	Doença autoimune (p. ex., artrite reumatoide, esclerodermia)
☐	☐	Hepatite
☐	☐	Zóster (cobreiro)
☐	☐	Enxaquecas
☐	☐	Outras enfermidades, problemas de saúde ou problemas médicos não listados

Explicação dos itens marcados com "Sim":
_____

Certifico que a informação médica prestada é completa e precisa. _____ Iniciais

Para uso interno somente abaixo desta linha

Figura 28.1 Exemplo de Formulário Estético de Ingresso. Cortesia da Monterey Bay Laser Aesthetics.

Formulário de Consulta Estética

Nome: _____ DN: _____

Queixas do paciente: _____

_____

_____

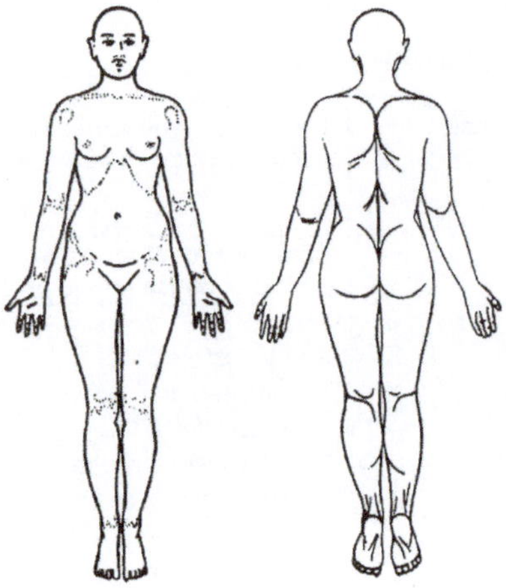

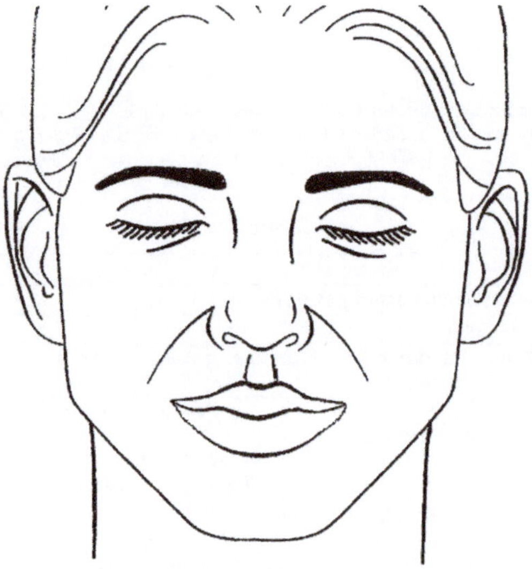

Implementação do Plano:

Laser/LIP: _____

_____

Toxina botulínica: _____

_____

Preenchedor: _____

_____

Outro: _____

_____

_____

_____ _____
Assinatura   Data

Figura 28.2 Exemplo de Formulário de Consulta Estética. Cortesia da Monterey Bay Laser Aesthetics.

Consulta estética

A consulta estética é uma parte importante da realização bem-sucedida dos tratamentos estéticos. A história médica deve ser revisada, incluindo história médica pregressa, medicamentos, alergias e história estética pregressa (abrangendo resultados de tratamentos e efeitos colaterais prévios, se houver, cirurgias e a satisfação com os desfechos). Um questionário estético de ingresso do paciente é mostrado na Figura 28.1. O descontentamento repetido com os tratamentos estéticos anteriores é um alerta e pode estar associado a expectativas irrealistas ou a um transtorno dismórfico corporal, ambos sendo contraindicações para o tratamento. Enquanto são discutidas as preocupações do paciente, um espelho deve ser mantido entre o profissional e o paciente para que as áreas de maior preocupação sejam simultaneamente examinadas. As áreas devem ser priorizadas pelo paciente e as opções de tratamento discutidas, bem como o número de tratamentos recomendados, os resultados antecipados e o custo. As assimetrias, como a altura desigual das sobrancelhas, devem ser assinaladas para o paciente, anotadas na ficha e fotografadas. Um formulário de consulta estética é mostrado na Figura 28.2.

As fotografias devem ser tiradas antes do tratamento, após cada sessão e ao final do tratamento. O paciente deve ser colocado em posição completamente vertical, olhando para frente. As fotografias são tiradas de toda a face e das áreas específicas de tratamento, nessa posição, em 90 e 45 graus. Nos tratamentos injetáveis, as fotografias das áreas de tratamento devem ser obtidas em repouso e com movimento facial ativo. Sistemas fotográficos estéticos, como o Canfield, o Profect e o BrighTex, fornecem ângulos e iluminação padronizados que facilitam as mesmas condições fotográficas.

Os pacientes que se submetem a procedimentos estéticos eletivos tipicamente apresentam altas expectativas de eficácia e baixa tolerância para efeitos colaterais. Deve-se dedicar um tempo para debater todos os aspectos do processo de consentimento informado, que consiste em (i) discutir os riscos, os benefícios (com ênfase nas expectativas realistas), as alternativas e as complicações do procedimento; (ii) fornecer uma oportunidade adequada para que todas as dúvidas sejam expostas e respondidas; (iii) orientar o paciente sobre a natureza do assunto estético e os detalhes de procedimento; (iv) assinar o consentimento informado; e (v) documentar o processo de consentimento informado no prontuário.

CAPÍTULO 29

Toxina Botulínica Tipo A para Rejuvenescimento Facial

Rebecca Small, MD

O tratamento das linhas faciais e rugas com toxina botulínica tipo A se tornou o procedimento estético mais realizado nos Estados Unidos no momento, de acordo com a American Society for Aesthetic Plastic Surgery. É também um dos procedimentos de entrada mais comuns para os médicos de cuidados primários que estejam buscando incorporar os procedimentos estéticos em sua clínica.

Por definição, as rugas faciais formadas durante a contração muscular são linhas dinâmicas. Com o passar do tempo, as linhas dinâmicas podem vincar a pele, resultando em linhas permanentes ou estáticas. A toxina botulínica reduz as linhas dinâmicas e estáticas não desejadas através do relaxamento dos músculos faciais hiperativos e da suavização da expressão facial. É uma potente neurotoxina proteica derivada da bactéria *Clostridium botulinum* e exerce o seu efeito na junção neuromuscular pela inibição da liberação de acetilcolina. Uma denervação química temporária e localizada é alcançada por meio da injeção de pequenas quantidades de toxina botulínica nos músculos faciais hiperativos específicos.

A toxina botulínica foi notada pela primeira vez por suas propriedades tóxicas, como o foram a atropina e os digitálicos, mas é agora rotineiramente usada como um remédio para tratar condições clínicas como blefarospasmo, estrabismo, distonia cervical, hiperidrose, enxaquecas e espasticidade muscular associada à paralisia cerebral e aos acidentes vasculares cerebrais. A toxina botulínica foi aprovada pelo Food and Drug Administration (FDA) dos Estados Unidos em 2002 como Botox® para uso estético para tratar os músculos do complexo glabelar, que contribuem para a formação das linhas de expressão. Todas as referências, neste capítulo, para os tratamentos com toxina botulínica tipo A se referem especificamente ao Botox®, fabricado pela companhia farmacêutica Allergan.

A toxina botulínica é usada para numerosas indicações estéticas; entretanto, o tratamento do terço superior da face oferece os resultados mais previsíveis, a maior eficácia e o menor número de efeitos colaterais. Os três tratamentos estéticos de rejuvenescimento (TERs) essenciais para os médicos de cuidados primários com o uso da toxina botulínica são as injeções de: (i) músculos do complexo glabelar, que formam as linhas de expressão; (ii) músculo frontal, que forma as linhas horizontais da testa; e (iii) músculos orbiculares laterais dos olhos, que formam os pés de galinha (ver Figura 29.1).

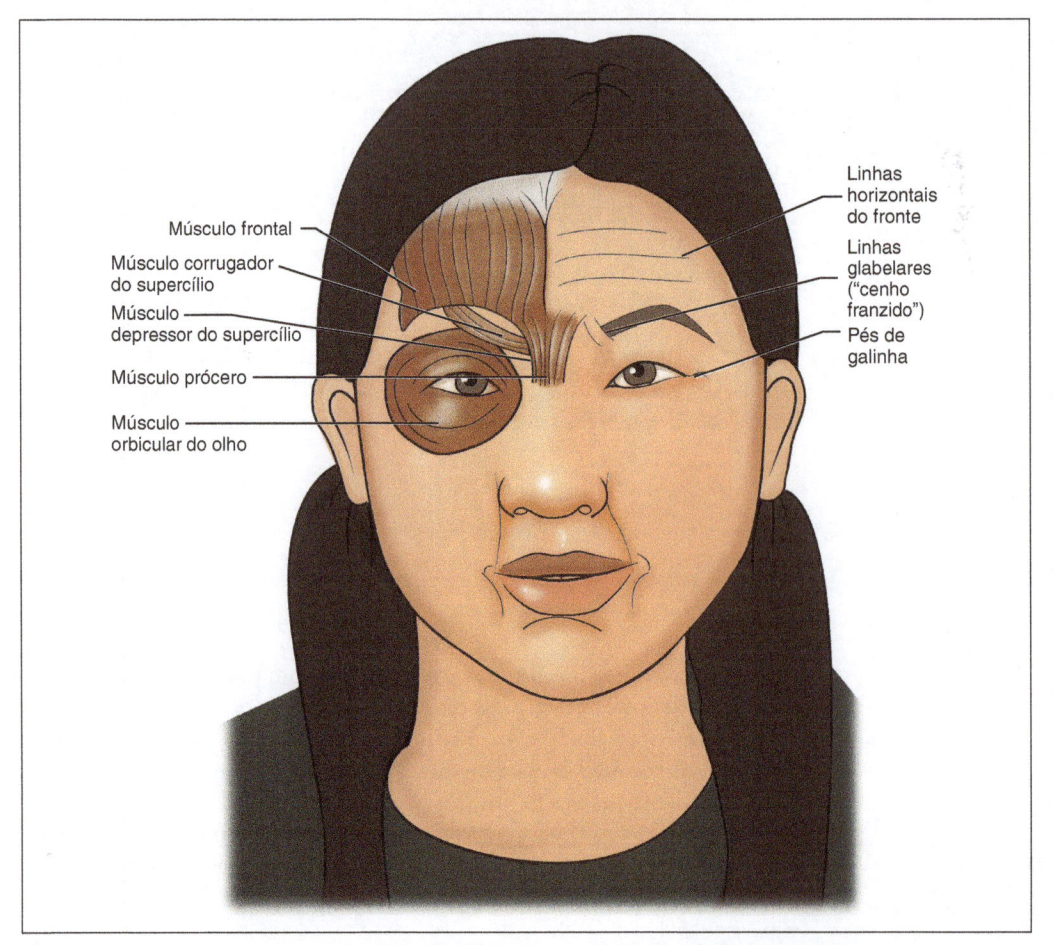

Figura 29.1

Anatomia funcional

Uma compreensão abrangente da anatomia facial nas áreas de tratamento é essencial antes de realizar os procedimentos com toxina botulínica. Os músculos da expressão facial são ímpares, já que suas inserções de tecidos moles à pele são feitas pelo sistema aponeurótico muscular superficial, diferentemente da maioria dos músculos, que têm inserções ósseas. Quando um músculo se contrai, a pele sobrejacente se move com ele e as rugas são formadas perpendicularmente à direção da contração muscular.

As rugas glabelares, ou do "cenho franzido", são as rugas verticais que ocorrem entre as porções mediais das sobrancelhas. Os músculos que contribuem para a formação das linhas glabelares constituem um complexo de músculos depressores, que puxam as sobrancelhas medial e inferiormente e incluem os corrugadores, o prócero, os depressores do supercílio e a porção medial dos orbiculares.

As linhas horizontais da testa resultam da contração do músculo frontal, que engloba a testa, entre as linhas de fusão temporal (ver Figura 29.1). As fibras musculares estão verticalmente orientadas, e a contração desse músculo eleva as sobrancelhas. A porção dos 2 cm inferiores do músculo tem o efeito mais marcado na altura e no formato da sobrancelha. A meta de tratamento nessa área é inibir parcialmente a atividade do frontal, para reduzir as linhas horizontais da testa, mantendo um formato desejável na sobrancelha.

As rugas orbitais laterais, comumente conhecidas como pés de galinha, resultam da contração da porção lateral do orbicular do olho, um músculo fino e superficial que circunda o olho. A contração da porção palpebral do orbicular do olho resulta no fechamento das pálpebras. A meta de tratamento nessa área é inibir focalmente o orbicular lateral do olho para reduzir os pés de galinha sem inativação completa do orbicular do olho.

Muitos dos músculos da expressão facial interdigitam-se entre si. Embora o tratamento com toxina botulínica em uma área isolada frequentemente forneça resultados adequados, em alguns casos uma área adjacente pode exigir tratamento concomitante para que os resultados desejados sejam alcançados. Por exemplo, os músculos do complexo glabelar interdigitam-se em um grau maior ou menor com o frontal, e o tratamento do frontal, além do tratamento do complexo glabelar, pode ser necessário para atenuar as linhas de expressão em alguns casos.

Diretrizes gerais de injeção

- Colocar o paciente confortavelmente em uma posição reclinada para o procedimento, em em torno de 65 graus.
- Limpar as áreas de tratamento com álcool antes da injeção e deixá-lo secar, já que pode desnaturar a toxina botulínica.
- Tipicamente, nenhuma anestesia é necessária para os tratamentos com toxina botulínica. Se necessário, gelo pode ser usado antes das injeções em todas as áreas de tratamento, exceto nos pés de galinha, já que isso dificulta a identificação das veias.
- As injeções devem ser feitas no "monte" do músculo contraído.
- A toxina botulínica é injetada conforme a agulha é retirada e deve fluir muito facilmente, exigindo somente um leve toque. Se alguma resistência for encontrada, retirar completamente a agulha e reinserir.*
- Evitar injeção intravascular. A injeção intravascular fica aparente quando a pele circundante branqueia durante a injeção. Caso isso ocorra, retirar a agulha parcialmente do local branqueado, reposicionar e injetar.
- Evitar o periósteo, particularmente nos tratamentos do músculo frontal, já que é doloroso e entorta a agulha.
- Se ocorrer sangramento, aplicar pressão firme dirigida para longe do olho e obter hemostasia antes de continuar nos pontos subsequentes de injeção.

Dosagem

As doses e os diagramas neste capítulo são recomendações de tratamento gerais para as doses iniciais e se referem exclusivamente à toxina botulínica tipo A (Botox) da Allergan. Os resultados ideais são alcançados pela individualização dos tratamentos com base na função muscular observada e no volume muscular do paciente nas áreas de tratamento.

Resultados e seguimento

- Alguma redução na função muscular é vista tipicamente no terceiro dia após o tratamento com toxina botulínica. A redução máxima na função dos músculos visados é visível em 1 a 2 semanas após o tratamento. Os efeitos da toxina botulínica são mais dramáticos no tratamento das linhas dinâmicas. As linhas estáticas demoram mais para responder, em geral exigindo de 2 a 3 tratamentos consecutivos de toxina botulínica, e as linhas profundas e estáticas podem não responder completamente mesmo depois de múltiplos tratamentos.

---

*N. de R. T. A revisão desconhece esta técnica e discorda da sua utilização na forma como está mencionada no texto. A técnica adequada exige que a agulha esteja firme e fixa no momento da injeção para assegurar a aplicação dentro do ventral do músculo. Como os músculos possuem pouca espessura, aplicar retirando a agulha, aumentaria a difusão para áreas indesejadas.

- Se a atividade muscular persistir em uma ou mais partes da área tratada, um procedimento de retoque pode ser efetuado duas semanas depois do tratamento. A dose é baseada no grau de movimento que permanece no músculo tratado e pode variar de 1,5 até 10 unidades. Reavaliar a área de tratamento uma semana depois do procedimento de retoque.
- O retorno da função muscular na área de tratamento é gradual. Os pacientes devem ser acompanhados para receberem novo tratamento quando a função muscular for recuperada, antes que as linhas faciais retornem ao seu aspecto pré-tratamento.

Lista de conferência pré-procedimento

- Realizar uma consulta estética e revisar a história clínica do paciente (ver Capítulo 28).
- Obter consentimento informado (ver Capítulo 28).
- Obter fotografias pré-tratamento com o paciente contraindo ativamente os músculos na área pretendida de tratamento e com os músculos em repouso.
- Documentar e discutir quaisquer assimetrias perceptíveis antes do tratamento.
- Minimizar a formação de equimose descontinuando Aspirina®, vitamina E, erva-de-são-joão e outros suplementos dietéticos incluindo ginkgo, óleo de rosa-mosqueta, alho, matricária e ginseng por duas semanas antes do tratamento. Descontinuar outros medicamentos anti-inflamatórios não esteroides dois dias antes do tratamento.

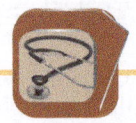

Equipamento

RECONSTITUIÇÃO DA TOXINA BOTULÍNICA

- Seringa de 5 mL
- Frasco de Botox com 100 unidades
- Frasco de 10 mL de soro fisiológico a 0,9% estéril sem conservantes
- Agulha 18G, de 1,25 cm

TRATAMENTO COM TOXINA BOTULÍNICA

- Botox reconstituído
- Seringa luer lok de 1 mL*
- Agulha 30G, de 2,5 cm
- Agulha 30G, de 1,25 cm
- Agulha 32G, de 1,25 cm
- Compressas de gaze 7,5 × 7,5 cm
- Compressa de gelo

RECONSTITUIÇÃO (DILUIÇÃO)

Usando uma agulha 18G e uma seringa de 5 mL, retirar 4 mL do diluente estéril de soro fisiológico a 0,9% sem conservantes. Inserir a agulha em um ângulo de 45 graus no frasco de Botox e injetar lentamente o soro, mantendo a pressão do êmbolo para cima, de forma que o diluente corra pelos lados do frasco. Rodar suavemente o frasco de Botox reconstituído e registrar a data

---

*N. de R. T. No Brasil é corrente o uso da seringa B-D Ultrafine® de 30, 50 e 100 unidades. (0,3; 0,5 e 1 mL). Um lápis branco de maquiagem pode ser útil a fim de marcar os pontos de aplicação.

e a hora da reconstituição no frasco. Notar que o álcool pode desnaturar o Botox e, por conseguinte, a rolha do frasco deve estar completamente seca.

Concentração

O Botox é fornecido como um pó liofilizado com 100 unidades por frasco. A reconstituição do pó de Botox usando 4 mL de soro fisiológico sem conservantes resulta em uma concentração de 100 unidades de toxina botulínica por 4 mL (100 unidades/4 mL) ou 2,5 unidades de toxina botulínica por 0,1 mL.*

Manuseio

O Botox é transportado congelado em gelo seco. Antes e depois da reconstituição, deve ser armazenado na geladeira em uma temperatura de 2 a 8°C. Antes da reconstituição, pode ser armazenado por 24 meses, de acordo com a bula da embalagem do produto. Depois da reconstituição, o American Society for Plastic Surgery Botox Consensus Panel recomenda usar o Botox dentro de seis semanas e não observa nenhuma perda de potência durante esse período. Na embalagem do Botox, contudo, há a recomendação para usá-lo dentro de quatro horas após a reconstituição.

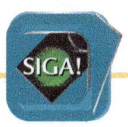

Indicações estéticas

- Melhoria temporária no aspecto das linhas faciais dinâmicas e das rugas.
- Aprovado pelo FDA para o tratamento das linhas glabelares devido à contração dos músculos do complexo glabelar. Usado sem menção na bula para tratar outras indicações estéticas, incluindo o tratamento dos músculos orbicular lateral do olho e frontal.
- Pacientes entre 18 e 65 anos de idade. Pode ser usado em pacientes com mais de 65 anos de idade, mas os tratamentos são menos efetivos se um enrugamento estático intenso estiver presente.

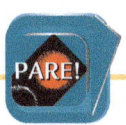

Contraindicações

Contraindicações absolutas

- Gravidez (categoria C)
- Amamentação
- Infecção ativa na área de tratamento
- Fraqueza motora grosseira na área de tratamento como, por exemplo, devido a uma história de poliomielite ou paralisia de Bell
- Distúrbio neuromuscular ou avaliação atual para distúrbio neuromuscular, incluindo esclerose lateral amiotrófica, miastenia gravis, ou síndrome de Lambert-Eaton, mas não se limitando a elas

Contraindicações relativas

- Incapacidade de contrair ativamente os músculos na área de tratamento antes do procedimento
- Blefaroplastia ou ceratomileuse assistida por *laser in situ* (LASIK) nos últimos seis meses
- Transtorno dismórfico corporal ou expectativas não realistas
- Medicamentos que inibem a sinalização neuromuscular, o que pode potencializar os efeitos da toxina botulínica, como aminoglicosídeos, penicilamina, quinina e bloqueadores dos canais de cálcio

---

*N. de R. T. Esta diluição não é fixa. No Brasil, costuma-se diluir o frasco com 1 a 2 mL de SF 0,9%.

O Procedimento

Linhas de expressão

As linhas de expressão com frequência transmitem ideia de raiva, frustração e irritação, podendo ser percebidas negativamente. A melhoria das linhas de expressão tem, por conseguinte, se tornado uma das queixas estéticas mais comuns que fazem com que os pacientes busquem os tratamentos com toxina botulínica. A Figura 29.2A mostra uma mulher de 38 anos de idade com linhas de expressão resultantes da contração ativa dos músculos do complexo glabelar. A Figura 29.2B mostra a mesma paciente um mês depois de seu primeiro tratamento com toxina botulínica, tentando franzir o cenho. Notar a drástica melhora pós-tratamento nas linhas de expressão e a posição elevada da sobrancelha medial, devido à falta da função muscular depressora. A duração do efeito da toxina botulínica nos músculos do complexo glabelar é tipicamente de 3 a 4 meses.

Os músculos glabelares exigem injeção intramuscular profunda, e é preferível uma agulha 30G de 2,5 cm. Alternativamente, uma agulha 30G de 1,25 cm pode ser usada. A toxina botulínica deve ser posicionada dentro da zona de segurança do complexo glabelar para minimizar o risco de blefaroptose e ptose da sobrancelha. A zona de segurança do complexo glabelar (sombreada em cinza) é limitada pelas linhas verticais que se estendem lateralmente à íris (ver Figura 29.3). Fica aproximadamente 1 a 2 cm acima da borda orbital e se estende inferiormente até um ponto logo abaixo da proeminência glabelar.

> ■ **DICA:** Em alguns pacientes com musculatura larga, as margens laterais dos corrugadores podem se estender para fora da zona de segurança. Evitar injetar a porção do corrugador que esteja fora da zona de segurança.

Um panorama dos pontos de injeção da toxina botulínica e das doses para o tratamento das linhas de expressão é mostrado na Figura 29.4. A dose inicial para mulheres é de 20 unidades de toxina botulínica (0,8 mL de Botox reconstituído com 100 unidades/4 mL) e para homens é de 25 unidades de toxina botulínica (1 mL de Botox com 100 unidades/4 mL).

> ■ **DICA:** As doses listadas neste capítulo são as recomendações para as doses iniciais e se referem exclusivamente ao Botox da Allergan.

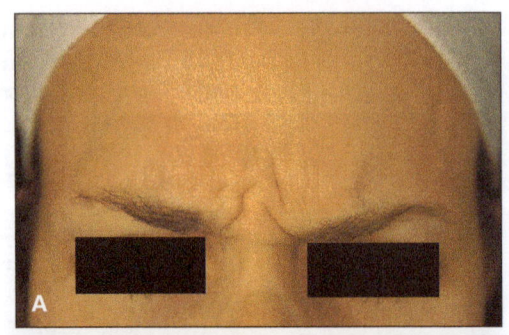

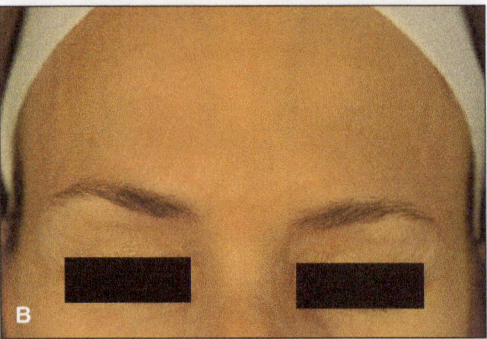

Figura 29.2

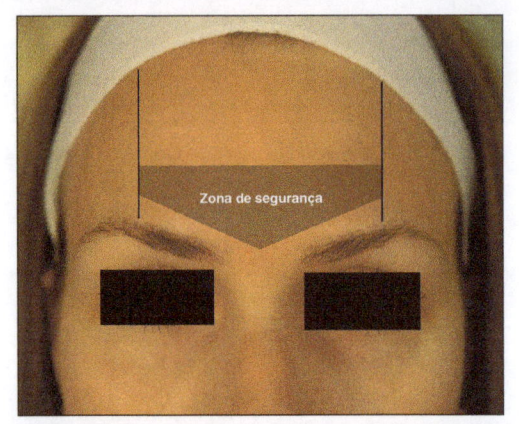

Figura 29.3

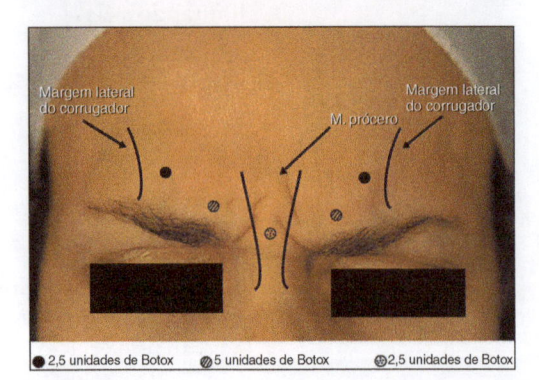

Figura 29.4

Passo 1. O primeiro ponto de injeção fica na margem lateral do corrugador, dentro da zona de segurança. Identificar a margem lateral do corrugador, fazendo com que o paciente "frize o cenho"*. Injetar 2,5 unidades de toxina botulínica 1 a 2 cm acima da margem superior da órbita, na margem lateral visível do corrugador. Se estiver usando a agulha de 2,5 cm, inseri-la a meio caminho de sua profundidade.

- **ATENÇÃO:** Não iniciar o tratamento para o complexo glabelar se a margem do corrugador lateral não estiver claramente visível.

- **ATENÇÃO:** Injetar pelo menos 1 cm acima da margem orbital para minimizar o risco de blefaroptose (pálpebra superior caída).

Passo 2. O segundo local de injeção está no corpo do corrugador, aproximadamente 1 cm medial do primeiro local de injeção, mais inferior e mais perto da sobrancelha. Dirigir a agulha em direção ao prócero, inserindo a agulha de 2,5 cm até a sua base, e injetar 5 unidades de toxina botulínica. Repetir os Passos 1 e 2 para o lado contralateral da face.

Passo 3. O terceiro local da injeção é no prócero, que é abordado inferiormente, com a agulha apontada em direção à testa. Com o paciente franzindo a testa, injetar 2,5 a 5 unidades de toxina botulínica com a agulha de 2,5 cm inserida no prócero em aproximadamente metade da sua profundidade.

- **DICA:** Este local tende a sangrar, de modo que uma pressão deve ser aplicada firmemente depois de retirada da agulha.

- **DICA:** Este terceiro local de injeção pode não ser necessário se o prócero for adequadamente injetado a partir dos pontos de injeção do corrugador lateral usando a agulha de 2,5 cm no Passo 2.

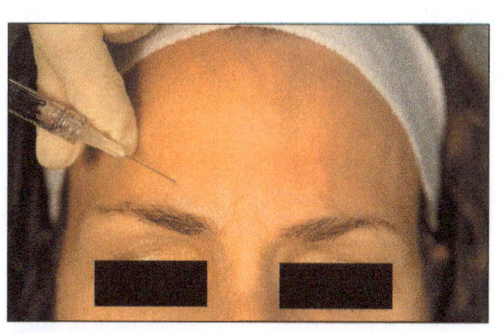

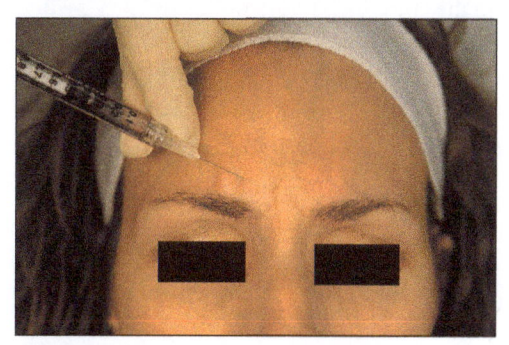

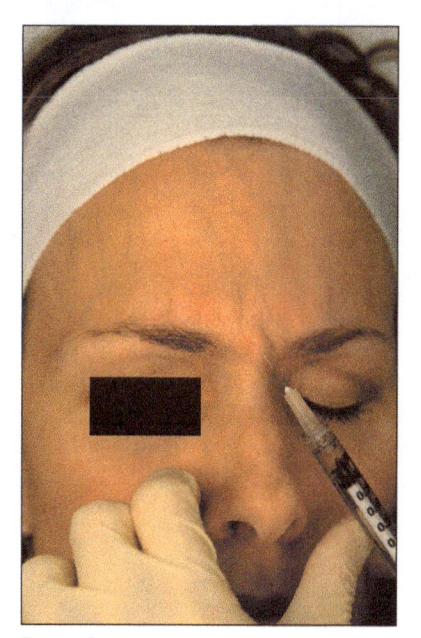

---

*N. de R. T. Para mobilizar a musculatura do complexo glabelar peça para a paciente fazer "cara de braba". Algumas pacientes têm dificuldade em realizar o movimento mesmo após demonstração.

Linhas horizontais da testa

Os pacientes com linhas horizontais profundas na testa devem ser avaliados para ptose de sobrancelha e frouxidão de pálpebra superior com o músculo frontal em repouso antes do tratamento com toxina botulínica. Evitar o tratamento em pacientes com sobrancelhas de baixa implantação ou frouxidão cutânea da pálpebra superior, já que a contração do músculo frontal é compensatória para aliviar esses problemas. A duração do efeito da toxina botulínica no músculo frontal é tipicamente de 3 a 4 meses. A Figura 29.5A mostra uma mulher de 38 anos de idade com linhas horizontais da testa resultantes da contração ativa do músculo frontal. A Figura 29.5B mostra a mesma paciente um mês depois do tratamento com toxina botulínica, tentando contrair o músculo frontal.

■ **DICA:** Produzir contração do músculo frontal fazendo com que o paciente levante as sobrancelhas como se surpreendido.

A maioria da toxina botulínica é colocada dentro das linhas verticais da zona de segurança do frontal (sombreada em cinza) para minimizar o risco de ptose da sobrancelha. A zona de segurança do frontal é a área entre as linhas verticais que se estende desde o limite lateral da íris, pelo menos 2 cm acima da borda orbital, e inclui uma pequena área lateral às linhas verticais, 2 cm abaixo da linha de implantação do cabelo (ver Figura 29.6). Uma agulha 30G de 1,25 cm deve ser usada para todas as injeções. A ponta da agulha deve ser colocada no "monte" do músculo contraído.

■ **DICA:** Como regra, não injetar abaixo da ruga horizontal mais baixa da testa.

Um panorama dos pontos de injeção da toxina botulínica e das doses para o tratamento das linhas horizontais da testa é mostrado na Figura 29.7. A dose inicial para mulheres é de 16 a 22,5 unidades de toxina botulínica (0,6 a 0,9 mL de Botox reconstituído com 100 unidades/4 mL) e para homens é de 20 a 25 unidades de toxina botulínica (0,8 a 1 mL de Botox com 100 unidades/4 mL).

■ **DICA:** As doses listadas neste capítulo são as recomendações para as doses iniciais e se referem exclusivamente ao Botox da Allergan.

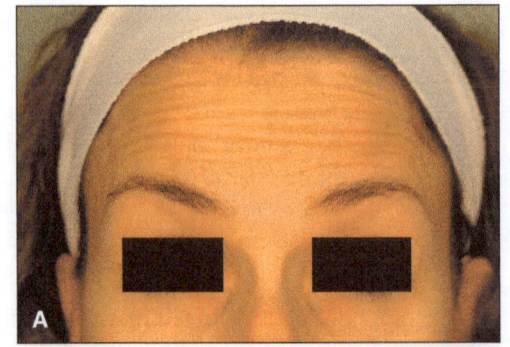

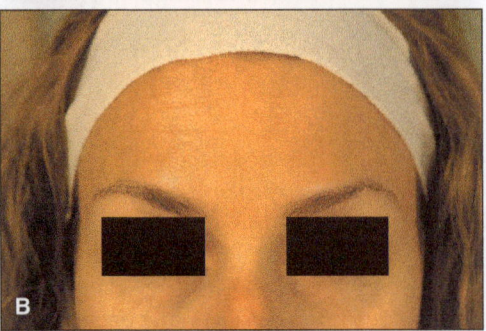

Figura 29.5

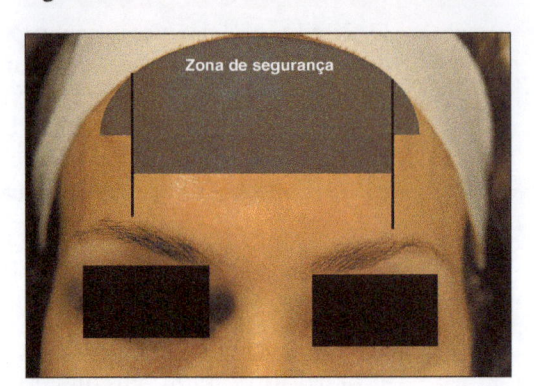

Figura 29.6

● 2,5 unidades de Botox
○ 1,25 unidades de Botox

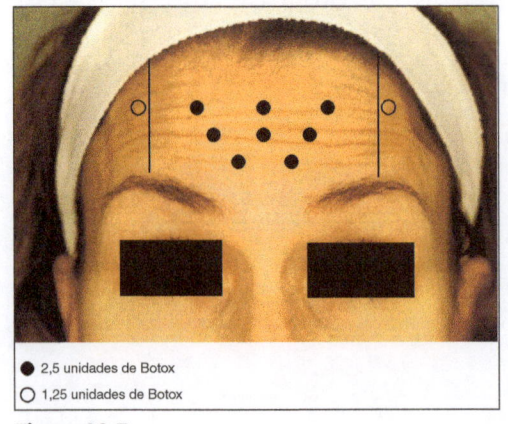

Figura 29.7

Passo 1. Enquanto o paciente levanta ativamente as sobrancelhas, injetar 2,5 unidades de toxina botulínica no "monte" do músculo frontal com a agulha angulada em 30 graus para levantar uma pápula. Fazer o paciente relaxar quando a agulha for retirada.

- **ATENÇÃO:** Evitar injeção muito profunda, que atinja o periósteo.
- **DICA:** Trocar as agulhas depois de seis injeções para mantê-las afiadas.

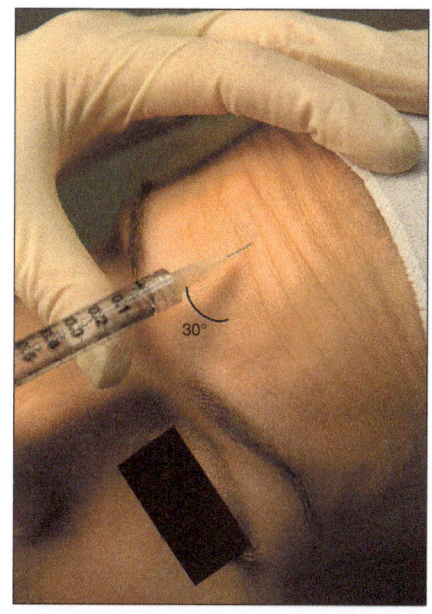

Passo 1

Passo 2. O segundo ponto de injeção deve ser aproximadamente 1 cm lateral ao primeiro. Injetá-lo com 2,5 unidades de toxina botulínica.

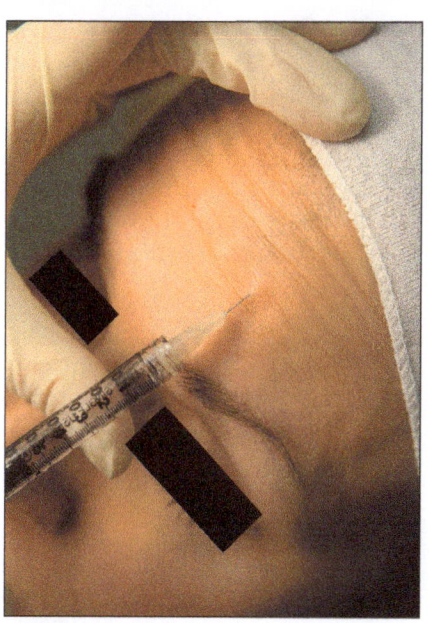

Passo 2

Passo 3. Continuar ao longo de cada "monte" do músculo frontal e proceder superiormente na testa. Injetar 2,5 unidades de toxina botulínica em cada ponto de injeção.

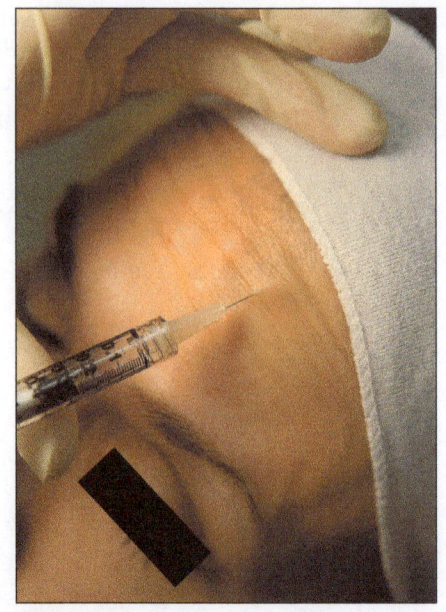

Passo 3

Passo 4. A última injeção deve ser feita no ponto máximo de elevação da sobrancelha, em geral localizado logo lateralmente à linha da zona de segurança, em torno de 2 cm abaixo da linha de implantação do cabelo. Injetar 1,25 unidades de toxina botulínica (0,05 mL de Botox reconstituído, com 100 unidades/4 mL). Efetuar a injeção de toxina botulínica simetricamente no lado contralateral da testa.

- **ATENÇÃO:** A omissão desta injeção pode resultar em um formato espiculado ou interrogativo das sobrancelhas, exigindo subsequentemente um retoque.

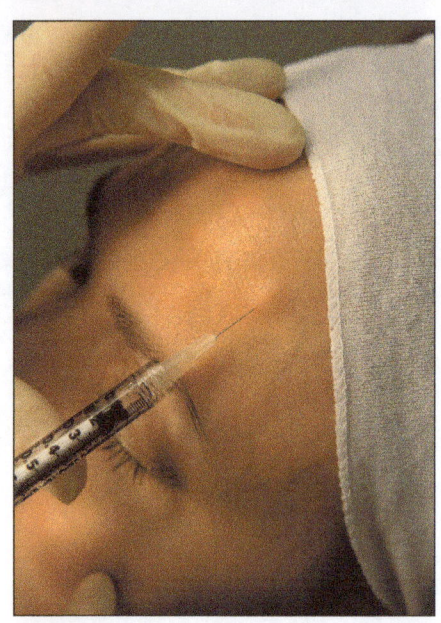

Passo 5. Os pacientes que recebem os tratamentos de toxina botulínica para as linhas horizontais da testa pela primeira vez devem ser vistos duas semanas depois do tratamento para avaliar a simetria e o formato das sobrancelhas. Avaliar o formato das sobrancelhas em repouso e com elevação ativa. Se um formato espiculado das sobrancelhas estiver presente com a contração do frontal, injetar 1,25 a 2,5 unidades de toxina botulínica pelo menos 3 cm acima da borda orbital, na porção mais espiculada da sobrancelha. Reavaliar em 1 a 2 semanas. O Passo 5 mostra a paciente uma semana depois de receber 22,5 unidades de toxina botulínica para o músculo frontal, com as sobrancelhas ligeiramente espiculadas. Ela foi tratada com 1,25 unidades de toxina botulínica sobre cada sobrancelha espiculada, e o resultado final está mostrado na Figura 29.5B.

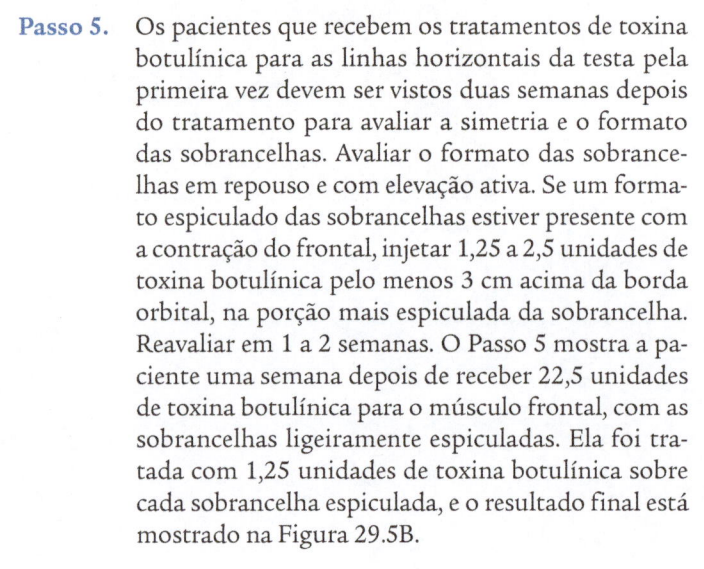

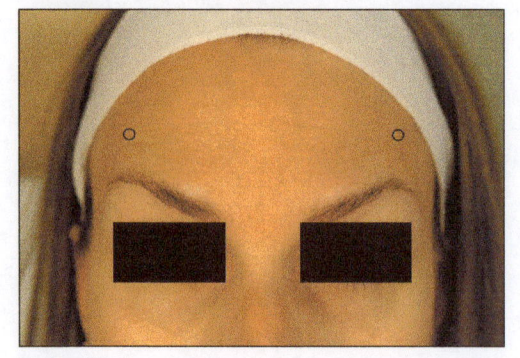

Passo 4

Passo 5

Passo 6. A ptose da sobrancelha pode resultar da injeção de toxina botulínica lateralmente, fora da zona de segurança ou, na porção inferior do frontal, muito perto das sobrancelhas. A ptose da sobrancelha pode ser melhorada ou revertida com a injeção da toxina botulínica no orbicular do olho sob a sobrancelha afetada. Injetar 1,25 unidades de toxina botulínica (0,05 mL de Botox reconstituído com 100 unidades/4 mL) lateralmente à íris no orbicular do olho, logo abaixo do nível da borda orbital, como mostrado no Passo 6. Reavaliar em uma semana.*

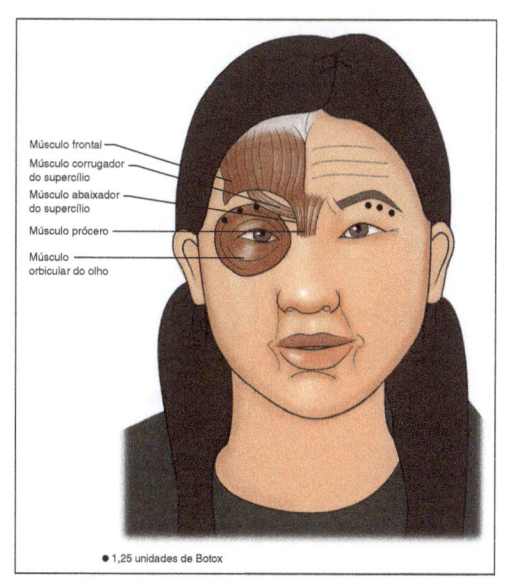

Passo 6

Pés de galinha

O padrão dos pés de galinha resultantes da contração do músculo orbicular lateral do olho varia, com alguns se estendendo superiormente em direção às sobrancelhas e outros se estendendo inferiormente em direção às bochechas. Os resultados ideais com os tratamentos de toxina botulínica na área dos pés de galinha serão alcançados adaptando-se a técnica de injeção aqui delineada para o padrão individual dos pés de galinha.

A duração do efeito da toxina botulínica no músculo orbicular lateral é tipicamente de 2,5 a 3 meses. A Figura 29.8A mostra uma mulher de 37 anos de idade com pés de galinha resultantes da contração ativa do músculo orbicular lateral do olho. A Figura 29.8B mostra a mesma paciente um mês depois do tratamento com toxina botulínica, tentando contrair o músculo orbicular lateral do olho.

■ **DICA:** Produzir a contração do músculo orbicular do olho fazendo com que o paciente sorria e esprema os olhos como se estivesse olhando para o sol.

Todos os pontos de injeção devem estar dentro da zona de segurança dos pés de galinha (sombreada em cinza), a área que fica a 1 cm lateral da borda orbital, acima do nível do arco zigomático, que se estende sob a sobrancelha até a íris lateral. O músculo orbicular do olho é um músculo fino e superficial, e a toxina botulínica deve ser injetada subdermicamente usando uma agulha 30G de 1,25 cm para levantar uma pápula em cada ponto de injeção. Alternativamente, uma agulha 32G de 1,25 cm pode ser usada para minimizar a equimose. Depois de cada injeção, aplicar pressão firme "fugindo" ou "em sentido oposto ao" do olho para comprimir a pápula.

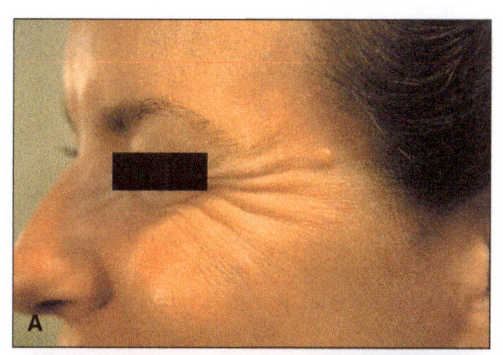

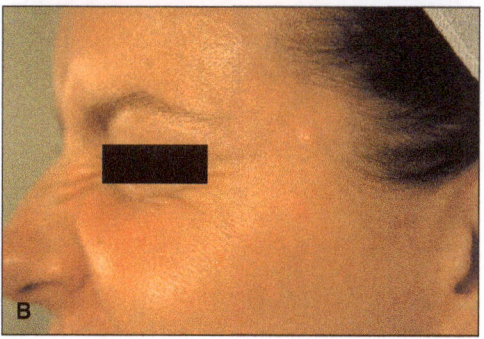

Figura 29.8

---

*N. de R. T. Esta técnica de correção pode ter como complicações aptose palpebral e diplopia (difusão da toxina para musculatura extrínsica do olho).

■ **DICA:** A equimose é o efeito colateral mais comum na área dos pés de galinha. Procurar e evitar as veias, que são mais facilmente vistas com iluminação oblíqua.

Um panorama dos pontos de injeção da toxina botulínica e das doses para o tratamento dos pés de galinha é mostrado na Figura 29.10. A dose inicial para mulheres é de 16 a 20 unidades de toxina botulínica (0,6 a 0,8 mL de Botox reconstituído com 100 unidades/4 mL) e para homens é de 20 a 25 unidades de toxina botulínica (0,8 a 1 mL de Botox com 100 unidades/4 mL).

■ **DICA:** As doses listadas neste capítulo são as recomendações para as doses iniciais e se referem exclusivamente ao Botox da Allergan.

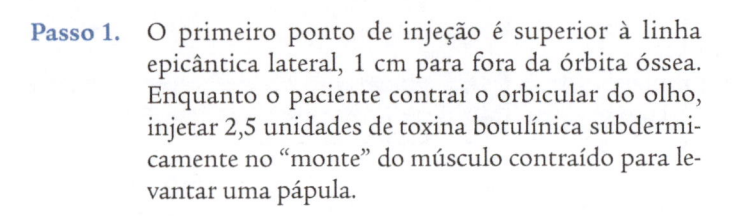

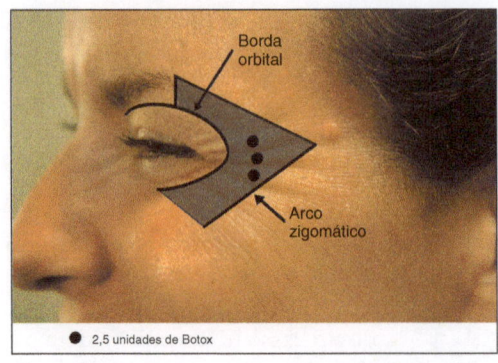

Figura 29.9

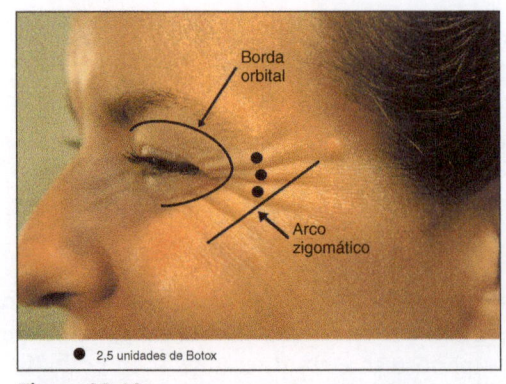

Figura 29.10

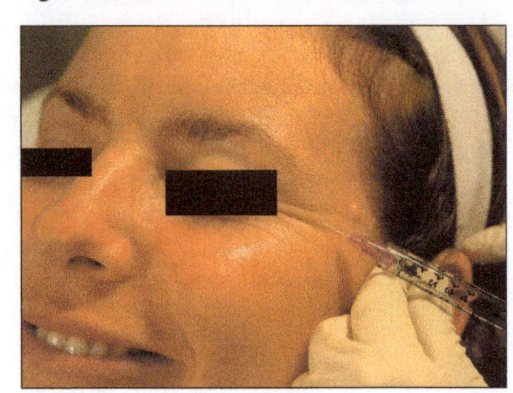

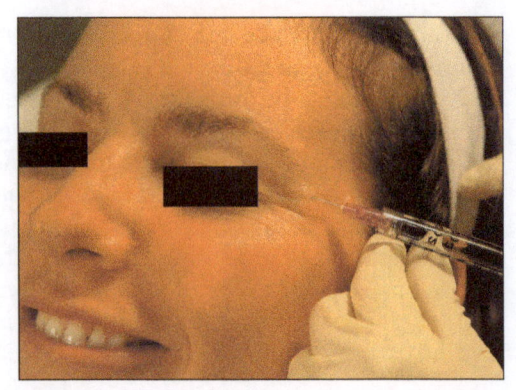

Passo 1. O primeiro ponto de injeção é superior à linha epicântica lateral, 1 cm para fora da órbita óssea. Enquanto o paciente contrai o orbicular do olho, injetar 2,5 unidades de toxina botulínica subdermicamente no "monte" do músculo contraído para levantar uma pápula.

Passo 2. O segundo ponto de injeção é aproximadamente 0,5 cm superior ao primeiro ponto de injeção, e 2,5 unidades de toxina botulínica devem ser injetadas subdermicamente no "monte" do orbicular do olho.

Passo 3. O ponto da terceira injeção é aproximadamente 0,5 cm abaixo do primeiro ponto de injeção. A agulha deve ser angulada inferiormente e retirada superficialmente até a base, com 2,5 a 3 unidades de toxina botulínica injetadas conforme a agulha é retirada. Repetir as injeções no músculo orbicular do olho contralateral do outro olho.

- **ATENÇÃO:** Evitar injetar muito profundamente e muito inferiormente abaixo do nível do arco zigomático, para evitar os músculos zigomáticos. O relaxamento dos músculos zigomáticos pode resultar em ptose da bochecha e ptose do lábio superior, o que pode afetar a mobilidade da boca.*

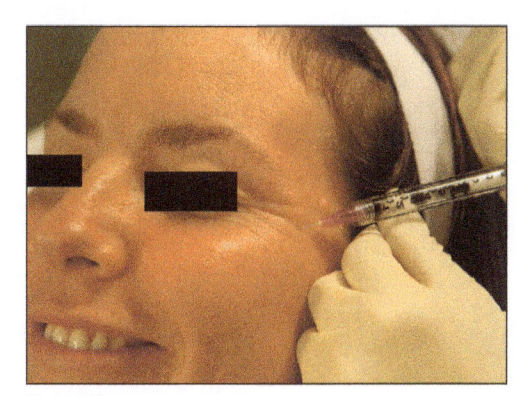

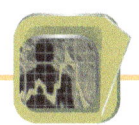

Complicações

COMUNS

- Dor localizada em queimação ou em pontada com a injeção, equimose, eritema, infecção, dolorimento, edema temporário e cefaleia leve.

- Blefaroptose (3%) com ou sem diplopia. A blefaroptose resulta da migração da toxina botulínica através do septo orbital, uma camada fascial, para o músculo elevador da pálpebra superior. Laterais à linha da zona de segurança, na margem supraorbital óssea, algumas das fibras do levantador da pálpebra superior passam através do septo orbital, e a toxina botulínica pode migrar mais facilmente e relaxar o levantador da pálpebra superior, resultando em blefaroptose. A blefaroptose é infrequente e quase sempre unilateral. É tipicamente vista como um abaixamento da pálpebra afetada de 2 a 3 mm, que se torna mais marcado no final do dia, com a fadiga muscular. Em geral melhora de forma espontânea dentro de seis semanas. A blefaroptose pode ser tratada com um colírio alfa-adrenérgico de venda livre à base de nafazolina e feniramina**, 1 gota quatro vezes por dia, ou a solução de apraclonidina a 0,5% (Iopidine), 1 a 2 gotas três vezes por dia. Esses colírios causam a contração de um músculo adrenérgico levantador da pálpebra superior, o músculo de Mueller, resultando na elevação da pálpebra superior.

- Ptose da sobrancelha.

- Assimetria facial, incluindo o sorriso (mas não se limitando a ele) e as sobrancelhas.

- Incompetência oral com o tratamento dos pés de galinha.

- Raramente, autoanticorpos contra a toxina botulínica podem estar presentes ou se desenvolver depois dos tratamentos, tornando-os ineficazes.

RARAS E IDIOSSINCRÁSICAS

- Dormência ou disestesia no local do tratamento
- Movimentos tônicos focais
- Edema periocular
- Extremamente rara: reação de hipersensibilidade imediata com sinais de urticária, edema e uma possibilidade remota de anafilaxia

---

*N. de R. T. Comprometendo o sorriso.
**N. de R. T. No Brasil, os medicamentos à base de nafazolina e feniramina são conhecidos como Claril®, Clanistil® ou cloridrato de fenilefrina a 10% (Allergan®).

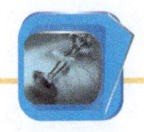

Considerações pediátricas

Este tratamento é contraindicado para uso estético em pacientes pediátricos.

Instruções pós-procedimento

No dia do tratamento, instruir o paciente a:

- Não massagear as áreas tratadas.
- Evitar deitar por até quatro horas logo depois do tratamento.
- Evitar atividades que causem congestão facial, incluindo aplicação de calor à face, consumo de álcool, exercícios e bronzeamento.
- Aplicar gelo em cada local por 10 a 15 minutos a cada 1 a 2 horas por 1 a 3 dias se ocorrer equimose.

Referências

Allergan Inc. Botox cosmetic (botulinum toxin type A) purified neurotoxin complex package insert. Irvine, CA: Allergan, Inc.

Blitzer A, Binder WJ, Brin MF. Botulinum toxin injections for facial lines and wrinkles: technique. In: Blitzer A, ed. *Management of Facial Lines and Wrinkles*. Philadelphia: Lippincott Williams & Wilkins; 2000:303-313.

Carruthers A, Carruthers J. Use of botulinum toxin A for facial enhancement. In: Klein A, ed. *Tissue Augmentation in Clinical Practice*. Taylor & Francis; 2006:117-140.

Carruthers A, Carruthers J, Cohen J. A prospective, double-blind randomized parallel-group, dose-ranging study of botulinum toxin type A in female subjects with horizontal forehead rhytides. *Derm Surg*. 2003;29:461-467.

Carruthers J, Fagien S, Matarasso SL, et al. The Botox consensus group: Consensus recommendations on the use of botulinum toxin type A in facial aesthetics. *Plas Recon Surg*. 2004;114(6)(supp):1-22S.

Carruthers JD, Lowe NS, Menter MA, et al. Botox glabellar lines II study group. Double-blind, placebo-controlled study of the safety and efficacy of botulinum type A for patients with glabellar frown lines. *Plas Recon Surg*. 2003;112:1089.

Hexsel DM, de Almeida AT, Rutowitsch M, et al. Multicenter double-blind study of the efficacy of injections with botulinum toxin type A reconstituted up to 6 weeks before application. *Derm Surg*. 2003;29:523.

Klein, AW. Complications, adverse reactions and insights with the use of botulinum toxin. *Derm Surg*. 2003;29:549-556.

Matarasso SL, Matarasso A. Treatment guidelines for botulinum toxin type A for the periocular region and a report on partial upper lip ptosis following injections to the lateral canthal rhytides. *Plas Reconstr Surg*. 2001;108:208.

Sommer B, et al. Satisfaction of patients after treatment with botulinum toxin for dynamic facial lines. *Derm Surg*. 2003;29:456.

2008 MAG Mutual Healthcare Solutions, Inc.'s Physicians' Fee and Coding Guide. Duluth, Georgia. MAG Mutual Healthcare Solutions, Inc. 2007.

CAPÍTULO 30

Preenchedores Dérmicos para Rejuvenescimento Facial

Rebecca Small, MD

O uso de preenchedores dérmicos para corrigir os sinais de envelhecimento facial, como as rugas e os defeitos de contorno, é o segundo procedimento estético mais realizado nos Estados Unidos hoje, de acordo com a American Society for Aesthetic Plastic Surgery. Isso se deve muito ao aumento na demanda dos pacientes por opções de tratamento menos invasivas e inovações de produtos com uma duração prolongada de seus efeitos. Os preenchedores dérmicos podem ser usados para realçar o aspecto de uma forma sutil e natural, exigindo tempos de recuperação curtos e podendo ser realizados com segurança no contexto ambulatorial. Consequentemente, eles se tornaram o suporte principal dos procedimentos faciais de rejuvenescimento minimamente invasivos.

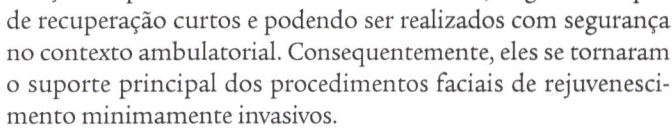

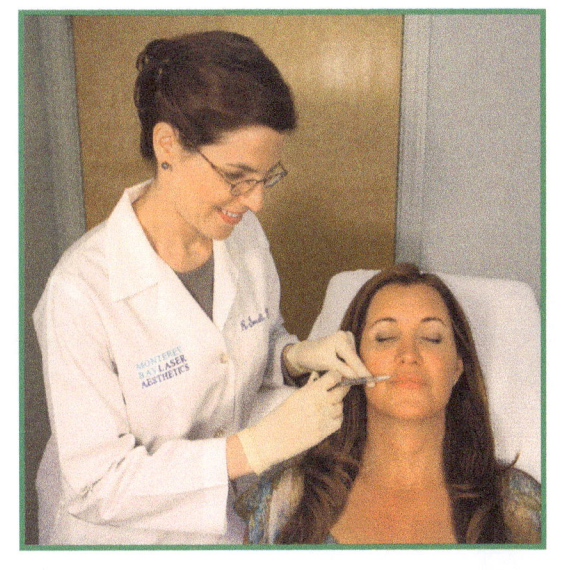

Existem muitos produtos injetáveis disponíveis para o aumento de tecidos moles faciais. Esses produtos, conhecidos como preenchedores dérmicos, variam na sua composição, na duração de ação, na palpabilidade, na facilidade de administração, nas complicações e em outros fatores. O escopo deste capítulo não é revisar todos os produtos de preenchimento dérmico, mas auxiliar os médicos de cuidados primários a iniciarem seu trabalho com produtos e técnicas que consistentemente alcançam bons desfechos e apresentam baixos perfis de efeitos colaterais.

Os preenchedores dérmicos mais versáteis atualmente disponíveis são os produtos com ácido hialurônico (AH). O AH é um glicosaminoglicano de ocorrência natural da matriz extracelular dérmica que fornece suporte estrutural, nutrientes e, por sua capacidade hidrofílica, adiciona volume e enchimento à pele. Com o envelhecimento e o dano provocado pela luz, o AH é perdido na pele. O AH injetável pode temporariamente restaurar o volume dérmico e corrigir as linhas faciais e os defeitos de contorno.

Os tratamentos de preenchimento dérmico se encontram no ponto onde a arte e a medicina verdadeiramente se combinam. Os desfechos desejáveis dependem igualmente do conhecimento dos fornecedores dos produtos de preenchimento e das habilidades de injeção, bem como de uma apreciação das proporções e da simetria da estética facial. Os preenchedores dérmicos têm uma curva de aprendizado mais íngreme do que a da toxina botulínica e exigem prática para que os resultados desejáveis sejam alcançados de forma consistente.

Os preenchedores de AH são usados em muitas indicações na estética facial. Entretanto, o tratamento dos dois terços inferiores da face produz os resultados mais previsíveis, com maior eficácia e menor número de efeitos colaterais. Os três tratamentos de rejuvenescimento estético (TERs) essenciais com preenchedor dérmico para os médicos de cuidados primários que tratam as linhas e os defeitos do contorno facial não desejados são: (i) pregas nasolabiais (pregas melolabiais); (ii) comissuras orais, linhas de marionete* (pregas mandibulolabiais); e (iii) aumento dos lábios, como mostrado na Figura 30.1.

Diretrizes gerais de injeção

Colocar o paciente em uma posição confortável e reclinada em torno de 65 graus. Antes da injeção, preparar a agulha apertando o êmbolo da seringa até que uma pequena quantidade de preenchedor saia pela ponta da agulha. Certifique-se de que a agulha está corretamente afixada à seringa do preenchedor, porque a pressão excessiva no êmbolo pode fazer com que ela salte fora e o preenchedor seja expelido da seringa.

Todas as injeções devem ser feitas na derme. Alguma resistência no êmbolo durante a injeção deve ser sentida ao se injetar no nível apropriado da derme. Quando se injeta muito profundamente, nos tecidos subcutâneos, há pouca ou nenhuma resistência contra a injeção. Quando se injeta muito superficialmente, a ponta cinza da agulha é visível na pele. O preenchedor deve ser injetado com pressão firme e constante no êmbolo da seringa, conforme a agulha é retirada com um traçado linear. As saliências visíveis e palpáveis de preenchedor vistas após o tratamento de uma área devem ser comprimidas entre o polegar, posicionado na pele, e o indicador, colocado dentro da boca. Se as saliências não forem facilmente compressíveis, o profissional pode umedecer a área saliente com água e estirá-la entre os seus dedos. Quanto mais massagem é feita em uma área de tratamento, mais inchaço e equimose ocorrerão.

Se ocorrer um branqueamento durante a injeção, o fluxo sanguíneo do local de tratamento foi comprometido pela injeção de preenchedor em demasia na derme ou pela injeção intravascular. Descontinuar a injeção e massagear a área até que o tecido pareça rosa. As injeções podem ser continuadas em outras partes da área de tratamento.

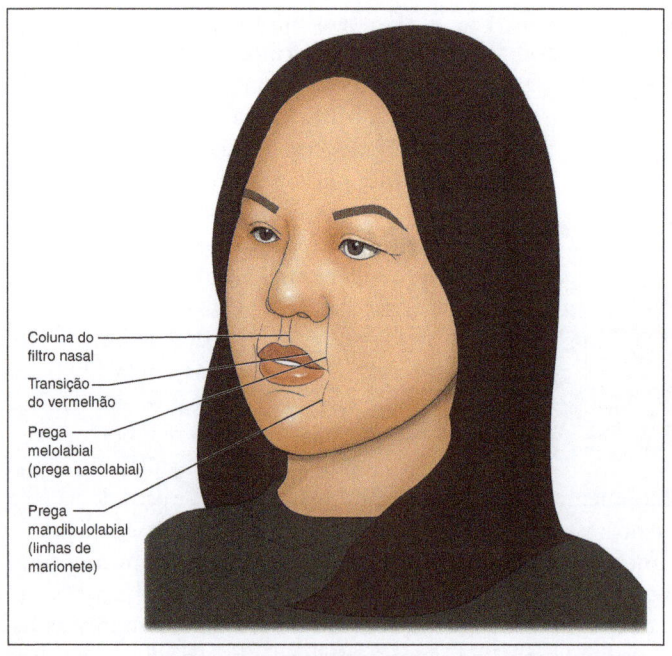

Figura 30.1

---

*N. de R. T. No Brasil, o termo "bigode chinês" é mais utilizado.

Tratar uma área que satisfaça tanto o profissional quanto o paciente antes de se concentrar em outra área para tratamento.

Dosagem e volume

O volume necessário para o tratamento deve ser estimado e discutido com o paciente antes da injeção. Os volumes listados no capítulo são as recomendações para os volumes iniciais e se referem exclusivamente aos preenchedores de ácido hialurônico formulados sem lidocaína, como o Restylane* e o Juvéderm Ultra Plus**. Os melhores resultados são alcançados pela individualização dos tratamentos, com base na anatomia facial observada e na perda de volume dos pacientes nas áreas de tratamento. O volume máximo para o Juvéderm Ultra Plus é de 20 mL/ano. A Medicis não relata um volume máximo anual para o Restylane; entretanto, o volume máximo recomendado para o tratamento local é de 1,5 mL.

Resultados e seguimento

A correção das linhas e os defeitos de contorno são imediatamente vistos com as injeções de preenchedor. A área de tratamento ficará inchada por aproximadamente 3 a 5 dias depois do procedimento, e seu aspecto final terá um pequeno decréscimo no volume depois da resolução do edema. Os efeitos visíveis de preenchimento do Restylane e do Juvéderm Ultra Plus podem persistir por 6 a 9 meses e, ocasionalmente, por até um ano. A persistência é afetada por muitos fatores, incluindo o metabolismo do paciente, o grau de movimento na área de tratamento e a expressividade facial, e não deve ser garantida no momento do tratamento.

Se tratamentos contínuos forem desejados, os pacientes devem fazer o seguimento quando o preenchedor parecer estar diminuindo, em aproximadamente seis meses. Um volume menor é tipicamente necessário para os tratamentos subsequentes, desde que algum volume do tratamento inicial ainda esteja presente.

Técnicas gerais de anestesia

Fornecer a anestesia adequada é uma parte essencial da incorporação exitosa dos preenchedores na prática. Minimizar o desconforto melhora os resultados do profissional e oferece ao paciente uma experiência melhor. A meta da anestesia para os tratamentos com preenchedor é alcançar a anestesia máxima e minimizar a distorção da área de tratamento. Quatro técnicas anestésicas principais são usadas antes dos tratamentos com preenchedor:

- Os bloqueios de nervo regional são ideais para o tratamento dos lábios, porque o anestésico fica longe da área de tratamento e não distorce significativamente a anatomia do lábio (ver a seção Aumento dos Lábios).

- A injeção local de lidocaína é usada para o tratamento das áreas da comissura nasolabial e oral. Deve-se ter cuidado para usar os menores volumes anestésicos possíveis, porque a infiltração do anestésico resultará em alguma distorção da anatomia. Um bloqueio do nervo maxilar deve ser usado em vez da infiltração local nas pregas nasolabiais quando tanto o lábio superior quanto as pregas nasolabiais estiverem sendo tratados. Um bloqueio do nervo mandibular deve ser usado em vez da infiltração local nas comissuras orais quando tanto o lábio inferior quanto as comissuras orais estiverem sendo tratados.

- Os anestésicos tópicos podem ser usados nas áreas da comissura nasolabial e oral. A anestesia pode ser feita antes do tratamento, no consultório, a aplicação de um anestésico tópico, como benzocaína a 20%, lidocaína a 6% e tetracaína a 4% (BLT), com uma dose máxima de

---

*N. de R. T. No Brasil o Restylane é comercializado pelo laboratório Q-med.
**N. de R. T. O Juvéderm Ultra Plus é comercializado pela Allergan® no Brasil com lidocaína 0,3%. Em substituição a esse produto, a fabricante recomenda o Surgiderm 30XP para aplicação sem lidocaína.

1 g aplicada por 15 minutos. A combinação BLT causa edema do lábio e não é aconselhada para os tratamentos labiais.

- O gel é um bom anestésico e pode ser usado em conjunto com os outros métodos ou isoladamente. A anestesia é alcançada pela aplicação de gelo imediatamente antes de injetar, por cerca de cinco minutos, ou até que a pele fique esbranquiçada.

Lista de conferência pré-procedimento

- Realizar uma avaliação estética e revisar a história clínica do paciente (ver Capítulo 28).
- Fazer a profilaxia com medicamento antiviral se houver história de herpes simples por dois dias antes do procedimento e continuar por três dias pós-procedimento.
- Minimizar a formação de equimose descontinuando Aspirina®, vitamina E, hipérico e outros suplementos dietéticos incluindo ginkgo biloba, óleo de rosa-mosqueta, alho, matricária e ginseng por duas semanas antes do tratamento. Descontinuar outros medicamentos anti-inflamatórios não esteroides dois dias antes do tratamento.
- Obter fotografias pré-injeção.
- Documentar e discutir quaisquer assimetrias notáveis antes do tratamento.
- Obter consentimento informado.
- Estimar volume de preenchedor necessário para o tratamento e custo.
- Preparar a pele com álcool.
- Anestesiar a área de tratamento usando os menores volumes anestésicos necessários para não deformá-la.

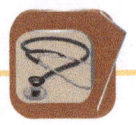

Equipamento

ANESTESIA

- Seringa de 5 mL
- Lidocaína HCl a 2% com epinefrina 1:100.000
- Agulhas 18G, de 2,75 cm
- Agulhas 30G, de 1,25 cm
- Pomada de benzocaína/lidocaína/tetracaína (20:6:4)*

TRATAMENTO COM PREENCHEDOR

- Seringas de preenchedor com Restylane (20 mg de AH/mL) ou Juvéderm Ultra Plus (24 mg de AH/mL)
- Agulhas 30G, de 1,25 cm
- Compressas de gaze 7,5 × 7,5 cm
- Compressas de gelo

MANUSEIO

O AH é fornecido em seringas individuais de tratamento com 0,8 mL e é um gel claro e incolor. As seringas devem ser armazenadas em temperatura ambiente (até 25°C) antes do uso.

---

*N. de R. T. A associação tríplice descrita não é encontrada comercialmente no Brasil. O EMLA® (prilocaína 2,5% + lidocaína 2,5%) e o dermomax (lidocaína 4%) são os anestésicos tópicos mais amplamente usados.

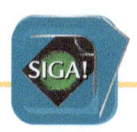

Indicações estéticas

Os preenchedores de AH são aprovados pelo Food and Drug Administration (FDA) americano para o tratamento das rugas e pregas faciais moderadas a intensas usando injeções dérmicas médias e profundas. O tratamento com AH dos lábios e de outras áreas estéticas não está descrito na bula.

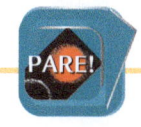

Contraindicações

ABSOLUTAS

- Gravidez e lactação
- Reação anafilática prévia
- Alergias múltiplas graves
- Formação de queloides
- Infecção ativa ou inflamação na área de tratamento
- Resposta alérgica prévia aos produtos de AH
- Paciente menor de 18 anos de idade

RELATIVAS

- História de equimoses frequentes
- História de cicatrização ruim
- Transtorno dismórfico corporal ou expectativas não realistas

O Procedimento

Pregas nasolabiais

A Figura 30.2A mostra uma paciente de 38 anos de idade com pregas nasolabiais moderadas antes do tratamento. A Figura 30.2B mostra a mesma paciente uma semana depois do tratamento com um preenchedor de AH, Juvéderm Ultra Plus*, usando 0,8 mL (uma seringa) em cada prega nasolabial, até um volume total de 1,6 mL.

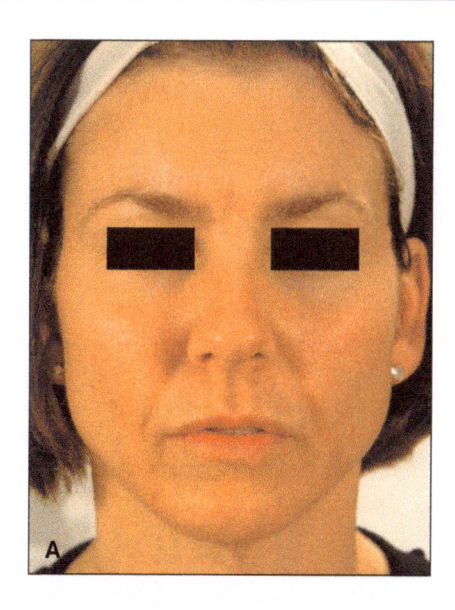

---

*N. de R. T. No Brasil, este produto é comercializado com lidocaína. O fabricante recomenda o Surgiderm 30XP para quem deseja aplicar ácido hialurônico em derme mais profunda sem a associação com lidocaína.

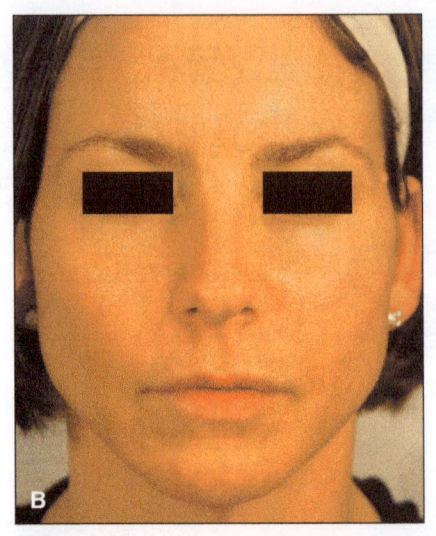

Figura 30.2

Existem dois métodos para anestesiar as pregas nasolabiais: (i) infiltração local adjacente às pregas (mostrada na Figura 30.3) ou (ii) um bloqueio do nervo infraorbital (ver a seção Aumento dos Lábios). Ao tratar os lábios e as pregas nasolabiais na mesma consulta, um bloqueio do nervo infraorbital deve ser usado sem infiltração local, porque isso anestesiará ambas as áreas de tratamento. O anestésico tópico e o gelo podem ser usados como uma alternativa a esses métodos ou podem ser usados adjuntamente (ver Capítulo 2). O Passo 1 mostra um panorama dos pontos de injeção e das doses para infiltração local de anestésico no tratamento das pregas nasolabiais. Depois de preparar a pele com álcool, a lidocaína é injetada subcutaneamente, acima da prega nasolabial, com 0,1 mL colocados em cada ponto de injeção. Depois da injeção, comprimir os locais de injeção para minimizar o edema causado pelo anestésico.

- **DICA:** A sensibilidade aumenta com a proximidade do nariz, e as injeções devem começar no primeiro ponto de injeção inferior, ascendendo em direção ao nariz.

- **ATENÇÃO:** Colocar o anestésico na prega nasolabial deixará a prega apagada e dificultará a definição precisa dos volumes do tratamento com preenchedor.

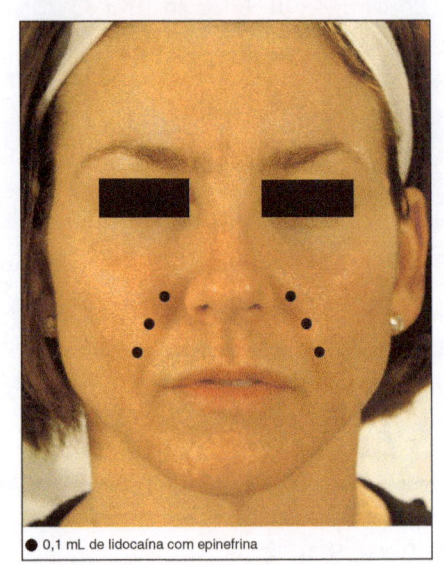

● 0,1 mL de lidocaína com epinefrina

Figura 30.3

Um panorama dos pontos de injeção do AH para o tratamento das pregas nasolabiais é mostrado na Figura 30.4, onde o número 1 é o primeiro local de injeção. A agulha é avançada superiormente em direção ao nariz e o produto de preenchimento é espalhado medialmente na asa nasal. As pregas nasolabiais leves precisam tipicamente de 0,4 a 0,8 mL (metade a uma seringa) de preenchedor por lado, e as pregas moderadas a intensas precisam de 0,8 a 1,2 mL (uma a uma e meia seringas) por lado. Todas as injeções devem ser feitas logo medialmente à prega nasolabial usando uma agulha 30G, de 1,25 cm, com a seringa do preenchedor dérmico.

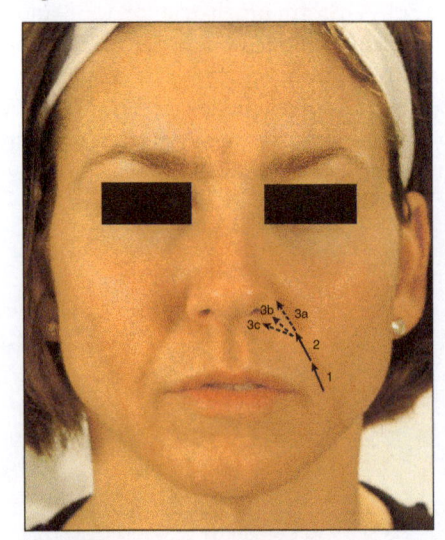

Figura 30.4

- **ATENÇÃO:** Deve-se tomar cuidado para não injetar lateralmente às pregas, porque isso pode acentuá-las.
- **ATENÇÃO:** As injeções muito superficiais podem resultar em uma crista visível de preenchedor pouco apresentável que pode persistir na derme superficial (ver a seção Diretrizes Gerais de Injeção).
- **ATENÇÃO:** Evitar o preenchimento excessivo da área de tratamento, porque a meta é atenuar, e não eliminar, a prega nasolabial. Ela é um contorno natural e desejado da face.
- **DICA:** Comprimir a área tratada conforme descrito na seção Diretrizes Gerais de Injeção para garantir que o preenchedor esteja alisado. As fileiras do preenchedor não devem estar visíveis nem ser distintamente palpáveis depois do tratamento.

Passo 1. A primeira injeção é feita medialmente e no ponto inferior da prega. A agulha deve ser inserida em um ângulo de 30 graus em relação à pele e avançada até a base. O preenchedor deve ser injetado com pressão firme e constante no êmbolo da seringa, conforme a agulha é retirada.

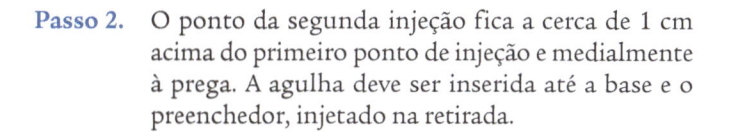

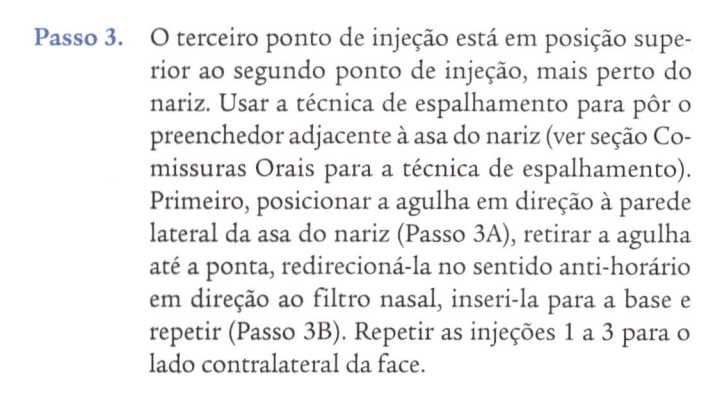

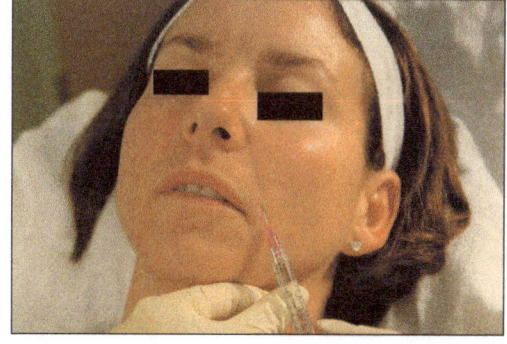

Passo 1

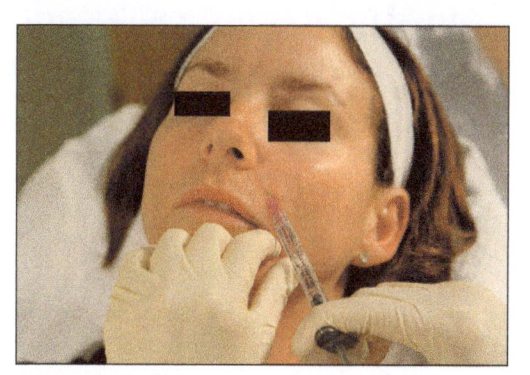

Passo 2. O ponto da segunda injeção fica a cerca de 1 cm acima do primeiro ponto de injeção e medialmente à prega. A agulha deve ser inserida até a base e o preenchedor, injetado na retirada.

Passo 2

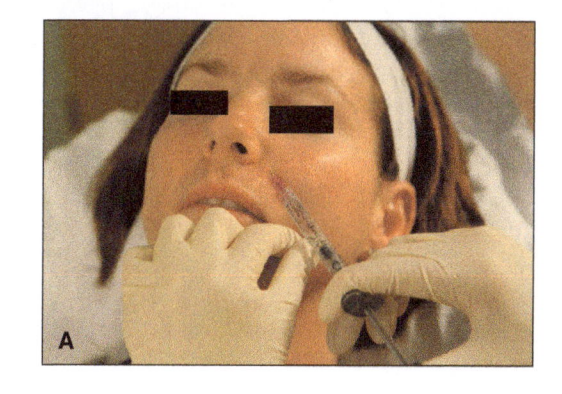

Passo 3. O terceiro ponto de injeção está em posição superior ao segundo ponto de injeção, mais perto do nariz. Usar a técnica de espalhamento para pôr o preenchedor adjacente à asa do nariz (ver seção Comissuras Orais para a técnica de espalhamento). Primeiro, posicionar a agulha em direção à parede lateral da asa do nariz (Passo 3A), retirar a agulha até a ponta, redirecioná-la no sentido anti-horário em direção ao filtro nasal, inseri-la para a base e repetir (Passo 3B). Repetir as injeções 1 a 3 para o lado contralateral da face.

■ **ATENÇÃO:** Esta é a área mais sensível da prega, e os pacientes podem experimentar desconforto se não estiverem adequadamente anestesiados.

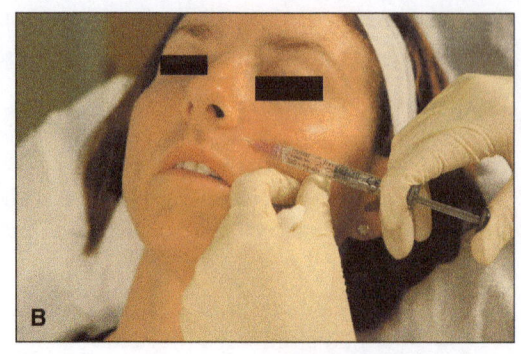

Passo 3

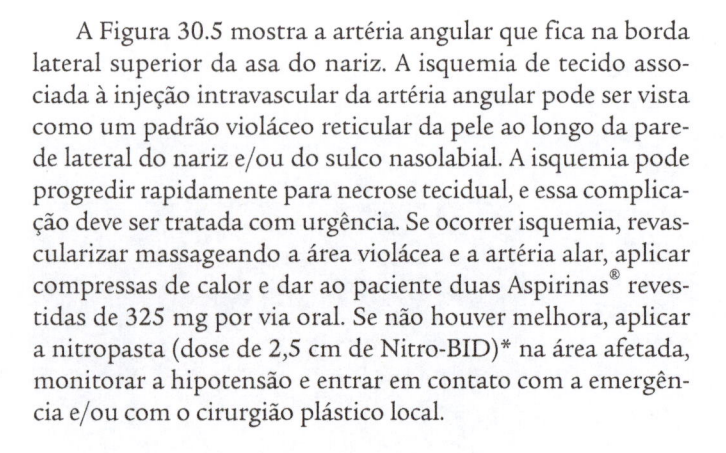

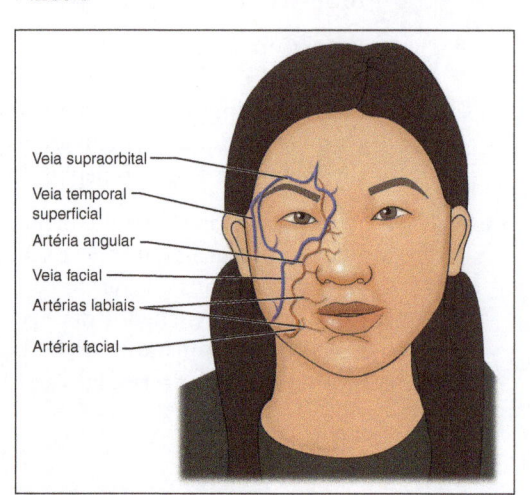

A Figura 30.5 mostra a artéria angular que fica na borda lateral superior da asa do nariz. A isquemia de tecido associada à injeção intravascular da artéria angular pode ser vista como um padrão violáceo reticular da pele ao longo da parede lateral do nariz e/ou do sulco nasolabial. A isquemia pode progredir rapidamente para necrose tecidual, e essa complicação deve ser tratada com urgência. Se ocorrer isquemia, revascularizar massageando a área violácea e a artéria alar, aplicar compressas de calor e dar ao paciente duas Aspirinas® revestidas de 325 mg por via oral. Se não houver melhora, aplicar a nitropasta (dose de 2,5 cm de Nitro-BID)* na área afetada, monitorar a hipotensão e entrar em contato com a emergência e/ou com o cirurgião plástico local.

Figura 30.5

Comissuras orais e linhas de marionete ("bigode chinês")

Os cantos da boca onde os lábios superiores se encontram com os inferiores são chamados de comissuras orais. A perda de volume nessas áreas pode levar à depressão das comissuras orais com os cantos da boca virados para baixo. As pregas cutâneas que descem das comissuras orais até a mandíbula são conhecidas como "bigode chinês" ou pregas mandibulolabiais. A avaliação e o tratamento da área facial inferior devem abordar concomitantemente as comissuras orais e o "bigode chinês". Para os propósitos deste capítulo, as comissuras orais e as linhas de marionete serão coletivamente referidas como pregas faciais inferiores (PFIs). A Figura 30.6A mostra uma mulher de 70 anos de idade com moderada perda de volume nas PFIs e cantos da boca virados para baixo antes do tratamento, e a Figura 30.6B mostra a mesma paciente uma semana depois do tratamento com um preenchedor de AH, Juvéderm Ultra Plus**, usando 0,8 mL (uma seringa) para cada lado, com um volume total de 1,6 mL. Notar a melhoria nos cantos abaixados das comissuras orais da boca e nas linhas de marionete.

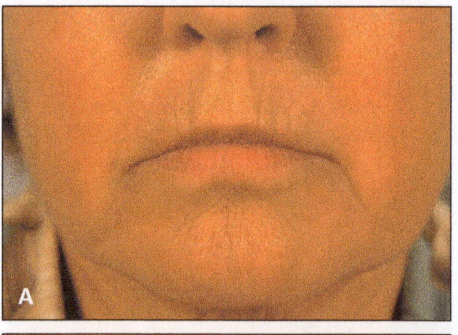

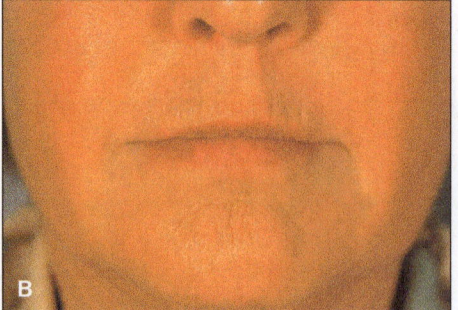

Figura 30.6

---

*N. de R. T. Produto indisponível no Brasil. Sem substitutos nacionais.
**N. de R. T. No Brasil, o Juvéderm Ultra Plus é comercializado com lidocaína 0,3%.

Existem dois métodos para anestesiar as PFIs: (i) infiltração local na área de tratamento e (ii) um bloqueio do nervo mentoniano (ver a seção Aumento dos Lábios). Ao tratar os lábios e as PFIs na mesma consulta, um bloqueio do nervo mentoniano deve ser usado sem infiltração local, porque isso anestesiará ambas as áreas de tratamento. O anestésico tópico e o gelo são alternativas a esses métodos ou podem ser usados adjuntamente.

Passo 1. Este passo mostra um panorama dos pontos de injeção e das doses para infiltração local de anestésico no tratamento das PFIs. Depois de preparar a pele com álcool, 0,1 mL de lidocaína é injetado subcutaneamente, no meio da área das PFIs, cerca de 0,5 cm abaixo da transição do vermelhão e a 0,5 cm medialmente à linha mandibulo-labial. Para pacientes com PFIs moderadas e graves que se estendem inferiormente em direção à mandíbula, um segundo ponto de injeção pode ser adicionado a aproximadamente 1 cm abaixo do primeiro ponto. Para anestesiar o canto do lábio inferior, injetar 0,1 mL de lidocaína intraoralmente na mucosa, no canto inferior da boca (ver o tópico Anestesia na seção Aumento dos Lábios). Repetir para as PFIs contralaterais e o canto da boca. Depois da injeção, comprimir os locais de injeção para minimizar o edema do anestésico.

Passo 2. Existem duas técnicas de injeção para colocar o preenchedor na derme profunda, adicionando suporte às PFIs: espalhamento e cruzamento. Um panorama dos pontos de injeção de AH com as técnicas de espalhamento e cruzamento para o tratamento das PFIs é mostrado no Passo 2.

O espalhamento* utiliza um ponto de inserção da agulha, por onde uma série de giros lineares adjacentes é injetada, de forma que o preenchedor é colocado em uma área triangular na derme. A partir da inserção inicial da agulha, esta é avançada até a base e o preenchedor é injetado em uma trajetória linear. Retira-se a agulha até a ponta, redirecionado-a e inserindo-a novamente até a base.

O cruzamento envolve múltiplos pontos de injeção, por onde o preenchedor é colocado em uma área quadrada na derme. Uma trajetória linear do preenchedor é feita, a agulha é completamente retirada e reinserida em uma área adjacente, e outra trajetória linear é feita em paralelo à primeira. Isso é repetido em 90 graus em relação à primeira trajetória do preenchedor para formar uma área quadrada de preenchedor.

As PFIs leves precisam tipicamente de 0,4 mL (meia seringa) de preenchedor por lado, e as pregas intensas precisam de 0,8 mL (uma seringa) por lado. Uma agulha 30G, de 1,25 cm, com uma seringa de preenchedor dérmico, é usada para todas as injeções.

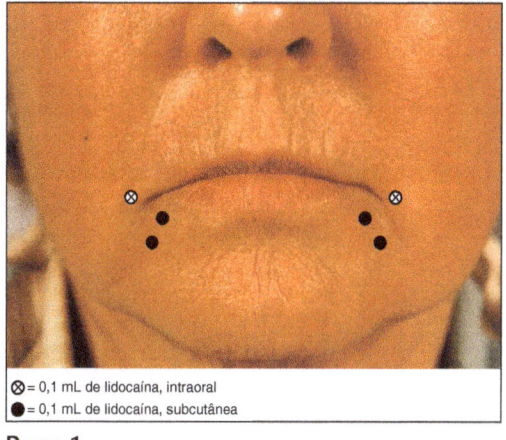

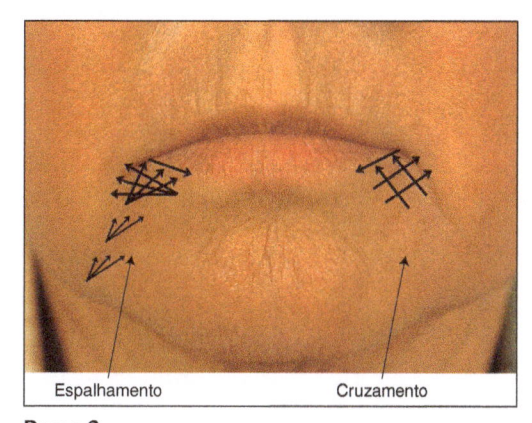

---

*N. de R. T. Também conhecido como aplicação "em leque".

- **DICA:** Comprimir a área tratada conforme descrito na seção Diretrizes Gerais de Injeção para garantir que o preenchedor esteja alisado. As fileiras do preenchedor não devem estar visíveis nem palpáveis com qualquer técnica depois do tratamento.
- **ATENÇÃO:** Evitar o preenchimento excessivo da área de tratamento, porque pode resultar em contornos anormais dos lábios, particularmente no lábio superior lateral.
- **ATENÇÃO:** Vigiar o branqueamento do tecido. Se isso ocorrer, a área foi preenchida em demasia. Tratar conforme descrito na seção Diretrizes Gerais de Injeção.

Passo 3. O primeiro ponto de injeção fica no canto do lábio inferior (Passo 3A). A agulha deve ser inserida em um ângulo de 30 graus em relação à pele e avançada em direção à base (Passo 3B). O preenchedor deve ser injetado com pressão firme e constante no êmbolo da seringa, conforme a agulha é retirada.

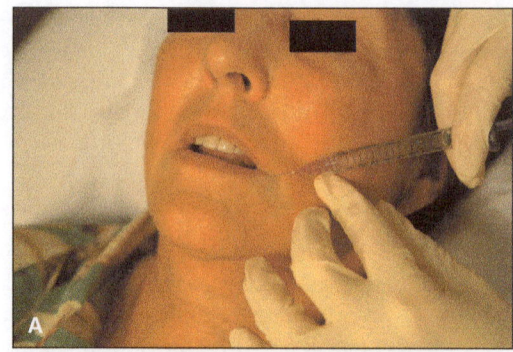

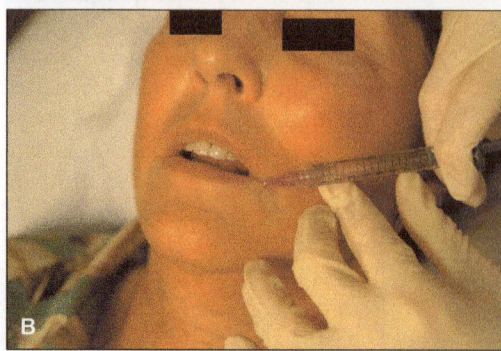

Passo 4. O segundo ponto de injeção é um comprimento da agulha abaixo da transição do vermelhão do lábio inferior, logo medialmente às PFIs. A agulha é dirigida à transição do vermelhão (Passo 4A). Espalhar em leque o produto retirando a agulha e redirecionando-a em 30 graus medialmente (Passo 4B). Isso é repetido para criar uma área triangular de preenchedor abaixo e limitando a transição do vermelhão. Notar que o branqueamento visto nos Passos 4A e 4B se deve ao efeito vasoconstritor da epinefrina do anestésico local.

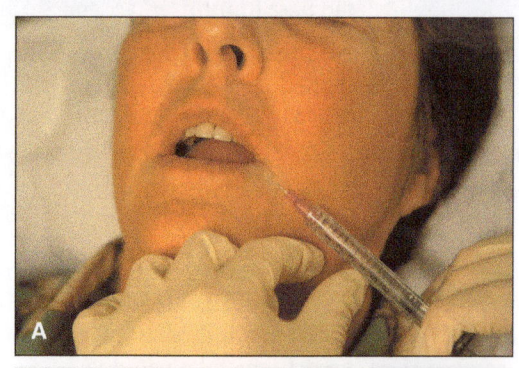

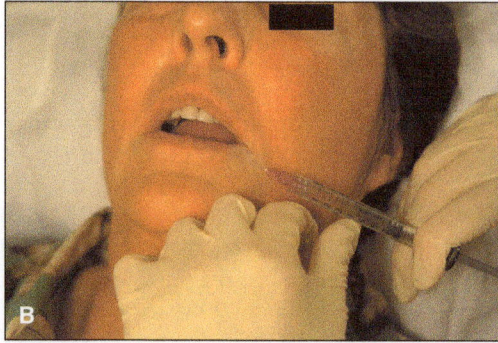

Passo 5. A paciente precisou de um produto preenchedor adicional para alcançar a correção máxima das PFI, o que foi conseguido com o uso da técnica de cruzamento na área previamente tratada. O terceiro ponto de injeção fica logo abaixo da transição do vermelhão. A agulha deve ser paralela à transição do vermelhão e apontada em direção às PFIs. A ponta da agulha deve terminar logo medialmente à prega.

- **ATENÇÃO:** Estender a agulha para muito longe dentro das PFIs pode resultar na colocação lateral do preenchedor e na acentuação da prega.

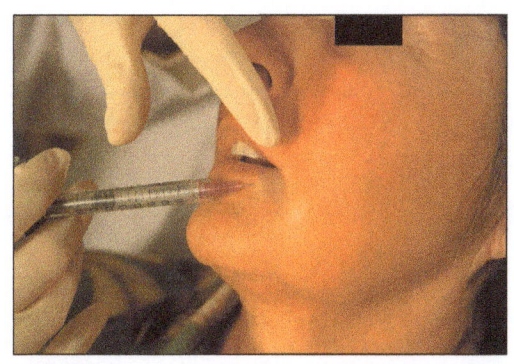

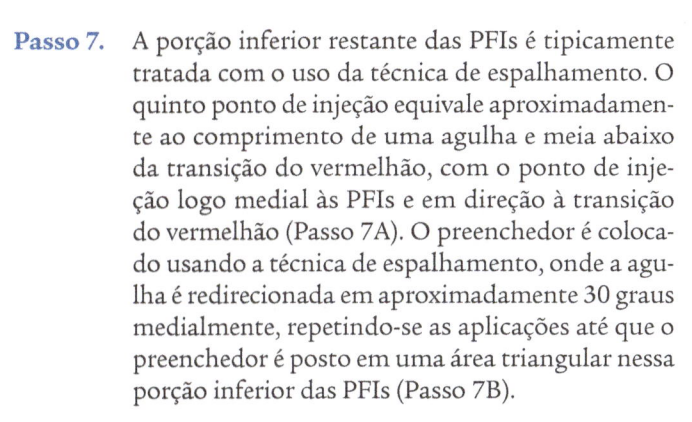

Passo 6. O cruzamento é continuado. O quarto ponto de injeção fica 1 cm abaixo da transição do vermelhão, com a agulha paralela à transição do vermelhão e apontada em direção às PFIs. A ponta da agulha deve terminar logo medialmente à prega.

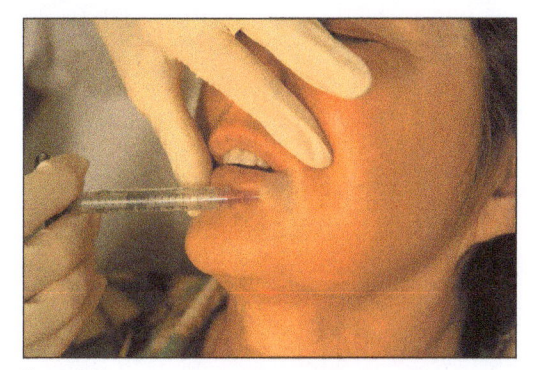

Passo 7. A porção inferior restante das PFIs é tipicamente tratada com o uso da técnica de espalhamento. O quinto ponto de injeção equivale aproximadamente ao comprimento de uma agulha e meia abaixo da transição do vermelhão, com o ponto de injeção logo medial às PFIs e em direção à transição do vermelhão (Passo 7A). O preenchedor é colocado usando a técnica de espalhamento, onde a agulha é redirecionada em aproximadamente 30 graus medialmente, repetindo-se as aplicações até que o preenchedor é posto em uma área triangular nessa porção inferior das PFIs (Passo 7B).

- **DICA:** O preenchedor deve ser colocado de forma contínua com o preenchedor já contido na derme, devendo parecer liso.
- **DICA:** A correção bem-sucedida das PFIs é alcançada quando o lábio inferior lateral for suportado e apoiado por volume e colocação adequados de preenchedor, conforme recém-descrito.

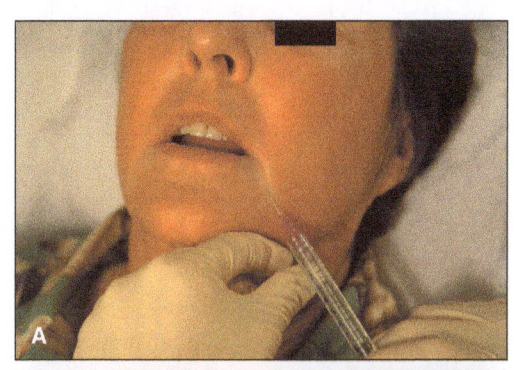

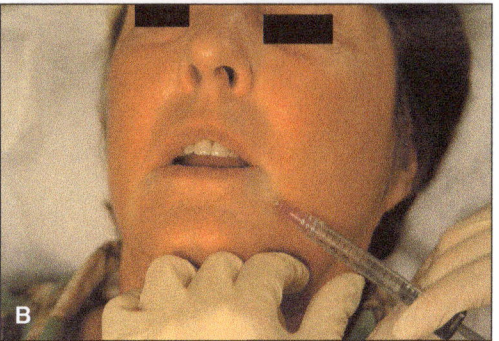

Aumento dos lábios

A Figura 30.7 mostra uma paciente de 38 anos de idade antes do aumento dos lábios (A), logo depois do tratamento (B) e uma semana depois do tratamento (C) com um total de 1,6 mL de Juvéderm Ultra Plus (duas seringas) na transição do vermelhão e no corpo dos lábios. Notar que o edema está mais marcado logo depois do tratamento e que se estabilizou em uma semana, deixando somente o efeito do preenchedor. A meta do aumento dos lábios é restaurar um aspecto natural mais completo ao lábio, com eversão leve do vermelhão, sem tratamento excessivo. As proporções desejáveis para os lábios são um lábio inferior maior em relação ao lábio superior, com uma proporção de aproximadamente 1:2 na altura dos lábios.

- **DICA:** A perda de volume é mais aparente no lábio superior do que no lábio inferior, e muitos pacientes podem apenas necessitar ou desejar tratamento no lábio superior.

- **DICA:** Vigiar atentamente os volumes do preenchedor e administrar volumes iguais em ambos os lados de um lábio, a menos que uma assimetria grosseira esteja presente antes do tratamento.

Na projeção lateral, o ângulo entre o lábio superior e o nariz (ângulo nasolabial) para as mulheres deve ser de 95 a 110 graus e, para homens, de 90 a 95 graus. A Figura 30.8A mostra a projeção lateral antes do tratamento, e a Figura 30.8B mostra o ângulo nasolabial depois do tratamento na paciente previamente mencionada.

- **DICA:** Os pacientes com lábios superiores diminutos não são bons candidatos ao tratamento, e as injeções de preenchedor podem resultar em uma projeção anterior antinatural do lábio superior, com um "lábio de pato".

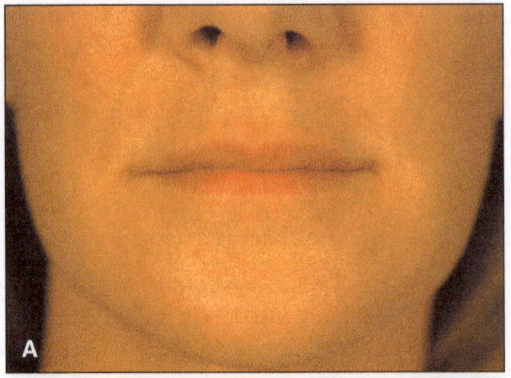

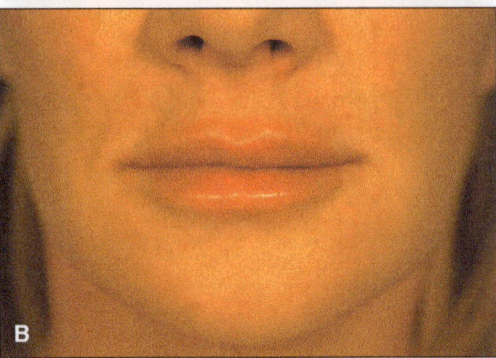

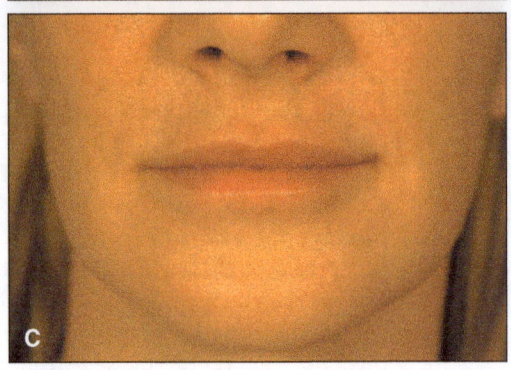

Figura 30.7

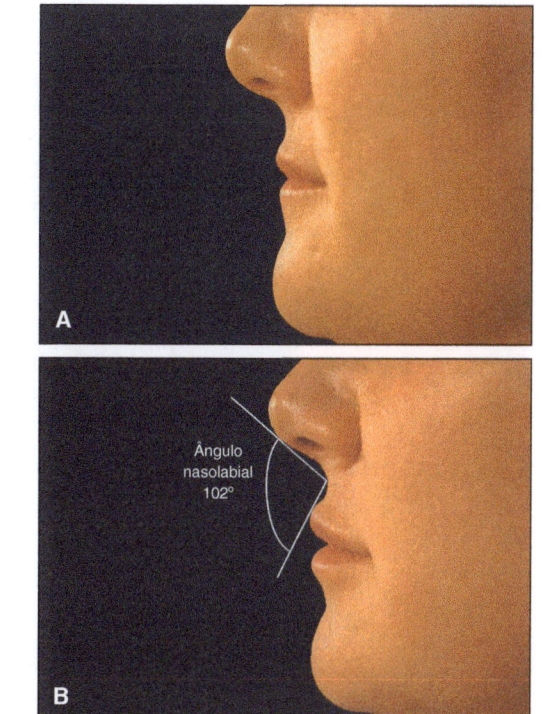

Figura 30.8

A anestesia adequada da região do lábio antes da injeção de preenchedor é essencial para o sucesso dos tratamentos de aumento dos lábios. A anestesia do lábio superior exige um bloqueio do nervo infraorbital e uma infiltração mucosa adicional nos cantos da boca e na junção gengivobucal do freio do lábio superior. O tratamento do lábio inferior exige um bloqueio do nervo mentoniano e infiltração mucosa adicional nos cantos da boca. A Figura 30.9 mostra um panorama dos pontos de injeção e das doses para anestesiar completamente tanto o lábio superior quanto o inferior.

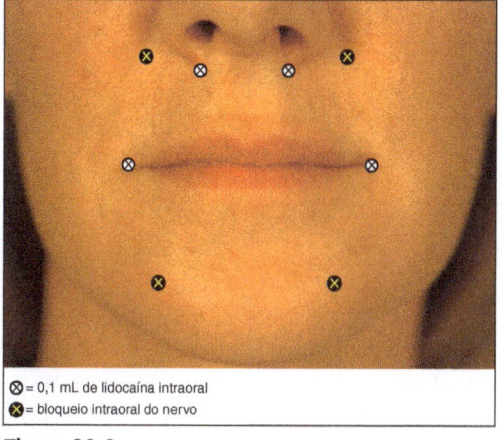

Figura 30.9

A localização dos nervos infraorbital e mentoniano é mostrada na Figura 30.10 e pode ser identificada pela palpação dos forames nervosos. Primeiro, palpar a incisura supraorbital, que fica ao longo da borda superior da órbita, cerca de 2,5 cm lateralmente à linha média da face, e traçar uma linha vertical desde a incisura supraorbital até a mandíbula. O forame infraorbital fica nessa linha e é palpável em aproximadamente 1 cm abaixo da margem óssea infraorbital. O nervo mentoniano também fica nessa linha e é palpável logo acima da margem da mandíbula.

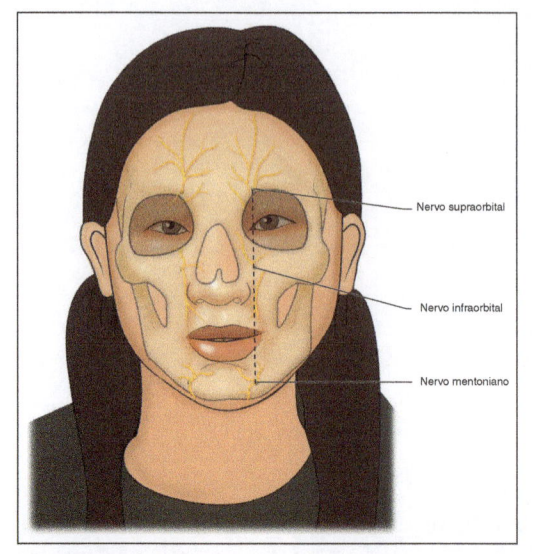

Figura 30.10

A Figura 30.11 mostra a técnica intraoral para os bloqueios anestésicos dos nervos infraorbital e mentoniano, usada antes do aumento dos lábios.

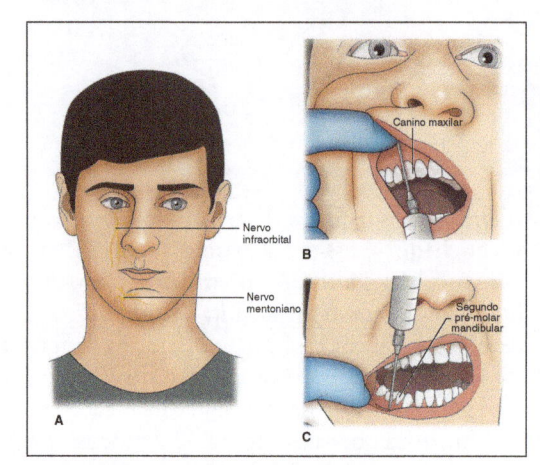

Figura 30.11

O nervo infraorbital inerva a maior parte do lábio superior, a pálpebra inferior, a porção lateral do nariz e a parte medial da bochecha, e um bloqueio do nervo infraorbital pode anestesiar todas essas regiões (ver Figura 30.12). Entretanto, o filtro nasal e os cantos da boca ficam tipicamente pouco anestesiados, porque estão nos ramos distais do nervo, e a infiltração local adicional é necessária nessas áreas.

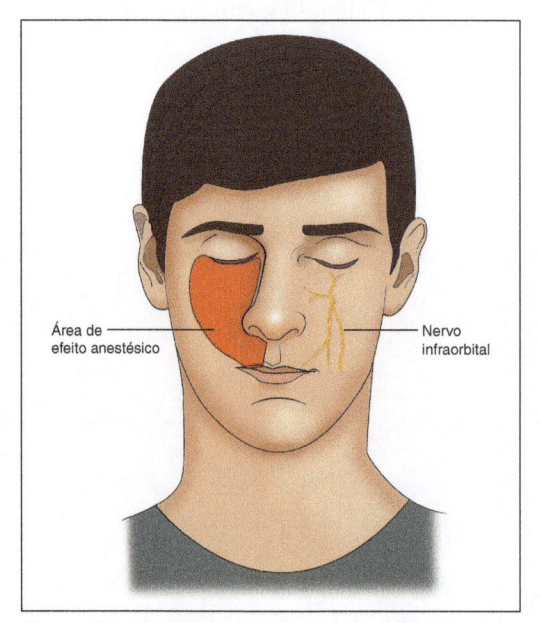

Figura 30.12

Passo 1. Posicionar confortavelmente o paciente em torno de 65 graus, com o queixo virado para cima. Levantar o lábio superior para uma boa visualização da margem gengivobucal, e inserir uma agulha 30G, de 1,25 cm, na margem gengivobucal, logo lateral ao canino maxilar. Apontar a agulha superiormente em direção à pupila, avançar a agulha até a base e injetar 0,5 a 1,0 mL de lidocaína. O anestésico deve fluir facilmente. Após remover a agulha, comprimir a pápula profunda palpável de lidocaína superiormente em direção ao forame infraorbital. Repetir com o nervo infraorbital contralateral. O início do efeito anestésico ocorre tipicamente em 5 a 10 minutos.

- **DICA:** Testar o lábio antes de iniciar o tratamento com preenchedor. Se uma anestesia adequada não tiver sido obtida, repetir o procedimento, injetando 0,5 mL adicionais de lidocaína, e esperar mais 10 minutos.

- **ATENÇÃO:** Se a agulha for angulada muito anteriormente, a lidocaína pode ser colocada na derme, e será encontrada resistência durante a injeção.

O nervo mentoniano inerva a maior parte do lábio inferior, e um bloqueio do referido nervo pode anestesiar essa região (como mostrado na Figura 30.13). Contudo, o canto da boca é tipicamente mal-anestesiado, e a infiltração local adicional de lidocaína é necessária.

Passo 2. Posicionar confortavelmente o paciente em torno de 65 graus, com o queixo virado para baixo. Levantar o lábio inferior para uma boa visualização da margem gengivobucal. Inserir uma agulha 30G, de 1,25 cm, na margem gengivobucal, logo lateral ao primeiro pré-molar mandibular. Dirigir a agulha inferior e lateralmente. Avançar a agulha a meio caminho da base e injetar 0,5 a 1,0 mL de lidocaína. O anestésico deve fluir facilmente. Após remover a agulha, comprimir a pápula profunda palpável de lidocaína inferiormente em direção ao forame mentoniano. Repetir com o nervo mentoniano contralateral. O início do efeito anestésico ocorre tipicamente em 5 a 10 minutos.

- **DICA:** Testar o lábio antes de iniciar o tratamento com preenchedor. Se uma anestesia adequada não tiver sido obtida, repetir o procedimento, injetando 0,5 mL de lidocaína um pouco mais lateralmente, e esperar mais 10 minutos.

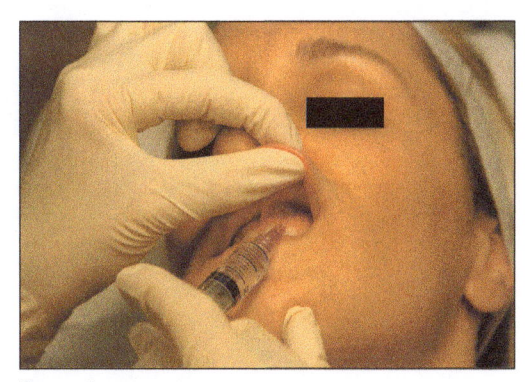

Passo 1

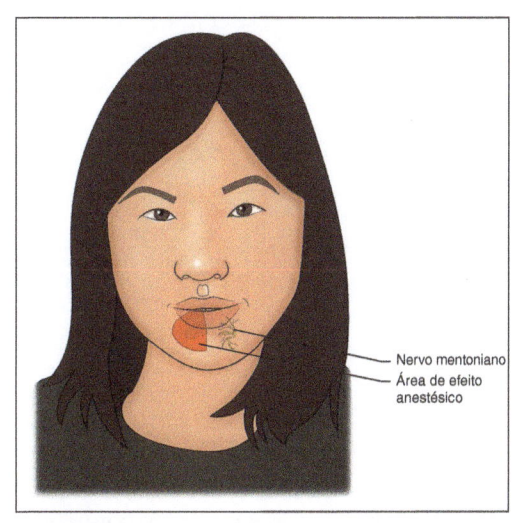

Figura 30.13

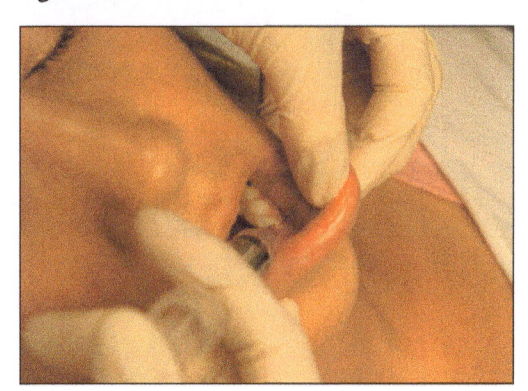

Passo 2

Passo 3. Os cantos laterais da boca exigem infiltração adicional de anestésico local para obtenção de anestesia adequada. Injetar 0,1 mL de lidocaína intraoralmente na mucosa do canto da boca. Depois que a agulha for removida, comprimir o local de injeção para dispersar a lidocaína e repetir no canto contralateral da boca.

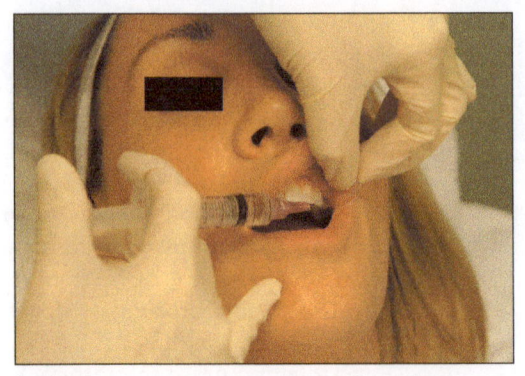

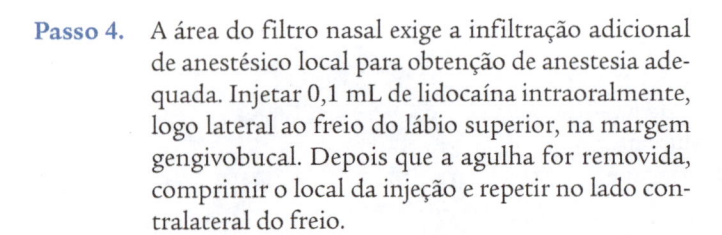

Passo 4. A área do filtro nasal exige a infiltração adicional de anestésico local para obtenção de anestesia adequada. Injetar 0,1 mL de lidocaína intraoralmente, logo lateral ao freio do lábio superior, na margem gengivobucal. Depois que a agulha for removida, comprimir o local da injeção e repetir no lado contralateral do freio.

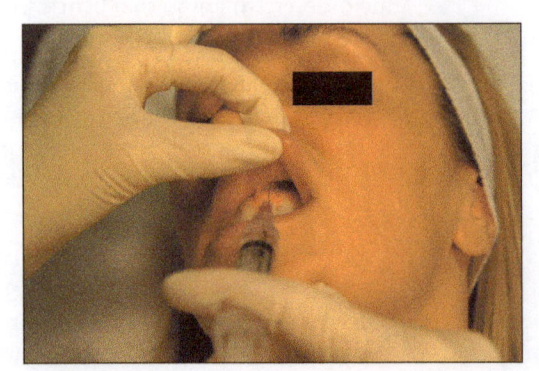

Transição do vermelhão

O aumento dos lábios envolve o realce da borda do lábio com a injeção de preenchedor ao longo da junção cutânea do lábio, chamada de transição do vermelhão. Dependendo do formato do lábio do paciente e do enchimento desejado, o preenchedor também pode ser injetado na mucosa ou no "corpo" do lábio. Um panorama dos pontos de injeção para o aumento da transição do vermelhão do lábio é mostrado na Figura 30.14, onde o número 1 é o primeiro local de injeção. O tratamento das bordas da transição do vermelhão superior e inferior exige aproximadamente 0,8 mL (uma seringa) de Restylane ou Juvederm Ultra Plus. Uma agulha 30G, de 1,25 cm, deve ser usada para as injeções.

- **DICA:** A injeção deve ser aplicada primeiro no lábio posterior e depois no inferior.

- **DICA:** O edema do lábio pode ocorrer muito rapidamente, sobretudo com o Restylane. Depois do término do tratamento em ambos os lados do lábio, o lado que recebeu a injeção primeiro pode parecer maior. Não tratar novamente o segundo lado, neste momento, porque a assimetria provavelmente se deve ao edema. Reavaliar o paciente em uma semana pós-tratamento.

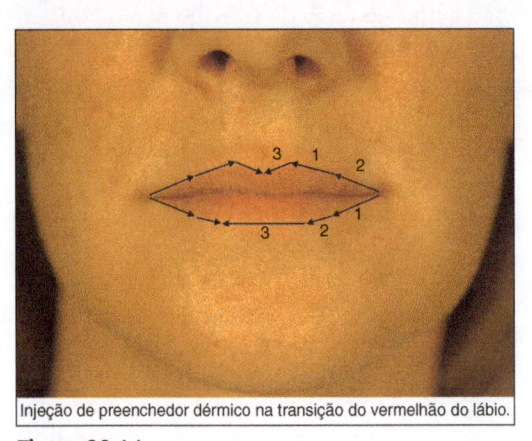

Figura 30.14 Injeção de preenchedor dérmico na transição do vermelhão do lábio.

Passo 1. A primeira injeção deve ser feita de forma que a ponta da agulha termine no pico do "M" do arco oral mediano. Identificar o ponto de inserção da agulha, medindo com a agulha contra o lábio, como mostrado no Passo 1A. O plano para injeção fica ao longo da borda da transição do vermelhão, no espaço potencial que existe logo abaixo da pele. Inserir a agulha até a base e injetar à medida que a agulha é retirada, como no Passo 1B. O preenchedor deve fluir facilmente no espaço potencial da borda da transição do vermelhão, realçando-a.

- **DICA:** As linhas verticais do lábio, que limitam a borda da transição, podem ser eficazmente tratadas pelo seu reforço.

- **ATENÇÃO:** O preenchedor não deve ser visível ou palpável como um monte discreto. Comprimir a área tratada conforme descrito na seção Diretrizes Gerais de Injeção para garantir que o preenchedor esteja alisado.

- **ATENÇÃO:** Se o preenchedor for visto fora da borda da transição acima do lábio durante a injeção, parar de injetar, comprimir e massagear até que nenhum produto esteja visível sobre a borda da transição, retomando então o tratamento.

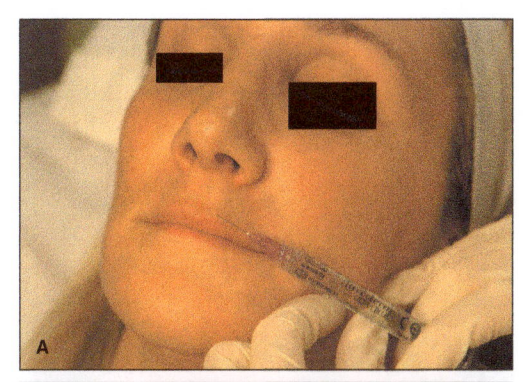

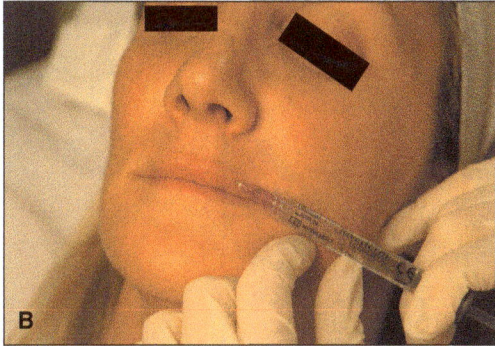

Passo 1

Passo 2. O segundo ponto de injeção é de um comprimento lateral da agulha até o primeiro ponto de injeção. Mais uma vez, a agulha é inserida até a base, e o preenchedor é suavemente injetado à medida que a agulha é retirada.

- **DICA:** Não preencher em demasia esta porção mais lateral do lábio para não provocar alterações indesejadas no contorno do lábio.

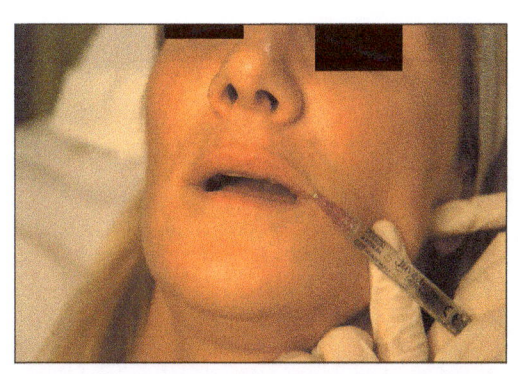

Passo 2

Passo 3. O terceiro ponto de injeção é no arco mediano da boca. A agulha deve ser inserida no pico do "M" do arco, e a ponta avançada até o ponto mais baixo do "M". Injetar suavemente o preenchedor conforme a agulha vai sendo retirada. Proceder com as injeções de preenchedor até o corpo do lábio, se desejado; caso contrário, completar o tratamento para a borda da transição do lado contralateral do lábio superior.

- **DICA:** Usar pequenos volumes nesta área para acentuar o contorno do "M".

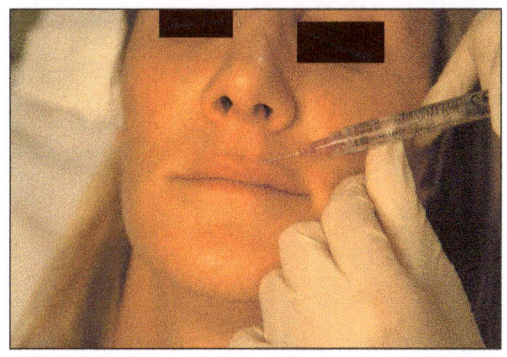

Passo 3

Passo 4. A primeira injeção na borda da transição do lábio inferior começa no canto do lábio. A agulha é inserida até a base, e o preenchedor é suavemente injetado à medida que a agulha é retirada.

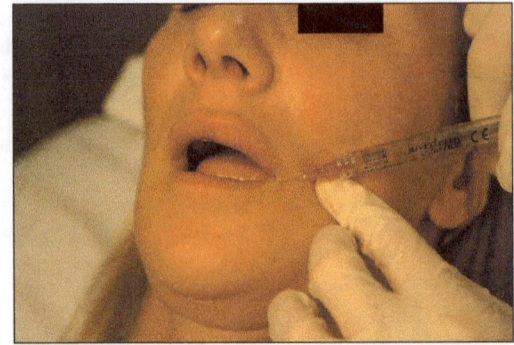

Passo 5. O segundo ponto de injeção na borda da transição do vermelhão é de um comprimento lateral da agulha até o ponto inicial da injeção, mostrado no Passo 5A. A agulha é inserida até a base, mostrado no Passo 5B, e o preenchedor é suavemente injetado conforme a agulha vai sendo retirada.

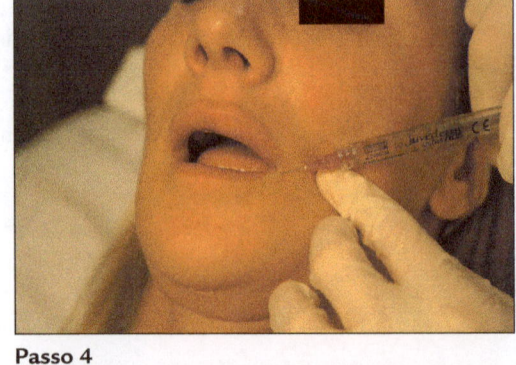

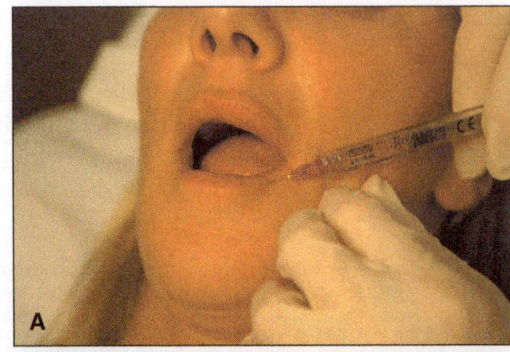

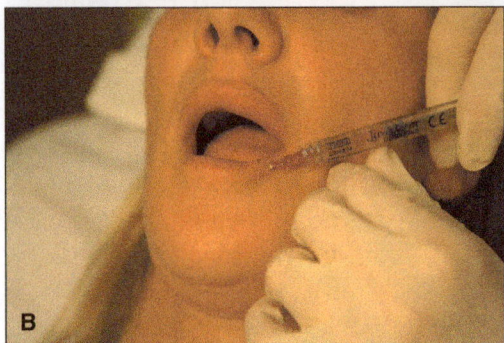

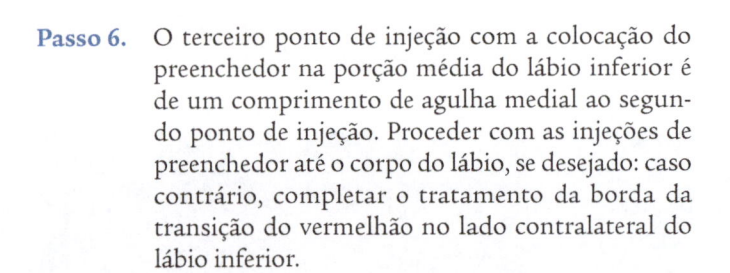

Passo 6. O terceiro ponto de injeção com a colocação do preenchedor na porção média do lábio inferior é de um comprimento de agulha medial ao segundo ponto de injeção. Proceder com as injeções de preenchedor até o corpo do lábio, se desejado: caso contrário, completar o tratamento da borda da transição do vermelhão no lado contralateral do lábio inferior.

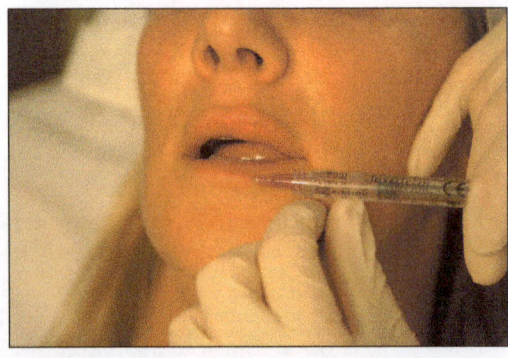

CORPO DOS LÁBIOS

Depois que a borda da transição do vermelhão tiver sido tratada, um preenchedor dérmico adicional pode ser posto no corpo do lábio. A injeção deve ser aplicada antes no lábio superior e depois no inferior. Um panorama dos pontos de injeção de AH para o aumento do corpo do lábio é mostrado, sendo o número 1 o primeiro ponto de injeção, conforme mostrado na Figura 30.15. O tratamento do corpo dos lábios superior e inferior precisa de aproximadamente 0,8 mL (uma seringa) de Restylane ou de Juvéderm Ultra Plus. Uma agulha 30G, de 1,25 cm, deve ser usada para as injeções.

Injeção de preenchedor dérmico no corpo do lábio.
Figura 30.15

Passo 1. O primeiro ponto de injeção para o corpo do lábio superior está a 2 mm abaixo da transição do vermelhão, direcionado medialmente, com a ponta da agulha terminando abaixo do pico do "M" do arco mediano da boca. A agulha deve estar paralela à borda da transição do vermelhão. Injetar o preenchedor suavemente conforme a agulha vai sendo retirada.

- **ATENÇÃO:** Não injetar a porção mais central do corpo do lábio. O preenchedor na área entre os dois picos do "M" resultará em uma protrusão antinatural do lábio superior, a qual é difícil de corrigir.

Passo 2. O segundo ponto de injeção do corpo do lábio superior é de um comprimento lateral da agulha até o primeiro ponto de injeção.

- **DICA:** Diferentemente da colocação de preenchedor na transição do vermelhão, que em geral se estende até o canto do lábio, as injeções no corpo do lábio superior não precisam se estender até o canto do lábio.

Passo 3. O primeiro ponto de injeção do corpo do lábio inferior é 2 mm medialmente ao canto da boca e 2 mm superiormente à transição do vermelhão.

- **DICA:** Inspecionar o formato do lábio inferior e administrar o volume de preenchedor para combinar o máximo possível com o contorno do lábio.

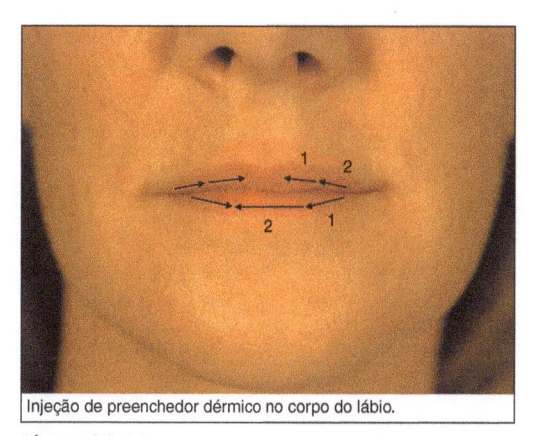

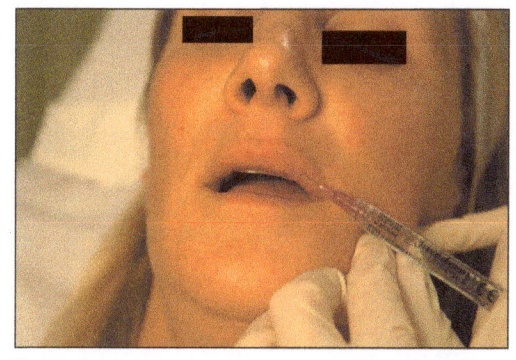

Passo 1

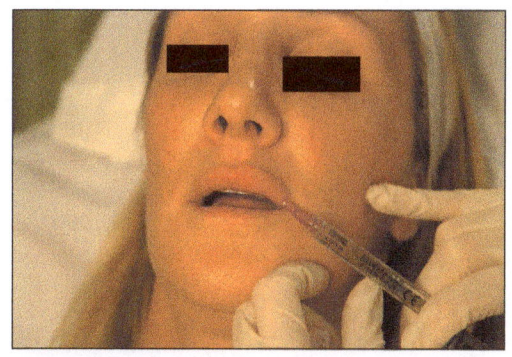

Passo 2

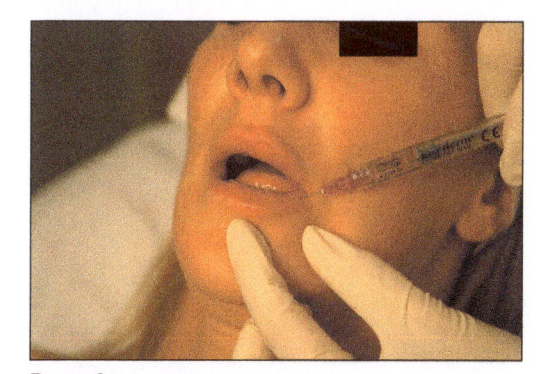

Passo 3

Passo 4. O segundo ponto de injeção do corpo do lábio inferior é de um comprimento lateral da agulha até o primeiro ponto de injeção, mostrado no Passo 4A. Inserir a agulha até a base, como mostrado no Passo 4B, e usar uma quantidade mais generosa de preenchedor nessa porção medial do lábio inferior.

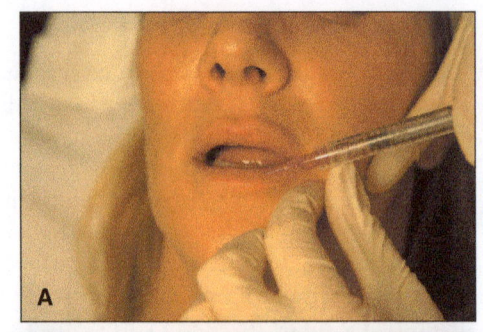

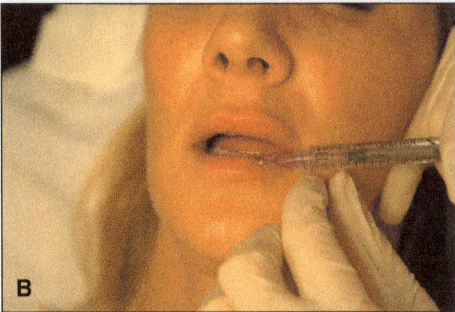

Passo 4

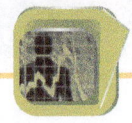

Complicações

COMUNS

- Equimose
- Preenchedor palpável ou visível
- Assimetria, supercorreção ou subcorreção
- Edema, sensibilidade ou dor prolongada
- Eritema persistente
- Hiperpigmentação
- Infecção
- Reação alérgica
- Migração ou extrusão do preenchedor
- Persistência imprevisível do preenchedor, mais curta ou mais longa que o antecipado
- Descoloração azulada (efeito de Tyndall) quando o preenchedor for colocado muito superficialmente na pele fina

RARAS E IDIOSSINCRÁSICAS

- Hematoma
- Erupção alneiforme ou milia
- Nódulos granulomatosos
- Oclusão vascular com necrose de pele
- Extremamente rara: reação de hipersensibilidade imediata com sinais de urticária, edema e uma possibilidade remota de anafilaxia

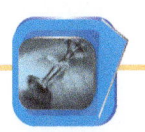

Considerações pediátricas

Este tratamento é contraindicado para uso estético em pacientes pediátricos.

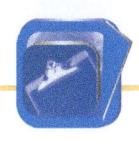

Instruções pós-procedimento

Gelo em cada local por 10 a 15 minutos a cada 1 a 2 horas por 1 a 3 dias ou até que o edema e a equimose melhorem. Evitar atividades que causem congestão facial até a melhora do edema, incluindo aplicação de calor à face, consumo de álcool, exercícios e bronzeamento. Lembrar o paciente de não massagear o preenchedor nas áreas tratadas. O acetaminofen pode ser usado, se necessário, se houver desconforto.

Referências

Born T. Hyaluronic acids. *Clin Plas Surg*. 2006;33(4):525–538.
Brandt FS, Boker A. Restylane and perlane. In: Klein A, ed. *Tissue Augmentation in Clinical Practice*. New York: Taylor & Francis; 2006:291–314.
Goldman MP. Optimizing the use of fillers for facial rejuvenation: the right tool for the job. *Cosm Derm*. 2007;20(7)(suppl):S14–25.
Jones J. Patient safety considerations regarding dermal fillers. *Plas Surg Nurs*. 2006;26(3):156–163.
Klein A. The art and architecture of lips and their enhancement with injectable fillers. In: Klein A, ed. *Tissue Augmentation in Clinical Practice*. New York: Taylor & Francis; 2006:337-346.
Klein, A. Temporary dermal fillers—USA experience. In: Lowe NJ, ed. *Textbook of Facial Rejuvenation: The Art of Minimally Invasive Combination Therapy*. United Kingdom: Taylor & Francis; 2002: 189–202.
Murray CA, Zloty D, Warshawski L, et al. The evolution of soft tissue fillers in clinical practice. *Derm Clin*. 2005;23(2): 343–363.
Niamtu J. Facial aging and regional enhancement with injectable fillers. *Cosm Derm*. 2007;20(5)(suppl):S14–20.
Naimtu J. Simple technique for lip and nasolabial fold anesthesia for injectable fillers. *Derm Surg*. 2005;31(10):1330–1332.
Niamtu J. The use of restylane in cosmetic facial surgery. *J Oral Max Surg*. 2006;64(2):317–325.
Sadick, N. Soft tissue augmentation: selection, mode of operation and proper use of injectable agents. *Cosm Derm*. 2007;20(5)(suppl):S8–13.
Salam G, et al. Regional anesthesia for office procedures, part 1: head and neck surgeries. *Am Fam Phys*. 2004;69(3):585–590.
Werschler WP, Kane M. Optimal use of facial filling agents: understanding the products. *Cosm Derm*. 2007;20(5)(suppl):S4–7.
2008 MAG Mutual Healthcare Solutions, Inc.'s Physicians' Fee and Coding Guide. Duluth, Georgia. MAG Mutual Healthcare Solutions, Inc. 2007.

CAPÍTULO 31
Remoção de Pelos a Laser

Rebecca Small, MD

O crescimento de pelos indesejáveis é uma queixa estética comum para a qual tanto homens quanto mulheres buscam tratamentos de redução permanente de pelos. A densidade pilosa do corpo é predeterminada desde o nascimento, entretanto, a grande maioria dos pelos não é visível por serem pelos finos e não pigmentados ou estarem em estágio de repouso. Os pelos não visíveis podem se tornar pelos terminais pigmentados e visíveis por alterações hormonais que ocorrem com a idade. Na menopausa, eles são comumente vistos no queixo, no lábio superior e na região anterior do pescoço. Para homens, os pelos terminais novos são comuns nas costas e na área do ombro. Essas alterações podem ser incômodas para os pacientes e causar um impacto negativo na autoimagem e na autoestima. A demanda crescente de pacientes e os avanços nas tecnologias baseadas no *laser* e na luz têm tornado os tratamentos permanentes de redução de pelos amplamente disponíveis, mais acessíveis e essenciais para os médicos de cuidados primários que oferecem tratamentos estéticos. O propósito deste capítulo é fornecer aos médicos de cuidados primários uma compreensão dos princípios do *laser*, sua aplicação para a redução de pelos e uma abordagem prática para as técnicas de tratamento.

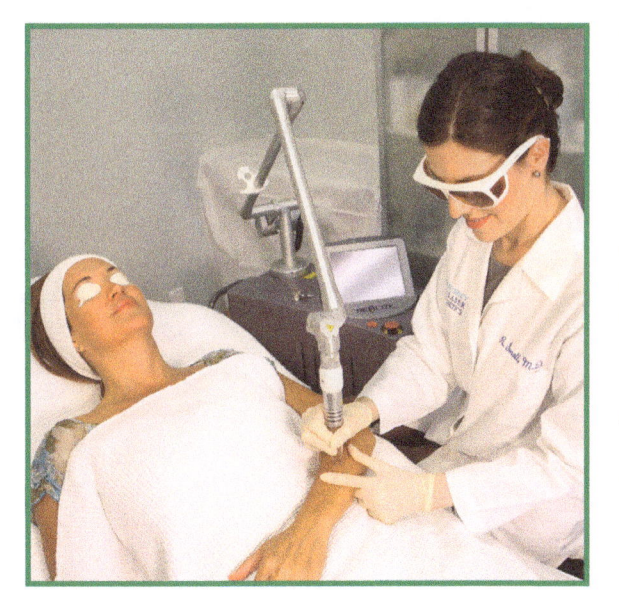

Princípios do *laser*

Os tratamentos de redução de pelos podem ser realizados com aparelhos de *laser* ou de luz intensa pulsada (LIP). O *laser* usa um meio de irradiação, como a alexandrita, para produzir um comprimento de onda único de luz com raios altamente focados. Já os aparelhos de LIP usam uma luz de *flash*, como o xenônio, para produzir pulsos de luz que têm todo o espectro de comprimento de onda, e filtros de corte são usados para produzir picos de emissão com certos comprimentos de onda desejados. Tanto os *lasers* como os dispositivos de LIP, coletivamente chamados de *lasers*, operam sob o princípio da fototermólise seletiva. Para o tratamento do pelo indesejável, a energia do *laser* é absorvida pela melanina, um cromóforo pigmentado no pelo. A melanina da haste do pelo aquece e danifica as estruturas de crescimento do pelo, prejudicando e reduzindo o seu crescimento. A pele circundante, que absorve energia minimamente, é deixada intacta.

A melanina pode ser seletivamente atingida usando certos comprimentos de onda da luz. Os comprimentos de onda ideais para a absorção da melanina são aqueles em que a melanina tem maior absorção de energia do que os outros cromóforos na pele circundante. A curva de absorção de cromóforo (Figura 31.1A) mostra a quantidade de energia absorvida de vários

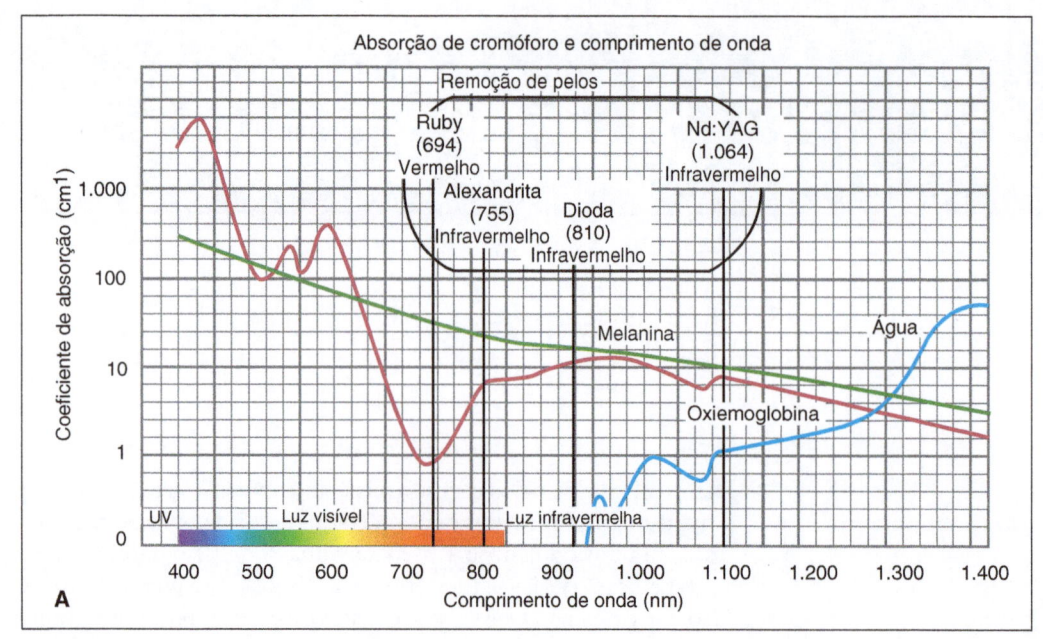

Figura 31.1A

comprimentos de onda pela melanina e pela oxiemoglobina, o cromóforo nas lesões vasculares vermelhas. Notar que a melanina absorve preferencialmente a luz entre 650 e 1.100 nm. Esses comprimentos de onda mais longos têm uma profundidade maior de penetração no bulbo piloso e constituem a variação ideal de comprimentos de onda para tratar os pelos. A hemoglobina absorve luz preferencialmente nos comprimentos de onda entre 510 e 600 nm. Esta faixa de comprimentos de onda mais curtos é ideal para tratar lesões vasculares superficiais, como as telangiectasias faciais.

Os quatro principais *lasers* usados para a remoção de pelos emitem comprimentos de onda dentro dessa variação ideal de absorção de melanina: rubi (694 nm), alexandrita (755 nm), diodo (810 nm) e Nd:YAG (1.064 nm, como mostrado na Figura 31.1A). A Figura 31.1B é um exemplo de um espectro de emissão para um aparelho de LIP (StarLux de Palomar) com o filtro para redução de pelos (LuxRs manual) que mostra um pico de comprimentos de onda emitidos de 650 a 1.400 nm. Essa também é a variação ideal para a absorção de melanina.

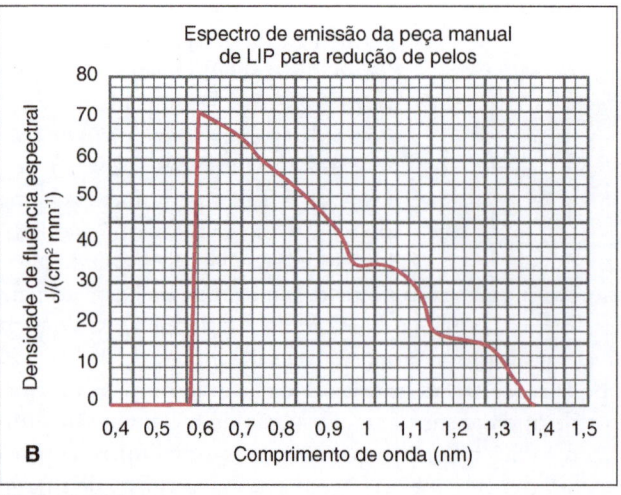

Figura 31.1B

Para realizar tratamentos eficazes com segurança máxima, o profissional deve ter uma compreensão dos parâmetros básicos do *laser* e das propriedades dos alvos que estão sendo tratados na pele. A seleção do comprimento de onda determina a especificidade do cromóforo e a profundidade ou penetração da energia do *laser* no tecido. Os outros parâmetros principais do *laser* incluem (i) fluência, a quantidade de energia oferecida por área de unidade (J/cm^2); (ii) duração de pulso, a duração na qual o pulso de *laser* é aplicado (ms); (iii) tamanho do ponto, o diâmetro do feixe emitido (mm); e (iv) taxa de repetição, o número de pulsos por segundo (Hz). A profundidade da penetração está diretamente relacionada com um comprimento de onda mais longo, maior tamanho do ponto, maior duração de pulso e fluência mais alta. Usando várias combinações desses parâmetros, a energia térmica pode ser especificamente fornecida para danificar o alvo, enquanto minimiza o dano ao tecido circundante.

O tempo de relaxamento térmico (TRT) é o tempo necessário para que o tecido-alvo exposto à energia do *laser* resfrie em 50% através da transferência de calor para os tecidos circundantes. A duração do pulso deve ser mais curta que o TRT do alvo para limitar o dano térmico ao tecido-alvo. Para os folículos pilosos, o TRT é de 10 a 100 ms e, por conseguinte, as durações de pulso estão tipicamente dentro dessa faixa.

A epiderme é protegida durante os tratamentos pelo resfriamento da pele antes, durante e depois dos pulsos de *laser*. O *laser* com mecanismo de resfriamento embutido mantém a ponta do *laser* em uma temperatura fresca constante e oferece o contato de resfriamento epidérmico mais confiável, o que minimiza as complicações. Os sistemas que se baseiam no criogênio manualmente pulverizado ou na água gelada aplicada à ponta do *laser* fornecem uma proteção epidérmica menos consistente. O resfriamento é particularmente importante ao usar fluências mais altas, durações de pulso mais curtas e menores tamanhos de pontos porque esses parâmetros focam o *laser* mais superficialmente na pele e, provavelmente, resultariam em lesão epidérmica.

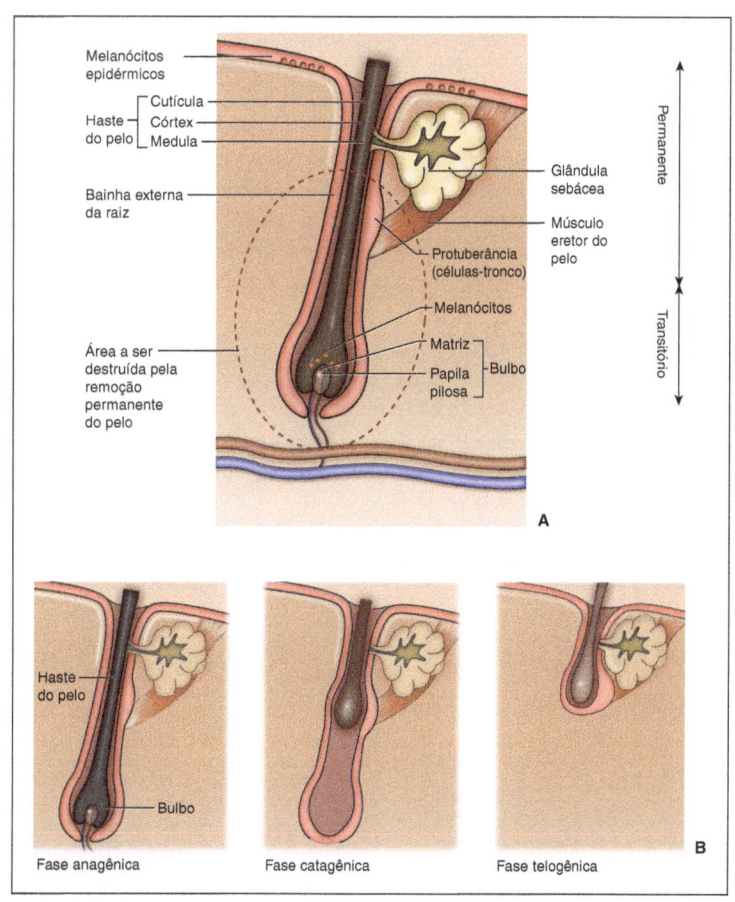

Figura 31.2

Anatomia do pelo

Os folículos pilosos são compostos pelo bulbo (que consiste na matriz e na papila pilosa), pela bainha externa da raiz, pela dilatação e pela haste do pelo (mostrados na parte A da Figura 31.2). O crescimento do pelo ocorre em três fases: (1) fase anagênica, quando há crescimento ativo e durante a qual o bulbo piloso é mais fortemente pigmentado; (2) fase catagênica, na qual ocorre regressão quando a divisão celular cessa e o folículo começa a involuir; e (3) fase telogênica, quando há repouso e durante a qual o bulbo é minimamente pigmentado (ver a parte B da Figura 31.2). O crescimento do pelo é iniciado por células-tronco epiteliais localizadas no bulbo, uma protrusão próxima à inserção do músculo eretor do pelo. O crescimento ocorre a partir das células da matriz que se dividem rapidamente, as quais recebem o seu suprimento vascular a partir da papila pilosa. Os pelos são mais suscetíveis ao tratamento com *laser* durante a fase anagênica inicial, quando o núcleo de melanina da matriz é maior, porque a energia do *laser* pode ser mais eficazmente absorvida para aquecer e danificar as estruturas de crescimento dos pelos. A porcentagem dos pelos na fase anagênica varia nas diferentes partes do corpo (ver Tabela 31-1), e aquelas áreas com a maior porcentagem na fase anagênica, como o couro cabeludo, respondem mais rapidamente aos tratamentos com *laser*. A duração da fase telogênica serve como uma diretriz para o intervalo entre os tratamentos. Por exemplo, as pernas, que têm uma fase telogênica longa, exigem intervalos de pelo menos três meses entre os tratamentos, enquanto o lábio superior, que tem uma fase telogênica curta, precisa de um mês entre os tratamentos (Tabela 31-1).

Segurança do *laser*

A lesão ocular é um risco tanto para os pacientes quanto para os profissionais, e óculos específicos para o *laser* devem ser usados. Os *lasers* na amplitude visível do espectro eletromagnético, como o de rubi, o de alexandrita, os *lasers* de diodo e as LPIs, podem causar dano à retina, e aqueles na faixa infravermelha, como o *laser* Nd:YAG, podem causar lesão na córnea e cegueira por lesão retiniana grave. Para os tratamentos na área periocular, os pacientes devem usar proteções oculares que se ajustem firmemente sobre a órbita, em vez dos óculos de proteção. Deve-se ter o cuidado de sempre dirigir o *laser* para longe do olho. Um termo de segurança deve ser assinado, e uma política de segurança de procedimentos com *laser* deve ser estabelecida para garantir que os requisitos de segurança para *laser* do American National Standards Institute (ANSI) sejam cumpridos. Algumas das precauções de segurança para o *laser* incluem sinais de advertência nas portas, coberturas nas janelas e nos espelhos e preenchimento de uma lista de conferência de segurança de *laser* antes da realização dos tratamentos. A American Society for Laser Medicine and Surgery (ASLMS) oferece cursos de treinamento completos sobre segurança com *laser*. O ANSI também recomenda que todo o pessoal de cuidados de saúde que trabalhe com *lasers* faça um exame ocular basal antes do emprego, logo depois de uma possível exposição dos olhos ao *laser*, e no final do trabalho.

TABELA 31-1 Porcentagem de pelos na fase anagênica e duração telogênica típica para várias áreas do corpo

ÁREA DO CORPO	PELO ANAGÊNICO (%)	DURAÇÃO TELOGÊNICA (MESES)
Couro cabeludo	85	3 a 4
Barba	70	2,5
Lábio superior	65	1,5
Axilas	30	3
Área púbica	30	3
Braços	20	4,5
Pernas	20	6

Terapias alternativas

As alternativas aos *lasers* para a redução de pelos incluem métodos temporários como corte, depiladores químicos, ceras e arrancamento com pinça. A eletrólise é um método permanente de redução de pelos no qual uma corrente elétrica de alta frequência é aplicada ao bulbo piloso por meio de um eletrodo fino. Esse método é mais lento e está associado a um desconforto maior do que os tratamentos com *laser*, já que os pelos são tratados individualmente e a corrente elétrica é aplicada por segundos, comparados aos milissegundos dos *lasers*. A eletrólise está indicada para áreas com pelos escassos e finos, como os do lábio superior, e para os pelos louros, brancos, cinzas e velos.

Seleção do paciente

A seleção apropriada do paciente é fundamental para assegurar o sucesso dos tratamentos. Os melhores candidatos para a redução de pelos a *laser* (RPL) são aqueles com pele clara (Fototipos I a III de Fitzpatrick) com pelos grossos e escuros, porque neles existe a maior disparidade entre a cor de fundo da pele e o cromóforo do folículo-alvo. A classificação do fototipo de Fitzpatrick (ver Tabela 31-2) é usada para descrever a pigmentação da pele de fundo e a resposta da pele à exposição solar. Os indivíduos com mais melanina na pele têm cor de pele basal mais escura, apresentam mais resistência às queimaduras solares e são classificados como tendo um fototipo alto conforme classificação de Fitzpatrick. Em geral, os fototipos de Fitzpatrick de I a III são brancos, os tipos IV a V têm tons de pele mais morena e são vistos em pacientes com ascendência mediterrânea ou latina, e o tipo VI é visto em afro-americanos. Os fototipos mais escuros (IV e V) têm um risco maior de lesão epidérmica e hiperpigmentação, hipopigmentação e queimaduras associadas, porque a melanina epidérmica também serve como um alvo competitivo para o *laser*. O uso de um agente de clareamento cutâneo, a observância estrita da orientação de evitar o sol e os protetores solares antes do tratamento podem melhorar os desfechos e reduzir as complicações nos fototipos IV e V. Os fototipos VI de Fitzpatrick têm um risco alto com os tratamentos a *laser*, e os profissionais devem considerar o encaminhamento a centros especializados nos tratamentos desses fototipos.

Os pacientes com pelos acinzentados, brancos, louros e velos não são candidatos ao tratamento com RPL, porque há melanina-alvo inadequada para o *laser*. Quanto mais fino e claro o pelo, menos melanina está presente e piores serão os resultados da redução de pelos.

Abordar as expectativas do paciente no momento da consulta também é importante para a satisfação do paciente com os tratamentos de redução de pelos a *laser*. A terminologia deve ser esclarecida, e os pacientes devem estar cientes de que os tratamentos resultam na redução

TABELA 31-2 Fototipos de Fitzpatrick

FOTOTIPO DE FITZPATRICK	COR DA PELE	REAÇÃO À EXPOSIÇÃO SOLAR
I	Branca	Sempre queima Nunca bronzeia
II	Branca	Habitualmente queima Bronzeia com dificuldade
III	Branca	Às vezes queima levemente Bronzeado médio
IV	Morena clara	Raramente queima Bronzeia com facilidade
V	Morena escura	Raramente queima Bronzeia muito facilmente
VI	Negra	Nunca queima Bronzeia muito facilmente

permanente dos pelos, e não na sua remoção permanente. Isso também pode causar confusão, porque o termo coloquial para este procedimento é remoção de pelos a *laser*. A redução permanente de pelos a *laser* é definida pelo FDA como "a redução a longo prazo e estável no número de pelos em crescimento depois de um regime de tratamento". Depois de completar uma série de tratamentos, os pacientes tipicamente experimentarão uma redução de 60 a 90% no crescimento dos pelos; eles não ficarão glabros na área de tratamento. Os pelos que permanecem são tipicamente mais finos, mais claros e menos problemáticos.

Os pacientes precisam de uma série de tratamentos, não importando a área tratada, porque os pelos sempre estão em fases diferentes do ciclo de crescimento em qualquer momento. Os pacientes com os fototipos I a III de Fitzpatrick tipicamente necessitam de seis tratamentos. Os fototipos IV e V necessitam de oito ou mais tratamentos, já que as fluências iniciam baixas, de modo conservador, e lentamente são aumentadas. O intervalo entre os tratamentos varia conforme a área tratada e é baseado na duração telogênica. Como regra, os intervalos para os tratamentos em várias áreas são os seguintes: face, 4 a 8 semanas; parte superior do corpo, 10 a 12 semanas; e parte inferior do corpo, 12 a 14 semanas. Os tratamentos feitos em intervalos menores podem resultar em desfechos ruins, porque os pelos podem estar na fase telogênica, não respondendo, portanto, ao *laser*.

Resultados e seguimento

Depois do primeiro tratamento, os pacientes podem experimentar um retardo prolongado no recrescimento de pelos de 1 até 3 meses. Isso é uma redução temporária dos pelos e, embora os pacientes fiquem habitualmente muito satisfeitos com a falta de crescimento, eles devem ser avisados de que um novo crescimento ocorrerá. O recrescimento do pelo pode aparecer em algumas partes da área de tratamento e não em outras. Esse recrescimento parcial é normal e indica que um grupo de pelos na fase anagênica foi eficazmente tratado. Os pacientes podem precisar de um retoque nos pelos em repouso que tenham entrado no ciclo de crescimento ativo em aproximadamente 6 meses a 1 ano depois de terminar a sua série de tratamento.

Anestesia

O desconforto associado ao tratamento com RPL é habitualmente comparado à "chicotada" de um atilho de borracha. Por causa do rico suprimento nervoso sensitivo ao redor dos folículos pilosos, os tratamentos com RPL raramente são indolores. As necessidades de anestesia variam de acordo com o equipamento usado, com a tolerância do paciente e com a área de tratamento. A maioria dos aparelhos de RPL tem resfriamento embutido na ponta do *laser*, em contato com a pele, para a segurança epidérmica, e isso pode oferecer alguma anestesia. Alguns pacientes podem precisar de anestesia tópica como EMLA® (prilocaína a 2,5% : lidocaína a 2,5%), Dermomax (lidocaína 4%) ou BLT (benzocaína a 20% : lidocaína a 6% : tetracaína a 4%) (ver Parte I). Todos os anestésicos tópicos devem ser aplicados no consultório, devido às considerações de segurança com a toxicidade da lidocaína. Reações graves como hipotensão, convulsões e morte foram relatadas quando os pacientes fizeram autoaplicação de doses excessivas de lidocaína em grandes áreas de superfície por um tempo prolongado. O resfriamento pré-tratamento e pós-tratamento com gelo ou compressas frias no momento do tratamento constituem excelentes métodos de anestesia.

Lista de conferência pré-procedimento

- Realizar uma consulta estética e revisar a história clínica do paciente (ver Capítulo 28).
- Determinar o fototipo conforme a classificação de Fitzpatrick.

- Obter termo de consentimento informado (ver Capítulo 28).
- Obter fotografias pré-tratamento.
- Examinar a área de tratamento, documentando a densidade de pelos, sua espessura e coloração no local.
- Fazer a profilaxia com medicamento antiviral se houver história de herpes simples ou zóster perto ou na área de tratamento por dois dias antes do procedimento e continuar por três dias pós-procedimento.
- Clarear a pele nos fototipos mais escuros de Fitzpatrick (IV a VI). A observância estrita da recomendação de evitar o sol por um mês é necessária, com o uso diário de um bloqueador solar. Usar um produto tópico de clareamento de pele, diariamente ou duas vezes ao dia, por pelo menos um mês antes do tratamento, como hidroquinona ou um produto cosmecêutico como ácido kójico, arbutina, niacinamida ou ácido azelaico.
- Efetuar testes cutâneos para o fototipo III com origem étnica de alto risco (mediterrâneos, latinos e asiáticos) e fototipos IV a V antes do tratamento inicial. Selecionar os parâmetros apropriados para o teste local com base no fototipo de Fitzpatrick do paciente e nas características pilosas incluindo a densidade, a cor e a espessura, usando as diretrizes do fabricante para o tamanho do ponto, a fluência e a duração de pulso. Os pontos de teste devem ser colocados discretamente próximos à área de tratamento desejado (como sob o queixo, atrás ou abaixo da orelha) com sobreposição de 20% dos pulsos. Os pontos de teste devem ser vistos em 3 a 5 dias depois da criação para evidência de hiperpigmentação, queimadura ou outro efeito adverso. Em cada consulta, os pacientes que necessitam de testes de pontos devem realizar os testes usando a fluência e a duração de pulso desejada pelo tratamento subsequente. Informar aos pacientes que a ausência de uma reação adversa nos pontos de teste não garante que um efeito colateral ou uma complicação não ocorram com qualquer tratamento.
- Os pacientes devem raspar a área 1 a 2 dias antes do tratamento. O pelo deve estar pouco visível (aproximadamente 1 a 2 mm acima da pele) no momento do tratamento.
- Os pacientes devem evitar exposição direta ao sol por um mês antes do tratamento e usar um bloqueador solar diariamente na área de tratamento; evitar a remoção de pelos por cera, arrancamento com pinça, ou eletrólise um mês antes do tratamento; e evitar cremes clareadores, depiladores, ou produtos de autobronzeamento duas semanas antes do tratamento.

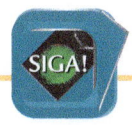

Equipamento

- Aparelho de *laser* ou LIP apropriado para os tratamentos de redução de pelos
- Proteção ocular para o paciente e para o profissional que seja específica para o *laser* ou LIP usado
- Produto não alcoólico para limpar a área de tratamento
- Anestésico tópico como EMLA®, Dermomax, ou benzocaína-lidocaína-tetracaína (BLT)
- Gel incolor para tratamentos
- Compressas de gaze
- Compressas de gelo
- Produto tópico calmante para aplicação depois do tratamento, como gel de aloe vera
- Creme de hidrocortisona a 1 e 2,5%
- Compressas de álcool para limpar a ponteira do *laser*
- Compressa germicida descartável para higienizar o *laser*

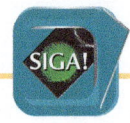

Indicações

- Redução de pelos indesejáveis.

- Pseudofoliculite da barba (PFB) e pseudofoliculite do púbis (PFP). Essas condições são causadas pelo crescimento para dentro dos pelos e frequentemente ocorrem com pelos ondulados e grossos. A RPL melhorará essas condições por meio da redução do pelo e pela formação de pelos mais finos depois de uma série de tratamento. Entretanto, a PFB e a PFP podem piorar logo depois dos tratamentos, já que os pelos podem ficar presos durante o processo de extrusão pós-tratamento.

- Hirsutismo. É o desenvolvimento de pelos terminais grossos, às vezes devido a níveis aumentados de andrógenos. As condições patológicas associadas aos estados hiperandrogênicos incluem a síndrome ovariana policística e a hiperplasia adrenal congênita. Os tratamentos dos pelos com *laser* não resultarão na sua redução permanente em pacientes com hiperandrogenicidade não tratada. *Hipertricose* é o aumento difuso dos pelos totais do corpo, que são tipicamente os velos. Essa condição pode estar associada a hipotireoidismo, anorexia, medicamentos (fenitoína, ciclosporina, fenotiazinas) e síndromes congênitas, podendo não responder à RPL por causa da natureza fina do pelo.

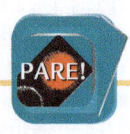

Contraindicações

ABSOLUTAS

- Uso de isotretinoína nos últimos seis meses
- Formação de queloide ou cicatriz hipertrófica
- Gravidez e lactação
- Convulsões
- Melanoma, ou suspeita de melanoma, na área de tratamento
- Infecção ativa na área de tratamento (p. ex., herpes ou acne pustulosa)
- Marca-passo cardíaco
- Fototipo VI
- Exposição solar recente no último mês e/ou pele bronzeada
- Distúrbio de fotossensibilidade (p. ex., lúpus eritematoso sistêmico)
- Remoção de pelos com cera, pinça ou eletrólise durante o mês anterior
- Uso de cremes de clareamento ou depiladores durante as duas semanas anteriores
- Uso de produto de autobronzeamento nas últimas duas semanas
- Tratamento das sobrancelhas ou qualquer área dentro da órbita ocular
- História de livedo reticular, uma rara doença vascular autoimune associada à descoloração moteada da pele das pernas ou dos braços
- História de eritema abigne, uma erupção cutânea eritematosa reticular rara adquirida e relacionada com a exposição ao calor com os tratamentos por *laser*

Relativas

- Problemas na cicatrização
- Aumento recente e sem diagnóstico no crescimento dos pelos
- Uso atual de medicamentos fotossensibilizantes (p. ex., tetraciclinas, tiazídicos, etc.)
- Uso de produtos contendo retinoides, ácidos glicólicos ou hidroxiácidos na área de tratamento uma semana antes

O Procedimento

As seguintes recomendações são as diretrizes para os tratamentos de redução de pelos com os aparelhos de LIP e baseiam-se no StarLux da Palomar usando a ponteira LuxRs. Existem outros sistemas de LIP que são comparáveis.

Passo 1. Os resultados de tratamento da redução de pelos na axila do paciente são mostrados antes (Figura 31.3A) e depois de quatro tratamentos de redução de pelos com LIP (Figura 31.3B) usando duração de pulso de 100 ms e fluência de 60 j/cm^2 para dois tratamentos e duração de pulso de 20 ms e 40 J/cm^2 para os dois tratamentos subsequentes. Os tratamentos iniciais usaram uma duração de pulso maior para atacar os pelos mais grossos e mais profundos e os tratamentos subsequentes usaram duração de pulso menor para os pelos mais finos e mais claros. Notar que alguns pelos mais claros e mais finos ainda estão presentes pós-tratamento, conforme esperado.

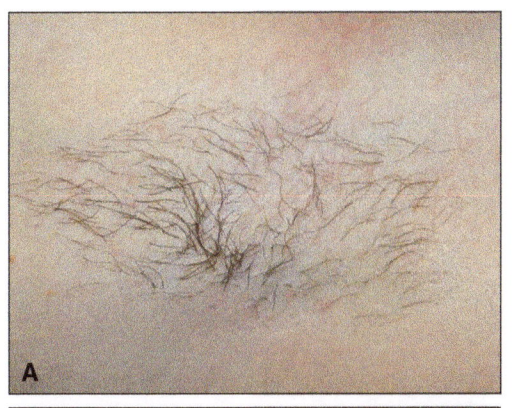

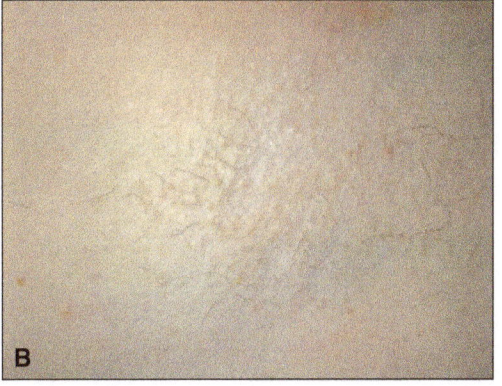

Cortesia de Khalil Khatri, MD.
Figura 31.3

A Figura 31.4A mostra a redução de pelos com LIP, e a Figura 31.4B mostra uma redução significativa dos pelos depois de seis tratamentos usando duração de pulso de 20 ms e fluências crescentes durante o curso de tratamento, de 36 até 40 J/cm².

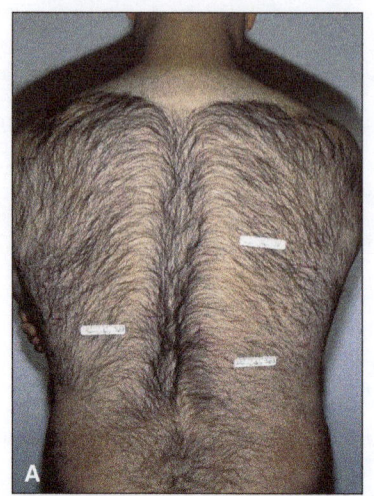

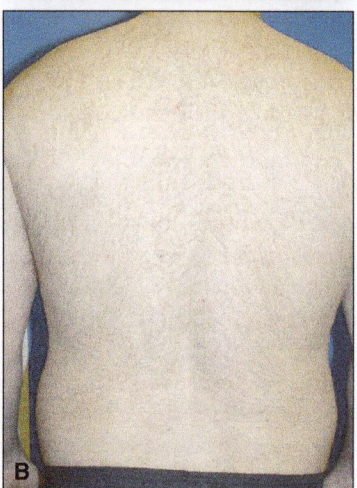

Cortesia de Alan Rockoff, MD.
Figura 31.4

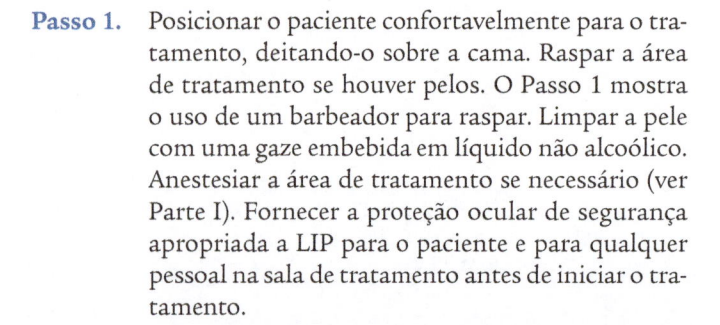

Passo 1. Posicionar o paciente confortavelmente para o tratamento, deitando-o sobre a cama. Raspar a área de tratamento se houver pelos. O Passo 1 mostra o uso de um barbeador para raspar. Limpar a pele com uma gaze embebida em líquido não alcoólico. Anestesiar a área de tratamento se necessário (ver Parte I). Fornecer a proteção ocular de segurança apropriada a LIP para o paciente e para qualquer pessoal na sala de tratamento antes de iniciar o tratamento.

- **ATENÇÃO:** Se o pelo estiver muito longo no momento do tratamento, o pelo chamuscado na superfície da pele pode resultar em lesão epidérmica.

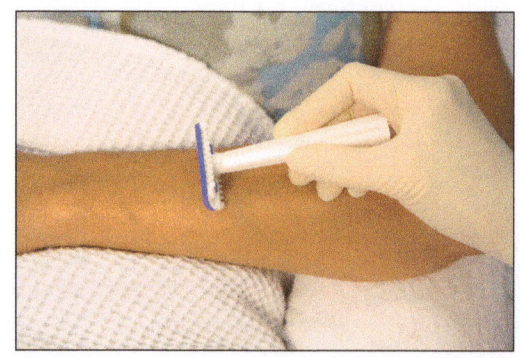

Passo 1

Passo 2. Operar o aparelho de LIP de acordo com as normas de segurança e procedimentos da clínica e com as diretrizes do fabricante, conforme delineado no manual do operador. Tatuagens e maquiagem permanente devem ser cobertas com gaze molhada (ver Capítulo 32), e os tratamentos devem ser realizados com uma distância de pelo menos 5 cm delas.

- **ATENÇÃO:** Queimaduras de espessura completa podem resultar do tratamento de tatuagens.

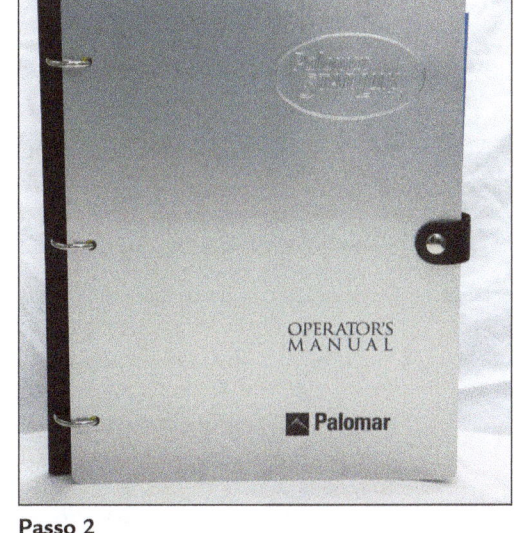

Passo 2

Passo 3. Selecionar parâmetros conservadores de LIP com base no fototipo de Fitzpatrick do paciente e nas características pilosas incluindo densidade, cor e espessura, usando as diretrizes do fabricante para o tamanho da ponteira, a fluência e a duração de pulso. O Passo 3 mostra um típico aparelho de LPI usado para selecionar os parâmetros de tratamento.

- **DICA:** Os fototipos de Fitzpatrick mais escuros exigirão durações de pulso mais longas e fluências mais baixas por causa de seu risco maior de lesão epidérmica.
- **DICA:** Os pelos grossos e escuros e as áreas com densidade pilosa mais alta, tipicamente vistas nos tratamentos iniciais, exigem durações de pulso mais longas e fluências mais baixas.

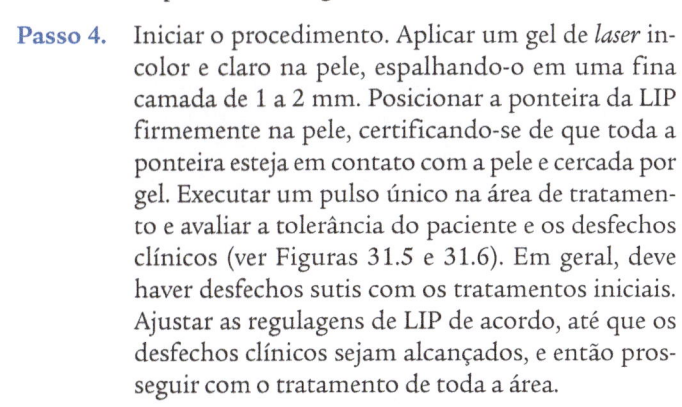

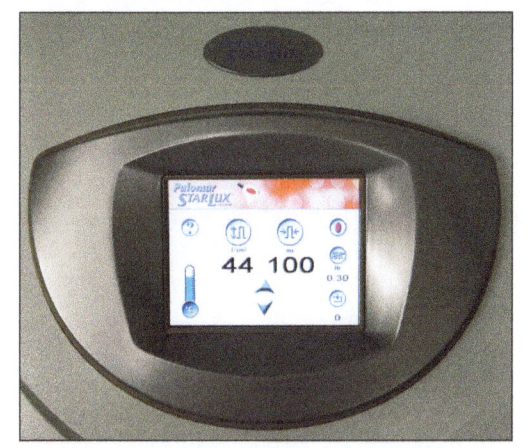

Passo 3

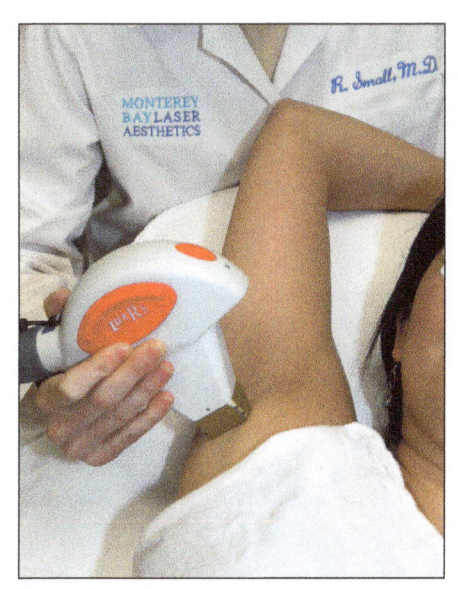

Passo 4. Iniciar o procedimento. Aplicar um gel de *laser* incolor e claro na pele, espalhando-o em uma fina camada de 1 a 2 mm. Posicionar a ponteira da LIP firmemente na pele, certificando-se de que toda a ponteira esteja em contato com a pele e cercada por gel. Executar um pulso único na área de tratamento e avaliar a tolerância do paciente e os desfechos clínicos (ver Figuras 31.5 e 31.6). Em geral, deve haver desfechos sutis com os tratamentos iniciais. Ajustar as regulagens de LIP de acordo, até que os desfechos clínicos sejam alcançados, e então prosseguir com o tratamento de toda a área.

- **DICA:** Sempre angular a ponteira da LIP para longe dos olhos durante o tratamento.

Passo 4

■ **DICA:** O gelo pode ser usado imediatamente antes e depois do tratamento para reduzir o desconforto. A aplicação de gelo depois do tratamento também reduz a incidência de crescimento paradoxal de pelos.

■ **DICA:** Avaliar, de forma contínua, a interação LIP-tecido e os desfechos clínicos ao longo do tratamento e ajustar adequadamente as regulagens da LIP.

Passo 5

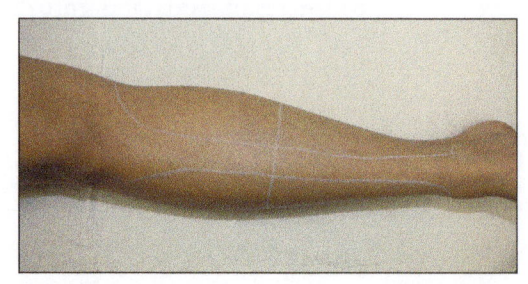

Passo 5. Ao efetuar tratamentos sobre áreas grandes, como coxas ou dorso, um padrão gradeado pode ser traçado com um lápis branco para garantir a cobertura completa da área, conforme mostrado no Passo 5. A direção de pulsos de LIP deve ser em direção ao profissional. O grau de sobreposição recomendada com os pulsos de LIP varia para os diferentes aparelhos, mas, em geral, deve haver uma sobreposição de 20%.

Passo 6

■ **ATENÇÃO:** A cobertura incompleta da área de tratamento resultará em faixas notáveis de recrescimento de pelo em 1 a 2 semanas depois do tratamento e está associada ao descontentamento do paciente.

Passo 6. Diminuir a fluência sobre as áreas e proeminências ósseas, já que a reflexão aumentada do osso pode intensificar os tratamentos e resultar em sobretratamento. O Passo 6 mostra um padrão de grade de tratamento da perna, com a tíbia delineada como um lembrete para reduzir a fluência nesta área óssea.

A Figura 31.5 mostra os desfechos clínicos desejados logo depois de um tratamento de LIP para redução de pelos com eritema perifolicular e pelos chamuscados escuros. Um cheiro de enxofre queimado pode ser notado logo depois do pulso de LIP por causa dos pelos chamuscados.

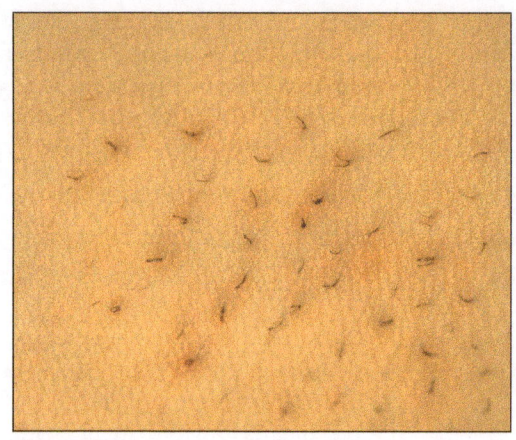

Figura 31.5

■ **DICA:** Limpar com gaze úmida a ponteira da LIP entre os pulsos para reduzir a formação de pelo chamuscado.

A Figura 31.6 mostra o desfecho clínico desejado do edema perifolicular (EPF), que tipicamente se desenvolve alguns minutos depois do pulso de LIP e indica que o bulbo piloso foi eficazmente tratado. O EPF é mais visto com durações de pulso mais longas.

■ **ATENÇÃO:** O EPF confluente ou o eritema indicam que as regulagens da LIP estão muito intensas e que ou a fluência deve ser diminuída ou a duração de pulso deve ser aumentada.

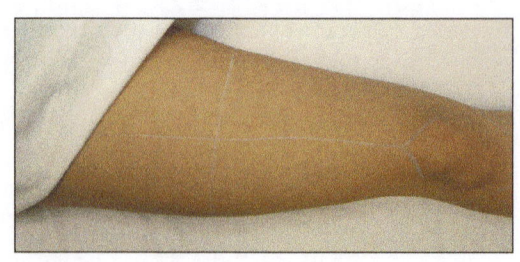

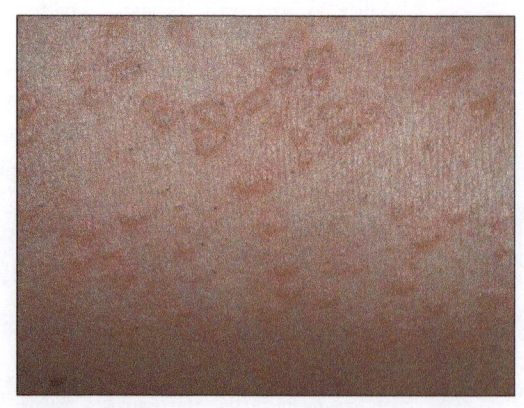

Cortesia da Palomar.
Figura 31.6

Passo 7. Para os tratamentos subsequentes, a fluência deve ser aumentada e a duração de pulso diminuída, de acordo com as diretrizes do fabricante para atingir os pelos mais finos e mais claros. Em geral, somente um parâmetro deve ser mudado para intensificar os tratamentos em qualquer momento terapêutico. A duração de pulso deve ser diminuída nas consultas subsequentes para o tratamento eficaz dos pelos mais finos e mais claros. A fluência costuma ser aumentada preferencialmente em alguns tratamentos para alcançar os desfechos clínicos desejados, e a duração de pulso é diminuída nos tratamentos mais posteriores. Essas metas de tratamento estão resumidas no Passo 7.

- **DICA:** Os pelos mais finos e mais claros representam o maior desafio para o tratamento, e os pacientes devem estar cientes de que, quando o pelo fica muito fino, os tratamentos subsequentes mais agressivos não terão benefício terapêutico e podem ser associados aos efeitos adversos das fluências altas.

- **DICA:** A maior eficácia com a redução permanente de pelos é alcançada com o uso de fluências de pelo menos 30 J/cm^2, um número maior de tratamentos e intervalos adequadamente longos entre os tratamentos que englobem a fase telogênica da área de tratamento.

O recrescimento do pelo é tipicamente puntiforme depois de vários tratamentos de redução. A Figura 31.7 mostra o recrescimento de pelos na bochecha, no queixo e na região anterior do pescoço de um paciente delineado com um lápis branco depois de cinco tratamentos usando duração de pulso de 100 ms e 46 a 60 J/cm^2 durante três sessões e, em seguida, duração de pulso de 20 ms e 36 a 40 J/cm^2 por duas sessões.

A Figura 31.8A mostra um abdome logo depois de uma sessão de LIP para redução de pelos, demonstrando eritema excessivo e lesão epidérmica ou "marcação com ferro" do sobretratamento. Nesse caso, o aparelho usado não teve resfriamento embutido, e o método de pulverizar criogênio manualmente na ponteira da LIP não forneceu resfriamento adequado. Embora seja menos comum, o sobretratamento também pode ser visto com os aparelhos que têm mecanismos embutidos de resfriamento quando fluências excessivas forem usadas ou se um bronzeado estiver presente no momento do tratamento. A Figura 31.8B mostra a resolução da marcação um mês depois.

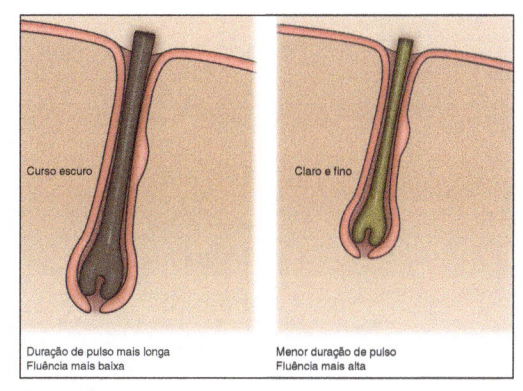

Passo 7

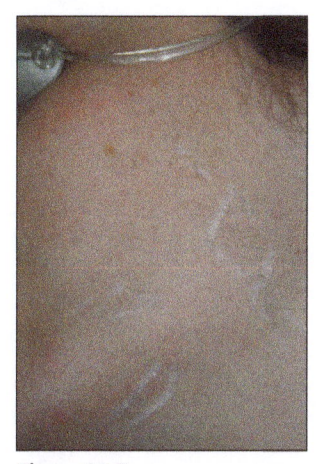

Figura 31.7

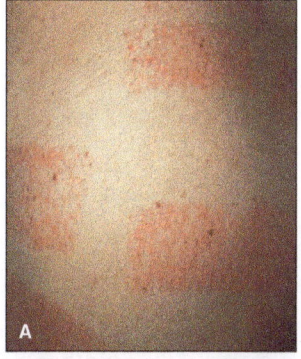

Cortesia da Palomar.
Figura 31.8

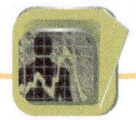

Complicações

- Dor.
- Hipopigmentação.
- Hiperpigmentação.
- Lesão ocular.
- Infecção.
- Queimadura com flictena e escarificação.
- Falha em reduzir o número ou a grossura dos pelos.
- Dano ou alteração em tatuagens e maquiagem permanente.
- Redução nos pelos adjacentes à área de tratamento. Isso pode ocorrer porque o folículo piloso pode crescer em ângulos com a pele e é possível afetar os pelos adjacentes às áreas de tratamento.

Raras e idiossincrásicas

- Fibrose.
- Crescimento paradoxal de pelos. A estimulação aumentada de crescimento dos pelos foi relatada em indivíduos com fototipo mais escuro e pelos mais finos, particularmente nas bochechas.
- Eritema abigne (ver Capítulo 32).

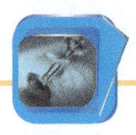

Considerações pediátricas

Os adolescentes hirsutos podem ser tratados com o consentimento dos pais depois da avaliação hormonal para hirsutismo.

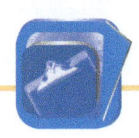

Instruções pós-procedimento

O eritema e o edema perifolicular habitualmente se resolvem dentro de algumas horas até uma semana depois do tratamento e podem ser tratados com a aplicação de gelo por 15 minutos a cada 1 a 2 horas e creme de hidrocortisona a 1% duas vezes por dia por 3 a 4 dias ou até que o eritema se resolva. A hiperpigmentação pós-inflamatória (HPI) pode ocorrer com o eritema prolongado, e os pacientes devem entrar em contato com o seu médico se o eritema persistir por mais de cinco dias. As complicações pigmentares, como HPI e hipopigmentação, costumam melhorar em 3 a 6 meses, mas podem ser permanentes. Usar diariamente protetor solar (FPS 30 com zinco ou titânio) e evitar o sol por quatro semanas depois do tratamento ajudará a minimizar o risco de alterações pigmentares. Os pelos chamuscados podem ser evidentes logo depois do tratamento, e os pelos tratados podem extruir em 1 a 2 semanas depois do tratamento. Se ocorrerem flictenas e/ou crostas, tratar com os cuidados de rotina para ferimentos, usando bacitracina até a cura.

Referências

Dierickx CC. Hair removal by lasers and other light sources. In: Goldman MP, ed. *Cutaneous and Cosmetic Laser Surgery*. Elsevier; St Louis, Missouri; 2006:135-154.

Levy JL, Ramecourt A. Facial hair removal. In Lowe NJ, ed. *Textbook of Facial Rejuvenation: The Art of Minimally Invasive Combination Therapy*. Taylor and Francis; 2002:245-258.

Rao J, Smalley PJ, Devani A, et al. Laser safety: risks and hazards. In: Goldman MP, ed. *Cutaneous and Cosmetic Laser Surgery*. Mosby Elsevier; London, UK; 2006:293-310.

Sadick NS, Weiss RA, Shea CR, et al. Long-term photoepilation using a broad-spectrum intense pulsed light source. *Arch Dermatol*. 2000;136(11):1336-1340.

Lou WW, Quintana AT, Geronemus RG, et al. Prospective study of hair reduction by diode laser (800 nm) with long-term follow-up. *Derm Surg*. 2000;26:428-432.

Weiss RA, Weiss MA, Marwaha S, et al. Hair removal with a non-coherent filtered flashlamp intense pulsed light source. *Lasers Surg Med*. 1999;24(2):128-132.

Nicolas J. Laser physics for surgical applications. In Keller GS, ed. *Lasers in Aesthetic Surgery*. Thieme, 2001:3-13.

Slatkine M. and Morrow CE. Laser systems and instrumentation for aesthetic surgery. In: Keller GS, ed. *Lasers in Aesthetic Surgery*. Thieme; 2001:14-26.

Cray JE, Laser Safety. In Keller GS, ed. *Lasers in Aesthetic Surgery*. Thieme; 2001:27-33.

Lask G, Eckhouse S, Slatkine M, et al. A comparative study of intense light and laser sources in photoepilation. In: Keller GS, ed. *Lasers in Aesthetic Surgery*. Thieme; 2001: 207-216.

Lacombe V, Thompson I, Keller G. ESC/Sharplan laser hair removal system. In: Keller GS, ed. *Lasers in Aesthetic Surgery*. Thieme; 2001:217-222.

Alster TS and Nanni C. Hair removal with long-pulsed ruby and alexandrite lasers. In: Keller GS, ed. *Lasers in Aesthetic Surgery*. Thieme; 2001:223-229.

Weiss R and Weiss MA. Hair removal with Epilight system. In: Keller GS, ed. *Lasers in Aesthetic Surgery*. Thieme; 2001: 230-237.

2008 MAG Mutual Healthcare Solutions, Inc.'s Physicians' Fee and Coding Guide. Duluth, Georgia. MAG Mutual Healthcare Solutions, Inc. 2007.

CAPÍTULO 32

Fotorrejuvenescimento a *Laser*

Rebecca Small, MD

A exposição cumulativa ao sol acelera o processo de envelhecimento intrínseco natural da pele e é responsável por muitas das alterações cutâneas vistas com a idade. O dano oxidativo da radiação ultravioleta pode causar desregulação das funções celulares, mutações carcinogênicas do DNA e destruição da matriz extracelular da pele. Estas agressões celulares se somam com o passar do tempo e são clinicamente vistas na pele fotoenvelhecida como lesões benignas com hiperpigmentação e lentigos solares; lesões vasculares benignas com telangiectasias, poiquilodermia de Civatte, rosácea e angiomas em morango; alterações texturais com linhas finas e frouxidão; e displasia com neoplasia benigna e maligna.

O fotorrejuvenescimento se refere ao tratamento estético da pele fotoenvelhecida com *laser* e tecnologias baseadas na luz. Existem muitos *lasers* e aparelhos de luz intensa pulsada (LIP) (coletivamente chamados de *lasers*) em uso hoje para o tratamento das lesões benignas pigmentadas e vasculares. Estas condições mostram consistentemente melhorias dramáticas com os tratamentos a *laser*, exigem um tempo de recuperação mínimo e estão associadas a uma alta taxa de satisfação do paciente.

As metas deste capítulo incluem fornecer aos profissionais de cuidados primários uma compreensão dos princípios do *laser* e da forma como ele se relaciona com o fotorrejuvenescimento e oferecer uma abordagem prática às técnicas de tratamento para as lesões benignas vasculares e pigmentadas vistas com o fotoenvelhecimento. Os avanços na tecnologia têm tornado os *lasers* amplamente disponíveis e mais acessíveis, e o fotorrejuvenescimento com *laser* se tornou um procedimento essencial para os médicos de cuidados primários que fornecem cuidados estéticos.

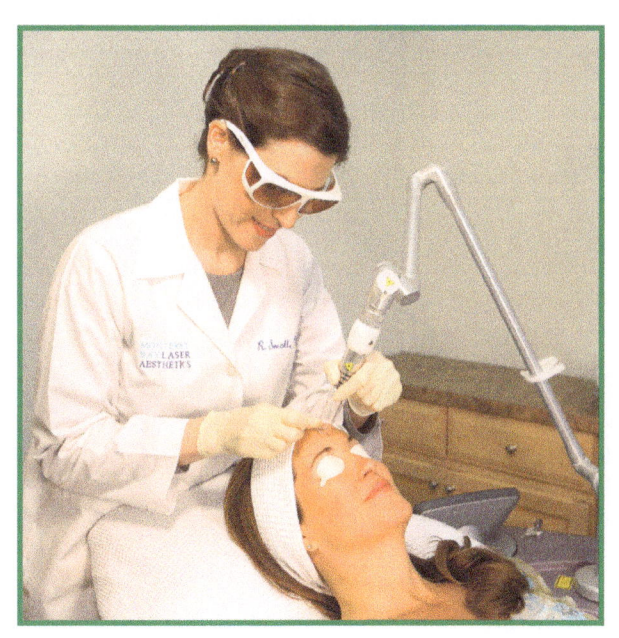

Princípios do *laser*

Os efeitos dos *lasers* e dos aparelhos de LIP são fundamentados no princípio da fototermólise seletiva. Para o tratamento das lesões vasculares avermelhadas superficiais, a energia do *laser* é absorvida pela oxiemoglobina, o cromóforo-alvo nos vasos sanguíneos vermelhos. O vaso é aquecido, causando lesão à parede vascular e dano ao colágeno perivascular, o que, em última instância, resulta em fechamento e obliteração do vaso, com mínimo ou nenhum dano térmi-

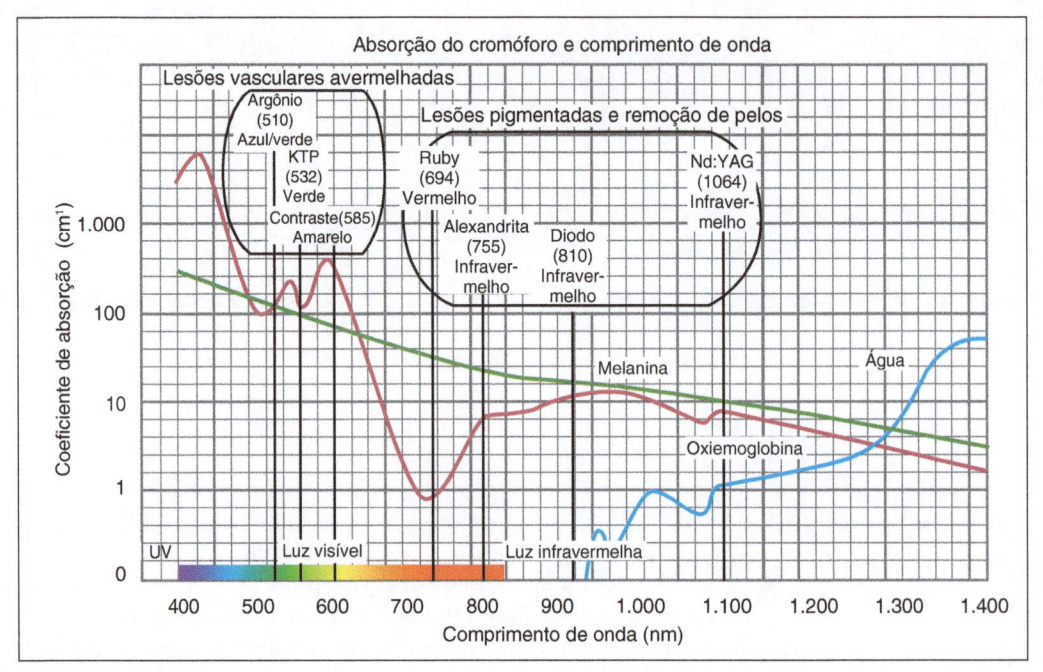

Figura 32.1A

co aos tecidos circundantes. Para o tratamento das lesões pigmentadas epidérmicas benignas, como os lentigos, a energia da luz é absorvida pela melanina, o cromóforo-alvo. Desse modo, o tratamento de fotorrejuvenescimento das lesões benignas pigmentadas e vasculares é realizado pelo alcance seletivo dos dois cromóforos principais da pele, a melanina e a oxiemoglobina, deixando a pele circundante inalterada.

Os cromóforos podem ser seletivamente atingidos usando diferentes comprimentos de onda luminosa. Para o tratamento das lesões vasculares superficiais avermelhadas, os comprimentos de onda são selecionados de forma que a energia luminosa, de preferência, seja absorvida pela oxiemoglobina. O espectro de absorção da Figura 32.1A mostra a quantidade de energia luminosa absorvida em vários comprimentos de onda pelos cromóforos principais do tecido, a oxiemoglobina e a melanina. A oxiemoglobina geralmente absorve a luz entre 510 e 600 nm (com os picos da absorção em 540 e 580 nm). Os principais *lasers* usados para o tratamento das lesões vasculares avermelhadas têm comprimentos de onda emitidos dentro dessa variação ideal na absorção da oxiemoglobina: argônio (510 nm), fosfato de titanil potássio ou KTP (532 nm) e contraste pulsado (585 nm). A melanina, em geral, absorve luz entre 650 e 1.100 nm. Os principais *lasers* usados para o tratamento das lesões pigmentadas epidérmicas e para redução de pelos emitem comprimentos de onda dentro dessa variação ideal da absorção da melanina: rubi (694 nm), alexandrita (755 nm), diodo (810 nm) e Nd:YAG (1.064 nm). Os *lasers* de KTP (532 nm) e argônio (510 nm) também têm alta absorção de melanina, podendo ser usados para tratar lesões pigmentadas epidérmicas e lesões vasculares.

A seleção do comprimento de onda para os tratamentos com *laser* determina a especificidade do cromóforo e a profundidade da penetração da energia do *laser*. Outros parâmetros do *laser*, como o tamanho do local, a duração de pulso e a fluência, também devem ser apropriadamente selecionados para atingir as lesões com eficácia e minimizar o dano aos tecidos circundantes. Para o tratamento dos vasos faciais avermelhados, o tamanho e a profundidade do vaso determinam os parâmetros do *laser*. Os vasos menores dissipam o calor mais rapidamente, têm menores tempos de relaxamento térmico e, por conseguinte, exigem durações de pulso mais curtas para efetuar o dano vascular. Os vasos faciais avermelhados maiores estão mais profundos na derme e exigem maiores tamanhos de ponteira, durações de pulso mais longas e fluências mais altas para uma profundidade maior de penetração na derme. O tempo de relaxamento térmico para os vasos faciais avermelhados (com diâmetros luminais de 0,1 a 0,7 mm) é de 5 a 50 ms e, portanto, as durações de pulso devem estar dentro dessa variação para o tratamento.

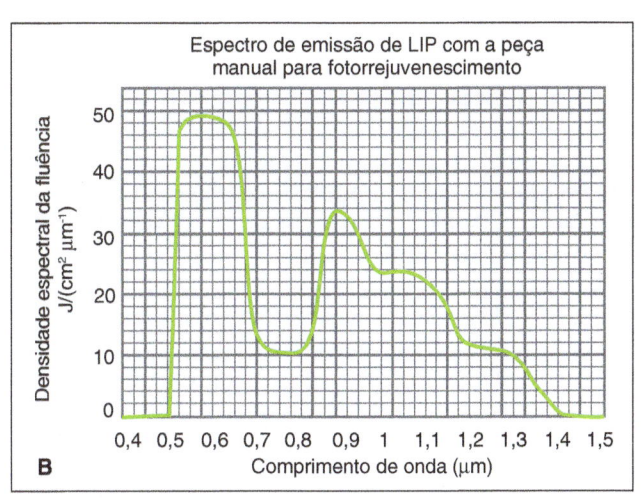

Figura 32.1B

Ao tratar as lesões pigmentadas epidérmicas, as curtas durações de pulso (≤50 ms) são efetivas, porque a maioria das lesões benignas pigmentadas está superficialmente localizada nos melanócitos e queratinócitos epidérmicos. Os *lasers* Q-switched, que têm durações de pulso muito curtas (na faixa de nanossegundos), são efetivos para a redução da pigmentação não desejada e incluem 532 nm, rubi (694 nm), alexandrita (755 nm) e Nd:YAG (1.064 nm).

Os tratamentos de fotorrejuvenescimento para as lesões benignas vasculares e pigmentadas com *lasers* tipicamente exigem o uso de aparelhos múltiplos, porque os *lasers* são monocromáticos e emitem um comprimento de onda único, cada qual destinado a um cromóforo diferente. Por exemplo, as telangiectasias faciais podem ser tratadas com um *laser* de 532 nm e os lentigos, com um *laser* de 755 nm. Já os aparelhos de LIP emitem um espectro de comprimentos de onda. Os filtros são usados para produzir picos de emissão em comprimentos de onda especificados, correspondendo aos cromóforos alvos e à profundidade desejada de penetração para tratamento. A Figura 32.1B é um exemplo de um espectro de emissão para um aparelho de LIP (StarLux de Palomar) com um filtro para fotorrejuvenescimento (peça manual LuxG) que mostra um pico de emissão de 500 a 670 nm e um segundo pico de emissão de 870 a 1.200 um. Tanto a melanina quanto a oxiemoglobina são atingidas com esses comprimentos de onda. As lesões mais superficiais são direcionadas com os menores comprimentos de onda, e as lesões mais profundas, com os comprimentos de onda mais longos. Desse modo, um único aparelho de LIP pode ser usado tanto para as lesões vasculares quanto para as pigmentadas em uma variedade de profundidades na pele. As LIPs têm tipicamente menos versatilidade no tamanho da ponteira, mas outros parâmetros de tratamento (duração de pulso e fluência) podem ser otimizados de forma semelhante aos *lasers* para um aporte de energia ao alvo desejado, preservando os tecidos circundantes.

Considerações clínicas

As alternativas aos *lasers* para o tratamento das lesões benignas pigmentadas e vasculares incluem o nitrogênio líquido ou produtos tópicos de clareamento cutâneo, como a hidroquinona, ablativos (fracionados e não fracionados) como o gás carbônico e os *lasers* de érbium para as lesões pigmentadas, o eletrocautério para lesões vasculares, ou nenhum tratamento. Para uma discussão sobre a segurança do *laser*, ver Capítulo 31.

Resultados e seguimento

A seleção apropriada do paciente é fundamental para assegurar o sucesso dos tratamentos. Os melhores candidatos para o tratamento de fotorrejuvenescimento são aqueles com o fototipo claro, que incluem os fototipos de Fitzpatrick de I a III (ver Capítulo 31 para uma revisão dos fototipos de Fitzpatrick), porque eles têm a maior disparidade entre a cor de fundo da pele e os cromóforos-alvos. Os pacientes com os fototipos mais escuros têm um risco maior de complicações como hiperpigmentação, hipopigmentação e queimaduras devido ao cromóforo de competição da melanina na pele, e os tratamentos devem ser realizados com cautela e por operadores familiarizados com *laser*. O fotorrejuvenescimento para os pacientes com fototipos de Fitzpatrick mais escuros, IV a V, frequentemente se concentra na redução da pigmentação indesejada, e não nas lesões vasculares, e os aparelhos mais seguros para o tratamento são os *lasers* Q-switched de Nd:YAG (1.064 nm).

Os tratamentos de fotorrejuvenescimento para as lesões pigmentadas benignas podem ser realizados em qualquer área do corpo exposta ao sol onde os lentigos estiverem presentes. Entretanto, o tratamento dos lentigos na face, no pescoço, no tórax e nas mãos traz os resultados mais consistentes e está associado a menos efeitos colaterais. Os resultados dos tratamentos com *laser* para melasma são variáveis e, em alguns casos, a hiperpigmentação pode ficar pior. Melhorias notáveis são vistas com tratamentos únicos para lentigos, mas tipicamente uma série de três a cinco tratamentos com LIP é necessária para as melhoras dramáticas. Menos tratamentos podem ser necessários com os *lasers*. Os pacientes devem ser vistos em intervalos mensais durante uma série de tratamento para permitir a esfoliação de todas as microcrostas em descamação. Um tratamento anual de manutenção pode ser necessário para os pacientes ativos e com estilo de vida ao ar livre, apesar do uso regular do protetor solar.

Os tratamentos de fotorrejuvenescimento para lesões vasculares benignas são feitos principalmente na face, no pescoço e no tórax. As lesões mais comuns são as telangiectasias, o eritema por rosácea telangiectásica e a poiquilodermia de Civatte, que é um padrão de eritema e pigmentação mosqueada visto com mais frequência nos lados da face, do pescoço e do tórax. Os vasos faciais avermelhados maiores, que têm mais cromóforos-alvos, respondem mais drasticamente aos tratamentos do que os vasos avermelhados finos ou o eritema difuso. Melhorias notáveis são vistas com tratamentos únicos, mas tipicamente uma série de três a cinco tratamentos com LIP é necessária. Menos tratamentos podem ser necessários com os *lasers*. Os tratamentos devem ser feitos em intervalos bimestrais para melhores resultados. As lesões vasculares podem recidivar, principalmente em pacientes com estilo de vida ativo e, nesses casos, recomendam-se tratamentos de manutenção anuais ou bianuais. As lesões discretas como os angiomas em morango habitualmente precisam de um ou dois tratamentos e em geral não recidivam.

Anestesia

A anestesia raramente é necessária para os tratamentos de fotorrejuvenescimento e é desencorajada pelo autor. Os anestésicos tópicos podem conter agentes vasoconstritores que podem minimizar os alvos vasculares, reduzindo a eficácia do tratamento. O retorno do paciente é importante para selecionar os parâmetros apropriados de tratamento, e a anestesia obscurece essa informação.

Lista de conferência pré-procedimento

- Realizar uma consulta estética e revisar a história clínica do paciente (ver Capítulo 28).
- Determinar o fototipo de Fitzpatrick (ver Capítulo 31).
- Obter termo de consentimento informado (ver Capítulo 28).
- Obter fotografias pré-tratamento.
- Fazer a profilaxia com medicamento antiviral se houver história de herpes simples ou zóster perto ou na área de tratamento por dois dias antes do procedimento e continuar por três dias pós-procedimento.
- Clarear a pele nos fototipos mais escuros de Fitzpatrick (IV a VI). A observância estrita da recomendação de evitar o sol por um mês é necessária, com o uso diário de um bloqueador

solar. Usar um produto tópico de clareamento de pele, diariamente ou duas vezes ao dia, por pelo menos um mês antes do tratamento, como hidroquinona ou um produto cosmecêutico como ácido kójico, arbutina, niacinamida ou ácido azelaico.

- Efetuar testes de ponto prévios ao tratamento inicial para os fototipos III com origem étnicas de alto risco (mediterrâneos, latinos e asiáticos) e fototipos IV e superior. Selecionar os parâmetros apropriados para o teste local com base no fototipo de Fitzpatrick do paciente e no grau de pigmentação anormal e/ou eritema na área de tratamento, usando as diretrizes do fabricante do *laser* para o tamanho da ponteira, a fluência e a duração de pulso. Os pontos de teste devem ser posicionados levemente próximos à área de tratamento desejado (sob o queixo, atrás ou abaixo da orelha) e conferidos em 3 a 5 dias para evidência de hiperpigmentação, queimadura ou outro efeito adverso. Em cada consulta, os pacientes que necessitam de testes de pontos devem realizá-los usando a fluência e a duração de pulso desejada para o tratamento subsequente. Informar aos pacientes que a ausência de uma reação adversa nos pontos de teste não garante que um efeito colateral ou uma complicação não ocorra com qualquer tratamento.

- Todos os pacientes devem evitar exposição direta ao sol por um mês antes dos tratamentos e usar um protetor solar de espectro completo, diariamente, na área de tratamento.

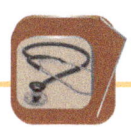

Equipamento

- Aparelho de *laser* ou LIP apropriado para os tratamentos de fotorrejuvenescimento
- Proteção ocular para o paciente e para o profissional que seja específica para o *laser* ou LIP usado
- Compressas não alcoólicas de limpeza facial
- Gel incolor para tratamentos
- Compressas de gaze
- Compressas de gelo
- Produto tópico calmante para aplicação depois do tratamento, como gel de aloe vera
- Creme de hidrocortisona a 1% e 2,5%
- Compressas de álcool para limpar a ponteira do *laser*
- Compressa germicida descartável para higienizar o *laser*

Indicações

- Pigmentação benigna indesejável ou lesões vasculares benignas para fins estéticos

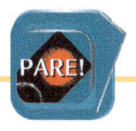

Contraindicações

Absolutas

- Uso de isotretinoína (Roacutan) nos últimos seis meses
- Formação de queloide ou cicatriz hipertrófica
- Gravidez e lactação
- Convulsões
- Malformações vasculares ou tumores
- Melanoma, ou suspeita de melanoma, na área de tratamento

- Infecção ativa na área de tratamento (p. ex., herpes ou acne pustulosa)
- Marca-passo cardíaco
- Fototipo VI com *lasers* e LIP
- Fototipo V com LIPs
- Exposição solar recente e/ou pele bronzeada
- Distúrbio de fotossensibilidade (p. ex., lúpus eritematoso sistêmico)
- Uso de produto de autobronzeamento nas últimas duas semanas antes do tratamento

Relativas
- Cicatrização ruim (devido a doenças autoimunes, diabete, etc.)
- Anticoagulantes
- Uso atual de medicamentos fotossensibilizantes (p. ex., tetraciclinas, hipérico, tiazídicos, etc.)
- Uso de produtos contendo retinoides, ácidos glicólicos ou hidroxiácidos na área de tratamento uma semana antes

O Procedimento

As seguintes recomendações são as diretrizes para os tratamentos de fotorrejuvenescimento das lesões pigmentadas benignas e vasculares com os aparelhos de LIP e são baseadas no StarLux de Palomar usando a ponteira manual LuxG. Existem outros sistemas de LIP que são comparáveis.

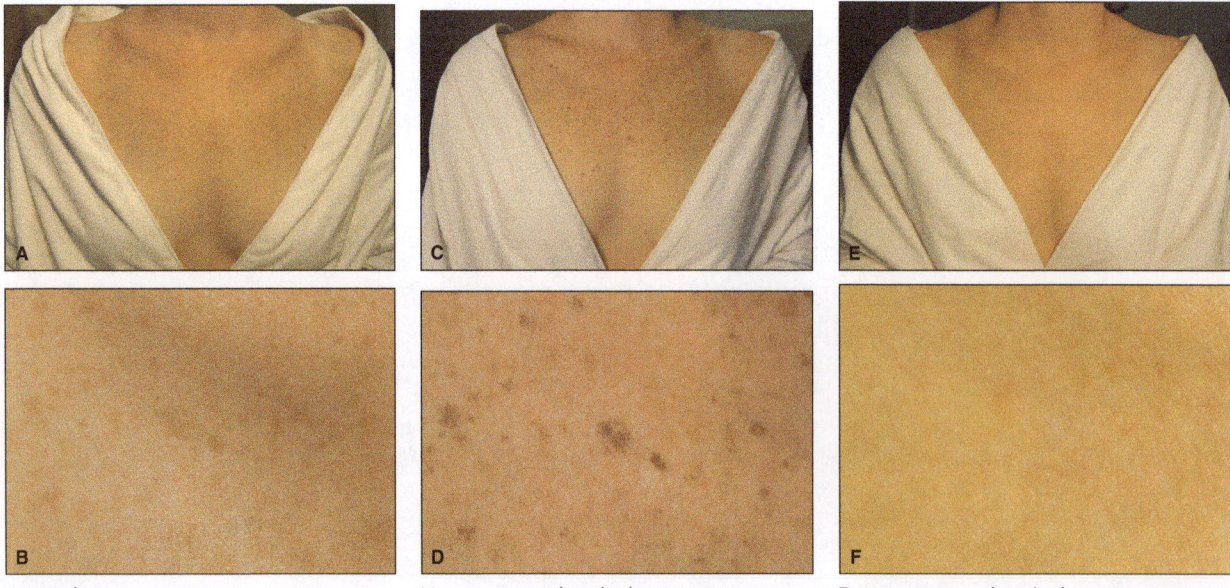

Antes do tratamento.   Uma semana depois do tratamento.   Duas semanas depois do tratamento.

Figura 32.2

Os resultados de um tratamento inicial para lentigos no tórax de uma paciente de 36 anos de idade são mostrados na Figura 32.2. As Figuras 32.2 A e B mostram o tórax da paciente antes do tratamento, C e D mostram o tórax uma semana depois do tratamento, e E e F mostram o tórax duas semanas depois do tratamento. Notar o aspecto escurecido e flocado dos lentigos uma semana depois do tratamento (C e D) devido à formação de microcrostas e a significativa melhoria da pigmentação em duas semanas. O tratamento foi realizado com duração de pulso de 20 ms e fluência de 36 J/cm^2.

Os resultados do fotorrejuvenescimento com LIP no tratamento dos lentigos solares na face são mostrados na Figura 32.3 usando duração de pulso de 20 ms e fluência de 38 J/cm^2.

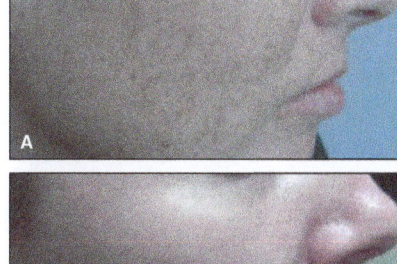

Cortesia de Haneef Alibhai, MD.
Figura 32.3

A Figura 32.4 mostra os resultados do fotorrejuvenescimento com LIP para o tratamento de lentigos solares nas mãos usando duração de pulso de 40 ms, fluência de 34 J/cm^2 e duas passadas.

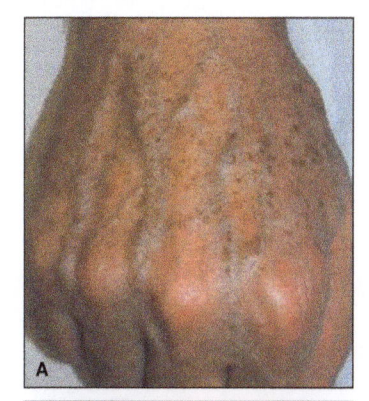

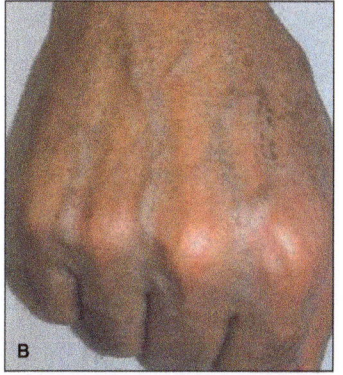

Cortesia da Palomar.
Figura 32.4

Os resultados dos tratamentos de fotorrejuvenescimento para rosácea são mostrados antes (Figura 32.5A) e depois (Figura 32.5B) de uma série de cinco tratamentos. Notar a melhoria marcada no eritema mediofacial e nas telangiectasias nasais. Os tratamentos foram realizados com duração de pulso de 20 ms e fluência de 40 J/cm².

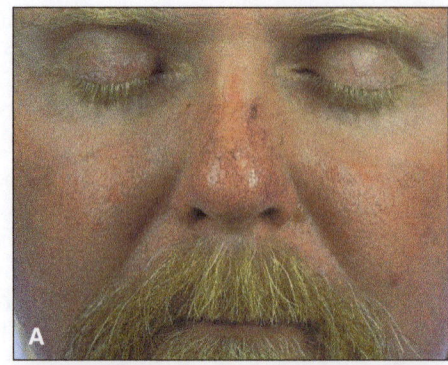

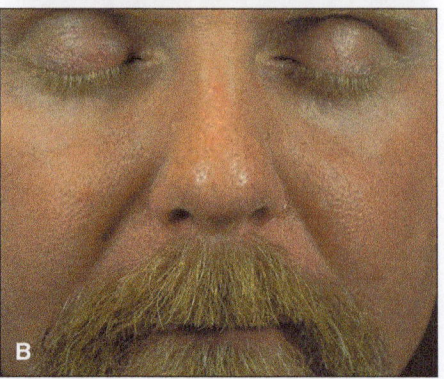

Cortesia de Michael Sinclair, MD.
Figura 32.5

A Figura 32.6 mostra os resultados do fotorrejuvenescimento com LIP para telangiectasias no queixo antes (A) e depois (B) de uma série de tratamento usando duração de pulso de 20 ms e de 30 J/cm².

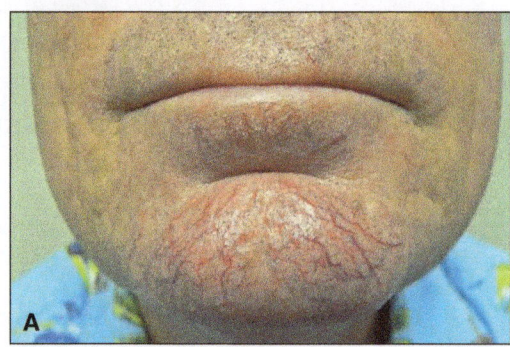

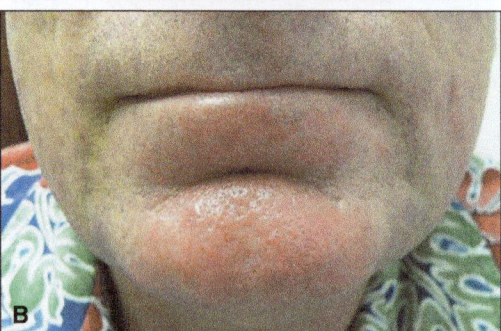

Cortesia de Michael Sinclair, MD.
Figura 32.6

A Figura 32.7 mostra os resultados do fotorrejuvenescimento com LIP para telangiectasias no queixo antes (A) e depois (B) de uma série de tratamento usando duração de pulso de 20 ms e de 40 J/cm².

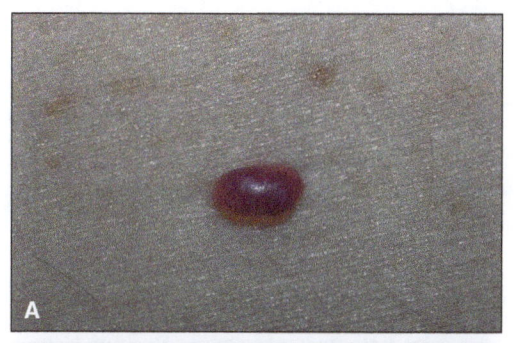

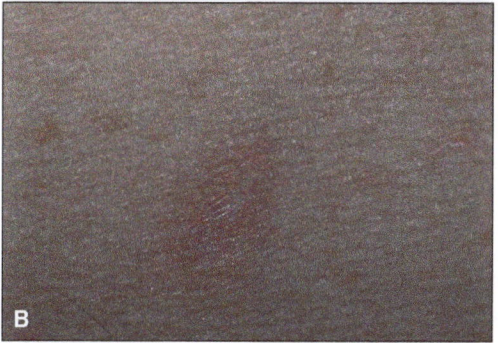

Cortesia da Palomar.
Figura 32.7

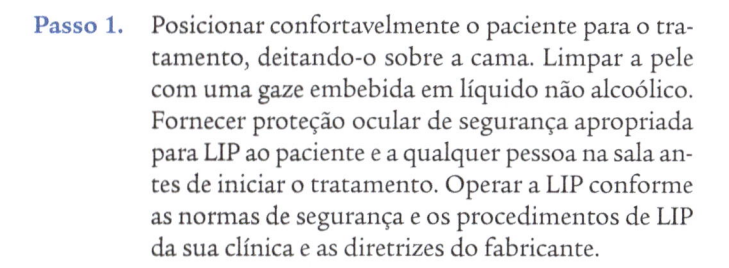

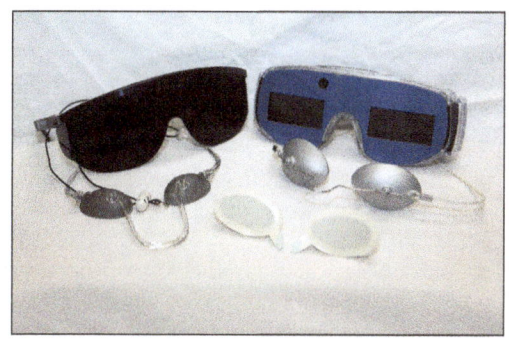

Passo 1. Posicionar confortavelmente o paciente para o tratamento, deitando-o sobre a cama. Limpar a pele com uma gaze embebida em líquido não alcoólico. Fornecer proteção ocular de segurança apropriada para LIP ao paciente e a qualquer pessoa na sala antes de iniciar o tratamento. Operar a LIP conforme as normas de segurança e os procedimentos de LIP da sua clínica e as diretrizes do fabricante.

Passo 1

Passo 2. As tatuagens e a maquiagem permanente devem ser cobertas com gaze molhada, como mostrado no Passo 2, e a ponteira da LIP deve estar pelo menos 5 cm longe da tatuagem durante o tratamento.

- **ATENÇÃO:** Queimaduras de espessura completa podem resultar do tratamento de tatuagens.

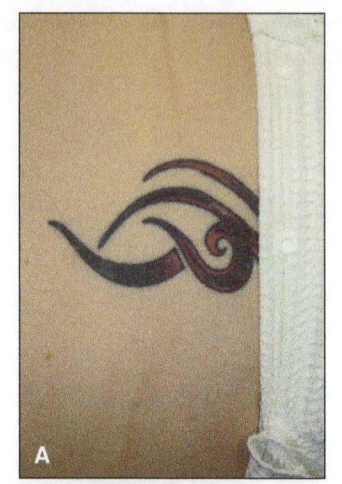

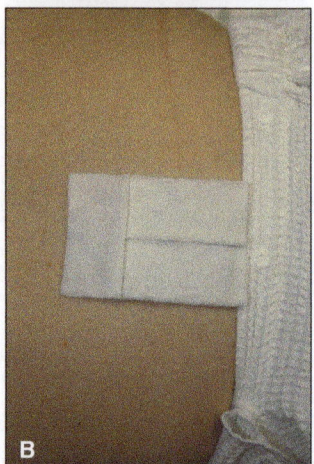

Passo 2

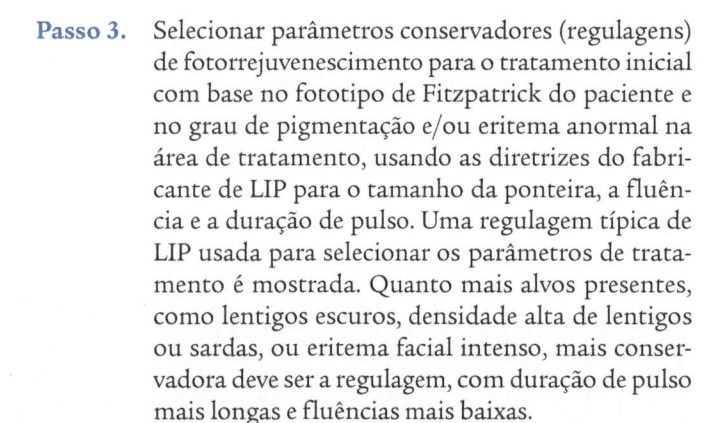

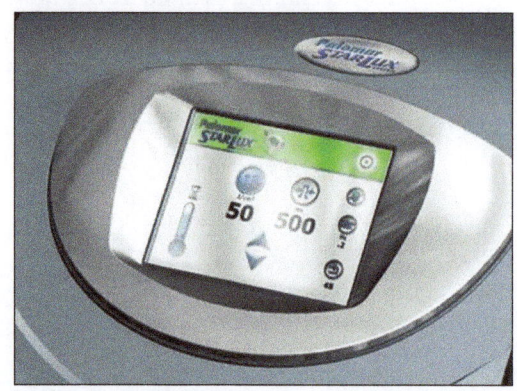

Passo 3. Selecionar parâmetros conservadores (regulagens) de fotorrejuvenescimento para o tratamento inicial com base no fototipo de Fitzpatrick do paciente e no grau de pigmentação e/ou eritema anormal na área de tratamento, usando as diretrizes do fabricante de LIP para o tamanho da ponteira, a fluência e a duração de pulso. Uma regulagem típica de LIP usada para selecionar os parâmetros de tratamento é mostrada. Quanto mais alvos presentes, como lentigos escuros, densidade alta de lentigos ou sardas, ou eritema facial intenso, mais conservadora deve ser a regulagem, com duração de pulso mais longas e fluências mais baixas.

Passo 3

A Figura 32.8A mostra uma paciente com lesão moderada a grave de lentigos solares, exigindo regulagens mais conservadoras. A Figura 32.8B mostra uma paciente com lesão leve, exigindo regulagens mais agressivas, com duração de pulso mais curta e fluência mais alta.

- **DICA:** O pescoço e o tórax são mais sensíveis aos tratamentos e exigem regulagens mais conservadoras do que a face.

- **DICA:** Se tanto a pigmentação quanto o eritema estiverem presentes, como as telangiectasias com lentigos sobrejacentes, selecionar inicialmente a regulagem para tratamento de pigmentação.

- **DICA:** Os fototipos IV exigirão durações de pulso mais longas e fluências mais baixas, porque existe um risco maior de lesão epidérmica.

- **ATENÇÃO:** Avaliar os fototipos mais claros, pois pode haver descoloração marrom-clara da pele. Os tratamentos também atingirão e reduzirão esta pigmentação subjacente. Uma cobertura excelente deve ser alcançada com 20% de sobreposição da ponteira da LIP na área de tratamento, porque áreas sem tratamento serão visíveis como faixas.

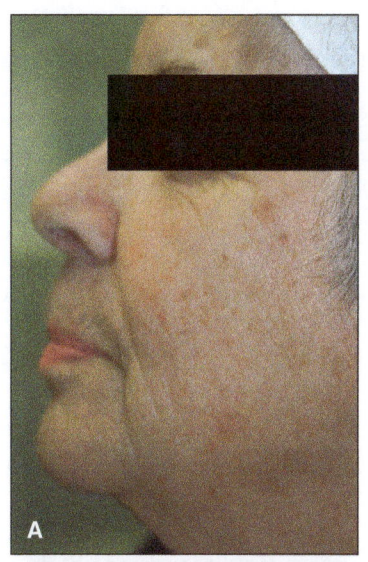

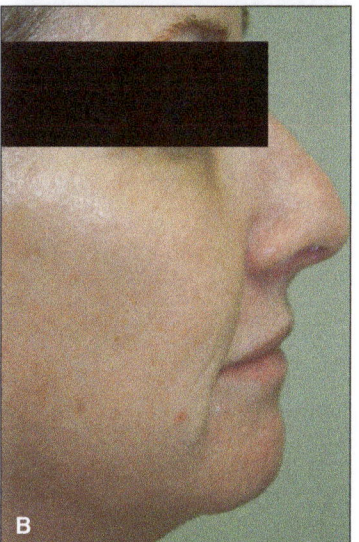

Figura 32.8

Passo 4. Iniciar o procedimento. Aplicar um gel para *laser* incolor e claro na pele, espalhando-o em uma fina camada de 1 a 2 mm. Posicionar a ponteira da LIP firmemente na pele, certificando-se de que toda a ponteira esteja em contato com a pele e cercada por gel. Executar um pulso único na área de tratamento e avaliar a tolerância do paciente e os desfechos clínicos do eritema ou alterações nas lesões pigmentadas ou lesões vasculares (ver a informação adicional sobre desfechos clínicos mais adiante neste capítulo). Em geral, deve haver desfechos sutis com os tratamentos iniciais. Ajustar as regulagens da LIP com base nas observações da interação *laser*-tecido e nos desfechos clínicos, completando o tratamento em toda a área.

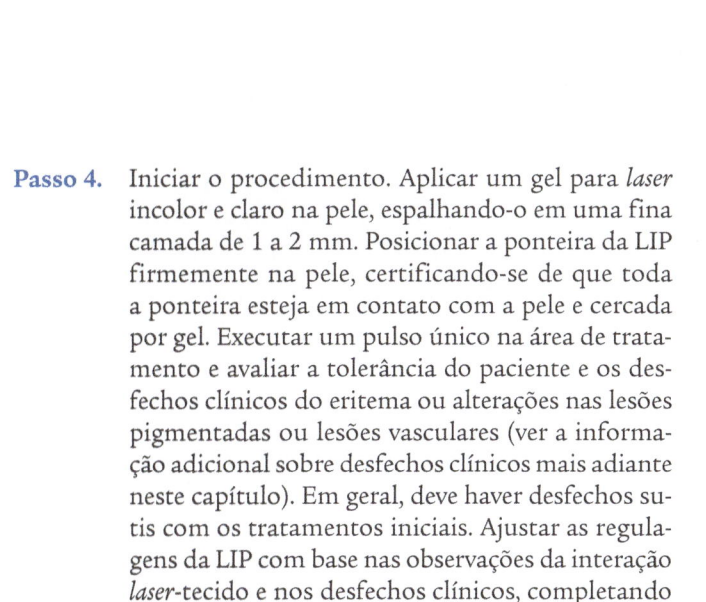

- **DICA:** Sempre angular a ponteira da LIP para longe dos olhos durante o tratamento.

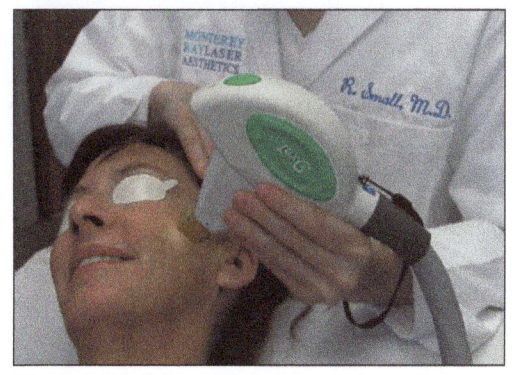

Passo 4

Passo 5. O Passo 5 mostra um método recomendado para o tratamento com LIP em toda a face, começando com a área 1 e progredindo até a área 6. O sentido dos pulsos de LIP deve ser em direção ao profissional, com aproximadamente 20% de sobreposição em cada pulso.

- **DICA:** As áreas mais sensíveis são o lábio superior (filtro nasal) e a região lateral à asa do nariz. Ao tratar o lábio superior, fazer com que o paciente coloque a sua língua sobre os dentes, mantendo os lábios fechados, para reduzir o desconforto.

- **ATENÇÃO:** O tratamento sobre o pelo chamuscará o pelo colorido e poderá resultar em supertratamento da epiderme com flictenas, particularmente sobre a barba dos homens, e existe uma possibilidade de redução permanente de pelos.

Passo 6. Depois de completar o tratamento de toda a face, as passagens adicionais podem ser executadas sobre lesões que exigem um tratamento mais intenso com regulagens ligeiramente mais altas se necessário, com base na presença ou na ausência de desfechos clínicos. Um gabarito mostrado no Passo 6 pode ser colocado sobre a lesão para atingir mais especificamente a lesão e a pele circundante.

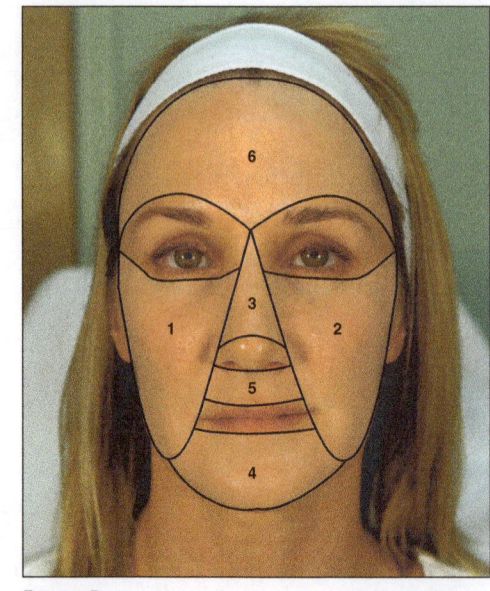

Passo 5

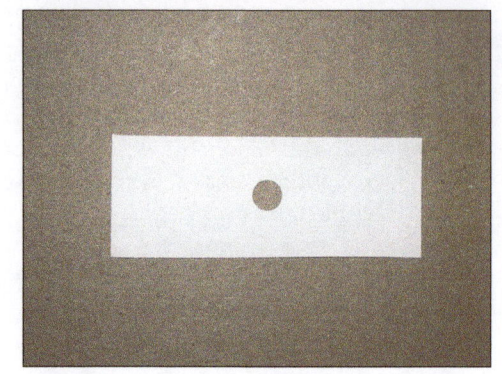

Passo 6

Desfechos clínicos das lesões pigmentadas

Logo depois do tratamento, as lesões pigmentadas como os lentigos devem escurecer e parecer bem demarcadas contra a pele subjacente, e/ou um eritema leve deve ficar visível em torno da lesão. O tratamento agressivo resultará em uma descoloração cinza ou preta do lentigo. A Figura 32.9A mostra o tórax de um paciente logo depois do tratamento com LIP de lentigos na sua metade direita. Também são mostradas as vistas em destaque do tórax com tratamento (Figura 32.9B) e sem tratamento (Figura 32.9C).

- **DICA:** As durações de pulso mais longas estão associadas ao aparecimento retardado dos desfechos, que habitualmente ficam evidentes em cinco minutos depois do pulso de LIP.

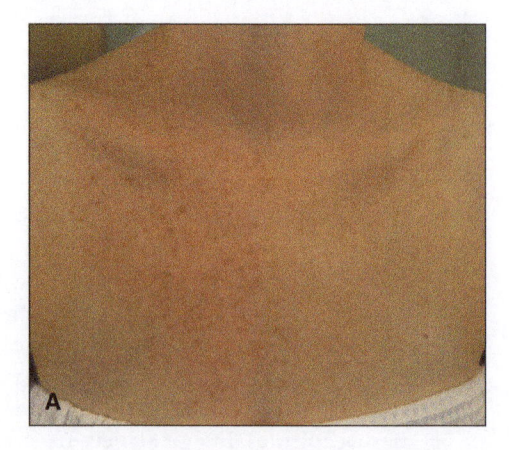

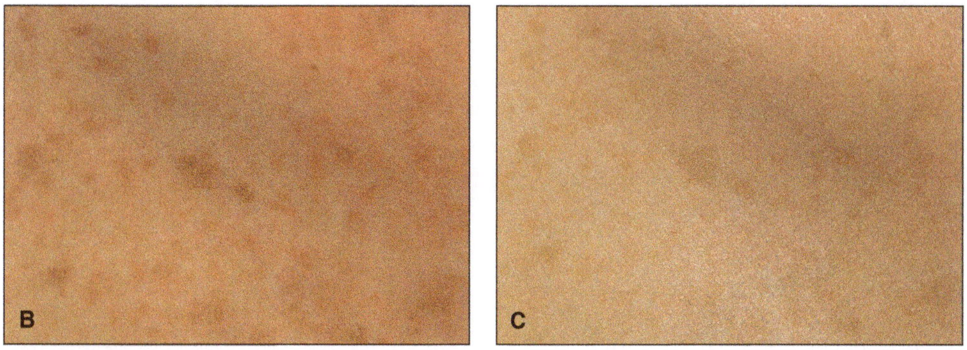

Cortesia da Palomar.
Figura 32.9

Desfechos clínicos das lesões vasculares

Logo depois do tratamento, as lesões vasculares avermelhadas como as telangiectasias podem exibir branqueamento ou eritema circundante leve, e os vasos maiores podem parecer azulados ou escuros. A Figura 32.10A mostra telangiectasias nasais alares antes e logo após o tratamento (Figura 32.10B) usando duração de pulso de 20 ms e fluência de 38 J/cm². Raramente, um vaso pode se romper, e a púrpura será vista em pacientes com pele fina quando são usadas durações de pulso curtas e fluências altas. A púrpura pode levar duas semanas para regredir, e os pacientes devem ser orientados. Os angiomas em morango parecem arroxeados depois do tratamento e regridem gradualmente, desbotando de cor e diminuindo de tamanho.

- **DICA:** Alguns vasos podem não parecer ter qualquer mudança logo depois do tratamento. Comprimir o vaso e observar o branqueamento e a revascularização. Se o vaso não branquear, foi adequadamente tratado.

- **ATENÇÃO:** Pressão em demasia aplicada com a ponteira da LIP sobre as lesões vasculares reduzirá o alvo vascular e tornará os tratamentos menos eficazes.

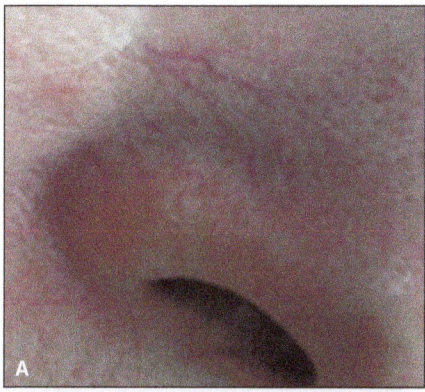

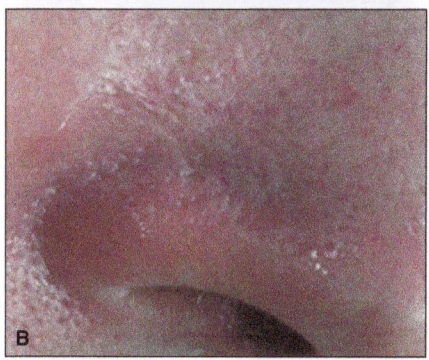

Passo 7. Para os tratamentos subsequentes, a fluência deve ser aumentada e a duração do pulso diminuída, de acordo com as diretrizes do fabricante, para atingir a pigmentação mais clara e os vasos mais finos. Em geral, somente um parâmetro deve ser mudado para intensificar os tratamentos em qualquer momento terapêutico. Habitualmente a fluência é aumentada em alguns tratamentos para alcançar os desfechos clínicos desejados, e a duração de pulso é diminuída nos tratamentos posteriores.

- **DICA:** Perguntar sobre exposição ao sol e uso de protetor solar em todas as consultas. Se houver exposição solar recente, esperar um mês antes de tratar para reduzir o risco de complicações.

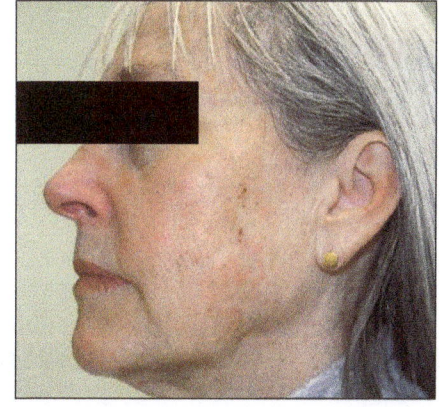

Cortesia da Palomar.
Figura 32.10

Passo 7

- **DICA:** Não tratar se as microcrostas do tratamento anterior estiverem visíveis. Esperar 1 a 2 semanas até que todas as microcrostas tenham desaparecido. O Passo 7 mostra um paciente quatro semanas depois do tratamento de fotorrejuvenescimento com LIP na face com uma área na bochecha esquerda que apresenta microcrosta persistente.

Passo 8. Depois do tratamento, aplicar um produto tópico calmante como gel de aloe vera. O gelo deve ser aplicado por 15 minutos, para minimizar o eritema e o edema, bem como para reduzir o desconforto. O Passo 8 mostra as compressas de gelo e um cilindro gelado, que podem ser usados para gelar a área de tratamento. Se a área de tratamento estiver significativamente eritematosa, o creme de hidrocortisona a 1% e a 2,5% pode também ser aplicado.

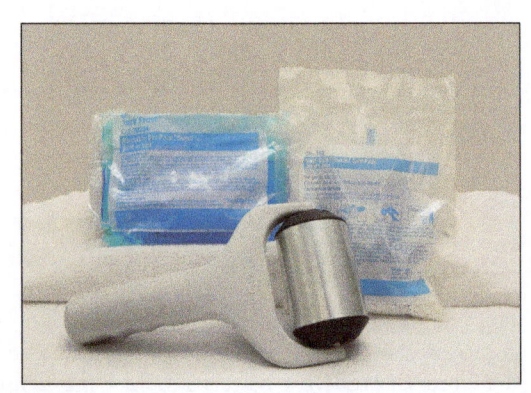

Passo 8

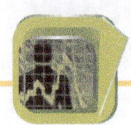

Complicações

- Desconforto ou dor
- Hipopigmentação
- Hiperpigmentação, incluindo agravamento do melasma
- Lesão ocular
- Infecção
- Queimadura com flictena e escarificação
- Dano ou alteração de tatuagens e maquiagem permanente
- Fibrose (extremamente rara)

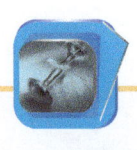

Considerações pediátricas

Os tratamentos pediátricos não estão contraindicados, mas são tipicamente realizados por médicos que se especializam em tratamentos pediátricos com *laser*.

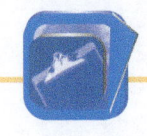

Instruções pós-procedimento

O eritema e o edema são comuns e costumam melhorar dentro de algumas horas a uma semana depois do tratamento. Eles podem ser tratados com a aplicação de gelo por 15 minutos a cada 1 a 2 horas e creme de hidrocortisona a 1% duas vezes por dia por 3 a 4 dias ou até que o eritema involua. As lesões pigmentadas tipicamente continuam a escurecer em 1 a 2 dias depois do tratamento. As microcrostas escurecidas descamam durante 1 a 2 semanas, revelando lesões mais claras ou inaparentes. As lesões vasculares, como as telangiectasias, podem recidivar gradualmente durante 2 a 4 semanas enquanto o paciente passa por uma série de tratamento. As lesões vasculares que se tornaram azuladas ou escuras no momento do tratamento gradualmente desbotarão durante duas semanas. A hiperpigmentação pós-inflamatória (HPI) pode ocorrer com o eritema prolongado, e os pacientes devem entrar em contato com o seu médico se o eritema persistir por mais de cinco dias. As complicações pigmentares, como HPI e hipopigmentação, habitualmente se resolvem em 3 a 6 meses, mas podem ser permanentes. Usar diariamente um protetor solar (FPS 30 com zinco ou titânio) e evitar o sol por quatro semanas depois do tratamento ajudará a minimizar o risco de alterações pigmentares. Se ocorrerem flictenas e/ou crostas, tratar com os cuidados de rotina para ferimentos, usando bacitracina até a cicatrização.

Referências

Adamic M, Troilius A, Adatto M, et al. Vascular lasers and IPLs: Guidelines for care from the European Society for Laser Dermatology. *J Cosm Laser Therapy*. 2007;9:113-124.

Goldman MP. Laser treatment of cutaneous vascular lesions. In: Goldman MP, ed. *Cutaneous and Cosmetic Laser Surgery*. Mosby Elsevier; 2006:31-91.

Kilmer SL. et al. Diode laser treatment of pigmented lesions. *Lasers Surg Med*. 2000;12(suppl):23.

Lowe JL, Kafaja S. Pigmentation of the ageing face—evaluation and treatment. In: Lowe NJ, ed. *Textbook of Facial Rejuvenation: The Art of Minimally Invasive Combination Therapy*. Taylor & Francis; 2002:73-83.

Railan D, Kilmer S. Treatment of benign pigmented cutaneous lesions. In: Goldman MP, ed. *Cutaneous and Cosmetic Laser Surgery*. Mosby Elsevier; 2006:93-108.

Ross V, et al. Intense pulsed light and laser treatment of facial telangiectasia and dyspigmentation: some theoretical and practical comparisons. *Derm Surg*. 2005;31(9):1188-1198.

Smith KC. Combined erythema and telangiectasia respond quickly to combination treatment with intense pulsed light laser followed immediately by long-pulsed Nd:YAG laser. *Cos Derm*. 2007;20(8):503-505.

Tanghetti EA. The versapulse laser. In: Keller GS, ed. *Lasers in Aesthetic Surgery*. Thieme; 2001:190-194.

Yaghmai D, Garden JM. Treating facial vascular lesions with lasers. In: Lowe NJ, ed. *Textbook of Facial Rejuvenation: The Art of Minimally Invasive Combination Therapy*. Taylor & Francis; 2002: 85-100.

2008 MAG Mutual Healthcare Solutions, Inc.'s Physicians' Fee and Coding Guide. Duluth, Georgia. MAG Mutual Healthcare Solutions, Inc. 2007.

CAPÍTULO 33
Microdermoabrasão

Rebecca Small, MD

A microdermoabrasão (MDA) é um procedimento de esfoliação mecânica minimamente invasivo para a troca de superfície da pele. A maioria das modalidades de esfoliação em uso atualmente pode ser classificada como esfoliante químico, incluindo os ácidos glicólico e salicílico, e esfoliante mecânico. Os tratamentos de esfoliação mecânica variam desde simples esfoliações com microcristais, de venda livre, que removem parcialmente o estrato córneo, até procedimentos operatórios como o *resurfacing* com *laser* e dermoabrasão, que podem remover a derme reticular. A profundidade do *resurfacing* alcançado com a MDA fica, conservadoramente, no meio desse espectro. Embora a esfoliação com MDA possa variar desde o afilamento superficial do estrato córneo até a penetração na derme papilar superior, a profundidade-alvo da maioria dos procedimentos de MDA é a remoção do estrato córneo.

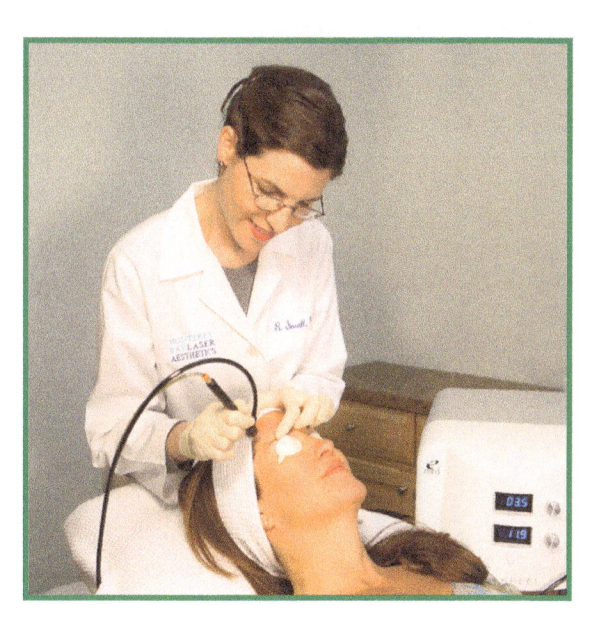

Os tratamentos de esfoliação são baseados nos princípios da cicatrização de feridas. Mediante o ferimento e a remoção das camadas superiores da pele de uma forma controlada, a renovação celular é estimulada com a regeneração de uma epiderme e uma derme mais saudáveis. A avaliação histológica da pele facial depois de repetidos tratamentos com MDA demonstra um processo de cicatrização reparadora da ferida, com regeneração de um estrato córneo compactado e uma epiderme mais lisa. A hidratação da pele aumenta com a função melhorada da barreira epidérmica, e a estimulação de fibroblastos aumenta a espessura dérmica pela produção de elastina e colágeno novos.

A MDA é comumente usada para tratar a pele fotolesada e demonstra melhora da textura da pele, da dilatação dos poros, da acne comedoniana e da hiperpigmentação epidérmica como os lentigos solares. Os tratamentos podem melhorar as linhas finas e as cicatrizes superficiais de acne. Certos aparelhos de MDA também mostraram resultados positivos com a rosácia e com a acne papulopustulosa.

Tradicionalmente, os aparelhos de MDA usam cristais como o elemento abrasivo. A pressão negativa traciona a pele até a ponta do dispositivo manual, e os cristais causam a abrasão superficial da pele conforme passam através da epiderme. Os cristais usados e os fragmentos celulares são aspirados e coletados separadamente para descarte depois do tratamento. Cada passagem da ponteira remove cerca de 15 µm de pele, e duas passadas da maioria dos aparelhos de MDA removem completamente o estrato córneo. A profundidade do *resurfacing* alcançado com a MDA é comparável a um *peeling* químico superficial. A MDA oferece certas vantagens sobre os tratamentos de *peeling* químico, como o controle maior da profundidade de esfoliação, um desconforto comparativamente mínimo e nenhum "tempo de espera" para a pele formar flocos e descascar. Outras alternativas à MDA incluem o *resurfacing* com *laser* e o dermaplainamento ablativo e não ablativo, que utiliza uma lâmina especializada e sem fio que é passada através da pele.

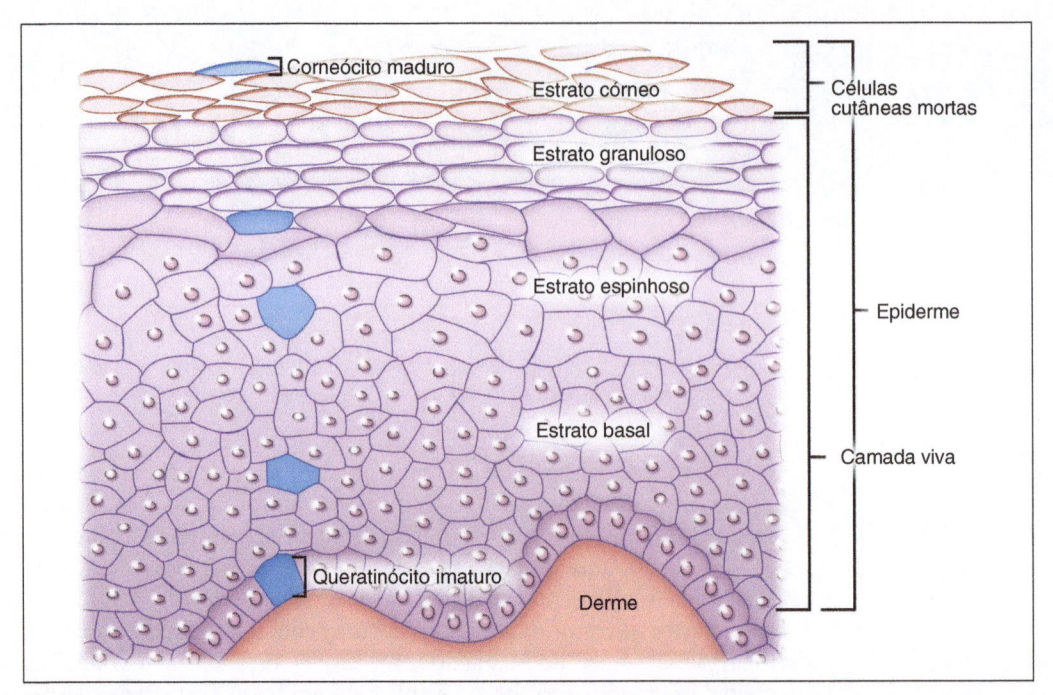

Figura 33.1

Os avanços recentes na tecnologia da MDA combinam a esfoliação com a infusão dérmica. Durante este processo, produtos tópicos são levados até a pele na hora ou logo depois da esfoliação. Esses sistemas aproveitam-se da ruptura transitória da barreira epidérmica, que ocorre com a remoção do estrato córneo, para que os medicamentos cheguem às camadas dérmicas mais profundas. A infusão dérmica pode realçar os resultados em condições como desidratação, hiperpigmentação, acne e rosácea com base nos produtos que são usados.

A MDA é um dos procedimentos estéticos mais realizados nos Estados Unidos, com mais de meio milhão de tratamentos anualmente, de acordo com os dados da American Society for Aesthetic Plastic Surgery. Os tratamentos são tecnicamente simples, com baixo risco de efeitos colaterais, estando associados a um alto grau de satisfação do paciente e considerados adequados ao contexto ambulatorial. A MDA tem se tornado um tratamento estético de rejuvenescimento (TER) essencial para os médicos de cuidados primários que desejam fornecer atendimento estético.

Anatomia

A camada externa da pele, o estrato córneo, é uma camada não viva de corneócitos e lipídeos, que serve como uma barreira contra patógenos microbianos e irritantes ambientais e mantém a pele hidratada e protegida contra lesões. A renovação constante é necessária para que a epiderme mantenha a sua integridade e função eficazmente. Na pele saudável e mais jovem, leva aproximadamente um mês para que os queratinócitos migrem da camada basal viva da epiderme até a superfície do estrato córneo, de onde são descamados (ver a migração dos queratinócitos destacada na Figura 33.1). Na pele envelhecida e danificada pela luz, a maturação dos queratinócitos é mais lenta, e existe uma retenção anormal de células, levando a um estrato córneo espessado e áspero. A ruptura da barreira epidérmica resulta em desidratação da pele e pode causar aumento da sensibilidade. A pele fotodanificada é grossa e exibe discromia, com lentigos solares e pigmentação desigual. O afilamento dérmico, com perda de colágeno e elastina, contribui para a formação das linhas finas. Ao estimular a renovação celular na epiderme e na derme, a MDA é capaz de abordar muitas dessas alterações vistas com o fotoenvelhecimento e o envelhecimento intrínseco.

Resultados e seguimento

Os tratamentos com MDA são mais comumente executados na face, no pescoço, no tórax e nas mãos. Em geral, a pele facial tolera tratamentos mais agressivos e tende a mostrar melhorias maiores do que as áreas não faciais. Acredita-se que a cicatrização epidérmica esteja relacionada com a densidade dos anexos (folículos pilosos e glândulas sudoríparas écrinas) dentro de uma área de tratamento. A epiderme facial tem uma densidade maior de anexos em relação à epiderme não facial, como o pescoço e o tórax, o que pode responder por seu maior potencial de rejuvenescimento. Outras áreas de tratamento incluem as costas e áreas hiperceratósicas como os cotovelos e os joelhos. Os tratamentos podem ser feitos em pacientes com todos os fototipos de Fitzpatrick (ver Capítulo 31 para as classificações de Fitzpatrick). Entretanto, os tratamentos agressivos devem ser evitados nos fototipos mais escuros (IV a VI) por causa de seu risco aumentado de hiperpigmentação pós-inflamatória (HPI). A MDA combinada com a infusão dérmica está associada a menos eritema pós-tratamento e riscos reduzidos de HPI.

Os resultados dos tratamentos com MDA são cumulativos, e tipicamente uma série de seis tratamentos é recomendada em intervalos bimestrais. Os resultados em geral não são clinicamente evidentes depois de um único tratamento. Contudo, os pacientes que tiveram pouco ou nenhum cuidado prévio da pele podem relatar melhorias. Os tratamentos de manutenção podem ser executados a cada 4 a 6 semanas.

Os resultados mais marcados com a MDA são alcançados quando ela é usada em combinação com outros tratamentos de rejuvenescimento, como *peelings* químicos, produtos tópicos, fotorrejuvenescimento com *laser* e luz intensa pulsada (LIP) e *laser* fracionado. Por exemplo, uma redução dramática das lesões epidérmicas pigmentadas benignas, como os lentigos, pode ser alcançada quando a MDA for alternada a cada duas semanas com tratamentos de fotorrejuvenescimento com *laser* ou LIP. A MDA feita antes de tratamentos com *laser* fracionado também pode reduzir a incidência de complicações pós-tratamento como cistos de queratina e acne.

Lista de conferência pré-procedimento

- Realizar uma consulta estética e revisar a história clínica do paciente (ver Capítulo 28).
- Obter termo de consentimento informado (ver Capítulo 28).
- Obter fotografias pré-tratamento (ver Capítulo 28).
- Fazer a profilaxia com medicamento antiviral oral, como aciclovir ou valaciclovir, se houver história de herpes simples ou zóster perto ou na área de tratamento por dois dias antes do procedimento e continuar por três dias pós-procedimento.
- Antes da MDA, os pacientes devem evitar *peelings* químicos, injeções de preenchedores dérmicos, uso de cera e exposição solar direta por duas semanas; descontinuar o uso de produtos contendo ácido retinoico ou alfa-hidroxiácidos (p. ex., ácido glicólico); e evitar injeções de toxina botulínica por uma semana.

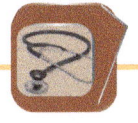

Equipamento

- Aparelho de MDA com elemento abrasivo (p. ex., cristais, ponteiras de diamante). O óxido de alumínio é o cristal mais usado e é ideal para MDA, porque é inerte e encontra-se logo abaixo dos diamantes quanto à dureza. Outros cristais usados incluem o cloreto de sódio, o bicarbonato de sódio e o óxido de magnésio. Os aparelhos de MDA sem cristais têm se tornado populares por causa da inexistência de poeira e dos riscos associados de lesão ocular. Os aparelhos com ponteira de diamante empregam tais ponteiras como o elemento abrasivo e podem ser usados com soluções tópicas para a infusão dérmica.
- Faixa para cabelo.

- Lavagem facial e adstringente para limpar e desengordurar a área de tratamento.
- Campos para preparar o paciente.
- Proteção ocular para o paciente com pequenos óculos de proteção ou gaze úmida.
- No caso dos aparelhos de MDA com cristal, o operador deve usar óculos claros para proteção ocular e uma máscara para reduzir a inalação de partículas.
- Compressas de gaze.
- Protetor solar físico (com zinco ou titânio) e um hidratante calmante para aplicação pós-procedimento.
- Colírio com soro fisiológico.

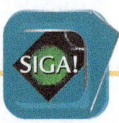

Indicações estéticas

- Hiperpigmentação
- Textura áspera, poros aumentados
- Cicatriz superficial de acne
- Acne comedoniana
- Acne papulopustulosa
- Rosácea e telangiectasias
- Rugas finas
- Ceratose pilar
- Penetração aumentada de produtos tópicos

Melhora da acne papulopustulosa, do rosácea e nas telangiectasias foram demonstradas com certos aparelhos de MDA como o SilkPeel (ponteiras de diamante com infusão dérmica).

Contraindicações

Absolutas

- Gravidez
- Infecção ativa na área de tratamento (p. ex., herpes simples e verrugas)
- Melanoma ou lesões suspeitas de malignidade
- Uso de isotretinoína (Roacutan) no ano anterior
- Dermatoses (p. ex., eczema e psoríase)
- Doença autoimune
- Queimadura solar

Relativas

- Rosácea e telangiectasias (não recomendada com MDA de cristal)
- Acne papulopustulosa (não recomendada com MDA de cristal)
- Pele muito fina ou frouxidão excessiva e pregas cutâneas
- Terapia anticoagulante
- Expectativas não realistas

O Procedimento

O seguinte procedimento é para tratamentos executados com SilkPeel, uma MDA sem cristais, que usa ponteira de diamantes como o elemento abrasivo e que tem infusão dérmica simultânea de soluções tópicas (ver Figura 33.2). As comparações e as recomendações para os aparelhos de MDA com cristal também são incluídas quando possível.

Cortesia de emed.
Figura 33.2

Os resultados do tratamento com MDA para acne papulopustulosa são mostrados antes (Figura 33.3A) e depois de seis tratamentos (Figura 33.3B) realizados em duas semanas separadamente. A solução tópica usada para a infusão dérmica incluiu ácido salicílico a 2%.

■ **ATENÇÃO:** O tratamento de acne papulopustulosa e rosácea é contraindicado com os aparelhos de MDA com cristais.

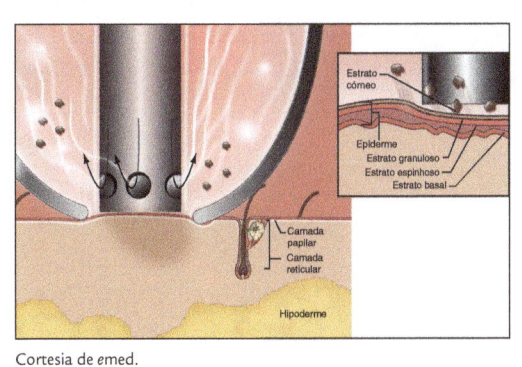

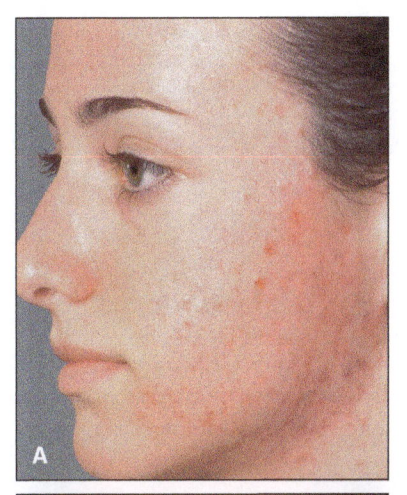

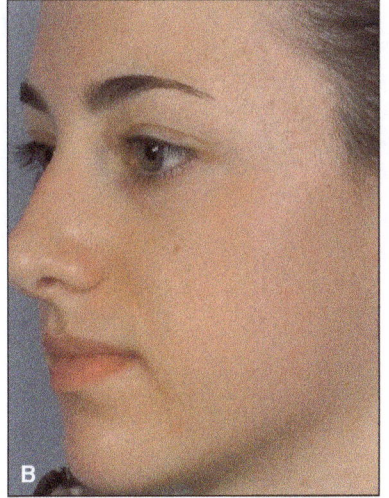

Cortesia de emed.
Figura 33.3

Os resultados do tratamento com MDA para hiperpigmentação são mostrados antes (Figura 33.4A) e depois de seis tratamentos (Figura 33.4B) realizados em duas semanas separadamente. O produto tópico usado para infusão dérmica incluiu hidroquinona, ácido kójico e arbutina.

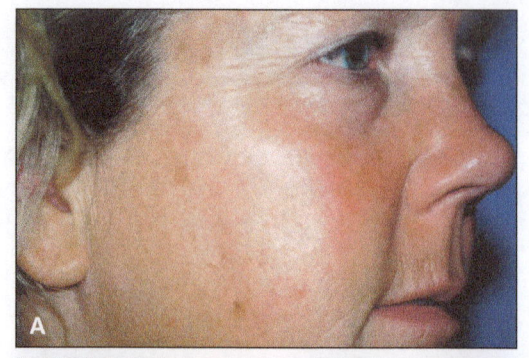

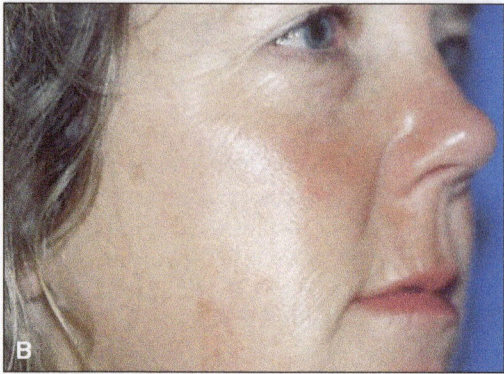

Cortesia de emed.
Figura 33.4

Os resultados do tratamento com MDA para rosácea papulopustulosa são mostrados antes (Figura 33.5A) e depois de seis tratamentos (Figura 33.5B) realizados em duas semanas separadamente. A solução tópica usada para infusão dérmica foi eritromicina a 2% e ácido salicílico a 2%.

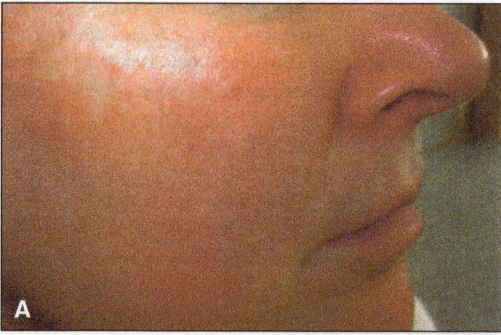

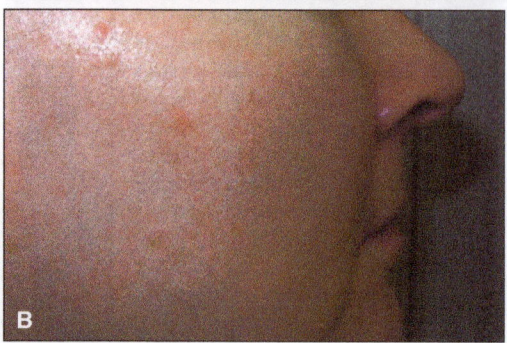

Cortesia de Tejas Desai, MD.
Figura 33.5

Passo 1. Realizar uma avaliação detalhada da pele antes de iniciar o tratamento (ver Formulário de Análise de Pele no Passo 1). A classificação do fototipo de Fitzpatrick é usada para descrever a pigmentação de fundo da pele e a resposta cutânea à exposição solar (ver Capítulo 31 para informação adicional), que é fundamental para determinar o quanto agressivo o tratamento pode ser. A classificação de Glogau é uma medida basal do grau de fotolesão do paciente.

FORMULÁRIO DE ANÁLISE DE PELE

Nome: _____   DN: _____

Classificação do Fototipo de Fitzpatrick (marcar um):

	Fototipo	Cor	Reação
_____	Fototipo I	Branca	Reação à exposição solar: sempre queima, descasca, nunca bronzeia
_____	Fototipo II	Branca	Habitualmente queima, bronzeia com dificuldade
_____	Fototipo III	Branca	Às vezes queima levemente, bronzeia medianamente
_____	Fototipo IV	Morena clara	Raramente queima, bronzeia facilmente
_____	Fototipo V	Morena escura	Muito raramente queima, bronzeia muito facilmente
_____	Fototipo VI	Negra	Nunca queima, bronzeia muito facilmente

Classificação do Fotoenvelhecimento de Glogau (marcar um):

	Grupo	Descrição	Características
_____	Grupo I	Leve (28-35 anos de idade)	Nenhuma ceratose, pouco enrugamento, nenhuma fibrose, pouca ou nenhuma maquiagem
_____	Grupo II	Moderado (35-50 anos de idade)	Ceratoses actínicas precoces, leve descoloração de pele, enrugamento precoce, linhas de sorriso paralelas, cicatrizes leves, pouca maquiagem
_____	Grupo III	Avançado (50-65 anos de idade)	Ceratoses actínicas, descoloração de pele óbvia, telangiectasias, enrugamento, cicatrizes moderadas de acne, sempre usa maquiagem
_____	Grupo IV	Grave (65-75 anos de idade)	Ceratoses actínicas, possíveis cânceres de pele, enrugamento, envelhecimento gravitacional, cicatrizes graves de acne, usa maquiagem espessa

Fototipo

_____ Seca _____ Oleosa _____ Mista

Avaliação Pré-procedimento
Código

PG – Poros Grandes	S – Secura	O – Oleosidade
M – Miliária	C – Comedões	
T – Telangiectasia	I – Irritação	C – Cicatriz
P – Pigmentação	R – Rugas	

Colocar as abreviaturas nas zonas faciais do diagrama para notar as áreas de condições e considerações específicas

Zona I _____
Zona II _____
Zona III _____
Zona IV _____
Zona V _____
Zona VI _____
Zona VII _____
Zona VIII _____
Zona IX _____
Zona X _____
Zona XI _____

Outro: _____
_____
_____

Foto Obtida: Sim   Não

Plano de Tratamento: _____
_____

Data: _____   Assinatura: _____

Exemplo de Formulário de Análise de Pele.
Passo 1

A MDA pode ser feita como um procedimento de *resurfacing* muito superficial ou apenas superficial (ver Figura 33.6 para as definições da terminologia de *resurfacing*). As profundidades listadas na figura vão desde a superfície da pele até a camada indicada. A profundidade da esfoliação com MDA aumenta com o incremento da pressão de vácuo, o número de passagens e um dispositivo manual mais agudo. Nos aparelhos com ponteira de diamante, a profundidade de esfoliação também aumenta com a abrasividade do atrito. A pressão para baixo na pele pode aumentar a profundidade da esfoliação com alguns dispositivos com a ponteira de diamante. A ponteira do SilkPeel tem um bloco diamantado com recessos, e a pressão para baixo na pele aumenta a profundidade de esfoliação. Nos aparelhos de cristal, a profundidade da esfoliação também aumenta pelo movimento do dispositivo manual mais lentamente sobre a pele, usando partículas de tamanhos maiores e taxas mais altas de fluxo de cristais.

- **DICA:** Duas passagens com o SilkPeel, que usa uma cabeça de tratamento com lixa 60 e regulagem de vácuo de 5 psi (200 mmHg), penetram em 30 a 35 μm e removerão completamente o estrato córneo.

- **DICA:** Duas passagens com a maioria das MDAs de cristal de óxido de alumínio usando uma regulagem de vácuo de 4 psi (200 mmHg) removerão completamente o estrato córneo.

- **ATENÇÃO:** As profundidades maiores de penetração têm maior potencial para melhoras, mas também estão associadas a maiores riscos de complicação. Uma vez que a derme seja rompida, o que é tipicamente evidente com o sangramento, a cicatriz deve ser considerada.

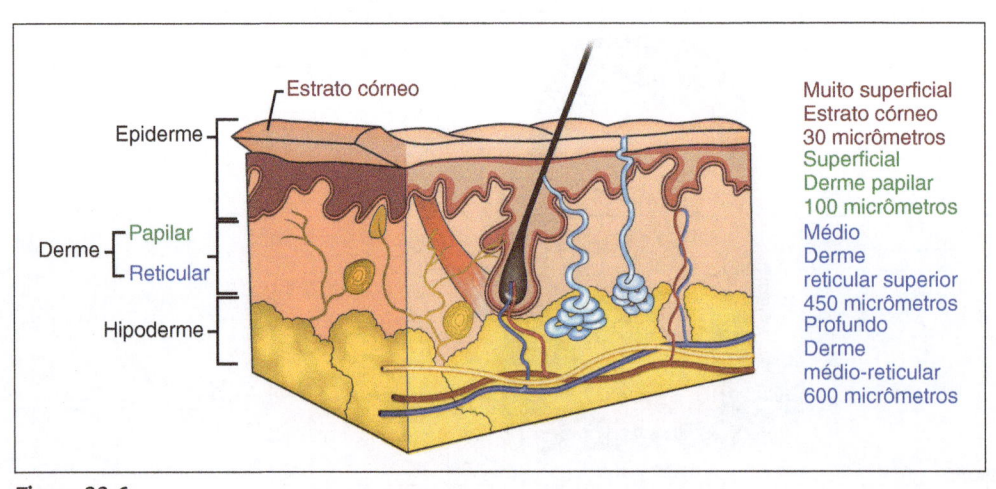

Figura 33.6

Passo 2. Posicionar o paciente confortavelmente, deitando-o em supinação na mesa de tratamento. Fazer com que o paciente remova as lentes de contato e colocar uma faixa para cabelo. Limpar a área de tratamento com um limpador suave e desengordurar a pele usando um adstringente com base alcoólica. Assegurar que a pele esteja completamente seca antes do tratamento. Cobrir os olhos do paciente com óculos de proteção ou gaze úmida. No caso dos aparelhos de MDA com cristal, o operador deve usar óculos claros para proteção ocular e uma máscara para reduzir a inalação de partículas.

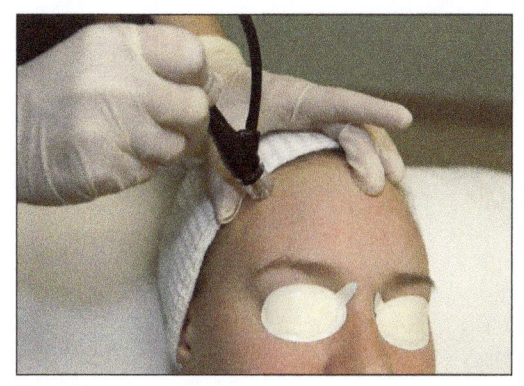

Passo 3. Selecionar o tamanho e a aspereza da ponteira de diamante (ver Passo 3). A ponteira de 6 mm deve ser usada para a face e a de 9 mm para áreas maiores, como o dorso. A seleção do tamanho da lixa é baseada na agressividade do tratamento. As ponteiras variam quanto à aspereza, desde lisas e sem lascas de diamante, até finas (lixa 120) e grossas (lixa 30).

- **DICA:** Com o SilkPeel, a maioria dos tratamentos pode ser realizada com a ponteira de lixa 100. As áreas hiperceratósicas como os cotovelos e os joelhos respondem bem a uma ponteira mais grossa, de lixa 60. Os lábios podem ser tratados com a cabeça lisa.

- **ATENÇÃO:** O tratamento dos lábios é contraindicado com a MDA de cristal.

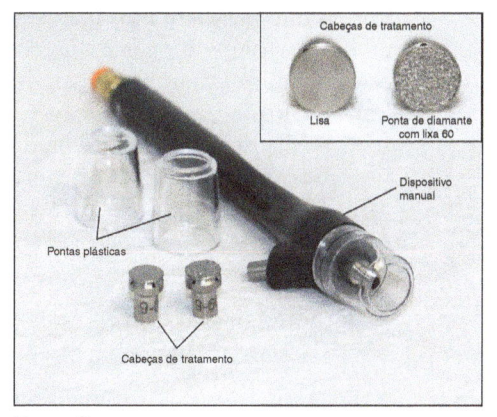

Passo 4. Ajustar o fluxo de vácuo ocluindo a ponteira do dispositivo manual com um dedo enluvado, como mostrado no Passo 4. A força do vácuo afeta a profundidade de *resurfacing*, e pequenos ajustes neste parâmetro podem regular a intensidade de um tratamento. As regulagens de vácuo recomendadas variam conforme o fabricante. Em geral, as regulagens conservadoras devem ser selecionadas para tratamentos iniciais com base no fototipo de Fitzpatrick do paciente, na tolerância e na área de tratamento usando as diretrizes do fabricante.

- **DICA:** O vácuo do SilkPeel deve ser regulado em 3,5 a 4 psi (180 a 200 mmHg) para o tratamento na face e no tórax, 2,8 a 3 psi (145 a 155 mmHg) para o pescoço e 5 a 6 psi (260 a 310 mmHg) para as mãos e as costas. Para os aparelhos de MDA com cristal, as regulagens de vácuo para tratamento inicial variam de 50 até 200 mmHg e são dependentes do dispositivo.

- **DICA:** Os pacientes com fototipos de Fitzpatrick mais altos estão mais propensos ao eritema pós-inflamatório (HPI) prolongado, devendo ser usados os limites inferiores das regulagens de vácuo.

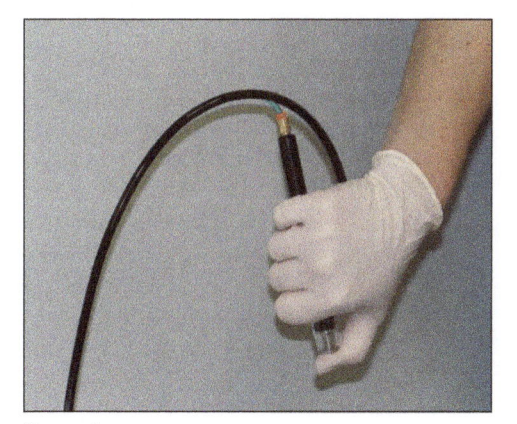

- **ATENÇÃO:** Os aparelhos que utilizam a infusão dérmica simultânea estão associados a menos desconforto. Os pacientes podem experimentar abrasões superficiais sem relatar dor durante o tratamento, sendo que o depoimento do paciente pode ser um indicador menos confiável da intensidade do tratamento. A observação da resposta tecidual é, por conseguinte, particularmente importante para determinar as regulagens de vácuo com os aparelhos de infusão dérmica.

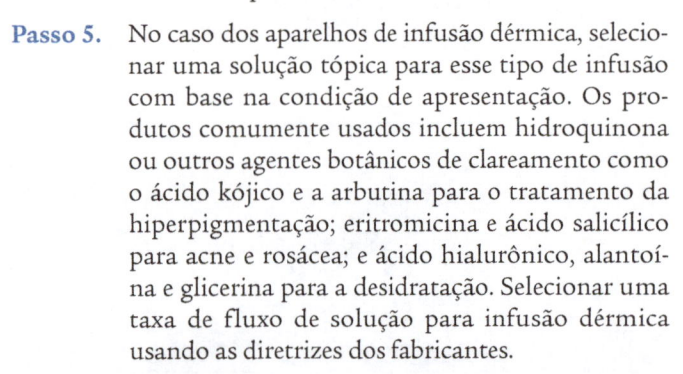

Passo 5. No caso dos aparelhos de infusão dérmica, selecionar uma solução tópica para esse tipo de infusão com base na condição de apresentação. Os produtos comumente usados incluem hidroquinona ou outros agentes botânicos de clareamento como o ácido kójico e a arbutina para o tratamento da hiperpigmentação; eritromicina e ácido salicílico para acne e rosácea; e ácido hialurônico, alantoína e glicerina para a desidratação. Selecionar uma taxa de fluxo de solução para infusão dérmica usando as diretrizes dos fabricantes.

- **DICA:** Duas soluções tópicas podem ser usadas durante um tratamento como, por exemplo, para tratar a desidratação e a hiperpigmentação.
- **DICA:** As taxas de infusão dérmica típica do SilkPeel variam de 15 a 20 mL/min (ver Passo 5).

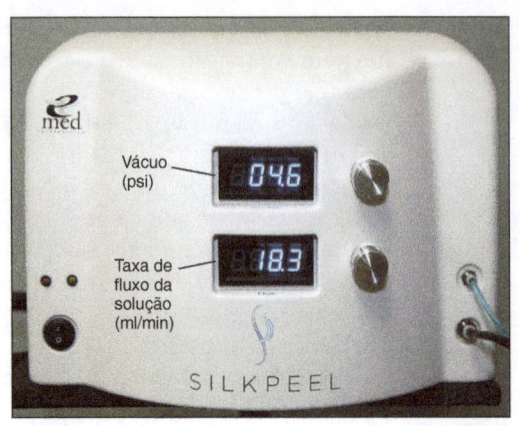

Passo 6. Mover o dispositivo manual suave e lentamente através da pele, como mostrado no Passo 6, para o tratamento da face. A esfoliação com o SilkPeel não ocorrerá a menos que a ponta se mova através da pele. Para a primeira passagem, os contatos devem ser feitos da parte central da face para a periferia. O procedimento habitualmente começa na testa, prossegue para a ponte nasal e então cobre as bochechas, o queixo e a boca. Estirar a pele entre os dedos, colocar o dispositivo manual perpendicular e em bom contato com a pele e mover o dispositivo através da pele em paralelo à linha de tensão entre os dedos. Observar a pele para o desfecho clínico desejado de eritema leve. Reavaliar a resposta do tecido e a tolerância do paciente ao longo do tratamento e ajustar as regulagens de acordo. Depois de terminar a primeira passagem por toda a face, fazer uma segunda passagem seguindo o mesmo padrão de contato que a primeira passagem. A segunda passagem da MDA com cristal é habitualmente perpendicular à primeira passagem. Para o tratamento do pescoço, fazer com que o paciente erga o queixo para estender o pescoço, usar contatos verticais e efetuar somente uma passagem. Para o tratamento do tórax, efetuar duas passagens com os contatos a partir da linha média até a periferia.

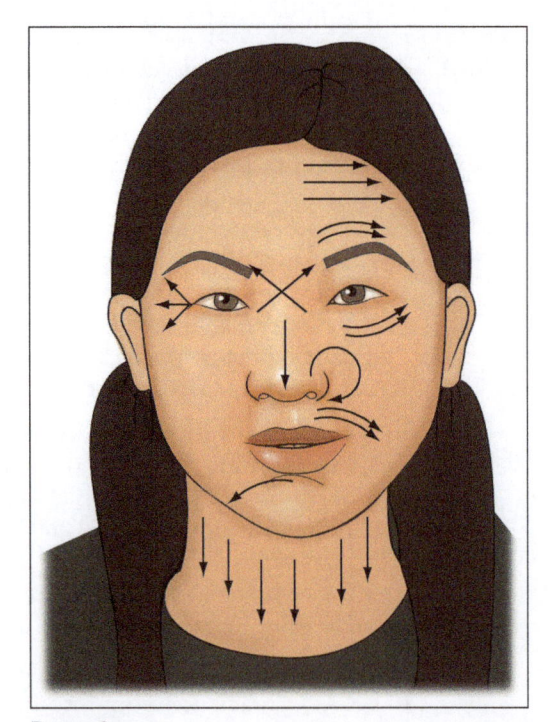

Para o tratamento das mãos, fazer com que o paciente faça uma empunhadura ao redor de um campo e efetuar duas passagens com contatos paralelos e, em seguida, perpendicularmente ao eixo do antebraço.

- ■ **ATENÇÃO:** As petéquias ou hemorragias puntiformes indicam que as regulagens estão muito intensas e devem ser reduzidas.

TABELA 33-1

Área	Espessura (micrômetros)			
	Epiderme	Derme	Subcutâneo	Total
Testa	202	969	1.210	2.381
Lábio superior	156	1.061	931	2.143
Queixo	149	1.375	1.020	2.544
Bochecha	141	909	459	1.509
Pálpebras	130	215	248	593
Pescoço	115	138	544	1.697
Lábio inferior	113	973	829	1.915
Nariz	111	918	735	1.764

- ■ **DICA:** Reduzir a intensidade do tratamento quando estiver próximo de áreas com pele fina, como a área periorbital. Com o SilkPeel, reduzir a pressão de vácuo para 2,8 a 3 psi (145 a 155 mmHg).

- ■ **ATENÇÃO:** Com a MDA de cristal, não deixar o dispositivo manual em um ponto, porque isso aumentará a profundidade de abrasão e poderá lesar a pele.

Passo 7. Em consultas subsequentes, os parâmetros podem ser aumentados para intensificar os tratamentos. Em geral, somente um parâmetro deve ser mudado para intensificar os tratamentos em qualquer momento terapêutico. Tipicamente, o número de passagens é aumentado em alguns tratamentos para alcançar os desfechos clínicos desejados, e as regulagens de vácuo são aumentadas nos tratamentos mais adiantados. Um total de 2 a 4 passagens pode ser feito em áreas de pele mais espessa (ver Tabela 33-1 para a espessura da pele em diferentes áreas faciais) como a testa, o lábio superior e o queixo ou áreas problemáticas, levando em consideração a resposta tecidual e a tolerância do paciente. A aspereza da lixa também pode ser aumentada em consultas subsequentes para intensificar os tratamentos.

- ■ **DICA:** As cicatrizes de acne exigem tratamentos mais agressivos. Com o SilkPeel, uma ponteira com lixa 100 com 6 psi e até quatro passagens cruzadas sobre a área podem ser efetuadas.

Passo 8. Aplicar um produto tópico calmante e um protetor solar com FPS 30 ou superior (contendo zinco ou titânio).

- **DICA:** Ao usar MDA com cristal, remover todos os fragmentos de cristal da face com gaze úmida antes de aplicar o produto, prestando muita atenção à área periorbital.

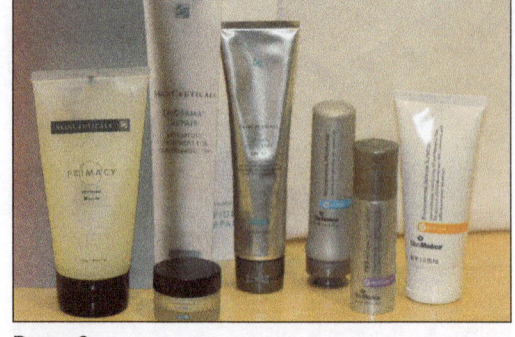

Passo 8

Passo 9. Higienizar e esterilizar as partes reutilizáveis do equipamento entre os tratamentos dos pacientes de acordo com as diretrizes do fabricante. O Passo 9 mostra o recipiente de descarte após o tratamento, com fragmentos da superfície da pele e a solução de infusão dérmica usada. Depois que o tratamento do paciente é concluído, o frasco de infusão dérmica é substituído por uma solução desinfetante que é circulada para higienizar a máquina antes do próximo paciente. As ponteiras de diamante são autoclavadas depois de cada tratamento para esterilização.

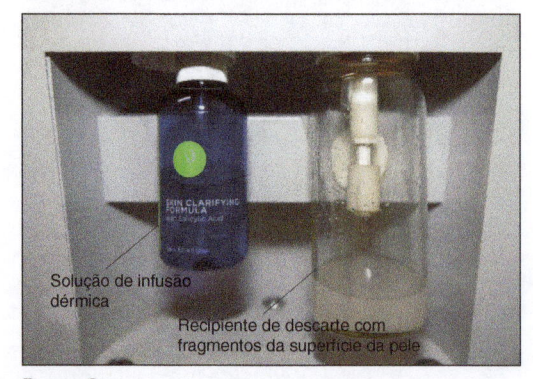

Passo 9

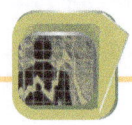

Complicações

- Abrasão superficial
- Ativação de herpes simples
- Dor ou desconforto temporário
- Irritação e/ou eritema prolongados
- Hiperpigmentação pós-inflamatória (risco aumentado com fototipos de Fitzpatrick altos)
- Petéquias ou púrpura
- Lesão ocular
- Urticária (com MDA por cristal)
- Possibilidade remota de cicatriz

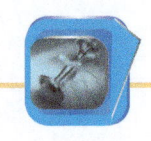

Considerações pediátricas

A MDA pode ser realizada em adolescentes com consentimento dos pais, mas é contraindicada em pacientes pediátricos.

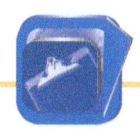

Instruções pós-procedimento

Os pacientes tipicamente experimentam eritema e xerose leves por 1 a 2 dias pós-tratamento com MDA por cristal, mas podem não apresentar esses efeitos posteriores com a MDA utilizando infusão dérmica. Um hidratante calmante não oclusivo pode ser aplicado com frequência conforme a necessidade para a xerose. O paciente não deve usar produtos tópicos irritantes como retinoides, adstringentes, ácido glicólico e depiladores nem se submeter ao uso de cera, injeções de preenchedores dérmicos, ou *laser* ou tratamentos de LIP por uma semana. O paciente também deve evitar exposição solar direta por uma semana e usar um protetor solar de grande espectro com FPS 30 ou superior (contendo zinco ou titânio). Se ocorrer descamação, aconselhar os pacientes a não puxar as escamas, porque isso pode resultar em cicatriz, e aplicar bacitracina diariamente até a cicatrização.

Referências

Alam M, Omura N, Dover JS, et al. Glycolic acid peels compared to microdermabrasion: a right-left controlled trial of efficacy and patient satisfaction. *Derm Surg*. 2000;28:475-479.

Bhalla M, Thami GP. Microdermabrasion: reappraisal and brief review of literature. Derm Surg. 2006;32(6):809-814.

Coimbra M, et al. A prospective controlled assessment of microdermabrasion for damaged skin and fine rhytids. *Plast Reconstr Surg*. 2004;113:1438-1443.

Freedman BM, Rueda-Pedraza E, Waddell SP. The epidermal and dermal changes associated with microdermabrasion. *Derm Surg*. 2001;27(12):1031-1034.

Freeman MS. Microdermabrasion. *Facial Plast Surg Clin North Am*. 2001;9(2):257-266.

Grimes P. Microdermabrasion. *Derm Surg*. 2005;31(9):1160-1165.

Hernandez-Perez E, Ibiett EV. Gross and microscopic findings in patients undergoing microdermabrasion for facial rejuvenation. *Derm Surg*. 2001;27(7):637-640.

Karimipour DJ, et al. Microdermabrasion with and without aluminum oxide crystal abrasion: a comparative molecular analysis of dermal remodeling. *J Am Acad Derm*. 2006;54(3):405-410.

Koch RJ, Hanasomo M. Microdermabrasion. *Facial Plast Surg Clin N Am*. 2001;9(3):377-381.

Moy LS, Maley C. Skin management: a practical approach. *Plas Surg Prod*. 2007;Jan:24-28.

Rajan P, Grimes P. Skin barrier changes induced by AL_2O_3 and NaCl microdermabrasion. *Derm Surg*. 2002;28(5):390-393.

Rubin MG, Greenbaum SS. Histologic effects of aluminum oxide microdermabrasion on facial skin. *J Aesth Derm Cosmetic Surg*. 2000;1:237.

Sadick N. A review of microdermabrasion. *Cosm Derm*. 2005;18:351-354.

Spencer JM, Kurtz ES. Approaches to document the efficacy and safety of microdermabrasion procedure. *Derm Surg*. 2006;32(11):1353-1357.

Tejas DD, Moy LS, et al. Evaluation of the SilkPeel system in treating erythematotelangectatic and papulopustular rosacea. *Cosm Derm*. 2006;19(1):51-57.

2008 MAG Mutual Healthcare Solutions, Inc.'s Physicians' Fee and Coding Guide. Duluth, Georgia. MAG Mutual Healthcare Solutions, Inc. 2007.

CAPÍTULO 34
Eletrocirurgia de Alta Frequência

E. J. Mayeaux, Jr., MD, DABFP, FAAFP

A eletrocirurgia usa corrente de alta frequência em uma variedade de aplicações dermatológicas. A corrente alternada varia entre 100 e 4.000 KHz. Em frequências >100 kHz, não ocorre despolarização da membrana celular, de modo que não existe nenhum choque ou contração muscular associada. As correntes de alta frequência operam no campo dos sinais de rádio AM, sendo que a eletrocirurgia é usada em procedimentos para fins cosméticos, porque as correntes de alta frequência permitem o corte liso do tecido sem dissipar o calor nos tecidos circundantes, limitando a lesão e a fibrose. O corte com uma unidade de eletrocirurgia de alta frequência não envolve calor. Porém, as formas de onda devem ser modificadas para produzir calor nos modos de coagulação.

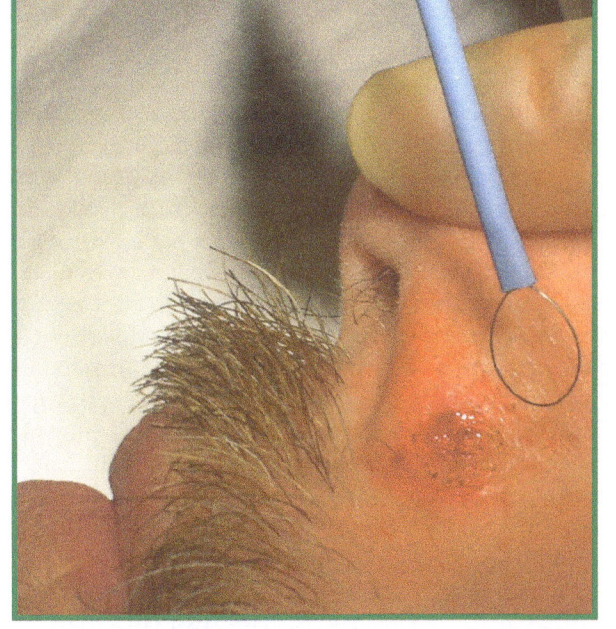

A ablação ou a destruição térmica do tecido também é possível com as unidades de eletrocirurgia. Mudando as formas de onda eletrocirúrgica, um calor adicional pode ser criado para aumentar a destruição tecidual. As unidades de eletrocirurgia mais antigas eram limitadas às correntes ablativas por causa de suas baixas frequências de corrente (p. ex., Hyfrecator, ConMed Corporation, Utica, NY). Os procedimentos com fulguração do tecido não são considerados estéticos*, mas são efetivos para destruir verrugas ou outros crescimentos em áreas corporais sem relevância estética. Um pequeno eletrodo de ponta esférica pode ser usado para a ablação das lesões superficiais da pele. Os eletrodos planos são usados para destruição por matricectomia durante a cirurgia para unha encravada (ver Capítulo 63). A ablação de veias e telangiectasias não desejadas pode ser executada com fios finos inseridos nos vasos.

Uma aplicação importante da eletrocirurgia dérmica é a suavização das bordas da ferida depois da excisão das lesões por *shaving* (ver Capítulo 57). Depois que uma lesão é removida pela técnica de *shaving*, habitualmente fica um defeito cutâneo côncavo. Se esse defeito curar sem alteração, pode resultar em uma cicatriz circular e deprimida. A sombra produzida pelas bordas da depressão cria um resultado estético ruim e chama a atenção do observador. O desfecho estético final pode ser melhorado pelo alisamento

---

*N. de R. T. A revisão técnica não concorda com essa assertiva. A eletrofulguração está indicada para lesões superficiais e quando bem empregada apresenta excelentes resultados cosméticos.

ou pela suavização das bordas da ferida. A suavização mistura a cor final clara da cicatriz com a pele circundante e elimina quaisquer bordas talhadas da ferida que possam projetar sombras nas superfícies cutâneas verticais.

A suavização é executada usando somente uma corrente de corte de frequência alta. A técnica usa passagens superficiais de uma alça eletrocirúrgica sobre a superfície da pele. A técnica pode ser usada para alisar qualquer irregularidade da superfície da pele. A fibrose que resulta da lesão dérmica mais profunda é evitada, porque a técnica é projetada para afetar somente a superfície cutânea.

A maioria dos geradores permite a comutação entre os modos de corte e coagulação e pode misturar um efeito cortante com um efeito de coagulação. Esses modos mesclados permitem a hemostasia por coagulação concomitante à excisão cirúrgica dos tecidos. Os modos mesclados representam uma proporção maior de efeito de coagulação que minimiza o sangramento, mas aumenta o dano térmico, motivo pelo qual não são habitualmente usados na cirurgia de pele.

O gerador eletrocirúrgico é ativado por um interruptor de pedal ou manual, com dois botões separados ou um botão bimodal mediano. O dispositivo manual é segurado como um lápis, e os eletrodos são inseridos na extremidade distal. Muitos geradores, embora não todos, podem usar aparelhos manuais e eletrodos intercambiáveis. Alguns geradores eletrocirúrgicos apresentam um modo de espera, que permite os ajustes mas não a ativação até que alterado para o modo ativo.

Os eletrodos de retorno (paciente) podem ser blocos de gel adesivo ou uma "antena" e podem ser descartáveis ou reutilizáveis. Eles devem ser aplicados próximos ao local operatório ou segurados nas mãos do paciente. O fio deve ser conectado ao gerador e o circuito deve ser testado antes do procedimento para garantir que o sistema esteja funcionando corretamente. Um contato ruim entre o bloco dispersivo e o paciente pode resultar em uma queimadura térmica naquele local.

Um evacuador de fumaça é essencial para remover a "pluma de fumaça" produzida durante o procedimento. Ele filtra as partículas aerotransportadas e os microrganismos coexistentes que estejam presentes. O operador habitualmente deve ativar o evacuador de fumaça antes de ligar a unidade eletrocirúrgica. Alguns fabricantes têm combinado uma unidade eletrocirúrgica com um evacuador de fumaça, de forma que, quando o gerador for ativado, o evacuador de fumaça é também automaticamente ativado. Isso minimiza o espalhamento da fumaça na sala de tratamento. Uma série de microfiltros ajuda a remover o carbono, o cheiro e as partículas virais geradas.

Algumas unidades de eletrocirurgia de alta frequência incorporam a monitoração do eletrodo de retorno (MER), uma excelente característica de segurança. Se o circuito elétrico for interrompido durante o procedimento, a operação da unidade será inibida. Uma luz de advertência e/ou um tom audível advertem o profissional, por exemplo, de que o coxim de referência do paciente ficou solto ou não foi preso. As unidades de circuito isoladas automaticamente desativam o gerador eletrocirúrgico se alguma corrente transmitida para o eletrodo ativo não for retornada pelo eletrodo do paciente. Os geradores com circuitos isolados ou unidades de monitoração do eletrodo de retorno ajudam a minimizar os acidentes elétricos. A maior parte dessas características especiais de segurança vale o seu custo adicional.

As unidades eletrocirúrgicas exigem cuidados mínimos. Elas devem ser limpas regularmente com desinfetantes, sobretudo os painéis e os controles. Os aparelhos manuais descartáveis, os blocos dispersivos e as pontas podem ser comprados a granel de vários fabricantes, embora nem sempre seja possível usar esses itens em todas as máquinas. Os aparelhos manuais, as placas de eletrodos dispersivos, os eletrodos de ponta esférica e os eletrodos de alça quando descartáveis minimizam a possibilidade de contaminação cruzada no paciente. Esses materiais são inutilizados depois de cada uso. Os eletrodos reutilizáveis devem ser limpos e desinfetados. Os fragmentos nos eletrodos de ponta esférica podem ser removidos com esfregação, seguida por imersão em desinfetante ou esterilização com gás. A ativação do eletrodo por 5 a 10 segundos em um nível de energia moderado esteriliza a alça, mas não a placa ou a caneta isolante. Alguns aparelhos manuais podem ser esterilizados com gás, mas não devem ser imersos em solução desinfetante. A recomendação do fabricante deve ser sempre seguida. Os filtros de evacuação de fumaça devem ser substituídos regularmente conforme as recomendações do fabricante. Os condutos grosseiramente contaminados devem ser descartados logo após o procedimento.

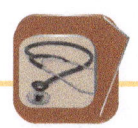

Equipamento

- Os materiais de preparo cutâneo estão listados no Apêndice E.
- O material de anestesia pode ser encontrado no Apêndice F.

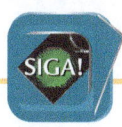

Indicações

- Corte ou ablação de lesões da pele
- Ablação de telangiectasias
- Hemostasia em feridas
- Excisão de lesões cutâneas
- Criação de retalhos cutâneos para fechar defeitos de pele
- Aplainamento de rinofima
- Remoção de lesões palpebrais
- Matricectomia para unhas encravadas
- Suavização de locais de excisão por *shaving* (barbirese)
- Suavização de irregularidades da superfície cutânea

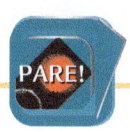

Contraindicações

- Aplicação de eletrocirurgia para tratamento de uma lesão diretamente sobre um marca-passo ou perto dele
- Pacientes em contato direto com instrumentos de metal ou mesas de metal
- Pacientes não aterrados
- Equipamento com funcionamento inapropriado

O Procedimento

Passo 1. Administrar anestesia local para a maioria dos procedimentos eletrocirúrgicos excisionais, destrutivos ou de suavização. A tubulação do evacuador de fumaça deve ser posicionada próximo ao local da lesão da pele.

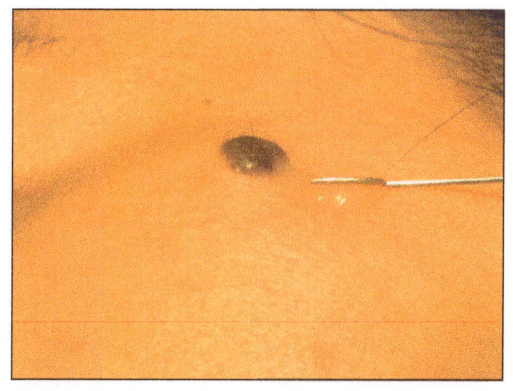

Passo 1

Passo 2. Um *shaving* (barbirese) eletrocirúrgico assemelha-se às excisões por *shaving* com lâmina fria (ver Capítulo 57) a não ser que a lesão cutânea possa ser removida em camadas caso uma amostra patológica não seja necessária. Ao usar uma alça dérmica para remover uma lesão elevada ou pedunculada, esta pode ser agarrada e elevada com uma pinça de Adson. Primeiro, colocar a alça sobre a lesão.

Passo 3. Elevar a lesão para cima através da alça, ativar o eletrodo e movê-lo horizontalmente para liberar a lesão do tecido subjacente. Usar uma corrente mista (i. e., cortante e coagulante) ou cortante pura para a excisão.

- **ATENÇÃO:** Com maior tração para cima na lesão, o eletrodo de alça passa mais profundamente à derme, resultando em maior fibrose. Para evitar tração excessiva, muitos médicos cortam as lesões sem usar a pinça para elevá-las.

- **ATENÇÃO:** Evitar eletrodos não dérmicos de alça para a excisão de lesões cutâneas. O uso de eletrodos de alça maiores, como as alças cervicais, produz defeitos maiores. Usar alças dérmicas pequenas e curtas para o melhor controle da profundidade de excisão e para suavização.

Passo 4. Ao raspar lesões mais planas, uma alça pequena ou um fio fino ligeiramente curvado pode ser passado de um lado para outro, raspando lentamente a derme até que a lesão seja removida por inteiro e a derme normal exposta.

Passo 5. Depois de uma excisão por *shaving*, um defeito circular tipo cratera frequentemente está presente. Para executar a suavização, a regulagem da máquina é colocada na corrente de corte, e a regulagem de potência é diminuída. Estirar a pele que cerca o local de tratamento usando os dedos da mão não dominante. Passar a alça sobre a superfície da pele com movimentos curtos, de um lado para o outro, eliminando as bordas afiadas e mesclando as bordas da ferida com a pele circundante. A ferida final é suavizada e produz resultados estéticos melhores.

- **ATENÇÃO:** Os médicos novatos muitas vezes produzem defeitos adicionais em concha quando efetuam inicialmente a suavização eletrocirúrgica. Para evitar defeitos côncavos adicionais, estirar a pele em torno do local de tratamento corretamente e passar a alça no ar logo acima do local de tratamento. Baixar gentilmente a alça até a superfície da pele, sem arrastá-la sobre a superfície durante a suavização, para evitar defeitos adicionais e cicatrizes mais profundas.

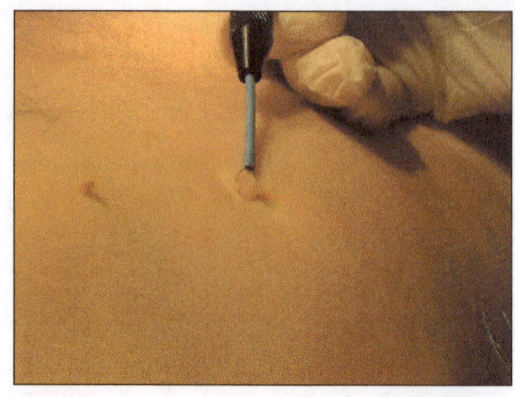

Passo 2

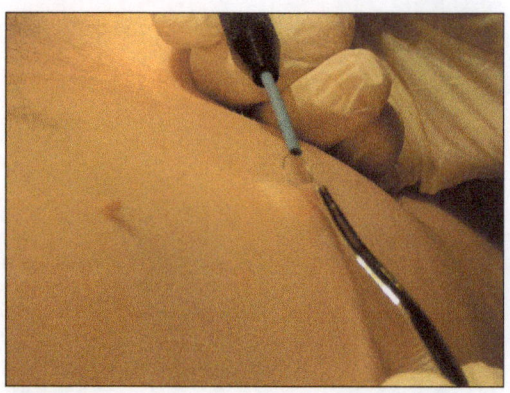

Passo 3

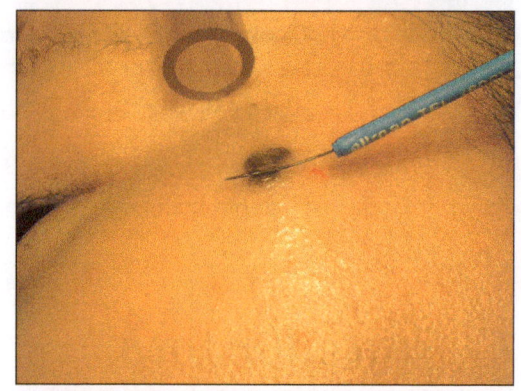

Passo 4

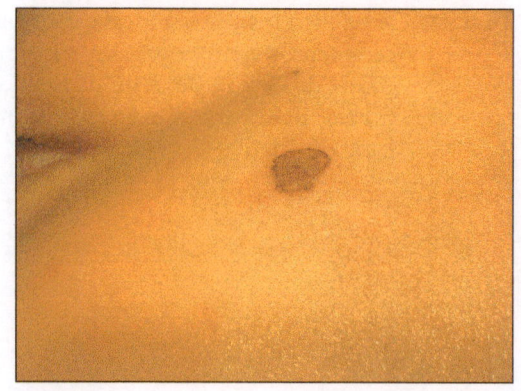

Passo 5

Passo 6. Efetuar a ablação por coagulação (A) de lesões cutâneas superficiais ou de pontos sangrantes depois de um *shaving* usando a corrente de coagulação com uma regulagem de potência de 3 a 4,5 (30 a 45 W). Segurar o eletrodo de ponta esférica ou agulha diretamente sobre a superfície do tecido para produzir uma queimadura (i. e., uma lesão térmica). A fulguração (B) produz uma escara (i. e., crosta seca de queimadura) que limita a profundidade da lesão térmica. Para fulgurar, deve-se segurar o eletrodo logo acima da superfície do tecido, e uma faísca fará o percurso da ponta do eletrodo até a superfície da pele. O eletrodo pode ser suavemente "batido" na superfície da pele para facilitar essa técnica de faiscamento ou fulguração.

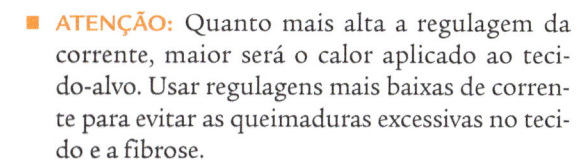

- **ATENÇÃO:** Quanto mais alta a regulagem da corrente, maior será o calor aplicado ao tecido-alvo. Usar regulagens mais baixas de corrente para evitar as queimaduras excessivas no tecido e a fibrose.

Passo 7. A eletrocirurgia remove eficazmente as veias não desejadas. A máquina é regulada na corrente de coagulação, com uma regulagem de 2 a 3,5 (20 a 35 W). Inserir o fino fio de tungstênio na veia, perfurando com o fio através da pele esticada. Aplicar um breve pulso (meio segundo) de corrente de cauterização. A anestesia local não costuma ser administrada antes da ablação de telangiectasias, porque o fluido distorce os tecidos locais e o vaso. Muitos pacientes toleram bem a aplicação breve da corrente de baixa voltagem; o Diazepam® oral ou os cremes anestésicos superficialmente aplicados também podem ser usados.

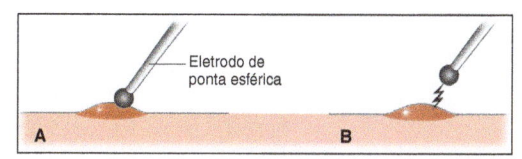

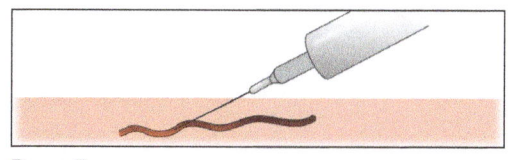

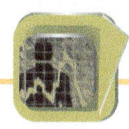

Complicações

- Sangramento
- Infecção
- Formação de cicatriz
- Criação de partículas e microrganismos aerotransportados
- Queimaduras não intencionais

Pelo fato de os tratamentos com eletrocirurgia de alta frequência ocasionalmente causarem reprogramação de marca-passos, o eletrodo de retorno deve ser colocado de forma que o trajeto da corrente não cruze o marca-passo, e os pacientes com marca-passo devem ser monitorados depois do tratamento.

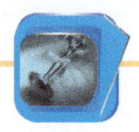

Considerações pediátricas

A pele dos pacientes pediátricos costuma apresentar ótimo fluxo sanguíneo e cicatriza muito bem. Entretanto, esses pacientes dificilmente se mantêm sentados e quietos durante procedimentos demorados. A maturidade e a capacidade de cooperação do paciente devem ser consideradas antes da decisão de tentar realizar um procedimento ambulatorial. Às vezes é necessário sedar o paciente para fazer o reparo de uma laceração (ver Capítulo 122). A dose máxima recomendada de lidocaína em crianças é de 3 a 5 mg/kg, e 7 mg/kg quando combinada à epinefrina. Os recém-nascidos têm volume de distribuição aumentado, depuração hepática diminuída e meia-vida de eliminação dobrada (3,2 horas).

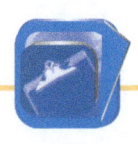

Instruções pós-procedimento

Fazer com que o paciente use uma quantidade pequena de pomada antibiótica e cubra a ferida com uma bandagem pequena. Instruí-lo a lavar suavemente a área depois de um dia. Explicar a importância de secar bem a área depois de lavar e usar uma quantidade pequena de pomada antibiótica para promover a cicatrização úmida. Instruir o paciente a não mexer ou arranhar a ferida.

Referências

Acland K, Calonje E, Seed PT, et al. A clinical and histologic comparison of electrosurgical and carbon dioxide laser peels. *J Am Acad Dermatol*. 2001;44:492-496.

Bader RS, Scarborough DA. Surgical pearl: intralesional electrodesiccation of sebaceous hyperplasia. *J Am Acad Dermatol*. 2000;42:127-128.

Bridenstine JB. Use of ultra-high-frequency electrosurgery (radiosurgery) for cosmetic surgical procedures [editorial]. *Dermatol Surg*. 1998;24:397-400.

Hainer BL. Electrosurgery for cutaneous lesions. *Am Fam Physician*. 1991;445(suppl):81S-90S.

Hainer BL. Fundamentals of electrosurgery. *J Am Board Fam Pract*. 1991;4:419-426.

Harris DR, Noodleman R. Using a low current radiosurgical unit to obliterate facial telangiectasias. *J Dermatol Surg Oncol*. 1991;17:382-384.

Hettinger DF, Valinsky MS, Nuccio G, et al. Nail matrixectomies using radio wave technique. *J Am Podiatr Med Assoc*. 1991;81:317-321.

Pollack SV. *Electrosurgery of the Skin*. New York: Churchill Livingstone; 1991.

Sebben JE. Electrodes for high-frequency electrosurgery. *J Dermatol Surg Oncol*. 1989;15:805-810.

Wright VC. Contemporary electrosurgery: physics for physicians [editorial]. *J Fam Pract*. 1994;39: 119-122.

Wyre HW, Stolar R. Extirpation of warts by a loop electrode and cutting current. *J Dermatol Surg Oncol*. 1977;3:520-522.

Zuber TJ. Dermal electrosurgical shave excision. *Am Fam Physician*. 2002;65:1883-1886, 1889-1890, 1895, 1899-1900.

Zuber TJ. *Office Procedures*. Baltimore: Williams & Wilkins; 1999.

2008 MAG Mutual Healthcare Solutions, Inc.'s Physicians' Fee and Coding Guide. Duluth, Georgia. MAG Mutual Healthcare Solutions, Inc. 2007.

CAPÍTULO 35
Escleroterapia

Michael B. Harper, MD, DABFM

E. J. Mayeaux, Jr., MD, DABFP, FAAFP

A escleroterapia é uma técnica ambulatorial barata e geralmente segura para a remoção de aranhas vasculares (telangiectásicas), veias reticulares e varizes não desejadas. Uma solução química ou salina hipertônica é injetada no vaso não desejado usando uma agulha pequena (30G). A solução causa uma reação inflamatória nas células endoteliais do vaso, produzindo sua obliteração e deslocando o sangue para os vasos saudáveis vizinhos.

As veias anormais ou distendidas resultam de pressão vascular aumentada que é transmitida para os vasos superficiais. As válvulas nas veias profundas da extremidade inferior são finas e frágeis, e a lesão nessas válvulas reduz o fluxo unidirecional de sangue que retorna ao coração. Muitas condições podem tornar as válvulas não funcionais, como o fluxo sanguíneo aumentado da gravidez, a trombose venosa profunda, uma lesão venosa e a pressão abdominal aumentada (i. e., posição sentada, cruzamento de pernas ou obesidade excessiva). Outras influências, como as alterações hormonais nas veias ou a ausência congênita das válvulas venosas, também podem produzir varicosidades.

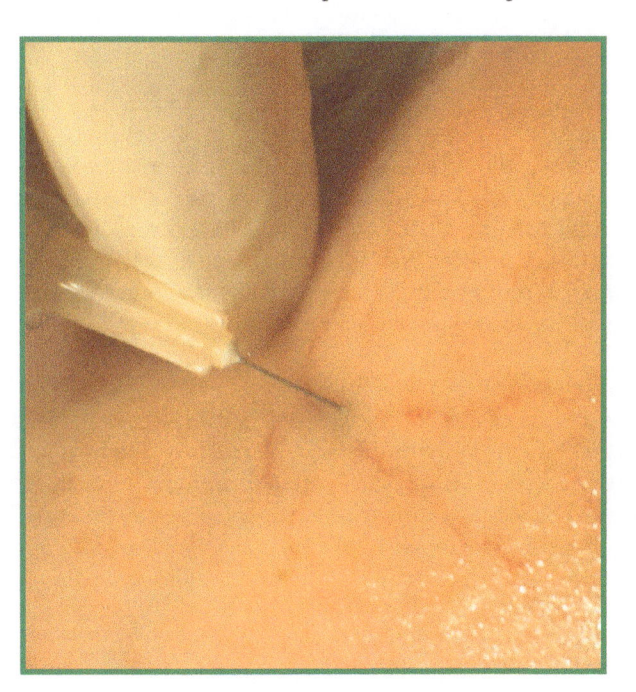

Se a solução hipertônica for usada como solução esclerosante, a lidocaína habitualmente é misturada a ela para diminuir o desconforto. Dois mL de cloridrato de lidocaína a 1% (sem epinefrina) são adicionados a um frasco de 30 mL de solução salina hipertônica a 23,4%, criando uma concentração final de 22%. Essa solução é então colocada em seringas de 1 mL ou 3 mL, e agulhas 30G são colocadas nas seringas.

Alternativamente, os médicos podem optar por realizar a escleroterapia com soluções detergentes como tetradecil sulfato de sódio (sotradecol), que é menos doloroso que a solução salina hipertônica. Uma solução a 3%, feita por uma farmácia de manipulação, é diluída para 0,2 a 0,4%. Isso é feito com a retirada de 0,2 mL de solução em uma seringa de 3 mL e com a adição de 2,8 mL de soro fisiológico normal, compondo 3 mL de sulfato de sódio tetradecil a 2%. Essa concentração é usada para veias pequenas; 0,4% são usados para veias médias, e as veias grandes podem exigir até 1%.

Uma a seis injeções podem ser necessárias para tratar eficazmente qualquer veia. Quando as aranhas vasculares forem injetadas, as interconexões entre os vasos subcutâneos podem permitir o tratamento de uma rede grande sobre uma ampla área de pele. Esperar pelo menos 4

TABELA 35-1 Sessão de consulta inicial

- Avaliar a conveniência do candidato. O paciente submeteu-se a terapia prévia? Uma história de descontentamento com terapia prévia pode predizer um descontentamento futuro. Existe história de lesão venosa significativa, coágulos ou fatores predisponentes? O paciente está tomando medicamentos (p. ex., terapia hormonal) que possam exacerbar a doença venosa? O paciente está disposto a usar meia elástica depois do procedimento?
- Orientar o paciente em relação às complicações principais do procedimento. O paciente entende que pode sentir algum desconforto durante ou após o procedimento?
- Avaliar a influência da pressão maior nas veias superficiais por veias perfurantes incompetentes. Efetuar um teste da tosse (i. e., o paciente tosse enquanto o examinador segura a junção safenofemoral; se a perfurante for incompetente, um pulso é sentido). O teste de Brodie-Trendelenburg usa dois examinadores. O paciente é deitado em posição supina, com as pernas elevadas em uma posição vertical para drenar todo o sangue das veias. Os examinadores mantêm a pressão na junção safenofemoral enquanto o paciente se levanta; são observadas as veias posteriores das pernas. Se houver uma perfurante incompetente, as veias se encherão rapidamente (<15 a 20 segundos), e então um movimento é notado nas veias em enchimento quando a pressão sobre a junção for liberada.
- Para realizar a fotopletismografia, o paciente é sentado, e o sensor é colocado sobre a pele, 10 cm acima do maléolo medial. O tornozelo é dorsifletido 10 vezes pelo examinador durante 10 a 15 segundos, esvaziando eficazmente o sangue do plexo subdérmico. Em um exame normal, o reenchimento ocorre em mais de 25 segundos; o reenchimento intermediário ocorre em 15 a 20 segundos, e a incompetência grave das perfurantes permite que as veias subdérmicas reenchem em <15 segundos.
- Registrar ou anotar a presença de veias anormais. Se forem obtidas fotografias, estas devem ser tiradas em uma área do consultório com um fundo escuro (p. ex., um feltro escuro).
- Prescrever ao paciente dois pares de meias elásticas altas de suporte (até a coxa) de 30 a 40 mmHg. O paciente deve trazer um par de meias elásticas na primeira sessão de escleroterapia.

a 6 semanas antes de reinjetar vasos individuais para permitir a cicatrização adequada e para reduzir as complicações pós-inflamatórias.

Os pacientes que desejarem a escleroterapia devem ser submetidos a uma consulta pré-tratamento (Tabela 35-1). A consulta é usada para avaliar os candidatos potenciais, mapear ou fotografar a extensão de seus vasos doentes e orientar o paciente com relação ao procedimento. A orientação é particularmente importante, porque menos de 90% dos pacientes, até mesmo de médicos mais experientes, relatam uma satisfação completa com o desfecho. A fotografia pode ajudar o paciente a se lembrar da gravidade da doença antes da terapia.

A escleroterapia está contraindicada se houver pouca chance de que o procedimento produza um benefício significativo. Se um paciente tiver pressão significativa estendendo-se para as veias superficiais (p. ex., produzida por uma veia perfurante incompetente na junção safenofemoral da virilha), veias anormais rapidamente substituirão aquelas que forem removidas. A competência do sistema venoso profundo pode ser avaliada com a fotopletismografia ou um Doppler manual (semelhante àqueles usados para avaliar os batimentos cardíacos fetais) com uma sonda de 8 MHz. As válvulas funcionais nas veias profundas são confirmadas com o Doppler pelo achado de fluxo unidirecional nas veias da fossa poplítea, durante o aperto e a liberação do músculo da panturrilha. As perfurantes incompetentes também podem ser avaliadas pelo exame físico (p. ex., teste da tosse, teste de Brodie-Trendelenburg).

Existem vários princípios importantes relacionados com a seleção das veias para escleroterapia. Sempre tentar injetar proximalmente na veia superficial para esclerosá-la o mais perto possível da sua alimentação. As veias maiores devem ser selecionadas e tratadas antes das veias menores e esvaziadas sempre que possível antes da injeção. Tratar um vaso inteiro, se possível, em uma única sessão de tratamento, e injetar o maior vaso que alimenta os demais (i. e., um tronco vascular) ao tratar um agrupamento telangiectásico. As veias maiores (≥4 mm) exigem volumes maiores de esclerosantes e têm um risco maior de complicações. Os profissionais sem experiência podem preferir encaminhar esses pacientes a outros mais experientes. Pode ser necessário tranquilizar os pacientes informando-os que veias profundas grandes são normais e que precisam ser tratadas. O número de injeções efetuadas durante qualquer sessão depende de muitos fatores, incluindo extensão da doença, tempo disponível para o procedimento e tolerância do paciente. Uma sessão típica pode incluir de 10 a 20 injeções.

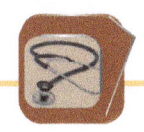

Equipamento

- Solução salina hipertônica na concentração de 23,4% (o uso na escleroterapia não está descrito na bula): não diluída para vasos de tamanho médio (2 a 4 mm), 11,7% (meia potência) para vasos pequenos (1 a 2 mm) e 6% (um quarto de potência) para vasos finos (<1 mm).
- Tetradecil sulfato de sódio (sotradecol) a 3%: 1% para vasos grandes (4 mm), 0,4% para vasos de tamanho médio (2 a 4 mm) e 0,2% para vasos pequenos (<2 mm).
- O polidocanol é comumente usado em outros países porque não causa queimação com a injeção e tem menos probabilidade de causar ulceração de pele ou alterações na pigmentação. A dosagem máxima é de 2 mg/kg/d. As diluições são de 2% para vasos de tamanho médio (2 a 4 mm), 1% para vasos pequenos (1 a 2 mm) e 0,25% a 0,75% para telangiectasias. (Nenhum produto contendo polidocanol está atualmente aprovado pelo Food and Drug Administration para comercialização nos Estados Unidos.)
- Seringas (1 ou 3 mL) e agulhas 30G.
- Cloridrato de lidocaína a 1% (sem epinefrina).
- Soro fisiológico normal para diluir o tetradecil sulfato de sódio ou polidocanol.
- Um método para avaliar a veia perfurante incompetente.
- Lupa ou microscópio cirúrgico (óculos de uma a três dioptrias).
- Álcool isopropílico.

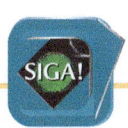

Indicações

- Ablação de aranhas vasculares, veias reticulares ou varizes não desejadas
- Eliminação dos sintomas de varicosidades como dores, cãibras noturnas ou prurido
- Melhoria no aspecto estético das pernas ou de outros locais afetados no corpo
- Prevenção das complicações da hipóstase da perna (p. ex., dermatite, ulceração) pelo desvio do sangue para vasos saudáveis

Contraindicações

- Paciente não cooperativo (incluindo recusa de usar meia elástica depois do procedimento)
- História de reação alérgica à solução esclerosante (é possível usar soluções alternativas)
- Doença arterial periférica grave que possa comprometer a cicatrização ou impedir o uso de meia elástica
- Válvulas incompetentes no sistema venoso profundo
- Diabete malcontrolado
- Gravidez
- História de tromboflebite
- História de embolia pulmonar
- Estados hipercoaguláveis

O Procedimento

Passo 1. O paciente deita na mesa de tratamento (em decúbito ventral ou dorsal, dependendo da localização das veias a serem tratadas). Duas luzes são posicionadas a partir de direções opostas para destacar os vasos e limitar as sombras que podem interferir com a visualização dos vasos.

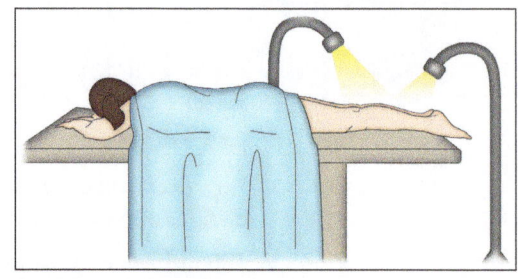

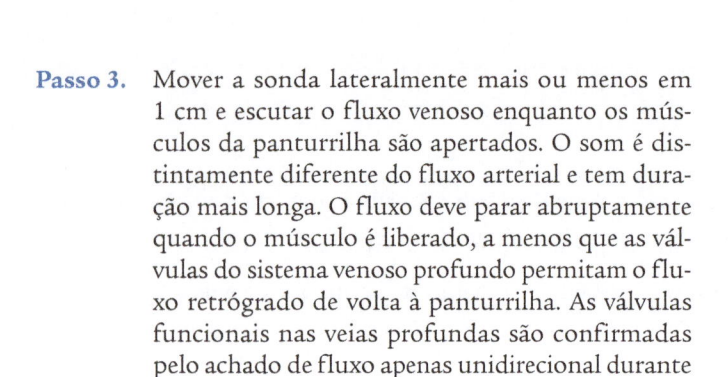

Passo 1

Passo 2. Verificar a competência das válvulas do sistema venoso profundo. Usar um Doppler com uma sonda de 8 MHz para localizar a artéria poplítea na fossa poplítea.

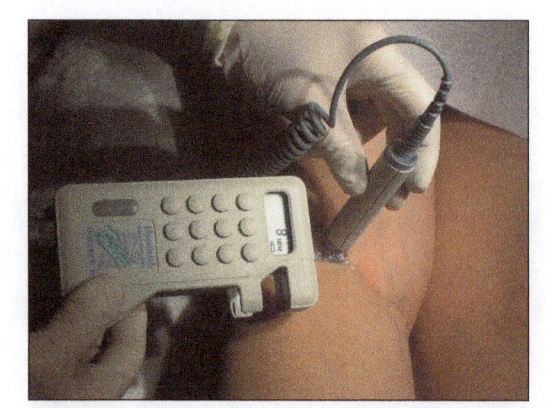

Passo 2

Passo 3. Mover a sonda lateralmente mais ou menos em 1 cm e escutar o fluxo venoso enquanto os músculos da panturrilha são apertados. O som é distintamente diferente do fluxo arterial e tem duração mais longa. O fluxo deve parar abruptamente quando o músculo é liberado, a menos que as válvulas do sistema venoso profundo permitam o fluxo retrógrado de volta à panturrilha. As válvulas funcionais nas veias profundas são confirmadas pelo achado de fluxo apenas unidirecional durante o aperto do músculo.

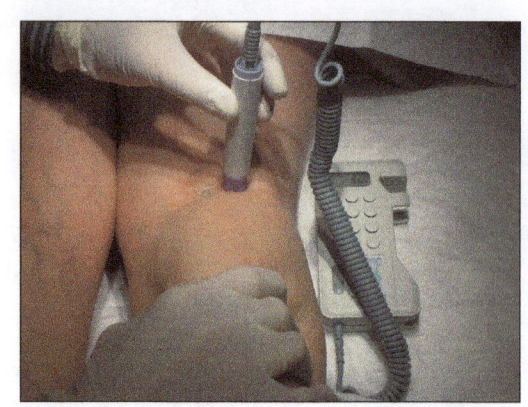

Passo 3

Passo 4. Despejar uma solução antisséptica incolor (i. e., álcool isopropílico ou cloreto de benzalcônio) em uma cuba contendo torundas de algodão. Aplicar a solução com as torundas de algodão para deixar a pele mais transparente e facilitar a visualização das veias.

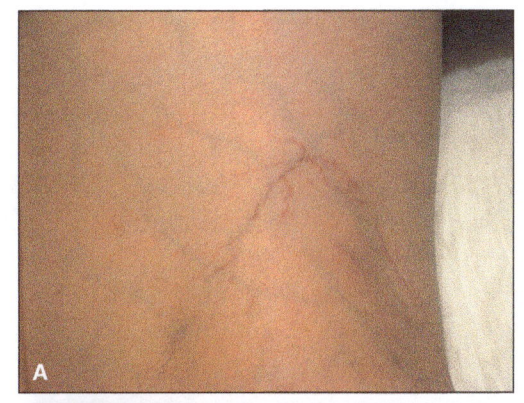

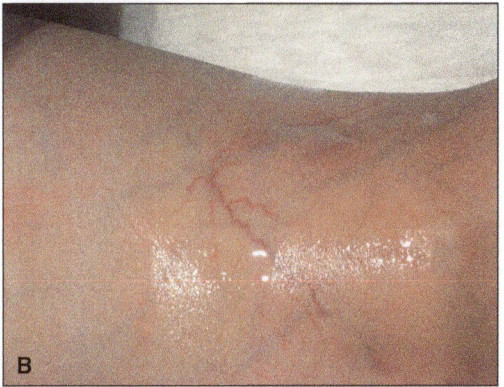

Passo 4

Passo 5. Usar lupa ou microscópio cirúrgico (lentes de uma a três dioptrias) para realçar a visualização e a canulação das veias.

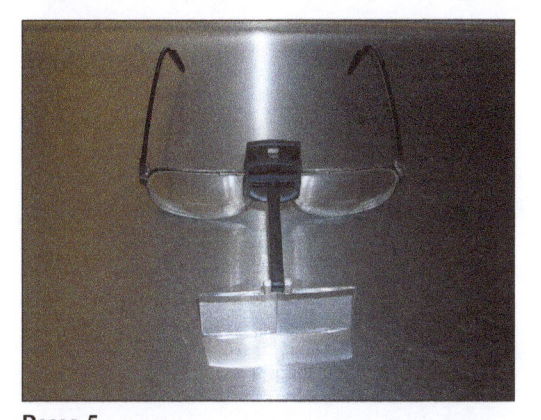

Passo 5

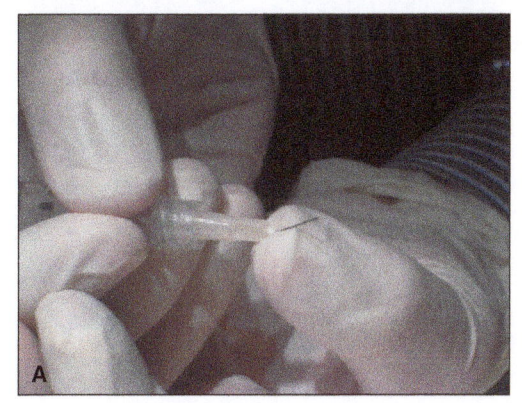

Passo 6. Dobrar a agulha em um ângulo de 30 a 45 graus com o bisel para cima. Isso permite que a agulha penetre quase horizontalmente à superfície da pele. As injeções somente devem ser feitas com o bisel para cima; isso ajuda a evitar que o fluido esclerosante derrame nos tecidos. As injeções devem ser intraluminais para prevenir complicações.

■ **ATENÇÃO:** O engano mais comum cometido por escleroterapeutas inexperientes é tentar a entrada em vasos pequenos com a agulha em um ângulo muito alto em relação à superfície da pele. Se a agulha estiver em um ângulo, a ponta frequentemente passa através de um vaso pequeno e deposita a solução nos tecidos.

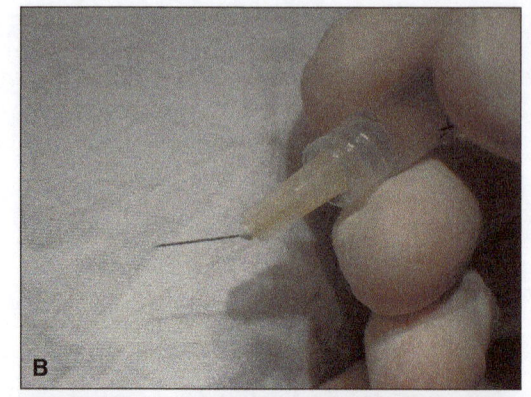

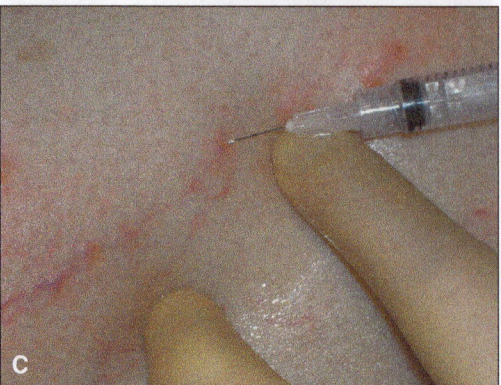

Passo 6

Passo 7. Existem muitos modos de estabilizar a pele para injeção. Um método é pôr o dedo médio da mão não dominante sob a base da agulha contra a pele e o dedo indicador em cima da seringa. A mão dominante pode então ser usada para aplicar pressão gentil ao êmbolo da seringa.

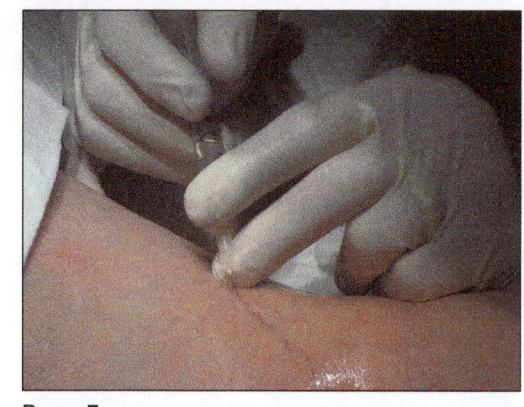

Passo 7

Passo 8. Alternativamente, posicionar as mãos para proporcionar uma tração de três pontos antes de injetar uma veia. A mão não dominante aplica tração usando os dedos polegar e indicador (segundo). O quinto dedo da mão que injeta (dominante) é usado para proporcionar o terceiro ponto.

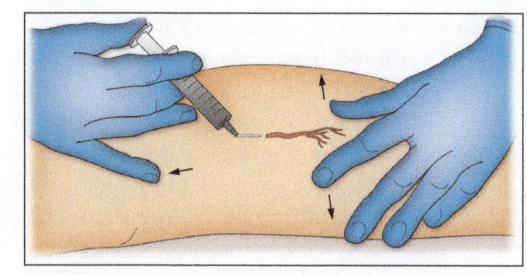

Passo 8

Passo 9. As injeções são administradas gentilmente. Se a ponta da agulha estiver em direção intraluminal, a solução fluirá facilmente para dentro do vaso. Observar com atenção a ponta da agulha e o vaso. Se uma pequena bolha (ou borbulha) surgir no local da injeção, o extravasamento é provável. A injeção deve ser imediatamente terminada e a bolha ordenhada para dentro da veia para dissipar a solução. Alguns médicos preconizam a infiltração com soro fisiológico normal ao redor dos locais de extravasamento, mas os extravasamentos mínimos raramente produzem necrose de pele ou outras complicações.

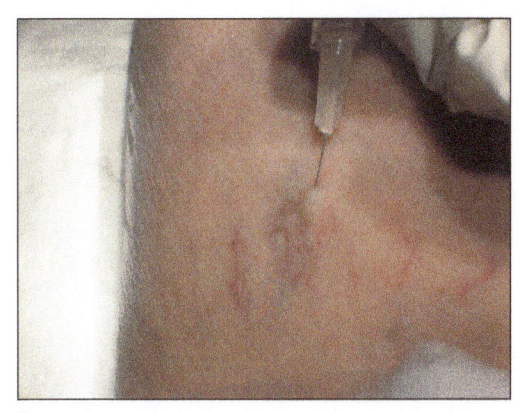

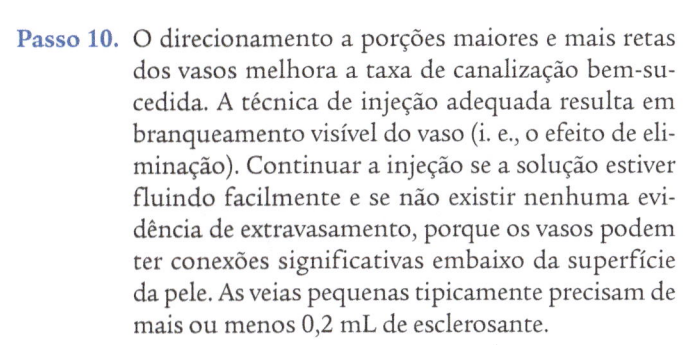

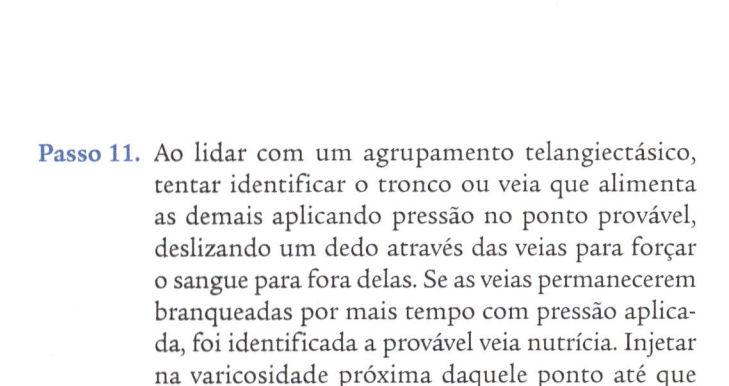

Passo 9

Passo 10. O direcionamento a porções maiores e mais retas dos vasos melhora a taxa de canalização bem-sucedida. A técnica de injeção adequada resulta em branqueamento visível do vaso (i. e., o efeito de eliminação). Continuar a injeção se a solução estiver fluindo facilmente e se não existir nenhuma evidência de extravasamento, porque os vasos podem ter conexões significativas embaixo da superfície da pele. As veias pequenas tipicamente precisam de mais ou menos 0,2 mL de esclerosante.

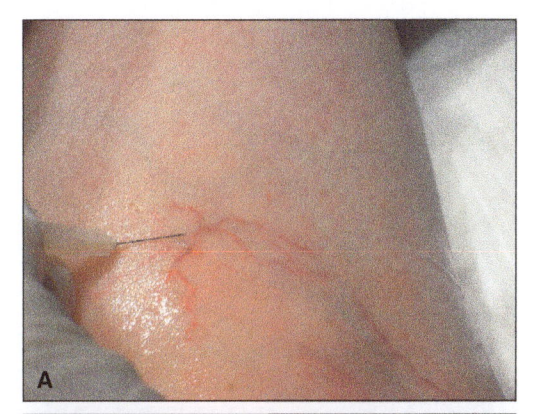

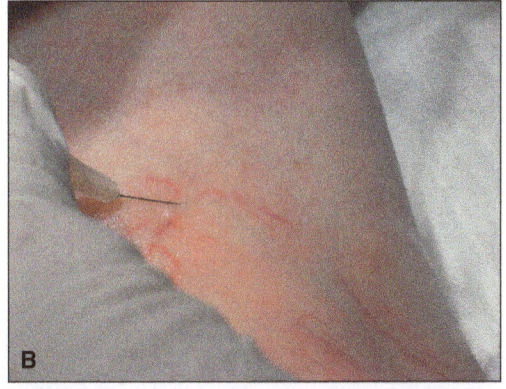

Passo 10

Passo 11. Ao lidar com um agrupamento telangiectásico, tentar identificar o tronco ou veia que alimenta as demais aplicando pressão no ponto provável, deslizando um dedo através das veias para forçar o sangue para fora delas. Se as veias permanecerem branqueadas por mais tempo com pressão aplicada, foi identificada a provável veia nutrícia. Injetar na varicosidade próxima daquele ponto até que todo o agrupamento telangiectásico esteja branqueado.

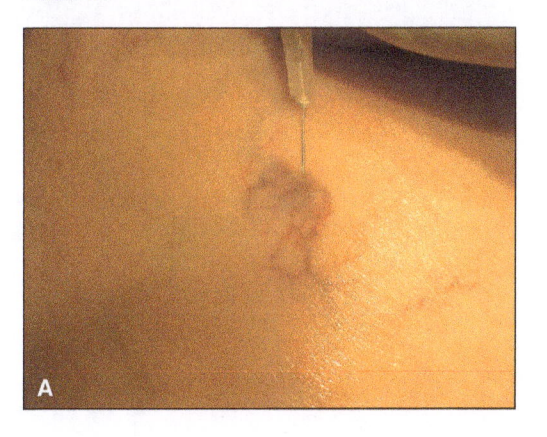

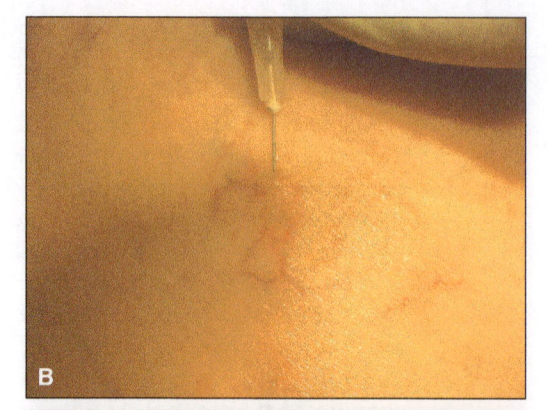

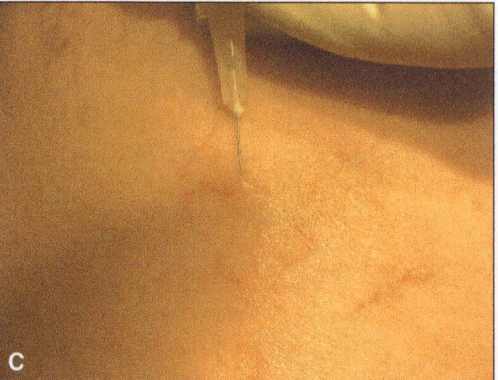

Passo 11

Passo 12. Logo depois da injeção, fazer pressão local com gaze ou torundas de algodão grandes. Um enfermeiro pode manter a pressão no local por 30 a 60 segundos, enquanto o médico injeta outro local. Embora alguns profissionais não gostem de prender a gaze ou as torundas de algodão à pele com fita adesiva por causa do receio de provocar alergias ou flictenas, outros consideram isso um caminho seguro e conveniente para manter a pressão na veia desde o início.

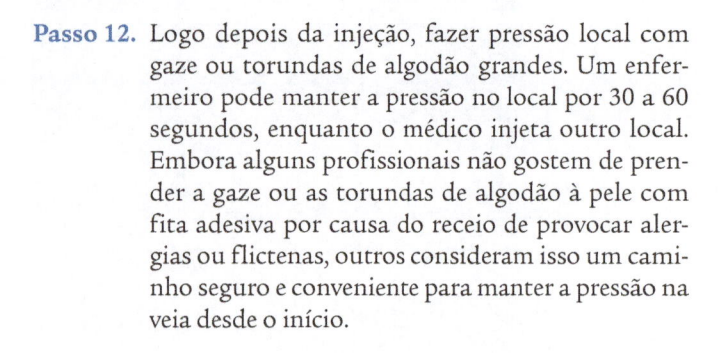

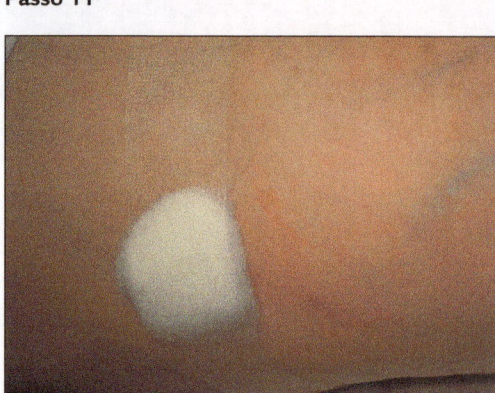

Passo 12

Passo 13. A meia elástica ajustada é aplicada enquanto o paciente está deitado, antes de ficar em pé e ocorrer o reenchimento das veias. A gaze ou torunda de algodão pode ser mantida sobre os locais de injeção manualmente ou com fita adesiva à medida que a meia elástica é colocada na perna. O paciente é instruído a caminhar por 20 minutos depois da aplicação da meia elástica para evitar o empoçamento dos agentes esclerosantes na circulação venosa profunda.

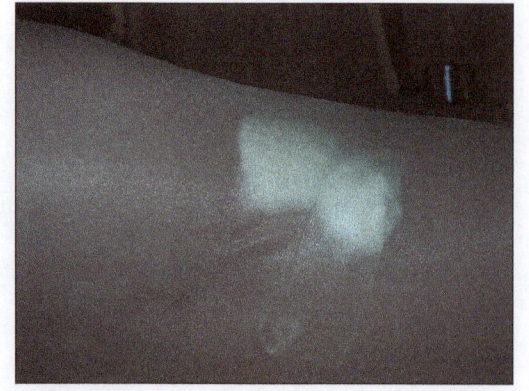

Passo 13

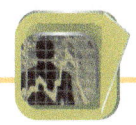

Complicações

- Solução salina hipertônica: o extravasamento pode causar ulceração de pele, e a injeção pode causar queimação.
- Tetradecil sulfato de sódio: a injeção pode causar queimação. O extravasamento pode causar ulceração de pele. Os pacientes podem desenvolver uma alergia, e houve relatos de anafilaxia.
- O polidocanol tem menos probabilidade do que os outros agentes de causar ulceração de pele ou alterações na pigmentação. Pode causar uma reação alérgica.
- Edema.
- Tromboflebite superficial: ela habitualmente ocorre em vasos grandes e pode ser tratada com Aspirina®, compressão e anti-inflamatórios não esteroides (AINEs).
- A necrose do tecido local se deve ao vazamento do esclerosante.
- Hiperpigmentação cutânea: ocorre em aproximadamente 30% dos pacientes se o agente esclerosante for a solução salina hipertônica.
- Equimose: é pior se vasos maiores forem injetados, quando a canalização falhar ou se houver uma falta de compressão posteriormente.
- Inchaço temporário: entre 2 e 5% dos pacientes experimentam edema do pé e da perna depois do procedimento.
- Rede telangiectásica: novo aparecimento de vasos finos (ruborização) que ocorre em aproximadamente 25% dos pacientes.
- A urticária localizada é uma reação alérgica local que ocorre nos primeiros 30 minutos após a escleroterapia.
- Bolha de compressão da fita.
- Recidiva de veias anormais: a maioria dos pacientes desenvolve alguns vasos novos nos próximos cinco anos.
- Anafilaxia (incomum).
- Reação alérgica ao agente esclerosante.
- Trombose venosa profunda e embolia pulmonar (complicação muito rara, mas séria).

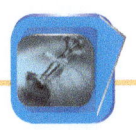

Considerações pediátricas

Este procedimento não é habitualmente realizado na população pediátrica.

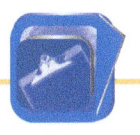

Instruções pós-procedimento

Após a escleroterapia, os pacientes devem usar a meia elástica no dia e na noite seguintes ao procedimento e então diariamente por pelo menos 10 dias (de preferência, por 4 a 6 semanas). O uso da meia elástica limita o reenchimento dos vasos tratados e reduz significativamente as complicações depois da terapia. Os pacientes devem receber uma meia elástica até a coxa de pelo menos 20 a 30 mmHg depois da consulta inicial e antes da primeira sessão de injeção. Os pacientes com hipóstase da perna são encorajados a usar a meia elástica a longo prazo para melhorar a saúde dos tecidos da perna e reduzir as recidivas. Os pacientes frequentemente preferem as meias elásticas de pressão mais baixa (de venda livre, 10 a 20 mmHg), mas o tipo de meia elástica de pressão mais alta é necessário para assegurar a drenagem venosa adequada e para prevenir as complicações da estase.

Referências

Baccaglini U, Spreafico G, Castoro C, et al. Sclerotherapy of varicose veins of the lower limbs. *Dermatol Surg.* 1996;22:883-889.

Goldman MP, Bergan JJ. *Sclerotherapy: Treatment of Varicose and Telangiectatic Leg Veins.* 3rd ed. St. Louis: Mosby-Year Book; 2001.

Goldman MP, Weiss RA, Brody HJ, et al. Treatment of facial telangiectasias with sclerotherapy, laser surgery, and/or electrodesiccation: a review. *J Dermatol Surg Oncol.* 1993;19:899-906.

Green D. Sclerotherapy for varicose and telangiectatic veins. *Am Fam Physician.* 1992;46:827-837.

Hubner K. Is the light reflection rheography (LRR) suitable as a diagnostic method for the phlebology practice? *Phlebol Proctol.* 1986;15:209-212.

Parsons ME. Sclerotherapy basics. *Dermatol Clin.* 2004;22(4):501-508.

Pfeifer JR, Hawtof GD. Injection sclerotherapy and CO_2 laser sclerotherapy in the ablation of cutaneous spider veins of the lower extremity. *Phlebology.* 1989;4:231-240.

Pfeifer JR, Hawtof GD, Minier JA. Saline injection sclerotherapy in the ablation of spider telangiectasia of the lower extremities. *Perspect Plast Surg.* 1990;2:165-170.

Piachaud D, Weddell JM. Cost of treating varicose veins. *Lancet* 1972;11:1191-1192.

Sadick NS. Predisposing factors of varicose and telangiectatic leg veins. *J Dermatol Surg Oncol.* 1992;18:883-886.

Sadick NS, Farber B. A microbiologic study of diluted sclerotherapy solutions. *J Dermatol Surg Oncol.* 1993;19:450-454.

Sadick N, Li C. Small-vessel sclerotherapy. *Dermatol Clin.* 2001;19:475-481.

Tisi PV, Beverley CA. Injection sclerotherapy for varicose veins. *Cochrane Database Syst Rev.* 2002;CD001732.

Weiss MA, Weiss RA, Goldman MP. How minor varicosities cause leg pain. *Contemp Obstet Gynecol.* 1991:113-125.

Weiss RA, Sadick NS, Goldman MP, et al. Post-sclerotherapy compression: controlled comparative study of duration of compression and its effects on clinical outcome. *Dermatol Surg.* 1999;25:105-108.

Weiss RA, Weiss MA, Goldman MP. Physicians' negative perception of sclerotherapy for venous disorders: review of a 7-year experience with modern sclerotherapy. *South Med J.* 1992;85:1101-1106.

Zimmet SE. The prevention of cutaneous necrosis following extravasation of hypertonic saline and sodium tetradecyl sulfate. *J Dermatol Surg Oncol.* 1993;19(7):641-646.

2008 MAG Mutual Healthcare Solutions, Inc.'s Physicians' Fee and Coding Guide. Duluth, Georgia. MAG Mutual Healthcare Solutions, Inc. 2007.

PARTE IV

Técnicas de Sutura

CAPÍTULO 36

Nós Básicos de Sutura com Instrumentos

E.J. Mayeaux, Jr., MD, DABFP, FAAFP

Uma vez satisfatoriamente realizada a sutura, ela deve ser presa por um nó. O nó com instrumentos é o método mais utilizado para prender suturas em cirurgias cutâneas. O nó quadrado, ou nó de cirurgião, é tradicionalmente preferido. O nó deve ser suficientemente apertado para aproximar as bordas da ferida cirúrgica sem provocar a constrição dos tecidos a ponto de impedir a circulação sanguínea.

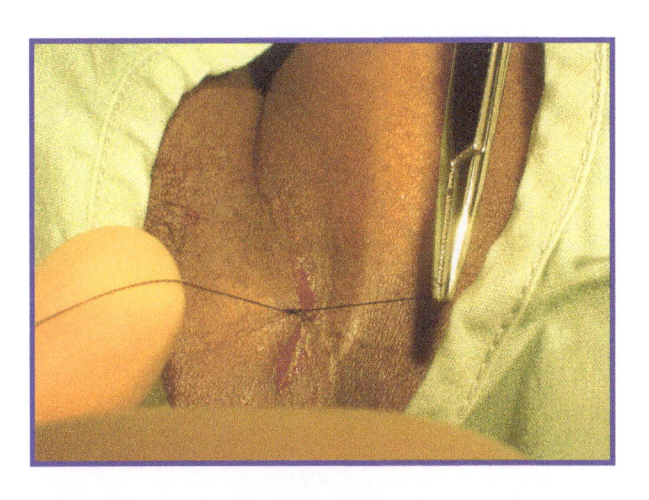

Ao realizar nós de sutura, é importante dimensionar de forma apropriada as laçadas sucessivas. Isto é, cada laçada deve ser feita em posição perfeitamente paralela à laçada anterior, invertendo-se as voltas em cada laçada sucessiva. Ao realizar nós em uma corda, isso é conseguido utilizando-se a memorização da frase "esquerdo sobre o direito e enrolar, depois direito sobre o esquerdo e enrolar". Nos nós com instrumentos, isso é feito alternando-se os lados para os quais a sutura é enrolada no porta-agulhas. Esse procedimento é importante para evitar a criação de um "nó da vovózinha", que tende a escorregar e é mais fraco do que o nó quadrado correto. A primeira laçada na sequência do nó é enrolada ou torcida duas vezes, produzindo o nó de cirurgião. Quando o número desejado de laçadas for realizado, o material de sutura é cortado (no caso de sutura interrompida) ou o próximo ponto pode ser dado (no caso de sutura contínua). É necessário um mínimo absoluto de três laçadas para a segurança do nó, mas algumas suturas exigem mais laçadas para que permaneçam apertadas. No caso de dúvida, cinco laçadas serão suficientes para manter quase todos os tipos de sutura bem apertados.

Existem muitas variedades de materiais e agulhas para suturas cutâneas. Nas suturas modernas, o fio vem montado (preso) na agulha. As agulhas cortantes e com corte reverso são as mais empregadas para cirurgias cutâneas, embora as agulhas "plásticas" afiladas também sejam utilizadas. Tanto a agulha cortante como a de corte reverso possuem corpos triangulares. A agulha cortante tem o vértice do triângulo voltado para o interior da sua curvatura, que é dirigida para a borda da ferida. A agulha de corte reverso tem o vértice do triângulo voltado para sua curva externa, direcionada para o lado contrário ao da borda da ferida, o que reduz o risco de a sutura romper o tecido.

Há muitos tipos de suturas. Elas podem ser monofilamentadas (Prolene® ou Polipropileno®) ou multifilamentadas (seda). A *resistência à tensão* é definida como a quantidade de peso necessária para romper uma sutura dividida pela área da sua secção. A designação da resistência de uma sutura se dá pelo número de zeros. Quanto maior o número de zeros (1-0 a 10-0), menor o tamanho e a resistência da sutura. *Memória* é a capacidade inerente de um material de retornar à sua forma original após ter sido manipulado e em geral está relacionada à sua rigidez. Uma sutura com alto grau de memória é mais difícil de manipular e mais suscetível a desfazer-se do que uma sutura com pouca memória. A sutura reabsorvível é aquela que perde a maior parte da resistência à tensão em um período de 60 dias após sua implantação. A sutura não reabsorvível não perde a resistência à tensão em 60 dias e normalmente precisa ser removida.

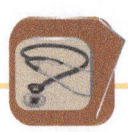

Equipamento

- Instrumentos para realização de sutura cutânea são encontrados no Apêndice G e podem ser adquiridos em lojas de material cirúrgico.

Indicações

- Fechamento de feridas
- Ancoragem de tubos e dispositivos na pele

Contraindicações

- Nenhuma; consultar os capítulos específicos para cada sutura.

O Procedimento

Passo 1. Para preparar a sutura, puxá-la através da pele até que sobre um filamento de cerca de 2 cm. Embora haja inúmeras técnicas para um nó de sutura com instrumentos, o método a seguir é simples e fácil de memorizar.

- **DICA:** Um filamento mais curto (com cerca de 2 cm) é muito mais fácil de trabalhar e conserva melhor a sutura do que uma extremidade mais comprida.

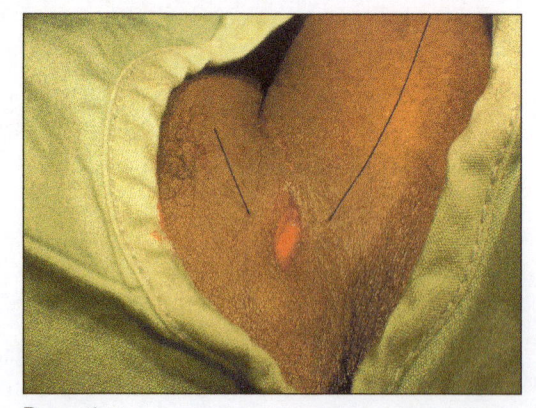

Passo 1

Passo 2. Tomar cuidado para que a extremidade da sutura não toque acidentalmente em áreas não estéreis e seja contaminada. Uma maneira simples de evitar que isso aconteça é manter bom controle da agulha, segurando-a entre o polegar e o dedo indicador da mão dominante. Enrolar com cuidado (para não deslocar a extremidade do fio da sutura) o excesso de fio ao redor dos três outros dedos durante a amarração.

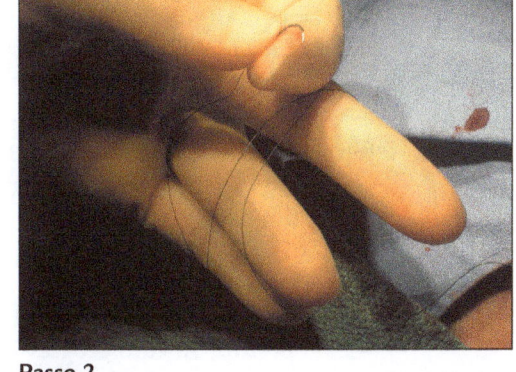

Passo 2

Passo 3. Iniciar a amarração colocando o porta-agulhas paralelo e diretamente sobre a incisão, o que também é descrito como "posicionar o porta-agulhas no 'vale'". A mão dominante segura o porta-agulhas, e a não dominante segura o fio de sutura com a agulha na sua extremidade.

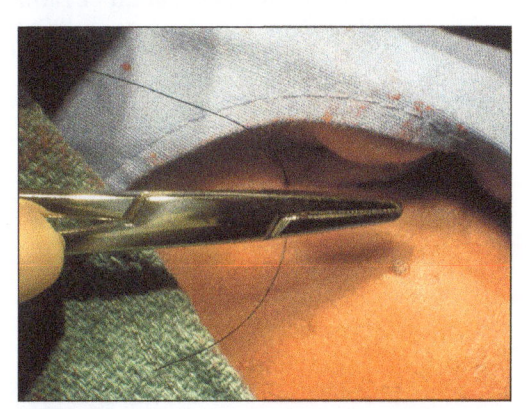

Passo 3

Passo 4. Sem deslocar a mão dominante ou o porta-agulhas, enrolar a extremidade do fio *duas vezes* por cima e ao redor do porta-agulhas.

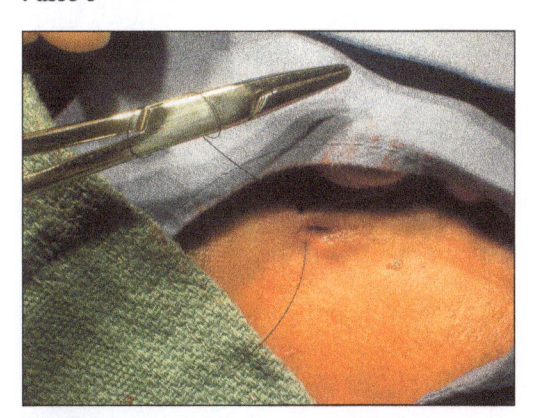

Passo 4

Passo 5. Segurar a extremidade do fio com os mordentes do porta-agulhas.

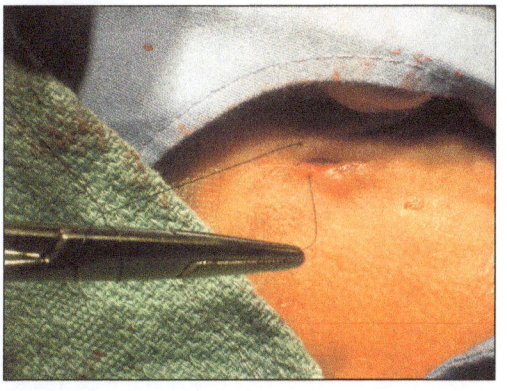

Passo 5

Passo 6. Puxar a mão dominante e o porta-agulhas em direção ao lado não dominante, ao mesmo tempo empurrando a mão não dominante e a extremidade do fio em direção ao lado dominante para posicionar a primeira laçada do nó de cirurgião. O resultado será o cruzamento dos braços do operador, e essa posição deve ser mantida até que a laçada seguinte seja posicionada.

- **ATENÇÃO:** Não soltar ou reposicionar as mãos, o fio de sutura ou o porta-agulhas até que a amarração esteja completa. Esse método baseia-se no posicionamento progressivo das mãos a cada passo para amarrar de forma correta o nó.

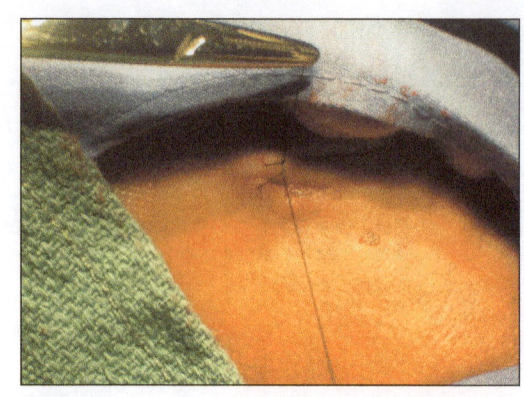

Passo 7. A seguir posicionar novamente o porta-agulhas paralelo e sobre a incisão, exatamente na mesma posição do Passo 2. Enrolar a extremidade da agulha *uma vez* por cima e ao redor do porta-agulhas.

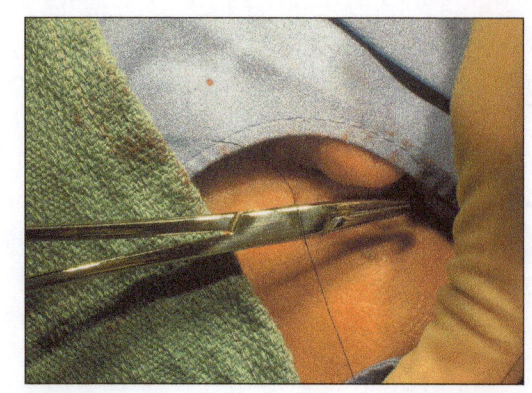

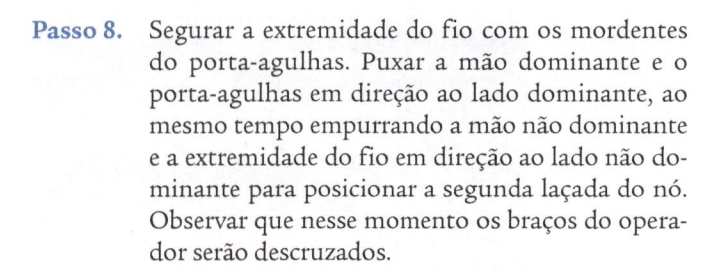

Passo 8. Segurar a extremidade do fio com os mordentes do porta-agulhas. Puxar a mão dominante e o porta-agulhas em direção ao lado dominante, ao mesmo tempo empurrando a mão não dominante e a extremidade do fio em direção ao lado não dominante para posicionar a segunda laçada do nó. Observar que nesse momento os braços do operador serão descruzados.

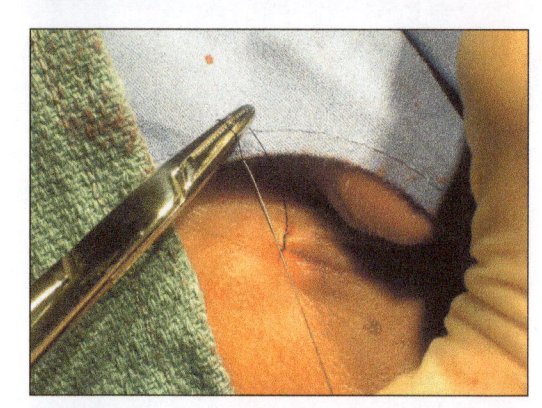

Passo 9. Os Passos 2 a 5 são repetidos, com passadas únicas em cada laçada, até que o número de laçadas desejado seja alcançado. Cortar a sutura com uma tesoura, deixando aproximadamente 0,5 cm de fio.

- **DICA:** Quando houver dúvida quanto ao número de laçadas a ser utilizado, recordar que cinco laçadas servirão para a maioria das suturas.

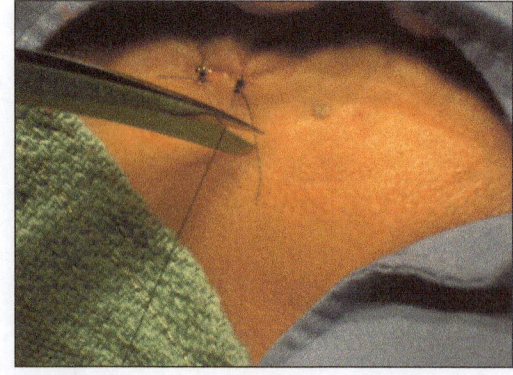

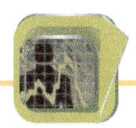

Complicações

- Estrangulamento da pele devido à tensão excessiva
- Infecção
- Cicatrizes

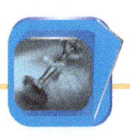

Considerações pediátricas

Essa técnica é a mesma para pacientes de todas as idades.

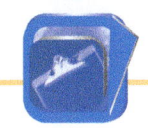

Instruções pós-procedimentos

Instruir o paciente para não mexer, romper ou cortar os pontos. Orientá-lo para que cubra a ferida com um curativo não oclusivo durante 2 a 3 dias. Uma bandagem adesiva simples (Band-Aid®) é suficiente para pequenas lacerações. O paciente deve retornar para uma consulta de remoção da sutura não reabsorvível.

Referências

Adams B, Anwar J, Wrone DA, et al. Techniques for cutaneous sutured closures: variants and indications. *Semin Cutan Med Surg.* 2003;22(4):306-316.

Bennett RG. *Fundamentals of Cutaneous Surgery.* St. Louis: CV Mosby; 1988:384-394.

Guyuron B, Vaughan C. A comparison of absorbable and nonabsorbable suture materials for skin repair. *Plast Reconstr Surg.* 1992;89:234.

Hollander JE, Singer AJ. Laceration management. *Ann Emerg Med.* 1999;34:356.

Ivy JJ, Unger JB, Hurt J, et al. The effect of number of throws on knot security with nonidentical sliding knots. *Am J Obstet Gynecol.* 2004;191(5):1618-1620.

Lammers RL, Trott AT. Methods of wound closure. In: Roberts JR, Hedges JR, eds. *Clinical Procedures in Emergency Medicine.* 3rd ed. Philadelphia: WB Saunders; 1998:560-598.

Lober CW, Fenske NA. Suture materials for closing the skin and subcutaneous tissues. *Aesthetic Plast Surg.* 1986;10:245.

McCarthy JG. *Plastic Surgery.* Philadelphia: WB Saunders; 1990:1-68.

Moy RL. Suturing techniques. In: Usatine RP, Moy RL, Tobnick EL, et al., eds. *Skin Surgery: A Practical Guide.* St. Louis: Mosby; 1998:88-100.

Moy RL, Lee A, Zalka A. Commonly used suturing techniques in skin surgery. *Am Fam Physician.* 1991;44:1625-1634.

Moy RL, Waldman B, Hein DW. A review of sutures and suturing technique. *J Dermatol Surg Oncol.* 1992;18:785.

Odland PB, Murakami CS. Simple suturing techniques and knot tying. In: Wheeland RG, ed. *Cutaneous Surgery.* Philadelphia: WB Saunders; 1994:178-188.

Stegman SJ, Tromovitch TA, Glogau RG. *Basics of Dermatologic Surgery.* Chicago: Year Book; 1984:41-42.

Swanson NA. *Atlas of Cutaneous Surgery.* Boston: Little, Brown; 1987:26-28.

Zuber TJ. *Basic Soft-Tissue Surgery.* Kansas City: American Academy of Family Physicians; 1998: 34-38.

2008 MAG Mutual Healthcare Solutions, Inc.'s Physicians' Fee and Coding Guide. Duluth, Georgia. MAG Mutual Healthcare Solutions, Inc. 2007.

CAPÍTULO 37
Sutura Dérmica Profunda

E.J. Mayeaux, Jr., MD, DABFP, FAAFP

A sutura subcutânea profunda elimina o espaço morto, cessa o sangramento subcutâneo, reduz a formação de hematomas e seromas e elimina praticamente toda a tensão das suturas cutâneas e das bordas da pele. A redução da tensão na ferida em cicatrização diminui o tamanho final da cicatriz resultante. Os materiais para sutura mais comumente utilizados para essa técnica são catgut crômico, polilactina (Vicryl®), poliglicólico (Dexon®), polidioxanona (PDS®) e poligliconato (Maxon®). Essas suturas são absorvíveis e não precisam ser removidas.

Normalmente, tanto a sutura cutânea superficial quanto a profunda são realizadas. Em fechamentos de várias camadas, as suturas profundas suportam quase toda a tensão, e as suturas superficiais aproximam as bordas da epiderme originando um resultado ótimo e esteticamente aceitável. A eversão obtida com a sutura profunda traz como vantagem o mínimo risco de deixar marcas. A descrição clássica da técnica de sutura profunda enfatiza que o nó deve ser sepultado inferiormente. A sutura profunda permite que o médico remova a sutura cutânea superficial antes, pois a eversão da ferida é mantida por mais tempo. O tecido evertido se planifica após a contração da ferida, o que resulta em uma boa estética.

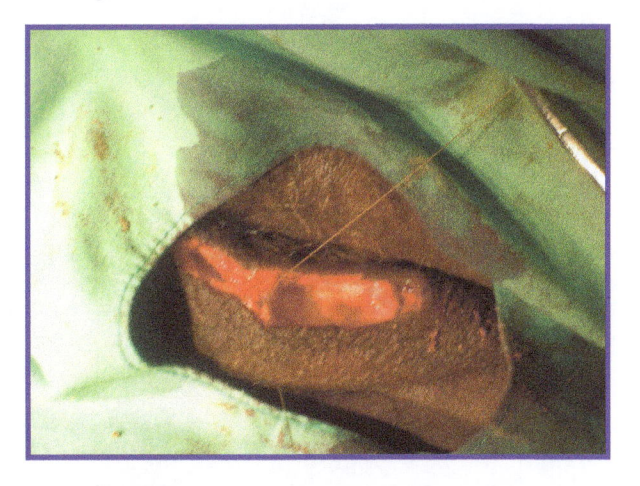

As suturas dérmicas profundas não aumentam o risco de infecção quando em lacerações limpas e não contaminadas. Entretanto, estudos em animais sugerem que se deve evitar esse tipo de sutura em feridas muito contaminadas.

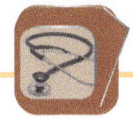

Equipamento

- Material comum para cirurgia cutânea e bandeja típica, que são listados no Apêndice G.

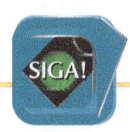

Indicações

- Feridas que necessitam redução da tensão
- Feridas com espaços profundos que podem acumular sangue ou fluidos
- Feridas grandes

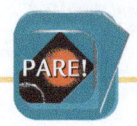

Contraindicações

- Tecido subcutâneo inadequado para a realização da técnica
- Feridas contaminadas

    Considerar suturas em colchoeiro horizontal no caso de necessidade de redução da tensão.

O Procedimento

Passo 1. A sutura inicia no centro da ferida e passa abaixo da borda esquerda e, após, novamente pelo centro dela através da derme.

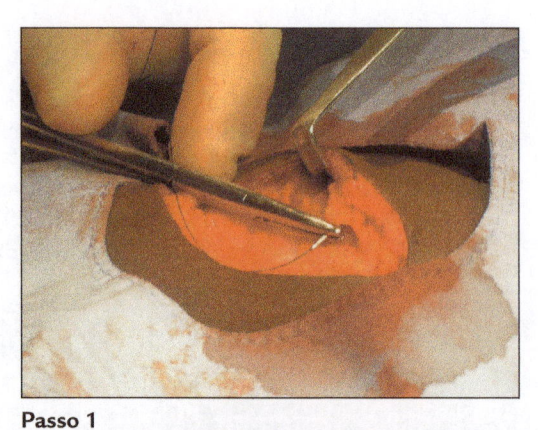

Passo 1

Passo 2. A agulha é colocada de cabeça para baixo e ao revés no porta-agulhas. Ela passa através da derme e para dentro da borda direita da ferida, e para baixo pela sua base. A seguir, a agulha apreende uma pequena porção de tecido da base da ferida.

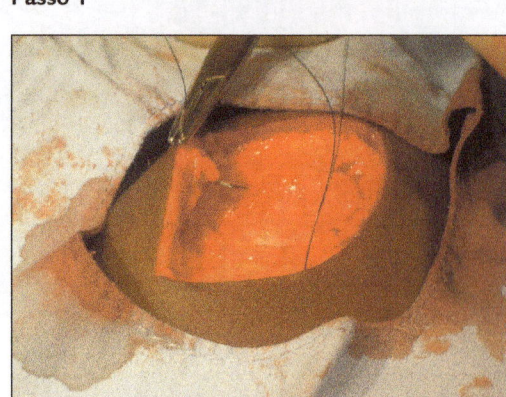

Passo 2

Passo 3. As duas extremidades da sutura devem estar do mesmo lado da parte central da mesma, atravessando por cima da ferida (i. e., perto do operador ou longe do operador).

- **ATENÇÃO:** Quando a extremidade da sutura é posicionada em qualquer um dos lados da parte central da sutura e amarrada, o nó não ficará sobre a porção central dela, nem ficará oculto na profundidade do tecido.

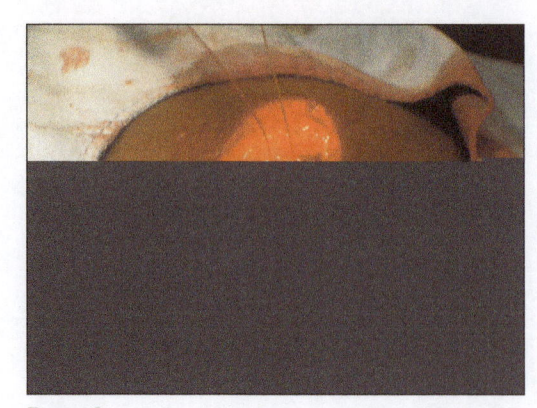

Passo 3

Passo 4. O nó é amarrado. Em vez de tracionar cada laçada lateralmente como na maioria das amarrações, tracionar as extremidades do fio paralelamente à ferida para que o nó possa ficar oculto na profundidade. Cortar o excesso de fio logo acima do nó.

- **DICA:** Não deve haver mais do que três ou quatro nós por sutura, a fim de minimizar o risco de migração do nó através da ferida em cicatrização pela linha da incisão.

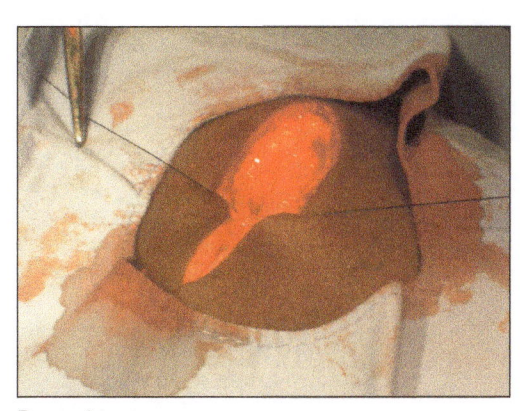

Passo 4

Passo 5. Normalmente, a sutura profunda é realizada no centro e/ou nas extremidades da ferida.

- **DICA:** Em feridas potencialmente contaminadas, deve-se procurar realizar o menor o número de suturas possível.

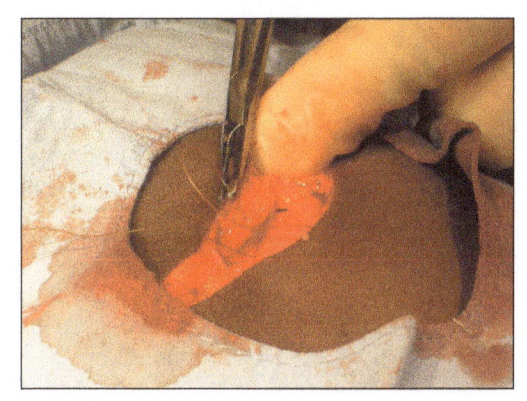

Passo 5

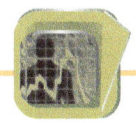

Complicações

- Sangramento
- Infecção, especialmente em feridas contaminadas
- Formação de cicatriz

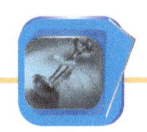

Considerações pediátricas

A sutura profunda é particularmente útil em crianças, pois manterá a ferida fechada mesmo se a criança ficar mexendo nas suturas superficiais. Entretanto, é difícil manter pacientes pediátricos sentados e quietos durante procedimentos demorados. A dose máxima recomendada de lidocaína em crianças é de 3 a 5 mg/kg, e 7 mg/kg quando combinada à epinefrina. Os recém-nascidos apresentam maior volume de distribuição, depuração hepática reduzida e meia-vida de eliminação terminal dobrada (3,2 horas).

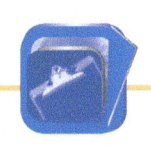

Instruções pós-procedimento

Instruir o paciente a limpar cuidadosamente a área suturada após 24 horas, mas não lavá-la em água corrente durante três dias. Ele deve secar bem a área após a limpeza. Orientar sobre o uso de uma pequena quantidade de pomada antibiótica para promover a cicatrização úmida. Recomendar a elevação da ferida para auxiliar na redução do inchaço e da dor e na aceleração da cicatrização. Instruir o paciente a não mexer, cortar ou deslocar os pontos.

Referências

Austin PE, Dunn KA, Eily-Cofield K, et al. Subcuticular sutures and the rate of inflammation in noncontaminated wounds. *Ann Emerg Med.* 1995;25:328.

Borges AF, Alexander JE. Relaxed skin tension lines, Z-plasties on scars, and fusiform excision of lesions. *Br J Plast Surg.* 1962;15:242-254.

Leshin B. Proper planning and execution of surgical excisions. In: Wheeler RG, ed. *Cutaneous Surgery*. Philadelphia: WB Saunders; 1994:171-177.

McGinness JL, Russell M. Surgical pearl: A technique for placement of buried sutures. *J Am Acad Dermatol.* 2006;55(1):123-124.

Mehta PH, Dunn KA, Bradfield JF, et al. Contaminated wounds: infection rates with subcutaneous sutures. *Ann Emerg Med.* 1996;27:43.

Moy RL, Lee A, Zalka A. Commonly used suturing techniques in skin surgery. *Am Fam Physician.* 1991;44:1625-1634.

Stegman SJ, Tromovitch TA, Glogau RG. *Basics of Dermatologic Surgery*. Chicago: Year Book Medical Publishing; 1982:60-68.

Stevenson TR, Jurkiewicz MJ. Plastic and reconstructive surgery. In: Schwartz SI, Shires GT, Spencer FC, et al., eds. *Principles of Surgery*. 5th ed. New York: McGraw-Hill; 1989:2081-2132.

Swanson NA. *Atlas of Cutaneous Surgery*. Boston: Little, Brown; 1987.

Vistnes LM. Basic principles of cutaneous surgery. In: Epstein E, Epstein E Jr, eds. *Skin Surgery*. 6th ed. Philadelphia: WB Saunders; 1987:44-55.

Zalla MJ. Basic cutaneous surgery. *Cutis.* 1994;53:172-186.

Zitelli J. TIPS for a better ellipse. *J Am Acad Dermatol.* 1990;22:101-103.

Zuber TJ, DeWitt DE. The fusiform excision. *Am Fam Physician.* 1994;49:371-376.

2008 MAG Mutual Healthcare Solutions, Inc.'s Physicians' Fee and Coding Guide. Duluth, Georgia. MAG Mutual Healthcare Solutions, Inc. 2007.

CAPÍTULO 38
Sutura Simples Interrompida

E.J. Mayeaux, Jr., MD, DABFP, FAAFP

A sutura simples interrompida foi uma das técnicas de fechamento de feridas mais empregadas no século passado. Os objetivos da realização da sutura são fechamento de espaço morto, produção de hemostasia, sustentação e reforço da ferida até que a cicatrização aumente sua resistência à tensão, aproximação das bordas do tecido para um resultado esteticamente agradável e funcional e minimização do risco de infecção.

A sutura simples pode ser usada isoladamente ou em conjunto com suturas profundas ou em colchoeiro vertical a fim de proporcionar a cicatrização da ferida e promover uma boa aparência. A sutura cutânea interrompida, quando corretamente posicionada, incorpora porções simétricas de tecido de cada borda da ferida, everte essas bordas e promove a oposição das bordas de tecido sem o comprometimento do fluxo sanguíneo. Esse tipo de sutura permite o ajuste preciso entre os pontos. A remoção da sutura em tempo correto permite a cicatrização adequada (i. e., reforço para a cicatriz em desenvolvimento) e minimiza a formação de marcas da sutura (i. e., marcas tipo trilho de trem ou Frankenstein). A sutura cutânea interrompida também permite a remoção de pontos selecionados (p. ex., um sim, outro não) para individualizar o período de permanência da sutura.

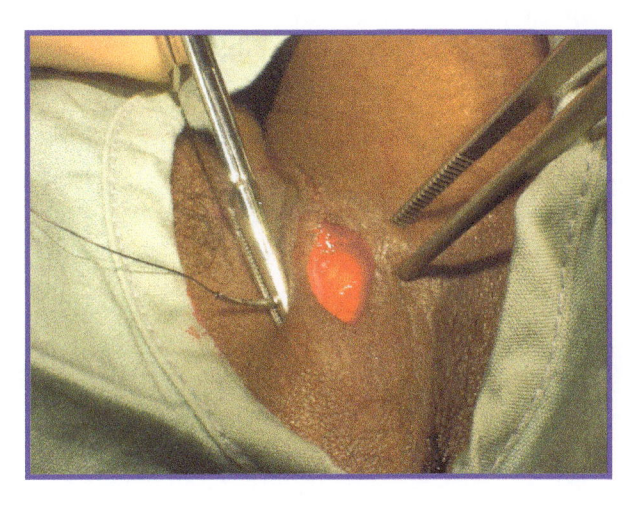

Caso a ferida a ser fechada seja traumática, as medidas preventivas mais importantes contra infecção tecidual são a irrigação, a remoção de corpos estranhos e o debridamento de tecidos necróticos. Do contrário, a boa assepsia durante o procedimento operatório minimiza infecções (recomendações para a preparação da pele estão relacionadas no Apêndice E). O processo de cura de feridas cutâneas ocorre em muitos estágios. A coagulação, envolvendo vasoespasmo, agregação plaquetária e formação de coágulo fibroso, inicia imediatamente após a lesão. Enzimas proteolíticas liberadas pelos neutrófilos e macrófagos dissolvem o tecido danificado local. A seguir, a epitelização produz uma ligação completa da ferida até 48 horas após a sutura. O crescimento de novos vasos sanguíneos tem um pico cerca de quatro dias após a lesão. A formação de colágeno é necessária para restaurar a resistência da pele à tensão. O processo de formação de colágeno inicia dentro de 48 horas a partir da ocorrência da lesão e tem seu pico durante a primeira semana. A contração da ferida se dá 3 a 4 dias após a lesão. A produção e o remodelamento do colágeno continuam por até 12 meses.

A eversão da borda da ferida é um objetivo importante ao se realizar a sutura cutânea interrompida. As feridas em cicatrização têm uma tendência natural a se tornarem invertidas com a retração que ocorre nas cicatrizes ao longo do tempo. Cicatrizes invertidas ou por segunda intenção podem projetar uma sombra nas superfícies adjacentes, e a sombra amplifica a sua aparência. As feridas evertidas são criadas para que a cicatriz final seja plana e esteticamente agradável. A eversão é conseguida incorporando-se uma porção maior de tecido profundo no caminho da agulha, e isso faz com que o tecido profundo seja empurrado junto, causando a elevação das bordas da ferida.

A sutura simples interrompida é utilizada em vários cenários clínicos. A técnica é empregada para cortes superficiais nos quais está indicado o fechamento em camada única. A realização da sutura permite o movimento funcional de uma área após o fechamento, sendo especialmente valiosa na região dorsal dos dedos. Embora as suturas simples possam ser utilizadas para fechar grandes feridas cirúrgicas, a distribuição da tensão na aproximação das bordas da pele pode ter um manejo melhor com suturas de colchoeiro vertical ou horizontal ou com a colocação de suturas profundas subcuticulares.

Materiais não reabsorvíveis como o *nylon* geralmente são utilizados para a sutura interrompida. Fios de pequeno calibre (5-0 e 6-0) tendem a produzir menos marcas e cicatrizes na pele do que os fios de maior calibre (3-0). A colocação de suturas apertadas e concentradas próximas à extremidade do corte distribui melhor a tensão na borda da pele do que a colocação de suturas espaçadas e afastadas da extremidade do corte. Os tempos sugeridos para remoção da sutura estão listados no Apêndice J.

Adesivos para feridas (supercolas que contêm acrilatos) são uma alternativa para o fechamento dos cortes. Alguns profissionais acreditam que a eversão da borda da ferida é superior com o fechamento com sutura, mas os adesivos podem produzir bons resultados estéticos em feridas com as bordas bem aproximadas. As fitas para o fechamento de feridas são fitas adesivas cirúrgicas microporosas utilizadas para promover um suporte extra à linha de sutura, antes ou depois da remoção da sutura. Essas fitas podem reduzir o aumento da cicatriz caso sejam mantidas por algumas semanas após a remoção da sutura. Raramente são usadas para o fechamento primário das feridas. Grampos de aço inoxidável são utilizados com frequência em feridas que sofrem grande tensão, inclusive naquelas localizadas no couro cabeludo ou no tronco. As vantagens dos grampos são a colocação rápida, a reação tecidual mínima e o fechamento firme da ferida. As desvantagens são o alinhamento menos preciso da borda da ferida, o custo e o potencial para resultado esteticamente desagradável.

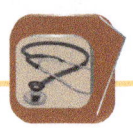

Equipamento

- O instrumental para realização da sutura simples interrompida está listado no Apêndice G e pode ser encontrado em lojas de equipamentos cirúrgicos.

- A bandeja sugerida para anestesia e que pode ser utilizada para esse procedimento está listada no Apêndice F.

- As recomendações para o preparo da pele são encontradas no Apêndice E.

Indicações

- Feridas superficiais que podem ser fechadas em camada única

- Eversão das bordas da ferida após a aproximação com suturas profundas ou de colchoeiro

- Marcação da pele para a correta aproximação anatômica (p. ex., borda do vermelhão)

- Fechamento de feridas sobre áreas de movimento como as pregas flexoras ou o dorso dos dedos

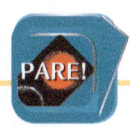

Contraindicações (relativas)

- Bordas da ferida muito separadas cuja aproximação é melhor com suturas redutoras de tensão
- Distúrbios graves da coagulação
- Patologias extremas que dificultam a cicatrização da ferida
- Celulite no tecido incisado
- Condições que possam interferir com a cicatrização da ferida (distúrbios vasculares do colágeno, tabagismo, insuficiência renal, diabete melito, estado nutricional, obesidade, agentes quimioterápicos ou corticosteroides)
- Distúrbios da síntese do colágeno que afetem a cicatrização, como a síndrome de Ehlers-Danlos e a síndrome de Marfan
- Uso corrente de medicação que possa aumentar a probabilidade de sangramento transoperatório (Aspirina®, outros anti-inflamatórios não esteroides, varfarina)
- Paciente não cooperativo
- Situações de triagem de emergência em que não há tempo para realizar suturas interrompidas (considerar suturas contínuas)

O Procedimento

Passo 1. Uma cicatriz retraída em uma superfície vertical como a face produz uma sombra que maximiza a aparência da cicatriz (A). As bordas da ferida devem ser evertidas no fechamento (B) de modo que a retração subsequente produza uma cicatriz final plana (C).

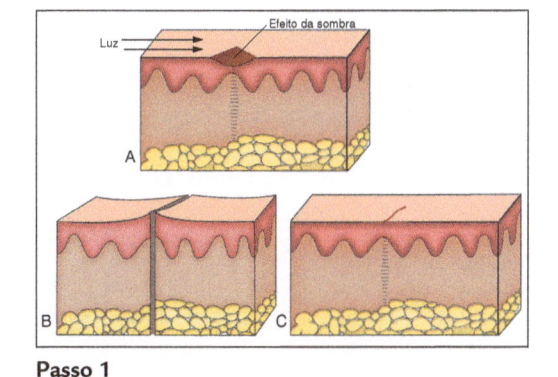

Passo 2. A passagem mal-executada, em "colheradas", da agulha de sutura através de ambas as bordas da ferida (A) não conseguirá criar um fechamento apropriado. O ponto deve ser mais profundo do que largo e semelhante à espessura da derme. A agulha deve penetrar na pele verticalmente (B) e sair da pele também verticalmente.

- **DICA:** A manipulação cuidadosa do tecido também é importante para otimizar a cicatrização da ferida. Não apreender ou pinçar as bordas da epiderme que devem sofrer cicatrização.

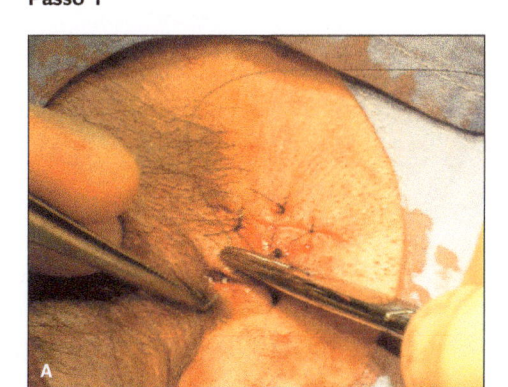

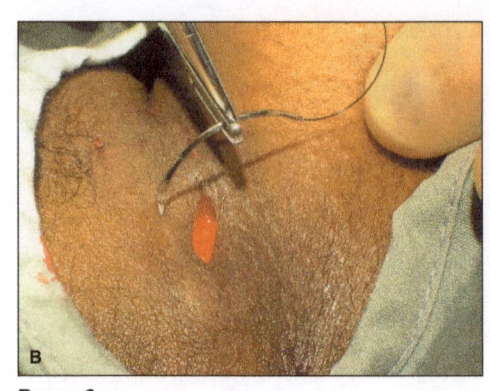

Passo 3. Quantidades simétricas de tecido de cada borda da ferida devem ser incluídas na passagem do fio. Porções desiguais de tecido na distância entre a borda e a passagem profunda (A) produzem um fechamento com bordas desiguais (B). A cicatriz resultante projetará uma sombra e será esteticamente inferior.

- **ATENÇÃO:** Empurrar ou girar a agulha com força ao passá-la através do tecido fará com que o corpo da agulha se curve ou quebre. Seguir a curvatura da agulha. Não aplicar forças de giro ou torque à agulha. Reapreender (remontar) a agulha no centro da ferida em vez de forçar uma agulha pequena através das duas bordas da ferida. Caso a agulha se deforme, removê-la e abrir outro fio de sutura. Pontas de agulha quebradas podem resultar em horas de busca pela parte perdida.

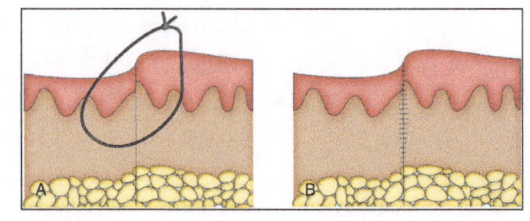

Passo 4. O caminho correto da agulha para produzir a eversão da borda da ferida tem o formato de um cantil. Existem muitas técnicas para se conseguir esse efeito.

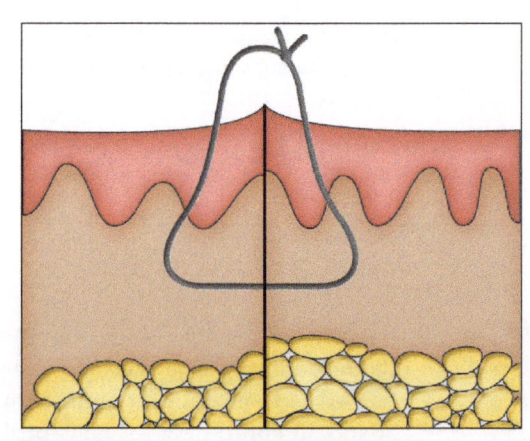

Passo 4a. O primeiro método envolve o uso da mão não dominante para pinçar as bordas de pele juntas, fazendo com que o tecido adquira uma aparência de eversão exagerada. Quando a mão não dominante relaxa, o tecido volta à sua posição natural. O caminho da sutura tem forma de cantil e, ao amarrar, ela produz eversão.

- **ATENÇÃO:** Apreender as bordas da ferida com os dedos aumenta o risco de acidente, com o operador sofrendo um ferimento pela agulha.

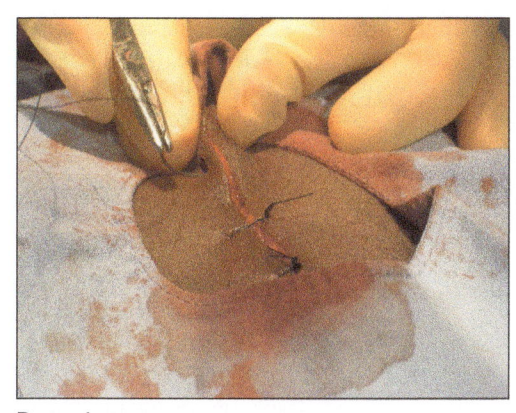

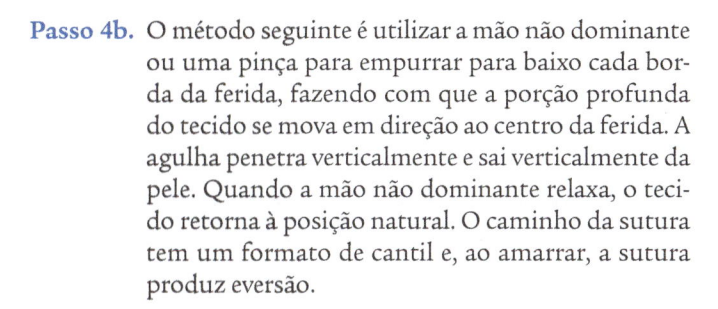

Passo 4a

Passo 4b. O método seguinte é utilizar a mão não dominante ou uma pinça para empurrar para baixo cada borda da ferida, fazendo com que a porção profunda do tecido se mova em direção ao centro da ferida. A agulha penetra verticalmente e sai verticalmente da pele. Quando a mão não dominante relaxa, o tecido retorna à posição natural. O caminho da sutura tem um formato de cantil e, ao amarrar, a sutura produz eversão.

- **ATENÇÃO:** Empurrar as bordas da ferida para baixo com os dedos aumenta o risco de ferimento inadvertido pela agulha. Podem ser usados instrumentos para essa tarefa a fim de minimizar os riscos. Caso sejam usados os dedos, ter cuidado extra para evitar lesões.

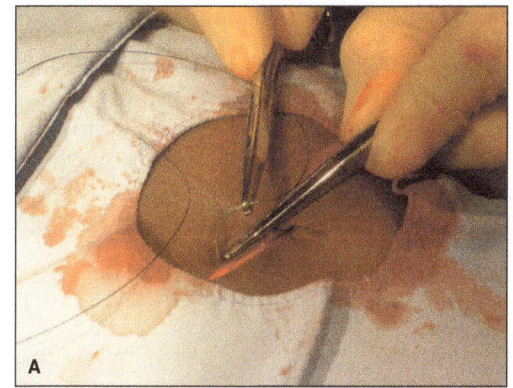

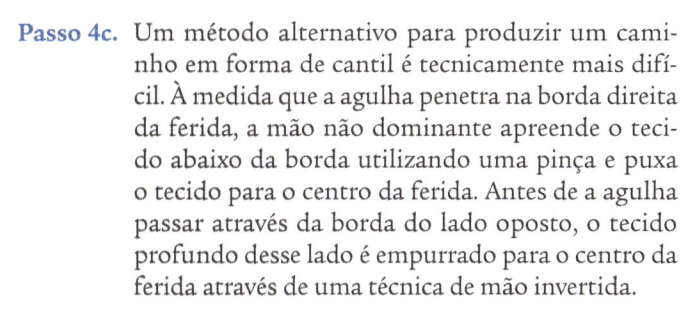

Passo 4b

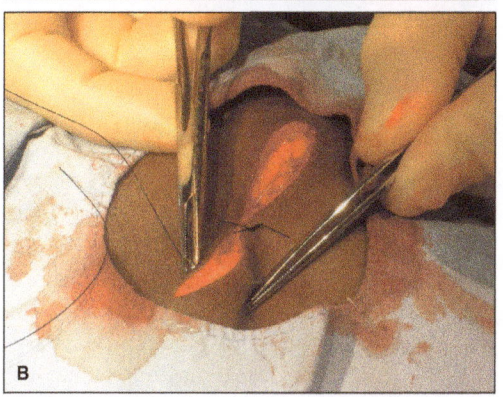

Passo 4c. Um método alternativo para produzir um caminho em forma de cantil é tecnicamente mais difícil. À medida que a agulha penetra na borda direita da ferida, a mão não dominante apreende o tecido abaixo da borda utilizando uma pinça e puxa o tecido para o centro da ferida. Antes de a agulha passar através da borda do lado oposto, o tecido profundo desse lado é empurrado para o centro da ferida através de uma técnica de mão invertida.

- **ATENÇÃO:** Evitar traumatizar a pele ou o tecido profundo com a pinça. O tecido traumatizado pode necrosar, exigindo muito tempo para a cicatrização e resultando em estética prejudicada.

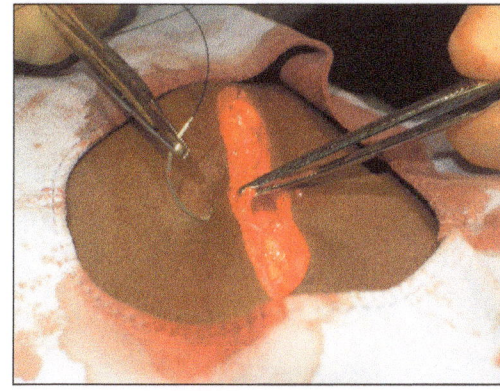

Passo 4c

Passo 5. Amarrar os nós com instrumentos (ver Capítulo 36). Certificar-se de que a ferida está completamente fechada, sem fendas, e adicionar mais algumas suturas interrompidas se necessário. Aplicar pomada antibiótica sobre a ferida suturada e fazer um curativo.

- **DICA:** Em geral as suturas finais devem ter um afastamento entre si igual à sua extensão.

- **ATENÇÃO:** A tensão na ferida fará com que o profissional realize a sutura com tensão suficiente para estrangular o tecido. A redução da tensão de uma ferida com suturas profundas e redutoras de tensão permite que suturas percutâneas sejam amarradas mais fracamente e removidas mais cedo, melhorando assim o resultado estético.

- **ATENÇÃO:** Cuidar para posicionar os nós ao lado da incisão, de forma que eles não fiquem enterrados no tecido cicatricial contraído, causando dor no momento da remoção.

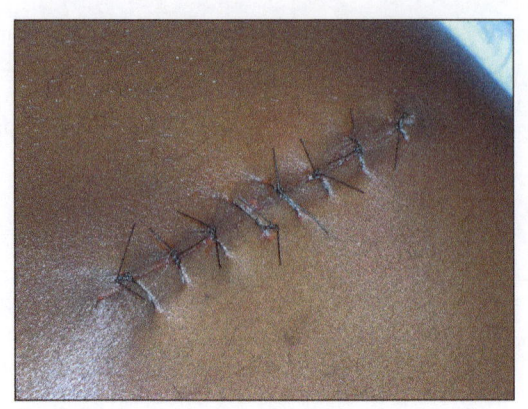

Passo 5

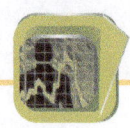

Complicações

- Sangramento
- Infecção
- Formação de cicatriz

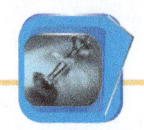

Considerações pediátricas

A pele dos pacientes pediátricos costuma apresentar ótimo fluxo sanguíneo e cicatriza muito bem. Entretanto, esses pacientes dificilmente permanecem quietos durante procedimentos demorados. A maturidade e a capacidade de cooperação do paciente devem ser consideradas antes da decisão de realizar um procedimento ambulatorial. Algumas vezes, é necessário sedar o paciente para fazer o reparo de uma laceração (ver Capítulo 122). A dose máxima recomendada de lidocaína em crianças é de 3 a 5 mg/kg, e 7 mg/kg quando combinada à epinefrina. Os recém-nascidos apresentam maior volume de distribuição, menor depuração hepática e meia-vida de eliminação terminal dobrada (3,2 horas).

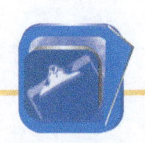

Instruções pós-procedimento

O paciente deve utilizar uma pequena quantidade de pomada antibiótica e cobrir a ferida com uma bandagem. Instruir o paciente para que lave com cuidado a área após um dia. Após a lavagem, ele deve secar a região e aplicar uma pequena quantidade de pomada antibiótica para promover a cicatrização úmida. Instruir o paciente a não mexer na ferida nem coçá-la.

Referências

Bennett RG. *Fundamentals of Cutaneous Surgery*. St. Louis: CV Mosby; 1988:384-394.
Brown JS. *Minor Surgery: A Text and Atlas*. 3rd ed. London: Chapman & Hall; 1997:70-96. *Ethicon Wound Closure Manual*. Somerville, NJ: Ethicon; 1994.
Lammers RL, Trott AT. Methods of wound closure. In: Roberts JR, Hedges JR, eds. *Clinical Procedures in Emergency Medicine*. 3rd ed. Philadelphia: WB Saunders; 1998:560-598.
McCarthy JG. *Plastic Surgery*. Philadelphia: WB Saunders; 1990:1-68.
Moy RL, Lee A, Zalka A. Commonly used suturing techniques in skin surgery. *Am Fam Physician*. 1991;44:1625-1634.
Moy RL. Suturing techniques. In: Usatine RP, Moy RL, Tobnick EL, et al., eds. *Skin Surgery*. St. Louis: Mosby; 1998:88-100.
Odland PB, Murakami CS. Simple suturing techniques and knot tying. In: Wheeland RG, ed. *Cutaneous Surgery*. Philadelphia: WB Saunders; 1994:178-188.
Spicer TE. Techniques of facial lesion excision and closure. *J Dermatol Surg Oncol*. 1982;8:551-556.
Stegman SJ, Tromovitch TA, Glogau RG. *Basics of Dermatologic Surgery*. Chicago: Year Book Medical Publishers; 1984:41-42.
Swanson NA. *Atlas of Cutaneous Surgery*. Boston: Little, Brown; 1987:26-28.
Zuber TJ. *Basic Soft-Tissue Surgery*. Kansas City: American Academy of Family Physicians; 1998:34-38.
2008 MAG Mutual Healthcare Solutions, Inc.'s Physicians' Fee and Coding Guide. Duluth, Georgia. MAG Mutual Healthcare Solutions, Inc. 2007.

CAPÍTULO 39
Sutura de Ângulo

E.J. Mayeaux, Jr., MD, DABFP, FAAFP

A sutura de ângulo (também conhecida como *sutura de colchoeiro horizontal parcialmente oculta* ou *ponto de ângulo*) é utilizada para suturar de modo seguro o canto de um retalho na pele na qual ele se encaixa. Se a extremidade do retalho fosse suturada utilizando sutura simples interrompida ou contínua, os dois pontos mais próximos dessa ponta do retalho iriam interferir com seu suprimento sanguíneo, aumentando o risco de necrose. Como a sutura de ângulo prende a extremidade sem que o fio cruze pelo topo da incisão, ela não impede o fluxo sanguíneo e pode reduzir o risco de necrose da ponta do retalho.

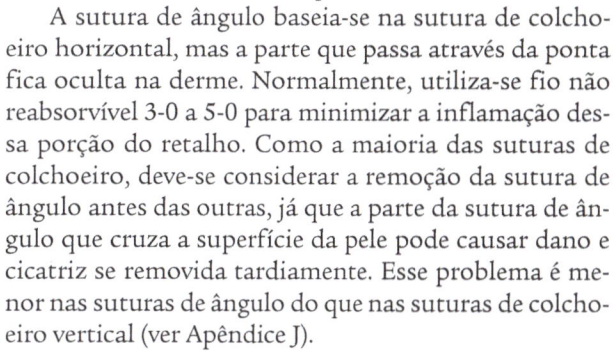

A sutura de ângulo baseia-se na sutura de colchoeiro horizontal, mas a parte que passa através da ponta fica oculta na derme. Normalmente, utiliza-se fio não reabsorvível 3-0 a 5-0 para minimizar a inflamação dessa porção do retalho. Como a maioria das suturas de colchoeiro, deve-se considerar a remoção da sutura de ângulo antes das outras, já que a parte da sutura de ângulo que cruza a superfície da pele pode causar dano e cicatriz se removida tardiamente. Esse problema é menor nas suturas de ângulo do que nas suturas de colchoeiro vertical (ver Apêndice J).

A principal desvantagem da sutura de ângulo é que pode ser difícil aproximar as bordas da ferida sem que haja trauma do retalho. O controle cuidadoso da tensão induzida ao dar o nó pode diminuir esse problema.

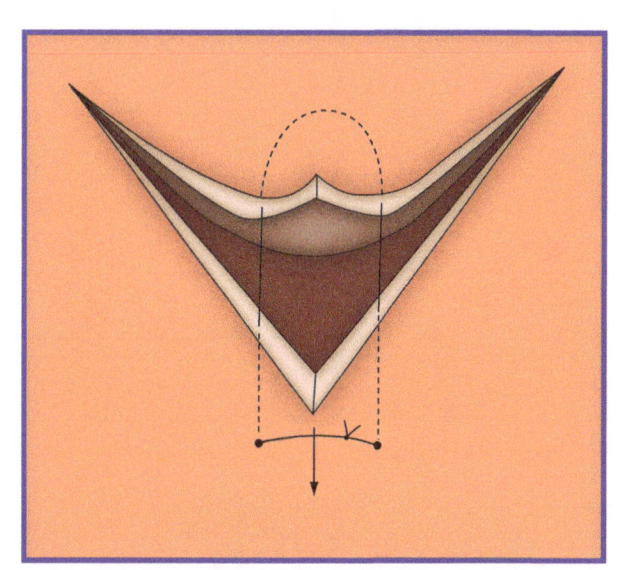

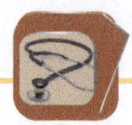

Equipamento

- O equipamento comum para cirurgia cutânea e a bandeja típica são listados no Apêndice G.

Indicações

- Aproximação da ponta de um retalho cutâneo ao defeito correspondente.
- Aproximação de cantos de retalhos cutâneos ao realizar rearranjos teciduais como as plastias em T, as plastias em V-Y, e os centros de retalhos avançados.
- Como parte de reparos triangulares de Burow, especialmente ao suturar bordas cutâneas de comprimento desigual e ao realizar rearranjos teciduais (como rotação de retalhos, plastias de zero para Z e terminações de retalhos avançados).

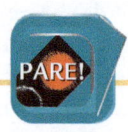

Contraindicações (relativas)

- Paciente não cooperativo
- Feridas nas quais outros métodos são mais indicados
- Presença de celulite, bacteriemia ou infecção ativa

O Procedimento

Passo 1. A sutura de ângulo deve ser acomodada corretamente para que se alcancem resultados ótimos. Em geral, é útil visualizar ou desenhar uma linha basal que divide exatamente a ponta do retalho e se estende no tecido que contém o defeito no qual a ponta será suturada. Os pontos de entrada e saída do fio serão paralelos a essa linha basal.

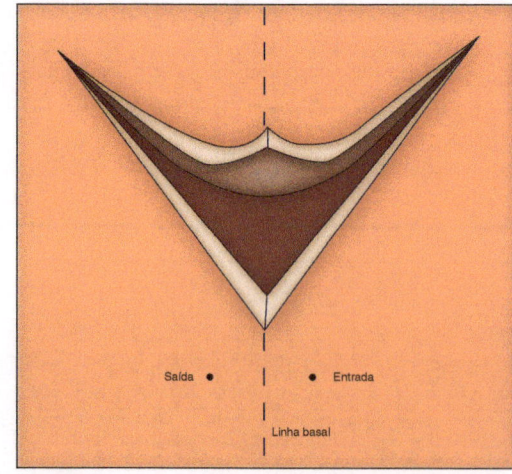

Passo 1

Passo 2. Iniciar a sutura pelo lado da ferida que contém o defeito no qual a ponta do retalho será suturada. A agulha entra através da epiderme cerca de 4 a 8 mm da borda da pele e é passada através da derme da borda da ferida. O caminho da agulha deve ser paralelo à linha basal.

- ■ **ATENÇÃO:** A agulha *não* deve atravessar por completo a pele para dentro do tecido subcuticular, como acontece na maioria das outras técnicas de sutura. O caminho da agulha é diretamente dentro da derme, permanecendo nesse nível até que chegue o momento do nó, quando sai da pele.

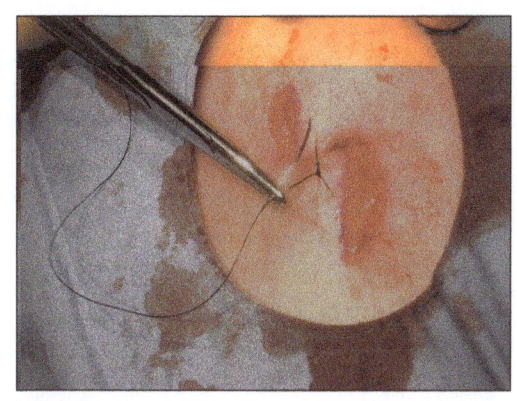

Passo 3. A seguir a agulha é passada horizontalmente, fazendo uma alça de 5 mm através do final da ponta, no mesmo plano dérmico, saindo pelo outro lado da ponta do retalho.

- ■ **DICA:** Esse passo pode ser realizado com o retalho em posição anatômica e com o porta-agulhas em posição vertical. No entanto, muitos profissionais acham mais fácil levantar *sutilmente* a ponta entre os lados (sem realmente apreender ou aplicar pressão à ponta do retalho), colocando a ponta em posição vertical para essa passada.
- ■ **ATENÇÃO:** Caso o retalho seja apreendido, as chances de necrose da ponta são muito maiores.
- ■ **DICA:** Certificar-se de que o fio esteja passando simetricamente através da ponta para melhores resultados.

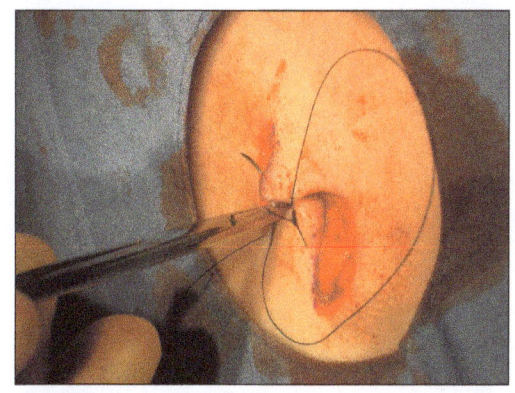

Passo 4. A seguir a agulha entra novamente na pele à qual o retalho está sendo suturado, no mesmo nível da derme. Essa passada deve ser paralela à primeira passada e à linha basal, e ficar à mesma distância da linha que a primeira passada.

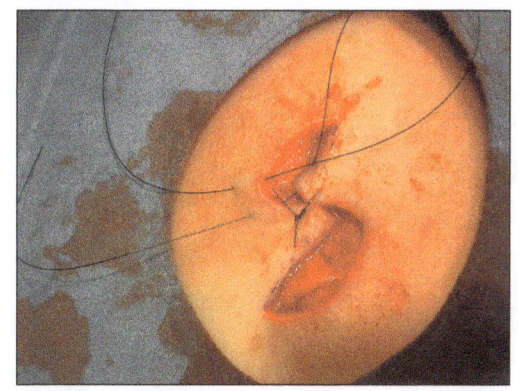

Passo 5. Sair da pele paralelamente ao ponto de entrada ao longo da linha de puxada (linha basal) e fazer o nó (ver Capítulo 36).

- ■ **ATENÇÃO:** Cuidado para não amarrar a alça da sutura de maneira muito frouxa, pois isso causará uma aproximação deficiente da borda da ferida.
- ■ **ATENÇÃO:** Cuidado para não amarrar a sutura muito apertada, pois isso pode provocar rugas na pele, fazer com que a ponta do retalho deslize para baixo ou por cima, ou aumentar o risco de cicatriz sob o nó.

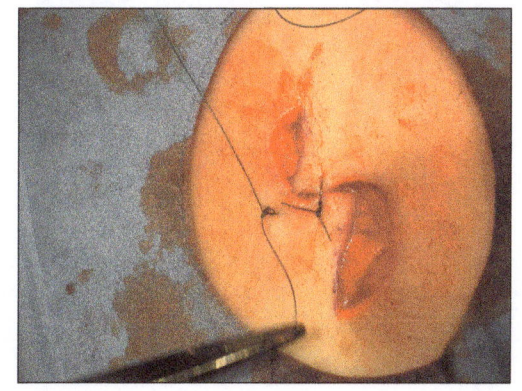

Passo 6. Múltiplos ângulos podem ser aproximados expandindo-se o arco de passagem dérmica para incluir todas as pontas. Essa técnica é utilizada com frequência em retalhos avançados e outros.

- **DICA:** Certificar-se de que a sutura passe simetricamente em um arco suave através de todas as pontas, a fim de obter um melhor resultado.

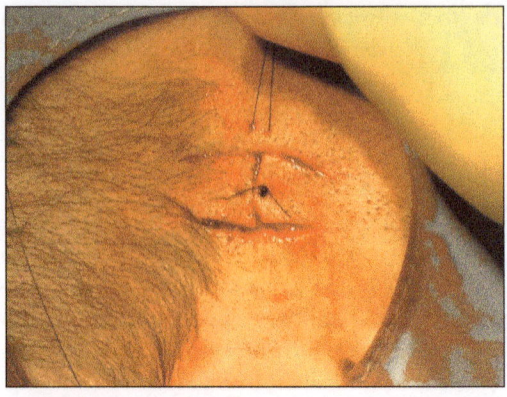

Passo 6

Passo 7. Da mesma forma, essa técnica pode ser utilizada para reparar lacerações em forma de Y e em forma de estrela.

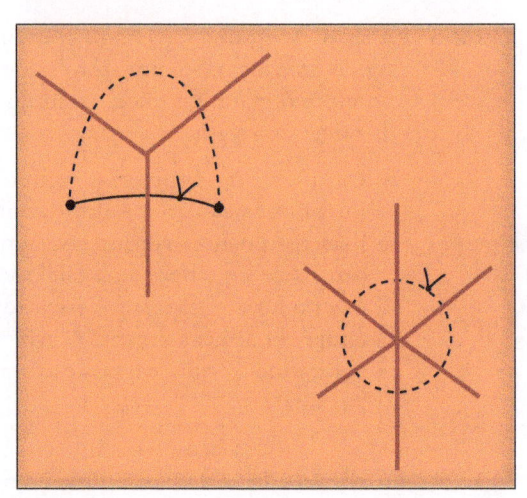

Passo 7

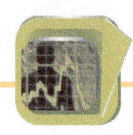

Complicações

- Sangramento
- Infecção
- Formação de cicatriz

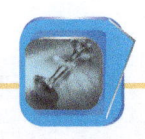

Considerações pediátricas

A pele dos pacientes pediátricos costuma apresentar ótimo fluxo sanguíneo e cicatriza muito bem. Entretanto, esses pacientes dificilmente permanecem quietos durante procedimentos demorados. A maturidade e a capacidade de cooperação do paciente devem ser consideradas antes da decisão de tentar realizar um procedimento ambulatorial. Algumas vezes, é necessário sedar o paciente para fazer o reparo de uma laceração (ver Capítulo 122). A dose máxima recomendada de lidocaína em crianças é de 3 a 5 mg/kg, e 7 mg/kg quando combinada à epinefrina. Os recém-nascidos apresentam maior volume de distribuição, menor depuração hepática e meia-vida de eliminação terminal dobrada (3,2 horas).

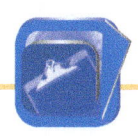

Instruções pós-procedimento

Instruir o paciente a limpar com cuidado a área suturada após 24 horas, mas não lavá-la em água corrente durante três dias. Ele deve secar bem a área após a limpeza. Orientar sobre o uso de uma pequena quantidade de pomada antibiótica para promover a cicatrização úmida. Recomendar a elevação da ferida para auxiliar na redução do inchaço e da dor e na aceleração da cicatrização. O paciente deve cobrir a ferida com um curativo não oclusivo por 2 a 3 dias. O curativo deve ser deixado por pelo menos 48 horas, após as quais a maioria das feridas pode ser deixada em contato com o ar. Feridas no couro cabeludo podem ser deixadas sem curativo se pequenas, mas feridas muito grandes na cabeça podem ser enroladas circunferencialmente com uma gaze.

A maior parte das feridas não infectadas não precisa ser monitorada pelo profissional antes da remoção da sutura, a não ser que haja sinais de desenvolvimento de infecção. Feridas muito contaminadas devem ser acompanhadas por 2 a 3 dias. Fornecer instruções de alta ao paciente incluindo os sinais que indicam infecção da ferida.

Referências

Adams B, Anwar J, Wrone DA, et al. Techniques for cutaneous sutured closures: variants and indications. *Semin Cutan Med Surg.* 2003;22(4):306-316.

Kandel EF, Bennett RG. The effect of stitch type on flap tip blood flow. *J Am Acad Dermatol.* 2001;44:265-272.

Moy RL, Lee A, Zalka A. Commonly used suturing techniques in skin surgery. *Am Fam Physician.* 1991;44:1625-1634.

Stasko T. Advanced suturing techniques and layered closures. In: Wheeland RG, ed. *Cutaneous Surgery.* Philadelphia: WB Saunders; 1994:304-317.

Stegman SJ. Suturing techniques for dermatologic surgery. *J Dermatol Surg Oncol.* 1978;4:63-68.

Zuber TJ. *Basic Soft-Tissue Surgery.* Kansas City: American Academy of Family Physicians; 1998:34-38.

2008 MAG Mutual Healthcare Solutions, Inc.'s Physicians' Fee and Coding Guide. Duluth, Georgia. MAG Mutual Healthcare Solutions, Inc. 2007.

CAPÍTULO 40

Sutura de Colchoeiro Horizontal

E.J. Mayeaux, Jr., MD, DABFP, FAAFP

A sutura de colchoeiro horizontal é uma técnica de sutura que provoca eversão e permite que as feridas com bordas muito separadas sejam fechadas. Esse tipo de sutura distribui igualmente a tensão do fechamento ao longo das bordas da ferida pela incorporação de uma grande quantidade de tecido na passagem da agulha e do fio. A técnica é comumente empregada para fazer com que as bordas da ferida cubram uma certa distância ou como sutura inicial a fim de ancorar as bordas (p. ex., para segurar um retalho em posição).

A pele mais fina tende a se rasgar na realização de suturas simples interrompidas. A sutura de colchoeiro horizontal é eficaz para o fechamento da pele mais frágil ou idosa, ou da pele de indivíduos submetidos a tratamento crônico com esteroides. A sutura de colchoeiro horizontal também é eficaz no fechamento de defeitos na pele fina das pálpebras e nos espaços entre os dedos das mãos e dos pés. O controle do sangramento é mais uma vantagem dessa sutura. A hemostasia se desenvolve quando uma grande quantidade de tecido é incorporada no momento da passagem da agulha. Essa técnica pode produzir controle eficaz do sangramento em regiões altamente vascularizadas como o couro cabeludo.

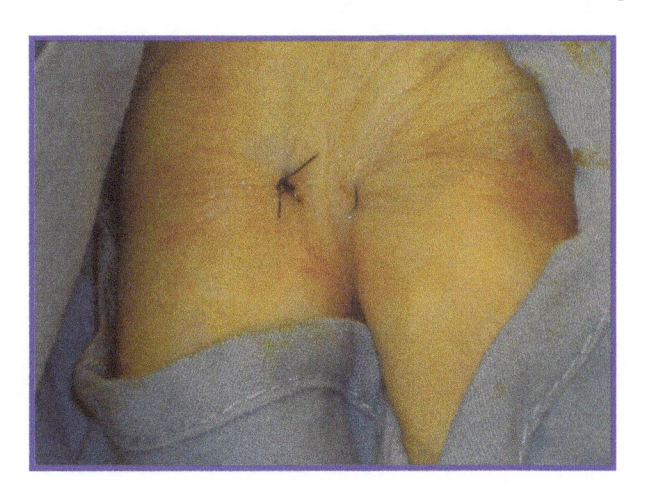

Alguns defeitos cutâneos tendem a apresentar bordas que se enrolam para dentro. A inversão da borda da ferida pode retardar o processo de cicatrização, provocando complicações. A sutura de colchoeiro horizontal produz forças elevadas de eversão sobre as bordas da ferida, podendo evitar a inversão nas mais suscetíveis, localizadas principalmente na fenda interglútea, virilha ou porção posterior do pescoço. A *sutura de colchoeiro contínua* também é bastante útil em feridas submetidas a tensão moderada, em especial quando se deseja um fechamento mais rápido.

Após a realização da sutura de colchoeiro horizontal, as alças do fio que permanecem acima da superfície da pele podem comprimi-la e produzir necrose por pressão e cicatrizes. Esse potencial para cicatrizes limita o uso dessa técnica em procedimentos na face. Lesões por pressão costumam ocorrer quando a sutura é muito apertada. Pode-se interpor materiais que funcionam como almofadas compressíveis dentro das alças extradérmicas da sutura, evitando-se possíveis lesões por pressão na pele. Alguns dos materiais mais utilizados como amortecedores são mangueiras plásticas, feltro e gaze.

A lesão da pele por compressão pode ser reduzida pela remoção precoce da sutura de colchoeiro horizontal. Alguns especialistas recomendam a remoção em 3 a 5 dias, mantendo as suturas interrompidas por mais tempo. A remoção precoce da sutura é especialmente valiosa quando a técnica de colchoeiro horizontal é empregada em áreas esteticamente importantes do corpo como a cabeça ou o pescoço.

A sutura de colchoeiro horizontal parcialmente oculta combina elementos da sutura de colchoeiro horizontal com o fechamento intradérmico. Ela pode ser utilizada para aproximar o canto de um retalho (ver Capítulo 39) ou para fechar linhas de sutura comuns, sobretudo ao longo das bordas do retalho. Isso permite o mínimo de rompimento do fluxo sanguíneo para as bordas de um retalho recém-realizado.

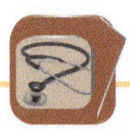

Equipamento

O instrumental cirúrgico está descrito no Apêndice G. Considerar a adição de ganchos cutâneos para manusear cuidadosamente os retalhos. São necessárias pelo menos três pinças hemostáticas finas (pinças mosquito) para auxiliar na hemostasia durante a realização de retalhos de tamanho maior.

Os prazos para remoção da sutura estão listados no Apêndice J, e o instrumental para anestesia que pode ser utilizado para esse procedimento é encontrado no Apêndice F. Todos os instrumentos podem ser adquiridos em lojas de material cirúrgico.

Indicações

- Fechamento de pele fina ou atrófica (p. ex., pele de pacientes idosos, pálpebras, pele de indivíduos que fazem uso crônico de esteroides)
- Eversão de defeitos cutâneos sujeitos a inversão (p. ex., pele da porção posterior do pescoço, virilha, fenda interglútea)
- Fechamento de feridas sangrantes do couro cabeludo
- Fechamento de defeitos cutâneos em espaços membranosos (p. ex., espaços entre os dedos das mãos ou dos pés)
- Fechamento de feridas em áreas de grande tensão

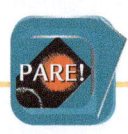

Contraindicações

- Pele com pouca vascularização
- Distúrbios graves de coagulação
- Infecção local

O Procedimento

Sutura de colchoeiro horizontal

Passo 1. A agulha de sutura é passada do lado direito da ferida para o lado esquerdo, de maneira semelhante ao início da sutura simples interrompida.

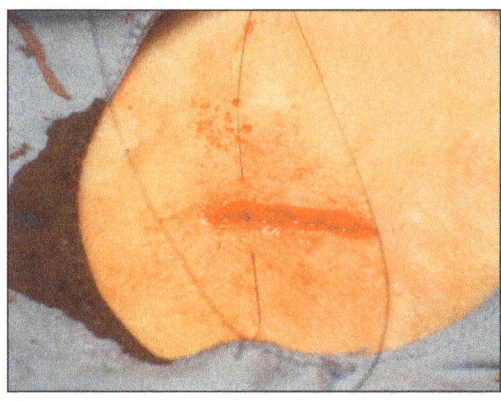

Passo 1

Passo 2. Os locais de entrada e saída geralmente estão a 4 a 8 mm da borda da ferida. Não amarrar o nó! A seguir a agulha é posicionada ao contrário no porta-agulhas, e o fio é passado de volta do lado esquerdo para o lado direito.

- **DICA:** A distância entre as passadas é de cerca de metade a dois terços da extensão de fio que passa através da ferida.

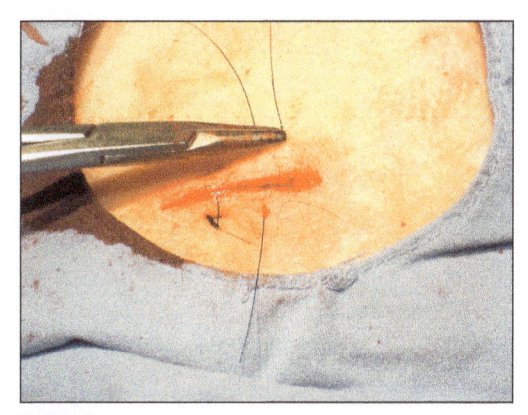

Passo 2

Passo 3. A segunda passada deve ser uma imagem espelhada da primeira, sempre cuidando para manter a mesma extensão e profundidade de penetração da agulha.

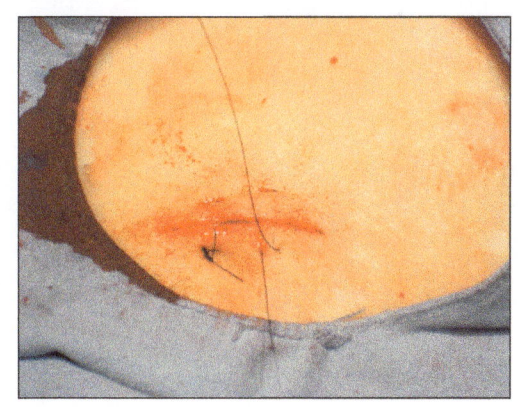

Passo 3

Passo 4. A sutura de colchoeiro horizontal é amarrada, produzindo a eversão das bordas da pele. Um nó bem apertado produz eversão extra.

- **ATENÇÃO:** Embora a eversão pronunciada possa parecer benéfica no momento do fechamento da ferida, nós muito apertados produzem necrose tecidual por pressão. Evitar a tentação de amarrar a sutura de colchoeiro horizontal muito firme.

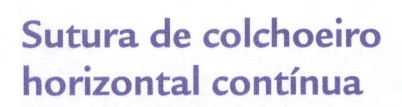

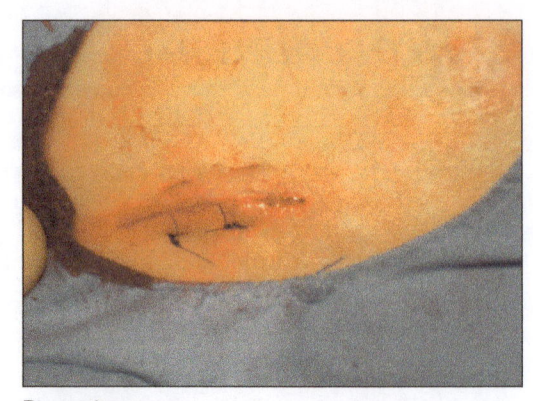

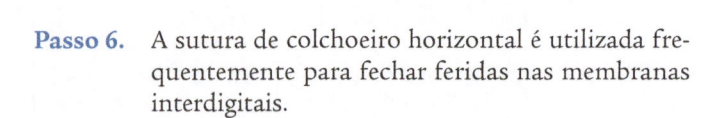

Passo 4

Passo 5. As almofadas podem aliviar a pressão produzida sobre a pele pelas alças extradérmicas da sutura de colchoeiro horizontal. Pode-se utilizar gaze para diminuir a pressão do fio sobre a pele.

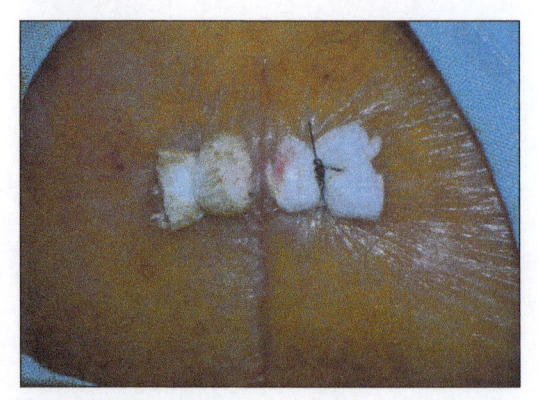

Passo 5

Passo 6. A sutura de colchoeiro horizontal é utilizada frequentemente para fechar feridas nas membranas interdigitais.

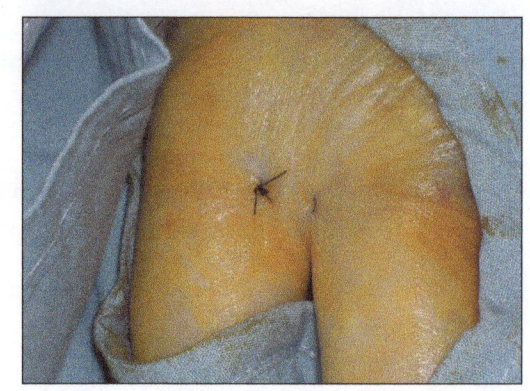

Passo 6

Sutura de colchoeiro horizontal contínua

Passo 7. A sutura de colchoeiro contínua pode ser utilizada para fechar rapidamente uma laceração mais longa. Iniciar dando um ponto de sutura simples interrompida, cortando apenas a extremidade mais curta do fio.

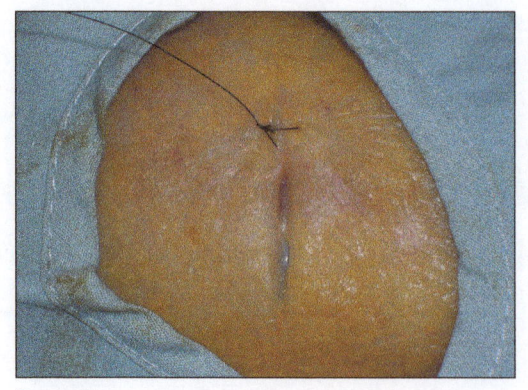

Passo 7

Passo 8. A seguir, a agulha é posicionada ao contrário no porta-agulhas, e a sutura é passada de volta do lado esquerdo para o lado direito, como descrito anteriormente.

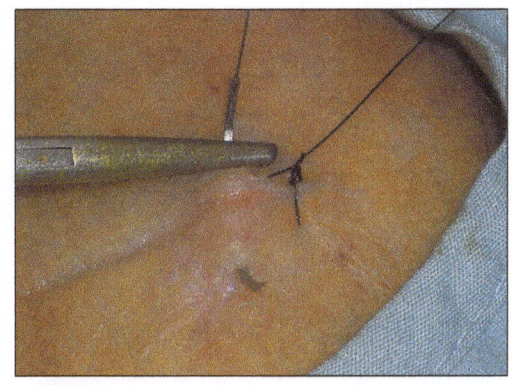

Passo 8

Passo 9. Em vez de realizar um ponto completo de sutura de colchoeiro horizontal, a agulha faz seu trajeto lateralmente e penetra outra vez na pele, iniciando a próxima passada de colchoeiro da série.

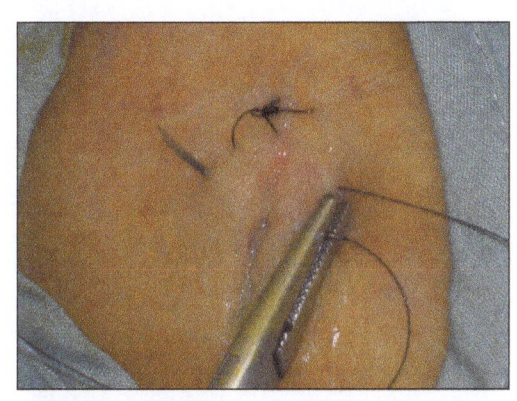

Passo 9

Passo 10. Quando se alcança o final da laceração, a última alça da sutura é utilizada como final do fio para amarrar o nó.

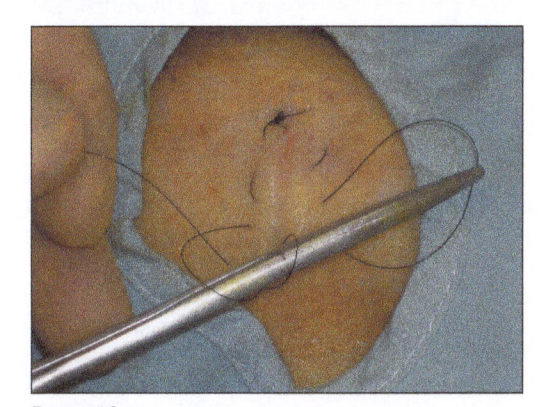

Passo 10

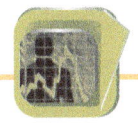

Complicações

- Sangramento
- Infecção
- Formação de cicatriz
- Marcas da sutura, especialmente se ela permanecer por mais de sete dias
- Estrangulamento do tecido e necrose das bordas da ferida caso seja amarrada muito firme

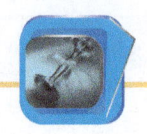

Considerações pediátricas

A pele dos pacientes pediátricos costuma apresentar ótimo fluxo sanguíneo e cicatriza muito bem. Entretanto, esses pacientes dificilmente permanecem quietos durante procedimentos demorados. A maturidade e a capacidade de cooperação do paciente devem ser consideradas antes da decisão de realizar um procedimento ambulatorial. Algumas vezes, é necessário sedar o paciente para fazer o reparo de uma laceração (ver Capítulo 122). A dose máxima recomendada de lidocaína em crianças é de 3 a 5 mg/kg, e 7 mg/kg quando combinada à epinefrina. Os recém-nascidos apresentam maior volume de distribuição, menor depuração hepática e meia-vida de eliminação terminal dobrada (3,2 horas).

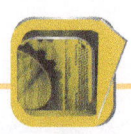

Instruções pós-procedimento

Instruir o paciente a limpar cuidadosamente a área suturada após 24 horas, mas não lavá-la em água corrente durante três dias. Ele deve secar bem a área após a limpeza. Orientar sobre o uso de uma pequena quantidade de pomada antibiótica para promover a cicatrização úmida. Recomendar a elevação da ferida para auxiliar na redução do inchaço e da dor e na aceleração da cicatrização. O paciente deve cobrir a ferida com um curativo não oclusivo por 2 a 3 dias. Um curativo adesivo simples (Band-Aid®) é suficiente para a maioria das pequenas lacerações. O curativo deve ser deixado por pelo menos 48 horas, após as quais a maioria das feridas pode ser deixada em contato com o ar. Feridas no couro cabeludo podem ser deixadas sem curativo se pequenas, mas feridas muito grandes na cabeça podem ser enroladas circunferencialmente com uma gaze.

A maior parte das feridas não infectadas não precisa ser monitorada pelo profissional antes da remoção da sutura, a não ser que haja sinais de desenvolvimento de infecção. Feridas muito contaminadas devem ser acompanhadas por 2 a 3 dias. Fornecer instruções de alta ao paciente incluindo os sinais que indicam infecção da ferida.

Referências

Adams B, Anwar J, Wrone DA, et al. Techniques for cutaneous sutured closures: variants and indications. *Semin Cutan Med Surg*. 2003;22(4):306-316.

Chernosky ME. Scalpel and scissors surgery as seen by the dermatologist. In: Epstein E, Epstein E Jr, eds. *Skin Surgery*. 6th ed. Philadelphia: WB Saunders; 1987:88-127.

Coldiron BM. Closure of wounds under tension: the horizontal mattress suture. *Arch Dermatol*. 1989;25:1189-1190.

Ethicon Wound Closure Manual. Somerville, NJ: Ethicon; 1994.

Gault DT, Brian A, Sommerlad BC, et al. Loop mattress suture. *Br J Surg*. 1987;74:820-821.

Moy RL, Lee A, Zalka A. Commonly used suturing techniques in skin surgery. *Am Fam Physician*. 1991;44:1625-1634.

Stasko T. Advanced suturing techniques and layered closures. In: Wheeland RG, ed. *Cutaneous Surgery*. Philadelphia: WB Saunders; 1994:304-317.

Stegman SJ, Tromovitch TA, Glogau RG. *Basics of Dermatologic Surgery*. Chicago: Year Book Medical Publishing; 1982.

Swanson NA. *Atlas of Cutaneous Surgery*. Boston: Little, Brown; 1987:30-35.

Zuber TJ. The illustrated manuals and videotapes of soft-tissue surgery techniques. Kansas City: American Academy of Family Physicians; 1998.

Zuber TJ. The mattress sutures: vertical, horizontal, and corner stitch. *Am Fam Physician*. 2002;66:2231-2236.

2008 MAG Mutual Healthcare Solutions, Inc.'s Physicians' Fee and Coding Guide. Duluth, Georgia. MAG Mutual Healthcare Solutions, Inc. 2007.

CAPÍTULO 41

Sutura Cutânea Contínua

E.J. Mayeaux, Jr., MD, DABFP, FAAFP

A sutura cutânea contínua é uma forma rápida e conveniente de fechar uma ferida cirúrgica. Essa técnica é semelhante à sutura interrompida simples, exceto pelo fato de o fio não ser cortado e amarrado a cada ponto sucessivo. Essa sutura distribui igualmente a tensão ao longo da extensão da ferida, evitando, assim, o dano à pele causado pela tensão excessiva de suturas individuais. Como o fio não é consumido com sucessivos nós e pontas cortadas, essa técnica também gera economia por limitar o uso do fio de sutura. Esse método é utilizado sobremaneira em feridas com bordas próximas, ou que se aproximam facilmente, que não sofrem tensão demasiada, que apresentam baixo risco de infecção ou que exigem um fechamento rápido.

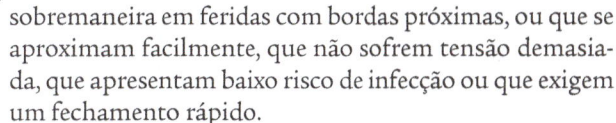

A sutura cutânea contínua pode não fornecer muita a eversão da borda tecidual e costuma ser evitada em áreas esteticamente importantes como a face. Outra desvantagem desse tipo de sutura é que, caso o fio se rompa em algum ponto, ocorrerá deiscência em toda a extensão da ferida. Além disso, essa sutura pode fornecer uma aproximação das bordas menos exata em comparação com a sutura interrompida, o ajuste final não pode ser realizado uma vez terminada a sutura, e ela só pode ser removida em sua totalidade. Uma sutura contínua não permite uma remoção seletiva dos pontos em resposta à cicatrização. Curiosamente, a força do fechamento da ferida e a probabilidade de deiscência são equivalentes nas suturas interrompidas e contínuas. Como toda a sutura é removida de uma só vez, recomenda-se deixá-la em posição por um período um pouco mais longo.

A *sutura contínua travada* é uma variação da técnica de sutura contínua simples. Antes de iniciar cada nova passada, a agulha é passada por baixo do segmento externo prévio de fio que atravessa a ferida. As laçadas travadas contrabalançam alguma tensão existente nas bordas da pele e, assim, essa técnica pode ajudar a prevenir a inversão mesmo em feridas fechadas sob tensão. Contudo, a pressão exercida pela laçada externa pode causar necrose focal. Como esse método pode produzir um resultado estético inferior, não é comumente utilizado.

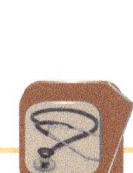

Equipamento

- O instrumental básico para sutura está listado no Apêndice G.
- A bandeja e os instrumentos para anestesia que podem ser utilizados para esse procedimento estão listados no Apêndice F.
- As recomendações para o preparo da pele aparecem no Apêndice E.

Indicações

- Situações de triagem de emergência em que não há tempo para o uso do fechamento interrompido
- Fechamento de feridas longas em áreas menos importantes esteticamente (não faciais)
- Feridas pouco profundas com pele frouxa ao redor, como o escroto ou o dorso da mão
- Para prender um enxerto de espessura total ou parcial

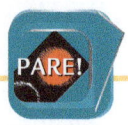

Contraindicações (relativas)

- Bordas da ferida muito separadas, cuja aproximação é melhor com suturas redutoras de tensão
- Distúrbios graves de coagulação
- Patologias extremas que dificultam a cicatrização da ferida
- Celulite no tecido incisado
- Condições que possam interferir na cicatrização da ferida (doenças vasculares do colágeno, tabagismo, insuficiência renal, diabete melito, estado nutricional, obesidade, agentes quimioterápicos e corticosteroides)
- Distúrbios da síntese do colágeno que afetem a cicatrização, como a síndrome de Ehlers-Danlos e a síndrome de Marfan
- Uso corrente de medicação que possa aumentar a probabilidade de sangramento transoperatório (Aspirina®, outros anti-inflamatórios não esteroides, varfarina)
- Paciente não cooperativo
- Pacientes propensos a mexer nas feridas ou suturas

O Procedimento

Passo 1. O fechamento inicia com a colocação de uma sutura interrompida simples em uma extremidade da ferida. A ponta livre é cortada, porém não a mais longa (onde está a agulha).

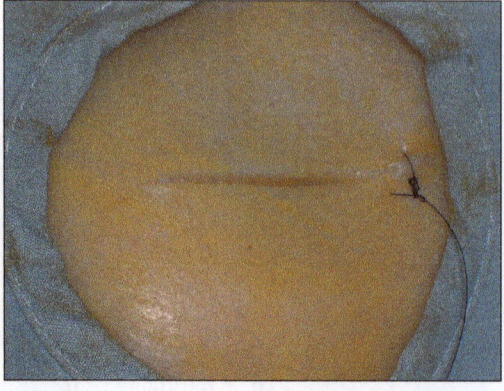

Passo 1

Passo 2. Inverter a agulha de sutura, movê-la lateralmente pelo espaço de um ponto e realizar mais uma passada através das bordas da ferida.

- **ATENÇÃO:** Muitos profissionais começam imediatamente a realizar passadas em diagonal através e sobre a linha de incisão nesse ponto, mas isso permite que o nó migre pela incisão, afrouxando a sutura.

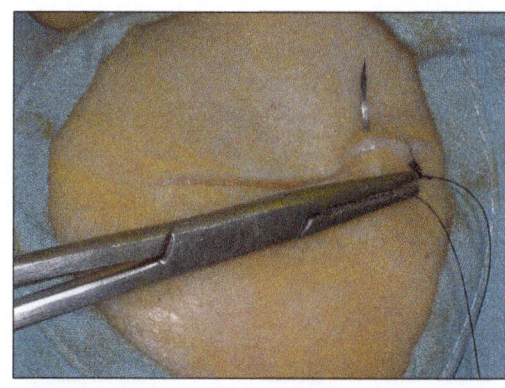

Passo 2

Passo 3. São realizadas múltiplas passadas diretamente através da ferida, movendo-se lateralmente cerca de 4 a 5 mm para iniciar cada passada, com cada laçada em um ângulo de 60 graus em relação à incisão.

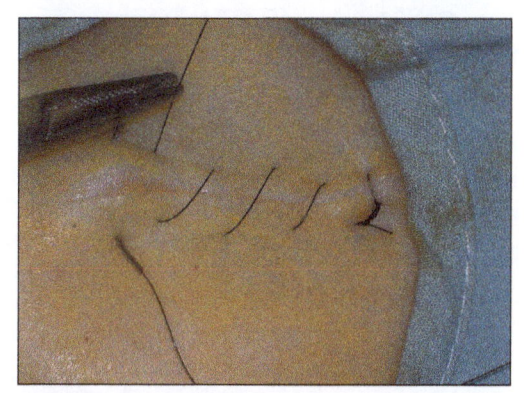

Passo 3

Passo 4. A laçada do fio abaixo da ferida é perpendicular ao longo eixo da ferida. Na extremidade da ferida, a sutura é amarrada fazendo-se uma laçada com o fio sobre o porta-agulhas, apreendendo-se a laçada final com ele e puxando-a.

- **DICA:** Certificar-se de que as passadas estão a intervalos regulares e bem distribuídos e que a tensão também está distribuída ao longo da linha de sutura.
- **ATENÇÃO:** Não amarrar a sutura muito firme. As bordas da ferida irão se enrugar caso o nó final esteja muito apertado.

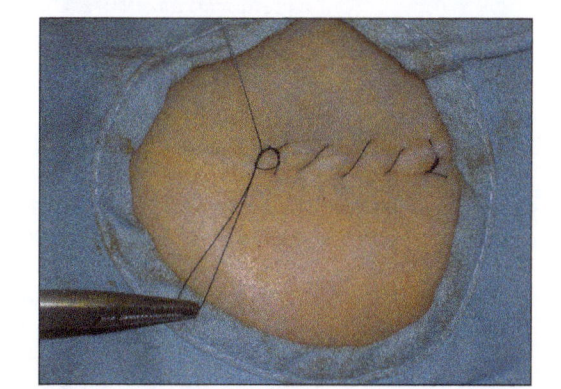

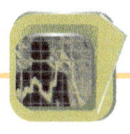

Passo 4

Complicações

- Sangramento
- Infecção
- Formação de cicatriz
- Cicatriz em forma de linhas, especialmente quando a sutura for muito apertada
- Bordas da ferida desiguais
- Pregueamento da ferida
- Deiscência da ferida caso o fio se rompa em algum ponto

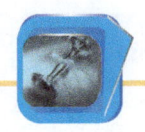

Considerações pediátricas

A pele dos pacientes pediátricos costuma apresentar ótimo fluxo sanguíneo e cicatriza muito bem. Entretanto, esses pacientes dificilmente permanecem quietos durante procedimentos demorados. A maturidade e a capacidade de cooperação do paciente devem ser consideradas antes da decisão de realizar um procedimento ambulatorial. Algumas vezes, é necessário sedar o paciente para fazer o reparo de uma laceração (ver Capítulo 122). A dose máxima recomendada de lidocaína em crianças é de 3 a 5 mg/kg, e 7 mg/kg quando combinada à epinefrina. Os recém-nascidos apresentam maior volume de distribuição, menor depuração hepática e meia-vida de eliminação terminal dobrada (3,2 horas).

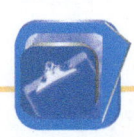

Instruções pós-procedimento

Instruir o paciente a limpar com cuidado a área suturada após 24 horas, mas não lavá-la em água corrente durante três dias. Ele deve secar bem a área após a limpeza. Orientar sobre o uso de uma pequena quantidade de pomada antibiótica para promover a cicatrização úmida. Recomendar a elevação da ferida para auxiliar na redução do inchaço e da dor e na aceleração da cicatrização. O paciente deve cobrir a ferida com um curativo não oclusivo por 2 a 3 dias. Um curativo adesivo simples (Band-Aid®) é suficiente para a maioria das pequenas lacerações. O curativo deve ser deixado por pelo menos 48 horas, após as quais a maioria das feridas pode ser deixada em contato com o ar. Feridas no couro cabeludo podem ser deixadas sem curativo se pequenas, mas feridas muito grandes na cabeça podem ser enroladas circunferencialmente com uma gaze.

A maior parte das feridas não infectadas não precisa ser monitorada pelo profissional antes da remoção da sutura, a não ser que haja sinais de desenvolvimento de infecção. Feridas muito contaminadas devem ser acompanhadas por 2 a 3 dias. Fornecer instruções de alta ao paciente incluindo os sinais que indicam infecção da ferida.

Referências

Adams B, Anwar J, Wrone DA, et al. Techniques for cutaneous sutured closures: variants and indications. *Semin Cutan Med Surg.* 2003;22(4):306–316.

Bennett RG. *Fundamentals of Cutaneous Surgery.* St. Louis: Mosby; 1988:464–465.

Boutros S, Weinfeld AB, Friedman JD. Continuous versus interrupted suturing of traumatic lacerations: a time, cost, and complication rate comparison. *J Trauma.* 2000;48:495–497.

Brown JS. *Minor Surgery: A Text and Atlas.* 3rd ed. London: Chapman & Hall; 1997:70–96.

Lammers RL, Trott AL. Methods of wound closure. In: Roberts JR, Hedges JR, eds. *Clinical Procedures in Emergency Medicine.* 3rd ed. Philadelphia: WB Saunders; 1998:560–598.

Moy RL. Suturing techniques. In: Usatine RP, Moy RL, Tobnick EL, et al., eds. *Skin Surgery: A Practical Guide.* St. Louis: Mosby; 1998:88–100.

Moy RL, Lee A, Zalka A. Commonly used suturing techniques in skin surgery. *Am Fam Physician.* 1991;44:1625–1634.

Stasko T. Advanced suturing techniques and layered closures. In: Wheeland RG, ed. Philadelphia: WB Saunders; 1994:304–317.

Stegman SJ, Tromovitch TA, Glogau RG. *Basics of Dermatologic Surgery.* Chicago: Year Book Medical Publishing; 1984:45–48.

Swanson NA. *Atlas of Cutaneous Surgery.* Boston: Little, Brown; 1987:42–45.

Wong NL. Review of continuous sutures in dermatologic surgery. *J Dermatol Surg Oncol.* 1993;19: 923–931.

Zuber TJ. *Basic Soft-Tissue Surgery.* Kansas City: American Academy of Family Physicians; 1998: 58–69.

Zukin DD, Simon RR. Emergency wound care: principles and practice. Rockville, MD: Aspen, 1987:51–54.

2008 MAG Mutual Healthcare Solutions, Inc.'s Physicians' Fee and Coding Guide. Duluth, Georgia. MAG Mutual Healthcare Solutions, Inc. 2007.

CAPÍTULO 42

Sutura Contínua Subcuticular (Intradérmica)

E.J. Mayeaux, Jr., MD, DABFP, FAAFP

A sutura contínua subcuticular (intradérmica) é uma técnica complexa, difícil e demorada para o fechamento de feridas cirúrgicas. Esse tipo de sutura é comumente utilizado em situações nas quais se quer evitar as marcas da sutura na pele. Algumas localizações anatômicas como a face, o pescoço e os seios favorecem a realização de suturas contínuas subcutâneas. Essa sutura também está indicada para o fechamento da pele eritematosa da fronte ou da pele da face com extensa atividade das glândulas sebáceas, as quais podem contribuir para a formação de marcas proeminentes da sutura. Essa técnica se aplica melhor a feridas pouco profundas ou a feridas com bordas adelgaçadas pela realização de suturas profundas ocultas (ver Capítulo 37).

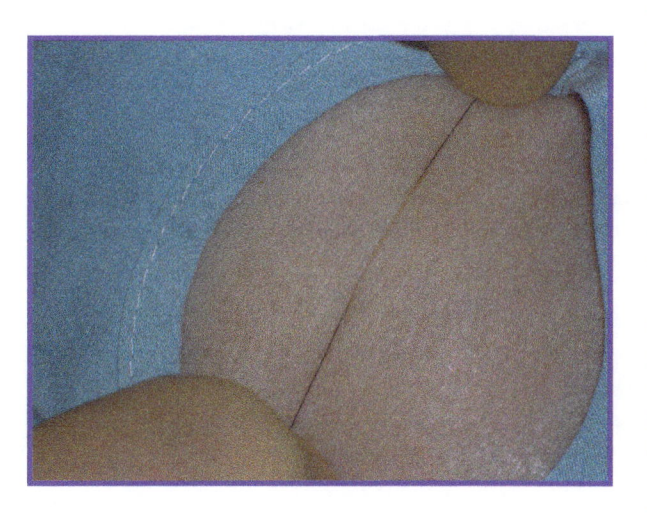

A sutura contínua intradérmica é colocada no interior da derme através de uma ação de alças horizontais para frente e para trás. Embora frequentemente sejam usados fios absorvíveis como Monocryl® ou Vicryl®, sobretudo em crianças, alguns profissionais preferem um fio não absorvível por produzir menos reações teciduais. As suturas intradérmicas não absorvíveis devem permanecer por 2 a 4 semanas. Com frequência um material mais escorregadio, como o polipropileno (Prolene®) é preferido, a fim de facilitar a remoção da sutura quando da utilização de fios não reabsorvíveis. Como as suturas longas podem ser de difícil remoção após várias semanas, a manutenção de alças extradérmicas no centro de uma sutura muito longa pode facilitar a manobra de remoção.

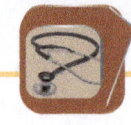

Equipamento

- O instrumental básico para sutura está listado no Apêndice G. A bandeja e os instrumentos para anestesia que podem ser utilizados para esse procedimento estão listados no Apêndice F. As recomendações para o preparo da pele aparecem no Apêndice E.

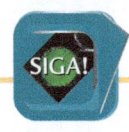

Indicações

- Fechamento de áreas esteticamente sensíveis, nas quais as marcas da sutura devem ser evitadas, como a cabeça e o pescoço
- Fechamento de defeitos na fronte
- Fechamento de feridas em pele facial, com intensa atividade de glândulas sebáceas
- Fechamento de feridas em pele altamente vascularizada, eritematosa ou pletórica
- Fechamento de feridas na pele sujeita a intenso movimento, como no pescoço
- Fechamento de feridas cirúrgicas nos seios ou em locais sujeitos a expansão e marcas de sutura

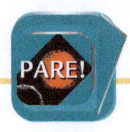

Contraindicações (relativas)

- Bordas da ferida muito separadas, cuja aproximação é melhor com suturas redutoras de tensão
- Distúrbios graves de coagulação
- Patologias extremas que dificultam a cicatrização da ferida
- Celulite no tecido incisado
- Condições que possam interferir na cicatrização da ferida (doenças vasculares do colágeno, tabagismo, insuficiência renal, diabete melito, estado nutricional, obesidade, agentes quimioterápicos e corticosteroides)
- Distúrbios da síntese do colágeno que afetem a cicatrização, como a síndrome de Ehlers- -Danlos e a síndrome de Marfan
- Uso corrente de medicação que possa aumentar a probabilidade de sangramento transoperatório (Aspirina®, outros anti-inflamatórios não esteroides, varfarina)
- Paciente não cooperativo
- Pacientes propensos a mexer nas feridas ou suturas

O Procedimento

Passo 1. A sutura subcuticular contínua pode ser iniciada com uma sutura profunda oculta, utilizando um fio monofilamentar (ver Capítulo 37).

- **DICA:** Caso sejam realizadas múltiplas suturas profundas para aliviar a tensão da ferida, o nó pode ser o último passo, colocado em uma das extremidades da ferida.

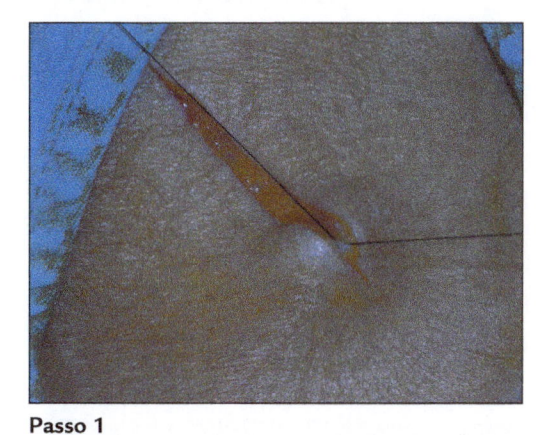

Passo 1

Passo 2. Passar a agulha do espaço profundo para o plano médio da derme.

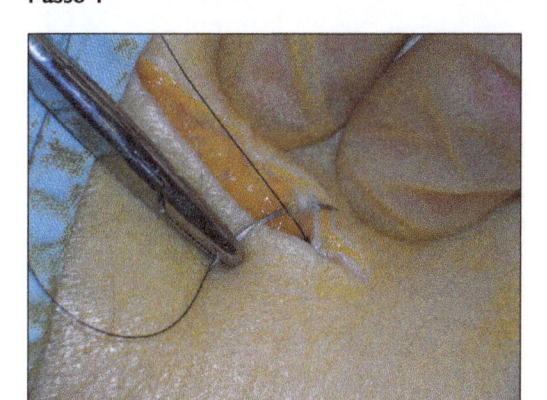

Passo 2

Passo 3. Alternativamente, o fechamento pode ser iniciado passando-se o fio monofilamentar não reabsorvível por dentro da extremidade da ferida, começando as passadas. Uma pinça hemostática pode ser colocada na extremidade livre do fio, a fim de evitar que ele deslize para dentro da ferida.

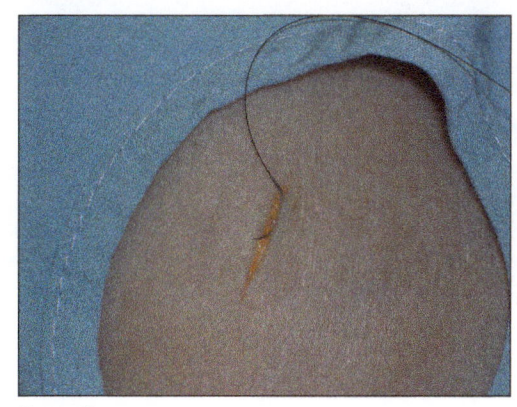

Passo 3

Capítulo 42 Sutura Contínua Subcuticular (Intradérmica)

Passo 4. Qualquer que seja o método inicial, deve-se criar uma alça intradérmica para frente e para trás, através de cada lado da ferida no mesmo plano da derme. A sutura atravessa a ferida a cada passada.

- ■ **DICA:** Cada laçada deve ser a imagem espelhada da anterior, mas à distância de uma passada adiante na linha de fechamento.
- ■ **ATENÇÃO:** Laçadas menores criam muito menos enrugamento das bordas da ferida. Mesmo os profissionais mais experientes podem observar algum pregueamento das bordas, podendo ser necessária a colocação de alguns pontos isolados para redefinir a borda da pele.

Passo 5. A sutura subcuticular contínua pode ser melhor amarrada com o nó de Aberdeen. Para realizar esse nó, é preciso formar uma laçada na agulha, na extremidade do fio e passá-la sob a última passada do fio.

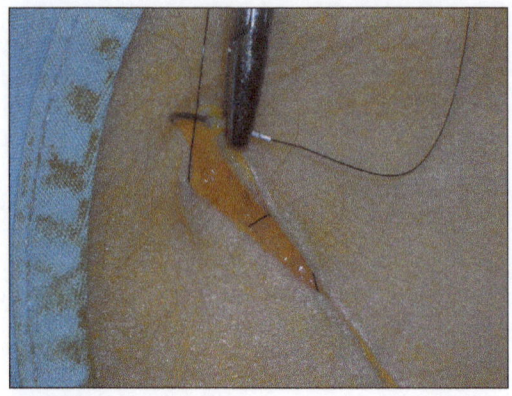

Passo 6. Puxar lateralmente para eliminar a folga do fio, deixando uma linha de sutura com as bordas bem aproximadas.

Passo 4

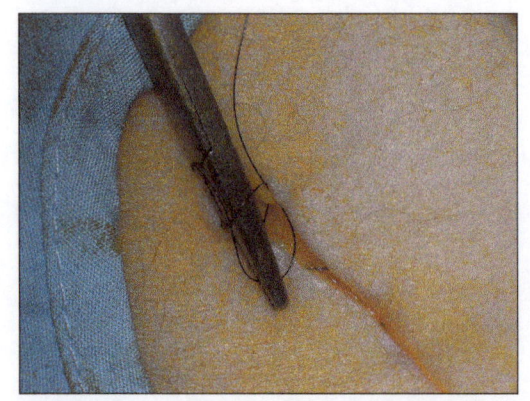

Passo 5

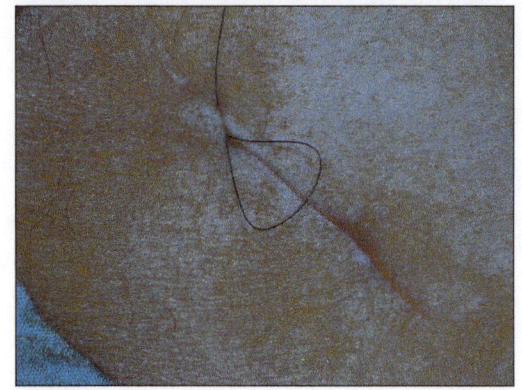

Passo 6

Passo 7. Novamente, puxar uma laçada de fio a partir da extremidade livre e passá-la através da laçada existente, puxando o lado do tecido até que fique firme.

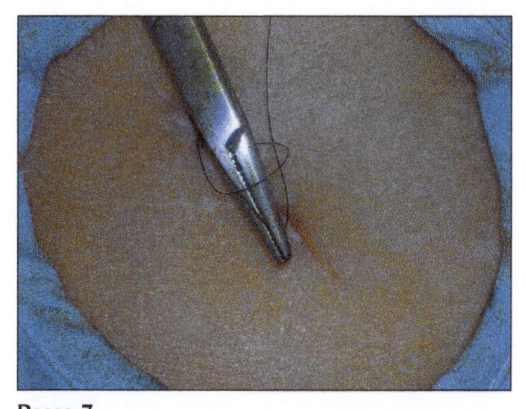

Passo 7

Passo 8. Depois de puxar quatro ou cinco laçadas, passar a agulha através da laçada e puxar até que fique firme.

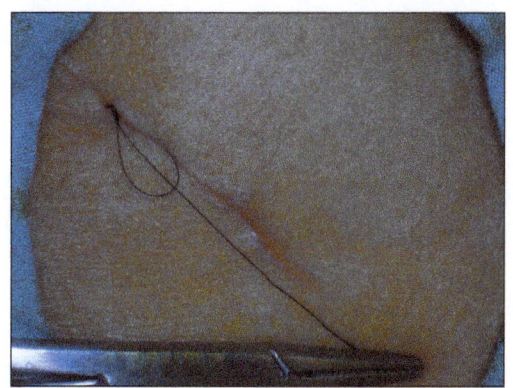

Passo 8

Passo 9. Cortar o fio logo acima do nó e enfiar a terminação livre para dentro da ferida.

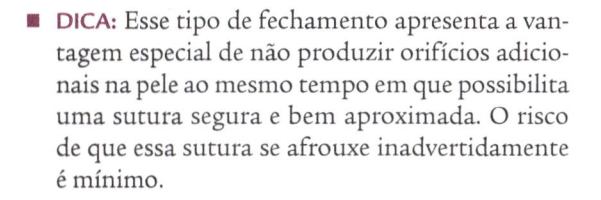

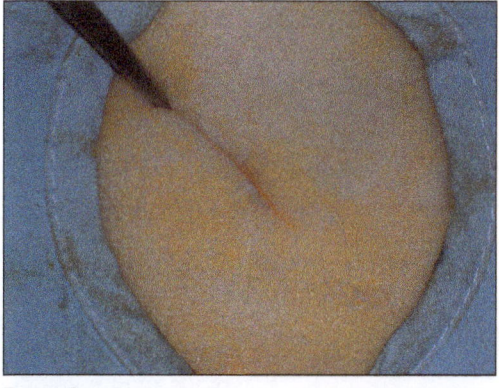

- **DICA:** Esse tipo de fechamento apresenta a vantagem especial de não produzir orifícios adicionais na pele ao mesmo tempo em que possibilita uma sutura segura e bem aproximada. O risco de que essa sutura se afrouxe inadvertidamente é mínimo.

Passo 9

Passo 10. Alternativamente, a sutura se exterioriza da ferida através de sua extremidade. Após cortar fora a agulha, as pontas do fio de sutura são presas com fita nas extremidades da ferida. Também é possível amarrar um nó nas extremidades para ajudar na manutenção da sutura bem apertada.

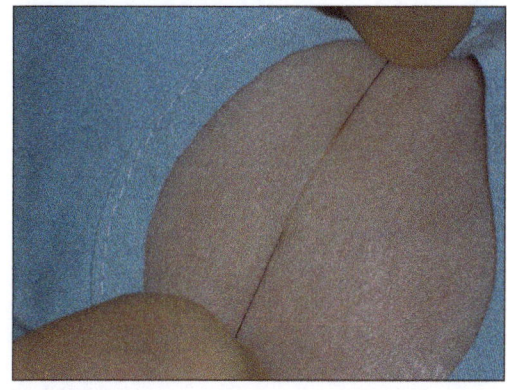

Passo 10

Passo 11. Para facilitar a remoção da sutura quando for utilizado um fio não absorvível, deve-se deixar uma laçada extradérmica do fio em feridas mais longas. A laçada extradérmica deve ser cortada, criando duas porções menores que são removidas mais facilmente do que uma única e longa.

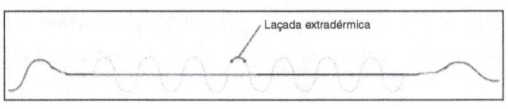

Passo 11

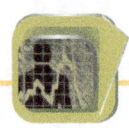

Complicações

- Sangramento
- Infecção
- Formação de cicatriz

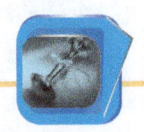

Considerações pediátricas

A pele dos pacientes pediátricos costuma apresentar ótimo fluxo sanguíneo e cicatriza muito bem. Entretanto, esses pacientes dificilmente permanecem quietos durante procedimentos demorados. A maturidade e a capacidade de cooperação do paciente devem ser consideradas antes da decisão de realizar um procedimento ambulatorial. Algumas vezes, é necessário sedar o paciente para fazer o reparo de uma laceração (ver Capítulo 122). A dose máxima recomendada de lidocaína em crianças é de 3 a 5 mg/kg, e 7 mg/kg quando combinada à epinefrina. Os recém-nascidos apresentam maior volume de distribuição, menor depuração hepática e meia-vida de eliminação terminal dobrada (3,2 horas).

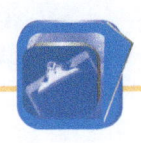

Instruções pós-procedimento

Instruir o paciente a limpar cuidadosamente a área suturada após 24 horas, mas não lavá-la em água corrente durante três dias. Ele deve secar bem a área após a limpeza. Orientar sobre o uso de uma pequena quantidade de pomada antibiótica para promover a cicatrização úmida. Recomendar a elevação da ferida para auxiliar na redução do inchaço e da dor e na aceleração da cicatrização. O paciente deve cobrir a ferida com um curativo não oclusivo por 2 a 3 dias. Um curativo adesivo simples (Band-Aid®) é suficiente para a maioria das pequenas lacerações. O curativo deve ser deixado por pelo menos 48 horas, após as quais a maioria das feridas pode ser deixada em contato com o ar. Feridas no couro cabeludo podem ser deixadas sem curativo se pequenas, mas feridas muito grandes na cabeça podem ser enroladas circunferencialmente com uma gaze.

A maior parte das feridas não infectadas não precisa ser monitorada pelo profissional antes da remoção da sutura, a não ser que haja sinais de desenvolvimento de infecção. Feridas muito contaminadas devem ser acompanhadas por 2 a 3 dias. Fornecer instruções de alta ao paciente incluindo os sinais que indicam infecção da ferida.

Referências

Bennett RG. *Fundamentals of Cutaneous Surgery*. St. Louis: Mosby; 1988:464-465.
Boutros S, Weinfeld AB, Friedman JD. Continuous versus interrupted suturing of traumatic lacerations: a time, cost, and complication rate comparison. *J Trauma*. 2000;48:495-497.
Brown JS. *Minor Surgery: A Text and Atlas*. 3rd ed. London: Chapman & Hall; 1997:70-96.
Koliyadan SV. Securing subcuticular absorbable suture with buried knots. *Internet J. Surg.* 2005:6(2).
Lammers RL, Trott AL. Methods of wound closure. In: Roberts JR, Hedges JR, eds. *Clinical Procedures in Emergency Medicine*. 3rd ed. Philadelphia: WB Saunders; 1998:560-598.

La Padula A. A new technique to secure an entirely buried subcuticular suture. *Plast Reconstr Surg*. 1995;95:423-424.

Moy RL, Lee A, Zalka A. Commonly used suturing techniques in skin surgery. *Am Fam Physician*. 1991;44:1625-1634.

Moy RL. Suturing techniques. In: Usatine RP, Moy RL, Tobnick EL, et al., eds. *Skin Surgery: A Practical Guide*. St. Louis: Mosby; 1998:88-100.

Smoot EC. Method for securing a subcuticular suture with a minimal buried knot. *Plast Reconstr Surg*. 1998;102:2447-2449.

Stasko T. Advanced suturing techniques and layered closures. In: Wheeland RG, ed. *Cutaneous Surgery:* Philadelphia: WB Saunders; 1994:304-317.

Stegman SJ, Tromovitch TA, Glogau RG. *Basics of Dermatologic Surgery*. Chicago: Year Book Medical Publishing; 1984:45-48.

St John HM. Knot-free subcuticular suture. *Br J Surg*. 1997;84:872.

Swanson NA. *Atlas of Cutaneous Surgery*. Boston: Little, Brown; 1987:42-45.

Wong NL. Review of continuous sutures in dermatologic surgery. *J Dermatol Surg Oncol*. 1993;19:923-931.

Zuber TJ. *Basic Soft-Tissue Surgery*. Kansas City: American Academy of Family Physicians; 1998:58-69.

Zukin DD, Simon RR. *Emergency Wound Care: Principles and Practice*. Rockville, MD: Aspen; 1987:51-54.

2008 MAG Mutual Healthcare Solutions, Inc.'s Physicians' Fee and Coding Guide. Duluth, Georgia. MAG Mutual Healthcare Solutions, Inc. 2007.

CAPÍTULO 43

Sutura de Colchoeiro Vertical*

E.J. Mayeaux, Jr., MD, DABFP, FAAFP

A sutura de colchoeiro vertical clássica (também conhecida como sutura *longe-longe/perto-perto*) é insuperável em sua capacidade de everter as bordas cutâneas da ferida. Ela é comumente empregada em locais onde as bordas tendem à inversão, como na região posterior do pescoço, atrás da orelha, na virilha, na prega inframamária, ou no interior de superfícies côncavas do corpo. Como a pele mais frouxa também tende a sofrer inversão, a sutura de colchoeiro vertical tem sido utilizada para fechamentos no dorso da mão e sobre o cotovelo.

A sutura de colchoeiro vertical incorpora uma grande quantidade de tecido a cada passada do fio e fornece boa força de tensão no fechamento de feridas cujas bordas estão afastadas. É bastante utilizada como pontos para ancoragem ou redução da tensão ao se realizar a movimentação de um retalho ou no centro de uma ferida de grandes proporções. Ela também pode ser realizada para o fechamento profundo e superficial com uma única sutura. A sutura de colchoeiro vertical pode fornecer suporte mais profundo para a ferida em situações nas quais a sutura profunda subcutânea não é recomendável (p. ex., em retalhos faciais). Defende-se a remoção da sutura de colchoeiro vertical mais rapidamente, sobretudo quando os pontos isolados simples da vizinhança podem ser mantidos pelo período normal.

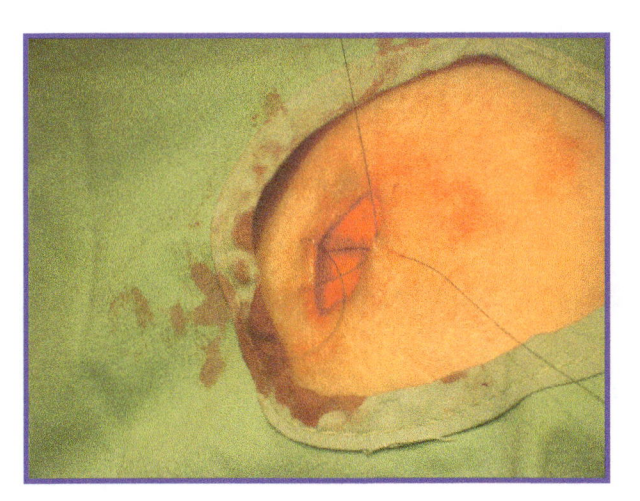

Após a realização de uma sutura de colchoeiro vertical, o processo natural de inflamação da ferida e de retração da cicatriz faz com que as alças externas sofram intrusão. O potencial para necrose por pressão e formação de cicatriz aumenta quando a sutura é amarrada muito firme ou quando se utiliza um fio muito calibroso.

Uma variação da sutura de colchoeiro vertical, conhecida como *técnica de taquigrafia* ou *técnica perto-perto/longe-longe*, tem sido defendida por alguns cirurgiões. Essa variação coloca a passada perto-perto primeiro, permitindo que o profissional puxe o fio para levantar a pele e posicionar a laçada longe-longe. Essa variação é defendida pois pode ser realizada de forma mais rápida do que a técnica clássica. Deve-se tomar cuidado para não rasgar a pele ao puxá-la para cima após a passada inicial.

---

*N. de R. T. Também conhecida como sutura de Donatti.

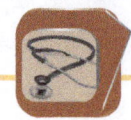

Equipamento

- Os instrumentos para a realização de sutura cutânea são encontrados no Apêndice G e podem ser adquiridos em lojas de material cirúrgico.
- A bandeja e os instrumentos para anestesia que podem ser utilizados nesse procedimento estão listados no Apêndice F.
- As recomendações para o preparo da pele aparecem no Apêndice E.

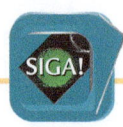

Indicações

- Fechamento de feridas que tendem a sofrer inversão (p. ex., região posterior do pescoço, virilha, prega inframamária, atrás da orelha)
- Fechamento de pele flácida (p. ex., dorso da mão, sobre o cotovelo)
- Pontos de ancoragem ou de redução da tensão ao realizar movimentação de retalho cutâneo

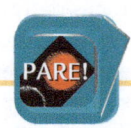

Contraindicações

- Pele com flexibilidade insuficiente para o fechamento sem o risco de que os pontos provoquem seu rompimento
- Fechamento de defeitos do tecido dos seios (utilizar fechamento com sutura contínua intradérmica)
- Presença de celulite, bacteriemia ou outra infecção ativa
- Paciente não cooperativo

O Procedimento

Sutura de colchoeiro vertical clássica

Passo 1. A passada longe-longe é iniciada com a agulha penetrando na pele anestesiada, e saindo dela, 4 a 8 mm distante da borda da ferida. Passar a agulha verticalmente através da superfície da pele.

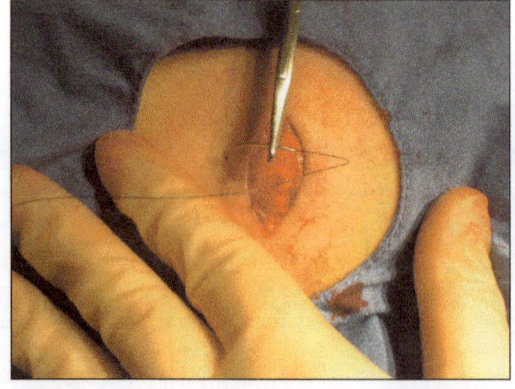

Passo 1

Passo 2. Posicionar a passada longe-longe à mesma distância e mesma profundidade da borda da ferida de ambos os lados.

- ■ **ATENÇÃO:** Passar a agulha simetricamente através do tecido. Passadas assimétricas através da borda da ferida podem fazer com que uma das bordas fique mais alta do que a outra. A criação de um degrau, com uma borda mais alta do que a outra, produz uma cicatriz esteticamente inferior e proeminente, pois projeta uma sombra.

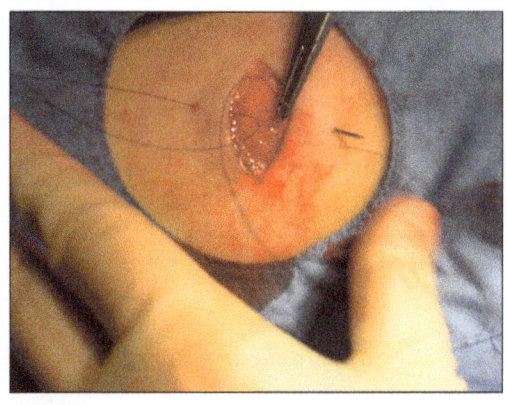

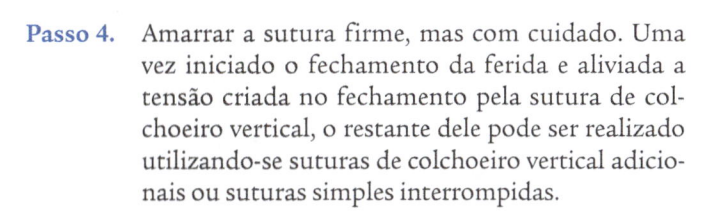

Passo 2

Passo 3. Posicionar a agulha invertida no porta-agulhas. Realizar a passada perto-perto, mais rasa, a cerca de 1 a 2 mm da borda da ferida, utilizando uma passada com as costas da mão. A passada perto-perto deve ser feita em sua maior parte dentro da derme.

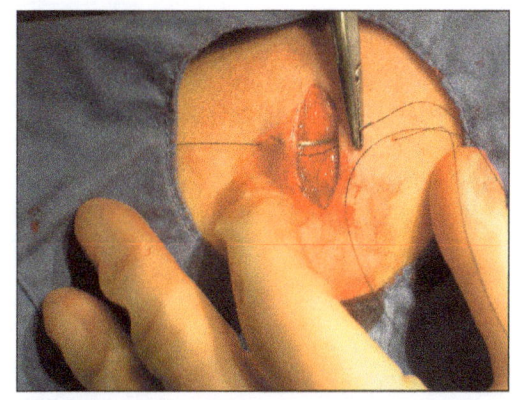

Passo 3

Passo 4. Amarrar a sutura firme, mas com cuidado. Uma vez iniciado o fechamento da ferida e aliviada a tensão criada no fechamento pela sutura de colchoeiro vertical, o restante dele pode ser realizado utilizando-se suturas de colchoeiro vertical adicionais ou suturas simples interrompidas.

- ■ **DICA:** Caso seja criada tensão excessiva ao forçar o fechamento da ferida, pode-se utilizar pequenos amortecedores de tecido feitos a partir de pedaços de esponja enrolados, colocando-os sob as laçadas externas da sutura para dissipar a pressão da superfície da pele, reduzindo assim a probabilidade de necrose nesses pontos.

- ■ **ATENÇÃO:** Suturas muito apertadas e sobrepostas podem originar cicatrizes com linhas cruzadas.

- ■ **ATENÇÃO:** Frequentemente os profissionais iniciantes amarram a sutura bem apertada para produzir eversão adicional. É importante não optar por esse procedimento, pois isso resulta em uma cicatriz maior.

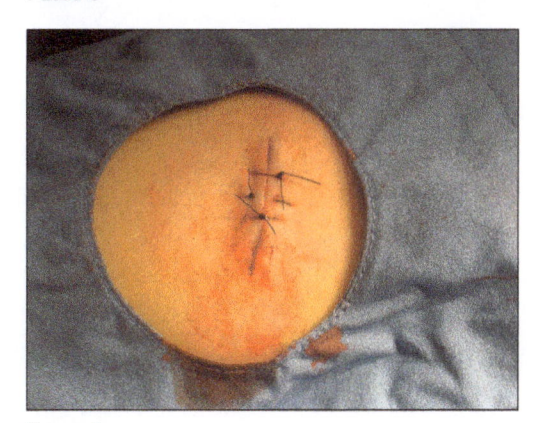

Passo 4

Sutura de colchoeiro vertical invertida ou taquigráfica

Passo 1. A sutura de colchoeiro vertical invertida é muito semelhante – em termos de realização e função – à sutura de colchoeiro vertical clássica, mas a ordem de sua realização é diferente. Primeiramente, realizar a passada perto-perto, mais rasa, dentro de 1 a 2 mm da borda da ferida, utilizando uma passada com as costas da mão e com a agulha posicionada ao contrário no porta-agulhas.

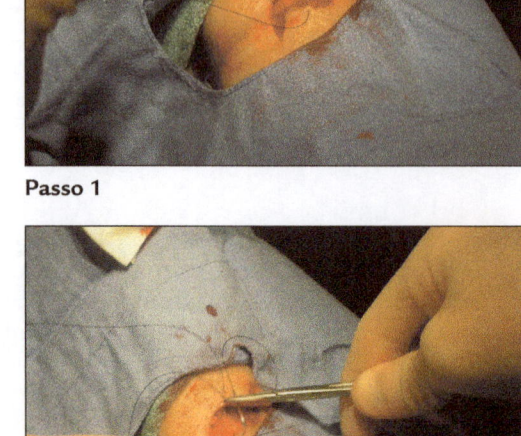

Passo 2. A seguir, realizar a passada longe-longe, com a agulha penetrando e saindo do tecido a uma distância de 4 a 8 mm da borda da ferida. Passar a agulha de sutura verticalmente através da pele.

Passo 3. Amarrar firmemente a sutura, mas com cuidado. Uma vez iniciado o fechamento da ferida e aliviada a tensão criada no fechamento pela sutura de colchoeiro vertical, o restante dele pode ser realizado utilizando-se suturas de colchoeiro vertical adicionais ou suturas simples interrompidas.

- **DICA:** Caso seja criada tensão excessiva ao forçar o fechamento da ferida, pode-se utilizar pequenos amortecedores de tecido feitos a partir de pedaços de esponja enrolados, colocando-os sob as laçadas externas da sutura para dissipar a pressão da superfície da pele, reduzindo assim a probabilidade de necrose nesses pontos.

- **ATENÇÃO:** Suturas muito apertadas e sobrepostas podem originar cicatrizes com linhas cruzadas.

- **ATENÇÃO:** Frequentemente os profissionais iniciantes amarram a sutura bem apertada para produzir eversão adicional. É importante não optar por esse procedimento, pois isso resulta em uma cicatriz maior.

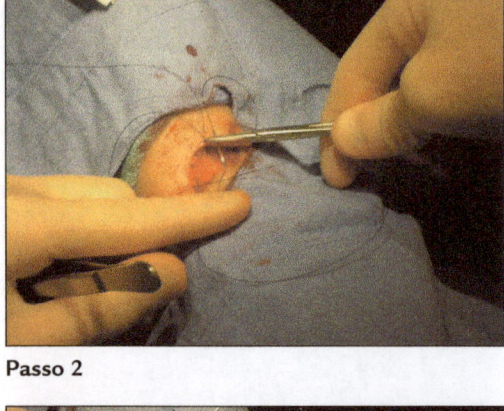

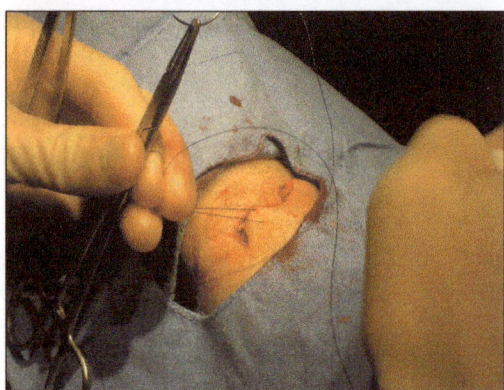

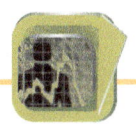

Complicações

- Marcas da sutura (i. e., marcas tipo trilho de trem ou Frankenstein) das alças do fio sobre a superfície da pele
- Rompimento da pele pelos pontos, especialmente em fechamentos sem a elasticidade suficiente para que sejam realizados sem tensão significativa
- Sangramento
- Infecção
- Formação de cicatriz

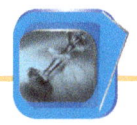

Considerações pediátricas

A pele dos pacientes pediátricos costuma apresentar ótimo fluxo sanguíneo e cicatriza muito bem. Entretanto, esses pacientes dificilmente permanecem quietos durante procedimentos demorados. A maturidade e a capacidade de cooperação do paciente devem ser consideradas antes da decisão de realizar um procedimento ambulatorial.

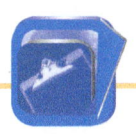

Instruções pós-procedimento

Instruir o paciente a limpar cuidadosamente a área suturada após 24 horas, mas não lavá-la em água corrente durante três dias. Ele deve secar bem a área após a limpeza. Orientar sobre o uso de uma pequena quantidade de pomada antibiótica para promover a cicatrização úmida. Recomendar a elevação da ferida para auxiliar na redução do inchaço e da dor e na aceleração da cicatrização. O paciente deve ser orientado a não mexer, cortar ou romper os pontos. Considerar a remoção da sutura de colchoeiro vertical na metade do período recomendado para a remoção das demais suturas adjacentes.

Referências

Gault DT, Brain A, Sommerlad BC, et al. Loop mattress suture. *Br J Surg.* 1987;74:820–821.
Jones JS, Gartner M, Drew G, et al. The shorthand vertical mattress stitch: evaluation of a new suture technique. *Am J Emerg Med.* 1993;11:483–485.
Moy RL, Lee A, Zalka A. Commonly used suturing techniques in skin surgery. *Am Fam Physician.* 1991;44:1625–1634.
Snow SN, Goodman MM, Lemke BN. The shorthand vertical mattress stitch—a rapid skin everting suture technique. *J Dermatol Surg Oncol.* 1989;15:379–381.
Stasko T. Advanced suturing techniques and layered closures. In: Wheeland RG, ed. *Cutaneous Surgery.* Philadelphia: WB Saunders; 1994:304–317.
Stegman SJ, Tromovitch TA, Glogau RG. *Basics of Dermatologic Surgery.* Chicago: Year Book Medical Publishing, 1982.
Swanson NA. *Atlas of Cutaneous Surgery.* Boston: Little, Brown; 1987:30–35.
Usatine RP, Moy RL, Tobinick EL, et al. *Skin Surgery: A Practical Guide.* St. Louis: Mosby; 1998.
Zuber TJ. *Basic Soft-Tissue Surgery.* Kansas City: American Academy of Family Physicians; 1998.
Zuber TJ. The mattress sutures: vertical, horizontal, and corner stitch. *Am Fam Physician.* 2002;66:2231–2236.
2008 MAG Mutual Healthcare Solutions, Inc.'s Physicians' Fee and Coding Guide. Duluth, Georgia. MAG Mutual Healthcare Solutions, Inc. 2007.

PARTE V

Cirurgia Dermatológica

CAPÍTULO 44

Planejamento dos Procedimentos Dermatológicos

E. J. Mayeaux, Jr., MD, DABFP, FAAFP

Vários fatores devem ser considerados quando se determina o melhor plano possível para um procedimento de excisão cutânea ou fechamento de ferida. O planejamento do fechamento da ferida criada durante uma excisão deve ser feito antes de a pele ser preparada ou cortada; é necessário entender como os diferentes procedimentos de excisão e retalhos criam novas linhas de tensão ou tração. A seguir, a definição de onde a pele apresenta maior frouxidão ajudará a selecionar os tipos de fechamento. Finalmente, ao alinhar as propriedades de estiramento inerentes da pele com as propriedades da tensão criada após o fechamento, um acabamento adequado – com o melhor resultado estético – pode ser obtido.

Como os procedimentos de excisão e os retalhos criam novas linhas de tensão ou de tração

Sempre que uma abertura é criada na pele, alguma pele restante deve ser recrutada da área em torno do defeito para o seu fechamento primário. Conforme a pele circundante é puxada, linhas de tensão são criadas em paralelo à direção da tração. As excisões fusiformes (elípticas) e cada tipo de retalho ou plastia puxam a pele em diferentes direções, dependendo de como ela é recrutada para fechar o defeito cutâneo. Geralmente, a tensão é paralela à direção de tração necessária para fechar o defeito. A Tabela 44-1 lista as várias opções de fechamento. As setas vermelhas nas figuras a seguir mostram a direção gerada pelo fechamento do tecido cutâneo.

TABELA 44-1

A EXCISÃO FUSIFORME	A PLASTIA EM O-Z
As linhas de tensão criadas são principalmente perpendiculares ao maior eixo da excisão. Quase nenhuma tensão é criada em paralelo ao maior eixo.	As linhas de tensão criadas são causadas pela tração e pela *rotação* da pele recrutada. A maior tensão fica a aproximadamente 30 graus em direção ao lado do retalho medido a patir de uma linha imaginária entre as pontas da incisão passando pelo centro do defeito.
O RETALHO DE AVANÇO DUPLO	**A PLASTIA EM V-Y**
As linhas de tensão criadas são quase completamente paralelas às linhas da incisão longa. Este retalho funciona melhor em áreas com bom suprimento sanguíneo; assim, costuma ser usado nas áreas da face, do dorso e da vulva.	As linhas de tensão criadas são estendidas em uma área de cerca de 30 graus para ambos os lados de uma linha perpendicular à linha central da excisão. Este retalho exige bom suprimento sanguíneo; assim, é frequentemente usado nas áreas da face, do dorso e da vulva.
O RETALHO DE ROTAÇÃO	**A PLASTIA EM A-T**
As linhas de tensão criadas são devidas à *rotação* e, em menor grau, a tração da pele recrutada. A tensão máxima normalmente percorre o centro da rotação, angulando-se em torno de um terço da distância entre o lado do retalho e o local onde a lesão foi removida.	As linhas de tensão são causadas pela *rotação* da pele recrutada. A tensão criada ocorre principalmente em um arco de 15 graus a patir das linhas que cruzam dividindo ao meio os ângulos formados pelas incisões horizontal e vertical.

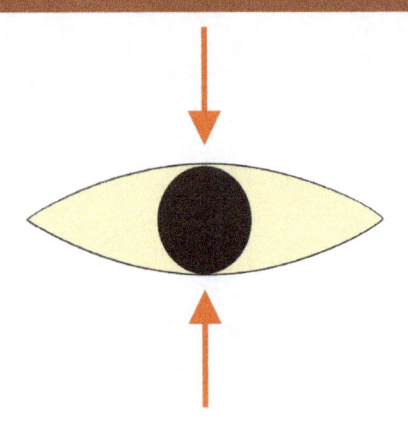

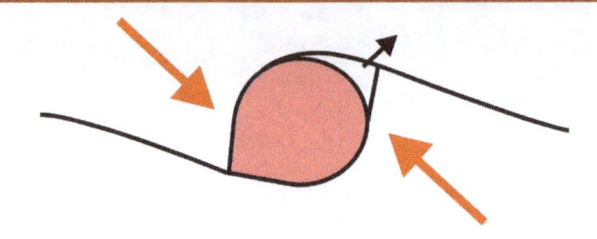

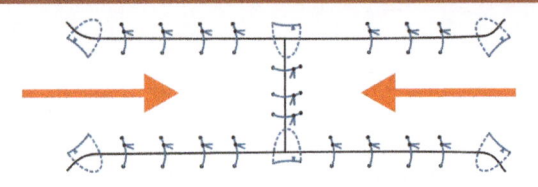

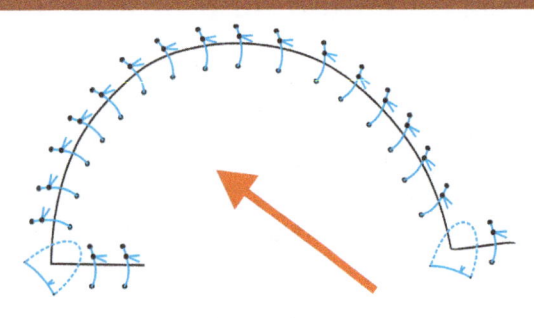

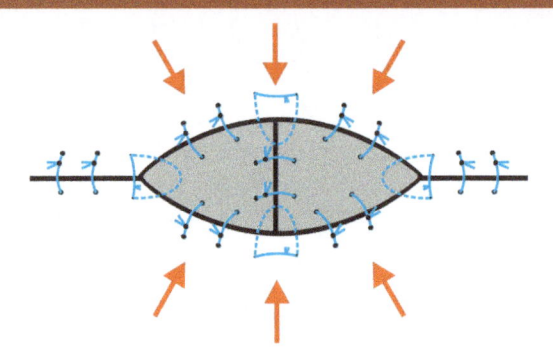

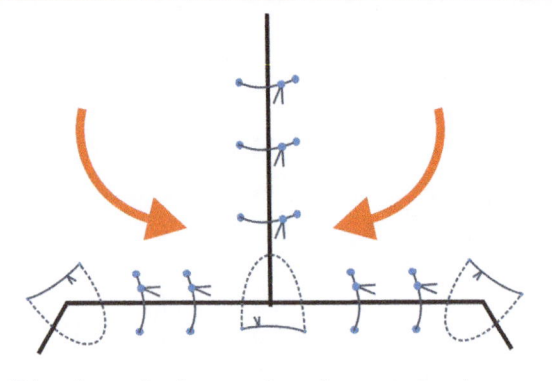

Determinando onde a pele apresenta maior frouxidão e as áreas potenciais de recrutamento

Ao se preparar para realizar um procedimento de excisão cutânea ou para fechar uma falha, a capacidade da pele de se estirar e se mover para cobrir o defeito e os resultados estéticos e funcionais daquele movimento são as considerações primárias. Os problemas mais comuns são encontrados nas áreas onde a pele está intimamente inserida ou ancorada às estruturas subjacentes ou salientes. Os exemplos incluem as áreas acima da tíbia anterior, em torno das articulações e ao redor de estruturas salientes e diferenciadas como o nariz, as orelhas ou o pênis. As implicações estéticas do movimento da pele são particularmente importantes nas proximidades das estruturas cutâneas móveis e diferenciadas como as sobrancelhas, as costeletas, a vulva e o escroto. Além de haver mais limitações para a retirada da pele, a mudança do formato, do ângulo ou da posição dessas estruturas pode causar problemas estéticos sérios. Também são muito importantes ao redor de orifícios como os olhos, a boca e o óstio da vagina, porque a tensão nessas áreas pode mudar o seu formato, causando problemas estéticos ao paciente.

Depois que esses problemas forem identificados, o cirurgião pode empurrar suavemente a pele com seus dedos a fim de determinar se existe frouxidão suficiente para fechar o defeito. As linhas de menor tensão cutânea são as linhas naturais da frouxidão na pele (ver Apêndice B). Empurrar a pele perpendicularmente às linhas de menor tensão cutânea revelará os locais em que a pele "cede" mais.

Alinhando as excisões e os fechamentos potenciais para obter um fechamento adequado e uma estética melhor

Os melhores resultados estéticos são habitualmente alcançados quando a linha de fechamento final (e, por conseguinte, a cicatriz) ficar paralela às linhas de menor tensão da pele. É essencial começar escolhendo os fechamentos possíveis mediante avaliação dos planos que produzam esse resultado. Quando existir pele adequada para recrutar em um fechamento sem tensão, a excisão fusiforme costuma ser o procedimento mais fácil de se fazer, porque a linha de fechamento final é reta e fácil de planejar. A maioria dos profissionais a escolherá como procedimento padrão quando planejar um procedimento. É fundamental eliminar quaisquer fechamentos que causem tensão cutânea a partir de áreas imóveis ou áreas que possam causar problemas estéticos (como a sobrancelha ou a boca, porque isso mudaria os contornos de tais estruturas).

A seguir, é importante considerar de onde a pele deve ser recrutada para fechar o defeito. Esta área pode ter a pele retirada com segurança? Deve-se considerar também quaisquer estruturas subjacentes importantes, como artérias, veias ou feixes nervosos, que devem ser evitados durante a excisão ou a retirada da pele para fechamento.

Então, deve-se passar a considerar as direções em que a pele se movimenta e se estira normalmente. Como o movimento estira a pele, é mais provável que as suturas falhem se o fechamento criar tensão em demasia na direção do movimento normal da pele. Por exemplo, a pele do dorso pode se mover em praticamente qualquer direção, tornando uma plastia em V-Y (que puxa alguma tensão de quase todas as direções) ou um retalho de rotação (que pode espalhar a tensão sobre uma ampla área, reduzindo a tensão em qualquer ponto em particular) uma escolha melhor do que um retalho fusiforme ou de um avanço que puxe toda a tensão a partir de uma única direção.

Finalmente, há que se considerar a qualidade do suprimento sanguíneo à pele na área, porque alguns retalhos só podem ser feitos em áreas com bom fluxo de sangue.

Exemplos

Por exemplo, ao considerar um fechamento na testa, a cicatriz final deve seguir o formato da sobrancelha (linha de menor tensão cutânea). A pele não deve ser puxada a partir das direções inferior e superior, porque isso poderia elevar permanentemente alguma parte da sobrancelha ou toda ela.

Isso eliminaria a excisão fusiforme. Uma plastia em O-Z ou um retalho de rotação poderiam funcionar, mas eles não alinhariam a maior parte do fechamento com as linhas de menor tensão cutânea, tracionariam a pele em ângulos tangenciais e tornariam as cicatrizes mais longas. Uma plastia em V-Y dupla ou um retalho de avanço duplo colocariam a maior parte da cicatriz final nas linhas de menor tensão cutânea, não mudariam o formato da sobrancelha e permitiriam um bom fechamento do defeito. Qualquer um dos dois últimos fechamentos citados funcionaria bem.

As excisões fusiformes que se perfilam com as linhas de menor tensão cutânea provavelmente causarão tensão vertical excessiva, levantando a sobrancelha e produzindo uma cicatriz maior. A cicatriz se perfilará com as linhas de menor tensão cutânea. **Não é uma boa escolha**.

A plastia em O-Z provavelmente elevará a parte lateral da sobrancelha, e a cicatriz não se perfilará com as linhas de menor tensão cutânea, mas provavelmente fechará com tensão mínima. **Escolha adequada.**

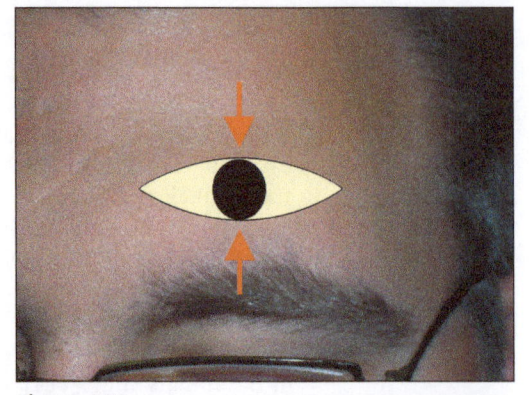

Figura 44.1

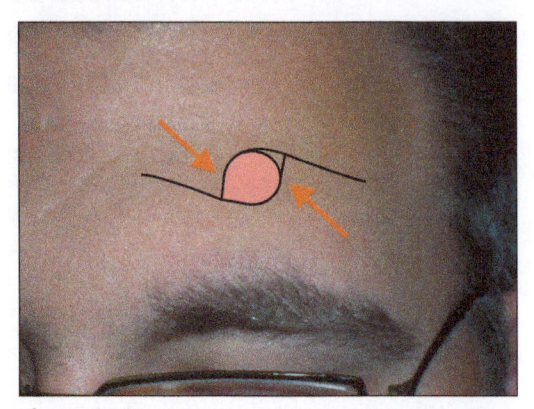

Figura 44.2

Um retalho de rotação produziria uma cicatriz curvada que poderia deslocar as rugas existentes e produzir uma cicatriz maior. **Não é uma boa escolha.**

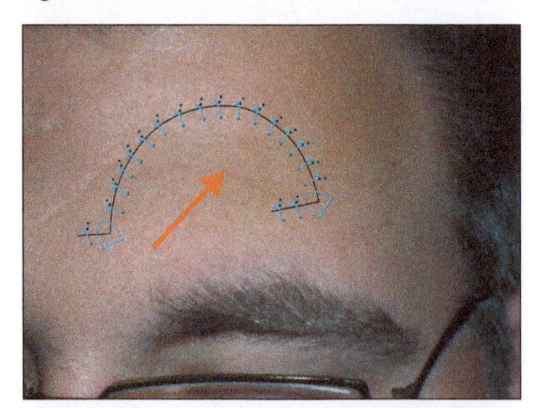

Figura 44.3

Uma plastia em A-T produziria uma cicatriz vertical grande, que é perpendicular às linhas de menor tensão cutânea (e deixaria uma cicatriz maior). **Não é uma boa escolha.**

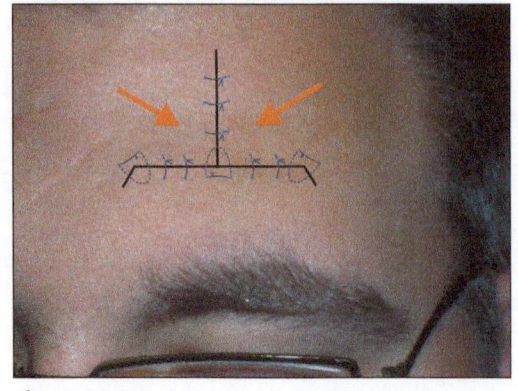

Figura 44.4

Uma plastia em V-Y puxa uma tensão mínima de qualquer direção em particular e se perfila bem com as linhas de menor tensão da pele. Há menos probabilidade de alterar o formato da sobrancelha. **Boa escolha**.

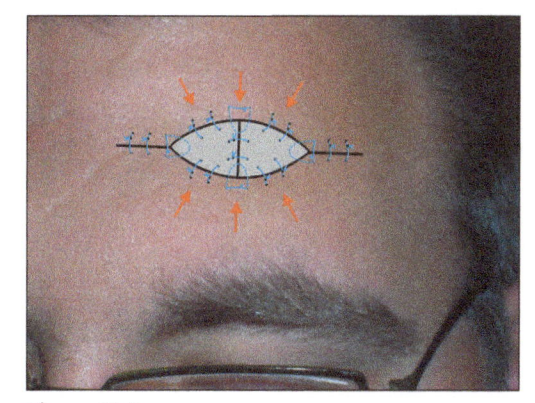

Figura 44.5

Um retalho de avanço duplo se perfila bem com as linhas de tensão cutânea e essencialmente não tem risco de alterar a sobrancelha. **Boa escolha.**

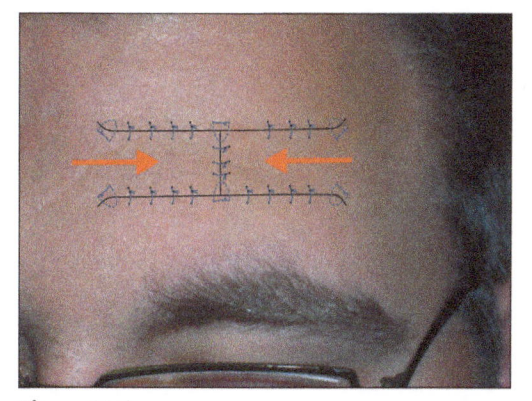

Figura 44.6

Da mesma forma, em uma lesão próxima a uma estrutura imóvel ou a um orifício, uma excisão fusiforme, uma plastia em V-Y dupla, ou um retalho de rotação exerceria alguma tração contra a estrutura, aumentando a chance de colapso ou de cicatrizes esteticamente desfavoráveis. A plastia em A-T ou o retalho de avanço duplo podem fechar o defeito sem puxar a pele, a partir da direção da estrutura. O exemplo mostra os fechamentos próximos à boca, mas se aplica também a lesões próximas ao olho, à borda anal ou à vulva.

Uma excisão fusiforme que se perfila com as linhas de menor tensão cutânea provavelmente causará uma tensão vertical excessiva, com o potencial de elevar de forma significativa a borda do lábio, trazendo para baixo a prega nasolabial (e possivelmente a borda inferior do nariz), distorcendo a anatomia local. **Escolha ruim.**

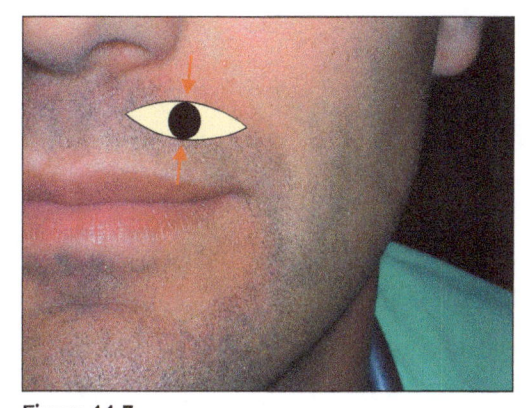

Figura 44.7

A plastia em O-Z tracionaria a partir da direção do nariz (tecido limitado para puxar), possivelmente distorcendo a prega nasolabial e erguendo a extremidade da boca. **Não é uma boa escolha.**

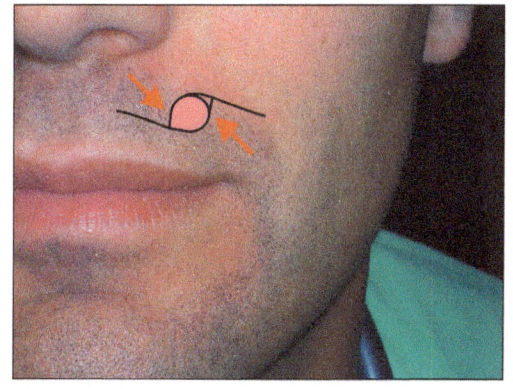

Figura 44.8

O retalho de rotação altera a prega nasolabial, modifica o contorno local e pode alterar o padrão de pelos do bigode. **Não é uma boa escolha.**

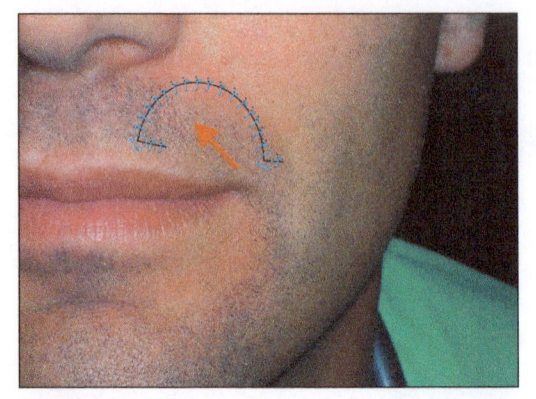

Figura 44.9

Os retalhos de avanço fecharão o defeito, manterão o padrão de pelos e não tracionarão a boca, mas poderão distorcer a columela e a prega nasolabial. **Escolha adequada.**

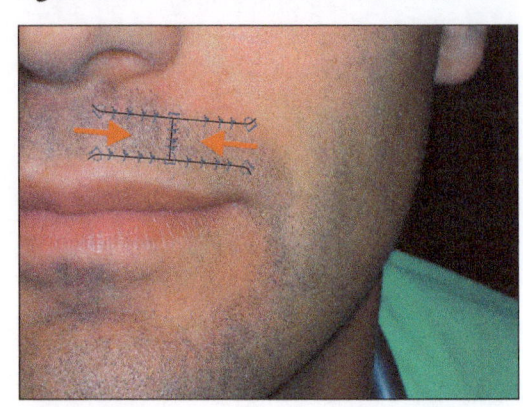

Figura 44.10

A plastia em V-Y fechará o defeito e manterá o padrão de pelos, mas pode tracionar a borda da boca e puxar a prega nasolabial para baixo. **Escolha adequada.**

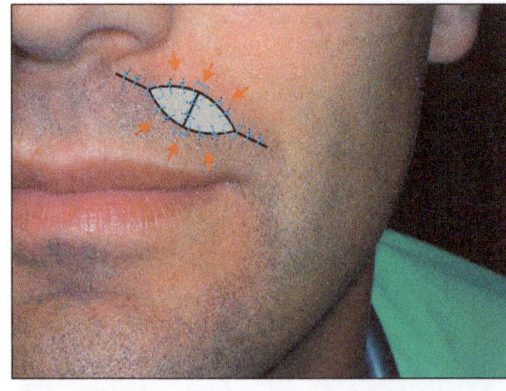

Figura 44.11

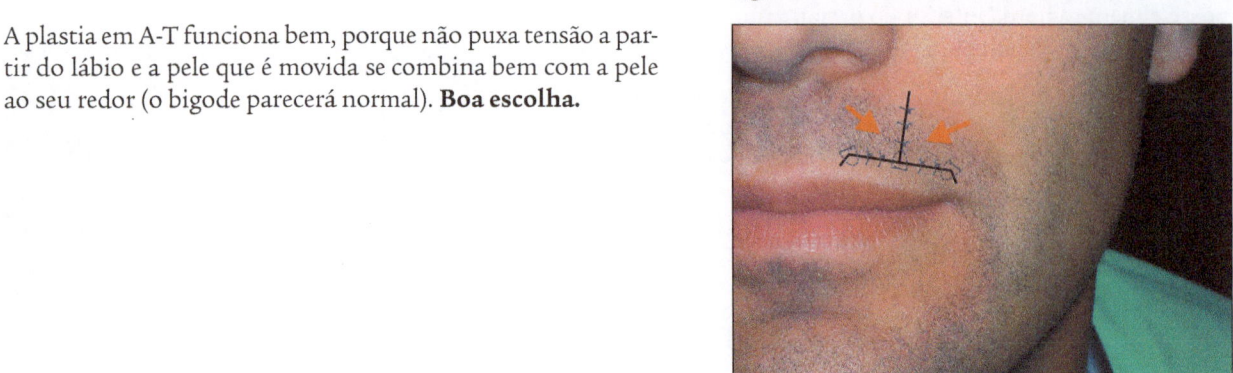

A plastia em A-T funciona bem, porque não puxa tensão a partir do lábio e a pele que é movida se combina bem com a pele ao seu redor (o bigode parecerá normal). **Boa escolha.**

Figura 44.12

CAPÍTULO 45
Retalhos de Avanço

E. J. Mayeaux, Jr., MD, DABFP, FAAFP

Os retalhos de pele local fornecem uma abordagem sofisticada para o fechamento dos grandes defeitos de pele que resultam de trauma ou da remoção de lesões cutâneas. A excisão fusiforme (elíptica) é a técnica mais comumente empregada para a remoção de uma lesão simples, mas as estruturas próximas (p. ex., nariz, ouvido, orifícios) podem impedir o seu uso, limitando a quantidade de pele sacrificável e frouxa que possa ser puxada para cobrir o defeito. A pele próxima geralmente se aproxima mais da cor e da textura necessárias para fechar um defeito do que a pele trazida de um local distante (i. e., um enxerto de pele). Os retalhos de pele local podem fornecer excelentes desfechos funcionais e estéticos.

Os retalhos de avanço representam algumas das técnicas mais simples e mais comumente usadas de retalhos. Os retalhos de avanço movem o tecido adjacente para fechar algum defeito sem rotação ou movimento lateral. A pele pode ser estirada unidirecionalmente (i. e., um retalho de avanço único) ou bidirecionalmente (i. e., um retalho de avanço bilateral) para fechar o defeito. A tração unidirecional no tecido pode ser útil quando um determinado tipo de pele for necessário para o fechamento. Por exemplo, depois da remoção de um tumor da porção externa da sobrancelha, o defeito deve ser substituído por pele contendo pelos da sobrancelha medial para evitar o surgimento de uma sobrancelha encurtada e de aparência esteticamente anormal.

O suprimento sanguíneo para um retalho de avanço vem da base do retalho. Se um retalho de avanço longo for necessário para estirar a pele ao fechamento, o suprimento sanguíneo para a ponta do retalho pode ficar comprometido. Ao fechar um defeito de 2,5 cm de diâmetro na face, o retalho de avanço único não deve ter mais do que 7,5 cm. Os retalhos de avanço único em áreas menos vasculares do corpo evoluem melhor se limitados a uma proporção entre comprimento e largura de 2,5 para 1. Uma forma de evitar retalhos longos de avanço único é tracionar a pele a partir de ambas as direções; o retalho de avanço bilateral geralmente tem menos chance de apresentar necrose em sua ponta.

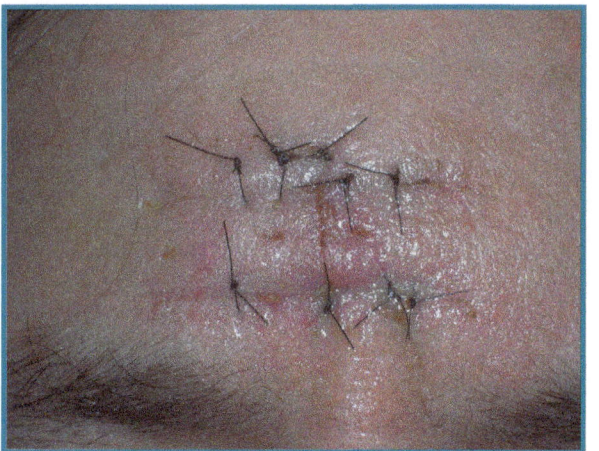

Ao remover um câncer de pele, é melhor garantir margens livres antes de efetuar o fechamento do retalho. A excisão ampla ao redor de um câncer pode proporcionar altas taxas de cura, mas a remoção excessiva de tecido pode limitar o desfecho estético. A confirmação histológica pela cirurgia de Mohs ou congelamento é essencial antes do fechamento ao remover cânceres com alto risco de recidiva (p. ex., carcinomas basocelulares esclerodermiformes). As lesões também podem ser ocluídas por vários dias, aguardando a confirmação de margens limpas e de fechamento mais tarde.

Prevenir as complicações é um aspecto importante ao executar uma cirurgia de retalho. Uma técnica estéril rígida é necessária para evitar as infecções da ferida. O alongamento excessivo de pele deve ser evitado, para que não haja necrose. A subminação, deslocamento do tecido lateral ao redor de um retalho ajuda no fechamento. Não se deve puxar as bordas da pele com pinça, porque a manipulação delicada previne a fibrose excessiva. O acúmulo de sangue debaixo dos retalhos pode interferir com o aporte de oxigênio ao tecido, de forma que uma hemostasia excelente é necessária. Os vasos sangrantes devem ser pinçados ou ligados antes de o retalho ser suturado, e o curativo compressivo deve ser preconizado após o procedimento.

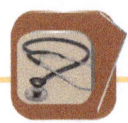

Equipamento

- Os instrumentos da bandeja cirúrgica estão listados no Apêndice G. Pode ser interessante adicionar ganchos de pele para manusear suavemente os retalhos de pele e ter pelo menos três pinças hemostáticas finas (mosquito), para ajudar na hemostasia durante o desenvolvimento de grandes retalhos de pele.

- Os tempos sugeridos para remoção dos pontos de sutura estão listados no Apêndice J, e uma bandeja de anestesia sugerida que pode ser usada neste procedimento está descrita no Apêndice F. Todos os instrumentos podem ser comprados em lojas de equipamentos cirúrgicos.

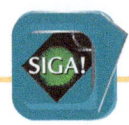

Indicações

- Fechamento de defeitos de pele que exijam tração cutânea alinhada com o maior eixo da ferida
- Fechamento de defeitos na sobrancelha
- Reparo de defeitos na área temporal
- Fechamento de defeitos na testa
- Fechamento de defeitos na bochecha
- Fechamento de defeitos no braço
- Fechamento de defeitos na ponta do nariz
- Fechamento de defeitos no tronco ou no abdome
- Fechamento de defeitos na pele do antebraço

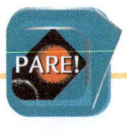

Contraindicações relativas

- Falta de familiaridade ou inexperiência do médico com as técnicas
- Celulite nos tecidos
- Pele que não pode ser estirada para cobrir o defeito
- Uso crônico de esteroides (e efeitos cutâneos dos esteroides)

O Procedimento

Retalhos de avanço

Passo 1. Idealmente, os braços longos de retalhos de avanço único ou bilateral devem ser feitos paralelos às linhas de menor tensão da pele (ver Apêndice B, Linhas de Menor Tensão da Pele [Langer]). A criação do retalho também deve levar em conta as estruturas que serão distorcidas se o retalho causar tensão a partir desta área (p. ex., olhos e sobrancelhas) e as estruturas que ancoram a pele (p. ex., ouvidos e nariz).

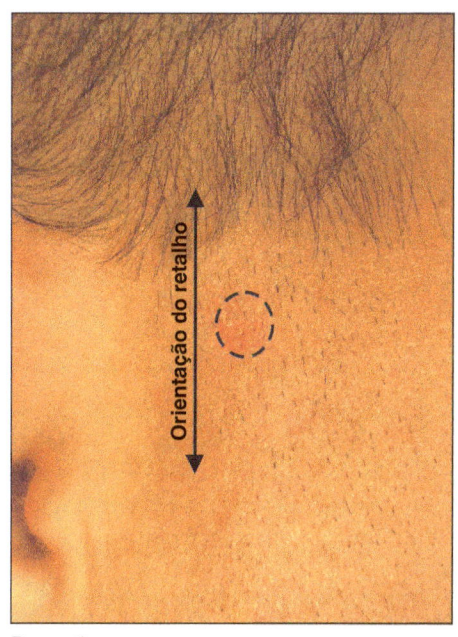

Passo 1

Passo 2. A técnica de retalho de avanço é realizada depois da administração de anestesia (p. ex., anestesia regional; ver Capítulo 2). Preparar a pele com solução de iodopovidona ou clorexidina e deixar secar (ver Apêndice E). A lesão é removida com uma borda de pele de aspecto normal.

- **DICA:** Preparar uma área ampla, de forma que uma área sem preparo não seja inadvertidamente exposta se o campo deslizar um pouco.

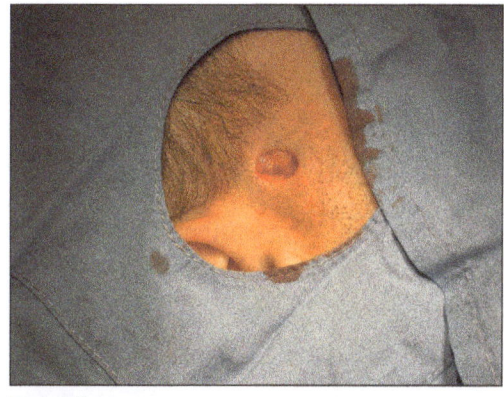

Passo 2

Passo 3. Tornar o defeito quadrado. Os braços do retalho são incisados em duas a três vezes o diâmetro dos defeitos originais. O retalho e a pele circundante na base do retalho são cortados (subminados) com uma lâmina de bisturi mantida horizontalmente ou com uma tesoura de íris.

- **DICA:** Alguns cirurgiões dermatológicos excisam a lesão original em um quadrado, o que propicia tecido adicional para obter margens livres. Isso costuma ser mais fácil se os braços longos do retalho em H forem cortados antes e então o centro é incisado, conectando os dois braços longos. Isso diminui muito o risco de margens positivas.

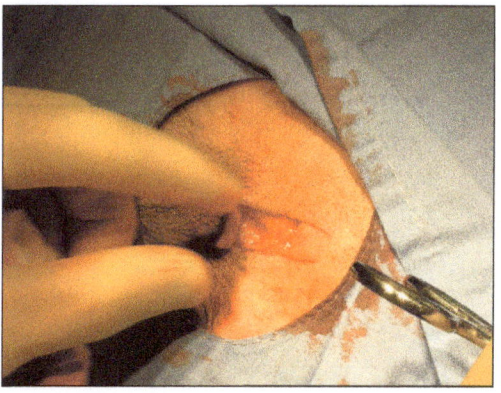

Passo 3

Passo 4. Tentar o deslizamento do retalho para cobrir o defeito usando ganchos de pele ou as pontas dos dedos. Se o defeito não puder ser coberto pelo retalho, ele pode ser alongado. Ancorar o retalho com um ou dois pontos de sutura.

- **ATENÇÃO:** Se houver tensão no retalho, pode-se fazer suturas de colchoeiro verticais em vez de suturas simples interrompidas para aumentar o fluxo sanguíneo na linha de sutura (ver Capítulo 43, Sutura de Colchoeiro Vertical).

- **ATENÇÃO:** A pele frequentemente se franze perto da base do retalho ("orelha de cachorro"). Essas "orelhas de cachorro" são eliminadas pela excisão de pedaços triangulares de pele (i. e., os triângulos de Burow) (ver Capítulo 46).

Passo 5. Depois da remoção de qualquer tecido excedente, os cantos ficam aplainados. As suturas de ângulo (ver Capítulo 39) podem ser feitas nos quatro cantos, e uma sutura interrompida pode ser usada para completar o retalho.

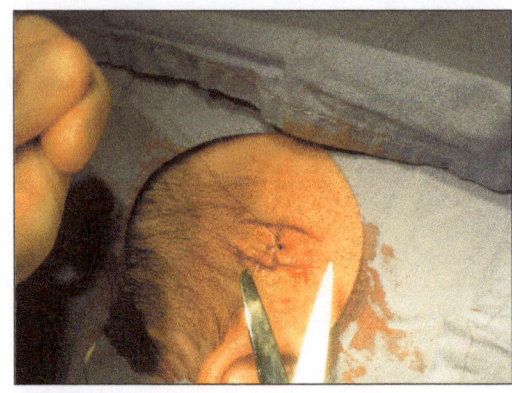

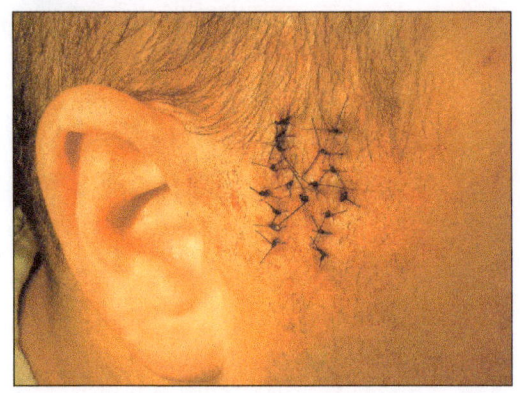

Retalhos de avanço na sobrancelha

Passo 1. Este retalho também é útil na região da sobrancelha. Depois da remoção de um tumor na sobrancelha lateral, a pele com pelos é usada para fechar o defeito com um retalho de avanço lateral único.

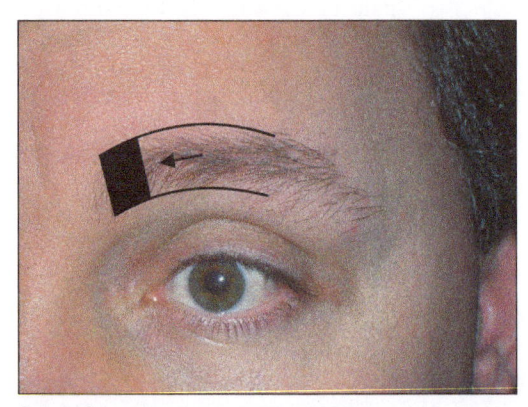

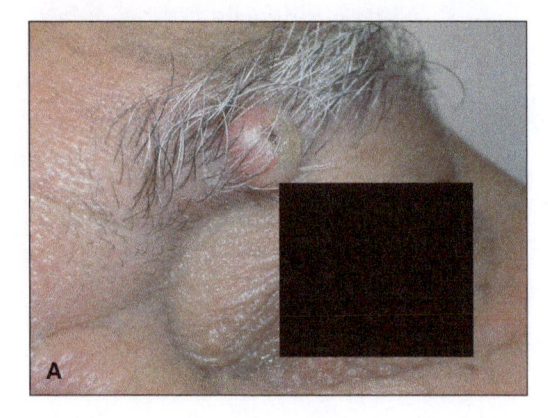

Passo 2. Um defeito médio na sobrancelha ou na testa pode ser fechado com os retalhos de avanço duplo.

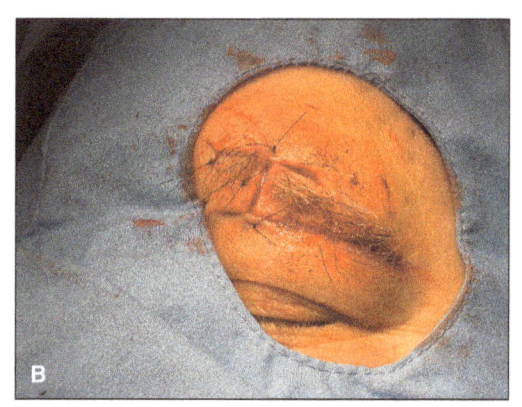

Guia Ilustrado de Procedimentos Médicos   **361**

Passo 2

Passo 3. Um defeito quadrado é criado em torno do tumor, e os braços do retalho são incisados em aproximadamente 1,5 vez o diâmetro do defeito.

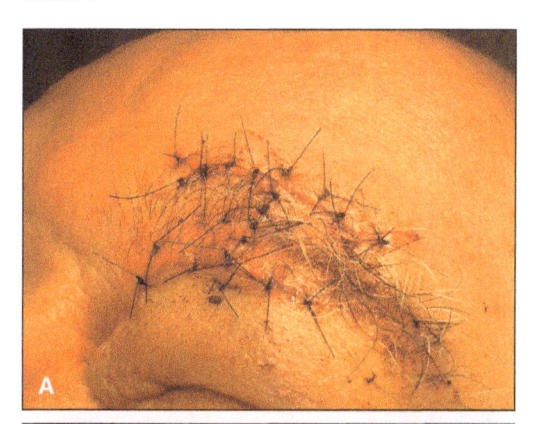

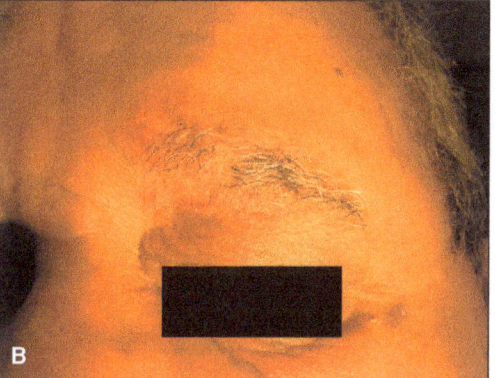

Passo 3

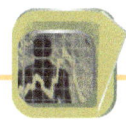

Complicações

- Dor, infecção e sangramento
- Não coaptação das bordas da pele
- Formação de cicatriz

Capítulo 45   Retalhos de Avanço

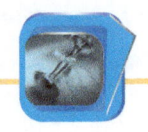

Considerações pediátricas

A pele pediátrica costuma ter fluxo sanguíneo excelente e cicatriza muito bem. Entretanto, os pacientes pediátricos frequentemente sentem dificuldade de ficar sentados e quietos durante procedimentos mais longos. A maturidade e a capacidade de cooperar do paciente devem ser consideradas antes de se tentar algum procedimento ambulatorial.

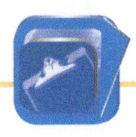

Instruções pós-procedimento

Orientar o paciente a manter o curativo seco sobre a ferida nas primeiras 24 horas. Depois disso, a ferida pode ser limpa com água oxigenada ou lavada suavemente com sabão e água, conforme necessário. Uma pomada antibiótica e um curativo devem ser reaplicados até que o paciente retorne, ou por duas semanas. Instruir o paciente a relatar quaisquer sinais de infecção. Agendar uma consulta de retorno para a remoção das suturas (ver Apêndice J, Tempos Recomendados para Remoção das Suturas).

Referências

Chernosky ME. Scalpel and scissors surgery as seen by the dermatologist. In: Epstein E, Epstein E Jr, eds. *Skin Surgery*. 6th ed. Philadelphia: WB Saunders; 1987:88-127.
Cook J. Introduction to facial flaps. *Dermatol Clin*. 2001;19:199-212.
Grabb WC. Classification of skin flaps. In: Grabb WC, Myers MB, eds. *Skin Flaps*. Boston: Little, Brown; 1975:145-154.
Grigg R. Forehead and temple reconstruction. *Otolaryngol Clin North Am*. 2001;34:583-600.
Harahap M. The modified bilateral advancement flap. *Dermatol Surg*. 2001;27:463-466.
Shim EK, Greenway HT. Surgical pearl: repair of helical rim defects with the bipedicle advancement flap. *J Am Acad Dermatol*. 2000;43:1109-1111.
Stegman SJ, Tromovitch TA, Glogau RG. *Basics of Dermatologic Surgery*. Chicago: Year Book Medical Publishing; 1982:82-84.
Stegman SJ. Fifteen ways to close surgical wounds. *J Dermatol Surg*. 1975;1:25-31.
Swanson NA. *Atlas of Cutaneous Surgery*. Boston: Little, Brown; 1987:86-91.
Tollefson TT, Murakami CS, Kriet JD. Cheek repair. *Otolaryngol Clin North Am*. 2001;34:627-646.
Vural E, Key JM. Complications, salvage, and enhancement of local flaps in facial reconstruction. *Otolaryngol Clin North Am*. 2001;34:739-751.
Whitaker DC. Random-pattern flaps. In: Wheeland RG, ed. *Cutaneous surgery*. Philadelphia: WB Saunders; 1994:329-352.
Zuber TJ. *Advanced Soft-Tissue Surgery*. Kansas City: American Academy of Family Physicians; 1999:62-72.
2008 MAG Mutual Healthcare Solutions, Inc.'s Physicians' Fee and Coding Guide. Duluth, Georgia. MAG Mutual Healthcare Solutions, Inc. 2007.

CAPÍTULO 46

Reparo do Triângulo de Burow ("Orelha de Cachorro")

E E. J. Mayeaux, Jr., MD, DABFP, FAAFP

Uma "orelha de cachorro" (protrusão de tecido ou tricone) é uma protrusão de pele que resulta muitas vezes do excesso de tecido junto a um lado da linha de sutura de um retalho ou plastia. Embora as propriedades elásticas naturais da pele permitam o fechamento primário das bordas cutâneas com até 15% de diferença nos comprimentos, muitos procedimentos com rearranjo de tecidos produzem discrepâncias maiores, que resultam em "orelhas de cachorro". Nas áreas com menos elasticidade cutânea, formam-se protrusões teciduais com menos desproporção e com tendência a serem maiores. Às vezes, o excesso de gordura subcutânea no ápice de um reparo pode ter o aspecto de uma orelha de cachorro. A remoção da gordura em excesso costuma aliviar esse problema.

As feridas em superfícies convexas têm mais probabilidade de desenvolver "orelhas de cachorro" durante o fechamento. Isso é especialmente pronunciado nas extremidades, na mandíbula e no queixo. Conforme as feridas cicatrizam sobre superfícies convexas e sofrem contração, essa contração cicatricial horizontal deprime a porção central da cicatriz, acentuando as deformidades em "orelha de cachorro".

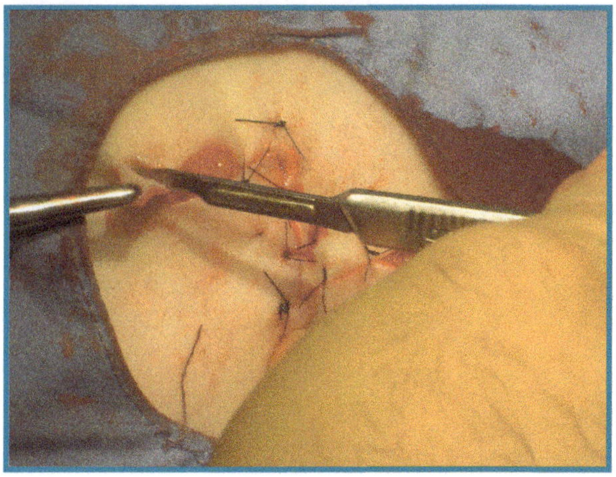

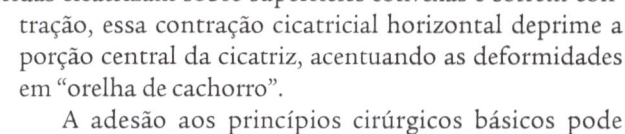

A adesão aos princípios cirúrgicos básicos pode ajudar a limitar a formação das "orelhas de cachorro". É muito importante manter o ângulo adequado de 90 graus da lâmina do bisturi em relação à pele ao realizar uma excisão. Uma borda biselada na ponta de uma excisão resulta em excesso de tecido nos ápices da ferida, produzindo "orelhas de cachorro" com pouca probabilidade de se resolverem sozinhas. Uma borda de ferida com o subcutâneo liberado mais facilmente acomoda o deslocamento horizontal do tecido. Se nenhuma liberação for realizada, as forças do fechamento da ferida aumentam, criando "orelhas de cachorro".

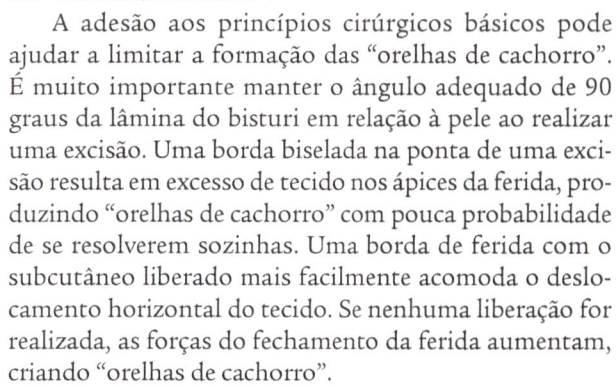

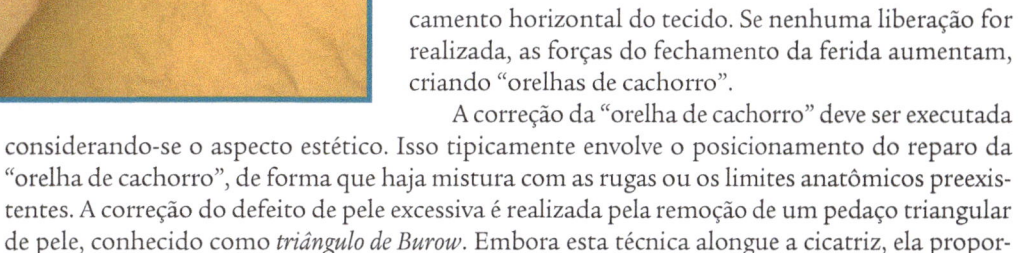

A correção da "orelha de cachorro" deve ser executada considerando-se o aspecto estético. Isso tipicamente envolve o posicionamento do reparo da "orelha de cachorro", de forma que haja mistura com as rugas ou os limites anatômicos preexistentes. A correção do defeito de pele excessiva é realizada pela remoção de um pedaço triangular de pele, conhecido como *triângulo de Burow*. Embora esta técnica alongue a cicatriz, ela proporciona um desfecho estético muito melhor. Ainda que os reparos da "orelha de cachorro" possam ser feitos em qualquer momento durante um procedimento, costuma ser útil fechar, pelo menos parcialmente, as bordas da ferida antes de executar o reparo. Existem muitas técnicas que podem ser usadas para corrigir as "orelhas de cachorro". A mais simples e versátil – o reparo do triângulo de Burow – é descrita aqui.

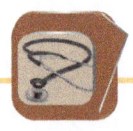

Equipamento

O equipamento para cirurgia cutânea comum e a bandeja de cirurgia cutânea típica estão listados no Apêndice G.

Indicações

- Eliminação de pele em excesso durante a sutura de bordas cutâneas com o comprimento desigual, especialmente durante rearranjos teciduais (como os retalhos de rotação, as plastias em O-Z e as extremidades dos retalhos de avanço)

Contraindicações

- Paciente não cooperativo
- Feridas mais adequadamente fechadas por outros métodos
- Presença de celulite, bacteremia ou infecção ativa

O Procedimento

Passo 1. As "orelhas de cachorro" frequentemente resultam do excesso de tecido junto a um lado da linha de sutura de um retalho ou de uma plastia.

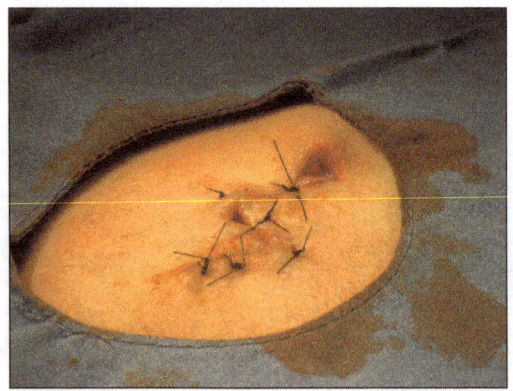

Passo 1

Passo 2. Iniciar a correção fazendo uma incisão em um ângulo de 120 graus em relação à linha de incisão original.

- **DICA:** O ângulo correto produz uma incisão no formato de um taco de hóquei.

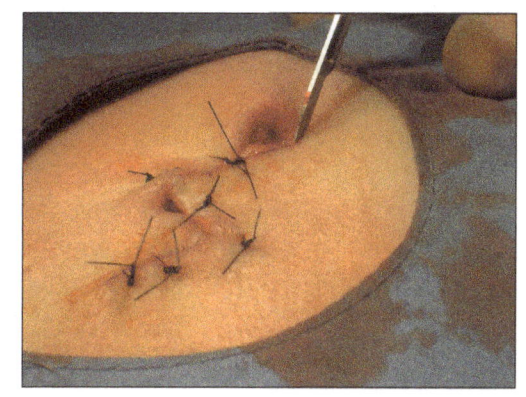

Passo 2

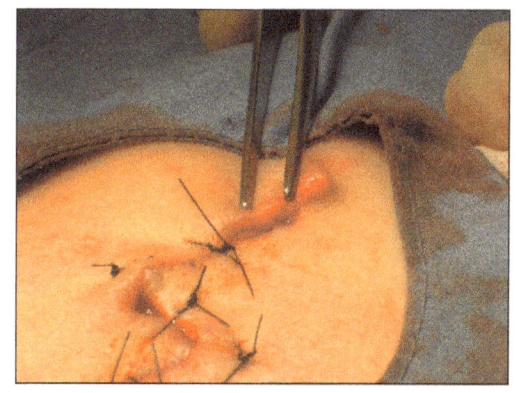

Passo 3. Liberar a porção triangular do tecido e colocá-la sobre a incisão recém-criada.

Passo 3

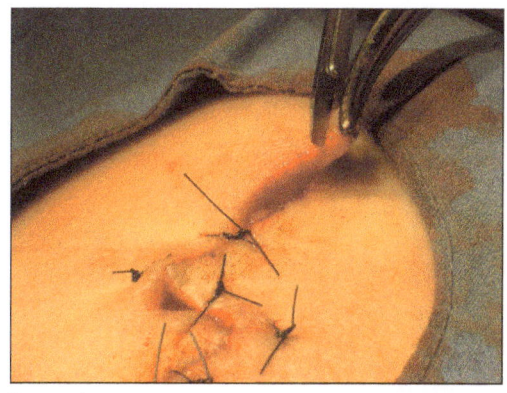

Passo 4. Usando a incisão prévia como um guia, incisar o tecido excessivo sobrejacente.

Passo 4

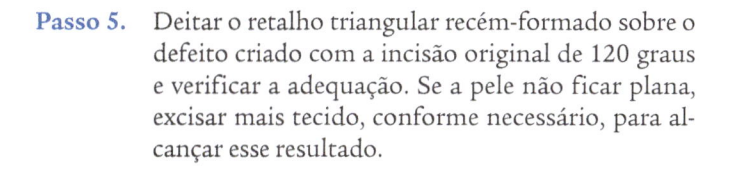

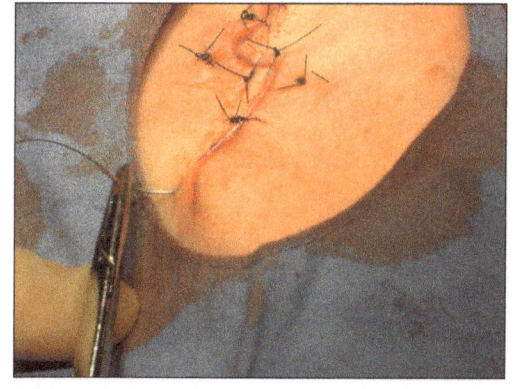

Passo 5. Deitar o retalho triangular recém-formado sobre o defeito criado com a incisão original de 120 graus e verificar a adequação. Se a pele não ficar plana, excisar mais tecido, conforme necessário, para alcançar esse resultado.

Passo 5

Passo 6. Fazer uma sutura de ângulo para fechar o canto do reparo (ver Capítulo 39).

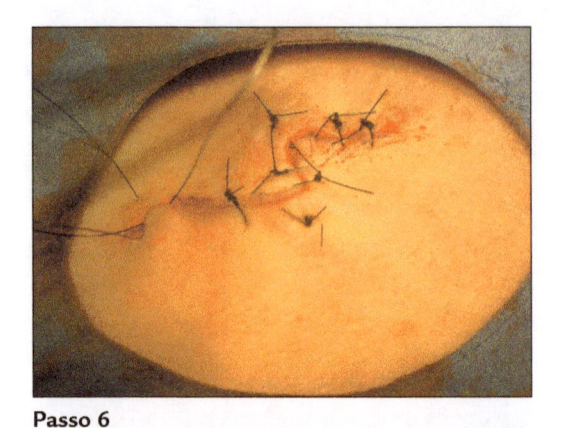

Passo 6

Passo 7. Usar suturas simples interrompidas para fechar quaisquer espaços restantes na linha da sutura.

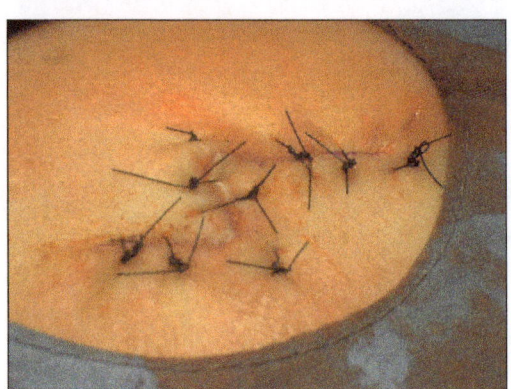

Passo 7

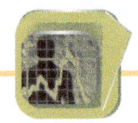

Complicações

- Sangramento
- Infecção
- Formação de cicatriz

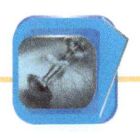

Considerações pediátricas

Esta técnica é a mesma utilizada em pacientes pediátricos e adultos.

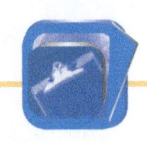

Instruções pós-procedimento

Instruir o paciente a lavar suavemente a área suturada depois de 24 horas, mas não colocar a ferida em água corrente por 2 a 3 dias. Orientar o paciente a secar bem a área depois de lavá-la e usar uma quantidade pequena de pomada antibiótica para promover a cicatrização úmida. Recomendar a elevação da ferida para ajudar a diminuir o edema, reduzir a dor e acelerar a cicatrização. Instruir o paciente a não mexer, puxar ou cortar os pontos de sutura. Fazer com que o paciente cubra a ferida com um curativo não oclusivo por 2 a 3 dias. Uma bandagem adesiva simples bastará para muitas lacerações pequenas. O curativo não deve ser retirado por pelo menos 48 horas, período após o qual a maioria das feridas pode ser aberta. As feridas no couro cabeludo podem ser deixadas abertas se forem pequenas, mas as grandes feridas na cabeça podem ser enroladas circunferencialmente com gaze e atadura.

A maioria das feridas não contaminadas não precisa ser vista por um profissional até a remoção da sutura, a menos que se desenvolvam sinais de infecção. As feridas altamente contaminadas devem ser vistas para acompanhamento em 2 a 3 dias. Fornecer instruções de alta para o paciente com relação aos sinais de infecção da ferida.

Referências

Borges AF. Dog-ear repair. *Plast Reconstr Surg.* 1982;69:707-713.
Dzubow LM. The dynamics of dog-ear formation and correction. *L Dermatol Surg Oncol.* 1985;7:722-778.
Gormley DE. A brief analysis of the Burow's wedge/triangle principle. *J Dermatol Surg Oncol.* 1985;11:121-123.
Gormley DE. The dog-ear: causes, prevention, correction. *J Dermatol Surg Oncol.* 1977;3:194-198.
Metz BJ, Katta R. Burow's advancement flap closure of adjacent defects. *Dermatol Online J.* 2005;11(1):11.
Robertson DB. Dog ear repairs. In: Wheeland RG, ed. *Cutaneous Surgery*. Philadelphia: WB Saunders; 1994:295-303.
Stasko T. Advanced suturing techniques and layered closures. In: Wheeland DG, ed. *Cutaneous Surgery*. Philadelphia: Harcort Brace and Company; 1994:304-317.
Weisberg NK, Nehal KS, Zide BM. Dog-ears: a review. *Dermatol Surg.* 2000;26(4):363-370.
2008 MAG Mutual Healthcare Solutions, Inc.'s Physicians' Fee and Coding Guide. Duluth, Georgia. MAG Mutual Healthcare Solutions, Inc. 2007.

CAPÍTULO 47
Excisão de Cisto Epidérmico

E. J. Mayeaux, Jr., MD, DABFP, FAAFP

Os cistos epidérmicos ou sebáceos são frequentemente encontrados na prática clínica. Essas lesões de crescimento lento costumam aparecer no tronco, no pescoço, na face, nos órgãos genitais e atrás das orelhas. O termo *cisto epidérmico* é preferido em relação ao termo tradicionalmente usado *cisto sebáceo*. Os cistos habitualmente surgem dos folículos pilossebáceos rompidos ou das glândulas lubrificantes associadas aos pelos ou a outras estruturas cutâneas anexas. Dentro do cisto existe uma substância que varia entre branco e amarelo, pastosa e comumente (mas incorretamente) chamada de sebo. O odor rançoso associado a alguns cistos reflete o conteúdo lipídico do material cístico e qualquer decomposição desse conteúdo por bactérias.

Clinicamente, os cistos podem variar de tamanho, desde alguns milímetros até 5 cm de diâmetro. Os cistos costumam ter uma consistência pastosa ou firme, as lesões duras e sólidas sugerem a possibilidade de outros diagnósticos. Em geral, os cistos são móveis dentro da pele, a menos que haja tecido fibroso cicatricial circundante por um episódio prévio de inflamação.

O conteúdo do cisto induz a uma resposta inflamatória intensa no corpo caso haja vazamento. Os cistos epidérmicos podem ter uma quantidade enorme de pus associado quando inflamados, mas a cultura dessas células inflamatórias frequentemente revela uma resposta inflamatória estéril. Por causa do desconforto, da vermelhidão e do edema associados a um cisto inflamado, muitos indivíduos preferem ter os cistos removidos antes que eles vazem e inflamem. Os cistos inflamados em geral precisam de incisão e de drenagem do pus e do material sebáceo, com a remoção da parede do cisto em uma data posterior. Os tecidos inflamados sangram muito e não seguram bem os pontos de sutura para o fechamento adequado. Depois que a inflamação se resolver, a incisão e as técnicas de remoção padronizadas podem ser usadas para remover o cisto por inteiro. As recidivas do cisto são prevenidas pela remoção completa de sua parede.

A maioria dos cistos são lesões simples e solitárias. Entretanto, algumas situações clínicas exigem cuidado adicional. Os cistos epidérmicos múltiplos associados aos osteomas e múltiplos lipomas de pele ou fibromas podem representar a síndrome de Gardner. A síndrome de Gardner está associada a pólipos pré-malignos gástricos e colônicos. Os cistos dérmicos de nariz, cabeça e pescoço frequentemente se parecem com os cistos epidérmicos. Entretanto, um cisto dérmico pode ter um talo fino que se conecta diretamente ao espaço subdérmico, e a cirurgia pode produzir uma infecção do sistema nervoso central. Os cistos múltiplos, como na prega atrás da orelha, podem ser alternadamente tratados de forma clínica (p. ex., isotretinoína). Quando um cisto é removido com qualquer técnica, o profissional médico deve palpar o local da cirurgia para assegurar-se de que não há tecido ou lesões remanescentes. Raramente, o profissional pode encontrar um carcinoma basocelular ou um carcinoma epidermoide associado aos cistos epidérmicos, e o exame histológico das paredes do cisto é recomendado sempre que forem encontrados achados clínicos incomuns ou inesperados.

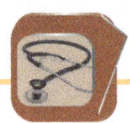

Equipamento

- Os instrumentos de cirurgia ambulatorial básica são usados para a técnica de excisão padrão (ver Apêndice G).
- Uma bandeja de anestesia sugerida que pode ser usada neste procedimento é listada no Apêndice F.
- As recomendações de preparo da pele aparecem no Apêndice E.

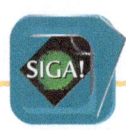

Indicações

- Lesões com achados clínicos ou aspecto de cistos epidérmicos

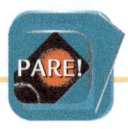

Contraindicações (relativas)

- Celulite local
- Distúrbios graves da coagulação
- Falha na tentativa de excisão mínima prévia da lesão específica

O Procedimento

Passo 1. A anestesia é realizada com uma agulha 25G de 2,5 cm de comprimento na seringa. Inserir a agulha lateralmente, angulando a agulha em 45 graus para baixo (para trás) do cisto (ver Capítulo 2). Injetar uma quantidade adequada de anestésico (em geral 3 a 6 mL) sob o cisto. Preparar a pele com solução de iodopovidona ou clorexidina e deixar secar (ver Apêndice E).

- **DICA:** Preparar uma área ampla, de forma que uma área sem preparo não seja inadvertidamente exposta se o campo deslizar um pouco.
- **ATENÇÃO:** Se a ponta da agulha for inadvertidamente colocada dentro do cisto, o anestésico aumentará a pressão e fará o cisto estourar, muitas vezes espalhando o material sebáceo pela sala.

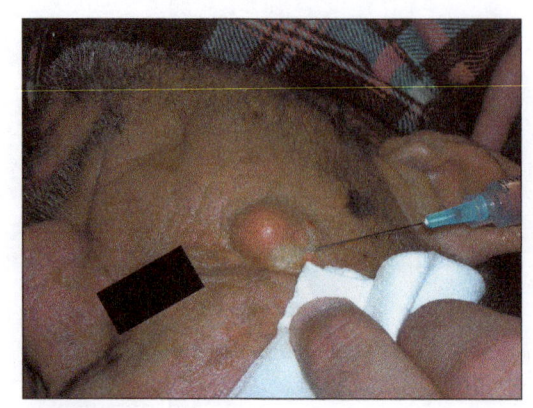

Passo 1

Passo 2. Fazer uma excisão fusiforme que seja grande o suficiente para remover a pele redundante causada pela expansão do cisto. Ter cuidado para cortar somente até a base da derme, e não no tecido subcutâneo. Garantir que o maior eixo do fuso seja paralelo a linhas de menor tensão da pele. Se o poro for visível, a excisão deve ser delineada ao seu redor.

- ATENÇÃO: O corte muito profundo aumenta as chances de punção inadvertida do cisto, com derramamento do conteúdo do cisto e resultante resposta inflamatória.

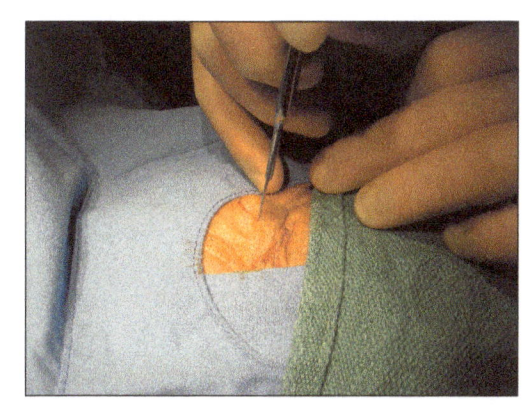

Passo 3. Abrir com cuidado um plano de dissecção entre a pele e a parede do cisto. O centro da incisão fusiforme pode ser agarrado com pinças para ajudar na manipulação do cisto.

- DICA: Se o cisto for acidentalmente penetrado, usar uma pequena pinça hemostática para pinçar o orifício. É muito mais fácil excisar um cisto cheio do que um esvaziado.

- ATENÇÃO: O profissional não deve ficar posicionado diretamente sobre o cisto. A abertura de um cisto que esteja sob pressão pode resultar em pulverização do conteúdo do cisto para cima. Segurar um pouco de gaze na mão não dominante para atuar como uma proteção durante a abertura do cisto.

Passo 4. Dissecar contornando as paredes do cisto. Mudar gradualmente o ângulo da tesoura para seguir a parede do cisto. A dissecção semicortante costuma proporcionar uma remoção rápida, com risco mínimo de perfurar o cisto.

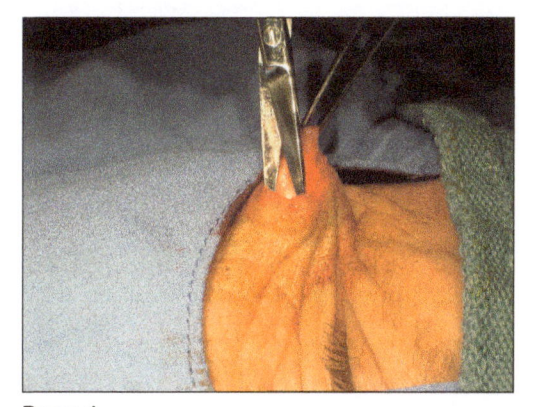

Passo 5. Continuar a remoção até que a base da lesão fique livre.

- ATENÇÃO: Ao tentar dissecar a base do cisto, ter cuidado para não remover tecido normal em excesso debaixo do cisto, porque isso cria um grande defeito profundo que deve ser fechado.

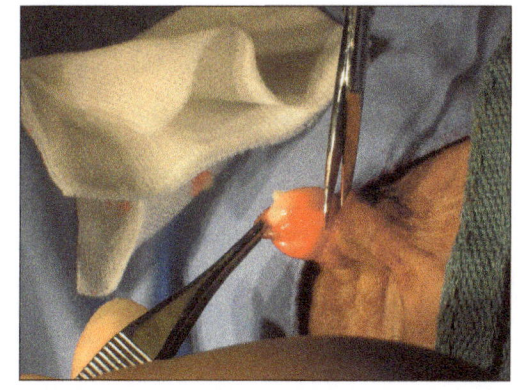

Passo 6. A ferida pode ser suturada imediatamente, em geral usando suturas simples interrompidas (ver Capítulo 38). Se um defeito significativo estiver presente sob a pele, colocar um ponto de sutura profundo para fechar a profundidade e aproximar as bordas da pele (ver Capítulo 37).

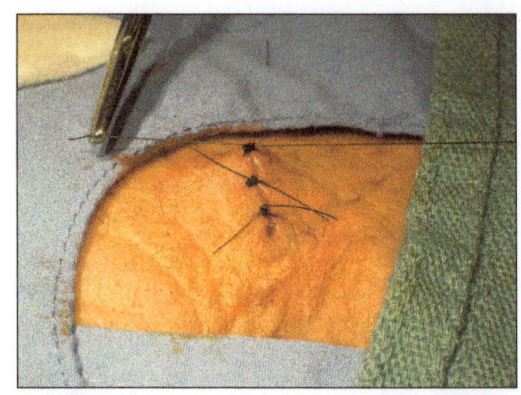

Passo 6

Passo 7. Incisar o cisto e garantir que esteja completamente vazio. Se houver qualquer espessamento ou massa na parede do cisto, encaminhar para análise histológica.

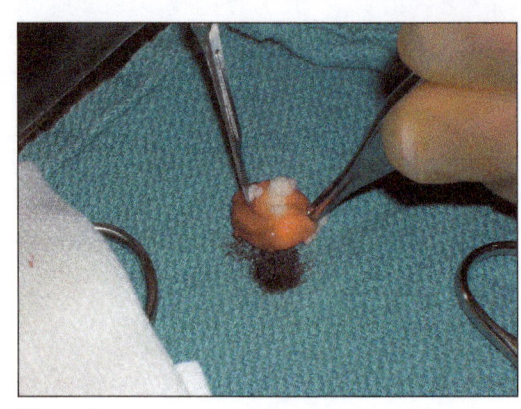

Passo 7

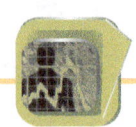

Complicações

- Sangramento
- Infecção
- Formação de cicatriz
- Recidiva

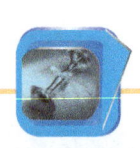

Considerações pediátricas

Embora os cistos epidérmicos sejam raros na população pediátrica, quando presentes, o processo de remoção é o mesmo.

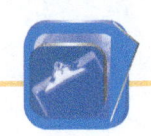

Instruções pós-procedimento

Os cistos epidérmicos simples que parecerem ter sido completamente excisados não costumam exigir nenhum seguimento, com exceção da remoção dos pontos de sutura. Se houver recidiva em uma data posterior, a excisão cirúrgica padrão deve ser tentada.

  Instruir o paciente a lavar suavemente a área suturada depois de 24 horas, mas não colocar a ferida em água corrente por 2 a 3 dias. Orientar o paciente a secar bem a área depois de lavá-la e usar uma quantidade pequena de pomada antibiótica para promover a cicatrização úmida. Recomendar a elevação da ferida para ajudar a diminuir o edema, reduzir a dor e acelerar a cicatrização. Instruir o paciente a não mexer, puxar ou cortar os pontos de sutura.

Referências

Domonkos AN, Arnold HL, Odom RB. *Andrews' Diseases of the Skin: Clinical Dermatology*. 7th ed. Philadelphia: WB Saunders; 1982.

Farrer AK, Forman WM, Boike AM. Epidermal inclusion cysts following minimal incision surgery. *J Am Podiatr Med Assoc*. 1992;82(10):537-541.

Grocutt M, Fatah MF. Recurrent multiple epidermoid inclusion cysts following rhinoplasty—an unusual complication. *J Laryngol Otol*. 1989;103(12):1214-1216.

Kowand LM, Verhulst LA, Copeland CM, et al. Epidermal cyst of the breast. *Can Med Assoc J*. 1984;131(3): 217-219.

Leppard B, Bussey HJ. Epidermoid cysts, polyposis coli and Gardner's syndrome. *Br J Surg*. 1975;62(5): 387-393.

Lopez-Rios F. Squamous cell carcinoma arising in a cutaneous epidermal cyst: case report and literature review. *Am J Dermatopathol*. 1999;21:174-177.

Nakamura M. Treating a sebaceous cyst: an incisional technique. *Aesthetic Plast Surg*. 2001;25:52-56.

Suliman MT. Excision of epidermoid (sebaceous) cyst: description of the operative technique. *Plast Reconstr Surg*. 2005;116(7):2042-2043.

Zuber TJ. *Skin Biopsy, Excision and Repair Techniques*. Kansas City: American Academy of Family Physicians; 1998:94-99.

2008 MAG Mutual Healthcare Solutions, Inc.'s Physicians' Fee and Coding Guide. Duluth, Georgia. MAG Mutual Healthcare Solutions, Inc. 2007.

CAPÍTULO 48

Cistos Epidérmicos: Remoção Excisional Mínima

E. J. Mayeaux, Jr., MD, DABFP, FAAFP

Os cistos epidérmicos (sebáceos) são uma queixa comum no ambiente de cuidados primários. Os cistos surgem das glândulas pilossebáceas associadas às estruturas anexas da pele. Dentro do cisto existe uma substância cremosa variando entre branco e amarelo, pastosa e comumente (mas incorretamente) chamada de *sebo*. Os cistos variam de tamanho, desde alguns milímetros até 5 cm de diâmetro, e têm uma consistência pastosa até firme. Alguns cistos emitem um odor rançoso, que se deve ao seu conteúdo lipídico e às vezes à decomposição desse conteúdo por bactérias. Os cistos costumam ser móveis dentro da pele, a menos que tenham previamente rompido e fibrosado o tecido circundante.

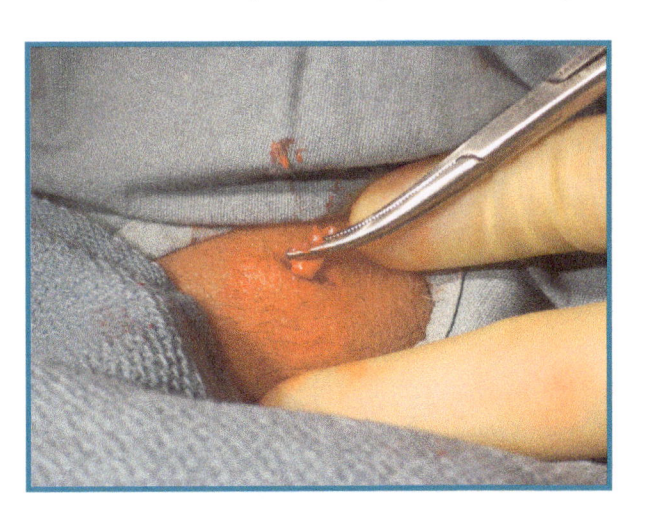

O conteúdo do cisto, se vazar, provoca uma enorme inflamação. A maioria dos "cistos epidérmicos infectados" é estéril, e a resposta inflamatória se deve à reação inflamatória estéril. Muitos indivíduos preferem que os cistos sejam removidos antes que vazem e inflamem. Os cistos inflamados são mais difíceis de remover cirurgicamente e não são eliminados de modo adequado com a técnica de excisão mínima.

A incisão simples e drenagem constitui uma escolha ruim de tratamento, porque a recidiva com esse método é muito comum. A maioria dos profissionais remove os cistos epidérmicos na sua totalidade via incisão e dissecção. A técnica de excisão mínima foi desenvolvida para remover completamente o cisto com uma cicatriz de pele mínima. Se a parede do cisto não for completamente removida, as tentativas futuras devem ser feitas com o uso da técnica habitual.

Muitas lesões podem ser confundidas com os cistos epidérmicos. Se um tumor sólido for descoberto no momento do procedimento, deve ser obtida uma biópsia. A biópsia incisional pode ser realizada para lesões muito grandes, e a biópsia excisional, para lesões menores. Tumores pilares do couro cabeludo são frequentemente confundidos com cistos epidermoides e podem exigir uma excisão ampla, pois podem erodir para dentro do crânio.

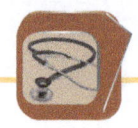

Equipamento

- Os instrumentos de cirurgia ambulatorial básica são usados para a técnica de excisão padrão (ver Apêndice G). Entretanto, a técnica de remoção mínima do cisto sebáceo pode ser realizada com uma lâmina de bisturi nº 11, duas ou três pinças mosquito pequenas e gaze estéril.
- Uma bandeja de anestesia sugerida que pode ser usada neste procedimento é listada no Apêndice F.
- As recomendações de preparo da pele aparecem no Apêndice E.

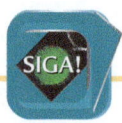

Indicações

- Lesões com achados clínicos ou aspecto de cistos sebáceos, de preferência aquelas que não tenham sido previamente inflamadas ou cicatrizadas
- Lesões flutuantes ou compressíveis em áreas comuns para cistos sebáceos (p. ex., face, pescoço, couro cabeludo, atrás das orelhas, tronco, escroto)

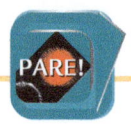

Contraindicações (relativas)

- Celulite local
- Distúrbios graves da coagulação
- Falha na tentativa de excisão mínima prévia da lesão específica
- Um cisto que tenha previamente rompido e cicatrizado aderindo-se no tecido circundante

O Procedimento

Passo 1. A anestesia é realizada com um procedimento de dois passos. Começar injetando a anestesia intradérmica com uma agulha 30G com 1,25 cm de comprimento na pele diretamente sobre o cisto (ver Capítulo 1). Quando a ponta da agulha estiver corretamente colocada, haverá resistência à injeção do anestésico dentro da pele, e uma pápula se desenvolverá na pele. No segundo passo, efetuar um bloqueio do campo (ver Capítulo 2).

- **ATENÇÃO:** Se a ponta da agulha for inadvertidamente colocada dentro do cisto, o anestésico aumentará a pressão e fará o cisto estourar, muitas vezes espalhando o material sebáceo pela sala.

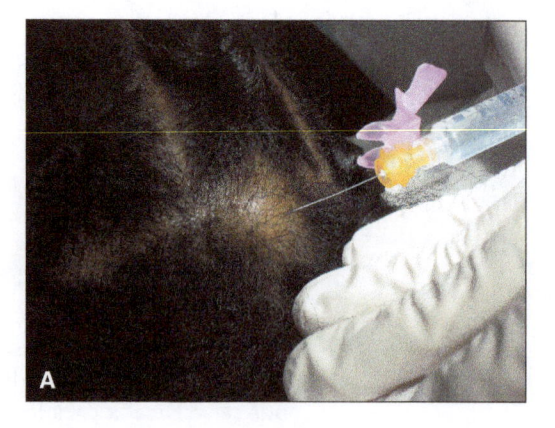

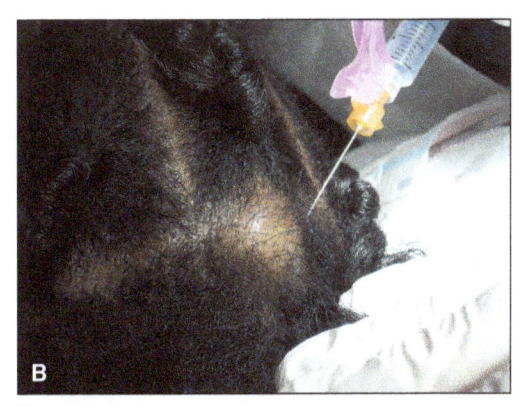

Passo 1

Passo 2. Preparar a área. As recomendações para realizar as preparações da pele estão mostradas no Apêndice E.

- **DICA:** Ao trabalhar no couro cabeludo, prender o cabelo para trás com fita adesiva facilita o procedimento.

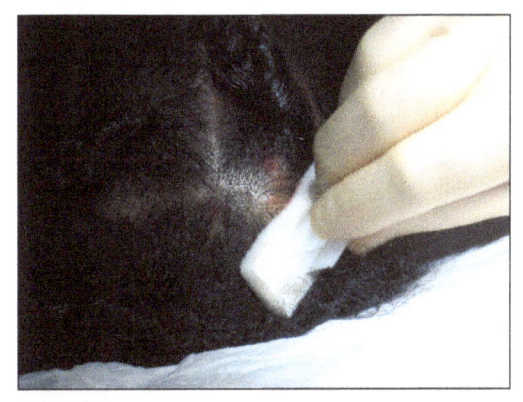

Passo 3. Criar uma entrada em posição vertical com uma lâmina n° 11 (pontuda) no cisto. Em geral, um único movimento de lancetada é suficiente para criar a passagem no cisto. Se o cisto já estiver drenando material sebáceo, usar o bisturi para aumentar a abertura conforme necessário.

- **DICA:** Muitos cirurgiões falham ao tentar penetrar o cisto com a lâmina do bisturi. Apontando a lâmina em direção ao centro do cisto e a inserindo até que uma falha na resistência seja sentida. Assim a passagem da lâmina em geral será bem-sucedida.

- **ATENÇÃO:** O profissional não deve ficar posicionado diretamente sobre o cisto. A abertura de um cisto que esteja sob pressão pode resultar em pulverização do conteúdo do cisto para cima. Segurar um pouco de gaze na mão não dominante para atuar como uma proteção durante a abertura do cisto.

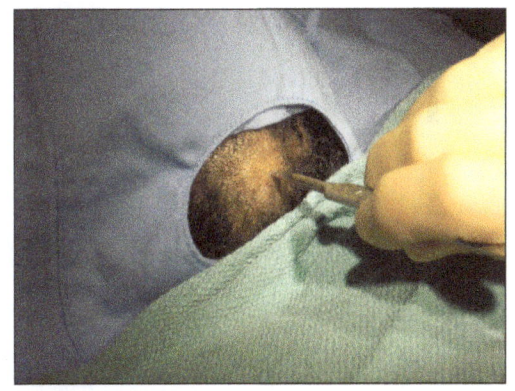

Passo 2

Passo 3

Passo 4. Alternativamente, alguns médicos preferem a facilidade proporcionada por uma abertura maior. Um *punch* de biópsia de 3 a 4 mm pode ser inserido diretamente para baixo no cisto. O comedão ou o poro em geral são incluídos no *punch* da biópsia. Essa abertura permite o esvaziamento muito mais fácil do cisto, mas tem a desvantagem de exigir o fechamento com sutura depois do procedimento.

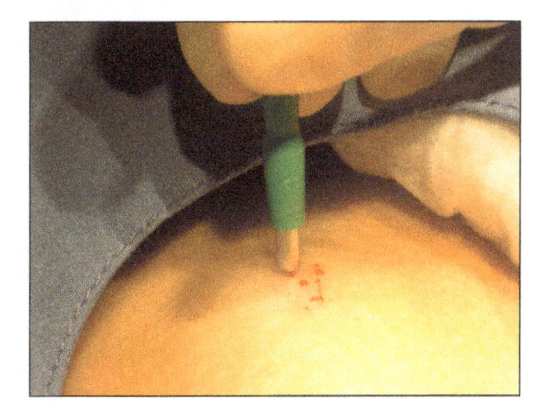

Passo 4

Passo 5. O conteúdo do cisto deve ser esvaziado antes de se tentar a remoção da parede cística. O uso dos polegares para espremer o cisto costuma fornecer a maior força possível da mão. Colocar os polegares nos lados opostos da abertura do cisto. Pressionar diretamente para baixo, com a maior força possível, e mover firmemente os polegares um em direção ao outro e então para cima, na direção da abertura.

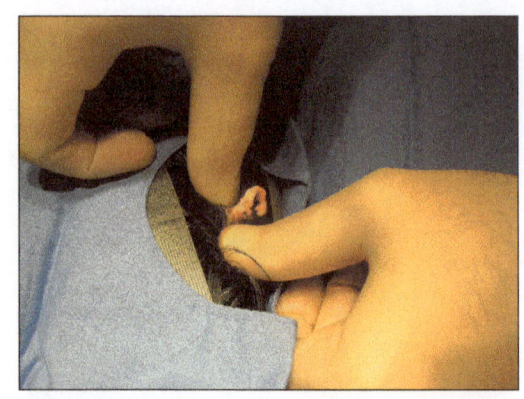

Passo 6. Espremer o conteúdo do cisto pode fazer com que o material sebáceo espirre no rosto do médico. Um processo mais controlado envolve colocar uma pinça hemostática dentro da abertura do cisto e espremer o material sebáceo sobre as lâminas abertas da pinça. Os dedos da mão não dominante são usados para espremer. Depois que a pinça hemostática se enche com o material, é retirada com as lâminas ainda abertas, e o material sebáceo é limpo com uma gaze. A pinça é reinserida e o processo é repetido.

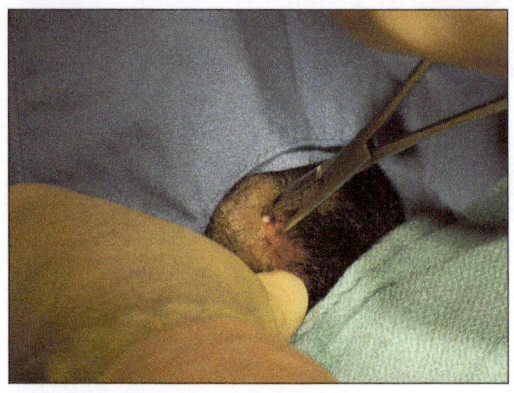

Passo 7. Usar gaze para limpar o material sebáceo da superfície da pele. Continuar espremendo vigorosamente até que todo o material seja removido. A "amassadura" produzida pelo movimento dos polegares em direção ao cisto ajuda a soltá-lo das inserções subcutâneas e cutâneas circundantes. Mover os polegares em torno da abertura, de forma que a massagem vigorosa seja executada de todos os lados do cisto.

- **ATENÇÃO:** Uma vez que o conteúdo do cisto tenha sido espremido, uma massa pode ser palpada adjacentemente ao cisto, sugerindo a presença de um tumor. É recomendado que a técnica de excisão mínima seja substituída por excisão e biópsia formais. Se uma malignidade na parede do cisto que foi removido for descoberta no momento da técnica de excisão mínima, o médico pode considerar uma segunda excisão.

- **DICA:** Qualquer lesão de aspecto atípico ou associada a uma irregularidade palpável na parede do cisto deve ser enviada para análise histológica.

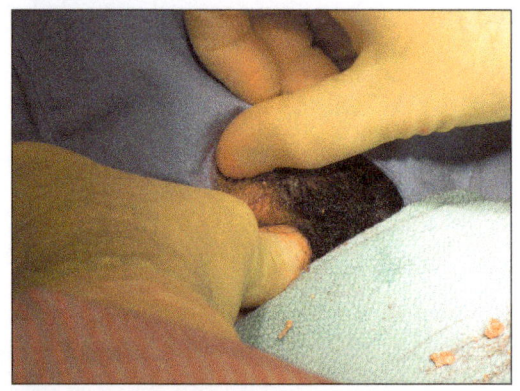

Passo 8. Depois de todo o local ter sido vigorosamente amassado e o cisto ter sido completamente esvaziado, passar através da abertura e agarrar a parede posterior do cisto. Elevar gentilmente o cisto em direção à superfície da pele. Um movimento oscilante lateral pode ser útil.

- **DICA:** Se houver aderências, elas podem ser reduzidas com uma dissecção semicortante usando tesoura de íris.

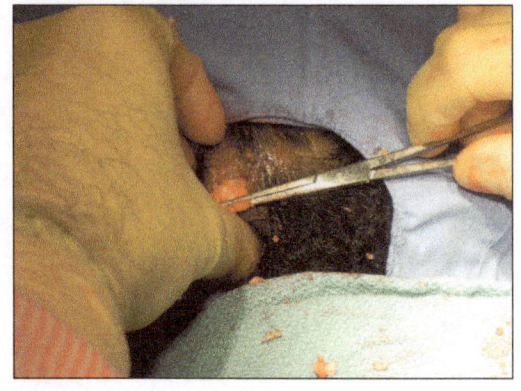

Passo 9. Se for encontrada resistência, agarrar a parede do cisto com uma segunda pinça hemostática, logo abaixo da hemostática inicial, vindo de um plano horizontal. Continuar a elevação com ambas as pinças. Se mais da parede do cisto deslizar através da abertura da pele, a primeira pinça hemostática pode ser liberada e usada para reagarrar a parede do cisto abaixo da segunda pinça hemostática.

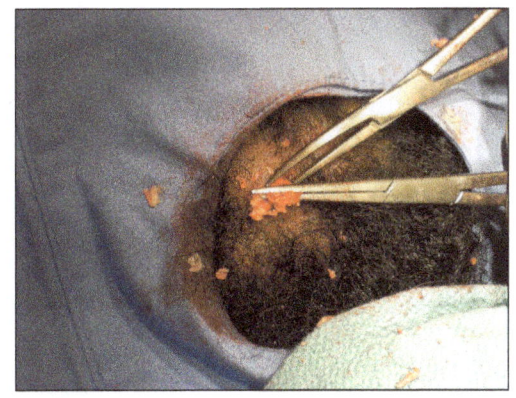

Passo 9

Passo 10. É feita uma tentativa para remover toda a parede intacta do cisto. Se houver rompimento da parede do cisto, penetrar na abertura de pele e pinçar vigorosamente em todas as direções até que uma parte adicional da parede do cisto seja agarrada e tracionada. A incisão pode ser fechada com suturas simples ou hemostáticas.

- **ATENÇÃO:** Se alguma parede do cisto permanecer na ferida, o cisto habitualmente recidivará. É fundamental que toda a parede do cisto seja removida. Deve-se administrar anestesia suficiente antes do procedimento para permitir essa tração vigorosa dentro da ferida.

- **ATENÇÃO:** Ocasionalmente, a inflamação prévia do cisto causa fibrose e prende a parede do cisto aos tecidos circundantes. Isso habitualmente impede a remoção da parede do cisto pela técnica mínima. Se o operador não conseguir remover a parede do cisto usando a técnica mínima, ele deve passar para uma remoção padrão, fazendo uma excisão fusiforme circundando a abertura da pele.

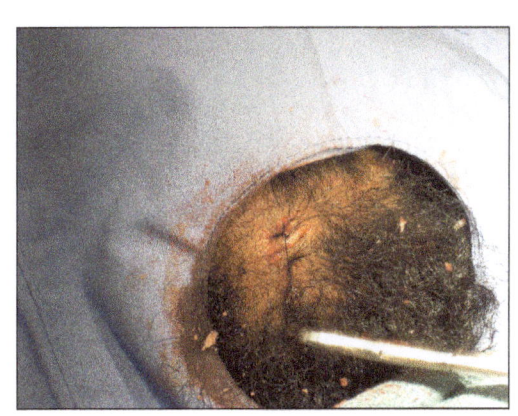

Passo 10

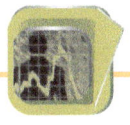

Complicações

- Sangramento
- Infecção
- Formação de cicatriz
- Recidiva

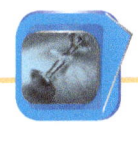

Considerações pediátricas

Embora os cistos epidérmicos sejam raros na população pediátrica, quando presentes, o processo de remoção é o mesmo.

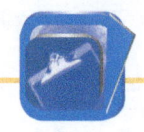

Instruções pós-procedimento

Os cistos epidérmicos simples que parecerem ter sido completamente excisados não costumam exigir nenhum seguimento, com exceção da remoção dos pontos de sutura. Se houver recidiva em uma data posterior, a excisão cirúrgica padrão deve ser tentada.

Instruir o paciente a lavar suavemente a área suturada depois de 24 horas, mas não colocar a ferida em água corrente por 2 a 3 dias. Orientar o paciente a secar bem a área depois de lavá-la e usar uma quantidade pequena de pomada antibiótica para promover a cicatrização úmida. Recomendar a elevação da ferida para diminuir o edema, reduzir a dor e acelerar a cicatrização. Instruir o paciente a não mexer, puxar ou cortar os pontos de sutura.

Referências

Domonkos AN, Arnold HL, Odom RB. *Andrews' Diseases of the Skin: Clinical Dermatology*. 7th ed. Philadelphia: WB Saunders; 1982.
Johnson RA. Cyst removal: punch, push, pull. *Skin* 1995;1:14–15.
Klin B, Ashkenazi H. Sebaceous cyst excision with minimal surgery. *Am Fam Physician*. 1990;41:1746-1748.
Lieblich LM, Geronemus RG, Gibbs RC. Use of a biopsy punch for removal of epithelial cysts. *J Dermatol Surg Oncol*. 1982;8:1059–1062.
Lopez-Rios F. Squamous cell carcinoma arising in a cutaneous epidermal cyst: case report and literature review. *Am J Dermatopathol*. 1999;21:174–177.
Nakamura M. Treating a sebaceous cyst: an incisional technique. *Aesthetic Plast Surg*. 2001;25:52–56.
Richards MA. Trephining large sebaceous cysts. *J Plast Surg*. 1985;38:583–585.
Vivakananthan C. Minimal incision for removing sebaceous cysts. *Br J Plast Surg*. 1972;25(1):60–62.
Vogt HB, Nelson RE. Excision of sebaceous cysts: a nontraditional method. *Postgrad Med.* 1986;80:128–334.
Zuber TJ. Minimal excision technique for epidermoid (sebaceous) cysts. *Am Fam Physician*. 2002;65:1409–1412, 1417–1418, 1420, 1423–1424.
Zuber TJ. *Office Procedures*. Baltimore: Williams & Wilkins; 1999:97–105.
Zuber TJ. *Skin Biopsy, Excision and Repair Techniques*. Kansas City: American Academy of Family Physicians; 1998:94–99.
2008 MAG Mutual Healthcare Solutions, Inc.'s Physicians' Fee and Coding Guide. Duluth, Georgia. MAG Mutual Healthcare Solutions, Inc. 2007.

CAPÍTULO 49
Excisão Fusiforme

E. J. Mayeaux, Jr., MD, DABFP, FAAFP

A técnica de excisão fusiforme é um dos procedimentos de cirurgia ambulatorial mais versáteis e frequentemente usados. A técnica é utilizada para remover lesões benignas e malignas sobre ou sob a superfície da pele. A técnica pode ser empregada para remover uma lesão inteira (i. e., biópsia excisional) ou para retirar uma porção de uma lesão grande (i. e., biópsia incisional) para avaliação histológica. A principal vantagem é que o procedimento muitas vezes oferece uma intervenção diagnóstica e terapêutica em um único estágio.

A técnica fusiforme tem sido historicamente chamada, de forma errada, de *excisão elíptica*. As excisões fusiformes corretamente delineadas se assemelham a uma lente bicôncava, e não a uma elipse. Os cantos da excisão fusiforme devem ter ângulos ≤30 graus e o comprimento de uma excisão fusiforme adequada é três vezes a sua largura.

A excisão fusiforme incorpora diversas técnicas dermatológicas importantes (Tabela 49-1). As técnicas são combinadas para reduzir a formação de hematomas subcutâneos, prevenir o desenvolvimento de seromas sob as feridas e produzir bons desfechos estéticos. Essas várias técnicas estão ilustradas neste e nos próximos capítulos.

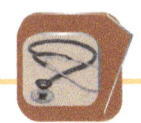

Equipamento

- A bandeja cirúrgica recomendada para cirurgia ambulatorial está listada no Apêndice G. Os tempos sugeridos para remoção da sutura estão listados no Apêndice J.
- Uma bandeja de anestesia sugerida que pode ser usada neste procedimento está listada no Apêndice F.
- As recomendações de preparo da pele aparecem no Apêndice E.

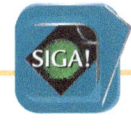

Indicações

- Remoção de nevos melanocíticos pigmentados para identificar melanoma e averiguar a profundidade da lesão
- Pequenos tumores ou cânceres de pele que possam ser removidos com a excisão fusiforme

- Biópsia incisional de uma lesão grande quando a excisão não for possível
- Lesões planas não prontamente passíveis de excisão por *shaving*
- Lesões sobre superfícies convexas que não sejam prontamente passíveis de excisão por *shaving*
- Remoção de tumores subcutâneos

Contraindicações (relativas)

- Distúrbios graves da coagulação
- Doença grave que tornaria a cicatrização da ferida difícil
- Celulite nos tecidos a serem incisados
- Condições que possam interferir com a cicatrização da ferida (doenças vasculares causadas por colagenoses, tabagismo, diabete)
- Medicamentos concomitantes que possam aumentar a probabilidade de sangramento intraoperatório (Aspirina®, outros anti-inflamatórios não esteroides, varfarina)
- Paciente não cooperativo

TABELA 49-1   Técnicas incorporadas na excisão fusiforme

Excisão alinhada com as linhas de menor tensão da pele; ver Apêndice B
Anestesia com bloqueio local ou do campo
Aplicação de margens cutâneas apropriadas; Apêndice D
Preparação estéril do local cirúrgico; Apêndice E
Incisões leves e contínuas com o bisturi
Levantamento das bordas cutâneas usando ganchos de pele
Descolamento das bordas cutâneas
Colocação de suturas subcutâneas interrompidas e profundas; Capítulos 36-38
Suturas de pele simples e interrompidas; Capítulo 38
Colocação de suturas usando a técnica da metade*
Eversão das bordas da ferida
Cicatrização úmida da ferida usando pomada antibiótica ou outro unguento

---

*N. de R. T. A técnica da metade consiste em dar o primeiro ponto no centro da lesão, dividindo-a. Os demais pontos fecham cada metade.

O Procedimento

Passo 1. A excisão fusiforme deve ser delineada de forma que o maior eixo fusiforme fique em paralelo com as linhas de menor tensão da pele (Apêndice B) e com uma margem adequada (Apêndice D). Desenhar a excisão fusiforme na pele usando um marcador cutâneo antes de iniciar o procedimento. Uma excisão fusiforme corretamente delineada tem três vezes o comprimento em relação à largura.

- **ATENÇÃO:** Muitos médicos experientes efetuam a excisão fusiforme sem desenhar as linhas de incisão na pele. Depois da colocação dos campos estéreis na pele, os referenciais próximos podem estar cobertos, fazendo com que o médico oriente incorretamente a excisão.

- **ATENÇÃO:** Alguns profissionais querem economizar tecido e delineiam a excisão fusiforme com o comprimento de somente duas vezes a largura. Essas excisões, chamadas de excisões em "bola de futebol americano", criam elevações de tecido nas extremidades (i. e., as "orelhas de cachorro"). A tentativa de excisar menos tecido frequentemente produz resultados estéticos piores.

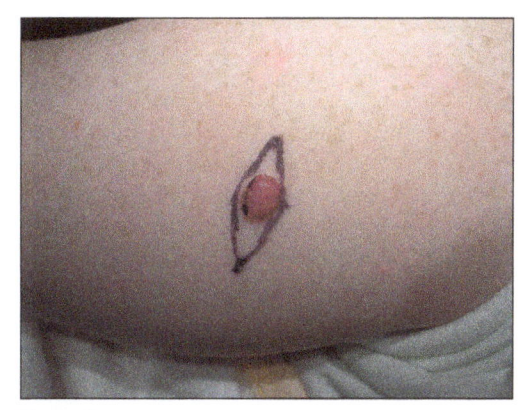

Passo 2. Realizar o bloqueio anestésico do campo (ver Capítulo 2). Inserir a agulha dentro da ilha fusiforme de pele a ser excisada. O operador não deve transfixar com a agulha na pele circundante que não será excisada. Planejar as injeções de anestesia a fim de criar uma área anestesiada grande o suficiente para permitir o descolamento em paralelo ao maior eixo. Preparar a pele com solução de iodopovidona ou de clorexidina e deixar secar (ver Apêndice E).

- **DICA:** Preparar uma área ampla, de forma que uma área sem preparo não seja inadvertidamente exposta se o campo deslizar um pouco.

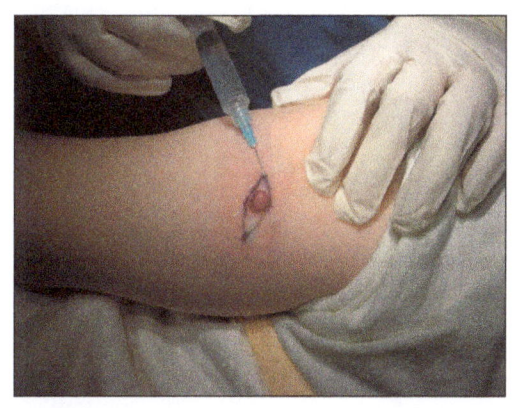

Passo 3. Criar incisões lisas e verticais na pele com o uso de uma lâmina de bisturi nº 15. A lâmina do bisturi é mantida verticalmente no canto da ferida e perfura a pele usando o ponto da lâmina. O cabo da lâmina é então baixado, e um movimento delicado e contínuo é usado para criar a borda da ferida. A lâmina deve ser passada de modo suficientemente firme para penetrar a derme.

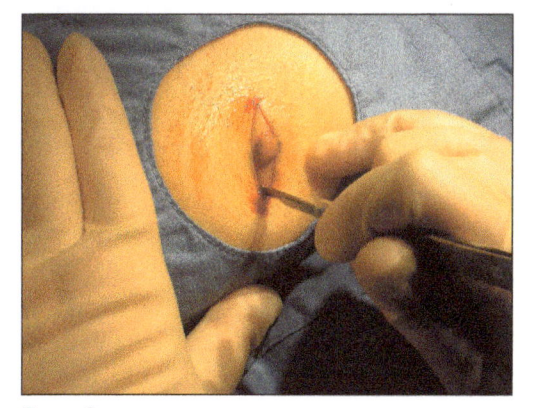

- **ATENÇÃO:** Muitos cirurgiões inexperientes fazem uma passada curta com o bisturi, param para inspecionar a incisão e então fazem uma passagem curta adicional. Isso cria marcas cruzadas e uma borda de pele irregular. As passagens delicadas e seguras com o bisturi evitam bordas denteadas.

- **ATENÇÃO:** Criar a incisão com a lâmina verticalmente à superfície da pele. Os cirurgiões inexperientes costumam angular a lâmina sob a lesão, criando uma excisão em cunha. As bordas anguladas não se evertem bem.

Passo 4. Segurar o canto da ilha fusiforme central de pele com uma pinça de Adson e elevar a ilha. Usar um bisturi ou uma tesoura para excisar horizontalmente a ilha da gordura subcutânea. Depois de cortar a lesão, colocar imediatamente o espécime em um recipiente com formalina para avaliação histológica em laboratório.

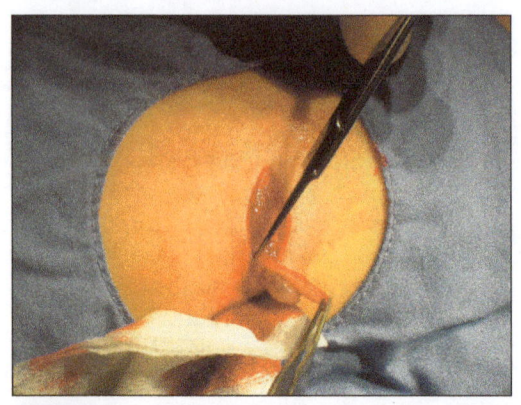

Passo 5. O descolamento pode ser feito com lâmina de bisturi, tesoura ou, de forma não cortante, com pinça hemostática. Elevar as bordas da pele usando ganchos de pele, e não uma pinça. Se as pinças de campo forem usadas, empregá-las somente para erguer e não para agarrar o tecido. O nível mais seguro para descolamento está na gordura, logo abaixo da junção derme-gordura, para não danificar nervos que atravessam os níveis mais profundos da gordura. Para criar 1 cm de relaxamento da borda da ferida, 3 cm de descolamento são necessários. Descolar os cantos da ferida para liberar qualquer aderência nesses locais.

- **ATENÇÃO:** A elevação das bordas da pele usando ganchos de pele evita o dano e a fibrose subsequente que em geral resultam da manipulação das bordas com pinça.

- **DICA:** Um gancho de pele barato e descartável pode ser criado dobrando-se a ponta de uma agulha 20G de 2,5 cm com o porta-agulhas.

- **DICA:** O uso de afastadores, ou o uso de pinças de campo como um afastador, elimina a possibilidade de danos à borda da pele.

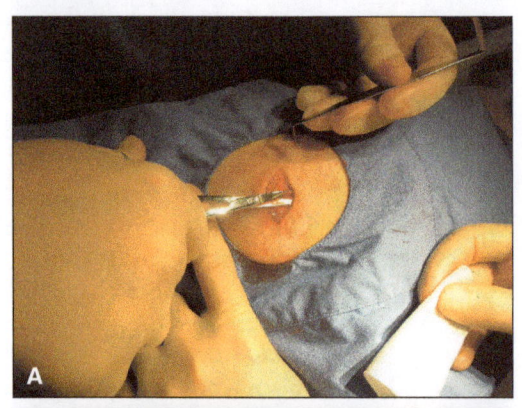

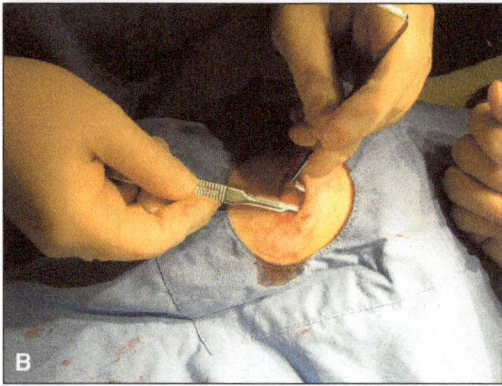

Passo 6. Pressionar ligeiramente as bordas da ferida uma em direção à outra com as pontas dos dedos. Se ela fechar com leve pressão, está pronta para ser suturada. Se não fechar, pode haver necessidade de mais descolamento ou uma técnica de sutura com redução da tensão.

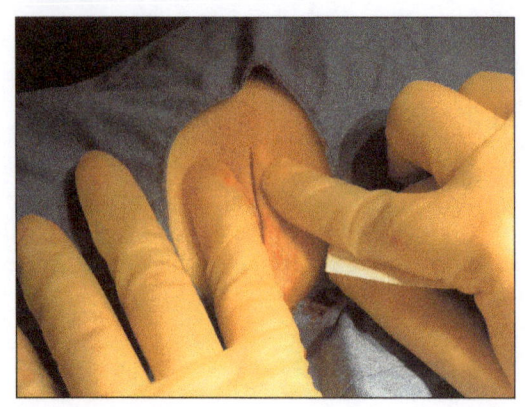

Passo 7. Colocar um ponto subcutâneo profundo ou um ponto contínuo vertical para fechar o espaço morto e diminuir a tensão local, se necessário. Lembrar que as suturas profundas não evertem as bordas da pele. A eversão pode ser conseguida com a colocação adequada de suturas simples interrompidas ou suturas contínuas verticais.

- **ATENÇÃO:** Os profissionais inexperientes frequentemente são distraídos pelo sangramento menor (sobretudo das feridas faciais) produzido pelo descolamento. O fechamento dos tecidos mais profundos, com o uso de suturas profundas, quase sempre faz o sangramento cessar. Os médicos devem se apressar para executar o fechamento profundo em vez de desperdiçar tempo aplicando gaze à ferida.

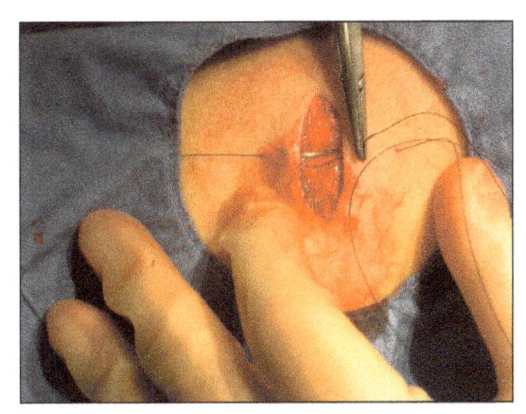

Passo 8. Para fechar a ferida usando o princípio da metade, colocar primeiro um ponto de sutura no centro da ferida. As próximas suturas são colocadas no centro dos defeitos restantes da ferida. Isso evita as bordas desiguais (i. e., as "orelhas de cachorro"), que podem ser produzidas durante a sutura de uma extremidade da ferida à outra. Limpar a ferida com soro fisiológico normal. As pomadas antibióticas ou outros unguentos aplicados na ferida logo depois do procedimento ajudam a promover uma cicatrização melhor e mais rápida no local. Aplicar, então, um curativo estéril. Se o local excisado tiver sido uma extremidade, a gaze pode ser enrolada em torno dela para se aplicar uma pressão leve e evitar a dor da remoção da fita adesiva.

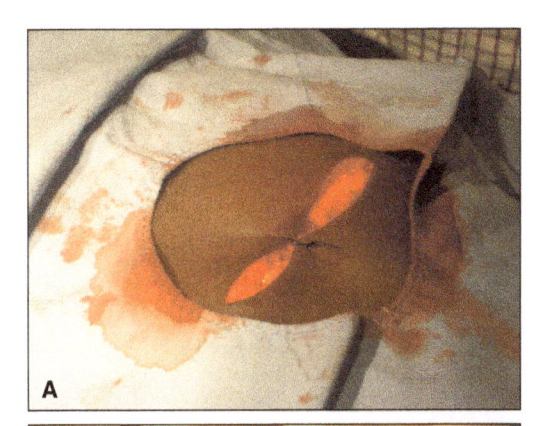

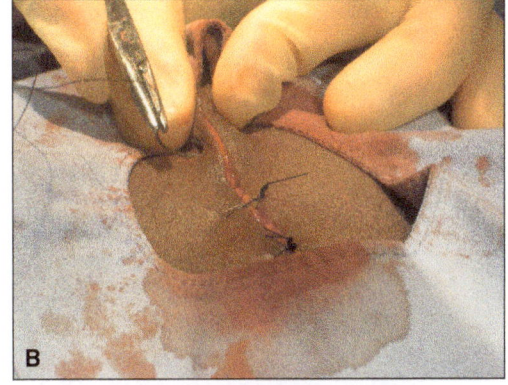

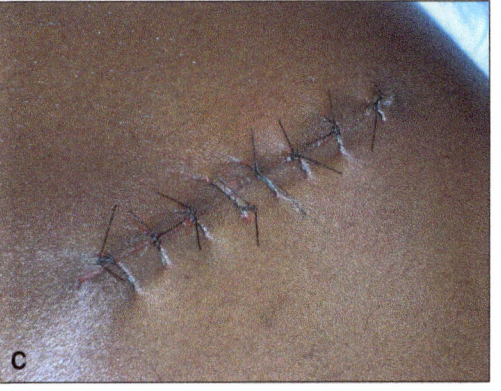

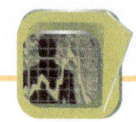

Complicações

- Dor, infecção e sangramento
- Não coaptação das bordas da pele
- Formação de cicatriz
- Excisão incompleta da lesão

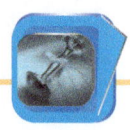

Considerações pediátricas

A pele pediátrica costuma ter fluxo sanguíneo excelente e cicatriza muito bem. Entretanto, os pacientes pediátricos frequentemente sentem dificuldade de ficar sentados e deitados durante procedimentos mais longos. A maturidade e a capacidade de cooperar do paciente devem ser consideradas antes de se tentar algum procedimento ambulatorial. A dose máxima recomendada para lidocaína em crianças é de 3 a 5 mg/kg, e de 7 mg/kg quando combinada com epinefrina. Os recém-nascidos têm volume de distribuição aumentado, depuração hepática diminuída e meia-vida de eliminação terminal dobrada (3,2 horas).

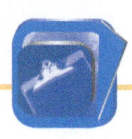

Instruções pós-procedimento

Instruir o paciente a lavar suavemente a área suturada depois de 24 horas, mas não colocar a ferida em água corrente por 3 dias. Orientar o paciente a secar com cuidado a área depois de lavá-la e usar uma quantidade pequena de pomada antibiótica para promover a cicatrização úmida. Recomendar a elevação da ferida para ajudar a diminuir o edema, reduzir a dor e acelerar a cicatrização. Instruir o paciente a não mexer, puxar ou cortar os pontos de sutura.

Referências

Borges AF, Alexander JE. Relaxed skin tension lines, Z-plasties on scars, and fusiform excision of lesions. *Br J Plast Surg.* 1962;15:242-254.
Jobe R. When an "ellipse" is not an ellipse [Letter]. *Plast Reconstr Surg.* 1970;46:295.
Leshin B. Proper planning and execution of surgical excisions. In: Wheeler RG, ed. *Cutaneous Surgery.* Philadelphia: WB Saunders; 1994:171-177.
Moy RL, Lee A, Zalka A. Commonly used suturing techniques in skin surgery. *Am Fam Physician.* 1991;44:1625-1634.
Stegman SJ, Tromovitch TA, Glogau RG. *Basics of Dermatologic Surgery.* Chicago: Year Book Medical Publishing; 1982:60-68.
Stevenson TR, Jurkiewicz MJ. Plastic and reconstructive surgery. In: Schwartz SI, Shires GT, Spencer FC, et al., eds. *Principles of Surgery.* 5th ed. New York: McGraw-Hill; 1989:2081-2132.
Vistnes LM. Basic principles of cutaneous surgery. In: Epstein E, Epstein E Jr, eds. *Skin Surgery.* 6th ed. Philadelphia: WB Saunders; 1987:44-55.
Zalla MJ. Basic cutaneous surgery. *Cutis.* 1994;53:172-186.
Zitelli J. TIPS for a better ellipse. *J Am Acad Dermatol.* 1990;22:101-103.
Zuber TJ. *Office Procedures.* Baltimore: Williams & Wilkins; 1999.
Zuber TJ, DeWitt DE. The fusiform excision. *Am Fam Physician.* 1994;49:371-376.
2008 MAG Mutual Healthcare Solutions, Inc.'s Physicians' Fee and Coding Guide. Duluth, Georgia. MAG Mutual Healthcare Solutions, Inc. 2007.

CAPÍTULO 50
Excisão de Lipoma

E. J. Mayeaux, Jr., MD, DABFP, FAAFP

Os lipomas são tumores benignos de tecido adiposo que podem surgir em qualquer lugar do corpo. Eles são frequentemente encontrados na metade superior do corpo, em locais comuns como a cabeça, o pescoço, os ombros e as costas. A maioria das lesões fica confinada aos tecidos subcutâneos, mas elas ocasionalmente penetram entre os planos fasciais e até em músculos. Os lipomas subfasciais são comumente encontrados no pescoço.

Os lipomas podem ter o tamanho de uma ervilha e até o de uma bola de futebol. Os tumores são compostos de lóbulos de gordura englobados por uma cápsula espessa e fibrosa. O tecido adiposo dentro dos lipomas costuma ser indistinguível da gordura normal. O delineamento de um lipoma pode ser alcançado buscando-se os limites da cápsula. Os lóbulos são conectados por um estroma mais fino ou por bandas fibrosas que podem se estender até a fáscia profunda da pele e produzir "covinhas". Essas bandas podem dificultar a enucleação de um lipoma encapsulado.

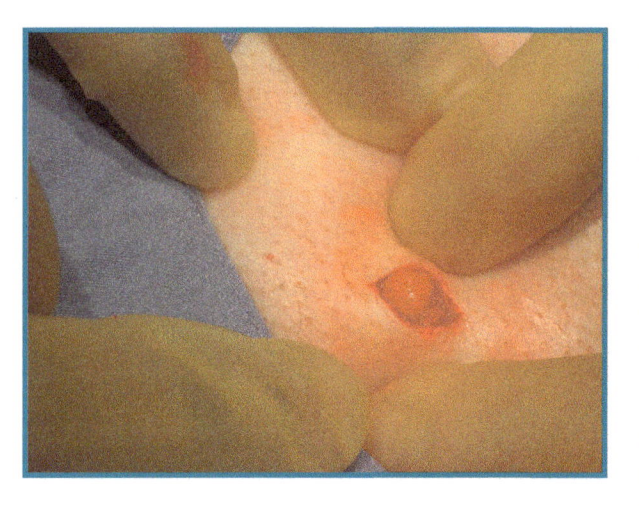

Os lipomas frequentemente produzem uma massa arredondada que protrui para cima na pele circundante. À palpação, as lesões costumam ser sentidas como lisas, lobuladas, compressíveis e semelhantes a uma massa. Os lipomas em geral não são dolorosos, embora a adipose dolorosa (doença de Dercum) seja uma condição com lipomas dolorosos ou sensíveis no tronco ou nas extremidades. A doença de Dercum é encontrada com mais frequência em mulheres, no final da idade reprodutiva. Os lipomas muitas vezes crescem devagar e podem aumentar de tamanho se o paciente ganhar peso. Quando ocorre perda de peso ou desnutrição, os lipomas não diminuem de tamanho.

A presença de lipomas múltiplos é conhecida como lipomatose, uma condição mais comum em homens. A lipomatose múltipla hereditária é uma condição autossômica dominante que produz lipomas difusos nas extremidades e no tronco. A doença de Madelung refere-se à lipomatose simétrica benigna da cabeça, do pescoço, dos ombros e das extremidades superiores proximais. É incomum encontrar malignidade em um lipoma (i. e., um lipossarcoma) quando um paciente exibe lipomas múltiplos. O lipossarcoma é encontrado em 1% dos lipomas e comumente achado nas lesões das extremidades inferiores, nos ombros e nas áreas retroperitoneais. Outros fatores de risco para lipossarcoma incluem tamanho grande (>5 cm), calcificação associada, crescimento rápido ou invasão de estruturas adjacentes ou profundamente através da fáscia e para dentro do músculo.

As técnicas não excisionais para remoção de lipoma incluem a injeção de esteroides e a lipossucção. As injeções de esteroides produzem atrofia da gordura e são mais adequadas para lesões pequenas (<2,5 cm de diâmetro). Uma mistura igual de lidocaína a 1% e acetonido de triancinolona em uma dosagem de 10 mg/mL* é injetada no centro da lesão. Com frequência, múltiplas injeções dadas durante 1 a 3 meses são necessárias para se obter uma resposta adequada. A lipossucção pode ser realizada no consultório, usando agulhas grandes com seringas de 20 mL ou mais (depois do bloqueio anestésico do campo usando lidocaína diluída) ou na sala de cirurgia usando curetas de sucção padrão. Pode ser difícil conseguir a erradicação completa das células do lipoma com a lipossucção, e o recrescimento rápido da lesão pode ocorrer. A lipossucção é uma opção atraente para os lipomas localizados em áreas onde grandes cicatrizes devem ser evitadas (p. ex., face).

Os lipomas pequenos em geral são circundados por uma cápsula bem desenvolvida e facilmente identificada. Depois de fazer uma incisão pequena, essas lesões podem ser extruídas através da ferida, com a aplicação de pressão à pele circundante. A enucleação também pode ser conseguida com o uso combinado de uma cureta dérmica com pressão. Os lipomas maiores não costumam exibir uma cápsula tão bem definida, e a distinção entre gordura normal e lipomatosa pode ser um desafio.

Os lipomas grandes podem ser removidos deixando-se o topo do tumor preso a uma pequena ilha de pele sobrejacente. Essa pele pode ser segura e afastada durante a dissecção em torno do lipoma. A cor amarela mais profunda (devido à densidade aumentada) muitas vezes vista nos lipomas pode ajudar a identificar visualmente o tumor. As marcações da pele antes do procedimento também ajudam a identificar a extensão do tumor. Deve-se ter cuidado ao dissecar a base da ferida para não lesar estruturas profundas como artérias, nervos ou músculos. Depois da remoção do tumor, inspecionar cuidadosamente a base da ferida para identificar quaisquer lóbulos remanescentes do tumor.

Os pequenos vasos sangrantes na base da ferida podem ser pinçados com pinças hemostáticas ou ligados com suturas absorvíveis em um padrão de figura em oito. O leito da ferida deve ser seco (i. e., o sangramento controlado) antes de se tentar o fechamento. As feridas profundas frequentemente exigem o uso de suturas absorvíveis mais grossas, porque uma tensão significativa pode ser necessária para fechar o espaço morto criado pela remoção de um tumor grande. Historicamente, os drenos de Penrose eram usados para facilitar a drenagem do sangue e dos fluidos dessas feridas profundas. Os drenos aumentam as contagens bacterianas nas feridas e em geral não são necessários se uma hemostasia meticulosa e o fechamento com sutura da ferida profunda forem corretamente realizados.

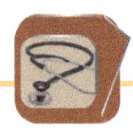

Equipamento

- Uma bandeja cirúrgica padrão pode ser usada para a remoção de lipomas (ver Apêndice G). Considerar a adição de duas ou três pinças hemostáticas maiores (p. ex., pinças de Kelly) à bandeja cirúrgica para agarrar mais facilmente o lipoma.

- Os tempos sugeridos para remoção da sutura estão listados no Apêndice J.

- Uma bandeja de anestesia sugerida que pode ser usada neste procedimento é listada no Apêndice F.

- As recomendações de preparo da pele aparecem no Apêndice E.

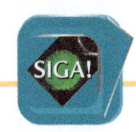

Indicações

- Remoção de tumores que estejam sintomáticos (i. e., produzindo dor ou desconforto)
- Remoção para melhorar o contorno e a aparência corporais
- Remoção para aliviar a ansiedade relativa ao diagnóstico

---

*N. de R. T. No Brasil é difundido o uso de 40 mg/mL.

Contra-indicações

- Indivíduo não cooperativo
- Tumores em risco aumentado para malignidade (isto é, >5 cm de diâmetro, exibindo calcificação associada, invadindo estruturas próximas, crescendo rapidamente, invadindo estruturas mais profundas como a fáscia, ou em locais de alto risco, como as pernas ou os ombros) sem o resultado de uma biópsia prévia para documentar a natureza benigna da lesão (contraindicação relativa)

O Procedimento

Passo 1. Palpar o tumor para determinar a sua extensão. Pode ser interessante traçar um contorno do tumor na pele com uma caneta marcadora cutânea. As lesões pequenas podem ser removidas por meio de uma incisão reta. Para uma lesão grande, delinear uma excisão fusiforme que esteja sobre o centro do tumor e cujo maior eixo coincida com as linhas próximas de menor tensão de pele. A incisão fusiforme deve ser projetada para ter mais ou menos dois terços do diâmetro do lipoma subjacente.

- **ATENÇÃO:** Não fazer a marcação usando canetas esferográficas. Elas podem traumatizar a pele, e a tinta tende a sair durante a sua preparação. O desenho com uma caneta de marcação cirúrgica provavelmente manterá o contorno do tumor, guiando a excisão e conservando-se durante toda a cirurgia.

Passo 2. O bloqueio anestésico do campo pode ser conseguido com a injeção abaixo e lateral à lesão delineada com o uso de agulhas longas (3 ou 3,75 cm). Um volume suficiente de lidocaína deve ser administrado em torno da periferia da lesão para cercar o tumor (ver Apêndice F). Preparar a pele com solução de iodopovidona ou clorexidina, certificamdo-se de não apagar a marcação da pele (ver Apêndice E). A área deve ser coberta com campos estéreis.

Passo 3. Incisar a pele. Os lipomas pequenos podem ser removidos por meio de uma incisão em linha reta. As lesões maiores podem ser removidas deixando-se o topo do tumor preso a uma pequena ilha de pele sobrejacente.

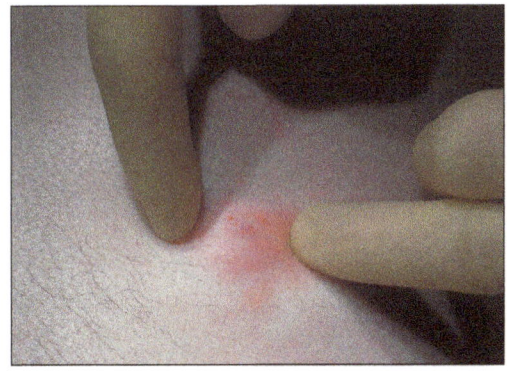

Passo 1

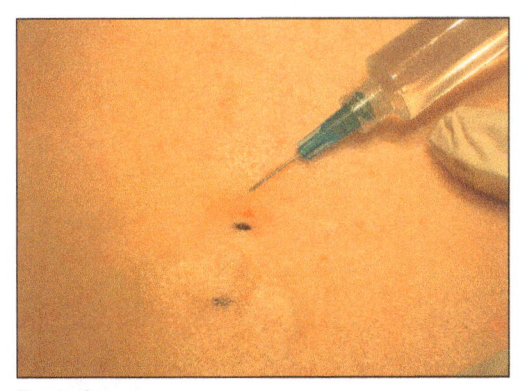

Passo 2

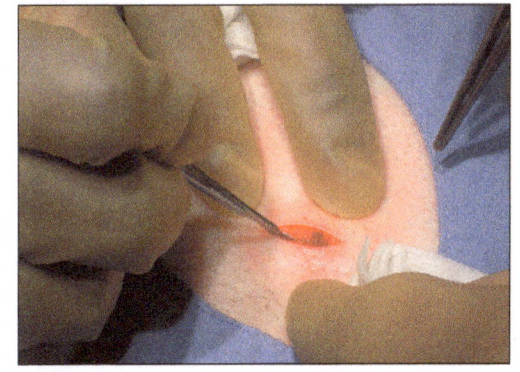

Passo 3

Passo 4. Dissecar para baixo e em torno do topo do lipoma.

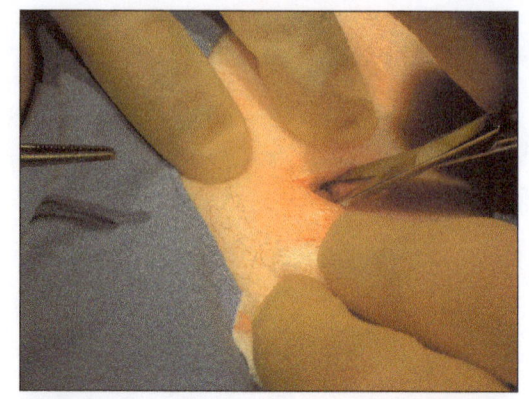

Passo 4

Passo 5. Os lipomas pequenos frequentemente podem ser enucleados aplicando-se pressão em torno da lesão e para cima.

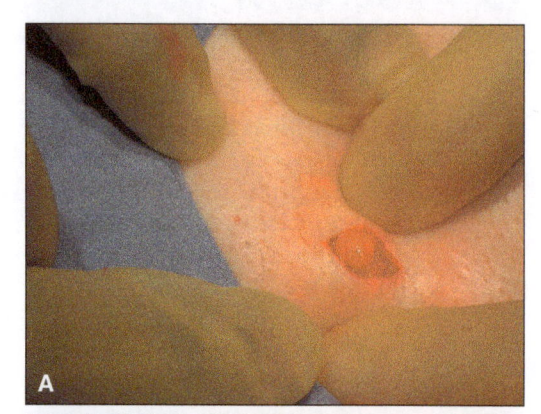

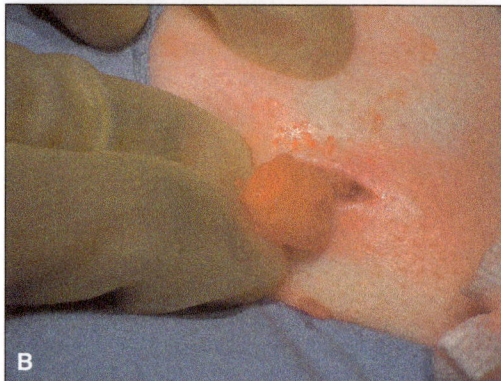

A

B

Passo 5

Passo 6. Se for usada uma excisão fusiforme, não descolar a ilha central fusiforme de pele. Levar a incisão até o nível da gordura ou da cápsula do lipoma. Usar uma pinça de Allis ou de Kelly grande para segurar o centro da ilha de pele, que permanece preso ao lipoma subjacente. Usar a pinça para exercer tração ao descolar a pele lateral e dissecar em torno do lipoma.

- ■ **ATENÇÃO:** Alguns médicos preferem fazer uma incisão simples através da pele em vez de criar uma ilha fusiforme de pele. A tração aplicada diretamente no lipoma produz ruptura através do tecido, e o fechamento depois da remoção de um lipoma grande deixa pele redundante, a menos que uma secção fusiforme da pele seja removida.

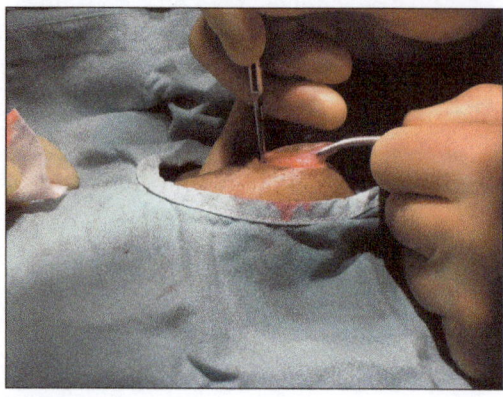

Passo 6

Passo 7. Usar um dedo enluvado, uma tesoura de íris ou uma lâmina de bisturi para dissecar cuidadosamente em torno de toda a lesão. O lipoma inteiro pode muitas vezes ser removido pela pequena incisão fusiforme da pele.

- ATENÇÃO: Deve-se tomar cuidado para não lesar estruturas debaixo do lipoma, como nervos, artérias ou músculos. A dissecção romba é frequentemente preconizada para liberar o lado inferior do lipoma, porque a visualização pode ser ruim debaixo da lesão. O dedo é muitas vezes uma ferramenta sensível e efetiva para essa parte da operação.

- ATENÇÃO: Pode ocorrer sangramento durante a dissecção e a remoção do tumor. Os vasos sangrantes podem ser brevemente pinçados com pinças hemostáticas pequenas para propiciar a hemostasia adequada antes do fechamento da ferida.

Passo 8. Suturas profundas são feitas para fechar um defeito grande depois da remoção do lipoma (ver Capítulo 37). São usados fios absorvíveis de grande calibre (p. ex., poliglactina 3-0 ou 4-0), os quais devem segurar uma porção significativa de tecido lateral, de forma que não haja ruptura durante o fechamento do espaço profundo. Uma tensão significativa pode ser posta nessas suturas durante o fechamento de grandes espaços.

Passo 9. Alternativamente, uma excisão menor pode ser fechada com suturas verticais contínuas.

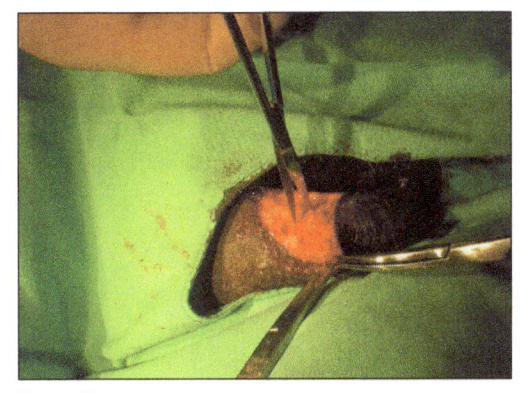

Passo 10. O fechamento padrão da pele é efetuado para o defeito fusiforme de pele (ver Capítulo 38).

Passo 7

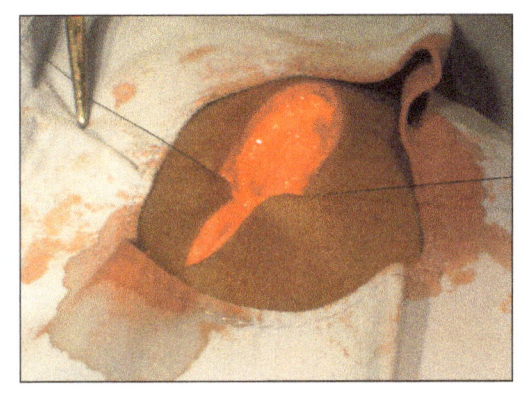

Passo 8

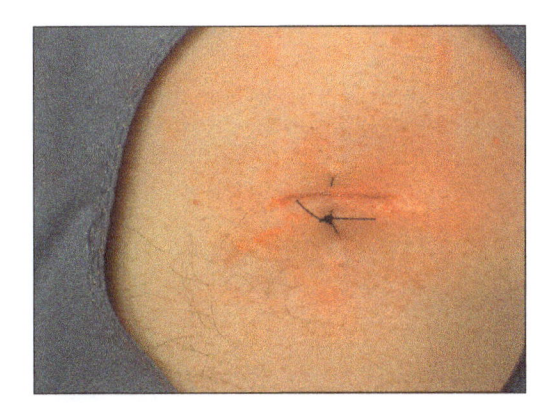

Passo 9

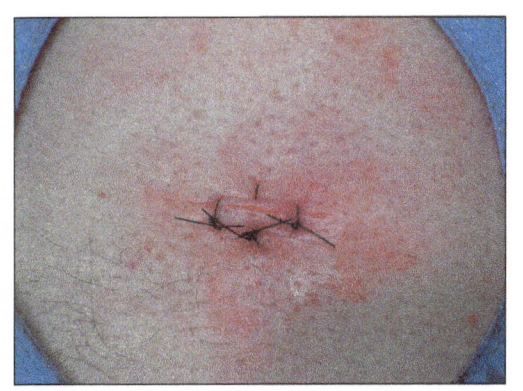

Passo 10

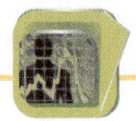

Complicações

- Recidiva
- Infecção cirúrgica/celulite/fasciite
- Equimose
- Formação de hematoma/seroma
- Lesão aos nervos próximos com parestesia/anestesia permanente (rara)
- Lesão aos vasos próximos/comprometimento vascular (rara)
- Deformidade permanente secundária à remoção de uma lesão grande (rara)
- Fibrose excessiva com deformidade estética ou contratura (rara)
- Lesão/irritação muscular (rara)
- Embolia gordurosa (rara)
- Periostite/osteomielite (rara)

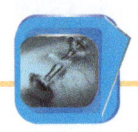

Considerações pediátricas

Embora os lipomas sejam raros na população pediátrica, quando presentes, o processo de remoção é o mesmo.

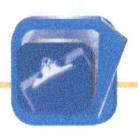

Instruções pós-procedimento

Os lipomas simples que parecerem ter sido completamente excisados não costumam exigir nenhum seguimento, com exceção da remoção dos pontos de sutura. Se houver recidiva em uma data posterior, a excisão cirúrgica padrão deve ser tentada.

Instruir o paciente a lavar suavemente a área suturada depois de 24 horas, mas não colocar a ferida em água corrente por 2 a 3 dias. Orientar o paciente a secar bem a área depois de lavá-la e usar uma quantidade pequena de pomada antibiótica para promover a cicatrização úmida. Recomendar a elevação da ferida para ajudar a diminuir o edema, reduzir a dor e acelerar a cicatrização. Instruir o paciente para não mexer, puxar ou cortar os pontos de sutura.

Referências

Benjamin RB. *Atlas of Outpatient and Office Surgery*. 2nd ed. Philadelphia: Lea & Febiger; 1994:385-392.
Bennett RG. *Fundamentals of Cutaneous Surgery*. St. Louis: Mosby; 1988:726-731.
Brown JS. *Minor Surgery: A Text and Atlas*. 3rd ed. London: Chapman & Hall Medical; 1997:222-223.
Campen R, Mankin H, Louis DN, et al. Familial occurrence of adiposis dolorosa. *J Am Acad Dermatol*. 2001;44:132-136.
Christenson L, Patterson J, Davis D. Surgical pearl: use of the cutaneous punch for the removal of lipomas. *J Am Acad Dermatol*. 2000;42:675-676.
Digregorio F, Barr RJ, Fretzin DF. Pleomorphic lipoma: case reports and review of the literature. *J Dermatol Surg Oncol*. 1992;18:197-202.
Eskey CJ, Robson CD, Weber AL. Imaging of benign and malignant soft tissue tumors of the neck. *Radiol Clin North Am*. 2000;38:1091-1104.
Humeniuk HM, Lask GP. Treatment of benign cutaneous lesions. In: Parish LC, Lask GP, eds. *Aesthetic Dermatology*. New York: McGraw-Hill; 1991:39-49.

Makley JT. Benign soft tissue lesions. In: Evarts CM, ed. *Surgery of the Musculoskeletal System*. 2nd ed. New York: Churchill Livingstone; 1990:4795-4818.

Moraru RA. Lipomas. Emedicine Web site. http://www.emedicine.com/DERM/topic242.htm. Accessed November 7, 2001.

Salam GA. Lipoma excision. *Am Fam Physician*. 2002;65:901-905.

Sanchez MR, Golomb FM, Moy JA, et al. Giant lipoma: case report and review of the literature. *J Am Acad Dermatol*. 1993;28:266-268.

Zuber TJ. *Skin Biopsy, Excision, and Repair Techniques*. Kansas City: American Academy of Family Physicians, 1999:100-106.

2008 MAG Mutual Healthcare Solutions, Inc.'s Physicians' Fee and Coding Guide. Duluth, Georgia. MAG Mutual Healthcare Solutions, Inc. 2007.

CAPÍTULO 51
Plastia em O-Z

E. J. Mayeaux, Jr., MD, DABFP, FAAFP

A plastia em O-Z é uma técnica de fechamento versátil, usada para defeitos grandes que não são apropriadamente fechados com uma técnica de excisão fusiforme (elíptica). Por causa das múltiplas indicações clínicas, a plastia em O-Z pode ser prontamente aprendida por médicos generalistas e usada com frequência na prática. As vantagens da técnica incluem a preservação de tecido, o fechamento em grande parte alinhado com as linhas de menor tensão da pele e a produção de uma cicatriz final com linha quebrada (em forma de Z). A técnica de retalho em O-Z em geral produz excelentes resultados estéticos.

A plastia em O-Z combina as técnicas de avanço e rotação, e alguns autores a caracterizam como um retalho de transposição. O retalho em O-Z pode ser entendido como uma grande excisão fusiforme, sendo excisada apenas a área circular central em torno da lesão. Em cada lado da área circular central, somente um dos braços da excisão fusiforme é incisado. Um retalho é criado em cada lado, e esses dois retalhos são unidos centralmente para criar uma cicatriz final em forma de Z.

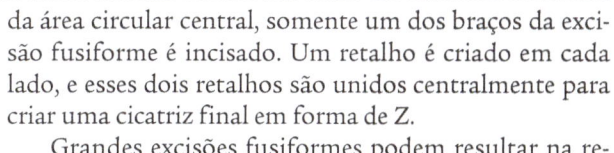

Grandes excisões fusiformes podem resultar na remoção de uma grande quantidade de tecido e na subsequente tração sobre as estruturas circundantes com o fechamento da ferida. Por exemplo, uma grande excisão fusiforme logo acima da sobrancelha pode produzir sua elevação permanente. As excisões fusiformes no lábio superior podem elevar sua borda. A plastia em O-Z pode eliminar a dificuldade da tração lateral sobre as estruturas circundantes durante o fechamento da ferida, porque menos tecido total é removido.

Os retalhos de pele são comumente realizados onde o suprimento sanguíneo é extenso. A plastia em O-Z recebe o seu suprimento de sangue através das grandes bases dos pedículos (i. e., a porção das incisões fusiformes que não são incisadas) e pode às vezes funcionar bem até em locais com fluxo sanguíneo menos vigoroso. Como em todas as técnicas de retalho cutâneo, é necessário haver atenção meticulosa com a hemostasia.

Quando a plastia em O-Z é realizada depois da remoção de um câncer de pele, é preferível garantir margens livres usando o congelamento ou a cirurgia de Mohs antes de efetuar o fechamento da ferida. Como essas opções podem não estar disponíveis para um médico de consultório, uma margem suficiente de pele de aspecto normal deve ser removida ao redor e por baixo de um câncer (ver Apêndice D) antes de se tentar o fechamento. Os curativos compressivos pós-procedimento são recomendados para reduzir a formação de hematoma sob os retalhos e o desenvolvimento de complicações.

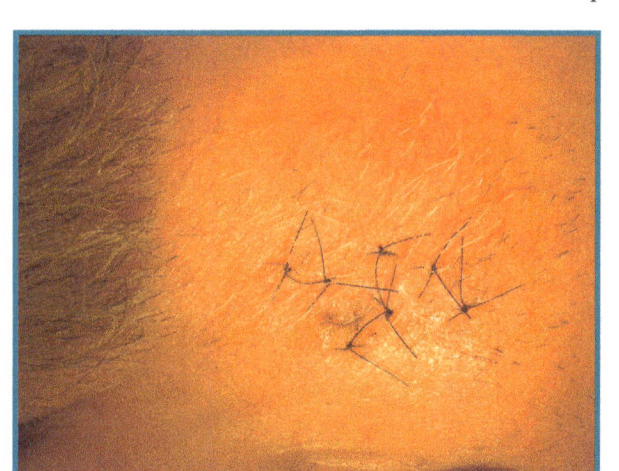

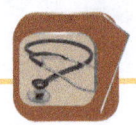

Equipamento

- O Apêndice G lista os instrumentos incluídos em uma bandeja cirúrgica cutânea padrão.
- Os tempos sugeridos para remoção da sutura estão listados no Apêndice J.
- Uma bandeja de anestesia sugerida que pode ser usada neste procedimento é listada no Apêndice F.

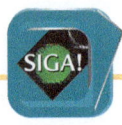

Indicações

- Remoção de lesões próximas a estruturas lineares que não devam ser tracionadas
- Remoção de lesão no lábio superior
- Fechamento de defeitos no queixo ou abaixo do queixo
- Fechamento de grandes defeitos na testa (especialmente se logo acima das sobrancelhas ou próximo à linha de implantação capilar)
- Reparo de defeitos no couro cabeludo
- Fechamento dos defeitos na região temporal, na face lateral abaixo da orelha ou ao longo da mandíbula

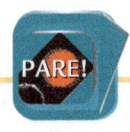

Contraindicações (relativas)

- Fechamento de defeitos no tecido mamário (usar um fechamento com sutura intradérmica contínua)
- Bordas da ferida muito separadas que sejam mais adequadamente aproximadas com suturas profundas
- Distúrbios graves da coagulação
- Doença grave que tornaria difícil a cicatrização da ferida
- Celulite nos tecidos a serem incisados
- Condições que possam interferir com a cicatrização da ferida (doenças vasculares causadas por colagenoses, tabagismo, diabete)
- Medicamentos concomitantes que possam aumentar a probabilidade de sangramento intraoperatório (Aspirina®, outros anti-inflamatórios não esteroides, varfarina)
- Paciente não cooperativo

O Procedimento

A plastia em O-Z é baseada na excisão fusiforme, com o comprimento global da excisão correspondendo a três vezes a sua largura. O maior eixo é alinhado de forma que fique paralelo a linhas de pouca tensão da pele (Apêndice B) e tenha uma margem adequada (Apêndice D). Entretanto, na plastia em O-Z, somente uma linha de incisão (p. ex., braço) é feita em cada lado da excisão circular central. As linhas de incisão são traçadas para uma declividade em direção a uma linha central imaginária. Um braço da incisão fica acima da linha central, e um outro, abaixo da linha central.

> ■ **ATENÇÃO:** Certificar-se de que os braços da incisão estejam nos lados opostos da linha central! Muitos médicos principiantes incisam não intencionalmente ambos os braços no mesmo lado da linha central, o que exige a criação de uma excisão fusiforme ou uma técnica de avanço de retalho.

Passo 1. Realizar o bloqueio anestésico do campo (ver Capítulo 2). Planejar as injeções de anestesia a fim de criar uma área anestesiada suficientemente grande para permitir o descolamento em paralelo ao maior eixo, como em uma excisão fusiforme. Preparar a pele com solução de iodopovidona ou clorexidina e deixar secar (ver Apêndice E).

> ■ **DICA:** Preparar uma área ampla, de forma que uma área sem preparo não seja inadvertidamente exposta se o campo deslizar um pouco.

Passo 2. Incisar linhas inclinadas que terminem na linha central teórica. Os braços devem ter aproximadamente 1,5 a 2 vezes o diâmetro da excisão circular central.

> ■ **DICA:** A ilha central contendo a lesão pode ser excisada primeiro, embora linhas de excisão mais lisas ocorram quando toda a excisão é feita de uma vez. É importante tornar os cantos da ilha central quadrados (se a ilha for removida primeiro) para facilitar a aproximação dos retalhos.

Passo 3. A ilha central de pele contendo a lesão é descolada, removida e encaminhada para análise histológica.

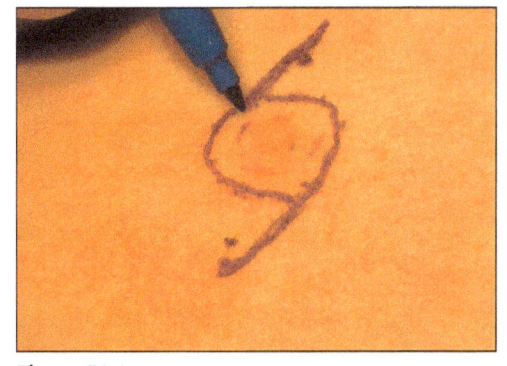

Figura 51.1

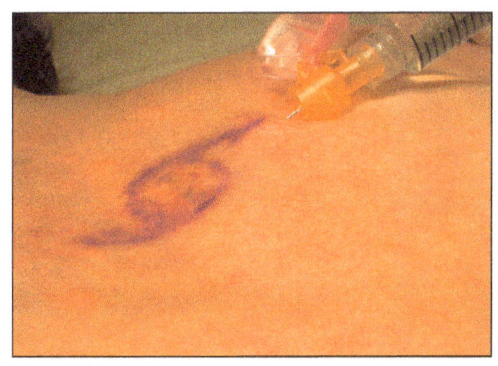

Passo 1

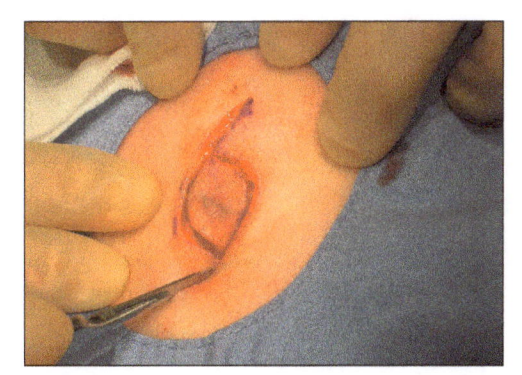

Passo 2

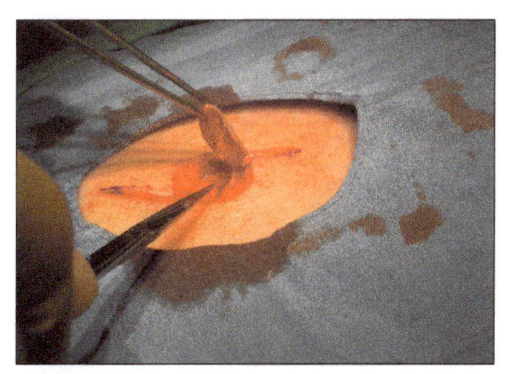

Passo 3

Passo 4. Os retalhos são delicadamente elevados com ganchos de pele, e o descolamento horizontal é executado com uma lâmina de bisturi n° 15 ou uma tesoura. Quanto mais largo o descolamento em torno do local, mais fácil será mover conjuntamente os retalhos de pele.

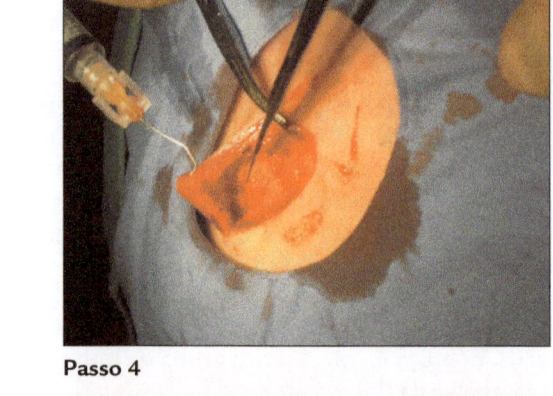

Passo 4

Passo 5. Verificar se os retalhos são frouxos o suficiente para serem movidos sem tensão significativa. Se houver tensão em demasia para fechá-los com uma pressão digital mínima, então pode ser necessário mais descolamento dos retalhos.

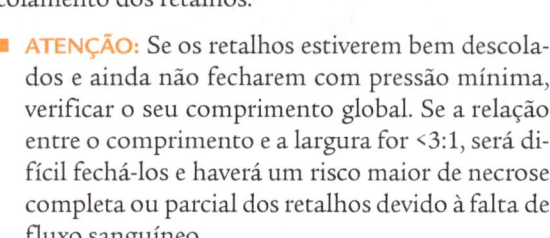

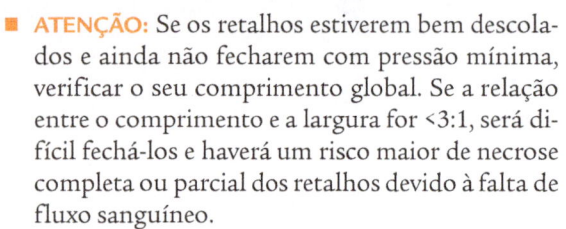

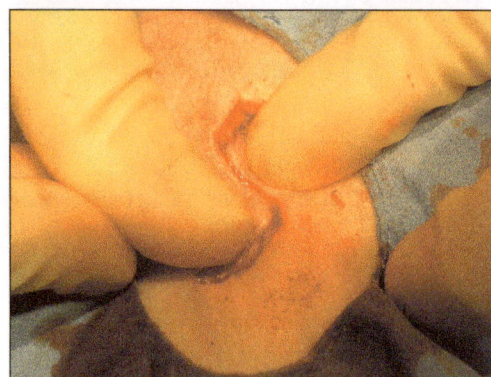

- **ATENÇÃO:** Se os retalhos estiverem bem descolados e ainda não fecharem com pressão mínima, verificar o seu comprimento global. Se a relação entre o comprimento e a largura for <3:1, será difícil fechá-los e haverá um risco maior de necrose completa ou parcial dos retalhos devido à falta de fluxo sanguíneo.

Passo 5

Passo 6. Os dois retalhos são unidos e ancorados com uma ou duas suturas verticais contínuas. Colocar o ponto de ancoragem no centro de ambos os retalhos.

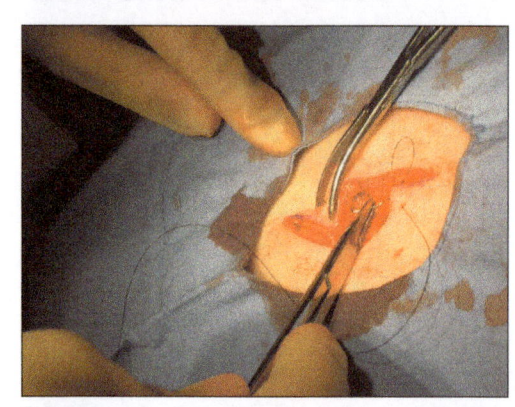

Passo 6

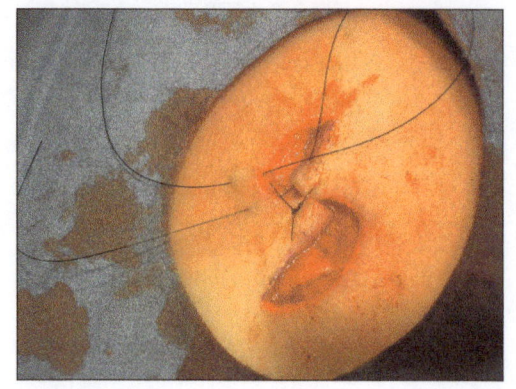

Passo 7. Os pontos dos cantos são feitos nas extremidades da ponta do retalho, ver Capítulo 39. Podem surgir formações elevadas de tecido nas extremidades dos braços ("orelhas de cachorro"), o que é abordado no próximo passo.

Passo 7

Passo 8. Se surgirem "orelhas de cachorro", usar o triângulo de Burow para a sua remoção, ver Capítulo 46.

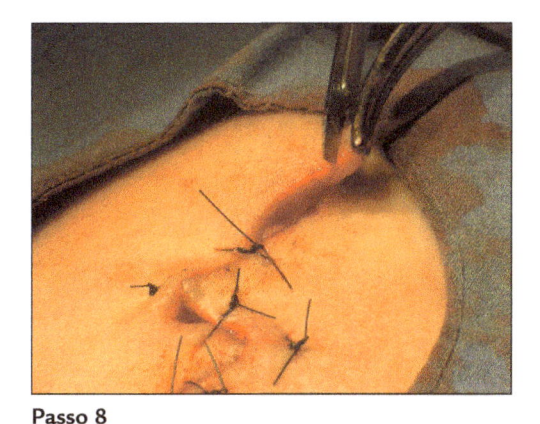

Passo 8

Passo 9. Terminar o fechamento do defeito usando suturas simples interrompidas. Cobrir com pomada antibiótica e um curativo compressivo.

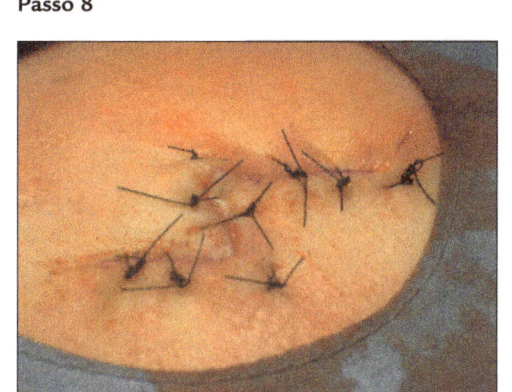

Passo 9

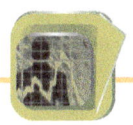

Complicações

- Dor, infecção e sangramento
- Não coaptação das bordas da pele
- Formação de cicatriz
- Excisão incompleta da lesão

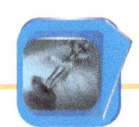

Considerações pediátricas

A pele pediátrica costuma ter fluxo sanguíneo excelente e cicatriza muito bem. Entretanto, os pacientes pediátricos frequentemente sentem dificuldade de ficar sentados e quietos durante procedimentos mais longos. A maturidade e a capacidade de cooperar do paciente devem ser consideradas antes de se tentar algum procedimento ambulatorial. A dose máxima recomendada para lidocaína em crianças é de 3 a 5 mg/kg, e de 7 mg/kg quando combinada com epinefrina. Os recém-nascidos têm volume de distribuição aumentado, depuração hepática diminuída e meia-vida de eliminação terminal dobrada (3,2 horas).

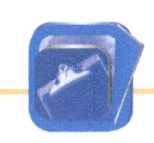

Instruções pós-procedimento

Instruir o paciente a manter a bandagem compressiva pelo resto do dia, e então lavar suavemente a área suturada no dia seguinte. O paciente não deve pôr a ferida em água corrente por três dias. Orientar o paciente a secar bem a área depois de lavá-la e usar uma quantidade pequena de pomada antibiótica para promover a cicatrização úmida. Recomendar a elevação da ferida para ajudar a diminuir o edema, reduzir a dor e acelerar a cicatrização. Instruir o paciente a não mexer, puxar ou cortar os pontos de sutura.

Referências

Chernosky ME. Scalpel and scissors surgery as seen by the dermatologist. In: Epstein E, Epstein E Jr, eds. *Skin Surgery*. 6th ed. Philadelphia: WB Saunders; 1987:88-127.

Hammond RE. Uses of the O-to-Z-plasty repair in dermatologic surgery. *J Dermatol Surg Oncol*. 1979;5:205-211.

Stegman SJ. Fifteen ways to close surgical wounds. *J Dermatol Surg*. 1975;1:25-31.

Stegman SJ, Tromovitch TA, Glogau RG. *Basics of Dermatologic Surgery*. Chicago: Year Book Medical Publishing; 1982:77-78.

Swanson NA. *Atlas of Cutaneous Surgery*. Boston: Little, Brown; 1987:102-104.

Vural E, Key JM. Complications, salvage, and enhancement of local flaps in facial reconstruction. *Otolaryngol Clin North Am*. 2001;34:739-751.

Whitaker DC. Random-pattern flaps. In: Wheeland RG, ed. *Cutaneous Surgery*. Philadelphia: WB Saunders; 1994:329-352.

Zuber TJ. *Advanced Soft-Tissue Surgery*. Kansas City: American Academy of Family Physicians; 1998:92-97.

2008 MAG Mutual Healthcare Solutions, Inc.'s Physicians' Fee and Coding Guide. Duluth, Georgia. MAG Mutual Healthcare Solutions, Inc. 2007.

CAPÍTULO 52

Fechamento de Sutura em Boca de Saco

E. J. Mayeaux, Jr., MD, DABFP, FAAFP

A sutura em boca de saco pode ser usada para fornecer um fechamento completo ou parcial dos defeitos arredondados da pele. Essa sutura contínua é feita horizontalmente na derme. A pele de toda a periferia do defeito é uniformemente avançada pela tensão feita na sutura em boca de saco. Os grandes defeitos circulares podem ser fechados ou tornados menores utilizando-se uma sutura em boca de saco contínua.

A sutura em boca de saco elimina a excisão de pele saudável adjacente ao ferimento, podendo funcionar como o fechamento primário para pequenos defeitos da pele. Também pode servir como um fechamento parcial para os defeitos maiores, reduzindo a área da superfície da ferida e permitindo que o resto da ferida sofra granulação. Alternativamente, o defeito residual pode ser fechado usando-se um enxerto de pele ou uma transferência de tecido adjacente.

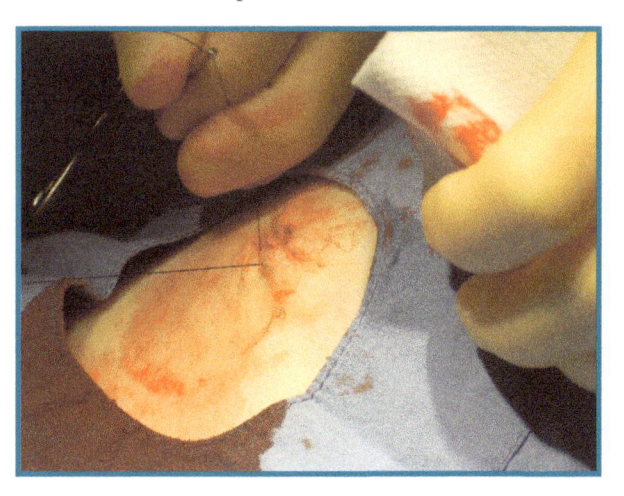

Cunhas podem ser cortadas antes do avanço do fechamento, o que converte um defeito circular em um defeito estrelado, que pode ser fechado com suturas em boca de saco ou clássicas múltiplas dos cantos. Esta técnica elimina a necessidade de colocação de suturas secundárias lado a lado, o que poderia interferir com a cicatrização na porção central do reparo. Essas suturas sepultadas lado a lado produzem uma tensão que poderia atravessar o enxerto central. A ferida pode ser sustentada temporariamente durante o período pós-operatório inicial por pontos contínuos sobrejacentes.

A pele tem propriedades viscoelásticas extensas que lhe permitem alongar-se e expandir-se quando colocada sob tensão constante. Quando a tensão em um fechamento de pele for constante, ocorre o relaxamento do estresse, o que faz com que a tensão diminua de modo gradual. Usando a sutura em boca de saco, o comprimento da margem da ferida pode ser consideravelmente reduzido, sem distorções da pele circundante a longo prazo e com uma cicatriz satisfatória. Durante o tempo necessário para a cicatrização, ocorre a remodelação da pele, o que elimina as pregas cutâneas concêntricas e as distorções do tecido.

No período pós-operatório imediato, a sutura costuma ficar cercada por um grande número de pregas concêntricas de pele redundante, podendo haver alguma distorção das estruturas próximas. Ambos os problemas em geral melhoram de modo espontâneo durante o período de um mês, conforme a pele naturalmente se estende sob a tensão constante e com frequência desaparecem por completo quando a sutura é removida, em 4 a 6 semanas. As cicatrizes também tendem a se orientar ao longo das linhas de menor tensão de pele durante o mês seguinte.

Algum alargamento da cicatriz pode ocorrer com o passar do tempo, especialmente quando suturas maiores (0-1 ou mais) forem usadas ou deixadas por mais de seis semanas. A cicatriz final é sempre menor do que o defeito original. Os pacientes precisam ser cuidadosamente preparados para a distorção de pele inicial e para o longo período durante o qual a sutura permanece na pele.

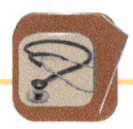

Equipamento

- Os instrumentos da bandeja cirúrgica estão listados no Apêndice G. É interessante adicionar ganchos de pele para manusear suavemente os retalhos cutâneos e ter pelo menos três pinças hemostáticas finas (mosquito) para ajudar na hemostasia durante o desenvolvimento de grandes retalhos de pele.

- Os tempos sugeridos para remoção de sutura estão listados no Apêndice J, e uma bandeja de anestesia sugerida que pode ser usada neste procedimento está descrita no Apêndice F. Todos os instrumentos podem ser comprados em lojas de suprimentos cirúrgicos.

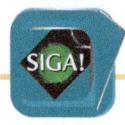

Indicações

- Fechamento de defeitos arredondados da pele que não sejam passíveis de outros fechamentos de baixa tensão
- Redução temporária dos defeitos da pele durante procedimentos de excisão de malignidade
- Reconstrução de feridas pós-cirúrgicas em pacientes idosos com pele frouxa ou fina danificada pelo sol
- Defeitos operatórios nas pernas e nos pés onde haja frouxidão limitada da pele
- Fechamentos em pacientes incapazes ou pouco dispostos a limitar apropriadamente o seu nível de atividade após a cirurgia

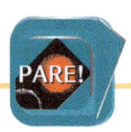

Contraindicações

- Suprimento vascular cutâneo ruim
- Doenças que causam suprimento vascular deficiente na pele (p. ex., doença cardíaca aterosclerótica, diabete, tabagismo, doenças vasculares causadas por colagenose, irradiação prévia, anemia grave, anticoagulação)
- História de cicatrização ruim, cicatriz hipertrófica ou formação de queloide
- Paciente não cooperativo
- Presença de celulite, bacteremia ou infecção ativa

O Procedimento

Fechamento em boca de saco padrão

Passo 1. Depois da remoção da lesão de pele com uma margem adequada, permanece um defeito redondo ou ovoide.

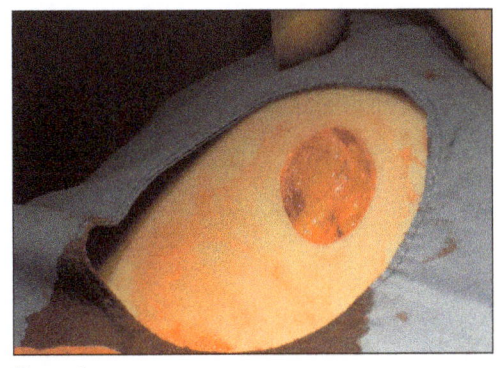

Passo 2. Um fio de *nylon* ou prolene 2-0 ou maior é passado na derme média.

- **ATENÇÃO:** O uso de um fio menor que 2-0 pode resultar em rompimento, durante a amarria, ou ruptura através da derme antes da sua remoção.

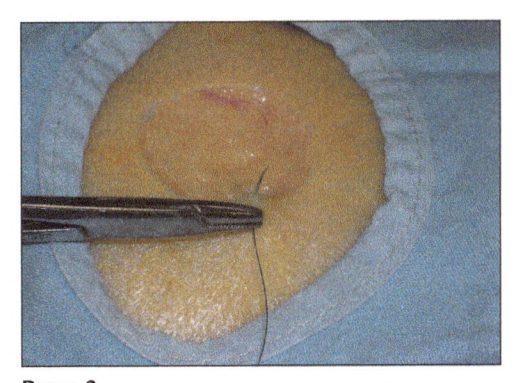

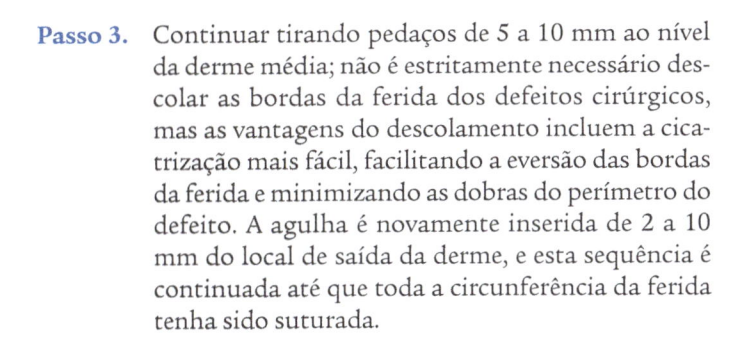

Passo 3. Continuar tirando pedaços de 5 a 10 mm ao nível da derme média; não é estritamente necessário descolar as bordas da ferida dos defeitos cirúrgicos, mas as vantagens do descolamento incluem a cicatrização mais fácil, facilitando a eversão das bordas da ferida e minimizando as dobras do perímetro do defeito. A agulha é novamente inserida de 2 a 10 mm do local de saída da derme, e esta sequência é continuada até que toda a circunferência da ferida tenha sido suturada.

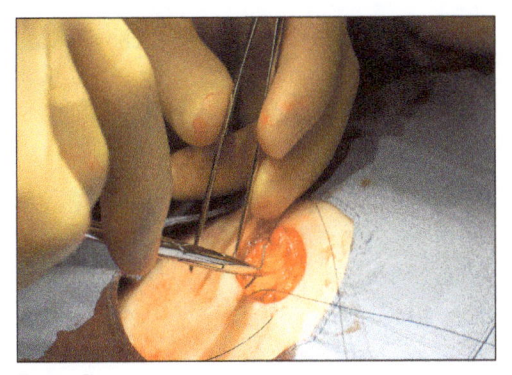

Passo 4. Se a sutura em boca de saco tornar-se longa, pode ser difícil extrair o fio no momento de sua remoção. Considerar a realização de uma alça externa, que pode ser cortada para facilitar a remoção.

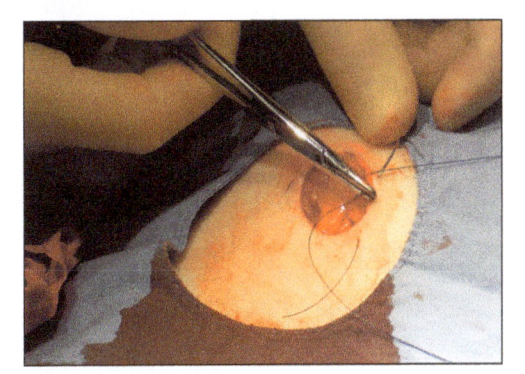

Passo 5. A tração e a amarria da sutura durante o fechamento causam a compressão circunferencial das margens e a formação temporária de muitas pregas na pele circundante. Isso resulta em diminuição da circunferência e fechamento parcial da ferida ou em seu fechamento completo.

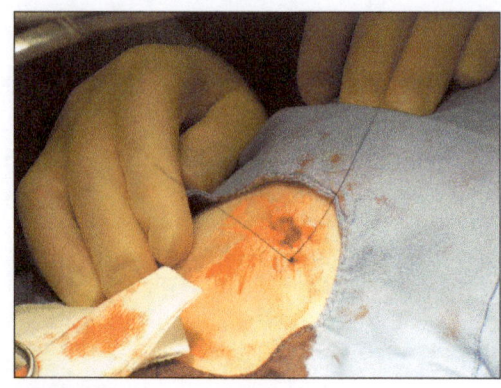

Passo 6. As feridas parcialmente fechadas podem então ser cobertas com uma esponja de gelatina absorvível (p. ex., Gelfoam). Alternativamente, um fechamento final pode ser completado usando algumas suturas externas interrompidas, ou uma sutura contínua vertical. Aplicar uma pomada antibiótica e então uma compressa não aderente, seguida por um curativo compressivo.

- **DICA:** Um descolamento mínimo das margens da ferida é necessário, o que pode ajudar a maximizar a vascularização da pele.

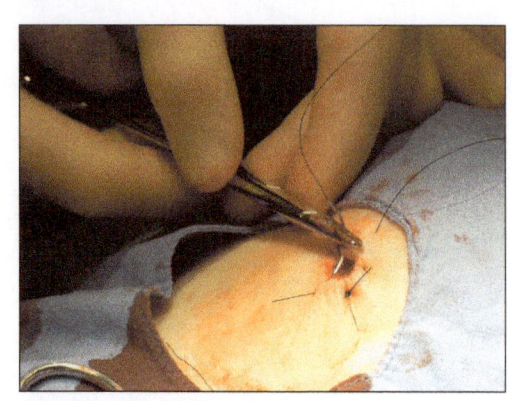

Fechamento em boca de saco estrelada

Passo 1. Depois que o defeito redondo é criado pela remoção da lesão cutânea, com uma margem adequada, traçar e excisar quatro cunhas equidistantes entre si em torno do defeito.

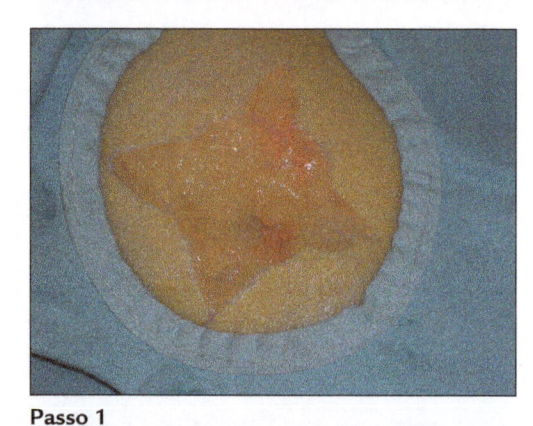

Passo 2. A sutura pode então ser posta conforme descrito previamente com uma passagem profunda que cruza a abertura de cada defeito em cunha. Alternativamente, a sutura pode ser passada apenas pela base do defeito, em um padrão circular, de forma similar àquela usada para fechar as feridas em formato estrelado (ver Capítulo 39).

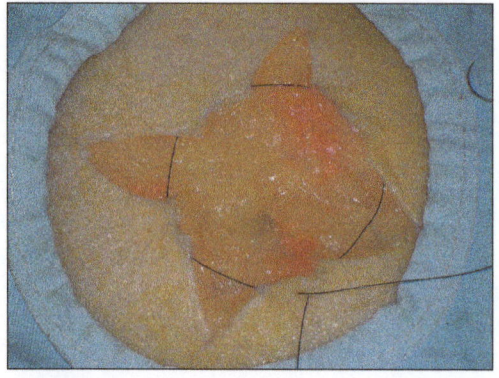

Passo 3. A tração e a amarria da sutura para fechar a ferida fazem o fechamento completo do defeito sem as pregas na pele circundante encontradas no método tradicional.

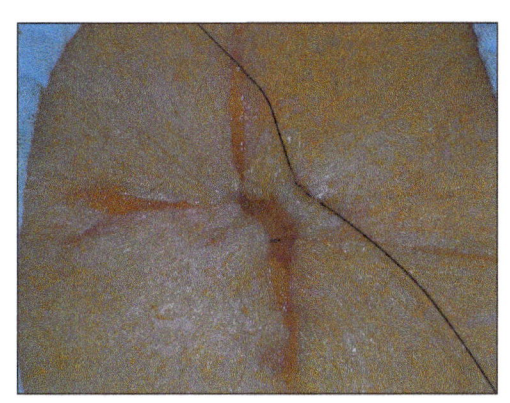

Passo 3

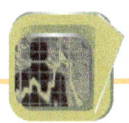

Complicações

- Dor, infecção e sangramento
- Não coaptação das bordas da pele
- Alterações sensitivas (frequentemente se resolvem com o tempo)
- Necrose de pele
- Deiscência
- Cicatriz hipertrófica (com frequência se resolve espontaneamente dentro de 12 meses)
- Marcas da sutura
- Alopecia
- Alargamento da cicatriz (em especial no couro cabeludo)
- Tecido de granulação exuberante
- Dor pós-operatória

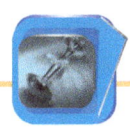

Considerações pediátricas

A pele pediátrica costuma ter fluxo sanguíneo excelente e cicatriza muito bem. Entretanto, os pacientes pediátricos frequentemente sentem dificuldade de ficar sentados e quietos durante procedimentos mais longos. A maturidade e a capacidade de cooperar do paciente devem ser consideradas antes de se tentar algum procedimento ambulatorial. Fazer tais excisões amplas em pacientes pediátricos, é raro, felizmente, porque os pais em geral aceitam menos cicatrizes em seus filhos do que em si mesmos.

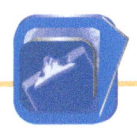

Instruções pós-procedimento

Aplicar antibióticos tópicos e um curativo depois do procedimento. Orientar o paciente a manter o curativo seco sobre a ferida nas primeiras 24 horas. Depois disso, ela pode ser lavada suavemente com sabão e água, conforme necessário. Uma pomada antibiótica e o curativo devem ser reaplicados após cada lavagem até que o paciente retorne.

Quaisquer suturas externas devem ser removidas em 5 a 8 dias para evitar marcas. A sutura em boca de saco deve ser deixada por um mínimo de quatro semanas, embora a espera de 6 a 8 semanas produza melhores resultados. O paciente deve ser informado de que a remoção precoce das suturas (<4 semanas) frequentemente resulta em um desfecho estético pior. Instruir o paciente a relatar quaisquer sinais de infecção.

Referências

Benelli, L. A new periareolar mammaplasty: the "round block" technique. *Aesthetic Plast Surg.* 1990;14:93.
Berschadsky M. Periareolar subcuticular pursestring suture. *Plast Reconstr Surg.* 1999;104:1203.
Ciatti S, Greenbaum SS. Modified purse-string closure for reconstruction of moderate/large surgical defects of the face. *Dermatol Surg.* 1999;25:215-219.
Cohen PR, Martinelli PT, Schulze KE, et al. Closure of round cutaneous postoperative wounds with the purse string suture. *South Med J.* 2006;99(12):1401-1402.
Cohen PR, Martinelli PT, Schulze KE, et al. The cuticular purse string suture: a modified purse string suture for the partial closure of round postoperative wounds. *Int J Dermatol.* 2007;46(7):746-753.
Cohen PR, Martinelli PT, Schulze KE, et al. The purse-string suture revisited: a useful technique for the closure of cutaneous surgical wounds. *Int J Dermatol.* 2007:46;341-347.
Dang M, Greenbuam SS. Stellate purse-string closure. *Dermatol Surg.* 2000;26:495-496.
Dinner MI, Artz JS, Foglietti MA. Application and modification of the circular skin excision and pursestring procedures. *Aesthetic Plast Surg.* 1993;17(4):301-309.
Marconi F. The dermal purse-string suture: A new technique for a short inframammary scar in reduction mammoplasty and dermal mastopexy. *Ann Plast Surg.* 1989;22:484.
Peled IJ, Zagher U, Wexler MR. Purse-string suture for reduction and closure of skin defects. *Ann Plast Surg.* 1985;14(5):465-469.
Shelton RM. Repair of large and difficult-to-close wounds. *Dermatol Clin.* 2001;19:535-553.
Tremolada C, Blandini D, Beretta M, et al. The "round block" purse-string suture: a simple method to close skin defects with minimal scarring. *Plast Reconstr Surg.* 1997;100(1):126-131.
2008 MAG Mutual Healthcare Solutions, Inc.'s Physicians' Fee and Coding Guide. Duluth, Georgia. MAG Mutual Healthcare Solutions, Inc. 2007.

CAPÍTULO 53

Retalho Romboidal

E. J. Mayeaux, Jr., MD, DABFP, FAAFP

Os retalhos de pele local proporcionam uma abordagem técnica superior para o fechamento de defeitos da pele por apresentarem aspecto cutâneo similar ao das áreas próximas. A excisão fusiforme (elíptica) comum (Capítulo 49) é a técnica mais empregada para a remoção de lesões simples, mas as estruturas próximas (p. ex., nariz, orelha, orifícios) podem limitar o seu uso. A longa linha de cicatriz reta, produzida pela excisão fusiforme, também tende a chamar mais atenção, sendo desse modo, esteticamente menos atraente do que os procedimentos que produzem uma linha quebrada e menos notável.

A pele próxima geralmente se aproxima mais da cor, do padrão de pelos e da textura necessários para fechar um defeito do que a pele trazida de um local distante (i. e., enxerto de pele). Os retalhos de pele de transposição local, como o retalho romboidal (retalho de Limberg), podem fornecer excelentes desfechos, tanto funcionais quanto estéticos. Eles também permitem o fechamento dos orifícios perto dos defeitos de pele e de estruturas fixas, que limitam a quantidade de pele passível de ser trazida daquelas áreas.

Prevenir as complicações é um aspecto importante ao se realizar a cirurgia de retalho. A preparação adequada da pele (ver Apêndice E) e uma técnica de assepsia rigorosa são necessárias para evitar as infecções da ferida. O manuseio excessivo da pele deve ser evitado, para não haver necrose. O amplo deslocamento (solapação) do tecido ao redor de um retalho ajuda no fechamento, evitando gerar tensão que cause necrose do retalho. Não se deve tracionar as bordas da pele com pinça, nem manuseá-las grosseiramente: o manuseio gentil promove a cicatrização. Uma hemostasia excelente é necessária para a cicatrização adequada, e os vasos sangrantes devem ser pinçados ou ligados antes da sutura do retalho. O curativo compressivo é preconizado após o procedimento.

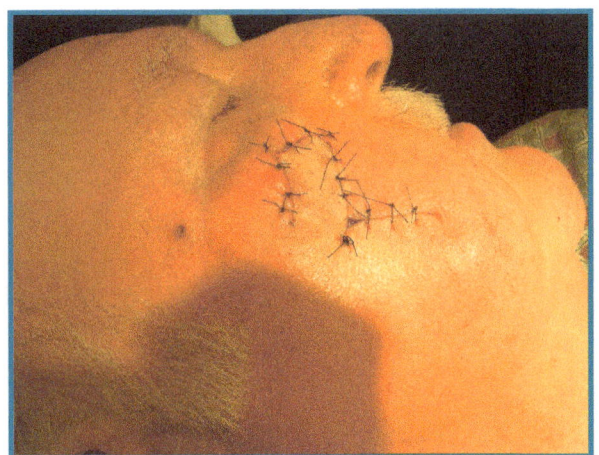

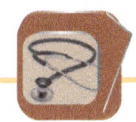

Equipamento

- Os instrumentos da bandeja cirúrgica estão listados no Apêndice G. É interessante adicionar ganchos de pele para manusear suavemente os retalhos cutâneos e ter pelo menos três pinças hemostáticas finas (mosquito) para ajudar na hemostasia durante a criação de grandes retalhos de pele.

- Os tempos sugeridos para remoção de sutura estão listados no Apêndice J, e uma bandeja de anestesia sugerida que pode ser usada neste procedimento está descrita no Apêndice F. Todos os instrumentos podem ser comprados em lojas de suprimentos cirúrgicos.

- Ver também Apêndice E.

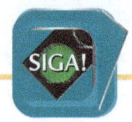

Indicações

- Fechamento de defeitos cutâneos com quantidade limitada de pele para cobrir a área a ser removida
- Fechamento de defeitos ao redor dos olhos ou das sobrancelhas
- Fechamento de defeitos nos lábios
- Fechamento de um defeito sobre a glabela
- Fechamento de um grande defeito na mão
- Fechamento de defeitos na bochecha

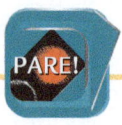

Contraindicações (relativas)

- Falta de familiaridade ou inexperiência do médico com as técnicas
- Celulite nos tecidos
- Pele que não pode ser estirada para cobrir o defeito
- Uso crônico de esteroides (e efeitos cutâneos dos esteroides)

O Procedimento

Passo 1. O retalho romboidal tem vários usos em potencial, especialmente em torno dos olhos, dos lábios e da glabela. Prever o retalho para minimizar a tração aplicada às estruturas que possam ser distorcidas pela tensão exercida.

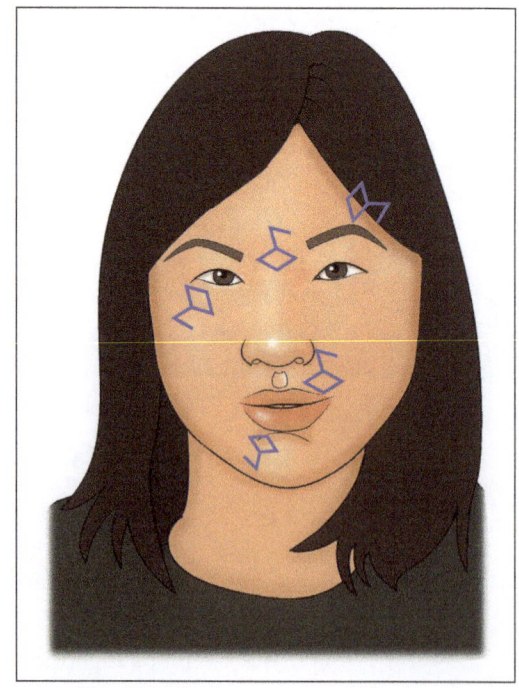

Passo 1

Passo 2. O retalho romboidal baseia-se na geometria de um romboide ou diamante. Quando planejado e executado corretamente, é um paralelogramo equilátero com os ângulos oblíquos iguais a 120 graus e os ângulos agudos iguais a 60 graus. O comprimento de todas as linhas (marcadas com "L") irá variar, mas cada uma terá exatamente o mesmo comprimento. A linha horizontal que se estende ao lado (marcado com "C") tem o mesmo comprimento que todas as outras linhas, e, se ela for transposta para dentro do diamante, irá dividir os dois ângulos de 120 graus ao meio.

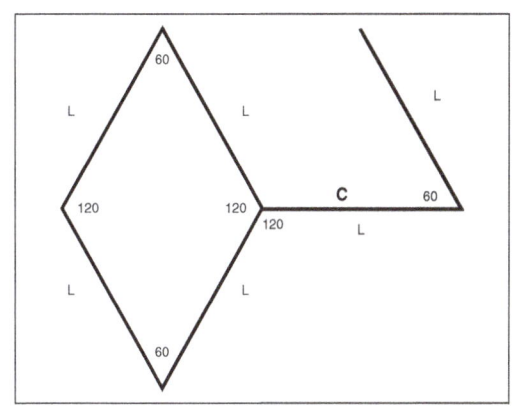

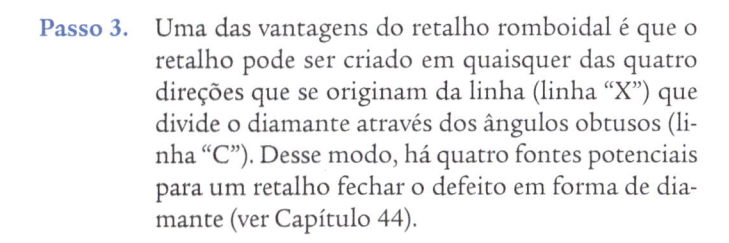

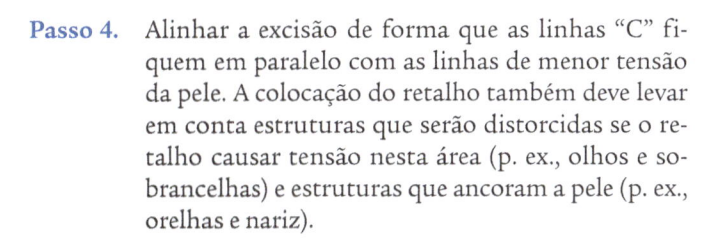

Passo 2

Passo 3. Uma das vantagens do retalho romboidal é que o retalho pode ser criado em quaisquer das quatro direções que se originam da linha (linha "X") que divide o diamante através dos ângulos obtusos (linha "C"). Desse modo, há quatro fontes potenciais para um retalho fechar o defeito em forma de diamante (ver Capítulo 44).

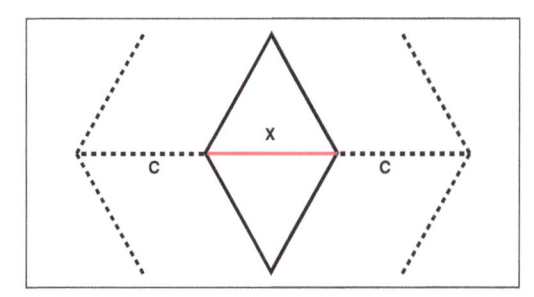

Passo 3

Passo 4. Alinhar a excisão de forma que as linhas "C" fiquem em paralelo com as linhas de menor tensão da pele. A colocação do retalho também deve levar em conta estruturas que serão distorcidas se o retalho causar tensão nesta área (p. ex., olhos e sobrancelhas) e estruturas que ancoram a pele (p. ex., orelhas e nariz).

- **DICA:** Considerar o uso de um marcador permanente de pele para marcar as linhas de corte do retalho antes do procedimento, ainda que você não precise necessariamente marcar os retalhos. A geometria correta do retalho romboidal é fundamental para o seu sucesso.

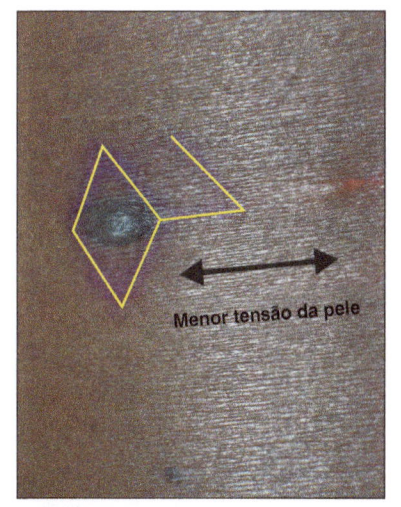

Passo 4

Passo 5. A técnica do retalho romboidal é iniciada após a administração de um bloqueio de campo (ver Capítulo 2). A lesão é removida em um formato de diamante, com uma margem de pele de aspecto normal (ver Apêndice D).

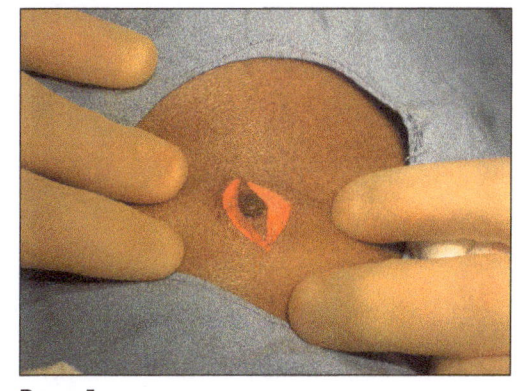

Passo 5

Passo 6. Preparar a pele com solução de iodopovidona ou clorexidina e deixar secar (ver Apêndice E). O retalho é incisado, certificando-se de que a geometria correta seja mantida.

- ■ **DICA:** Ao verificar a geometria dos cortes, liberar sempre qualquer tensão mantida na pele, porque ela pode distorcer a geometria.
- ■ **DICA:** Preparar uma área ampla, de forma que uma área sem preparo não seja inadvertidamente exposta se o campo deslizar um pouco.

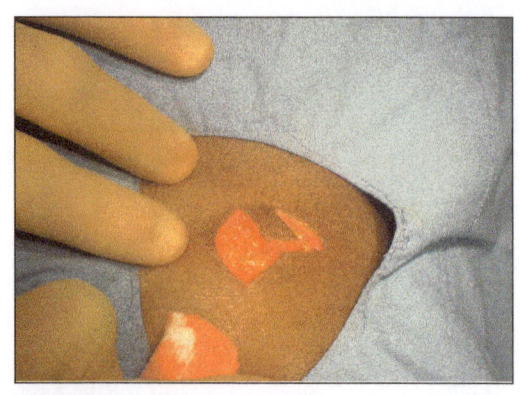

Passo 7. O retalho é descolado com uma lâmina de bisturi mantida horizontalmente, ou com uma tesoura de íris.

- ■ **ATENÇÃO:** Não descolar excessivamente a base do retalho, porque isso pode comprometer o fluxo sanguíneo do retalho.

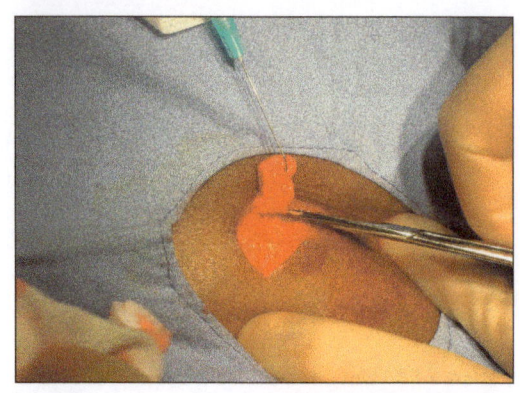

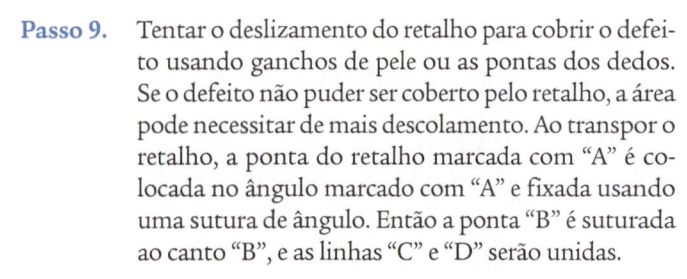

Passo 8. A pele que circunda a excisão é descolada logo abaixo da derme, com dissecção cortante ou semicortante.

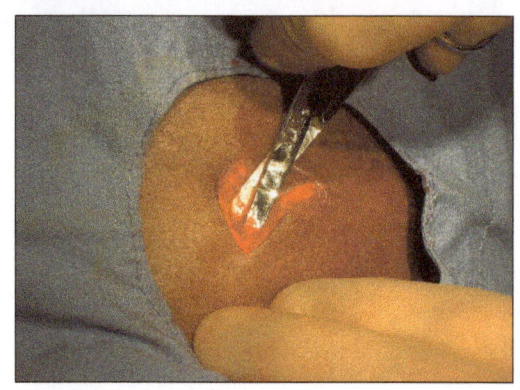

Passo 9. Tentar o deslizamento do retalho para cobrir o defeito usando ganchos de pele ou as pontas dos dedos. Se o defeito não puder ser coberto pelo retalho, a área pode necessitar de mais descolamento. Ao transpor o retalho, a ponta do retalho marcada com "A" é colocada no ângulo marcado com "A" e fixada usando uma sutura de ângulo. Então a ponta "B" é suturada ao canto "B", e as linhas "C" e "D" serão unidas.

- ■ **ATENÇÃO:** A pele pode se franzir (p. ex., formar uma "orelha de cachorro") perto da base do retalho. Se for significativo, o franzido é eliminado pela excisão de pedaços triangulares de pele em um ângulo de 120 graus (p. ex., triângulos de Burow).

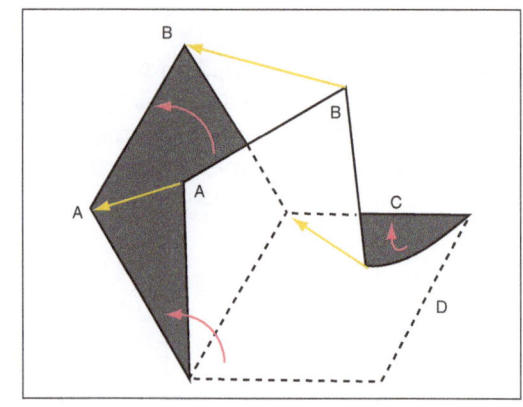

Passo 10. Transpor o retalho usando uma sutura de ângulo (ver Capítulo 39) para ancorar o primeiro canto (ambos marcados com "A").

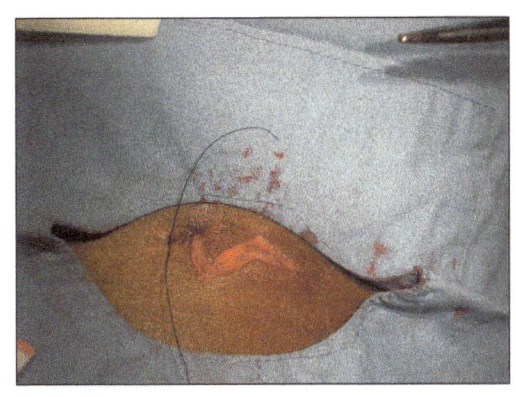

Passo 11. Fazer então uma sutura de ângulo para ancorar a ponta do retalho em seu canto (ambos marcados com "B"). Nota: O resto do retalho vem junto e o fechamento fica mais óbvio.

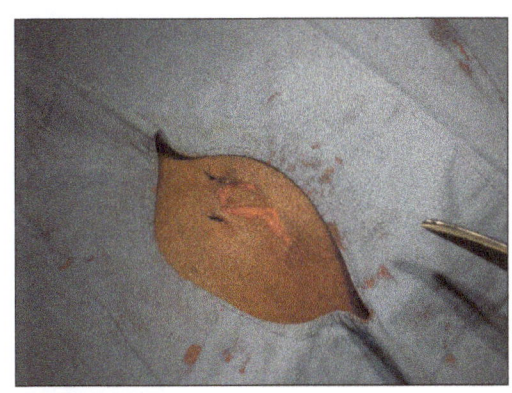

Passo 12. Fazer uma sutura de ângulo para fechar o último canto, que é formado quando as duas linhas de incisão que criaram o retalho se unem.

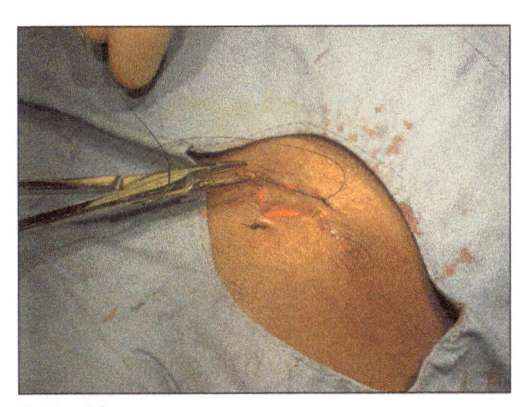

Passo 13. Usar suturas interrompidas para fechar quaisquer lacunas nas linhas de sutura para completar o retalho. Colocar uma quantidade pequena de pomada na ferida e aplicar um curativo compressivo.

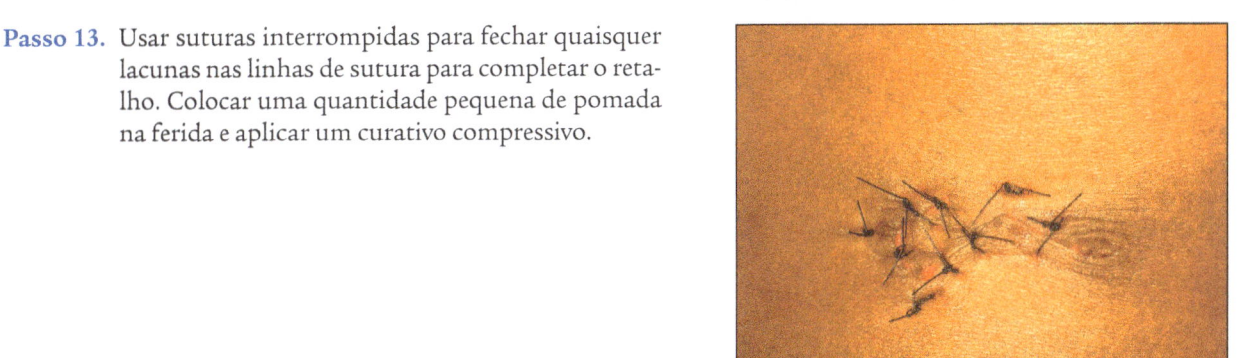

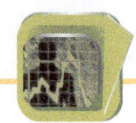

Complicações

- Dor, infecção e sangramento
- Não coaptação das bordas da pele
- Formação de cicatriz

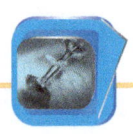

Considerações pediátricas

A pele pediátrica costuma ter fluxo sanguíneo excelente e cicatriza muito bem. Entretanto, os pacientes pediátricos frequentemente sentem dificuldade de ficar sentados e quietos durante procedimentos mais longos. A maturidade e a capacidade de cooperar do paciente devem ser consideradas antes de se tentar algum procedimento ambulatorial.

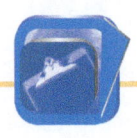

Instruções pós-procedimento

Orientar o paciente a manter o curativo seco sobre a ferida nas primeiras 24 horas. Depois disso, ela pode ser limpa com água oxigenada ou lavada suavemente com sabão e água, conforme necessário. Uma pomada antibiótica e o curativo devem ser reaplicados após cada lavagem, até que o paciente retorne ou por duas semanas. Instruir o paciente a relatar quaisquer sinais de infecção. Agendar uma consulta de retorno para a remoção das suturas (ver Apêndice J).

Referências

Becker FF. Rhomboid flap in facial reconstruction: new concept of tension lines. *Arch Otolaryngol.* 1979;105(10):569-573.

Calhoun KH, Seikaly H, Quinn FB. Teaching paradigm for decision making in facial skin defect reconstructions. *Arch Otolaryngol Head Neck Surg.* 1998;124(1):60-66.

Chernosky ME. Scalpel and scissors surgery as seen by the dermatologist. In: Epstein E, Epstein E Jr, eds. *Skin Surgery.* 6th ed. Philadelphia: WB Saunders; 1987:88-127.

Connor CD, Fosko SW. Anatomy and physiology of local skin flaps. *Facial Plast Surg Clin North Am.* 1996;4:447-454.

Cook J. Introduction to facial flaps. *Dermatol Clin.* 2001;19:199-212.

Larrabee WF, Trachy R, Sutton D, et al. Rhomboid flap dynamics. *Arch Otolaryngol.* 1981;107(12):755-757.

Ling EH, Wang TD. Local flaps in forehead and temporal reconstruction. *Facial Plast Surg Clin North Am.* 1996;4:469.

Lober CW, Mendelsohn HE, Fenske NA. Rhomboid transposition flaps. *Aesthetic Plast Surg.* 1985;9(2): 121-124.

Lister GD, Gibson T. Closure of rhomboid skin defects: the flaps of Limberg and Dufourmentel. *Br J Plast Surg.* 1972;25:300-314.

Stegman SJ. Fifteen ways to close surgical wounds. *J Dermatol Surg.* 1975;1:25-31.

Tollefson TT, Murakami CS, Kriet JD. Cheek repair. *Otolaryngol Clin North Am.* 2001;34:627-646.

Whitaker DC. Random-pattern flaps. In: Wheeland RG, ed. *Cutaneous Surgery.* Philadelphia: WB Saunders; 1994:329-352.

2008 MAG Mutual Healthcare Solutions, Inc.'s Physicians' Fee and Coding Guide. Duluth, Georgia. MAG Mutual Healthcare Solutions, Inc. 2007.

CAPÍTULO 54
Retalho de Rotação

E. J. Mayeaux, Jr., MD, DABFP, FAAFP

Os retalhos de rotação são retalhos locais que usam tecido adjacente rodado em um arco para fechar defeitos cutâneos. São compostos de pele com tecido subcutâneo destituído de vasos segmentares. Eles contam, em última instância, com as perfurantes arteriais que se cruzam superficialmente para o suprimento de sangue via plexos dérmicos e subdérmicos. Os retalhos de rotação devem ser projetados para colocar as linhas de fechamento em paralelo às linhas de menor tensão de pele (ver Apêndice B) e tirar vantagem das áreas adjacentes de frouxidão ou redundância da pele.

Os retalhos de rotação têm a capacidade de recrutar grandes áreas ou tecidos com uma base vascular ampla para o fechamento de um defeito. Este retalho pode ser considerado para o fechamento de um defeito triangular, rodando a pele adjacente através de um eixo no retalho para encobrir o defeito. A maior vantagem desses retalhos sobre os outros é que este têm, particularmente, uma base ampla, resultando em excelente aporte sanguíneo. Sua principal desvantagem é que eles exigem um corte extenso, além do defeito primário, para desenvolver o retalho, aumentando o comprimento da cicatriz e o risco de dano nervoso ou sangramento.

Os retalhos de rotação são bem adequados para o fechamento de defeitos no nariz, na glabela, no dorso nasal superior ou nos sulcos nasolabiais. Os defeitos de tamanho pequeno a médio das bochechas também podem ser facilmente reparados usando retalhos de rotação simples. Dois retalhos de rotação simultâneos podem ser criados quando houver necessidade de tecido extra. O retalho de rotação bilateral pode ser feito com dois retalhos de rotação especulares que preencham o defeito. Esse retalho é semelhante à plastia em A-T e à plastia em O-Z.

Equipamento

- Os instrumentos da bandeja cirúrgica estão listados no Apêndice G. É interessante adicionar ganchos de pele para manusear com cuidado os retalhos cutâneos e ter pelo menos três pinças hemostáticas finas ("mosquito") para ajudar na hemostasia durante o desenvolvimento de grandes retalhos de pele.

- Os tempos sugeridos para remoção de sutura estão listados no Apêndice J, e uma bandeja de anestesia sugerida para este procedimento está descrita no Apêndice F. Todos os instrumentos podem ser comprados em lojas de suprimentos cirúrgicos.

Indicações

- Fechamento de defeitos cutâneos que exijam mínima remoção de pele, ou onde a pele pode ficar sob tensão a partir de várias direções.
- Este retalho funciona melhor para os defeitos de espessura parcial da face, do pescoço e do dorso.

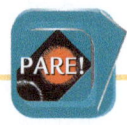

Contraindicações (relativas)

- Áreas com fluxo sanguíneo ruim.
- Paciente não cooperativo.
- Feridas que sejam mais adequadamente fechadas por outros métodos.
- Presença de celulite, bacteremia ou infecção ativa.
- Os fumantes pesados e os diabéticos insulino-dependentes apresentam um risco maior de complicações.

O Procedimento

Passo 1. O retalho de rotação pode ser visualizado inicialmente como um triângulo isóceles, usado para remover a lesão. Os dois lados iguais do triângulo são maiores que o terceiro lado, a base do defeito. Isso cria um triângulo estreito, com um ângulo agudo oposto à base do defeito. O lado maior do triângulo oposto ao retalho de rotação se tornará uma das bordas do retalho depois do fechamento do defeito.

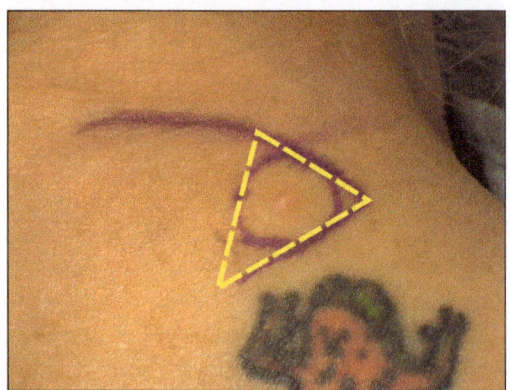

Passo 1

Passo 2. A base do triângulo é incorporada em um arco semicircular, que será rodado para fechar o defeito. Os defeitos maiores exigem mais rotação do tecido adjacente. Geralmente, o comprimento da borda dos retalhos deve ser de três a quatro vezes o comprimento da base do triângulo. Fazer a incisão do arco, de forma que a linha de fechamento final seja tão paralela quanto possível às linhas de menor tensão da pele e/ou sobre uma borda anatômica.

- **DICA:** O retalho sempre pode ser aumentado se um movimento suficiente não for possível.

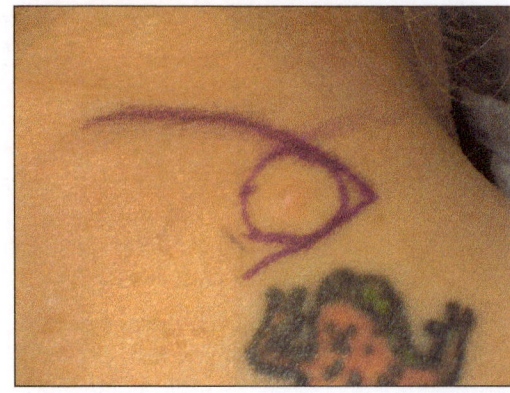

Passo 2

Passo 3. Realizar um bloqueio do campo que se estenda bem além das bordas das incisões e de todo o retalho. Preparar a pele com solução de iodopovidona ou clorexidina e deixar secar (ver Apêndice E).

- **DICA:** Preparar uma ampla área, de forma que uma área sem preparo não seja inadvertidamente exposta se o campo deslizar um pouco.

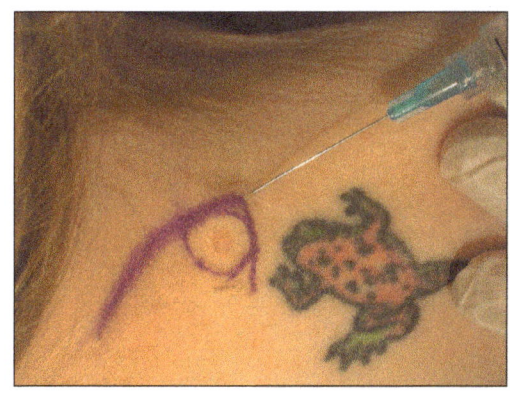

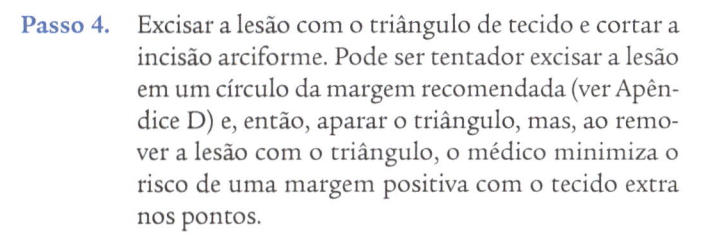

Passo 3

Passo 4. Excisar a lesão com o triângulo de tecido e cortar a incisão arciforme. Pode ser tentador excisar a lesão em um círculo da margem recomendada (ver Apêndice D) e, então, aparar o triângulo, mas, ao remover a lesão com o triângulo, o médico minimiza o risco de uma margem positiva com o tecido extra nos pontos.

- **DICA:** Os defeitos cirúrgicos são tipicamente redondos. Um defeito redondo maior pode ser fechado sem a criação de um defeito triangular pelo descolamento do retalho e pelo corte do ponto do retalho em uma curva para combinar-se com a borda do defeito.

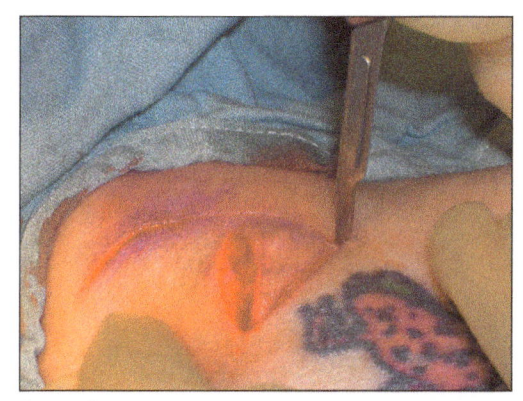

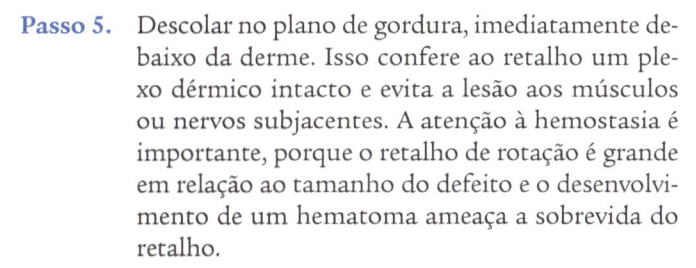

Passo 4

Passo 5. Descolar no plano de gordura, imediatamente debaixo da derme. Isso confere ao retalho um plexo dérmico intacto e evita a lesão aos músculos ou nervos subjacentes. A atenção à hemostasia é importante, porque o retalho de rotação é grande em relação ao tamanho do defeito e o desenvolvimento de um hematoma ameaça a sobrevida do retalho.

- **DICA:** O pedículo do retalho deve ser feito inferiormente, de forma que a gravidade auxilie a drenagem linfática e venosa.

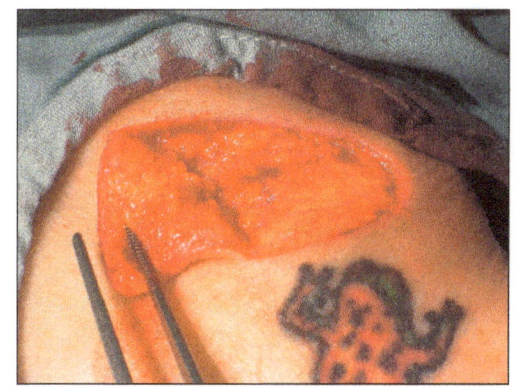

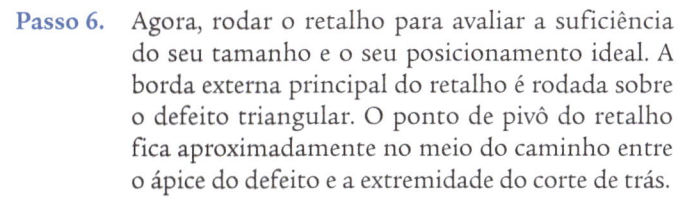

Passo 5

Passo 6. Agora, rodar o retalho para avaliar a suficiência do seu tamanho e o seu posicionamento ideal. A borda externa principal do retalho é rodada sobre o defeito triangular. O ponto de pivô do retalho fica aproximadamente no meio do caminho entre o ápice do defeito e a extremidade do corte de trás.

- **DICA:** Uma sutura de emenda (a ser removida mais tarde) pode ser feita para avaliar o movimento e a posição do retalho.

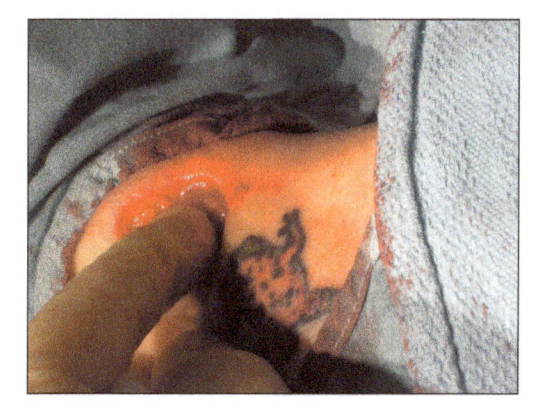

Passo 6

Passo 7. Fazer uma sutura de ângulo para prender a ponta do retalho ao canto do defeito. Ver Capítulo 39.

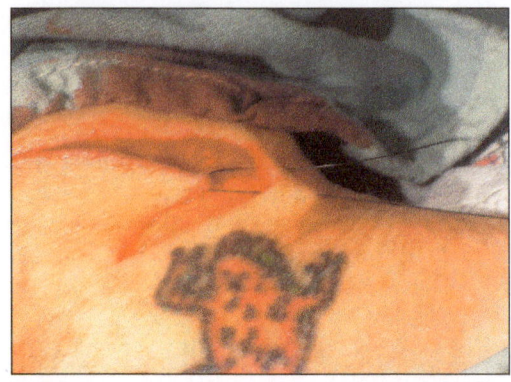

Passo 7

Passo 8. Usar suturas simples interrompidas para aproximar o resto do fechamento. Ver Capítulo 38.

- **DICA:** Se houver tensão no retalho, considerar o uso de suturas profundas para reduzi-la.

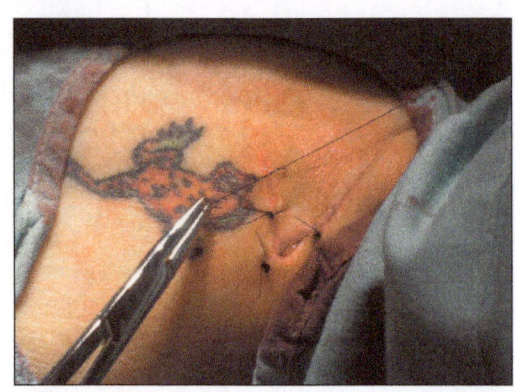

Passo 8

Passo 9. Depois da rotação e da sutura do tecido no defeito, um cone é frequentemente criado na extremidade distal do retalho de rotação. Esta deformidade em geral pode ser tratada com um reparo tipo triângulo de Burow (ver Capítulo 46). Aplicar pomada antibiótica e um curativo compressivo.

- **DICA:** Pouco benefício mecânico é obtido com o aumento do comprimento do retalho além de um arco de 90 graus. Mais descolamento e o aumento do raio do arco fornecem poucos benefícios em relação à tensão final.
- **ATENÇÃO:** O triângulo de Burow não deve ser levado para dentro do pedículo do retalho, porque isso diminui o suprimento sanguíneo; ao contrário, deve ser movido para longe do retalho.

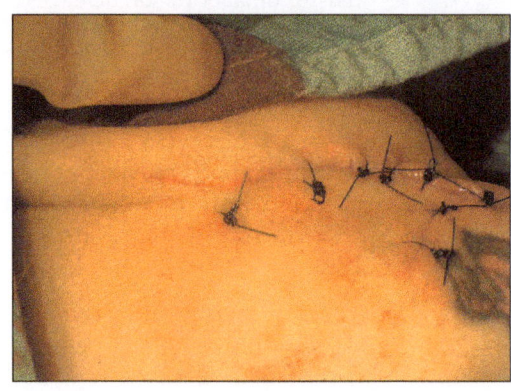

Passo 9

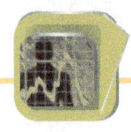

Complicações

- Dor, infecção e sangramento
- Não coaptação das bordas da pele
- Formação de cicatriz
- Desprendimento do tecido (habitualmente, devido ao excesso de tensão ou à interrupção do suprimento sanguíneo pelo descolamento)

- Alterações sensitivas (frequentemente se resolvem com o tempo)
- Necrose ou desprendimento do retalho
- Distorção das referências vizinhas

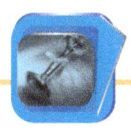

Considerações pediátricas

A pele pediátrica costuma ter fluxo sanguíneo excelente e cicatriza muito bem. Entretanto, os pacientes pediátricos frequentemente têm dificuldade de ficar sentados e quietos durante procedimentos mais longos. A maturidade e a capacidade de cooperar do paciente devem ser consideradas antes de se tentar algum procedimento ambulatorial.

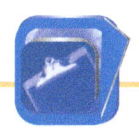

Instruções pós-procedimento

Orientar o paciente a manter o curativo seco sobre a ferida nas primeiras 24 horas. Depois disso, ela pode ser limpa com água oxigenada ou lavada cuidadosamente com sabão e água, conforme necessário. Uma pomada antibiótica e um curativo devem ser reaplicados após cada lavagem, até que o paciente retorne ou por duas semanas. Instruir o paciente a relatar quaisquer sinais de infecção. Agendar uma consulta de retorno para a remoção das suturas (ver Apêndice J).

Referências

Calhoun KH, Seikaly H, Quinn FB. Teaching paradigm for decision making in facial skin defect reconstructions. *Arch Otolaryngol Head Neck Surg.* 1998;124(1):60–66.

Cook TA, Israel JM, Wang TD, et al. Cervical rotation flaps for midface resurfacing. *Arch Otolaryngol Head Neck Surg.* 1991;117(1):77–82.

Green RK, Angelats J. A full nasal skin rotation flap for closure of soft-tissue defects in the lower one-third of the nose. *Plast Reconstr Surg.* 1996;98(1):163–166.

Jackson IT. Local flap reconstruction of defects after excision of nonmelanoma skin cancer. *Clin Plast Surg.* 1997;24(4):747–767.

Larrabee WF Jr, Sutton D. The biomechanics of advancement and rotation flaps. *Laryngoscope.* 1981;91(5):726–734.

Millman B, Klingensmith M. The island rotation flap: a better alternative for nasal tip repair. *Plast Reconstr Surg.* 1996;98(7):1293–1297.

Murtagh J. The rotation flap. *Aust Fam Physician.* 2001;30(10):973.

Myers B, Donovan W. The location of the blood supply in random flaps. *Plast Reconstr Surg.* 1976;58(3):314–316.

Patterson HC, Anonsen C, Weymuller EA, et al. The cheek-neck rotation flap for closure of temporozygomatic-cheek wounds. *Arch Otolaryngol.* 1984;110(6):388–393.

Schrudde J, Beinhoff U. Reconstruction of the face by means of the angle-rotation flap. *Aesthetic Plast Surg.* 1987;11(1):15–22.

Spector JG. Surgical management of cutaneous carcinomas at the inner canthus. *Laryngoscope.* 1985;95(5):601–607.

Whitaker DC. Random-pattern flaps. In: Wheeland RG, ed. *Cutaneous Surgery.* Philadelphia: WB Saunders; 1994.

2008 MAG Mutual Healthcare Solutions, Inc.'s Physicians' Fee and Coding Guide. Duluth, Georgia. MAG Mutual Healthcare Solutions, Inc. 2007.

CAPÍTULO 55

Técnicas de Reparo do Couro Cabeludo

Robert W. Smith, MD, MBA, FAAFP
E. J. Mayeaux, Jr., MD, DABFP, FAAFP

Como o couro cabeludo contém um dos mais ricos suprimentos vasculares do corpo, as feridas traumáticas ou cirúrgicas representam um desafio especial em relação ao controle do sangramento. Quando o sangramento do couro cabeludo não puder ser controlado com pressão, outras intervenções de emergência devem ser aplicadas, muitas vezes sem nenhum equipamento sofisticado. O sangramento do couro cabeludo no idoso pode ser especialmente forte e ameaçador à vida. Dois métodos para o atendimento no local do acidente para controlar o sangramento do couro cabeludo e para aproximar os tecidos são apresentados neste capítulo: a técnica de nó do cabelo e a técnica da linha de pesca. Uma técnica de sutura hemostática rápida é descrita para o manejo em contextos controlados. Tais técnicas são apropriadas para situações nas quais a hemostasia é imediatamente necessária.

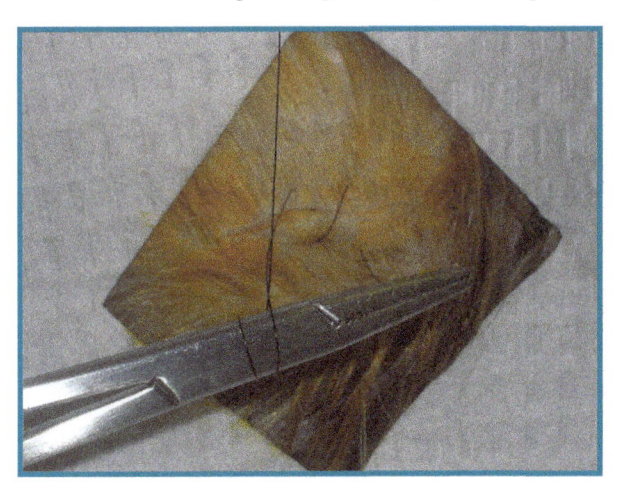

Existem cinco camadas no couro cabeludo: a pele, o tecido subcutâneo, a camada musculoaponeurótica (i. e., gálea), o tecido aponeurótico frouxo e o periósteo. As raízes dos pelos são facilmente identificáveis e não devem ser danificadas quando as bordas da ferida do couro cabeludo forem movidas. Se um descolamento for necessário para fechar a ferida, deve ser feito perto da junção gordura-gálea, e não perto da derme inferior. As bandas fibrosas chamadas de *retináculos*, na camada subcutânea, fornecem suporte para os vasos sanguíneos, mantendo-os abertos quando forem cortados. Isso aumenta o sangramento das feridas no couro cabeludo.

Um fechamento de camada única pode habitualmente ser realizado em consultório ou setor de emergência, já que os tecidos profundos do couro cabeludo muitas vezes estão aderidos à pele. Agulhas grandes e materiais de sutura grossos (p. ex., Prolene 3-0 com agulha traumática FS-1) são selecionados para o uso no couro cabeludo, já que agarram uma quantidade maior de tecido e, quando atados, ajudam firmemente na hemostasia. A remoção excessiva de uma ferida macerada pode criar feridas mais largas e tensão excessiva.

Embora muitos médicos tenham sido instruídos a não colocar pontos cruzados ou de bloqueio na pele, a técnica de sutura do couro cabeludo demonstrada neste capítulo envolve a colocação de uma sutura cruzada da pele. Embora as suturas cruzadas sejam apropriadamente evitadas em muitos locais do corpo, para prevenir a necrose avascular, o couro cabeludo, que é altamente vascularizado, raras vezes apresenta problemas com o fluxo sanguíneo, exigindo uma sutura hemostática confiável.

A camada musculoaponeurótica contém músculo entre duas camadas fasciais nas regiões da testa e occipital. O músculo está ausente no topo da cabeça, e as duas camadas fasciais se fundem no folheto fibroso conhecido como gálea. O espaço sob a gálea é conhecido como o espaço de perigo, já que hematomas ou infecções podem se acumular no local. A anestesia sempre é administrada acima da gálea, porque os nervos são superficiais a ela, os hematomas (e abscessos) podem ser evitados e o fluido não dissecará para outras áreas – como os tecidos periorbitais – como aconteceria caso fosse injetado mais profundamente.

Se forem encontrados defeitos na gálea, eles devem ser fechados com suturas absorvíveis interrompidas, a fim de evitar feridas com bordas de pele retraídas e cicatrizes finais maiores e mais grossas. A perda de tecido na gálea pode exigir intervenção especial, porque é difícil fazer o fechamento sem envolver a gálea circundante. Isso fornecerá algum estiramento para ajudar a cobrir o defeito. Enfaixamentos ou drenos podem ser usados para minimizar o acúmulo de fluido subgaleal.

Não é recomendado remover os pelos ao executar um reparo do couro cabeludo. A raspagem do couro cabeludo está associada a taxas de infecção cutâneas mais altas, e os pacientes frequentemente ficam insatisfeitos com a estética a curto prazo. O cabelo pode ser fixado para longe da ferida com fita adesiva, ou uma tintura de benjoim pode ser usada para manter quimicamente o cabelo distante do local cirúrgico.

Embora as colas de tecido sejam valiosas em muitas áreas do corpo, elas são mais difíceis de utilizar e frequentemente não fornecem uma hemostasia adequada no couro cabeludo com feridas maiores. As feridas menores, contudo, podem ser tratadas pela técnica de aposição do cabelo (TAC). Um estudo demonstrou bons desfechos estéticos e funcionais com o fechamento do couro cabeludo usando cola de tecido em associação com essa técnica. Os lados da ferida são unidos com uma torção única do cabelo, e este é preso com a cola. O estudo demonstrou maior aceitação do paciente e menos fibrose com essa técnica de fechamento.

Ao efetuar procedimentos eletivos no couro cabeludo (p. ex., biópsia), a lidocaína a 2% com epinefrina deve ser utilizada para anestesia. Ela controlará o sangramento e fornecerá anestesia adequada durante o procedimento.

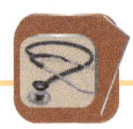

Equipamento

- Os instrumentos de cirurgia ambulatorial básica também são usados para as técnicas de reparo do couro cabeludo (ver Apêndice G).
- Os tempos sugeridos para remoção das suturas estão listados no Apêndice J.
- Uma bandeja de anestesia sugerida para este procedimento é listada no Apêndice F.
- As recomendações de preparo da pele aparecem no Apêndice E.
- Fios grossos com agulhas grandes devem estar disponíveis.
- Para o atendimento no local do acidente, uma agulha de grande calibre, linha de pesca, laquê e epóxi podem ser utilizados.

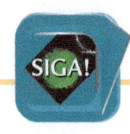

Indicações

- Lacerações do couro cabeludo
- Feridas cirúrgicas do couro cabeludo

Contraindicações

- Paciente com outras condições mais ameaçadoras à vida que exijam estabilização
- Suspeita de fratura subjacente do crânio
- Evidência de corpo estranho na ferida que não possa ser removido

O Procedimento

Passo 1. Os primeiros socorros no local do acidente podem ser efetuados nas feridas sangrantes do couro cabeludo torcendo os cabelos da proximidade e atando-os sobre a ferida. Se um espectador ou observador tiver laquê, pulverizar vigorosamente o cabelo amarrado para manter o nó até a chegada em um local de atendimento médico.

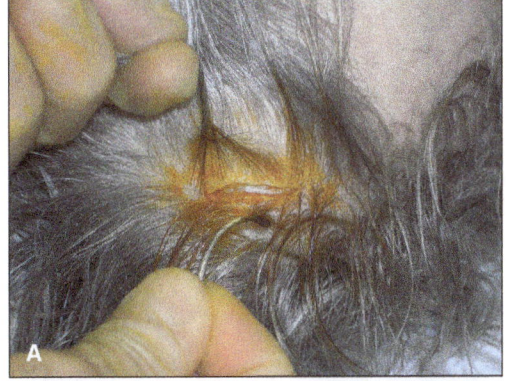

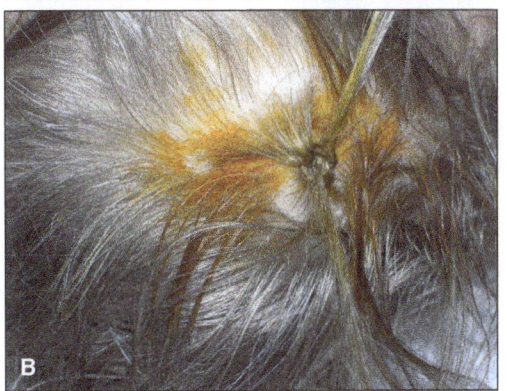

Passo 1

Passo 2. Manter uma agulha hipodérmica grande na caixa de primeiros socorros. Se uma laceração ocorrer no campo, a agulha pode ser atravessada em ambas as bordas da ferida.

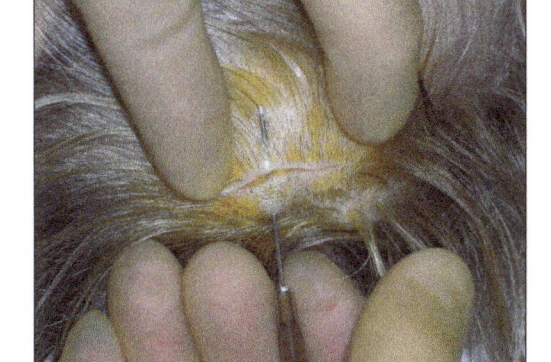

Passo 2

Passo 3. A linha de pesca pode então ser passada pela agulha.

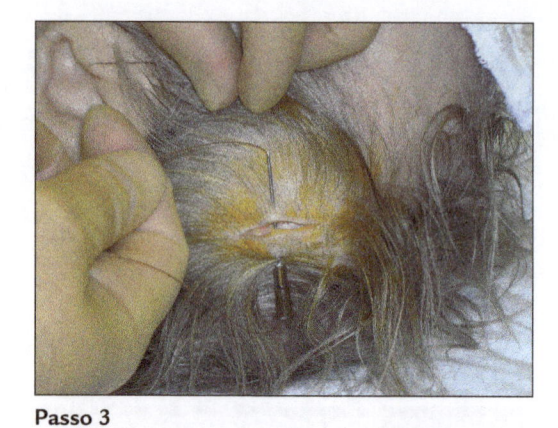

Passo 3

Passo 4. A agulha é retirada, e a linha permanece dentro de ambas as bordas da ferida.

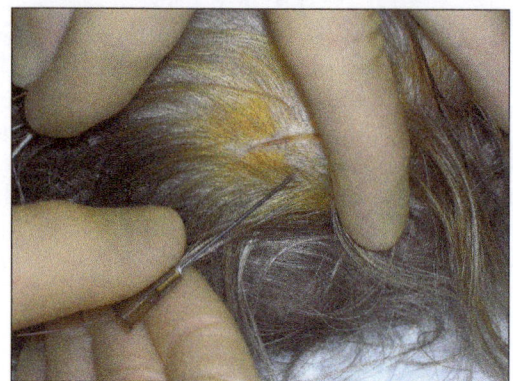

Passo 4

Passo 5. A linha de pesca é amarrada. Esta técnica costuma proporcionar um fechamento muito satisfatório, com poucas infecções, por causa da alta vascularização do couro cabeludo.

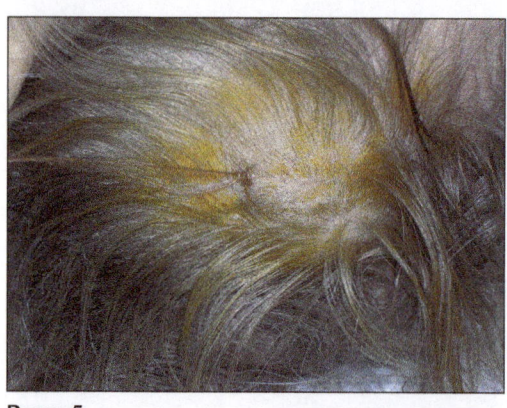

Passo 5

Passo 6. Ao fazer a anestesia antes do reparo de uma laceração no couro cabeludo, costuma ser menos doloroso injetar através da laceração do que fazer um bloqueio de campo através da pele ilesa.

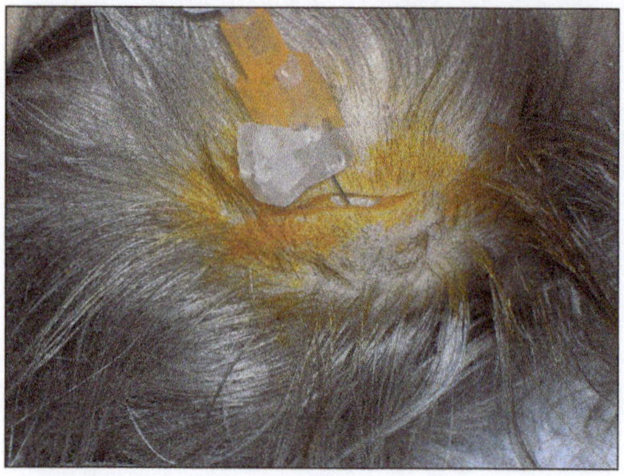

Passo 6

Passo 7. O fechamento de um defeito da gálea na base de uma ferida do couro cabeludo é conseguido com um padrão em oito usando fio absorvível (ver os próximos passos). Se houver perda de tecido da gálea, considerar a sua soltura para obter relaxamento.

- **ATENÇÃO:** Quando a liberação da gálea for necessária, o trabalho é frequentemente feito sob condições estéreis.

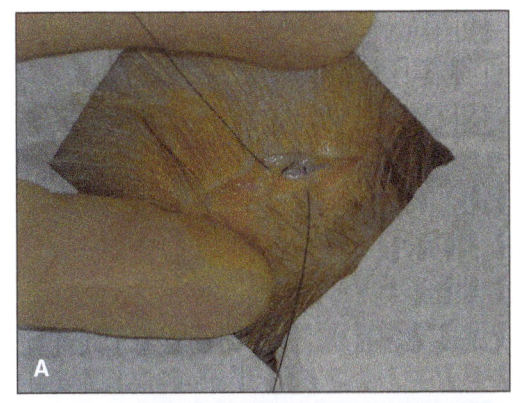

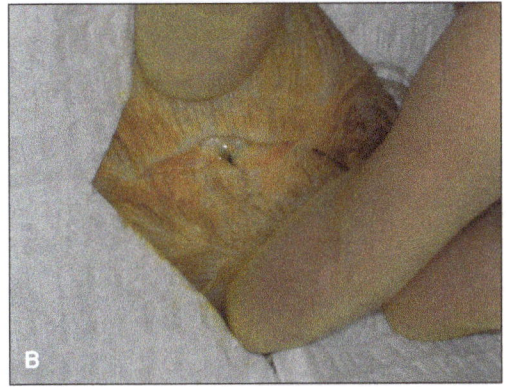

Passo 7

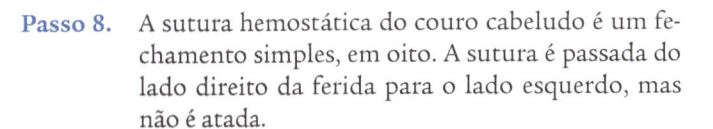

Passo 8. A sutura hemostática do couro cabeludo é um fechamento simples, em oito. A sutura é passada do lado direito da ferida para o lado esquerdo, mas não é atada.

- **DICA:** Em crianças, pode ser mais apropriado um fio menor do que o *nylon* 4-0.
- **DICA:** Assegurar-se de que a ferida está livre de todos os fragmentos reduzirá as complicações após o procedimento.

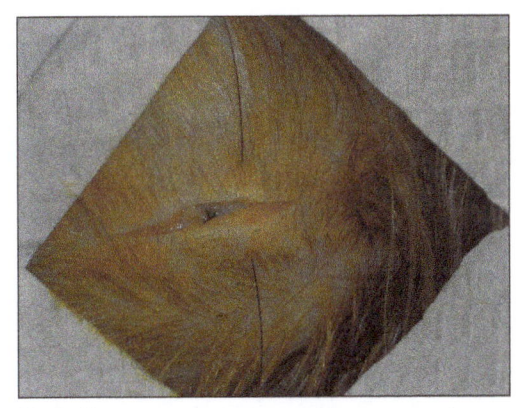

Passo 8

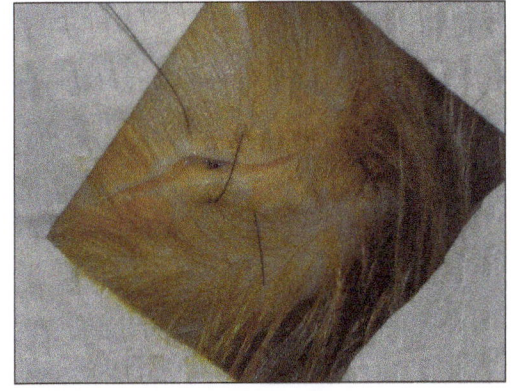

Passo 9. Cruzar o fio em direção inferior e novamente suturar da direita para esquerda, delimitando o tamanho da sutura.

Passo 9

Passo 10. Atar a sutura, com os fios se cruzando na ferida em uma configuração em forma de X.

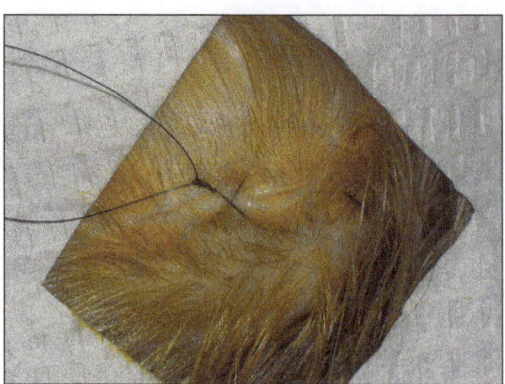

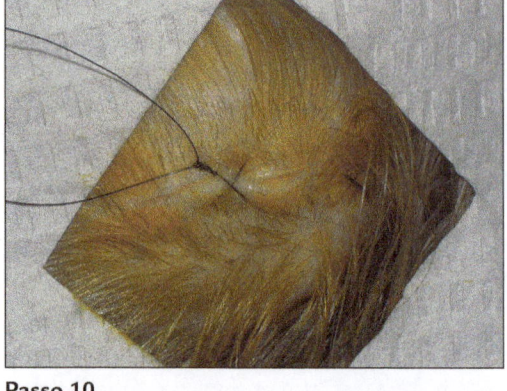

Passo 10

Passo 11. Se o profissional não gostar da sutura cruzando sobre o topo da ferida, a sutura pode ser cruzada debaixo da superfície. Passar do lado direito da ferida até o lado esquerdo. Não atar as extremidades do fio.

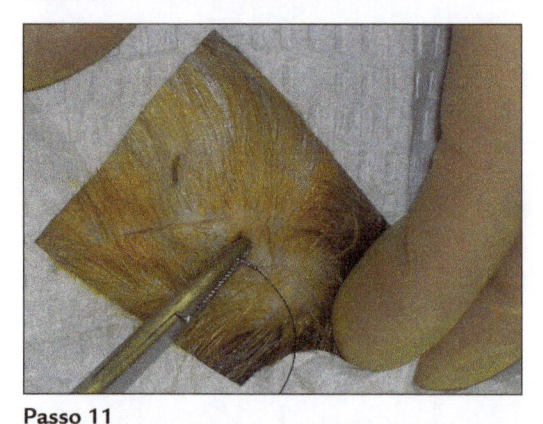

Passo 11

Passo 12. Então passar do lado direito da ferida até um ponto próximo no lado esquerdo.

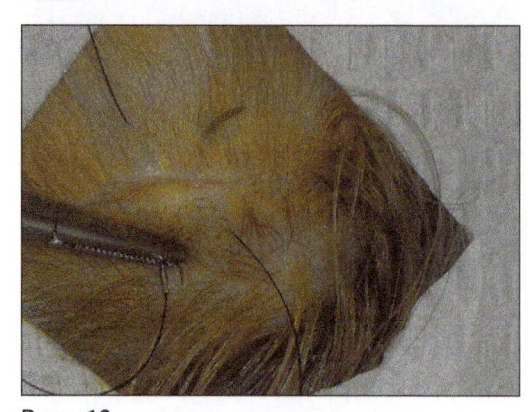

Passo 12

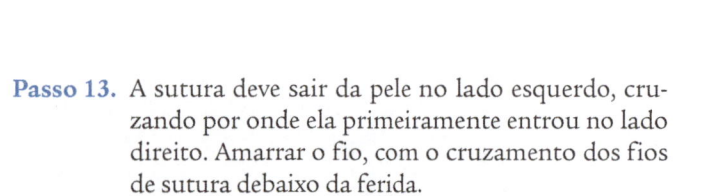

Passo 13. A sutura deve sair da pele no lado esquerdo, cruzando por onde ela primeiramente entrou no lado direito. Amarrar o fio, com o cruzamento dos fios de sutura debaixo da ferida.

- **DICA:** Uma atadura elástica pode ser usada para reduzir a probabilidade de hematoma.
- **DICA:** Limpar o sangue e os fragmentos do cabelo circundante no momento do procedimento diminuirá a chance do paciente lavar o cabelo assim que chegar em casa.

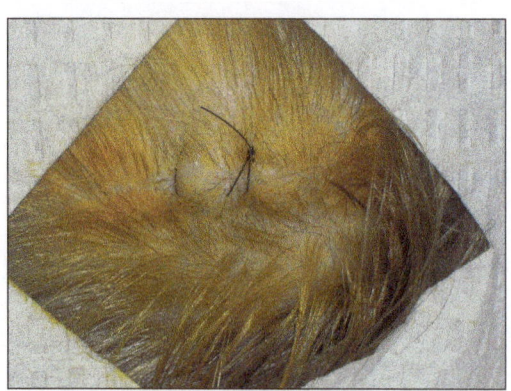

Passo 13

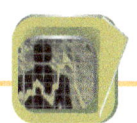

Complicações

- Sangramento excessivo
- Infecção
- Abscesso (raro)
- Cicatriz
- Perda de cabelo permanente

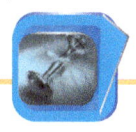

Considerações pediátricas

Assegurar ao pai ou responsável que existe um número apropriado de pessoas disponíveis para conter a criança com segurança enquanto a intervenção estiver acontecendo. Não tentar suturar o couro cabeludo lidando com um "alvo em movimento", pois a aproximação não acontecerá, havendo uma cicatriz mais significativa. A aproximação adequada no nível certo exige a visualização direta das camadas. Um fio menor do que o de *nylon* 4-0 pode ser mais apropriado em crianças.

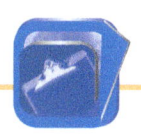

Instruções pós-procedimento

As instruções de rotina sobre o seguimento para sinais de traumatismo craniano significativo devem ser dadas ao paciente e/ou responsável. O paciente não deve molhar a ferida por pelo menos 48 horas, já que isso aumentará a probabilidade de maceração das bordas e infecção da ferida. Além disso, todos os esforços devem ser feitos para manter a ferida seca.

A remoção dos fios de sutura deve ser agendada para sete dias na maioria dos reparos do couro cabeludo.

Referências

Alexander JW, Fischer JE, Boyajian M, et al. The influence of hair-removal methods on wound infections. *Arch Surg.* 1983;118:347–352.
Bennett RG. *Fundamentals of Cutaneous Surgery.* St. Louis: CV Mosby; 1988:113–115.
Bernstein G. The far-near/near-far suture. *J Dermatol Surg Oncol.* 1985;11:470.
Brown JS. *Minor Surgery: A Text and Atlas*, 3rd ed. London: Chapman & Hall; 1997:76–77.
Davies MJ. Scalp wounds. An alternative to suture. *Injury.* 1988;19:375–376.
Frechet P. Minimal scars for scalp surgery. *Dermatol Surg.* 2007;33(1):45–55.
Howell JM, Morgan JA. Scalp laceration repair without prior hair removal. *Am J Emerg Med.* 1988;6:7–10.
Hock MO, Ooi SB, Saw SM, et al. A randomized controlled trial comparing the hair apposition technique with tissue glue to standard suturing in scalp lacerations (HAT study). *Ann Emerg Med.* 2002;40:19–26.
Stegman SJ, Tromovitch TA, Glogau RG. *Basics of Dermatologic Surgery.* Chicago: Year Book Medical Publishing; 1982:62.
Wardrope J, Smith JAR. *The Management of Wounds and Burns.* Oxford: Oxford University Press, 1992:162–163.
Zuber TJ. *The Illustrated Manuals and Videotapes of Soft-tissue Surgery Techniques.* Kansas City: American Academy of Family Physicians; 1998.
Zukin DD, Simon RR. *Emergency Wound Care: Principles and Practice.* Rockville, MD: Aspen Publishers; 1987:77–79.
2008 MAG Mutual Healthcare Solutions, Inc.'s Physicians' Fee and Coding Guide. Duluth, Georgia. MAG Mutual Healthcare Solutions, Inc. 2007.

CAPÍTULO 56

Remoção de Pólipo Cutâneo

E. J. Mayeaux, Jr., MD, DABFP, FAAFP

Os pólipos cutâneos, ou acrocórdons, são tumores de pele de 1 a 2 mm comumente encontrados no pescoço, na axila, na virilha ou nas áreas inframamárias. As lesões se desenvolvem em superfícies cutâneas que sofrem atrito entre si ou que cronicamente sofrem atrito pela roupa. Os pólipos cutâneos são histologicamente classificados como fibromas, com a epiderme hiperplásica conectada à pele por um pedículo de tecido conjuntivo. Pelo menos um quarto de todos os adultos exibem pólipos cutâneos, sendo que a metade destes ocorre na axila. As lesões habitualmente começam como excrescências minúsculas, de cor da pele ou marrom-claro. Conforme as lesões aumentam, elas podem atritar na roupa e comumente desenvolvem pigmentação adicional. Nem todas as lesões polipoides são pólipos cutâneos; os nevos, os angiomas e até os melanomas podem ter aspecto polipoide.

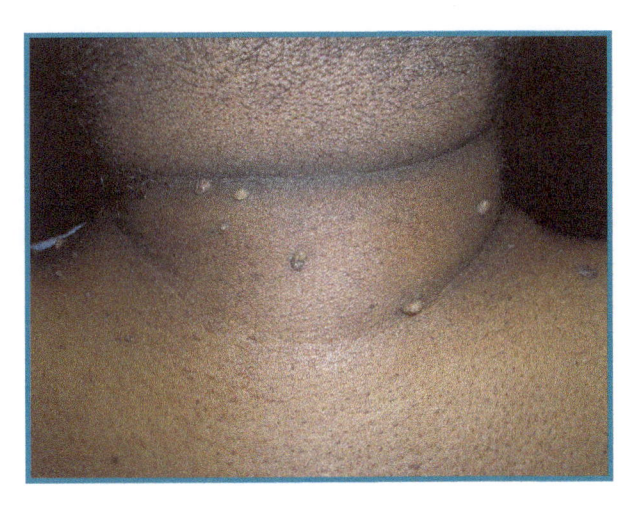

Os pólipos cutâneos aumentam com frequência da segunda até a quinta década, mas em geral não aumentam, significativamente, em número até depois dos 50 anos de idade. Existe uma tendência familiar para o desenvolvimento de pólipos cutâneos. Os pólipos cutâneos perianais podem estar associados à doença de Crohn. Os pólipos cutâneos também podem aumentar durante o segundo trimestre da gravidez e podem regredir durante o período pós-parto. Uma associação com o diabete melito tipo 2 também foi observada. Os pólipos cutâneos em adultos têm sido historicamente associados à presença de pólipos colônicos adenomatosos, mas os estudos no contexto de cuidados primários não têm confirmado tal associação.

Os pólipos fibroepiteliomatosos são lesões maiores e similares, comumente encontradas no tronco, nas pálpebras, no pescoço e no períneo. Os pólipos fibroepiteliomatosos frequentemente têm uma extremidade sacular com um pedículo estreito e podem crescer bastante. Tanto os acrocórdons como os pólipos fibroepiteliomatosos podem ser facilmente removidos com as técnicas ambulatoriais aqui descritas. As opções mais usadas para a remoção dos pólipos cutâneos incluem o corte com tesoura, corte com lâmina, a ligadura com estrangulamento, a destruição eletrocirúrgica ou uma combinação de modalidades de tratamento, incluindo o uso de substâncias químicas ou a eletrocauterização da ferida. Estes métodos podem empregar anestesia local, especialmente se a lesão tiver uma base larga.

A excisão eletrocirúrgica é muito utilizada para os pólipos cutâneos. A técnica é hemostática e benéfica para a remoção de lesões, sobretudo em áreas sem relevância estética (p. ex., virilha ou axila) ou sobre as pálpebras, onde os agentes hemostáticos químicos costumam ser evitados. As desvantagens da eletrocirurgia para os pólipos cutâneos são o tempo necessário para a montagem do equipamento, o odor criado durante o procedimento e a necessidade de anestesia com o uso dessa técnica. A criocirurgia torna desnecessária a anestesia. Entretanto, o tempo necessário para realizar a destruição criocirúrgica é maior do que o dos outros métodos, e esse método pode ser mais doloroso.

A excisão com tesoura é considerada por muitas autoridades a técnica de remoção ideal para os pólipos cutâneos. A maioria dos pólipos pequenos pode ser removida sem necessidade de anestesia, e a remoção com tesoura permite a retirada rápida de numerosas lesões. Não é incomum remover 100 ou mais lesões em uma única sessão, embora alguns convênios médicos limitem o pagamento em 45 a 65 unidades por sessão. A fibrose pode ser minimizada pela remoção com tesoura, visto que a fibrose residual depende da profundidade da lesão dérmica. A avaliação histológica é oferecida aos pacientes, mas pode não ser necessária se o médico experiente remover os pólipos pequenos e característicos. A aplicação de pomada antibiótica costuma promover a cicatrização rápida (úmida) do local.

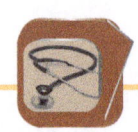

Equipamento

- Os instrumentos necessários dependem do método selecionado para a remoção. Se for escolhida a remoção com tesoura, um novo par de tesouras de íris curvas e afiadas deve estar disponível. Se for realizada a criocirurgia ou a excisão eletrocirúrgica, veja os Capítulos 24 e 34 para as descrições do equipamento necessário. As recomendações de preparo da pele aparecem no Apêndice E.

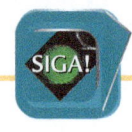

Indicações

- Remoção de tumores polipoides superficiais sobre superfícies características do pescoço, da virilha e das pálpebras.

Contraindicações

- Lesões cutâneas pigmentadas (especialmente lesões planas) em geral não devem ser destruídas por causa da possibilidade de a lesão ser um melanoma. Se houver alguma preocupação quanto ao aspecto incomum de uma lesão ou uma confusão sobre a lesão ser um pólipo cutâneo, ela deve ser submetida a biópsia de espessura completa e encaminhada para avaliação histológica.

- Os fibroepiteliomas (muitas vezes chamados de pólipos cutâneos grandes) em geral têm um suprimento arterial maior, que necessitará de controle do sangramento e possivelmente de fechamento com sutura.

O Procedimento

Remoção com tesoura

Passo 1. A maioria das lesões pode ser removida rapidamente sem anestesia. Uma anestesia simples é o resfriamento da pele com um cubo de gelo antes de excisar a lesão. O cubo de gelo pode ser avançado até a próxima lesão, durante o corte da lesão atual, para a remoção eficiente de múltiplas lesões.

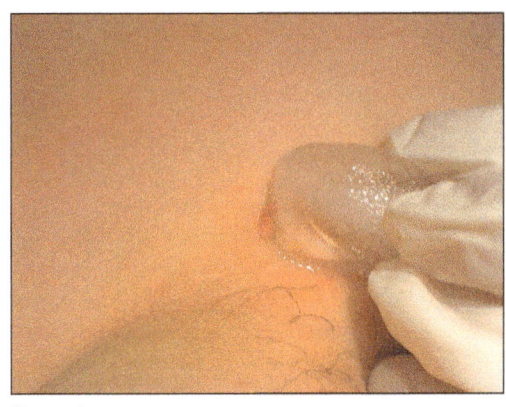

Passo 1

Alternativamente, quando as lesões forem largas ou tiverem uma base larga (>2 mm), considerar a administração de creme de lidocaína ou uma pequena pápula de lidocaína a 1% com epinefrina sob a lesão.

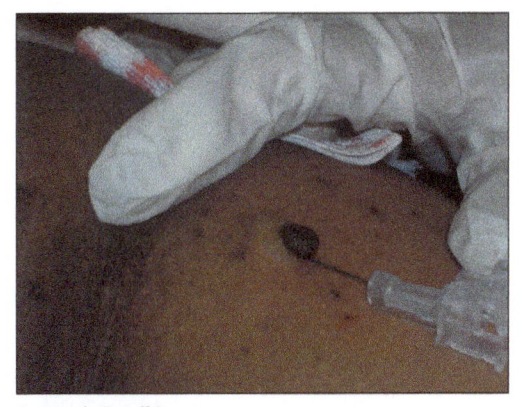

Cortesia do Dr. Jeff German.
Figura 56.1

Passo 2. Usar a mão não dominante para estirar a pele e permitir uma remoção mais rápida e menos dolorosa. O polegar e o indicador não dominantes devem estirar a superfície da pele para fornecer contratração e estirar as fibras dolorosas.

- **ATENÇÃO:** É mais fácil remover pólipos que estejam elevados com uma pinça. Entretanto, a pinça traciona o tecido normal debaixo do pólipo, produzindo mais fibrose por causa da lesão dérmica mais profunda. Os indivíduos de pele escura desenvolvem muito mais hipopigmentação e até a formação de queloide nos locais de remoção dos pólipos cutâneos quando as pinças são usadas. Evitar o uso de pinças e aprender a elevar as lesões com as lâminas da tesoura.

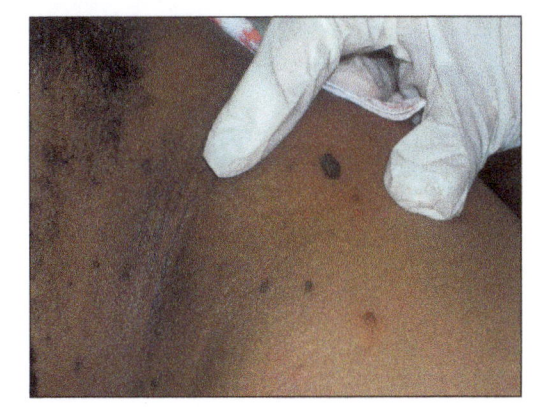

Passo 2

Passo 3. Usar tesouras de íris novas e afiadas. As pontas da tesoura de íris não são melhores para o corte. Colocar a lesão entre as lâminas da tesoura, pelo menos a um quarto da distância das pontas. Acunhar as lâminas da tesoura sob a lesão, certificando-se de que nenhuma pele circundante fique aprisionada entre as lâminas.

- **ATENÇÃO:** A tesoura de íris reta é muitas vezes preferida pelos médicos experientes, mas pode inadvertidamente tracionar o tecido circundante para as lâminas da tesoura. Médicos menos experientes podem achar mais fácil usar a tesoura de íris curva, que pode minimizar o risco de remoção excessiva de tecido.

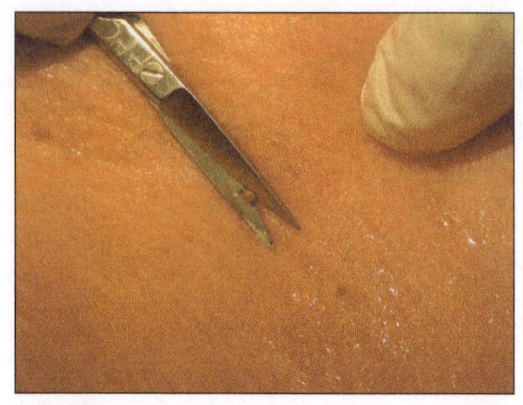

Passo 3

Passo 4. Cortar rapidamente a pele do pólipo cutâneo. Aplicar subsulfato férrico (solução de Monsel)* na base da ferida para hemostasia.

- **DICA:** Falar com o paciente durante o procedimento, porque a "anestesia verbal" costuma ajudar. Por exemplo, dizer ao paciente para respirar profundamente enquanto o pólipo cutâneo estiver sendo cortado.

- **DICA:** O nitrato de prata proporciona boa hemostasia nesse contexto, mas cria o risco de deposição de sais escuros de prata sob a pele (tatuagem), que pode mais tarde ser confundida com um melanoma em desenvolvimento.

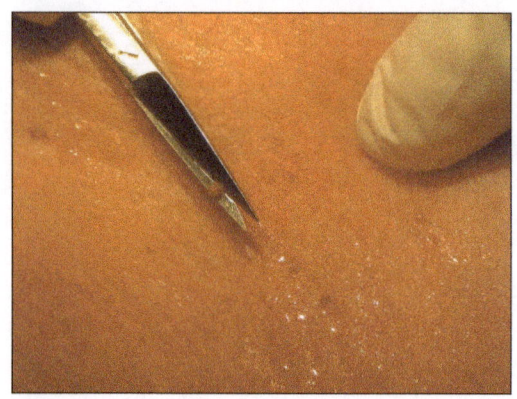

Passo 4

Remoção eletrocirúrgica

Passo 1. Alternativamente, a base da lesão pode ser anestesiada, e uma alça eletrocirúrgica é colocada sobre a lesão. Segurar a lesão com uma pinça, aplicar corrente à alça e passá-la através da base da lesão. Repassar a alça na base se restar alguma parte da lesão. Ver Capítulo 34.

- **ATENÇÃO:** Evitar cortes profundos ou queimaduras de espessura total, porque uma cicatriz maior é produzida.

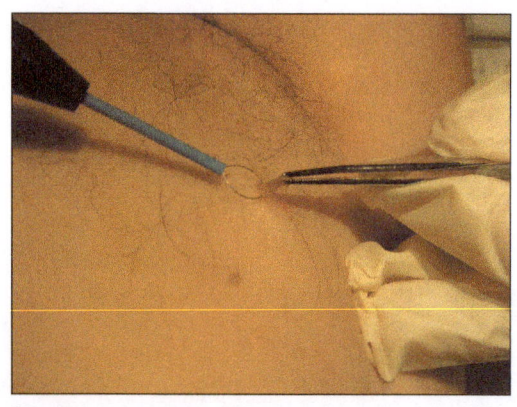

Passo 1

---

*N. de R. T. No Brasil é mais difundido o uso de cloreto de alumínio 40%.

Remoção criocirúrgica

Passo 1. Alternativamente, o pólipo cutâneo pode ser congelado. Colocar nitrogênio líquido em um recipiente descartável de poliestireno. Cobrir a pinça com uma gaze de 10 × 10 cm dobrada para proteger os dedos. Mergulhar então a pinça no nitrogênio líquido até que ela congele. Prender a lesão entre as pontas da pinça congelada até que fique branca como gelo. Manter a pinça por mais 15 segundos e então repetir o processo.

- **DICA:** As lesões benignas cairão dentro de uma semana e geralmente cicatrizam sem problemas.

- **ATENÇÃO:** Este método é lento e primariamente usado somente quando poucas lesões estiverem presentes.

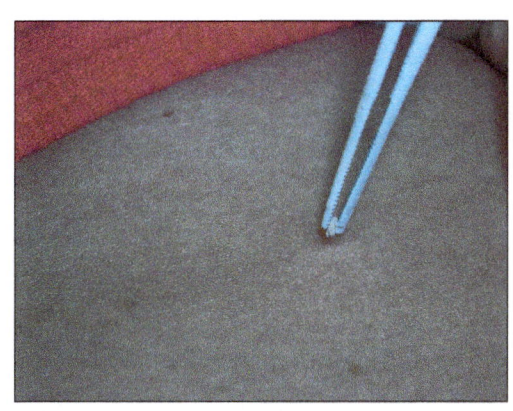

Cortesia do Dr. Russel Roberts.
Passo 1

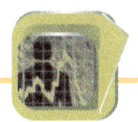

Complicações

- Sangramento
- Infecção
- Fibrose

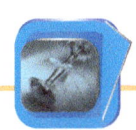

Considerações pediátricas

Os pólipos cutâneos são raros na infância e, quando encontrados, podem indicar a presença de outros distúrbios como a síndrome do nevo basocelular ou síndrome de Gorlin do carcinoma basocelular nevoide. A pele pediátrica costuma ter fluxo sanguíneo excelente e cicatriza muito bem. Entretanto, os pacientes pediátricos muitas vezes têm dificuldade de ficar sentados ou deitados mesmo durante procedimentos levemente dolorosos. A maturidade e a capacidade de cooperar do paciente devem ser consideradas antes de se tentar algum procedimento ambulatorial.

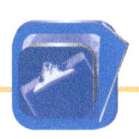

Instruções pós-procedimento

Instruir o paciente a lavar delicadamente a área no dia seguinte. Orientar o paciente a secar bem a área depois de lavá-la e a usar uma quantidade pequena de pomada antibiótica para promover a cicatrização úmida.

Referências

Bennett RG. *Fundamentals of Cutaneous Surgery*. St. Louis: Mosby; 1988:692.

Chiritescu E, Maloney ME. Acrochordons as a presenting sign of nevoid basal cell carcinoma syndrome. *J Am Acad Dermatol*. 2001;44:789-794.

Coleman WP, Hanke CW, Alt TH, et al. *Cosmetic Surgery of the Skin: Principles and Techniques*. St. Louis: Mosby; 1997.

Habif TP. *Clinical Dermatology: A Color Guide to Diagnosis and Therapy*. 3rd ed. St. Louis: Mosby; 1996.

Kuwahara RT, Huber JD, Ray SH. Surgical pearl: forceps method for freezing benign lesions. *J Am Acad Dermatol*. 2000;43:306-307.

Kwan TH, Mihm MC. The skin. In: Robbins SL, Cotran RS, eds. *Pathologic Basis of Disease*. 2nd ed. Philadelphia: WB Saunders; 1979:1417-1461.

Parry EL. Management of epidermal tumors. In: Wheeland RG, ed. *Cutaneous Surgery*. Philadelphia: WB Saunders; 1994:683-687.

Usatine RP, Moy RL, Tobnick EL, et al. *Skin Surgery: A Practical Guide*. St. Louis: Mosby; 1998.

Zuber TJ. The illustrated manuals and videotapes of soft-tissue surgery techniques. Kansas City: American Academy of Family Physicians; 1998.

2008 MAG Mutual Healthcare Solutions, Inc.'s Physicians' Fee and Coding Guide. Duluth, Georgia. MAG Mutual Healthcare Solutions, Inc. 2007.

CAPÍTULO 57
Biópsia por *Shaving*

E. J. Mayeaux, Jr., MD, DABFP, FAAFP

A biópsia por *shaving* é um dos procedimentos mais amplamente usados na prática de cuidados primários. A técnica é utilizada para obter tecido para exame histológico e útil para remover lesões superficiais em sua totalidade. As lesões pedunculadas acima da superfície de pele são particularmente adequadas para essa técnica de remoção, mas as lesões planas que são altas na derme e que não se estendem debaixo dela também podem ser removidas pela mesma técnica. O fatiamento horizontal é executado no nível da derme, evitando lesão aos tecidos subcutâneos. Os resultados estéticos são geralmente bons, com as cicatrizes menos perceptíveis ocorrendo quando as lesões forem removidas de superfícies côncavas, como a prega nasolabial.

Quatro técnicas são comumente empregadas na biópsia por *shaving*. Uma lâmina de bisturi nº 15 mantida horizontalmente na mão pode fornecer um bom controle da profundidade. A facilidade da técnica com bisturi faz dela uma escolha frequente dos médicos menos experientes. O fatiamento horizontal com uma lâmina de barbear dobrada é um método comprovado pelo tempo para a biópsia por *shaving*. Essa técnica é usada com menos frequência em função do potencial de lesão devido à grande superfície exposta cortada. A tesoura (p. ex., tesoura de íris) pode ser eficazmente utilizada para remover as lesões elevadas. A remoção com tesoura das lesões planas pode ser mais difícil. A remoção com alça eletrocirúrgica é efetiva, embora os médicos menos experientes tendam a criar defeitos mais profundos ("em concha") na derme sob a lesão que está sendo removida.

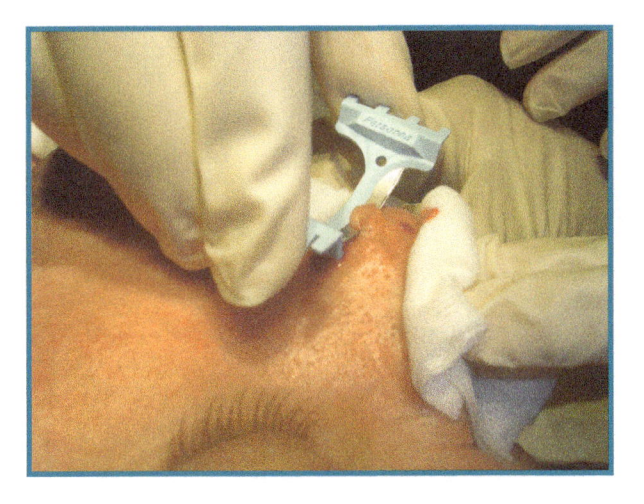

A biópsia por *shaving* é realizada com profundidade suficiente para remover a lesão, mas rasa o bastante para evitar dano significativo à derme profunda. Quanto mais profundo o dano à pele, maior a probabilidade de formação de cicatriz perceptível e hipopigmentada. Se um defeito em concha for criado, as bordas podem ser suavizadas (i. e., alisadas) para, que se mesclem à alteração na cor da pele circundante (ver Capítulo 20). Dessa técnica podem resultar cicatrizes deprimidas, especialmente em áreas onde haja tensão muscular extensa na pele, como no queixo ou nas áreas periorais.

Muitos médicos não recomendam a biópsia por *shaving* em lesões pigmentadas. Se um melanoma for detectado na biópsia, o uso de uma técnica que corta através do meio da lesão pode criar problemas importantes na determinação da profundidade, do prognóstico e da terapia para a lesão. Alguns profissionais argumentam que a técnica de *shaving* pode ser realizada em melanomas e que o velho adágio de não raspar uma lesão pigmentada pode ser esquecido. A maioria ainda recomenda cautela, e é nossa recomendação que a biópsia excisional (ver Capítulos 27 e 49) seja usada para qualquer lesão pigmentada suspeita de ser um melanoma.

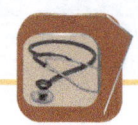

Equipamento

- Os instrumentos para biópsias simples são encontrados no Apêndice G e podem ser adquiridos em lojas de suprimentos cirúrgicos.
- Uma bandeja de anestesia sugerida que pode ser usada para esse procedimento é listada no Apêndice F.
- As recomendações para preparo da pele são mostradas no Apêndice E.

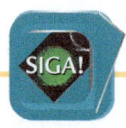

Indicações

- Lesões passíveis de técnica excisional por *shaving*, incluindo acrocórdons (i. e., pólipos cutâneos), angiomas, fibromas, carcinomas basocelulares (i. e., bem definidos, pequenos, primários e não recorrentes, e em locais de pouco risco), dermatofibromas, ceratoacantomas, cornos cutâneos, molusco contagioso, nevos não pigmentados (p. ex., nevos intradérmicos), papilomas, verrugas, siringomas, lagos venosos, nevo rubi, ceratoses, ceratoses seborreicas, ceratoses actínicas, rinofimas, hiperplasia sebácea, poroceratose, neurofibromas e dermatose papulosa negra.

Contraindicações relativas

- Nevos pigmentados
- Lesões dos apêndices da pele (p. ex., cilindromas e cistos epidermoides que devem ter espessura completa)
- Lesões subcutâneas (frequentemente inexiste a análise da patologia na técnica de *shaving*)
- Nevos epidérmicos (a remoção exige a excisão de espessura completa)
- Infecção no local (relativa)
- Distúrbios graves da coagulação (relativa)
- Pacientes recebendo varfarina ou clopidogrel (relativa)

O Procedimento

Passo 1. Preparar o local com álcool isopropílico, iodopovidona ou gluconato de clorexidina. Para a remoção de uma lesão plana (séssil), um anestésico local é colocado debaixo da lesão em uma localização intradérmica (ver Capítulo 1). O fluido eleva a lesão, permitindo uma remoção mais fácil. A administração do anestésico local deixa a pele mais espessa, tornando menos provável que o *shaving* penetre na derme até a gordura subcutânea.

- **DICA:** A máscara, o avental e as luvas estéreis em geral não são necessários.

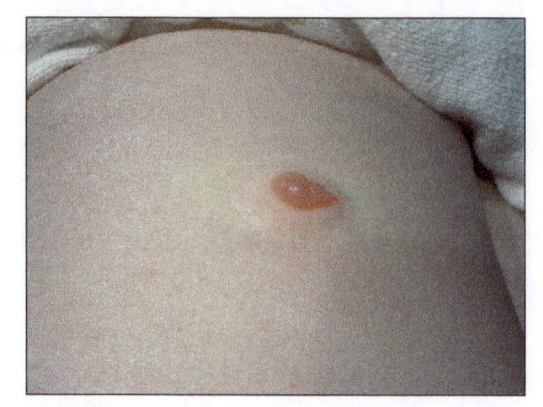

Passo 1

■ **ATENÇÃO:** A penetração não intencional na gordura (i. e., a gordura amarela na base da ferida) deve fazer com que o local da biópsia seja transformado em uma ferida cirúrgica estéril. A ferida deve ter as bordas incisadas verticalmente, e a ferida deve ser fechada com pontos de sutura.

Passo 2. Uma lâmina nº 15 é mantida horizontalmente na mão dominante, enquanto a mão não dominante estabiliza a pele circundante da lesão. A lâmina é levada através da base da lesão com um movimento para a frente e para trás, até que a lesão seja removida, deixando uma cratera rasa na derme.

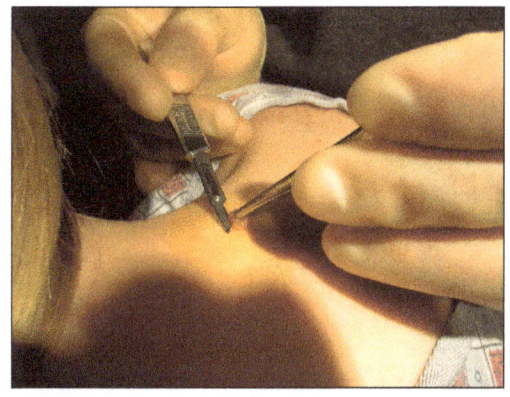

Passo 2

Passo 3. A biópsia pode ser efetuada com uma lâmina de barbear (Dermablade)* segura com a mão, com tensão aplicada nos dois lados para criar alguma curvatura. A superfície afiada é trazida para debaixo da lesão para a remoção dentro da derme.

■ **DICA:** A remoção da lesão pode às vezes ser facilitada pela elevação e pelo aperto da pele circundante.

■ **ATENÇÃO:** A grande superfície exposta e cortante da lâmina de barbear e a tensão da mão para manter a curvatura da lâmina geram um grande potencial para lesão. Alguns cirurgiões não preconizam mais o uso de lâminas de barbear para a biópsia por *shaving* por esse motivo.

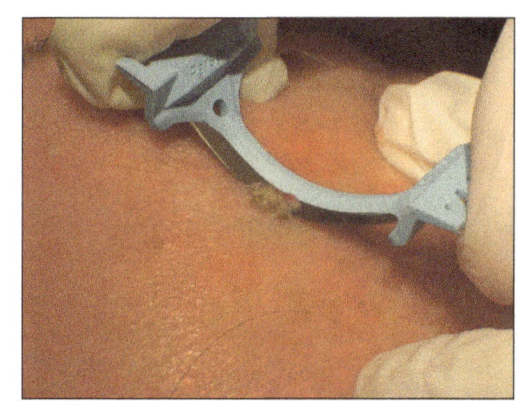

Passo 3

Passo 4. As lesões pequenas e pedunculadas podem ser facilmente removidas com a técnica da tesoura. A pele é estirada com a mão não dominante, e a lesão é removida com a tesoura de íris afiada. As lesões pequenas podem ser removidas sem anestesia local ou com a aplicação de 30 segundos de gelo se os receptores de dor dentro da pele forem estirados.

■ **ATENÇÃO:** A tesoura deve ficar nivelada com a superfície de pele para evitar um coto residual, mas nenhuma pele extra deve ser incluída dentro das lâminas da tesoura para evitar um corte não intencional da pele circundante.

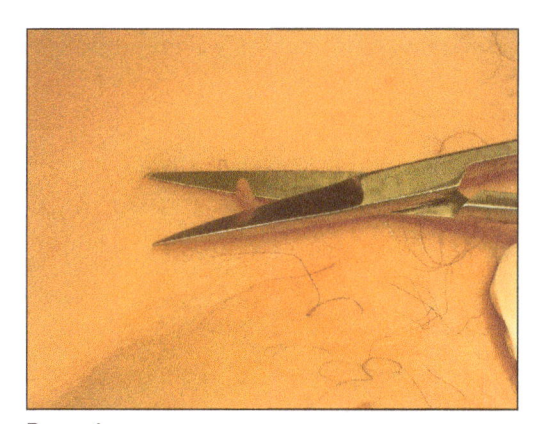

Passo 4

---

*N. de R. T. Produto não comercializado no Brasil. Não existem similares disponíveis.

Passo 5. A excisão com alça eletrocirúrgica pode ser usada para efetuar uma biópsia de *shaving* (ver Capítulo 34). Depois da administração da anestesia, a alça, ou fio curvado, é ativada e movida para a frente e para trás até que a lesão seja excisada. A corrente eletrocirúrgica* pode ser ajustada para fornecer hemostasia na base da ferida, se necessário.

- **ATENÇÃO:** Os médicos menos experientes tendem a fazer um movimento côncavo com a alça. A alça deve ser trazida sob a lesão horizontalmente, e esta não deve ser excessivamente elevada para evitar grandes defeitos côncavos.

Passo 6. A base da ferida pode ser tratada com pressão, coagulação, fulguração, cloreto de alumínio a 10% a 20% ou subsulfato férrico (i. e., solução do Monsel) para hemostasia. Todos esses métodos devem ser aplicados a um leito seco de ferida, de forma que o sangue deve ser secado e o tratamento aplicado imediatamente depois disso. Uma pomada antibiótica e um curativo são então aplicados.

- **ATENÇÃO:** O subsulfato férrico pode, raramente, produzir uma descoloração permanente ou "tatuagem" da pele. Considerar o uso de uma solução de cloreto de alumínio de 35 a 85% na face de indivíduos de pele clara para evitar essa complicação.

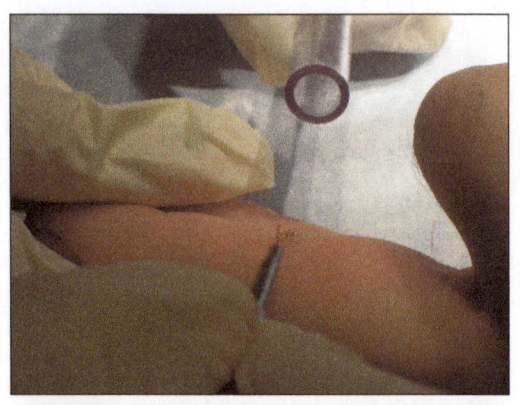

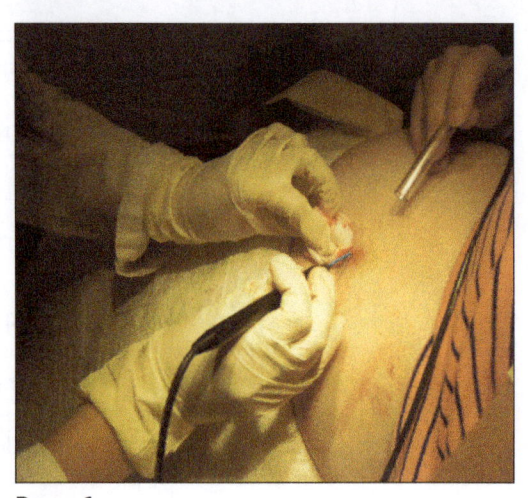

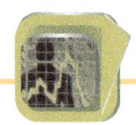

Complicações

- Sangramento
- Infecção
- Formação de cicatriz

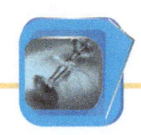

Considerações pediátricas

A pele pediátrica costuma ter fluxo sanguíneo excelente e cicatriza muito bem. Entretanto, os pacientes pediátricos frequentemente sentem dificuldade de ficar sentados ou deitados durante procedimentos mais longos. A maturidade e a capacidade de cooperar do paciente devem ser consideradas antes de se tentar algum procedimento ambulatorial. Às vezes, é necessário sedar o paciente para fazer o reparo da laceração (ver Capítulo 122). A dose máxima recomendada para lidocaína em crianças é de 3 a 5 mg/kg, ou 7 mg/kg quando combinada com epinefrina. Os recém-nascidos têm volume de distribuição aumentado, depuração hepática diminuída e meia-vida de eliminação terminal dobrada (3,2 horas).

---

*N. de R. T. Os patologistas desaconselham a BX através do eletrocirurgia na peça, pois a corrente elétrica desnatura a base da lesão além de polarizar os núcleos das células, dificultando o diagnóstico. Pode-se fazer shaving primeiro combinado com eletro para hemostasia.

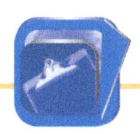

Instruções pós-procedimento

Orientar o paciente a usar uma quantidade pequena de pomada antibiótica e cobrir a ferida com um curativo pequeno. Instruir o paciente a lavar suavemente a área após 24 horas. Explicar que ele deve secar bem a área depois de lavá-la e usar uma pequena quantidade de pomada antibiótica para promover a cicatrização úmida. Instruir o paciente a não mexer ou coçar a ferida.

A avaliação histológica do espécime do *shaving* deve ser informada ao paciente. Se a avaliação de um tumor benigno revelar que a margem do espécime era positiva, a lesão pode ser seguida atentamente ou reexcisada. Os espécimes que revelarem margens positivas para malignidade devem ser prontamente reexcisados. Se um espécime do *shaving* mostrar um melanoma, considerar o encaminhamento para um especialista em câncer de pele.

Referências

Fewkes JL, Sober AJ. Skin biopsy: the four types and how best to do them. *Prim Care Cancer*. 1993;13:36-39.
Habif TP. *Clinical Dermatology: A Color Guide to Diagnosis and Therapy*, 3rd ed. St. Louis: Mosby, 1996:815.
Huerter CJ. Simple biopsy techniques. In: Wheeland RG, ed. *Cutaneous Surgery* Philadelphia: WB Saunders, 1994:159-170.
Pariser RJ. Skin biopsy: lesion selection and optimal technique. *Mod Med*. 1989;57:82-90.
Phillips PK, Pariser DM, Pariser RJ. Cosmetic procedures we all perform. *Cutis*. 1994;53:187-191.
Russell EB, Carrington PR, Smoller BR. Basal cell carcinoma: a comparison of shave biopsy versus punch biopsy techniques in subtype diagnosis. *J Am Acad Dermatol*. 1999;41:69-71.
Skin biopsy. Accessed: September 9, 2007. Available at: www.melanomacenter.org/diagnosing/typesskinbiopsies.html.
Stegman SJ, Tromovitch TA, Glogau RG. *Basics of Dermatologic Surgery*. Chicago: Year Book Medical; 1982.
Swanson NA. *Atlas of Ccutaneous Surgery*. Boston: Little, Brown; 1987:14-15.
Usatine RP, Moy RL, Tobinick EL, et al. *Skin Surgery: A Practical Guide*. St. Louis: Mosby; 1998; 55-76.
Zalla MJ. Basic cutaneous surgery. *Cutis*. 1994;53:172-186.
Zitelli JA. Wound healing by secondary intention: a cosmetic appraisal. *J Am Acad Dermatol*. 1983;9:407-415.
Zuber TJ. Dermal electrosurgical shave excision. *Am Fam Physician*. 2002;65:1883-1886, 1889-1890, 1895, 1899-1900.
Zuber TJ. Skin biopsy techniques: when and how to perform shave and excisional biopsy. *Consultant*. 1994;34:1515-1521.
2008 MAG Mutual Healthcare Solutions, Inc.'s Physicians' Fee and Coding Guide. Duluth, Georgia. MAG Mutual Healthcare Solutions, Inc. 2007.

CAPÍTULO 58
Reparo de Laceração Tangencial

E. J. Mayeaux, Jr., MD, DABFP, FAAFP

Algumas lesões de tecidos moles são causadas por forças tangenciais que produzem feridas com bordas oblíquas, não verticais ou biseladas. Se essas bordas biseladas forem suturadas da forma tradicional, o resultado frequentemente é uma borda de tecido pouco apresentável. As bordas desiguais projetam uma sombra em superfícies verticais, e a sombra aumenta o aspecto da cicatriz. O manejo adequado das lacerações tangenciais, sobretudo em áreas esteticamente importantes como a face, é essencial para a obtenção de resultados ideais.

As feridas anguladas ou biseladas têm uma borda larga (lado da base) e uma borda rasa. A borda rasa pode cicatrizar com uma perda mínima de tecido se o ângulo da ferida for próximo da vertical. A porção distal (i. e., a mais próxima do centro da ferida) da borda rasa frequentemente necrosa com a angulação mais pronunciada da borda da ferida por causa do suprimento sanguíneo inadequado à epiderme e derme superior. Se a borda rasa for tão fina que pareça transparente no momento do dano, a necrose subsequente é quase certa. Uma borda notadamente rasa se contrai e rola para dentro se for fixada com esparadrapo ou suturada sem modificação.

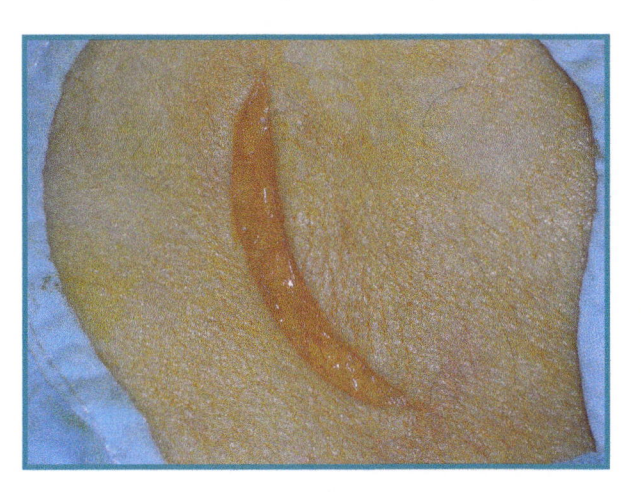

As lacerações tangenciais na mão são comumente produzidas por fragmentos de vidro quebrado enquanto se lava louça na pia. As lacerações tangenciais na cabeça e na face em geral resultam de golpes oblíquos. Os indivíduos idosos frequentemente sofrem ferimentos tangenciais na pele (i. e., rupturas da pele) das extremidades mesmo com um contato mínimo. As cicatrizes cutâneas nos idosos representam uma situação de manejo especial. A fixação com fita adesiva é recomendada nos idosos e em pessoas com fluxo sanguíneo muito ruim, porque a sutura das rupturas cutâneas nas extremidades não parece melhorar os desfechos.

Uma técnica de reparo simples para as feridas tangenciais consiste em pegar um pedaço grande e profundo da borda larga e um pedaço pequeno da borda rasa. Historicamente, as lacerações tangenciais têm sido tratadas pela transformação das bordas biseladas em bordas verticais. O debridamento das bordas da ferida é tedioso e consome tempo, e a remoção extensa de tecido na face deve ser abordada com precaução. Apesar desses fatores negativos, o esforço para transformar as bordas da ferida pode proporcionar resultados estéticos e funcionais agradáveis.

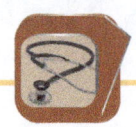

Equipamento

- Os instrumentos para suturas cutâneas simples interrompidas são encontrados no Apêndice G e podem ser adquiridos em lojas de suprimentos cirúrgicos.
- Uma bandeja de anestesia sugerida que pode ser usada neste procedimento é listada no Apêndice F.

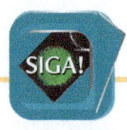

Indicações

- Feridas com bordas biseladas (não verticais)

Contraindicações (relativas)

- Rupturas de pele em indivíduos idosos
- Distúrbios graves da coagulação
- Doença grave que tornaria difícil a cicatrização da ferida
- Celulite nos tecidos a serem incisados
- Condições que possam interferir com a cicatrização da ferida (doenças vasculares causadas por colagenoses, tabagismo, insuficiência renal, diabete melito, estado nutricional, obesidade, agentes quimioterápicos e corticosteroides)
- Distúrbios da síntese do colágeno, como a síndrome de Ehlers-Danlos e a síndrome de Marfan, que afetam a cicatrização de feridas
- Medicamentos concomitantes que possam aumentar a probabilidade de sangramento intraoperatório (Aspirina®, outros anti-inflamatórios não esteroides, varfarina)
- Paciente não cooperativo

O Procedimento

Passo 1. Uma ferida de pele angulada terá um suprimento sanguíneo reduzido na porção distal da borda rasa da ferida, geralmente resultando na necrose dessa borda.

- **ATENÇÃO:** Se uma ferida tangencial for aproximada com uma sutura simples (i. e., lados iguais de cada borda da ferida), o resultado frequentemente será uma cicatriz invertida ou deprimida.

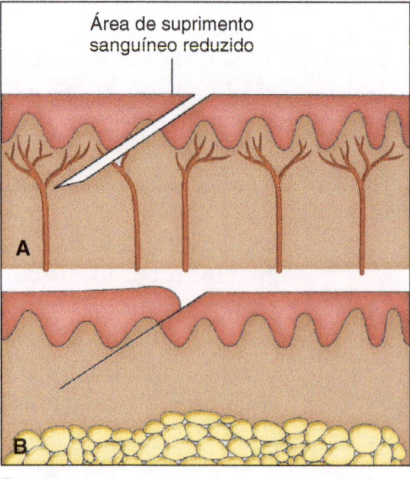

Passo 1

Passo 2. Ao fazer o reparo de uma ferida tangencial de pele, pegar um pedaço grande e profundo com a agulha de sutura, através da borda larga, e um pedaço pequeno (de 2 mm) através da borda rasa. Esse caminho da passagem do fio promove a eversão da borda rasa e auxilia no aspecto final da ferida.

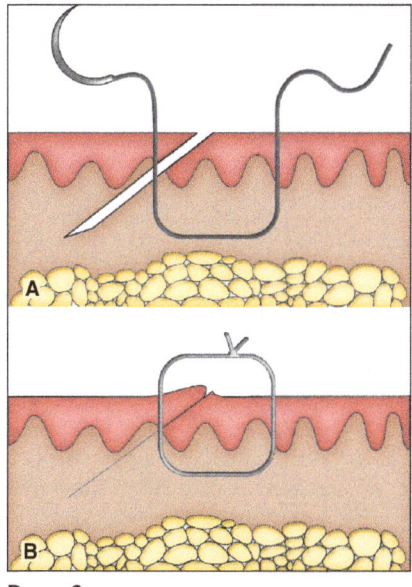

Passo 2

Passo 3. Uma ferida em forma de C, com bordas biseladas, é frequentemente produzida por uma lesão tangencial. Usar um bisturi para criar bordas verticais na ferida e para descolar as bordas e produzir uma aproximação com baixa tensão.

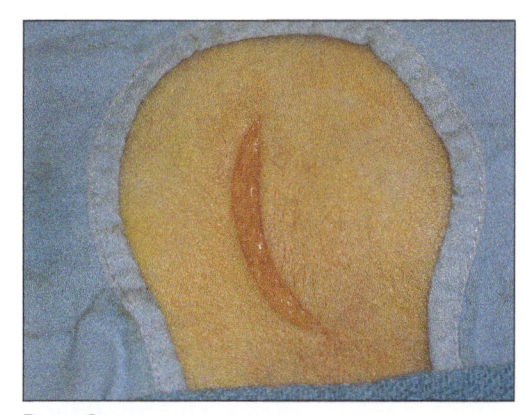

Passo 3

Passo 4. Colocar a primeira sutura no meio da ferida.

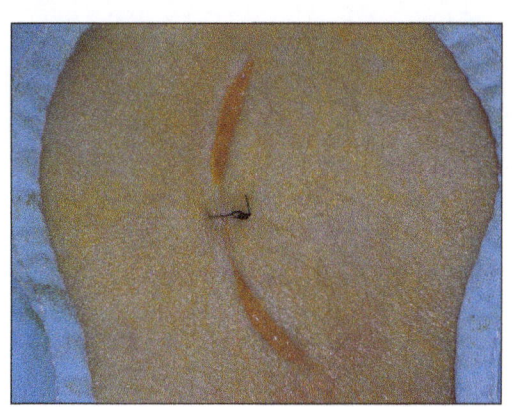

Passo 4

Passo 5. Colocar outra sutura simples interrompida na metade da distância restante do defeito não aproximado.

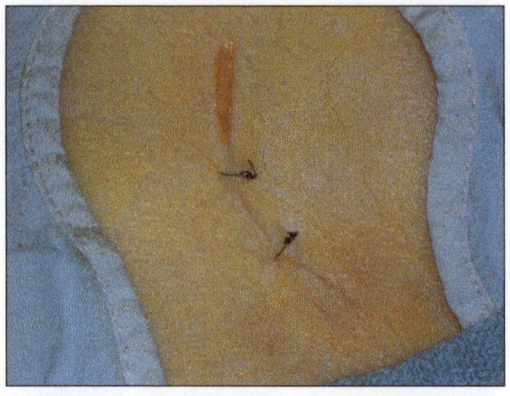

Passo 5

Passo 6. Continuar colocando pontos simples interrompidos na metade da distância restante do defeito não aproximado até que a linha de sutura seja fechada.

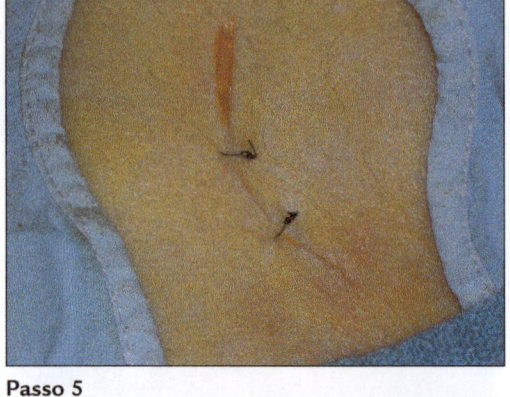

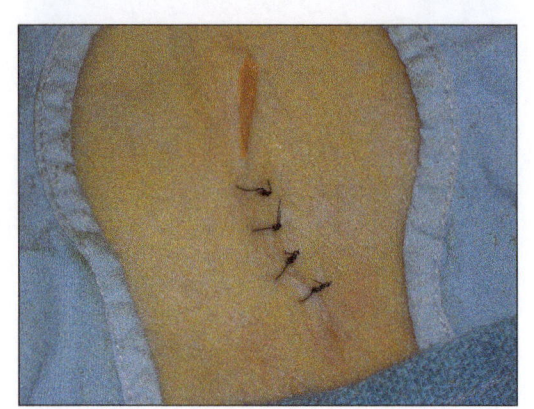

Passo 6

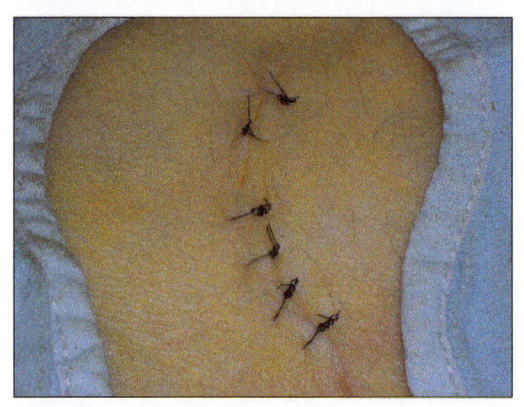

Passo 7. Alternativamente, se uma seção que necessita de fechamento for mais bem aproximada com mais duas suturas em vez de três, colocar duas suturas adicionais, cada uma em um terço da distância total para terminar a linha de sutura.

Passo 7

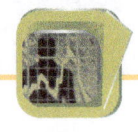

Complicações

- Dor, infecção e sangramento
- Não coaptação das bordas da pele
- Formação de cicatriz
- Excisão incompleta da lesão

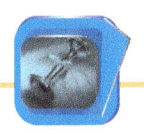

Considerações pediátricas

A pele pediátrica costuma ter fluxo sanguíneo excelente e cicatriza muito bem. Entretanto, os pacientes pediátricos frequentemente sentem dificuldade de ficar sentados ou deitados durante procedimentos mais longos. A maturidade e a capacidade de cooperar do paciente devem ser consideradas antes de se tentar algum procedimento ambulatorial. Às vezes, é necessário sedar o paciente para fazer o reparo da laceração (ver Capítulo 122). A dose máxima recomendada para lidocaína em crianças é de 3 a 5 mg/kg, e de 7 mg/kg quando combinada com epinefrina. Os recém-nascidos têm volume de distribuição aumentado, depuração hepática diminuída e meia-vida de eliminação terminal dobrada (3,2 horas).

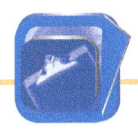

Instruções pós-procedimento

Instruir o paciente a lavar suavemente a área suturada após 24 horas, mas não colocar a ferida em água corrente por 2 a 3 dias. Orientar o paciente a secar bem a área depois de lavá-la e usar uma pequena quantidade de pomada antibiótica para promover a cicatrização úmida. Recomendar a elevação da ferida para ajudar a diminuir o edema, reduzir a dor e acelerar a cicatrização. Instruir o paciente a não mexer, romper ou cortar os pontos de sutura. Orientar o paciente a cobrir a ferida com um curativo não oclusivo por 2 a 3 dias. Um curativo simples do tipo Band-Aid® será suficiente para muitas lacerações pequenas. O curativo não deve ser mexido por pelo menos 48 horas, período após o qual a maioria das feridas pode ser aberta. As feridas no couro cabeludo podem ser deixadas abertas se forem pequenas, mas as grandes feridas na cabeça podem ser enroladas circunferencialmente com atadura e gaze.

A maioria das feridas não contaminadas não precisa ser vista por um profissional até a remoção da sutura, a menos que se desenvolvam sinais de infecção. As feridas altamente contaminadas devem ser vistas para seguimento em 2 a 3 dias. Fornecer instruções de alta para o paciente com relação aos sinais de infecção da ferida.

Referências

Bennett RG. *Fundamentals of Cutaneous Surgery*. St. Louis: CV Mosby; 1988:355-444.
Dushoff IM. A stitch in time. *Emerg Med*. 1973;5:21-43.
Lammers RL, Trott AL. Methods of wound closure. In: Roberts JR, Hedges JR, eds. *Clinical Procedures in Emergency Medicine*, 3rd ed. Philadelphia: WB Saunders; 1998:560-598.
Perry AW, McShane RH. Fine tuning of the skin edges in the closure of surgical wounds: controlling inversion and eversion with the path of the needle—the right stitch at the right time. *J Dermatol Surg Oncol*. 1981;7:471-476.
Stein A, Williamson PS. Repair of simple lacerations. In: Driscoll CE, Rakel RE, eds. *Patient Care Procedures for Your Practice*. Los Angeles: Practice Management Information Corporation; 1991:299-306.
Williamson P. Office Procedures. Philadelphia: WB Saunders; 1955:215-223.
Wilson JL, Kocurek K, Doty BJ. A systemic approach to laceration repair. *Postgrad Med*. 2000;107: 77-88.
Zuber TJ. Wound management. In: Rakel RE, ed. *Saunders Manual of Medical Practice*. Philadelphia: WB Saunders; 1996:1007-1008.
Zukin DD, Simon RR. *Emergency Wound Care: Principles and Practice*. Rockville, MD: Aspen Publishers; 1987:63-76.
2008 MAG Mutual Healthcare Solutions, Inc.'s Physicians' Fee and Coding Guide. Duluth, Georgia. MAG Mutual Healthcare Solutions, Inc. 2007.

CAPÍTULO 59
Plastia em T

E. J. Mayeaux, Jr., MD, DABFP, FAAFP

A plastia em T (plastia em A-T, retalho em O-T) pode ser considerada como metade de um retalho de avanço duplo. A técnica básica consiste na criação de um defeito de formato triangular sobreposto à excisão circular primária a ser fechada. O retalho é construído ao se fazer uma incisão ao longo da base do defeito triangular imaginado e então ao se juntar as duas pontas basais do triângulo com o ponto central da base. Dois pedículos grandes são criados para que haja um bom fluxo sanguíneo às porções distais do retalho. Os pedículos deslizam ao longo da linha de incisão para fechar o defeito triangular. Isso resulta em um fechamento em forma de T invertido. As linhas de tensão são criadas pela rotação da pele recrutada. A tensão criada fica principalmente em um arco de 15 graus a patir das linhas que dividem ao meio os ângulos formados pelas incisões horizontal e vertical.

As "orelhas de cachorro" são frequentemente encontradas nas extremidades dos retalhos após o fechamento de um defeito triangular. O reparo com triângulo de Burow (ver Capítulo 46) é às vezes necessário em cada extremidade da linha de incisão oposta ao defeito triangular original. Os triângulos em cunha de Burow permitem que os pedículos sejam movidos com mais facilidade. Para evitar remoção desnecessária ou excessiva de tecido, os triângulos em cunha de Burow não devem ser excisados até que os pedículos tenham sido suturados. Se uma "orelha de cachorro" aparecer no ápice do triângulo onde os dois pedículos se encontram, ela pode ser corrigida pela remoção do tecido excedente.

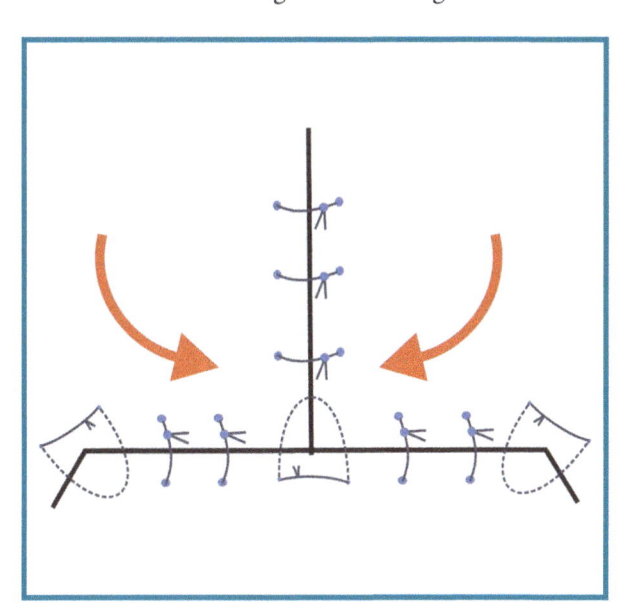

As dimensões do triângulo imaginário que guia a formação desse retalho obviamente irão variar, dependendo do tamanho do defeito, do tamanho do cone formado e da proximidade das estruturas adjacentes. O desenho ideal (para minimizar a tensão de fechamento) para uma plastia em T inclui uma altura do triângulo que seja duas vezes o diâmetro da excisão do defeito, a extensão da base que tenha o tamanho do diâmetro do defeito em cada lado, e três diâmetros do defeito (medidos a partir do centro do defeito) para o descolamento.

A plastia em T é valiosa quando a distorção de uma estrutura adjacente a uma borda de um defeito for indesejável, ou quando o defeito estiver dentro ou perto de limites anatômicos longos. Se esse for o caso, a base do retalho é posicionada ao longo da borda do lado a ser preservado. Este método evita a violação de estruturas importantes e permite que as cicatrizes fiquem relativamente escondidas. Este retalho é particularmente útil na testa, onde a incisão da base pode ficar escondida ao longo da sobrancelha ou da linha de implantação do cabelo; no queixo, onde a incisão da base pode ficar escondida ao longo da prega mentoniana; e no lábio, onde a incisão da base pode ser escondida ao longo da transição do vermelhão. Entretanto, ao usar esse retalho no lábio, o cirurgião deve evitar qualquer movimento secundário, que possa distorcer a margem livre da borda labial (transição do vermelhão).

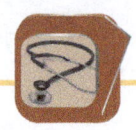

Equipamento

- Os instrumentos da bandeja cirúrgica estão listados no Apêndice G. Pode ser interessante adicionar ganchos de pele para manusear suavemente os retalhos de pele e ter pelo menos três pinças hemostáticas finas (mosquito) para ajudar na hemostasia durante o desenvolvimento de grandes retalhos de pele.

- Os tempos sugeridos para remoção de sutura estão listados no Apêndice J, e uma bandeja de anestesia sugerida que pode ser usada neste procedimento está descrita no Apêndice F. Todos os instrumentos podem ser adquiridos em lojas de suprimentos cirúrgicos.

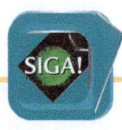

Indicações

- Fechamento de defeitos infrapalpebrais: a plastia em T reduzirá o risco de depressão da pálpebra inferior, comparada a uma excisão fusiforme.

- Fechamento de defeitos pré-auriculares: uma longa linha de incisão é criada em paralelo à orelha, e os dois pedículos são criados na bochecha.

- Fechamento de defeitos supralabiais: o tecido avermelhado, localizado dentro da borda do lábio, não é usado para o reparo dos defeitos labiais fora do vermelhão labial. O retalho em A-T pode ser eficazmente usado para fechar um defeito nesse local.

- Fechamento de defeitos laterais à asa nasal: se uma incisão não puder ser estendida à asa do nariz, um fechamento em T pode ser executado alinhando-se a linha de incisão longa com a prega nasolabial.

- Fechamento de defeitos superiores à sobrancelha: a excisão fusiforme de lesões logo acima da sobrancelha pode resultar em uma elevação esteticamente inaceitável da sobrancelha.

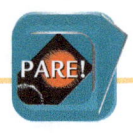

Contraindicações

- Suprimento vascular cutâneo ruim
- Doenças que causam suprimento vascular deficiente na pele (p. ex., doença cardíaca aterosclerótica, diabete, tabagismo, doenças vasculares causadas por colagenose, irradiação prévia, anemia grave, anticoagulação)
- História de cicatrização ruim, cicatriz hipertrófica ou formação de queloide
- Paciente não cooperativo
- Presença de celulite, bacteremia ou infecção ativa

O Procedimento

Passo 1. A técnica é realizada depois da administração de anestesia (p. ex., bloqueio do campo; ver Capítulo 2). Preparar a pele com solução de iodopovidona ou clorexidina e deixar secar (ver Apêndice E). Delinear a plastia de forma que a base do triângulo isósceles e a base estendida cortada fiquem orientadas em direção à estrutura que precisa ser protegida do movimento do tecido (neste exemplo, a sobrancelha no topo da fotografia).

- **DICA:** Preparar uma área ampla, de forma que uma área sem preparo não seja inadvertidamente exposta se o campo deslizar um pouco.

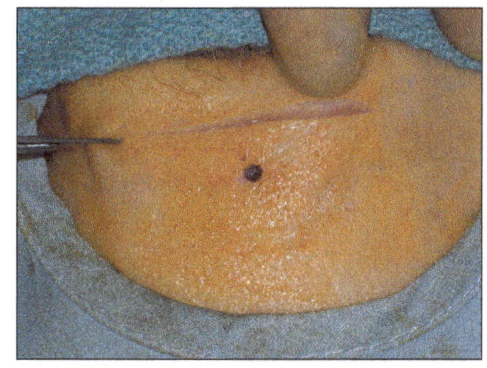

Passo 2. O defeito circular original é planejado com base no tamanho da lesão mais uma margem apropriada (ver Apêndice D). O defeito circular planejado é então convertido em um defeito triangular.

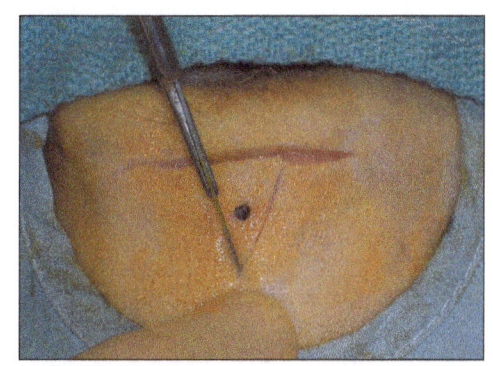

Passo 3. O espécime triangular é removido e enviado para exame patológico.

- **ATENÇÃO:** Alguns profissionais excisam primeiro o defeito circular e então cortam o triângulo. Entretanto, quando a lesão for excisada com o triângulo inteiro, o tecido extra na margem da excisão minimiza o risco de uma margem que seja positiva para doença.

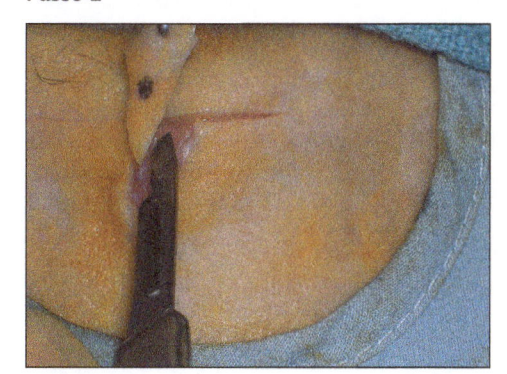

Passo 4. Os retalhos são gentilmente elevados com ganchos de pele, e o descolamento horizontal é executado com uma lâmina de bisturi nº 15 ou uma tesoura. Quanto mais largo o descolamento em torno do local, mais fácil será mover conjuntamente os retalhos de pele.

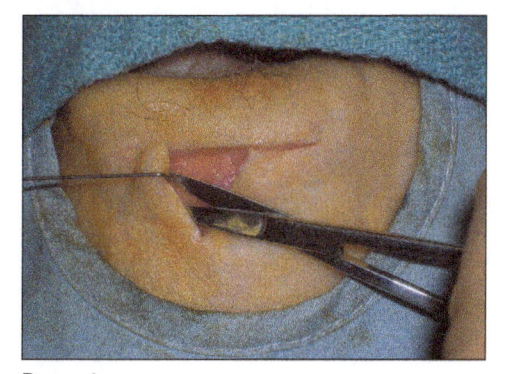

Passo 5. Verificar se os retalhos estão suficientemente frouxos para serem movidos sem tensão significativa. Se houver tensão em demasia para fechá-los com uma pressão digital mínima, então pode ser necessário mais descolamento deles.

- **ATENÇÃO:** Se os retalhos estiverem bem descolados e ainda não fecharem com pressão mínima, verificar o seu comprimento global. Na plastia em T idealmente delineada, as extensões da base devem se equiparar a um diâmetro do defeito em cada lado, e deve haver três diâmetros do defeito de descolamento (medidos a partir do seu centro).

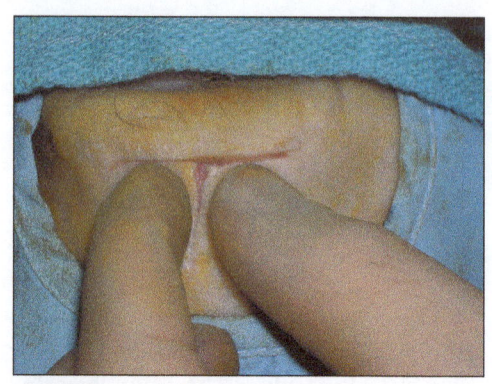

Passo 5

Passo 6. Deslizar os dois pedículos para o centro e ancorar os pedículos à linha de incisão longa e um ao outro. Colocar um ponto de canto.

- **DICA:** Certificar-se de que o ponto de canto seja colocado no meio da base do corte. Se o ponto do centro for deslocado para um ou para outro lado, os tons da pele podem não combinar e também a "orelha de cachorro" ficará mais pronunciada em um dos lados.

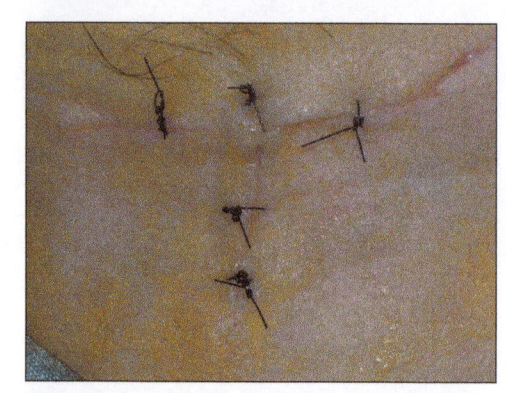

Passo 6

Passo 7. Se o tecido franzir na extremidade das linhas de incisão, são realizadas excisões do triângulo em cunha de Burow para corrigir as "orelhas de cachorro" (ver Capítulo 46).

- **ATENÇÃO:** Às vezes um ponto de canto não pode ser usado para fechar as pontas do retalho. Um ponto de canto costuma ser empregado para fechar as duas pontas do retalho. Entretanto, uma obstrução anatômica pode limitar a quantidade de espaço disponível para executar um ponto de canto. Ocasionalmente, pode ser necessário usar uma fita adesiva no canto, em vez de fazer um ponto de canto.

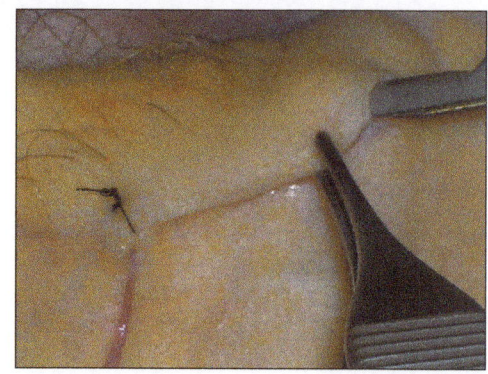

Passo 7

Passo 8. Terminar o fechamento com pontos simples interrompidos.

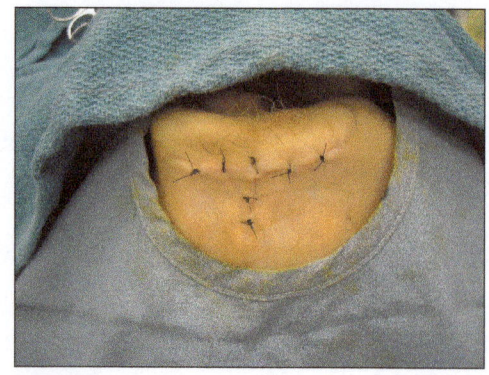

Passo 8

Passo 9. Várias aplicações para o retalho A-T são demonstradas (p. ex., sobre a pálpebra, lateral à asa do nariz e no tecido pré-auricular).

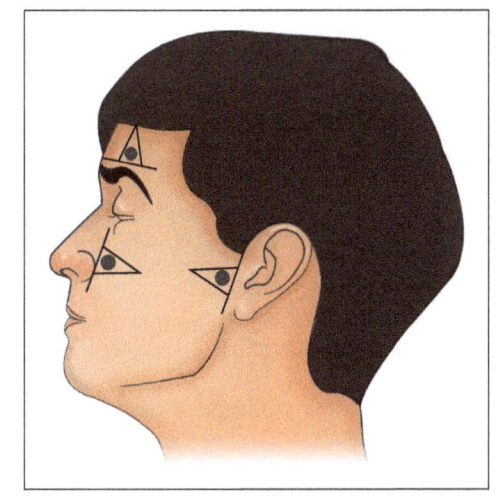

Passo 9

Passo 10. Um defeito triangular à infrapalpebral tem uma linha de incisão estendida. Os pedículos são descolados, e os retalhos são centrados. Pode não haver espaço suficiente para fazer uma sutura de ângulo por fora da borda da pálpebra.

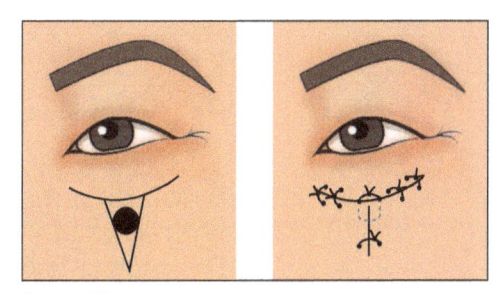

Passo 10

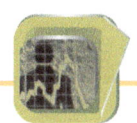

Complicações

- Dor, infecção e sangramento
- Não coaptação das bordas da pele
- Formação de cicatriz
- Alterações sensitivas (frequentemente se resolvem com o tempo)
- Necrose do retalho
- Formação de hematoma

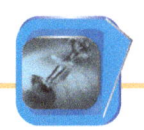

Considerações pediátricas

A pele pediátrica costuma ter fluxo sanguíneo excelente e cicatriza muito bem. Entretanto, os pacientes pediátricos frequentemente sentem dificuldade de ficar sentados ou deitados durante procedimentos mais longos. A maturidade e a capacidade de cooperar do paciente devem ser consideradas antes de se tentar algum procedimento ambulatorial.

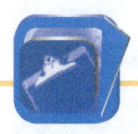

Instruções pós-procedimento

Aplicar antibióticos tópicos e um curativo de pressão depois do procedimento. Orientar o paciente a manter o curativo seco sobre a ferida nas primeiras 24 horas. Depois disso, ela pode ser limpa com água oxigenada ou lavada suavemente com sabão e água, conforme necessário. Uma pomada antibiótica e o curativo devem ser reaplicados até o retorno do paciente ou durante duas semanas. Instruir o paciente a relatar quaisquer sinais de infecção. Agendar uma consulta de retorno para a remoção das suturas (ver Apêndice J).

Referências

Chernosky ME. Scalpel and scissors surgery as seen by the dermatologist. In: Epstein E, Epstein E Jr., eds. *Skin Surgery*. 6th ed. Philadelphia: Saunders; 1987:88-127.

Krishnan R, Garman M, Nunez-Gussman J, et al. Advancement flaps: A basic theme with many variations. *Dermatol Surg*. 2005;31(8):987-994.

Larrabee WF, Sutton D. The biomechanics of advancement and rotation flaps. *Laryngoscope*. 1981;91:726-734.

Stegman SJ, Tromovitch TA, Glogau RG. *Basics of Dermatologic Surgery*. Chicago: Year Book Medical; 1982:87.

Stevens C, Tan L, Kassir R, et al. Biomechanics of A-to-T flap design. *Laryngoscope*. 1999;109:113-117.

Swanson NA. *Atlas of Cutaneous Surgery*. Boston: Little Brown; 1987:96-97.

Wheeland RG. Reconstruction of the lower lip and chin using local and random-pattern flaps. *J Dermatol Surg Oncol*. 1991;17:605-615.

2008 MAG Mutual Healthcare Solutions, Inc.'s Physicians' Fee and Coding Guide. Duluth, Georgia. MAG Mutual Healthcare Solutions, Inc. 2007.

CAPÍTULO 60
Plastia em V-Y

E. J. Mayeaux, Jr., MD, DABFP, FAAFP

A plastia em V-Y é uma técnica fácil de aprender e comumente usada na prática de cirurgia plástica. Ela consiste em fazer uma incisão em um padrão triangular e avançar o retalho em forma triangular para cobrir o defeito no formato de Y. A dupla plastia em V-Y envolve uma incisão de formato fusiforme com dois pedículos em formato triangular que são avançados para o centro do defeito e fechados no formato de dois Ys, com os braços superiores conectados. A plastia em V-Y é um retalho pediculado insular. Embora a maioria dos retalhos locais rode para uma ferida a partir dos tecidos próximos, trazendo o suprimento sanguíneo através da porção intacta do retalho, os retalhos pediculados insulares recebem o suprimento sanguíneo por baixo, pelos capilares imediatamente debaixo da derme. Esse suprimento capilar não deve ser rompido pelo descolamento do tecido durante a criação de um retalho pediculado insular.

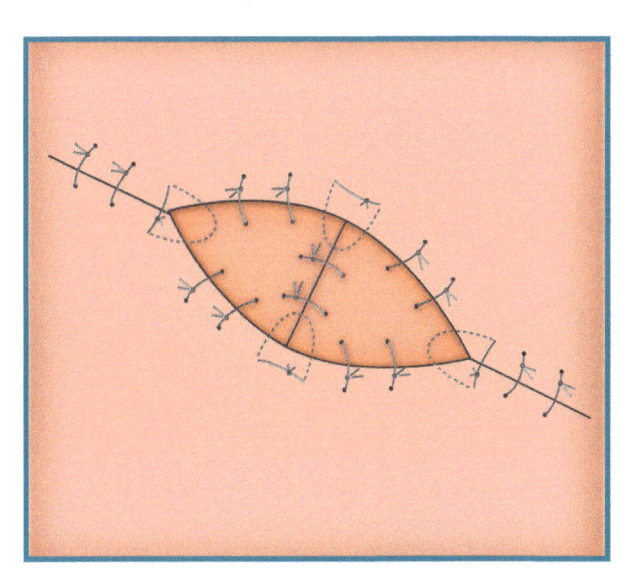

Embora a plastia em V-Y seja um procedimento comum para cobrir os defeitos de pele, ela tem uso limitado em áreas de fluxo sanguíneo subcutâneo mais pobre, como as extremidades inferiores. Esse procedimento funciona muito bem na face, no pescoço e no dorso. A plastia em V-Y pode ser usada também para reparar a amputação da ponta do dedo, e a técnica de plastia com retalho em V-Y funciona melhor quando a lesão deixar mais polpa digital do que leito ungueal. A técnica de plastia em V-Y preserva os contornos normais dorsais do dedo, ajuda a acolchoar a ponta do dedo e preserva a sensibilidade normal. Ela permite que a maioria dos pacientes recupere a sensibilidade e a discriminação de dois pontos na ponta do dedo. Os resultados cosméticos costumam ser excelentes, com um bom contorno e preservação do coxim da polpa digital.

A plastia em V-Y pode ser usada também para aliviar a tensão causada por uma cicatriz contraída na pele ou em uma estrutura cutânea. Neste cenário, os braços do Y são cortados em torno da cicatriz contraída e para longe da área de pele ou da estrutura que está sendo distorcida. O retalho em V não é descolado ou movido, mas a tração natural do tecido puxará a lesão, aliviando a tensão na pele. Então, a linha de sutura em forma de Y é criada.

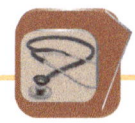

Equipamento

- Os instrumentos da bandeja cirúrgica estão listados no Apêndice G. Pode ser interessante adicionar ganchos de pele para manusear suavemente os retalhos de pele e ter pelo menos três pinças hemostáticas finas (mosquito) para ajudar na hemostasia durante o desenvolvimento de grandes retalhos de pele.

- Os tempos sugeridos para remoção de sutura estão listados no Apêndice J, e uma bandeja de anestesia sugerida que pode ser usada neste procedimento está descrita no Apêndice F. Todos os instrumentos podem ser comprados em lojas de suprimentos cirúrgicos.

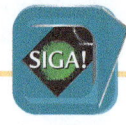

Indicações

- Fechamento de defeitos cutâneos que exijam mínima remoção de pele, ou onde a pele pode ficar sob tensão a partir de várias direções.

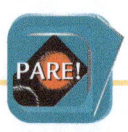

Contraindicações (relativas)

- Áreas de fluxo sanguíneo ruim
- Paciente não cooperativo
- Feridas mais adequadamente fechadas por outros métodos
- Presença de celulite, bacteremia ou infecção ativa

O Procedimento

Passo 1. O delineamento da plastia em V-Y dupla é baseado na excisão fusiforme. Medir e marcar a extensão da excisão, incluindo as margens cirúrgicas apropriadas (ver Apêndice D). Delinear o formato fusiforme com a relação habitual de 3:1 de comprimento com a largura, com o maior eixo em paralelo às linhas de menor tensão de pele (ver Apêndice B: Linhas de Menor Tensão da Pele [Langer]). Alinhar as extremidades dos retalhos triangulares planejados.

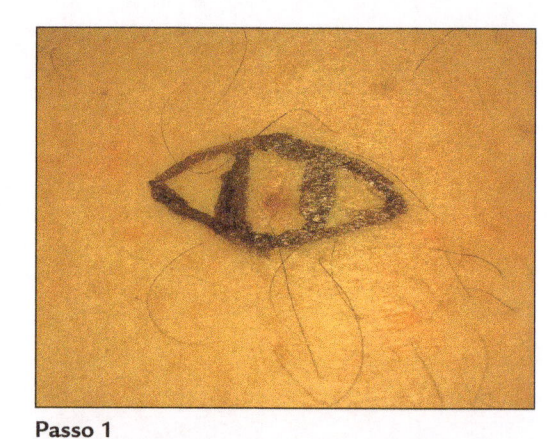

Passo 1

Passo 2. Preparar a pele com solução de iodopovidona ou clorexidina e deixar secar (ver Apêndice E). Incisar o contorno da incisão fusiforme. As incisões cutâneas são feitas através da espessura completa da pele. Não descolar o retalho em si, porque o suprimento sanguíneo a esse retalho pediculado insular vem por baixo do pedículo. O retalho baseado no formato fusiforme costuma ter mobilidade suficiente para permitir o fechamento do defeito.

- **DICA:** Preparar uma área ampla, de forma que uma área sem preparo não fique inadvertidamente exposta se o campo deslizar um pouco.

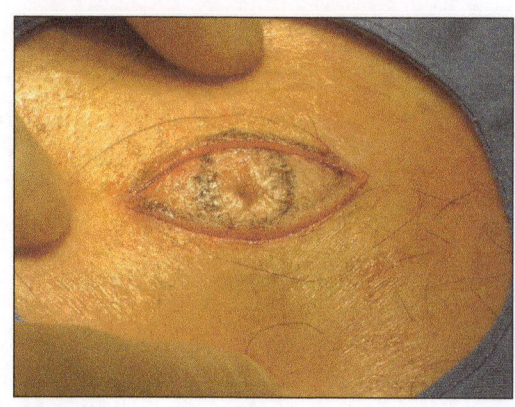

Passo 2

Passo 3. Terminar a excisão da lesão (com suas margens cirúrgicas) fazendo duas incisões retas perpendiculares ao maior eixo da excisão fusiforme.

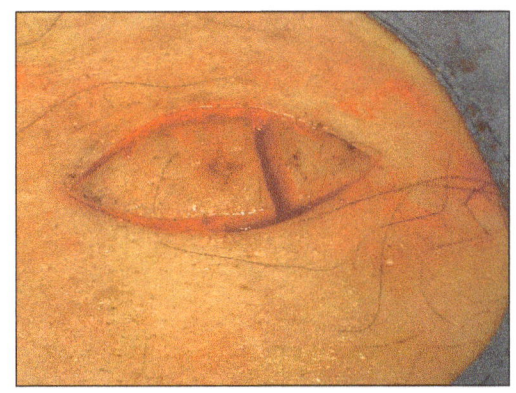

Passo 3

Passo 4. Remover o espécime e colocá-lo em um frasco para exame patológico. Pinçar ou ligar qualquer sangramento na base da excisão.

- ATENÇÃO: O sangramento da base do retalho impedirá a cicatrização e promoverá a necrose do retalho.

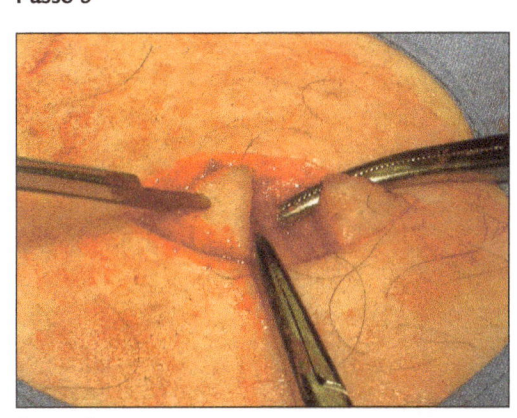

Passo 4

Passo 5. Certificar-se de que a derme em torno dos pedículos esteja completamente seccionada.

- ATENÇÃO: Não descolar o retalho em si, porque o suprimento sanguíneo a esse retalho vem por baixo do pedículo. Se o pedículo for descolado por qualquer razão, converter o procedimento em uma excisão fusiforme.

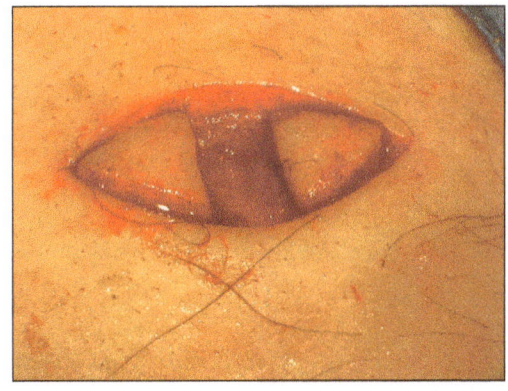

Passo 5

Passo 6. Começar o fechamento suturando as duas margens retas juntas no centro do defeito usando uma sutura simples interrompida ou uma sutura vertical contínua. Ver Capítulos 38 e 43.

- DICA: A magnificação com lupa pode ajudar na realização desta técnica; um fio 4-0 a 5-0 produzirá menos marcas de sutura.

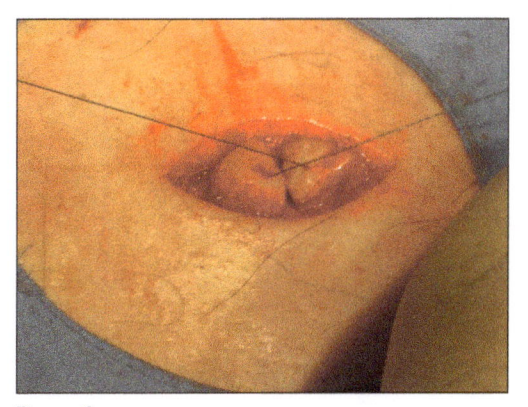

Passo 6

Passo 7. Fazer as suturas de ângulo em ambas as extremidades da ilha central recém-unida. Ver Capítulo 39.

- **ATENÇÃO:** Certificar-se de manter a mesma profundidade na derme ao longo de cada sutura de ângulo.

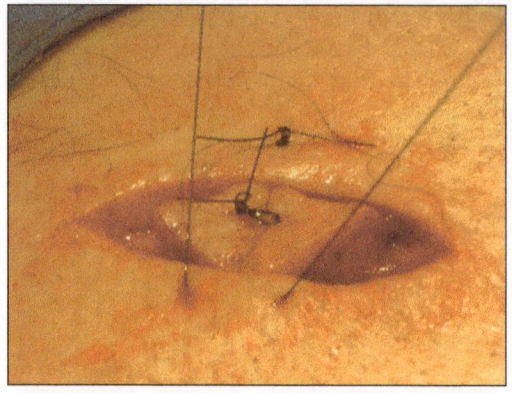

Passo 7

Passo 8. Colocar duas suturas de ângulo adicionais nas pontas dos retalhos triangulares e usar pontos simples interrompidos para terminar o fechamento das incisões. Cobrir com pomada antibiótica e curativo.

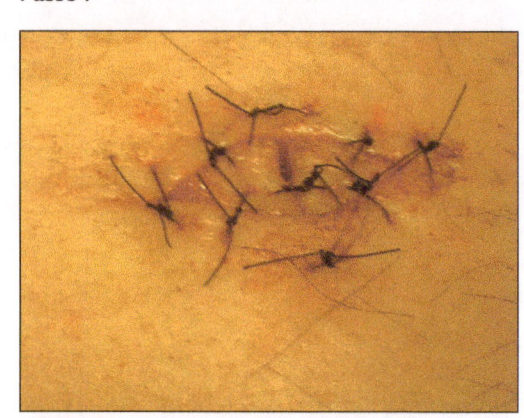

Passo 8

Passo 9. Para o reparo da ponta do dedo, fazer um bloqueio digital (ver Capítulo 3) e debridar qualquer tecido desvitalizado. Alisar ou aparar qualquer osso saliente usando um saca-bocado. Criar um retalho de formato triangular (como descrito previamente) com a base do retalho na borda cortada da pele onde ocorreu a amputação. Avançar o retalho sobre a área com defeito e suturá-lo ao leito ungueal com fios *nylon* 5-0 ou 6-0. Então suturar o retalho como recém-descrito.

- **DICA:** O retalho deve ser tão largo quanto a largura máxima da amputação.

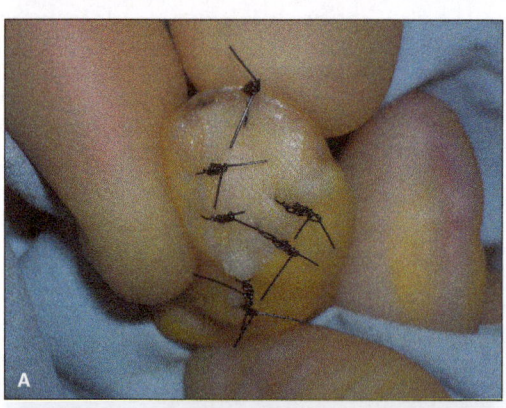

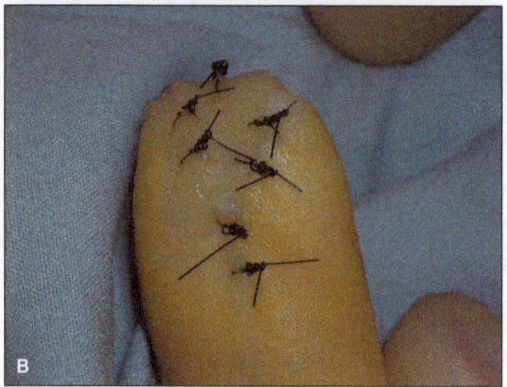

Passo 9

Passo 10. Para aliviar a tensão causada por uma cicatriz contraída, cortar os braços do Y em torno da cicatriz contraída e para longe da área de pele ou da estrutura que está sendo distorcida. O retalho em V não é descolado ou movido, deixando que recue para aliviar a tensão na pele.

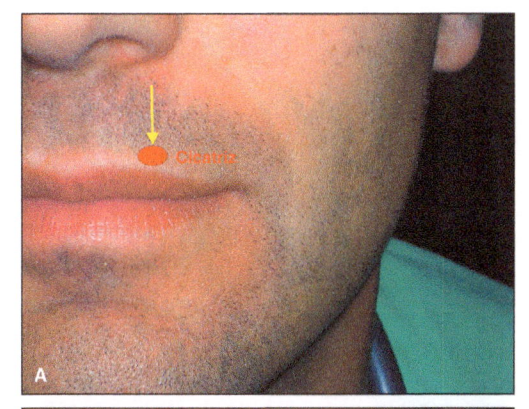

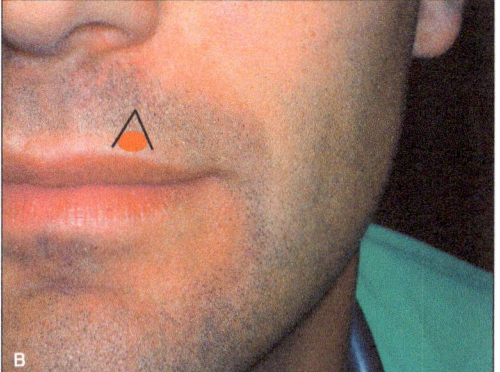

Então, a linha de sutura em forma de Y é criada conforme descrito anteriormente.

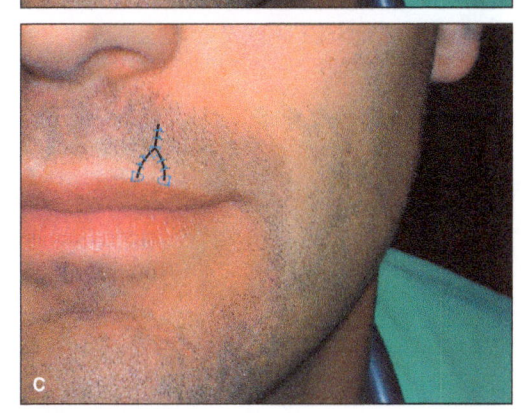

Passo 10

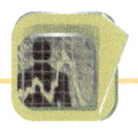

Complicações

- Dor, infecção e sangramento
- Não coaptação das bordas da pele
- Formação de cicatriz
- Desprendimento do tecido, habitualmente devido ao excesso de tensão ou à interrupção do suprimento sanguíneo pelo descolamento
- Alterações sensitivas, que frequentemente se resolvem com o tempo

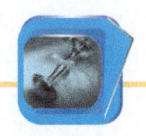

Considerações pediátricas

A pele pediátrica costuma ter fluxo sanguíneo excelente e cicatriza muito bem. Entretanto, os pacientes pediátricos frequentemente sentem dificuldade de ficar sentados ou deitados durante procedimentos mais longos. A maturidade e a capacidade de cooperar do paciente devem ser consideradas antes de se tentar algum procedimento ambulatorial.

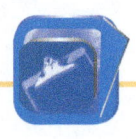

Instruções pós-procedimento

Instruir o paciente a manter o curativo seco sobre a ferida nas primeiras 24 horas. Depois disso, ela pode ser limpa com água oxigenada ou lavada suavemente com sabão e água, conforme necessário. Uma pomada antibiótica e o curativo devem ser reaplicados após cada lavagem, até que o paciente retorne ou durante duas semanas. Orientar o paciente a relatar quaisquer sinais de infecção. Agendar uma consulta de retorno para a remoção das suturas (ver Apêndice J).

Referências

Baker SR. Reconstructive surgery for skin cancer. In Rigel DS, Friedman RJ, Dzubow LM, et al., eds. *Cancer of the Skin*. New York: Elsevier; 2005:573-592.

Dautel G, Corcella D, Merle M. Reconstruction of fingertip amputations by partial composite toe transfer with short vascular pedicle. *J Hand Surg [Br]*. 1998;23:457-464.

Dilek ON, Bekerecioglu M. Role of simple V-Y advancement flap in the treatment of complicated pilonidal sinus. *Eur J Surg*. 1998;164:961-964.

Jackson EA. The V-Y plasty in the treatment of fingertip amputations. *Am Fam Physician*. 2001;64:455-458.

Kapetansky KI. Double pendulum flaps for whistling deformities in bilateral cleft lips. *Plast Reconstr Surg*. 1971;47:321-324.

Kutler W. Clinical notes, suggestions and new instruments: A new method for finger tip amputations. *JAMA*. 1947;133:29-30.

Lee HB, Kim SW, Lew DH, et al. Unilateral multilayered musculocutaneous V-Y advancement flap for the treatment of pressure sore. *Plast Reconstr Surg*. 1997;100:340-345.

Maruyama Y, Iwahira Y, Ebihara H. V-Y advancement flaps in the reconstruction of skin defects of the posterior heel and ankle. *Plast Reconstr Surg*. 1990;85:759-761.

Nilson RZ, Dockery GL. V-Y plasty and its variants. *J Am Podiatr Med Assoc*. 1995;85:22-27.

Parry S, Park R, Park C. Fasciocutaneous V-Y advancement flap for repair of sacral defects. *Ann Plast Surg*. 1989;22:543-546.

Rosenthal EA. Treatment of fingertip and nail bed injuries. *Orthop Clin North Am*. 1983;14:675-697.

Zook EG, Van Beak AL, Russel RC, et al. V-Y advancement flap for facial defects. *Plast Reconstr Surg*. 1980;65:786-789.

Zuber TJ. *Advanced Soft Tissue Surgery*. Kansas City: American Academy of Family Physicians; 1999:80-85.

2008 MAG Mutual Healthcare Solutions, Inc.'s Physicians' Fee and Coding Guide. Duluth, Georgia. MAG Mutual Healthcare Solutions, Inc. 2007.

CAPÍTULO 61

Plastia em Z

E. J. Mayeaux, Jr., MD, DABFP, FAAFP

Historicamente, a plastia em Z tem sido uma técnica bastante ensinada e usada na cirurgia plástica. É um tipo de retalho de transposição que incorpora princípios dos retalhos de avanço e de rotação em seu desenho e execução. Muitas variações da plastia em Z foram desenvolvidas, mas este capítulo se concentra na técnica mais comum, a plastia básica em Z de 60 graus. O procedimento usa a transposição de dois retalhos triangulares para produzir uma ferida em forma de Z. A principal indicação para uma plastia em Z é a mudança de direção de uma ferida, de forma que ela se alinhe mais proximamente com as linhas da tensão da pele em repouso, ou de forma que uma cicatriz passe por uma linha articular (em vez de cruzá-la). Pelo fato de a técnica aumentar o comprimento de pele disponível em uma direção desejada, a plastia em Z também é usada para corrigir cicatrizes contraídas que cruzam as pregas flexoras. A plastia em Z de 60 graus alonga a cicatriz total em 75%.

O fundamental para uma plastia em Z bem projetada é a simetria. O comprimento de cada braço e do membro central deve ser igual. Além disso, os ângulos entre os dois braços e o membro central devem ser sempre imagens especulares. Isso permite que os retalhos subsequentemente desenvolvidos sejam facilmente intercambiados. Um ângulo de 60 graus entre o membro central e os braços produz o melhor desfecho. Isso cria dois triângulos retos de 30-60-90 graus, que rodam a linha central em 90 graus quando os retalhos são transpostos. A geometria bidimensional dita que o comprimento ponto a ponto da cicatriz final é igual à raiz quadrada de três vezes o comprimento da cicatriz ou incisão original.

Ao considerar o uso de uma plastia em Z, alguns médicos teoricamente questionam a criação de uma ferida que é três vezes maior do que a ferida original no comprimento máximo final (i. e., os dois braços diagonais são tão longos quanto a ferida central). Embora a criação de feridas longas seja em geral desencorajada, uma plastia em Z bem projetada pode melhorar significativamente o desfecho estético e funcional. A plastia em Z pode ser executada em uma ferida recente que esteja contra as linhas da tensão da pele em repouso, embora alguns especialistas recomendem o fechamento simples da ferida e então uma plastia em Z mais tarde, para revisar as cicatrizes que sejam problemáticas. Os médicos que têm a oportunidade de realizar com frequência a plastia em Z geralmente observam desfechos funcionais e estéticos favoráveis.

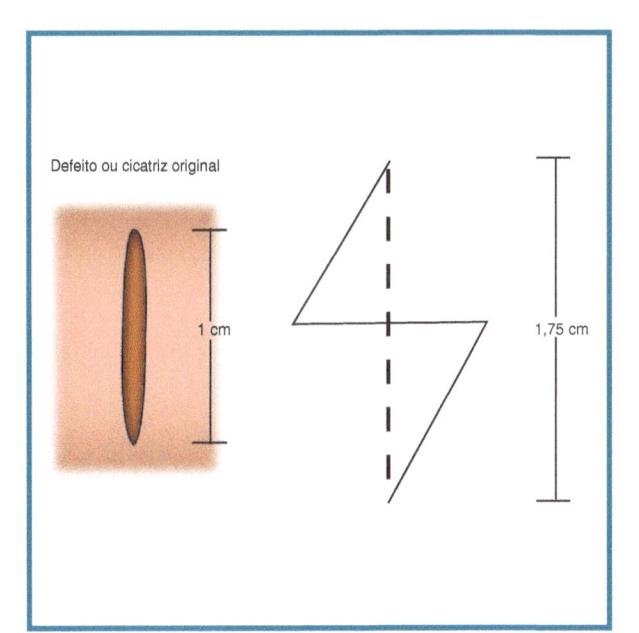

Ao realizar uma plastia em Z, o cirurgião de pele deve ater-se meticulosamente à técnica. Quando possível, solicitar que o paciente pare de usar anticoagulantes ou Aspirina® antes da cirurgia. Os antibióticos profiláticos podem ser considerados em pacientes com diabete e em outros pacientes imunocomprometidos, mas faltam dados que sustentem a eficácia dessa abordagem. O "efeito do alçapão" – uma elevação do tecido central resultante de uma contração para baixo de uma cicatriz circundante – pode ser evitado pelo emprego de um descolamento suficiente de tecidos que cercam o local do retalho. Múltiplas plastias contíguas em Z podem ser usadas para quebrar uma linha cicatricial longa.

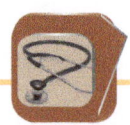

Equipamento

- Os instrumentos da bandeja cirúrgica estão listados no Apêndice G. Pode ser interessante adicionar ganchos de pele para manusear suavemente os retalhos de pele e ter pelo menos três pinças hemostáticas finas (mosquito) para ajudar na hemostasia durante o desenvolvimento de grandes retalhos de pele.

- Os tempos sugeridos para remoção de sutura estão listados no Apêndice J, e uma bandeja de anestesia sugerida que pode ser usada neste procedimento está descrita no Apêndice F. Todos os instrumentos podem ser comprados em lojas de suprimentos cirúrgicos.

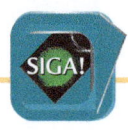

Indicações

- Revisão de contraturas ou cicatrizes que cruzam pregas flexoras e resultam em cicatrizes do tipo arco e flexa (p. ex., cicatrizes verticais sobre as pregas flexoras das articulações interfalângicas proximais das mãos)

- Revisão de cicatrizes que atravessam concavidades sulco (cicatriz vertical que percorre entre o lábio inferior e o queixo, atravessando o sulco nasolabial profundo)

- Redirecionamento de feridas que sejam perpendiculares às linhas articulares ou às linhas de menor tensão da pele (i. e., reorientar para uma direção que produza um resultado esteticamente superior)

- Criação de uma irregularidade da ferida (i. e., resultados estéticos melhores com uma linha que está interrompida ou em zigue-zague *versus* uma linha longa e reta que seja menos atraente)

- Reposicionamento de tecidos malsituados e que produzem um efeito de alçapão (i. e., o rearranjo de uma cicatriz circular que esteja fazendo com que o tecido central fique elevado)

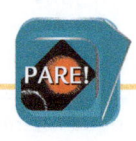

Contraindicações

- Suprimento vascular cutâneo ruim
- Doenças que causam suprimento vascular deficiente na pele (p. ex., doença cardíaca aterosclerótica, diabete, tabagismo, vasculite causada por colagenese, irradiação prévia, anemia grave, anticoagulação)
- História de cicatrização ruim, cicatriz hipertrófica ou formação de queloide
- Paciente não cooperativo
- Presença de celulite, bacteremia ou infecção ativa

O Procedimento

Passo 1. A ferida ou cicatriz original está perpendicular à linha da prega nasolabial. A contração da cicatriz produzirá uma cicatriz óbvia. Preparar e colocar campos na área (ver Apêndice E). Administrar um bloqueio do campo (ver Capítulo 2).

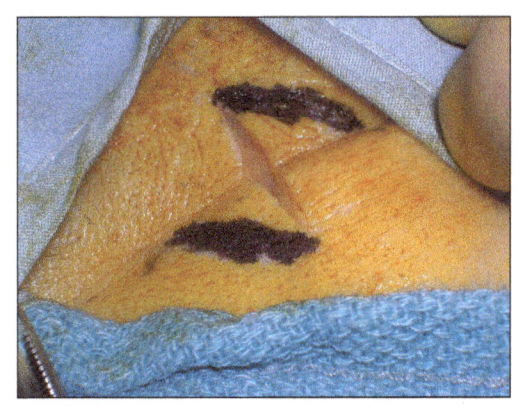

Passo 2. As linhas diagonais da plastia em Z são projetadas para que tenham o mesmo comprimento que o corte original, e ficam em 60 graus da linha central.

- ATENÇÃO: Os profissionais menos experientes ocasionalmente cometem o erro de executar a sua primeira plastia em Z com os braços no mesmo lado da ferida central. O traçado da plastia em Z proposta ajuda a evitar esse problema.

- ATENÇÃO: Muitos profissionais incisam inadvertidamente as linhas diagonais em ângulos de 45 graus, e não em ângulos de 60 graus. Os retalhos em uma plastia em Z de 45 graus são mais fáceis de transpor, mas somente rodam na direção do defeito original em 60 a 70 graus (em vez dos 90 graus com uma plastia em Z de 60 graus).

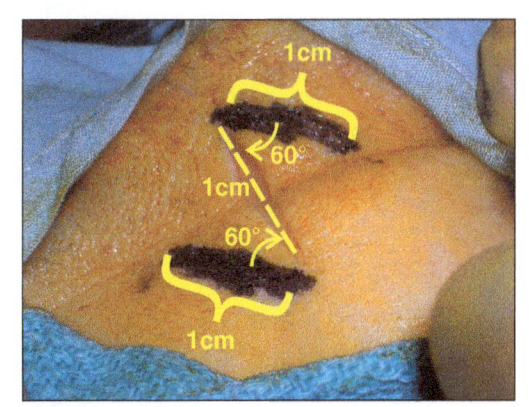

Passo 3. Incisar as linhas diagonais, com um braço em cada lado da ferida original. Descolar os retalhos e a pele circundante no nível da gordura superior (i. e., logo abaixo da derme). As incisões são feitas verticalmente através da pele com uma lâmina de bisturi nº 15, ou o tecido é dissecado usando uma tesoura de íris.

- ATENÇÃO: Se não houver amplo descolamento, a transposição será muito difícil. O descolamento liberal é benéfico.

- ATENÇÃO: Descolar os retalhos logo abaixo da junção gordura-derme. Se muito tecido subcutâneo estiver preso ao retalho, o resultado estético pode ser pior.

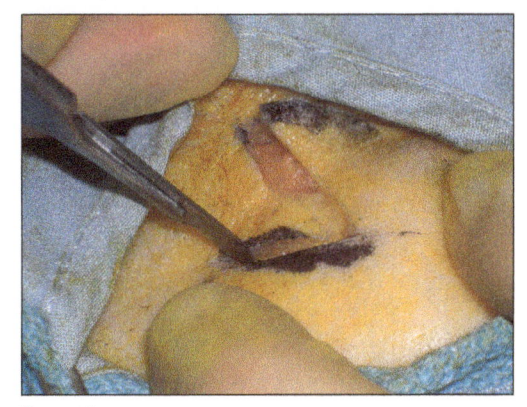

Passo 4. Transposicionar os retalhos. O retalho direito superior é tracionado de cima para baixo e rodado em 90 graus para se tornar a base do retalho (apontando para a esquerda), e o retalho esquerdo inferior é tracionado de baixo para cima e rodado em 90 graus para se tornar o teto do retalho (apontando para a direita). Notar que a linha ventral está agora alinhada com a prega nasolabial.

- **ATENÇÃO:** Segurar os retalhos gentilmente, pegando a pele com ganchos de pele ou com uma pinça de Adson sem dentes. Muitos médicos transpõem os retalhos com pinça dentada, causando lacerações ou danos nos retalhos e provocando fibrose desnecessária.

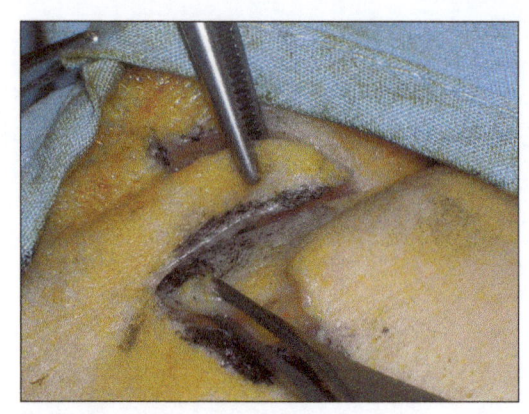

Passo 4

Passo 5. Fazer pontos de canto nos cantos de cada retalho.

- **DICA:** Considerar suturas contínuas meio sepultadas em vez de suturas simples interrompidas (ver Capítulo 39).
- **ATENÇÃO:** Quase todas as plastias em Z de 60 graus realizadas na pele humana resultam na criação de bolsas ou na formação de "orelhas de cachorro" na base do retalho depois da transposição. Elas costumam aplainar com o tempo, tendo um bom desfecho estético.

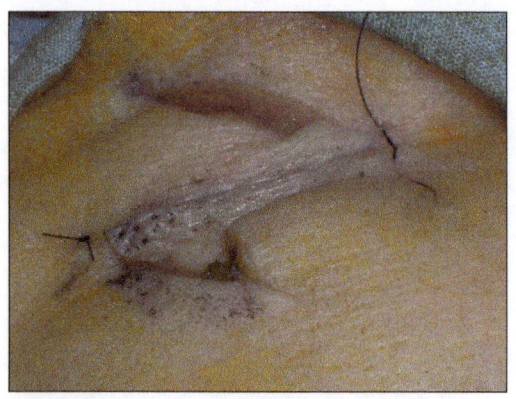

Passo 5

Passo 6. Fazer pontos simples interrompidos para terminar o fechamento das linhas de sutura. Manter os pontos minimamente diagonais, e não colocar os pontos diagonais próximos dos cantos.

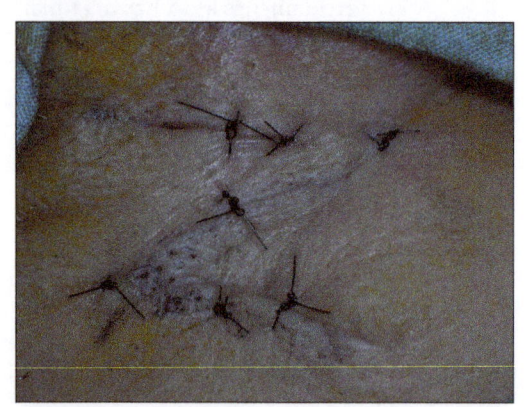

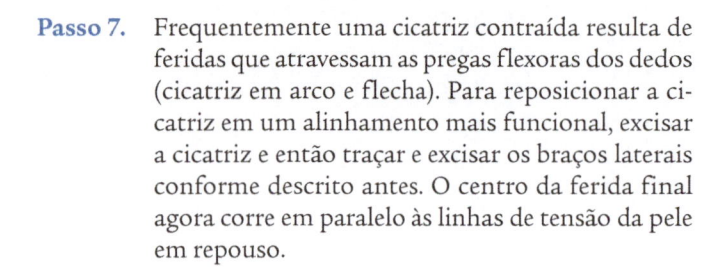

Passo 6

Passo 7. Frequentemente uma cicatriz contraída resulta de feridas que atravessam as pregas flexoras dos dedos (cicatriz em arco e flecha). Para reposicionar a cicatriz em um alinhamento mais funcional, excisar a cicatriz e então traçar e excisar os braços laterais conforme descrito antes. O centro da ferida final agora corre em paralelo às linhas de tensão da pele em repouso.

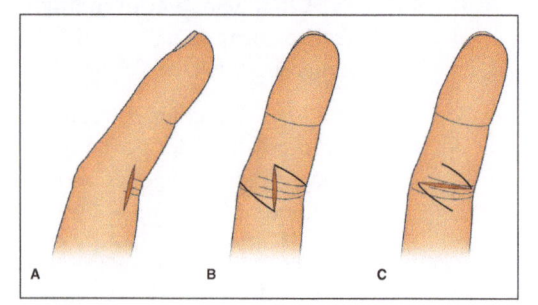

Passo 7

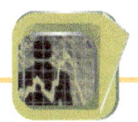

Complicações

- Dor, infecção e sangramento
- Não coaptação das bordas da pele
- Formação de cicatriz
- Alterações sensitivas, que frequentemente se resolvem com o tempo
- Necrose do retalho
- Formação de hematoma
- Afrouxamento do retalho por causa de grande tensão na ferida
- Efeito de alçapão
- Aumento no comprimento da cicatriz e duas incisões adicionais necessárias

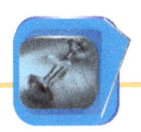

Considerações pediátricas

A pele pediátrica costuma ter fluxo sanguíneo excelente e cicatriza muito bem. Entretanto, os pacientes pediátricos frequentemente sentem dificuldade de ficar sentados ou deitados durante procedimentos mais longos. A maturidade e a capacidade de cooperar do paciente devem ser consideradas antes de se tentar algum procedimento ambulatorial.

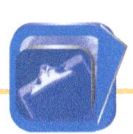

Instruções pós-procedimento

Aplicar antibióticos tópicos e um curativo de pressão depois do procedimento. Orientar o paciente a manter o curativo seco sobre a ferida nas primeiras 24 horas. Depois disso, ela pode ser limpa com água oxigenada ou lavada suavemente com sabão e água, conforme necessário. Uma pomada antibiótica e o curativo devem ser reaplicados após cada lavagem, até que o paciente retorne ou durante duas semanas. Instruir o paciente a relatar quaisquer sinais de infecção. Agendar uma consulta de retorno para a remoção das suturas (ver Apêndice J, Tempos Recomendados para Remoção das Suturas).

Referências

Borges AF, Alexander JE. Relaxed skin tension lines, Z-plasties on scars, and fusiform excision of lesions. *Br J Plast Surg*. 1962;15:242–254.
Dingman, R. O. Some application of the Z-plastic procedure. *Plast Reconstr Surg*. 1955;16:246.
Dzubow LM. Z-plasty mechanics. *J Dermatol Surg Oncol*. 1994;20:108.
Furnas DW, Fischer GW. The Z-plasty: biomechanics and mathematics. *Br J Plast Surg*. 1971;24:144.
Gahankari D. Z-plasty template: an innovation in Z-plasty fashioning. *Plast Reconstr Surg*. 1996;97:1196–1199.
Hudson DA. Some thoughts on choosing a Z-plasty: the Z made simple. *Plast Reconstr Surg*. 2000;106:665–671.
Johnson SC, Bennett RG. Double Z-plasty to enhance rhombic flap mobility. *J Dermatol Surg Oncol*. 1994;20:128–132.
Lesavoy MA, Weatherley-White RCA. The integument. In: Hill GJ, ed. *Outpatient Surgery*. 3rd ed. Philadelphia: WB Saunders; 1988:123–148.
McCarthy JG. Introduction to plastic surgery. In: McCarthy JG, ed. *Plastic Surgery*. Philadelphia: WB Saunders; 1990:1–68.
McGregor A. The Z-plasty. *Br J Plast Surg*. 1966;19:82.

Micali G, Reali UM. Scars: traumatic and factitial. In: Parish LC, Lask GP, eds. *Aesthetic Dermatology*. New York: McGraw-Hill; 1991:84–95.

Robson MC, Zachary LS. Repair of traumatic cutaneous injuries involving the skin and soft tissue. In: Georgiade GS, Georgiade NS, Riefkohl R, et al., eds. *Textbook of Plastic, Maxillofacial, and Reconstructive Surgery*. 2nd ed. Baltimore: Williams & Wilkins; 1987:129–140.

Rohrich RJ, Zbar RI. A simplified algorithm for the use of Z-plasty. *Plast Reconstr Surg*. 1999;103:1513–1517.

Salam GA, Amin JP. The basic Z-Plasty. *Am Fam Physician*. 2003;67:2329–32.

Sclafini AP, Parker AJ. Z-plasty. E-medicine. Available at http://www.emedicine.com/ENT/topic652.htm

Stegman SJ, Tromovitch TA, Glogau RG. *Basics of Dermatologic Surgery*. Chicago: Year Book Medical Publishing; 1982.

Stegman SJ. Fifteen ways to close surgical wounds. *J Dermatol Surg*. 1975;1:25–31.

Zuber TJ. *Skin Biopsy, Excision, and Repair Techniques*. Kansas City, MO: American Academy of Family Physicians; 1998:52–61.

2008 MAG Mutual Healthcare Solutions, Inc.'s Physicians' Fee and Coding Guide. Duluth, Georgia. MAG Mutual Healthcare Solutions, Inc. 2007.

PARTE VI

Procedimentos nas Unhas

CAPÍTULO 62
Remoção de Cisto Mucoso Digital

E.J. Mayeaux, Jr., MD, DABFP, FAAFP

Os cistos mucosos digitais (mixoides) são nódulos com cor de carne que aparecem nos dedos, entre a articulação interfalângica distal (IFD) e a prega proximal da unha. Essas lesões, também conhecidas como cistos mixoides digitais, em geral apresentam diâmetro de 3 a 12 mm, são únicas e aparecem mais comumente na mão dominante. Os cistos costumam ser mais comuns em adultos de meia-idade ou em idosos, sendo raramente encontrados nos dedos dos pés. As mulheres são duas vezes mais afetadas do que os homens. As lesões em geral são descritas como pseudocistos, pois não apresentam um revestimento epitelial verdadeiro.

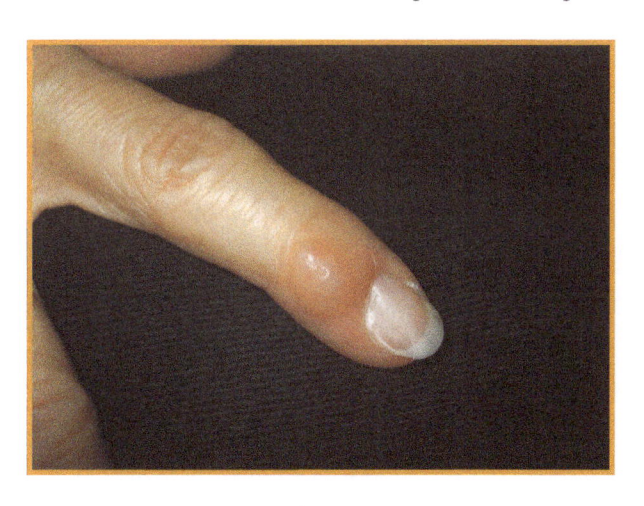

Foram identificados dois tipos de cistos. Um deles está associado à artrite degenerativa da articulação IFD, podendo apresentar uma aparência semelhante a gânglios ou cistos sinoviais. Essas lesões muitas vezes apresentam uma continuidade de fácil identificação que pode ser observada até sua origem, na articulação. O outro tipo não depende da articulação, originando-se de distúrbios metabólicos dos fibroblastos. Essas lesões estão associadas à produção localizada de ácido hialurônico.

Os pacientes podem ser assintomáticos ou relatar dor, sensibilidade ou deformidade da unha associadas à lesão. Pode-se observar estrias longitudinais ungueais em dois terços dos pacientes, e pode haver histórico prévio de trauma em pacientes com menos de 40 anos. Um estudo longitudinal relatou que às vezes os cistos regridem espontaneamente.

É possível que as lesões assintomáticas permaneçam estáveis durante anos, podendo ser apenas observadas, sem a necessidade de tratamento. Muitos regimes de tratamentos diferentes têm sido sugeridos para os cistos mucosos digitais sintomáticos. Cirurgias agressivas com remoção do cisto e dos osteófitos subjacentes podem gerar menos recorrências. Remover apenas os osteófitos (sem remover o cisto) também parece eficaz. Essa remoção tem sido associada a um custo maior e outras complicações como rigidez articular, perda de movimentação e deformidade da unha.

Intervenções mais simples também têm sido defendidas. O agulhamento repetido do cisto pode levar a taxas de cura em até 70% dos casos. Pelo menos duas a cinco punções parecem ser necessárias para o tratamento do cisto, e os pacientes podem receber agulhas estéreis para realizar o tratamento em casa. A aspiração e a injeção de quantidade igual de uma mistura de 0,2 mL de lidocaína a 1% (Xylocaína®) e 0,2 mL de acetonido de triancinolona (Theracort®, 40 mg/mL) tem sido historicamente defendida, mas a alta taxa de recorrência limita o uso dessa técnica.

A ablação da base do cisto por criocirurgia, cauterização química ou eletrocirúrgica é eficaz na erradicação do cisto. Caso seja utilizado congelamento, a repetição do ciclo de congelamento-degelo-congelamento parece dar maiores resultados do que o congelamento simples. Mesmo com a técnica de criocirurgia apropriada, há uma taxa de recorrência de 10 a 15%. Uma técnica simples de excisão cirúrgica em consultório é descrita neste capítulo. Como a infecção é uma complicação bastante comum do tratamento do cisto mucoso, alguns profissionais recomendam a administração profilática de antibiótico durante três dias após o procedimento.

Historicamente, a escleroterapia foi considerada um método apropriado de tratamento. Entretanto, hoje ela é considerada uma abordagem perigosa devido ao potencial de extravasamento do agente químico para a articulação ou para a bainha tendínea resultando em cicatriz.

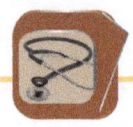

Equipamento

- Uma bandeja cirúrgica padrão de consultório, descrita no Apêndice G, deve estar disponível para o procedimento de excisão.
- Uma bandeja de anestesia que pode ser utilizada neste procedimento é descrita no apêndice F.

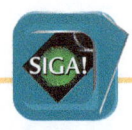

Indicações

- Nódulos sintomáticos no dorso do dedo, entre a articulação IFD e a prega ungueal proximal

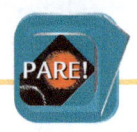

Contraindicações (relativas)

- Paciente não cooperativo
- Presença de celulite, bacteremia ou infecção ativa
- Fumantes pesados e diabéticos insulino-dependentes (risco aumentado de complicações)

O Procedimento

Punção

Passo 1. Limpar a superfície da pele com álcool e penetrar no cisto com uma agulha 25G. Passar a agulha através da parede do cisto de 5 a 10 vezes. Múltiplas picadas de agulha com intervalo de alguns dias podem ser mais eficazes do que várias picadas em uma única sessão. O paciente pode ser treinado para repetir o procedimento em casa.

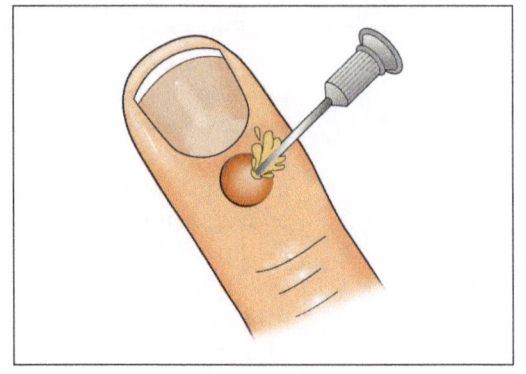

Passo 1

Passo 2. Um conteúdo transparente, parecido com gel, sairá, podendo ser drenado para fora do cisto.

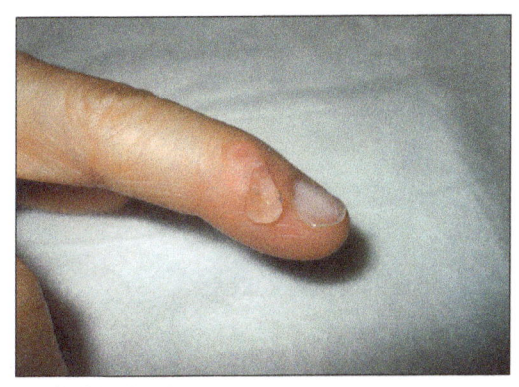

Cortesia do Dr. Scott Bergeaux.
Passo 2

Ablação da base do cisto

Passo 1. Após a aplicação de anestesia local ou bloqueio digital (ver Capítulos 1 e 3), raspar a pele e o teto do cisto com uma lâmina de bisturi nº 15 na posição horizontal. Realizar a criocirurgia com sonda na base do cisto e criar um halo de congelamento que se estenda por 2 a 3 mm para a pele de aparência normal. Alternativamente, aplicar *spray* de nitrogênio líquido à mesma área na base da lesão. Usar a técnica de congelamento-degelo-congelamento.

- **ATENÇÃO:** Evitar o congelamento prolongado dos tecidos, pois pode ocorrer o entalhe da prega ungueal proximal. A extensão do congelamento deve basear-se no tamanho observado do halo de congelamento.

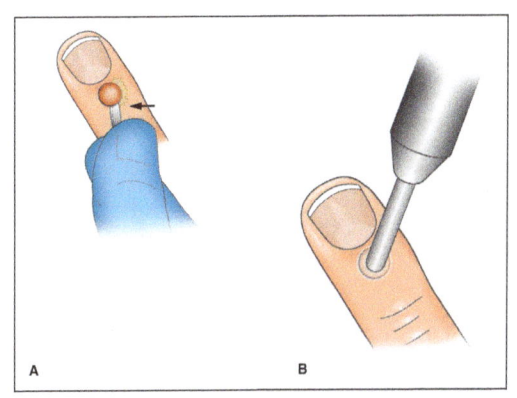

Passo 1

Excisão

Passo 2. Após a anestesia digital, a pele sobre o cisto é excisada, e o cisto é dissecado e excisado de seus tecidos adjacentes.

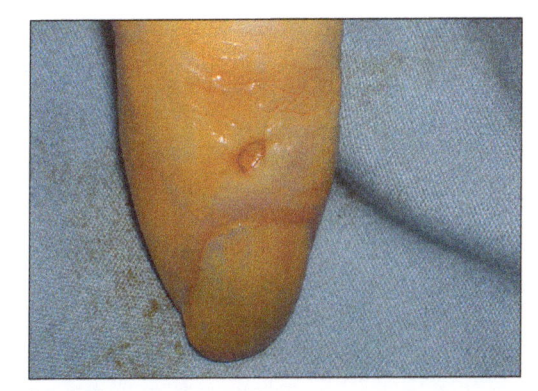

Passo 2

Passo 3. Incisar uma base em forma de V no defeito circular produzido, criando uma forma parecida com um cone.

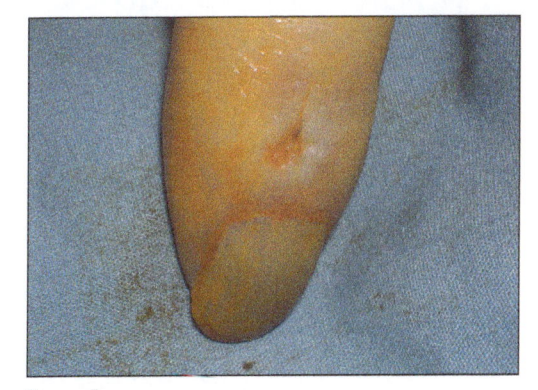

Passo 3

Passo 4. Incisar um pequeno retalho de rotação em U invertido a partir da pele do dorso do dedo.

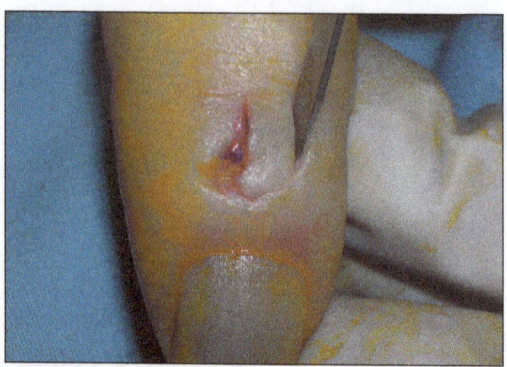

Passo 4

Passo 5. O retalho pode ser movido sobre o defeito e preferencialmente deixado em posição para cicatrizar. Não suturar o retalho pode ser preferível, pois o ferimento grande produz uma cicatriz que pode ajudar a prevenir a recorrência.

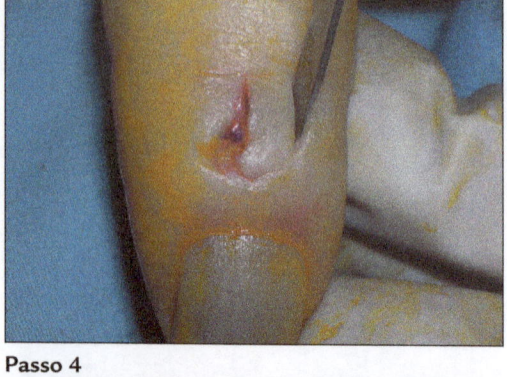

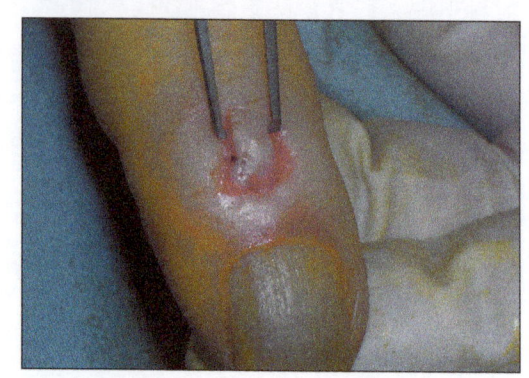

Passo 5

Passo 6. Frequentemente, o retalho não fica centralizado no ferimento ou pode ocorrer sangramento excessivo. Para minimizar esses problemas, pode-se dar um único ponto ou um ponto de cada lado do retalho. Após o procedimento, pode-se colocar uma tala com pomada antibiótica.

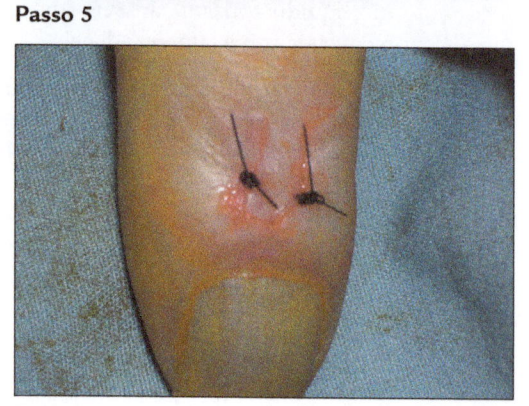

Passo 6

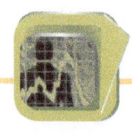

Complicações

- Entalhe da prega ungueal proximal
- Recorrência do cisto
- Cicatriz na matriz da unha, com consequente distrofia ungueal
- Despigmentação local após a injeção de corticosteroides
- Desvio radial ou ulnar da articulação IFD
- Lesão do tendão
- Artrite séptica da IFD
- Inchaço persistente
- Dor ou amortecimento

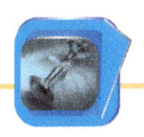

Considerações pediátricas

Cistos mucosos digitais são raros na infância.

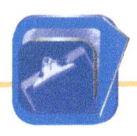

Instruções pós-procedimento

Devem ser aplicados uma pomada antibiótica e um curativo não compressivo com gaze após o tratamento do cisto. Pode-se permitir movimentação leve, e as suturas normalmente são removidas após duas semanas.

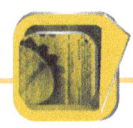

Informação sobre fontes de suprimento

- Uma bandeja cirúrgica padrão de consultório, descrita no Apêndice G, deve estar disponível para o procedimento de excisão.
- Uma bandeja de anestesia que pode ser utilizada neste procedimento é descrita no Apêndice F.
- As recomendações para o preparo da pele aparecem no Apêndice E.

Referências

Bennett RG. *Fundamentals of Cutaneous Surgery*. St. Louis: CV Mosby; 1988:754–756.
Dodge LD, Brown RL, Niebauer JJ, et al. The treatment of mucous cysts: long-term follow-up in sixty-two cases. *J Hand Surg Am*. 1984;9:901–904.
Epstein E. A simple technique for managing digital mucous cysts. *Arch Dermatol*. 1979;115:1315–1316.
Fritz GR, Stern PJ, Dickey M. Complications following mucous cyst excision. *J Hand Surg Br*. 1997;22:225–225.
Haneke E, Baran R. Nails: surgical aspects. In: Parish LC, Lask GP, eds. *Aesthetic Dermatology*. New York: McGraw-Hill; 1991:236–241.
Hernandez-Lugo AM, Dominguez-Cherit J, Vega-Memije AE. Digital mucoid cyst: the ganglion type. *Intl Dermatol*. 1999;38:531–538.
Salasche SJ. Myxoid cysts of the proximal nail fold: a surgical approach. *J Dermatol Surg Oncol*. 1984; 1035–1039.
Singh D, Osterman AL. Mucous cyst. E-medicine. Available at http://www.emedicine.com/orthoped/topic520.htm. Accessed February 21, 2002.
Sonnex TS. Digital myxoid cysts: a review. *Cutis*. 1986;37:89–94.
Zuber TJ. Office management of digital mucous cysts. *Am Fam Physician*. 2001;64:1987–1990.
2008 MAG Mutual Healthcare Solutions, Inc.'s Physicians' Fee and Coding Guide. Duluth, Georgia. MAG Mutual Healthcare Solutions, Inc. 2007.

CAPÍTULO 63
Avulsão da Unha e Matricectomia

E.J. Mayeaux, Jr., MD, DABFP, FAAFP

A avulsão da unha é um procedimento comum no qual toda a unha ou uma porção dela é removida do leito ungueal. As avulsões podem ser realizadas com indicação diagnóstica ou terapêutica. Essa avulsão permite o exame e a visualização de lesões no leito e na matriz ungueal subjacentes. Algumas vezes, as avulsões da unha são realizadas no tratamento da onicomicose a fim de aliviar a dor do acúmulo de fragmentos subungueais. A avulsão é realizada com maior frequência em unhas pinçadas (p. ex., em telha) e unhas encravadas.

Unhas encravadas (onicocriptose) são um problema comum na prática clínica. A onicocriptose manifesta-se na segunda ou terceira década de vida, causando dor, supuração e dificuldade para caminhar. As unhas encravadas são devidas ao encaixe anormal da lâmina ungueal na prega lateral, resultando na reação ao corpo estranho, produzindo edema, infecção e tecido de granulação. Essa propensão pode ser exacerbada pelos fatores apresentados na Tabela 63-1. Algumas unhas encravadas apresentam uma espícula afilada que se insere no tecido lateral.

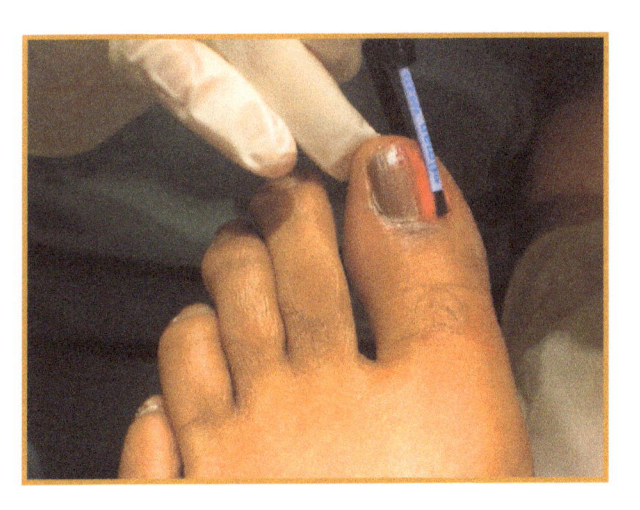

Foram descritos três estágios de progressão das unhas encravadas. No estágio I, a prega ungueal lateral apresenta eritema, edema leve e dor quando se aplica pressão. No estágio II, o paciente apresenta sintomas mais pronunciados, supuração e infecção. O estágio III é caracterizado pela presença de tecido de granulação na prega ungueal lateral e hipertrofia da parede lateral.

Foram propostas várias opções de tratamento para as unhas encravadas. Compressas, antibióticos tópicos ou sistêmicos e a inserção de um rolete de algodão na prega ungueal lateral são opções utilizadas no estágio I da doença (Tabela 63-2). A intervenção cirúrgica é defendida no estágio II e, com mais frequência, no estágio III da doença. Historicamente, realizava-se a avulsão simples da unha ou a ressecção em cunha do canto distal. Como as unhas encravadas representam um encaixe anormal da unha na prega lateral, a remoção de uma porção maior do que o quarto lateral da unha é desnecessária. Altas taxas de recorrência são associadas aos procedimentos de excisão simples.

A matricectomia ungueal lateral é necessária para eliminar permanentemente o tecido formador da parte lateral da unha e para reduzir a largura da lâmina ungueal, a fim de obter um melhor encaixe dela na prega lateral.

Muitos médicos preferem realizar a matricectomia química com hidróxido de sódio ou, mais comum, com fenol. O fenol produz ablação adequada do leito ungueal, mas está associa-

TABELA 63-1 Fatores associados a unhas encravadas

Unhas cortadas de forma imprópria ou unhas diláceradas na porção distal
Hiperidrose
Pressão externa excessiva de sapatos muito apertados ou postura errada do pé ao caminhar
Trauma da unha
Neoplasias subungueais ou anormalidades esqueléticas
Diabete melito
Obesidade
Alterações ungueais dos idosos como onicogrifose e onicomicose

do a odor pungente, dano à prega ungueal lateral, excessiva drenagem do ferimento e infecção. A ablação eletrocirúrgica do leito ungueal é uma alternativa muito bem-sucedida que produz menos efusão de líquidos. Eletrodos de alta frequência, especialmente preparados para matricectomia, podem ser encapados e utilizados para evitar a lesão do tecido normal que cobre a prega ungueal proximal (a cutícula) ao realizar a ablação do leito ungueal. A matricectomia a *laser* é mais uma opção, porém menos atraente (para a maioria dos clínicos) devido ao elevado custo do equipamento e sua manutenção.

O tecido de granulação produzido pela reação ao corpo estranho pode gerar hipertrofia da parede lateral. Como esse tecido é anormal, alguns médicos defendem sua remoção no momento da cirurgia. A remoção da hipertrofia da parede lateral pode ser realizada com excisão por bisturi ou excisão por ablação eletrocirúrgica. A remoção do tecido pode provocar um defeito no tecido lateral no momento da cirurgia. Esse defeito é preenchido ao longo de várias semanas à medida que o tecido normal remanescente cresce na direção da borda ungueal recém-formada.

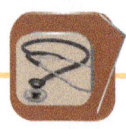

Equipamento

- Seringa (3 ou 5 mL) com agulha longa 25 ou 27G
- Anestésico local sem epinefrina
- Tentacânula
- Tesouras estéreis com lâminas retas (ou alicate de unha)
- Duas pinças hemostáticas retas
- Algodão com álcool
- Gaze estéril e compressas de gaze tubulares
- Pomada antibiótica tópica
- Solução de fenol (88%) e unidade eletrocirúrgica de radiofrequência com ponta de Teflon® injetada ou unidade de baixa frequência com ponta de agulha (no caso de matricectomia)

TABELA 63-2 Opções de tratamento para unhas encravadas no pé

Compressas com água quente
Inserção de rolete de algodão no canto da prega lateral
Debridamento do sulco lateral da unha
Cauterização do tecido lateral hipertrófico com nitrato de prata
Avulsão completa da unha
Avulsão parcial da unha
Ressecção em cunha da borda distal da unha
Avulsão parcial da unha com matricectomia por fenol, hidróxido de sódio, *laser* ou eletrocirúrgica
Excisão cirúrgica da lâmina, do leito e da matriz ungueal

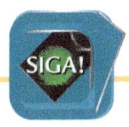

Indicações

- Onicocriptose (unha encravada), especialmente nos estágios II e III.
- Onicomicose (infecção fúngica da unha) quando a pressão sobre a unha provoca dor.
- Onicogrifose (unha deformada, curvada).
- Unha em telha.

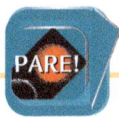

Contraindicações (relativas)

- Diabete melito.
- Doença vascular periférica, especialmente na presença de isquemia digital.
- Coagulopatia ou diátese hemorrágica.
- Paciente não cooperativo.
- Infecção bacteriana conhecida do sítio operatório é uma contraindicação relativa para a matricectomia. Entretanto, a maioria das unhas encravadas "infeccionadas" não contêm bactérias, elas apresentam uma reação inflamatória estéril ao trauma.

O Procedimento

Passo 1. Colocar o paciente em posição supina, com os joelhos flexionados e a planta dos pés encostada na mesa ou com as pernas estendidas e os pés pendurados na extremidade da mesa. O médico deve usar luvas de procedimento não estéreis. Realizar um bloqueio digital conforme descrito no Capítulo 3. Aguardar o tempo necessário (5 a 10 minutos) e testar a sensibilidade à dor no dedo do paciente.

- **DICA:** Alguns médicos preferem colocar um torniquete (uma tira de borracha ou dreno de Penrose ao redor do dedo, preso com uma pinça hemostática) de forma a limitar o sangramento durante o procedimento. Não existem evidências de que isso realmente funcione, tanto que muitos profissionais realizam o procedimento sem esse cuidado e obtêm resultados idênticos.

- **DICA:** Ao verificar se o paciente está sensível à dor no dedo, perguntar se ele "está sentindo dor", e não se ele "está sentindo algo". É importante lembrar que os anestésicos locais não bloqueiam os receptores de tato.

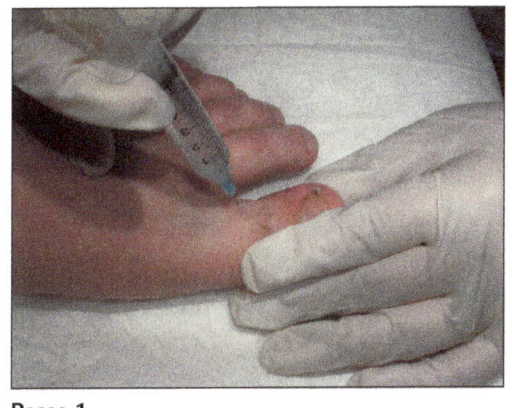

Passo 1

■ **ATENÇÃO:** Ao utilizar um torniquete, evitar o aperto exagerado da tira de borracha a ponto de danificar os tecidos. Limitar o tempo de permanência do torniquete. Recomenda-se retirá-lo após 10 minutos de sua aplicação, para limitar o dano vascular causado pela interrupção do fluxo sanguíneo para o dedo.

Passo 2. Preparar o dedo (ver Apêndice E). Liberar a lâmina ungueal da prega ungueal proximal que a recobre (i.e., a cutícula). Pode-se utilizar um elevador de septo de Freer ou uma pinça hemostática para levantar a cutícula. Criar uma passagem entre a lâmina e o leito ungueal com a tentacânula ou um dos mordentes da pinça hemostática, permitindo a passagem do alicate de unha e a remoção da porção da unha (de um quinto a um terço).

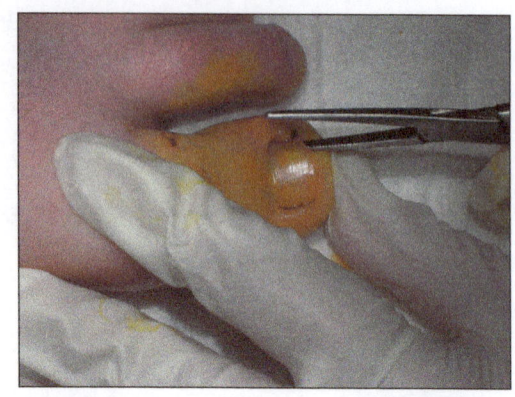

Passo 3. Ao realizar uma avulsão parcial da unha, cortá-la com um alicate de unha ou uma tesoura de curativos, colocando a lâmina mais fina por baixo da borda distal (livre) da unha. Cortá-la em linha reta até abaixo da prega ungueal proximal. Quando a borda proximal é cortada, o operador pode sentir o fragmento "ceder".

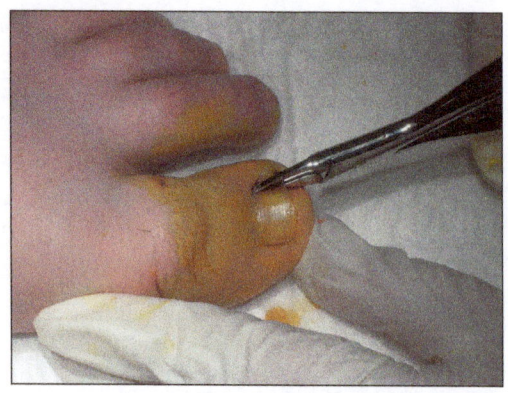

■ **ATENÇÃO:** Procurar não danificar o leito ungueal ao cortar a lâmina. Caso seja utilizada a tesoura, a lâmina colocada embaixo da unha pode traumatizar o leito. Avançar a tesoura delicadamente cortando de maneira exata, somente com as pontas, e angulando-as para cima e para longe do leito ungueal.

■ **ATENÇÃO:** *Não* cortar a prega ventral, pois essa área apresenta uma cicatrização muito demorada.

Passo 4. Segurar a porção lateral da unha com pinças hemostáticas retas e levantá-la utilizando um movimento lateral combinado com um movimento giratório, puxando para cima e para os lados. Parte da lâmina ungueal, ou toda ela, pode ser removida dessa maneira.

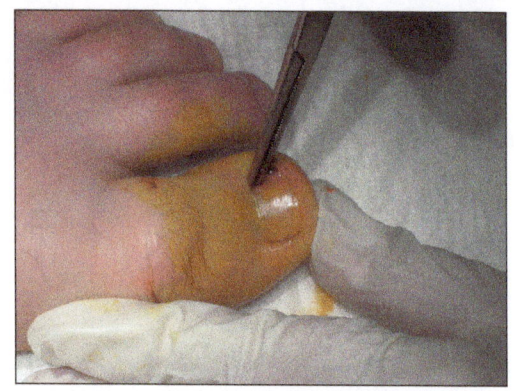

■ **ATENÇÃO:** Pinçar a maior porção possível da lâmina lateral da unha antes de tentar retirá-la. Se apenas a extremidade for apreendida, a unha provavelmente quebrará durante a remoção.

Passo 5. Após a remoção da unha, examinar os sulcos laterais sob a prega ungueal proximal, verificando se não há fragmentos de unha remanescentes nos cantos. Examinar também a porção removida. Caso esteja faltando alguma parte dela, é preciso localizá-la e removê-la, do contrário, a cicatrização será muito demorada e dolorosa.

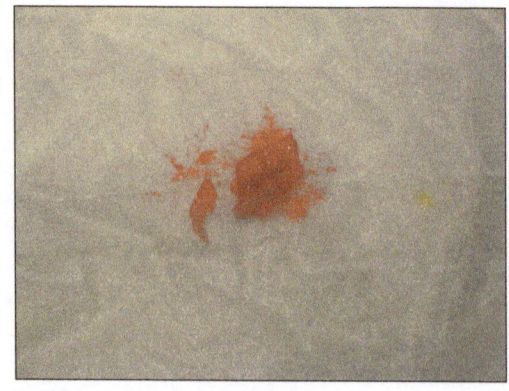

Passo 6. A matricectomia pode ser realizada química ou eletrocirurgicamente, como será demonstrado a seguir. Colocar o eletrodo sobre o leito ungueal lateral, com a parte de Teflon® para cima. Levantar o eletrodo cerca de 1 mm, criando uma pequena fenda. Certificar-se de que o corno lateral da matriz sofre ablação movimentando o eletrodo lateralmente por baixo da prega ungueal proximal. Ativar o eletrodo por 3 a 10 segundos, oscilando-o de encontro ao leito ungueal e produzindo a ablação do tecido. Pode-se observar um som de chiado e uma pequena nuvem de fumaça. O leito ungueal que foi adequadamente tratado deve ficar branco após a ablação térmica.

- **ATENÇÃO:** Evitar a ativação prolongada do eletrodo contra o leito ungueal. A queimadura prolongada pode danificar os tecidos profundos (i.e., a inserção do tendão extensor abaixo do leito ungueal) e demandar mais tempo (meses) para a cura completa.

- **ATENÇÃO:** Caso o corno lateral da matriz não seja destruído, uma nova espícula de unha irá crescer para dentro da nova prega lateral, com a recorrência dos sintomas nos meses que se seguem ao procedimento.

Passo 7. Se necessário, o tecido lateral hipertrófico pode ser cortado ou sofrer ablação com um eletrodo ou bisturi. Aplicar uma fina camada de pomada antimicrobiana no leito ungueal exposto e cobrir com um curativo não adesivo. Envolver o dedo em rolos de 2,7 a 5,5 cm. O paciente pode usar chinelos cirúrgicos descartáveis ou um calçado aberto para deixar o consultório.

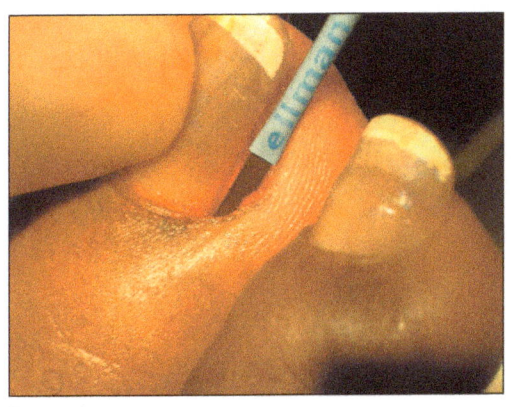

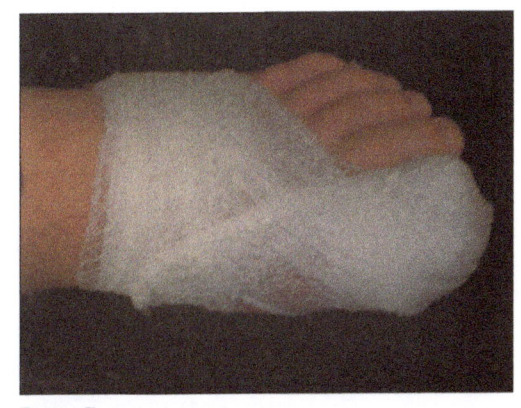

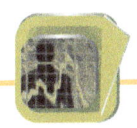

Complicações

- Infecções (tratar com compressas e antibióticos).
- Novo crescimento da unha e retorno dos sintomas. (A ocorrência de novo crescimento após a cauterização com fenol varia de 4 a 25%; após a radiofrequência, é de menos de 5%.)
- Perda permanente da lâmina ungueal (principalmente em matricectomia bilateral).
- Dano às estruturas subjacentes por ablação eletrocirúrgica excessiva.

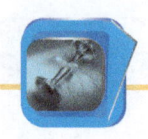

Considerações pediátricas

As condições que levam a esse procedimento são raras na população pré-adolescente, que deve ser tratada da mesma forma que os adultos.

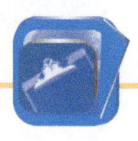

Instruções pós-procedimento

O pé deve permanecer em repouso e preferencialmente elevado durante as primeiras 12 a 24 horas. Como a matricectomia faz a ablação das terminações nervosas do leito ungueal, a dor deve ser mínima quando utilizada. Podem ser prescritos anti-inflamatórios não esteroides (AINEs) para amenizar o desconforto.

O curativo deve ser trocado em 24 horas quando a locomoção normal pode ser retomada. O dedo deve ser molhado e limpo em água quente para ajudar na remoção da bandagem, e antibióticos tópicos podem ser recomendados até que ocorra a cicatrização. A troca do curativo deve ser realizada uma vez ao dia. Informar o paciente sobre a possibilidade de um exsudato estéril drenado do leito ungueal por um período de várias semanas. Enfatizar a boa higiene da unha pelo paciente.

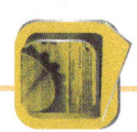

Informação sobre fontes de suprimento

O elevador de septo Freer, as tesouras para bandagem ou os alicates de unha, e as pinças hemostáticas estão disponíveis em lojas ou representantes de material cirúrgico. Os chinelos cirúrgicos descartáveis podem ser encontrados em lojas de material especializado. A bandeja de anestesia descrita no Apêndice G pode ser utilizada neste procedimento.

Referências

Appenheimer AT. Treatment of ingrown toenail. *Patient Care*. 1987;21:119-125.
Brown JS. *Minor Surgery: A Text and Atlas*. London: Chapman & Hall; 1997:224-235.
Ceilley RI, Collison DW. Matrixectomy. *J Dermatol Surg Oncol*. 1992;18:728-734.
Clark RE, Madani S, Bettencourt MS. Nail surgery. *Dermatol Clin*. 1998;16:145-164.
Clark RE, Tope WD. Nail surgery. In: Wheeland RG, ed. *Cutaneous Surgery*. Philadelphia: WB Saunders; 1994:375-402.
Daniel CR III. Basic nail plate avulsion. *J Dermatol Surg Oncol*. 1992;18:685-688.
Fishman HC. Practical therapy for ingrown toenails. *Cutis*. 1983;32:159-160.
Gillette RD. Practical management of ingrown toenails. *Postgrad Med*. 1988;84:145-158.
Hettinger DP, Valinsky MS, Nuccio G, et al. Nail matrixectomies using radio wave technique. *J Am Podiatr Med Assoc*. 1991;81:317-321.
Leahy AL, Timon CI, Craig A, et al. Ingrowing toenails: improving treatment. *Surgery* 1990;107:566-567.
Onumah N, Scher RK. Nail surgery. Emedicine Web site. Available at http://www.emedicine.com/derm/topic818.htm. Accessed September 18, 2002.
Quill G, Myerson M. A guide to office treatment of ingrown toenails. *Hosp Med*. 1994;30:51-54.
Zuber TJ. Ingrown toenail removal. *Am Fam Physician*. 2002;65:2547-2550, 2551-2552, 2554, 2557-2558.
Zuber TJ. *Office Procedures*. Kansas City: American Academy of Family Physicians; 1998:123-130.
2008 MAG Mutual Healthcare Solutions, Inc.'s Physicians' Fee and Coding Guide. Duluth, Georgia. MAG Mutual Healthcare Solutions, Inc. 2007.

CAPÍTULO 64

Biópsia da Lâmina e do Leito Ungueal

E.J. Mayeaux, Jr., MD, DABFP, FAAFP

A biópsia da lâmina ou do leito ungueal é um meio direto de diagnóstico quando os métodos clínicos e laboratoriais rotineiros não são capazes de diferenciar as condições ungueais. A biópsia do leito ungueal pode evitar o não diagnóstico ou o atraso deste em condições potencialmente sérias e desfigurantes como os tumores subungueais. Ocasionalmente, uma biópsia pode ser terapêutica. A biópsia da unha pode fornecer informações rápidas que orientam o tratamento dos distúrbios inflamatórios e infecciosos das unhas, podendo dispensar o uso desnecessário de medicamentos potencialmente danosos se aplicados de forma empírica.

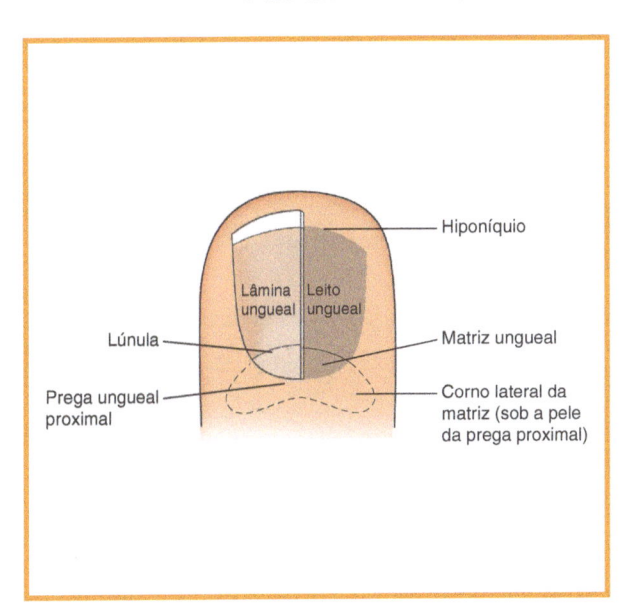

A biópsia do leito ungueal é facilmente realizada no ambiente de consultório. A técnica utiliza habilidades semelhantes àquelas incorporadas para a biópsia de pele em outros sítios. Apesar da segurança do procedimento, o potencial para desconforto do paciente e a distrofia permanente da unha desencorajam sua realização por muitos profissionais. A seleção correta do paciente e seu esclarecimento são fatores importantes para um resultado bem-sucedido. Os pacientes devem ser informados sobre a cicatrização lenta que ocorre após esse tipo de biópsia. O crescimento médio da unha da mão é de 3 mm por mês, e o do pé, de 1 mm por mês.

A compreensão correta da anatomia e fisiologia da unha é importante para que se obtenham bons resultados. Alguns princípios gerais para a realização da biópsia do leito ungueal podem ser encontrados na Tabela 64-1. O leito ungueal se adere à lâmina ungueal, e as biópsias do leito geralmente cicatrizam sem deixar marcas significativas. Uma biópsia tipo *punch* de 2 a 3 mm através da lâmina ungueal pode fornecer informações precisas sobre o leito ungueal. A matriz ungueal constitui o tecido formador da unha, e as biópsias desse tecido podem produzir distrofia permanente. Certas condições são diagnosticadas de forma mais eficiente com uma biópsia de matriz ungueal; entre elas estão a melanoníquia longitudinal não explicada, a distrofia ungueal envolvendo toda a lâmina ungueal e os tumores da matriz ungueal.

Para prevenir defeito de separação da lâmina ungueal após biópsia da matriz ungueal, é melhor evitar sua transecção. A curvatura da lúnula deve ser mantida, pois é importante para o contorno correto da unha. A superfície superior da lâmina ungueal é formada na matriz proxi-

TABELA 64-1 Princípios gerais da biópsia de leito ungueal

Quando a informação puder ser obtida em outro local, evitar a biópsia de matriz ungueal.
Evitar a transecção da matriz ungueal, a fim de prevenir um defeito de separação da unha.
Quando possível, suturar feridas na matriz.
Quando possível, realizar biópsia da matriz distal, e não da proximal.
Conservar a curvatura distal da matriz ungueal.

Adaptada de Rich P. *J Dermatol Surg Oncol.* 1992;18:673-682.

mal, e o lado inferior da unha é formado na matriz distal. A biópsia deve ser realizada – sempre que possível – na matriz distal. A espessura da unha é determinada pelo comprimento da matriz. A perda tecidual na matriz pode acarretar uma redução focal permanente da espessura da lâmina ungueal.

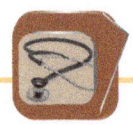

Equipamento

- O instrumento para biópsia tipo *punch* (trefina) possui um cabo plástico parecido com um lápis e uma lâmina circular. A lâmina se conecta ao cabo na extremidade do instrumento.

- As diretrizes básicas para esse procedimento incluem anestesia local (1 a 3 mL de anestésico), o instrumento para biópsia tipo *punch* e uma tesoura afiada de ponta fina para cortar a peça. Caso ela não possa ser levantada com a agulha de anestesia, pode ser utilizada uma pinça de Adson sem dentes.

- O tempo sugerido para remoção da sutura consta no Apêndice J. A bandeja para anestesia sugerida para esse procedimento encontra-se no Apêndice F. As recomendações de preparo da pele aparecem no Apêndice E.

Indicações

- Diagnóstico e remoção de tumores subungueais: verrugas, tumor glômico, endocondromas, fibromas e carcinomas epidermoides. (É aconselhável radiografar a área para avaliar o envolvimento ósseo.)

- Diagnóstico ou exclusão de melanoma lentiginoso acral em um paciente com melanoníquia.

- Identificação de uma condição inflamatória ungueal (p. ex., líquen plano, psoríase).

- Alívio de uma condição dolorosa ungueal (p. ex., dor do tumor glômico).

- Identificação histológica de uma condição ungueal não diagnosticada.

Contraindicações

- Paciente não cooperativo.
- Coagulopatia ou diátese hemorrágica.
- Presença de diabete, doença vascular periférica ou doença ativa do tecido conjuntivo.

O Procedimento

Passo 1. Realizar um bloqueio digital para prover anestesia (ver Capítulo 3). Preparar a pele com solução de iodopovidona ou clorexidina e deixar secar (ver Apêndice E).

- **DICA:** Preparar uma área ampla para que não seja exposta a pele não preparada, caso ocorra um deslocamento inadvertido do campo cirúrgico.

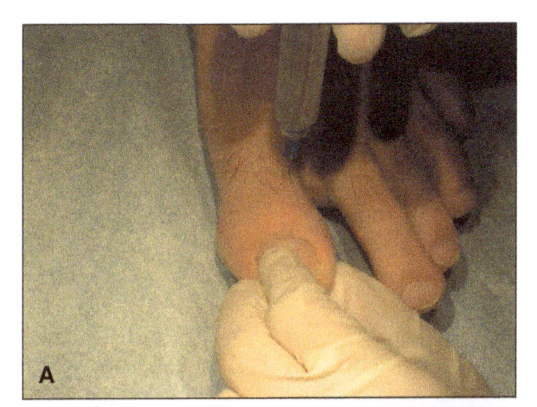

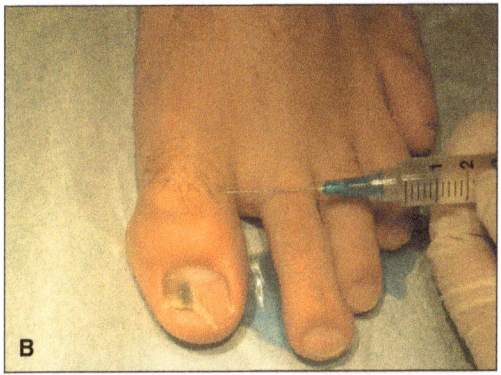

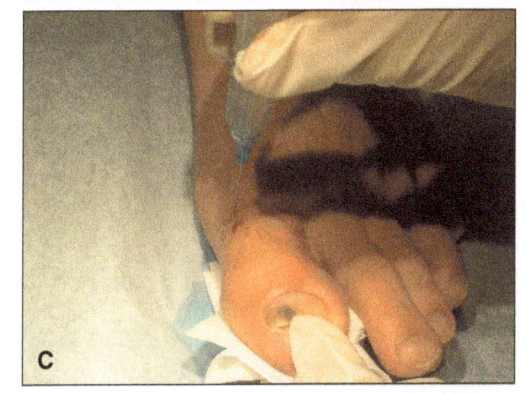

Passo 1

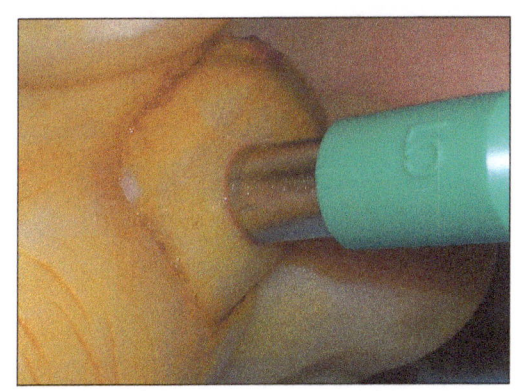

Passo 2. Para a biópsia da lâmina ungueal, posicionar a lâmina de 3 a 6 mm do *punch* contra a unha e girar, imprimindo pressão para baixo até que a lâmina corte a unha. O profissional deve sentir que a resistência cede repentinamente.

Passo 2

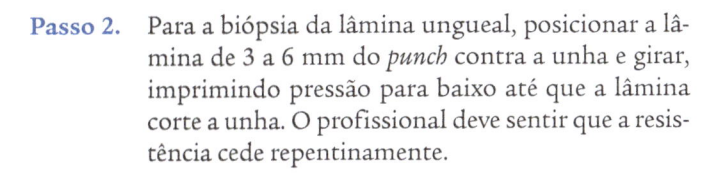

Passo 3. A lâmina ungueal normalmente é removida do interior do *punch*.

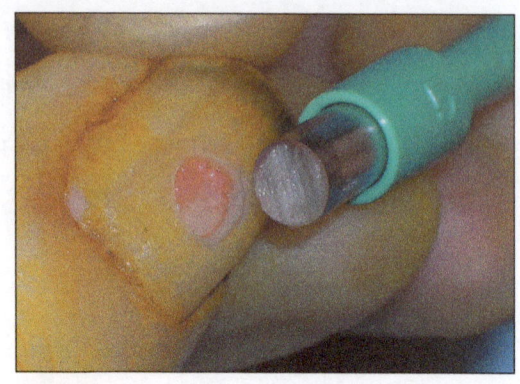

Passo 4. Caso a unha permaneça no corte feito pelo *punch*, usar uma agulha para levantá-la e removê-la.

- ■ **ATENÇÃO:** Realizar a manobra cuidadosamente para que ela não salte nem caia no chão, onde pode ser perdida.

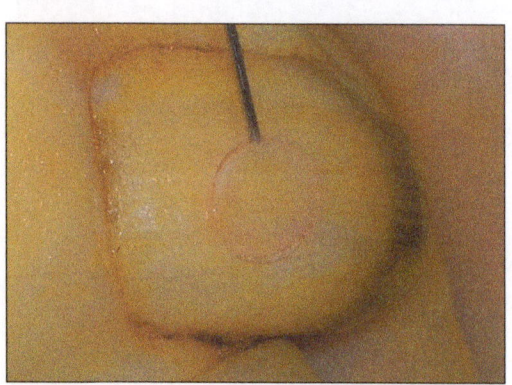

Passo 5. A técnica de biópsia do leito ungueal pode ser realizada com ou sem a avulsão da lâmina ungueal. Com a técnica de duplo *punch,* utiliza-se um *punch* de 5 a 6 mm para remover primeiramente uma parte da lâmina da unha como recém descrito. Depois que o leito ungueal foi exposto com o *punch* maior ou com a avulsão, utiliza-se um *punch* de 3 mm no centro da abertura criada para se obter uma peça do leito ungueal.

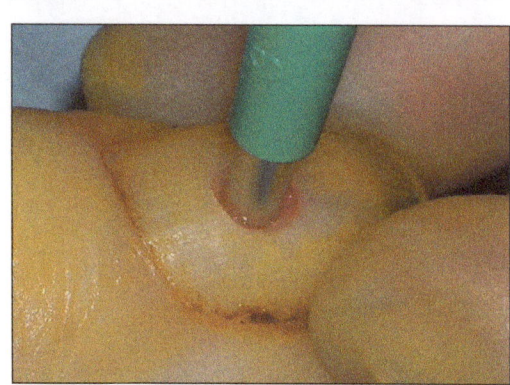

Passo 6. A peça pode, então, ser removida com uma agulha ou com pinças. Pode-se utilizar solução de Monsel* para hemostasia, e o sítio cicatriza por segunda intenção.

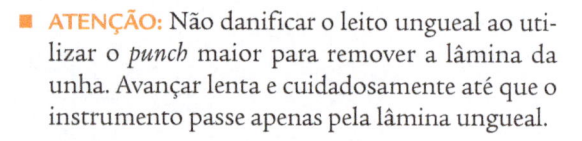

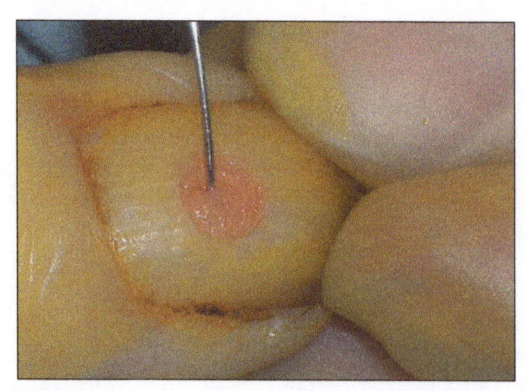

- ■ **ATENÇÃO:** Não danificar o leito ungueal ao utilizar o *punch* maior para remover a lâmina da unha. Avançar lenta e cuidadosamente até que o instrumento passe apenas pela lâmina ungueal.

---

*N. de R. T. No Brasil, é amplamente difundida a solução de cloreto de alumínio como hemostático.

Biópsia da matriz ungueal

Passo 7. Após o bloqueio digital e a preparação, a prega ungueal proximal é separada da lâmina ungueal com um elevador de septo de Freer, uma sonda de ponta romba ou uma pinça hemostática.

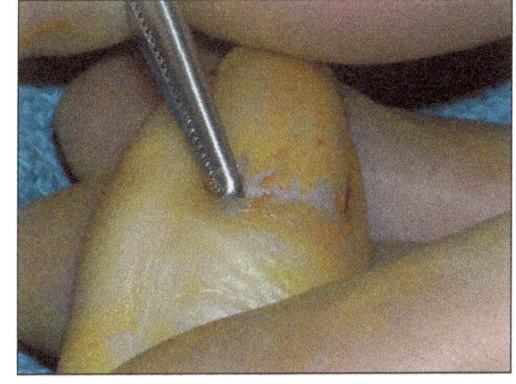

Passo 7

Passo 8. Realizar incisões laterais na prega ungueal proximal (5 mm em direção à articulação interfalângica).

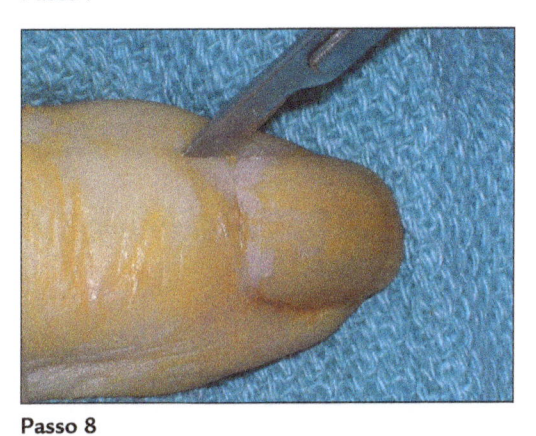

Passo 8

Passo 9. Levantar a prega ungueal proximal.

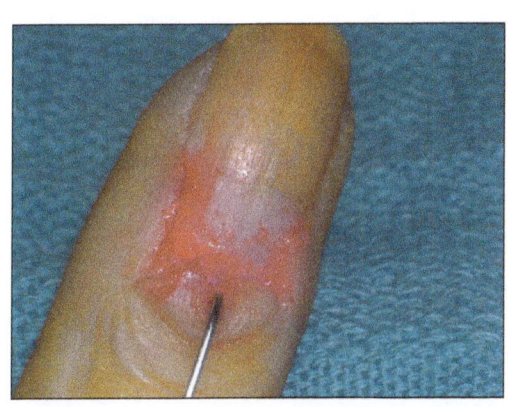

Passo 9

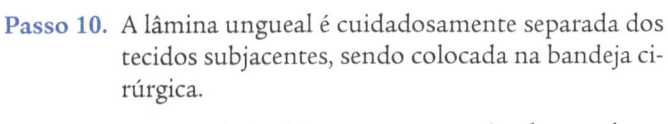

Passo 10. A lâmina ungueal é cuidadosamente separada dos tecidos subjacentes, sendo colocada na bandeja cirúrgica.

- **DICA:** As incisões na prega proximal antes da remoção da lâmina ungueal permitem que a lâmina proteja a matriz ungueal subjacente durante a incisão.

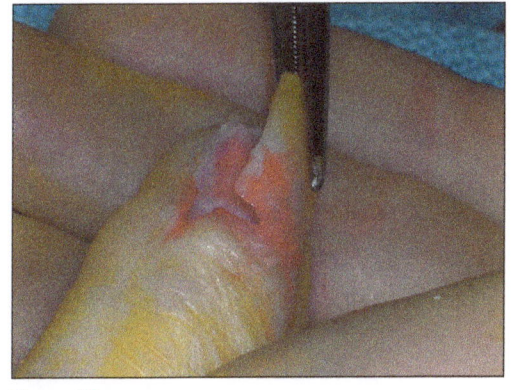

Passo 10

Passo 11. Uma incisão pequena e fusiforme (elíptica) é criada na matriz distal, seguindo a curvatura da lúnula.

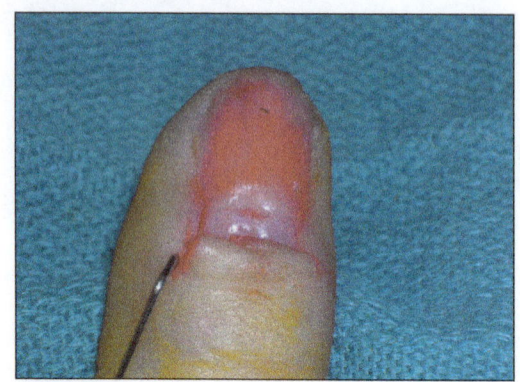

Passo 11

Passo 12. Com cuidado, solapar as bordas e fechar a ferida com sutura interrompida com fio absorvível de 5-0 ou 6-0 (poliglicano ou Vicryl).

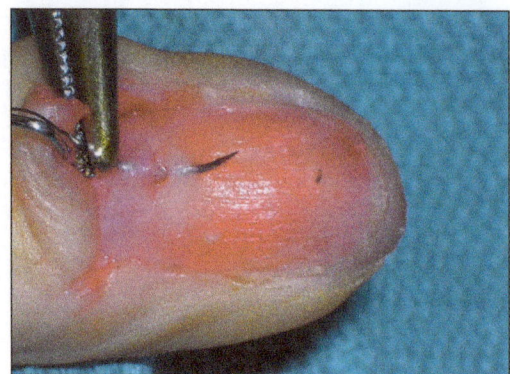

Passo 12

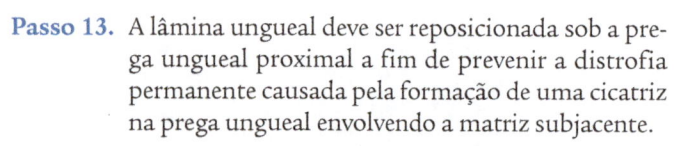

Passo 13. A lâmina ungueal deve ser reposicionada sob a prega ungueal proximal a fim de prevenir a distrofia permanente causada pela formação de uma cicatriz na prega ungueal envolvendo a matriz subjacente.

- **ATENÇÃO:** A lâmina ungueal pode ser inadvertidamente jogada fora durante o procedimento. Outros materiais como gaze impregnada em vaselina, unhas plásticas ou curativos não aderentes ou plásticos podem ser utilizados para separar a prega ungueal proximal da matriz ungueal por 1 a 2 semanas após o procedimento.

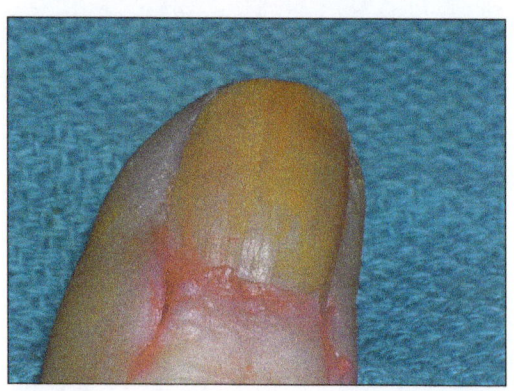

Passo 13

Passo 14. Pode ser utilizado um fio 5-0 de *nylon* para fechar as incisões na prega ungueal proximal. Alguns profissionais preferem ancorar a lâmina da unha suturando-a aos tecidos laterais.

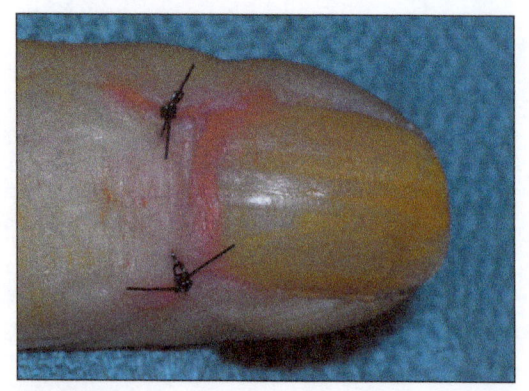

Passo 14

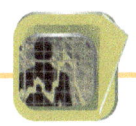

Complicações

- Onicólise
- Deformidade da unha (frequentemente a divisão da unha)
- Infecção

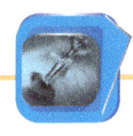

Considerações pediátricas

O procedimento em crianças é essencialmente o mesmo. Crianças menores podem ficar inquietas, o que pode exigir sua contenção. Considerar a sedação no caso de procedimentos exploratórios ou reparadores no leito ungueal (ver Capítulo 122).

Instruções pós-procedimento

O local deve ser mantido coberto por um curativo com gaze estéril enquanto o ferimento continuar drenando (1 a 2 dias para a trepanação). O curativo deve ser trocado diariamente. Caso a matriz ungueal tenha sido reparada, a unha removida deve ser recolocada e posicionada sob a prega ungueal proximal a fim de prevenir a distrofia permanente causada pela formação de uma cicatriz na prega ungueal envolvendo a matriz subjacente. Alguns profissionais preferem ancorar a lâmina da unha suturando-a aos tecidos laterais. Outros materiais como gaze impregnada em vaselina, unhas plásticas ou curativos não aderentes ou plásticos podem ser utilizados para separar a prega ungueal proximal da matriz ungueal por 1 a 2 semanas após o procedimento.

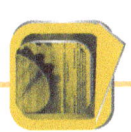

Informação sobre fontes de suprimento

- Os instrumentos descartáveis para biópsia tipo *punch* e o material para sutura podem ser obtidos em lojas de material cirúrgico ou dermatológico.
- O elevador de septo de Freer está disponível em lojas de material cirúrgico.

Referências

Baran R, Haneke E. Surgery of the nail. In: Epstein E, Epstein E Jr, eds. *Skin Surgery*. 6th ed. Philadelphia: WB Saunders; 1987:534-547.

Clark RE, Madani S, Bettencourt MS. Nail surgery. *Dermatol Clin*. 1998;16:145-164.

Clark RE, Tope WE. Nail surgery. In: Wheeland RG, ed. *Cutaneous Surgery*. Philadelphia: WB Saunders; 1994:375-402.

De Berker DA, Dahl MG, Comaish JS, et al. Nail surgery: an assessment of indications and outcome. *Acta Verereol (Stockh)*. 1996;76:484-487.

Grammer-West NY, Corvette DM, Giandoni MB. Clinical pearl: nail plate biopsy for the diagnosis of psoriatic nails. *J Am Acad Dermatol*. 1998;38:260-262.

Haneke E, Baran R. Nails: surgical aspects. In: Parish LC, Lask GP, eds. *Aesthetic Dermatology*. New York: McGraw-Hill; 1991:236-247.

Rich P. Nail biopsy indications and methods. *J Dermatol Surg Oncol*. 1992;18(8):673-682.

Rich P. Nail biopsy: indications and methods. *Dermatol Surg*. 2001;27:229-234.

Siegle RJ, Swanson NA. Nail surgery: a review. *J Dermatol Surg Oncol*. 1982;8:659-666.

Tosti A, Piraccini BM. Treatment of common nail disorders. *Dermatol Clin*. 2000;18:339-348.

Van Laborde S, Scher RK. Developments in the treatment of nail psoriasis, melanonychia striata, and onychomycosis. *Dermatol Clin*. 2000;18:37-46.

Zuber TJ. *Skin Biopsy, Excision, and Repair Techniques*. Kansas City: American Academy of Family Physicians; 1998:70-75.

2008 MAG Mutual Healthcare Solutions, Inc.'s Physicians' Fee and Coding Guide. Duluth, Georgia. MAG Mutual Healthcare Solutions, Inc. 2007.

CAPÍTULO 65
Drenagem de Hematoma Subungueal

E.J. Mayeaux, Jr., MD, DABFP, FAAFP

O hematoma subungueal é uma lesão comum, normalmente causada por um trauma na falange distal, como pressionar uma porta contra o dedo ou bater o dedo do pé ao caminhar. O trauma causa sangramento da matriz ou do leito ungueal, com subsequente formação de hematoma subungueal. O acúmulo traumático de sangue sob a lâmina ungueal pode criar uma lesão extremamente dolorosa. A dor, com frequência pulsátil, é causada pelo aumento da pressão do sangue no interior de um espaço fechado adjacente ao leito e à matriz ungueais. Os hematomas subungueais em geral se manifestam com uma coloração preto-azulada que pode se estender por baixo de toda a superfície da unha ou parte dela. A dor de um hematoma subungueal pode ser aliviada drástica e instantaneamente por meio de drenagem.

A trepanação constitui uma técnica simples para o esvaziamento dos hematomas. Várias técnicas foram preconizadas, inclusive o uso de clipes de papel aquecidos, lâminas de bisturi, brocas odontológicas e unidades de cauterização. Como a lâmina ungueal não é sensível, a anestesia não costuma ser necessária. Deve-se tomar cuidado com qualquer instrumento de trepanação, já que a pressão para baixo aumenta a dor. O uso de um cautério com a ponta aquecida é defendido, pois ele perfura a lâmina ungueal mais facilmente, sem a necessidade de muita pressão para baixo ou escavação. O examinador deve estar preparado para retirar o instrumento imediatamente após a passagem através da unha, a fim de evitar a lesão do leito ungueal sensível.

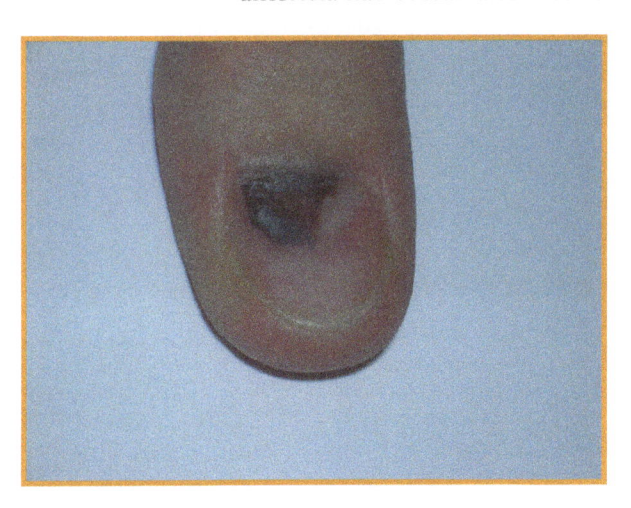

Com o tempo, os tecidos ao redor do hematoma são distendidos, e a dor cessa. Parece haver pouco alívio da dor com a drenagem de um hematoma após decorridas 48 a 72 horas da lesão inicial. A alteração de cor do hematoma subungueal será eliminada com o crescimento da unha, sendo substituída por tecido de aparência normal.

Até 25% de todos os hematomas subungueais estão associados a fraturas da falange distal. As fraturas estarão presentes mais provavelmente em pacientes com hematomas que envolvam pelo menos 50% do leito ungueal. Alguns médicos defendem a realização rotineira do exame radiográfico, sobretudo em crianças. Caso seja identificada a fratura, 60% dessas unhas apresentarão uma laceração grande o suficiente para que seja realizada uma pequena sutura com fio absorvível. O principal incentivo para a exploração do leito ungueal e para o reparo da laceração é prevenir a distrofia e a deformidade causadas por uma laceração em degrau ou com separação.

O tratamento apropriado do hematoma subungueal busca alcançar o alívio da dor, reconhecer as lesões associadas e promover o novo crescimento de uma unha funcionalmente normal e aceitável em termos estéticos. Historicamente, recomendava-se que os hematomas envolvendo mais do que 25 a 50% da superfície da unha fossem explorados. A exploração da lâmina e do leito ungueal era preconizada para otimizar o resultado estético. A prática rotineira desse procedimento foi questionada em diversos estudos; parece que sua realização se justifica apenas quando a laceração se dá através da unha ou através das pregas laterais. Caso não seja detectada nenhuma laceração, provavelmente é seguro esvaziar o hematoma, embora 1 em cada 12 pacientes ainda apresentem alterações ungueais residuais.

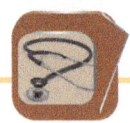

Equipamento

- Aparelho de eletrocautério com ponteiras afiladas.
- Agulha 19G.
- Uma bandeja cirúrgica que pode ser utilizada para o reparo de lacerações está listada no Apêndice G.
- Uma bandeja de anestesia que pode ser utilizada neste procedimento é encontrada no Apêndice F.

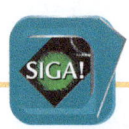

Indicações

- Dor intensa com hematoma subungueal após lesão traumática aguda.

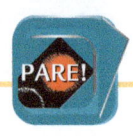

Contraindicações

- O paciente não apresenta mais dor durante repouso (após 48 a 72 horas).
- Equimose subungueal (a dor finda após 30 minutos; ocorre apenas um leve sangramento).
- Coleção de sangue sem trauma (tumores como o tumor glômico, ceratoacantomas e sarcoma de Kaposi podem se manifestar inicialmente como hematomas subungueais).
- Pigmentação subungueal em bandas (representam mais provavelmente uma pigmentação não traumática benigna ou maligna).

O Procedimento

Passo 1. Imobilizar o dedo (e o paciente, caso seja um paciente não cooperativo, como uma criança). Limpar a unha com a solução recomendada (ver Apêndice E). Segurar o cautério de ponta fina sobre o centro do hematoma. Ativar o cautério e queimar através da lâmina ungueal.

- **ATENÇÃO:** Quando a unha for atravessada, o sangue pode espirrar ao se liberar da pressão. O profissional deve utilizar equipamento de proteção individual e não se posicionar diretamente acima do instrumento, onde o risco de contaminação é maior.

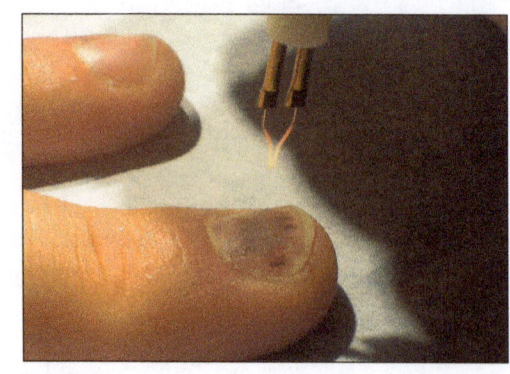

Passo 1

Passo 2. Assim que o espaço subungueal é atingido, o profissional deve estar preparado para puxar o instrumento, não permitindo que a ponta aquecida entre em contato com o leito ungueal altamente sensível.

- **DICA:** Criar um orifício grande o suficiente para que a drenagem seja contínua, o que pode ocorrer ao longo de 1 a 2 dias após o trauma.

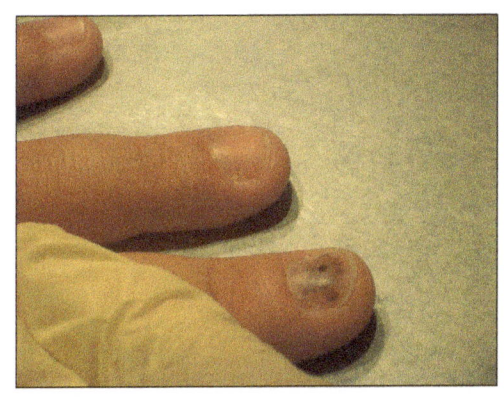

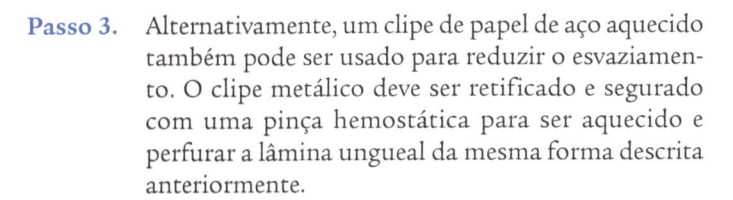

Passo 2

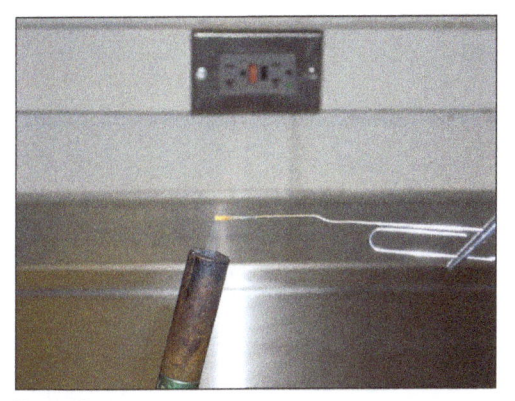

Passo 3. Alternativamente, um clipe de papel de aço aquecido também pode ser usado para reduzir o esvaziamento. O clipe metálico deve ser retificado e segurado com uma pinça hemostática para ser aquecido e perfurar a lâmina ungueal da mesma forma descrita anteriormente.

- **ATENÇÃO:** Evitar o uso de clipes revestidos, os quais podem produzir fumaça de odor desagradável quando aquecidos, provocando queimaduras com o derretimento do revestimento. Evitar os clipes de cobre, pois estes podem fundir.

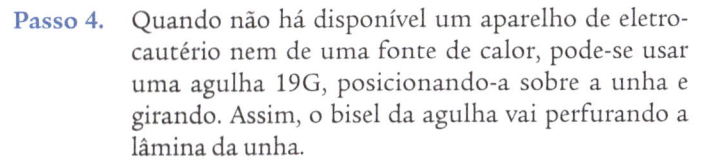

Passo 3

Passo 4. Quando não há disponível um aparelho de eletrocautério nem de uma fonte de calor, pode-se usar uma agulha 19G, posicionando-a sobre a unha e girando. Assim, o bisel da agulha vai perfurando a lâmina da unha.

- **ATENÇÃO:** Parar a perfuração assim que o sangue começar a drenar, evitando que a agulha encoste no leito ungueal.

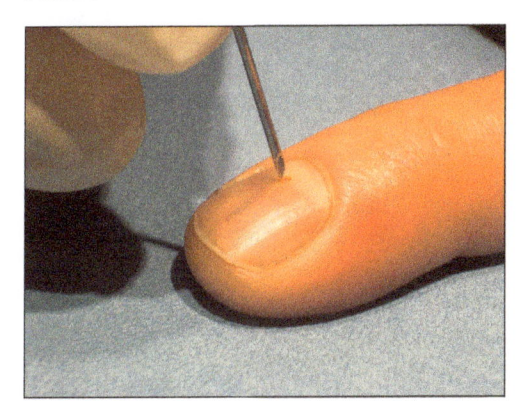

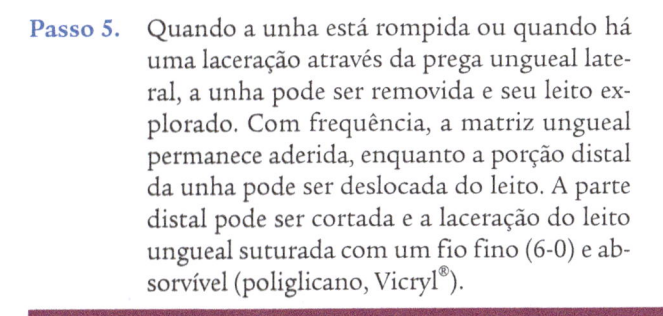

Passo 4

Passo 5. Quando a unha está rompida ou quando há uma laceração através da prega ungueal lateral, a unha pode ser removida e seu leito explorado. Com frequência, a matriz ungueal permanece aderida, enquanto a porção distal da unha pode ser deslocada do leito. A parte distal pode ser cortada e a laceração do leito ungueal suturada com um fio fino (6-0) e absorvível (poliglicano, Vicryl®).

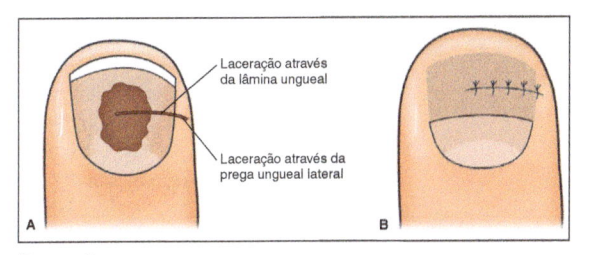

Passo 5

Complicações

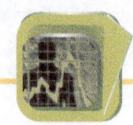

- Onicólise
- Deformidade da unha (frequentemente a separação)
- Infecção
- Queimaduras acidentais

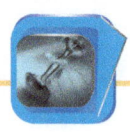

Considerações pediátricas

O procedimento em crianças é essencialmente o mesmo. Crianças menores podem não ser capazes de permanecerem quietas, o que pode exigir sua contenção. Considerar a sedação no caso de procedimentos exploratórios ou reparadores no leito ungueal (ver Capítulo 122).

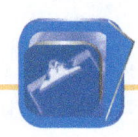

Instruções pós-procedimento

O local deve ser mantido coberto por um curativo com gaze estéril enquanto o ferimento continuar drenando (1 a 2 dias para a trepanação). O curativo deve ser trocado diariamente.

Caso a unha tenha sido removida, orientar o paciente para que deixe o dedo mergulhado em água limpa duas vezes ao dia. Após os banhos, aplicar pomada antibiótica tópica e um curativo seco estéril ou um curativo adesivo.

Caso a matriz ungueal tenha sido reparada, a unha removida deve ser recolocada e posicionada sob a prega ungueal proximal de modo a prevenir a distrofia permanente causada pela formação de uma cicatriz na prega ungueal envolvendo a matriz subjacente. Alguns profissionais preferem ancorar a lâmina da unha suturando-a aos tecidos laterais. Outros materiais como gaze impregnada em vaselina, unhas plásticas ou curativos não aderentes ou plásticos podem ser utilizados para separar a prega ungueal proximal da matriz ungueal por 1 a 2 semanas após o procedimento.

Referências

Aronson S. Evacuation of a subungual hematoma. *Hosp Med.* 1995;31:47–48.
Baran R, Haneke E. Surgery of the nail. In: Epstein E, Epstein E Jr, eds. *Skin Surgery.* 6th ed. Philadelphia: WB Saunders; 1987:534–547.
Brown JS. *Minor Surgery: A Text and Atlas.* 3rd ed. London: Chapman & Hall, 1997:327–328.
Buttaravoli P, Stair T. *Minor Emergencies: Splinters to Fractures.* St. Louis: Mosby; 2000:413–415.
Clark RE, Madani S, Bettencourt MS. Nail surgery. *Dermatol Clin.* 1998;16:145–164.
Clark RE, Tope WD. Nail surgery. In: Wheeland RG, ed. *Cutaneous Surgery.* Philadelphia: WB Saunders; 1994:375–402.
Driscoll CE. Drainage of a subungual hematoma. *Patient Care.* 1991;25:113–114.
Fieg EL. Management of nail bed lacerations [Letter]. *Am Fam Physician.* 2002;65:1997B–1998.
Helms A, Brodell RT. Surgical pearls: prompt treatment of subungual hematoma by decompression. *J Am Acad Dermatol.* 2000;42:508–509.
Roser SE, Gellman H. Comparison of nail bed repair versus nail trephination for subungual hematomas in children. *J Hand Surg Am.* 1999;24:1166–1170.
Zuber TJ. *Skin Biopsy, Excision, and Repair Techniques.* Kansas City: American Academy of Family Physicians; 1998:76–81.
2008 MAG Mutual Healthcare Solutions, Inc.'s Physicians' Fee and Coding Guide. Duluth, Georgia. MAG Mutual Healthcare Solutions, Inc. 2007.

CAPÍTULO 66
Cirurgia de Paroníquia

E.J. Mayeaux, Jr., MD, DABFP, FAAFP

Paroníquia é a inflamação superficial ou o abscesso dos tecidos que margeiam as unhas (i. e., as pregas ungueais). É uma das infecções mais comuns nas mãos. As infecções se desenvolvem quando ocorre uma ruptura da barreira cutânea entre a prega ungueal proximal e a lâmina ungueal. O contato excessivo com umidade ou irritantes crônicos pode contribuir para um indivíduo desenvolver uma paroníquia. O trauma provocado por onicofagia, manicure, ruptura ou bifurcação da borda distal da unha ou a remoção de um filamento da pele da prega lateral também podem predispor o paciente à paroníquia.

A paroníquia aguda se manifesta com o rápido desenvolvimento de eritema e edema nas pregas laterais ou proximal da unha. As infecções por *Staphylococcus aureus, Streptococci* ou *Pseudomonas* são as mais comuns. A paroníquia aguda pode ocorrer após manicure ou colocação de unhas postiças, e frequentemente produz aumento de sensibilidade e dor pulsátil. Os casos mais leves podem ser tratados deixando-se o dedo de molho em água quente ou com antibióticos tópicos ou orais (i. e., amoxicilina com ácido clavulânico ou clindamicina para cobrir anaeróbios orais).

A paroníquia crônica, por definição, deve estar presente por pelo menos seis semanas. Muitas vezes essas lesões se desenvolvem insidiosamente, podendo estar associadas a infecções leves por *Candida albicans*. A paroníquia crônica é comum em padeiros, atendentes de bar, lavadores de pratos ou pacientes que fazem sucção digital, que expõem suas mãos à umidade ou irritação prolongada ou repetitiva. Mulheres em período reprodutivo são mais suscetíveis à doença, com alguns estudos relatando uma proporção mulher/homem de 10:1. Alterações secundárias da lâmina ungueal podem ser encontradas; entre elas a onicólise (i. e., deslocamento), alteração da coloração lateral marrom-esverdeada e cristas transversais.

No tratamento da paroníquia crônica, recomenda-se a eliminação de atividades ou agentes predisponentes, do tratamento com agentes antifúngicos (como o miconazol ou o cetoconazol) e do uso de corticosteroides tópicos ou orais. Embora o tratamento conservador seja o mais empregado, o tratamento cirúrgico pode ser necessário nas paroníquias crônicas não responsivas. A técnica cirúrgica mais utilizada é a marsupialização eponiquial. Os casos mais avançados de paroníquia resultam no desaparecimento da cutícula, com a retração da prega ungueal proximal, expondo a lâmina ungueal subjacente.

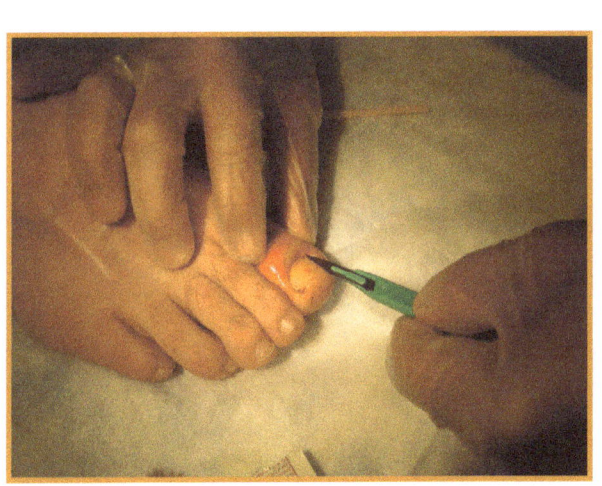

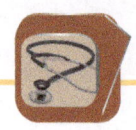

Equipamento

- Uma bandeja recomendada para anestesia está listada no Apêndice F.
- Uma bandeja cirúrgica típica é descrita no Apêndice G.

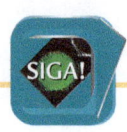

Indicações

- Formação de abscessos ou dor intensa na paroníquia aguda
- Ausência de resposta ao tratamento medicamentoso e à suspensão da umidade e da irritação
- Deformidade (i. e., perda da prega ungueal proximal) na paroníquia crônica

Contraindicações

- Desconhecimento da técnica pelo operador
- Diátese hemorrágica ou coagulopatia
- Cirurgia de paroníquia crônica em paciente não confiável ou pessoa incapaz de realizar os cuidados com a ferida

O Procedimento

Passo 1. Normalmente, realiza-se um bloqueio digital (ver Capítulo 3) antes da cirurgia, embora alguns profissionais prefiram não anestesiar ou realizar um bloqueio da paroníquia no tratamento da patologia aguda. O bloqueio da paroníquia requer uma agulha pequena (27 a 30G) inserida na região lateral, próximo à articulação interfalângica distal, próxima à paroníquia. Administrar entre 1 e 3 mL de lidocaína a 1% no local.

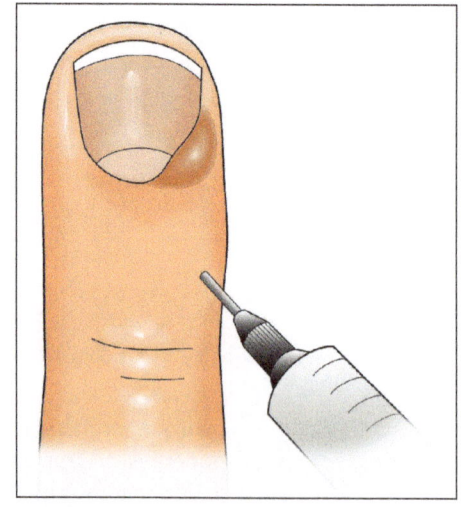

Passo 1

Passo 2. O edema da prega ungueal proximal e lateral está associado ao abscesso da paroníquia aguda. Coloca-se uma lâmina de bisturi n°11 encostada horizontalmente na lâmina ungueal, com a ponta direcionada para o centro do abscesso ou para a região de flutuação. A seguir, a lâmina é guiada rápida mas cuidadosamente para dentro da superfície da unha, sob a prega ungueal, e então a ponta é levantada, empurrando a prega ungueal para cima.

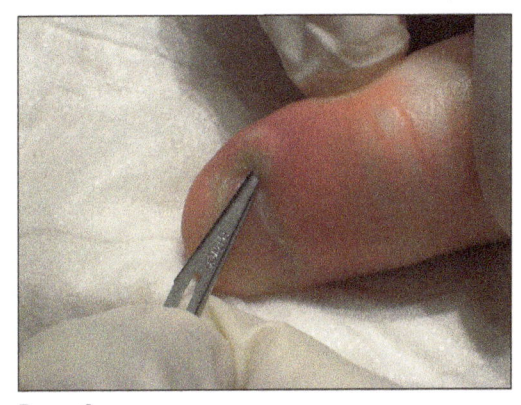

Passo 3. A lâmina ungueal funciona como fulcro. Empurrar para baixo a parte posterior da lâmina do bisturi (ou o cabo) faz com que a ponta seja levantada. Pode haver drenagem de uma grande quantidade de pus por cima da unha. O pus pode ser pressionado para fora por baixo da unha e através da pequena abertura. Essa técnica tem como vantagem a ausência de incisão na pele.

- **ATENÇÃO:** A elevação insuficiente do tecido pode fazer com que haja permanência de alguma quantidade de pus no local. Como a abertura sobre a lâmina ungueal é pequena e não envolve uma incisão, o local pode sofrer selamento e um novo abscesso pode se desenvolver. Muitos locais ao longo da prega ungueal podem necessitar de elevação para que se consiga a drenagem apropriada, e o paciente deve retornar para um novo exame em dois dias, a fim de averiguar a reincidência da paroníquia.

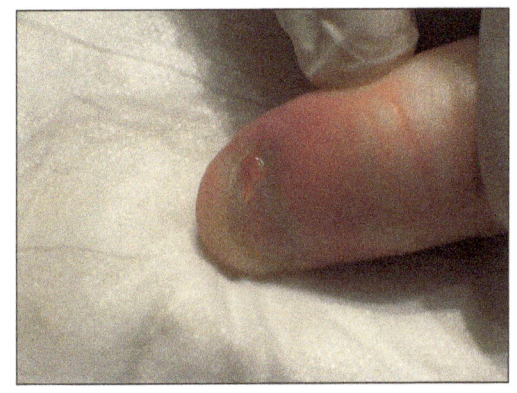

Passo 4. A paroníquia crônica resistente pode ser tratada com a excisão da prega ungueal proximal. Após o bloqueio digital, utiliza-se um elevador de septo de Freer ou o mordente da pinça hemostática para separar a prega ungueal proximal e a lâmina da unha.

- **DICA:** O elevador de ponta achatada pode ser posicionado sob a prega ungueal proximal, a fim de proteger os tecidos subjacentes durante a excisão.

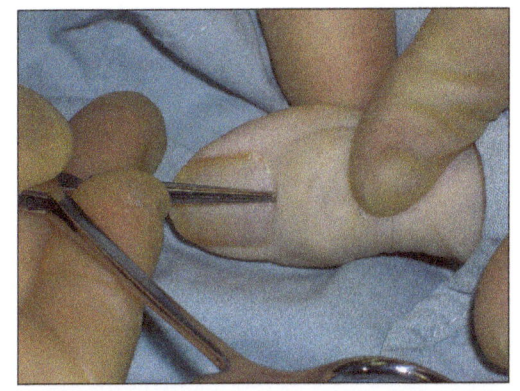

Passo 5. Realiza-se uma incisão em meia-lua e de espessura total na prega ungueal proximal. A incisão se estende de uma prega lateral até a outra.

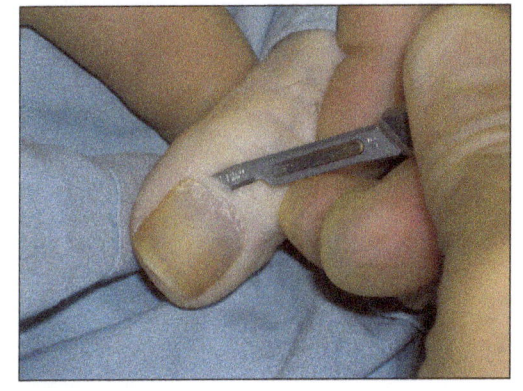

Passo 6. A ilha de pele a ser removida tem de 3 a 5 mm de largura, envolve toda a porção com edema da prega ungueal proximal e se estende de um lado a outro da porção proximal da lâmina ungueal. O local sofre cicatrização por segunda intenção em cerca de dois meses, resultando em uma unha com a lúnula mais visível.

- **ATENÇÃO:** É necessário cuidado meticuloso com a ferida após o procedimento, sendo esta cirurgia indicada apenas para pacientes capazes e interessados em realizar esse cuidado. Alguns médicos aplicam uma pomada que tem associação entre antifúngico e corticosteroide durante a noite e uma pomada antibiótica durante o dia até que a ferida esteja cicatrizada.

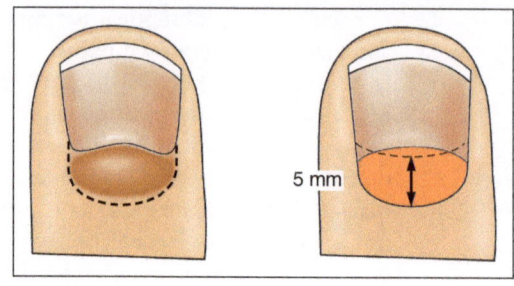

Passo 6

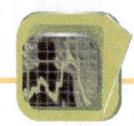

Complicações

- A infecção da paroníquia pode proliferar
- Panarício
- Estriações, espessamento ou alteração de coloração da unha
- Perda da unha (rara)

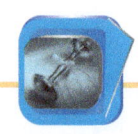

Considerações pediátricas

As crianças que roem as unhas são mais suscetíveis à paroníquia. A modificação do comportamento pode ser necessária para a prevenção de recorrências.

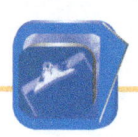

Instruções pós-procedimento

O curativo deve ser removido em 48 horas. A partir daí, iniciar banhos de água morna quatro vezes ao dia, por 15 minutos, com massagens suaves para expelir qualquer resíduo de pus. Entre os banhos, deve-se manter o local coberto com um curativo adesivo. Normalmente, o tratamento antibiótico não é necessário.

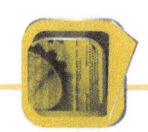

Informação sobre fontes de suprimento

- O instrumental utilizado para a cirurgia da paroníquia, como as lâminas de bisturi nº 11, pode ser encontrado em lojas de material cirúrgico.
- O elevador de septo de Freer pode ser adquirido com representantes de material cirúrgico ou em casas especializadas.
- A bandeja de anestesia sugerida para esse procedimento está listada no Apêndice F.

Referências

Clark RE, Madani S, Bettencourt MS. Nail surgery. *Dermatol Gin.* 1998;16:145-164.

Clark RE, Tope WD. Nail surgery. In: Wheeland RG, ed. *Cutaneous Surgery.* Philadelphia: WB Saunders; 1994:375-402.

Dahdah MJ, Scher RK. Nail diseases related to nail cosmetics. *Dermatol Clin.* 2006 Apr;24(2):233-239.

Goodheart HP. Infections: paronychia and onychomycosis. *Womens Health Prim Care.* 1998;1:232-237.

Haneke E, Baran R. Nails: surgical aspects. In: Parish LC, Lask GP, eds. *Aesthetic Dermatology.* New York: McGraw-Hill; 1991:236-247.

Lee S, Hendrickson ME. Paronychia. E-medicine. Available at http://www.emedicine.com/derm/topic798.htm. Accessed June 20, 2002.

Mayeaux EJ. Nail disorders. *Prim Care.* 2000;27:333-351.

Parungao AJ. A swollen, draining thumb. *Am Fam Physician.* 2002;65:105-106.

Rich P. Nail disorders: diagnosis and treatment of infectious, inflammatory, and neoplastic nail conditions. *Med Clin North Am.* 1998;82:1171-1183.

Roberge RJ, Weinstein D, Thimons MM. Perionychial infections associated with sculptured nails. *Am J Emerg Med.* 1999;17:581-582.

Rockwell PG. Acute and chronic paronychia. *Am Fam Physician.* 2001;63:1113-1116.

Shaw J, Body R. Incision and drainage preferable to oral antibiotics in acute paronychial nail infection? *Emerg Med J.* 2005;22;813-814.

Tosti A, Piraccini BM. Treatment of common nail disorders. *Dermatol Clin.* 2000;18:339-348.

2008 MAG Mutual Healthcare Solutions, Inc.'s Physicians' Fee and Coding Guide. Duluth, Georgia. MAG Mutual Healthcare Solutions, Inc. 2007.

PARTE VII

Ginecologia e Urologia

CAPÍTULO 67

Tratamento de Cisto e Abscesso da Glândula de Bartholin

E.J. Mayeaux, Jr., MD, DABFP, FAAFP

Cistos ou abscessos da glândula de Bartholin desenvolvem-se em aproximadamente 2% das mulheres. Essas lesões podem causar dor extrema e limitação das atividades por causa da distensão ou da infecção. As secreções dessas glândulas fornecem umidade à vulva, mas não são necessárias para a lubrificação sexual. A remoção da glândula de Bartholin não compromete o epitélio vestibular ou a função sexual.

As glândulas de Bartholin localizam-se nas posições de 5 e 7 horas do intróito vaginal e normalmente não são palpáveis. Os cistos da glândula de Bartholin desenvolvem-se devido à dilatação do ducto após o bloqueio do seu orifício. Essas lesões em geral medem de 1 a 3 cm de diâmetro e são assintomáticas. Quando os sintomas aparecem, a paciente pode relatar dor na vulva, dispareunia, incapacidade de praticar esportes e dor ao caminhar ou sentar.

Quando o cisto de Bartholin se transforma em abscesso, as pacientes podem apresentar dispareunia intensa, dificuldade para caminhar ou sentar e dor na vulva. As pacientes podem desenvolver uma massa volumosa e macia na área vestibular com eritema e edema vulvar concomitantes. O abscesso normalmente desenvolve-se em 2 a 4 dias e pode ficar com mais de 8 cm de diâmetro. O abscesso pode ser muito doloroso a ponto de a paciente ficar incapacitada. O abscesso tende a se romper e drenar depois de 4 a 5 dias.

O melhor método para tratar um cisto ou abscesso é aquele que preserva a função fisiológica com o mínimo de cicatrizes. A técnica de incisão e drenagem simples tem uma taxa de recidiva de 70 a 80%. Ao tratar um abscesso, é importante obter culturas para clamídia e gonorreia, além de prescrever antibióticos orais de amplo espectro. Pacientes com diabete são mais suscetíveis a infecções necrotizantes e precisam de um acompanhamento cuidadoso. Em casos de mulheres com infecções graves, deve-se considerar a hospitalização.

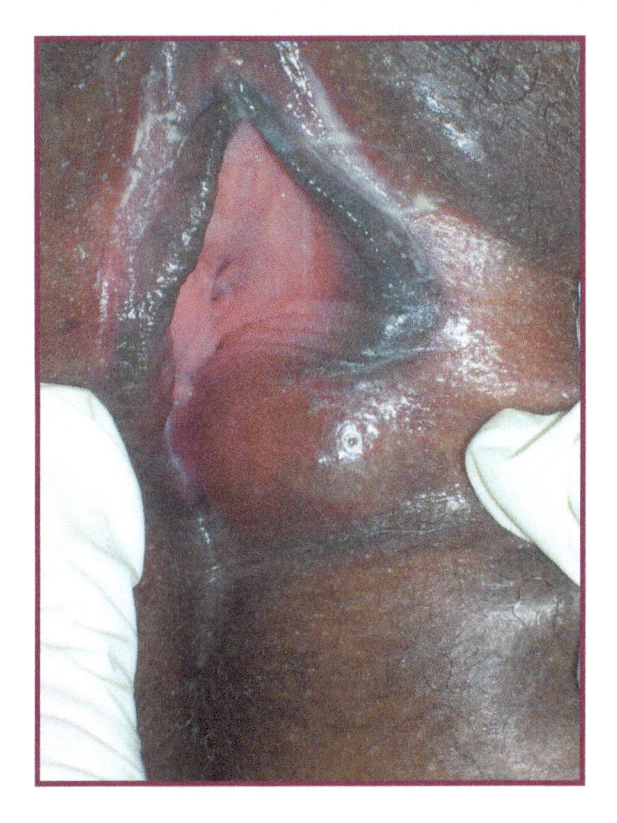

A técnica de incisão e drenagem simples proporciona um rápido alívio dos sintomas, mas a recidiva é comum. O tratamento não é contraindicado em mulheres grávidas, ainda que o aumento do fluxo sanguíneo na área pélvica durante a gestação possa ocasionar um sangramento excessivo devido ao procedimento. Se o tratamento for necessário por causa de um abscesso, a anestesia local e a maioria dos antibióticos de amplo espectro podem ser usados com segurança.

Em 1964, B.A. Word introduziu uma técnica de fistulização simples usando um pequeno cateter com balão inflável. Abscessos na fase inicial podem ser tratados com banhos de assento até apresentarem zona de flutuação, facilitando a incisão e o tratamento definitivo. A paciente deve retornar em quatro semanas para uma reconsulta ou antes disso se apresentar desconforto, inchaço ou outros sintomas de infecção. As pacientes podem usar ibuprofeno (400 a 800 mg a cada 6 horas) para o desconforto no período pós-operatório imediato, devendo abster-se de relações sexuais durante o período de cicatrização para evitar deslocamento do cateter. O cateter é removido mediante o esvaziamento do balão, e, com o tempo, o orifício resultante diminuirá de tamanho, tornando-se imperceptível.

Outras opções de tratamento para o abscesso da glândula de Bartholin incluem a marsupialização ou a fenestração, a excisão com *laser* de dióxido de carbono e a excisão cirúrgica. A marsupialização é um procedimento relativamente simples que pode ser realizado no consultório, no pronto-socorro ou em uma sala cirúrgica ambulatorial em cerca de 15 minutos sob anestesia local. Pode ser utilizada como o primeiro tratamento ou comum recidiva depois do tratamento com o cateter de Word. A taxa de recidiva depois da marsupialização é de 10 a 15%.

Um cisto que tenha tido várias recidivas apesar do tratamento em consultório pode necessitar de excisão. A excisão de um cisto da glândula de Bartholin é um procedimento cirúrgico ambulatorial que deve ser realizado em uma sala de cirurgia por um médico experiente, devido à possibilidade de sangramento abundante decorrente do plexo venoso subjacente. A excisão costuma ser realizada sob anestesia geral ou com bloqueio pudendo. Ela pode resultar em hemorragia transoperatória, formação de hematomas, infecção secundária e dispareunia como resultado da formação de tecido cicatricial.

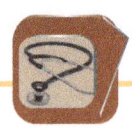

Equipamento

- Solução preparatória (ver Apêndice E)
- Solução anestésica

Técnica do cateter de Word

- Cateter de Word
- Agulha 18 ou 20G e seringa de 5 mL com água ou gel para inflação da ponta do cateter
- Bisturi nº 11
- Pinça hemostática (para desfazer as loculações)
- Meios de cultura para gonorreia, clamídia e culturas de rotina
- Bastões de nitrato de prata
- Compressas de gaze

Marsupialização

- Bisturi nº 11
- Sutura de absorção lenta (3-0 ou 4-0) com pequena agulha cortante
- Porta-agulhas pequeno
- Tesoura
- Pinça hemostática

- Fórceps
- Meios de cultura
- Bastões de nitrato de prata
- Compressas de gaze

Indicações

- Cisto ou abscesso de Bartholin avantajado ou dolorido

Contraindicações

- Cirurgia de abscesso com inflamação aguda e intensa (contraindicação relativa)
- Cistos assintomáticos (contraindicação relativa)
- Alergia ao látex (p. ex., ao cateter de Word)

O Procedimento

Cateter de Word

Passo 1. Explicar o procedimento de fistulização com cateter de Word à paciente e obter seu consentimento informado. Testar o dispositivo inserindo a agulha no centro da base do cateter de Word e inflar o bulbo.

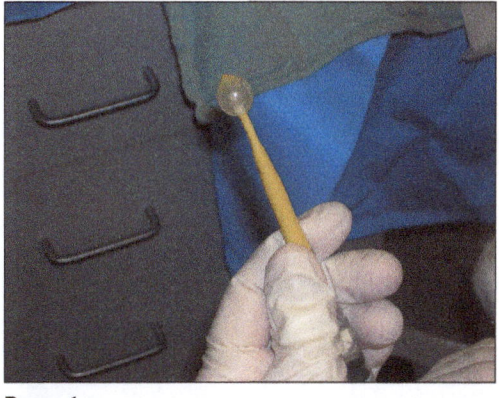

Passo 1

Passo 2. Aplicar anestesia local (ver Capítulo 2) e preparar a área (ver Apêndice E).

- **ATENÇÃO:** Injetar abaixo ou ao redor do abscesso, e não dentro dele. A lidocaína injetada na cavidade é retida e não promove anestesia. A injeção no interior do abscesso pode causar aumento na pressão interna e ruptura externa do abscesso.
- **DICA:** Pode ser menos doloroso simplesmente fazer a incisão sem anestesia em um abscesso com uma pele sobreposta bastante fina.

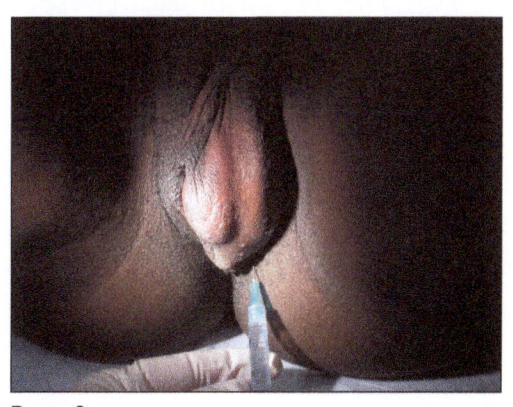

Passo 2

Passo 3. Fazer uma incisão perfurante com uma lâmina de bisturi nº 11 para fazer uma abertura de 1,0 a 1,5 cm de profundidade no cisto, preferencialmente na face interna ou, se necessário, por fora do anel do hímen. Considerar a cultura do conteúdo do abscesso para clamídia e gonorreia.

- **ATENÇÃO:** Não fazer a incisão na face externa do lábio menor ou do lábio maior. A cicatriz resultante pode causar dor, um resultado cosmético insatisfatório ou uma fístula permanente.

- **ATENÇÃO:** Não fazer uma incisão maior que a largura da lâmina, ou o cateter precisará de um ponto para sua retenção.

Passo 4. Desfazer as loculações com uma pinça hemostática ou instrumento similar.

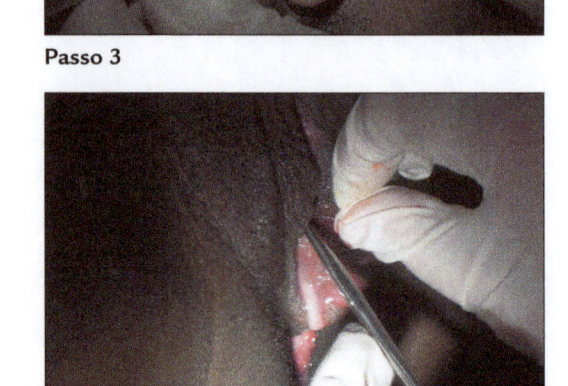

Passo 5. Inserir o cateter de Word. Depois que a ponta for inserida, o bulbo é inflado com água ou gel lubrificante, e a extremidade livre do cateter é colocada detro da vagina.

- **ATENÇÃO:** Usar água ou gel em vez de ar para evitar a desinsuflação precoce do balão.

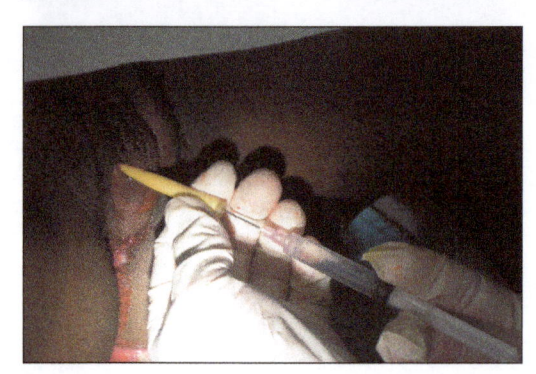

Passo 6. Deixar o cateter no local por até quatro semanas, afim de permitir uma epitelização completa do novo trato. A paciente pode tomar banhos diários (de chuveiro ou de banheira) e limpar delicadamente a área com água e sabão. Entrar em contato com a paciente se os testes para doenças sexualmente transmissíveis forem positivos.

- **ATENÇÃO:** O cateter desprende-se com frequência. Uma sutura vaginal para prender o cateter pode ajudar a mantê-lo na posição nos casos de queda recorrente.

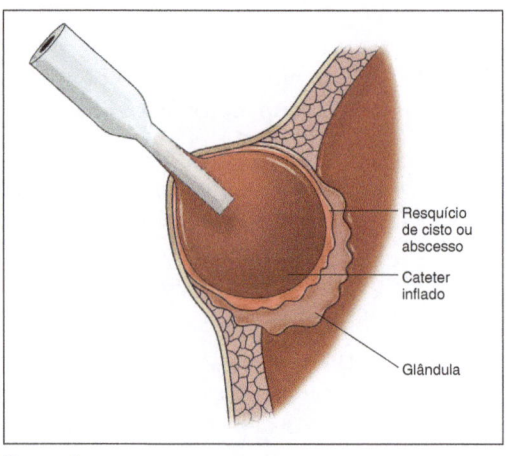

Marsupialização

Passo 1. Lavar a área com solução de iodopovidona e fazer uma incisão fusiforme adjacente ao anel do hímen.

- **ATENÇÃO:** Não fazer a incisão na face externa do lábio menor ou do lábio maior. A cicatriz resultante pode causar dor, um resultado cosmético insatisfatório ou uma fístula permanente.

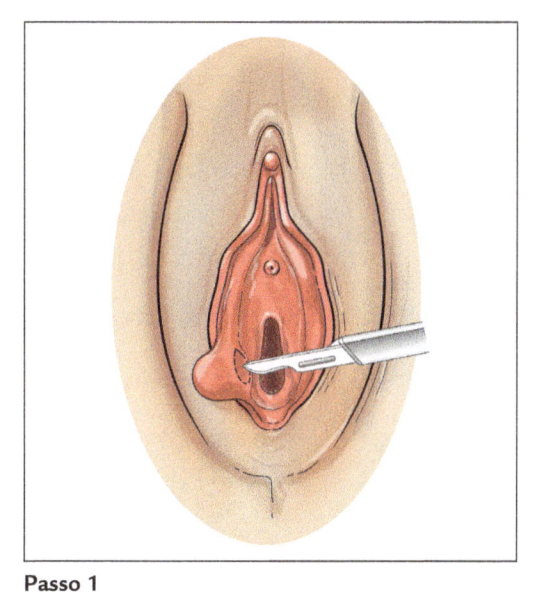

Passo 1

Passo 2. A incisão deve medir cerca de 2 cm de comprimento e ser profunda o suficiente para atingir o cisto. Retirar uma cunha oval da pele de vulva e da parede do cisto. Ocorrerá a drenagem após a abertura do cisto. Desfazer as loculações dentro do cisto, caso presentes.

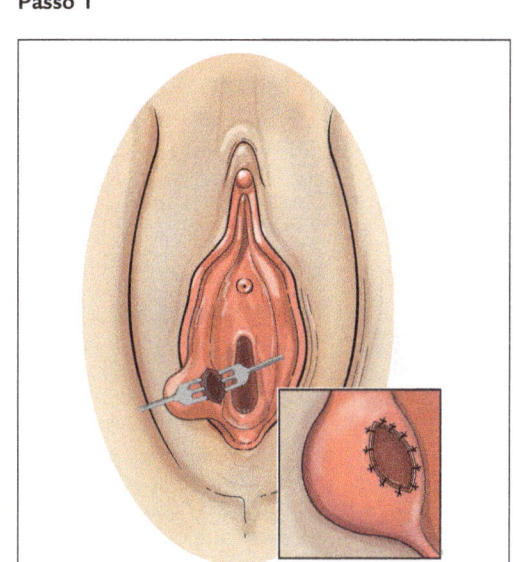

Passo 2

Passo 3. Suturar a parede do cisto com o tecido do vestíbulo vulvar adjacente usando suturas com fios absorvíveis e pontos separados 3-0 ou 4-0 (Vicryl). Haverá regressão lenta deste pertuito que sofrerá epitelização, formando um novo e amplo orifício do ducto.

- **ATENÇÃO:** Se houver sangramento, usar sutura ou pressão direta para obter hemostasia da borda da pele.

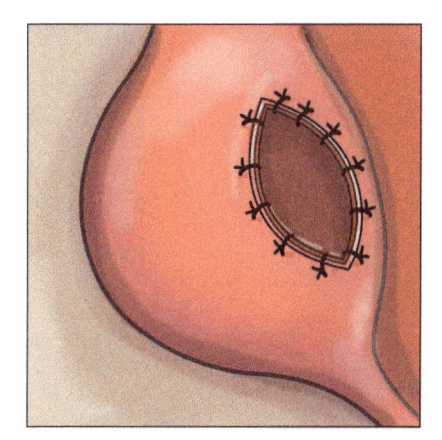

Passo 3

Complicações

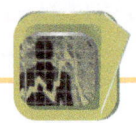

- Não cicatrização
- Abscesso recorrente
- Formação de cicatrizes
- Choque séptico (com incisão do abscesso)

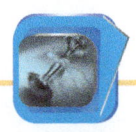

Considerações pediátricas

Este problema raramente é encontrado na população pediátrica.

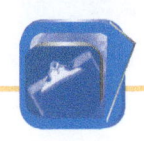

Instruções pós-procedimento

A paciente deve evitar banhos de banheira e relações sexuais até os tecidos cicatrizarem. A paciente pode retomar outras atividades rotineiras.

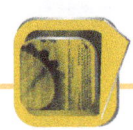

Informação sobre fontes de suprimento

- A bandeja cirúrgica padrão usada em consultório para procedimentos simples é descrita no Apêndice G.
- A bandeja de anestesia sugerida para esse procedimento é listada no Apêndice F.

Referências

Andersen PG, Christensen S, Detlefsen GU, et al. Treatment of Bartholin's abscess: marsupialization versus incision, curettage and suture under antibiotic cover: a randomized study with 6 months' follow-up. *Acta Obstet Gynecol Scand*. 1992;71:59–62.
Bleker OP, Smalbraak DJ, Schutte ME. Bartholin's abscess: the role of *Chlamydia trachomatis*. *Genitourin Med*. 1990;66:24–25.
Brook I. Aerobic and anaerobic microbiology of Bartholin's abscess. *Surg Gynecol Obstet*. 1989;169:32–34.
Curtis JM. Marsupialisation technique for Bartholin's cyst. *Aust Farre Physician*. 1993;22:369.
Davies JA, Rees E, Hobson D, et al. Isolation of *Chlamydia trachomatis* from Bartholin's ducts. *Br J Vener Dis*. 1978;54:409–413.
Downs MC, Randall HW. The ambulatory surgical management of Bartholin duct cysts. *J Emerg Med*. 1989;7:623–626.
Hill DA, Lense JJ. Office management of Bartholin gland cysts and abscesses. *Am Earn Physician*. 1998;57:1611–1616.
Lee YH, Rankin JS, Alpert S, et al. Microbiological investigation of Bartholin's gland abscesses and cysts. *Am J Obstet Gynecol*. 1977;129:150–153.
Monaghan JC. Fistulization for Bartholin's gland cysts. *Patient Care*. 1991;5:119–122.
Omole F, Simmons BJ, Hacker Y. Management of Bartholin's duct cyst and gland abscess. *Am Fam Physician*. 2003;68:135–140.
Wren MW. Bacteriological findings in cultures of clinical material from Bartholin's abscess. *J Clin Pathol*. 1977;30:1025–1027.
Yavetz H, Lessing JB, Jaffa AJ, et al. Fistulization: an effective treatment for Bartholin's abscesses and cysts. *Acta Obstet Gynecol Scand*. 1987;66:63–64.
2008 MAG Mutual Healthcare Solutions, Inc.'s Physicians' Fee and Coding Guide. Duluth, Georgia. MAG Mutual Healthcare Solutions, Inc. 2007.

CAPÍTULO 68

Conização Fria do Colo do Útero

Racheal Whitaker, MD

A conização cervical refere-se à excisão cirúrgica da porção cônica do colo do útero que circunda o canal endocervical e inclui toda a zona de transformação e todo, ou quase todo, o canal do colo do útero. Ela vem sendo utilizada há anos para o diagnóstico e o tratamento da neoplasia intraepitelial cervical (NIC). O rastreamento de displasia cervical por meio de citologia tem proporcionado uma redução significativa na incidência e mortalidade do câncer de colo do útero. Quando uma paciente apresentar um exame de Papanicolau anormal, o clínico deve recorrer à colposcopia com biópsias direcionadas a fim de estabelecer um diagnóstico histológico. A conização do colo do útero é indicada nos seguintes casos: colposcopia insatisfatória (quando a junção escamocolunar ou a extensão das lesões não puder ser visualizada completamente), biópsia colposcópica exibindo uma lesão NIC II ou NIC III e não passível de medidas menos invasivas, achados citológicos e/ou histológicos sugerindo uma possível doença invasiva, doença recorrente após terapia mais conservadora e discrepância entre os resultados do exame de Papanicolau e da colposcopia.

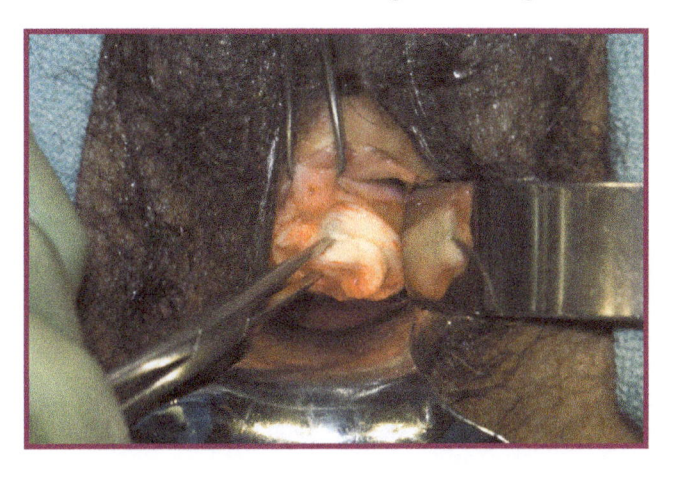

A anestesia para a realização do procedimento pode ser regional ou geral. Existem diversas formas de conização cervical, dentre elas *laser*, cirurgia com alça de alta frequência (CAF) e conização fria (CF). Este capítulo dá enfoque à conização com bisturi frio.

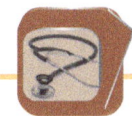

Equipamento

- Cateter urinário
- Espéculo com peso
- Retrator de ângulo reto
- Pinça de Pozzi
- Bisturi de cabo longo
- Lâmina nº 11
- Pinças de Allis

- Unidade de eletrocautério
- Tesoura Mayo
- Cureta endocervical de Kevorkian
- Suturas de absorção lenta (opcional)
- Esponja de gelatina absorvível (Gelfoam®) (opcional)

Indicações

- Colposcopia insatisfatória:
    - A zona de transformação (ZT) não pode ser visualizada completamente.
    - A lesão não pode ser visualizada completamente e/ou estende-se para o canal do colo do útero, não permitindo sua visualização.
- Achados citológicos e/ou histológicos mostrando possível doença invasiva.
- Diferença de dois graus encontrada entre os resultados do exame de Papanicolau e da colposcopia (p. ex., o exame de Papanicolau exibe lesão intraepitelial escamosa de alto grau [LIEAG], mas a colposcopia é normal).
- A biópsia demonstra microinvasão.
- Curetagem endocervical positiva.
- Presença de adenocarcinoma *in situ*.

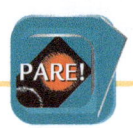

Contraindicações

- Gravidez (contraindicação relativa): a conização deve ser realizada somente no caso de câncer de colo do útero e feita por um oncoginecologista.
- Câncer de colo do útero com classificação maior que estágio IA1.

O Procedimento

Passo 1. Colocar a paciente na posição de litotomia dorsal usando perneiras.

- **ATENÇÃO:** Não realizar toque vaginal nesse momento, pois pode causar sangramento e obscurecer o campo.

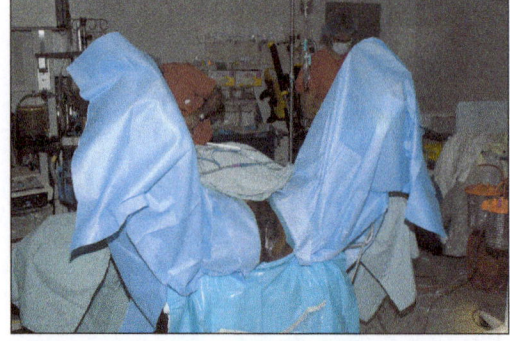

Passo 1

Passo 2. Realizar uma colposcopia com 3 a 5% de ácido acético ou solução de lugol e examinar o colo do útero. Alguns clínicos preferem não fazer isso quando há um diagrama colposcópico disponível que mostra as áreas de displasia. Ver Capítulo 71.

- **DICA:** Ter cuidado na preparação do colo do útero e da vagina para evitar trauma no colo uterino, o que pode prejudicar a interpretação histológica.

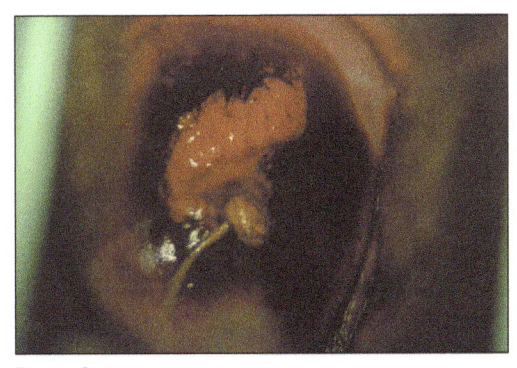

Passo 2

Passo 3. Segurar o lábio anterior do colo do útero com a pinça e injetar vasopressina ou epinefrina diluída no estroma cervical lateralmente à área a ser conizada.

- **ATENÇÃO:** Sempre informar ao anestesiologista quando injetar um vasoconstritor.

- **DICA:** Alguns clínicos utilizam suturas absorvíveis nas posições de 3 e 9 horas no colo do útero na junção cervicovaginal, a fim de impedir o fluxo para as ramificações cervicais das artérias uterinas. Deve-se tomar cuidado para não fazer suturas muito profundas para que não sejam inadvertidamente cortadas durante a excisão.

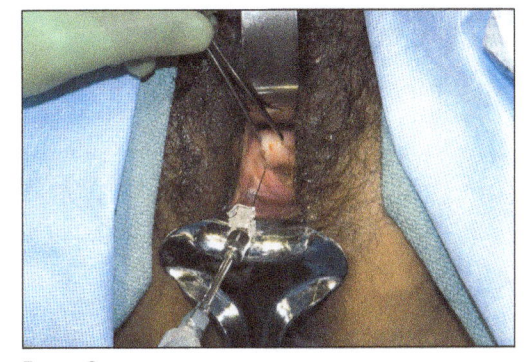

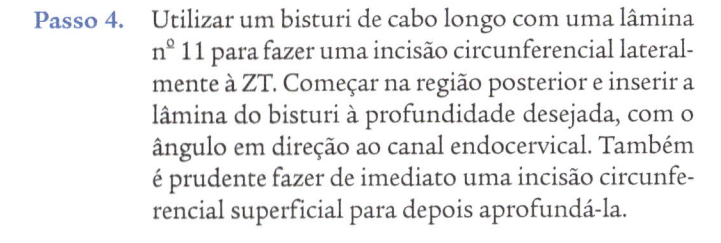

Passo 3

Passo 4. Utilizar um bisturi de cabo longo com uma lâmina nº 11 para fazer uma incisão circunferencial lateralmente à ZT. Começar na região posterior e inserir a lâmina do bisturi à profundidade desejada, com o ângulo em direção ao canal endocervical. Também é prudente fazer de imediato uma incisão circunferencial superficial para depois aprofundá-la.

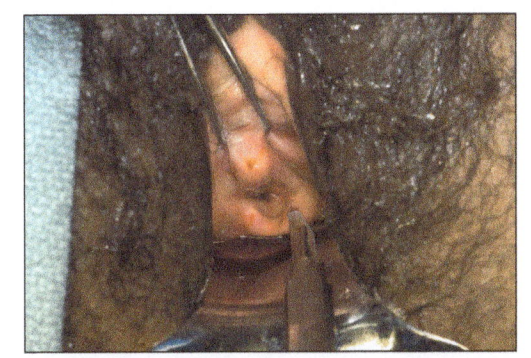

Passo 4

Passo 5. Utilizar uma pinça de Allis para segurar a peça, tomando cuidado para não obscurecê-la.

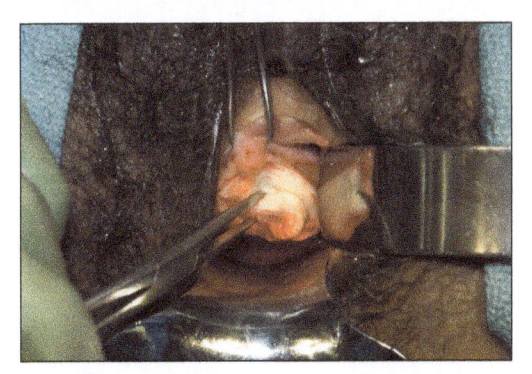

Passo 5

Passo 6. Com uma tesoura Mayo ou um bisturi, remover por completo a peça. Fazer um ponto na peça para guiar adequadamente o patologista (p. ex., colocar um ponto na posição de 12 horas).

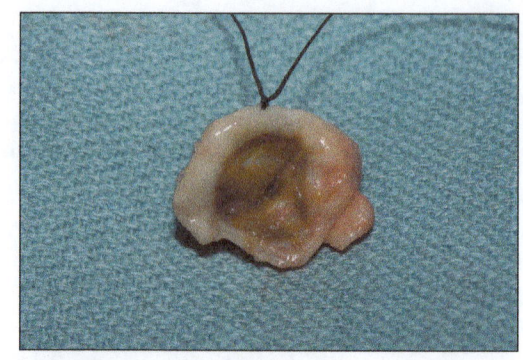

Passo 6

Passo 7. Fazer a curetagem da endocérvice para excluir doença residual. A hemostasia do leito do cone pode ser obtida com um eletrocautério. Alguns clínicos utilizam Gelfoam® no leito do cone quando as suturas são empregadas. As extremidades das suturas são então amarradas sobre o Gelfoam®.

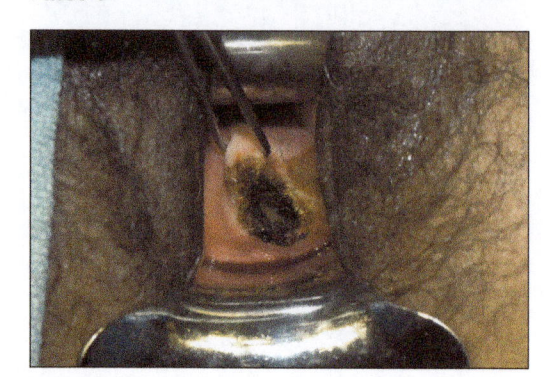

Passo 7

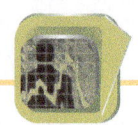

Complicações

IMEDIATAS

- Sangramento (transoperatório ou pós-operatório)
- Infecção
- Perfuração uterina

A LONGO PRAZO

- Estenose cervical
- Incompetência cervical

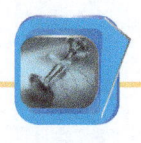

Considerações relativas à população adolescente jovem

A displasia cervical avançada e, especialmente, o câncer são muito raros na população adolescente jovem. Entretanto, as indicações e o procedimento são semelhantes, exceto pelo fato de que a NIC2 e as disparidades diagnósticas podem ser monitoradas com colposcopia nessa população.

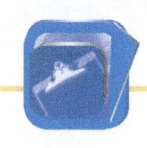

Instruções pós-procedimento

A paciente é orientada a não introduzir nada em sua vagina (evitar absorventes internos, duchas, relações sexuais) durante quatro semanas. Ela também deve evitar imersão em água (p. ex., tomar banho de banheira ou nadar) durante quatro semanas.

A dor resultante do procedimento é mínima e muito raramente exige medicamentos. Corrimento vaginal é normal, podendo durar até quatro semanas. As pacientes sem complicações cirúrgicas podem voltar ao trabalho um dia após a cirurgia.

A avaliação da citologia cervical e da colposcopia é feita no período de 4 a 6 semanas após a cirurgia. As peças não devem ser obtidas antes de três meses porque a inflamação dificulta a interpretação patológica.

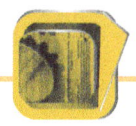

Informação sobre fontes de suprimento

- Os instrumentos ginecológicos usuais podem ser obtidos de fornecedores de material cirúrgico e de produtos hospitalares (parte desses fornecedores estão listados no Apêndice H).

Referências

Berek SJ, Hacker NF. *Practical Gynecologic Oncology*. Philadelphia: Lippincott Williams & Wilkins, 2004.

Clinical Management Guidelines for Obstetrician-Gynecologist. Washington, DC: American College of Obstetricians and Gynecologists; 2005. ACOG Practice Bulletin 66.

Hoffman M, Mann W. Procedures for cervical conization: technique and outcome. http://www.utdol.com/. Accessed December 6, 2007.

Reich O, Pickel H, Lahousen M, et al. Cervical intraepithelial neoplasia III: long-term outcome after cold-knife conization with clear margins. *Obstet Gynecol*. 2001;97(3):428–430.

Webb M. Mayo Clinic Manual of Pelvic Surgery. Webb M (ed.). Philadelphia: Lippincott Williams & Wilkins, 2000.

Wright TC Jr, Cox JT, Massad LS, et al. Consensus guidelines for the management of women with cervical cytological abnormalities and cervical cancer precursors, part I: cytological abnormalities. *JAMA*. 2002;287(18):2120–2129.

Wright TC, Cox JT, Massad LS, et al. Consensus guidelines for the management of women with cervical intraepithelial neoplasia. *Amer J Obstet Gynecol*. 2003;189:295–304.

2008 MAG Mutual Healthcare Solutions, Inc.'s Physicians' Fee and Coding Guide. Duluth, Georgia. MAG Mutual Healthcare Solutions, Inc. 2007.

CAPÍTULO 69

Remoção de Pólipo Cervical

E.J. Mayeaux, Jr., MD, DABFP, FAAFP

Pólipos cervicais são tumores pedunculados que comumente surgem a partir da mucosa do canal endocervical. Em geral são vermelhos e possuem uma estrutura mole e esponjosa. Os pólipos cervicais são comuns e mais frequentemente observados em mulheres na perimenopausa e multíparas entre a 3ª e 5ª décadas de vida. A causa da maioria dos pólipos é desconhecida, mas eles estão associados a idade avançada, inflamação, trauma e gravidez.

A histologia dos pólipos cervicais é semelhante àquela do canal endocervical, com uma única camada celular colunar alta e eventuais glândulas cervicais. Congestão vascular, edema e inflamação em geral estão presentes. Muitos pólipos cervicais apresentam metaplasia escamosa, que pode imitar, citológica e colposcopicamente, uma displasia. A displasia escamosa e o câncer podem originar-se em pólipos cervicais, mas a degeneração maligna é rara. Todavia, se um pólipo for descoberto após um exame de Papanicolau atípico, ele deve ser encaminhado para análise patológica, sobretudo se contiver epitélio acetobranco.

Os pólipos normalmente são assintomáticos e costumam ser encontrados no momento do exame ginecológico de rotina. Podem ser simples ou múltiplos e variar em tamanho, desde alguns milímetros até vários centímetros. Raramente, o pedículo ficará tão alongado a ponto de o pólipo apresentar protrusão a partir do óstio da vagina. Pode haver corrimento vaginal associado a pólipos cervicais, em especial se o pólipo estiver infeccionado. A ulceração da ponta e a congestão vascular geralmente resultam em sangramento uterino disfuncional ou após o coito. Pólipos maiores podem sangrar regularmente produzindo escape intermenstrual e sangramento pós-coital. A manobra de Valsalva também pode ocasionar sangramento. Os sintomas podem ser exatamente os mesmos observados nos estágios iniciais do câncer de colo do útero.

Existe uma associação entre pólipos cervicais e endometriais. As mulheres na pós-menopausa com pólipos cervicais têm uma incidência maior de pólipos endometriais concomitantes, a qual não está relacionada com a terapia de reposição hormonal. As pacientes em tratamento com tamoxifeno apresentam uma associação bastante alta de pólipos cervicais com pólipos endometriais e devem provavelmente ser avaliadas com dilatação e curetagem. No entanto, a maioria dos médicos realiza polipectomia simples no consultório se as pacientes forem assintomáticas. O diagnóstico diferencial para pólipos cervicais é mostrado na Tabela 69-1.

Como a maioria dos pólipos é benigna, eles podem ser removidos ou observados em exames de rotina. Eles em geral são eliminados durante os exames de rotina para reduzir a incidên-

TABELA 69-1   Diagnóstico diferencial

Pólipo endometrial
Mioma com prolapso
Aborto espontâneo incompleto
Leiomiossarcoma
Papiloma escamoso
Sarcoma
Malignidade cervical

cia de inflamação e sangramento acidental. Os pólipos também podem ser removidos durante a dilatação e a curetagem, por alça ou fio histeroscópico, com o eletrocautério, durante um procedimento de excisão com alça eletrocirúrgica ou através de excisão cirúrgica.

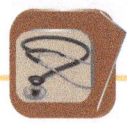

Equipamento

- Pinça de anel
- Cureta cervical
- Espéculo endocervical de Kogan
- Pinça para biópsia cervical
- Solução de Monsel

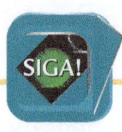

Indicações

- A remoção dos pólipos geralmente está indicada para evitar irritação, corrimento vaginal e sangramento.

Contraindicações

- Durante a gravidez, o colo do útero encontra-se altamente vascularizado, e os pólipos devem ser observados para determinar se continuam estáveis e com aparência benigna. Devem ser removidos somente se estiverem causando sangramento.
- Distúrbios graves da coagulação.
- Infecção local.

O Procedimento

Passo 1. Realizar um exame ginecológico padrão para identificar o pólipo e quaisquer outras anormalidades cervicais.

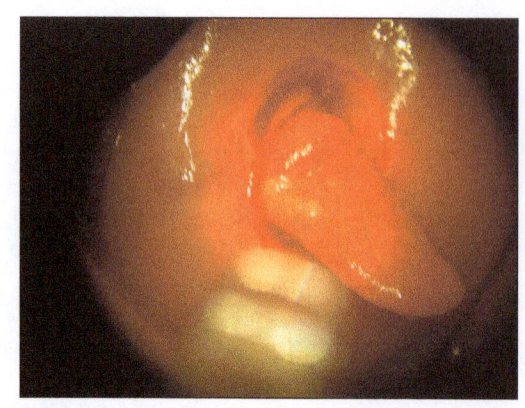

Passo 1

Passo 2. Tentar identificar a base do pólipo e certificar-se de que é oriundo do canal do colo do útero.

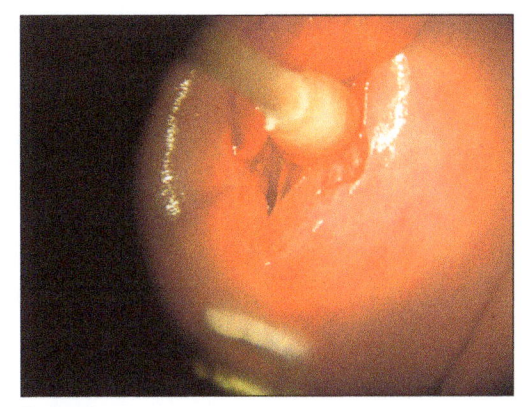

Passo 2

Passo 3. Se a base do pólipo não puder ser facilmente identificada, utilizar um espéculo endocervical de Kogan para mover o pólipo e identificar a base.

- **DICA:** Quando a base for identificada, o espéculo endocervical pode ser fechado sobre o pólipo e utilizado para removê-lo.

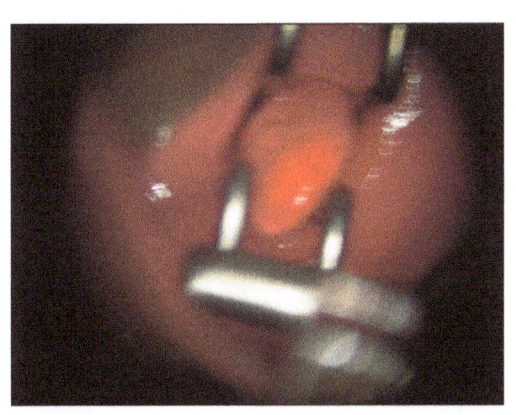

Passo 3

Passo 4. Segurar o pólipo delicadamente com a pinça de anel ou com o espéculo endocervical, aplicar uma leve tração e torcer repetidas vezes até que o pólipo caia.

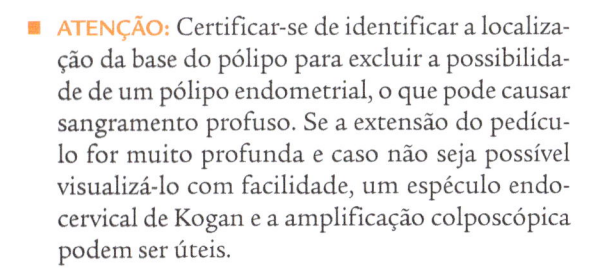

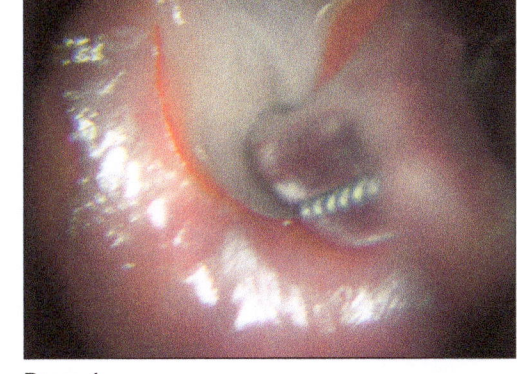

- **ATENÇÃO:** Certificar-se de identificar a localização da base do pólipo para excluir a possibilidade de um pólipo endometrial, o que pode causar sangramento profuso. Se a extensão do pedículo for muito profunda e caso não seja possível visualizá-lo com facilidade, um espéculo endocervical de Kogan e a amplificação colposcópica podem ser úteis.

Passo 4

Passo 5. De modo alternativo, um pólipo pequeno pode ser removido por completo com uma cureta afiada ou biopsiado com uma pinça de Tischler. O sangramento normalmente é autolimitado, mas pode ser controlado com pressão, solução de Monsel ou cautério.

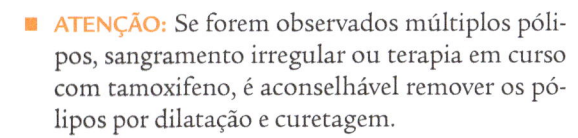

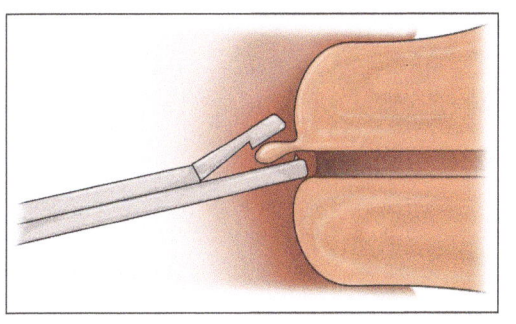

- **ATENÇÃO:** Se forem observados múltiplos pólipos, sangramento irregular ou terapia em curso com tamoxifeno, é aconselhável remover os pólipos por dilatação e curetagem.

Passo 5

Passo 6. Examinar o orifício cervical certificar-se de que todo o pólipo foi removido. Caso uma grande parte da base do pólipo ainda esteja presente, ela pode ser retirada com uma cureta.

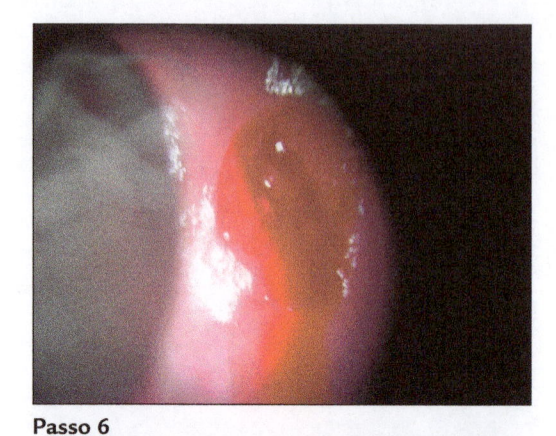

Passo 6

Passo 7. Se houver sangramento abundante, pode-se aplicar pasta de Monsel para obter hemostasia.

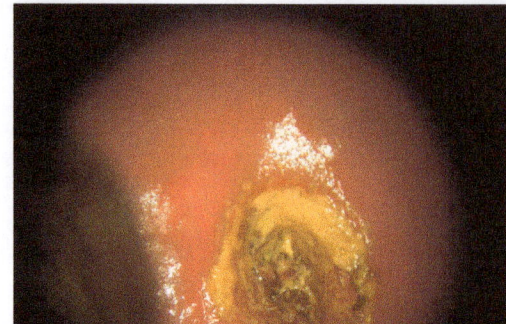

Passo 7

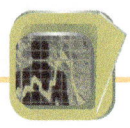

Complicações

- Geralmente nenhuma
- Sangramento
- Recidiva

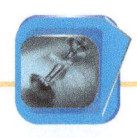

Considerações pediátricas

Este procedimento raramente é necessário ou realizado na população pediátrica.

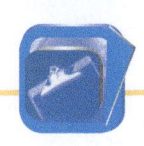

Instruções pós-procedimento

Após a remoção de um pólipo, a paciente deve evitar relações sexuais, duchas vaginais e uso de absorventes internos durante vários dias. Um exame de acompanhamento pode ser feito no período de 1 a 2 semanas para identificar problemas, se desejado. Se ocorrer sangramento ativo, a paciente deve ser atendida de imediato. Um exame para determinar recidiva deverá ser feito nas consultas ginecológicas de rotina. Infelizmente, a recidiva é comum.

Referências

Abramovici H, Bornstein J, Pascal B. Ambulatory removal of cervical polyps under colposcopy. *Int J Gynaecol Obstet*. 1984;22:47-50.

Coeman D, Van Belle Y, Vanderick G, et al. Hysteroscopic findings in patients with a cervical polyp. *Am J Obstet Gynecol*. 1993;169:1563-1565.

David A, Mettler L, Semm K. The cervical polyp: a new diagnostic and therapeutic approach with CO_2 hysteroscopy. *Am J Obstet Gynecol*. 1978;130:662-664.

Di Naro E, Bratta FG, Romano F, et al. The diagnosis of benign uterine pathology using transvaginal endohysterosonography. *Clin Exp Obstet Gynecol*. 1996;23:103-107.

Golan A, Ber A, Wolman I, et al. Cervical polyp: evaluation of current treatment. *Gynecol Obstet Invest*. 1994;37:56-58.

Goudas VT, Session DR. Hysteroscopic cervical polypectomy with a polyp snare. *J Am Assoc Gynecol Laparoscopists*. 1999;6:195-197.

Hillard GD. Case for diagnosis: cervical polyp. *Mil Med*. 1978;143:618, 631.

Khalil AM, Azar GB, Kaspar HG, et al. Giant cervical polyp: a case report. *J Reprod Med*. 1996;41:619-621.

Lee WH, Tan KH, Lee YW. The aetiology of postmenopausal bleeding—a study of 163 consecutive cases in Singapore. *Singapore Med J*. 1995;36:164-168.

Neri A, Kaplan B, Rabinerson D, et al. Cervical polyp in the menopause and the need for fractional dilatation and curettage. *Eur J Obstet Gynecol Reprod Biol*. 1995;62:53-55.

Vilodre LC, Bertat R, Petters R, et al. Cervical polyp as risk factor for hysteroscopically diagnosed endometrial polyps. *Gynecol Obstet Invest*. 1997;44:191-195.

2008 MAG Mutual Healthcare Solutions, Inc.'s Physicians' Fee and Coding Guide. Duluth, Georgia. MAG Mutual Healthcare Solutions, Inc. 2007.

CAPÍTULO 70
Biópsia Endometrial

E.J. Mayeaux, Jr., MD, DABFP, FAAFP

A biópsia endometrial (BE) é um método seguro e eficaz para o diagnóstico de várias anormalidades endometriais. Ela possibilita uma avaliação minimamente invasiva do endométrio e pode ser usada como alternativa à dilatação e curetagem ou à histeroscopia. Os cateteres de sucção modernos tornaram essa técnica ambulatorial fácil de ser aprendida e realizada. Ela faz parte de testes diagnósticos adicionais com boa relação custo-benefício para investigar sangramento uterino anormal e pode ser considerada como parte de uma avaliação que pode incluir histeroscopia, dilatação e curetagem ou ultrassonografia transvaginal. Embora um resultado negativo seja reconfortante, uma avaliação mais minuciosa é necessária se a paciente apresentar sangramento anormal contínuo.

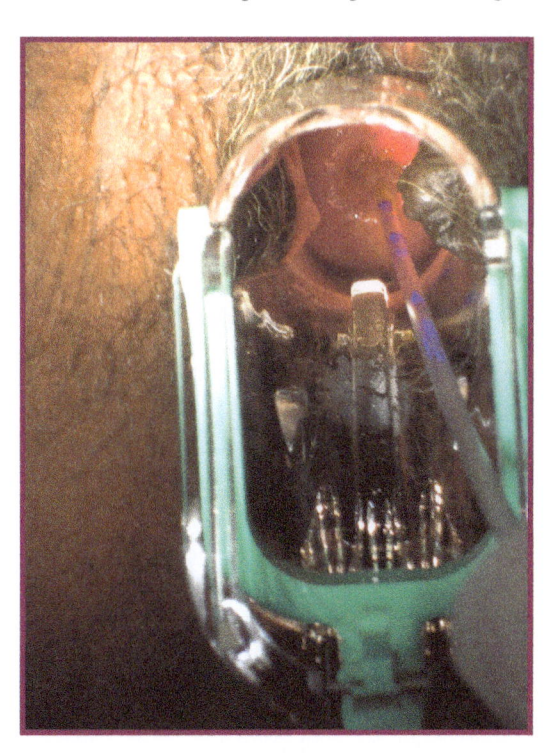

As BEs com cateter são seguras. Perfurações do útero são raras a menos que a passagem do dispositivo seja forçada. A infecção pós-operatória é rara, mas pode ser evitada com o uso de antibioticoterapia profilática, como doxiciclina (100 mg) administrada duas vezes ao dia durante quatro dias após o procedimento. A paciente também pode ser pré-medicada com anti-inflamatórios não esteroides (AINES), como ibuprofeno (600 a 800 mg) na noite anterior e na manhã seguinte ou pelo menos uma hora antes do procedimento, a fim de reduzir a cólica associada à biópsia. A profilaxia contra endocardite bacteriana não é mais recomendada (ver Apêndice C). Cólicas transoperatórias e pós-operatórias são efeitos colaterais frequentes.

Alguns médicos preferem utilizar uma pinça de Pozzi empregando uma leve contratração em direção ao operador. Embora uma pinça de Pozzi auxilie na estabilização do colo do útero, ela também causa dor e sangramento adicionais. Também pode ser utilizado para "retificar" um útero muito antevertido ou retrovertido, podendo tornar o procedimento mais seguro nesse caso. Se utilizado, ele deve ser aplicado ao lábio anterior do colo do útero (não ao orifício), com os dentes no plano horizontal.

Devido à estenose do orifício cervical que se desenvolve nos estados hipoestrogênicos, pode ser difícil realizar uma BE em mulheres na pós-menopausa. Em mulheres idosas, pode-se introduzir uma laminária (um pedaço fino de alga marinha seca e esterilizada) no colo do útero pela manhã e então solicitar-lhes que retornem à tarde para a remoção imediata da laminária intumescida (agora úmida) antes do procedimento. Um dilatador cervical também pode ser usado quando o cateter da BE não puder ser introduzido através do orifício interno em mulheres na pós-menopausa.

Pode-se aplicar uma solução de benzocaína tópica ao colo do útero para reduzir a dor causada pela introdução da cureta no útero. Um bloqueio cervical ou paracervical também pode ser utilizado. Para um bloqueio cervical, injetar lidocaína a 1 a 2% com epinefrina por via submucosa em cada quadrante cervical. A anestesia pode ser aplicada em qualquer momento durante o procedimento. Alguns dados sugerem que a administração de 5 mL de lidocaína a 2% na cavidade do útero antes das biópsias endometriais reduz consideravelmente a dor causada pela BE.

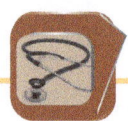

Equipamento*

- Dispositivos do tipo cateter
    - PIPELLE Unimar** (Pipelle de Cornier)
    - Wallach endocell™*** para citologia do endométrio

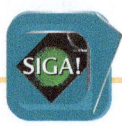

Indicações

- Investigação de sangramento uterino anormal (para excluir hiperplasia endometrial ou câncer)
- Investigação dos achados de atipias glandulares endometrias encontradas no exame de Papanicolau
- Monitoramento da terapia com estrogênio sem progesterona quanto ao desenvolvimento de hiperplasia
- Datação endometrial
- Avaliação de infertilidade
- Sangramento pós-menopausa

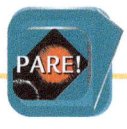

Contraindicações

- Gravidez ou suspeita de gravidez
- Doença pélvica inflamatória aguda
- Infecções vaginais ou cervicais agudas
- Paciente não cooperativa (contraindicação relativa)
- Distúrbios da coagulação (coagulopatia)
- Câncer de colo do útero
- Obesidade mórbida (contraindicação relativa)
- Relaxamento pélvico grave com descida do útero (contraindicação relativa)
- Estenose cervical grave (contraindicação relativa)

---

*N. de R. T.   No Brasil, o que se usa é uma sonda uretral nº 6 ou 8 acoplada a uma seringa.
**N. de R. T.   No Brasil, usa-se cureta de Pipelle.
***N. de R. T.   No Brasil, não há correspondente. Para biópsia de endométrio usam-se cureta de Novack e sonda uretral.

O Procedimento

Passo 1. Explicar o procedimento à paciente e obter o consentimento informado. Fazer um exame pélvico. Determinar o tamanho e a posição do útero. Aplicar iodopovidona à ectocérvice (se a paciente não for alérgica) e ao orifício externo com um *swab* ou torunda de algodão.

- **ATENÇÃO:** Verificar se há massas ou anormalidades estruturais, estenose cervical ou sinais de infecção que possam dificultar ou impossibilitar o procedimento.

Passo 2. Sondar o útero (a profundidade normal é de 6 a 9 cm)*. Alguns dispositivos são graduados e podem ser usados no lugar de uma sonda.

- **ATENÇÃO:** Ao inserir a sonda, aplicar uma pressão firme e positiva, a fim de passar pelo orifício interno do colo uterino. Após a passagem pelo orifício interno, suspender a pressão para evitar a perfuração do fundo uterino. Perfurações também podem ocorrer através do segmento uterino inferior fino. A colocação de uma pinça de Pozzi em casos difíceis e o ajuste do ângulo uterocervical podem reduzir o risco de perfuração.

Passo 3. Com o pistão central totalmente inserido na bainha (não puxá-lo para fora), o cateter endometrial é inserido pelo orifício até atingir o fundo uterino. Observar a profundidade de inserção. Não tocar a extremidade do dispositivo a ser inserido nem deixar que este entre em contato com a paciente, exceto com o orifício cervical.

- **ATENÇÃO:** Se houver forte resistência, repetir a sondagem do útero. Se ainda assim não for possível penetrar a cavidade uterina com o cateter de BE, interromper o procedimento. Forçar a entrada do cateter pode causar perfuração do útero.

- **ATENÇÃO:** Se o cateter dobrar excessivamente, aplicar leve torção ao cateter. Isso fará com que ele se flexione menos.

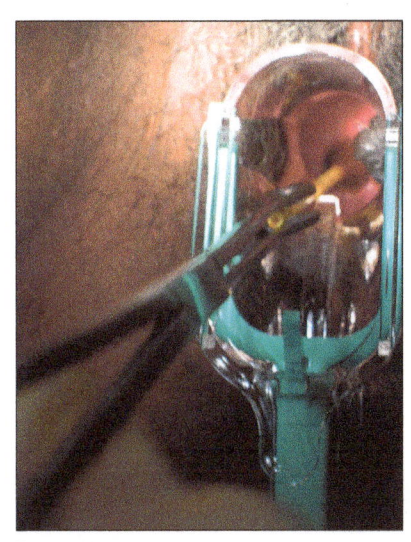

Passo 1

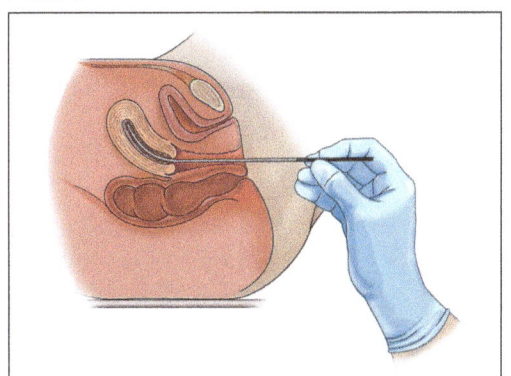

Passo 2

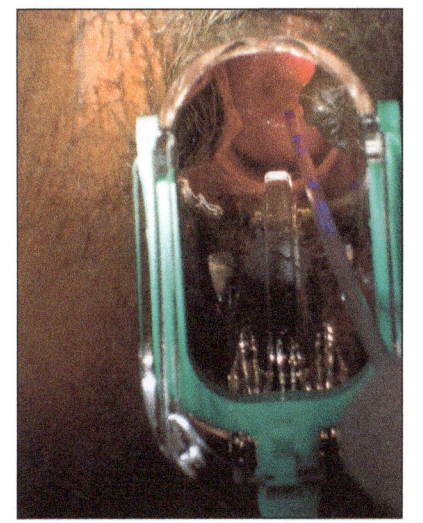

Passo 3

---

*N. de R. T. No Brasil, utiliza-se o histerômetro para medir a cavidade uterina.

Passo 4. Segurando a bainha com firmeza, retrair o pistão até que ele pare. Isso cria uma pressão negativa no interior da cureta. Manter o pistão totalmente retraído.

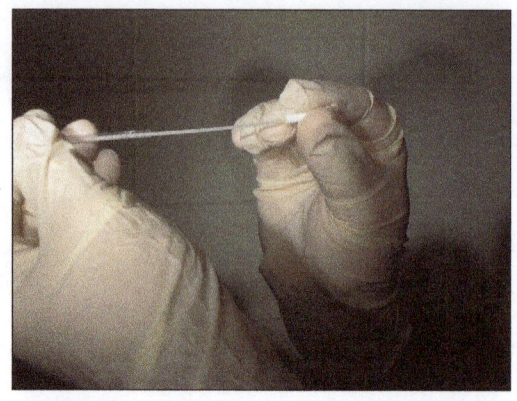

Passo 4

Passo 5. Rolar ou girar a bainha lateralmente entre o polegar e os dedos e, ao mesmo tempo, realizar um movimento de vaivém entre o fundo uterino e o orifício interno. O tecido endometrial é sugado para dentro do dispositivo à medida que a operação progride. Completar a manobra três a quatro vezes para obter a amostra.

- **ATENÇÃO:** Não deixar que a ponta do dispositivo saia do colo do útero pois toda a sucção será perdida.

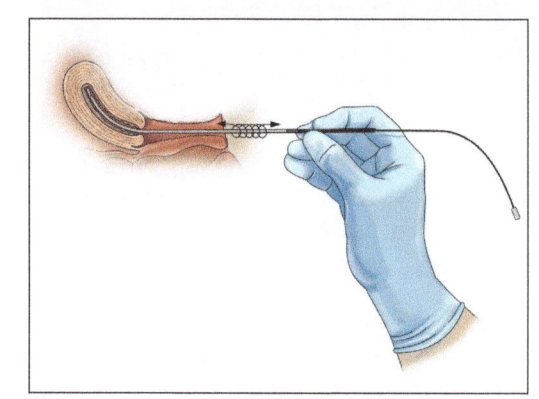

Passo 5

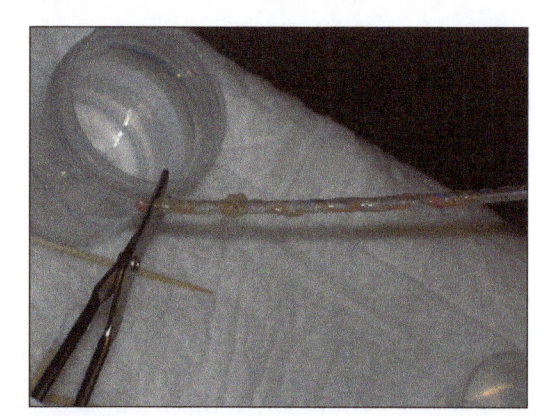

Passo 6. Remover o dispositivo e cortar a ponta distal. Embora esse passo possa ser omitido, cortar a ponta causará menos distorção do tecido quando a amostra for colocada na formalina.

Passo 6

Passo 7. Empurrar lentamente todo o pistão para dentro da bainha a fim de acondicionar a amostra dentro do meio fixador. Remover o espéculo, deixando a paciente sentar e descansar antes de se vestir.

- **ATENÇÃO:** Não forçar a saída do tecido do dispositivo sem cortar a ponta porque isso pode distorcer a amostra histológica.

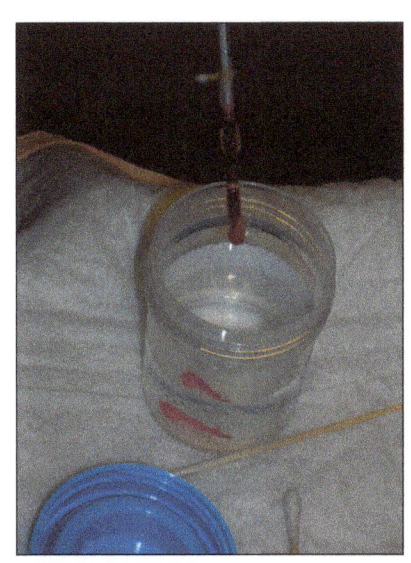

Passo 7

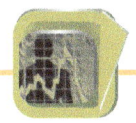

Complicações

- Dor (especialmente cólicas)
- Escape
- Infecção

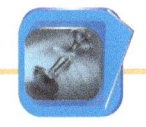

Considerações pediátricas

Este procedimento raramente é realizado na população pediátrica.

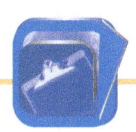

Instruções pós-procedimento

Instruir a paciente a tomar um AINE ou acetaminofen caso apresente qualquer desconforto após o procedimento. Explicar que um pouco de sangramento vaginal ou de escape é comum após o procedimento. Pedir que a paciente telefone caso tenha sangramento profuso, dor no baixo ventre ou na vagina ou um corrimento vaginal malcheiroso. Finalmente, dizer à paciente para não colocar nada em sua vagina e evitar relações sexuais durante uma semana após o procedimento.

O acompanhamento em geral é determinado pelos resultados dos exames.

- Atrofia do endométrio: Pode-se considerar terapia hormonal em pacientes com atrofia do endométrio. Sangramento vaginal persistente deve ser investigado mais detalhadamente.

- Hiperplasia cística ou simples: Progride para câncer em menos de 5% das pacientes. A maioria das mulheres com hiperplasia simples *sem atipia* pode ser tratada com medroxiprogesterona (Provera®), 10 mg por dia durante 5 dias até 3 meses, com acompanhamento regular.

- Hiperplasia atípica: Considerada como lesão pré-maligna que pode progredir para câncer em 30 a 45% das mulheres. Recomenda-se um procedimento de dilatação e curetagem (D&C) para excluir a presença de carcinoma endometrial.

- Carcinoma endometrial: Considerar encaminhamento para um oncoginecologista para tratamento cirúrgico definitivo.

Referências

Archer DF, Lobo RA, Land HF, et al. A comparative study of transvaginal uterine ultrasound and endometrial biopsy for evaluating the endometrium of postmenopausal women taking hormone replacement therapy. *Menopause.* 1999;6:201-208.

Bakour SH, Khan KS, Gupta JK. Controlled analysis of factors associated with insufficient sample on outpatient endometrial biopsy. *Br J Obstet Gynecol.* 2000;107:1312-1314.

Bayer SR, DeCherney AH. Clinical manifestations and treatment of dysfunctional uterine bleeding. *JAMA.* 1993;269:1823-1828.

Cicinelli E, Didonna T, Schonauer LM, et al. Paracervical anesthesia for hysteroscopy and endometrial biopsy in postmenopausal women: a randomized, double-blind, placebo-controlled study. *J Reprod Med.* 1998;43:1014-1018.

Dijkhuizen FP, Mol BW, Brolmann HA, et al. The accuracy of endometrial sampling in the diagnosis of patients with endometrial carcinoma and hyperplasia: a meta-analysis. *Cancer.* 2000;89:1765-1772.

Mishell DR Jr, Kaunitz AM. Devices for endometrial sampling: a comparison. *J Reprod Med.* 1998;43:180-184.

Oriel KA, Schranger S. Abnormal uterine bleeding. *Am Fam Physician.* 1999;60:1371-1380.

Tahir MM, Bigrigg MA, Browning JJ, et al. A randomized controlled trial comparing transvaginal ultrasound, outpatient hysteroscopy and endometrial biopsy with inpatient hysteroscopy and curettage. *Br J Obstet Gynaecol.* 1999;106:1259-1264.

Trolice ME, Fishburne C Jr, McGrady S. Anesthetic efficacy of intrauterine lidocaine for endometrial biopsy: a randomized double-masked trial. *Obstet Gynecol.* 2000;95:345-347.

Zuber TJ. Endometrial biopsy. *Am Fam Physician.* 2001;63:1131-1135, 1137-1141.

2008 MAG Mutual Healthcare Solutions, Inc.'s Physicians' Fee and Coding Guide. Duluth, Georgia. MAG Mutual Healthcare Solutions, Inc. 2007.

CAPÍTULO 71
Colposcopia e Biópsia Cervical Dirigida

E.J. Mayeaux Jr., MD, DABFP, FAAFP

O exame de Papanicolau é um teste de rastreamento comumente empregado para casos de displasia e câncer de colo do útero. A colposcopia é o teste diagnóstico usado para avaliar pacientes com esfregaço cervical anormal ou com colo do útero de aparência anormal. O principal objetivo da colposcopia é determinar as áreas com maiores alterações na neoplasia intraepitelial cervical (NIC) ou neoplasia intraepitelial vaginal (NIVa) para a realização de biópsia dirigida. Consiste no uso de um microscópio de campo para exame do colo do útero após a aplicação de ácido acético (e também com Lugol) para corar temporariamente o colo do útero e a vagina. O colo do útero e a vagina são examinados sob aumento, e todas as zonas anormais são identificadas. A zona de transformação (ZT) é a área do colo do útero que se estende da junção escamocolunar (JEC) original (pré-puberal) até a JEC atual. Esse e outros achados colposcópicos benignos estão listados na Tabela 71-1. Uma ZT atípica é definida como uma zona com achados sugestivos de displasia ou neoplasia cervical.

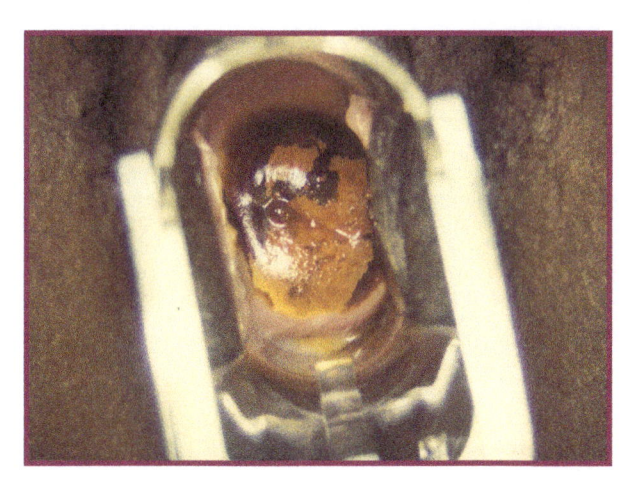

Ao realizar um exame colposcópico, é importante tranquilizar a paciente dizendo que você tentará minimizar a dor, pois esta geralmente é uma preocupação que causa muita aflição entre as pacientes. Embora estudos demonstrem que a ponta afiada dos instrumentos é o fator mais importante na dor de uma biópsia, muitos médicos aplicam benzocaína tópica a 20% para reduzir a dor. Esse anestésico tópico é eficaz em 30 a 45 segundos. Deve-se saber se a paciente está grávida. Um anti-inflamatório não esteroide (AINE) como o ibuprofeno (800 mg) pode ser administrado na noite anterior ou na manhã do procedimento, a menos que existam contraindicações ao fármaco.

O objetivo da colposcopia é identificar e realizar a biópsia das áreas mais alteradas nas lesões atípicas. Para tanto, as bordas de todas as lesões devem ser visualizadas por completo. A colposcopia é considerada satisfatória se toda a ZT (incluindo toda a JEC) for examinada e a extensão de todas as lesões for visualizada. Biópsias dirigidas das lesões mais graves são realizadas, levando ao diagnóstico histológico da patologia. Se toda a JEC ou os limites de todas as lesões não puderem ser visualizados completamente (exame insatisfatório), uma conização diagnóstica a frio, *laser* ou através de procedimento de excisão com alça de alta frequência (CAF) faz-se necessária em pacientes não adolescentes. A paciente não cooperativa e a paciente com útero muito fletido, que impede a visualização adequada, são possíveis causas de uma

TABELA 71-1 Achados colposcópicos benignos

Local ou condição	Achados
Epitélio escamoso original	O epitélio escamoso original é um epitélio liso, rosado, sem elementos do epitélio colunar, como orifícios glandulares ou cistos de Naboth. Este epitélio é considerado escamoso, sem ter sofrido transformação de colunar em escamoso.
Epitélio colunar	O epitélio colunar é composto por uma camada unicelular e tecido mucossecretor que se estende entre o endométrio e o epitélio escamoso. O epitélio colunar tem aparência vermelha e irregular, com papilas estromais e fendas. Com a aplicação de ácido acético e com a magnificação, o epitélio colunar tem uma aparência botrioide ou de anêmona-do-mar. É mais frequentemente encontrado na endocérvice.
Junção escamocolunar (JEC)	Em geral, uma linha clinicamente visível é observada na ectocérvice ou dentro do canal endocervical distal que demarca os limites entre o tecido endocervical e o tecido escamoso ou escamoso metaplásico.
Metaplasia escamosa	É o processo fisiológico normal através do qual o epitélio colunar amadurece e transforma-se em epitélio escamoso. Na JEC, ela assume a aparência de uma película branco-fosca ou azul esbranquiçada com a aplicação de ácido acético. Normalmente, encontra-se bem demarcada em relação ao orifício cervical e tem bordas bastante difusas em sua periferia.
Zona de transformação (ZT)	A área geográfica entre o epitélio escamoso original (antes da puberdade) e a JEC atual pode conter orifícios glandulares, cistos de Naboth e ilhas de epitélio colunar circundadas por epitélio escamoso metaplásico.
Cervicovaginite	A cervicite pode resultar em achados anormais no exame de Papanicolau e dificultar a avaliação colposcópica. Muitos especialistas recomendam o tratamento antes da biópsia quando há forte suspeita de doença sexualmente transmissível.
Erosão traumática	Erosões traumáticas são em geral causadas pela inserção do espéculo e por exames de Papanicolau muito vigorosos, mas também podem resultar de fatores irritantes como absorventes internos, diafragmas e relação sexual.
Atrofia do epitélio	A atrofia do epitélio vaginal ou cervical pode levar a resultados anormais no exame de Papanicolau. Os colposcopistas geralmente prescrevem estrogênio de 2 a 4 semanas antes da colposcopia, a fim de "normalizar" o epitélio antes do exame. Isso é considerado seguro mesmo na presença de displasia ou câncer porque a duração da terapia é curta e essas lesões não apresentam maior expressão de receptores de estrogênio do que um colo do útero normal.
Cistos de Naboth	Os cistos de Naboth são áreas de epitélio mucossecretor recobertas com epitélio escamoso. Não necessitam de nenhum tratamento. Eles representam marcadores para a zona de transformação porque estão em áreas escamosas, porém são resquícios do epitélio colunar.

colposcopia insatisfatória. Entre as lesões com maiores probabilidades de não serem detectadas ou de serem subestimadas pelo exame colposcópico estão as lesões endocervicais, as lesões extensas que são difíceis de biopsiar e as lesões necróticas.

Achados anormais

A *leucoplasia* é tipicamente uma placa branca elevada na mucosa cervical ou vaginal, observada antes da aplicação de ácido acético. Ela resulta de uma camada espessa de queratina que obscurece o epitélio subjacente. Também pode representar doença exofítica causada pelo vírus do papiloma humano (HPV) ou pode indicar displasia grave ou câncer. Embora possa estar associada a achados benignos, ela geralmente exige biópsia.

As *lesões acetobrancas* ficam, transitoriamente, de coloração esbranquiçada após a aplicação de ácido acético (Tabela 71-2). As alterações acetobrancas estão correlacionadas com áreas que têm maior densidade nuclear no tecido. Como tanto as lesões benignas quanto as displásicas podem tornar-se acetobrancas, várias características devem ser examinadas a fim de avaliar a sua gravidade. É importante examinar as margens das lesões, incluindo a nitidez e a angulosi-

TABELA 71-2 Parâmetros usados para classificar a gravidade da displasia cervical

Menos grave (mais normal)	Mais grave (mais displásico)
Epitélio levemente acetobranco	Intensamente acetobranco
Nenhum padrão de vaso sanguíneo	Pontilhado
Nenhum padrão de vaso sanguíneo ou pontilhado	Mosaico
Bordas indefinidas difusas	Bordas bem demarcadas
Contorno superficial do colo uterino normal	Contorno anormal ou proeminente
Reação normal (escura) ao iodo	Epitélio iodo-negativo (amarelo)

dade do contorno da margem. As margens de NIC de alto grau são mais retas e mais nítidas em comparação com as bordas geográficas indefinidas e delicadas da NIC 1 ou da doença causada pelo HPV. As lesões de maior grau também ficam brancas mais lentamente e se caracterizam por um branco de aparência espessa ou fosco e geralmente não ficam amareladas e não perdem o efeito acetobranco. Quando há ocorrência concomitante de NIC de alto grau e de menor grau na mesma lesão, a lesão de maior grau em geral apresenta uma margem ou borda interna bem definida (i. e., padrão de um limite inserido em outro limite).

Com níveis crescentes de NIC, os desmossomos (i.e., pontes intracelulares) que ligam o epitélio à membrana basal costumam ser perdidos, produzindo uma borda que descama com facilidade. Essa perda da integridade do tecido deve levantar a suspeita de displasia de alto grau. A expressão extrema desse efeito é a ulceração que às vezes ocorre com a doença invasiva. As lesões de NIC de alto grau geralmente encontram-se adjacentes à JEC. As lesões de alto grau costumam ter aparência pálida e menos branca do que a maioria das lesões de baixo grau, que normalmente possuem cor de neve com uma superfície lustrosa. As lesões invasivas podem perder totalmente o efeito acetobranco. As elevações nodulares e a ulceração podem indicar doença de alto grau ou câncer invasivo.

O aumento dos fatores locais, como o fator de angiogênese tumoral ou o fator de crescimento do endotélio vascular causam crescimento anormal da vascularização superficial, produzindo vasos pontilhados e mosaicos grosseiramente anormais (atípicos). No entanto, a maioria das lesões de alto grau não desenvolve nenhum vaso anormal. O *pontilhado* é a forma de apresentação, em pequenos pontos, da terminação dos pequenos capilares na superfície do epitélio, em geral é encontrada no interior da área acetobranca, com pontos vermelhos de aparência variável (de fina à grosseira). O pontilhado grosseiro representa vasos de calibre aumentado com espaçamento em intervalos irregulares, estando mais associado a níveis elevados de displasia.

O *padrão mosaico* é um padrão anormal dos pequenos vasos sanguíneos que sugere uma confluência de "ladrilhos" ou uma "aparência de rede de galinheiro" com bordas avermelhadas. Ele representa capilares que crescem na superfície da lesão ou próximos dela, formando divisões entre os blocos do epitélio em proliferação. Desenvolve-se de maneira semelhante ao pontilhado e geralmente é encontrado nas mesmas lesões. Um padrão mosaico grosseiro está mais associado a níveis elevados de displasia.

Vasos atípicos são vasos de superfície irregulares e atípicos que perderam seu padrão normal de arborização ou ramificação. Representam alterações de pontilhado e mosaico exageradas e aumento da gravidade da lesão. Indicam NIC 3 ou câncer invasivo. Esses vasos em geral não se ramificam, apresentam cursos e padrões abruptos e normalmente têm aparência de vírgulas, saca-rolhas, vasos paralelos grosseiros ou de espaguete.

Pode-se utilizar a coloração com solução de Lugol (teste de Schiller) quando for necessário a demarcação dos possíveis locais de biópsia. Não precisa ser utilizada em todos os casos, mas o contorno nítido proporcionado pelo Lugol (iodo) pode ser eficaz e muito útil. Essa solução escurece o epitélio que contém glicogênio, como o epitélio escamoso maduro normal. A solução de Lugol é também muito empregada para examinar toda a vagina e todo o colo do útero em busca de áreas com deficiência de glicogênio, que estão relacionadas com HPV ou com a displasia na mucosa não glandular. As lesões de alto grau rejeitam uniformemente o iodo por causa da ausência de glicogênio e produzem um efeito de cor bege a amarelo-mostarda.

Classificação das lesões

Após completar o procedimento é importante anotar detalhadamente a forma, a posição e as características de todas as lesões para se ter o registro das alterações e dos locais de biópsia. Não deixar que o achado dos vasos o impeça de observar cuidadosamente as alterações acetobrancas e alterações das bordas, porque as áreas com alterações vasculares podem não ser as áreas mais anormais no colo do útero. Tradicionalmente, os parâmetros descritos na Tabela 71-2 são usados para classificar a gravidade, e os achados mais avançados indicam displasia mais grave.

A leucoplasia é geralmente um sinal muito bom (i. e., condilomas) ou um sinal muito ruim (i. e., NIC de alto grau ou carcinoma epidermoide). Os vasos anormais são sempre suspeitos, pois podem indicar câncer. Na presença de múltiplas áreas de displasia, as áreas com grau mais elevado de displasia normalmente estão mais próximas da JEC. Se todo o resto estiver inalterado, a presença de atipia vascular em qualquer lesão implica displasia mais grave.

As lesões grandes de alto grau que cobrem três ou quatro quadrantes do colo do útero devem ser avaliadas cuidadosamente para averiguar a possibilidade de câncer invasivo insuspeitado. Embora muitas lesões apresentem alterações vasculares, algumas lesões invasivas são fortemente acetobrancas e avasculares. Podem, também, manifestar-se como lesões ulcerativas. As lesões com extensão de mais de 5 mm para o interior do orifício cervical apresentam um risco elevado de doença de maior grau na área fora dos limites da visualização do exame. Estudos demonstraram que quanto maior o número de biópsias feitas, mais provável será a descoberta de doença significativa.

É discutível se a curetagem endocervical ou esfregaço endocervical por escova acrescenta alguma informação útil a uma colposcopia claramente satisfatória devido às altas taxas de falsos-positivos e falsos-negativos. As pacientes nas quais não há uma boa visualização do canal cervical, as que foram submetidas a tratamento prévio, as que tiveram sinais evidentes de displasia glandular ou as que não possuem lesões ectocervicais que expliquem os resultados anormais do exame Papanicolau devem ser submetidas a uma curetagem endocervical ou a um esfregaço endocervical por escova. Uma curetagem endocervical ou um esfregaço endocervical por escova pode ser realizado antes ou depois das biópsias, com a decisão fundamentada no fato de que o sangramento possa obscurecer os locais de biópsias subsequentes. Após a curetagem, a amostra de curetagem endocervical representada por um coágulo de muco, de sangue e de fragmentos de pequenos tecidos. Utilizar uma pinça de anel ou uma escova (*cytobrush*) para delicadamente obter a amostra. Além de seu uso na curetagem endocervical, a escova (*cytobrush*) pode ser empregada para avaliar o canal endocervical. A colocação de um canudo curto sobre a escova pode funcionar como uma bainha, evitando que a escova seja contaminada por doença ectocervical.

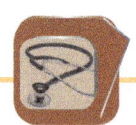

Equipamento

- Um colposcópio geralmente é definido como um microscópio de campo estereoscópico binocular com uma fonte de iluminação de longa distância focal e potente. Os colposcópios modernos permitem um aumento entre 2 a 40 vezes, embora a maior parte dos exames colposcópicos de rotina possam ser realizadas com um aumento de 10 a 15 vezes. Alguns colposcópios possuem um nível de aumento único e fixo. Outros têm uma série de lentes parafocais ou uma capacidade de *zoom* com pouca intensidade que permite o fácil ajuste do aumento através de um botão ou rotor.

- Oculares intercambiáveis com vários níveis de aumento encontram-se disponíveis. Algumas oculares podem ser ajustadas individualmente para compensar a variação da visão de um usuário individual. Uma escala dióptrica na lateral pode identificar esses níveis. As oculares podem ser ajustadas de maneira semelhante aos microscópios a fim de se adequarem à distância interpupilar de cada colposcopista.

- A distância usual de trabalho (distância focal) de um colposcópio é de 30 cm. A maioria dos colposcópios também é equipada com um botão de ajuste focal fino acoplado a um parafuso sob o suporte da cabeça do colposcópio. A aplicação de pressão nesse botão permite controlar sutilmente o alinhamento e girá-lo produz movimentos graduais para a frente ou para trás, permitindo excelente controle do foco fino.

- Um colposcópio com braço de articulação flexível ou com suporte preso pode ser colocado sobre uma base estável (com ou sem rodas) na parede ou na mesa de exame. Um colposcópio instalado em uma haste ou coluna pode ser movimentado facilmente.

- Um colposcópio em geral possui uma fonte de iluminação potente, com um reostato para ajustar o nível de iluminação. O colposcópio deve ser equipado com um filtro de luz verde ou azul (filtro livre de vermelho). Esses filtros removem a luz vermelha, realçando o detalhe vascular, pois fazem com que os vasos sanguíneos assumam uma aparência escura.

Indicações

- As células escamosas atípicas que não excluem doença de alto grau (CEA-A), lesão epitelial escamosa de baixo grau (LIEB), lesão epitelial escamosa de alto grau (LIEA) ou células glandulares atípicas (CGA).
- Exames de Papanicolau repetidos com evidência de células escamosas atípicas.
- Exames de Papanicolau repetidos compatíveis com lesão epitelial escamosa de baixo grau em paciente com menos de 21 anos.
- Exame de Papanicolau com inflamação recorrente sem causa detectada.
- Colo do útero de aparência anormal ou colo do útero de consistência alterada (na palpação).
- Pacientes com histórico de exposição intrauterina ao dietilestilbestrol (DES).

Contraindicações (relativas)

- Infecção cervical ou vaginal ativa, pois pode reduzir a sensibilidade do teste e aumentar o sangramento (contraindicação relativa).
- Distúrbios graves da coagulação.
- Gravidez tardia ou trabalho de parto ativo.

O Procedimento

Passo 1. Preparar a paciente, obter o consentimento informado (ver Apêndice A) e responder às suas perguntas. Caso um exame de toque bimanual não tenha sido feito juntamente com o Papanicolau, deve-se fazê-lo. Examinar a vulva em busca de condilomas ou outras lesões evidentes. Aquecer o espéculo com água e inseri-lo delicadamente. Considerar o uso de um afastador de parede vaginal lateral, um dreno de Penrose ou polegar revestido com luva de látex em mulheres obesas, grávidas ou multíparas com redundância vaginal.

- **ATENÇÃO:** Em geral não é necessário repetir o Papanicolau, e até mesmo um Papanicolau feito corretamente pode irritar o colo do útero e causar sangramento.

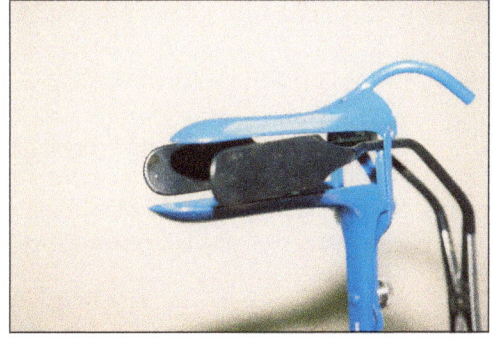

Passo 1

Passo 2. Colocar a paciente na posição de litotomia dorsal. Inserir o espéculo e posicionar o colposcópio para observar o colo do útero. O foco macroscópico é obtido movendo-se o colposcópio em direção ao colo do útero ou para longe dele.

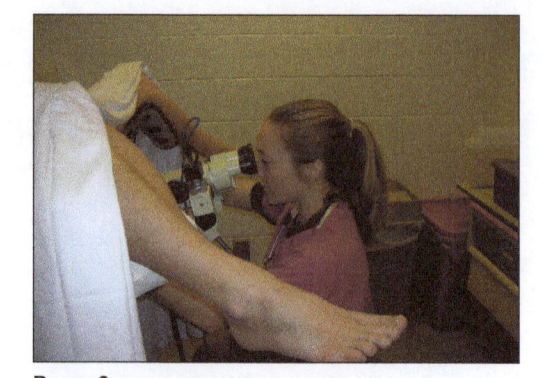

Passo 2

Passo 3. O foco fino é obtido através dos botões, alavancas ou pedais com motor que movimentam a cabeça do colposcópio para a frente ou para trás. Nesta ilustração, o botão de ajuste do foco fino é controlado pela mão esquerda.

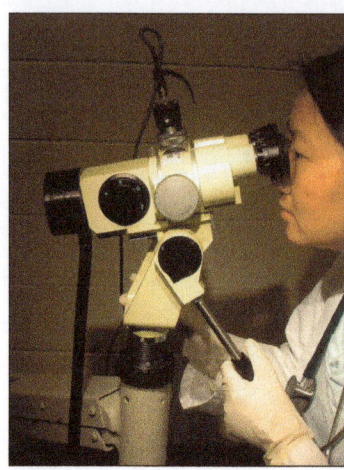

Passo 3

Passo 4. Examinar o colo do útero para detectar inflamação ou infecção. Limpar suavemente qualquer excesso de muco utilizando soro fisiológico. Procurar por leucoplasia (conforme mostrado) e vasos anormais. Ao realizar o procedimento, aplicar as soluções com uma torunda de algodão presa a uma pinça de anel ou com um *swab* grande.

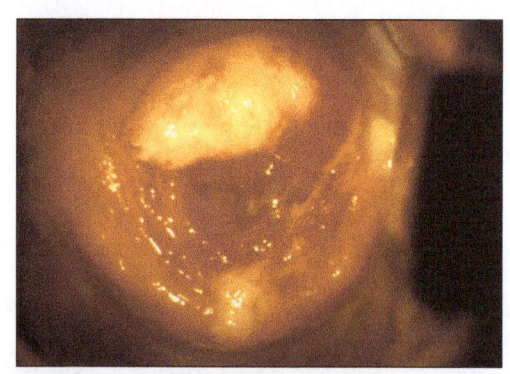

Passo 4

Passo 5. Aplicar ácido acético a 5%. Repetir a aplicação a cada 2 a 5 minutos, conforme necessário. Examinar o colo do útero, iniciando com baixa potência e usando luz branca. Determinar se a colposcopia é satisfatória identificando a JEC, conforme mostrado, e a extensão de quaisquer lesões identificadas.

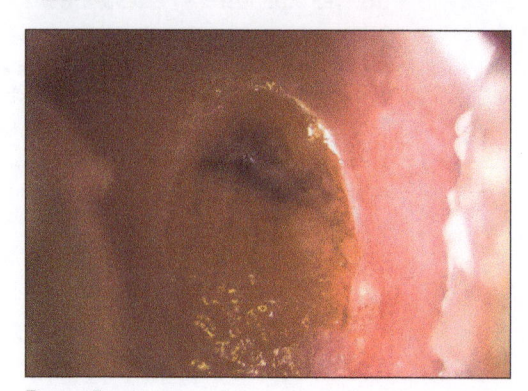

Passo 5

Passo 6. Um aplicador com ponta de algodão embebido em ácido acético pode ser usado para deslocar a JEC ou everter o orifício a fim de examiná-la.

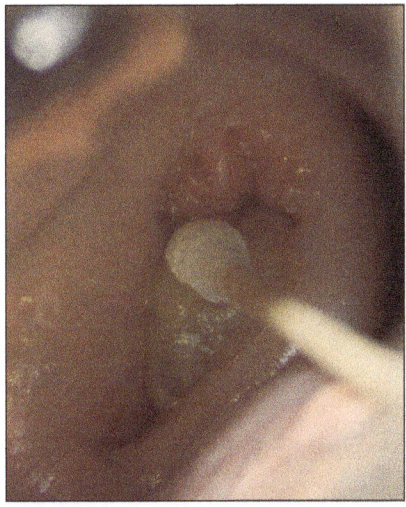

Passo 6

Passo 7. Um espéculo endocervical de Kogan pode auxiliar bastante no exame do canal endocervical distal. Usar um cotonete embebido em ácido acético para ajudar a manipular e visualizar o colo do útero e a JEC, conforme necessário.

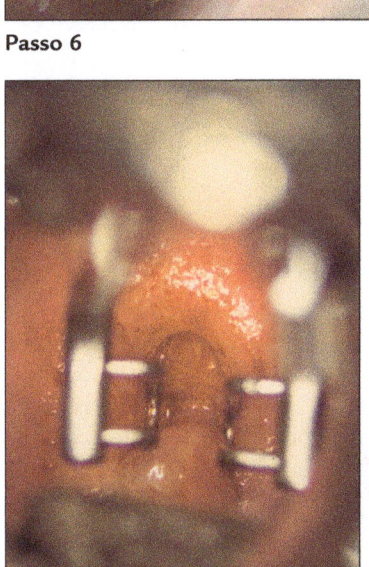

Passo 7

Passo 8. Usar aumento maior e o filtro (verde) livre de vermelho para detectar cuidadosamente quaisquer padrões vasculares anormais, como esta lesão acetobranca com pontilhado grosseiro.

- **ATENÇÃO:** Chamar a solução de *ácido acético* pode aumentar a percepção de ardência pela paciente; é preferível descrever a solução como *vinagre*.

- **ATENÇÃO:** O uso de um pinça de Pozzi quase nunca é necessário para deslocar o colo do útero e pode causar sangramento, obscurecendo-o.

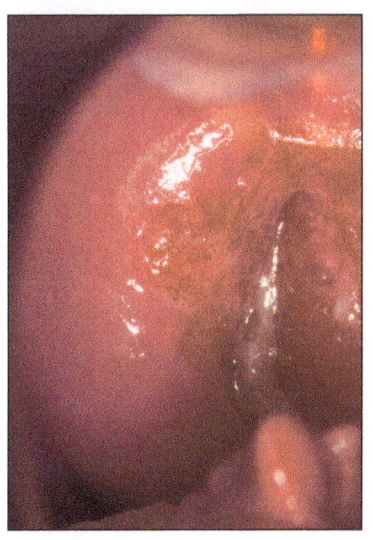

Passo 8

Passo 9. Observar também se o colo do útero apresenta algum padrão de mosaico.

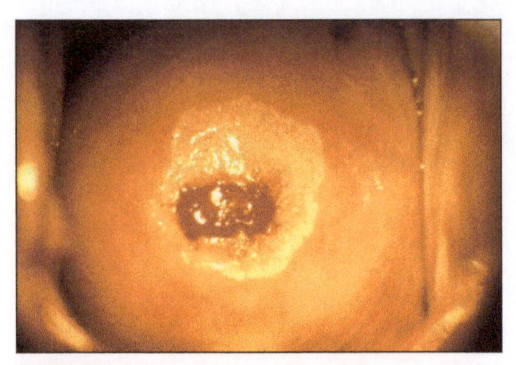

Passo 9

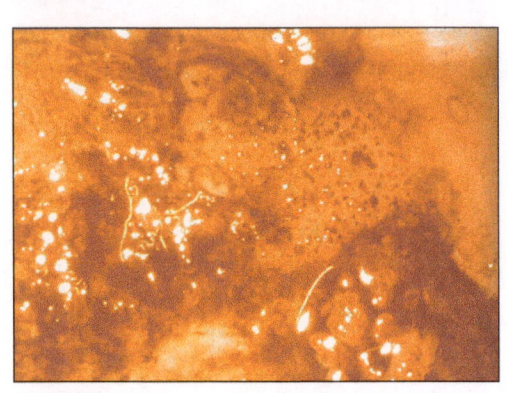

Passo 10. Certificar-se de identificar quaisquer áreas com vasos sanguíneos grosseiramente anormais, o que aumenta a suspeita de câncer. Esses vasos podem assumir a forma de vasos sem ramificação, vírgulas, saca-rolhas ou de pontilhado grosseiro.

Passo 10

Passo 11. Mapear e caracterizar as áreas anormais e observar todas as características das margens e alterações vasculares. Classificar a gravidade das lesões. O clínico pode aplicar solução de Lugol (teste de Schiller, conforme mostrado) e benzocaína em toda a superfície do colo do útero usando uma torunda de algodão.

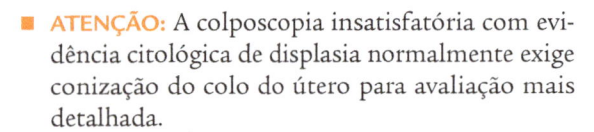

- **ATENÇÃO:** A colposcopia insatisfatória com evidência citológica de displasia normalmente exige conização do colo do útero para avaliação mais detalhada.

- **ATENÇÃO:** Certificar-se de que a paciente não é alérgica ao iodo (frutos do mar) ou à benzocaína antes de usar essas soluções.

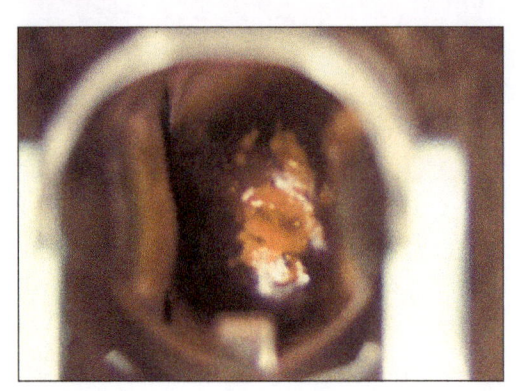

Passo 11

Passo 12. Realizar uma curetagem endocervical se houver indicação. Usar uma cureta de Kevork (preferencialmente vazada) e raspar todas as paredes do canal, girando a cureta duas vezes com 360 graus de rotação. Introduzir a cureta no canal até que haja resistência (A), empurrá-la contra o canal enquanto a mesma é puxada para fora (parar antes do orifício externo) (B) e então empurrar de volta para dentro com um leve giro (aproximadamente 10 graus) para biopsar a próxima faixa do canal com o próximo movimento para fora (C). Após retirar a cureta, usar a pinça de anel ou uma escova (*cytobrush*) para obter a amostra delicadamente.

■ **ATENÇÃO:** Não realizar curetagem endocervical em pacientes grávidas.

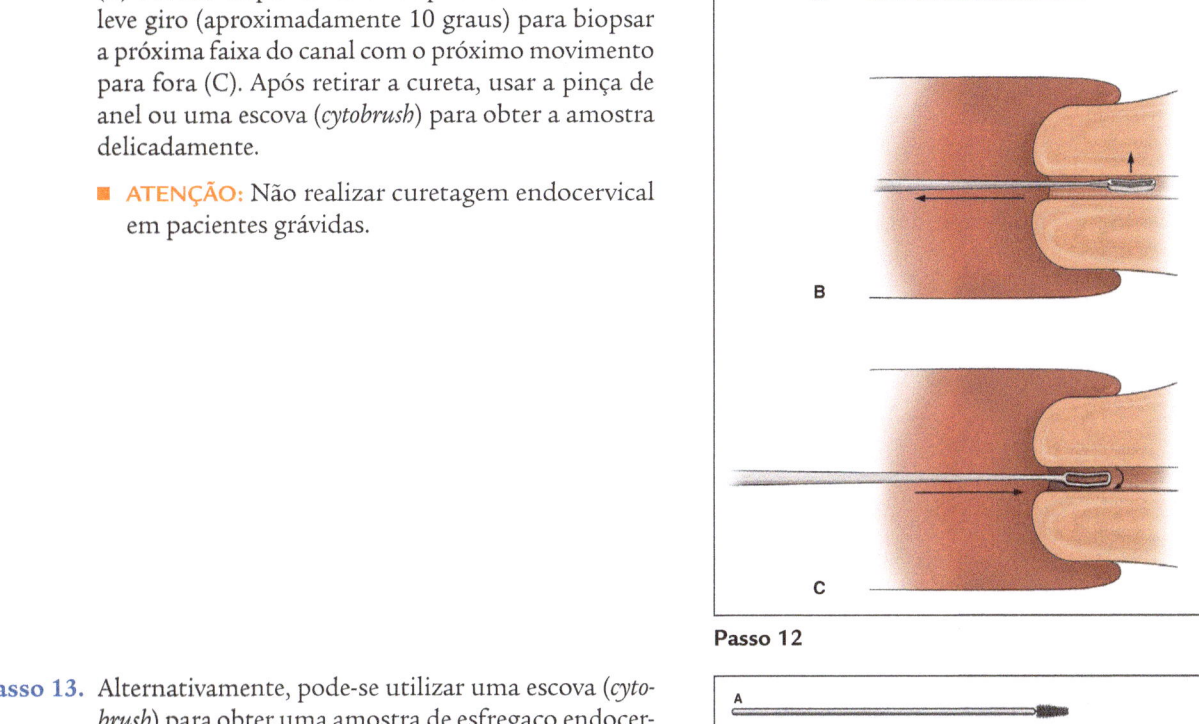

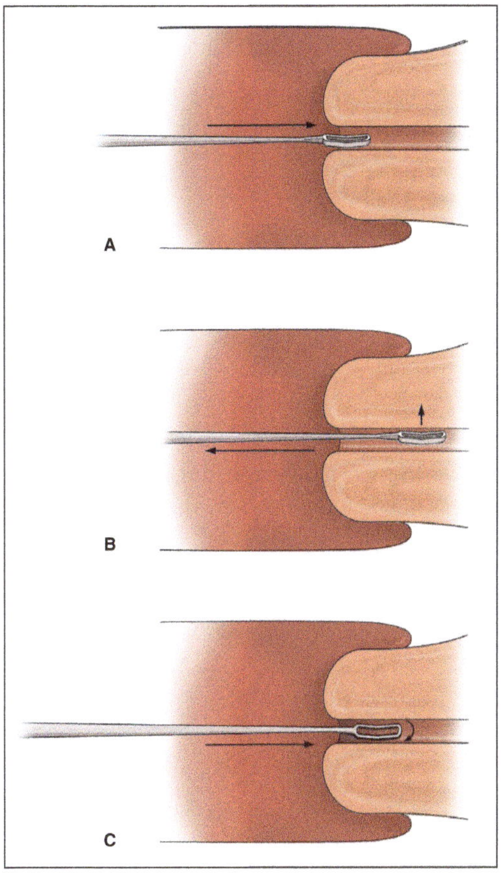

Passo 12

Passo 13. Alternativamente, pode-se utilizar uma escova (*cytobrush*) para obter uma amostra de esfregaço endocervical por escova do canal endocervical. Uma bainha ou canudo pode ser colocado sobre a escova para realização do Papanicolau (escova do tipo limpador de cachimbo) para agir como uma capa, evitando que a escova seja contaminada pela ectocérvice enquanto o dispositivo estiver sendo introduzido ou retirado. Colocar a escova dentro do canudo e o canudo contra o orifício (A). Avançar a escova para dentro do canal cervical e girá-la cinco vezes (B).

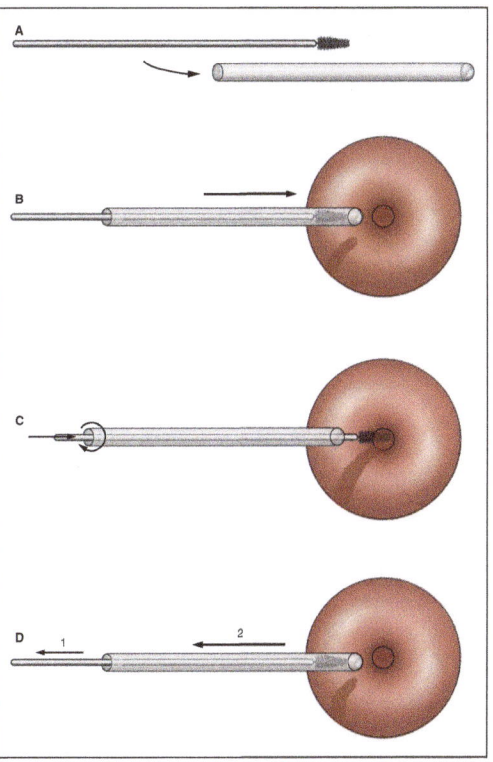

Passo 13

Passo 14. Retrair a escova, posicionando-a dentro do canudo novamente, e removê-los da vagina.

- **DICA:** A escova deve estar suja de sangue quando o procedimento tiver sido feito de forma correta. Se houver apenas muco na escova, isso significa que a amostra é inadequada.

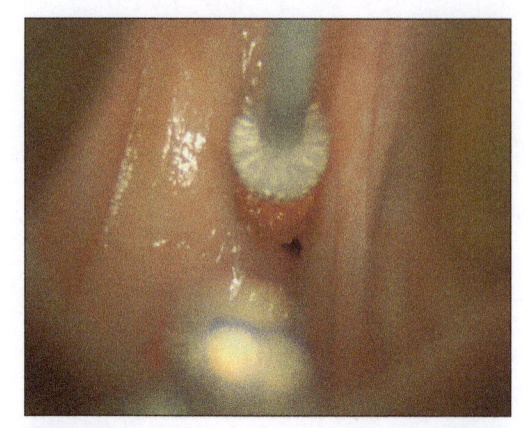

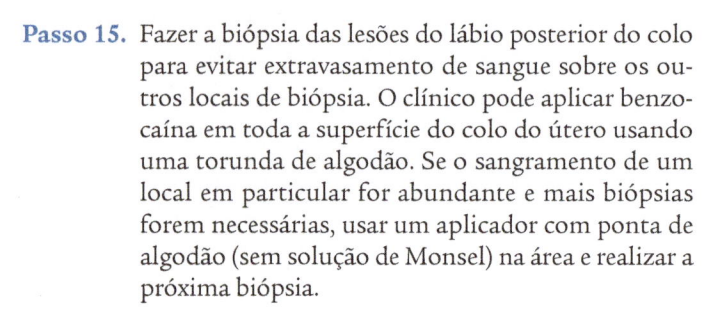

Passo 14

Passo 15. Fazer a biópsia das lesões do lábio posterior do colo para evitar extravasamento de sangue sobre os outros locais de biópsia. O clínico pode aplicar benzocaína em toda a superfície do colo do útero usando uma torunda de algodão. Se o sangramento de um local em particular for abundante e mais biópsias forem necessárias, usar um aplicador com ponta de algodão (sem solução de Monsel) na área e realizar a próxima biópsia.

- **DICA:** O colo do útero pode ser manipulado com um aplicador com ponta de algodão ou gancho, se necessário, para proporcionar um ângulo adequado para a biópsia.
- **DICA:** Não é necessário incluir margens normais na biópsia.
- **ATENÇÃO:** Colposcopistas iniciantes costumam colocar as amostras de diferentes locais de biópsia em frascos diferentes, correlacionando-as subsequentemente com impressões colposcópicas. Separar as amostras pode aumentar os custos e isso em geral não é necessário porque toda a ZT é tratada com base no pior resultado de biópsia obtido.

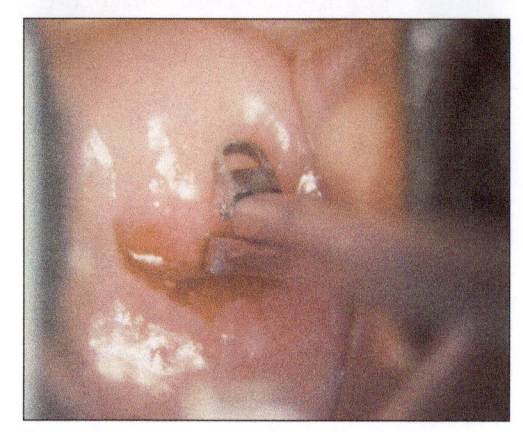

Passo 16. Alinhar a pinça radialmente no orifício para que a garra fixa da pinça seja colocada na parte mais posterior do local a ser biopsiado (A). Observar que a posição fixa está distante do orifício em uma lesão na borda externa (acima) e dentro do orifício quando a lesão estiver na curva interna (abaixo). As garras devem ser colocadas na posição central sobre a área a ser biopsiada (B). As biópsias devem ser de aproximadamente 3 mm de profundidade e devem incluir todas as áreas com atipia vascular.

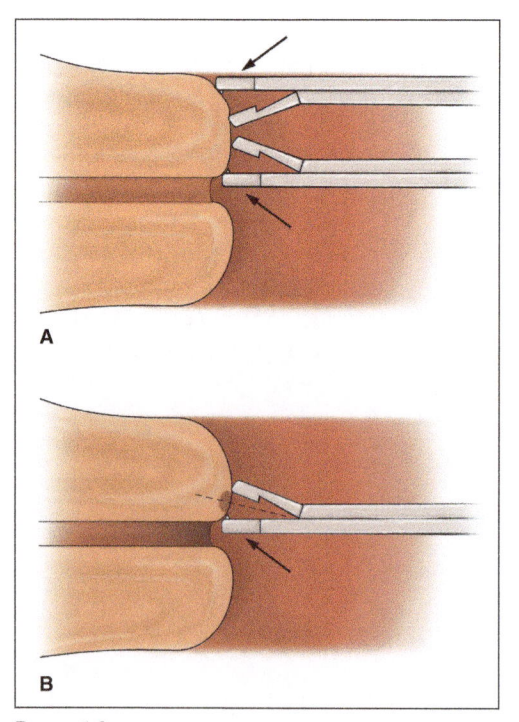

Passo 15

Passo 16

Passo 17. Aplicar compressas e solução de Monsel, se necessário (depois que todas as biópsias tenham sido realizadas), em todos os locais com sangramento.

- ATENÇÃO: Não aplicar a solução de Monsel até que todas as biópsias tenham sido realizadas.

- ATENÇÃO: Com um *swab*, remover o excesso de solução de Monsel e os resquícios de sangue de cor escura, na forma de grão de café, pois poderão causar preocupação (e telefonemas tarde da noite).

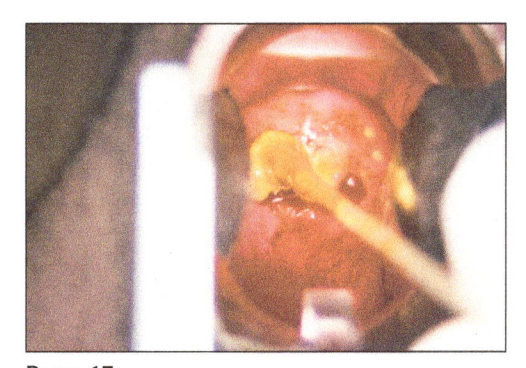

Passo 17

Passo 18. Retirar o espéculo suavemente visualizando o colapso da parede vaginal ao redor das lâminas retráteis do espéculo. Detectar quaisquer áreas anormais na vagina ou na vulva. Fazer um gráfico detalhado das lesões e dos locais de biópsia, identificando-os apropriadamente. Correlacionar as figuras com as amostras submetidas, se colocadas em recipientes diferentes. Especificar se a colposcopia foi satisfatória.

- ATENÇÃO: Desmaio e tontura após o procedimento não são incomuns. Fazer com que a paciente descanse na posição de decúbito dorsal durante vários minutos e após sente-se lentamente.

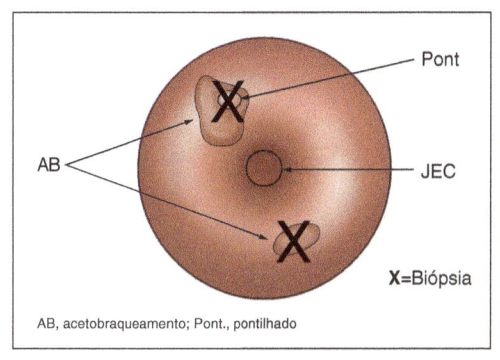

AB, acetobraqueamento; Pont., pontilhado

Passo 18

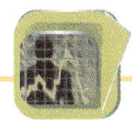

Complicações

- Respostas vasovagais pós-procedimento
- Sangramento ou escape
- Infecção (muito rara)
- Cólicas uterinas

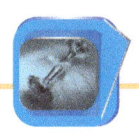

Considerações pediátricas

A colposcopia é raramente indicada em crianças. A maioria das associações profissionais recomenda que se comece o rastreamento citológico cervical três anos após o início das atividades sexuais ou aos 21 anos, o que ocorrer primeiro. Devido ao risco menor de câncer em adolescentes, as indicações para colposcopia e tratamento da displasia cervical são mais conservadoras. Consultar o *site* da Sociedade Americana de Colposcopia e de Patologia Cervical em http://ASCCP.org para as últimas recomendações baseadas em evidências.

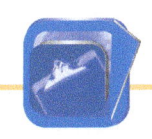

Instruções pós-procedimento

Após uma colposcopia, aconselhar as pacientes a evitar duchas vaginais, relações sexuais ou uso de absorvente interno durante 1 ou 2 semanas (ou até a reconsulta). Instruir as pacientes a retornarem caso apresentem mau cheiro ou corrimento vaginal, dor pélvica ou febre. Para as cólicas, pode-se usar Tylenol®, ibuprofeno ou naproxeno sódico. A consulta de seguimento em geral ocorre dentro de 1 a 3 semanas para discutir sobre os resultados da patologia e planejar o tratamento, se necessário. Devido a alta taxa de regressão da NIC 1, as pacientes podem ser acompanhadas com exames de Papanicolau seriados, ou colposcopia se for garantido o acompanhamento adequado. As lesões de NIC 2 e 3 costumam ser tratadas com crioterapia cervical, CAF, ou vaporização a *laser*, embora as lesões de NIC 2 possam ser acompanhadas com exames de Papanicolau seriados e colposcopia em adolescentes. Deverá haver preocupação se for observada uma grande discrepância entre a impressão colposcópica, o exame de Papanicolau e a histologia da biópsia, em especial se os laudos de biópsia forem significativamente menos graves do que os do exame de Papanicolau. Uma discrepância de dois graus deve ser considerada significativa, sendo uma contraindicação à terapia ablativa. Se a discrepância não puder ser explicada ou corrigida em uma colposcopia de repetição, geralmente indica-se a realização de conização.

A conização cervical (cone frio, a *laser* ou CAF) é indicada em pacientes adultas se a amostra de curetagem endocervical ou da escova endocervical revelar displasia, se a displasia estender-se para dentro do canal cervical mais do que 3 ou 4 mm ou se os resultados colposcópicos forem insatisfatórios. Existe um risco maior de desfechos ruins se as terapias ablativas forem usadas quando a doença estiver presente no canal endocervical. Os achados da curetagem endocervical e da escova endocervical eventualmente aumentam a contaminação das lesões displásicas situadas na extremidade do orifício, mas não se deve fazer tal pressuposição.

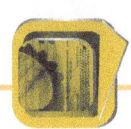

Informação sobre fontes de suprimento

- Ácido acético (3 a 5%) e soro fisiológico podem ser obtidos em supermercados (i. e., vinagre branco) ou distribuidoras de medicamentos.

A solução de Monsel (sulfato férrico) funciona melhor quando tem uma consistência espessa, semelhante à de pasta de dente. Pode ser adquirida nessa forma ou pode-se deixá-la exposta em pequeno frasco para evaporar e adquirir uma consistência mais espessa e pastosa. Este processo pode ser acelerado pela colocação do recipiente aberto em um local quente, como em cima de uma geladeira. A textura resultante, semelhante à de uma pasta, pode ser mantida guardando-a pasta em um recipiente fechado e adicionando-a pequenas quantidades de solução de Monsel sempre que a pasta ficar muito espessa.

Referências

Brotzman GL, Apgar BS. Cervical intraepithelial neoplasia: current management options. *J Fam Pract*. 1994;39:271-278.

Ferris DG, Harper DM, Callahan B, et al. The efficacy of topical benzocaine gel in providing anesthesia before cervical biopsy and endocervical curettage. *J Low Genital Tract Disease*. 1997;1:221-227.

Ferris DG, Willner WA, Ho JJ. Colposcopes: a critical review. *J Fam Pract*. 1991;33:506-515.

Greimel ER, Gappmayer-Locker E, Girardi FL, et al. Increasing women's knowledge and satisfaction with cervical cancer screening. *J Psychosom Obstet Gynecol*. 1997;18:273-279.

Hoffman MS, Sterghos S Jr, Gordy LW, et al. Evaluation of the cervical canal with the endocervical brush. *Obstet Gynecol*. 1993;82:573-577.

McCord ML, Stovall TG, Summitt RL, et al. Discrepancy of cervical cytology and colposcopic biopsy: is cervical conization necessary? *Obstet Gynecol*. 1991;77:715-719.

Newkirk GR, Granath BD. Teaching colposcopy and androscopy in family practice residencies. *J Fam Pract*. 1990;31:171-178.

Reid R, Campion MJ. HPV-associated lesions of the cervix: biology and colposcopic features. *Clin Obstet Gynecol*. 1989;32:157-179.

Reid R, Scalzi P. Genital warts and cervical cancer, VII: an improved colposcopic index for differentiating benign papillomaviral infections from high-grade cervical intraepithelial neoplasia. *Am J Obstet Gynecol*. 1985;153:611-618.

Sadan O, Frohlich RP, Driscoll JA, et al. Is it safe to prescribe hormonal contraception and replacement therapy to patients with premalignant and malignant uterine cervices? *Gynecol Oncol*. 1986;34:159-163.

Schiffman MH, Bauer HM, Hoover RN, et al. Epidemiological evidence showing that human papillomavirus infection causes most cervical intraepithelial neoplasia. *J Natl Cancer Inst*. 1994;85:958-964.

Stafl A, Wilbanks GD. An international terminology of colposcopy: report of the nomenclature committee of the International Federation of Cervical Pathology and Colposcopy. *Obstet Gynecol*. 1991;77:313-334.

Wright TC, Massad LS, Dunton CJ, et al. 2006 consensus guidelines for the management of women with abnormal cervical cancer screening tests. *Am J Obstet Gynecol*. 2007;197(4):346-355.

Wright TC Jr, Massad LS, Dunton CJ, et al., for the 2006 American Society for Colposcopy and Cervical Pathology-sponsored Consensus Conference. 2006 consensus guidelines for the management of women with cervical intraepithelial neoplasia or adenocarcinoma in situ. *Am J Obstet Gynecol*. 2007;197:340-345.

2008 MAG Mutual Healthcare Solutions, Inc.'s Physicians' Fee and Coding Guide. Duluth, Georgia. MAG Mutual Healthcare Solutions, Inc. 2007.

CAPÍTULO 72
Colocação de Diafragmas Contraceptivos

Sandra M. Sulik, MD, MS, FAAFP

Os diafragmas fornecem contracepção eficaz, reversível e episódica sem efeitos hormonais. O dispositivo consiste em uma membrana rasa e côncava de látex ou silicone, presa na borda externa a um anel flexível. O diafragma age como uma barreira física que evita a entrada do esperma no colo do útero e que mantém o espermicida no local como uma barreira adicional. Os diafragmas são sempre usados em combinação com espermicidas, que em geral contêm nonoxinol-9 como princípio ativo, mas as preparações com octoxinol-9 também encontram-se disponíveis.

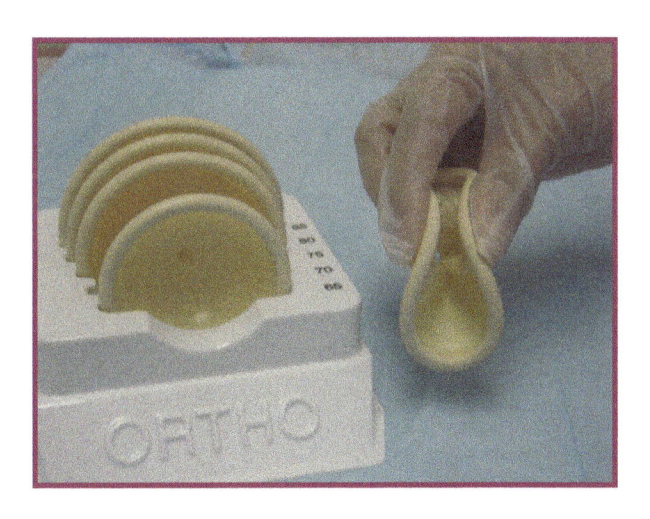

Os diafragmas de látex estão disponíveis na maioria das farmácias sob receita médica*. Os diafragmas de silicone devem ser solicitados ao fabricante. Eles variam em tamanho de 50 a 105 mm de diâmetro; os de 65 a 80 mm são os mais receitados. O tamanho do diafragma deve ser medido por um médico no consultório. A medida deve ser verificada novamente seis semanas após o parto, após a perda ou ganho de 9 kg, e anualmente. Dispositivos muito grandes (i.e., desconfortáveis ou que causem pressão excessiva na uretra) ou muito pequenos (i.e., desprendem-se facilmente ou são expelidos) devem ser evitados. Quando o diafragma é pressionado, o dispositivo dobra-se na forma de um arco. Isso permite que a extremidade posterior deslize facilmente por trás do colo do útero, facilitando a inserção. Os diafragmas exigem um alto grau de motivação e adesão da paciente para serem eficazes, e podem ser usados em combinação com preservativos para ajudar na prevenção do HIV (vírus da imunodeficiência humana). Eles mantêm-se populares** porque não usam hormônios, e a maioria das pacientes e seus parceiros não os sentem quando são corretamente colocados.

Os diafragmas podem ser de silicone (Milex®) ou látex (Ortho®). A paciente com alergia ao látex deve usar apenas o diafragma de silicone. As pacientes devem ser informadas que lubrificantes à base de óleo podem dissolver o látex e causar falha no método contraceptivo. O diafragma deve ser limpo após o uso com água e sabão suave, secado delicadamente e guarda-

---

*N. de R. T. No Brasil, os diafragmas não estão disponíveis em farmácias e são difíceis de adquirir. Devem ser solicitados diretamente ao fabricante (Semina) ou importados. Temos mais acesso a Semina, que é a fabricante no Brasil.
**N. de R. T. No Brasil, não são populares, são muito pouco usados.

do em um estojo apropriado. A usuária nunca deve aplicar talco no dispositivo e sempre deve inspecionar se há furos ou algum dano antes de usá-lo. As infecções urinárias podem ser mais comuns nas usuárias de diafragma, mas o esvaziamento da bexiga após a relação sexual pode ajudar a evitar essas complicações.

O diafragma apresenta um índice de falha entre 13 e 23%. Usuárias mais novas (<25 anos) e pacientes que têm mais de quatro relações sexuais por semana podem ter um índice de falha maior. Os diafragmas podem ser colocados até 6 horas antes da relação sexual, devendo ser retirados entre 6 e 24 horas após a relação. O uso de espermicida com o diafragma é recomendado, embora estudos não tenham comprovado que o espermicida melhore a eficácia do diafragma. Uma quantidade adicional de espermicida deve ser aplicada no interior da vagina com um aplicador antes de relações sexuais adicionais. Quando esses métodos contraceptivos são usados, a possibilidade de falha no sistema ou a falta de adesão das pacientes devem ser previstas. Muitas pacientes podem beneficiar-se de orientações sobre contracepção de emergência quando decidem usar o método de barreira e periodicamente depois disso.

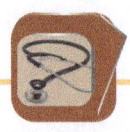

Equipamento

- Itens para um exame ginecológico (Apêndice H).
- Anéis medidores do diafragma ou diafragmas para colocação

Indicações

- Contracepção reversível não hormonal
- Intolerância a contraceptivos hormonais
- Desejo de proteção contra doenças sexualmente transmissíveis (DST)

Contraindicações

- Estenose vaginal
- Prolapso uterino
- Histórico de síndrome de choque tóxico
- Alterações vaginais congênitas (septo)
- Pacientes com menos de seis semanas de pós-parto
- Cistos vaginais
- Uso de produtos à base de óleo que possam danificar os diafragmas de látex
- Alergias aos espermicidas

O Procedimento

Passo 1. Explicar como será medido o tamanho do diafragma e obter consentimento informado. Com a paciente na posição de litotomia dorsal, realizar um exame pélvico para descartar doenças e identificar alterações da anatomia. Durante o exame de toque bimanual, colocar o dedo médio no fundo de saco posterior. Usar o polegar para marcar o ponto onde a sínfise púbica encosta no dedo indicador.

Passo 2. A distância entre a ponta do dedo médio até o ponto marcado no dedo indicador é o diâmetro aproximado do diafragma. O anel medidor ou o diafragma é selecionado pela medida do comprimento marcado ou pela colocação do anel junto aos dedos medidores.

Passo 3. Colocar o diafragma depois de usar um lubrificante à base de água na borda do dispositivo. Dobrar o dispositivo ao meio, abrir os lábios vulvares e inserir o dispositivo para baixo no fundo de saco posterior. O diafragma se abrirá. Verificar a colocação passando o dedo ao redor da borda do diafragma garantindo que ele cobre completamente o colo do útero e alcança o fundo de saco posterior. A borda anterior deve ficar a um dedo de distância da sínfise púbica.

- **DICA:** Testar o tamanho usando um diafragma maior ou menor e verificar o tamanho mais adequado.

- **ATENÇÃO:** Desconforto ou pressão excessiva na uretra indicam que o dispositivo é muito grande; já um dispositivo provavelmente muito pequeno pode desprender-se com facilidade ou ser expelido.

- **ATENÇÃO:** Solicitar à paciente a realização de uma manobra de Valsalva (i. e., tosse). Se o diafragma desprender-se ou sair, selecionar um tamanho maior e tentar novamente.

Passo 4. A remoção do diafragma é feita com o dedo indicador segurando o anel por baixo, atrás da sínfise, puxando-o para fora.

- **DICA:** Quando colocado de forma correta, a paciente não deve sentir nenhum desconforto e deve estar confortável durante a relação sexual.

- **ATENÇÃO:** A paciente deve ter cuidado para não perfurar o diafragma com uma unha comprida ou lascada.

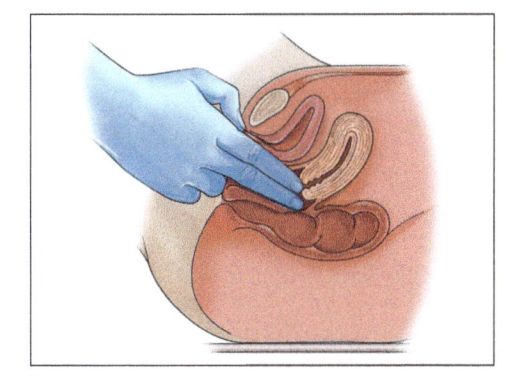

Passo 1

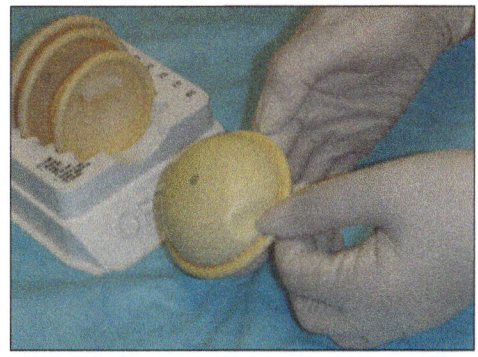

Passo 2

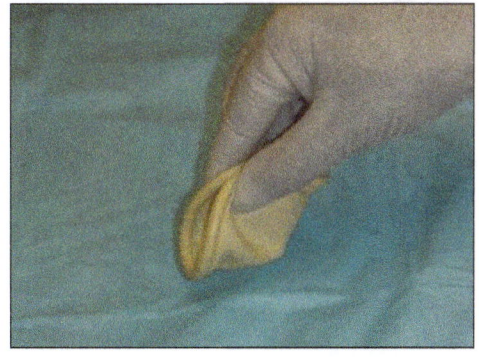

Passo 3

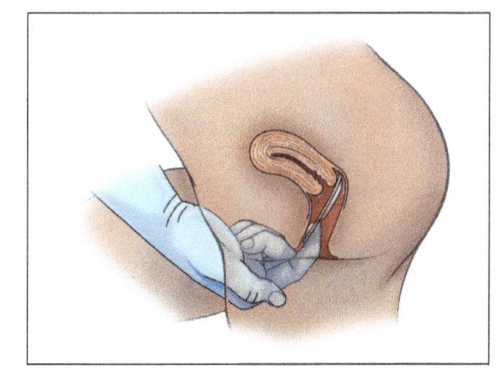

Passo 4

Passo 5. A paciente deve praticar a inserção do dispositivo (com lubrificante à base de água) no consultório, verificando sua colocação e removendo o diafragma. Um diafragma difícil de remover pode ser pequeno demais. Fazer com que a paciente caminhe e certifique-se de que o diafragma permaneça no lugar.

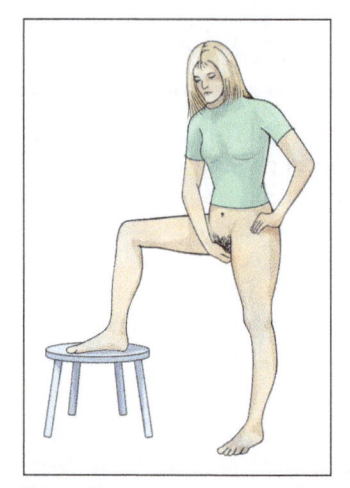

Passo 5

Passo 6. Ensinar a paciente a segurar o diafragma contra a luz para ver se existem furos, para que ela possa fazer isso toda a vez que planejar usá-lo.

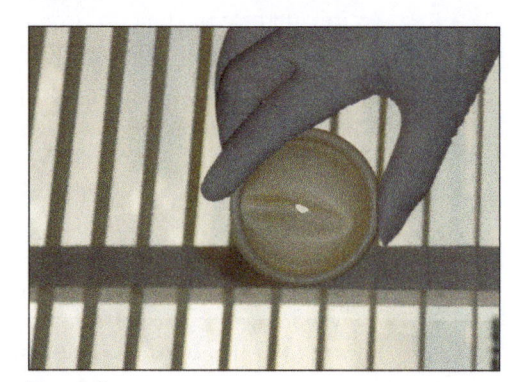

Passo 6

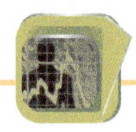

Complicações

- Aumento no risco de infecção urinária.
- Síndrome de choque tóxico: 2,4 casos por 100.000 mulheres (ocorre quase exclusivamente quando o diafragma fica inserido por mais de 24 horas).

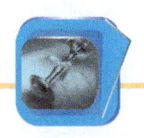

Considerações pediátricas

Este procedimento não é realizado em crianças. Embora não seja comum em adolescentes, o procedimento é o mesmo.

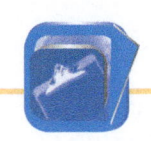

Instruções pós-procedimento

A paciente deve sentir-se confortável colocando e retirando o diafragma antes de deixar o consultório. Ela também deve ser instruída a colocar aproximadamente quantidade de uma colher de chá de espermicida em gel na cúpula do diafragma antes da inserção e informada de que pode usar uma pequena quantidade desse gel na borda como lubrificante. Ela deve ser lembrada que o diafragma pode ser colocado a qualquer hora antes da relação sexual, mas que deve ficar no local no mínimo por 6 horas e no máximo 24 horas após a relação. Se houver nova relação sexual, mais espermicida deverá ser colocado na vagina, mas o diafragma não deverá ser retirado antes de 6 horas. A paciente também deve estar segura para verificar o diafragma, certificando-se de que esteja colocado no local correto e de que o colo do útero possa ser sentido através da cúpula. Após sua remoção, o diafragma deve ser lavado com água e sabão e guardado no estojo de plástico.

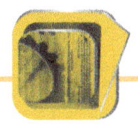

Informação sobre fontes de suprimento

Os diafragmas são vendidos sob prescrição em farmácias.

Referências

Allen RE. Diaphragm fitting. *Amer Fam Physician*. 2004;69(1):97-100.

Bulut A, Ortayli N, Ringheim K, et al. Assessing the acceptability, service delivery requirements, and use-effectiveness of the diaphragm in Colombia, Philippines, and Turkey. *Contraception*. 2001;63:267-275.

Cook L, Nanda K, Grimes D, et al. Diaphragm versus diaphragm with spermicides for contraception. Cochrane Database of Systematic Reviews 2003, Issue 1. Art. No.: CD002031. DOI: 10.1002/14651858. CD002031.

DelConte, A. Contraception. In: Curtis MG, Hopkins MP, Overholt S, eds. *Glass's Office Gynecology*. 6th ed. Philadelphia: Lippincott Williams & Wilkins; 2006:347-383.

Fihn SD, Latham RH, Roberts P, et al. Association between diaphragm use and urinary tract infections. *JAMA*. 1986;25:240-245.

Grady MR, Haywood MD, Yagi J. Contraceptive failure in the United States: estimates from the 1982 National Survey of Family Growth. *Fam Plan Perspect*. 1986;18:200.

Hatcher RA, Stewart F, Trussel J, et al. *Contraceptive Technology*. 15th ed. New York: Iverting; 1992.

Hooton TM, Hillier S, Johnson C, et al. *Escherichia coli* bacteriuria and contraceptive method. *JAMA*. 1991;265:64-69.

Hooton TM, Scholes D, Stapleton AE, et al. A prospective study of asymptomatic bacteriuria in sexually active young women. *N Engl J Med*. 2000;343:992-997.

Mauck C, Callahan M, Weiner DH, et al. A comparative study of the safety and efficacy of FemCap, a new vaginal barrier contraceptive, and the Ortho All-Flex diaphragm. *Contraception*. 1999;60:71-80.

Speroff L, Darney P. *A Clinical Guide for Contraception*. 2nd ed. Baltimore: Williams & Wilkins; 1996.

2008 MAG Mutual Healthcare Solutions, Inc.'s Physicians' Fee and Coding Guide. Duluth, Georgia. MAG Mutual Healthcare Solutions, Inc. 2007.

CAPÍTULO 73

Crioterapia Cervical

E.J. Mayeaux, Jr., MD, DABFP, FAAFP

A crioterapia é um método ablativo consagrado pelo tempo e utilizado para tratar graus menores de displasia cervical. O procedimento é fácil de aprender, realizar e aplicar em ambulatórios. Ela congela e destrói o tecido anormal, que descama, e um novo tecido cresce em seu lugar. A ponta da criossonda é resfriada por um gás refrigerante que é introduzido sob pressão na criossonda oca. Então, o gás expande-se rapidamente, absorvendo calor durante o processo. A temperatura na ponta da sonda de óxido nitroso cai para −65 até −85°C. Um lubrificante à base de água é aplicado na sonda para agir como um contato na superfície irregular do colo do útero. Isso produz um congelamento mais uniforme. Um congelamento rápido seguido de um descongelamento lento maximiza a crionecrose, e um ciclo de congelamento-descongelamento-recongelamento é mais eficaz do que um congelamento simples.

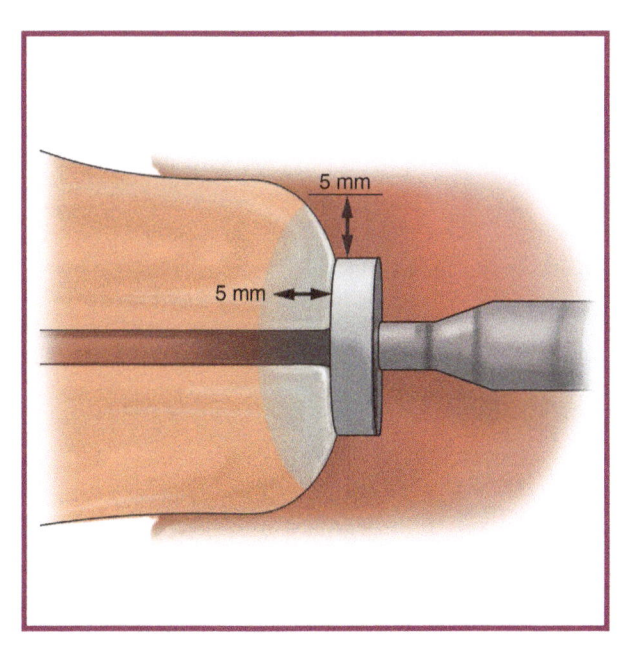

Depois que a criossonda é colocada em contato com o colo do útero e ativada, um anel de tecido congelado, ou uma bola de gelo, estende-se para fora. A profundidade do congelamento aproxima-se da disseminação lateral do congelamento. A morte celular ocorre quando a temperatura cai para <−23°C. Entretanto, há um anel de tecido (i. e., dano térmico ou zona de recuperação) que congela, mas não atinge os −23°C necessários para a morte celular. Por esse motivo é necessário congelar além das margens de quaisquer lesões. Estudos demonstram que o acometimento das criptas endocervicais (glândulas) na neoplasia intraepitelial cervical (NIC) pode penetrar além de 3,8 mm no colo do útero. Um congelamento que cause morte celular a uma profundidade de 4 mm deve erradicar de forma eficaz 99,7% das lesões com comprometimento da glândula. As recomendações atuais são de produzir uma bola de gelo com alcance lateral de 5 mm a fim de atingir esse objetivo.

A crioterapia deve ser agendada para quando a paciente não estiver com um fluxo menstrual abundante. Usar o maior espéculo que a paciente possa tolerar confortavelmente, e abrir as lâminas e a extremidade frontal do espéculo o máximo possível sem que haja desconforto. Se o colapso das paredes laterais for um problema, colocar um preservativo com a ponta cortada, o polegar de uma luva de borracha com a ponta cortada ou a metade de um dreno de Penrose sobre o espéculo. Alternativamente, abaixadores de língua ou afastadores da parede lateral podem ser usados para melhorar a exposição.

A escolha da modalidade de tratamento para displasia cervical fica a critério do profissional de saúde. A literatura explica muito bem que a conização fria aumenta o risco de uma mulher ter um parto prematuro no futuro, dar à luz um lactente de baixo peso ao nascimento e ser submetida a uma cesariana. Várias séries retrospectivas extensas relataram que mulheres que se submeteram a um procedimento de excisão com alça eletrocirúrgica (CAF) ou conização a *laser* também apresentam alto risco de parto prematuro, lactente com baixo peso ao nascimento e rompimento prematuro de membranas. As diretrizes recentes do consenso da Sociedade Americana de Colposcopia e Patologia Cervical (NCI/ASCCP) apontam que, embora estudos de crioterapia não mostrem efeitos adversos no desfecho da gravidez, é difícil medir pequenos efeitos nessa situação. Dessa forma, alguns especialistas recomendam a crioterapia cervical em vez do CAF para o tratamento de mulheres na idade reprodutiva adequadamente selecionadas. As vantagens e desvantagens da crioterapia são mostradas na Tabela 73-1.

Nenhuma anestesia é necessária antes da crioterapia porque o procedimento é relativamente indolor, embora possam ocorrer algumas cólicas. Alguns médicos recomendam o uso de anti-inflamatórios não esteroides para diminuir as cólicas. Uma injeção submucosa de lidocaína a 1% com epinefrina (1:100.000) pode ser administrada para diminuir a dor local.

A complicação simples mais comum ocorre se a sonda tocar a parede lateral da vagina e aderir a ela. Isso causa dor e pode ocorrer sangramento devido à lesão na mucosa vaginal. Eventualmente, a paciente pode sentir dor e cólica excessivas, que em geral estão associadas a um alto grau de ansiedade. Se houver como prever isso, um bloqueio paracervical antes da crioterapia, a administração oral ou intramuscular de benzodiazepínicos (1 mg de lorazepam [Lonax®] administrado intramuscularmente), ou sedação intravenosa, podem ser usados para o alívio. Essas medidas dificilmente são necessárias.

Raramente, a paciente pode apresentar uma reação vasovagal. Deixar a paciente descansar na mesa de exame após o procedimento e fazer com que se levante devagar costuma ser suficiente para contornar o problema. Houve um relato de anafilaxia devido à urticária ao frio. Surgiu alguma preocupação em relação à exposição ocupacional ao NO_2 inalatório após a crioterapia, mas as evidências científicas são muito fracas sobre o risco.

A paciente deve abster-se de relações sexuais e uso de absorvente interno durante três semanas após a crioterapia para permitir a reepitelização do colo do útero. O exercício em excesso também deve ser desestimulado para reduzir a chance de sangramento após o tratamento.

A maioria das pacientes apresenta um corrimento abundante e malcheiroso no primeiro mês depois da crioterapia. Cerca de metade das mulheres considera o corrimento pós-procedimento e o odor piores do que na menstruação normal. Esse corrimento é resultado do esfa-

TABELA 73-1   Vantagens e desvantagens da crioterapia cervical

VANTAGENS	DESVANTAGENS
Facilmente realizada em ambulatório com equipamentos relativamente simples e baratos.	As pacientes apresentam corrimento abundante durante várias semanas após a crioterapia.
Rápida e fácil de aprender e realizar.	Cólica uterina costuma ocorrer durante a terapia, mas diminui rapidamente.
Lesões sérias e complicações são raras.	Sangramento e infecção são problemas raros durante o período regenerativo.
Chances mínimas de sangramento profuso durante ou após o procedimento.	Pode ocorrer estenose cervical.
Pode ser realizada em pouco tempo e não interfere em outras atividades, como trabalho ou escola, que podem ser retomadas ainda no mesmo dia.	Diferente das terapias excisionais, não é possível o exame histológico de toda a lesão. Entretanto, o custo do exame histológico é evitado.
Nenhuma anestesia é necessária. O procedimento é relativamente indolor, embora possam ocorrer cólicas.	Exames de Papanicolau e colposcopia podem ser mais difíceis no futuro. A junção escamocolunar tende a migrar mais profundamente para o orifício cervical, dificultando a obtenção de amostras da endocérvice.
Forma de tratamento com menor custo e amplamente disponível para NIC.	Maior possibilidade de falha do que em outros procedimentos cervicais para doença de alto grau.

celamento do tecido morto e exsudato do tratamento do local. O debridamento rotineiro da escara cervical não diminui a duração ou a quantidade de corrimento e não oferece nenhuma vantagem relevante. Aminoácidos, propionato de sódio e creme de ureia podem ser prescritos se houver corrimento abundante após o procedimento, embora não haja nenhuma evidência científica sobre sua eficácia. Aproximadamente um terço das pacientes restringe suas atividades por causa dos efeitos colaterais do procedimento.

O primeiro Papanicolau de acompanhamento não deve ser realizado nos primeiros seis meses. A citologia pode fornecer resultados muito confusos se as amostras forem obtidas nas fases de esfacelamento ou regeneração, que levam pelo menos três meses. Se os resultados dos primeiros dois exames forem normais, o Papanicolau pode ser repetido a cada seis meses até a obtenção de dois exames normais. A maioria das recorrências ocorre em até dois anos após o tratamento. Exames anuais de Papanicolau podem ser recomendados depois de dois anos. Um acompanhamento alternativo consiste em substituir o Papanicolau inicial e anual por um exame colposcópico. Infelizmente, a adesão das pacientes ao acompanhamento de citologia seriada está abaixo do nível ideal.

Se o resultado de qualquer um desses exames de acompanhamento for positivo, recomeçar a avaliação como se a displasia fosse detectada pela primeira vez e seu diagnóstico fosse recente. A colposcopia com biópsia dirigida costuma ser indicada. Infelizmente, a colposcopia depois da crioterapia pode ser difícil em função da migração mais profunda da junção escamocolunar para o orifício cervical. Outros métodos de tratamento (em geral CAF) são preferidos caso a doença seja persistente.

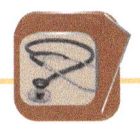

Equipamento

- O aparelho consiste em um tanque de gás com gases não tóxicos e não explosivos (geralmente óxido nitroso, mas, às vezes, dióxido de carbono).
- Um cilindro de gás de 9 kg é indicado em vez de um tanque do tipo E de 2,7 kg, porque o primeiro tem uma curva de liberação de pressão mais eficiente.
- Nitrogênio líquido já foi usado no passado, mas é difícil de controlar e não é recomendado.
- Os tanques são normalmente obtidos de fornecedores locais.
- Espéculos vaginais de tamanho apropriado.
- Fonte de luz apropriada.
- Sondas cervicais de vários tamanhos.
- Lubrificante à base de água.

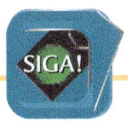

Indicações

- Tratamento de lesões 2 e 3 de neoplasia intraepitelial cervical confirmadas por biópsia.
- Lesões de neoplasia intraepitelial cervical (NIC) 1 persistentes por dois ou mais anos, especialmente em mulheres que não querem ter filhos.

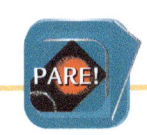

Contraindicações

- Exame de colposcopia insatisfatório.
- Lesão que se estende por mais de 3 ou 4 mm para dentro do orifício cervical, porque a área de destruição pode não ultrapassar confiavelmente esse nível.

- Curetagem endocervical positiva.
- Lesão que cobre mais de dois quadrantes do colo do útero.
- Lesão que não pode ser completamente atingida pela criossonda.
- Lesões NIC 3 (contraindicação relativa). Pode haver uma taxa de recorrência maior comparada com CAF para lesões NIC 3, possivelmente por causa da grande profundidade de acometimento glandular na NIC 3.
- Resultados incompatíveis de citologia, histologia e colposcopia maiores que dois graus histológicos.
- Gravidez.
- Cervicite ativa.
- Alguns médicos recomendam o uso de terapia excisional (p. ex., CAF) para displasia recorrente após terapia ablativa.
- Adenocarcinoma *in situ* (deve-se usar conização fria).
- Colposcopia insatisfatória.
- Lesão não inteiramente visível ou além do alcance da sonda de crioterapia.
- Biópsia compatível ou sugestiva de carcinoma invasivo.

O Procedimento

Passo 1. Obter o consentimento informado. Realizar um teste de gravidez se houver alguma dúvida sobre o estado da paciente. Certificar-se de que a pressão no tanque é adequada; normalmente a agulha encontra-se na "zona verde" no medidor de pressão.

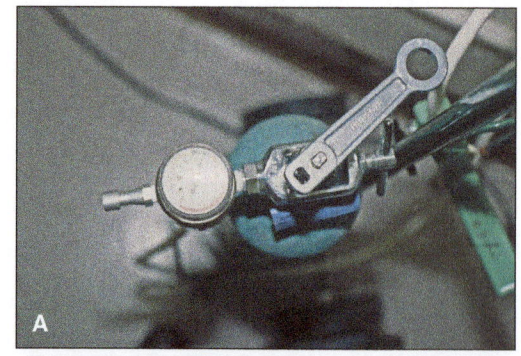

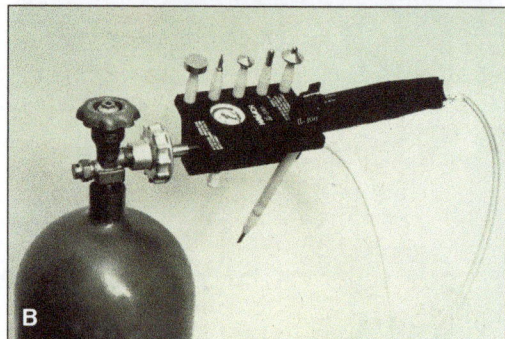

Passo 1

Passo 2. Colocar a paciente na posição de litotomia dorsal e introduzir o espéculo vaginal. Se o colapso das paredes laterais for um problema, utilizar um preservativo com a ponta cortada, o polegar de uma luva de borracha grande com a ponta cortada, metade de um dreno de Penrose sobre o espéculo ou utilizar abaixadores de língua ou afastadores de parede lateral para melhorar a exposição.

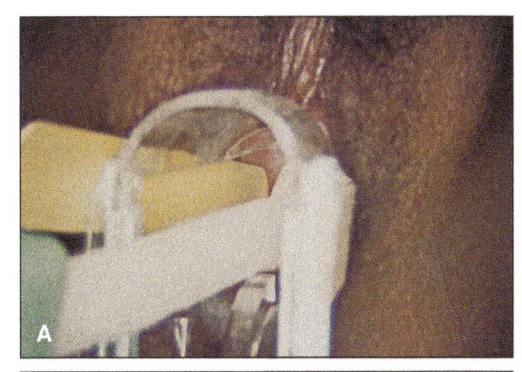

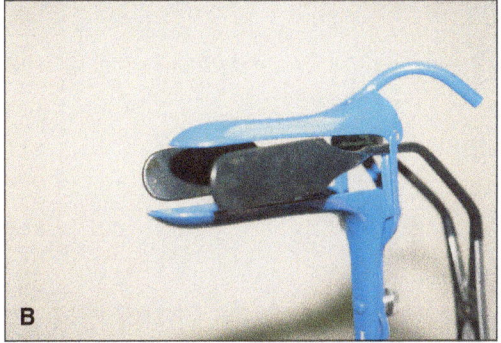

Passo 2

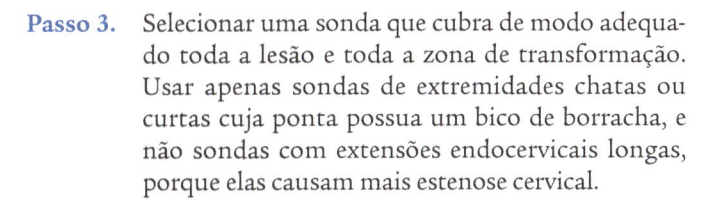

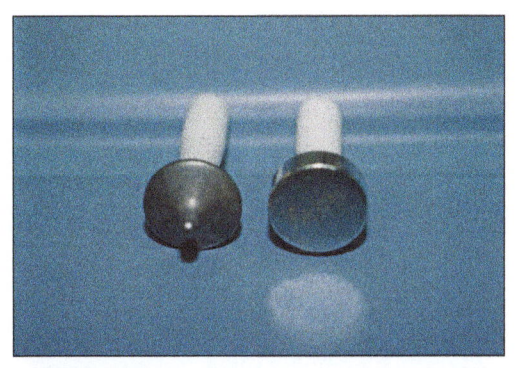

Passo 3. Selecionar uma sonda que cubra de modo adequado toda a lesão e toda a zona de transformação. Usar apenas sondas de extremidades chatas ou curtas cuja ponta possua um bico de borracha, e não sondas com extensões endocervicais longas, porque elas causam mais estenose cervical.

Passo 3

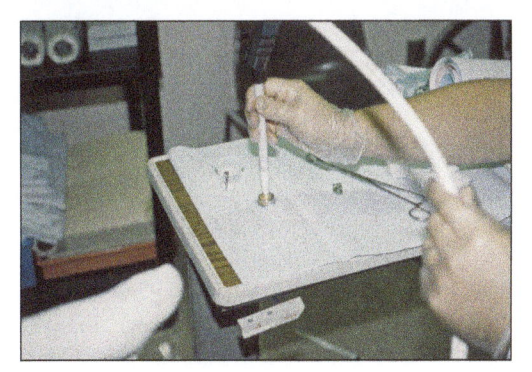

Passo 4. Aplicar um lubrificante à base de água na sonda para funcionar como um contato na superfície irregular do colo do útero.

Passo 4

Passo 5. Introduzir a sonda firmemente no colo do útero e certificar-se de que não esteja em contato com as paredes laterais da vagina. Iniciar o congelamento apertando o gatilho da pistola de crioterapia no dispositivo de gatilho único ou pressionando o botão de congelamento no dispositivo de dois botões.

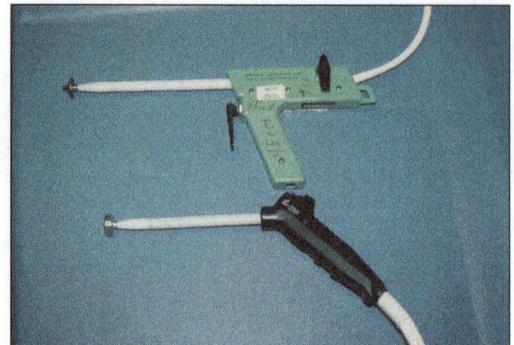

Passo 5

Passo 6. Em poucos segundos, a sonda congelar-se-á até o colo do útero.

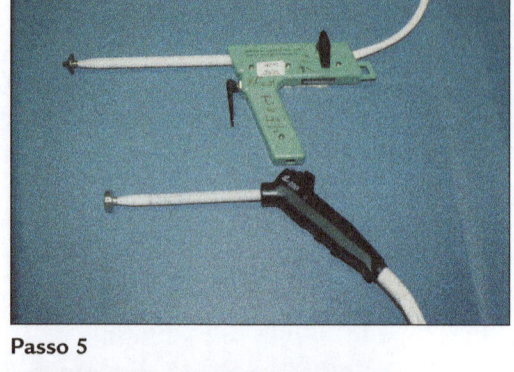

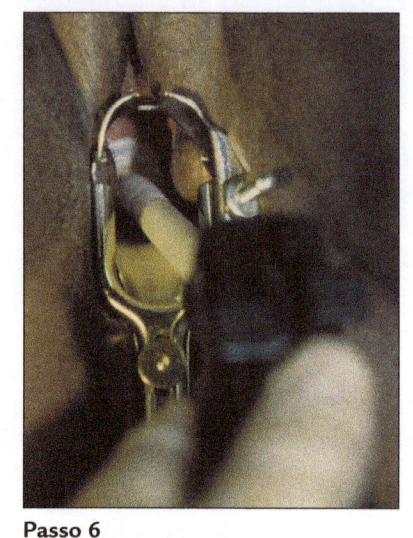

Passo 6

Passo 7. Usando uma leve pressão para trás na pistola de crioterapia, tracionar o colo do útero para frente alguns milímetros dentro da vagina, onde o contato da sonda com as paredes laterais é menos provável.

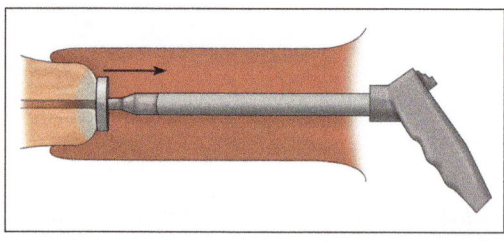

Passo 7

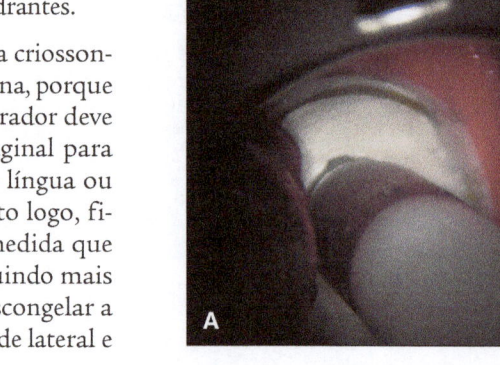

Passo 8. Uma borda de gelo deve formar-se, aumentando pelo menos 5 mm de largura em todos os quadrantes.

- **ATENÇÃO:** Tomar cuidado para que a criossonda não toque na parede lateral da vagina, porque ela pode grudá-la e congelá-la. O operador deve empurrar rapidamente a mucosa vaginal para fora da sonda com um abaixador de língua ou girando-a de leve. Se isso não for feito logo, ficará cada vez mais difícil fazê-lo à medida que o congelamento se intensifica, destruindo mais mucosa vaginal. O operador deve descongelar a sonda o suficiente para liberar a parede lateral e então continuar o congelamento.

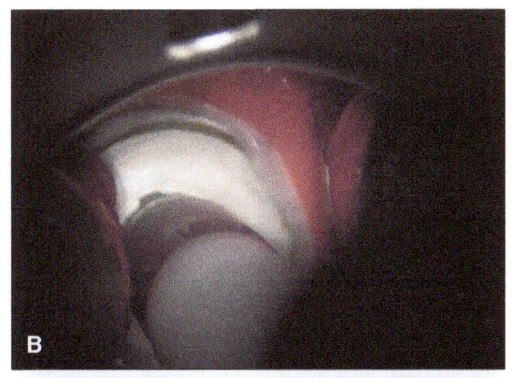

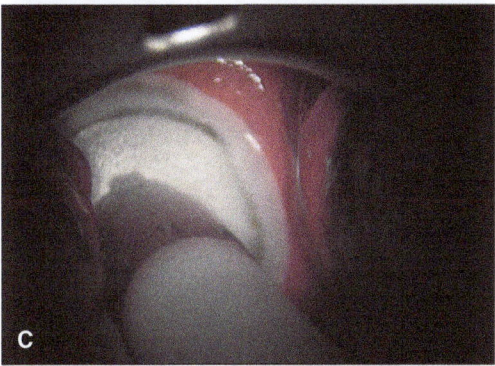

Passo 8

Passo 9. Suspender o congelamento. Soltar o gatilho da pistola de crioterapia ou pressionar o botão de descongelamento. Esperar até que a sonda descongele antes de tentar desprendê-la do colo do útero. A extremidade do colo do útero deve parecer congelada e branca. O colo do útero deverá retornar à sua coloração rosada (normalmente em mais ou menos cinco minutos).

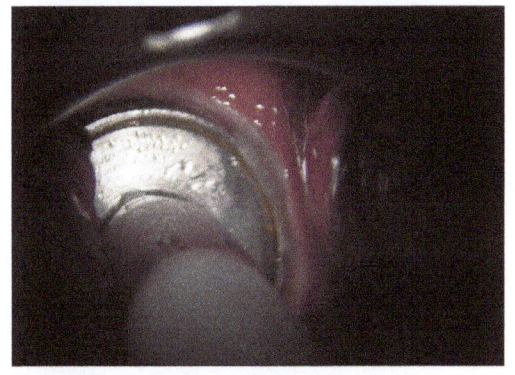

Passo 9

Passo 10. Repetir a sequência de congelamento conforme descrito. O segundo congelamento normalmente é mais rápido. Depois do congelamento completo, desprender a sonda e remover o espéculo. A paciente pode levantar-se, vestir-se e sair quando estiver pronta.

- **ATENÇÃO:** Desmaio e tontura não são incomuns. Fazer com que a paciente descanse na posição de decúbito dorsal durante alguns minutos, sentando devagar.

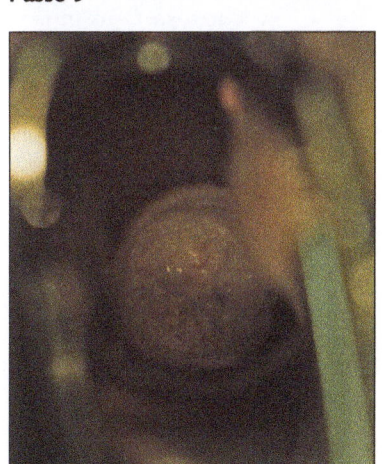

Passo 10

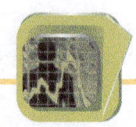

Complicações

- As mulheres apresentarão corrimento abundante por várias semanas depois da crioterapia. Pode-se usar o creme Amino-cerv® (aplicar na parte alta da vagina, antes de deitar, por 10 dias) depois da terapia para diminuir o corrimento, embora esse uso não tenha sido bem investigado. O debridamento da escara cervical *não* diminui a duração e a quantidade de corrimento.

- Sangramento e infecção (raros).

- A crioterapia do colo do útero aumenta o risco de um exame colposcópico não satisfatório de acompanhamento. A junção escamocolunar tende a migrar mais profundamente para o orifício cervical, dificultando a obtenção de amostras da endocérvice. Isso acontece em particular no caso de sondas mais velhas com ponta de borracha em bico, que geralmente não são recomendadas.

- Desenvolvimento de carcinoma depois da crioterapia (falha terapêutica).

- Reação anafilactoide à exposição ao frio.

- Preocupações teóricas sobre redução da fertilidade incluem estenose cervical, efeito nocivo no muco cervical, incompetência cervical e disfunção nas tubas uterinas secundária à infecção ascendente. Nenhuma evidência clínica contundente corrobora essas preocupações.

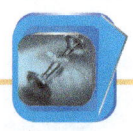

Considerações pediátricas

Como o rastreamento com exame Papanicolau não é recomendado antes da vida sexual ativa, por três anos ou antes dos 21 anos, esse procedimento não é comumente realizado na população pediátrica. Além disso, recomendações de tratamento são muito mais conservadoras nessa população.

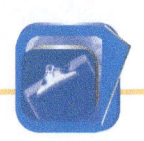

Instruções pós-procedimento

Instruir a paciente a não manter relações sexuais, não usar duchas vaginais e absorventes internos durante 2 ou 4 semanas. Corrimento é normal durante 3 a 6 semanas, mas pode durar até dois meses. A paciente deve relatar qualquer sangramento importante ou corrimento vaginal malcheiroso. O acompanhamento com exame de Papanicolau com ou sem colposcopia deve ser agendado para seis meses mais tarde.

As pacientes podem ser acompanhadas com exame de Papanicolau ou colposcopia, ou ambos, a cada seis meses até a obtenção de dois exames negativos. O rastreamento anual de rotina pode então ser retomado, embora a paciente apresente alto risco de desenvolver displasia do trato genital inferior por pelo menos 20 anos. Qualquer sinal de recorrência exige a repetição de colposcopia.

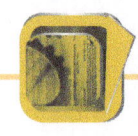

Informação sobre fontes de suprimento

O Apêndice H lista os instrumentos ginecológicos padrão.

Referências

ACOG.: ACOG practice bulletin number 66: Management of abnormal cervical cytology and histology. *Obstet Gynecol*. 2005;106(3):645-664.

Anderson ES, Husth M. Cryosurgery for cervical intraepithelial neoplasia: 10-year follow-up. *Gynecol Oncol*. 1992;45:240-242.

Benedet JL, Miller DM, Nickerson KG, et al. The results of cryosurgical treatment of cervical intraepithelial neoplasia at one, five, and ten years. *Am J Obstet Gynecol*. 1987;157:268-273.

Charles EH, Savage EW. Cryosurgical treatment of cervical intraepithelial neoplasia: analysis of failures. *Gynecol Oncol*. 1980;9:361-369.

Dunton CJ. Cryotherapy: evidence-based interventions and informed consent. *J Fam Pract*. 2000;49(8):707-708.

Ferris DG, Ho JJ. Cryosurgical equipment: a critical review. *J Fam Pract*. 1992;35:185-193.

Harper DM, Mayeaux EJ Jr, Daaleman TP, et al. Healing experiences after cervical cryosurgery. *J Fam Pract*. 2000;49:701-706.

Harper DM, Mayeaux EJ Jr, Daaleman TP, et al. The natural history of cervical cryosurgical healing. *J Fam Pract*. 2000;49:694-699.

Hemmingsson E, Stendahl U, Stenson S. Cryosurgical treatment of cervical intraepithelial neoplasia with follow-up of five to eight years. *Am J Obstet Gynecol*. 1981;139:144-147.

Hemmingsson E. Outcome of third trimester pregnancies after cryotherapy of the uterine cervix. *Br J Obstet Gynecol*. 1982;89:275-277.

Kleinberg MJ, Straughn JM, Stringer JS, et al. A cost-effectiveness analysis of management strategies for cervical intraepithelial neoplasia grades 2 and 3. *Am J Obstet Gynecol*. 2003; 188(5):1186-1188.

Mitchel MF, Tortolero-Luna G, Cook E, et al. A randomized clinical trial of cryotherapy, laser vaporization, loop electrosurgical excision for treatment of squamous intraepithelial lesions of the cervix. *Obstet Gynecol*. 1998;92:737-744.

Montz FJ. Management of high-grade cervical intraepithelial neoplasia and low-grade squamous intraepithelial lesion and potential complications. *Clin Obstet Gynecol*. 2000;43(2):394-409.

Richart M, Townsend DE, Crisp W, et al. An analysis of "long-term" follow-up results in patients with cervical intraepithelial neoplasia treated by cryosurgery. *Am J Obstet Gynecol*. 1980;137:823-826.

Sammarco MJ, Hartenbach EM, Hunter VJ. Local anesthesia for cryosurgery of the cervix. *J Reprod Med*. 1993;38:170-172.

Schantz A, Thormann L. Cryosurgery for dysplasia of the uterine ectocervix: a randomized study of the efficacy of the single- and double-freeze techniques. *Acta Obstet Gynecol Scand*. 1984;63:417-420.

Spitzer M. Fertility and pregnancy outcome after treatment for cervical intraepithelial neoplasia. *J Low Genital Tract Dis*. 1998;2:225-230.

Stienstra KA, Brewer BE, Franklin LA. A comparison of flat and conical tips for cervical cryotherapy. *J Am Board Fam Bract*. 1999;12:360-366.

Weed JC, Curry SL, Duncan ID, et al. Fertility after cryosurgery of the cervix. *Obstet Gynecol*. 1978;52:245-246.

Wright TC, Massad LS, Dunton CJ, et al. 2006 consensus guidelines for the management of women with abnormal cervical cancer screening tests. *Am J Obstet Gynecol*. 2007;197(4):346-355.

Wright TC Jr, Massad LS, Dunton CJ, et al.2006 consensus guidelines for the management of women with cervical intraepithelial neoplasia or adenocarcinoma in situ. *Am J Obstet Gynecol*. 2007;197:340-345.

2008 MAG Mutual Healthcare Solutions, Inc.'s Physicians' Fee and Coding Guide. Duluth, Georgia. MAG Mutual Healthcare Solutions, Inc. 2007.

CAPÍTULO 74
Dilatação e Curetagem

Ya'aqov M. Abrams, MD

A dilatação e curetagem (D&C) pode ser usada como um procedimento terapêutico ou diagnóstico. Embora tenha sido substituída, em alguns casos, pela histeroscopia, em pacientes cuidadosamente selecionadas, a D&C é útil no tratamento de sangramento vaginal persistente que não responde à manipulação hormonal e pode ser usada na abordagem diagnóstica do sangramento vaginal.

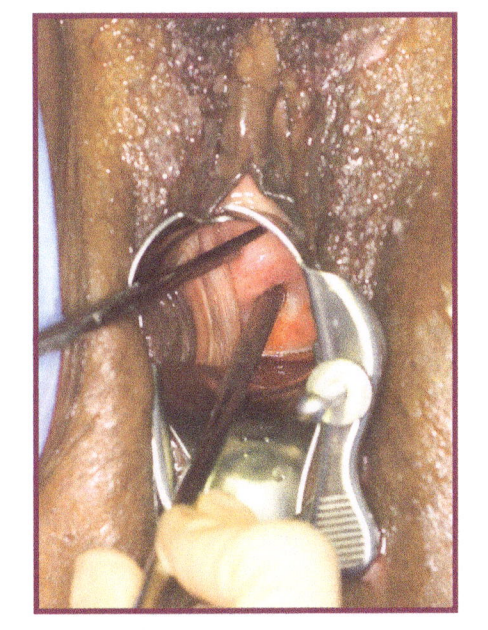

A D&C deve ser usada no tratamento de sangramento abundante e potencialmente letal provocado por aborto retido ou incompleto. Entretanto, antes de oito semanas de gestação e se o sangramento causado por um aborto espontâneo for leve ou não prolongado, é aconselhável observar a paciente por várias semanas para ver se ela aborta espontaneamente. Se o tamanho de um útero grávido tiver mais de 10 a 12 semanas, a D&C deve ser realizada porque é improvável que a paciente consiga expulsar os produtos da concepção, e a sua retenção pode resultar em infecção ou sangramento prolongado. Entre 8 e 12 semanas, a escolha entre manejo expectante e cirúrgico são fundamentadas na gravidade do sangramento e na preferência da paciente.

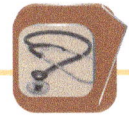

Equipamento

- Consentimento para o procedimento (ver Apêndice A)
- Método de sedação
    - Se realizado em consultório ou ambulatório, tratar previamente com benzodiazepínico oral, como Diazepam® 10 mg, uma hora antes do procedimento.
    - Se realizado em uma sala de cirurgia, a paciente receberá sedação intravenosa (IV) e oxigênio.

- Espéculo esterilizado bivalve ou com peso.
- Antisséptico tópico (ver Apêndice E)
- Seringa, 10 mL
- Lidocaína (1%) sem epinefrina
- Agulha 22G de raquianestesia
- Cureta cervical
- Pinça de Pozzi monodentada
- Sonda uterina flexível
- Dilatadores cervicais de Hegar
- Gaze tratada com Teflon® para coleta de amostras de curetagem endocervical
- Sucção com aspirador para conteúdo uterino
- Fórceps de pedra para a remoção de pólipos
- Cureta uterina afiada
- Curetas de sucção

Indicações

- Tratamento para aborto retido ou incompleto
- Tratamento para sangramento uterino disfuncional que não responde ao manejo hormonal
- Diagnóstico de sangramento uterino disfuncional depois de falha na biópsia endometrial
- Diagnóstico e tratamento de sangramento na pós-menopausa

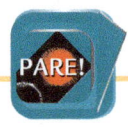

Contraindicações

- Sangramento uterino disfuncional na perimenarca em função do alto risco de síndrome de Asherman, que ocorre devido a retirada do endométrio basal
- Infecção uterina ativa ou doença inflamatória pélvica
- Coagulopatia

O Procedimento

Passo 1. Verificar os níveis de hemoglobina da paciente antes de iniciar o procedimento. Se a hemoglobina for <8 g, solicitar um teste de compatibilidade e realizar o procedimento em sala de cirurgia. Verificar o tipo sanguíneo e o Rh em pacientes grávidas, e tratar pacientes com Rh negativo com RhoGAM® 300 mcg administrado intramuscularmente uma única vez. Examinar as pacientes sob anestesia para determinar a posição e o tamanho do útero. Registrar o tamanho uterino em termos de semanas de gestação. Inserir o espéculo. O espéculo deve ser grande o suficiente para evitar que as paredes vaginais protruam no campo cirúrgico.

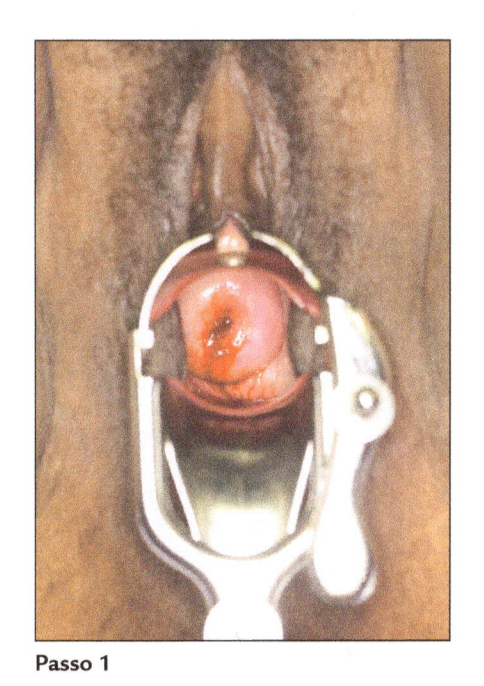

Passo 1

Passo 2. Segurar o colo do útero na posição de 12 horas com a pinça de Pozzi.

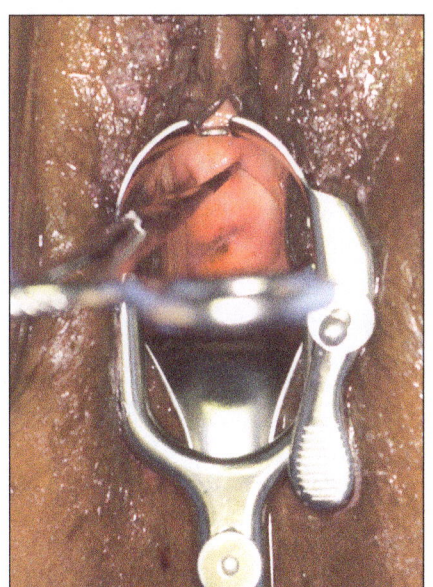

Passo 2

Passo 3. Administrar o bloqueio paracervical com 5 a 10 mL de anestésico local, como lidocaína, na posição 3 e 9 horas nos fórnices vaginais.

- **ATENÇÃO:** Assim como nas injeções, aspirar antes de injetar para evitar infusão intravascular do anestésico local.

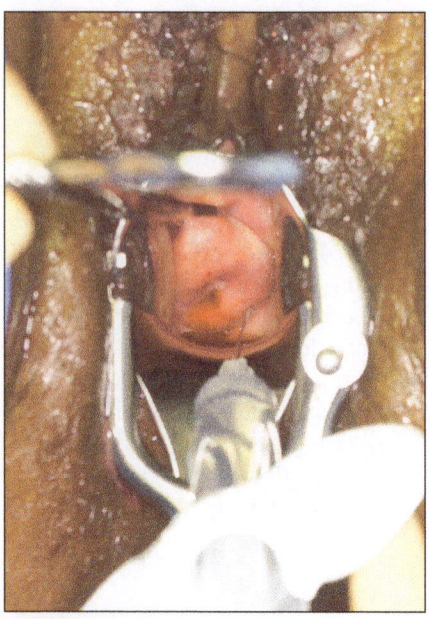

Passo 3

Passo 4. Ao realizar a D&C para o sangramento uterino disfuncional, usar gaze revestida de Teflon® na lâmina inferior do espéculo no fundo de saco posterior.

- **DICA:** A gaze absorverá o sangue e evitará a perda do material de raspagem endometrial, muitas vezes escasso.

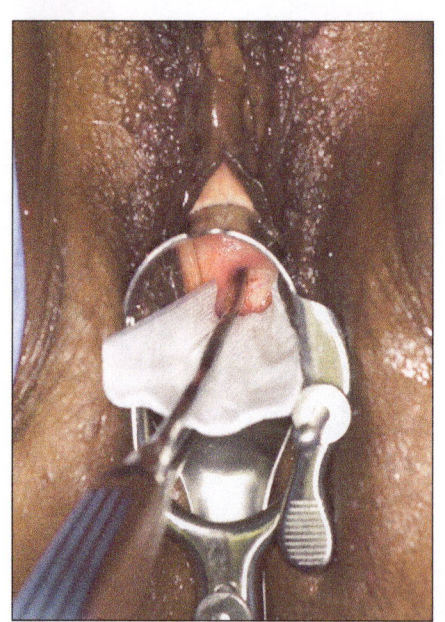

Passo 4

Passo 5. Realizar uma curetagem endocervical. O material das raspagens deve ser colocado sobre a gaze e transferido para uma solução fixadora.

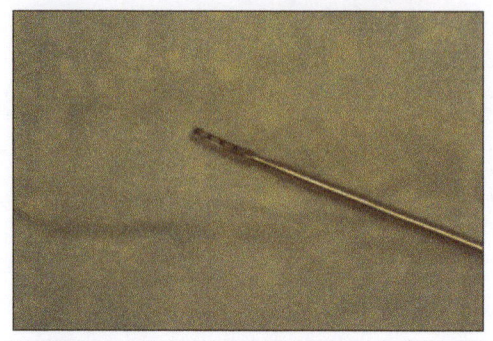

Passo 5

Passo 6. No caso de útero retrovertido, segurar a porção inferior do colo do útero com uma pinça de Pozzi para retificar o canal uterino. Se isso não for feito, poderá haver perfuração do útero agudamente antevertido.

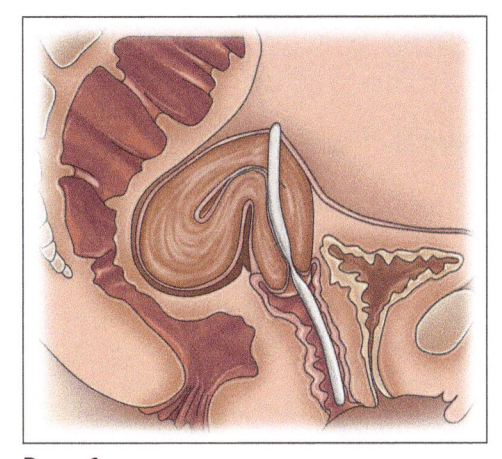

Passo 6

Passo 7. No caso de útero antevertido, segurar a porção superior do colo do útero para retificar o canal. Não colocar a pinça de Pozzi através do orifício cervical. Se isso não for feito, poderá haver perfuração do útero retrovertido.

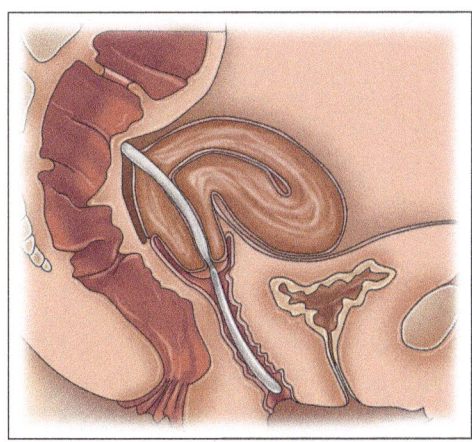

Passo 7

Passo 8. Introduzir o histerômetro de acordo com a curvatura esperada da cavidade do útero. Retrair o colo do útero com a pinça de Pozzi e sondar o útero para determinar a profundidade e a direção da cavidade do útero. Segurar o histerômetro na posição tipo lápis e girar ao adentrar a endocérvice. Isso ajudará a superar a resistência cervical e a evitar o uso excessivo de força no orifício interno. Uma vez que as mulheres na pós-menopausa normalmente têm um orifício estenótico, certificar-se de introduzir o histerômetro além do orifício cervical interno, pois de outra forma o endométrio não será amostrado.

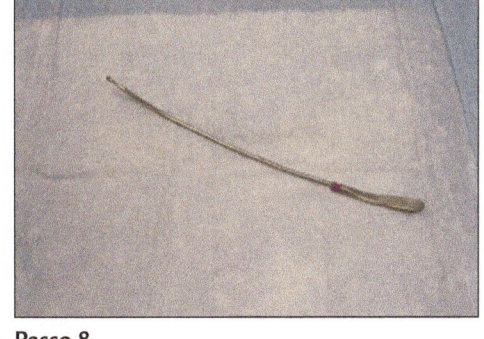

Passo 8

Passo 9. Ao retrair o colo do útero com a pinça de Pozzi, dilatá-lo com velas de Hegar, começando com a menor. Segurar a vela na posição tipo lápis. No caso do sangramento uterino disfuncional, uma dilatação de 8 a 9 mm em geral é suficiente. No tratamento de aborto retido ou incompleto, a medida da dilatação em milímetros deve ser igual ao tamanho do útero em semanas. Deve-se usar a maior cureta que possa ser facilmente introduzida no colo do útero dilatado.

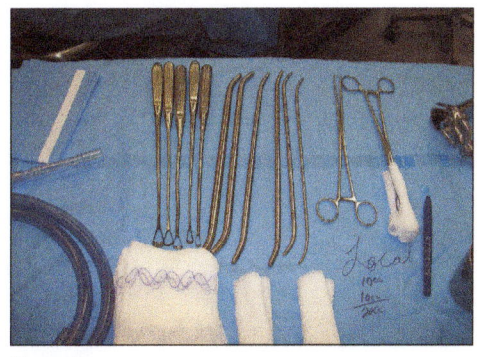

Passo 9

D&C para sangramento uterino disfuncional

Passo 10. Explorar a cavidade do útero com fórceps de pedra para detecção de pólipos uterinos. Explorar a cúpula, as paredes lateral, anterior e posterior do útero.

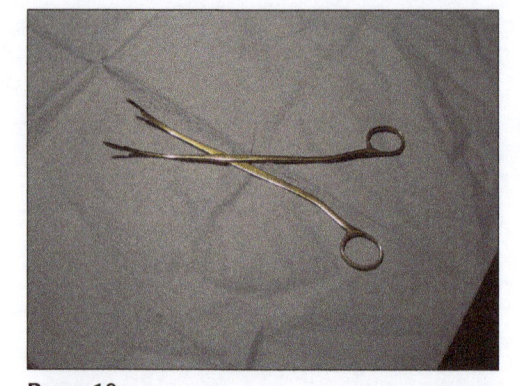

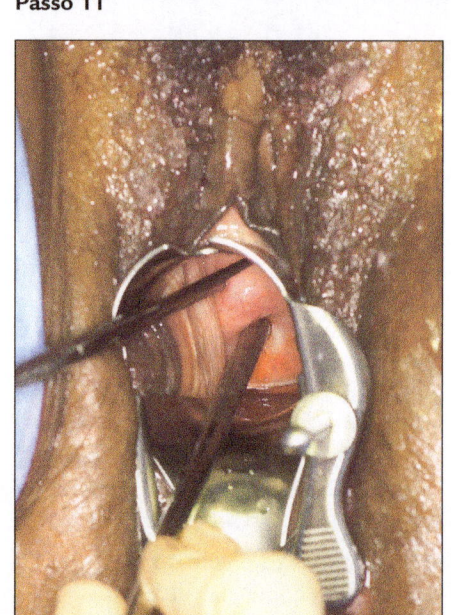

Passo 11. Escolher uma cureta afiada e de tamanho médio.

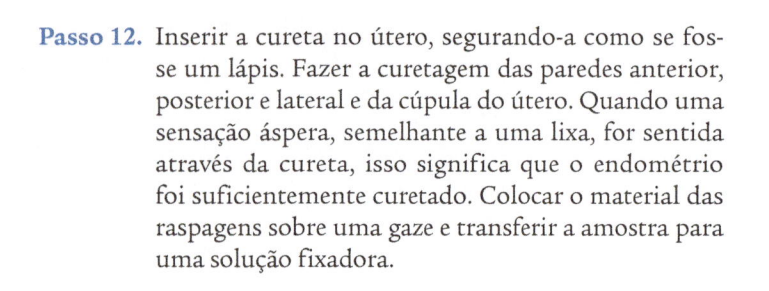

Passo 12. Inserir a cureta no útero, segurando-a como se fosse um lápis. Fazer a curetagem das paredes anterior, posterior e lateral e da cúpula do útero. Quando uma sensação áspera, semelhante a uma lixa, for sentida através da cureta, isso significa que o endométrio foi suficientemente curetado. Colocar o material das raspagens sobre uma gaze e transferir a amostra para uma solução fixadora.

D&C para aborto retido ou incompleto

Passo 13. Prender a cureta de sucção ao tubo de sucção, mantendo o anel O longe da abertura da cureta para evitar a formação da sucção. O tamanho da cureta, de sucção em milímetros deve ser aproximadamente igual ao tamanho do útero em semanas de gestação.

- **DICA:** Ao realizar uma D&C em um útero com mais de 13 semanas de tamanho, usar ultrassom para verificar o seu esvaziamento completo.

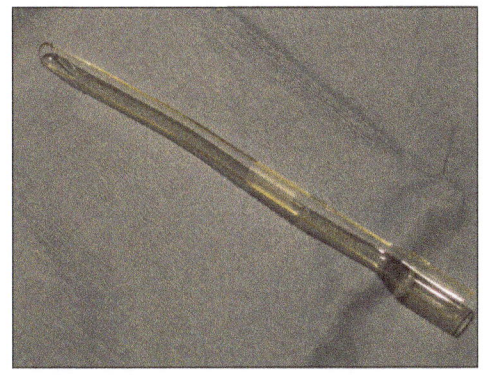

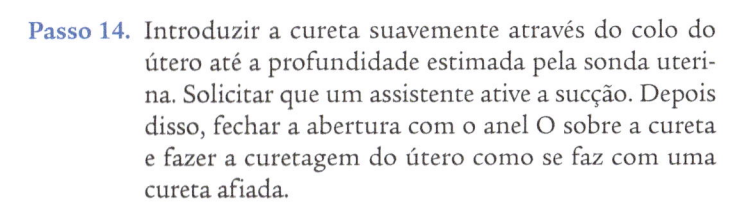

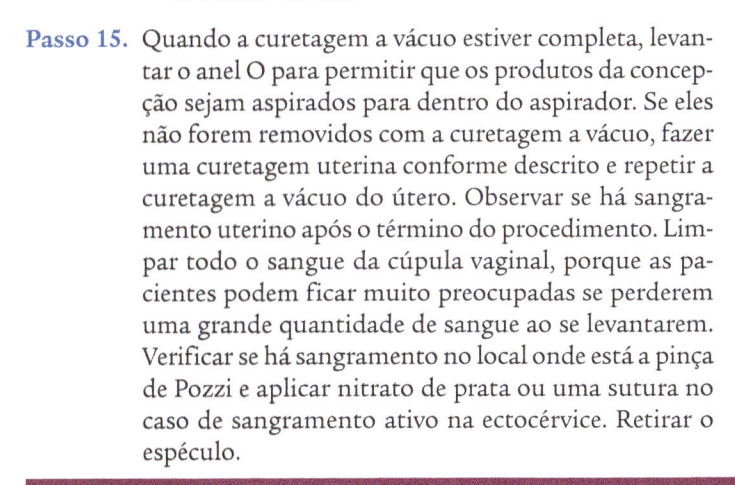

Passo 13

Passo 14. Introduzir a cureta suavemente através do colo do útero até a profundidade estimada pela sonda uterina. Solicitar que um assistente ative a sucção. Depois disso, fechar a abertura com o anel O sobre a cureta e fazer a curetagem do útero como se faz com uma cureta afiada.

- **ATENÇÃO:** Não remover a cureta do colo do útero enquanto a sucção estiver sendo realizada.

- **DICA:** Sempre verificar o material das raspagens para certificar-se de que não há gordura, o que poderia sugerir a possibilidade de perfuração do útero e dano visceral.

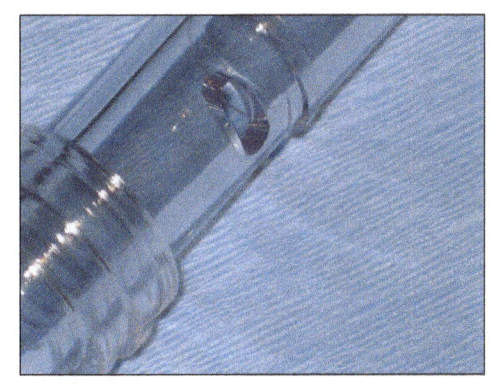

Passo 14

Passo 15. Quando a curetagem a vácuo estiver completa, levantar o anel O para permitir que os produtos da concepção sejam aspirados para dentro do aspirador. Se eles não forem removidos com a curetagem a vácuo, fazer uma curetagem uterina conforme descrito e repetir a curetagem a vácuo do útero. Observar se há sangramento uterino após o término do procedimento. Limpar todo o sangue da cúpula vaginal, porque as pacientes podem ficar muito preocupadas se perderem uma grande quantidade de sangue ao se levantarem. Verificar se há sangramento no local onde está a pinça de Pozzi e aplicar nitrato de prata ou uma sutura no caso de sangramento ativo na ectocérvice. Retirar o espéculo.

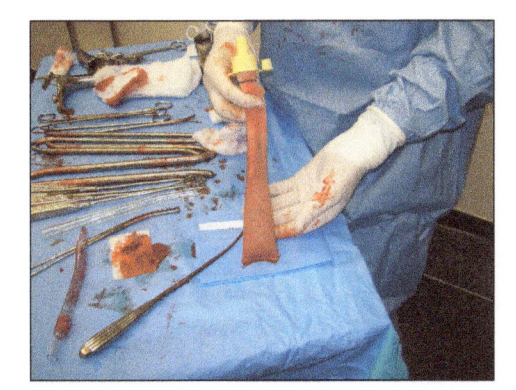

Passo 15

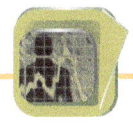

Complicações

- Perfuração do útero: a perfuração lateral pode levar à hemorragia intraperitoneal e hematoma do ligamento largo.
- Sangramento.
- Infecção, incluindo peritonite, abscesso e endometrite. Há controvérsias quanto a realizar ou não profilaxia com antibióticos depois de uma D&C; porém, a maioria dos médicos não o fazem.

- Danos às vísceras abdominais, incluindo intestino, omento, mesentério, ureter ou tuba uterina.
- Síndrome de Asherman.

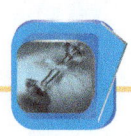

Considerações pediátricas

Embora seja tentador utilizar D&C em pacientes na menarca com sangramento anovulatório abundante, o endométrio nas jovens em geral é desnudado pelo sangramento. Uma D&C muito provavelmente causará cicatrizes (síndrome de Asherman), o que poderá resultar em infertilidade permanente.

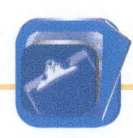

Instruções pós-procedimento

Preencher de forma adequada um formulário de requisição para exame patológico. No caso de pacientes com sangramento uterino disfuncional, a curetagem endocervical e as porções endometriais devem ser etiquetadas separadamente. Nos casos de aborto retido e incompleto, enviar as amostras para análise patológica e genética de rotina. Alterações genéticas são comuns em abortos espontâneos, e é importante não deixar uma gravidez molar passar despercebida.

Observar a paciente no consultório ou na sala de recuperação durante pelo menos uma hora após o procedimento. Monitorar seus sinais vitais e o desenvolvimento de dor ou sangramento vaginal.

O manejo da dor em geral é realizado com anti-inflamatórios não esteroides (AINEs). No entanto, as cólicas uterinas após uma D&C para tratar problemas relacionados à gravidez podem ser fortes.

Informar a paciente de que o sangramento após o procedimento deverá ser mais leve do que sua menstruação normal. Marcar uma consulta de acompanhamento para uma semana após o procedimento para verificar o sangramento e o estado da paciente.

Referências

Chen BA, Creinin A, Mitchell D. Contemporary management of early pregnancy failure. *Clin Obstet Gynecol*. 2007;50(1):67-88.

Harris LH, Dalton VK, Johnson TR. Surgical management of early pregnancy failure: history, politics, and safe, cost-effective care. *Am J Obstet Gynecol*. 2007;196(5):445.e1-5.

Nanda K, Peloggia A, Grimes D, et al. Expectant care versus surgical treatment for miscarriage. Cochrane Database of Systematic Reviews (2):CD003518; 2006.

Rock JA, Jones III HW. *TeLinde's Operative Gynecology*. 9th ed. Philadelphia: Lippincott Williams & Wilkins. 461-478.

Ramphal SR, Moodley J. Best practice and research in clinical obstetrics and gynaecology. *Emerg Gynaecol*. 2006;20(5):729-750.

2008 MAG Mutual Healthcare Solutions, Inc.'s Physicians' Fee and Coding Guide. Duluth, Georgia. MAG Mutual Healthcare Solutions, Inc. 2007.

CAPÍTULO 75

Esterilização Feminina Histeroscópica com Microimplante (Essure)

Jay M. Berman, MD FACOG

A esterilização feminina é um dos métodos mais comuns de controle de natalidade usados nos Estados Unidos, sendo utilizada por cerca de 22% das mulheres. Até recentemente, a esterilização feminina era um procedimento hospitalar ou de centro cirúrgico, realizada no momento do parto, logo após ou posteriormente, seis semanas após o parto.

Em novembro de 2002, o FDA aprovou a venda do primeiro método de esterilização feminina disponível nos Estados Unidos. Esse dispositivo é chamado de Essure. O dispositivo é feito de nitinol (níquel-titânio), aço inoxidável, platina e fibras de PET (polietileno tereftalato). O Essure tem 4 cm de comprimento e 0,8 mm de diâmetro. Quando liberado do sistema de transporte, expande-se de 1,5 a 2,0 mm de diâmetro fixando-se na tuba uterina.

A aprovação desse dispositivo foi anunciada como o início de uma nova era na esterilização feminina. O procedimento é seguro, simples, eficaz e pode ser realizado no hospital, em um centro cirúrgico ambulatorial ou no consultório. As pacientes normalmente podem escolher o local e o tipo de anestesia. Anestesia local, anestesia local com sedação e anestesia geral são opções de anestesia para a colocação do Essure. A grande maioria das pacientes retorna às suas atividades normais em poucos dias.

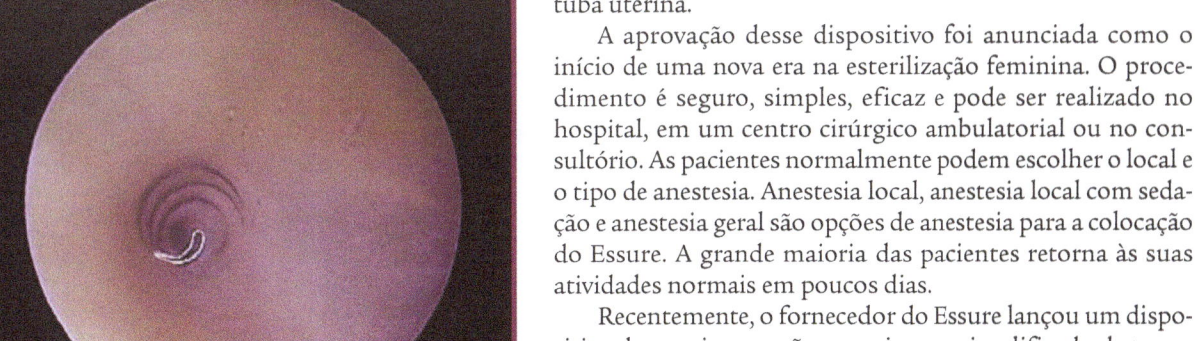

Recentemente, o fornecedor do Essure lançou um dispositivo de terceira geração com sistema simplificado de transporte e distribuição. O novo dispositivo é identificado por seu cabo roxo e tem um tempo de inserção mais rápido. O tempo médio de operação para um profissional experiente é de cerca de quatro minutos. Vários outros dispositivos estão sendo submetidos a testes, mas, até a publicação deste capítulo, nenhum havia sido aprovado para o uso nos Estados Unidos*.

A maioria das pacientes que desejam a esterilização permanente está entre os 30 e 45 anos de idade. Esse grupo etário também inclui um grande número de mulheres com menorragia. Nesses casos, pode ser oferecida a ablação endometrial simultânea. Entretanto, o rótulo da embalagem deixa bem claro que a ablação endometrial simultânea com dispositivo de balão não é

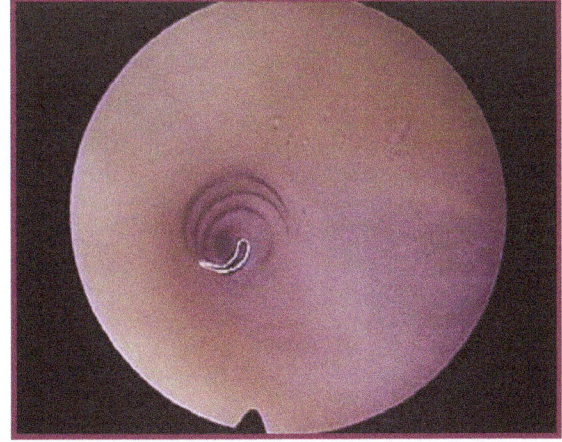

---

*N. de R. T. Está aprovado pela Anvisa no Brasil.

indicada. O presente autor coletou mais de 70 relatos de casos de esterilização histeroscópica e ablação endometrial simultâneas realizadas com circulação livre de água quente (HTA, Boston Scientific) sem complicações significativas. A principal questão para esta contraindicação é a dificuldade em obter uma histerossalpingografia (HSG) satisfatória em três meses. Além disso, o pagamento das seguradoras para procedimentos realizados no mesmo dia normalmente é bem menor do que o desejado.

Antes do procedimento de esterilização histeroscópica com o Essure, todas as pacientes precisam de aconselhamento sobre métodos contraceptivos, especialmente porque 49% das gestações nos Estados Unidos são indesejadas (dados dos U.S. Centers for Disease Control). A visualização da cavidade uterina é facilitada quando o procedimentos é feito na fase luteal inicial. O tratamento com anticoncepcionais orais ou medroxiprogesterona (Depo-Provera) também melhora a visualização. Isso tem a vantagem de promover a contracepção até que a HSG seja realizada em três meses.

Um dos benefícios mais importantes dessa técnica é sua alta taxa de eficácia (99,74%) em cinco anos. Essa técnica proporciona uma grande eficácia sem nenhuma incisão e sem anestesia geral, sendo realizada em ambulatório. É segura para pacientes que não são boas candidatas para cirurgia laparoscópica ou anticoncepcionais hormonais. Ela também demanda menos tempo perdido no trabalho e com a família.

Antes do dia do procedimento, deve-se obter o consentimento informado da paciente. Em alguns estados norte-americanos, um formulário separado, controlado pelo governo estadual deve ser assinado mais de 30 e menos de 180 dias antes do procedimento. A necessidade de contracepção até a confirmação da HSG em três meses deve ser revisada e enfatizada.

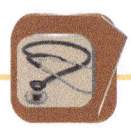

Equipamento

- Teste de urina para gravidez.
- Pré-medicação com anti-inflamatórios não esteroides (AINEs) de escolha do profissional de saúde (supositórios, medicamento oral ou injeção intramuscular).
- Atropina (0,5 a 1,0 mg) que pode ser administrada por via intravenosa, subcutânea ou intramuscular. As doses únicas iniciais em adultos variam de cerca de 0,5 a 1 mg para bradicardia associada com reação vagal.
- Bandeja-padrão para equipamentos ginecológicos, incluindo pinça de Pozzi e dilatadores.
- Perneiras.
- Espéculo com peso, espéculo de Graves, ou espéculo de Graves com abertura lateral.
- Pinça monodentada (dois).
- Pinça de Gimpelson para colo do útero dilatado ou *endoloop* para colo do útero dilatado.
- Gaze esterilizada, 2 × 2 polegadas ou 4 × 4 polegadas.
- Iodopovidona
- Bainha de histeroscópio cirúrgico com canal de 5 French ou maior.
- Tubos e campos cirúrgicos para o sistema histeroscópio a ser utilizado.
- Soro fisiológico, bolsas de 1 ou 3 L aquecidas para reduzir espasmo na tuba uterina.
- Luvas esterilizadas.
- Anestésico local para bloqueio paracervical (bupivacaína ou lidocaína).
- Seringa com válvula de controle e agulha 22G para raquianestesia.
- Sistemas Essure, no mínimo dois. Unidades adicionais devem estar disponíveis para o caso de mau funcionamento ou contaminação acidental.
- Cartão de identificação da paciente fornecido com a embalagem do Essure.

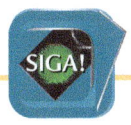

Indicações

- Pacientes que desejam esterilização permanente (devem ser maiores de 21 anos na maioria dos estados norte-americanos)
- Pacientes com menos de 45 anos, embora esta seja uma escolha da paciente e do médico
- Intolerância à anestesia geral
- Problemas clínicos que tornam a gravidez e/ou anestesia geral perigosa
- Cirurgias abdominais prévias que aumentem o risco de complicação
- Aceitar o uso de outra forma de controle de natalidade por três meses e submeter-se à HSG para confirmar a presença do Essure e a oclusão da tuba uterina

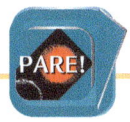

Contraindicações

- Incerteza sobre o desejo de esterilização
- Pacientes nas quais apenas um Essure pode ser colocado
- Pacientes com ligadura tubária prévia
- Pacientes com útero unicorne
- Confirmação ou suspeita de gravidez
- Gravidez com menos de seis semanas antes da colocação
- Infecção pélvica ativa ou recente
- Alergia conhecida a meios de contraste
- Alergia conhecida ao níquel confirmada por teste dermatológico
- Falta de adesão ao acompanhamento ou recusa à HSG de confirmação
- Terapia imunossupressora com corticosteroides sistêmicos, quimioterapia ou outros agentes como bloqueadores do fator de necrose tumoral (FNT) (contraindicação relativa, já que se espera que a terapia afete negativamente a resposta tecidual)

O Procedimento

Passo 1. No dia do procedimento, as pacientes são instruídas a não comer ou beber a partir da meia-noite até o momento da cirurgia. Se estiverem tomando outra medicação, elas devem tomá-la normalmente com um gole de água, exceto anticoagulantes. Dependendo do local e do anestésico, as pacientes devem receber AINE oral ou AINE parenteral 30 a 45 minutos antes do procedimento. As pacientes são colocadas na posição de litotomia dorsal ou perneiras e a vagina é preparada com solução de iodopovidona (se não houver alergia). Uma mesa de exame eletrônica é útil, porém não é necessária no consultório.

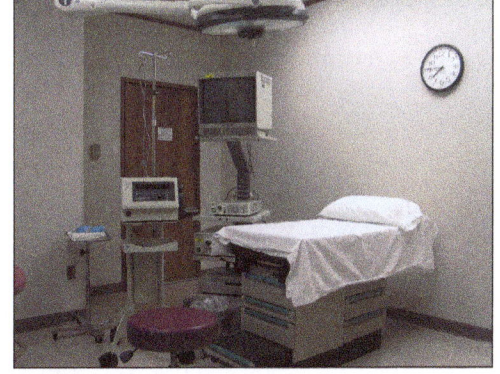

Passo 1

- **DICA:** Pacientes anticoaguladas devem ser acompanhadas pelo seu médico assistente, dependendo do anticoagulante e do problema clínico subjacente.

- **DICA:** O cateterismo rotineiro da bexiga não é obrigatório, mas pode ser necessário em caso de longa espera ou se a paciente recebeu uma grande quantidade de líquidos intravenosos.

Passo 2. Um espéculo com peso ou bivalve é inserido, e o colo do útero é visualizado. O lábio anterior do colo do útero é pinçado com uma pinça monodentada, e o bloqueio paracervical é realizado (ver Capítulo 82). Quando não se encontra resistência, é possível que a agulha tenha sido introduzida no peritônio, e o bloqueio não será eficaz. Se houver uma forte resistência, a agulha pode ter sido introduzida muito profundamente no colo do útero, novamente resultando em pouca eficácia.

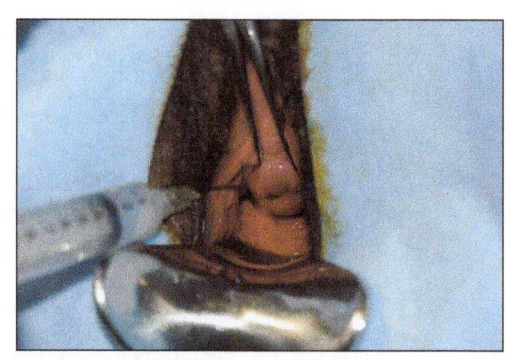

- **ATENÇÃO:** O segredo para uma anestesia local bem-sucedida é fazê-la adequadamente e esperar que faça efeito antes de se estimular a área onde será realizada a cirurgia. Começar a organizar os outros equipamentos apenas depois de aplicar a anestesia. Leva cerca de três minutos para montar o histeroscópio e preparar-se para a próxima etapa do procedimento, tempo necessário para que a anestesia local faça efeito.

Passo 2

Passo 3. O histeroscópio utilizado nesse procedimento deve ter lentes de 30 graus e um canal de 5 French. As lentes de 30 graus facilitam a colocação do Essure em tubos localizados lateralmente. O diâmetro externo da bainha é de cerca de 5,5 mm (16,5 French). O soro fisiológico é o meio de distensão de escolha devido à sua segurança e baixo custo. Uma bolsa de 1 L é adequada na maioria dos casos. As bolsas de 3 L têm a mesma relação custo-benefício, e se o colo do útero estiver dilatado, talvez seja necessário mais fluido. Assim que a anestesia fizer efeito, o histeroscópio é inserido no orifício cervical, e a administração do fluido é iniciada. A maioria das mulheres que se submetem a esse procedimento não precisa de dilatação. É importante visualizar o canal endocervical e a cavidade endometrial enquanto o histeroscópio está sendo introduzido, a fim de diminuir a chance de perfuração.

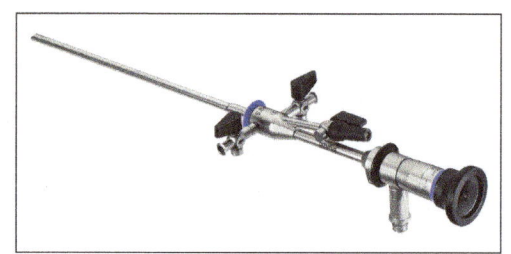

- **ATENÇÃO:** O uso de solução fria aumenta a dor e o espasmo na tuba uterina. Isso pode ser evitado pelo aquecimento da solução à temperatura corporal. Tomar cuidado para não aquecer muito a solução a ponto de causar uma queimadura.

- **ATENÇÃO:** O uso de uma sonda uterina não é necessário e, na verdade, aumenta o risco de perfuração. Não é possível continuar o procedimento se for diagnosticada uma perfuração.

Passo 3

Passo 4. À medida que o histeroscópio é introduzido, o canal endocervical e a cavidade uterina devem ser totalmente examinados. Ambos os óstios tubários devem ser identificados e qualquer anormalidade deve ser registrada, incluindo pólipos, miomas e espessamento do endométrio, porque essas anormalidades podem interferir na colocação adequada dos microimplantes. É possível remover pólipos e então completar o procedimento. Os miomas geralmente não são passíveis de tratamento em um primeiro momento, mas podem exigir procedimentos separados. Quaisquer áreas onde houver suspeita de hiperplasia ou câncer deverão ser submetidas a uma biópsia, e a colocação do Essure deve ser prorrogada até a obtenção do diagnóstico. Após a cavidade uterina ser visualizada e ambos os óstios tubários serem observados, a embalagem do Essure pode ser aberta. Inserir o introdutor DryFlow no canal de trabalho de 5 French.

- ATENÇÃO: É importante não abrir a embalagem do Essure até que a cavidade uterina seja visualizada e ambos os óstios tubários sejam visualizados. Se nenhum dos óstios tubários puder ser visto ou se o endométrio for muito espesso, então o procedimento deverá ser cancelado e possivelmente reagendado.

- ATENÇÃO: Observar qual dispositivo está sendo utilizado. Os próximos passos são para o novo sistema ESS305 com o cabo roxo, e não para a versão anterior com o cabo branco.

- DICA: A válvula no introdutor evita que o fluido respingue. O fluido não precisa mais ser desligado durante a inserção do cateter.

Passo 5. Inserir o cateter Essure cuidadosamente no introdutor.

- ATENÇÃO: Observar que a ponta do Essure é curva. Não tentar endireitar a ponta, porque a curva é importante para a inserção nos óstios tubários. A mão dominante deve manipular o cateter e a mão não dominante deve segurar o histeroscópio.

Passo 6. Mover o histeroscópio próximo aos óstios tubários. Avançar o cateter no tubo até que a marca preta atinja o óstio. O cateter pode exigir a rotação do histeroscópio para melhor visualização do óstio. O cateter deve ser manipulado próximo ao introdutor para evitar sua envergadura. Pode ser útil ter um assistente para segurar o cabo enquanto o operador avança com o cateter.

- DICA: Considerar o início pelos óstios tubários do lado direito. Com isso, fica mais fácil controlar qual lado foi trabalhado primeiro e encontrar o lado oposto.

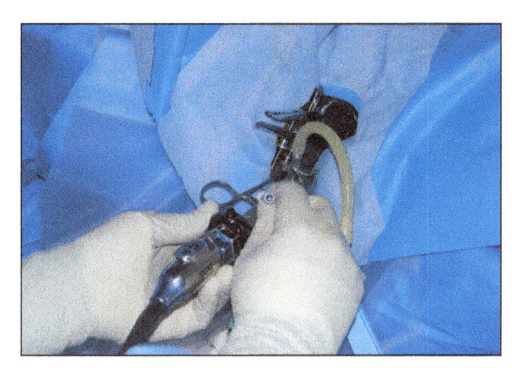

Passo 4

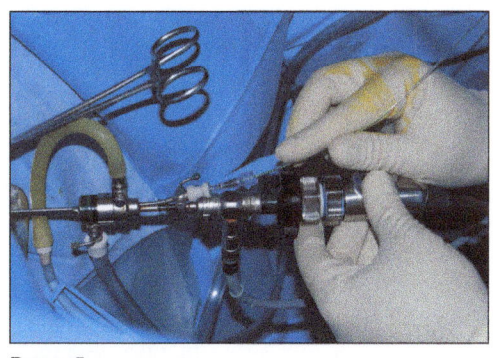

Passo 5

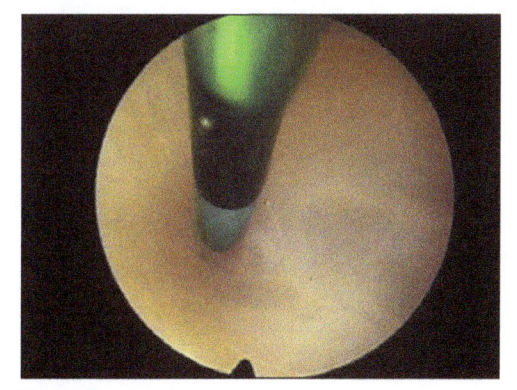

Passo 6

- **ATENÇÃO:** Se o cateter flexionar durante a inserção, mover o histeroscópio mais perto do óstio, pois isso fará com que o cateter não se curve.

- **DICA:** Para colocar o cateter nos tubos laterais, é necessário girar 30 graus para *longe* do óstio; ou seja, girar a fonte de luz ao redor do óstio, e não para longe dele. Isso é o oposto à intuição de muitos histeroscopistas, mas é necessário para que a inserção seja bem-sucedida.

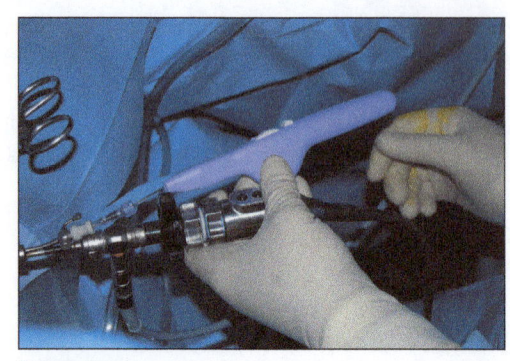

Passo 7. Aqui, é extremamente importante que o operador segure o histeroscópio e o cabo na mesma mão (em geral a não dominante). A mão dominante deve realizar as manobras para inserir o Essure. Muitas das dificuldades observadas ao se ensinar esse procedimento advêm da não obediência a essa regra.

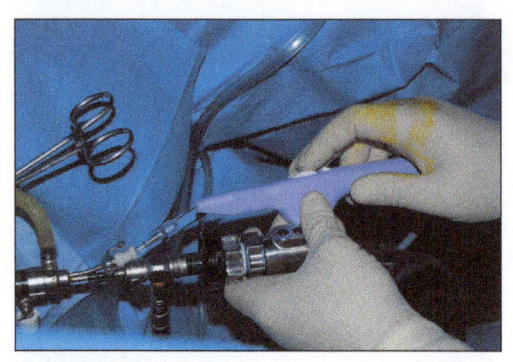

Passo 8. Uma vez que o operador esteja satisfeito com a posição, o seletor rotativo é girado de volta. A marcação preta move-se na direção do operador até que o seletor rotativo desligue.

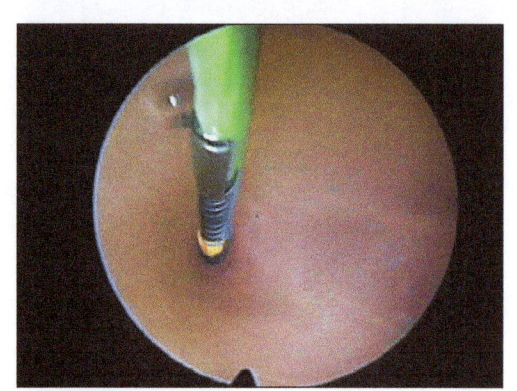

Passo 9. Nesta etapa, a fita dourada e o cateter verde de liberação devem ser visíveis, com a fita dourada localizada na parte externa do óstio.

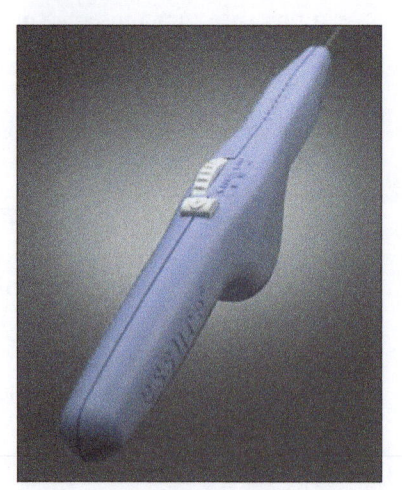

Passo 10. Pressionar o botão no cabo roxo para iniciar a inserção. O Essure ainda não será inserido, permitindo o ajuste final.

Passo 11. Girar o seletor rotativo novamente até que desligue; isso expande e desprende o Essure. O seletor rotativo deve ser girado de volta em aproximadamente um clique por segundo; isso permite total controle do procedimento. Também desprende o cateter de liberação do Essure. Esse procedimento no ESS305 foi bastante simplificado em relação à versão anterior.

Passo 12. Deve haver 2 ou 4 molas visíveis no óstio, marcando a colocação adequada. Até 15 molas podem ser visíveis para uma inserção aceitável. Se mais de 15 molas forem visíveis, o Essure deve ser removido com uma pinça histeroscópica e outro deverá ser inserido. Documentar a inserção e o número de molas proximais na cavidade. Retirar o cateter e repetir com um segundo cateter para o óstio contralateral. Quando acabar, remover todos os instrumentos, observar as condições do local da pinça e conferir o número de compressas. As pacientes atendidas em consultório podem deitar-se ou sentar-se em uma poltrona por aproximadamente 20 minutos até que possam ser liberadas. Pacientes de centros cirúrgicos ou de hospitais devem ser liberadas de acordo com seus protocolos normais.

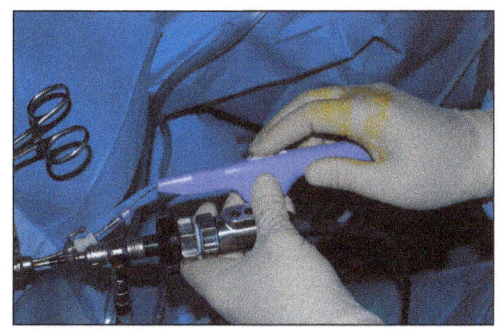

Passo 11

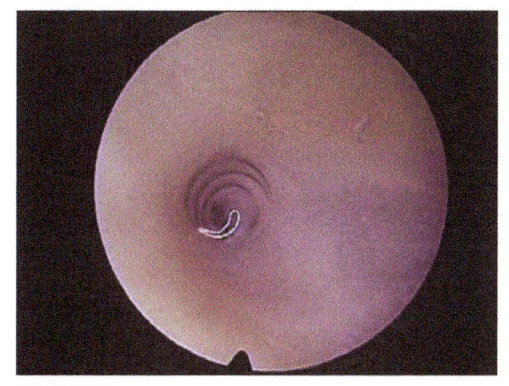

Passo 12

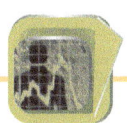

Complicações

- Cólicas passageiras
- Dor
- Náuseas e vômitos
- Sangramento ou escape
- Perfuração tubária
- Expulsão ou migração do microimplante
- Perfuração uterina

Uma perfuração é diagnosticada de várias maneiras. Mais comumente, há perda de sua visualização, e o aumento no fluxo ou na pressão não melhora a situação. Raramente, a cavidade peritoneal ou os ovários são visualizados. Se qualquer um deles for notado, o procedimento deve ser interrompido imediatamente e a paciente deve ser monitorada com atenção. Essas situações raras vezes exigem cirurgia porque nenhuma fonte de energia foi aplicada à cavidade peritoneal. A repetição desse procedimento pode ser reagendada em um mês.

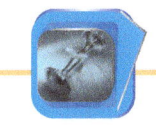

Considerações relativas à população adolescente

Em geral, o Essure não é aplicável à população pediátrica. Há um número pequeno de indivíduos que podem se beneficiar desse procedimento devido a anomalias no desenvolvimento que trazem consigo o risco de gravidez. A esterilização nesse grupo deve ser feita apenas depois de cuidadosa consulta com os pais e especialistas em adolescentes.

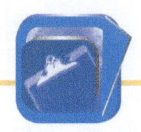

Instruções pós-procedimento

Antes de liberar a paciente, revisar a necessidade de método adicional de contracepção até que a HSG seja realizada e a colocação bilateral e a oclusão sejam confirmadas. Após o procedimento, as pacientes podem voltar às suas atividades normais quando assim o desejarem, e podem manter relações sexuais assim que o escape parar, normalmente no prazo de 7 a 10 dias. As pacientes devem marcar uma consulta pós-operatória para 1 a 2 semanas. Nesse momento, um formulário de encaminhamento ou marcação da HSG deverá ser preenchido, e as instruções deverão ser repetidas. Devido ao fato de que a maioria dos clínicos não realiza a HSG, o profissional deve fazer um agendamento com um grupo de radiologia para esse procedimento. A HSG para a confirmação de inserção do Essure tem pré-requisitos diferentes daqueles necessários nos casos de infertilidade. Uma descrição completa está disponível no *site* http://www.essuremd.com. É interessante que o profissional de saúde disponibilize esse documento ao radiologista que irá realizar o serviço.

Informar a paciente de que o Essure foi testado e considerado seguro para uso em unidades de ressonância magnética e angiografia por ressonância magnética (RM/ARM).

Referências

Chandra A. Surgical sterilization in the United States: prevalence and characteristics, 1965-95. *Vital Health Stat*. 1998;23(20).

Chern B, Siow A. Initial Asian experience in hysteroscopic sterilization using the Essure permanent birth control device. *BJOG*. 2005;112:1322-1327.

Connor V. Contrast infusion sonography to assess microinsert placement and tubal occlusion after Essure. *Fert Steril*. 2006;85:1791-1793.

Cooper J, Carignan C, Cher D, et al. Microinsert nonincisional hysteroscopic sterilization. *Obstet Gynecol*. 2003;102:59-67.

Essure. Prescribing and procedural information. http:// www.Essuremd.com. Accessed October 2007.

Kerin J, Carignan C, Cher D. The safety and effectiveness of a new hysteroscopic method for permanent birth control: results of the first Essure PBC clinical study. *Aust NZ J Obstet Gynaecol*. 2001;41:364-370.

Kerin J, Cooper J, Price T, et al. Hysteroscopic sterilization using a micro-insert device: results of a multicenter phase II study. *Hum Reprod*. 2003;18:1223-1230.

Kerin J, Munday D, Ritossa M, et al. Essure hysteroscopic sterilization: results based on utilizing a new coil catheter delivery system. *J Am Assoc Gynecol Laparosc*. 2004;11:388-1193.

Thiel J, Suchet I, Lortie K. Confirmation of Essure micro-insert tubal coil placement with conventional and volume-contrast imaging three-dimensional ultrasound. *Fertil Steril*. 2005;84:504-508.

Valle R, Carignan C, Wright T, et al. Tissue response to the STOP microcoil transcervical permanent contraceptive device: results from a prehysterectomy study. *Fertil Steril*. 2001;76:974-980.

2008 MAG Mutual Healthcare Solutions, Inc.'s Physicians' Fee and Coding Guide. Duluth, Georgia. MAG Mutual Healthcare Solutions, Inc. 2007.

CAPÍTULO 76

Tratamento de Infecções pelo Vírus do Papiloma Humano Genital Não Cervical

Nancy R. Berman, MSN, APRN, BC

O vírus do papiloma humano (HPV) é a infecção sexualmente transmissível mais comum nos Estados Unidos. Há cerca de 30 tipos anogenitais de HPV, e estes são agrupados em baixo e alto risco, de acordo com sua associação com o câncer de colo do útero. Embora a maioria das pessoas sexualmente ativas vá ser infectada pelo HPV em algum momento, o vírus em geral será eliminado pela resposta imune sem jamais ser detectado pelo indivíduo ou no rastreamento. O câncer de colo do útero é causado pela persistência de tipos de HPV de alto risco, e isso pode ser evitado pelo uso de vacinas anti-HPV, rastreamento do colo do útero e tratamento.

Os condilomas acuminados ou verrugas genitais são causados pelos tipos de HPV de baixo risco e representam um acúmulo de queratinócitos infectados pelo HPV. As verrugas genitais afetam aproximadamente 1% da população, e 90% delas são causadas pelos tipos 6 e 11. O manejo racional das alterações desencadeadas pelo HPV não cervical exige a compreensão de que o tratamento das lesões na zona de transformação do colo do útero destina-se à prevenção do câncer, ao passo que o tratamento das lesões por HPV não cervical é realizado principalmente por questões estéticas, melhora na autoestima e aspectos relacionados à qualidade de vida. Não está claro se o tratamento das verrugas genitais afeta a transmissão futura.

A vacina tetravalente contra o HPV (Gardasil, Merck) foi aprovada pelo FDA em junho de 2006 para mulheres com idade entre 9 e 26 anos e é recomendada por diversas organizações, inclusive pelo Colégio Americano de Ginecologia e Obstetrícia, pela Academia Americana de Pediatria e pela Academia Americana de Médicos de Família. A vacina* desenvolve imunidade para os tipos de HPV 6, 11, 16 e 18 por meio de partículas não infecciosas semelhantes ao vírus e um adjuvante de alumínio. A vacina não trata a infecção por HPV já existente, porém não

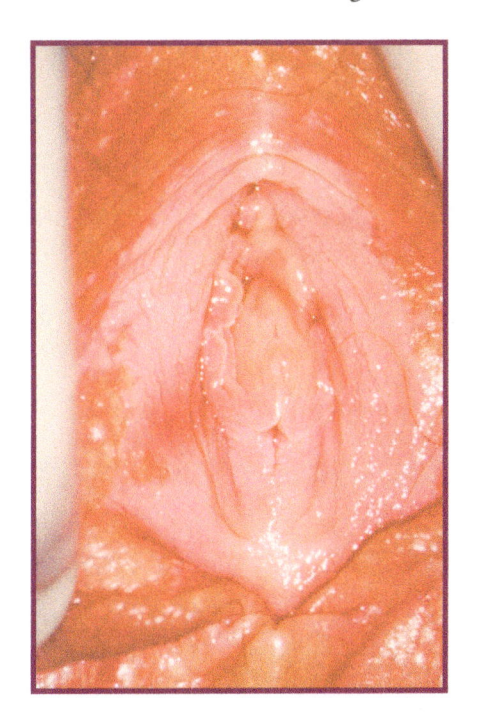

---
*N. de R. T. No Brasil, a vacina está disponível em centros privados de vacinação.

permite que a doença preexistente piore. Não é necessário realizar testes para a aplicação da vacina e, atualmente, não existem testes específicos para um tipo de HPV aprovados pelo FDA na prática clínica.

As verrugas genitais externas geralmente podem ser diagnosticadas por sua aparência clínica macroscópica, uma vez que são visíveis a olho nu. Após a aplicação de ácido acético a 5%, as verrugas genitais podem ser mais facilmente identificadas por causa do acetobranqueamento. A aplicação do ácido acético sobre os genitais está indicada para auxiliar no diagnóstico diferencial de lesões similares. Depois da aplicação do ácido acético, a pele pode tornar-se difusamente branca. Isso pode indicar infecção subclínica pelo HPV ou pode ser devido a microtrauma ou inflamação, não exigindo tratamento (ver Figura 1). Não há indicação para a investigação de infecção subclínica pelo HPV na ausência de doença clínica visível.

As verrugas genitais externas podem aparecer pela primeira vez ou piorarem durante a gestação, devendo ser tratadas por volta da 32ª semana, já que sua recidiva é comum no decorrer da gravidez. O parto cesáreo só é indicado se as verrugas obstruírem a abertura do canal de parto. Embora a exposição neonatal ao HPV materno possa causar o raro problema de papilomatose laríngea recorrente, não existem estudos prospectivos publicados que justifiquem o uso da cesariana para a prevenção desse problema, havendo contraindicação clara do Centers for Desease Control and Prevention nesse sentido.

O plano de tratamento das verrugas genitais requer comunicação entre o profissional de saúde e o paciente. É importante ressaltar que nem sempre há um tratamento em particular que eliminará as verrugas de forma eficaz e, para algumas pessoas, a recidiva continuará sendo um problema. As opções de tratamento incluem aquelas aplicadas pelo próprio paciente (Tabela 76-2) e aquelas aplicadas pelo profissional de saúde (Tabela 76-3). Se as verrugas não forem tratadas, elas podem regredir espontaneamente, persistir ou aumentar de tamanho

TABELA 76-1 Fatores que influenciam o tratamento do condiloma acuminado

- Preferência do paciente
- Custo
- Recursos do paciente, incluindo sua disponibilidade de retorno para consultas
- Localização das verrugas
    - Interna, na membrana mucosa
        - Próxima à linha de Hart
        - Macia e carnosa
        - Com boa resposta ao tratamento destrutivo
    - Externa
        - Distal à linha de Hart
        - Carnosa
        - Ceratótica (espessa)
        - Possivelmente mais difícil de eliminar com tratamento destrutivo
        - Pode exigir várias consultas de acompanhamento
- Extensão das verrugas
- Gravidez

ou número. A maioria dos indivíduos ficará livre das verrugas após nove meses a partir de seu aparecimento inicial, mas aqueles que continuarem a desenvolver novas verrugas têm doença refratária. A escolha do tratamento normalmente não afeta o desenvolvimento de nova doença, a não ser o tratamento com o creme à base de imiquimod, que elimina as verrugas por meio de imunomodulação e cria uma memória imunológica que pode evitar a recidiva naquele indivíduo.

TABELA 76-2 Opções de tratamento aplicadas pelo paciente

Imiquimod (Aldara®)
- Imunomodulador
- Classe B na gravidez
- Único tratamento que pode eliminar as lesões e evitar a recidiva da doença
- Induz subtipos múltiplos de interferon: alfa, várias citocinas, fator de necrose tumoral e interleucinas
- Ativa as células *natural killer*, células T, neutrófilos polimorfonucleares e macrófagos
- Para uso externo
- Pode eliminar condilomas ceratóticos ou carnosos
- Pode ser usado como terapia citorredutora para doença volumosa
- Aprovado para 16 semanas de aplicação
- Aplicar na hora de dormir, três vezes por semana
- Sachê aberto
    - Aplicar com a ponta do dedo
    - Pode exigir aplicação por palpação, sem a visualização pelo paciente
- Pode ocorrer irritação leve à moderada na pele, e a administração pode ser interrompida, se necessário, até que o paciente sinta-se confortável para continuar a aplicação
- Taxas de eliminação de 72% para as mulheres e de 33% para os homens
- Taxas de redução das verrugas de mais de 50% para as mulheres e 70% para os homens

Podofilotoxina
- Gel, solução ou creme a 5%
- Resina purificada do componente ativo da podofilina
- Melhor padronização e mais segura do que a podofilina
- Atua pela inibição da divisão nuclear na metáfase
- Taxas de sucesso entre 44 e 88%
- Aplicar duas vezes ao dia por três dias consecutivos; depois, interromper a aplicação durante quatro dias
- Repetir semanalmente até quatro semanas ou até a eliminação das verrugas

Pomada de sinecatequina a 15%
- Aprovada pelo FDA para homens e mulheres com 18 anos ou mais para o tratamento de verrugas genitais externas ou perianais
- Mistura de oito catequinas derivadas do extrato aquoso de chá verde (*Camellia sinensis*)
- Aplicação tópica três vezes ao dia
- Pode reduzir a expressão dos produtos genéticos do HPV E6 e E7, que levam à indução de crescimento celular e neoplasia causados pelo HPV
- Também pode inibir as enzimas pró-inflamatórias e as proteases como COX-2
- Em estudos, foi observada a eliminação de 50% das verrugas em 77,6% (pomada a 15%) de todos os pacientes
- Reações dermatológicas locais incluíram eritema, edema e erosão com pico entre a 2ª e 4ª semanas com redução gradual até o final do tratamento

TABELA 76-3 Opções de tratamento aplicadas pelo profissional de saúde

Procedimento de excisão com alça de alta frequência (CAF)
- Pode ser usado para tratar condilomas perineais em homens e mulheres.
- Procedimento de excisão que produz uma amostra para análise histológica.
- Alças usadas para a remoção de lesões externas são normalmente menores e mais curtas do que as alças cervicais padrão e são selecionadas a fim de permitir a fácil remoção da lesão.
- A potência deve ser alta o suficiente para permitir a fácil passagem com pouco tracionamento de tecido através da lesão e da epiderme.
- O aspirador de fumaça deve ser ativado antes da realização da CAF.
- A anestesia pode ser obtida com lidocaína a 1 a 2% + epinefrina (exceto sobre o pênis, onde a epinefrina geralmente é evitada).
- Os protocolos de acompanhamento são variáveis.
    - Em geral, os pacientes retornam em duas semanas ou em um mês para o acompanhamento, a menos que haja dor inesperada ou infecção.
    - Há relatos de sangramento tardio em 4% das pacientes tratadas para lesões vaginais, o qual pode ser controlado com solução de Monsel ou fulguração.
- A infecção é uma complicação incomum que costuma ser controlada com antibióticos tópicos (e, raramente, sistêmicos).
- Há relatos raros de hipopigmentação e cicatrizes hipertróficas.
- As taxas de sucesso para o tratamento de lesões não cervicais com o CAF variam entre 90 e 96%.

Crioterapia
- O tecido anormal é congelado e destruído e então esfacela-se, dando lugar a um novo tecido.
- A injeção local ou um creme anestésico de uso tópico podem ser utilizados, mas geralmente não são necessários.
- As lesões recorrentes podem ser tratadas com a técnica de congelamento-descongelamento-recongelamento a fim de aumentar a eficácia.
- O acompanhamento para retratamento em geral ocorre a cada duas semanas até que a lesão seja curada.
- O procedimento causa um pouco de dor durante o congelamento e a cicatrização.
- Há relatos de infecção local e ulceração.
- A taxa de sucesso para a crioterapia varia entre 71 e 79%.

Ácido tricloroacético e ácido bicloroacético
- Atuam mediante destruição física do tecido.
- Rapidamente inativados após contato com o tecido; portanto, a toxicidade não é um problema.
- Podem ser usados em doença interna e externa, inclusive na vagina, vulva e pele perianal.
- Aplicar a cada uma a três semanas até a resolução das lesões.
- As taxas de sucesso são maiores nas verrugas que se originam da membrana mucosa e que são macias e carnosas, e encontram-se na pele interna (proximais à linha de Hart).
- Menor taxa de eliminação e maior número de tratamentos necessários para verrugas que são ceratóticas (espessas) e originam-se da pele externa (distais à linha de Hart).
- A profundidade do tratamento é difícil de ser controlada.
- Evitar aplicação excessiva, o que pode causar penetração através da derme e resultar em ulcerações de difícil cicatrização e em formação de tecido cicatricial.
- Pode haver dor em consequência do nível extenso ou profundo de penetração do tratamento.
- Pode-se oferecer analgésico para tratamentos muito extensos.
- A taxa de resposta varia entre 50 e 81%, e uma taxa maior de sucesso é observada com o tratamento de lesões que são macias, carnosas e internas.

Podofilina
- A resina de podofilina é derivada da raiz da "mandrágora americana".
- Comumente formulada na concentração de 25% em tintura de benzoína, embora as concentrações possam variar bastante.
- Interrompe a multiplicação celular das verrugas através da inibição da mitose, especialmente em tecidos com crescimento rápido.
- Normalmente não é mais utilizada na prática clínica, uma vez que novas opções estão disponíveis.

(continua)

TABELA 76-3 Opções de tratamento aplicadas pelo profissional de saúde *(continuação)*

- A absorção pela mucosa ocorre muito rapidamente e por isso é contraindicada em mulheres grávidas por ser considerada teratogênica.
- Aplicar diretamente sobre a pele usando um cotonete em um número pequeno de lesões.
- Reaplicar semanalmente durante 4 a 6 semanas ou até a resolução das verrugas.
    - Atenção: o fármaco pode causar hepatotoxicidade, neurotoxicidade ou até mesmo a morte; portanto, a quantidade utilizada deverá ser limitada. Deve ser usada principalmente sobre a pele ceratótica.
    - A podofilina pode produzir alterações histopatológicas que se assemelham à atipia epitelial. Se as verrugas forem biopsiadas após a aplicação recente da podofilina, é importante informar o patologista sobre o uso recente de podofilina.

Existem várias opções disponíveis para o tratamento das verrugas genitais, e a decisão deve ser guiada conforme a preferência do paciente. Os profissionais de saúde devem estar familiarizados com pelo menos um dos tratamentos aplicados pelo próprios paciente e um dos tratamentos aplicados pelo profissional de saúde. Pode ser necessário usar mais de um tratamento para o mesmo indivíduo, mas em geral não ao mesmo tempo. Não existe necessariamente um tratamento que seja melhor para algum indivíduo, mas ele deve ser embasado na avaliação da preferência e disponibilidade de cada indivíduo (Tabela 76-4), da distribuição da doença e dos recursos.

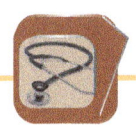

Equipamento

A seleção dos equipamentos é feita de forma personalizada de acordo com o treinamento do profissional de saúde e com o local onde será feita a aplicação. Além disso, o plano de tratamento é determinado pela distribuição e extensão da doença e pela preferência e os recursos do paciente.

- *Swabs* grandes de algodão
- *Swabs* pequenos de algodão
- Espelho grande
- Gerador eletrocirúrgico (CAF) de alta frequência
- Alça pequena para CAF
- Anestesia local
- Lidocaína (1 a 2%) com ou sem epinefrina
- Solução de Monsel
- Aspirador de fumaça
- Máscara de filtração de vírus
- Seringas, 3 ml.
- Agulhas de pequeno calibre, preferencialmente agulhas odontológicas

TABELA 76-4 Ensinando a autoaplicação da medicação aos pacientes

- O paciente precisa demonstrar segurança para fazer a autoaplicação.
- Usar um espelho para que o paciente visualize o local das verrugas.
- Avaliar se o paciente consegue alcançar as áreas a serem tratadas.
- Recomendar o uso em pequenas quantidades na primeira aplicação para observar a tolerância.
- Recomendar que o paciente faça um banho de assento e enxugue a área a ser tratada com uma toalha antes de aplicar a medicação.
- A área deve ser lavada com água e sabão na manhã seguinte à aplicação.

- Solução de iodopovidona
- Recipientes com formalina
- Cilindros de crioterapia
- Unidades criocirúrgicas portáteis
- Ácido tricloroacético (TCA)
- Ácido bicloroacético (BCA)
- Podofilina
- Tesouras
- Pinças de dissecção
- Bisturi
- Compressas de gaze
- Equipamento de crioterapia: há vários equipamentos disponíveis para satisfazer as necessidades dos profissionais de saúde. A seleção é baseada em fatores como custo, número de casos realizados e facilidade de uso. Pequenos recipientes térmicos são excelentes para armazenar nitrogênio líquido.
- As unidades criocirúrgicas portáteis autônomas com nitrogênio líquido também podem ser usadas. O equipamento é projetado para exercer pressão constante a fim de garantir um congelamento consistente e preciso.

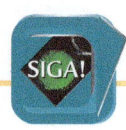

Indicações

- Eliminação de verrugas genitais externas e verrugas vaginais aparentes, sintomáticas ou complicadas.
- Avaliação cuidadosa para fazer o diagnóstico clínico de verrugas genitais quando indicado, realizar biópsia em casos de dúvida.
- Citorredução das lesões de HPV antes do parto vaginal para prevenir sangramento e dilaceração dos tecidos vaginais ou perineais.

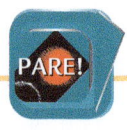

Contraindicações

- A experiência do clínico e os equipamentos determinam a escolha do tratamento.
- O imiquimod não é indicado para uso em membranas mucosas ocluídas, no colo do útero ou em crianças.
- O imiquimod não é recomendado para uso durante a gravidez.
- O imiquimod pode danificar preservativos ou diafragmas.
- O podofilox não é recomendado para uso na vagina, na uretra, na área perianal ou no colo do útero. Não foi investigado quanto ao uso durante a gestação, mas seu composto original é contraindicado na gravidez.
- O CAF não é recomendado para uso na borda peniana, vaginal e anal.
- O TCA e o BCA não são recomendados para uso no colo do útero ou no meato urinário. Deve-se tomar cuidado ao utilizá-los ao redor do capuz do clitóris. O uso na vagina é possível desde que haja o devido cuidado para evitar a penetração profunda na membrana mucosa.

O Procedimento

Passo 1. Avaliar os genitais no homem ou na mulher para detectar a presença de lesões macroscopicamente visíveis. Determinar se as lesões necessitam de biópsia para o diagnóstico definitivo ou se as lesões são clinicamente benignas. Ver Tabela 76-5.

TABELA 76-5 Diagnóstico diferencial de condiloma acuminado

PROBLEMA	CARACTERÍSTICAS DIAGNÓSTICAS
Condyloma latum (sífilis)	Pápulas lisas de base larga; fazer exame com reagina plasmática rápida (RPR), VDRL, micro-hemaglutinação para anticorpos de *Treponema pallidum* (MHA-TP) ou teste de absorção do anticorpo treponêmico fluorescente (FTA-ABS)
Lesões dermatológicas comuns	Ceratoses seborreicas, nevos, angiomas, papilomas cutâneos e pápulas penianas peroladas
Neoplasmas, neoplasia bowenoide	Papulose intraepitelial vulvar ou vaginal e melanoma maligno
Tumor de Buschke-Lowenstein (i. e., condiloma gigante)	Malignidade localmente invasiva de baixo grau; manifesta-se como condiloma vegetante
Molusco contagioso	Pápulas umbilicadas e céreas

Passo 2. Qualquer lesão com aparência atípica, com coloração vermelha ou branca antes da aplicação do ácido acético ou resistente ao tratamento prévio deve ser submetida à biópsia a fim de excluir a possibilidade de câncer ou pré-câncer. Não existe um teste de rastreamento amplamente aceito para o diagnóstico de lesões externas de HPV exceto o exame físico.

■ **ATENÇÃO:** A não identificação de lesões pré-cancerosas pode retardar o tratamento definitivo.

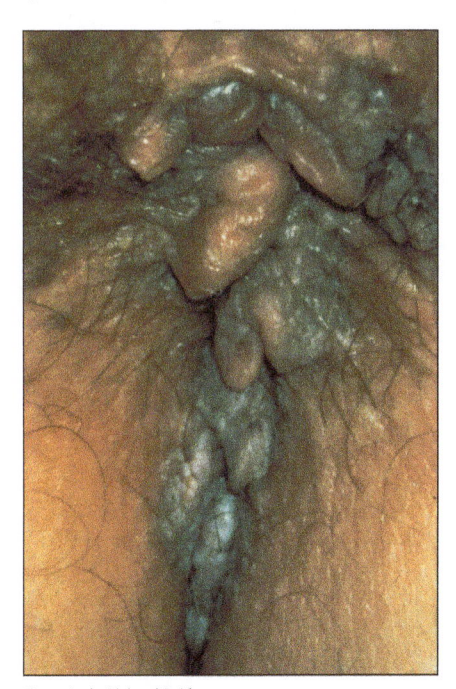

Cortesia de Richard Reid.
Passo 2

Passo 3. É importante evitar o sobrediagnóstico de variantes normais, incluindo pápulas peroladas no pênis e papilomatose na vulva. Essa variante normal de papilomatose distingue-se das lesões de condiloma porque as projeções papilares do condiloma originam-se de uma base comum e cada projeção papilar na papilomatose origina-se diretamente do epitélio.

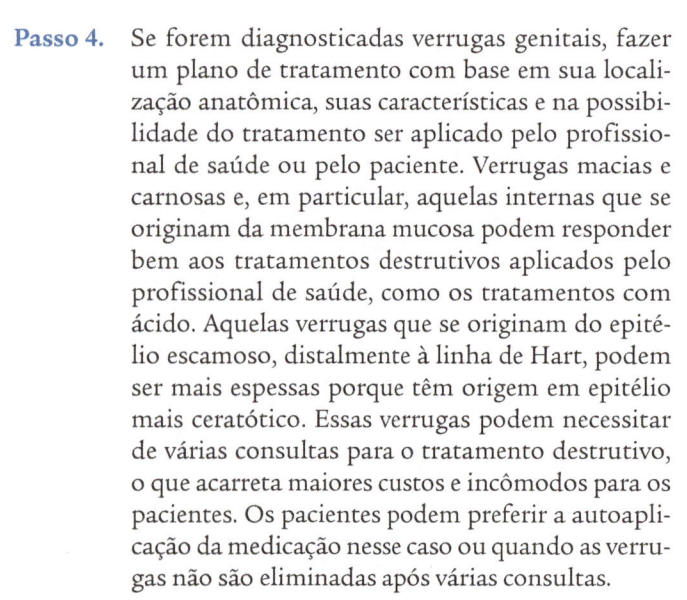

Cortesia de Richard Reid.
Passo 3

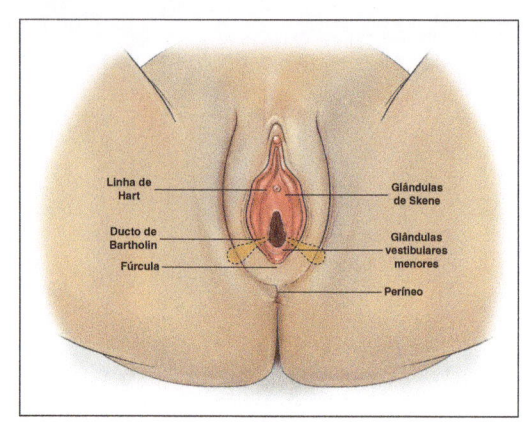

Passo 4. Se forem diagnosticadas verrugas genitais, fazer um plano de tratamento com base em sua localização anatômica, suas características e na possibilidade do tratamento ser aplicado pelo profissional de saúde ou pelo paciente. Verrugas macias e carnosas e, em particular, aquelas internas que se originam da membrana mucosa podem responder bem aos tratamentos destrutivos aplicados pelo profissional de saúde, como os tratamentos com ácido. Aquelas verrugas que se originam do epitélio escamoso, distalmente à linha de Hart, podem ser mais espessas porque têm origem em epitélio mais ceratótico. Essas verrugas podem necessitar de várias consultas para o tratamento destrutivo, o que acarreta maiores custos e incômodos para os pacientes. Os pacientes podem preferir a autoaplicação da medicação nesse caso ou quando as verrugas não são eliminadas após várias consultas.

Passo 4

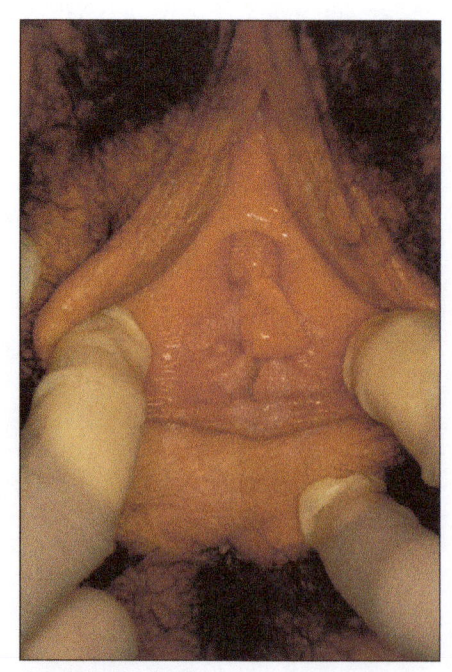

Passo 5. Para determinar se as verrugas são internas ou externas, observar a mudança de cor na mucosa, de rosa claro a vermelho mais intenso, na parte interna dos lábios, o que é delimitado pela linha de Hart. Uma doença proximal à linha de Hart é considerada interna, ao passo que aquela distal à linha de Hart é externa. Observar que as verrugas nesta vulva estão localizadas principalmente na face interna (proximais à linha de Hart) com uma pequena quantidade de doença na parte externa (distal à linha de Hart) na fúrcula posterior. Considerar que o tratamento destrutivo pelo ácido ou a crioterapia são adequados para essas lesões.

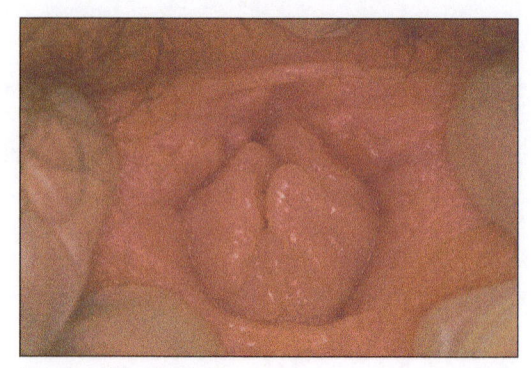

Cortesia de Richard Reid.
Passo 5

Passo 6. Observar se as verrugas estão localizadas distalmente à linha de Hart, se são externas e se elas são carnosas ou ceratóticas, pois isso mudará a escolha do tratamento. A escolha do tratamento destrutivo dessas verrugas seria mais adequada uma vez que elas são carnosas.

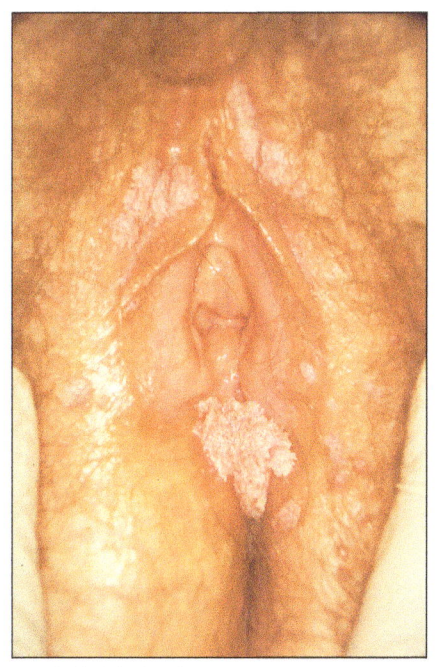

Passo 7. Observar se as verrugas externas são mais ceratóticas (espessas), podendo ser mais resistentes ao tratamento destrutivo. Considerar citorredução por tratamento aplicado pelo paciente (p. ex., imiquimod). Métodos de excisão podem ser necessários.

- **DICA:** Recomendar ao paciente que faça banho de assento e seque a área com uma toalha antes da aplicação para aumentar a eficácia da medicação.

- **ATENÇÃO:** Recomendar que o paciente tome cuidado para evitar a aplicação excessiva do creme. Caso seja aplicada medicação em excesso, pode haver desenvolvimento de eritema, dor e ulceração.

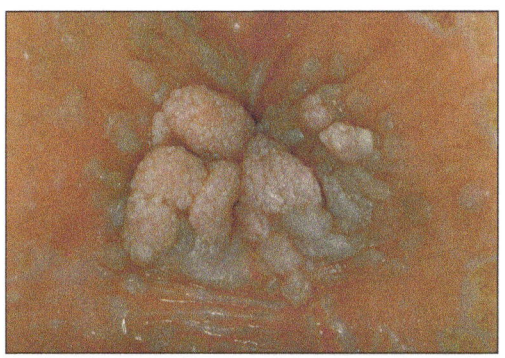

Cortesia de Richard Reid.
Passo 6

Cortesia de Richard Reid.
Passo 7

Tratamento com CAF

Passo 8. Determinar se o local onde será feito o tratamento permite o uso de métodos mais caros para a excisão de verrugas, como CAF.

- **DICA:** Caso seu consultório utilize geradores de radiofrequência (RF) para outros fins, geralmente é custo-efetivo o seu uso para aplicações dermatológicas com treinamento adequado.

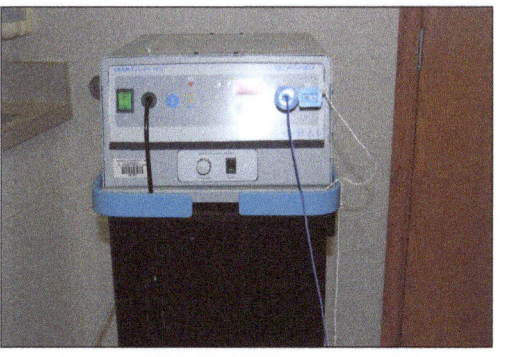

Passo 8

Passo 9. Se o equipamento de CAF estiver disponível, usar a alça plana de tamanho médio ou uma alça ou fio dermatológico pequeno. É importante puxar a alça logo acima da base da lesão e evitar uma penetração maior na derme, o que levaria à formação de tecido cicatricial. Um movimento gradual para trás e para a frente pode produzir uma excisão com um leve declive, com bom resultado estético. Um eletrodo esférico pode ser usado para estancar pequenos sangramentos.

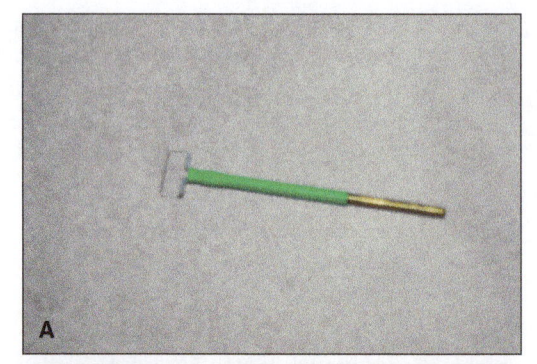

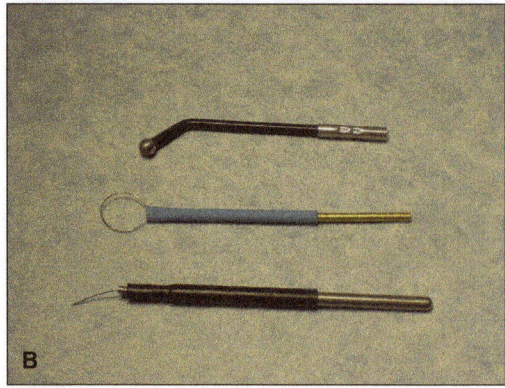

Passo 9

Passo 10. Para remover uma lesão com o CAF, primeiro deve-se injetar um anestésico sob o local.

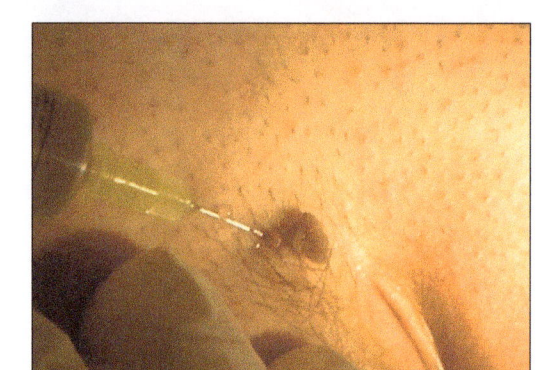

Passo 10

Passo 11. Com a mão do operador apoiada sobre o paciente para obter estabilidade, a alça ou alça "quadrada" é aplicada logo *acima* da base da lesão e puxada completamente através da lesão a fim de obter sua citorredução.

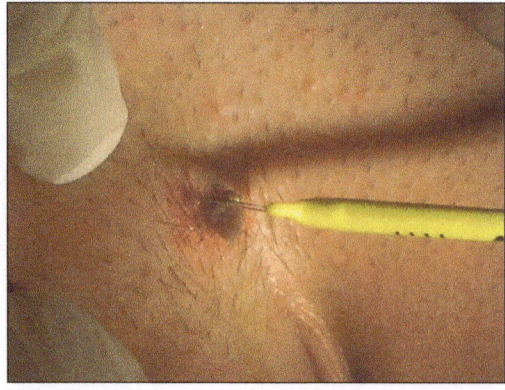

Passo 11

Passo 12. Após a redução da lesão, o restante deve ser cuidadosamente excisado por fatiamento até a derme.

- ■ **ATENÇÃO:** Tomar cuidado para não penetrar na derme durante a excisão em fatias. O local onde foi feita uma excisão adequada, apresenta as laterais levemente escavadas e nenhuma gordura subcutânea aparente.

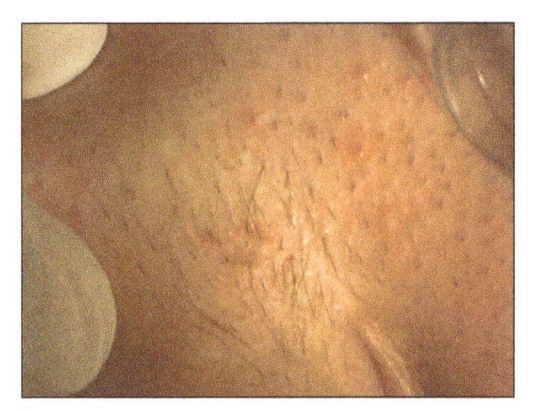

Passo 12

Crioterapia

Passo 13. Alternativamente, pode ser empregada a crioterapia. Vários equipamentos de crioterapia estão disponíveis para satisfazer as necessidades dos profissionais de saúde. O nitrogênio líquido pode ser adquirido e armazenado em grandes tambores de Dewer e pequenos suprimentos podem ser transportados para salas de exame individuais em copos de espuma plástica.

- ■ **ATENÇÃO:** Recipientes pequenos a vácuo são uma maneira eficiente de armazenar nitrogênio líquido, mas os aplicadores não devem ser reintroduzidos nos frascos após contato com o paciente porque alguns vírus podem sobreviver no nitrogênio líquido.

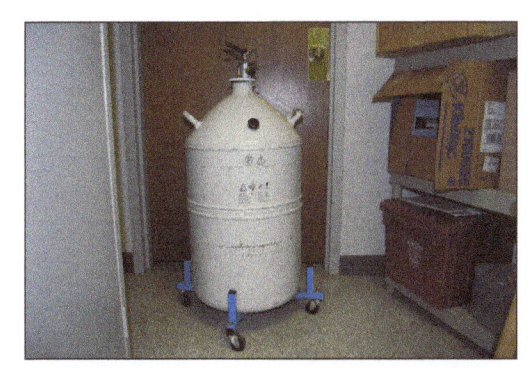

Passo 13

Passo 14. Aplicadores de nitrogênio líquido grandes com pontas de algodão são fáceis de usar e não exigem muita experiência. Ao utilizar um aplicador padrão de cabo longo com ponta de algodão, aumentar o tamanho da "cabeça" de algodão com torundas de algodão, enrolandos na ponta do aplicador. Mergulhar o aplicador no nitrogênio líquido durante 5 a 10 segundos e então colocá-lo sobre a lesão até que um ponto de gelo de 2 mm se forme além das extremidades da lesão. Repetir a aplicação assim que a bola de gelo derreter. O tratamento é realizado em intervalos de duas semanas até a resolução da lesão.

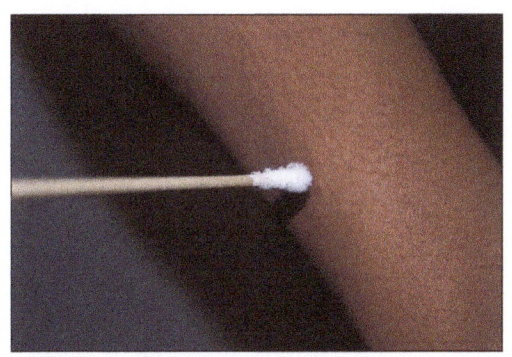

Passo 14

Passo 15. Alternativamente, pode ser usada uma unidade criocirúrgica portátil. Com a sua aplicação forma-se um ponto de gelo e deve-se tomar cuidado para evitar que o tratamento exceda a área além da lesão. Após o descongelamento, pode ser repetido o congelamento.

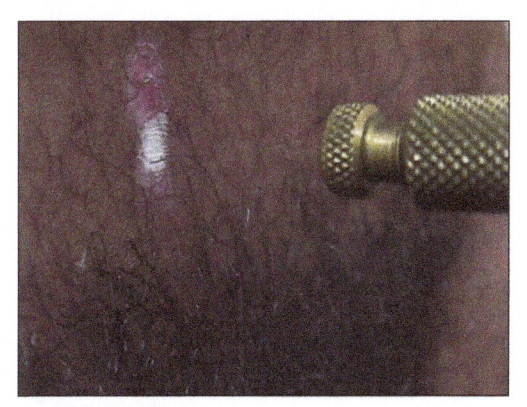

Cortesia de Ali Moiin.
Passo 15

Aplicação tópica

Passo 16. TCA, BCA (DCA) ou, em casos limitados, podofilina podem ser usados para as lesões externas, tomando-se cuidado para não pingar na pele. O TCA ou o BCA podem ser usados nas lesões internas, exceto no colo do útero. O *swab* de algodão deve ser puxado pelo gargalo do frasco para reduzir a quantidade de solução administrada ao paciente. Avisar o paciente de que, quando o ácido for empregado, poderá ocorrer uma sensação de ardência, mas que ela normalmente passará em alguns minutos. O tratamento da face interna costuma ser mais dolorido do que o tratamento de verrugas ceratóticas na face externa.

- **ATENÇÃO:** Se o *swab* estiver encharcado de TCA ou BCA, haverá risco de aplicação excessiva e possibilidade de queimaduras profundas.

Passo 17. O *swab* é usado para espalhar o ácido nas áreas afetadas. Não é necessário usar substâncias protetoras na pele ao redor. O mesmo *swab* pode ser utilizado para tratar várias áreas, contanto que haja um efeito evidente de branqueamento a partir do tratamento com o ácido.

Passo 18. Áreas grandes amplamente comprometidas pela doença podem ser tratadas com ácido. Ao tratar uma área grande assim, pode-se usar uma solução diluída com 50% de água e 50% de ácido.

Passo 19. Tratar pequenas verrugas usando a extremidade de madeira de um *swab* ou um palito para obter melhor controle, evitando o tratamento de pele saudável.

- **ATENÇÃO:** A solução subirá pelo aplicador até sua extremidade. Tomar cuidado para colocar somente a ponta do aplicador sobre a pele normal.

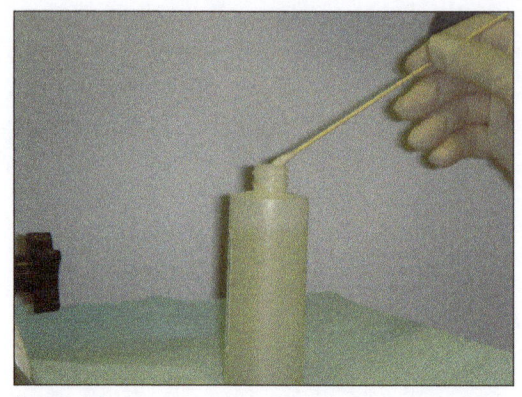

Passo 16

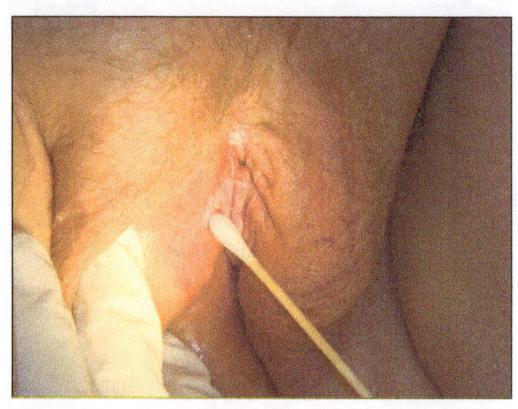

Passo 17

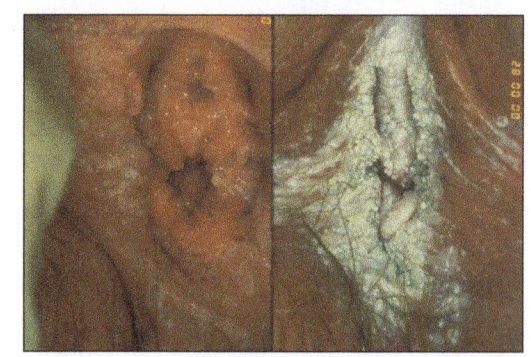

Cortesia de Richard Reid.
Passo 18

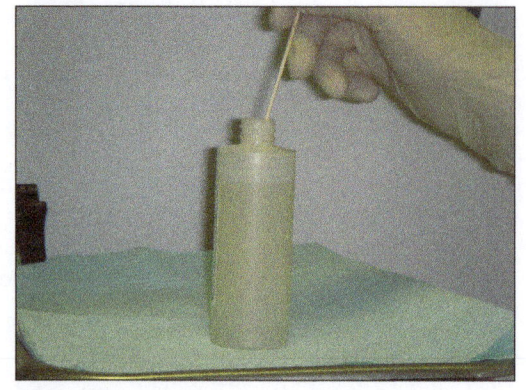

Passo 19

Passo 20. Segurar a extremidade de madeira perpendicularmente à verruga que está sendo tratada.

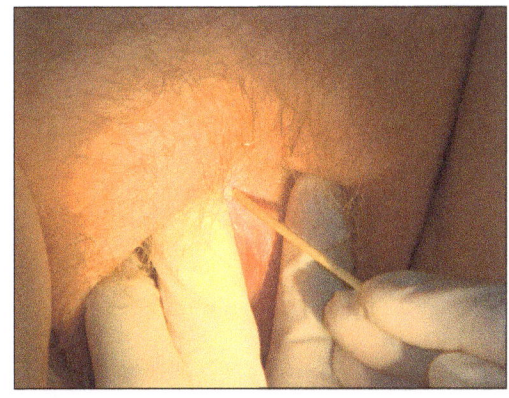

Passo 20

Passo 21. Observar o branqueamento da área tratada para certificar-se de que o tratamento foi suficiente.

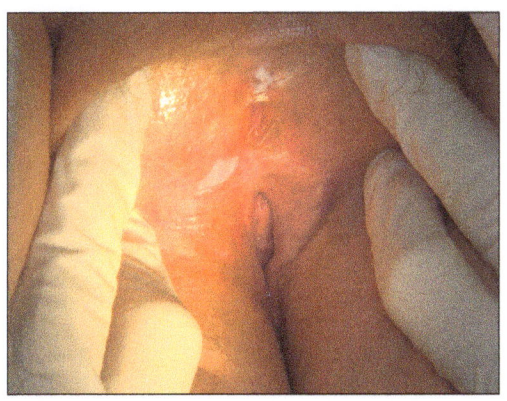

Passo 21

Excisão mecânica

Passo 22. A biópsia em fatia das verrugas genitais externas com tesoura ou bisturi pode ser um tratamento simples e eficaz. Também fornece tecido para análise histológica, se necessário. A área deve ser anestesiada (ver Capítulo 1). Segurar a área entre o polegar e o dedo indicador. Usar uma lâmina de bisturi nº 15 para fazer a excisão em fatia da lesão no mesmo nível do tecido hígido. Aplicar subsulfato férrico (solução de Monsel), compressão ou cauterização para conter o sangramento.

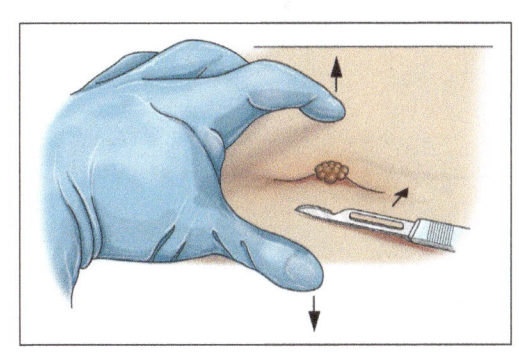

Passo 22

■ **ATENÇÃO:** Tomar cuidado para não atingir a derme durante a excisão em fatia, pois pode haver formação de tecido cicatricial.

Passo 23. Alternativamente, a tesoura é muito boa para lesões exofíticas pedunculadas. Com a tesoura parcialmente fechada, trazer o ponto de menor abertura em direção à base da lesão. Assim que a tesoura cortar a pele, levantar delicadamente a lesão com as lâminas da tesoura, enquanto continua cortando. Isso mantém o corte em um plano raso, evitando o aprofundamento do corte.

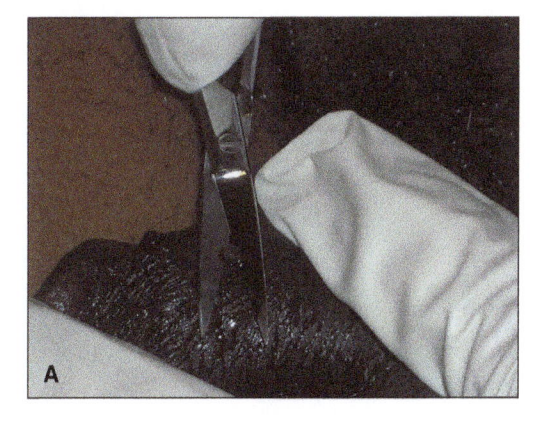

■ **ATENÇÃO:** Evitar a penetração profunda a fim de reduzir o risco de formação de tecido cicatricial.

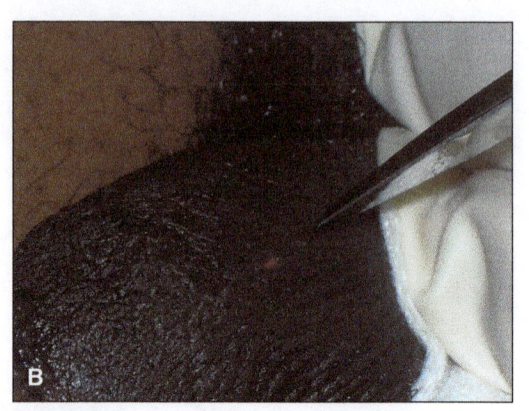

Passo 23

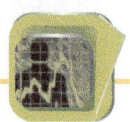

Complicações

- Dor, infecção e sangramento
- Ulceração e despigmentação
- Formação de tecido cicatricial
- Excisão incompleta da lesão

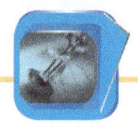

Considerações pediátricas

Verrugas genitais podem ser observadas em crianças e são consideradas sinal de abuso, embora este nem sempre seja o caso. Os clínicos podem considerar o encaminhamento para tratamento e notificação quando apropriado. O imiquimod não foi investigado em crianças.

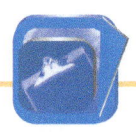

Instruções pós-procedimento

Após a excisão das verrugas, a pele pode ser lavada suavemente. Não há cuidados especiais, e os locais de tratamento não devem ser ocluídos. Deve-se alertar o paciente para que relate a ocorrência de dor intensa, vermelhidão, sangramento ou drenagem no local.

Após o uso de TCA ou BCA, deve-se alertar os pacientes de que não se pode prever quando ou se as verrugas desaparecerão após o tratamento, e reconsultas provavelmente serão necessárias. O paciente terá de marcar consultas de acompanhamento de acordo com o tratamento cirúrgico realizado ou para tratamentos de repetição.

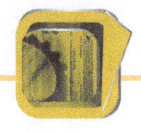

Informações sobre fontes de suprimento

O imiquimod (Aldara®) e a podofilotoxina (Condylox®) são medicamentos que exigem receita médica e encontram-se disponíveis nos fornecedores farmacêuticos.

Os aplicadores para pistola criocirúrgica, unidades de tanque e dispositivos portáteis também podem ser adquiridos.

Referências

Bergman A, Bhatia NN, Broen E. Cryotherapy for the treatment of genital condylomata during pregnancy. *J Reprod Med.* 1984;29:432-435.

Center for Disease Control and Prevention (CDC). 2006. Sexually transmitted disease treatment guidelines. Morbidity and Mortality Weekly Report 2006: 55(RR-11). http://www.cdc.gov/std/treatment/.

Centers for Disease Control and Prevention. Human papillomavirus: HPV information for clinicians. November 2006.

Ferris DG, Cox JT, O'Connor DM, et al. Management of lower genital tract neoplasia: treatment of external genital warts. In *Modern Colposcopy, Textbook and Atlas.* 2nd ed. Dubuque, IA: Kendal/Hunt; 2004:613-621.

Ferris DG, Cox JT, O'Connor DM, et al. The biology and significance of human papillomavirus infection. In *Modern Colposcopy, Textbook and Atlas.* 2nd ed. Dubuque, IA: Kendal/Hunt; 2004:89-123.

The FUTURE II Study Group, Quadrivalent vaccine against HPV to prevent high-grade-cervical lesions. *N Engl J Med.* 2007;356:1915-1927.

Gartland SM, Hernandex-Avila M, Wheeler CM, et al. Quadrivalent vaccine against human papillomavirus to prevent anogenital diseases. *NEJM.* 2007;3546:19.

Manhart LE, Koutsky LA. Do condoms prevent genital HPV infection, external genital HPV infection, external genital warts, or cervical neoplasia? A meta-analysis. *Sex Trans Dis.* 2002;29:725-735.

Stockfleth E, Beutner K, Thielert C, et al. Polyphenon E ointment in the treatment of external genital warts. *J European Acad Dermatol Vener.* 2005;p19(Suppl 2):FC06.8, 116.

2008 MAG Mutual Healthcare Solutions, Inc.'s Physicians' Fee and Coding Guide. Duluth, Georgia. MAG Mutual Healthcare Solutions, Inc. 2007.

CAPÍTULO 77
Punção Aspirativa da Mama com Agulha Fina

E.J. Mayeaux, Jr., DABFP, FAAFP

A citologia com punção aspirativa com agulha fina (PAAF) é um método rápido, seguro, barato e relativamente não traumático para a amostragem de massas císticas e sólidas das mamas. Costuma ser realizada no consultório por um clínico geral, cirurgião ou citopatologista. A PAAF permite diagnosticar de forma confiável doenças benignas e malignas (Tabela 77-1) e apresenta uma taxa de falso-negativos de 3 a 5% entre clínicos experientes. A precisão do procedimento depende, de certa forma, da habilidade do clínico que realiza a biópsia e do patologista que analisa o esfregaço. A PAAF também pode ser usada para avaliar massas recorrentes após a lumpectomia.

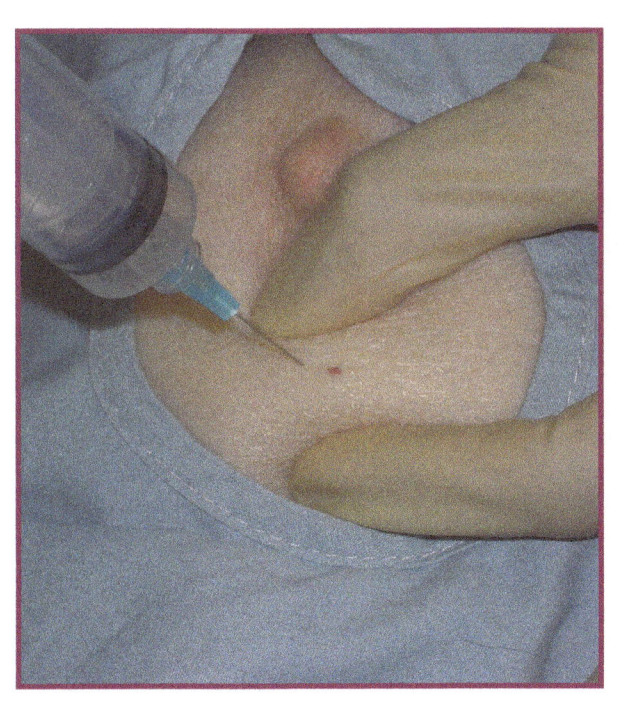

Em comparação à biópsia cirúrgica aberta, a biópsia com agulha causa menos trauma e menos alteração estética. É realizada como procedimento ambulatorial sob anestesia local. Nas lesões benignas, o estabelecimento de um diagnóstico definitivo, dispensa a excisão cirúrgica desnecessária e os custos psicossociais e de recursos associados ao acompanhamento prolongado. Um diagnóstico definitivo de câncer permite à paciente fazer uma escolha informada em relação ao seguimento e aconselhamento antes da cirurgia. Isso facilita o planejamento do tratamento multidiscliplinar.

Um dos principais benefícios de se utilizar a PAAF em massa mamária é a possibilidade de determinar se a lesão é cística ou sólida. Normalmente, a mamografia não consegue distinguir entre uma lesão cística ou sólida. Contudo, quando a agulha é inserida na lesão e é aplicada uma pressão negativa, obtém-se facilmente o fluido de um cisto. Depois que o cisto for drenado, o local deve ser examinado para excluir uma massa persistente, que necessitaria de uma biópsia para excluir a presença de carcinoma cístico. Se o cisto desaparecer completamente, a paciente deve ser reavaliada em um mês. Se o cisto reaparecer, pode ser drenado mais uma vez e reavaliado no outro mês. Se o cisto reaparecer pela segunda vez, a paciente deve ser encaminhada para excisão da lesão a fim de excluir carcinoma cístico.

TABELA 77-1 Frequência aproximada dos achados comuns em mulheres com nódulos mamários

Achado	Frequência (%)
Alterações fibrocísticas	40
Nenhuma doença	30
Alterações benignas mistas	13
Câncer	10
Fibroadenoma	7

A PAAF, como todas as técnicas diagnósticas de mama, tem limitações. No entanto, a tríade diagnóstica (exame clínico das mamas, PAAF e mamografia) pode fornecer informações muito úteis à mulher, especialmente quando as três avaliações sugerirem que a lesão é benigna. Isso permite que muitos clínicos tranquilizem a paciente com uma avaliação ambulatorial simples. As lesões suspeitas em qualquer um dos três testes diagnósticos devem ser encaminhadas para biópsia (Tabela 77-2).

Quando uma massa é descoberta, a mama pode ser reexaminada no período ideal do ciclo menstrual (i.e., 4 a 10 dias logo após a menstruação). A mamografia geralmente é realizada antes dessa consulta se a mulher estiver com a idade para este exame. Se a PAAF for realizada antes da mamografia, deve haver um intervalo de pelo menos duas semanas antes de fazer a mamografia para que o hematoma no local não seja erroneamente descrito como malignidade. As lesões não palpáveis identificadas pela mamografia não devem ser manejadas com PAAF no consultório.

O princípio básico da PAAF inclui movimentar uma agulha 22 a 25G para trás e para a frente dentro de uma lesão, com aspiração, usando uma seringa de 10 a 20 mL para retirar pequenas amostras de tecido. Existem dispositivos que facilitam a manutenção da aspiração por parte do clínico durante o processo de amostragem. Uma seringa simples de 20 mL e uma agulha também precisam ser utilizadas, mas isso é considerado menos importante porque o esforço e a atenção devem ser direcionados à manutenção da aspiração e não ao movimento da agulha. A pele normalmente não precisa ser anestesiada para a PAAF, mas lidocaína local a 1% ou tratamento local com frio podem ser usados. O uso de campos cirúrgicos esterilizados normalmente é desnecessário.

Os protocolos de acompanhamento dos resultados da PAAF são apresentados na Tabela 77-3. Quando esfregaços inadequados forem obtidos, o procedimento pode ser repetido facilmente, em geral resultando em uma amostra satisfatória. Todavia, se uma amostra adequada não puder ser obtida, o clínico deve realmente recorrer a outras opções de biópsia, pois o câncer pode não ser detectado, sobretudo o câncer lobular e o carcinoma ductal *in situ*. A infecção é rara e a profilaxia para endocardite bacteriana não é necessária.

TABELA 77-2 Características morfológicas comuns do câncer invasivo

- Lesões focais que se estendem progressivamente em todas as direções
- Lesões aderidas (fixadas) à fáscia profunda da parede torácica
- Lesões com extensão para a pele e que produzem retração e formação de depressões
- Bloqueio linfático que produz espessamento da pele, linfedema e pele com aparência de casca de laranja
- Comprometimento do ducto principal com retração dos mamilos
- Infiltração difusa da mama com vermelhidão aguda, inchaço e dor à palpação (carcinoma inflamatório)

Adaptada de Cotran RS, Kumar V, Robbins SL, et al. *Robbins Pathologic Basis of Disease*. Philadelphia: WB Saunders, 1994:1089-1111.

TABELA 77-3 Citologia com punção aspirativa com agulha de lesões sólidas da mama e acompanhamento recomendado

Resultado	Acompanhamento sugerido
Células escassas ou insuficientes para o diagnóstico	Repetir a punção aspirativa ou biópsia se a suspeita clínica for elevada ou fazer biópsia guiada
Benigno – fibroadenoma	Tranquilização ou tratamento dos sintomas se as alterações celulares não forem complexas ou associadas a hiperplasia atípica
Benigno – fibrocístico	Tratamento dos sintomas se não associados a hiperplasia atípica
Benigno – outros (incluindo necrose gordurosa, lipoma, inflamação, papiloma e outro epitélio ductal benigno)	Tranquilização e acompanhamento clínico
Células atípicas	Acompanhamento clínico pode ser considerado para atipia reativa ou degenerativa (observada na alteração fibrocística); mamografia e biópsia para a maioria das atipias (especialmente se forem graves)
Suspeita de malignidade	Encaminhamento cirúrgico e biópsia
Células malignas	Encaminhamento cirúrgico e biópsia

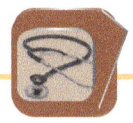

Equipamento

Favor consultar os apêndices para informações sobre suprimentos:

- Apêndice A
- Apêndice C
- Apêndice E
- Apêndice I
    - Dois tubos esterilizados para coleta de sangue simples a vácuo
    - Agulhas 21, 22 e 23G
    - Seringa de tamanho adequado
    - Pistola de aspiração, se desejado
    - Lâminas com extremidades fosca (três ou quatro)
    - Lamínulas ou lâminas extra para esfregaço das amostras
    - Compressas de gaze com 10 × 10 cm
    - Luvas estéreis
    - *Swabs* com álcool, iodopovidona ou clorexidina
    - Seringa (1 mL) com agulha 30G e lidocaína a 1% para anestesia

Indicações

- Presença de massa palpável na mama

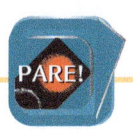

Contraindicações

- Infecção local
- Ausência de um citopatologista qualificado capaz de interpretar as lâminas de PAAF
- Falta de treinamento do clínico em relação ao procedimento
- Pacientes gravemente imunodeprimidas (contraindicação relativa)

O Procedimento

Passo 1. Vários dispositivos podem ser usados para o procedimento de PAAF. Uma agulha com *butterfly* 21G com cateter pode ser acoplado a qualquer dispositivo ou seringa, pode ser usado com um enfermeiro fazendo aspiração e o clínico observando à ponta da agulha. O movimento mecânico da seringa da pistola de Cameco (conforme mostrado) é produzido pelo movimento do braço e do cotovelo. Esse dispositivo permite a fácil aplicação de ampla aspiração e bom controle da seringa e da agulha.

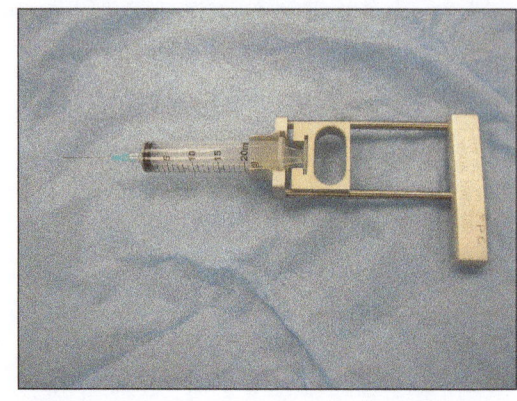

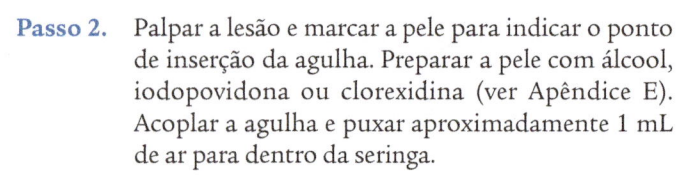

Passo 2. Palpar a lesão e marcar a pele para indicar o ponto de inserção da agulha. Preparar a pele com álcool, iodopovidona ou clorexidina (ver Apêndice E). Acoplar a agulha e puxar aproximadamente 1 mL de ar para dentro da seringa.

- **ATENÇÃO:** Evitar injetar ar, pois isso pode causar embolia aérea vascular.

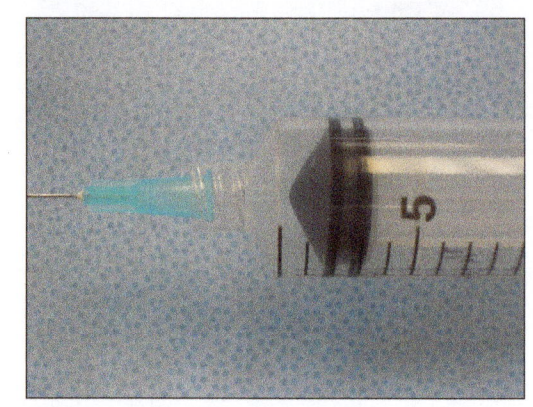

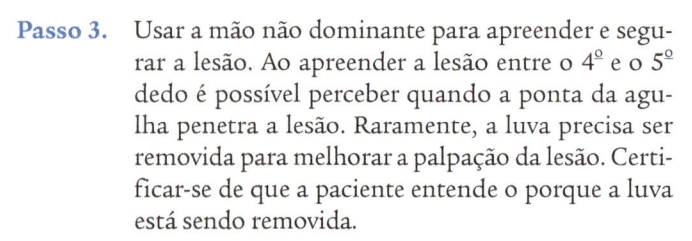

Passo 3. Usar a mão não dominante para apreender e segurar a lesão. Ao apreender a lesão entre o 4º e o 5º dedo é possível perceber quando a ponta da agulha penetra a lesão. Raramente, a luva precisa ser removida para melhorar a palpação da lesão. Certificar-se de que a paciente entende o porque a luva está sendo removida.

- **ATENÇÃO:** Tomar cuidado para não introduzir a ponta da agulha na mama e na mão do examinador.
- **ATENÇÃO:** Isolar a lesão pressionando-a contra a parede torácica aumenta o risco de pneumotórax.

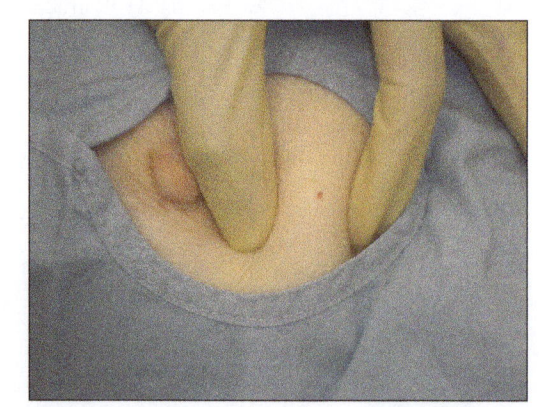

Passo 4. Inserir a agulha na lesão e retirar o êmbolo para criar um vácuo. Se a lesão for um cisto, o fluido em geral fluirá facilmente para o interior da seringa. Retirar todo o fluido e palpar a área para certificar-se de que a lesão foi removida por inteiro. Se houver lesão residual, considerar uma biópsia aberta. Se o cisto desaparecer totalmente e o fluido não for sanguinolento, o fluido não precisa ser enviado para análise. Do contrário, colocar o fluido em lâminas ou em um tubo esterilizado de coleta de sangue (sem anticoagulante).

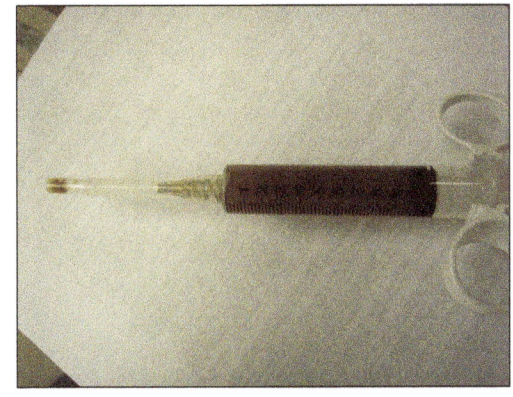

Passo 5. Se a lesão for sólida, fazer 10 a 20 movimentos para cima e para baixo, mantendo a agulha na lesão. A amostra preencherá a agulha e possivelmente parte do conector da agulha. Com a agulha ainda na lesão, retornar o êmbolo à posição de descanso para liberar a aspiração. Então retirar a agulha da pele.

- **ATENÇÃO:** Não deixar a agulha sair da pele enquanto houver vácuo na seringa. Isso fará com que a amostra seja sugada para dentro da seringa, podendo haver dificuldade em removê-la.

- **ATENÇÃO:** Não é necessário mudar o ângulo da agulha durante a PAAF, porque é a passagem da agulha no centro de uma lesão e o subsequente movimento para trás e para a frente da ponta da agulha, em torno da passagem inicial da agulha, que permitem que os fragmentos celulares extraídos entrem na seringa. Mexer a ponta da agulha deslocando-a desse trajeto inicial no centro da lesão geralmente faz com que a agulha se mova para fora da lesão e cause erros indesejados.

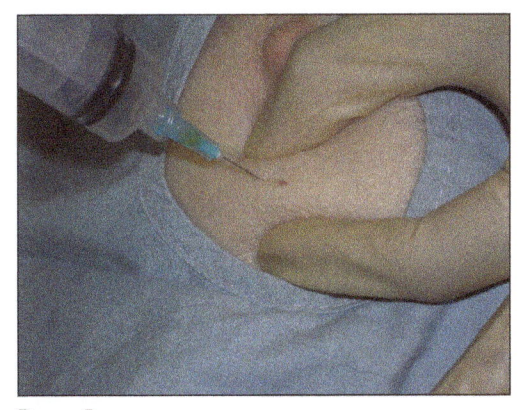

Passo 6. Com a agulha posicionada para baixo, usar o ar na seringa para depositar a amostra no meio conservante em monocamada ou sobre a lâmina.

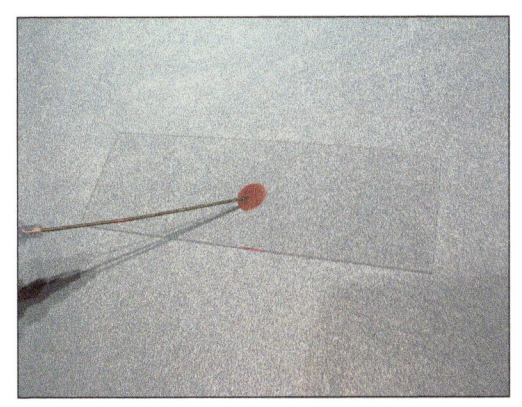

Passo 7. Ao usar uma lâmina, colocar uma segunda lâmina de cabeça para baixo sobre a lâmina original e então puxar delicadamente as lâminas em direção oposta para obter o esfregaço dos conteúdos celulares em ambas as lâminas. Essa técnica geralmente rende de 2 a 4 lâminas.

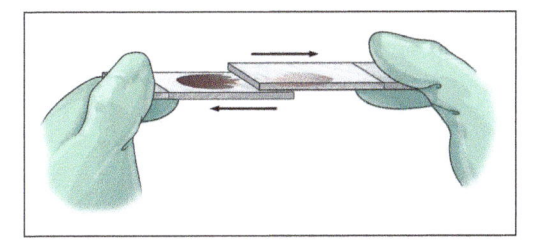

Passo 8. Aplicar um *spray* fixador como em uma amostra de Papanicolau. Se houver expressão de uma amostra de núcleo sólido a partir da agulha (raro), removê-la da lâmina com uma lavagem, colocando-a dentro de um frasco com conservante, e submetê-la à análise histológica. Remover a seringa da agulha, substituindo-a por uma nova, e repetir o procedimento, se desejado.

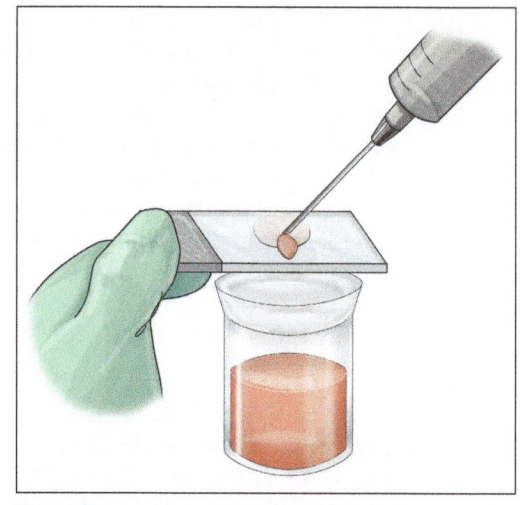

Passo 8

Passo 9. Aplicar compressão no local de aspiração com uma gaze durante 5 a 10 minutos para auxiliar na redução de hematomas. Colocar várias compressas dobradas de gaze sob um sutiã bem firme para formar um curativo compressivo.

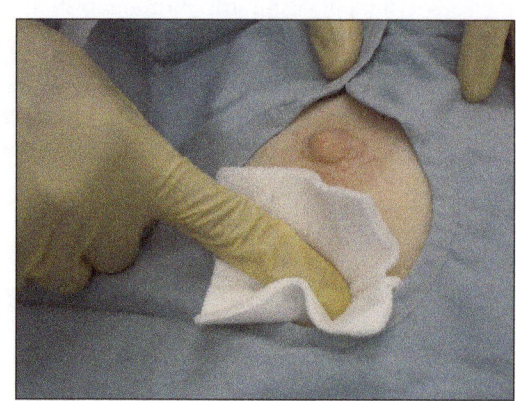

Passo 9

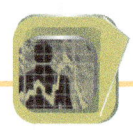

Complicações

O risco maior do procedimento de PAAF é não inserir a ponta da agulha no interior da lesão. Complicações importantes da PAAF, como pneumotórax, são raras. Algumas pacientes apresentam dor leve, formação de hematoma e descoloração da pele. A paciente com anticoagulação controlada pode ser submetida com segurança à PAAF se os parâmetros estiverem na faixa terapêutica e se for usada compressão adequada do local após o procedimento, a fim de evitar hematomas. Todas as pacientes submetidas à PAAF de lesões mamárias devem usar um sutiã de suporte depois do procedimento.

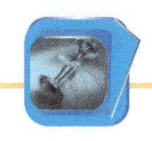

Considerações pediátricas

Este procedimento não costuma ser realizado em pacientes pediátricos.

Instruções pós-procedimento

Instruir a paciente a manter o curativo compressivo durante várias horas a fim de evitar formação de hematoma. Uma pequena bolsa de gelo pode ser aplicada no local da PAAF durante 15 a 60 minutos após o procedimento, se desejado. As amostras são enviadas para análise citológica ou histológica usando-se técnicas de coloração e de microscopia simples ou um sistema em monocamada. Marcar uma consulta de acompanhamento para discutir os resultados.

Referências

Al-Kaisi N. The spectrum of the "gray zone" in breast cytology. *Acta Cytol.* 1994;38:898–908.
Conry C. Evaluation of a breast complaint: is it cancer? *Am Fam Physician.* 1994;49:445–450, 453–454.
Erickson R, Shank JC, Gratton C. Fine-needle breast aspiration biopsy. *J Fam Pract.* 1989;28:306–309.
Frable W. Thin-needle aspiration biopsy. *Am J Clin Pathol.* 1976;6:168–182.
Hamburger JI. Needle aspiration for thyroid nodules: skip ultrasound—do initial assessment in the office. *Postgrad Med.* 1988;84:61–66.
Hammond S, Keyhani-Rofagha S, O'Toole RV. Statistical analysis of fine-needle aspiration cytology of the breast: a review of 678 cases plus 4,265 cases from the literature. *Acta Cytol.* 1987;3:276–280.
Ku NNK, Mela NJ, Fiorica JV, et al. Role of fine needle aspiration cytology after lumpectomy. *Acta Cytol.* 1994;38:927–932.
Layfield LJ, Chrischilles EA, Cohen MB, et al. The palpable breast nodule. *Cancer.* 1993;72: 1642–1651.
Lee KR, Foster RS, Papillo JL. Fine-needle aspiration of the breast: importance of the aspirator. *Acta Cytol.* 1987;3:281–284.
Lever JV, Trott PA, Webb AJ. Fine-needle aspiration cytology. *J Clin Pathol.* 1985;3:1–11.
Stanley MW. Fine-needle aspiration biopsy: diagnosis of cancerous masses in the office. *Postgrad Med.* 1989;85:163–172.
Vural G, Hagmar B, Lilleng R. A one-year audit of fine needle aspiration cytology of breast lesions. *Acta Cytol.* 1995;39:1233–1236.
2008 MAG Mutual Healthcare Solutions, Inc.'s Physicians' Fee and Coding Guide. Duluth, Georgia. MAG Mutual Healthcare Solutions, Inc. 2007.

CAPÍTULO 78

Implanon (Implante de Etonogestrel)

Sandra M. Sulik, MD, MS, FAAFP

O Implanon é um implante de etonogestrel com bastonete único cujo uso foi aprovado nos Estados Unidos em 2006. Desde abril de 2007, o Implanon é comercializado em mais de 30 países com aproximadamente 2,5 milhões de implantes feitos desde seu desenvolvimento em 1998.

O bastonete é eficaz por até três anos. É inserido com um aplicador esterilizado não reutilizável pré-carregado. O Implanon é introduzido sob a pele na porção interna do braço superior não dominante. O bastonete é colocado no espaço entre o bíceps e o tríceps no sulco bicipital medial. Pode ser facilmente palpado, mas não é visualizado com facilidade.

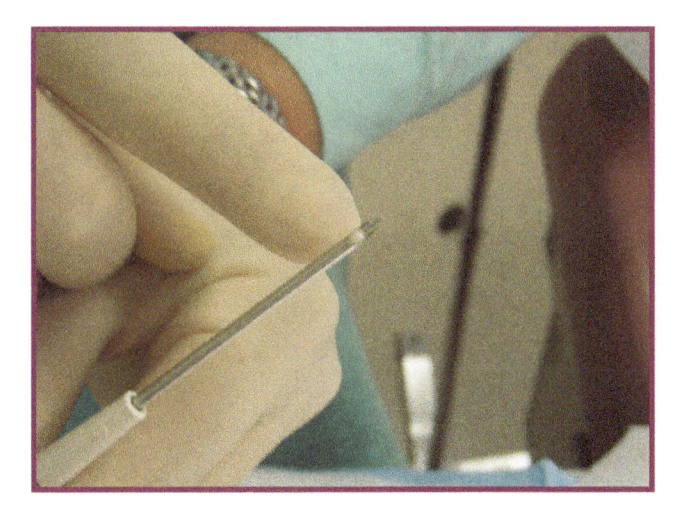

O bastonete do Implanon tem 4 cm de comprimento e 2 mm de diâmetro. É constituído de um núcleo sólido de etileno vinil acetato (EVA) com cristais de etonogestrel (ENG) embutidos no núcleo. O bastonete contém 68 mg de etonogestrel e libera de 60 a 70 μg/dia inicialmente, valor reduzido para 40 a 45 μg/dia após algumas semanas e, então, para 25 a 30 μg/dia até o final do terceiro ano. O Implanon não é radiopaco e, portanto, não pode ser visto no raio X ou na tomografia computadorizada (TC). É facilmente detectado pelo ultrassom utilizando-se um transdutor tipo *array* linear de alta frequência ou pela ressonância magnética (RM).

Seis gestações foram relatadas em 20.648 ciclos de uso de Implanon, com um índice de Pearl cumulativo de 0,38 gestações por 100 mulheres/ano de uso. A eficácia do Implanon em mulheres com sobrepeso não foi avaliada nos estudos originais, uma vez que mulheres com mais de 130% de seu peso corporal ideal não foram incluídas. As concentrações séricas de etonogestrel (ENG) estão inversamente relacionadas ao peso corporal e diminuem com o tempo após a inserção; portanto, é possível que, com o tempo, o Implanon possa tornar-se menos eficaz em mulheres com sobrepeso.

O Implanon age por meio de dois mecanismos principais: inibição da ovulação e aumento da viscosidade do muco cervical. É rapidamente reversível, com concentrações séricas indetectáveis de etonogestrel observadas na primeira semana após sua remoção. Há o retorno da ovulação após três meses da remoção em mais de 90% das mulheres.

O efeito colateral mais comum observado em mulheres com Implanon é o sangramento. É essencial que as mulheres recebam aconselhamento antes da inserção, alertando-as de que haverá escape e sangramento. O número total de dias de sangramento é semelhante ou melhor do que aquele em que a maioria das mulheres apresenta durante ciclos menstruais normais; entretanto, é mais irregular e menos previsível. A dismenorreia melhora significativamente com o Implanon. Outros efeitos colaterais incluem ganho de peso (2,3%), labilidade emocional (2,3%), cefaleia (1,6%), acne (1,3%) e depressão (1,0%). A maioria das interrupções do tratamento ocorre durante o primeiro ano por causa do sangramento. Não foram observados efeitos importantes sobre a produção de leite materno ou sobre o crescimento e desenvolvimento dos lactentes em mulheres em fase de amamentação.

A época da inserção é crucial:

- se não houver uso prévio de anticoncepcional hormonal no último mês, fazer a inserção durante os dias 1º ao 5º do ciclo menstrual;
- no caso de migração de métodos de contracepção hormonal combinada, a inserção pode ser feita durante os sete últimos dias da contracepção combinada;
- em qualquer dia, quando a migração for de pílula apenas à base de progestina (não falhar nenhuma dose);
- no mesmo dia em que o implante ou sistema intrauterino for removido;
- no dia em que a próxima injeção contraceptiva vencer;
- cinco dias após um aborto no primeiro trimestre;
- entre 3 e 4 semanas após o parto ou depois de um aborto no segundo trimestre;
- depois da 4ª semana pós-parto, quando em amamentação exclusiva.

Não há necessidade de método anticoncepcional adicional se a inserção for feita conforme descrito. Se os períodos recomendados para a inserção não forem respeitados, excluir gravidez e usar método anticoncepcional adicional durante sete dias após a inserção do Implanon.

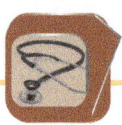

Equipamento

- Campos cirúrgicos estéreis
- *Swabs* antissépticos
- Gazes de 5 × 5 cm
- Compressa de álcool
- Seringa (3 ml) com lidocaína a 1%
- Bisturi nº 11
- Curativo compressivo
- Esparadrapo
- Caneta cirúrgica
- Fita métrica
- Dispositivo Implanon

Indicações

- Toda mulher que deseje uma contracepção duradoura e reversível
- Mulheres fumantes com mais de 35 anos que desejem uma contracepção
- Mulheres que desejam uma contracepção mas que apresentam contraindicação ao uso de estrogênio

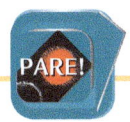

Contraindicações

- Gestação ou suspeita de gravidez
- História atual ou passada de doença trombótica
- Tumores hepáticos ou doença hepática ativa
- Sangramento genital anormal não diagnosticado
- Histórico, suspeita ou confirmação de câncer de mama
- Hipersensibilidade a qualquer componente do Implanon

Não é recomendado para mulheres com necessidade de uso crônico de medicamentos que são potentes indutores das enzimas hepáticas.

A eficácia contraceptiva pode ser reduzida quando coadministrado com antibióticos, antifúngicos, anticonvulsivantes e quaisquer fármacos que aumentem o metabolismo de esteroides anticoncepcionais.

Não se sabe se os inibidores da protease contra o HIV afetam o Implanon.

Produtos que contenham erva-de-são-joão podem reduzir a eficácia.

O Procedimento

Inserção do Implanon

Passo 1. A paciente deve receber aconselhamento adequado e materiais educativos. A bula do medicamento com formulário de consentimento deverá ser lida. Verificar a data de validade na embalagem do Implanon. Colocar a paciente na posição de decúbito dorsal com seu braço não dominante flexionado na altura do cotovelo e rotado para fora.

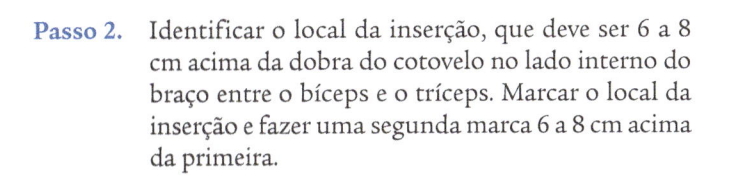

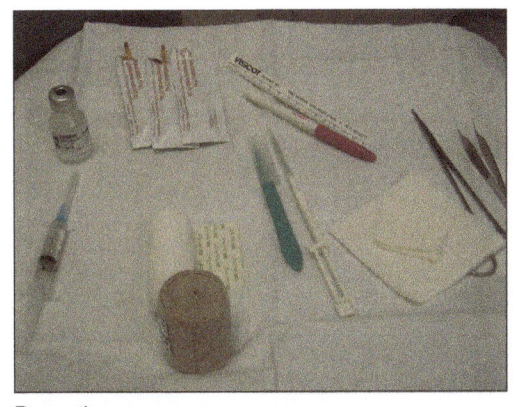

Passo 1

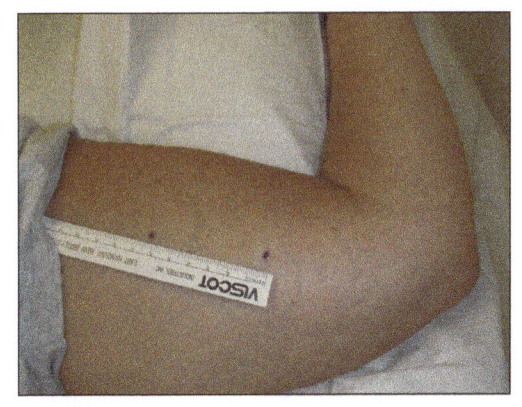

Passo 2. Identificar o local da inserção, que deve ser 6 a 8 cm acima da dobra do cotovelo no lado interno do braço entre o bíceps e o tríceps. Marcar o local da inserção e fazer uma segunda marca 6 a 8 cm acima da primeira.

Passo 2

Passo 3. Fazer a antissepsia do local da inserção com iodopovidona ou clorexidina para então injetar uma pequena quantidade de anestésico logo abaixo da pele, ao longo do trajeto de inserção planejado. Fazer um pequeno botão anestésico e então injetar ao longo de toda a distância onde o bastonete será inserido.

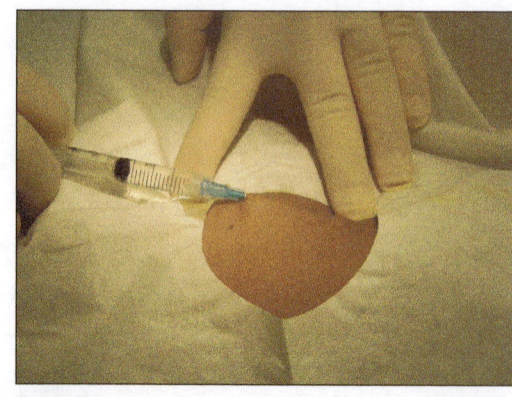

Passo 3

Passo 4. Remover cuidadosamente o aplicador esterilizado do Implanon de sua embalagem. Manter a ponta do aplicador para cima, a fim de manter o bastonete do Implanon dentro do aplicador. Identificar a ponta do bastonete.

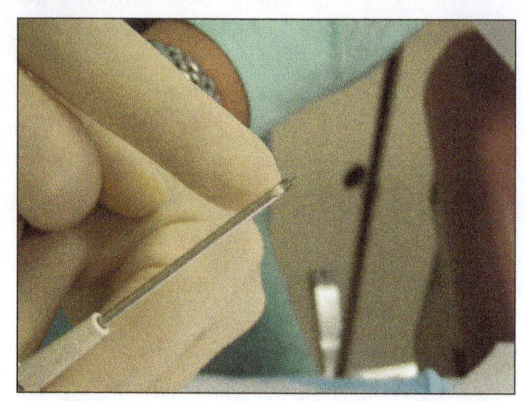

Passo 4

Passo 5. Bater delicadamente na parte traseira do aplicador para ter certeza de que todo o bastonete foi colocado de volta no interior do aplicador.

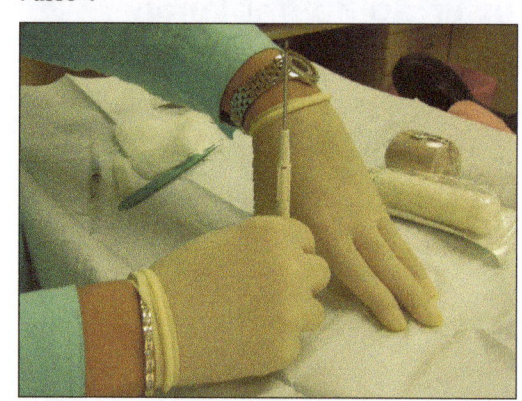

Passo 5

Passo 6. Esticar a pele no local da inserção com o polegar e o dedo indicador de sua mão não dominante. Inserir a ponta da agulha, com o lado chanfrado para cima, não excedendo um ângulo de 20 graus até que a pele tenha sido penetrada.

- **DICA:** É aconselhável perfurar a pele com a ponta de bisturi nº 11 antes de inserir a ponta do aplicador.

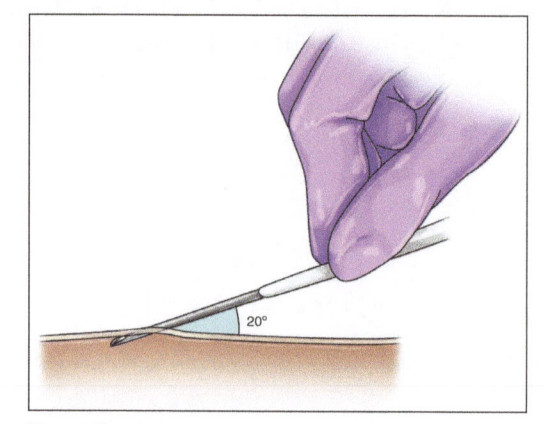

Passo 6

Passo 7. Depois que a ponta for inserida, o aplicador deve ser baixado até o plano horizontal. Levantar ou dilatar a pele com a ponta da agulha enquanto a agulha é inserida cuidadosamente até o final.

- **DICA:** Se a agulha estiver em um ângulo muito profundo ou muito superficial, simplesmente puxar a agulha de volta um pouco e redirecionar para o plano subdérmico.

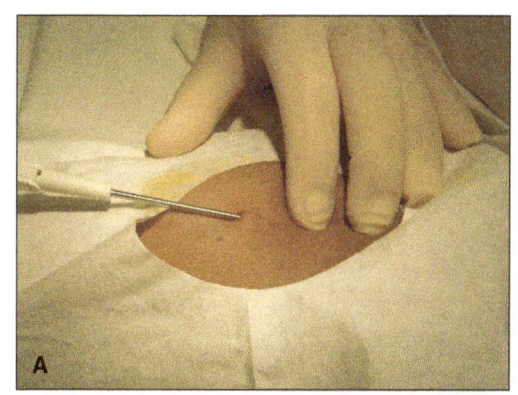

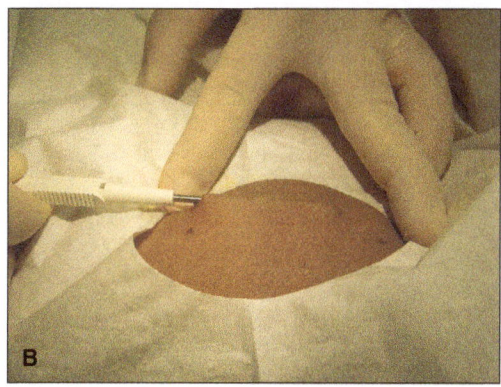

Passo 7

Passo 8. Romper o lacre do aplicador pressionando o suporte do obturador e girá-lo 90 graus em qualquer direção em relação à cânula. Fixar ou segurar o obturador no local, no braço da paciente, com sua mão não dominante. Usar sua outra mão, retrair lentamente a agulha (cânula) em toda a extensão do obturador.

- **DICA:** Talvez seja necessário forçar o obturador para romper o lacre. Será ouvido um clique quando o lacre se romper. Quando isso ocorrer, o obturador deverá girar livremente.
- **ATENÇÃO:** O procedimento é semelhante à inserção do dispositivo intrauterino de cobre (DIU), no qual o obturador é fixado e a cânula é retirada. *Não empurrar o obturador* – isso forçará o implante mais para cima no braço, no local incorreto.

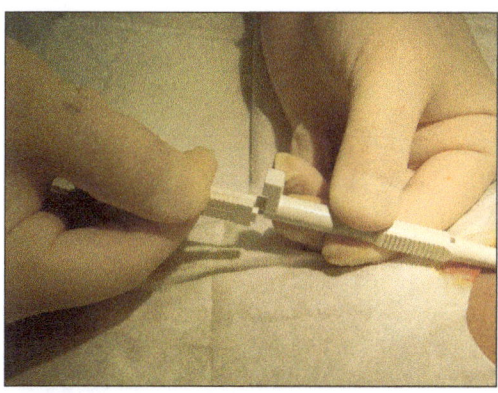

Passo 8

Passo 9. Verificar o obturador e observar a ponta com ranhuras visíveis no interior da abertura da agulha.

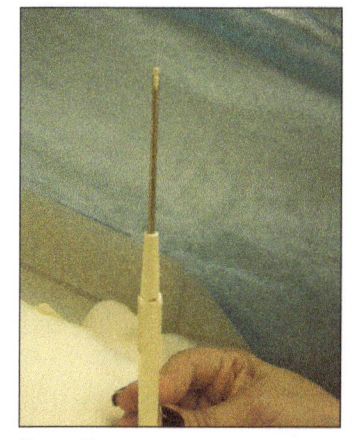

Passo 9

Passo 10. Palpar o implante para verificar se está na posição correta. Pedir que a paciente também palpe o implante a fim de confirmar sua posição.

- ■ **DICA:** Se o implante não puder ser palpado, confirmar sua presença no braço com ultrassonografia com transdutor do tipo *array* linear de alta frequência (>10 MHz) ou, se necessário, com RM.

- ■ **DICA:** Se o implante não puder ser palpado, instruir a paciente a usar um método anticoncepcional adicional até que sua presença seja confirmada.

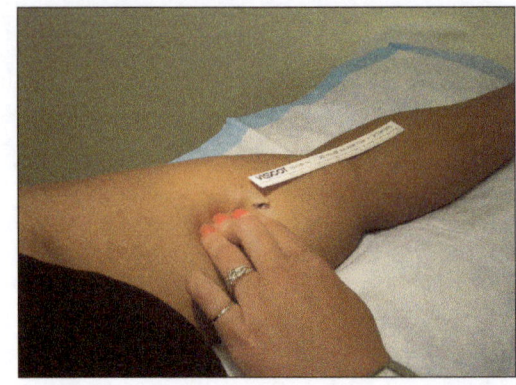

Passo 11. Colocar um pequeno curativo adesivo sobre o local de inserção e então colocar um esparadrapo sobre a área. Colocar um curativo compressivo com gaze esterilizada. A paciente não deve remover o curativo antes de 24 horas. Preencher o cartão de usuária e a etiqueta da paciente para afixá-la à ficha da paciente. Entregar o cartão de usuária e o calendário pessoal (diário de sangramento) à paciente com as instruções de como fazer o acompanhamento de sangramento.

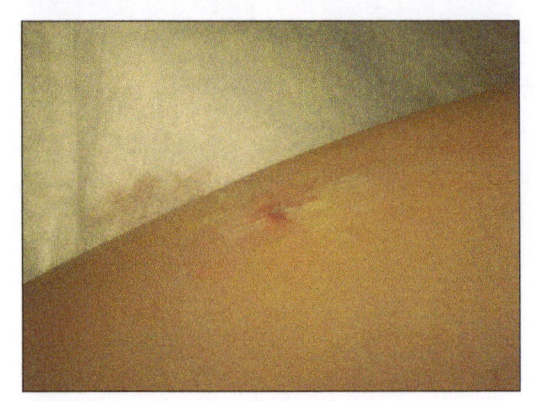

Remoção do Implanon

Passo 1. Localizar o implante palpando o braço e marcar a extremidade mais próxima ao cotovelo. Limpar a área com solução antisséptica. Injetar uma quantidade pequena, mas suficiente, de lidocaína a 1% logo abaixo da base do implante (normalmente 0,5 ml é o bastante).

- ■ **ATENÇÃO:** Se não for possível palpar o implante, localizá-lo através de ultrassom ou RM. O ultrassom deve ser realizado com transdutor do tipo *array* linear com pelo menos 10 MHz ou frequência maior. Remover assim que possível após a localização.

- ■ **ATENÇÃO:** É importante fazer a anestesia local logo abaixo do implante para não mascarar a localização do implante, dificultando sua remoção.

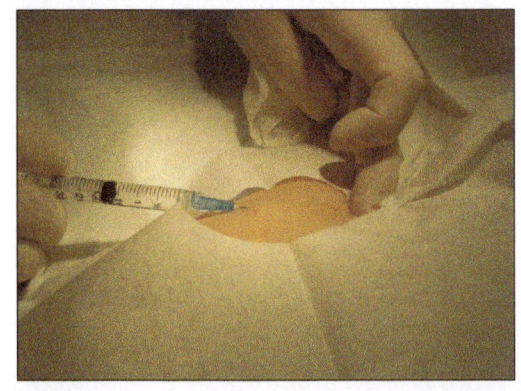

Passo 2. Pressionar a extremidade do implante mais próximo da axila. Fazer uma incisão de 2 a 3 mm no braço (na direção longitudinal) na ponta do implante que fica próxima ao cotovelo. (A incisão deve ser feita na ponta do implante e estender-se abaixo deste.)

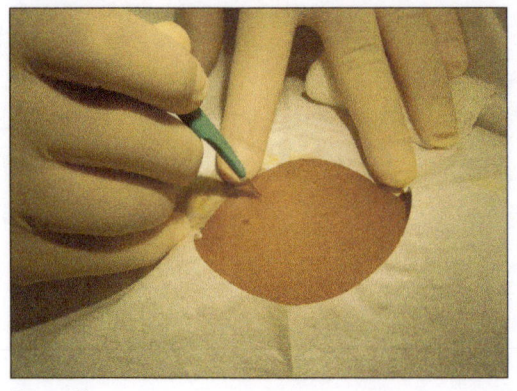

Passo 3. Empurrar delicadamente o implante em direção à incisão até que sua ponta possa ser visualizada. Segurar o implante com uma pinça mosquito e puxá-lo para fora com cuidado.

- ATENÇÃO: Se o implante estiver encapsulado, dissecar levemente a fim de remover a cápsula, então segurar o implante e removê-lo.

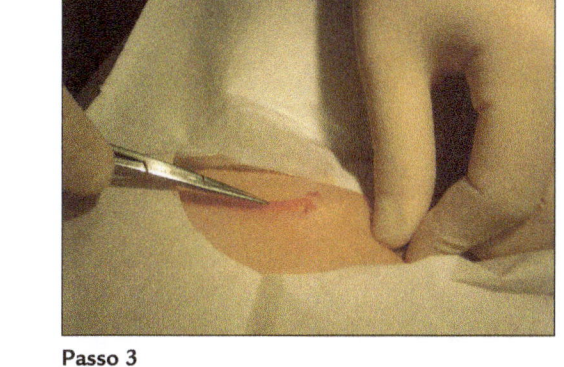

Passo 3

Passo 4. Se a ponta não estiver visível após empurrá-la levemente em direção à incisão, inserir uma pinça curva na incisão e prender o implante.

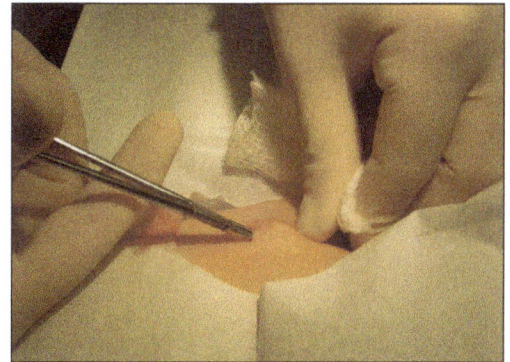

Passo 4

Passo 5. Virar a primeira pinça e usar uma segunda para localizar o implante e dissecar a cápsula retirando-a do implante, para então removê-lo. Se a inserção de um novo Implanon for desejada, pode-se inseri-lo no mesmo braço através da mesma incisão. Fechar a incisão com um curativo adesivo e aplicar um esparadrapo. Colocar gaze com curativo compressivo sobre a incisão.

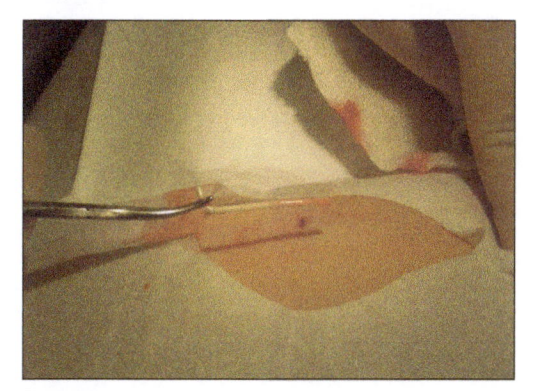

Passo 5

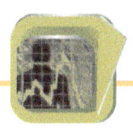

Complicações

- Inserção profunda: localização e remoção difíceis
- Inserção no período inadequado: gravidez
- Implante quebrado/torto: remoção difícil
- Inserções múltiplas: maior risco de efeitos colaterais
- Falha da inserção: gravidez
- Sangramento/escape
- Infecção
- Hematomas

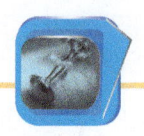

Considerações pediátricas

Métodos anticoncepcionais à base apenas de progestina são o método de escolha em mulheres que estão amamentando. O efeito do Implanon na amamentação foi investigado em um estudo comparativo não randomizado com DIU de cobre e Implanon. Aproximadamente 0,2% da dose materna de etonogestrel é eliminado no leite materno. Não houve alteração na duração da amamentação ou na quantidade de leite materno em nenhum dos grupos*.

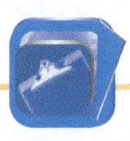

Instruções pós-procedimento

O profissional de saúde deve instruir a paciente para que deixe o curativo compressivo no local durante 24 horas. Há dor mínima associada à inserção, mas a paciente pode ser instruída a tomar acetaminofen ou ibuprofeno, se necessário. Não há necessidade de método anticoncepcional adicional se o Implanon for inserido no período adequado do ciclo menstrual.

Referências

Affandi B. An integrated analysis of vaginal bleeding patterns in clinical trials of Implanon™. *Contraception*. 1998;58:99S–107S.

A new progestin implant (Implanon) for long-term contraception. *Med Lett Drugs Ther*. 2006; 48(1245): 83–84.

Croxatto HB, Mäkäräinen L. Pharmacodynamics and efficacy of Implanon. *Contraception*. 1998; 58:91S–97S.

Edwards JE, Moore A. Implanon™: a review of clinical Studies. *Br J Fam Plann*. 1991;24(Suppl 4): 3–16.

Fraser IS. The challenges of location and removal of Implanon™ contraceptive implants. *J. Fam Plann Reprod Health Care*. 2006;32(3):151–152.

Implanon package insert. Roseland, NJ: Organon USA Inc.; 2006.

Kennedy H, Mumagahn M. Implanon: when is the ideal time to insert? *J Fam Plann Reprod Health Care*. 2001;27(3):158.

Mascarenhas L. Insertion and removal of Implanon: practical considerations. *Eur J Contracept Reprod Health Care*. 2000;5 (Suppl 2):29–34.

Reinprayoon D, Taneepanichskul S, Bunyavejchevin S, et al. Effects of the etonogestrel-releasing contraceptive implant (Implanon on parameters of breastfeeding compared to those of an intrauterine device. *Contraception*. 2000:62:239–246.

Thuriarajah K. Implanon insertion. *J Fam Plann Reprod Health Care*. 2006;32(4):268.

Walling M. How to remove impalpable Implanon implants. *J Fam Plann Reprod Health Care*. 2005;31(4): 320–321.

2008 MAG Mutual Healthcare Solutions, Inc.'s Physicians' Fee and Coding Guide. Duluth, Georgia. MAG Mutual Healthcare Solutions, Inc. 2007.

---

*Em relação à população adolescente, não há dados até o momento sobre massa óssea.

CAPÍTULO 79
Inserção e Remoção de Dispositivo Intrauterino

Sandra M. Sulik, MD, MS, FAAFP

O dispositivo intrauterino (DIU) é o método anticoncepcional reversível mais utilizado no mundo. Entretanto, ele é usado por apenas 1% das mulheres nos Estados Unidos que desejam contracepção reversível. O uso pouco frequente deste método deve-se ao medo das questões médico-legais associada com os riscos de saúde.

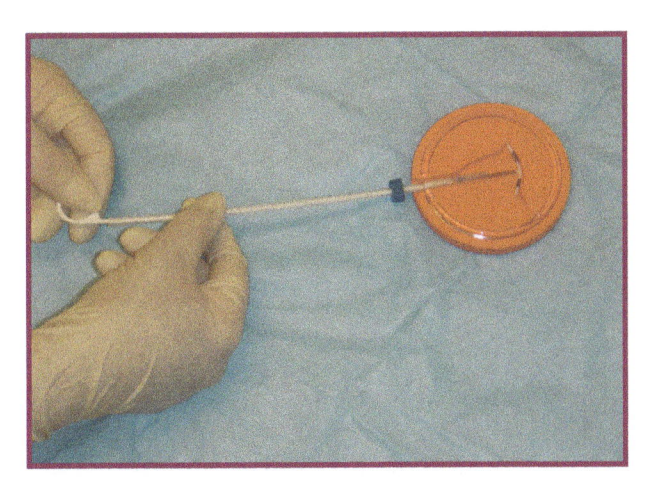

O DIU foi desenvolvido nos Estados Unidos, sendo popular até meados de 1970, quando o Dalkon Shield começou a ser utilizado e foi associado a infecções uterinas ascendentes. Essa complicação não foi inerente a todos os DIUs, pois foi causada pelo uso de uma mola trançada que favorecia a ascensão de bactérias para o útero. Isso resultou em infecções, doença inflamatória pélvica e infertilidade. O dispositivo foi retirado do mercado em 1975. Embora outros DIUs, especialmente aqueles contendo cobre, fossem seguros e eficazes, os litígios e outros fatores econômicos fizeram com que a maioria deles saísse do mercado no início da década de 1980.

Atualmente, existem dois tipos de DIUs disponíveis nos Estados Unidos. O DIU ParaGard (DIU de cobre) e o sistema intrauterino Mirena (LNG IUS*). O Copper T380A (ParaGard, Ortho-McNeil, Raritan, NJ, EUA) introduzido em 1988 é hoje utilizado por médicos de cuidados primários. Ele contém cobre em uma estrutura de polietileno em forma de T com 32 mm de largura e 36 mm de comprimento. Pode ser usado por 10 anos antes de ser substituído e apresenta uma taxa de falha de menor que 1%. O Copper T380A é um dos DIUs mais estudados. A seleção cuidadosa, a orientação adequada às pacientes e o consentimento informado completo reduziram significativamente o risco médico-legal desse DIU. O Mirena IUS, um DIU de cinco anos contendo levonorgestrel (Mirena, Berlex Laboratories, Montville, NJ, EUA), surgiu no mercado estadunidense na década de 1990. A principal vantagem desse dispositivo é a redução de sangramento após seis meses de uso. Aproximadamente 20% das mulheres apresentam amenorreia após um ano de uso.

O principal mecanismo de ação do Copper T380A provavelmente se dá por meio dos efeitos espermicidas do cobre. Os espermatozoides são lesados e poucos alcançam o óvulo. Aqueles que alcançam o óvulo não aumentam as condições para a fertilização. Além disso, poderá haver alterações no muco cervical produzidas pelo DIU. Os DIUs também causam uma reação inflamatória a corpo estranho. O sistema de liberação do levonorgestrel evita a gravidez pelo adelgaçamento do revestimento uterino, pela inibição do movimento do esperma e pelo espessamento

---
*N. de R. T. No Brasil, é conhecido como SIU, ou seja, sistema intrauterino ou endoceptivo; refere-se apenas ao Mirena, que é hormonal.

do muco cervical. Existem poucas evidências científicas (apesar de mais de 30 anos de estudo) de que o DIU provoque o aborto. Entretanto, caso uma paciente não aceite isso como um possível mecanismo de ação, ela deve considerar a forma alternativa de controle de natalidade. Os DIUs possuem uma taxa real de falha menor na prática clínica do que os anticoncepcionais orais e a maioria dos métodos contraceptivos reversíveis (0,1 a 0,8% *versus* 5% para anticoncepcionais orais combinados). A fertilidade em geral retorna imediatamente após a remoção do DIU.

Os DIUs podem ser inseridos em qualquer momento após o parto, depois de um aborto ou durante o ciclo menstrual. As vantagens da inserção durante o período menstrual incluem um canal cervical mais dilatado, o mascaramento de sangramento relacionado à inserção e a confirmação de que a paciente não está grávida. As inserções podem ser mais difíceis quando o colo do útero está fechado entre as menstruações.

A inserção pode ser realizada entre a 4^a e 8ª semanas após o parto sem aumento nas taxas de gravidez, expulsão, perfuração do útero ou remoção devido a sangramento ou dor. A inserção pode ocorrer até mesmo logo após um parto vaginal sem aumento no risco de infecção, perfuração do útero, sangramento pós-parto ou subinvolução uterina caso nenhuma infecção esteja presente. Deve-se esperar uma taxa levemente maior de expulsão em comparação com a inserção nas 4^a a 8ª semanas depois do parto. A inserção do DIU também pode ser feita no momento da cesariana, com uma taxa de expulsão levemente menor do que quando feita logo depois de um parto vaginal. A inserção de um DIU em mulheres que estão amamentando está associada a uma taxa menor de remoção por sangramento ou dor. Um DIU pode ser inserido imediatamente depois de um aborto de primeiro trimestre, mas a paciente deve aguardar, após um aborto de segundo trimestre, até que ocorra a involução do útero.

Estudos sobre a satisfação de pacientes revelaram taxas mais altas para os usuários de DIUs do que para a maioria dos outros métodos contraceptivos. Aumento no sangramento e cólicas menstruais são efeitos colaterais característicos do uso de DIU. O sangramento leva à remoção do T380A durante o primeiro ano em 5 a 15% das pacientes. Anti-inflamatórios não esteroides geralmente ajudam a minimizar esses problemas.

As infecções causadas por DIUs costumam ocorrer nos primeiros 20 dias após a inserção. A taxa geral de infecção é de apenas 0,3%. A profilaxia antibiótica de rotina não é necessária para a inserção de um DIU. Casos de actinomicose tubovárica associada ao uso de DIU foram relatados. Se esse microrganismo for detectado em um exame de Papanicolau em uma paciente assintomática, o DIU deve ser removido e poderá ser substituído quando um novo exame de Papanicolau apresentar resultado negativo.

A taxa de gestação ectópica com o uso de DIU é mais baixa do que sem um método contraceptivo (redução de 90% no risco). No entanto, se uma paciente estiver usando um DIU e engravidar, é mais provável que a gravidez seja ectópica. Não há aumento na gestação ectópica com histórico prévio de uso de DIU. A gravidez intrauterina na presença de DIU aumenta em 20 vezes o risco de aborto séptico potencialmente letal no segundo trimestre. Portanto, o DIU deverá ser removido imediatamente se ocorrer gravidez intrauterina.

A expulsão espontânea ocorre em 5% das mulheres durante o primeiro ano, com maior frequência durante as primeiras menstruações após a inserção. A expulsão ou deslocamento parcial se caracteriza pelo alongamento do cordão do DIU. O DIU poderá ser reinserido imediatamente se não houver nenhuma infecção (recomenda-se a profilaxia com antibióticos).

O deslocamento do DIU poderá acontecer, e a ausência do cordão durante o autoexame da paciente é razão para uma avaliação mais cuidadosa. Radiografias simples do abdome podem determinar a presença do DIU, e a ultrassonografia ou histeroscopia pode ser usada para determinar sua localização ou para extrair o dispositivo. Caso o dispositivo esteja na cavidade abdominal, a laparoscopia normalmente é bem-sucedida no momento da remoção. Poderá haver perfuração do útero durante a inserção, mas isso raramente ocorre.

As pacientes com inserção recente de DIU devem tentar palpar o cordão do dispositivo antes de deixar a sala de exame. Pode-se dar à paciente as extremidades cortadas dos cordões para mostrar o que ela deve palpar. A paciente deverá marcar uma consulta de acompanhamento em um mês para confirmar a presença do DIU e cortar o cordão caso esteja muito comprido. Os cordões deverão ser palpados mensalmente pela paciente para verificar a permanência do DIU depois das menstruações.

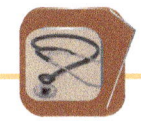

Equipamento

- Espéculo
- Luvas para exame
- DIU ou IUS
- Fonte de luz
- Solução de iodopovidona em um pequeno recipiente com algodão
- Pinça de anel ou pinça longa de Kelly
- Pinça de Pozzi
- Sonda uterina (histerômetro)
- Grandes *swabs* absorventes (gase montada)
- Tesoura de cabo longo
- Luvas não estéreis para toque bimanual e luvas estéreis para inserção do DIU

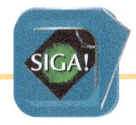

Indicações

- Contracepção reversível para pacientes em relação monógama com baixo risco de DSTs
- Pode ser considerado nos seguintes casos:
  - Diabete
  - Tromboembolismo
  - Menorragia/dismenorreia (LNG IUS – uso não aprovado – *off-label*)
  - Amamentação
  - Câncer de mama (somente DIU de cobre)
  - Doença hepática (somente DIU de cobre)
  - Dismenorreia/menorragia grave (LNG IUS)

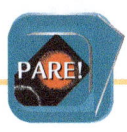

Contraindicações

- Gravidez
- Sangramento genital sem diagnóstico
- Doença de Wilson e alergia ao cobre (DIU de cobre)
- Confirmação ou suspeita de neoplasia cervical ou uterina
- Doença inflamatória pélvica/aborto séptico presente ou três meses antes da inserção
- Dismenorreia ou menorragia grave (DIU de cobre)
- Malformação uterina ou miomas que deformam a cavidade do útero (a cavidade do útero deve ter entre 6 e 10 cm)
- Sinal de cervicite ou vaginite no dia da inserção
- Pacientes com alto risco de endocardite (p. ex., válvulas protéticas, anormalidades valvulares importantes, lesões com *shunt*)
- Usar com grande cuidado nos casos de anticoagulação (DIU de cobre)

O Procedimento

Inserção do DIU de cobre

Passo 1. Explicar o processo de inserção do DIU e obter o consentimento informado. Revisar os resultados recentes do Papanicolau e de culturas. As diretrizes do Colégio Americano de Ginecologia e Obstetrícia não recomendam verificar as culturas em mulheres de baixo risco. Se o Papanicolau não for recente, repeti-lo um pouco antes da inserção do DIU. Verificar o teste de urina para gravidez antes de inserir o DIU. Com a paciente na posição de litotomia, realizar toque bimanual para determinar o tamanho e a posição do útero a fim de excluir anormalidades estruturais. Colocar um espéculo esterilizado na vagina e fazer a antissepsia do colo do útero usando um *swab* com solução antisséptica, como iodo ou preparação com benzalcônio. Certificar-se de que a embalagem do DIU está intacta e de que não esteja faltando nenhum componente.

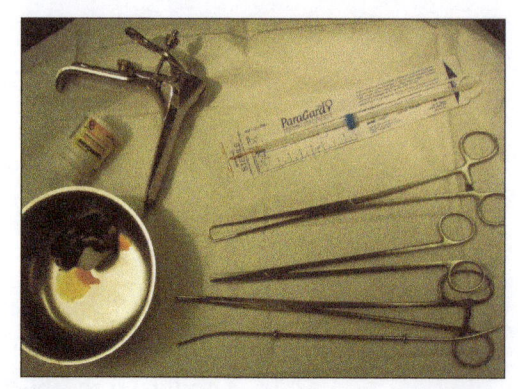

Passo 2. Usando técnica estéril, pinçar o lábio anterior do colo do útero com a pinça de Pozzi e medir a cavidade uterina (6 a 10 cm). Um bloqueio paracervical pode ser usado para diminuir a dor do procedimento. Injetar lidocaína a 2% próximo ao colo do útero nas posições 3 e 9 horas (ou 4 e 10 horas, se preferir).

■ **ATENÇÃO:** O bloqueio paracervical leva alguns minutos para exercer seu efeito completo. Esperar 2 a 3 minutos após as injeções antes de iniciar o procedimento.

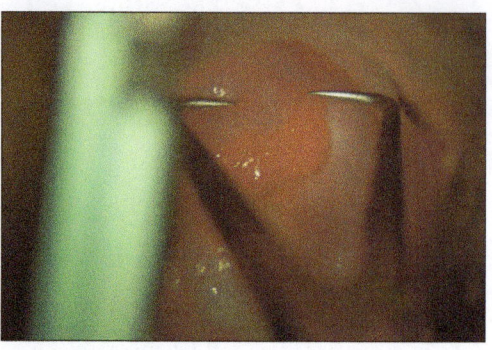

Passo 3. Com luvas estéreis ou através de embalagem esterilizada, dobrar os braços do DIU para baixo e para dentro do tubo de inserção o suficiente para mantê-los na posição durante a inserção. A falange no tubo de inserção é ajustada para a medida do histerômetro. Isso permite a confirmação visual de quando a parte superior do DIU atinge o fundo.

■ **ATENÇÃO:** Dobrar os braços do DIU imediatamente antes do procedimento. A dobradura prolongada dos braços faz com que eles se soltem lentamente e aumenta a probabilidade de expulsão do dispositivo.

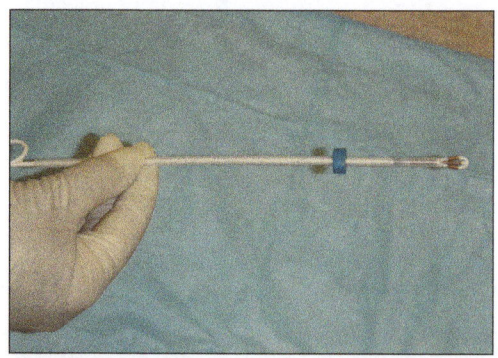

Passo 4. Inserir o dispositivo na cavidade do útero até que se encontre resistência no fundo e então retirar delicadamente (i. e., alguns milímetros).

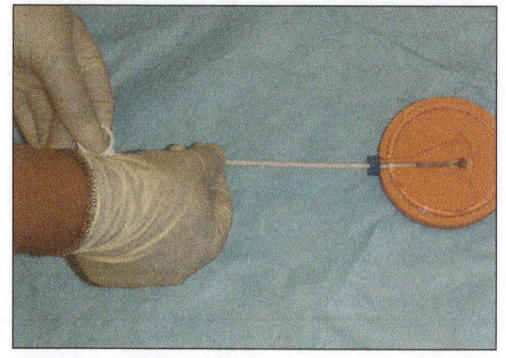

Passo 5. Enquanto segura a haste de inserção na posição, retirar o tubo de inserção em 1 a 2 cm para soltar os braços do DIU no plano horizontal do útero.

- **ATENÇÃO:** Não empurrar a haste de inserção para cima. Essa prática é dolorosa para a paciente e aumenta o risco de perfuração.

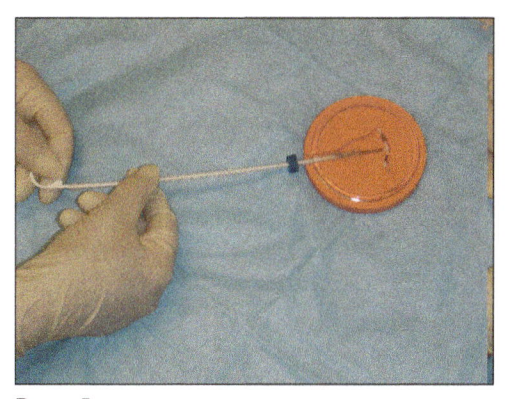

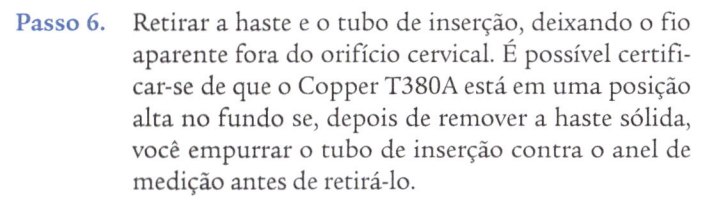

Passo 5

Passo 6. Retirar a haste e o tubo de inserção, deixando o fio aparente fora do orifício cervical. É possível certificar-se de que o Copper T380A está em uma posição alta no fundo se, depois de remover a haste sólida, você empurrar o tubo de inserção contra o anel de medição antes de retirá-lo.

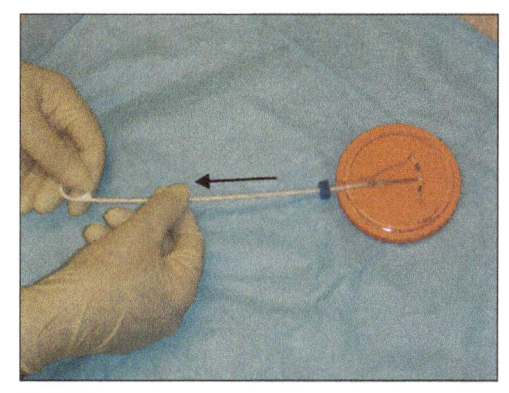

Passo 7. Cortar o fio em um comprimento (2,5 a 4 cm) que permita à paciente palpá-lo com facilidade no autoexame.

- **ATENÇÃO:** Não cortar demais os fios; se ficarem muito longos, sempre é possível cortá-los novamente. Se os cordões ficarem muito curtos, eles tendem a incomodar a extremidade da glande peniana, causando dor durante a relação sexual.

Passo 6

- **ATENÇÃO:** Apesar da colocação adequada, é possível que haja expulsão precoce. Informar a paciente sobre essa possibilidade e instruí-la a levar o DIU ao consultório. O fabricante substituirá o DIU por um esterilizado para reinserção sem ônus.

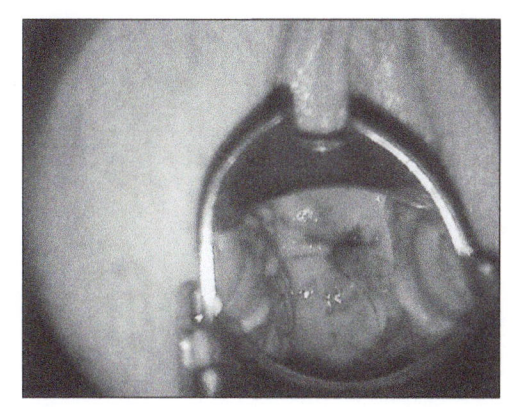

Passo 7

Inserção do sistema intrauterino Mirena

Passo 8. Seguir os primeiros dois passos descritos. Marcar a profundidade do útero com a falange verde no sistema intrauterino (SIU). Soltar os fios do SIU e puxar os cordões para baixo enquanto o deslizador verde é empurrado em direção ao SIU.

- **ATENÇÃO:** Certificar-se de que os braços do SIU estão dispostos horizontalmente ao dispositivo de inserção a fim de garantir o posicionamento adequado. Todo o SIU deve ser colocado no dispositivo antes da inserção.

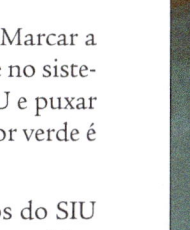

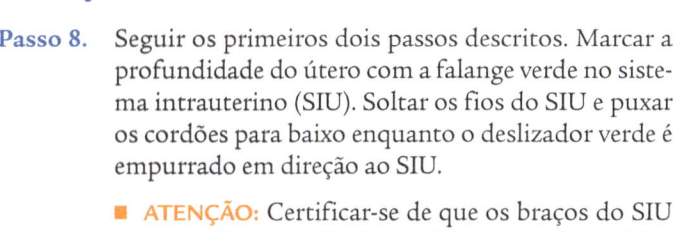

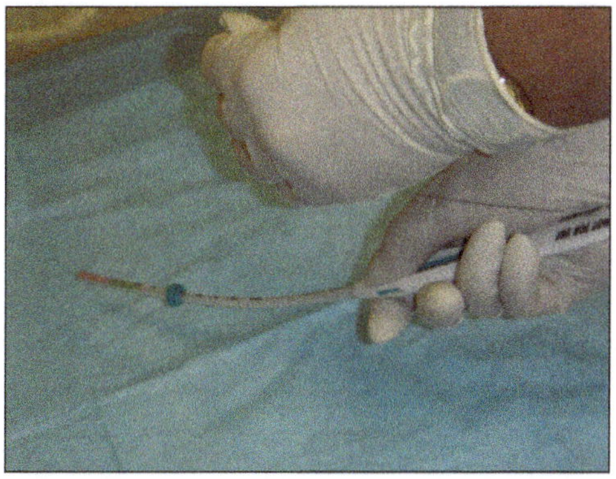

Passo 8

Passo 9. Usando tração a partir da pinça de Pozzi, inserir o SIU através do orifício cervical, na profundidade marcada no SIU. Puxar cuidadosamente todo o sistema de volta para 1 cm do colo do útero.

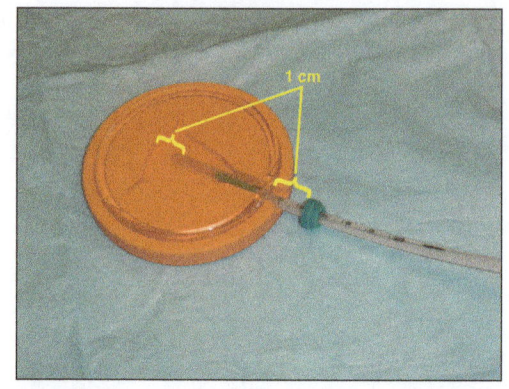

Passo 9

Passo 10. Liberar o deslizador (falange verde) na posição marcada (apenas) na lateral do dispositivo. (Isso libera os braços do SIU.)

- **ATENÇÃO:** Apenas deslocar o deslizador até a primeira marca e não até o fim (o que solta os fios).

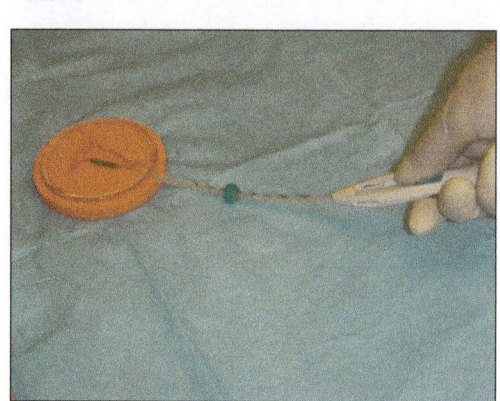

Passo 10

Passo 11. Então, avançar todo o dispositivo de volta ao marcador da profundidade uterina no SIU. Isso posicionará o SIU no fundo do útero.

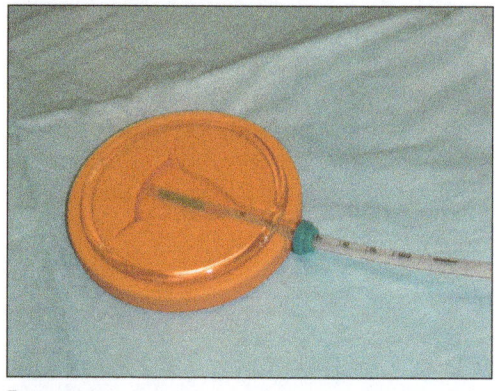

Passo 11

Passo 12. Puxar o deslizador (falange verde) totalmente de volta para soltar o fio. Remover o aplicador do útero. Cortar os fios no comprimento de 2,5 a 4 cm. Retirar a pinça de Pozzi e o espéculo e orientar a paciente sobre a forma de localizar os fios para verificar o posicionamento do DIU.

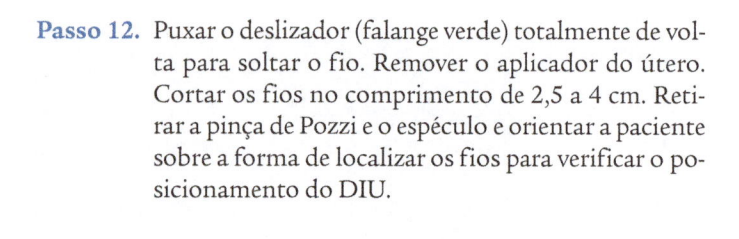

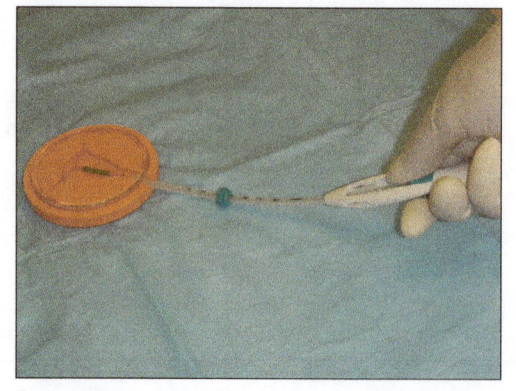

Passo 12

Remoção do DIU

Passo 13. Inserir um espéculo cervical e encontrar os fios do DIU. A remoção de um DIU em geral pode ser realizada segurando-se o fio com uma pinça de anel e exercendo-se tração firme e constante (normalmente durante o período menstrual).

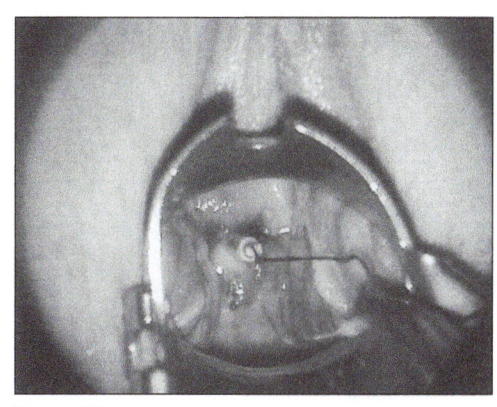

Passo 13

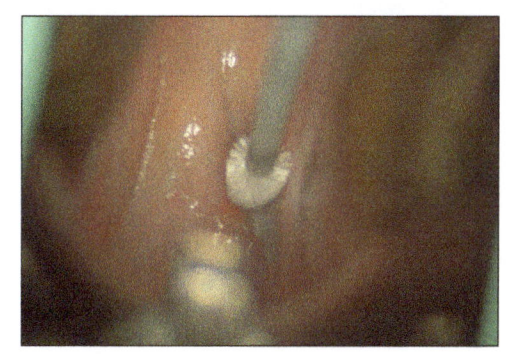

Passo 14. Se os fios não puderem ser visualizados, muitas vezes eles podem ser retirados do canal cervical girando-se dois *swabs* com ponta de algodão ou uma escova (*cytobrush*) para Papanicolau no canal endocervical.

Passo 14

Passo 15. Se os fios do DIU não puderem ser identificados ou retirados do canal endocervical, pode-se passar uma sonda plástica delicada na cavidade uterina após a administração de bloqueio paracervical. O DIU geralmente pode ser percebido com a sonda e localizado na parede anterior ou posterior do útero. O dispositivo pode então ser removido utilizando-se de pinça para pólipo ou do tipo jacaré no local onde o dispositivo foi percebido.

- ATENÇÃO: Como há um risco de perfuração com esse procedimento, as pacientes normalmente são encaminhadas à remoção histeroscópica nesse estágio.

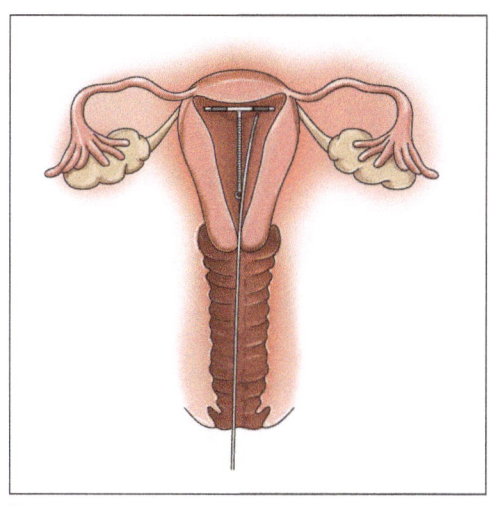

Passo 15

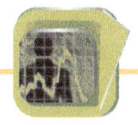

Complicações

- Gravidez (rara <1%)
- DIP (somente nos primeiros 20 dias após a inserção)
- Perfuração (extremamente rara)
- Expulsão espontânea (a maioria ocorre nos primeiros seis meses)
- Perda do fio do DIU (excluir gravidez, procurar no canal endocervical)

- *Actinomyces* (em geral assintomático, puxar o DIU e tratar, substituir o DIU quando *Actinomyces* não for mais detectado no Papanicolau)
- Sangramento uterino e cólica uterina (normalmente nos primeiros três meses após a inserção)

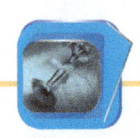

Considerações pediátricas

Este procedimento não é realizado em crianças. Embora não seja comum em adolescentes, o procedimento é o mesmo.

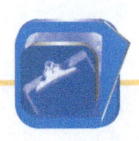

Instruções pós-procedimento

Depois que o DIU for inserido, limpar os fios e deixar que a paciente os sinta antes de deixar o consultório. Explicar que um pouco de escape é normal no início. Entregar à paciente o folheto sobre o DIU que acompanha cada embalagem.

Lembrar a paciente de que exames de Papanicolau de rotina ainda serão necessários e de que o DIU não a protegerá de DSTs; portanto, será sempre necessário o uso de preservativo. Revisar os sinais de expulsão com a paciente – dos quais cólicas fortes são os mais importantes. Orientar a paciente a entrar em contato caso ela não encontre os fios e a usar um método alternativo de contracepção até que a presença do DIU seja confirmada. Aconselhar a paciente a relatar qualquer sangramento excessivo, corrimento malcheiroso, febre sem causa aparente, dor na relação sexual, sangramento prolongado, amenorreia ou dor pélvica prolongada.

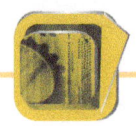

Informação sobre fontes de suprimento

Os instrumentos e materiais em uma bandeja ginecológica padrão estão listados no Apêndice H.

Referências

Croxatto HB, Ortiz ME, Valdez E. IUD mechanisms of action. In: Bardin CW, Mishell DR Jr, eds. *Proceedings of the Fourth International Conference on IUDs*. Boston: Butterworth-Heinemann; 1994.

Delbanco SF, Mauldon J, Smith MD. Little knowledge and limited practice: emergency contraceptive pills, the public, and the obstetrician-gynecologist. *Obstet Gynecol*. 1997;89:1006–1011.

Grimes DA, Schulz KF. Antibiotic prophylaxis for intrauterine contraceptive device insertion. *Cochrane Database Syst Rev* 2001;(2):CD001327.

Hill DA, Weiss NS, Voigt LF, et al. Endometrial cancer in relation to intra-uterine device use. *Int Cancer*. 1997;70:278–281.

Intrauterine Device. *ACOG Pract Bull*. 2005;59:1–10.

Mendelson MA. Contraception in women with congenital heart disease. *Heart Dis Stroke*. 1994;3:266–269.

Mishell DR Jr. Intrauterine devices: mechanisms of action, safety, and efficacy. *Contraception*. 1998;58(Suppl):45S–53S.

Nelson AL. The intrauterine contraceptive device. *Obstet Gynecol Clin North Am*. 2000;27:723–740.

Ramirez Hidalgo A, Pujol Ribera E. Use of the intrauterine device: efficacy and safety. *Eur J Contracept Rep Rod Health Care*. 2000;5:198–207.

Shelton JD. Risk of clinical pelvic inflammatory disease attributable to an intrauterine device. *Lancet*. 2001;357:443.

Speroff L, Darney P. *A Clinical Guide for Contraception*, (2nd ed.) Baltimore: Williams & Wilkins; 1996.

Thonneau P, Goulard H, Goyaux N. Risk factors for intrauterine device failure: a review. *Contraception*. 2001;64:33–37.

Trussell J, Koenig J, Ellertson C, et al. Preventing unintended pregnancy: the cost-effectiveness of three methods of emergency contraception. *Am J Public Health*. 1997;87:932–937.

Zimmer DE. Avoiding litigation in a new age of IUDs. *Obstet Gynecol Surv*. 1996;51:S56–S60.

2008 MAG Mutual Healthcare Solutions, Inc.'s Physicians' Fee and Coding Guide. Duluth, Georgia. MAG Mutual Healthcare Solutions, Inc. 2007.

CAPÍTULO 80

Procedimento de Excisão com Alça Eletrocirúrgica

E.J. Mayeaux, Jr., DABFP, FAAFP

As lesões cervicais pré-malignas costumam ocorrer em mulheres em idade fértil ou que já passaram da idade reprodutiva. Até recentemente, as escolhas tradicionais para o tratamento dessas lesões incluíam criocirurgia, eletrocoagulação, vaporização a *laser* ou conização, conização a frio e histerectomia. As três primeiras opções são procedimentos ambulatoriais e mantêm a possibilidade de gravidez futura. Contudo, como são terapias ablativas, nenhum tecido é enviado para análise anátomo-patológica, podendo não detectar câncer microinvasivo ou invasivo. A conização e a histerectomia fornecem amostras de tecido com margens grandes, mas geralmente exigem cirurgia ambulatorial ou hospitalização com anestesia geral, e a histerectomia impossibilita gestações futuras. O procedimento de cirurgia por alça de alta frequência (CAF) permite o tratamento ambulatorial de lesões cervicais, fornece boas amostras patológicas e apresenta baixo risco de interferência na reprodução.

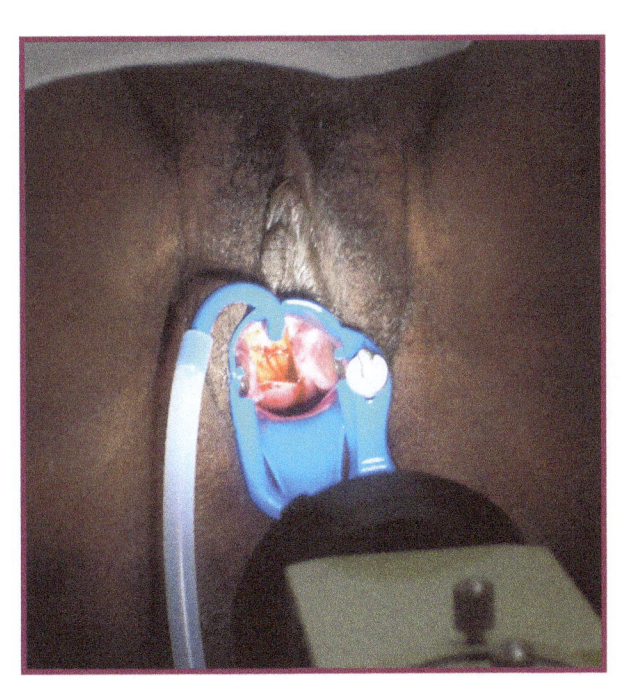

O CAF utiliza corrente elétrica de baixa voltagem e frequência relativamente alta. No modo de corte, a corrente de alta frequência produz uma onda sinusoidal uniforme e ininterrupta. O efeito de corte não é produzido pelo aquecimento do fio. Quando a alça é introduzida no tecido, ocorre um arco elétrico perto do ponto de contato, causando aquecimento rápido e ruptura das células com vaporização. O corte do tecido ocorre por vaporização, com a manutenção do arco elétrico. Isso produz um corte limpo com pouca coagulação. A zona de transformação pode ser removida, com obtenção de amostra de boa qualidade e enviada para análise anatomopatológica.

No modo de coagulação, a fulguração de tecido é produzida com surtos breves de corrente de alta voltagem. Esse modo geralmente é usado com um eletrodo esférico para obter hemostasia. As unidades mais modernas combinam as correntes de corte e de coagulação. Nos três modos operacionais, a corrente é rapidamente dispersa para o eletrodo de aterramento. A grande área superficial do eletrodo de retorno evita a carga alta e previne queimaduras. Um eletrodo de retorno aplicado de forma inadequada pode causar queimaduras.

A eficácia e a aceitação do CAF pela paciente são comparáveis a outros métodos de tratamento de neoplasia intraepitelial cervical (NIC). Existem poucos estudos, que comparam especificamente os diversos tratamentos com poder estatístico suficiente para responder esta questão. Um estudo prospectivo randomizado realizado por Michael e colaboradores não encontrou nenhuma diferença significativa entre crioterapia, ablação a *laser* e CAF. Esse estudo apenas detectou grandes diferenças e mostrou uma tendência para desfechos melhores da NIC 3 com CAF. Estudos gerais indicam que o CAF tem uma eficácia de 91 a 98% no tratamento de NIC. O CAF também é um procedimento bem tolerado, sem relato de desconforto em 85% das pacientes. A maioria das pacientes que relatam desconforto informa que a dor é leve.

O CAF apresenta uma eficácia em cerca de 95% no tratamento de mulheres imunocompetentes. A maioria das recidivas ocorre no primeiro ano de tratamento. O procedimento fornece uma amostra adequada para análise anátomo-patológica. A remoção completa da lesão pode ser confirmada pela observação das margens da amostra e praticamente elimina o risco de não diagnosticar câncer microinvasivo. Apesar da remoção do tecido, a zona de transformação cicatriza com aparência normal na maioria das pacientes, permitindo um acompanhamento citológico e colposcópico normal a longo prazo.

O CAF também oferece a vantagem de ser um procedimento clínico realizado sob anestesia local. O tratamento de lesões até mesmo as mais avançadas pode ser feito com a remoção completa da zona de transformação ou conização, com resultados comparáveis aos da conização a frio. O custo da unidade de CAF é bem menor comparado ao do equipamento de *laser*. Em alguns casos, o CAF evita os custos hospitalares e de anestesia com a conização. Ao melhorar a acurácia diagnóstica, o CAF pode evitar o custo humano e financeiro da não detecção do câncer microinvasivo.

Preparação da paciente

A preparação da paciente começa quando ela é informada de que tem células cervicais displásicas em biópsia dirigida por colposcopia. Deve-se fornecer informações básicas sobre doença cervical, opções de tratamento e CAF. Pode-se orientar a paciente a usar anti-inflamatório não esteroide na noite anterior e na manhã do procedimento se não houver contraindicações. O período ideal para o procedimento é nos primeiros sete dias após o término da menstruação, a fim de minimizar a possibilidade de a paciente estar grávida. Após o CAF cervical, podem haver edema e obstrução do canal endocervical, o que pode levar a hematocolpos, com necessidade de drenagem do útero.

O consentimento da paciente é obrigatório, pois toda a estratégia de manejo apresenta algum risco. Em diferentes Estados e regiões geográficas, há variação substancial quanto a algumas questões, por exemplo quem é considerado menor de idade e quando o consentimento dos pais deve ser solicitado pelo médico antes de tratar uma menor. Muitos Estados não exigem consentimento informado dos pais antes de tratar uma menor com doença sexualmente transmissível. As condições associadas a infecções pelo vírus do papiloma humano (HPV), como displasia cervical, se enquadram na última orientação. O médico deve registrar no prontuário da paciente menor de idade quaisquer e todos os esforços para obter o consentimento informado.

Efeitos sobre a gravidez

As taxas de gravidez após o CAF são comparáveis àquelas obtidas depois da terapia com *laser* e melhores do que as taxas obtidas após a conização. Está bem estabelecido que a conização a frio aumenta os riscos de uma mulher ter parto prematuro no futuro, lactente de baixo peso ao nascimento e parto cesáreo. Várias séries retrospectivas extensas relatam que mulheres que foram submetidas a um procedimento de excisão com alça ou conização a *laser* também apresentam maiores riscos de parto prematuro no futuro, lactente de baixo peso ao nascimento e ruptura prematura de membranas. Embora a maioria dos estudos sobre métodos ablativos não tenha mostrado associação com esses efeitos adversos na gravidez, é difícil medir pequenos efeitos adversos no resultado da gravidez. Portanto, alguns especialistas recomendam crioterapia cervical em vez de CAF para o tratamento de mulheres em idade reprodutiva adequadamente selecionadas (ver Capítulo 73).

CAF "ver e tratar"

O CAF "ver e tratar" refere-se à prática de diagnosticar e tratar algumas pacientes em uma única consulta. Esse método não é muito utilizado nos Estados Unidos, mas é comumente usado no mundo todo. É indicado para pacientes com evidência de displasia de alto grau (não indicado para lesões intraepiteliais escamosas de baixo grau ou lesões de HPV) no exame de Papanicolau e com lesão visível no exame colposcópico, ou para pacientes que provavelmente não retornarão as consultas de acompanhamento. Não deve ser usado quando os achados colposcópicos não são claros ou sugerem câncer invasivo. A principal preocupação com essa abordagem é a de que um procedimento de excisão pode ser realizado desnecessariamente. A colposcopia tradicional, seguida de tratamento, mostrou melhor relação de custo-benefício do que o CAF "ver e tratar". As diretrizes baseadas em evidências da Sociedade Americana de Colposcopia e Patologia Cervical para 2006 permitem uma excisão eletrocirúrgica por alça imediata ou uma colposcopia com avaliação endocervical para o manejo de mulheres não grávidas e não adolescentes com lesões intraepiteliais escamosas de alto grau.

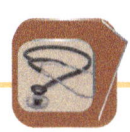

Equipamento

- Os geradores eletrocirúrgicos usados para o CAF são similares àqueles usados em cirurgia dermatológica, laparoscópica e urológica. A produção de corrente alternada varia entre 100 e 5.000 kHz. Nas frequências maiores que 100 kHz, não ocorre despolarização da membrana celular e não existe nenhum choque ou contração muscular associado.

- A quantidade de corrente usada depende do gerador e do tamanho da alça. O poder de corte é proporcional à quantidade de fio que entra em contato com o colo do útero. À medida que a área superficial do corte aumenta, a quantidade de força necessária para fazê-lo também aumenta. Cortes maiores ou mais profundos e alças maiores exigem correntes maiores. Pele mais seca ou queratinizada também demanda maiores correntes. O emprego de correntes muito altas acarreta maior dano térmico e aumenta o risco de queimaduras não intencionais.

- As funções modernas do gerador elétrico em geral incluem circuitos isolados (i. e., a unidade é automaticamente desativada se alguma corrente de eletrodo ativa não obtiver retorno através da placa da paciente) e monitoramento do eletrodo de retorno (i. e., avisa se o circuito de retorno é interrompido). A maioria dos geradores permite alternar entre os modos de corte e de coagulação e pode combinar um efeito de corte com um efeito de coagulação. Essa associação permite hemostasia por coagulação e excisão cirúrgica dos tecidos ao mesmo tempo. Os modelos combinados apresentam maior efeito de coagulação, o que minimiza ainda mais o sangramento, mas frequentemente aumenta o dano térmico ao tecido excisado. Se houver dano térmico, a avaliação da margem da amostra para excluir o seu comprometimento pelo tumor fica mais difícil.

- A maioria das alças tem um eixo e uma barra transversal com isolamento térmico para evitar dano térmico acidental. Os tamanhos comuns de alça variam entre 1 × 1 cm e 2,0 × 1,5 cm. O fio de aço inoxidável ou de tungstênio da alça tem aproximadamente 0,2 mm de espessura. Eletrodos esféricos medindo entre 3 e 5 mm são usados para a cauterização. O cabo é monopolar e exige o emprego de um eletrodo de aterramento. Os eletrodos de retorno (da paciente) podem ser compressas de gel adesivo descartáveis ou uma "antena" sólida reutilizável.

- Um aspirador para remover o vapor produzido durante o procedimento é essencial. Ele filtra partículas disseminadas pelo ar e os microrganismos presentes no vapor. Vários fabricantes combinaram uma unidade eletrocirúrgica com um aspirador a fim de que, quando o gerador for ativado, o aspirador também seja ativado automaticamente. Pressões negativas do aspirador fazem com que o ar se desloque dentro da vagina, entrando pela cânula fixada no espéculo e através da sonda do aspirador em direção ao equipamento. Isso reduz a liberação de vapor na sala de tratamento. Uma série de microfiltros ajuda a remover o carbono, o odor e as partículas virais geradas. Uma vez que o HPV foi isolado de vapores de *laser* semelhantes, os clínicos normalmente usam máscaras cirúrgicas de microporo ou submícron.

- A maioria dos fabricantes de geradores eletrocirúrgicos recomenda o uso de espéculos vaginais com isolamento térmico para evitar queimaduras secundárias na paciente, pela condução através do espéculo até áreas vaginais e vulvares não anestesiadas. Tratar os espéculos com isolamento térmico como se não tivessem isolamento; não tocá-los com um eletrodo ativado. Afastadores de parede lateral não condutores podem auxiliar na visualização, reduzindo a redundância da parede vaginal lateral e protegendo as paredes vaginais.

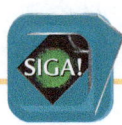

Indicações

- Tratamento de lesões de NIC 2 e 3 confirmadas por biópsia
- Lesões de NIC 1 persistentes por dois anos ou mais, especialmente em mulheres que não desejam ter filhos
- Displasia considerada inadequada para crioterapia, como lesões grandes que não cabem sob a sonda de crioterapia
- Lesões com extensão maior que 5 mm para dentro do canal cervical, quando a colposcopia é inadequada, ou quando a curetagem endocervical for positiva (conização com CAF)
- Falhas da crioterapia, principalmente se a colposcopia subsequente for insatisfatória
- Uma biópsia inconclusiva – exame de Papanicolau ou uma biópsia discordante (CAF ou conização por CAF)

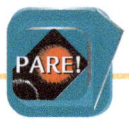

Contraindicações

- Infecção somente por HPV
- NIC 1 sem evidência de displasia de alto grau não persistente
- Lesões vaginais devido ao risco de perfuração (contraindicação relativa)
- Carcinoma invasivo clinicamente aparente
- Distúrbios da coagulação
- Gravidez
- Cervicite aguda (devido ao risco de disseminação da infecção e aumento no sangramento)
- Paciente não cooperativa
- Menos de três meses pós-parto devido a sangramento intenso (contraindicação relativa)
- Histórico de conização cervical com recorrência (contraindicação relativa)
- Colo do útero atrófico (contraindicação relativa)
- Lesões que se estendem muito lateralmente
- Suspeita de câncer microinvasivo ou invasivo
- Adenocarcinoma *in situ* (para o qual a conização a frio ou a histerectomia costumam ser o melhor tratamento)

O Procedimento

Passo 1. Antes de realizar o CAF, organizar o equipamento necessário.

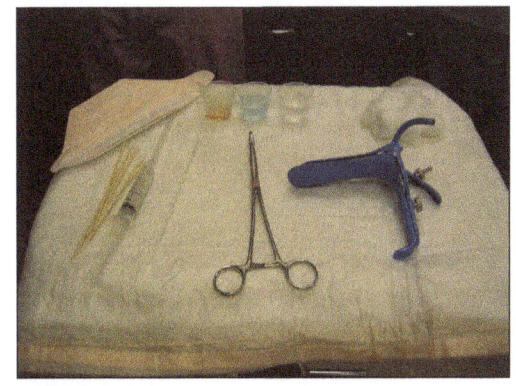

Passo 2. Inspecionar os componentes, inclusive o espéculo, a unidade de CAF, o sistema de aterramento e o sistema de aspiração. Colocar uma placa de retorno na paciente, geralmente na parte superior da perna ou sob as nádegas. Inserir o espéculo e o tubo de aspiração.

- **ATENÇÃO:** Se um afastador de parede lateral for utilizado, evitar pinçar a vagina entre o afastador e o espéculo. Abrir lentamente o afastador, certificando-se de que a parede lateral não esteja pinçada.

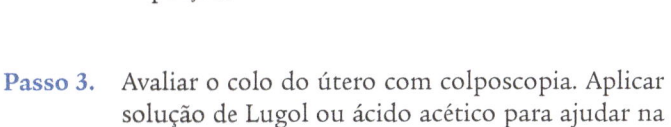

Passo 3. Avaliar o colo do útero com colposcopia. Aplicar solução de Lugol ou ácido acético para ajudar na distinção entre epitélio normal e lesões.

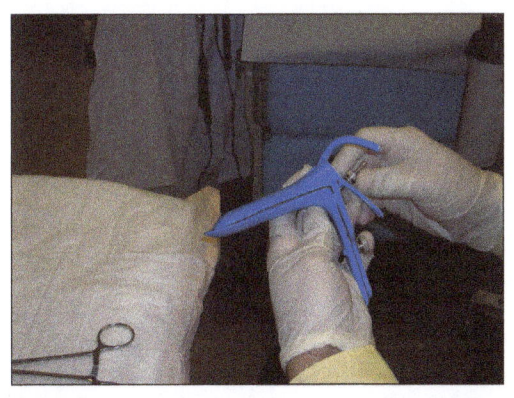

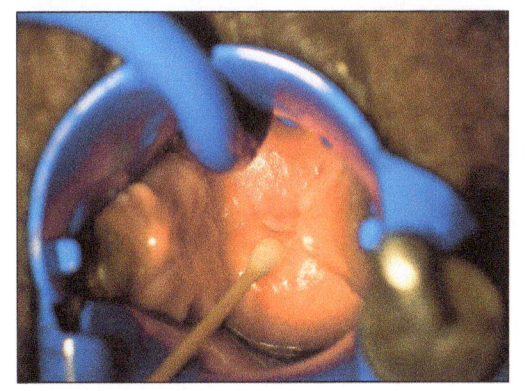

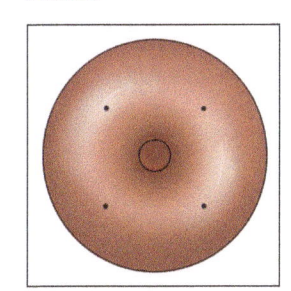

Passo 4. A anestesia é realizada usando-se uma agulha de 25 a 30G e hidrocloreto de lidocaína a 1 ou 2% com 1:100.000 de epinefrina. Injetar a solução de lidocaína superficialmente nas posições 12, 3, 6 e 9 horas ou no centro de cada quadrante. Um colo do útero maior pode precisar de 6 pontos de injeção.

Passo 5. Cerca de 1 mL por local normalmente é adequado. A solução de benzocaína à 20% pode ser usada antes da infiltração adicionando entre 1:1 e 1:4 de solução de bicarbonato de sódio a 8,3% à lidocaína, para diminuir a quantidade de dor causada pela injeção.

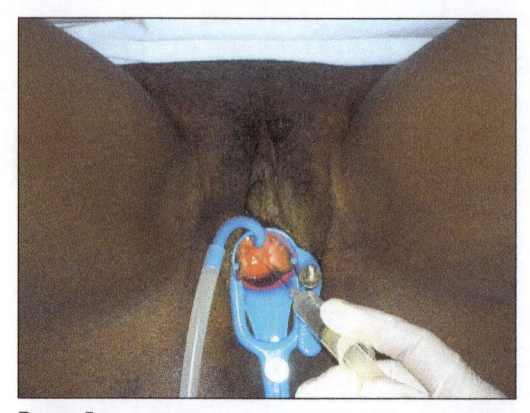

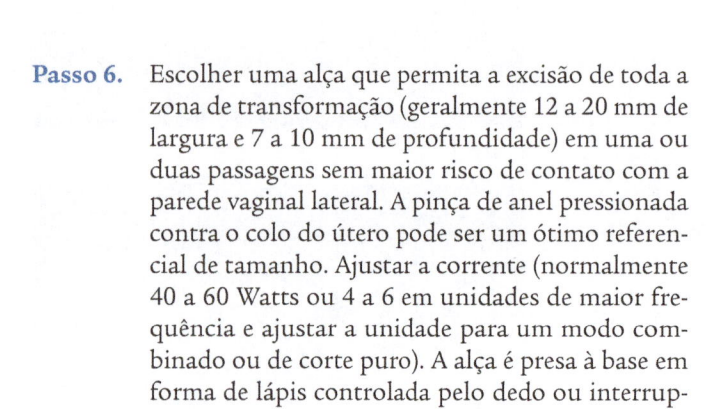

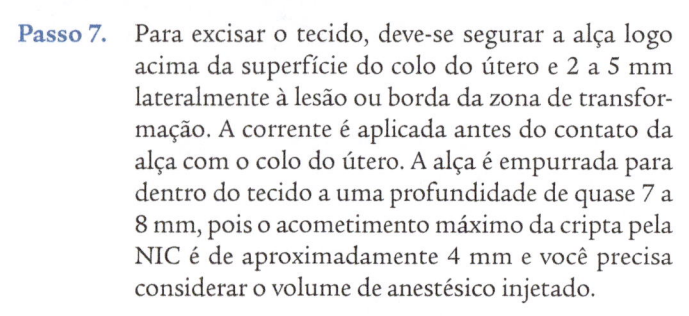

Passo 5

Passo 6. Escolher uma alça que permita a excisão de toda a zona de transformação (geralmente 12 a 20 mm de largura e 7 a 10 mm de profundidade) em uma ou duas passagens sem maior risco de contato com a parede vaginal lateral. A pinça de anel pressionada contra o colo do útero pode ser um ótimo referencial de tamanho. Ajustar a corrente (normalmente 40 a 60 Watts ou 4 a 6 em unidades de maior frequência e ajustar a unidade para um modo combinado ou de corte puro). A alça é presa à base em forma de lápis controlada pelo dedo ou interruptor de pé.

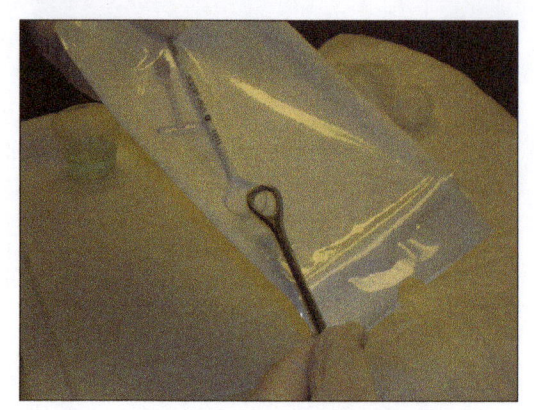

Passo 6

Passo 7. Para excisar o tecido, deve-se segurar a alça logo acima da superfície do colo do útero e 2 a 5 mm lateralmente à lesão ou borda da zona de transformação. A corrente é aplicada antes do contato da alça com o colo do útero. A alça é empurrada para dentro do tecido a uma profundidade de quase 7 a 8 mm, pois o acometimento máximo da cripta pela NIC é de aproximadamente 4 mm e você precisa considerar o volume de anestésico injetado.

- **ATENÇÃO:** Se a corrente for aplicada após o contato, ocorrerá dano térmico considerável e a qualidade do corte será ruim.

- **ATENÇÃO:** Ativar a alça somente quando estiver olhando para ela. Isso evita queimaduras acidentais em outros locais.

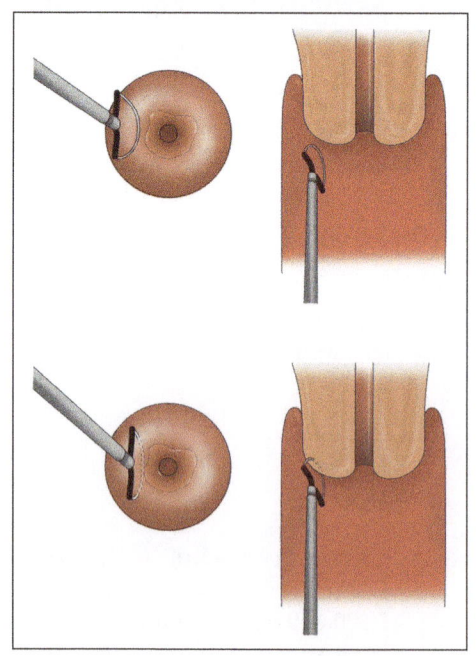

Passo 7

Passo 8. Passar a alça lentamente através do tecido até que alcance 2 a 5 mm da borda da zona de transformação no lado oposto. Remover a alça perpendicularmente. O tempo médio de corte é em torno de 5 a 10 segundos.

- ■ **ATENÇÃO:** A excisão deve ser feita em um único movimento sem esforço, com corrente contínua. Interromper a corrente de corte antes da excisão provoca dano térmico extenso, podendo danificar a alça.

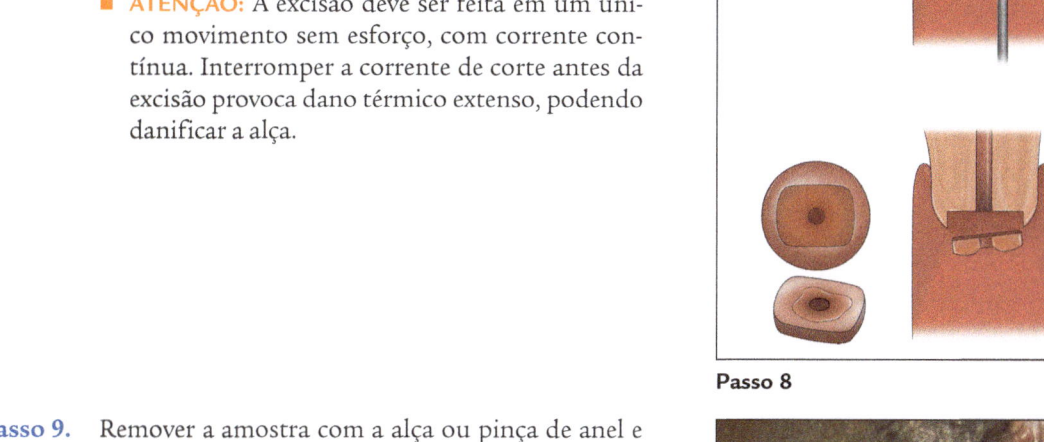

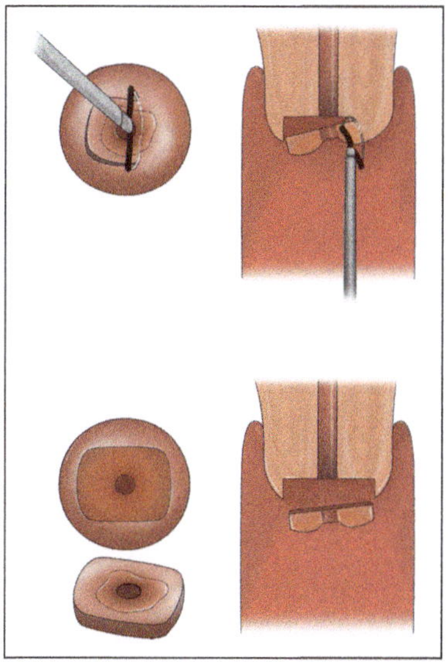

Passo 8

Passo 9. Remover a amostra com a alça ou pinça de anel e colocar a amostra imediatamente em formalina. A curetagem endocervical é recomendada por muitos especialistas, sobretudo se não foi realizada durante a colposcopia anterior.

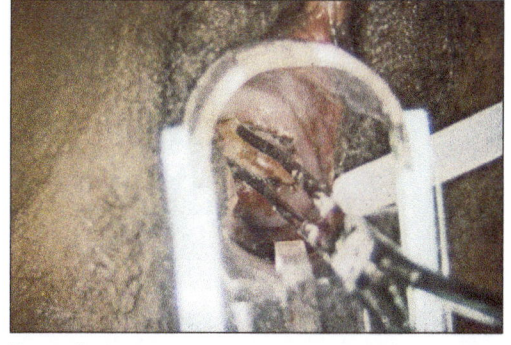

Passo 9

Passo 10. Cauterização superficial geralmente é aplicada em toda a cavidade (tomar cuidado para não cauterizar o orifício cervical) e a quaisquer locais de hemorragia. A margem normal da lesão (margem lateral) é sempre cauterizada.

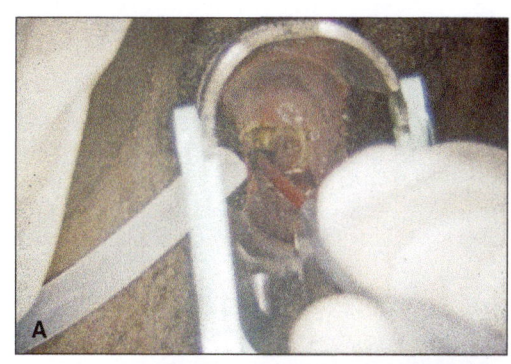

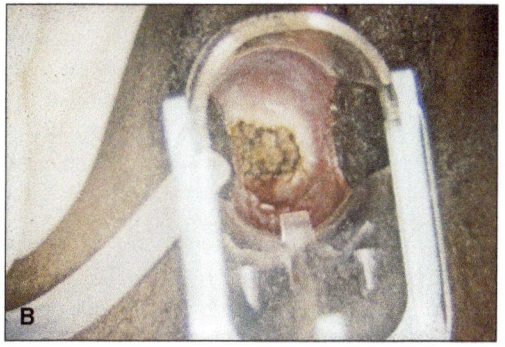

Passo 10

Passo 11. Aplicar solução de Monsel na base da lesão.

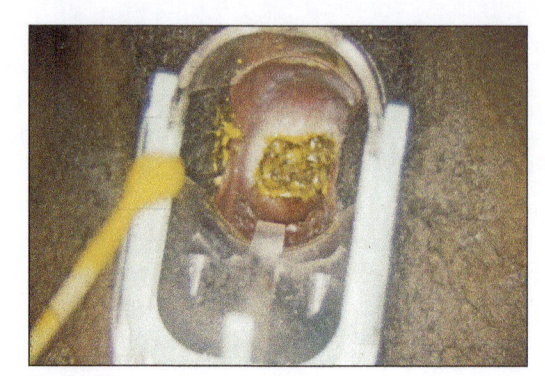

Passo 11

Passo 12. A conização por CAF também conhecida como procedimento de "chapéu de caubói" pode ser realizada quando uma excisão no canal for necessária. A técnica costuma ser utilizada quando uma lesão se estende para o canal endocervical. O colo do útero é anestesiado conforme descrito antes, exceto pelo fato de que uma dose adicional de 0,5 a 2 mL de lidocaína é injetada nas posições 6 e 12 horas ao redor do orifício a uma profundidade de aproximadamente 1 cm.

Passo 13. A zona de transformação é excisada conforme descrito. Então, o canal endocervical distal pode ser excisado mais 9 a 10 mm, em geral com uma alça de 10 × 10 mm ou com um eletrodo de alça quadrada.

- ■ **ATENÇÃO:** A designação da amostra é necessária para que o patologista consiga determinar se a margem profunda está acometida pela displasia.

- ■ **ATENÇÃO:** Evitar estender a excisão para o orifício cervical interno ou além dele. A profundidade do canal remanescente pode ser avaliada depois da excisão ectocervical colocando-se um instrumento ou uma sonda no canal.

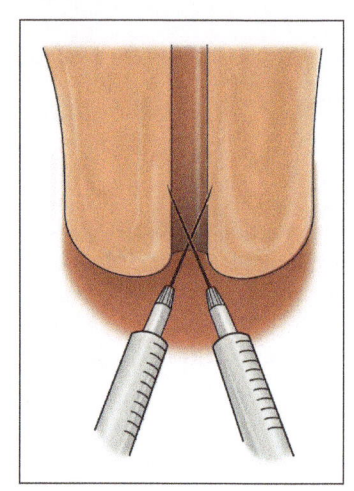

Passo 12

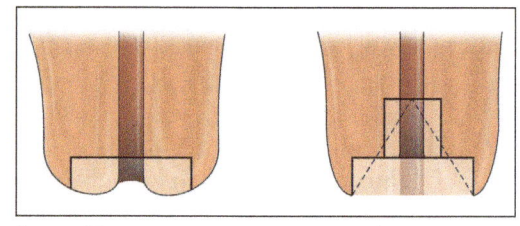

Passo 13

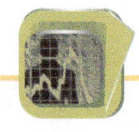

Complicações

- ■ Queimaduras na cúpula vaginal geralmente são provocadas pela visualização precária ou inexperiência do operador. Há também risco de queimaduras através dos locais de aterramento ou sob a compressa, em função do contato insuficiente da placa de retorno. A maior parte das duas últimas fontes de queimaduras foi eliminada com o monitoramento moderno da placa de retorno. Ao testar a alça antes do procedimento, evitar contato acidental com a paciente.

- ■ Ao excisar a zona de transformação com o CAF, raramente ocorre sangramento perioperatório, sobretudo com o uso de cauterização e solução de Monsel.

- Sangramento tardio importante tem sido relatado em até 14% das pacientes submetidas à terapia com CAF. A maioria não necessitou de hospitalização e foi tratada com tamponamento vaginal ou sutura. Isso é comparável às taxas de sangramento na terapia a *laser* e crioterapia. Há relatos de infecção em até 8% das pacientes.

- Uma complicação menos comum e observada em estudos maiores foi a estenose cervical (0,5 a 4% dos casos). Raramente, ocorre obliteração do orifício cervical. Essas complicações ocorreram principalmente com procedimentos múltiplos e remoção profunda de lesões extensas. Dois gramas de estrogênio intravaginal administrado após a conização por CAF em mulheres na pós-menopausa protege contra estenose e obliteração do orifício.

- O risco de incompetência do colo do útero e esterilidade são incluídos no consentimento informado por alguns clínicos por motivos teóricos, mas não existem dados clínicos publicados que corroborem isso.

- A conização por CAF apresentou uma taxa de complicação maior do que a excisão da zona de transformação por CAF.

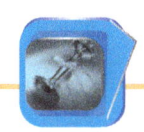

Considerações pediátricas

Como o exame de Papanicolau não é recomendado até que uma paciente se torne sexualmente ativa por três anos ou tenha 21 anos de idade, esse procedimento não é comumente realizado na população pediátrica. Além disso, as recomendações de tratamento são muito mais conservadoras nessa população.

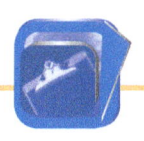

Instruções pós-procedimento

Orientar a paciente a abster-se de relações sexuais, duchas vaginais e uso de absorvente interno durante as 2ª e 4ª semanas. Corrimento é normal entre as 2ª e 3ª semanas, mas pode durar até seis semanas. A paciente deverá relatar qualquer sangramento importante ou corrimento vaginal com odor fétido. Um exame de Papanicolau de acompanhamento com ou sem colposcopia deverá ser agendado para seis meses depois do procedimento.

As pacientes devem retornar para obter os resultados do exame anátomo-patológico. Um laudo indicando ausência de displasia deve ser interpretado como sinal de que a amostra apresentou uma margem bem definida e não de que a displasia estava ausente. Pequenas lesões internas podem não ser identificadas pelo exame patológico. As pacientes sem displasia nas margens de ressecção podem ser acompanhadas com exames de Papanicolau, colposcopia ou ambos a cada seis meses até que dois exames negativos sejam obtidos. O rastreamento anual de rotina pode ser feito, embora a paciente apresente alto risco de desenvolver displasia do trato genital inferior por pelo menos 20 anos. Qualquer sinal de recorrência exige exame colposcópico.

Uma vez que a taxa de recidiva com margens positivas é de aproximadamente 25%, a repetição imediata do tratamento não costuma ser necessária. Um resultado positivo de curetagem endocervical depois de uma conização por CAF ou de CAF deve ter um seguimento cuidadoso, geralmente com colposcopia com biópsia dirigida e curetagem endocervical ou encaminhamento para conização. É importante checar as recidivas profundas no orifício cervical (lesões não visíveis) e ao longo da borda do corte original do CAF. As pacientes com lesões recorrentes confirmadas por biópsia devem tratadas novamente ou submetidas à histerectomia. As mulheres infectadas pelo vírus da imunodeficiência humana (HIV) apresentam altas taxas de NIC recorrente e persistente apesar da terapia padrão, e baixos níveis de células T CD4 e acometimento da margem são fatores de risco para a recidiva. O uso de terapia antirretroviral altamente ativa (HAART) está associado a menor risco de recidiva, persistência e progressão da NIC.

Referências

Althuisius SM, Schornagel IJ, Dekker GA, et al. Loop electrosurgical excision procedure of the cervix and time of delivery in subsequent pregnancy. *Intl Gynaecol Obstet.* 2001;72:31-34.

Bigrigg A, Haffenden DK, Sheeham AL, et al. Efficacy and safety of large loop excision of the transformation zone. *Lancet.* 1994;343:32-34.

Buxton EJ, Luesley DM, Shafi MI, et al. Colposcopy directed punch biopsy: a potentially misleading investigation. *Br J Obstet Gynaecol.* 1991;98:1273-1276.

Duggan BD, Felix JC, Muderspach LI, et al. Cold-knife conization versus conization by the loop electrosurgical excision procedure: a randomized, prospective study. *Am J Obstet Gynecol.* 1999;180: 276-282.

Felix JC, Muderspach LI, Duggan BD, et al. The significance of positive margins in loop electrosurgical cone biopsies. *Obstet Gynecol.* 1994;84:996-1000.

Ferris DG, Rainer BL, Pfenninger JL, et al. Electrosurgical loop excision of the cervical transformation zone: the experience of family physicians. *J Fam Pract.* 1995;41:337-344.

Gonzalez DI Jr, Zahn CM, Retzloff MG, et al. Recurrence of dysplasia after loop electrosurgical excision procedures with long-term follow-up. *Am J Obstet Gynecol.* 2001;184:315-321.

Holschneider CH, Ghosh K, Montz FJ. See-and-treat in the management of high-grade squamous intraepithelial lesions of the cervix: a resource utilization analysis. *Obstet Gynecol.* 1999;94:377-385.

Kyrgiou M, Koliopoulos G, Martin-Hirsch P, et al. Obstetric outcomes after conservative treatment for intraepithelial or early invasive cervical lesions: Systematic review and meta-analysis. *Lancet.* 2006;367:489-498.

Kyrgiou M, Tsoumpou I, Vrekoussis T, et al. The up-to-date evidence on colposcopy practice and treatment of cervical intraepithelial neoplasia: The Cochrane colposcopy and cervical cytopathology collaborative group (C5 group) approach. *Cancer Treat Rev.* 2006;32:516-523.

Kobak WH, Roman LD, Felix JC, et al. The role of endocervical curettage at cervical conization for high-grade dysplasia. *Obstet Gynecol.* 1995;85:197-201.

Mathevet P, Dargent D, Roy M, et al. A randomized prospective study comparing three techniques of conization: cold knife, LASER, and LEEP. *Gynecol Oncol.* 1994;54:175-179.

Mayeaux EJ Jr, Harper MB. Loop electrosurgical excisional procedure. *J Fam Pract.* 1993;36: 214-219.

Mitchel MF, Tortolero-Luna G, Cook E, et al. A randomized clinical trial of cryotherapy, laser vaporization, loop electrosurgical excision for treatment of squamous intraepithelial lesions of the cervix. *Obstet Gynecol.* 1998;92:737-744.

Murdoch JB, Morgan PR, Lopes A, et al. Histological incomplete excision of CIN after large loop excision of the transformation zone (LLETZ) merits careful follow up, not retreatment. *Br J Obstet Gynaecol.* 1992;99:990-993.

Naumann RW, Bell MC, Alvarez RD, et al. LLETZ is an acceptable alternative to diagnostic cold-knife conization. *Gynecol Oncol.* 1994;55:224-228.

Paraskevaidis E, Lolis ED, Koliopoulos G, et al. Cervical intraepithelial neoplasia outcomes after large loop excision with clear margins. *Obstet Gynecol.* 2000;95:828-831.

Prentice ME, Dinh TA, Smith ER, et al. The predictive value of endocervical curettage and loop conization margins for persistent cervical intraepithelial neoplasia. *J Low Genital Tract Dis.* 2000;4:155.

Sadler L, Saftlas A, Wang W, et al. Treatment for cervical intraepithelial neoplasia and risk of preterm delivery. *JAMA.* 2004;291:2100-2106.

Samson SL, Bentley JR, Fahey TJ, et al. The effect of loop electrosurgical excision procedure on future pregnancy outcome. *Obstet Gynecol.* 2005;105:325-332.

Sawchuck WS, Webber PJ, Lowy DR, et al. Infectious papillomavirus in the vapor of warts treated with carbon dioxide laser or electrocoagulation: detection and protection. *J Am Acad Dermatol.* 1989;21: 41-49.

Spitzer M. Vaginal estrogen administration to prevent cervical os obliteration following cervical conization in women with amenorrhea. *J Low Genital Tract Dis* 1997;1:53-56.

Williams FS, Roure RM, Till M, et al. Treatment of cervical carcinoma in situ in HIV positive women. *Int J Gynaecol Obstet.* 2000;71:135-139.

Wright TC, Massad LS, Dunton CJ, et al. 2006 consensus guidelines for the management of women with abnormal cervical cancer screening tests. *Am J Obstet Gynecol.* 2007;197(4): 346-355.

Wright TC Jr, Massad LS, Dunton CJ, et al. 2006 consensus guidelines for the management of women with cervical intraepithelial neoplasia or adenocarcinoma in situ. *Am J Obstet Gynecol.* 2007;197:340-345.

2008 MAG Mutual Healthcare Solutions, Inc.'s Physicians' Fee and Coding Guide. Duluth, Georgia. MAG Mutual Healthcare Solutions, Inc. 2007.

CAPÍTULO 81

Histeroscopia Ambulatorial

Jay M. Berman, MD, FACOG
Valerie I. Shavell, MD

O primeiro procedimento de histeroscopia foi realizado por Pantaleoni em 1869; entretanto, a técnica não ganhou popularidade até a década de 1970. A histeroscopia ambulatorial se tornou possível pela primeira vez na década de 1990 com o advento de novos histeroscópios projetados com diâmetro menor que 5 mm. A histeroscopia ambulatorial é um procedimento inestimável que possibilita a visualização direta da cavidade do útero, assim como a localização de patologia intrauterina. O procedimento pode ser realizado para fins diagnósticos ou cirúrgicos. O objetivo principal da histeroscopia ambulatorial é a avaliação de sangramento uterino anormal.

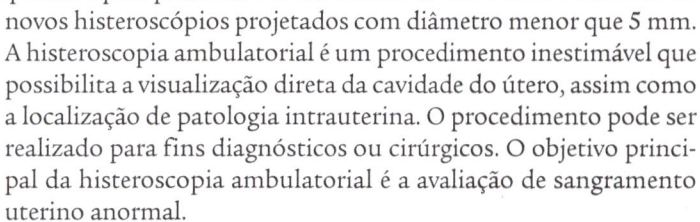

Existem dois tipos de histeroscópio ambulatorial. Há os histeroscópios rígidos pequenos, de 4 a 5 mm, e os flexíveis, de 3,1 a 3,5 mm. Tanto os histeroscópios rígidos como os flexíveis podem ser utilizados sem dificuldade no consultório médico. O tempo de aprendizagem para o procedimento é rápido. Normalmente, apenas três a cinco procedimentos são necessários para que o profissional domine a técnica. O procedimento costuma ser realizado em 15 a 30 minutos, com muito poucas complicações. Informações valiosas podem ser obtidas a partir desse procedimento seguro e eficaz realizado em consultório.

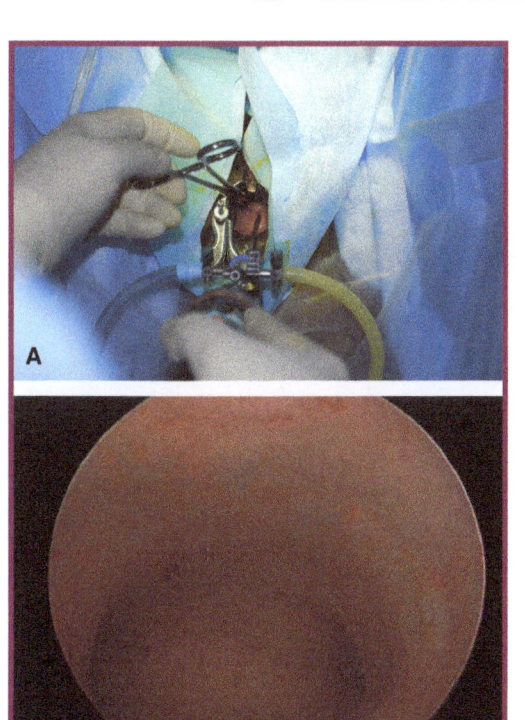

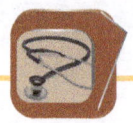

Equipamento

- Histeroscópio (rígido ou flexível), 30, 12 ou 0 graus
- Instrumentos histeroscópicos (tesouras, pinças de apreensão, pinças de biópsia)
- Fonte e cabo de luz
- Câmera (opcional)
- Monitor (opcional)
- Bolsas de soro fisiológico (1 ou 3 L), manguito de pressão (80 a 150 mmHg) e tubos
- Luvas estéreis
- Espéculo cervical (bivalve ou com peso) em tamanhos adequados
- Pinça de Pozzi cervical
- Dilatadores cervicais pequenos (apenas utilizados se absolutamente necessários)
- Gaze esterilizada, 5 × 5 ou 10 × 10 cm
- Recipiente e solução estéril de iodopovidona
- Anestésico local para bloqueio paracervical (lidocaína a 1%)
- Seringa e agulha 22G para raquianestesia
- Campos cirúrgicos esterilizados

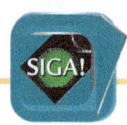

Indicações

- Avaliação de sangramento uterino anormal
- Diagnóstico e tratamento de lesões intrauterinas (pólipos, miomas)
- Investigação de infertilidade e aborto espontâneo recorrente
- Diagnóstico e tratamento de aderências intrauterinas ou septos uterinos
- Localização e remoção de dispositivos intrauterinos ou de corpos estranhos
- Avaliação de hiperplasia endometrial
- Esterilização histeroscópica (Essure)

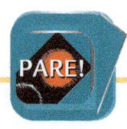

Contraindicações

- Gravidez
- Sangramento uterino profuso
- Doença inflamatória pélvica
- Câncer de colo do útero

O Procedimento

Passo 1. Montar os equipamentos necessários na sala de exame ou de procedimento. A paciente é colocada na posição de litotomia dorsal na mesa de procedimento, e a vagina é preparada com solução estéril de iodopovidona usando-se gaze esterilizada. Campos cirúrgicos esterilizados podem ser usados, mas não são necessários. Realiza-se, então, um exame pélvico.

- **DICA:** Trinta minutos antes do procedimento, a paciente pode tomar ibuprofeno (600 a 800 mg) ou qualquer outro anti-inflamatório não esteroide similar para diminuir a dor e as cólicas durante o procedimento.

- **DICA:** O cateterismo rotineiro da bexiga não é necessário. As pacientes devem ser instruídas a esvaziar a bexiga antes do início do procedimento.

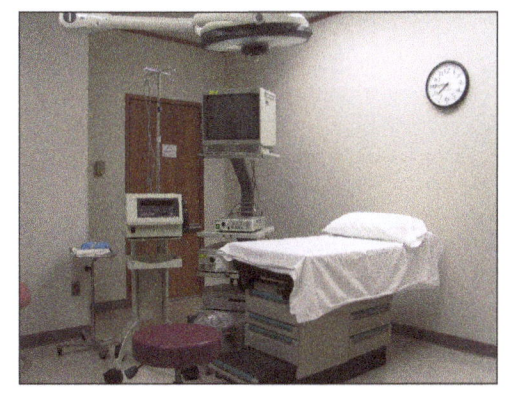

Passo 1

Passo 2. O colo do útero é visualizado com o auxílio de um espéculo bivalve ou com peso, e uma pinça de Pozzi é usada para pinçar o lábio anterior do colo do útero. Se desejado, injetar lidocaína a 1% ou outro anestésico local no colo do útero para obter um bloqueio paracervical (ver Capítulo 82).

- **DICA:** Enquanto se espera o efeito do bloqueio paracervical, montar o histeroscópio e iniciar o próximo passo.

- **DICA:** É necessário um histeroscópio de 30 graus para a inserção do Essure. Procedimentos diagnósticos podem ser realizados com histeroscópios de 0, 12 ou 30 graus. O ângulo deve ser considerado quando da inserção do histeroscópio e da avaliação da cavidade.

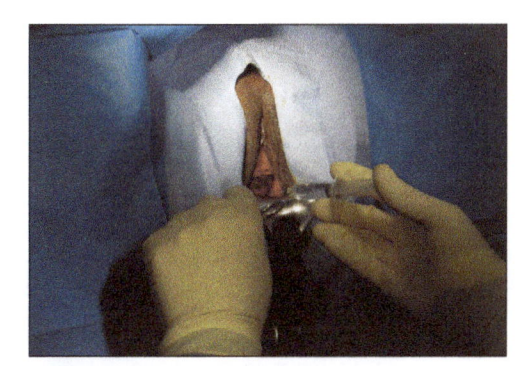

Passo 2

Passo 3. Uma bolsa de 1 ou 3 L de soro fisiológico em um manguito de pressão de 80 a 150 mmHg é acoplado ao histeroscópio. O soro fisiológico é usado para distender a cavidade do útero, possibilitando a visualização de toda a superfície do endométrio. São necessários no mínimo 30 mmHg para separar as paredes uterinas.

- **DICA:** Outros meios podem ser usados para a distensão (Ringer lactato, solução de Hartmann, Hyskon [Dextran 70 a 32% em dextrose, Cooper-Surgical, Trumbull, CT], glicina, sorbitol, manitol, ou CO_2); entretanto, o soro fisiológico é o meio de distensão de escolha, em função do seu baixo custo e da sua segurança.

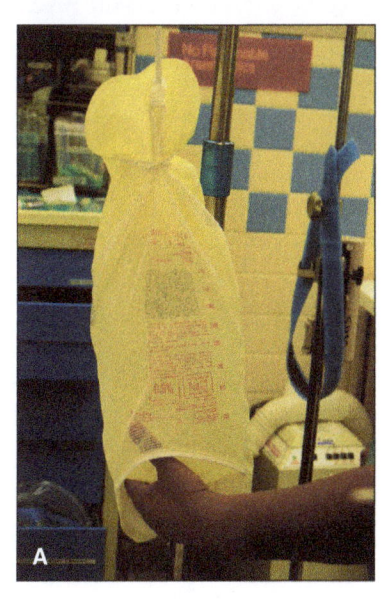

- **ATENÇÃO:** O CO_2 é conveniente, apresenta boa relação custo-efetivo e é fácil de usar, mas não pode ser utilizado se houver sangramento. Isso impede os procedimentos diagnósticos.

- **DICA:** A maioria das cavidades pode ser avaliada com soro fisiológico administrado com fluxo por gravidade pendurado em um suporte. É muito mais fácil avaliar o endométrio com baixa pressão. Histeroscópios flexíveis podem ser usados com soro fisiológico em seringas de 50 mL.

- **ATENÇÃO:** O excesso de pressão pode resultar em absorção significativa de fluido através do endométrio e das tubas uterinas. Usar a menor quantidade que permita a visualização do endométrio. Normalmente, 50 a 80 mmHg bastam.

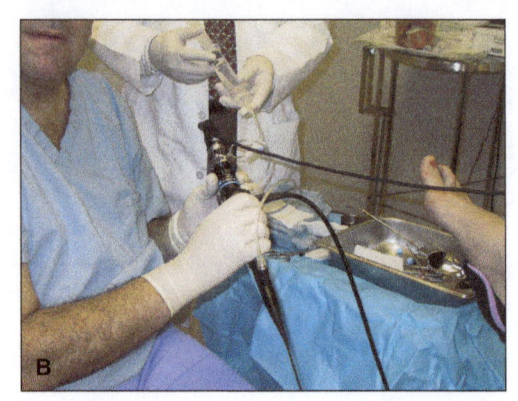

Passo 3

Passo 4. O histeroscópio é inserido no canal endocervical. Se necessário, usar um dilatador cervical pequeno para facilitar a entrada do histeroscópio.

- **ATENÇÃO:** Histerômetros e dilatadores normalmente não são necessários para histeroscópios pequenos de 3 a 5,5 mm. Podem causar perfuração e sangramento, dificultando ou impossibilitando a avaliação do endométrio. Não usar a histerômetro.

- **DICA:** Os dilatadores de Pratt* são marcadas em French (circunferência). Os histeroscópios e as bainhas são marcados em milímetros (diâmetro). Os elementos de trabalho (canais de operação) e os instrumentos são marcados em French. Apenas os dilatadores menores são necessários. Uma bainha de 5,5 mm precisa apenas de um dilatador de Pratt 15 (15 French). Os histeroscópios flexíveis (3,1 mm) raramente precisam de um dilatador Pratt 9 (9 French).

Passo 4

- **ATENÇÃO:** A não identificação de um útero retrovertido pode resultar em perfuração intrauterina acidental durante a dilatação cervical ou inserção do histeroscópio. Se houver perfuração, interromper o procedimento e manter a paciente em observação.

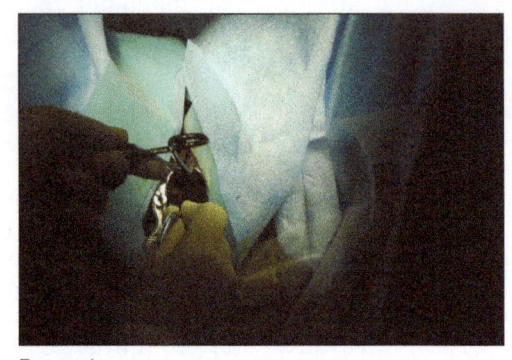

Passo 5. O histeroscópio é introduzido através do colo do útero na cavidade uterina com o fluxo de entrada ativado e pequena quantidade de fluxo de saída se um histeroscópio de fluxo contínuo estiver sendo usado. Obtém-se uma visão panorâmica da cavidade. Inspecionar completamente a cavidade uterina em busca de anormalidades como pólipos, miomas, septos e aderências. O endométrio deve ser avaliado minuciosamente quanto à sua espessura e vascularidade.

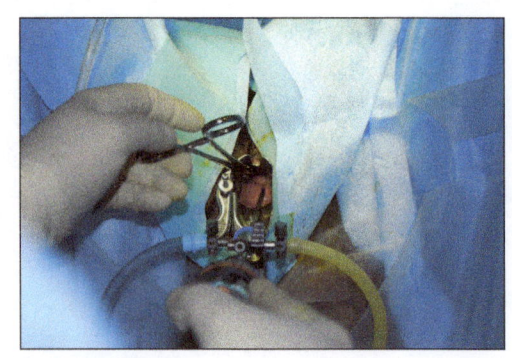

Passo 5

*N. de R. T. Não usamos esses dilatadores no Brasil. Usamos as velas de Hegar (com a medida do diâmetro em mm). Para a histeroscopia cirúrgica faz-se dilatação até o nº 9-10.

- **DICA:** Manter a câmera na posição vertical enquanto o histeroscópio é girado. Isso é obrigatório para manter a orientação visual, sobretudo se algum procedimento operatório estiver sendo considerado.

- **DICA:** Introduzir o histeroscópio através do canal endocervical e dentro da cavidade uterina, por meio da visualização diminuirá a probabilidade de perfuração.

Passo 6. Avançar o histeroscópio na cavidade uterina e girar o cabo de luz para a direita a fim de visualizar o óstio tubário direito e a área do corno uterino.

- **DICA:** Utilizar o ângulo oblíquo anterior do histeroscópio e girar o histeroscópio para visualizar todas as áreas. Não inclinar o histeroscópio para a visualização completa da cavidade uterina.

- **ATENÇÃO:** É fácil perder a orientação em uma cavidade uterina grande, especialmente com miomas grandes, pólipos, ou um endométrio espesso. Retornar ao orifício interno e aos óstios tubários para reorientação.

- **DICA:** Usar um protocolo padrão para a avaliação. Começar com o canal endocervical, orifício interno, cavidade uterina panorâmica, corno direito, parede uterina anterior, corno esquerdo, parede uterina posterior. Para isso, será necessário girar o histeroscópio em 12 ou 30 graus para visualizar cada área. Se estiver usando uma bolsa de pressão, repetir com pressão reduzida a fim de avaliar a espessura e o contorno do endométrio. Isso pode revelar mioma ou pólipos.

- **ATENÇÃO:** A histeroscopia cirúrgica prolongada pode resultar em um déficit excessivo de fluido, o que pode causar desequilíbrio eletrolítico e edema pulmonar. Ficar atento às ocorrências de náuseas, confusão mental, convulsões e desconforto respiratório.

Passo 7. Retornar à posição vertical e inspecionar a cavidade uterina anterior.

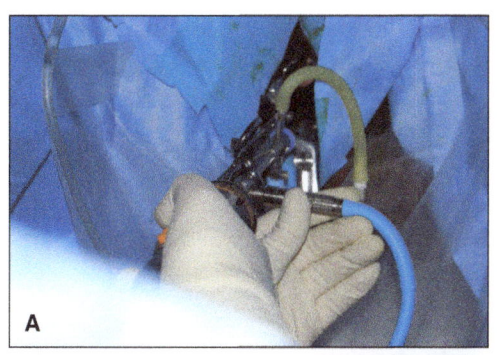

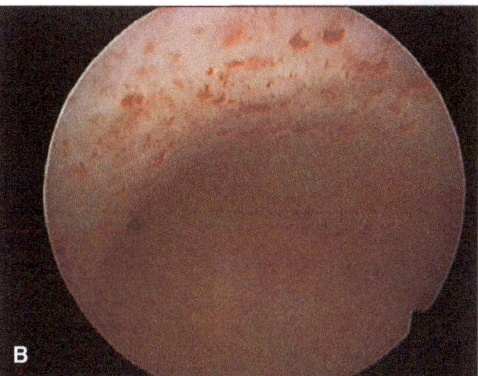

Passo 6

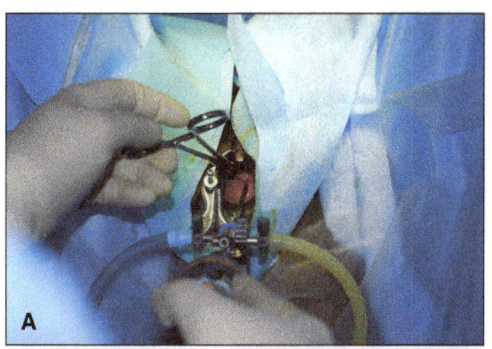

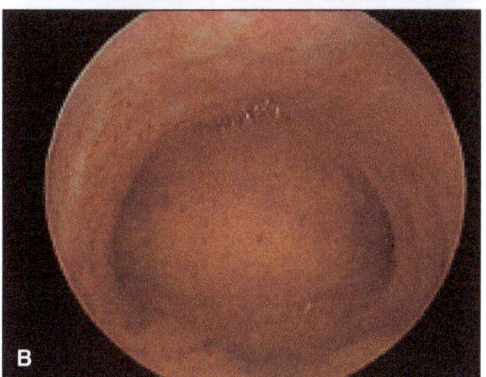

Passo 7

Passo 8. Girar o histeroscópio para a esquerda para visualizar o óstio tubário esquerdo e a área do corno uterino.

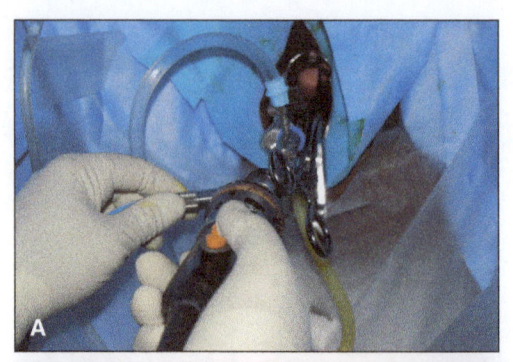

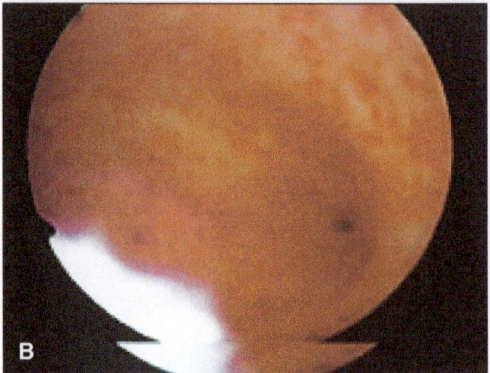

Passo 8

Passo 9. Girar o histeroscópio para baixo para visualizar a porção posterior da cavidade uterina.

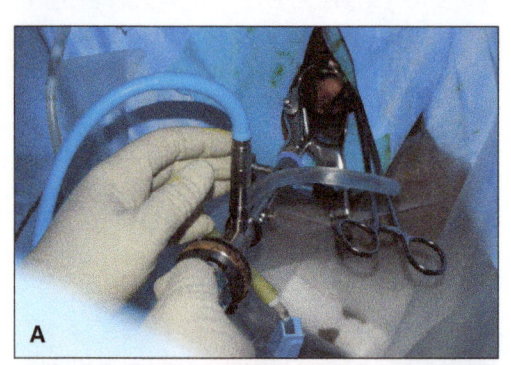

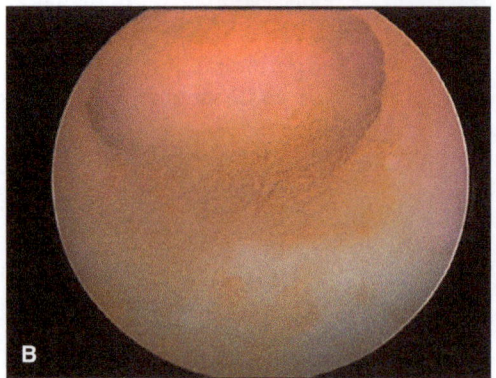

Passo 9

Passo 10. Girar o histeroscópio para visualizar a parede anterior, como no início.

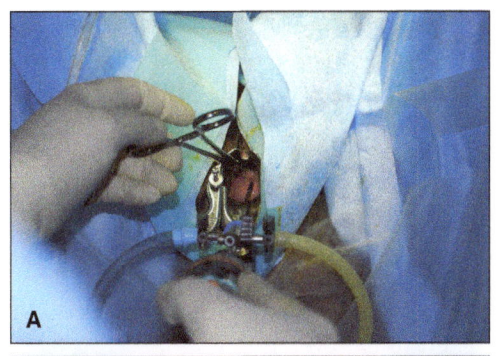

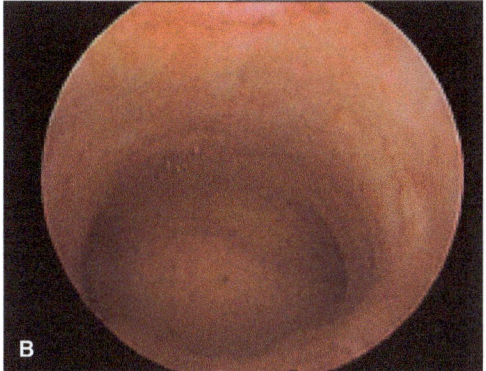

Passo 10

Passo 11. Caso uma bolsa de pressão tenha sido usada, reduzir a pressão na cavidade do útero e repetir os passos 8 a 12.

- **DICA:** Este é um passo importante na histeroscopia. Ele permite ao profissional obter o máximo de informação possível a partir do procedimento. Pequenos pólipos e miomas podem então tornarem-se visíveis com a pressão reduzida.

- **DICA:** Alternar entre mudanças no fluxo de entrada e fluxo de saída para controlar a distensão. O profissional ficará surpreso com a quantidade de informação que poderá ser obtida.

- **ATENÇÃO:** O endométrio ficará edematoso com procedimentos prolongados e várias mudanças de pressão. A maioria das informações é obtida nos primeiros cinco minutos do procedimento.

- **DICA:** Usar a visão angular em seu benefício. Girar o histeroscópio para visualizar os óstios tubários e as paredes posterior e anterior. Isso reduz a movimentação do histeroscópio no colo do útero e na vagina diminuindo o desconforto.

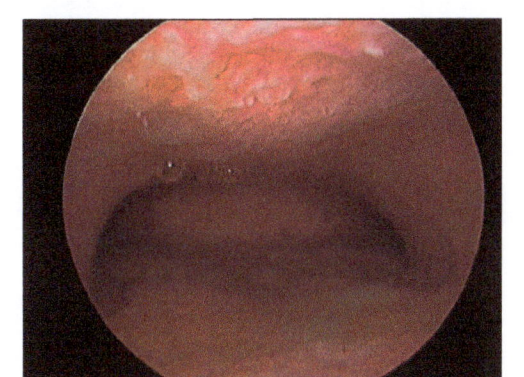

Passo 11

Passo 12. Nesse momento, técnicas cirúrgicas podem ser empregadas, incluindo biópsia dirigida de lesões suspeitas, polipectomia e remoção de pequenos miomas submucosos usando-se tesoura ou pinça de apreensão através do canal de operação. As aderências intrauterinas podem ser separadas com a tesoura, e dispositivos intrauterinos ou corpos estranhos podem ser localizados e extraídos com pinça de apreensão. A esterilização histeroscópica com Essure também pode ser realizada (ver Capítulo 75). No final do procedimento, todos os instrumentos são retirados da vagina.

- **DICA:** Uma pequena quantidade de sangramento no local da pinça de Pozzi e no colo do útero é normal. Sendo necessário fornecer um absorvente higiênico à paciente.

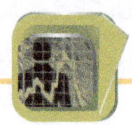

Complicações

- Sangramento
- Infecção
- Perfuração uterina
- Trauma no colo do útero
- Dor
- Cólicas
- Reações à anestesia (ver Capítulo 82)

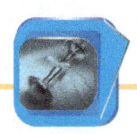

Considerações pediátricas

A histeroscopia realizada em consultório não deve ser utilizada na população pediátrica. Se a histeroscopia for necessária, o procedimento deve ser realizado em hospital com administração de anestesia apropriada.

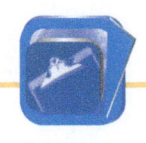

Instruções pós-procedimento

As pacientes podem apresentar sangramento vaginal e cólicas abdominais leves depois do procedimento. Aconselha-se que as pacientes tomem ibuprofeno (600 a 800 mg) a cada 6 a 8 horas, conforme a necessidade. Recomenda-se repouso durante uma semana. As pacientes devem avisar seus médicos caso tenham febre, sangramento vaginal abundante ou cólicas fortes que não diminuem com o uso de analgésicos.

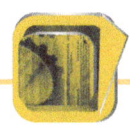

Informações sobre fontes de suprimento

- Os histeroscópios para uso ambulatorial podem ser adquiridos diretamente dos fabricantes. A maioria das companhias pode providenciar um sistema móvel compacto com ou sem sistema de vídeo. Elas também vendem campos cirúrgicos para uso sob as nádegas, além de bolsas para a coleta de fluidos excessivos. Há também várias companhias de *leasing* que fornecem equipamentos a longo prazo ou de acordo com o caso.

Os demais equipamentos estão disponíveis em fornecedores de produtos médicos em geral.

Referências

Bakour SH, Jones SE, O'Donovan P. Ambulatory hysteroscopy: evidence-based guide to diagnosis and therapy. *Best Pract Res Clin Obstet Gynaecol*. 2006;20:953-975.

Campo R, Van Belle Y, Rombauts L, et al. Office mini-hysteroscopy. *Hum Reprod Update*. 1999;5:73-81.

Isaacson K. Office hysteroscopy: a valuable but under-utilized technique. *Curr Opin Obstet Gynecol*. 2002;14:381-385.

2008 MAG Mutual Healthcare Solutions, Inc.'s Physicians' Fee and Coding Guide. Duluth, Georgia. MAG Mutual Healthcare Solutions, Inc. 2007.

CAPÍTULO 82

Anestesia com Bloqueio Paracervical

Jay M. Berman, MD, FACOG
Samantha E. Montgomery, MD

A anestesia com bloqueio paracervical é usada desde 1925 e foi originalmente desenvolvida para o manejo da dor durante a dilatação cervical em casos de interrupção voluntária da gravidez. Era um método popular de analgesia para o primeiro estágio do parto, mas não é mais utilizado na América do Norte devido ao risco de bradicardia fetal e relatos raros de morte fetal ou neonatal relacionada ao seu uso. Embora o bloqueio paracervical no parto se mantenha popular no resto do mundo e a incidência de bradicardia fetal tenha diminuído significativamente devido à padronização de método, o uso na América do Norte está agora se popularizando nos procedimentos ginecológicos ambulatoriais, incluindo histeroscopia ambulatorial, aspiração manual a vácuo, tratamento de aborto incompleto, procedimento de excisão com alça eletrocirúrgica (CAF) e procedimentos de ablação a *laser*.

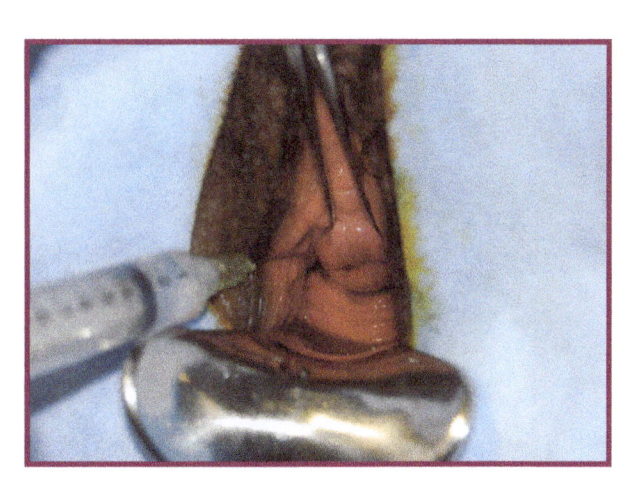

Por causa da relativa facilidade de administração e por dispensar o uso de equipamentos especiais e de um anestesiologista, o bloqueio paracervical é bastante adequado às cirurgias ginecológicas ambulatoriais.

A inervação do colo do útero se origina do plexo de Lee-Frankenhäuser, localizado lateralmente à junção do colo do útero e do útero na base do ligamento largo. O gânglio de Lee-Frankenhäuser aloja as fibras aferentes viscerais da parte superior da vagina, do colo do útero e do útero. As informações sensoriais são então levadas à coluna vertebral nos nervos segmentais T10-T12 e L1. Os sinais de dor provenientes da dilatação cervical são transmitidos principalmente por esse plexo e podem ser alvo da anestesia com bloqueio paracervical.

Os anestésicos locais usados para o bloqueio paracervical são derivados da classe amida de anestésicos. Esses agentes são metabolizados pela desalquilação do nitrogênio e hidroxilação pelas enzimas microssomais P-450 no fígado e são metabolizados muito mais lentamente do que os agentes do grupo éster. As possíveis opções de anestésicos, suas concentrações, início de ação, duração da ação e dosagens máximas são descritas na Tabela 82-1. Dez mililitros de lidocaína a 1% ou cloroprocaína a 2% sem epinefrina podem ser usados para o bloqueio paracervical. A bupivacaína deve ser usada na diluição de 0,125%, misturando-a em uma proporção 50/50 com soro fisiológico.

TABELA 82-1 Opções de anestésicos para bloqueio cervical

Anestésico	Concentração	Início da ação	Duração da ação	Dose máxima
Lidocaína (Xylocaína®)	1%	Rápido	45-60 min	4,5 mg/kg
2-Cloroprocaína	2%	Rápido	30-45 min	10,0 mg/kg
Bupivacaína (Marcaína®)	0,25%	Lento	46-80 min	2,0 mg/kg

Os efeitos tóxicos dos anestésicos locais normalmente se manifestam no sistema nervoso central (SNC) e no sistema circulatório. Os primeiros sintomas de toxidade no SNC incluem dormência ao redor da boca, parestesia da língua e tontura com uma concentração plasmática de 4 mg/mL. Visão embaçada ocorre com uma concentração plasmática de 6 mg/mL. Com a exposição a doses tóxicas crescentes, aparecem sintomas de excitação neurológica, como inquietação, agitação, nervosismo e paranoia com uma concentração de 8 mg/mL. Esse período de excitação precede a depressão do SNC, caracterizada por fala arrastada, sonolência e inconsciência. Contrações musculares precedem crises tônico-clônicas com uma concentração de 10 mg/mL e, finalmente, ocorre parada respiratória com uma concentração de 20 mg/mL. A toxicidade cardiovascular ocorre com níveis sanguíneos de anestésico local que são quase três vezes o necessário para produzir convulsões – aproximadamente 26 mg/mL. Por essa razão, a toxicidade cardiovascular costuma ser vista apenas em bloqueios locais administrados a pacientes sob anestesia geral. A administração intravascular pode produzir hipotensão, bloqueio atrioventricular, ritmos idioventriculares e arritmias potencialmente fatais como taquicardia ventricular e fibrilação. Em geral, anestésicos à base de amida são usados para o bloqueio paracervical. Como esses agentes são metabolizados no fígado, qualquer distúrbio que diminua o fluxo de sangue hepático (insuficiência cardíaca congestiva, vasopressores) ou a função hepática (cirrose) aumenta o risco de toxicidade do anestésico. Muitos profissionais usam lidocaína a 1% ou 2% com epinefrina na diluição de 1:200.000, o que prolonga a duração da ação de ≤1 hora para 2 a 6 horas. Isso é comparável à duração de ação da bupivacaína a 0,25% sem epinefrina e mantém o início de ação rápido da lidocaína.

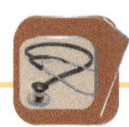

Equipamento

- Espéculo ginecológico de tamanho adequado
- Pinça de Pozzi
- Solução de iodopovidona
- Torundas de algodão e gaze estéreis
- Seringa de 10 mL, uso de cânula de metal para guiar a agulha (trumpete) não é necessário, mas facilita
- Agulha de raquianestesia 22G ou agulha com cateter
- Anestésico local de escolha (ver Tabela 82.1)
- Carrinho de reanimação com medicação apropriada
- Medicamentos e equipamentos para uso intravenosos
- Desfibrilador externo automático
- Oxímetro de pulso
- Oxigênio de parede ou portátil com máscara e cânula nasal

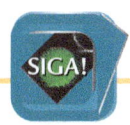

Indicações

- Histeroscopia diagnóstica
- Ablação endometrial
- Esterilização histeroscópica feminina
- Biópsia cervical
- CAF (esse procedimento é comumente realizado com bloqueio intracervical)

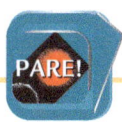

Contraindicações

- Hipersensibilidade conhecida a qualquer componente do anestésico
- Hipersensibilidade ao agente antisséptico
- Doença cardíaca e hipertensão são contraindicações relativas a agentes anestésicos que contêm epinefrina

O Procedimento

Passo 1. Preparar a bandeja de instrumentos, incluindo espéculo, pinça de Pozzi, antisséptico, gaze.

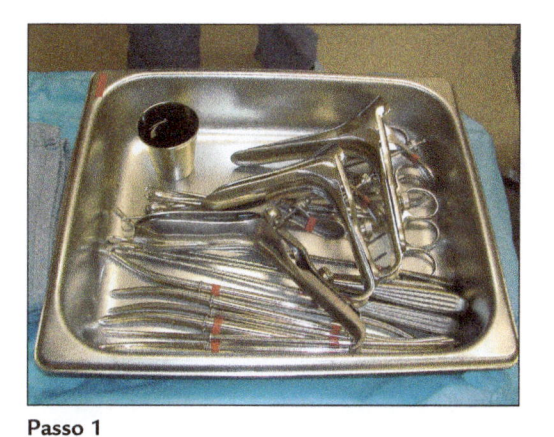

Passo 2. Encher a seringa com 10 mL de anestésico local adequado (ver Tabela 82.1).

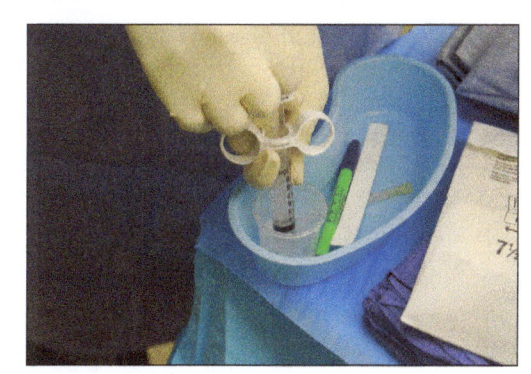

Passo 3. Acoplar a agulha de raquianestesia 22G ou a agulha 22G com cateter à seringa.

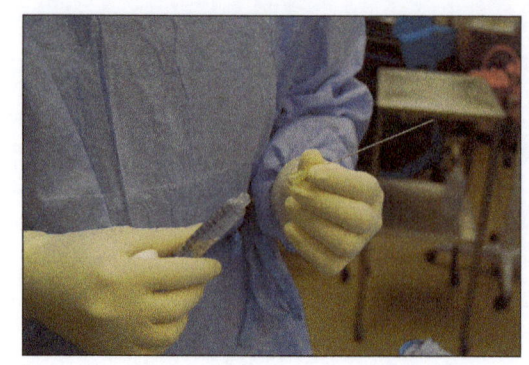

Passo 3

Passo 4. Com a paciente na posição de litotomia, fazer antissepsia da vagina e do colo do útero com iodopovidona. A exposição do colo do útero pode ser obtida com um espéculo esterilizado ou com um espéculo com peso e um afastador vaginal. Os locais para aplicação do anestésico local são selecionados. O objetivo é evitar os vasos uterinos e ureteres, localizados bilateralmente nas posições 3 e 9 horas. Em geral, as injeções de anestésico nas posições 4 ou 5 e 7 ou 8 horas são suficientes.

- **DICA:** Múltiplas injeções nas posições 4, 5, 7 e 8 horas não demonstraram maior eficácia do que duas injeções em ensaios randomizados controlados envolvendo 82 mulheres.

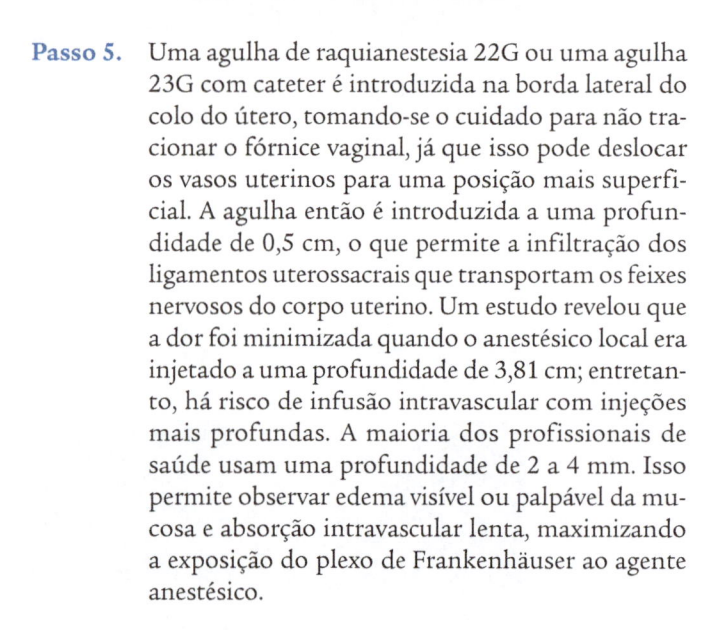

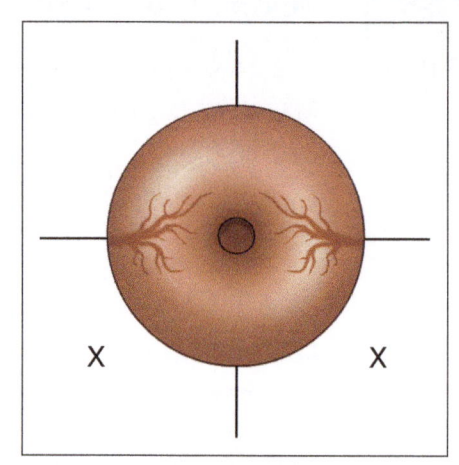

Passo 4

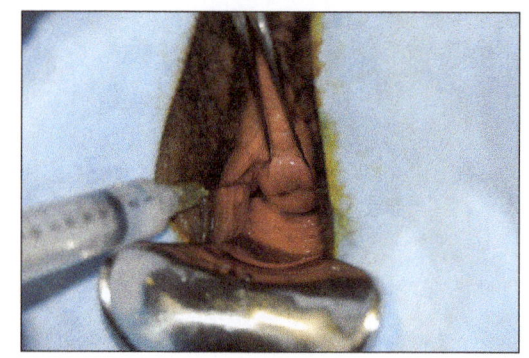

Passo 5. Uma agulha de raquianestesia 22G ou uma agulha 23G com cateter é introduzida na borda lateral do colo do útero, tomando-se o cuidado para não tracionar o fórnice vaginal, já que isso pode deslocar os vasos uterinos para uma posição mais superficial. A agulha então é introduzida a uma profundidade de 0,5 cm, o que permite a infiltração dos ligamentos uterossacrais que transportam os feixes nervosos do corpo uterino. Um estudo revelou que a dor foi minimizada quando o anestésico local era injetado a uma profundidade de 3,81 cm; entretanto, há risco de infusão intravascular com injeções mais profundas. A maioria dos profissionais de saúde usam uma profundidade de 2 a 4 mm. Isso permite observar edema visível ou palpável da mucosa e absorção intravascular lenta, maximizando a exposição do plexo de Frankenhäuser ao agente anestésico.

Passo 5

Passo 6. Aspirar antes de infundir para evitar injeção intravascular. Injetar de 3 a 5 mL de anestésico bilateralmente. Não usar mais do que 12 a 20 mL no total. Alguns autores defendem a teoria de que a analgesia não vem do anestésico em si, mas da distensão dos tecidos mediada por volume, que pode exercer pressão nos nervos autonômicos capazes de atenuar a condução das fibras de dor.

Passo 6

- ATENÇÃO: Muitas falhas na anestesia se devem à impaciência por parte do profissional de saúde. É interessante pensar em seu dentista aplicando uma anestesia local e então saindo da sala por 5 ou 10 minutos. É conveniente organizar todos os instrumentos do procedimento (CAF ou Essure) apenas *depois* que o bloqueio for feito. Isso evita a impaciência do profissional de saúde e o início precipitado. Deve-se esperar o anestésico fazer efeito antes de iniciar o procedimento.

- ATENÇÃO: A injeção intravascular feita por descuido é a principal causa de eventos adversos. Em um bloqueio paracervical, a localização da agulha é próxima às artérias uterinas. Injeções vasculares feitas por descuido podem provocar estimulação do SNC com convulsões seguidas de depressão do SNC e possível parada respiratória.

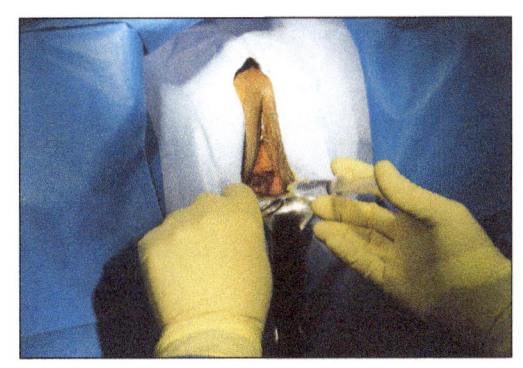

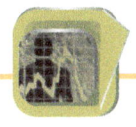

Complicações

- Hipersensibilidade: os ésteres provavelmente causam mais reação alérgica do que as amidas, tendo em vista que eles são metabolizados em ácido p-aminobenzoico, que é um alérgeno conhecido.

- Se usada no parto:
    - Sangramento a partir dos fórnices vaginais
    - Injeção no couro cabeludo do feto
    - Hematoma parametrial
    - Bradicardia fetal
    - Trauma do plexo sacral
    - Morte fetal
    - Infecção e formação de abscesso profundo
- Toxicidade ao SNC
- Parada respiratória em doses de 20 mg/mL
- Toxicidade circulatória
- A administração intravascular pode causar hipotensão, bloqueio atrioventricular, ritmos idioventriculares e arritmias potencialmente fatais, como taquicardia ventricular e fibrilação.

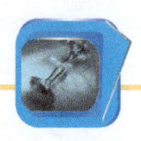

Considerações pediátricas

O bloqueio paracervical não é uma técnica utilizada na população pediátrica. Qualquer procedimento vaginal e cervical extenso nessa população necessitaria de uma anestesia geral.

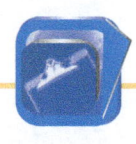

Instruções pós-procedimento

O aconselhamento pós-procedimento geralmente não é necessário, exceto para advertir de que o efeito anestésico pode durar várias horas após o procedimento. As pacientes devem ser orientadas a iniciar medicação oral para dor antes da anestesia acabar.

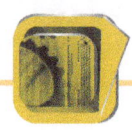

Informação sobre fontes de suprimento

- A taxa mais alta para os procedimentos realizados em consultório reflete o custo do agente anestésico e de outros itens descartáveis, incluindo seringas, agulhas, gaze, instrumentos, esterilização e campos cirúrgicos.
- Todos os itens para esse procedimento podem ser adquiridos em um fornecedor de produtos especializados.

Referências

Aimakhu VE, Ogunbode O. Paracervical block anesthesia for minor gynecologic surgery. *Int J Gynaecol Obstet*. 1972;10:66-71.

Glanta JC, Shomento S. Comparison of paracervical block techniques during first trimester pregnancy termination. *Int J Gynaecol Obstet*. 2001; 72:171-178.

Gomez PI, Gaitan H, Nova C, et al. Paracervical block in incomplete abortion using manual vacuum aspiration: randomized clinical trial. *Obstet Gynecol*. 2004;5:943-951.

Wiebe ER, Rawling M. Pain control in abortion. *Int J Gynaecol Obstet*. 1995;50:41-46.

Macarthur A. Other techniques for obstetric pain management. Caudal, paracervical, and pudendal blocks. *Tech Regional Anesth Pain Managt*. 2001;5:18-23.

Wiebe ER. Comparison of the efficacy of different local anesthetics and techniques of local anesthesia in therapeutic abortions. *Am J Obstet Gynecol*. 1992;167:131-140.

2008 MAG Mutual Healthcare Solutions, Inc.'s Physicians' Fee and Coding Guide. Duluth, Georgia. MAG Mutual Healthcare Solutions, Inc. 2007.

CAPÍTULO 83
Pessários

Sandra M. Sulik, MS, MD, FAAFP
Amber Shaff, MD
Alessandra D'Avenzo, MD

Os pessários são instrumentos eficazes no manejo do prolapso do soalho pélvico (prolapso genital) e da incontinência urinária por estresse. O prolapso genital é mais comum com o avanço da idade e provoca desconforto e aflição em muitas mulheres. Estima-se que o prolapso genital afete aproximadamente 50% das mulheres com mais de 50 anos, com uma prevalência para toda a vida entre 30 e 50%. As mulheres com prolapso genital clinicamente significativo podem queixar-se de uma sensação de protuberância vaginal que pode ser acompanhada de sintomas de disfunção urinária, intestinal ou sexual. Contudo, a maioria dessas mulheres não procura atendimento médico por medo de que seja câncer ou simplesmente por constrangimento. A etiologia do prolapso genital é complexa e multifatorial. Os fatores de risco incluem multiparidade, parto, anomalias congênitas ou adquiridas do tecido conjuntivo, denervação ou enfraquecimento do soalho pélvico, envelhecimento, menopausa e fatores associados com pressão intra-abdominal cronicamente elevada (i. e., constipação).

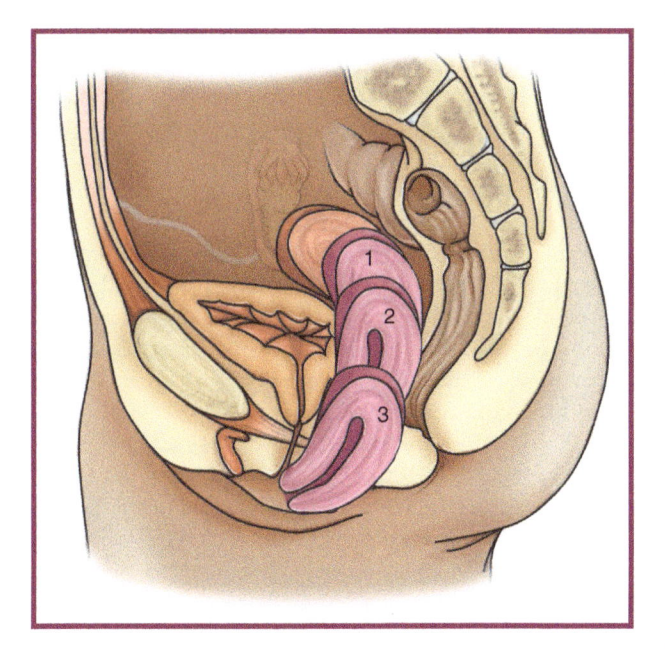

O tratamento do prolapso genital depende da gravidade do prolapso, de seus sintomas e do estado geral da paciente. As opções incluem tratamentos conservador, mecânico e cirúrgico. Geralmente, o manejo conservador ou mecânico é reservado para aquelas mulheres que não podem ou não desejam submeter-se a uma cirurgia ou para mulheres que ainda não deram à luz. Uma ampla gama de dispositivos foi descrita para o prolapso. Eles consistem principalmente em pessários de silicone que são inseridos e deixados na vagina para prevenir o prolapso genital.

O prolapso uterino é classificado como de primeiro grau quando o colo do útero é visível ao fazer pressão para baixo no períneo; como de segundo grau quando o colo do útero é visível na parte externa do introito vaginal enquanto o fundo do útero permanece na parte interna; e como de terceiro grau (procidência) quando todo o útero encontra-se na parte externa do introito vaginal. O prolapso uterino pode causar incontinência, vaginite, cistite e possível malignidade no útero. O prolapso vaginal inclui retocele, quando há herniação do reto na parede vaginal posterior; cistocele, quando há herniação da bexiga na parede vaginal anterior; e prolapso da cúpula vaginal, toda vagina apresenta prolapso.

As mulheres que não são candidatas a cirurgia por causa de comorbidades graves, como doença cardiovascular, osteoporose com fraturas de compressão múltipla e doença pulmonar obstrutiva crônica esteroide-dependente, são excelentes candidatas para a inserção de pessários. Em diferentes pesquisas, 87 a 98% dos clínicos relataram o uso de pessários em sua prática e 77%, como primeira linha de tratamento do prolapso genital.

A maioria dos sintomas relacionados ao prolapso genital, como protuberância e pressão, melhora com o uso de pessário em 71 a 90% das pacientes. Também foi demonstrado que a urgência urinária e dificuldades com o esvaziamento da bexiga melhoram em 40% das mulheres. Em 20% das pacientes, entretanto, pode ocorrer incontinência oculta com o uso do pessário. O pessário também pode ser usado no pré-operatório para avaliar a resposta à cirurgia de prolapso. Existe um risco de que 4 a 6% das mulheres desenvolvam incontinência urinária de urgência *de novo* ou dificuldade de micção quando o pessário estiver inserido. Aproximadamente 50% das pacientes continuam usando o pessário 24 meses após. Histerectomia prévia e paridade elevada foram fatores de risco associados a falha no pessário, ao passo que não foi encontrada nenhuma diferença quanto à idade, etnia ou grau de prolapso genital.

A avaliação da paciente inicia com um histórico preciso de suas atividades diárias, nível de funcionamento, sintomas e impacto do prolapso genital ou da incontinência urinária em sua qualidade de vida. Outra parte essencial do histórico é a avaliação da capacidade da paciente em entender a função e a manutenção do pessário e a importância do acompanhamento. Também é importante avaliar o grau de desconforto na atividade sexual. Dados recentes demonstram que uma quantidade significativa de pacientes usando pessários aumentou o número de relações sexuais, com melhora na qualidade de vida sexual.

No exame físico, é importante examinar o tônus do soalho pélvico, a gravidade do prolapso, defeitos específicos no soalho pélvico e o estado do epitélio vaginal. O exame deve ser realizado enquanto a paciente estiver na posição de litotomia, elevação de cabeceira em cerca de 45°C, semirrecumbente. É importante fazer um exame cuidadoso da genitália, para identificar escoriação e eritema da vulva, e do introito vaginal. O hiato genital, definido como a porção média do meato uretral externo até o anel himenal na linha média posterior, é medido, e um tamanho >5 cm diminui a probabilidade de sucesso na colocação do pessário. Uma vagina curta (<6 cm) também reduz o sucesso da colocação do pessário. A força do soalho pélvico é importante para a retenção do pessário e é avaliada introduzindo-se dois dedos na vagina da paciente enquanto ela realiza uma manobra de Kegel. O uso de creme vaginal com estrogênio geralmente é recomendado se o epitélio estiver atrófico.

Mais de 200 tipos de pessários foram desenvolvidos no passado, dos quais aproximadamente 20 ainda são utilizados, embora nem todos estejam disponíveis em todos os países. Os pessários são divididos em duas categorias gerais: pessários de suporte e pessários de preenchimento de espaço. Os pessários de suporte, como o pessário em anel, utilizam um mecanismo de mola que fica no fundo de saco posterior e contra a face posterior da sínfise púbica. Os pessários de preenchimento de espaço, como os pessários do tipo cubo ou *donut*, agem por meio da criação de sucção entre o dispositivo e as paredes vaginais ou mediante o preenchimento de um espaço maior que o hiato genital. O pessário de Gellhorn combina esses dois mecanismos.

Atualmente, os pessários são feitos de silicone ou, raras vezes, de látex. Os pessários rígidos não são mais recomendados e, caso sejam encontrados durante o exame pélvico, devem ser removidos. Em geral, um clínico deve escolher um pessário com base no tipo de prolapso do órgão pélvico (POP) observado no exame pélvico. Uma outra abordagem é escolher o mesmo pessário para todos os defeitos.

Existem algumas regras básicas que podem auxiliar na escolha de um pessário. Defeitos da parede vaginal anterior, como cistocele, bem como defeitos compartimentais apicais de estádio II são mais bem controlados com os pessários em anel. Os pessários tipo alavanca também parecem funcionar bem no manejo de cistoceles. Os pessários de Gellhorn são melhores para o tratamento de prolapso da cúpula vaginal ou uterino de estádio III ou IV ou retocele. O pessário tipo *donut* pode ser útil no manejo de procidência uterina ou eversão da cúpula vaginal. Defeitos da parede vaginal posterior, como enterocele ou retocele, são tratados de forma mais eficaz pelos pessários de preenchimento de espaço, como o tipo *donut* ou de Gellhorn. Um hiato genital largo geralmente é causado por dano nos músculos levantadores, e se uma paciente não consegue contrair o soalho pélvico, recomenda-se o uso de um pessário de preenchimento de espaço.

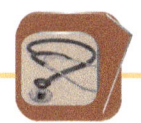

Equipamento

- *Kit* de pessários ou vários pessários de diferentes tamanhos
- Lubrificante à base de água
- Absorventes higiênicos
- Espéculo vaginal
- Luvas não estéreis

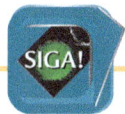

Indicações

- Incontinência urinária por estresse
- Prolapso da cúpula vaginal
- Cistocele
- Retocele
- Enterocele
- Prolapso uterino
- Preparação/avaliação pré-operatória

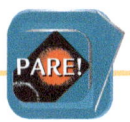

Contraindicações

- Vaginite, alterações atróficas e ulcerações vaginais devem ser tratadas e estar totalmente resolvidas antes da utilização de um pessário
- Falta de adesão ao tratamento
- Alergia ao silicone ou ao látex (no caso de utilização de um *inflatoball*)

O Procedimento

Passo 1. O exame da paciente com prolapso genital deve ser feito com a bexiga vazia e o exame da paciente com incontinência urinária deve ser feita com a bexiga cheia. Colocar a paciente na posição de litotomia dorsal e fazer o exame bimanual. Examinar a vulva e o epitélio vaginal. Avaliar o comprimento do soalho vaginal da mesma forma como é feita a mensuração para colocação de um diafragma. Durante o exame bimanual, introduzir o dedo médio no fundo de saco posterior. Usar o polegar para marcar o ponto onde a sínfise púbica encontra o dedo indicador. Avaliar a força do soalho pélvico fazendo com que a paciente contraia os músculos ao redor de seus dedos. Identificar o tipo de prolapso, cistocele ou retocele.

- **DICA:** Se for observado epitélio gravemente atrófico, o uso de creme vaginal com estrogênio ajudará a evitar erosões e auxiliará no conforto.

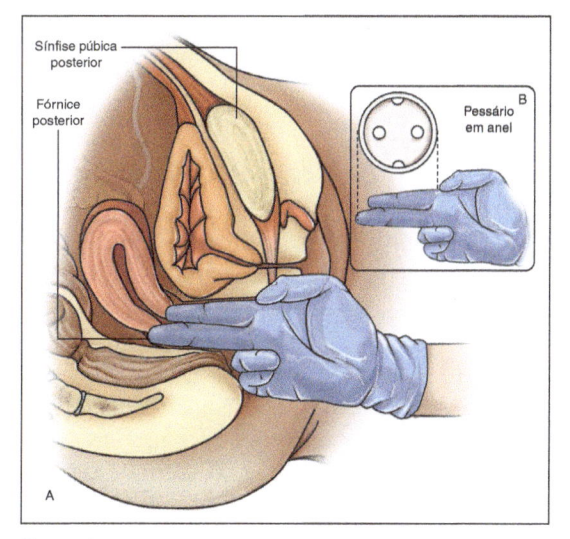

Passo 1

Passo 2. Determinar o tipo e o tamanho do pessário (ver abaixo). Lubrificar o pessário escolhido com lubrificante à base de água e inseri-lo de maneira delicada na vagina. Verificar se o pessário está colocado adequadamente. O examinador deve conseguir passar um dedo entre o pessário e as paredes vaginais sem causar desconforto à paciente.

Passo 3. Fazer com que a paciente sente, fique de pé, execute a manobra de Valsalva ou tussa para determinar se o pessário se deslocará ou se haverá prolapso ou escape miccional. Se o pessário sair do lugar ou se houver escape de urina, experimentar um pessário de tamanho maior. Se o pessário estiver desconfortável, experimentar um tamanho menor. Se a colocação do pessário estiver correta, a paciente não deverá senti-lo. Assim que o pessário correto for colocado, pedir que a paciente urine.

> ■ **ATENÇÃO:** Se a paciente não conseguir urinar, é porque o pessário é grande demais, sendo necessário experimentar um tamanho menor.

Passo 4. A paciente deve ser orientada sobre a forma de inserir e remover o pessário. Fazer com que a paciente insira e remova o pessário antes de deixar o consultório.

> ■ **ATENÇÃO:** Algumas pacientes não conseguem remover o pessário sozinhas. Nesse caso, a paciente deverá retornar ao consultório a cada 6 a 8 semanas para removê-lo, limpá-lo e examinar as paredes vaginais.
>
> ■ **DICA:** Se a paciente não conseguir remover o pessário diariamente, ela deve colocar um aplicador na vagina três vezes por semana para ajudar a reduzir a quantidade e o odor do corrimento vaginal.

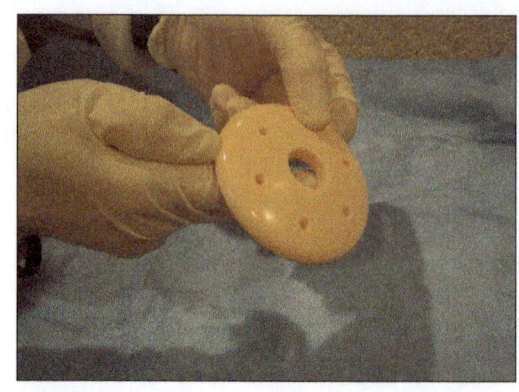

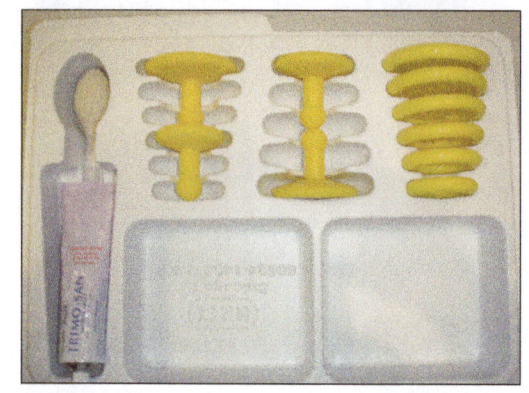

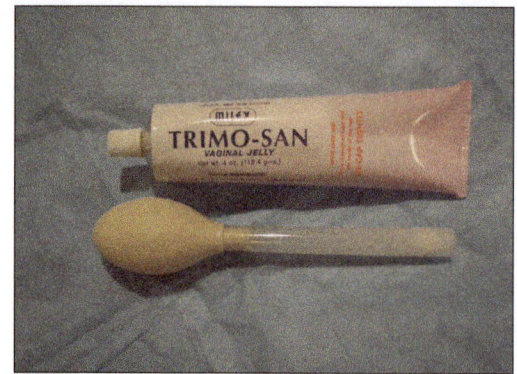

Escolha e uso de um pessário

Pessário em anel

Passo 5. Há dois tipos de pessários em anel: sem e com suporte. O anel é um dispositivo do tipo suporte e encontra-se disponível nos tamanhos 0 a 9. Pedidos especiais podem ser feitos para os tamanhos 10 a 15. Os tamanhos 3 a 5 são os mais usados. O pessário em anel é excelente no caso de prolapso vaginal e uterino leve, cistocele e incontinência urinária por estresse. É aceitável para a enterocele.

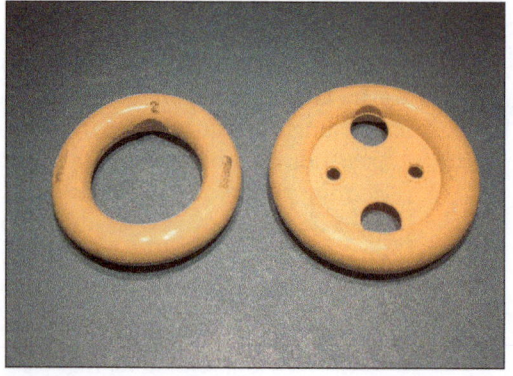

Passo 6. Os pessários em anel são fáceis de colocar, usando-se a mesma técnica de dobradura empregada na colocação de um diafragma. Inserir o pessário após a aplicação de um lubrificante à base de água na borda do dispositivo. Dobrar o dispositivo ao meio na incisura.

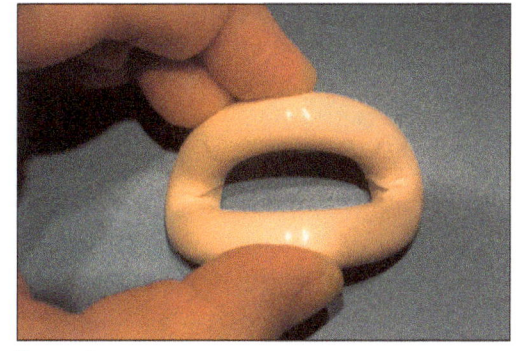

Passo 6

Passo 7. Afastar os lábios e inserir o dispositivo no sentido descendente, na direção ao fundo de saco posterior. O pessário irá se abrir. Verificar a colocação passando o dedo ao redor da borda do pessário para ter certeza de que ele chega até o fundo de saco posterior. A borda anterior deve estar a um dedo de distância da sínfise púbica. Não interfere na relação sexual.

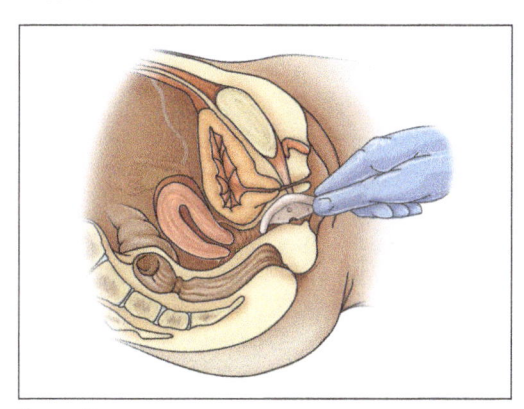

Passo 7

Passo 8. O pessário fica na parte alta da vagina, do fundo de saco posterior até logo atrás da sínfise púbica. A remoção é feita girando-se a incisura até que atinja a posição anterior, então o pessário é puxado para baixo e retirado.

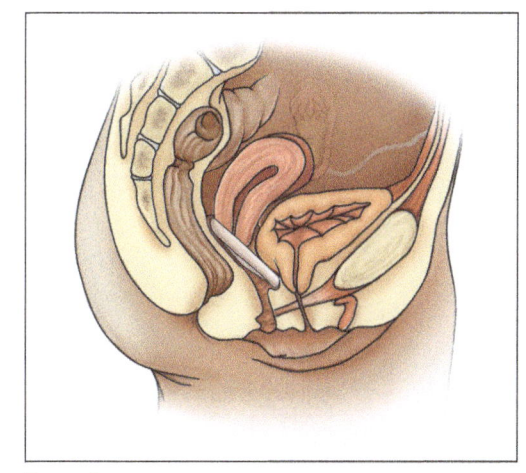

Passo 8

Pessário em anel para incontinência

Passo 9. O anel para incontinência é um pessário em anel com um botão colocado na vagina anterior na sínfise púbica. O botão fornece suporte adicional ao colo da bexiga durante qualquer aumento de pressão abdominal (manobra de Valsalva, tosse ou risada) para prevenir o escape de urina.

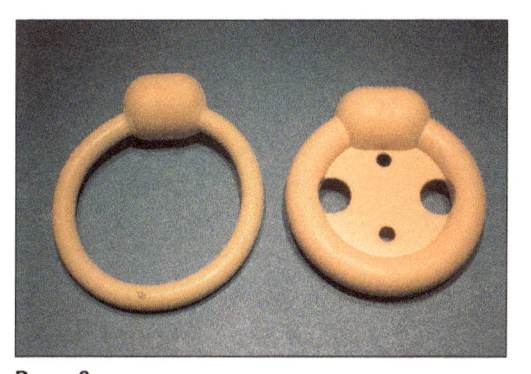

Passo 8

Passo 10. A determinação do tamanho, a inserção, a posição e a remoção são semelhantes às do anel recém-descrito.

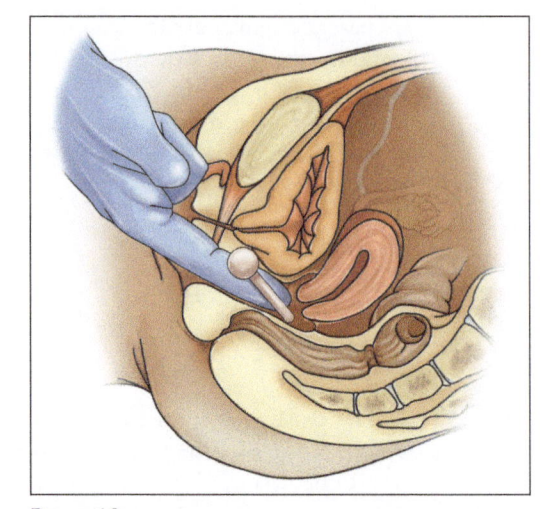

Passo 10

PESSÁRIO DE SHAATZ

Passo 11. O pessário de Shaatz pertence à categoria de suporte e é mais indicado para prolapso uterino leve, cistocele e incontinência urinária por estresse. Sua colocação é igual à do pessário em anel. Os tamanhos mais usados são de 3 a 6. Este pessário pode ser usado nos casos em que o anel não fornece sustentação adequada.

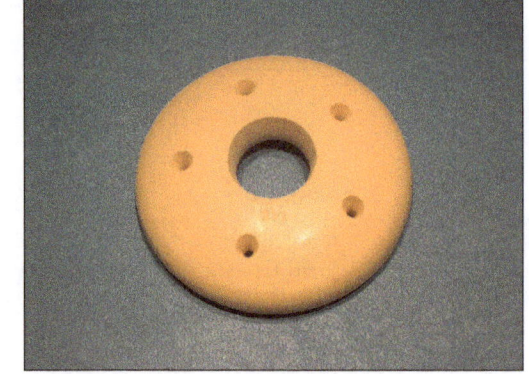

Passo 11

Passo 12. O pessário de Shaatz é medido e inserido da mesma forma que qualquer pessário redondo.

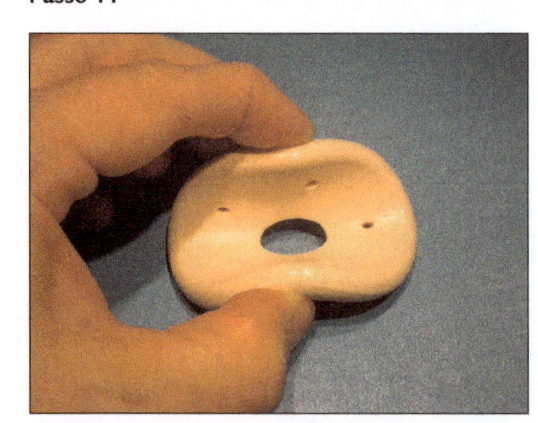

Passo 12

Passo 13. O pessário fica na parte alta da vagina, do fundo de saco posterior até logo atrás da sínfise púbica. A remoção é feita segurando-se o pessário com um dedo pelo orifício central e puxando-o para baixo.

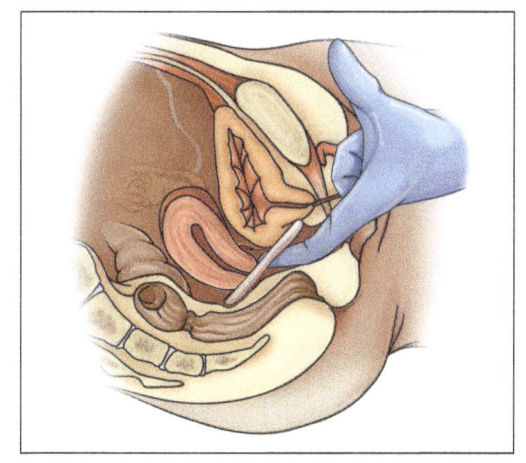

Passo 13

Pessário tipo alavanca

Passo 14. Há três tipos de pessários tipo alavanca (pessário de suporte): o Hodge, o Hodge-Smith e o Risser. Qualquer um deles é indicado no caso de prolapso vaginal e uterino de segundo grau ou cistocele. Os pessários tipo alavanca também são usados em mulheres grávidas para incompetência cervical com ou sem cerclagem. Os pessários de Hodge são ideais para pacientes com um arco púbico raso e, sem base de apoio, podem ser usados para incompetência cervical em mulheres grávidas. O tipo Smith foi modificado para ser usado em pacientes com um arco púbico estreito, ao passo que o tipo Risser foi modificado para atender pacientes com um arco mais plano. Seus tamanhos variam de 0 a 9. Geralmente, os tamanhos 2 a 4 são os mais utilizados.

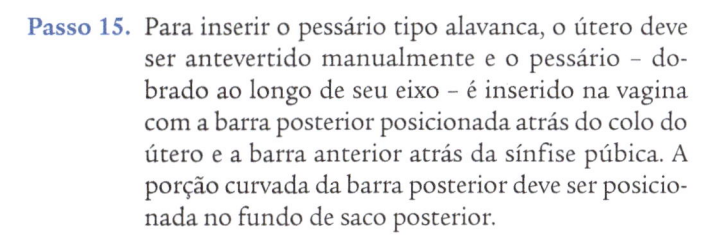

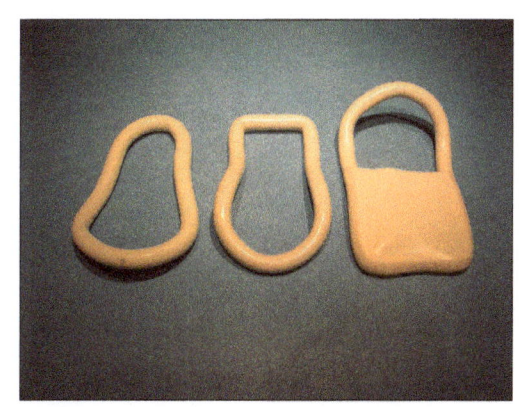

Passo 14

Passo 15. Para inserir o pessário tipo alavanca, o útero deve ser antevertido manualmente e o pessário – dobrado ao longo de seu eixo – é inserido na vagina com a barra posterior posicionada atrás do colo do útero e a barra anterior atrás da sínfise púbica. A porção curvada da barra posterior deve ser posicionada no fundo de saco posterior.

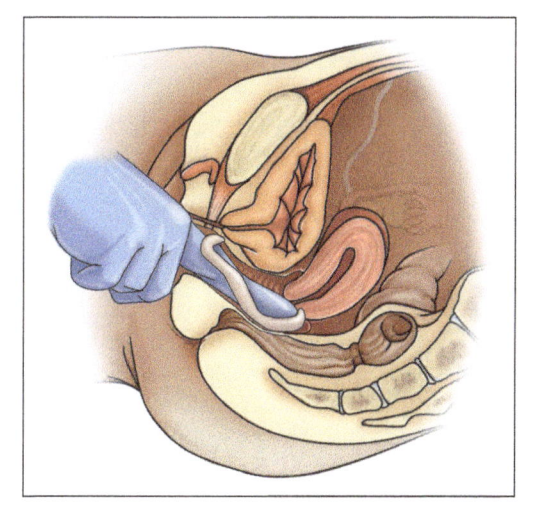

Passo 15

Pessário Regula

Passo 16. O pessário Regula é mais indicado para prolapso uterino de primeiro e segundo graus. Diferentes tamanhos deverão estar disponíveis para melhor atender a paciente. Advertir a paciente de que geralmente é necessário experimentar tamanhos diferentes até que se encontre um que se adapte melhor à cúpula vaginal de acordo com o grau de prolapso.

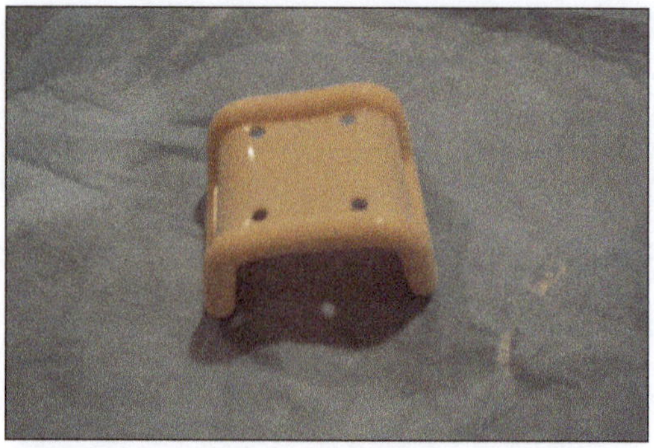

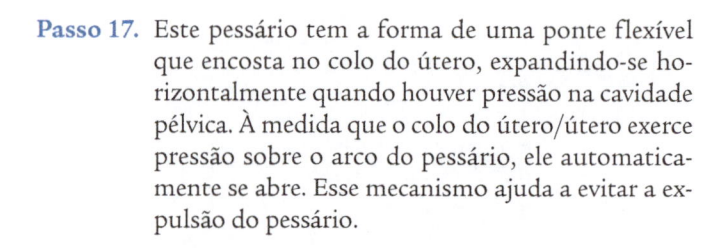

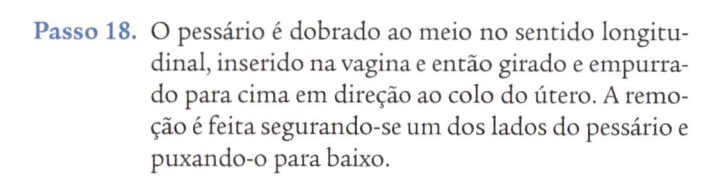

Passo 16

Passo 17. Este pessário tem a forma de uma ponte flexível que encosta no colo do útero, expandindo-se horizontalmente quando houver pressão na cavidade pélvica. À medida que o colo do útero/útero exerce pressão sobre o arco do pessário, ele automaticamente se abre. Esse mecanismo ajuda a evitar a expulsão do pessário.

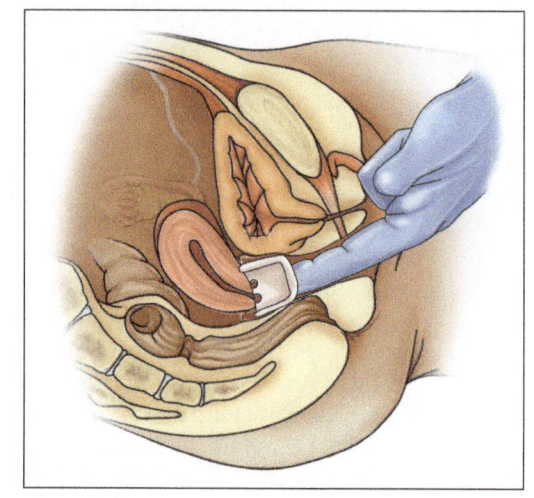

Passo 17

Passo 18. O pessário é dobrado ao meio no sentido longitudinal, inserido na vagina e então girado e empurrado para cima em direção ao colo do útero. A remoção é feita segurando-se um dos lados do pessário e puxando-o para baixo.

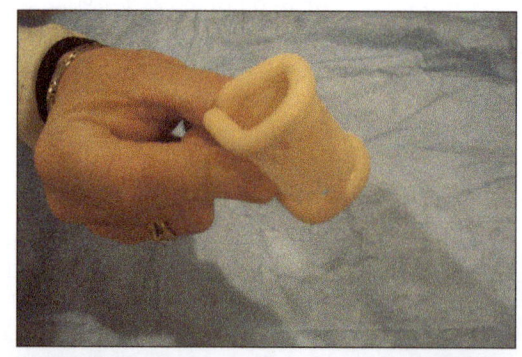

Pessário de Gellhorn

Passo 19. Este pessário combina os dois mecanismos, de suporte e de preenchimento de espaço. É útil em pacientes com procidência ou prolapso uterino de segundo ou terceiro graus e/ou retocele. Os tamanhos disponíveis variam de 38 mm a 89 mm. O pessário de Gellhorn também pode ser usado em mulheres histerectomizadas para tratamento de prolapso da cúpula vaginal ou retocele. O pessário de Gellhorn exige um períneo intacto para suporte adequado. Se houver ruptura do períneo e/ou se o hiato for grande demais, o pessário de Gellhorn é ineficaz.

Passo 18

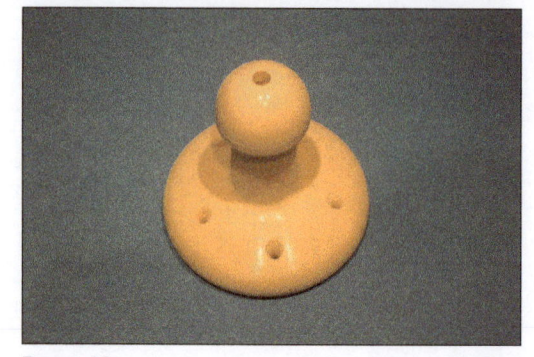

Passo 19

Passo 20. Para inserir o pessário de Gellhorn, os lábios vaginais devem ser afastados e deve-se aplicar pressão no períneo. O botão do pessário de Gellhorn é dobrado para um lado.

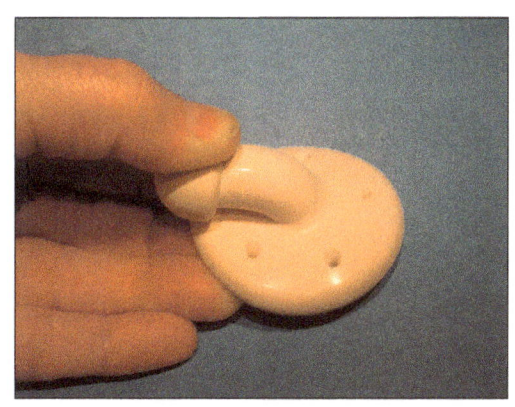

Passo 20

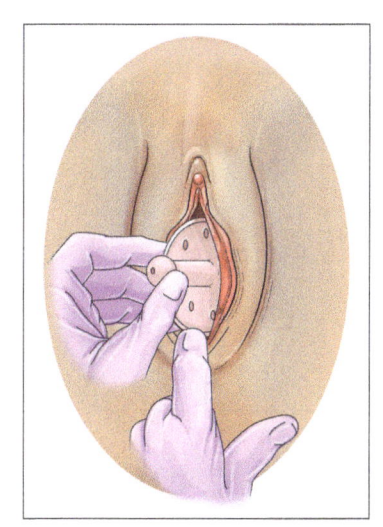

Passo 21. O pessário de Gellhorn é inserido obliquamente através do introito com a parte côncava direcionada para o colo do útero e a haste dobrada e direcionada para o introito.

Passo 21

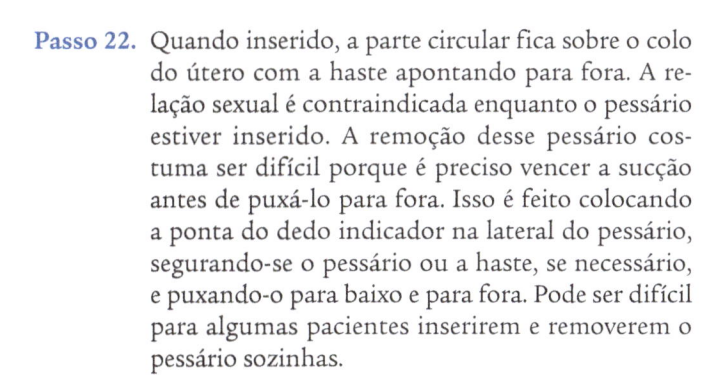

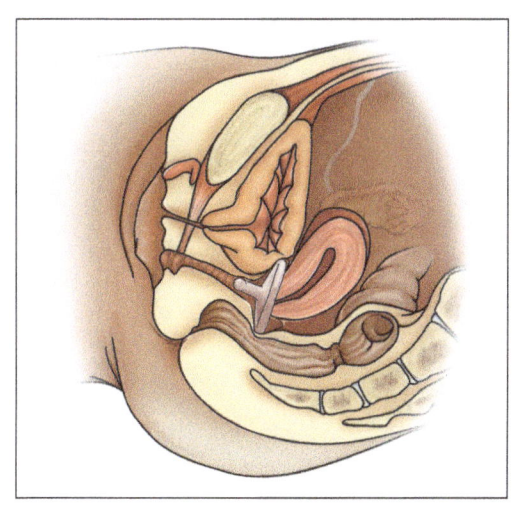

Passo 22. Quando inserido, a parte circular fica sobre o colo do útero com a haste apontando para fora. A relação sexual é contraindicada enquanto o pessário estiver inserido. A remoção desse pessário costuma ser difícil porque é preciso vencer a sucção antes de puxá-lo para fora. Isso é feito colocando a ponta do dedo indicador na lateral do pessário, segurando-se o pessário ou a haste, se necessário, e puxando-o para baixo e para fora. Pode ser difícil para algumas pacientes inserirem e removerem o pessário sozinhas.

Passo 22

Pessário do tipo *donut*

Passo 23. O *donut* é um tipo de dispositivo de preenchimento de espaço que funciona muito bem em todos os tipos de prolapso, exceto nos defeitos maiores da parede vaginal posterior. Pode ser usado quando o tônus perineal está reduzido, mas há boa integridade do introito. Os tamanhos disponíveis vão de 0 a 7 e os mais usados são 2 a 4.

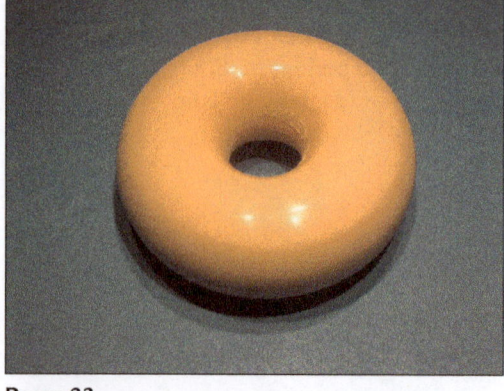

Passo 23

Passo 24. O pessário do tipo *donut* é inserido de forma semelhante ao pessário em anel, apertando-se os lados para diminuir seu diâmetro.

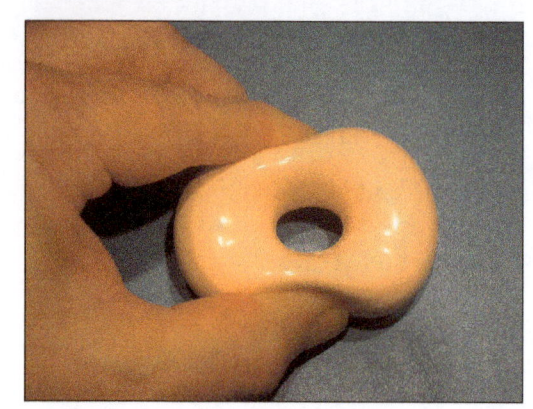

Passo 24

Passo 25. Ele é então colocado na vagina, e liberado para que volte ao formato original.

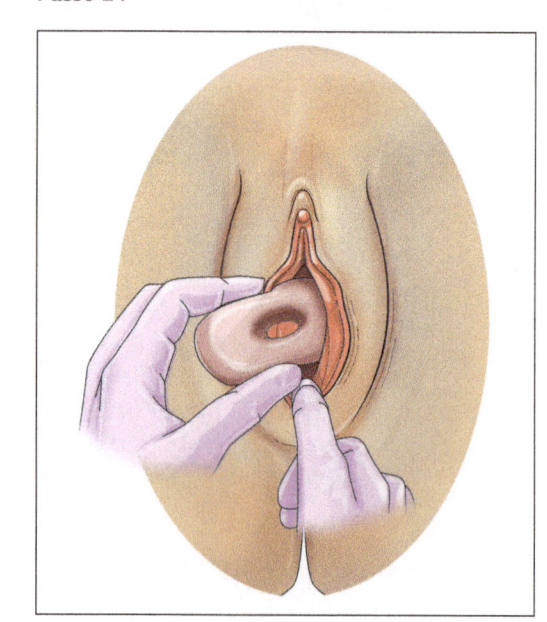

Passo 25

Passo 26. Uma vez inserido na vagina, deve ficar ajustado confortavelmente. A remoção é feita segurando-se o pessário pelo orifício central e puxando-o para baixo. Embora seja de fácil inserção e remoção devido à sua consistência rígida de borracha, esse tipo de pessário pode ser de difícil manejo em pacientes mais velhas com artrite.

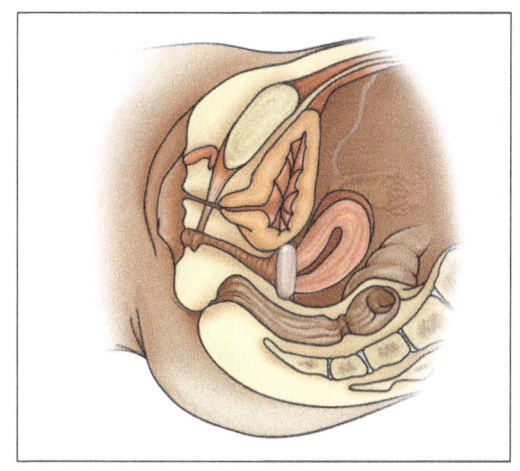

Passo 26

PESSÁRIO *DONUT* INFLÁVEL (*INFLATOBALL*)

Passo 27. O *inflatoball* é outro tipo de pessário *donut*. É o único pessário de látex disponível e, portanto, não pode ser usado em pacientes alérgicas ao látex.

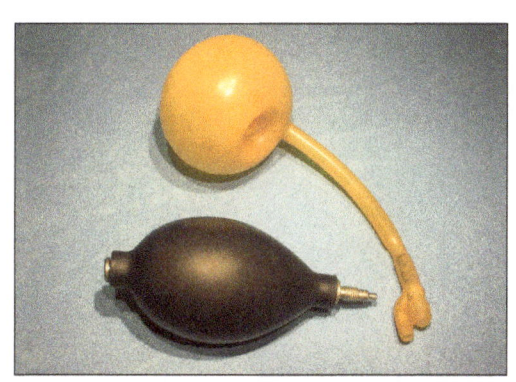

Passo 27

Passo 28. O *inflatoball* está disponível em três tamanhos, e a sua inserção e remoção podem ser facilmente ensinadas à paciente. A bomba é acoplada ao tubo de insuflação e a tampa esférica é colocada no tubo lateral.

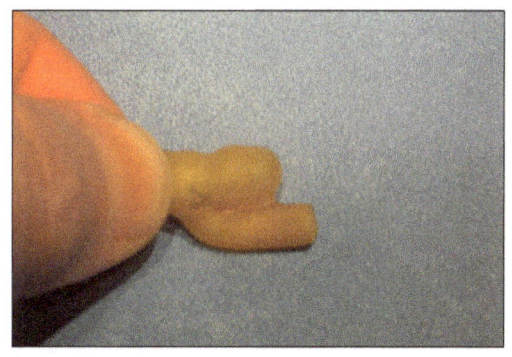

Passo 28

Passo 29. O pessário é colocado na vagina e insuflado com a bomba. Então, a tampa esférica é pressionada para dentro do tubo de insuflação para que o pessário não esvazie. Puxá-lo para fora com um dedo, e não com o tubo de insuflação, que pode romper. Este pessário deve ser removido diariamente.

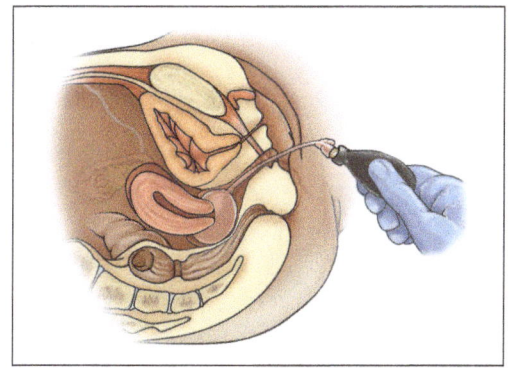

Passo 29

Pessário do tipo cubo

Passo 30. O pessário do tipo cubo é usado para prolapso total da vagina ou do útero. Também é útil na presença de defeitos da parede posterior. O tipo cubo está disponível nos tamanhos 0 a 7. Os tamanhos mais utilizados são os de 2 a 4. As secreções podem ser retidas pelo cubo; portanto, o pessário não pode ficar inserido por mais de um dia. Deve ser removido à noite e lavado com água e sabão. O cubo *tandem* é um cubo duplo em que o cubo maior é inserido primeiro no colo do útero. O cubo maior é duas vezes maior do que o cubo menor. Os tamanhos variam de 2/0 a 7/5 e o tamanho mais utilizado é o de 4/2 e 7/5. O cubo deve ser usado primeiro. Se falhar, então usar o cubo duplo.

Passo 31. O cubo é comprimido e inserido na vagina. A remoção pode ser difícil para algumas pacientes e deve ser feita passando-se o dedo entre o pessário e a parede vaginal para vencer a sucção, apertando e removendo o pessário. Instruir a paciente a *não* puxar a cauda do pessário, pois ele pode quebrar facilmente. Ela é usada apenas para ajudar a localizar o pessário.

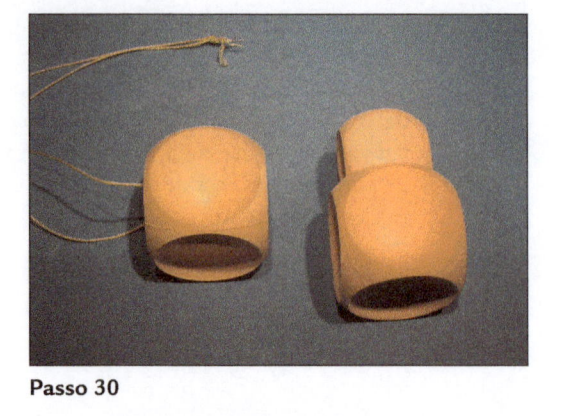

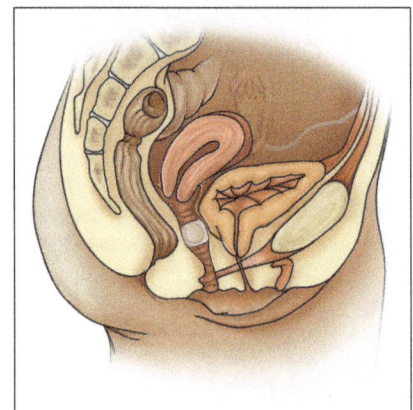

Passo 30

Passo 31

Pessário de Gehrung

Passo 32. O pessário de Gehrung (sela) fornece suporte para cistocele, retocele e alguns casos de procidência. Está disponível nos tamanhos 0 a 8, embora os tamanhos mais usados sejam de 2 a 5. O pessário de Gehrung com botão pode ser usado para as mesmas indicações que o pessário de Gehrung, mas serve para tratar incontinência urinária por estresse, bem como cistocele/retocele.

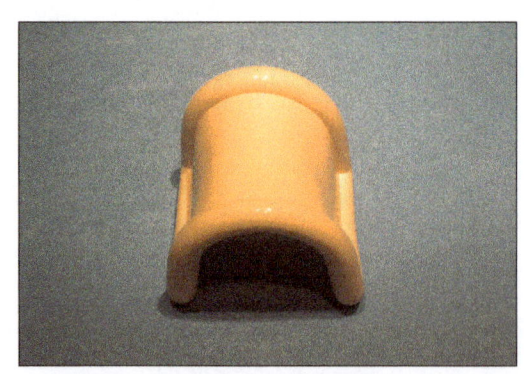

Passo 33. O pessário é dobrado e inserido e então girado para dentro da vagina.

Passo 32

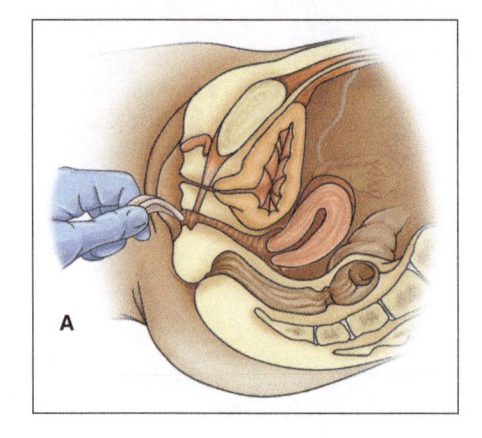

Passo 33

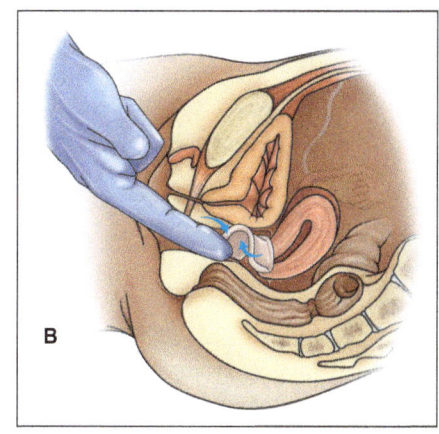

Passo 34. Ele fica na parede vaginal anterior para apoiar a bexiga, enquanto as barras laterais prendem-se ao reto, fornecendo suporte através do *sling* levantador e evitando pressão sobre o reto. Para remover, segurar o pessário por um dos lados e girá-lo, puxando-o para baixo.

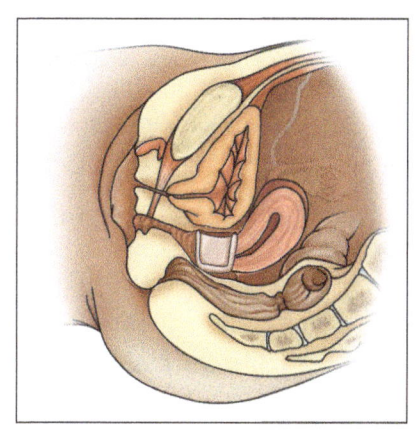

Passo 34

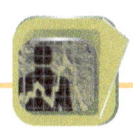

Complicações

- Corrimento vaginal
- Vaginite
- Sangramento ou escape
- Erosão ou ulceração vaginal

Complicações raras

- Impactação do pessário
- Fístula vesicovaginal
- Sepse urinária
- Erosão da parede vesical ou do intestino ou da bexiga
- Perfuração do colo do útero
- Incontinência urinária
- Obstrução urinária
- Expulsão ou deslocamento do pessário

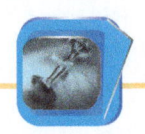

Considerações pediátricas

Os pessários podem ser usados em meninas com prolapso uterino nos primeiros dias de vida causados por defeitos na coluna vertebral.

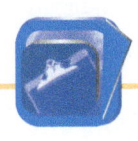

Instruções pós-procedimento

Não há consenso nem evidências quanto ao manejo dos pessários, e a maioria das recomendações é fundamentada na opinião de especialistas. Idealmente, as pacientes devem remover o dispositivo todas as noites, lavá-lo com água e sabão e reinseri-lo pela manhã. Muitas pacientes consideram essa prática problemática e, por isso, removem o pessário várias vezes durante a semana, mas não todos os dias. Idealmente, a paciente deveria ser examinada entre 24 e 48 horas após a colocação e com mais frequência durante o primeiro ano. Recomenda-se que, durante o primeiro ano, as consultas sejam feitas em intervalos de três meses e depois a cada seis meses. As pacientes que necessitam de mais assistência ou com menos capacidade devem ser examinadas com maior frequência. Os pessários devem ser removidos e limpos a cada consulta. Um exame pélvico também deve ser realizado em cada consulta para verificar sinais de vaginite, atrofia vaginal, erosões, ulcerações ou quaisquer outras complicações. Se a paciente apresentar coceira ou irritação, eventualmente pode ser usada uma ducha vaginal com ácido acético diluído ou água oxigenada. Se a paciente tiver ulceração vaginal, remover o pessário até que haja cicatrização e usar metade de um aplicador com creme de estrogênio toda noite ou todo o aplicador três vezes por semana. Reexaminar as paredes vaginais antes da reinserção.

Referências

Bash K. Review of vaginal pessaries. *Obstet Gynecol Surv*. 2000;55:455-460.

Clemons JL, Aguilar VC, Tillighast TA, et al. Patients satisfaction and changes in prolapse and urinary symptoms in women who were fitted successfully with pessary for pelvic organ prolapse. *Am J Obstet Gynecol*. 2004;190:1025-1029.

Cundiff GW, Weidner AC, Visco AG, et al. A Survery of pessary use by American Urogynecologist Society. *Obstet Gynecol*. 2000;95:931-935.

de Mola J, Carpenter S. Management of genital Prolapse in neonates and young women. *Obstet Gynecol Survey* 1996;51:253-260.

Fernando R, Thakar R, Sultan A, et al. Pessaries in symptomatic pelvic organ prolapse. *Is College Obstet Gynecol*. 2006;108:93-99.

Rodriguez-Trowbridge E, Fenner D. Practicalities and pitfalls of pessaries in older women. *Clin Obstet Gynecol*. 2007;50:709-719.

Subak LL, Waetjen LE, van den Eeden S, et al. Cost of pelvic organ prolapse surgery in the United States. *Obstet Gynecol*. 2001;98:646-651.

Trowbridge E, Fenner D. Practicalities and pitfalls of pessaries in older women. *Clin Obstet Gynecol*. 2007;50:709-719.

Trowbridge E, Fenner D. Conservative management of pelvic organ prolapse. *Clin Obstet Gynecol*. 2005;48:668-681.

Weber AM, Richter HE. Pelvic organ prolapse. *Obstet Gynecol*. 2005;106:615-634.

2008 MAG Mutual Healthcare Solutions, Inc.'s Physicians' Fee and Coding Guide. Duluth, Georgia. MAG Mutual Healthcare Solutions, Inc. 2007.

CAPÍTULO 84
Vasectomia sem Bisturi

Brian Elkins, MD, DABFM, FAAFP

A vasectomia é um procedimento cirúrgico que efetua a esterilização permanente em homens. O procedimento geralmente envolve a interrupção do fluxo de espermatozoides pelo ducto deferente em ambos os lados. A produção de esperma não é afetada (exceto pela ausência de espermatozoides viáveis) e não há interferência na função sexual. A vasectomia pode ser realizada no consultório com uso de ansiolítico e anestesia local, o que a torna um método bastante custo-efetivo para prevenir gravidez. A vasectomia costuma ser mais segura do que a esterilização feminina permanente via ligadura de trompas, pois exige apenas anestesia local e não há necessidade de entrada na cavidade peritoneal.

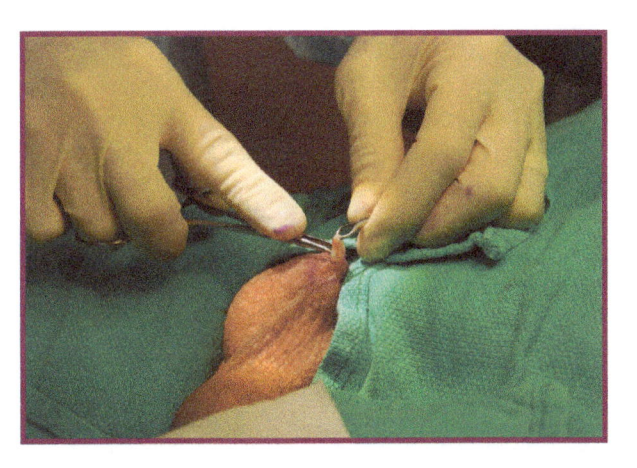

O procedimento consiste em três passos principais: (a) acesso ao ducto deferente, (b) interrupção do fluxo no ducto deferente e (c) fechamento. Existem diversas formas para a realização de cada passo. O acesso ao ducto deferente pode ser obtido por meio de incisão mediana única ou duas incisões laterais, podendo ser feita aberta ou utilizada a técnica sem bisturi. Na técnica sem bisturi, utiliza-se uma pinça em anel especial para fixar o ducto deferente percutaneamente e uma pinça hemostática com ponta afiada para realizar a abertura cutânea, dissecção e elevação do ducto deferente. A técnica sem bisturi é, de certa forma, mais difícil de ser executada, mas resulta em menos complicações como sangramento e infecção.

A interrupção do fluxo do ducto deferente em geral envolve a excisão de uma porção do deferente em cada um dos lados, e é frequentemente seguida de alguma forma de fechamento, como cauterização do lúmen, aplicação de clipes ou ligadura com fio de sutura. A cauterização do lúmen é superior à ligadura com fio de sutura, e a interposição de uma camada de fáscia entre os cotos prostático e testicular do ducto deferente em cada um dos lados aumenta a taxa de sucesso. A não oclusão do coto testicular diminuiu a incidência de dor testicular crônica em alguns estudos. O método aqui descrito utiliza a cauterização do lúmen do coto prostático, deixando o coto testicular aberto e fazendo a interposição de fáscia. A abertura cutânea feita na técnica sem bisturi, cicatriza espontaneamente e não exige fechamento.

As porções excisadas dos ductos deferentes podem ser enviadas para exame anatomopatológico, se desejado. Alternativamente, elas podem ser mantidas em formalina até que a esterilização seja confirmada pelo espermograma, quando podem então ser desprezadas; ou podem ser enviadas para exame em caso de falha do procedimento.

Visto que os espermatozoides persistem na porção proximal ao local da cirurgia nos ductos deferentes e nas vesículas seminais, a vasectomia não é imediatamente efetiva. Os pacientes devem ser alertados sobre a necessidade de utilizar outra forma de contracepção até que a confirmação de sucesso pelo espermograma seja obtida. Aguarda-se três meses após a cirurgia para a realização do espermograma porque a ocorrência de azoospermia pode levar esse intervalo de tempo. O espermograma consiste em uma amostra não centrifugada vista ao microscópio em uma lâmina sob baixa magnificação. Ainda que a azoospermia tenha sido tradicionalmente usada como critério para a definição de sucesso na esterilização, a presença de raros espermatozoides imóveis pode ocorrer em até um terço dos homens após a vasectomia e raramente está associada a gestação.

Embora a intenção do procedimento seja a esterilização permanente, aproximadamente 6% dos homens podem desejar a reversão. Lamentavelmente, para estes, a reversão de vasectomia é difícil, cara e nem sempre bem-sucedida. A mudança de estado civil é a razão mais comumente citada para buscar a reversão da vasectomia. Homens jovens devem ser orientados cuidadosamente quanto a esse risco, visto que uma idade menor que 30 anos no momento da realização da vasectomia se mostrou um preditivo de posterior desejo de reversão. Curiosamente, pacientes sem filhos são menos propensos a procurar reversão de vasectomia.

Os pacientes devem ser instruídos a aparar os pelos da região anterior do escroto abaixo do pênis (mas não devem realizar depilação, pois esta aumenta o risco de infecção). Um suspensório escrotal para uso após o procedimento deve estar disponível. O paciente necessita de um acompanhante que possa levá-lo até sua residência. Alguns profissionais recomendam o uso de Diazepam® 10 mg, por via oral, antes do procedimento para ansiólise. O consentimento informado deve ser obtido antes que o paciente esteja sob o efeito de medicações. Sedação intravenosa também pode ser utilizada se disponível.

A complicação mais comum após vasectomia é sangramento ou formação de hematoma. Na maioria dos casos, essa complicação pode ser manejada conservadoramente com anti-inflamatórios, pois se resolve de forma espontânea. Raramente uma exploração cirúrgica pode ser necessária para localizar e cauterizar ou ligar um vaso sangrante. Pode ocorrer falha do procedimento, a qual é dividida em "precoce", quando não se chega a obter azoospermia, e "tardia", quando, após um período de azoospermia, obtém-se um espermograma com presença de espermatozoides móveis (geralmente descoberta após ocorrência de gravidez). A técnica aqui descrita apresenta uma taxa de falha relatada de 0,3%. Pode ocorrer infecção, mas isso não é comum. Técnicas que deixam o coto testicular aberto, podem causar granuloma espermático, mas este é frequentemente assintomático e em geral pode ser manejado com anti-inflamatórios. Também pode ocorrer epididimite congestiva mas, ela é menos frequente com técnicas que deixam o coto aberto do que quando este é ocluído com clipes ou fio de sutura.

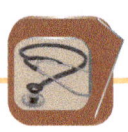

Equipamento

- Pinça em anel especial para vasectomia sem bisturi
    - Nota: A pinça de Li é a pinça em anel para vasectomia sem bisturi original. Um instrumento alternativo, a pinça de Wilson, também pode ser utilizado. A pinça de Wilson é mostrada nas fotografias do procedimento deste capítulo. O cirurgião pode escolher qualquer uma das pinças, de acordo com a experiência e a preferência.
- Pinça hemostática de vasectomia sem bisturi
- Lidocaína a 1%, 10 mL, com agulha 30G
- Lidocaína a 1%/bupivacaína a 0,5% 1:1, 10 mL, com agulha 27G de 32 mm de comprimento
- Cautério elétrico ou térmico com ponteira fina
- Pinça de Adson com dente
- Pinças hemostáticas pequenas convencionais ("mosquitos")
- Tesoura de íris
- Porta-agulha
- Fio 4-0 de ácido poliglicólico com agulha RB-1 (½ círculo, 17 mm) atraumática

- Pomada antibiótica
- Gaze não aderente
- Pacote de gaze convencional 4 × 4 cm

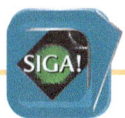

Indicações

- Desejo de esterilização masculina permanente

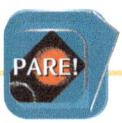

Contraindicações

- Infecção ativa local ou próxima
- Varicocele
- Hérnia inguinal volumosa
- Coagulopatia
- Incerteza sobre o procedimento
- Desejo de possível reversão no futuro
- Gravidez em curso (relativa)
- Evento significativo recente que pode afetar a decisão (relativa)

O Procedimento

Passo 1. O pênis do paciente pode ser preso com fita adesiva para que não fique pendente sobre o escroto. Os pelos da região anterior do escroto são aparados caso o paciente não o tenha feito. O escroto é submetido a antissepsia com solução de clorexidina ou outro antisséptico cirúrgico e campos estéreis são posicionados. Deve-se incluir a região posterior do escroto e a porção superior adjacente das coxas. Nesse momento, alguns profissionais posicionam uma bolsa de soro fisiológico aquecido sobre o escroto, em cima de uma compressa estéril, por vários minutos, a fim de auxiliar no relaxamento dos músculos cremastéricos. Esse é o momento ideal para verificar, antes do início do procedimento, se ambos os ductos deferentes podem ser palpados e facilmente isolados e elevados.

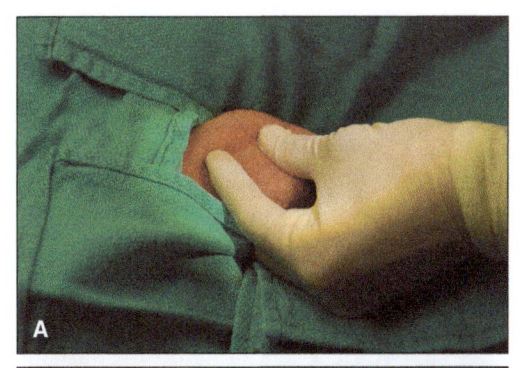

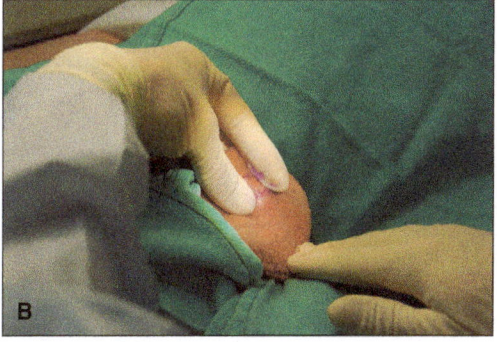

Passo 1

Passo 2. A pele da região anterior na linha mediana do escroto é infiltrada com lidocaína a 1%. Alternativamente, duas áreas laterais podem ser anestesiadas se dois pontos laterais forem utilizados para obtenção de acesso aos ductos. Usar a menor dose possível, aproximadamente 0,5 a 1 mL, para minimizar a distorção dos tecidos. A área anestesiada pode ser circulada com uma caneta de marcação cirúrgica para posterior referência, se necessário. Realizar um bloqueio ao redor de ambos os ductos deferentes. Primeiro, fixar o ducto deferente com a técnica de três dedos: o polegar e o indicador esticam o deferente na superfície anterior do escroto, enquanto o dedo médio está localizado posteriormente, pressionando o deferente anteriormente entre o polegar e o indicador.

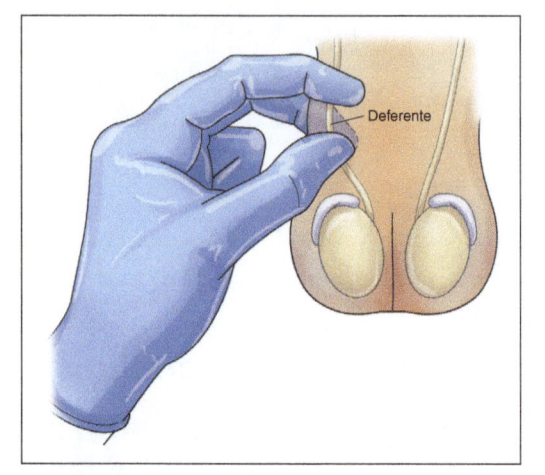

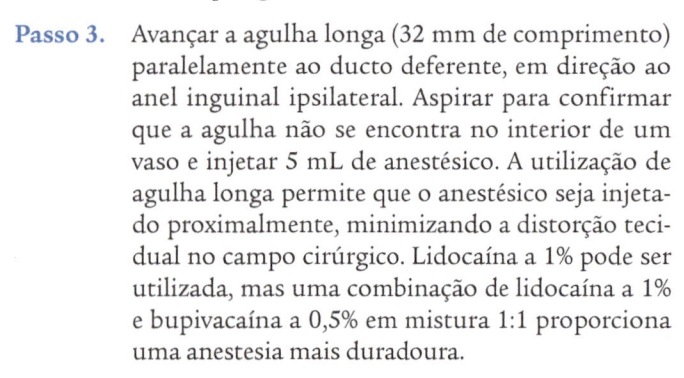

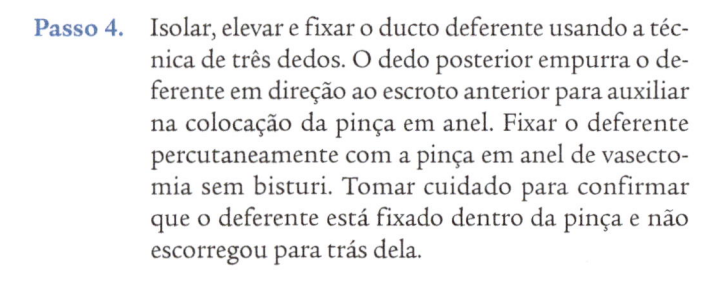

Passo 3. Avançar a agulha longa (32 mm de comprimento) paralelamente ao ducto deferente, em direção ao anel inguinal ipsilateral. Aspirar para confirmar que a agulha não se encontra no interior de um vaso e injetar 5 mL de anestésico. A utilização de agulha longa permite que o anestésico seja injetado proximalmente, minimizando a distorção tecidual no campo cirúrgico. Lidocaína a 1% pode ser utilizada, mas uma combinação de lidocaína a 1% e bupivacaína a 0,5% em mistura 1:1 proporciona uma anestesia mais duradoura.

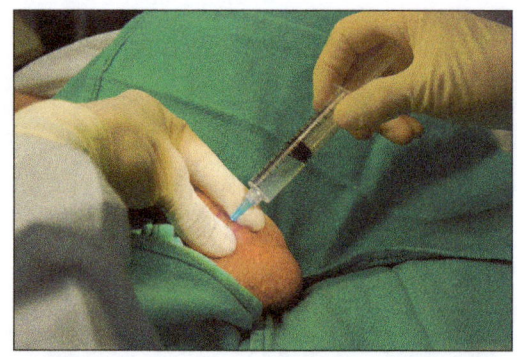

Passo 4. Isolar, elevar e fixar o ducto deferente usando a técnica de três dedos. O dedo posterior empurra o deferente em direção ao escroto anterior para auxiliar na colocação da pinça em anel. Fixar o deferente percutaneamente com a pinça em anel de vasectomia sem bisturi. Tomar cuidado para confirmar que o deferente está fixado dentro da pinça e não escorregou para trás dela.

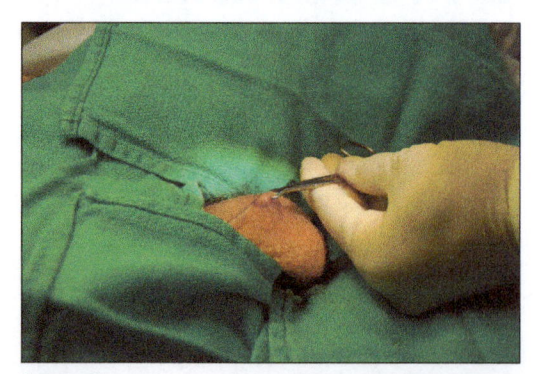

Passo 5. Abrir a pinça hemostática afiada de vasectomia sem bisturi e perfurar a pele com uma das pontas. Pressionar firmemente até perceber um discreto "estalo", indicando que a ponta perfurou o ducto deferente.

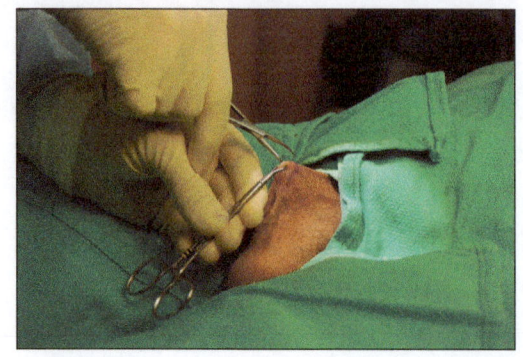

Passo 6. Remover a pinça hemostática, fechá-la e inseri-la fechada na abertura criada no Passo 5. Dissecar o deferente através da abertura da pinça. Podem ser necessárias diversas reinserções e aberturas da pinça até que o deferente seja exposto.

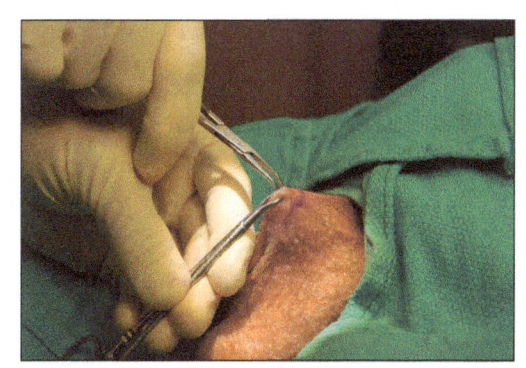

Passo 6

Passo 7. Uma vez exposto o ducto deferente, abrir a pinça hemostática e inserir uma ponta nele. Girar seu pulso para trazer a ponta para cima. Essa manobra deve elevar uma pequena porção de deferente essencialmente livre de tecido conjuntivo adjacente.

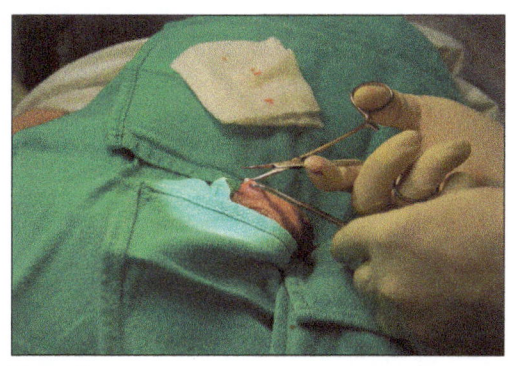

Passo 7

Passo 8. Com o deferente ainda elevado, usando a outra mão, fixar a pinça em anel no deferente.

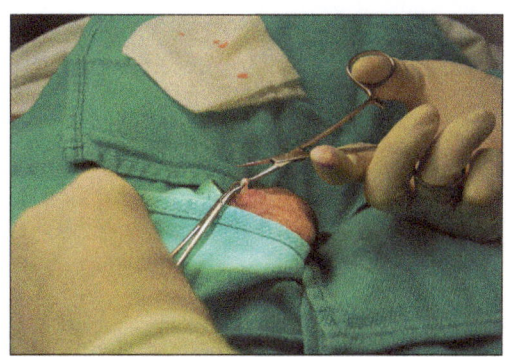

Passo 8

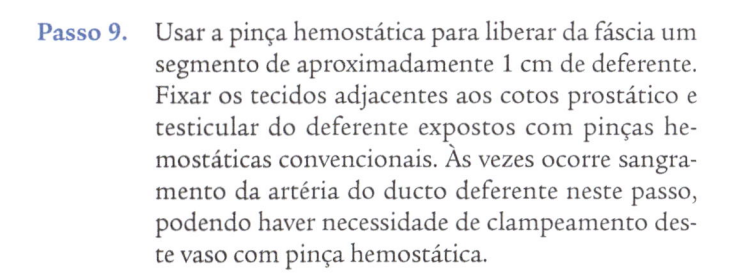

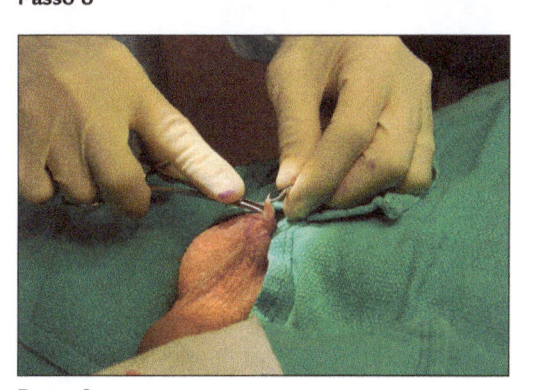

Passo 9. Usar a pinça hemostática para liberar da fáscia um segmento de aproximadamente 1 cm de deferente. Fixar os tecidos adjacentes aos cotos prostático e testicular do deferente expostos com pinças hemostáticas convencionais. Às vezes ocorre sangramento da artéria do ducto deferente neste passo, podendo haver necessidade de clampeamento deste vaso com pinça hemostática.

Passo 9

Passo 10. Usando a pinça em anel ainda fixada no ducto deferente, elevá-lo, incisando parcialmente o coto prostático, expondo o lúmen, porém deixando uma porção de parede intacta para tração.

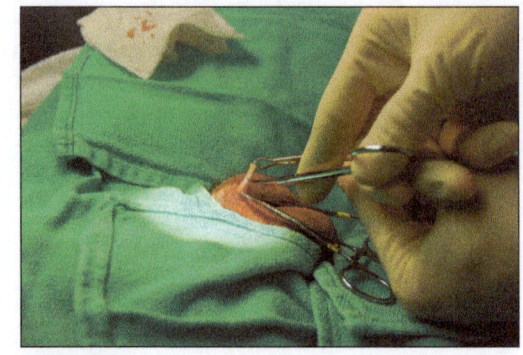

Passo 10

Passo 11. Cauterizar o lúmen do coto prostático do deferente. Inserir boa parte da ponteira do cautério dentro do deferente e cauterizar o lúmen. A cauterização causará a oclusão cicatricial do deferente. Tentar evitar a cauterização de toda a espessura do deferente, pois ela pode causar necrose e separação da ponta cauterizada, deixando o ducto deferente aberto.

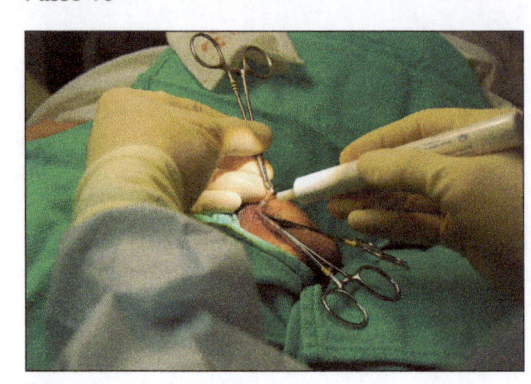

Passo 11

Passo 12. Excisar um segmento de 1 cm de ducto deferente por meio da complementação da incisão parcial prévia no coto prostático e de corte através da porção testicular do deferente. O segmento deve ser acondicionado em formalina e identificado.

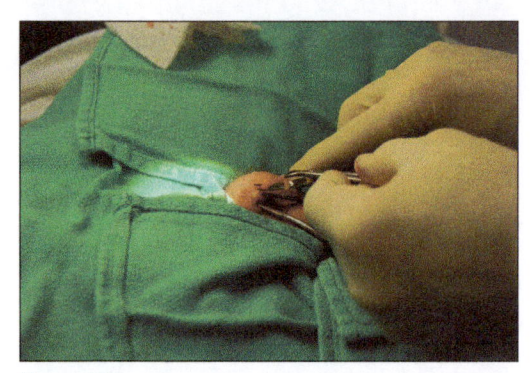

Passo 13. Fazer um fechamento em "bolsa de tabaco" com a fáscia ao redor do deferente sobre o coto testicular utilizando fio 4-0 absorvível com agulha atraumática. (Também é possível fazê-lo sobre o coto prostático, se desejado. Em alguns casos, a fáscia é mais facilmente mobilizada sobre um dos cotos para o fechamento em "bolsa de tabaco".) Quando o fechamento em "bolsa de tabaco" estiver atado, uma camada de fáscia deve ser interposta entre os cotos. Verificar a hemostasia e, quando satisfatória, permitir que a fáscia e o coto remanescente entrem novamente no escroto. Repetir os Passos 4 ao 13 para o lado oposto. A ferida operatória em geral pode ser deixada aberta. Aplicar a pomada antibiótica e cobrir primeiramente com gaze não aderente e depois com diversas gazes convencionais 4 × 4 cm para proporcionar amortecimento. Auxiliar o paciente a colocar o suspensório escrotal para que as gazes permaneçam no local.

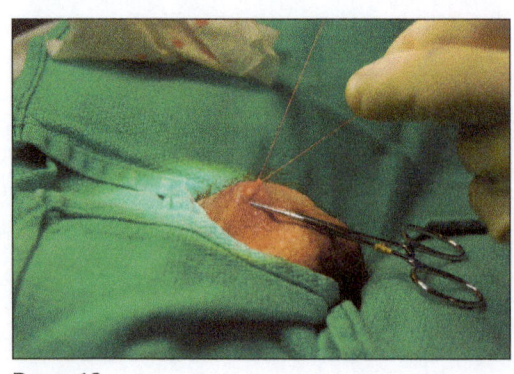

Passo 12

Passo 13

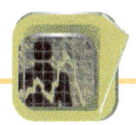

Complicações

- Hematoma
- Dor, infecção e sangramento
- Epididimite congestiva
- Granuloma espermático
- Falha (aproximadamente 0,3%)

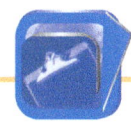

Instruções pós-procedimento

Os pacientes são instruídos a repousar e colocar gelo na virilha de forma intermitente no dia do procedimento. No segundo dia, o paciente pode caminhar de forma limitada. Atividades normais podem ser retomadas a partir do terceiro dia para a maior parte dos pacientes, embora alguns prefiram que o levantamento de objetos pesados seja evitado por uma semana. Os pacientes devem usar o suspensório escrotal por aproximadamente uma semana para seu conforto.

Os pacientes devem ser cuidadosamente orientados a obter espermograma três meses após o procedimento para verificar a esterilização, devendo usar outra forma de contracepção até então.

Referências

Alderman PM. Complications in a series of 1224 vasectomies. *J Fam Pract*. 1991;33:579-584.
Chawla A, Bowles B, Zini A. Vasectomy follow-up: clinical significance of rare nonmotile sperm in postoperative semen analysis. *Urology*. 2004;64:1212-1215.
Clenney TL, Higgins JC. Vasectomy techniques. *Am Fam Physician*. 1999;60:137-152.
Dassow P, Bennett JM. Vasectomy: an update. *Am Fam Physician*. 2006;74:2069-2074, 2076.
Labrecque M, Nazerali H, Mondor M, et al. Effectiveness and complications associated with 2 vasectomy occlusion techniques. *J Urol*. 2002;168:2495-2498.
Li SQ, Goldstein M, Zhu J, et al. No-scalpel vasectomy. *J Urol*. 1991;145:341-344.
Potts JM, Paqualotto FF, Nelson D, et al. Patient characteristics associated with vasectomy reversal. *J Urol*. 1999;161:1835-1839.
2008 MAG Mutual Healthcare Solutions, Inc.'s Physicians' Fee and Coding Guide. Duluth, Georgia. MAG Mutual Healthcare Solutions, Inc. 2007.

CAPÍTULO 85

Cauterização Laparoscópica da Tuba Uterina

Danielle Cooper, MD

A cauterização laparoscópica da tuba uterina é um procedimento usado para a esterilização cirúrgica permanente de uma mulher. É um procedimento eletivo e praticamente sem nenhuma contraindicação, a menos que a paciente seja uma candidata fraca à cirurgia. Existem vários métodos para obter a esterilização permanente, mas muitas mulheres preferem a técnica laparoscópica em função de sua eficácia, da recuperação rápida e do atendimento ambulatorial. A coagulação bipolar é hoje o método de oclusão laparoscópica mais utilizado nos Estados Unidos.

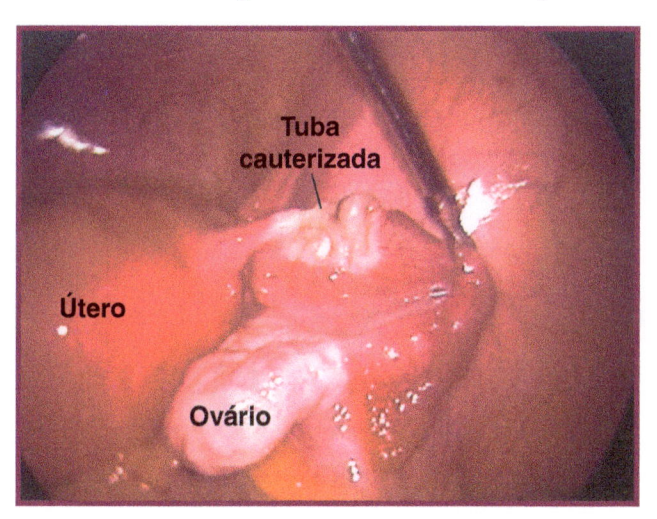

Embora seja considerada uma forma permanente de contracepção, a reversão é possível. O consentimento informado é extremamente importante, com especial atenção à queixa mais comum da paciente no pós-operatório, que é o arrependimento. Todas as outras opções contraceptivas devem ser revisadas e documentadas, bem como o consentimento para uma possível incisão de laparotomia no caso de anatomia ou de complicações inesperadas no transoperatório. Deve-se também alertar a paciente sobre o risco de falha na ligadura da tuba uterina, resultando em gravidez intrauterina ou ectópica. A probabilidade cumulativa em cinco anos de gravidez em mulheres com três ou mais locais de coagulação bipolar é de 3,2 em cada 1.000 procedimentos. A probabilidade cumulativa em 10 anos de gravidez ectópica após coagulação bipolar é de 17,1 em cada 1.000 procedimentos.

Outro método contraceptivo deve ser utilizado durante um mês antes do procedimento, e um teste de gravidez deve ser feito no dia da cirurgia para descartar a possibilidade de gravidez. Muito embora a reversibilidade seja uma opção, a paciente deve ser alertada sobre as complicações e despesas associadas à tentativa de reversão da ligadura da tuba uterina. Mesmo com a reanastomose, não há garantia de fertilidade. Pouca idade à época da esterilização contitui um fator de risco significativo para o desenvolvimento de arrependimento futuro. Existem métodos contraceptivos não cirúrgicos, reversíveis e igualmente eficazes disponíveis para a paciente, como dispositivo intrauterino ou Depo-Provera, que devem ser levados em consideração. A paciente deve estar ciente das complicações operatórias decorrentes da cirurgia e da anestesia. A opção de esterilização masculina por vasectomia deve ser oferecida e explorada com a paciente antes da entrada na sala de cirurgia.

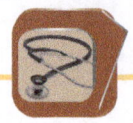

Equipamento

- Anestesista
- Anestesia geral endotraqueal
- Tubo gástrico oral
- Laparoscópio com fonte de luz
- Pinça cirúrgica bipolar
- Amperímetro
- Afastadores
- Manipulador uterino Hulka (opcional)
- Lâmina nº 11
- Dois trocartes – 10 mm e 5 mm
- Porta-agulhas
- Agulha de Veress
- Soro fisiológico
- Gás CO_2
- Pinça dermatológica
- Monofilamento absorvível 0 e 4-0

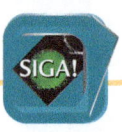

Indicações

- Paciente que deseja esterilização cirúrgica permanente

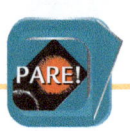

Contraindicações

- Candidata fraca à cirurgia por doença cardíaca ou pulmonar
- Obesidade mórbida, impedindo assim o uso de laparoscópio
- Aderência pélvica grave com deformação da anatomia, tornando as tubas uterinas não identificáveis
- Histórico prévio de falha na ligadura de tuba uterina – a salpingectomia bilateral é então indicada

O Procedimento

Passo 1. A paciente, após assinar o consentimento, é levada à sala de cirurgia, onde é feita a anestesia geral endotraqueal e a entubação endotraqueal. A paciente é colocada na posição de litotomia dorsal utilizando perneiras do tipo Allen.

- **DICA:** O posicionamento é muito importante para evitar dano acidental. Os braços da paciente devem ficar estendidos ao lado do corpo para evitar dano no plexo braquial; contudo, isso talvez não seja possível de acordo com a constituição corporal da paciente. Se os braços da paciente estiverem perpendiculares ao corpo, tomar cuidado para não se debruçar sobre eles durante o procedimento.

- **DICA:** Alguns cirurgiões utilizam enganches no ombro por causa do posicionamento de Trendelenburg que será necessário durante o procedimento. Outros os evitam por causa da alta associação com dano ao braço e ao pescoço.

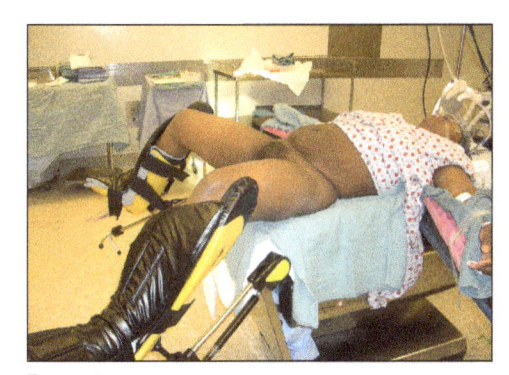

Passo 2. Um espéculo bivalve é inserido na vagina. O colo do útero é limpo com clorexidina. O lábio anterior do colo do útero é pinçado, realizada a histerometria, um manipulador uterino Hulka é introduzido na cavidade do útero e fixado ao lábio cervical anterior. A pinça de Pozzi inicial é removida. O espéculo é removido da vagina e a bexiga é drenada. O enfermeiro irá então limpar e cobrir o abdome da paciente.

- **ATENÇÃO:** Há possibilidade de perfuração do útero com o histerômetro ou com o manipulador uterino Hulka; portanto, é preciso cuidado.

- **DICA:** O manipulador uterino é opcional, mas permite melhor visualização e manipulação das tubas uterinas. Alguns cirurgiões colocam uma gaze montada na vagina para levantar o útero até o campo visual durante o procedimento.

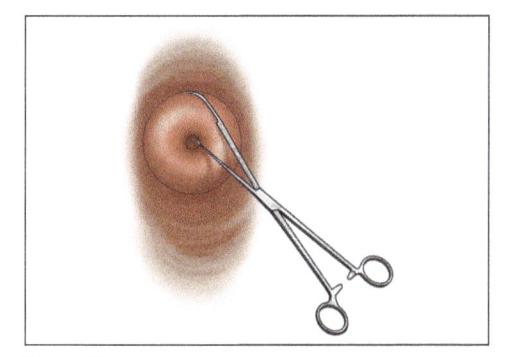

Passo 3. Uma incisão infraumbilical de 10 mm é feita com uma lâmina nº 11. A cavidade abdominal é levantada e uma agulha de Veress é inserida na incisão em um ângulo de 45 graus até chegar à cavidade peritoneal.

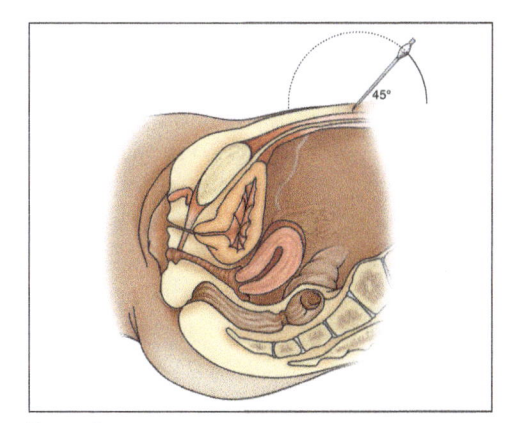

Passo 4. A colocação é confirmada com soro fisiológico instilado no abdome através da agulha de Veress.

- **ATENÇÃO:** As hérnias umbilicais ou cirurgias prévias podem impedir o uso da agulha de Veress, e um procedimento de venostomia pode ser necessário para evitar dano ao intestino.

- **DICA:** Em pacientes obesas, a agulha de Veress é introduzida diretamente no abdome em um ângulo de 90 graus.

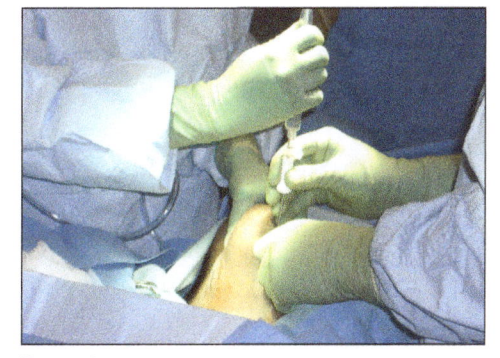

■ **DICA:** Se não for possível segurar o abdome manualmente e levantá-lo, pinças de campo podem ser colocadas lateralmente à incisão e usadas para levantar a parede abdominal.

Passo 5. O gás CO_2 é instilado na cavidade peritoneal até que uma pressão intra-abdominal de 15 a 18 mmHg seja obtida; normalmente, pelo menos 3 L de CO_2 são necessários para insuflação suficiente.

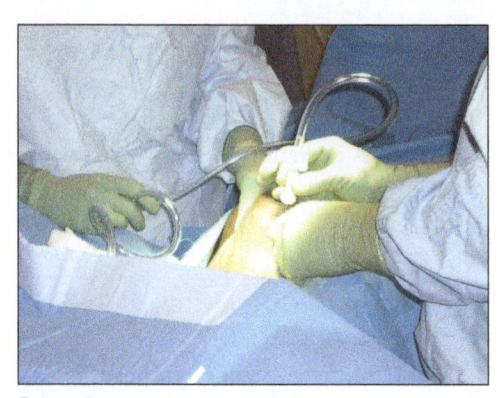

Passo 6. Um trocarte de 10 mm é passado através da incisão a um ângulo de 45 graus, e um laparoscópio é inserido para confirmar a colocação intra-abdominal. Todo o abdome e a pelve são inspecionados visualmente.

■ **ATENÇÃO:** Em pacientes obesas, o trocarte é introduzido diretamente no abdome em um ângulo de 90 graus.

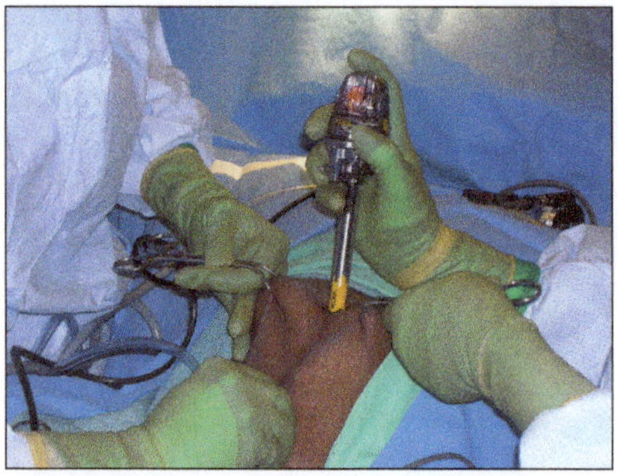

Passo 7. A paciente é colocada na posição de Trendelenburg. O manipulador uterino levanta o útero até o campo visual. Um segunda incisão de 5 mm é feita com um bisturi nº 11, na linha média, 2 cm acima da sínfise púbica. Um trocarte de 5 mm é inserido através dessa incisão sob visualização direta com o laparoscópio.

■ **ATENÇÃO:** O não esvaziamento da bexiga antes do início do procedimento pode causar a perfuração do órgão.

■ **ATENÇÃO:** O trocarte é introduzido na linha média e direcionado ao sacro da paciente, a colocação demasiadamente lateral pode resultar em dano importante e hemorragia.

■ **DICA:** O útero pode ser posicionado anteriormente ao intestino, protegendo o intestino grosso e delgado do dano causado pela introdução do segundo trocarte.

■ **ATENÇÃO:** A manipulação agressiva do útero pode causar perfuração uterina.

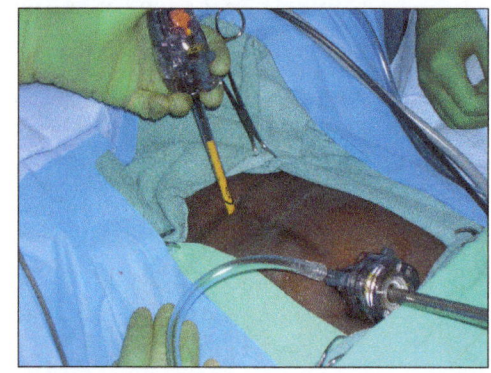

Passo 8. Um afastador é usado para expor totalmente a tuba uterina e o ovário em cada lado e manipular o restante do intestino para fora da pelve.

■ **ATENÇÃO:** A presença de aderência pélvica grave pode limitar a capacidade de se visualizar totalmente a tuba uterina; entretanto, isso deve ser feito. Se for observada aderência importante, pode-se tratá-la laparoscopicamente; caso contrário, converter o caso em um procedimento aberto e executar uma laparotomia.

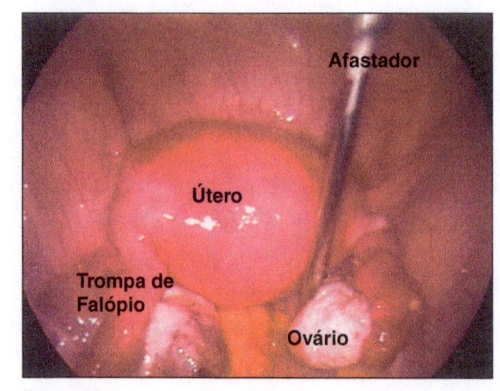

Passo 9. As pinças cirúrgicas bipolares são usadas para segurar cada tuba uterina na região ampular (aproximadamente 2 a 3 cm do corno) sob tensão, a fim de garantir que não haverá contato com nenhuma outra estrutura, e então dá-se início à eletrocoagulação. Aplica-se corrente até que o amperímetro mostre que o tecido pinçado foi completamente ressecado.

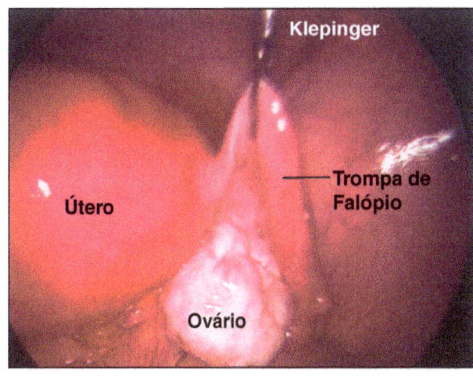

Passo 9

Passo 10. Segurar novamente o tubo adjacente a essa área e iniciar a coagulação. Isso é feito até que pelo menos 3 cm da tuba contígua sejam destruídos. Repetir na tuba uterina contralateral.

- **ATENÇÃO:** Tomar cuidado para que nenhuma outra estrutura entre em contato com a pinça de coagulação em função da queimadura periférica, que produzirá dano. O motivo mais comum de insucesso desse método está relacionado à coagulação incompleta da endossalpinge.

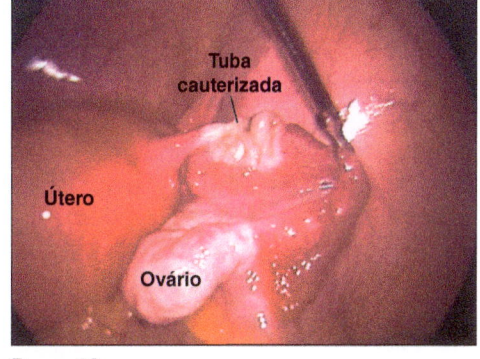

Passo 10

Passo 11. Retirar todos os instrumentos do abdome e da pelve. Uma sutura com monofilamento simples absorvível 0 é usada para fechar a incisão fascial na entrada infraumbilical. Quaisquer outras incisões >5 mm também deverão ser fechadas de maneira semelhante. A pele é suturada com um monofilamento absorvível 4-0 em sutura intradérmica contínua. Feito o curativo fechado, o manipulador uterino Hulka é retirado. Acordar a paciente e levá-la à sala de recuperação. Após seguir os protocolos pós-operatórios de anestesia, a paciente poderá receber alta.

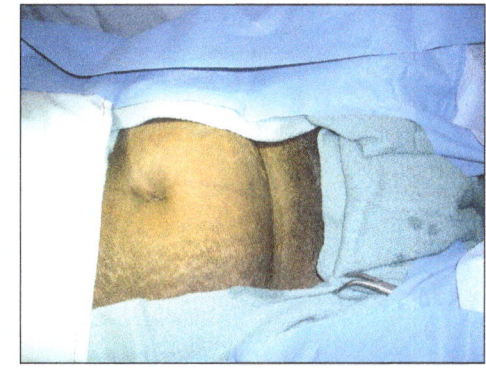

Passo 11

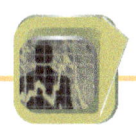

Complicações

- Mortalidade: o risco de morte relacionado com a esterilização tubária é de 1 a 2 casos em cada 100.000 procedimentos; a maioria deles são complicações da anestesia geral. A parada cardiorrespiratória e a hipoventilação são relatadas como a principal causa de morte. A sepse como causa de morte está diretamente relacionada com a perfuração do intestino ou queimaduras intestinais pela corrente elétrica.

- A laparotomia acidental ocorre em 1 a 2% dos procedimentos laparoscópicos.

- Pode ocorrer dano das alças intestinais durante a inserção da agulha de insuflação ou trocarte ou durante a eletrocoagulação. Pequenas lesões causadas pela agulha ou trocarte sem sangramento ou vazamento de conteúdo intestinal podem ser tratadas de forma expectante; todas as outras lesões exigem laparotomia imediata.

- Pode haver dano vascular durante a inserção da agulha de insuflação ou trocarte. Uma lesão em um vaso grande pode ser fatal, sendo necessário realizar laparotomia imediata com compressão hemostática direta para controlar o sangramento até que o ligamento vascular seja feito, em geral por um cirurgião vascular.
- Dor: dores no peito e nos ombros podem ocorrer no pós-operatório devido ao aprisionamento de gás CO_2.
- Falência tubária: a esterilização cirúrgica é altamente eficaz e considerada uma forma definitiva de contracepção; no entanto, sua taxa de insucesso é de 0,1 a 0,8% no primeiro ano. Em pelo menos um terço desses casos ocorre à gravidez ectópica.
- Arrependimento: o arrependimento após a esterilização é um problema complexo causado por situações imprevisíveis. Pouca idade, baixa paridade, ser mãe solteira ou estar em um relacionamento instável são fatores de risco para o arrependimento.

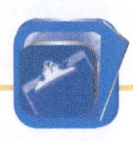

Instruções pós-procedimento

Aconselha-se a paciente a tomar anti-inflamatórios não esteroides, sem necessidade de prescrição médica, para o manejo da dor. Uma receita de analgésico pode ser dada para casos de dor intensa. Caso a paciente apresente febre (>38°C), sangramento abundante (mais de 1 absorvente por hora), dor abdominal (sem resposta à analgesia) e náuseas e vômitos excessivos, ela deve retornar ao hospital imediatamente. Fazer acompanhamento ambulatorial em duas semanas para certificar-se da cicatrização adequada das incisões.

Referências

American College of Obstetricians and Gynecologists. *Benefits and Risks of Sterilization*. ACOG Practice Bulletin 46. Washington, DC: Author; 2003.

Peterson HB, Xia Z, Wilcox LS, et al. for the U.S. Collaborative Review of Sterilization Working Group. Pregnancy after tubal sterilization with bipolar electrocoagulation. *Obstet Gynecol*. 1999;94:163–167.

Stovall TG, Mann WJ. Surgical sterilization of women. Up to Date. Available at http://www.uptodate.com. Accessed July 1, 2008.

2008 MAG Mutual Healthcare Solutions, Inc.'s Physicians' Fee and Coding Guide. Duluth, Georgia. MAG Mutual Healthcare Solutions, Inc. 2007.

PARTE VIII

Gastrenterologia

CAPÍTULO 86

Paracentese Abdominal

E. J. Mayeaux, Jr., MD, DABFP, FAAFP

Paracentese abdominal é um procedimento diagnóstico e terapêutico seguro e eficaz usado na avaliação de vários problemas abdominais, incluindo ascite, lesão abdominal, abdome agudo e peritonite. A ascite pode ser reconhecida ao exame físico como uma distensão abdominal e a presença de ondas líquidas. A paracentese terapêutica é utilizada para aliviar a dificuldade respiratória por conta do aumento da pressão intra-abdominal causado pela ascite.

Abordagens na linha média ou lateral podem ser usadas para a paracentese, sendo a técnica lateral-esquerda mais comumente empregada. A abordagem lateral-esquerda evita estruturas intestinais preenchidas com gás que normalmente flutuam no líquido ascítico. O paciente é colocado em posição supina e ligeiramente virado para o lado do procedimento como forma de reduzir mais ainda o risco de perfuração durante a paracentese. Pelo fato de o ceco estar relativamente fixo no lado direito, a abordagem lateral-esquerda é a mais comumente usada.

A maioria dos líquidos ascíticos se reacumula rapidamente. Alguns especialistas recomendam que não se remova mais de 1,5 L de líquido em um único procedimento. Os pacientes com hipoproteinemia grave podem ter perda adicional da albumina para o líquido ascítico que se reacumula e desenvolver hipotensão aguda e insuficiência cardíaca. Os pacientes portadores de câncer com derrames malignos também podem precisar de paracentese terapêutica de repetição. Pode haver necessidade de infusão de líquidos intravenosos e suporte de volume vascular nesses pacientes se volumes maiores forem removidos.

Após a paracentese diagnóstica, o líquido deve ser enviado ao laboratório para coloração de Gram; cultura; citologia, níveis de proteína, glicose e desidrogenase láctica; e contagem de células sanguíneas com contagem diferencial de células. Contagens de células polimorfonucleares de >500 células/mm^3 são altamente sugestivas de peritonite bacteriana. Níveis aumentados de amilase no líquido peritoneal ou superiores ao nível de amilase sérica são encontrados na pancreatite. A presença de líquido macroscopicamente sanguinolento no abdome (>100.000 eritrócitos/mm^3) indica trauma mais grave ou perfuração de órgãos addominais. O teste positivo clássico para hemoperitônio é a incapacidade de ler a escrita de jornal através do lavado da paracentese*.

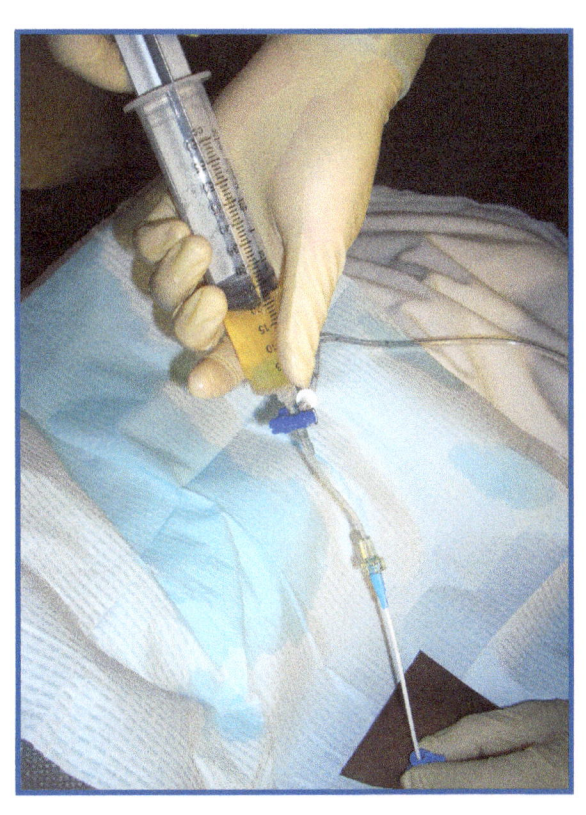

---

*N. de T. Varia de acordo com a densidade do papel utilizado na confecção do jornal.

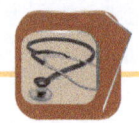

Equipamento

Kits descartáveis de paracentese/toracocentese normalmente incluem os seguintes itens:
- *Swabs* estéreis
- Campo fenestrado
- Ampola com 5 mL de lidocaína a 1%
- Seringa de 10 mL
- Agulha de injeção com 5 cm de comprimento
- Bisturi com lâmina n° 11
- Cateter n° 14 com agulha de calibre 17 × 15 cm com torneira de três vias ou válvula unidirecional, válvula autosselante e uma seringa Luer Lock de 5 mL
- Seringa de 60 mL
- Equipo com controle de fluxo
- Frasco de drenagem ou frasco a vácuo
- Frascos para amostra ou para coleta (3)
- Gaze, 10 × 10 cm
- Curativo adesivo

Indicações

- Avaliação do líquido ascítico para ajudar a determinar a etiologia, diferenciar transudato de exsudato, detectar a presença de células cancerosas ou considerar outros diagnósticos
- Avaliação de lesão abdominal fechada ou penetrante
- Alívio de desconforto respiratório por conta do aumento da pressão intra-abdominal
- Avaliação de abdome agudo
- Avaliação de peritonite aguda ou espontânea
- Avaliação de pancreatite aguda

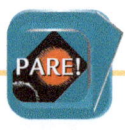

Contraindicações

- Abdome agudo que exige cirurgia imediata (contraindicação absoluta)
- Trombocitopenia grave (contagem de plaquetas < $20 \times 10^3/\mu L$)
- Coagulopatia (razão normalizada internacional [RNI] >2,0)
- Em pacientes sem evidência clínica de sangramento ativo, exames laboratoriais de rotina como tempo de protrombina (TP), tempo de tromboplastina parcial ativado (TTPa) e contagens de plaquetas podem não ser necessários antes do procedimento
- Grande distensão intestinal (proceder com extrema cautela)
- Múltiplas operações abdominais prévias
- Gravidez (contraindicação absoluta para o procedimento na linha média)
- Bexiga distendida que não pode ser esvaziada com cateter de Foley (contraindicação relativa)
- Infecção evidente no local proposto para punção (contraindicação relativa)
- Hipoproteinemia grave (contraindicação relativa)
- Aderências intra-abdominais

O Procedimento

Passo 1. A anatomia da parede abdominal está demonstrada ao lado. Os locais de inserção podem ser na linha média ou através do músculo oblíquo transverso, que se encontra lateralmente aos músculos retos abdominais, os quais são mais espessos.

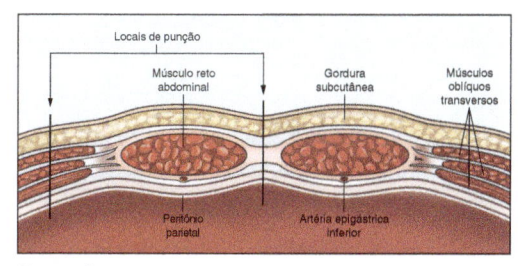

Passo 1

Passo 2. Esvaziar a bexiga do paciente voluntariamente ou com cateter de Foley. Colocar o paciente em posição supina horizontal, virando-o ligeiramente para o lado da coleta (em geral o quadrante inferior esquerdo). Girar levemente o quadril para baixo do lado da inserção da agulha para tornar o quadrante do abdome mais pendente. Os locais de inserção estão mostrados.

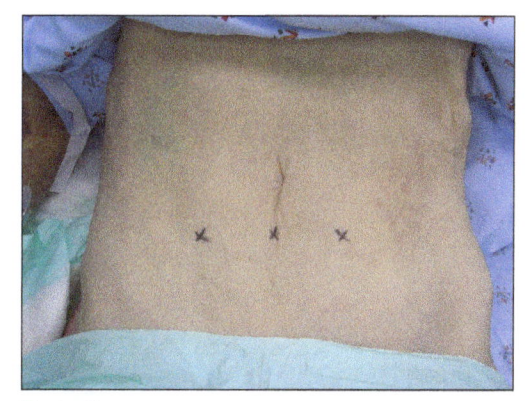

Passo 2

Passo 3. Preparar a pele com solução de iodopovidona ou clorexidina, deixando-a secar enquanto são vestidas luvas e máscara estéreis (ver Apêndice E).

- **DICA:** Preparar uma área ampla para que a área descoberta não seja inadvertidamente exposta caso o campo deslize um pouco.

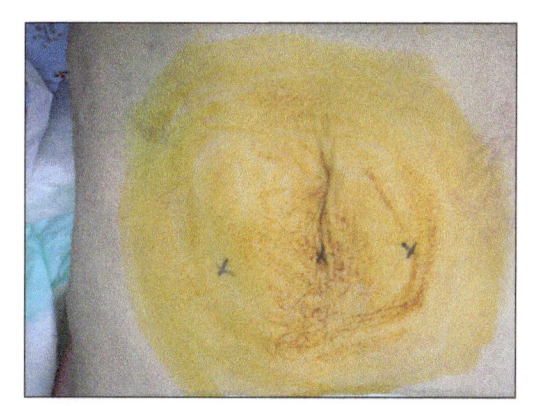

Passo 3

Passo 4. Centralizar os campos estéreis a cerca de um terço da distância do umbigo à crista ilíaca anterior.

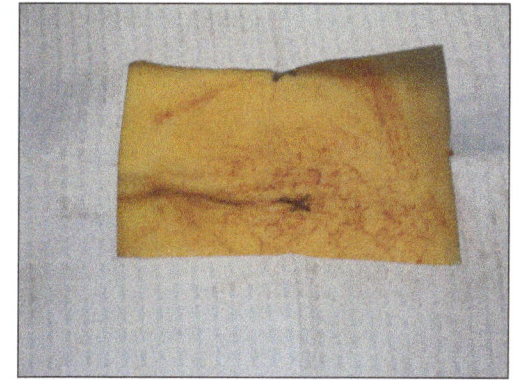

Passo 4

Passo 5. Infiltrar a pele e o tecido subcutâneo com solução de lidocaína a 1% com epinefrina. Uma agulha de 5 cm é então inserida perpendicularmente à pele para infiltrar os tecidos mais profundos e o peritônio com anestésico.

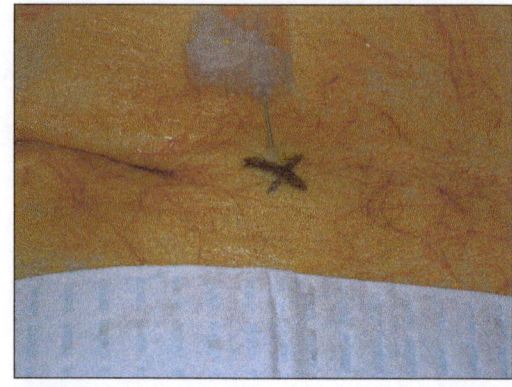

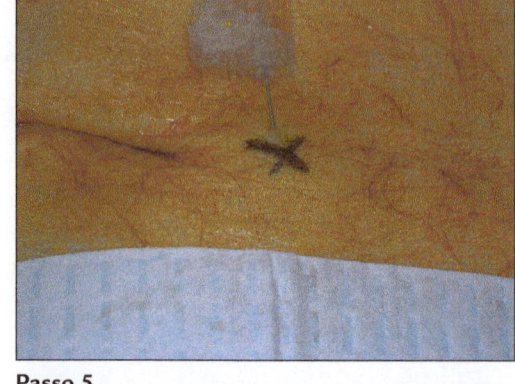

Passo 5

Passo 6. Inserir o cateter/mandril através da pele. Em seguida, a mão não dominante traciona a pele lateralmente ao local da punção e a agulha é inserida progressivamente para criar um trajeto em Z.

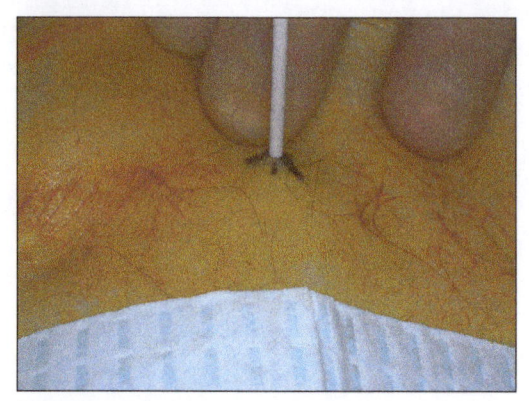

Passo 6

Passo 7. Avançar o cateter até que se sinta um estalo e o cateter tenha penetrado no peritônio. Diminuir a pressão na pele após o mandril ter entrado no peritônio. Avançar o cateter para dentro da cavidade peritoneal.

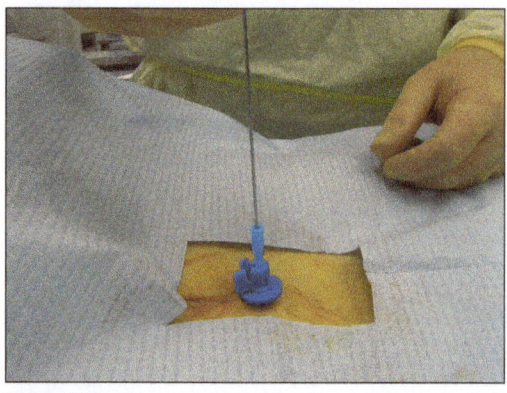

Passo 8. Remover o mandril e conectar a seringa. Aspirar o líquido para dentro da seringa. Caso nenhum líquido retorne, girar, aspirar levemente ou avançar com o cateter até que se obtenha líquido. Se ainda nenhum líquido retornar, interromper o procedimento e tentar outro local ou métodos alternativos. O líquido ascítico pode ser extraído pela conexão de uma torneira de três vias ou de uma válvula unidirecional, estando uma seringa 60 mL de um lado e o tubo com o frasco de drenagem do outro. Caso se deseje realizar lavagem, como, por exemplo, para detectar hemoperitônio após trauma, conectar um equipo na torneira de três vias. Remover o excesso de líquido e depois fazer a infusão de 700 a 1.000 mL de Ringer lactato ou solução salina normal na cavidade abdominal. Movimentar gentilmente o paciente de um lado para o outro. Depois remover o líquido conforme recém-descrito ou usando uma aparelhagem de sucção.

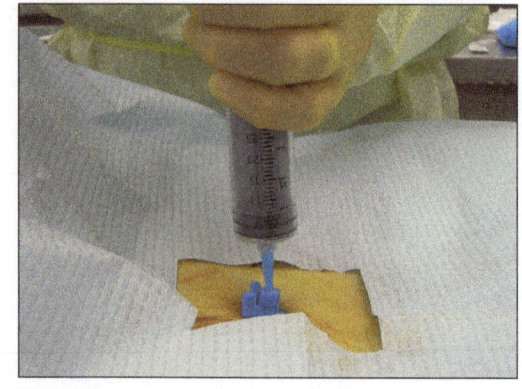

Passo 7

Passo 8

Passo 9. Após o procedimento, remover gentilmente o cateter e aplicar pressão direta no local do ferimento. Observar as características do líquido e enviá-lo para as análises adequadas. Caso ainda esteja vazando líquido pelo local de inserção após 5 minutos de pressão direta, fechar o local com sutura de colcheiro vertical.

- **ATENÇÃO:** Curativos com gaze devem ser aplicados quando ocorre vazamento pequeno e persistente.

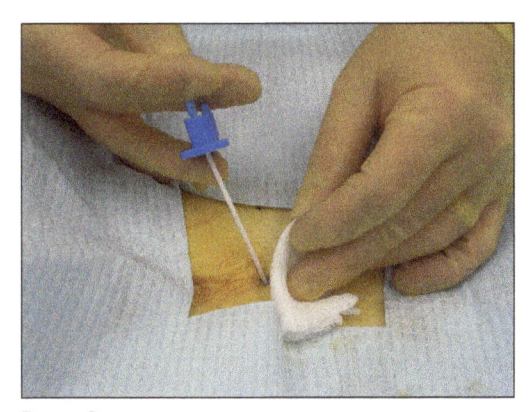

Passo 9

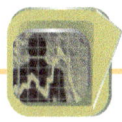

Complicações

- Radiografias abdominais devem ser realizadas antes da paracentese, considerando que gás pode ser introduzido durante o procedimento, podendo interferir com a interpretação
- Perfuração da bexiga e do estômago (são esvaziados antes do procedimento para reduzir o risco)
- Perfuração intestinal
- Laceração de um vaso sanguíneo de grosso calibre
- Perda do cateter ou do fio-guia na cavidade peritoneal
- Hematomas da parede abdominal
- Pneumoperitônio
- Sangramento
- Perfuração do útero gravídico
- Infecção
- Vazamento persistente do local de punção
- Hipotensão pós-paracentese
- Hiponatremia dilucional
- Síndrome hepatorrenal

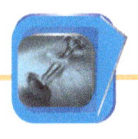

Considerações pediátricas

Pacientes pediátricos podem não cooperar com a colocação do cateter. Devido aos riscos de dano a vasos, nervos e demais estruturas, considerar sedação consciente com injeções intramusculares ou administração oral de medicações sedativas como midazolam e cetamina.

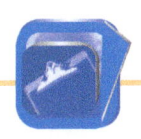

Instruções pós-procedimento

O paciente deve ser orientado a monitorar o sangramento da área e retornar caso qualquer sangramento anormal seja notado. Ele também deve ser instruído para entrar em contato no caso de perguntas ou preocupações acerca de dor, dormência ou desconforto na área. O paciente deve ainda estar atento a sinais de infecção. Finalmente, ele deve ser aconselhado a limpar a área com sabão e água morna, secando-a sem utilizar fricção.

Referências

Cappell MS, Shetty V. A multicenter, case-controlled study of the clinical presentation and etiology of ascites and of the safety and clinical efficacy of diagnostic abdominal paracentesis in HIV seropositive patients. *Am J Gastroenterol*. 1994;89:2172-2177.

Guarner C, Soriano G. Spontaneous bacterial peritonitis. *Semin Liver Dis*. 1997;17:203-217.

Gupta S, Talwar S, Sharma RK, et al. Blunt trauma abdomen: a study of 63 cases. *Indian J Med Sci*. 1996;50:272-276.

Halpern NA, McElhinney AJ, Greenstein RJ. Postoperative sepsis: reexplore or observe? Accurate indication from diagnostic abdominal paracentesis. *Crit Care Med*. 1991;19:882-886.

Mansoor T, Zubari S, Masiullah M. Evaluation of peritoneal lavage and abdominal paracentesis in cases of blunt abdominal trauma—a study of fifty cases. *J Indian Med Assoc*. 2000;98:174-175.

Romney R, Mathurin P, Ganne-Carrié N, et al. Usefulness of routine analysis of ascitic fluid at the time of therapeutic paracentesis in asymptomatic outpatients. Results of a multicenter prospective study. *Gastroenterol Clin Biol*. 2005;29(3):275-279.

Runyon BA. Management of adult patients with ascites caused by cirrhosis. *Hepatology*. 1998;27:264-272.

Stephenson J, Gilbert J. The development of clinical guidelines on paracentesis for ascites related to malignancy. *Palliat Med*. 2002;16:213-218.

Thomson A, Cain P, Kerlin P, et al. Serious hemorrhage complicating diagnostic abdominal paracentesis. *J Clin Gastroenterol*. 1998;26:306-308.

Watanabe A. Management of ascites: a review. *J Med*. 1997;28:21-30.

Webster ST, Brown KL, Lucey MR, et al. Hemorrhagic complications of large volume abdominal paracentesis. *Am J Gastroenterol*. 1996;91:366-368.

2008 MAG Mutual Healthcare Solutions, Inc.'s Physicians' Fee and Coding Guide. Duluth, Georgia. MAG Mutual Healthcare Solutions, Inc. 2007.

CAPÍTULO 87

Anuscopia com ou sem Biópsia

Larry S. Sasaki, MD, FACS

Anuscopia é uma técnica diagnóstica e terapêutica usada para o canal anal. A anuscopia é realizada no consultório sem sedação. A avaliação na consulta de queixas anorretais comuns como "hemorroidas" necessita de um exame detalhado. A melhor forma de se obter isso é com a realização da anuscopia. Frequentemente, os examinadores a substituem pela sigmoidoscopia rígida ou flexível para visualizar o canal anal. Este é um exame subótimo porque lesões do canal podem facilmente passar despercebidas, como pode ocorrer, por exemplo, quando uma lesão está escondida entre as colunas hemorroidárias. Da mesma forma, exames com enema de bário têm sido usados para substituir exames anorretais detalhados. Tal fato também resultou em muitas lesões anais não identificadas. A anuscopia fornece os melhores meios de se examinar o canal anal quanto à presença de hemorroidas, fissuras, fístulas, neoplasias ou outras lesões.

A anuscopia é realizada utilizando-se diversos instrumentos diferentes. Há vários anuscópios diferentes e não descartáveis. Os anuscópios apresentados incluem o de (A) Hirschman, disponível em três tamanhos: 9/16 polegadas (1,43 cm), 11/16 polegadas (1,75 cm) e 7/8 polegadas (2,2 cm), (B) Pennington, (C) Fansler-Ives e (D) Chelsea Eaton.

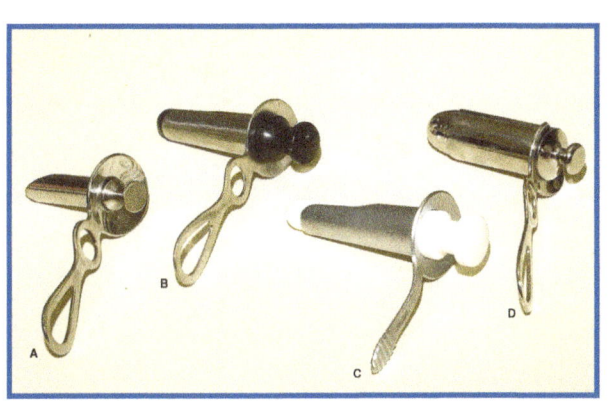

Figura 87.1

Há também anuscópios com fibras ópticas cuja vantagem é o seu revestimento descartável. Eles também permitem que o examinador trabalhe a uma maior distância do ânus e frequentemente em uma posição mais confortável.

Biópsias podem ser realizadas utilizando-se pinças de biópsia retal. Caso lesões neoplásicas sejam identificadas, elas podem ser executadas. No entanto, a biópsia pode não ser necessária caso se planeje indicação cirúrgica.

Não há necessidade de preparação intestinal para o exame anuscópico. O toque retal deve precedê-lo para avaliar se o paciente será capaz de tolerar a passagem do anuscópio. A inspeção e a palpação isoladas podem revelar a presença de algumas fissuras, fístulas, dermatite perianal, massas, hemorroidas externas trombosadas, condiloma e outras tumorações.

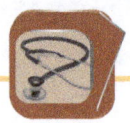

Equipamento

EXAME ANUSCÓPICO

- Lubrificante cirúrgico solúvel em água
- Anuscópio: anuscópio descartável com fibra óptica ou anuscópios metálicos
- Instrumento de iluminação

EQUIPAMENTO PARA BIÓPSIA

- Pinça de biópsia
- Creme anestésico anorretal puro ou combinação com corticosteroide (opcional)
- Lidocaína a 1% com epinefrina
- Nitrato de prata
- Aplicadores de ponta de algodão

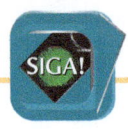

Indicações

- Sintomas retais: sangramento, prurido, inchaço ou dor
- Lesão ou massa anal

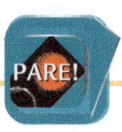

Contraindicações

- Estreitamento ou estenose anal
- Dor grave
- Diátese hemorrágica
- Condições cardiovasculares agudas (reação vasovagal)
- Condições abdominais agudas

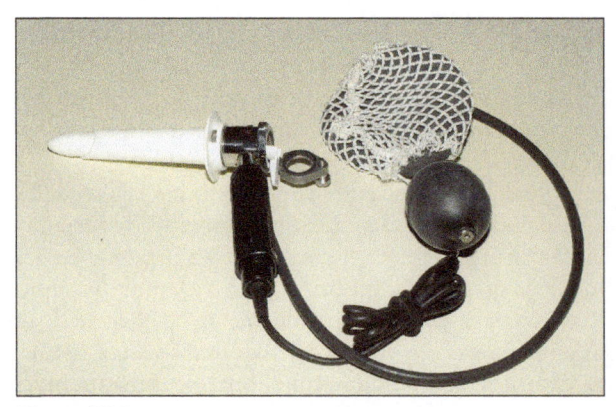

Figura 87.2

O Procedimento

Exame anuscópico

Passo 1. Colocar o paciente em decúbito lateral esquerdo. Inspecionar a pele perianal. Foco auxiliar para iluminação é o ideal. Localizar qualquer lesão em relação às posições anterior, posterior, lateral esquerda e lateral direita do paciente. Isso é frequentemente designado usando-se descrições "em horas". Com a descrição horária, a posição "12 horas" é a linha mediana anterior do ânus (do mesmo modo, 3 horas é lateral esquerda, 6 horas é linha mediana posterior e 9 horas é lateral direita). O paciente da figura tem uma fissura anal posterior (6 horas) e uma papila hipertrófica anal na face lateral do canal anal (9 horas).

- ATENÇÃO: Lesões como fissuras anais podem ser dolorosas demais para a anuscopia. Não a execute nestas situações.

Passo 2. A anuscopia não é necessária para o diagnóstico de fissura anal. O simples estiramento da pele perianal pode expor e diagnosticar uma fissura anal. Se os sintomas são consistentes com fissura anal, então ensaios de tratamento medicamentoso podem ser necessários. Evidentemente, o encaminhamento para um cirurgião também pode ser feito nesse caso.

Passo 3. Palpar a região perianal para identificar lesões como abscesso, fístula, ou massa perirretal. O exame digital é realizado gentilmente com avaliação cuidadosa do grau de desconforto.

Passo 4. Durante o exame digital, o canal anal deve ser palpado entre o dedo indicador e o polegar, especialmente se houver suspeita de fístula ou massa anal. Caso isso possa ser conseguido sem dor extrema, então o exame anuscópico pode ser realizado.

- ATENÇÃO: Lesões anais dolorosas como fissuras podem não ser adequadamente anestesiadas com cremes anais. Não realizar anuscopia nestes casos.

- DICA: Alguns examinadores preferem anestésicos tópicos como creme de prilocaína a 2,5% e lidocaína a 2,5% (EMLA®).

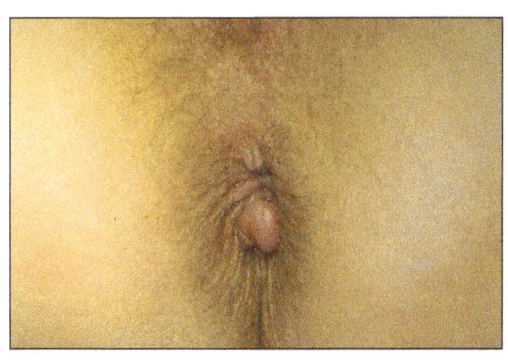

Passo 1

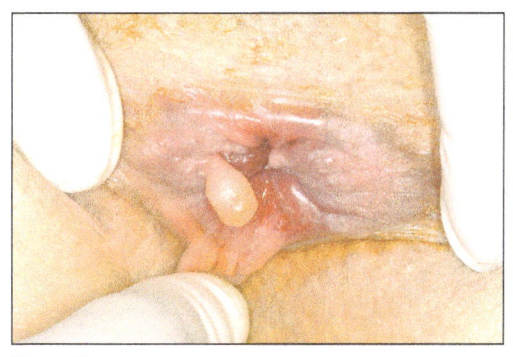

Passo 2

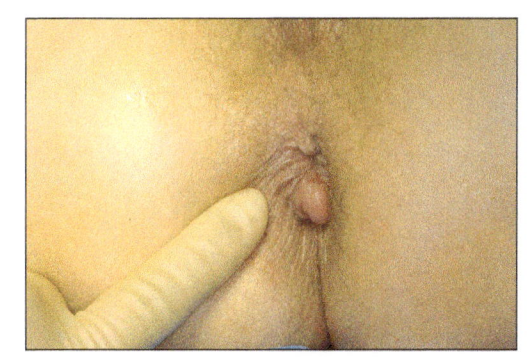

Passo 3

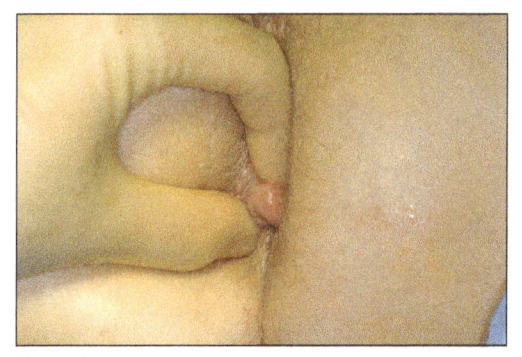

Passo 4

Passo 5. Inserir gentilmente o anuscópio bem lubrificado com o obturador.

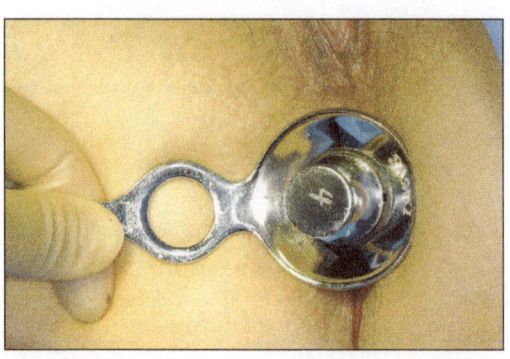

Passo 5

Passo 6. Remover o obturador para visualizar o canal anal. Reinserir o obturador *antes* de girar o anuscópio para visualizar outro quadrante do canal anal.

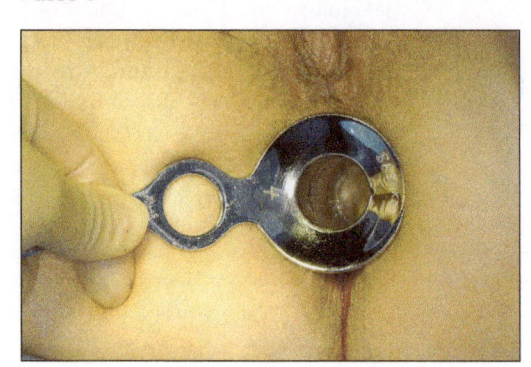

Passo 6

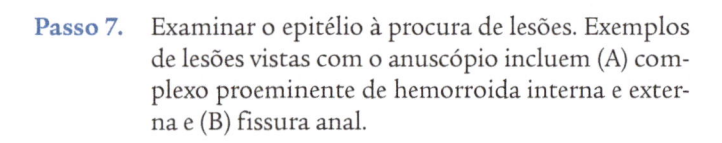

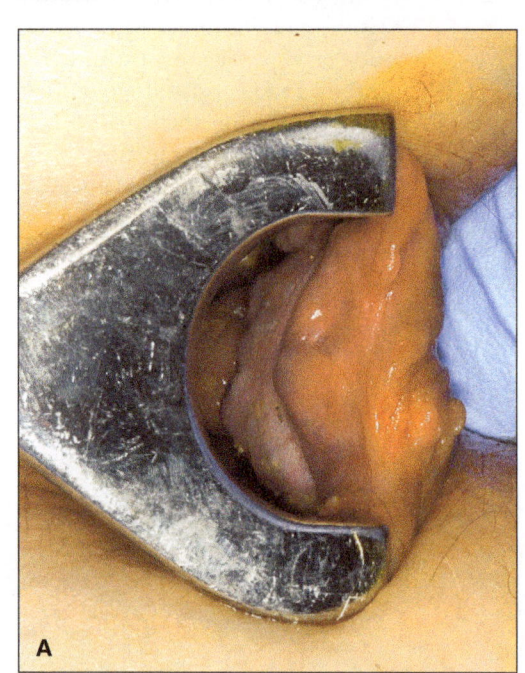

Passo 7. Examinar o epitélio à procura de lesões. Exemplos de lesões vistas com o anuscópio incluem (A) complexo proeminente de hemorroida interna e externa e (B) fissura anal.

A

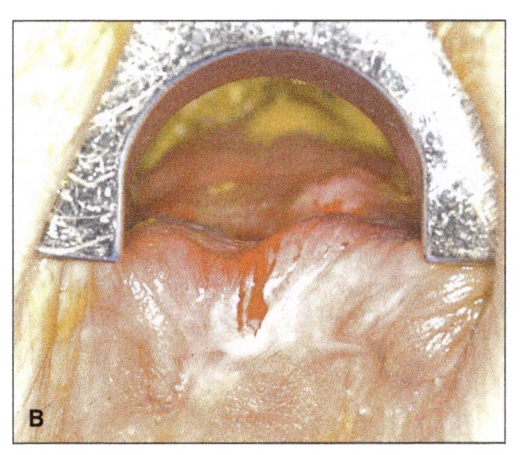

Passo 7

Passo 8. Outros exemplos de lesões visualizadas com o anuscópio incluem (A) fístula anal com a abertura interna (marcada pela sonda) localizada na linha mediana e pectínea posterior e (B) condiloma anal.

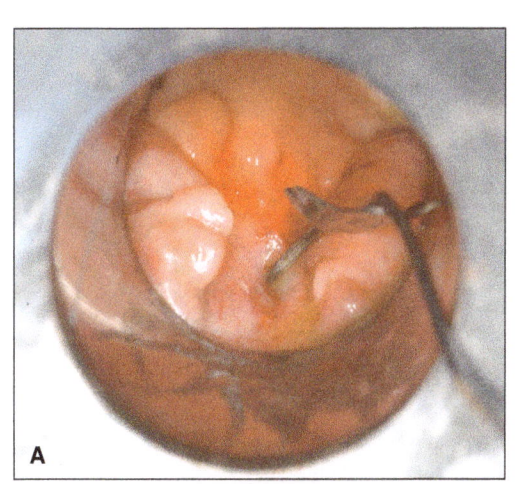

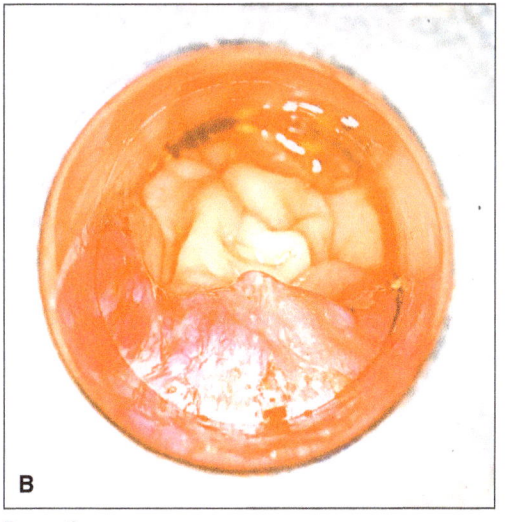

Passo 8

Biópsia anuscópica

Passo 9. A biópsia anuscópica pode ser realizada com relativa facilidade e segurança. Sangramento é um problema raro, de modo que pinças de biópsia sem corrente elétrica podem ser usadas. A biópsia é feita sob visão direta. Identificar o local da biópsia com base na descrição em horas e na profundidade. Esta deve ser caracterizada pela sua distância da linha pectínea (p.ex., "3 mm distal à linha pectínea").

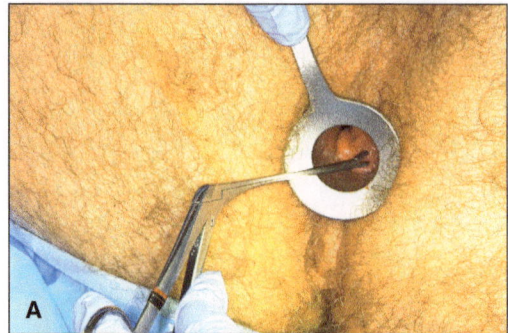

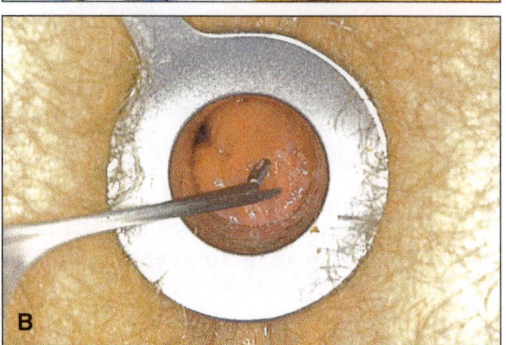

Passo 9

Passo 10. A biópsia de lesões do canal anal pode ser dolorosa. Biópsias únicas são bem toleradas; contudo, biópsias múltiplas podem necessitar de injeção de anestésico local (lidocaína a 1% com epinefrina).

- **DICA:** Lesões patológicas como neoplasias exofíticas são normalmente insensíveis, de forma que o uso de anestésico local costuma ser desnecessário.

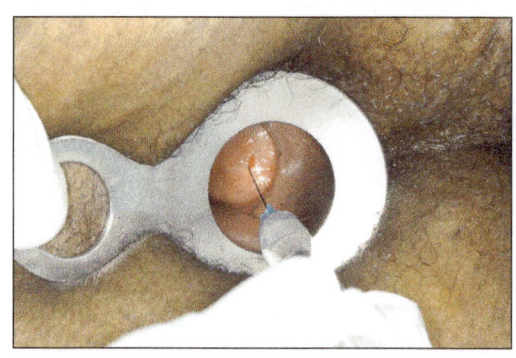

Passo 10

Passo 11. O sangramento é normalmente autolimitado e não exige tratamento adicional. Entretanto, caso o sangramento seja pulsátil, medidas adicionais podem ser necessárias. O local da biópsia pode ser tamponado com aplicadores de ponta de algodão embebidos em lidocaína a 1% com epinefrina ou cauterizado utilizando-se nitrato de prata. Tentativas sem sucesso de controle do sangramento exigem tamponamento do canal anal com gaze e encaminhamento imediato à cirurgia.

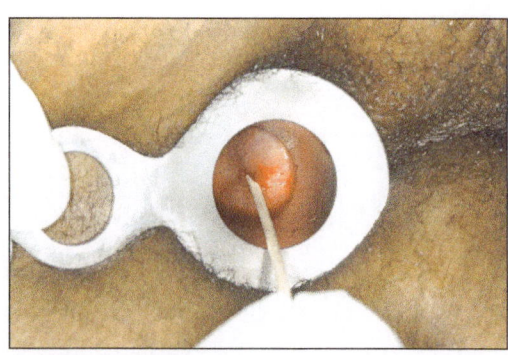

Passo 11

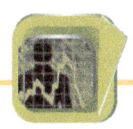

Complicações

- Lacerações, abrasões ou rompimentos mínimos das hemorroidas
- Sangramento eventualmente ocorre após biópsia
- Infecção (rara)

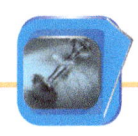

Considerações pediátricas

Essas condições são raramente encontradas na população pediátrica.

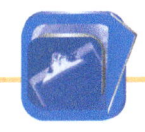

Instruções pós-procedimento

Orientar o paciente a realizar banho de assento com água morna quando necessário para espasmos e dor. Intruir o paciente a informar sangramentos retais excessivos (especialmente coágulos sanguíneos), febre ≥ 38°C, dor retal intensa, dificuldades para urinar, eritema e edema ao redor do ânus ou corrimento anal amarelado.

Referências

Corman ML. *Colon and Rectal Surgery*. 5th ed. Philadelphia: Lippincott; 2004:55-60.
Indinnimeo M, Cicchini C, Stazi A, et al. Analysis of a follow-up program for anal canal carcinoma. *J Exp Clin Cancer Res*. 2001;20:199-203.
Kelly SM, Sanowski RA, Foutch PG, et al. A prospective comparison of anoscopy and fiber endoscopy in detecting anal lesions. *J Clin Gastroenterol*. 1986;8:658-660.
Korkis AM, McDougall CJ. Rectal bleeding in patients less than 50 years of age. *Dig Dis Sci*. 1995;40:1520-1523.
Lewis JD, Brown A, Localio AR, et al. Initial evaluation of rectal bleeding in young persons: a cost-effectiveness analysis. *Ann Intern Med*. 2002;136:99-110.
2008 MAG Mutual Healthcare Solutions, Inc.'s Physicians' Fee and Coding Guide. Duluth, Georgia. MAG Mutual Healthcare Solutions, Inc. 2007.

CAPÍTULO 88
Citologia Anal e Anuscopia de Alta Resolução

Naomi Jay, RN, NP, PhD
Mary M. Rubin, RNC, PhD, CRNP

O colo do útero é usado como modelo para a doença anal associada ao vírus do papiloma humano (HPV) com base nas semelhanças anatômicas e fisiopatológicas. Tanto o colo do útero quanto o ânus são constituídos de epitélio escamoso, que está próximo ao epitélio colunar induzindo metaplasia escamosa. Essas áreas que sofrem metaplasia escamosa são mais suscetíveis a alterações anormais causadas pelo HPV. Os mesmos tipos de HPV encontrados no trato genital feminino são encontrados no canal anal de mulheres e homens. Eles induzem a mesma variedade de doenças no ânus assim como no colo, na vagina e na vulva.

A doença anal é classificada com taxonomias citológicas e histológicas similares àquelas do colo do útero, embora no ânus a lesão intraepitelial escamosa (SIL) seja frequentemente chama-

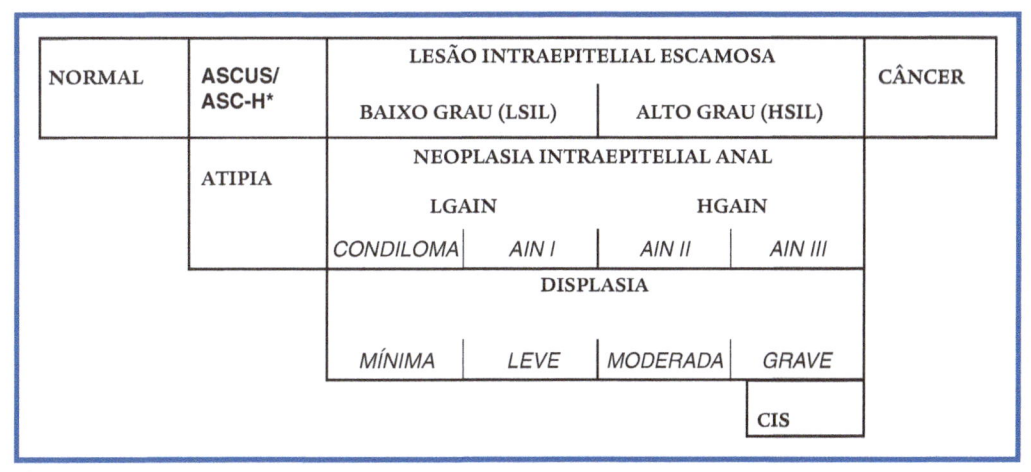

NORMAL	ASCUS/ ASC-H*	LESÃO INTRAEPITELIAL ESCAMOSA		CÂNCER
		BAIXO GRAU (LSIL)	ALTO GRAU (HSIL)	
	ATIPIA	NEOPLASIA INTRAEPITELIAL ANAL		
		LGAIN	HGAIN	
		CONDILOMA	AIN I	AIN II	AIN III	
		DISPLASIA		
		MÍNIMA	LEVE	MODERADA	GRAVE	
				CIS	

Figura 88.1

---
*N. de T. ASCUS é a sigla em inglês para células escamosas atípicas de significado indeterminado. ASC-H é a sigla em inglês para células escamosas atípicas que não permitem excluir uma lesão de alto grau.

da de neoplasia intraepitelial anal (AIN) grau I, II e III. A AIN de alto grau (HGAIN) é considerada a lesão precursora do carcinoma de células escamosas (CCE) e, sendo assim, procedimentos de rastreamento usados para o colo – incluindo citologia e colposcopia – foram adaptados para o rastreamento de doenças anais associadas ao HPV. A sensibilidade e a especificidade da citologia anal são semelhantes às da citologia cervical, e a citologia de base líquida tem mostrado uma melhora na qualidade das amostras. Assim como o teste de rastreamento para o câncer anal, a citologia anal tem mostrado um bom custo-benefício. No canal anal, a colposcopia é denominada de anuscopia de alta resolução (HRA). As técnicas e a terminologia colposcópica foram validadas para a doença anal.

Há vários princípios de rastreamento quanto ao uso da citologia anal e da HRA. A citologia anal é usada para a identificação de populações e indivíduos com doenças associadas ao HPV por meio de programas de rastreamento por citologia. A HRA é usada para detecção de lesões, diagnóstico histológico e tratamento de doenças, em especial a HGAIN, e para prevenção do desenvolvimento de câncer. É também usada para a detecção precoce de câncer assintomático.

Antes do exame citológico anal ou da HRA, orientar o paciente a evitar lavagem anal, enemas ou inserção de qualquer objeto através do reto 24 horas antes do procedimento. É importante obter história relevante, incluindo sintomas anais recentes como prurido, sangramento e dor. Determinar história pregressa de condiloma anal ou perianal e se os tratamentos foram cirúrgicos ou clínicos. Também identificar história pregressa de quaisquer anormalidades anais como fissuras, fístulas, abscessos ou hemorroidas que necessitaram de intervenção. Questionar acerca de qualquer tratamento prévio que possa ter causado cicatrizes ou outras alterações na mucosa anal normal, drenagem de abscesso, correção de fístula ou hemorroidectomia. Obter consentimento informado com explicação dos procedimentos a serem executados.

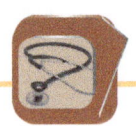

Equipamento

Muitos equipamentos são semelhantes aos usados nos exames cervicais. A maioria das clínicas especializadas em ginecologia ou displasia tem esses suprimentos sem custo adicional significativo para a realização de tais exames. As bandejas de procedimentos para o exame incluem os seguintes itens:

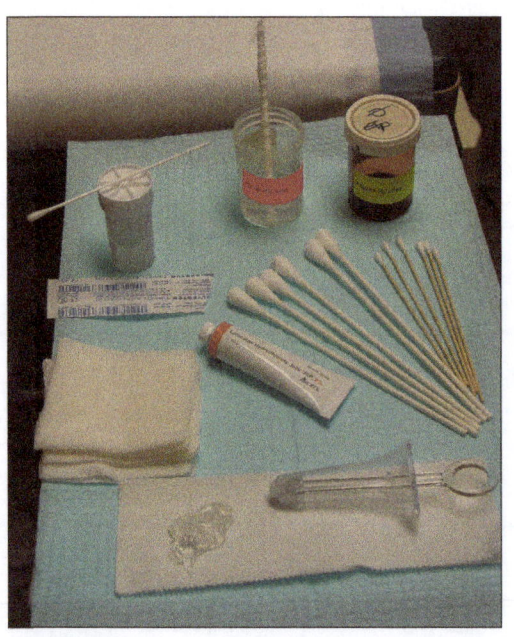

Figura 88.2

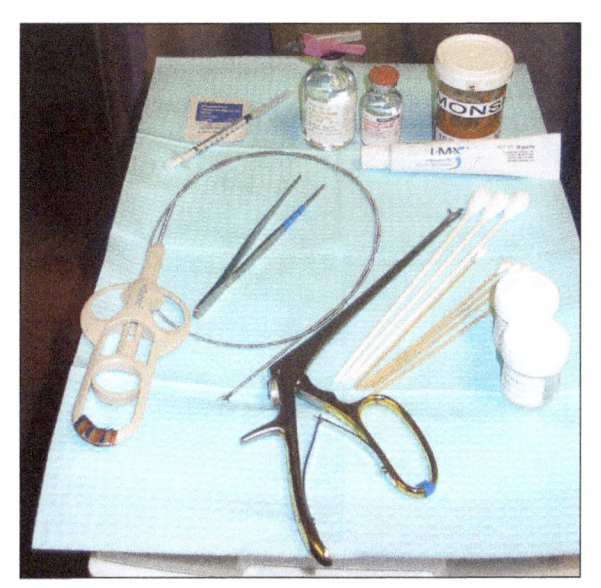

Figura 88.3

- Meio líquido para citologia (ou lâmina convencional com solução de fixação)
- *Swab* de Dacron
- Anuscópio (descartável ou de metal esterilizado)
- Ácido acético a 3%
- *Swabs* de algodão não estéreis
- Cotonetes não estéreis
- Chumaços de gaze 10 × 10 não estéreis
- Solução de Lugol
- K-Y gel misturado com lidocaína a 1% a 5% gel

Para biópsias intra-anais, os segintes equipamentos adicionais são necessários:

- Solução de Monsel ou bastão de nitrato de prata
- Formalina
- Pinça de biópsia Baby-Tischler

Para biópsias perianais, os seguintes equipamentos adicionais são necessários:

- Lidocaína a 1% a 5% gel/creme
- Lidocaína a 1% com epinefrina e bicarbonato de sódio (2 mL para 10 mL de lidocaína)
- Pinça pequena de preensão
- Agulha 30 G
- Agulha 22 G
- Seringa de 1 mL

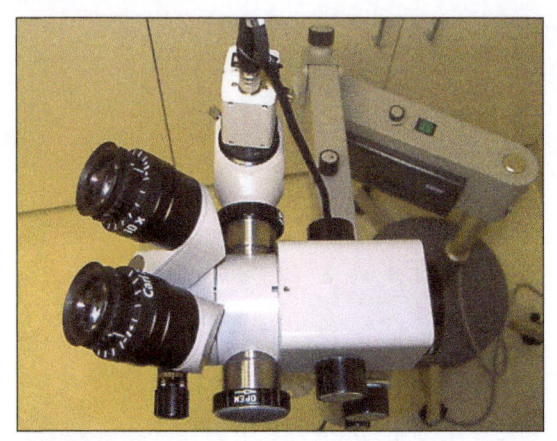

Figura 88.4

Colposcópio

As seguintes especificações são recomendadas para colposcópicos usados na HRA:

- Lentes objetivas duplas com magnificação de até 25 a 40x
- Oculares com magnificação de 10 a 20x
- Peças anguladas para os olhos, uma vez que a visão retilínea é ergonomicamente difícil para a HRA
- Braços de movimento lateral para apoiar o braço do médico enquanto segura o anuscópio por muito tempo
- Filtro verde para avaliação de alterações vasculares

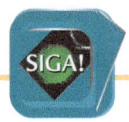

Indicações

Populações indicadas para rastreamento incluem:

- Indivíduos HIV-soropositivos.
- Indivíduos imunodeprimidos (receptores de órgãos transplantados, portadores de doenças autoimunes).
- Mulheres HIV-soronegativas com história de verruga anal ou perianal, SIL de alto grau (HSIL) genital ou câncer.
- Homens HIV-soronegativos que têm relações homossexuais com história de verruga anal ou perianal ou coito anal receptivo pregresso.

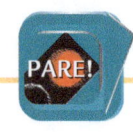

Contraindicações

- Não há contraindicações para o rastreamento por citologia ou HRA, embora pacientes que foram submetidos recentemente a procedimentos anais como hemorroidectomia, correção de fístula ou fulguração de verrugas anais devam adiar o exame até que estejam curados.
- A biópsia deve ser adiada em pacientes com plaquetas <65.000 ou em pacientes que estejam neutropênicos ou sob terapia anticoagulante.

O Procedimento

Passo 1. A anatomia do ânus está ilustrada na figura ao lado.

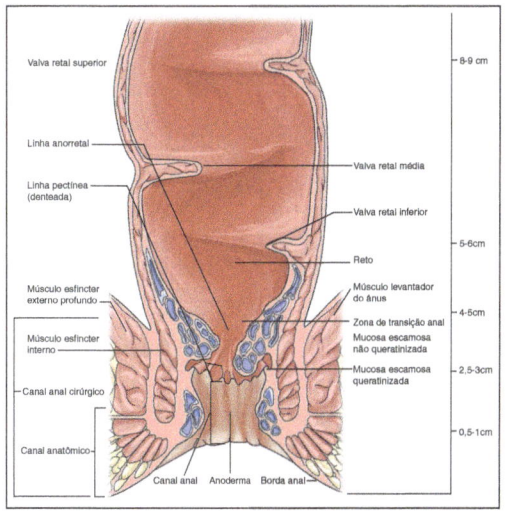

Passo 1

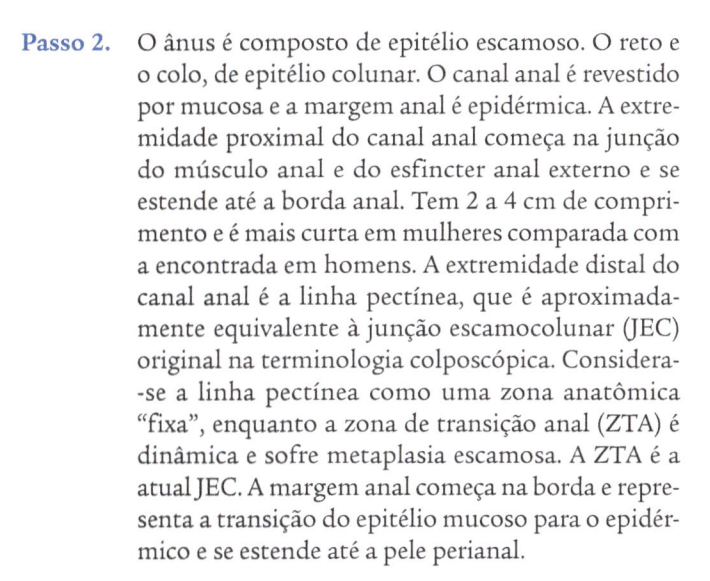

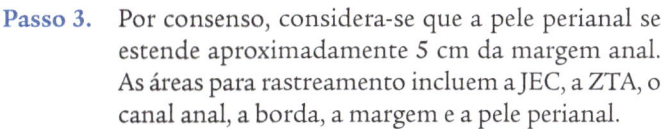

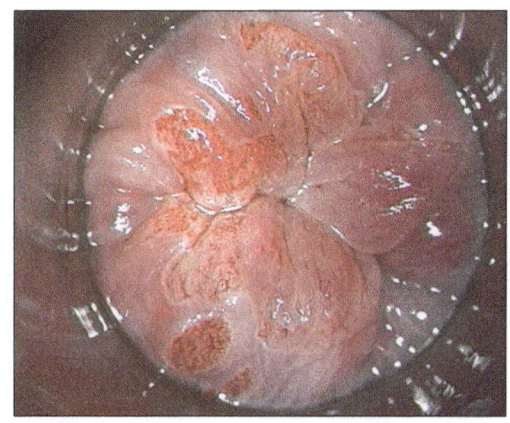

Passo 2. O ânus é composto de epitélio escamoso. O reto e o colo, de epitélio colunar. O canal anal é revestido por mucosa e a margem anal é epidérmica. A extremidade proximal do canal anal começa na junção do músculo anal e do esfíncter anal externo e se estende até a borda anal. Tem 2 a 4 cm de comprimento e é mais curta em mulheres comparada com a encontrada em homens. A extremidade distal do canal anal é a linha pectínea, que é aproximadamente equivalente à junção escamocolunar (JEC) original na terminologia colposcópica. Considera-se a linha pectínea como uma zona anatômica "fixa", enquanto a zona de transição anal (ZTA) é dinâmica e sofre metaplasia escamosa. A ZTA é a atual JEC. A margem anal começa na borda e representa a transição do epitélio mucoso para o epidérmico e se estende até a pele perianal.

Passo 2

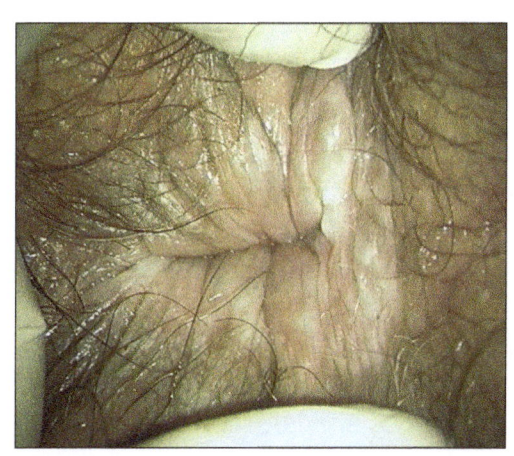

Passo 3. Por consenso, considera-se que a pele perianal se estende aproximadamente 5 cm da margem anal. As áreas para rastreamento incluem a JEC, a ZTA, o canal anal, a borda, a margem e a pele perianal.

Passo 3

Realizando a citologia anal

Passo 1. A coleta anal por citologia deve ser realizada primeiramente para fornecer a maior quantidade de células. Separar gentilmente as nádegas. O paciente pode segurar a nádega direita para facilitar a visão.

- **ATENÇÃO:** Não se deve fazer lubrificação antes da obtenção da amostra citológica, pois o lubrificante pode interferir com o procedimento e com a interpretação da amostra.

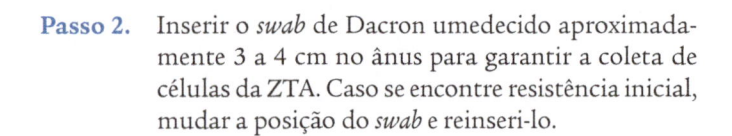

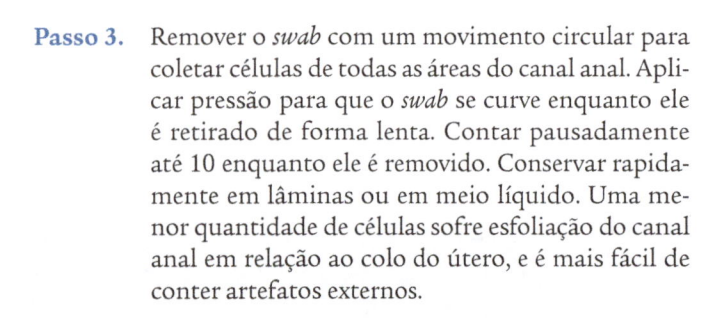

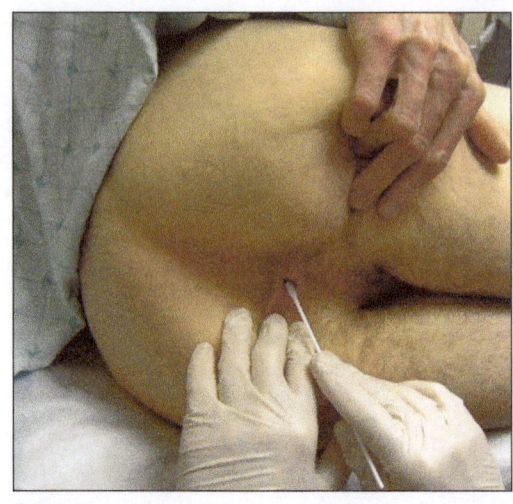

Passo 1

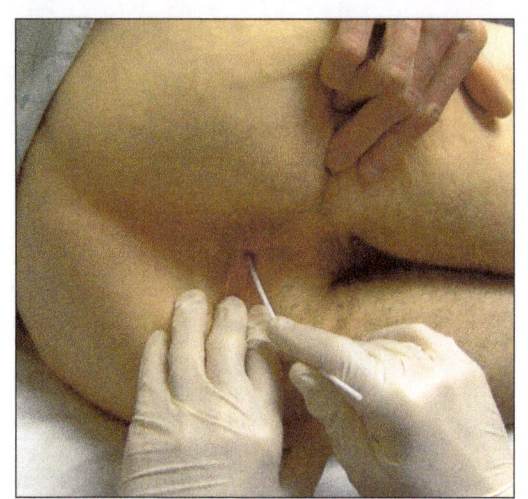

Passo 2. Inserir o *swab* de Dacron umedecido aproximadamente 3 a 4 cm no ânus para garantir a coleta de células da ZTA. Caso se encontre resistência inicial, mudar a posição do *swab* e reinseri-lo.

Passo 2

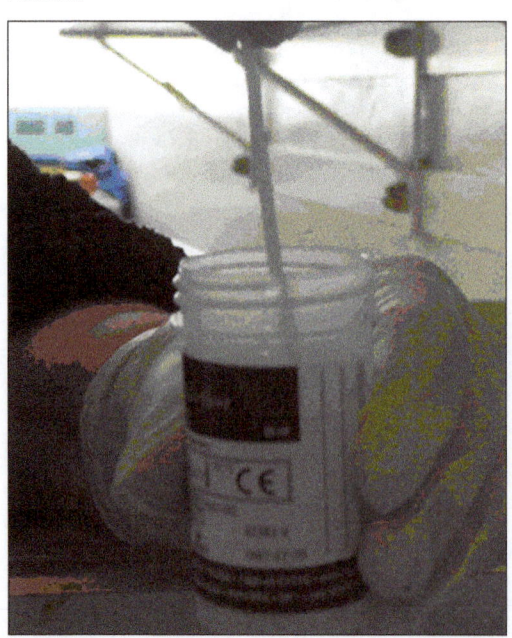

Passo 3. Remover o *swab* com um movimento circular para coletar células de todas as áreas do canal anal. Aplicar pressão para que o *swab* se curve enquanto ele é retirado de forma lenta. Contar pausadamente até 10 enquanto ele é removido. Conservar rapidamente em lâminas ou em meio líquido. Uma menor quantidade de células sofre esfoliação do canal anal em relação ao colo do útero, e é mais fácil de conter artefatos externos.

Passo 3

Realizando a anuscopia de alta resolução

Passo 1. Colocar o paciente em uma das seguintes posições: lateral esquerda, litotômica caso se realize também o exame cervical (mas a maioria das mulheres prefere mudar para a posição lateral esquerda na HRA) ou em pronação (caso o colposcópio frontal esteja disponível). Na posição lateral esquerda e em pronação, o paciente deve estar o mais próximo possível da borda inferior para facilitar o foco do colposcópio.

Passo 2. Ser claro e conciso na descrição da localização de lesões e da posição adotada. O "relógio anal" é diferente do "relógio ginecológico". Na posição de pronação, posterior é 12:00, enquanto na posição litotômica é 6:00. Quando encaminhar pacientes para seguimento a cirurgiões proctológicos, é bom usar descrições anatômicas (posterior, anterior, lateral esquerda ou direita) no lugar ou além das posições em "relógio".

Passo 3. Obter amostra citológica caso seja necessário (novos pacientes ou aqueles encaminhados com amostra citológica anormal com >3 meses). Lubrificar o canal anal com K-Y gel misturado com lidocaína a 1% a 5%. Fazer o exame digital e palpar para localizar verrugas, massas, ulcerações, fissuras e áreas focais de desconforto ou dor. A presença de lesões sólidas e fixas deve aumentar o índice de suspeita para câncer, pois estas não são apresentações comuns de hemorroidas e verrugas.

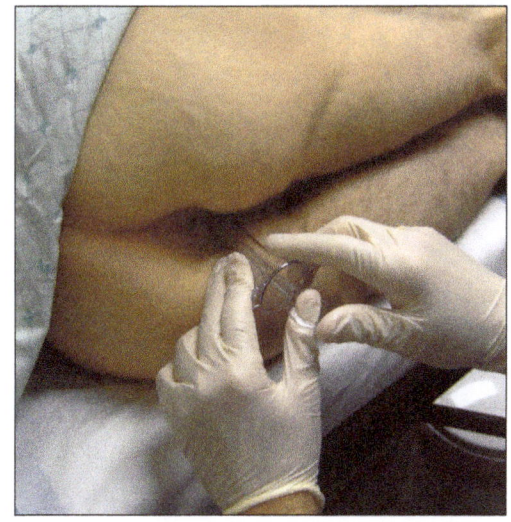

Passo 4. Inserir o anuscópio e remover o obturador.

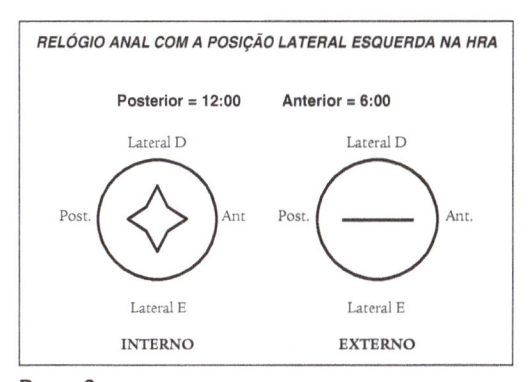

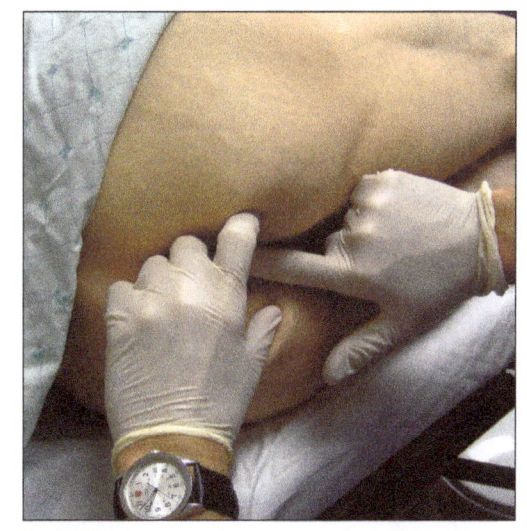

Passo 5. Inserir o *swab* de algodão envolvido em gaze previamente embebida em ácido acético.

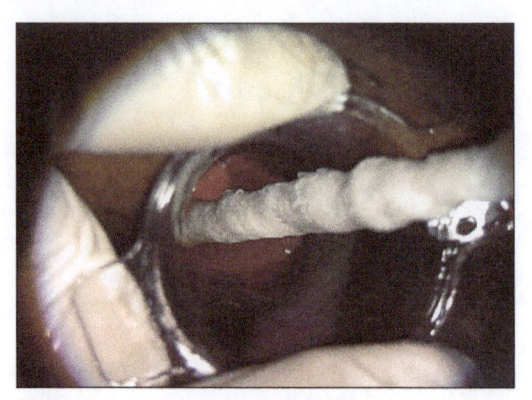

Passo 5

Passo 6. Remover o anuscópio, deixando o conjunto *swab*-chumaço de gaze no interior. Manter por 1 a 2 minutos.

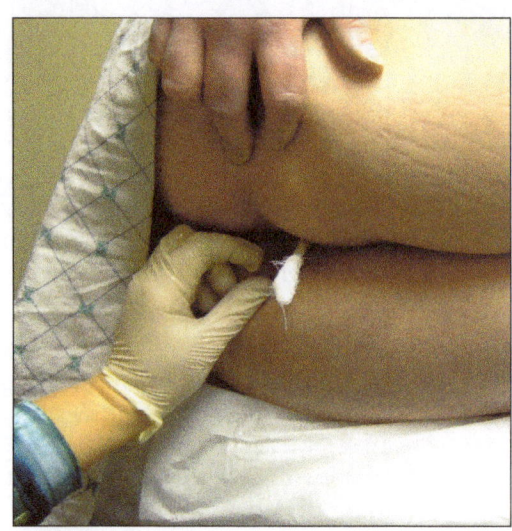

Passo 6

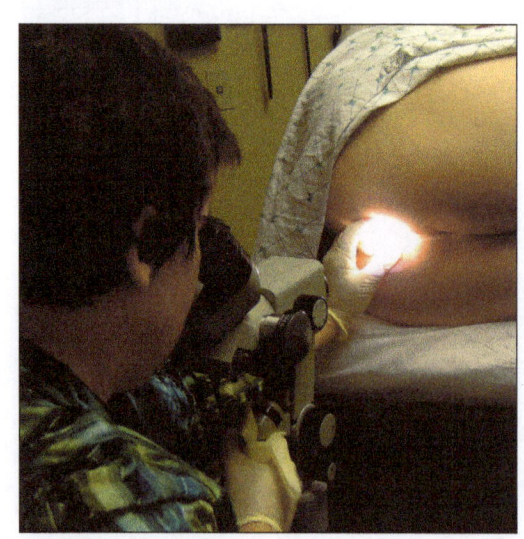

Passo 7. Remover a gaze e reinserir o anuscópio. Observar através do colposcópio enquanto o anuscópio é lentamente removido até que a ZTA entre em foco.

Passo 7

Passo 8. Continuar aplicando ácido acético com cotonetes ou *swabs* de algodão durante o exame. O uso de *swabs* de algodão para manipular dobras, hemorroidas ou mucosa em prolapso, bem como para ajustar o anuscópio, ajudará a visualizar todos os aspectos da ZTA. Na maioria dos casos, deve-se ver a ZTA por inteiro para que o exame seja considerado satisfatório. Continuar retirando o anuscópio até que todo o canal anal tenha sido observado.

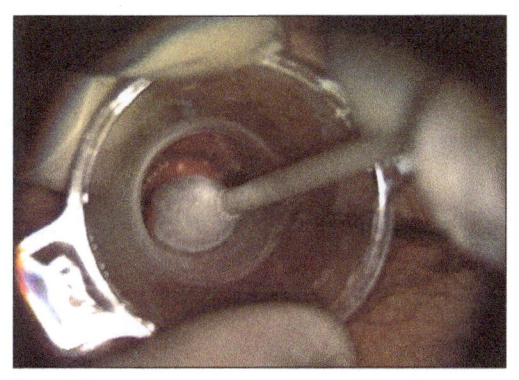

Passo 8

Passo 9. A ZTA é vista aqui como uma linha acetobranca delgada entre o epitélio escamoso maduro e o colunar imaturo. Pode-se observar metaplasia inicial assim que o epitélio colunar começar a aparecer adjacente à JEC. O ácido acético distingue epitélio escamoso anal de epitélio colunar colônico. O epitélio escamoso apresenta-se geralmente mais claro e rosado em cor, enquanto o epitélio colunar mostra-se mais escuro e avermelhado.

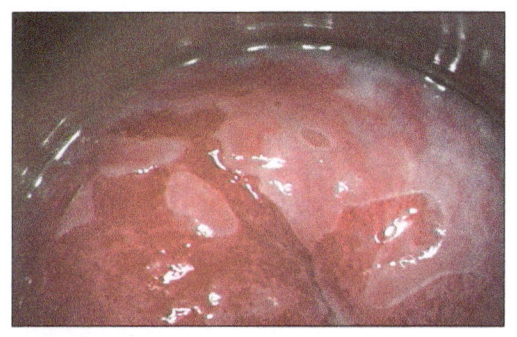

Passo 9

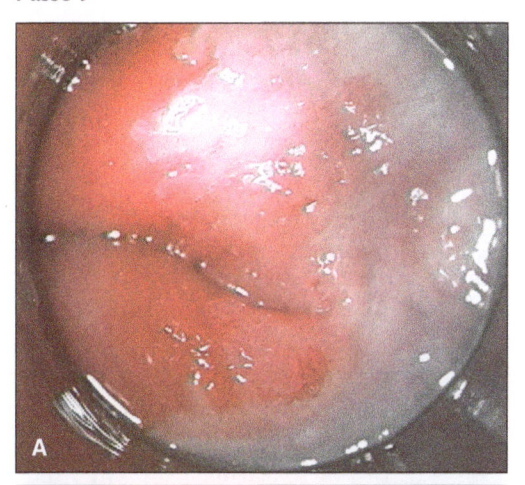

Passo 10. A aplicação de Lugol pode ajudar a determinar áreas de anormalidade. O epitélio escamoso glicogenado normal cora-se em mogno-escuro. Lesões anormais carecem de glicogênio e têm uma coloração parcial ou ausente. Deve-se ter cuidado para diferenciar áreas que não captam o corante Lugol, como epitélio colunar, tecido cicatricial e pele. Neste caso, pode-se ver uma lesão que é mais delineada do que apenas com ácido acético.

- **ATENÇÃO:** Revisar possível alergia a iodo enquanto se obtém a história. Caso o paciente tenha reações alérgicas a mariscos ou tenha tido sabidamente alergia a iodo em procedimentos anteriores, não usá-lo durante o exame.

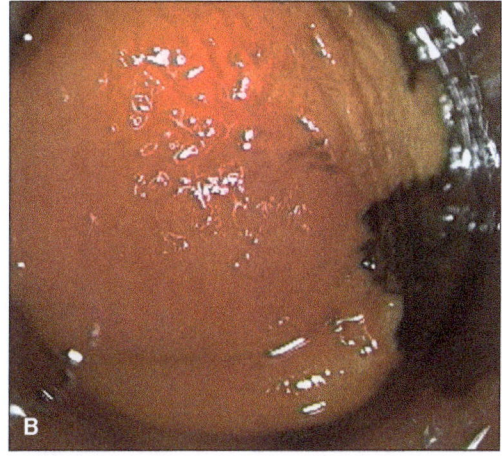

Passo 10

Passo 11. Características comumente reconhecidas de lesões cervicais que ajudam a diferenciar SIL cervical de baixo grau (LSIL) e HSIL são também observadas em lesões anais e ajudam a guiar o médico na escolha das áreas para biópsia. Uma típica NIA de baixo grau (LGAIN) elevada é apresentada na parte A e uma típica NIA de alto grau (HGAIN) plana é apresentada na parte B.

Passo 12. As biópsias são direcionadas para áreas suspeitas de representarem o grau mais alto de anormalidade. As biópsias anais devem ser menores do que as tipicamente obtidas do colo do útero usando-se pinças não maiores do que 2 a 3 mm. Biópsias internas não necessitam de anestesia. Biópsias externas precisam de injeção de uma pequena quantidade de lidocaína a 1% com epinefrina tamponada com bicarbonato de sódio (2 mL de $NaHCO_3$: 10mL de lidocaína), similar às biópsias da vulva. A injeção pode ser precedida por aplicação tópica de gel ou *spray* de lidocaína. Solução de Monsel ou nitrato de prata são usados para hemostasia, embora a pressão das paredes anais geralmente pare sangramentos de biópsias internas.

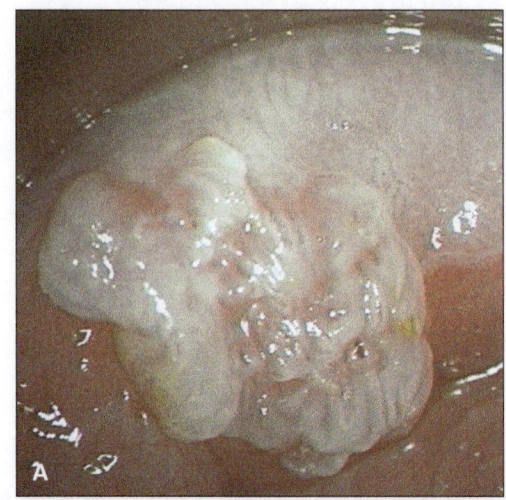

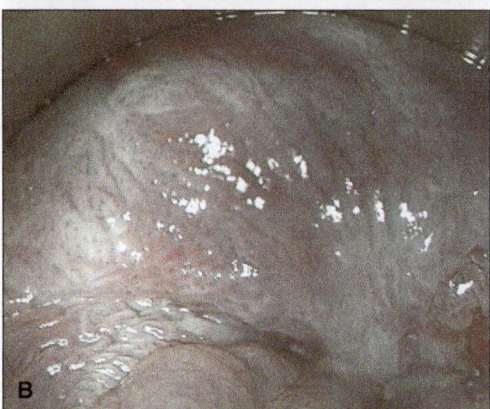

Passo 13. Inserir uma pinça fechada através do anuscópio enquanto se olha pelo colposcópio.

- **DICA:** O fechamento da pinça previne lesão não intencional.

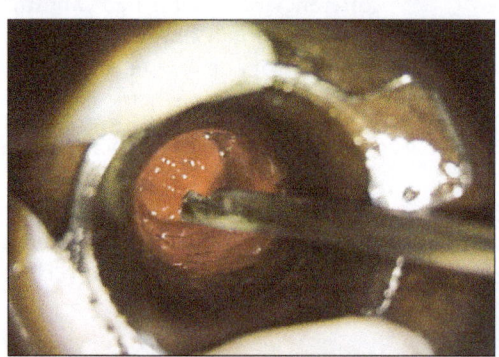

Passo 14. Assim que a pinça estiver adjacente à lesão, abrir na direção que permita que a pinça apreenda o tecido. Para algumas lesões, será preciso posicionar a pinça de cabeça para baixo.

- **ATENÇÃO:** Pacientes que usam varfarina (Coumadin®) ou Aspirina® diária podem ter sangramento aumentado com biópsias. Se a contagem de plaquetas estiver <65.000, realizar a biópsia com precaução ou adiá-la até que a contagem melhore. Não é mais considerado necessário fazer antibioticoprofilaxia antes da biópsia em pacientes com história de endocardite ou com risco de doença valvar cardíaca.

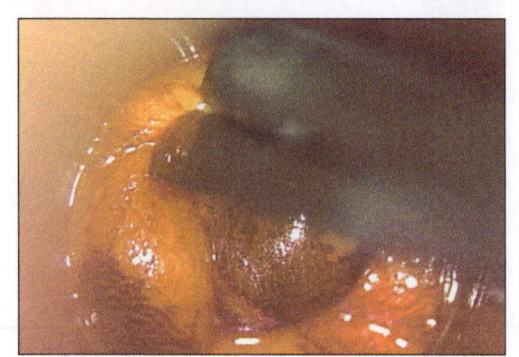

Passo 15. Para a obtenção de amostras pequenas, a pinça não deve ser aberta completamente; em vez disso, ela deve ser parcialmente fechada antes de apreender o tecido. A solução de Monsel pode ser aplicada no local da biópsia para hemostasia, embora a maioria das amostras pequenas coagule espontaneamente assim que o anuscópio é removido.

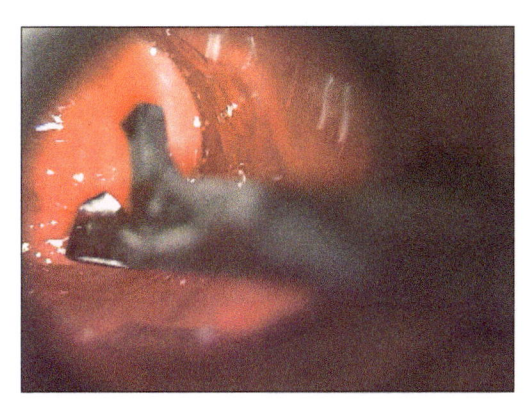

Passo 15

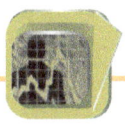

Complicações

- Sangramento durante a defecação por vários dias após a biópsia
- Infecção (rara)
- Sangramento intenso (raro)

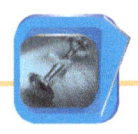

Considerações pediátricas

Visto que o rastreamento por citologia não costuma ser feito até que o paciente seja sexualmente ativo, este procedimento não é realizado como rotina na população pediátrica.

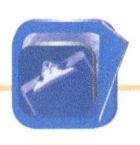

Instruções pós-procedimento

Os pacientes devem ser informados de que pode ocorrer um pouco de sangramento durante a defecação por vários dias após a biópsia. Pode haver dor pós-operatória leve associada à biópsia de lesões dentro e ao redor do canal anal. Raramente pacientes podem precisar de medicação como hidrocodona.

Medidas de conforto incluem evitar constipação com aumento de fibra na dieta durante alguns dias após a biópsia. Caso o paciente precise de analgésicos, laxantes podem ser necessários, dependendo dos seus hábitos rotineiros de evacuação. Evitar comidas picantes e apimentadas. Banhos de assento com água morna facilitarão uma cura mais rápida e aliviarão qualquer dor associada à biópsia. Lidocaína de 1 a 5% gel/creme pode ser aplicada no tecido perianal quando biópsias foram realizadas.

O acompanhamento dependerá dos resultados da citologia, da histologia e das indicações clínicas para o encaminhamento. Ver a Figura 88.5, na próxima página.

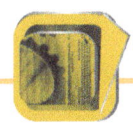

Informação sobre fontes de suprimento

- Os equipamentos para a HRA necessários além dos equipamentos padrão para colposcopia incluem anuscópios, pinças endoscópicas e coagulador infravermelho.

Triagem para citologia anal e anuscopia de alta resolução

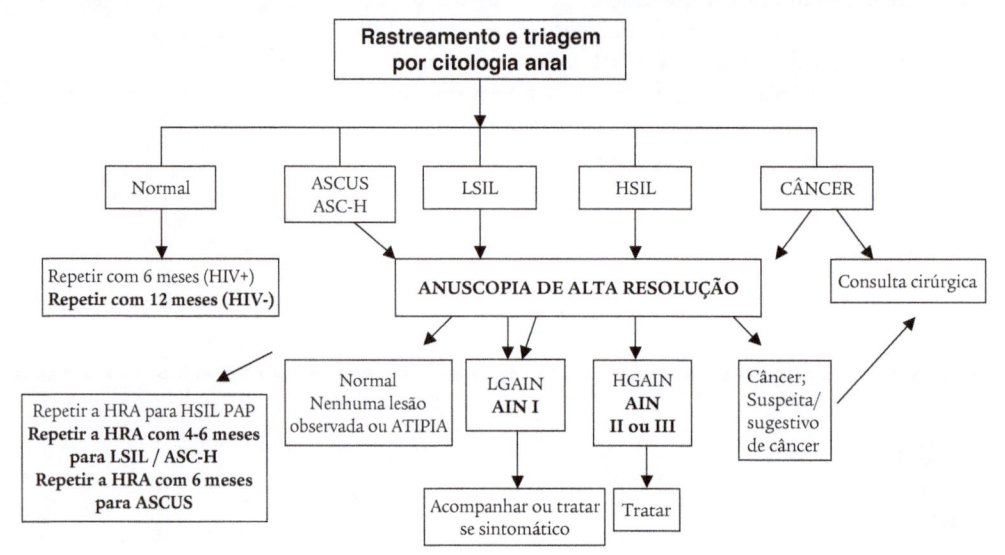

Figura 88.5

Referências

Darragh T, Jay N, Tupkelewicz B, et al. Comparison of conventional cytologic smears and ThinPrep preparations from the anal canal. *Acta Cytol*. 1997;41,4:1167–1170.

Frisch M, Biggar RJ, Goedert JJJ. HPV associated cancers in patients with HIV infection and AIDS. *JNCI*. 2000;92(18):1500–1510.

Goldie S, Kuntz K, Weinstein M, et al. The clinical effectiveness and cost-effectiveness of screening for ASIL in homosexual and bisexual HIV-positive men. *JAMA*. 1999;281:1822–1829.

Jay N, Berry JM, Hogeboom C, et al. Colposcopic appearance of ASIL; relationship to histopathology. *Dis Colon Rectum*. 1997;40:919–928.

O'Connor JJ. The study of anorectal disease by colposcopy. *Dis Colon Rectum*. 1977;20(7):570–572.

Palefsky J, Holly E, Hogeboom C, et al. Anal cytology as a screening tool for ASIL. *JAIDS*. 1997;14:415–422.

Scholefield JH, Ogunbiyi OA, Smith JH, et al. Anal colposcopy and the diagnosis of AIN in high-risk gynecologic patients. *Int J Gyn Cancer*. 1994;4:119–426.

2008 MAG Mutual Healthcare Solutions, Inc.'s Physicians' Fee and Coding Guide. Duluth, Georgia. MAG Mutual Healthcare Solutions, Inc. 2007.

CAPÍTULO 89

Colonoscopia

Jeffrey A. German, MD
Clint N. Wilson, MD

Colonoscopia refere-se ao exame endoscópico de todo o colo e reto e inclui frequentemente o íleo terminal. Procedimentos comuns realizado durante a colonoscopia incluem inspeção, biópsia, fotografia e gravação de vídeo. O exame é tecnicamente desafiador e exige treinamento e experiência consideráveis. Exames de alta qualidade demandam um bom discernimento clínico, reconhecimento anatômico e patológico, habilidade técnica na manipulação do colonoscópio e na realização de biópsias, monitoramento adequado do paciente e equipamento bem conservado e limpo para garantir a segurança do paciente. Videocolonoscópios permitem exames completos de todo o colo em mais de 90% dos exames.

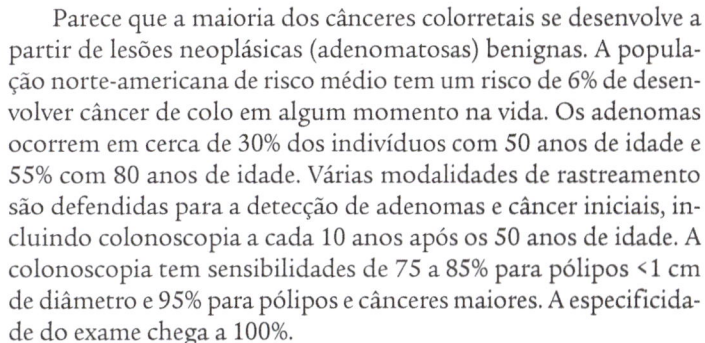

Parece que a maioria dos cânceres colorretais se desenvolve a partir de lesões neoplásicas (adenomatosas) benignas. A população norte-americana de risco médio tem um risco de 6% de desenvolver câncer de colo em algum momento na vida. Os adenomas ocorrem em cerca de 30% dos indivíduos com 50 anos de idade e 55% com 80 anos de idade. Várias modalidades de rastreamento são defendidas para a detecção de adenomas e câncer iniciais, incluindo colonoscopia a cada 10 anos após os 50 anos de idade. A colonoscopia tem sensibilidades de 75 a 85% para pólipos <1 cm de diâmetro e 95% para pólipos e cânceres maiores. A especificidade do exame chega a 100%.

Uma única colonoscopia para rastreamento em indivíduos assintomáticos de 65 anos de idade tem sido preconizada para a redução da mortalidade por câncer colorretal. Várias análises têm sugerido que um único rastreamento ou repetidos rastreamentos a cada 10 anos após os 50 anos de idade possam ser uma estratégia custo-efetiva. Apesar da cobertura aumentada de seguros para o rastreamento por colonoscopia, a praticabilidade de se rastrear uma população completa ainda precisa ser estabelecida.

A colonoscopia é o procedimento diagnóstico de escolha para pacientes com pesquisa de sangue oculto nas fezes (PSOF) positiva. Aproximadamente 50% dos indivíduos com uma PSOF positiva têm lesão neoplásica (adenomas, 38%; câncer, 12%) na endoscopia. Pacientes com colite ulcerativa crônica devem fazer colonoscopia com biópsia para procura de displasia com início 8 anos após o desenvolvimento de pancolite ou 15 anos após o desenvolvimento de doença distal.

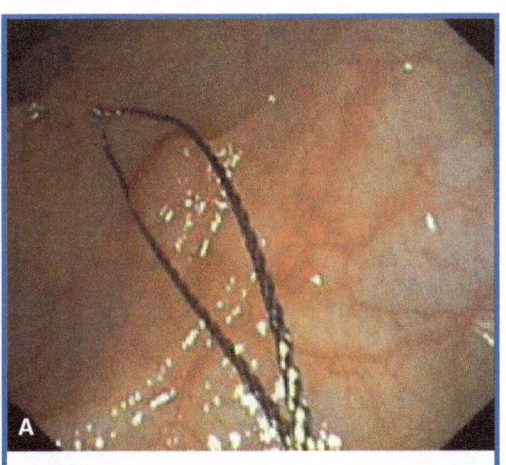

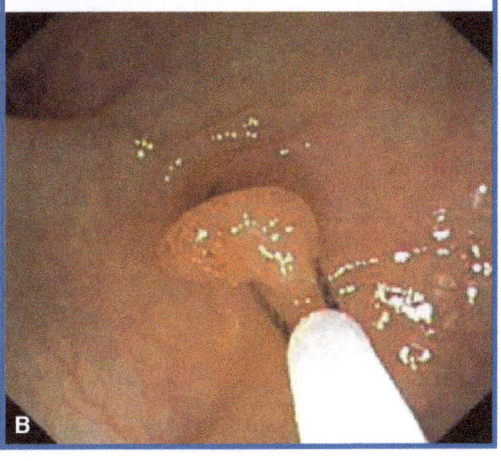

A colonoscopia é indicada para adenomas vilosos de qualquer tamanho que são encontrados durante a sigmoidoscopia flexível. Os adenomas tubulares distais não estão associados a um aumento em adenomas proximais, e alguns clínicos não acreditam que a colonoscopia seja necessária após a remoção de um adenoma tubular distal pequeno. Historicamente, adenomas >1 cm de diâmetro têm sido encaminhados para colonoscopia. Lesões colônicas maiores são mais frequentemente vilosas ou tubulovilosas, exigindo remoção colonoscópica da lesão e pesquisa para lesões concomitantes. Alguns estudos sugerem que lesões tubulares puras >1 cm de diâmetro podem ser acompanhadas sem colonoscopia imediata. Esta estratégia pode ser problemática porque uma amostra por biópsia de uma lesão grande pode deixar de reconhecer a patologia mais significante (i.e., elementos vilosos ou cancerosos não identificados). Apesar de algumas opiniões controversas, a colonoscopia não costuma estar indicada após o diagnóstico de pólipo distal hiperplásico.

A duração média do procedimento para endoscopistas experientes é cerca de 10 minutos para alcançar o ceco e 30 minutos para completar todo o procedimento. A preparação inadequada é a causa mais comum para exames prolongados ou incompletos. A maioria dos indivíduos nos Estados Unidos recebem 3 a 4 L de uma solução eletrolítica de polietilenoglicol um dia antes do exame. Alguns estudos têm sugerido que procedimentos mais longos e desconforto maior ocorrem em mulheres que se submetem ao procedimento, possivelmente pelo fato de terem colos anatomicamente mais longos e maior mobilidade sigmóidea. Alcançar o ceco em indivíduos mais velhos pode ser mais difícil.

A colonoscopia é realizada rotineiramente após a administração de sedação consciente. Midazolam e meperidina intravenosos têm sido os fármacos mais comumente empregados. Infelizmente, 15% dos indivíduos que recebem esses dois fármacos ficam insatisfeitos com suas sedações. O propofol é um sedativo intravenoso de curta ação usado para a indução de anestesia geral. Ele pode fornecer sedação superior e recuperação mais rápida, porém sua segurança em situações ambulatoriais não foi demonstrada. Estudos têm mostrado que o procedimento pode ser realizado sem sedação em indivíduos selecionados, com taxas relativamente altas (70 a 85%) de pacientes desejando submeter-se a um novo procedimento semelhante sem sedação. Muitos médicos sentem-se mais confortáveis com a administração rotineira de sedação para melhorar a aceitação do procedimento pelos pacientes. O Capítulo 4 contém diretrizes para o monitoramento do paciente que recebe sedação consciente na endoscopia.

A polipectomia é o procedimento terapêutico mais comumente realizado durante a colonoscopia. Com relação aos pólipos encontrados no momento da endoscopia, 85 a 90% podem ser removidos com o sigmoidoscópio, mas os pacientes podem apresentar morbidade considerável por sangramento ou perfuração de colo devido à polipectomia. Há uma forte relação entre as taxas de complicação da colonoscopia diagnóstica e terapêutica e a experiência do endoscopista. As taxas mais altas dessas complicações aparecem nos primeiros 500 procedimentos.

A colonoscopia pode ser seguramente aprendida apenas com supervisão direta e individual por um tutor ou preceptor experiente. Há debates acerca do número de procedimentos que médicos em treinamento precisam realizar para se tornarem competentes em colonoscopia, e atualmente não há nenhum dado científico correlacionando o volume de colonoscopias realizadas com a aquisição de competência. Profissionais têm níveis variados de manuseio e experiência com a sigmoidoscopia flexível e podem adquirir habilidades em diferentes proporções. Estudos mostram que quando fatores observacionais são usados para determinar a competência técnica na colonoscopia (taxa de alcance ao ceco, tempo para um exame completo e taxa de complicações), médicos de família, gastrenterologistas e cirurgiões gerais são todos comparáveis.

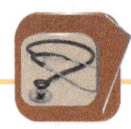

Equipamento

- Fármacos e equipamento de sedação consciente
- Colonoscópio e equipamento de monitoramento por vídeo
- Pinça de biópsia, alça, gerador eletrocirúrgico

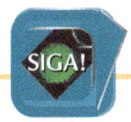

Indicações

- Avaliação de anormalidades radiográficas
- Rastreamento de indivíduos assintomáticos para neoplasia ou câncer
- Avaliação de sangramento gastrintestinal sem causa aparente
- PSOF positiva
- Anemia ferropriva sem causa aparente
- Pesquisa de lesão neoplásica concomitante do colo quando a lesão é encontrada no retossigmoide
- Vigilância ou estudo de acompanhamento após remoção de uma lesão neoplásica anterior
- Suspeita de doença intestinal inflamatória ou vigilância de doença intestinal inflamatória previamente diagnosticada
- Avaliação de sintomas sugestivos de doença significante do colo (p.ex., diarreia crônica, perda de peso, dor abdominal ou pélvica)
- Procedimentos terapêuticos (p.ex., remoção de pólipo, remoção de corpo estranho)

Contraindicações (relativas)

- Colite fulminante
- Diverticulite aguda
- Paciente hemodinamicamente instável
- Infarto do miocárdio recente (<3 meses)
- Cirurgia intestinal recente (<1 semana)
- Paciente não cooperativo
- Coagulopatia ou diátese hemorrágica
- Perfuração conhecida ou suspeita
- Quando os resultados do procedimento não irão produzir uma mudança na conduta

O Procedimento

Passo 1. O paciente é colocado na mesa de exame na posição lateral esquerda. Obtém-se acesso intravenoso e administra-se sedação. O monitoramento adequado do paciente inclui avaliação frequente dos sinais vitais, oximetria e ritmo cardíaco (eletrocardiografia) durante todo o procedimento. O Capítulo 91 fornece instruções para a inserção do colonoscópio e técnicas de exame no retossigmoide durante a colonoscopia.

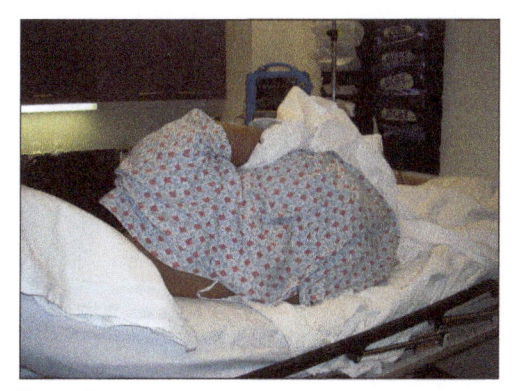

Passo 1

Passo 2. Atravessar a junção retossigmoide é um dos momentos mais difíceis do procedimento. Cirurgia pélvica anterior pode produzir aderências extensas nesta área (ver o Capítulo 91 para técnicas de como passar por essa área). Inserir o colonoscópio apenas através de um lúmen visível. A parede do colo descendente (esquerdo) tem uma aparência circular característica com dobras circundantes.

- **ATENÇÃO:** Deslizar o colonoscópio ao longo da parede do colo (i.e., técnica de deslizamento) não é aconselhado, pois tal técnica pode resultar em perfuração na junção retossigmoide.

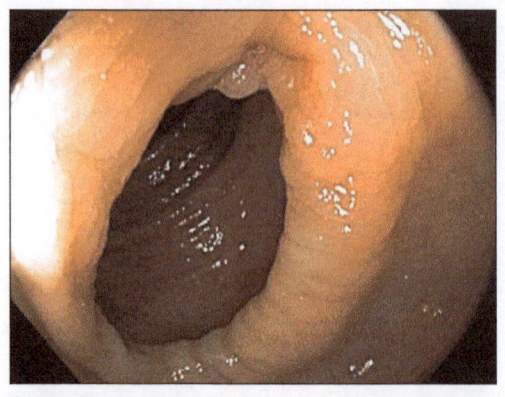

Passo 3. Uma angulação aguda aparece na flexura esplênica. A cor azulada do baço vascularizado pode estar visível através da parede do colo.

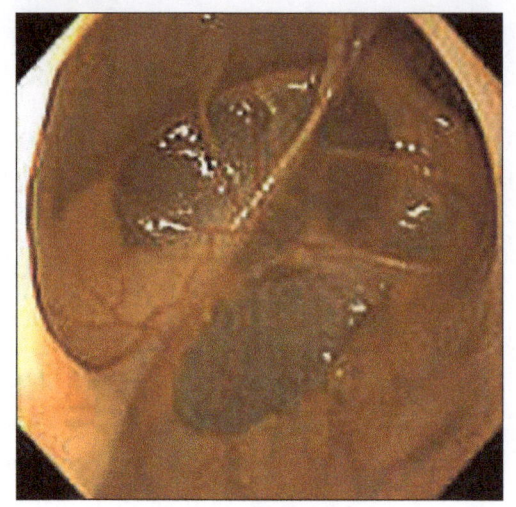

Passo 4. Frequentemente é necessário um giro brusco da ponta do colonoscópio (com torque) para passar pela flexura esplênica.

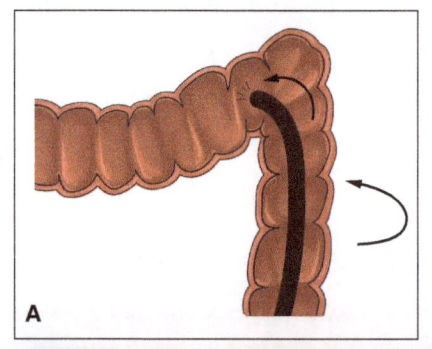

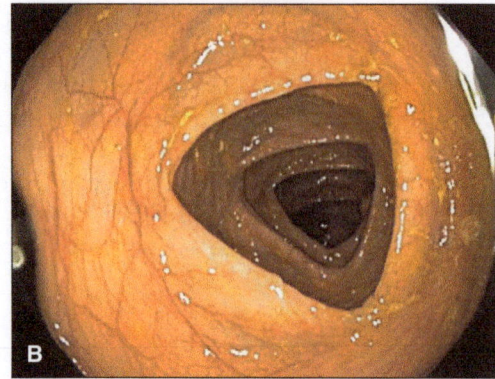

Passo 5. A passagem pelo colo transverso é relativamente retilínea. Há outro ângulo agudo na flexura hepática. A flexura hepática pode ser identificada pela sombra marrom-azulada do fígado visto através da parede do colo.

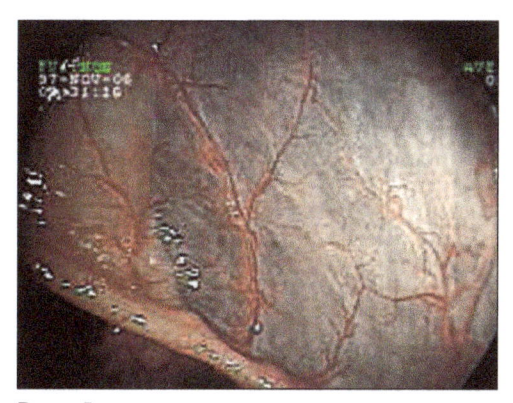

Passo 5

Passo 6. O examinador pode observar, por transiluminação da parede abdominal superior direita, a luz endoscópica. O assistente pode fazer pressão para baixo no lado superior direito do abdome do paciente para facilitar a deflexão inferior da ponta do colonoscópio para dentro do colo ascendente (direito). O colo ascendente tem um padrão característico de dobras mucosas que não circundam o lúmen por inteiro.

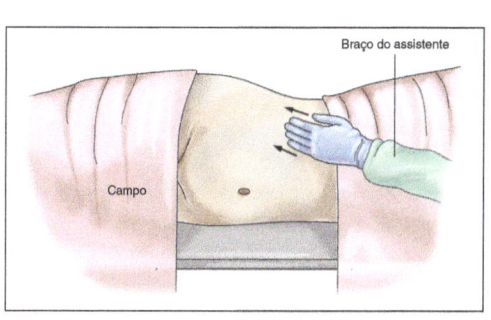

Passo 6

Passo 7. Evitar a criação de alças dentro do colo, pois elas podem aumentar o desconforto e o risco de complicações. Manter o instrumento o mais reto (curto) possível. Repetidas inserções e retiradas curtas, bem como aspirações de ar nas flexuras podem sanfonar a parede do colo no instrumento. A pressão abdominal exercida pelo assistente pode eliminar alças nos colos transverso e sigmoide e facilitar uma inserção mais rápida.

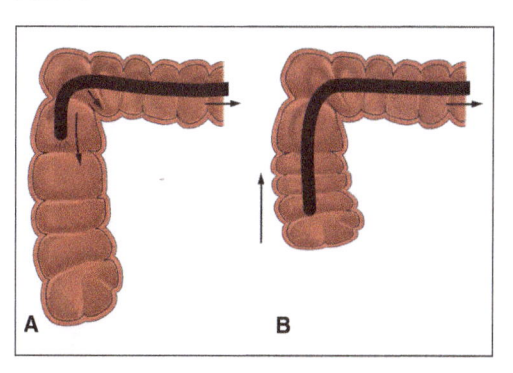

Passo 8. A passagem pelo colo direito pode ser desafiadora. Avança-se a ponta do aparelho puxando o endoscópio para trás, levando à inserção paradoxal. A ponta do colonoscópio é centrada no lúmen, e uma aspiração é aplicada para avançar mais o colonoscópio através do colo. Os orifícios ileocecal e apendicular podem ser reconhecidos assim que o ceco é alcançado. O orifício apendicular (mostrado) aparece frequentemente em um "pé de galinha", e as três tênias formam uma dobra confluente conduzindo ao orifício. Em muitos exames, o orifício apendicular pode não ser visualizado. Sentir a ponta do colonoscópio no quadrante inferior direito do paciente através da parede abdominal ou ver a luz transiluminando através da parede abdominal pode ajudar a assegurar o endoscopista de que o ceco foi alcançado, mas ver estruturas de referência como o orifício apendicular, o "pé de galinha" e a valva ileocecal é necessário para confirmar a localização do colonoscópio dentro do colo.

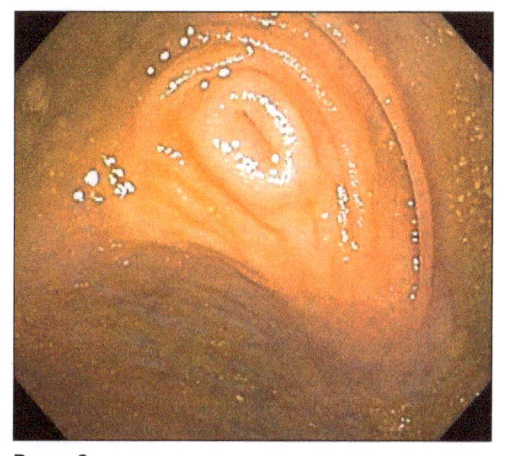

Passo 7

Passo 8

Passo 9. Tentar intubar o orifício ileocecal, que frequentemente aparece como uma fenda na parede medial 3 cm acima do ceco (i.e., porção mais proximal) do colo ascendente. Primeiramente aspirar o líquido do ceco. O orifício ileocecal costuma estar angulado para baixo, e várias tentativas podem ser necessárias para intubação. Angular a ponta do colonoscópio em direção ao orifício e posicione a ponta logo após o orifício. Gentilmente retirar o colonoscópio até que a ponta angulada achate a dobra mucosa em forma de D.

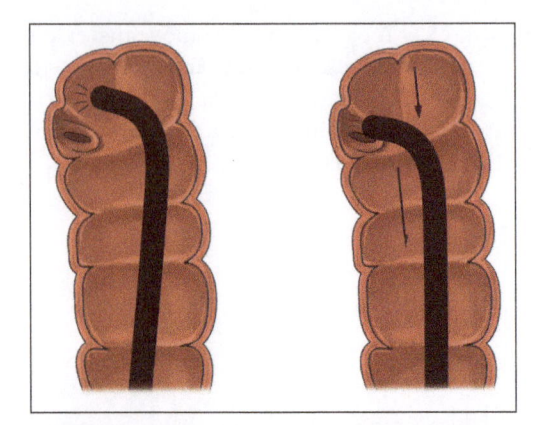

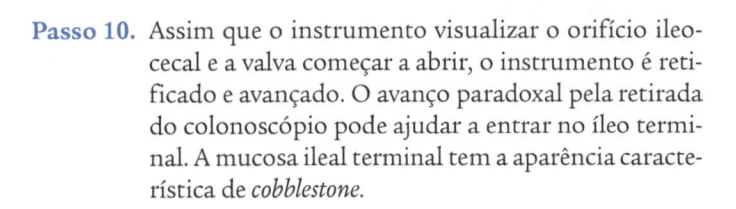

Passo 10. Assim que o instrumento visualizar o orifício ileocecal e a valva começar a abrir, o instrumento é retificado e avançado. O avanço paradoxal pela retirada do colonoscópio pode ajudar a entrar no íleo terminal. A mucosa ileal terminal tem a aparência característica de *cobblestone*.

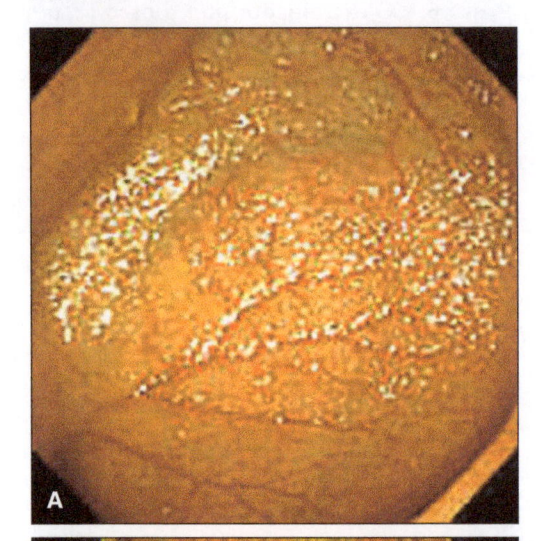

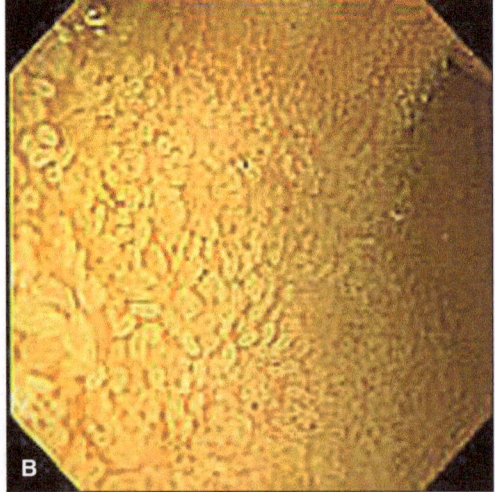

Passo 11. Realiza-se a visualização na retirada do colonoscópio. A remoção deve ser lenta, com inspeção cuidadosa de toda a parede circunferencial antes de movimentar o colonoscópio. Inspecionar atrás de cada dobra para garantir que lesões escondidas não passem despercebidas. Após a descoberta de um pólipo, o colonoscópio é distanciado alguns centímetros. Insere-se a pinça de eletrocauterização através do canal de biópsia. A bainha da pinça é posicionada próximo ao pólipo, avança-se a alça de fio ao redor do pólipo e fecha-se lentamente ao redor da base do pólipo ou pedículo. Como forma de reduzir o risco de perfuração, a ponta do colonoscópio é manobrada para que a alça do laço não esteja em contato com a parede do colo. Aplicar a corrente de eletrocauterização.

- ATENÇÃO: Há relatos de explosão colônica em indivíduos submetidos à polipectomia eletrocirúrgica. A explosão por gás metano intraluminal é improvável caso o colo tenha sido preparado adequadamente.

Passo 12. Pólipos pequenos podem ser retirados pelo colonoscópio usando a alça ou uma pinça de apreensão. Pólipos maiores podem ser removidos pela sucção do pólipo contra o colonoscópio e pela sua retirada.

- ATENÇÃO: A reinserção do colonoscópio pode ser necessária caso ele tenha de ser retirado para remover pólipos grandes. O pólipo pode obscurecer a ponta do colonoscópio, dificultando a visualização adequada da parede do colo durante a sua retirada.

- ATENÇÃO: Eventualmente, pólipos se desprendem ou são manuseados de forma errada, ou um número maior precisa ser removido. Pólipos remanescentes podem ser recuperados após o procedimento. Os pacientes podem fazer força para expulsá-los para fora do colo ou pode-se administrar solução adicional de preparo (i.e., solução de polietilenoglicol ou enema de fosfato) através do colonoscópio para induzir evacuação. O líquido é filtrado para que os pólipos possam ser recuperados para exame histológico.

- ATENÇÃO: Suspeita de perfuração após polipectomia exige observação e avaliação hospitalar.

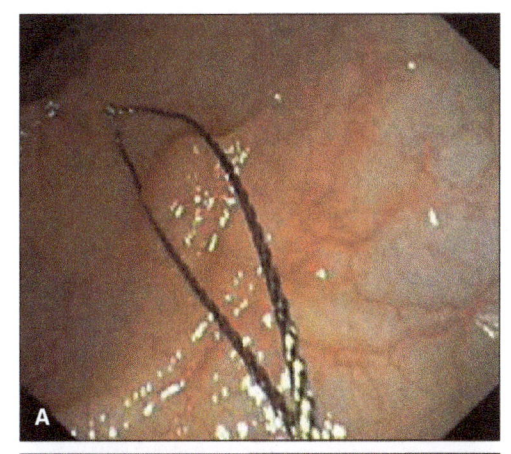

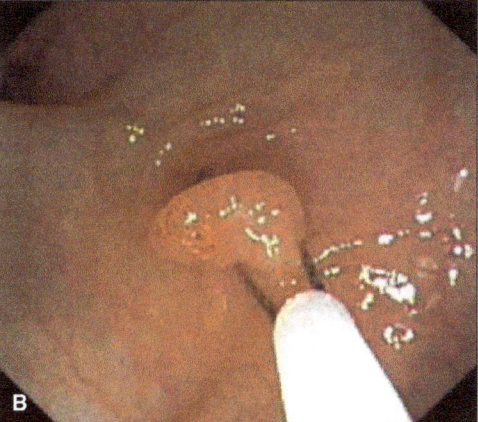

Passo 11

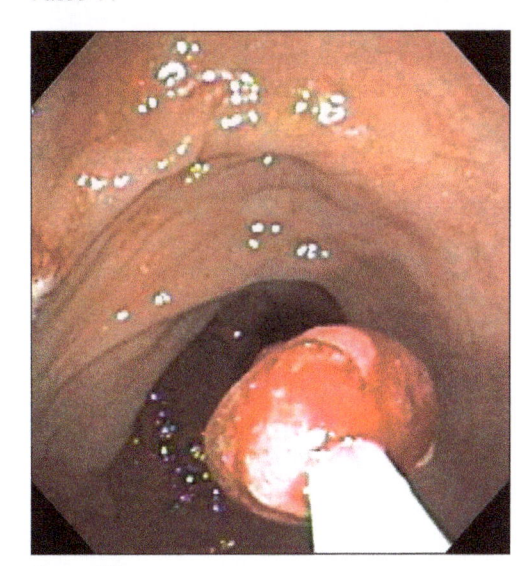

Passo 12

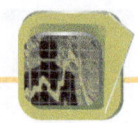

Complicações

- Perfuração: 1 a 2 por 1.000 procedimentos (estudos de colonoscopias diagnósticas isoladas, entretanto)
- Sangramento após polipectomia
- Reação colateral dos sedativos como depressão respiratória, reação alérgica ou disritmia cardíaca

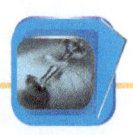

Considerações pediatricas

Estão disponíveis sigmoidoscópios pediátricos, os quais apresentam um diâmetro menor do que os sigmoidoscópios para adultos.

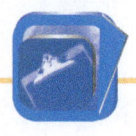

Instruções pós-procedimento

Os pacientes costumam ser monitorizados por 30 minutos após o exame para garantir que tenham se recuperado completamente da sedação. Eles devem ser levados de volta para casa por algum responsável, mas podem retornar a uma dieta regular logo em seguida. Eles devem ser advertidos a entrar imediatamente em contato com seus médicos caso sintam dor abdominal intensa (não apenas cólicas por gases); abdome duro e distendido; vômito; febre ou sangramentos maiores.

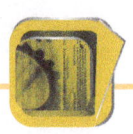

Informação sobre fontes de suprimento

- Recomendações para a limpeza do sigmoidoscópio encontram-se no Apêndice K.
- Materiais intravenosos (p.ex., intracates, soro fisiológico, tubulação intravenosa) podem ser obtidos de fornecedores hospitalares e cirúrgicos.
- Diretrizes para o monitoramento de pacientes sob sedação consciente encontram-se no Capítulo 4.

Referências

Akerkar GA, Yee J, Hung R, et al. Patient experience and preferences toward colon cancer screening: a comparison of virtual colonoscopy and conventional colonoscopy. *Gastrointest Endosc*. 2001;54:310–315.

American Academy of Family Physicians. AAFP Colonoscopy position paper. Available at http://www.aafp.org. Accessed February 1, 2008.

American Academy of Family Physicians. AAFP policies: colonoscopy privileging. Available at http://www.aafp.org. Accessed January 1, 2008.

American Society for Gastrointestinal Endoscopy. Appropriate use of gastrointestinal endoscopy. Consensus statement of the ASGE. *Gastrointest Endosc*. 2000;52:831–837.

American Society for Gastrointestinal Endoscopy. Statement on role of short courses in endoscopic training. Guidelines for clinical application. *Gastrointest Endosc*. 1999;50: 913–914.

American Society for Gastrointestinal Endoscopy. The role of colonoscopy in the management of patients with colonic polyps neoplasia. Guidelines for clinical application. *Gastrointest Endosc*. 1999;50:921–924.

Anderson JC, Messina CR, Cohn W, et al. Factors predictive of difficult colonoscopy. *Gastrointest Endosc*. 2001;54:558–562.

Arezzo A. Prospective randomized trial comparing bowel cleaning preparations for colonoscopy. *Surg Laparosc Endosc Percutan Tech*. 2000;10:215-217.

Bond JH, Frakes JT. Who should perform colonoscopy? How much training is needed? *Gastrointest Endosc*. 1999;49:657-659.

Charles RJ, Chak A, Cooper GS, et al. Use of open access in GI endoscopy at an academic medical center. *Gastrointest Endosc*. 1999;50:480-485.

Hoffman MS, Butler TW, Shaver T. Colonoscopy without sedation. *J Clin Gastroenterol*. 1998;26:279-282.

Imperiale TF, Wagner DR, Lin CY, et al. Risk of advanced proximal neoplasms in asymptomatic adults according to the distal colorectal findings. *N Engl J Med*. 2000;343:169-174.

Kim WH, Cho YJ, Park JY, et al. Factors affecting insertion time and patient discomfort during colonoscopy. *Gastrointest Endosc*. 2000;52:600-605.

Lee JG, Leung JW. Colonoscopic diagnosis of unsuspected diverticulosis. *Gastrointest Endosc*. 2002;55: 746-748.

Lieberman DA, Rex DA. Feasibility of colonoscopy screening: discussion of issues and recommendations regarding implementation [Editorial]. *Gastrointest Endosc*. 2001;54:662-667.

Marshall JB, Perez RA, Madsen RW. Usefulness of a pediatric colonoscope for routine colonoscopy in women who have undergone hysterectomy. *Gastrointest Endosc*. 2002;55:838-841.

Nelson DB, McQuaid KR, Bond JH, et al. Procedural success and complications of large-scale screening colonoscopy. *Gastrointest Endosc*. 2002;55:307-314.

Noble J, Greene HL, Levinson W, et al. Tumors of the large bowel. In: Noble J, Greene HL, Levinson W, et al., eds. *Textbook of Primary Care Medicine*. St. Louis: Mosby; 2001:953-959.

Patel K, Hoffman NE. The anatomical distribution of colorectal polyps at colonoscopy. *J Clin Gastroenterol*. 2001;33:222-225.

Rex DK. Colonoscopic withdrawal technique is associated with adenoma miss rates. *Gastrointest Endosc*. 2000;51:33-36.

Simon JB. Screening colonoscopy: is it time [Commentary]? *Can Med Assoc J*. 2000;163:1277-1278.

Sipe BW, Rex DK, Latinovich D, et al. Propofol versus midazolam/meperidine for outpatient colonoscopy: administration by nurses supervised by endoscopists. *Gastrointest Endosc*. 2002;55:815-825.

Sonnenberg A, Delco F. Cost-effectiveness of a single colonoscopy in screening for colorectal cancer. *Arch Intern Med*. 2002;162:163-168.

Wexner SD, Litwin D, Cohen J, et al. Principles of privileging and credentialing for endoscopy and colonoscopy. *Gastrointest Endosc*. 2002;55:367-369.

Worthington DV. Colonoscopy: procedural skills. AAFP position paper. *Am Fam Physician*. 2000;62:1177-1182.

2008 MAG Mutual Healthcare Solutions, Inc.'s Physicians' Fee and Coding Guide. Duluth, Georgia. MAG Mutual Healthcare Solutions, Inc. 2007.

CAPÍTULO 90
Esofagogastroduodenoscopia

Michael B. Harper, MD, DABFM
Albert L. Smith, III, MD

Esofagogastroduodenoscopia (EGD) é um procedimento endoscópico que permite que médicos diagnostiquem e tratem problemas múltiplos no trato gastrintestinal superior. A EGD está indicada para a avaliação de uma variedade de sintomas abdominais e torácicos. Ela pode ser seguramente realizada em nível ambulatorial. Quando comparada a procedimentos radiográficos, a EGD tem sensibilidade e especificidade maiores em relação ao diagnóstico de anormalidades da mucosa e permite biópsias para histologia e teste para infecção por *Helicobacter pylori*. Os estudos radiográficos são superiores à EGD na avaliação da motilidade do esôfago e do estômago.

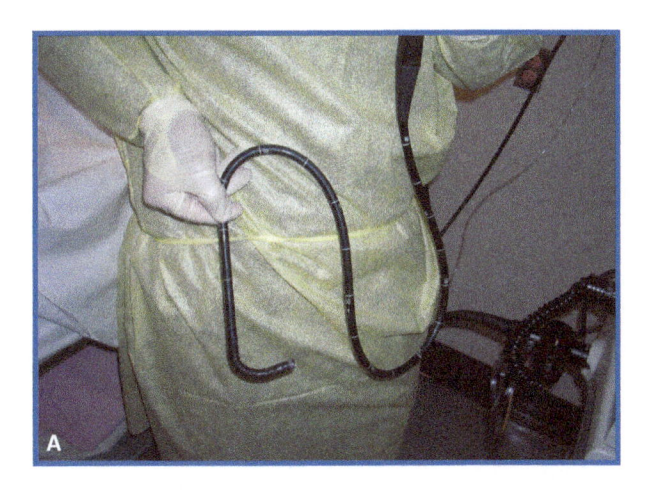

Há vários benefícios potenciais quando médicos de família executam a EGD, sobretudo se ela é feita ambulatorialmente. Esses benefícios incluem avaliação rápida das queixas do paciente, melhora no acesso ao procedimento, maior conforto do paciente, redução de custos, melhora no entendimento do médico sobre a patologia envolvida e melhora na qualidade da atenção à saúde para o paciente.

Nos Estados Unidos, a sedação consciente para exames costuma ser usada durante a EGD. Benzodiazepínicos intravenosos, Diazepam® ou midazolam, são frequentemente combinados com narcóticos intravenosos, meperidina ou fentanil, para aumentar o conforto do paciente. O midazolam causa amnésia em alguns pacientes. Protocolos para o monitoramento de pacientes que recebem sedação consciente na endoscopia gastrintestinal estão incluídos no Capítulo 4. Pode-se realizar a anestesia local da cavidade oral pelo gargarejo com solução de lidocaína a 2% viscosa ou borrifamento de benzocaína a 20% (*spray* a jato) na faringe posterior, mas este último método pode causar metemoglobinemia. Um aviso de advertência em saúde pública desta complicação foi publicado pelo Food and Drug Administration (FDA) dos Estados Unidos. Pacientes fumantes e pacientes com asma, bronquite ou doença pulmonar obstrutiva crônica (DPOC) apresentam risco maior de metemoglobinemia.

Métodos não intravenosos de sedação têm sido usados com sucesso para a EGD. Os profissionais podem sentir-se mais confortáveis com a administração de medicações semelhantes por vias não intravenosas em ambiente ambulatorial. Os pacientes podem tomar o benzodiazepínico triazolam (Halcion®, 0,25 ou 0,5 mg) via oral 1 hora antes do exame. O *spray* nasal de tartrato de butorfanol (Stadol NS®) pode ser administrado (um ou dois jatos) imediatamente antes do procedimento caso seja necessária anestesia adicional. Bons resultados desse regime foram relatados em um estudo piloto, mas ele não foi comparado com os regimes intravenosos. Pacientes que se submetem à sedação não intravenosa são monitorados de forma semelhante àqueles sob sedação intravenosa. Pode haver economia de custos evitando-se a colocação de uma via intravenosa para o procedimento. Deve-se obter consentimento antes da administração de qualquer anestesia.

Em muitos países (Ásia e Europa), os pacientes normalmente não recebem sedação para a EGD. Endoscópios de menor diâmetro tornam essa abordagem mais viável. Endoscópios pediátricos (7,9 ou 9,0 mm de diâmetro externo) e endoscópios ultrafinos (<6 mm) estão disponíveis. Estes últimos podem ser introduzidos por via intranasal.

A EGD é mais comumente executada para avaliar pacientes com sinais e sintomas de doenças acidopépticas que não respondem à terapia medicamentosa adequada. Pacientes >50 anos de idade, bem como aqueles com sinais e sintomas de doença orgânica grave, devem ser avaliados imediatamente. Características de alerta para doenças graves incluem perda de peso, vômito refratário, saciedade precoce, disfagia e hemorragia gastrintestinal. Caso se suspeite de hemorragia ativa, o paciente deve ser avaliado em ambiente apropriado no serviço de endoscopia do hospital. Bons resultados frequentemente devem-se à seleção apropriada dos pacientes, e parece prudente o encaminhamento de pacientes instáveis ou de alto risco a especialistas.

O teste para *H. pylori*, a bactéria altamente associada à gastrite antral e à doença ulcerosa péptica, é um componente importante do exame EGD. O *H. pylori* produz urease, a enzima envolvida na quebra da ureia em amônia. A amônia pode ser avaliada colorimetricamente, e uma mudança para a cor vermelha é observada no teste em meio gel quando a atividade da urease está presente na amostra de biópsia. Caso os pacientes estejam sendo tratados com antibióticos ou inibidores da bomba de prótons antes da EGD, o teste é menos sensível devido à supressão das bactérias. Para maximizar a sensibilidade, coletar quatro amostras de biópsia. Duas biópsias devem ser do antro, uma da curvatura menor (na incisura ou próximo dela) e a outra da curvatura maior. Realizar duas biópsias adicionais do corpo do estômago, uma ao longo da curvatura maior e a outra próximo à cárdia. Esta abordagem resulta em quase 100% de sensibilidade para a infecção em pacientes que não estavam tomando antibióticos ou inibidores da bomba de prótons durante as 3 a 4 semanas anteriores.

A identificação correta das patologias é um desafio importante no aprendizado da EGD. A prática ajuda, mas até mesmo endoscopistas experientes consultam livros e atlas para revisar suas observações visuais. A fotografia e a gravação em vídeo dos procedimentos podem ajudar com a documentação e o aprendizado. Quando anormalidades não vasculares são observadas, a biópsia é particularmente útil para ajudar a identificar a patologia. Embora o encaminhamento possa ser necessário para investigar patologias raras ou duvidosas, a EGD é realizada adequadamente em centros de cuidados primários.

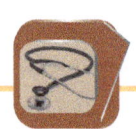

Equipamento

- Videoendoscópios estão disponíveis em uma variedade de tamanhos adultos e pediátricos.
- Equipamento de apoio inclui o conjunto de instrumentos contendo fonte de luz, insuflador, aspirador e gravador de vídeo/impressora de foto.
- Os instrumentos incluem pinça de biópsia, alças e agulhas de injeção.

Atlas recomendados

- Keeffe EB, Jeffrey RB, Lee RG. *Atlas of Gastrointestinal Endoscopy*. Philadelphia: Appleton & Lange; 1998.
- Martin DM, Lyons RC. *The Atlas of Gastrointestinal Endoscopy*. http://www.endoatlas.com/atlas_1.html
- Murra-Saca J. *El Salvador Atlas of Gastrointestinal Videoendoscopy*. http://www.gastrointestinalatlas.com

- Owen DA, Kelly JK. *Atlas of Gastrointestinal Pathology*. Philadelphia: WB Saunders; 1994.
- Schiller KF, Cockel R, Hunt RH, et al. *A Colour Atlas of Gastrointestinal Endoscopy*. Philadelphia: WB Saunders; 1987.
- Silverstein FE, Tytgat Guido NJ. *Atlas of Gastrointestinal Endoscopy*. St. Louis: Mosby; 1997.
- Tadataka Y. *Atlas of Gastroenterology*. Philadelphia: Lippincott Williams & Wilkins; 2004.

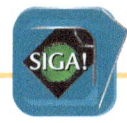

Indicações

- Dispepsia que não responde à terapia medicamentosa
- Vigilância periódica de pacientes com esôfago de Barrett comprovado por biópsia
- Disfagia ou odinofagia
- Vômito persistente de origem desconhecida
- Pesquisa de *H. pylori*
- Regurgitação persistente de comidas não digeridas
- Suspeita de má absorção
- Monitoramento periódico de pacientes com pólipos gástricos ou síndrome de Gardner
- Acompanhamento da cicatrização de úlceras gástricas
- Anemia ferropriva
- Dor torácica atípica com avaliação cardíaca negativa
- Sintomas de refluxo esofágico que não respondem à terapia medicamentosa
- Avaliação de hemorragia gastrintestinal alta
- Suspeita de bezoar
- Suspeita de divertículo de Zenker
- Suspeita de obstrução gástrica ou intestinal alta
- Dispepsia associada a sinais graves como perda de peso
- Avaliação de achados radiográficos anormais
- Rastreamento para câncer gástrico (especialmente em populações de alto risco como os japoneses)

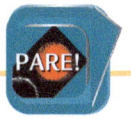

Contraindicações (relativas)

- Perfuração gástrica conhecida ou suspeita
- Doença cardiopulmonar aguda, grave ou instável
- Paciente não cooperativo
- Coagulopatia ou diátese hemorrágica
- Hemorragia gastrintestinal alta grave ou ativa
- Pacientes necessitando de EGD terapêutica que não pode ser realizada pelo profissional no local
- Paciente hemodinamicamente instável

O Procedimento

Passo 1. O primeiro passo em um exame endoscópico é veririficar se todas as funções do endoscópio estão funcionando adequadamente. Ligar a fonte de luz e certificar-se de que a imagem está nítida. Caso se use o videoendoscópio, realizar a manobra *white balance*.

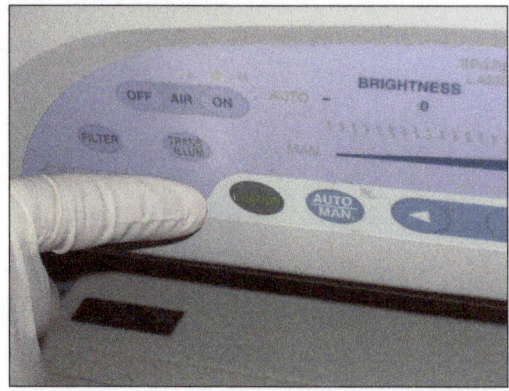

Passo 1

Passo 2. Pressionando-se o botão de ar/água, faz-se a introdução de ar, e sua saída pode ser verificada colocando-se a ponta dentro da água e observando a formação de bolhas.

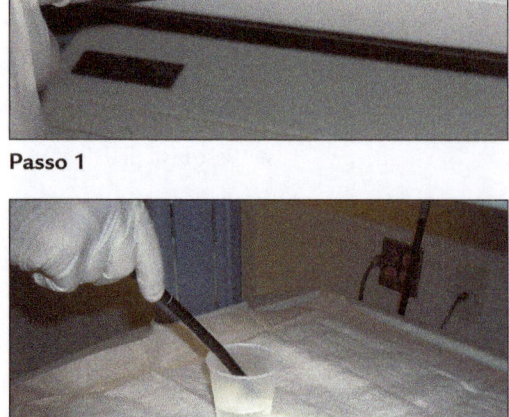

Passo 2

Passo 3. Apertar este botão ao máximo ejeta uma pequena quantidade de água para limpar a lente. Verificar a sucção aspirando uma pequena quantidade de água através do endoscópio.

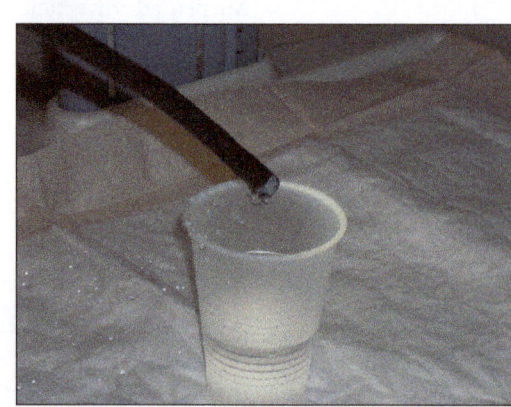

Passo 3

Guia Ilustrado de Procedimentos Médicos **703**

Passo 4. Certificar-se de que a ponta deflexiona por inteiro girando totalmente ambos os controles nas duas direções enquanto se observa e sente que a movimentação está livre. Lembrar que a ponta deflexiona superiormente 170 graus e deflexiona apenas 90 graus nas outras direções.

A ponta do endoscópio é mostrada com os seus componentes.

A cabeça do endoscópio está ilustrada na figura.

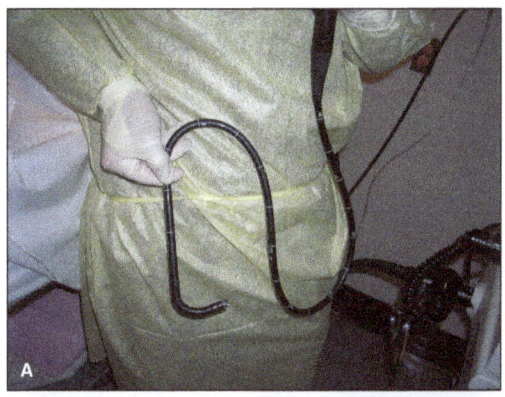

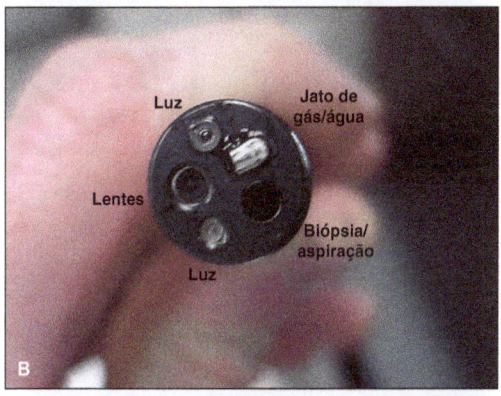

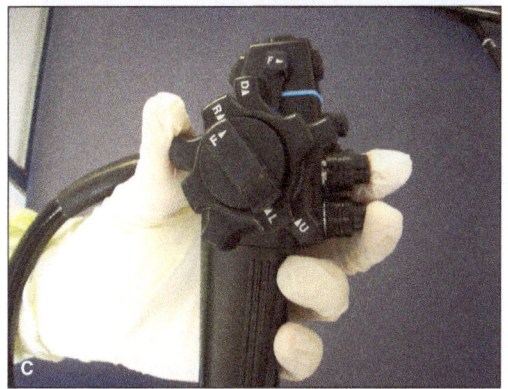

Passo 4

Passo 5. Obter acesso intravenoso caso seja usada sedação intravenosa. O equipamento de monitoramento para oximetria de pulso e pressão arterial é conectado ao paciente e medidas basais são realizadas.

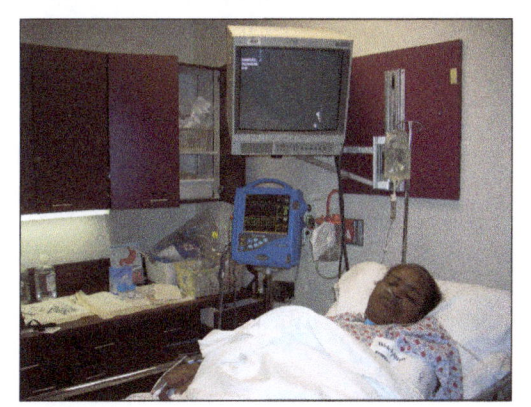

Passo 5

Passo 6. Dentaduras são removidas e a anestesia local oral é administrada. O paciente pode burburejar, gargarejar e engolir 5 a 10 mL de lidocaína a 2% viscosa. O *spray* de benzocaína é então aplicado na parede posterior da faringe para bloquear o reflexo faríngeo. Utiliza-se o dedo indicador esquerdo do examinador com luvas ou espátula para abaixar a língua, expondo a faringe para dois borrifamentos de 2 a 5 segundos. Evitar tocar os tecidos do paciente, fato que contaminaria a haste de extensão do frasco de *spray* multiuso, ou usar hastes descartáveis em cada procedimento. Alguns endoscopistas não usam anestesia local ou confiam apenas na sedação consciente para o procedimento.

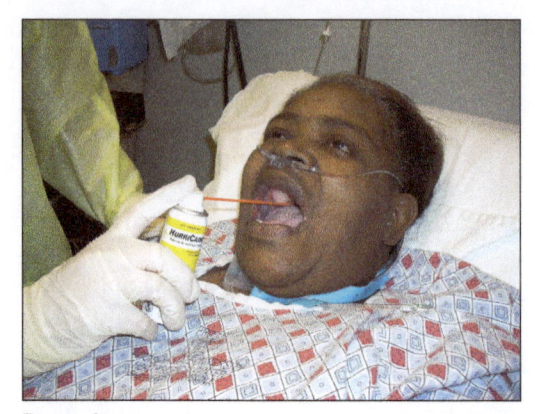

- **ATENÇÃO:** O *spray* de benzocaína tem um gosto acre, mesmo com sabores adicionados. Avisar o paciente acerca do gosto, fazendo uma pausa breve antes do segundo borrifamento.

Passo 7. O paciente é colocado na posição de decúbito lateral esquerdo. Um travesseiro é posto embaixo da cabeça do paciente, e a cabeça com o queixo é direcionada para o tórax. Compressas descartáveis são colocadas embaixo da cabeça e do pescoço do paciente para a possível drenagem de secreções durante o exame. O assistente pode precisar segurar a cabeça durante a inserção do endoscópio e deve estar com o aspirador prontamente disponível durante todo o procedimento. O bocal é colocado e pede-se que o paciente coloque seus dentes ao redor do bocal de forma suave e firme.

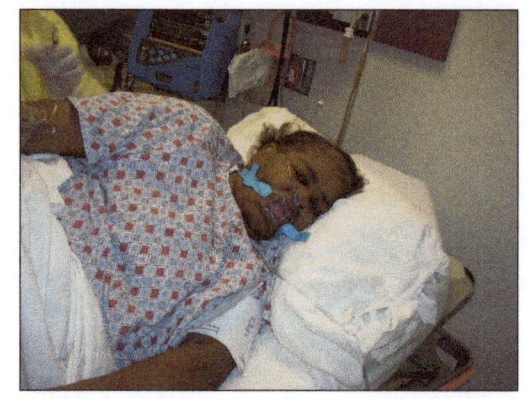

Passo 8. A anestesia é então administrada. Fentanil (50 a 100 µg) ou meperidina (25 a 75 mg) intravenoso juntamente com midazolam (1 a 2 mg) ou diazepam (1 a 5 mg) são administrados para se obter sedação. O nível apropriado de sedação é reconhecido quando o paciente apresenta fala enrolada e cochila, mas ainda é capaz de responder a perguntas e comandos. Sedação adicional pode ser usada durante o exame para manter o paciente confortável conquanto a saturação de oxigênio e a pressão arterial estejam satisfatórias. Este passo pode ser substituído por triazolam 1 hora antes do procedimento e tartrato de butorfanol imediatamente antes do exame como descrito antes. Lubrificar a extremidade distal do endoscópio.

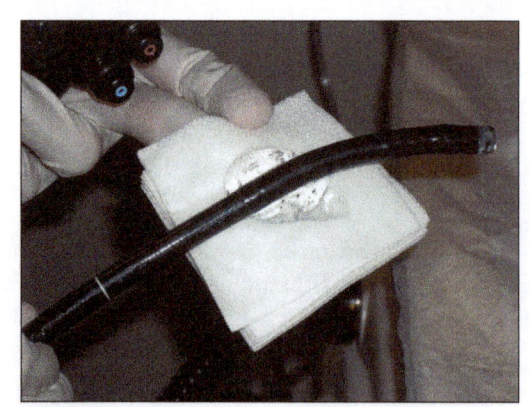

Passo 9. Inserir o endoscópio através do bocal. O endoscópio deve deslizar facilmente pela parte posterior da língua. A cerca de 8 cm dos dentes incisivos, deflexionar a ponta inferiormente para visualizar a laringe. O endoscópio é introduzido lentamente e mantido longe das paredes laterais da hipofaringe para diminuir o reflexo.

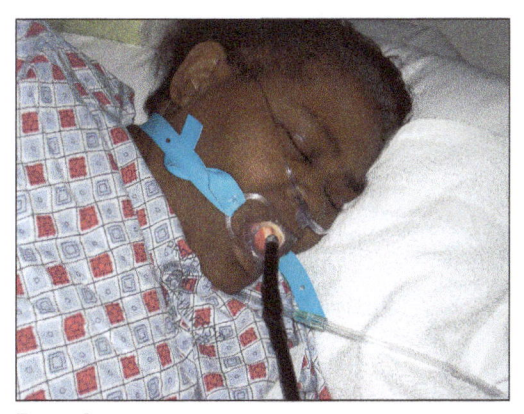

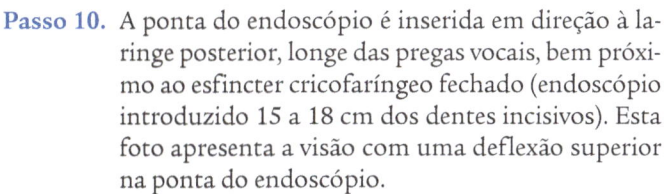

Passo 9

Passo 10. A ponta do endoscópio é inserida em direção à laringe posterior, longe das pregas vocais, bem próximo ao esfincter cricofaríngeo fechado (endoscópio introduzido 15 a 18 cm dos dentes incisivos). Esta foto apresenta a visão com uma deflexão superior na ponta do endoscópio.

Alternativamente, esta foto mostra a visão com uma deflexão inferior na ponta do endoscópio.

- **DICA:** A vantagem de se usar a deflexão inferior é o fato de a ponta não poder ser deflexionada excessivamente (ela se curva apenas 90 graus inferiormente).

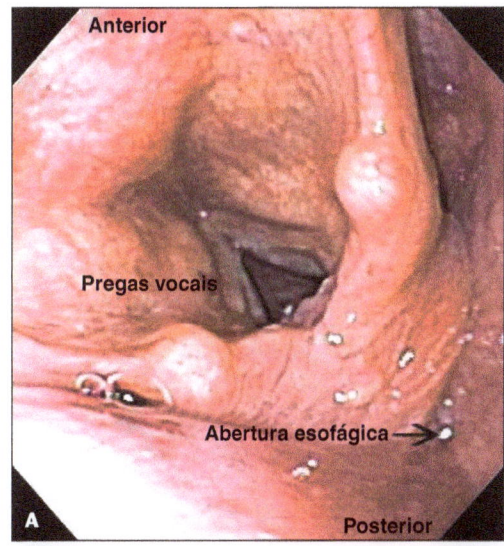

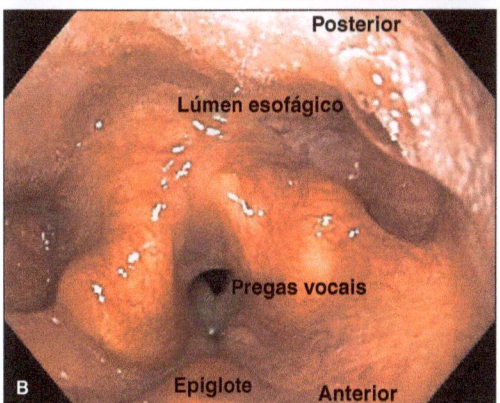

Passo 10

Passo 11. Pedir que o paciente engula, abrindo assim o esfincter e permitindo acesso ao esôfago. A ponta do endoscópio é introduzida enquanto o paciente engole, e caso o esôfago seja intubado, a aparência característica do esôfago superior pode ser visualizada.

- **ATENÇÃO:** O paciente normalmente se engasga quando o endoscópio é introduzido. Assim que a intubação for realizada, parar e evitar o movimento da ponta do endoscópio. Isso permite que o paciente recupere o padrão respiratório normal e se acostume com a sensação criada pelo tubo. O paciente deve ser encorajado verbalmente para manter-se calmo durante este momento mais difícil do exame.

- **ATENÇÃO:** Pode ocorrer intubação traqueal caso o tubo seja inserido forçadamente com a ponta do endoscópio posicionada acima das pregas vocais. O endoscópio em geral produz engasgo e angústia pela incapacidade de respirar e possivelmente pelo laringoespasmo. O endoscópio deve ser completamente retirado em caso de suspeita ou ocorrência de intubação traqueal (i.e., anéis traqueais são visualizados).

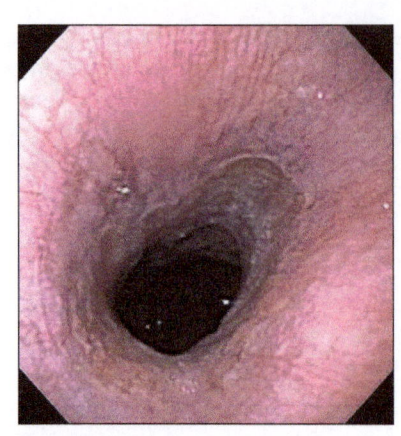

Passo 11

Passo 12. O endoscópio é introduzido sob visualização direta. Insuflar ar e avançar o endoscópio apenas quando o lúmen estiver visível. Examinar o esôfago distal e a junção gastresofágica (35 a 40 cm dos dentes incisivos) antes da passagem do endoscópio.

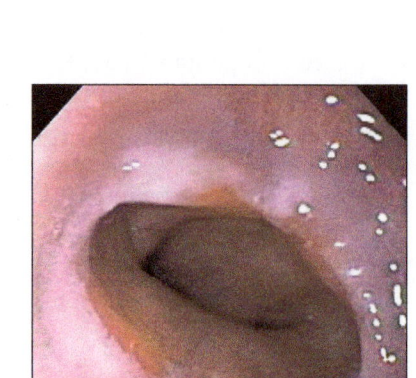

Passo 12

Passo 13. A passagem para o estômago revela as pregas gástricas características. Insuflar ar o suficiente para visualizar o estômago.

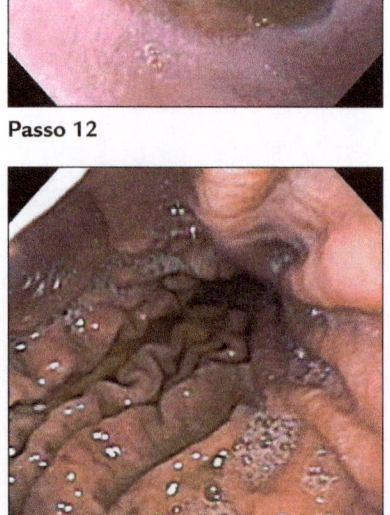

Passo 13

Passo 14. Passar o endoscópio em direção ao antro. As pregas longitudinais do corpo podem ser usadas para determinar o eixo maior e auxiliar na descoberta do antro e do piloro. Pode ser necessária a angulação do endoscópio. Posicionar a ponta do endoscópio bem próximo ao piloro e inseri-lo no momento em que o piloro se abre após uma contração. Pode ser necessário insuflar mais ar durante este passo, mas não se deve usar quantidades excessivas.

- **ATENÇÃO:** Quanto mais tempo o endoscópio estiver no estômago, maior será o grau de pilorospasmo. A intubação rápida do duodeno é indicada para reduzir a dificuldade de passar através do piloro.

- **ATENÇÃO:** Com frequência a ponta do endoscópio desliza de volta para o estômago, e o endoscópio deve ser reintroduzido no duodeno.

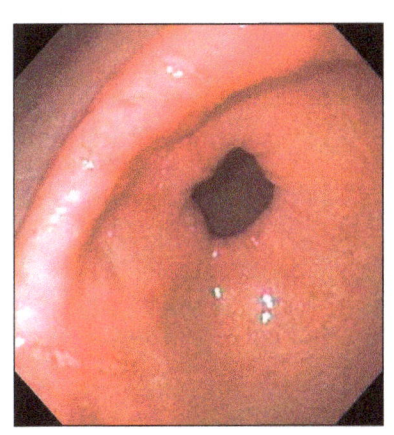

Passo 15. À medida que o endoscópio entra no duodeno, examinar a mucosa para detecção de duodenite antes de avançar o endoscópio. O lúmen em geral será visto inferiormente e à direita. Movimentar a ponta do endoscópio superiormente para examinar a parede anterior, inferiormente para examinar a parede posterior, à esquerda para a parede inferior e à direita para ver a parede superior.

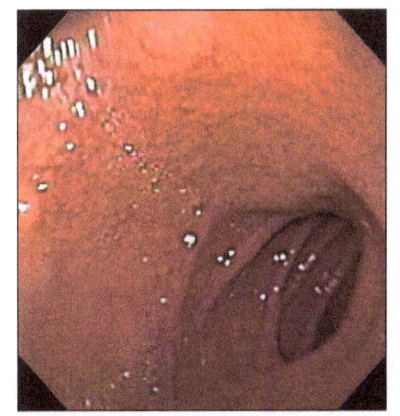

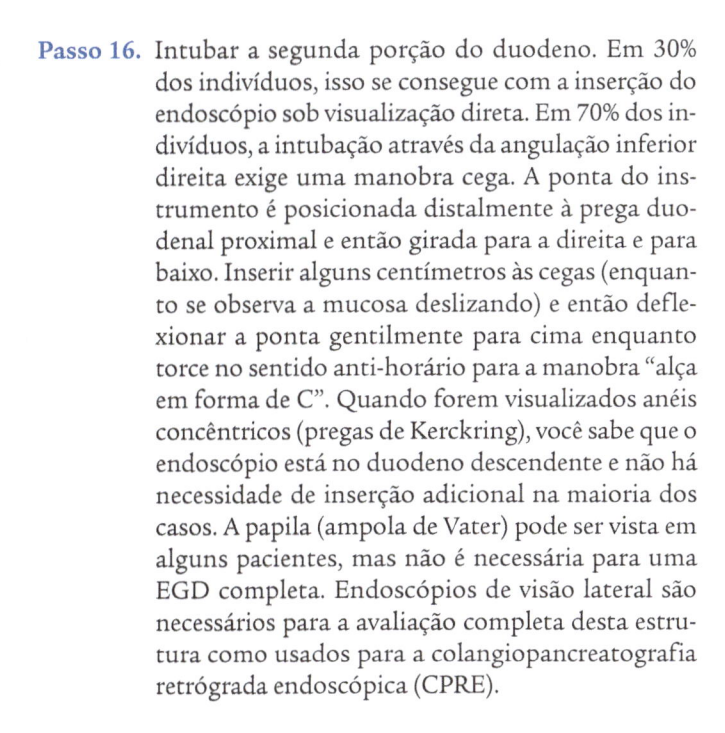

Passo 16. Intubar a segunda porção do duodeno. Em 30% dos indivíduos, isso se consegue com a inserção do endoscópio sob visualização direta. Em 70% dos indivíduos, a intubação através da angulação inferior direita exige uma manobra cega. A ponta do instrumento é posicionada distalmente à prega duodenal proximal e então girada para a direita e para baixo. Inserir alguns centímetros às cegas (enquanto se observa a mucosa deslizando) e então deflexionar a ponta gentilmente para cima enquanto torce no sentido anti-horário para a manobra "alça em forma de C". Quando forem visualizados anéis concêntricos (pregas de Kerckring), você sabe que o endoscópio está no duodeno descendente e não há necessidade de inserção adicional na maioria dos casos. A papila (ampola de Vater) pode ser vista em alguns pacientes, mas não é necessária para uma EGD completa. Endoscópios de visão lateral são necessários para a avaliação completa desta estrutura como usados para a colangiopancreatografia retrógrada endoscópica (CPRE).

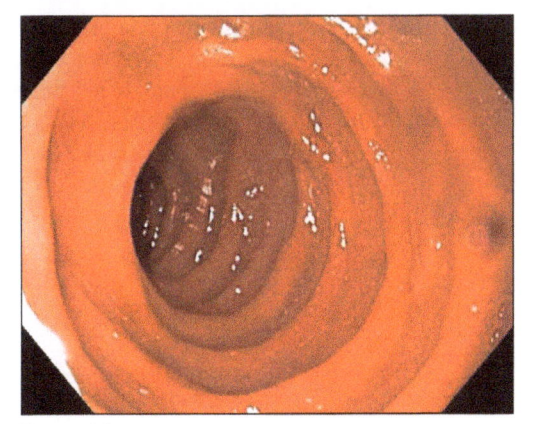

Passo 17. Retirar o endoscópio lentamente para permitir o exame do bulbo duodenal caso não tenha sido observado por inteiro na inserção. Com frequência o endoscópio sai do piloro, precisando ser reinserido para avaliação completa do bulbo duodenal. Após o exame minucioso do duodeno, o endoscópio é puxado de volta para o estômago.

> ■ **ATENÇÃO:** Não biopsiar lesões pulsáteis ou vasculares, porque o sangramento resultante pode ser extenso e de difícil controle.

> ■ **ATENÇÃO:** Ulcerações ou erosões esofágicas podem ser mais bem avaliadas com a escovação ou a lavagem. O esôfago é muito mais fino do que o estômago e o risco de perfuração pela biópsia é maior neste local. Tomar cuidado ao biopsiar a base de úlceras gástricas profundas, pois podem ocorrer perfurações nesta situação.

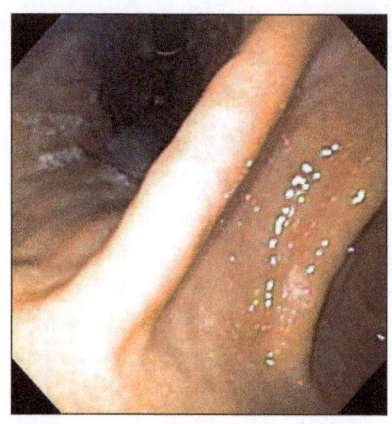

Passo 18. O endoscópio é retrofletido defletindo-se a ponta completamente para cima enquanto a bainha é girada 90 graus no sentido anti-horário. A deflexão para a esquerda também pode auxiliar nesta manobra. Retirar o endoscópio para examinar o fundo e a cárdia. Aspirar qualquer secreção gástrica para examinar esta área por inteiro e para tornar o exame mais seguro (i.e., esvaziar o estômago para evitar possível aspiração em caso de vômito).

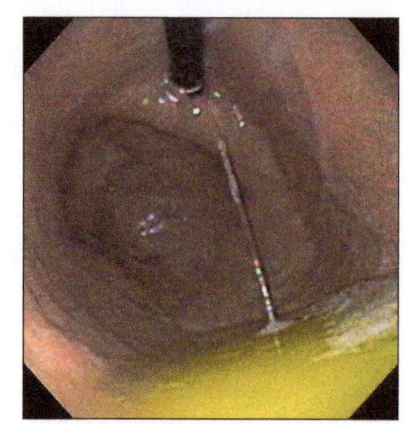

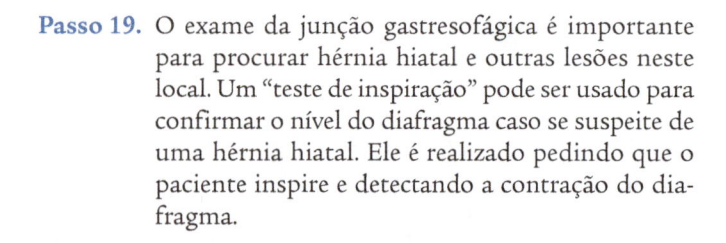

Passo 19. O exame da junção gastresofágica é importante para procurar hérnia hiatal e outras lesões neste local. Um "teste de inspiração" pode ser usado para confirmar o nível do diafragma caso se suspeite de uma hérnia hiatal. Ele é realizado pedindo que o paciente inspire e detectando a contração do diafragma.

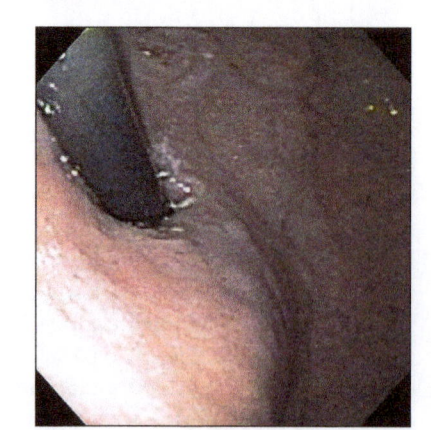

Passo 20. Biópsias são então obtidas para o teste do *H. pylori* (teste CLO). Devido ao risco de malignidade, são realizadas biópsias múltiplas em todas as úlceras gástricas ao longo das bordas elevadas. Ao contrário, as úlceras duodenais não necessitam de biópsia. Também se realiza biópsia em tumorações anormais, pólipos ou outras alterações patológicas não vasculares.

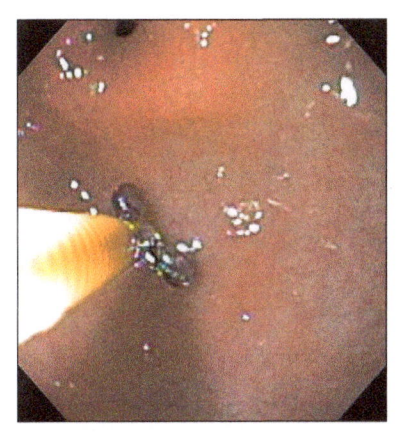

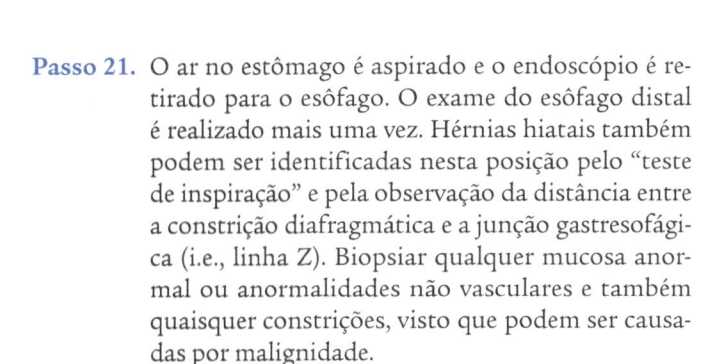

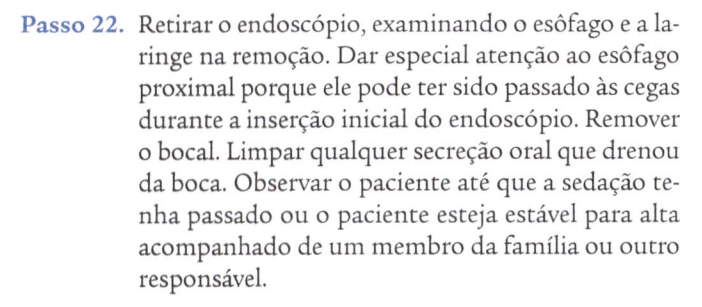

Passo 20

Passo 21. O ar no estômago é aspirado e o endoscópio é retirado para o esôfago. O exame do esôfago distal é realizado mais uma vez. Hérnias hiatais também podem ser identificadas nesta posição pelo "teste de inspiração" e pela observação da distância entre a constrição diafragmática e a junção gastresofágica (i.e., linha Z). Biopsiar qualquer mucosa anormal ou anormalidades não vasculares e também quaisquer constrições, visto que podem ser causadas por malignidade.

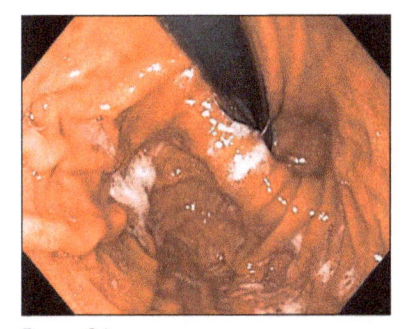

Passo 21

Passo 22. Retirar o endoscópio, examinando o esôfago e a laringe na remoção. Dar especial atenção ao esôfago proximal porque ele pode ter sido passado às cegas durante a inserção inicial do endoscópio. Remover o bocal. Limpar qualquer secreção oral que drenou da boca. Observar o paciente até que a sedação tenha passado ou o paciente esteja estável para alta acompanhado de um membro da família ou outro responsável.

■ ATENÇÃO: Lesões no esôfago proximal podem passar despercebidas na inserção inicial do endoscópio. Examinar esta área cuidadosamente.

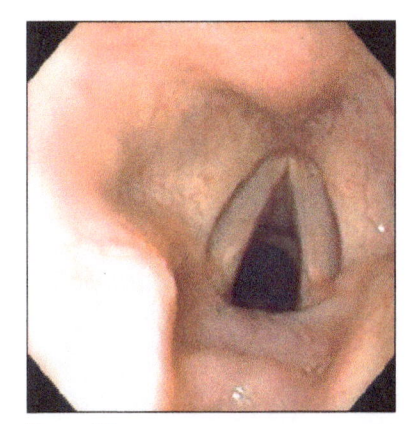

Passo 22

Passo 23. Imediatamente após o procedimento, iniciar o processo de limpeza aspirando uma solução enzimática pelo endoscópio e seguir as recomendações do fabricante para a desinfecção. Recomendações para a desinfecção de endoscópios estão incluídas no Apêndice K.

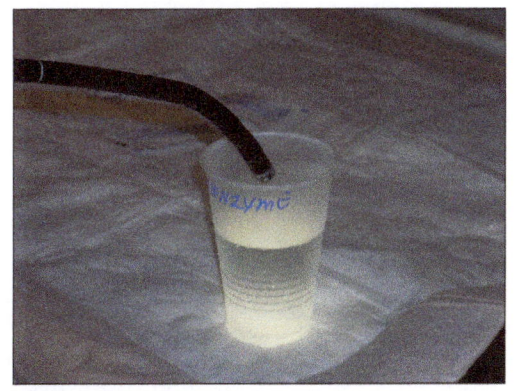

Passo 23

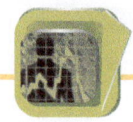

Complicações

- Perfuração do estômago, esôfago ou duodeno
- Sangramento no local de biópsia
- Reações adversas à anestesia ou medicação, incluindo
    - Depressão respiratória
    - Apneia
    - Hipotensão
    - Sudorese profusa
    - Bradicardia
    - Laringoespasmo

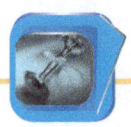

Considerações pediátricas

As indicações pediátricas para a EGD são semelhantes às indicações adultas. A ingestão de objetos estranhos e materiais cáusticos é mais comum na população pediátrica. Itens cáusticos como baterias de relógio devem ser retirados do esôfago com urgência. Danos à mucosa oral podem ser úteis na determinação da necessidade de avaliação adicional da ingestão de líquidos questionáveis. A maioria das moedas avançará até o estômago dentro de 24 horas, mas um corpo estranho impactado no esôfago deve ser removido dentro de 24 horas. O tamanho e a forma do objeto estranho são outras considerações importantes. Objetos >3 cm de comprimento em crianças jovens e 5 cm de comprimento em idades até a adolescência devem ser rapidamente removidos. Objetos afiados ou pontiagudos devem ser urgentemente recuperados.

O gastroscópio adulto padrão (≥9,7 mm) é adequado para a maioria das crianças pesando >25 kg. Gastroscópios menores (7,9 ou 9,0 mm de diâmetro externo) são recomendados para bebês e crianças menores. Da mesma forma, endoscópios pediátricos têm correspondentemente pinças de biópsia menores com presas reduzidas de acordo com o intestino delgado mais fino.

Consultar o capítulo de anestesia pediátrica (Capítulo 122). Algumas considerações importantes envolvem a segurança das vias aéreas e a seleção da anestesia. O equipamento e o treinamento necessários para a proteção definitiva da via aérea devem estar prontamente disponíveis.

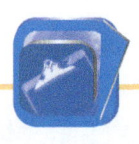

Instruções pós-procedimento

O paciente deve ter um acompanhante para levá-lo para casa após o exame e permanecer com ele por algum tempo. Não se deve permitir que os pacientes dirijam em função dos efeitos da sedação.

Os pacientes devem entrar em contato com seus médicos caso algumas destas condições apareçam após a endoscopia: dor torácica, dor abdominal intensa, febre, fezes escuras ou hematêmese. Os pacientes podem aliviar a dor de garganta transitória com o gargarejo de água salgada morna ou pastilhas para a garganta.

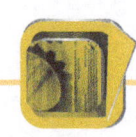

Informação sobre fontes de suprimento

- Materiais intravenosos (p.ex., intracates, soro fisiológico, tubulação intravenosa) podem ser obtidos de fornecedores hospitalares e cirúrgicos.
- Recomendações para a limpeza do endoscópio estão presentes no Apêndice K.

Referências

Ackerman RJ. Performance of gastrointestinal tract endoscopy by primary care providers. *Arch Fam Med.* 1997;6:52-58.

American Academy of Family Providers. *Esophagogastroduodenoscopy: A Short Course in Basic Skills and Cognitive Knowledge.* Kansas City: American Academy of Family Providers; 1992.

American Society for Gastrointestinal Endoscopy. *Appropriate Use of Gastrointestinal Endoscopy: A Consensus Statement from the American Society for Gastrointestinal Endoscopy.* Manchester, MA: American Society for Gastrointestinal Endoscopy; 1989.

Axon AT. Working party report to the World Congresses. Disinfection and endoscopy: summary and recommendations. *J Gastroenterol Hepatol.* 1991;6:23-24.

Bytzer P, Hansen JM, Schaffalitzky DE, et al. Empirical H2-blocker therapy or prompt endoscopy in management of dyspepsia. *Lancet.* 1994;343:811-816.

Cass OW, Freeman ML, Peine CJ, et al. Objective evaluation of endoscopy skills during training. *Ann Intern Med.* 1993;118:40-44.

Coleman WH. Gastroscopy: a primary diagnostic procedure. *Prim Care.* 1988;15:1-11.

Fleisher D. Monitoring the patient receiving conscious sedation for gastrointestinal endoscopy: issues and guidelines. *Gastrointest Endosc.* 1989;35:262-266.

Genta RM, Graham DY. Comparison of biopsy sites for the histopathologic diagnosis of *Helicobacter pylori*: a topographic study of *H. pylori* density and distribution. *Gastrointest Endosc.* 1994;40:342-345.

Health and Public Policy Committee, American College of Providers. Endoscopy in the evaluation of dyspepsia. *Ann Intern Med.* 1985;102:266-269.

Health and Public Policy Committee, American College of Providers. Clinical competence in diagnostic esophagogastroduodenoscopy. *Ann Intern Med.* 1987;107:937-939.

Hocutt JE, Rodney WM, Zurad EG, et al. Esophagogastroduodenoscopy for the family provider. *Am Fam Provider.* 1994;49:109-116, 121-122.

LaLuna L, Allen ML, DiMarino AJ. The comparison of midazolam and topical lidocaine spray versus the combination of midazolam, meperidine, and topical lidocaine spray to sedate patients for upper endoscopy. *Gastrointest Endosc.* 2001;53:289-293.

Lieberman DA, Wuerker CK, Katon RM. Cardiopulmonary risk of esophagogastroduodenoscopy: role of endoscope diameter and systemic sedation. *Gastroenterology.* 1985;88:468-472.

Nelson DB, Block KP, Bosco JJ, et al. Technology status evaluation report: ultrathin endoscopes. *Gastrointest Endosc.* 2000;51:786-789.

Rodney WM, Weber JR, Swedberg JA, et al. Esophagogastroduodenoscopy by family providers phase a national multisite study of 2500 procedures. *Fam Pract Res J.* 1993;13:121-131.

Sgammato J. Should you be doing EGD? *Fam Pract Manag.* 1994;1:63-77.

Silverstein MD, Petterson T, Talley NJ. Initial endoscopy or empirical therapy with or without testing for *Helicobacter pylori* for dyspepsia: a decision analysis. *Gastroenterology.* 1996;110:72-83.

Spach DH, Silverstein FE, Stamm WE. Transmission of infection by gastrointestinal endoscopy and bronchoscopy. *Ann Intern Med.* 1993;118:117-128.

Susman J, Rodney WM. Numbers, procedural skills and science: do the three mix? [Editorial] *Am Fam Provider.* 1994;49:1591-1592.

Swedberg JA. Sedation for office esophagogastroduodenoscopy [Editorial]. *Arch Fam Med.* 1995;4:583-584.

Woodliff DM. The role of upper gastrointestinal endoscopy in primary care. *J Fam Pract.* 1979;8:715-719.

Zuber TJ. A pilot project in office-based diagnostic esophagogastroduodenoscopy comparing two nonintravenous methods of sedation and anesthesia. *Arch Fam Med.* 1995;4:601-607.

Zuber TJ. *Office Procedures.* Kansas City: American Academy of Family Providers; 1998:23-33.

2008 MAG Mutual Healthcare Solutions, Inc.'s Physicians' Fee and Coding Guide. Duluth, Georgia. MAG Mutual Healthcare Solutions, Inc. 2007.

CAPÍTULO 91
Sigmoidoscopia Flexível

Jeffrey A. German, MD
Clint N. Wilson, MD

Sigmoidoscopia flexível é uma técnica comumente realizada para o exame do reto e colo distal. A sigmoidoscopia tem sido indicada a cada 3 a 5 anos para indivíduos com mais de 50 anos de idade como uma estratégia de rastreamento para detectar adenomas e câncer de colo. A técnica é segura, facilmente executada em nível ambulatorial e produz uma redução de 30 a 40% na mortalidade pelo câncer de colo. O treinamento em manuseio endoscópico e reconhecimento anatômico e patológico é necessário para a realização da sigmoidoscopia. Profissionais experientes normalmente fazem o exame em menos de 10 minutos. A maioria dos médicos relata conforto na execução do procedimento sem supervisão após completarem de 10 a 25 sessões auxiliadas por tutores.

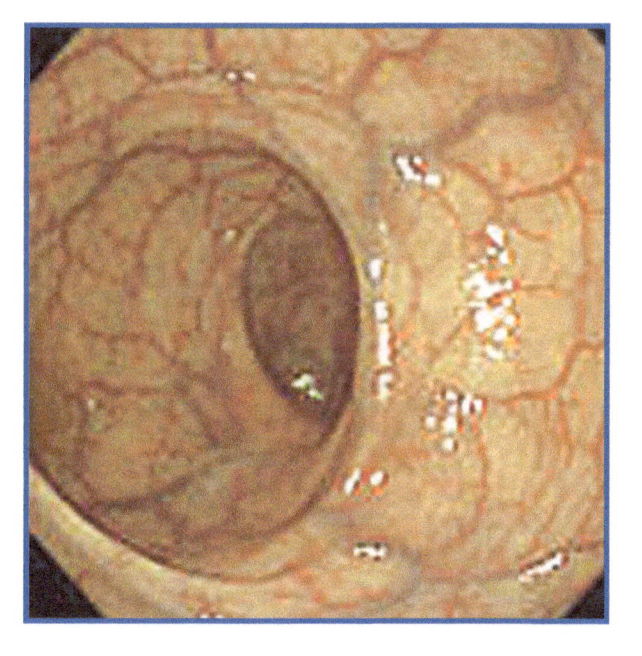

Aproximadamente 60% dos cânceres colorretais estão dentro do alcance do sigmoidoscópio. O sangramento retal em indivíduos com mais de 50 anos deve ser avaliado por colonoscopia completa por causa do risco de neoplasias proximais isoladas além do alcance do sigmoidoscópio. Existem múltiplas opções quando se avaliam indivíduos mais jovens com sangramento retal. Para pessoas entre 30 e 39 anos de idade, a incidência de câncer de colo é de apenas três casos por 1.000 pessoas, mas diferenciar as poucas pessoas com patologias graves daquelas com doenças anais pode ser difícil. Pelo fato de lesões proximais também terem maior incidência em indivíduos com menos de 40 anos de idade, a colonoscopia completa e a sigmoidoscopia flexível com enema de bário são estratégias apropriadas para pessoas entre 30 e 49 anos de idade. A maioria dos sangramentos em indivíduos com menos de 30 anos de idade é causada por doenças anais benignas. A sigmoidoscopia flexível é uma opção sensata nesta faixa etária caso os achados anuscópicos sejam normais.

Cerca de 7 a 10% das sigmoidoscopias flexíveis revelam a presença de adenomas. Historicamente, a presença de adenomas exigia o encaminhamento para colonoscopia para pesquisa de neoplasia proximal. Alguns médicos recomendavam a colonoscopia apenas para adenomas maiores (>1 cm), visto que lesões maiores tinham mais probabilidade de apresentarem características vilosas de maior risco. Contudo, o principal benefício da biópsia universal de pólipos descobertos na sigmoidoscopia pode ser diferenciar adenomas tubulares de adenomas vilosos. Pessoas com adenomas tubulares de qualquer tamanho parecem ter a mesma frequência de neoplasia proximal que indivíduos com nenhum adenoma na sigmoidoscopia (cerca de 5,5%). Adenomas tubulovilosos ou vilosos distais têm uma frequência maior de neoplasia proximal (cerca de 12%), e tal achado deve indicar encaminhamento para colonoscopia.

Pólipos mínimos (<5 mm) encontrados na sigmoidoscopia são muitas vezes hiperplásicos. Embora geralmente não se ache que pólipos hiperplásicos estejam associados a adenomas proximais, esta opinião não é aceita universalmente na literatura. Muitos serviços oferecem enema de bário, e outros não recomendam nenhum rastreamento adicional quando pólipos hiperplásicos são encontrados na biópsia sigmoidoscópica.

Muitos médicos recomendam a colonoscopia completa para rastreamento do câncer de colo a cada 10 anos para todos os indivíduos com mais de 50 anos de idade. Pessoas com risco maior (i.e., aquelas com uma história familiar de câncer de colo) podem se beneficiar desta estratégia. Questões significativas de viabilidade continuam impedindo que esta abordagem seja recomendada para o rastreamento populacional. Uma estratégia mais viável é realizar a sigmoidoscopia de rastreamento aos 50 anos para pessoas de risco médio. Apenas uma pequena proporção de indivíduos rastreados com alguma neoplasia proximal oculta terá a progressão da lesão para câncer de colo sintomático, e aqueles que realmente progridem demoram muitos anos. A sigmoidoscopia periódica seguida por uma única colonoscopia de rastreamento aos 65 anos pode ser uma estratégia populacional mais adequada e com melhor custo-benefício.

A duração média do exame para a sigmoidoscopia sem biópsia é de 17 minutos. A realização de biópsia acrescenta cerca de 10 minutos ao exame. Embora seja desejável a inserção total do comprimento do sigmoidoscópio (60 a 70 cm), a profundidade média de inserção fica ao redor de 52 cm. Tanto a duração do procedimento quanto a profundidade da inserção parecem ser dependentes do operador. Mulheres têm um ângulo mais agudo na junção retossigmoide, tornando a passagem do sigmoidoscópio mais difícil. Estudos em mulheres também demonstram que uma história pregressa de cirurgia pélvica ou abdominal aumenta o desconforto e reduz a profundidade da inserção do sigmoidoscópio. A sigmoidoscopia em mulheres tem profundidade de inserção média de apenas 40 cm.

Em uma série de estudos maiores na Inglaterra, cerca de 80% dos indivíduos classificaram o desconforto da sigmoidoscopia como "nenhum ou dor leve". Os demais classificaram seus desconfortos com moderado a grave, com as mulheres relatando significativamente mais desconforto. Cerca de 16% afirmaram que o desconforto foi maior do que o esperado. A maioria dos exames pode ser realizada sem sedação ou anestesia, mas, caso o paciente insista, as opções de pré-medicação incluem Diazepam® (10 mg) ou triazolam (0,5 mg) oral administrados 1 hora antes do procedimento, butorfanol (10 mg) intranasal (dois jatos) imediatamente antes do exame ou cetorolaco (60 mg) intramuscular administrado 30 minutos antes do procedimento.

A preparação adequada do colo esquerdo é essencial para a sigmoidoscopia flexível. Fazer uma refeição após a meia-noite está altamente relacionado com a presença de fezes no sigmoide, devendo-se orientar os pacientes a consumirem apenas líquidos claros na manhã do exame. A maioria dos serviços recomenda a administração de um ou dois enemas antes do procedimento. A administração domiciliar dos enemas pode reduzir o constrangimento por parte do paciente e a demanda de tempo para a equipe de enfermeiros. Contudo, muitos pacientes se recusam a fazê-lo em casa, por se sentirem incapazes de realizar a tarefa ou por temerem complicações. Uma orientação apropriada acerca da administração do enema e a oferta de preparações intestinais alternativas administradas oralmente podem reduzir o não cumprimento do asseio intestinal domiciliar.

Muitas vezes os indivíduos optam por não fazer a sigmoidoscopia. O oferecimento da pesquisa de sangue oculto nas fezes simultaneamente à sigmoidoscopia pode levar alguns pacientes a evitarem o procedimento invasivo. A sigmoidoscopia pode ter uma aceitação maior com o envio de folhetos descrevendo a significância do câncer de colo e convidando indivíduos a participarem do rastreamento do colo. Outros fatores que podem aumentar favoravelmente a adoção do exame incluem entusiasmo do médico e da equipe de cuidados primários em relação ao procedimento, lembretes por telefone antes do exame, níveis mais altos de educação geral na população-alvo e habilidade do profissional ao realizar a endoscopia (especialmente para rastreamentos repetidos).

Cerca de metade dos médicos de cuidados primários que são treinados para sigmoidoscopia flexível não a realizam em sua prática diária. Estudos documentaram que os principais fatores de dissuasão na continuidade da oferta do serviço incluíram o tempo necessário para executar o procedimento, a disponibilidade do exame por outros médicos em suas localidades e a disponibilidade de uma equipe adequadamente treinada. A baixa remuneração para o tempo gasto no exame, sobretudo do programa *Medicare**, é frequentemente citada como uma razão para a interrupção do rastreamento por sigmoidoscopia.

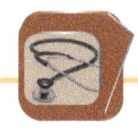

Equipamento

- Sigmoidoscópio e equipamento de vídeo para monitoramento

Indicações

- Rastreamento de câncer colorretal
- Avaliação de sangramento retal com sangue vivo, especialmente em pacientes mais jovens
- Avaliação de achados anormais no exame retal (p.ex., massa palpável, pólipo)
- Avaliação de mulheres com história de malignidade ginecológica
- Avaliação de anormalidades identificadas radiograficamente
- Investigação de dor abdominal
- Suspeita de corpo estranho
- Avaliação de sintomas que poderiam ser atribuídos ao colo (p.ex., perda de peso, anemia ferropriva, diarreia crônica, alterações nos hábitos intestinais, defecação dolorosa)
- Vigilância de patologias do colo (p.ex., doença inflamatória intestinal, história de polipectomia)
- Seguimento após colectomia

Contraindicações (relativas)

- Peritonite aguda
- Paciente não cooperativo
- Coagulopatia ou diátese hemorrágica
- Diverticulite aguda (não inserir o sigmoidoscópio por um divertículo inflamado recentemente descoberto)
- Colite fulminante aguda
- Suspeita de necrose intestinal isquêmica
- Preparação intestinal inadequada
- Aderências pélvicas extensas
- Doença cardíaca ou pulmonar grave
- Aderências pélvicas (especialmente em mulheres com história de histerectomia), que podem aumentar o desconforto do exame
- Megacólon tóxico

---

*N. de R. T. Sistema de seguro de saúde nos Estados Unidos.

- Uso de anticoagulante ou Aspirina® na época do exame (interromper a Aspirina® pelo menos 10 dias antes e a varfarina pelo menos dois dias antes do exame)
- Íleo paralítico
- Grande aneurisma abdominal (>5 cm)
- Suspeita de perfuração intestinal

O Procedimento

Passo 1. O paciente é colocado na posição de Sims ou decúbito lateral esquerdo, com o lado esquerdo do corpo deitado na mesa. O quadril e o joelho do lado direito ficam flexionados, e a perna esquerda permanece razoavelmente estendida. Realiza-se um exame retal com o dedo indicador lubrificado e enluvado. A mão não dominante levanta a nádega direita. O canal anal e o reto distal são examinados para a detecção de patologias e para excluir qualquer obstrução, corpo estranho ou fezes que possam impedir a inserção do endoscópio. O uso de pomada de lidocaína a 5% pode reduzir o desconforto do exame endoscópico subsequente.

- **ATENÇÃO:** A realização muito agressiva do exame digital deixará o paciente desconfortável e possivelmente reduzirá a sua tolerância à endoscopia seguinte. Executar o exame gentilmente e conversar com o paciente (i.e., anestesia verbal) desde o início.

- **DICA:** Como o sigmoidoscópio não visualiza bem o canal anal, muitas autoridades recomendam a realização da anuscopia antes da sigmoidoscopia (ver Capítulo 87).

Passo 2. Segura-se o sigmoidoscópio com a mão esquerda. O cabo para a fonte de luz repousa no espaço interdigital do polegar e percorre ao longo do punho. A cabeça do sigmoidoscópio situa-se na palma da mão. O polegar esquerdo opera os botões de controle interno (para cima e para baixo) e externo (para a direita e para a esquerda). O indicador e o dedo médio controlam o gás ou a água e as valvas de aspiração. O quarto e quinto dedos esquerdos seguram e apoiam o sigmoidoscópio.

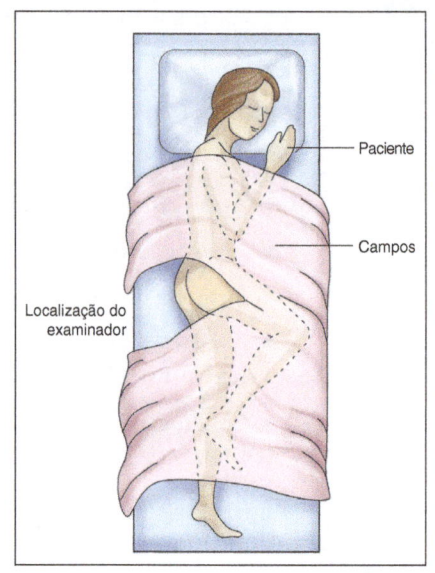

Passo 1

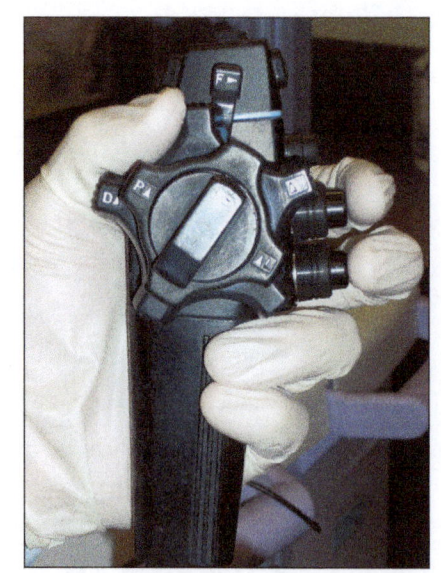

Passo 2

- **ATENÇÃO:** Muitos indivíduos com mãos pequenas queixam-se da dificuldade para segurar o sigmoidoscópio. Pode ser difícil para o polegar alcançar o botão externo caso a mão do operador seja pequena. A maioria dos operadores pode aprender a manipular os controles apenas com a mão esquerda; contudo, em casos raros, indivíduos com mãos pequenas devem aprender a operar os controles usando a mão direita.

Passo 3. A mão direita é utilizada para segurar e torcer o sigmoidoscópio (A). Isso ajuda nas técnicas de inserção descritas posteriormente. À medida que o polegar esquerdo move a ponta do sigmoidoscópio para cima e para baixo (B), a mão direita pode exercer torque na ponta do sigmoidoscópio encurvada para movimentá-la para a direita ou a esquerda (C). Alternativamente, alguns profissionais preferem que um enfermeiro auxiliar faça a inserção e a retirada do sigmoidoscópio a fim de que eles usem a mão direita para trabalhar com o botão externo (direita ou esquerda). A inserção por outra pessoa limita a capacidade de sentir a tensão na parede do colo ou de realizar manobras de torque.

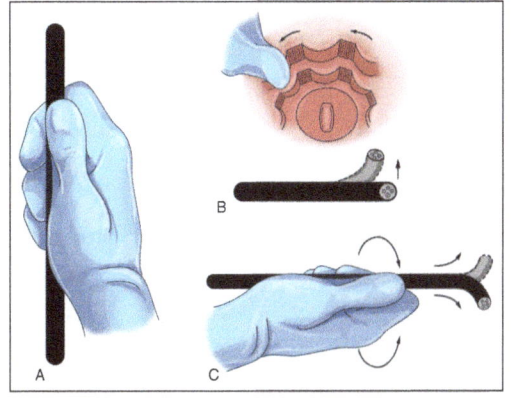

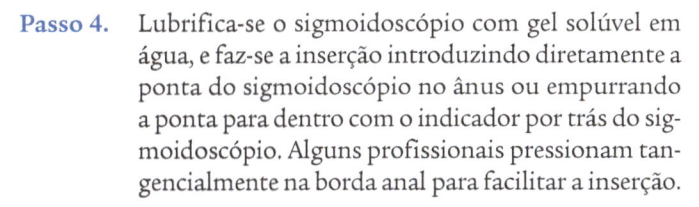

Passo 4. Lubrifica-se o sigmoidoscópio com gel solúvel em água, e faz-se a inserção introduzindo diretamente a ponta do sigmoidoscópio no ânus ou empurrando a ponta para dentro com o indicador por trás do sigmoidoscópio. Alguns profissionais pressionam tangencialmente na borda anal para facilitar a inserção.

- **ATENÇÃO:** Não aplicar gel lubrificante na ponta do sigmoidoscópio, pois ele irá manchar a lente e distorcer a imagem.

- **ATENÇÃO:** Deve-se ter cuidado ao inserir o endoscópio em mulheres para evitar inserção intravaginal constrangedora e potencialmente nociva.

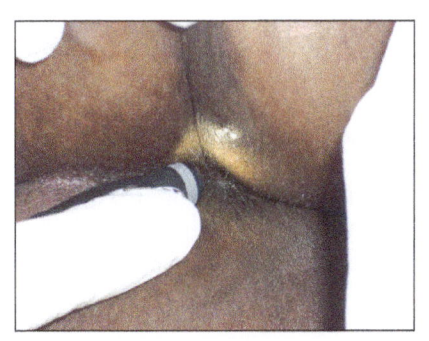

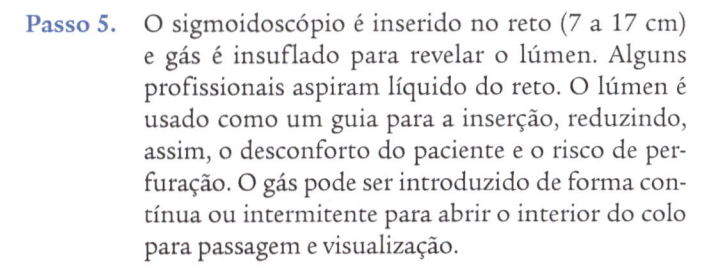

Passo 5. O sigmoidoscópio é inserido no reto (7 a 17 cm) e gás é insuflado para revelar o lúmen. Alguns profissionais aspiram líquido do reto. O lúmen é usado como um guia para a inserção, reduzindo, assim, o desconforto do paciente e o risco de perfuração. O gás pode ser introduzido de forma contínua ou intermitente para abrir o interior do colo para passagem e visualização.

- **ATENÇÃO:** Evitar a aspiração de fezes sólidas (mostrado), porque tal prática pode rapidamente secar e obstruir o canal de aspiração, demandando reparos dispendiosos do sigmoidoscópio. Até mesmo líquidos no reto podem conter fezes, devendo a aspiração ser realizada apenas quando necessário.

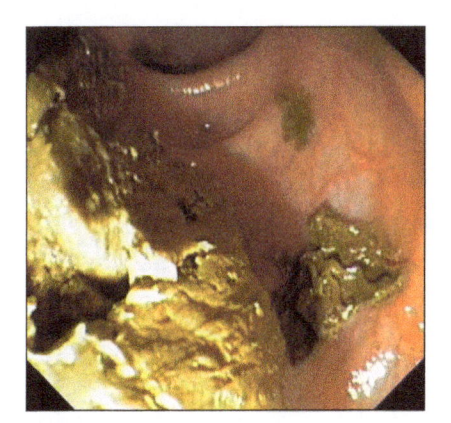

Passo 6. Inserir o sigmoidoscópio o mais rápido possível para limitar o desconforto e o espasmo, que podem tornar a inserção mais difícil. Três pregas transversas da mucosa são observadas no reto, e estas são ultrapassadas para entrar no retossigmoide.

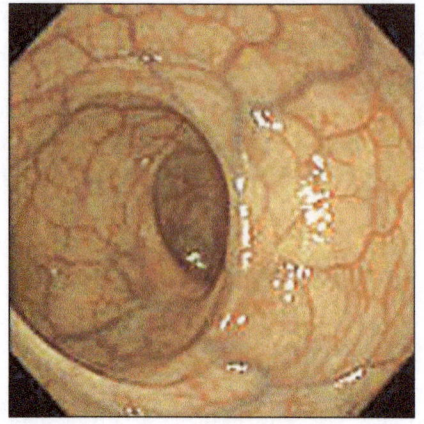

Passo 6

Passo 7. Quando estiver manuseando ao longo de pregas ou dobras, o torque do sigmoidoscópio com a mão direita permite a passagem por curvas. Trepidação é o movimento rápido de trás-para-frente que às vezes torna mais fácil a descoberta do lúmen e a passagem do sigmoidoscópio.

Passo 8. As técnicas do gancho e da retificação podem ser usadas para a passagem através do sigmoide tortuoso. À medida que o sigmoidoscópio é introduzido no sigmoide, ele pode se curvar superiormente, causando um desconforto significativo ao paciente (A). A ponta do sigmoidoscópio é defletida ao máximo e o sigmoide é fisgado (B) enquanto o sigmoidoscópio é retirado (C). A ponta do aparelho pode parecer se movimentar paradoxalmente adiante pelo lúmen quando o sigmoidoscópio é retirado. O sigmoide é retificado e o sigmoidoscópio passa por ele (D).

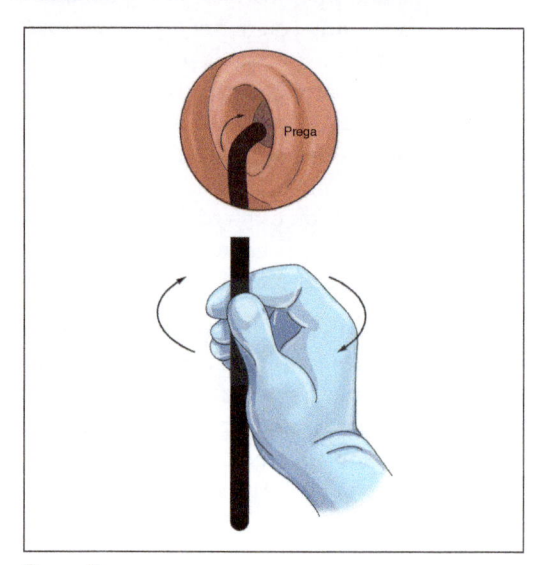

Passo 7

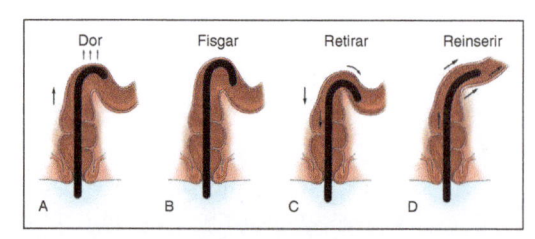

Passo 8

Passo 9. O sigmoidoscópio é então inserido ao máximo. A visualização ocorre quando o sigmoidoscópio é retirado. Usar as marcações no sigmoidoscópio para documentar a profundidade da inserção do sigmoidoscópio para todas as patologias encontradas.

- **ATENÇÃO:** Não confundir um orifício diverticular grande com o lúmen. As paredes posteriores dos sacos diverticulares podem ser um tanto finas, sendo a perfuração facilmente realizada com a entrada inadvertida no saco diverticular.

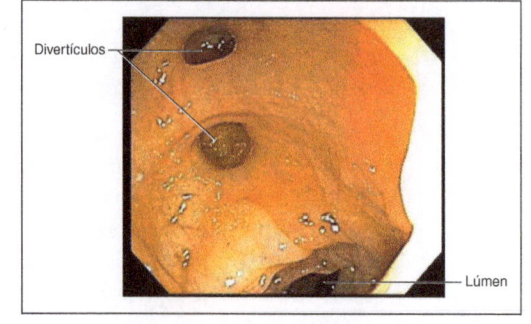

Passo 9

Passo 10. Realiza-se biópsia pela passagem do instrumento metal de biópsia pelo canal de biópsia. A abertura da pinça de biópsia pode servir como guia para o tamanho das lesões, medindo cerca de 5 mm quando aberta. Um êmbolo parecido com o da seringa na extremidade da pinça de biópsia é usado para abrir e fechar a pinça.

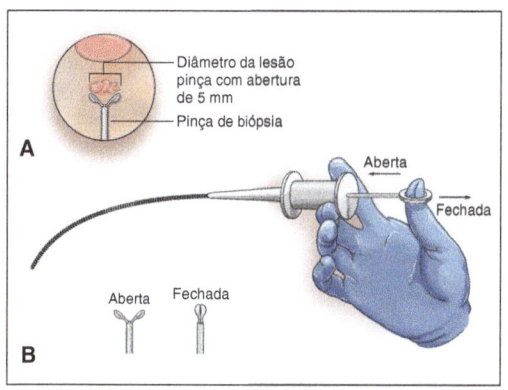

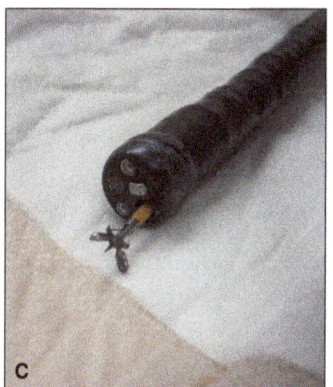

Passo 10

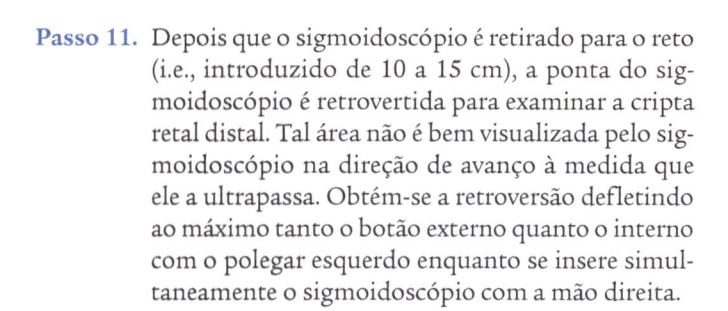

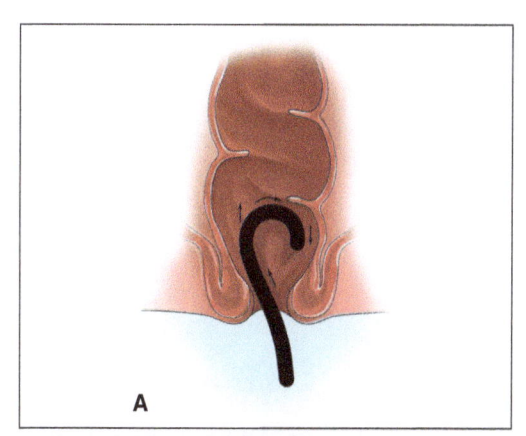

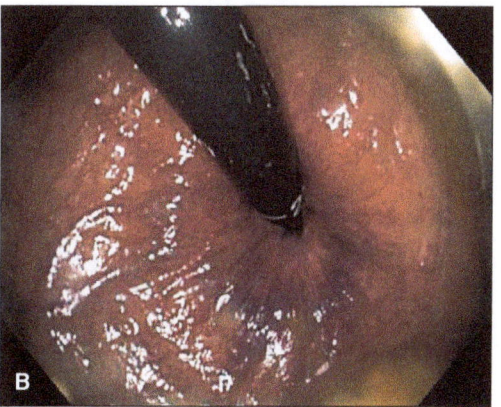

Passo 11. Depois que o sigmoidoscópio é retirado para o reto (i.e., introduzido de 10 a 15 cm), a ponta do sigmoidoscópio é retrovertida para examinar a cripta retal distal. Tal área não é bem visualizada pelo sigmoidoscópio na direção de avanço à medida que ele a ultrapassa. Obtém-se a retroversão defletindo ao máximo tanto o botão externo quanto o interno com o polegar esquerdo enquanto se insere simultaneamente o sigmoidoscópio com a mão direita.

Passo 11

Passo 12. Finalmente, o sigmoidoscópio é retificado e o lúmen visualizado. O gás é retirado do reto antes do sigmoidoscópio ser removido. A ponta do sigmoidoscópio é imediatamente colocada em água com sabão e a água é aspirada para evitar obstrução do canal de sucção. Limpa-se o ânus com gaze e o paciente pode ir ao banheiro. O paciente pode vestir-se após o exame e antes dos achados serem discutidos.

- **ATENÇÃO:** Respostas vasovagais podem ocorrer durante ou após o exame. Os pacientes devem sentar-se por um minuto com as pernas pendendo na mesa de exame antes de a deixarem.

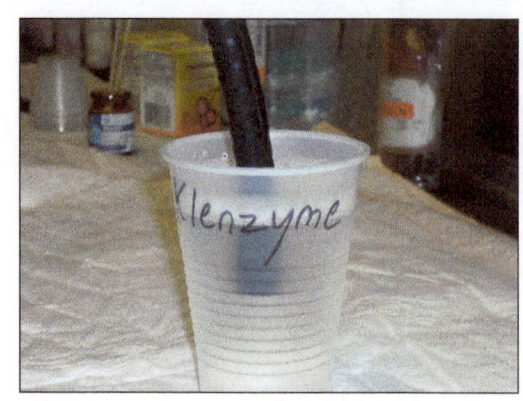

Passo 12

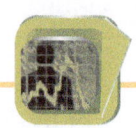

Complicações

- Perfuração
- Sangramento após polipectomia

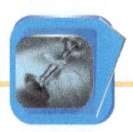

Considerações pediátricas

- Sigmoidoscópios pediátricos, de menor diâmetro que os sigmoidoscópios para adultos, estão disponíveis. Alternativamente, gastroscópios podem ser usados.

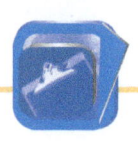

Instruções pós-procedimento

Após o exame, os pacientes podem retornar a suas dietas e atividades regulares. Eles devem ser advertidos a entrarem em contato com seus médicos imediatamente caso sintam dor abdominal intensa (não apenas cólicas de gases); abdome duro e distendido; vômito; febre; ou sangramentos maiores.

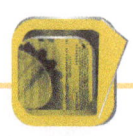

Informação sobre fontes de suprimento

- Recomendações para a limpeza do sigmoidoscópio são listadas no Capítulo 4.
- Materiais intravenosos (p.ex., intracates, soro fisiológico, tubulação intravenosa) podem ser obtidos de fornecedores hospitalares e cirúrgicos.

Referências

American Academy of Family Physicians. *Flexible Sigmoidoscopy Preceptorial Training Program: A Syllabus for the Physician Starting to Perform Flexible Sigmoidoscopy in the Office.* Kansas City, MO: Author; 1985.

Atkin WS, Hart A, Edwards R, et al. Uptake, yield of neoplasia, and adverse effects of flexible sigmoidoscopy screening. *Gut.* 1998;42:560–565.

Cohen LB. A new illustrated "how to" guide to flexible sigmoidoscopy. *Prim Care Cancer.* 1989;9:13–20.

Davis PW, Stanfield CB. Flexible sigmoidoscopy: illuminating the pearls for passage. *Postgrad Med.* 1999;105:51–62.

Esber EJ, Yang P. Retroflexion of the sigmoidoscope for the detection of rectal cancer. *Am Fam Physician*. 1995;51:1709-1711.

Herman M, Shaw M, Loewen B. Comparison of three forms of bowel preparations for screening flexible sigmoidoscopy. *Gastroenterol Nurs*. 2001;24:178-181.

Holman JR, Marshall RC, Jordan B, et al. Technical competence in flexible sigmoidoscopy. *J Am Board Fam Pract*. 2001;14:424-429.

Levin TR, Palitz A, Grossman S, et al. Predicting advanced proximal colonic neoplasia with screening sigmoidoscopy. *JAMA*. 1999;281:1611-1617.

Lewis JD, Asch DA. Barriers to office-based screening sigmoidoscopy: does reimbursement cover costs? *Ann Intern Med*. 1999;130:525-530.

Lewis JD, Asch DA, Ginsberg GG, et al. Primary care physicians' decisions to perform flexible sigmoidoscopy. *J Gen Intern Med*. 1999;14:297-302.

Lund JN, Buckley D, Bennett D, et al. A randomized trial of hospital versus home administered enemas for flexible sigmoidoscopy. *Br Med J*. 1998;317:1201.

Mayberry MK, Mayberry JF. Towards better informed consent in endoscopy: a study of information and consent processes in gastroscopy and flexible sigmoidoscopy. *Eur J Gastroenterol Hepatol*. 2001;13:1467-1476.

McCallion K, Mitchell RM, Wilson RH, et al. Flexible sigmoidoscopy and the changing distribution of colorectal cancer: implications for screening. *Gut*. 2001;48:522-525.

Ransohoff DF, Lang CA. Sigmoidoscopic screening in the 1990s. *JAMA*. 1993;269:1278-1281.

Rees MK. We should all be performing flexible sigmoidoscopy. *Mod Med*. 1987;55:3, 12.

Sanowski RA. *Flexible Fiberoptic Sigmoidoscopy*. Research Triangle Park, NC: Glaxo, 1992.

Verne JE, Aubrey R, Love SB, et al. Population based randomized study of uptake and yield of screening by flexible sigmoidoscopy compared with screening by faecal occult blood testing. *Br Med J*. 1998;317:182-185.

Wallace MB, Kemp JA, Trnka YM, et al. Is colonoscopy indicated for small adenomas found by screening flexible sigmoidoscopy? *Ann Intern Med*. 1998;129:273-278.

Williams JJ. Why family physicians should perform sigmoidoscopy [Editorial]. *Am Fam Physician*. 1990;4:1722, 1724.

Winawer SJ. Office screening for colorectal cancer. *Prim Care Cancer*. 1993;13:37-46.

Zuber TJ. Flexible sigmoidoscopy. *Am Fam Physician*. 2001;63:1375-1380, 1383-1388.

Zuber TJ. *Office Procedures. The Academy Collection Quick Reference Guides for Family Physicians*. Baltimore: Williams & Wilkins; 1999:35-42.

2008 MAG Mutual Healthcare Solutions, Inc.'s Physicians' Fee and Coding Guide. Duluth, Georgia. MAG Mutual Healthcare Solutions, Inc. 2007.

CAPÍTULO 92

Tratamento de Hemorroidas Internas

Larry S. Sasaki, MD, FACS

Doenças hemorroidárias afetam mais de um milhão de norte-americanos a cada ano. A maioria dos acometidos evita atenção médica e se automedica com tratamentos de venda livre. Tal fato justifica os mercados lucrativos dos tratamentos para hemorroidas não sujeitos a receita médica.

Hemorroidas são coxins vasculares do ânus. Tais coxins vasculares constituem uma parte anatômica normal do ânus; portanto, as hemorroidas não são patológicas. Contudo, o termo *hemorroidas* é mais comumente usado para descrever sintomas causados pelo alargamento desses coxins vasculares. Elas também são consideradas veias varicosas do ânus e do reto. Os sintomas variam de inchaço indolor a trombose dolorosa.

A provável patogênese de tais hemorroidas sintomáticas é a dilatação anormal dos plexos venosos hemorroidários internos e a destruição dos ligamentos de suspensão das hemorroidas internas (corrugador da pele do ânus). Os ligamentos de suspensão e o tecido conjuntivo deterioram com a idade, em geral após a terceira década de vida. Subsequentemente, a dilatação e o prolapso hemorroidário podem ocorrer, levando a inchaço, erosão, sangramento, trombose e dor.

O tratamento medicamentoso das hemorroidas internas é primariamente usado para aliviar os sintomas. Uma variedade ampla de cremes e supositórios é composta de combinações de corticosteroides e anestésicos locais. Qualquer uma das combinações com dosagem para venda com receita médica deve ser o suficiente. Deve-se fazer banhos de assento com água morna pelo menos quatro vezes ao dia e após defecações. Suplementos com fibras devem ser usados para prevenir a constipação e o esforço.

Sintomas crônicos de hemorroidas internas como sangramento, inchaço e prolapso que não respondem ao tratamento medicamentoso exigem opções adicionais de tratamento. Tratamentos ambulatoriais comuns incluem coagulação por infravermelho e ligadura elástica, que serão descritas posteriormente. Outros tratamentos ambulatoriais menos utilizados incluem criocirurgia, escleroterapia e diatermia bipolar.

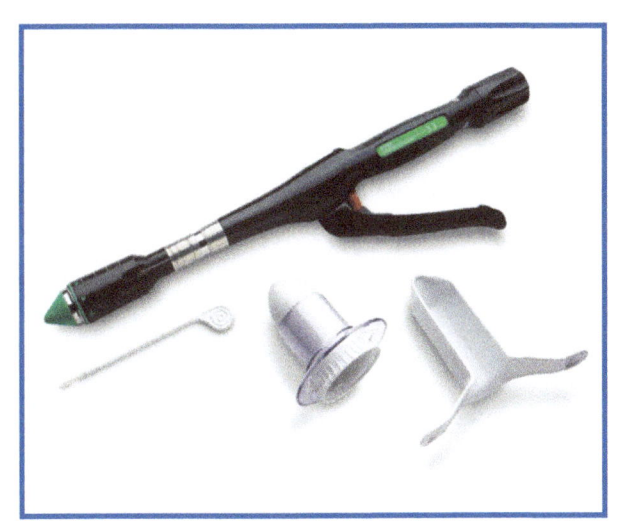

As hemorroidas que não respondem ou são refratárias ao tratamento medicamentoso ou ambulatorial são candidatas a cirurgia. Um novo procedimento menos invasivo com dor e morbidade bem menores é o procedimento para prolapso de hemorroidas (PPH). O PPH é preferencial em relação à hemorroidectomia convencional por conta disso. Ele é realizado ambulatorialmente. O PPH remove uma faixa circular da mucosa e da submucosa anorretais acima da linha pectínea com um grampeador circular. Tal procedimento trata efetivamente as hemorroidas que estão sangrando e prolapsando pela redução do fluxo sanguíneo para as hemorroidas internas e pela reposição do tecido do canal anal, resultando em um "erguimento" do tecido hemorroidário. Finalmente, os pacientes sentem menos dor e se recuperam mais rápido do que os pacientes tratados com procedimentos convencionais de hemorroidectomia.

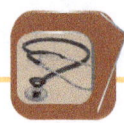

Equipamento

- Lubrificante cirúrgico solúvel em água
- Anuscópios: metálicos ou descartáveis com fibra óptica
- Instrumento de iluminação
- Dispositivos preferenciais para tratamento:
- Coagulador infravermelho
- Aparelho de ligadura elástica de hemorroidas

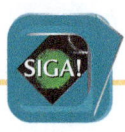

Indicações

- Sintomas retais: sangramento, prurido, inchaço, dor
- Prolapso

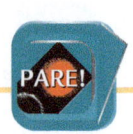

Contraindicações

- Diátese hemorrágica
- Estenose anal (contraindicação relativa devido ao desconforto do anuscópio)

O Procedimento

Passo 1. As hemorroidas internas são definidas por sua posição anatômica no ânus, que é acima da linha pectínea. As hemorroidas externas desenvolvem-se abaixo da linha pectínea.

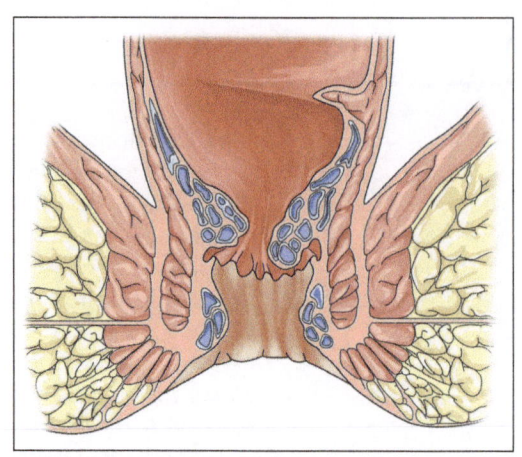

Passo 1

Passo 2. A queixa mais comum de apresentação de hemorroidas é sangramento. Outros sintomas comuns incluem prurido, dor, inchaço e corrimento mucoso. A anuscopia é o exame diagnóstico ideal para o canal anal. Portanto, o exame físico inicial deve incluir a anuscopia. Posteriormente, a proctossigmoidoscopia rígida ou flexível deve ser realizada. Os pacientes com sangue oculto nas fezes ou aqueles com 50 anos de idade ou mais devem se submeter a uma colonoscopia.

- **ATENÇÃO:** O diagnóstico de "hemorroidas" pode ocultar um câncer colorretal.
- **DICA:** Todos os pacientes com sangramento retal devem passar por um exame colorretal detalhado. Todos os pacientes com sangue oculto nas fezes devem se submeter a uma colonoscopia.

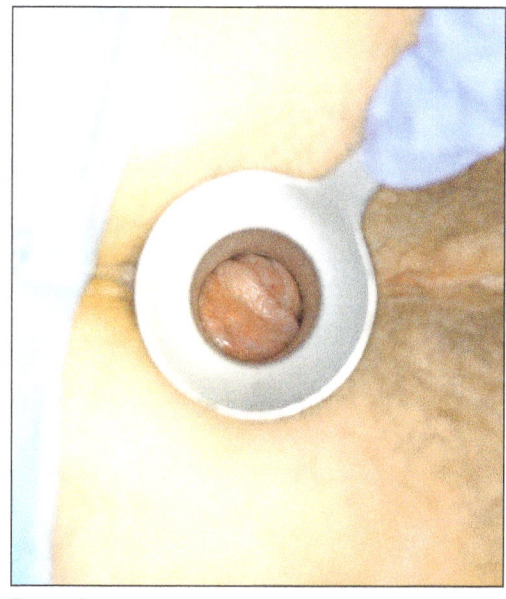

Passo 2

Passo 3. Várias outras condições anorretais podem imitar os sinais e sintomas de hemorroidas, como fissuras, fístulas, condilomas, prurido anal e prolapso retal. Tais condições devem ser diferenciadas no momento da apresentação, o que pode ser feito frequentemente com o exame externo ou com a anuscopia. Fissuras anais em geral podem ser diagnosticadas pelo exame externo sem anuscopia. Pela extensão digital da pele perianal, a fissura anal pode ser visualizada, geralmente na linha média anterior e/ou posterior.

- **ATENÇÃO:** A anuscopia realizada para localizar uma fissura anal pode causar extremo desconforto e é desnecessária.
- **DICA:** Fissuras anais estão mais comumente localizadas na linha média anterior e/ou posterior. Procurar pela fenda na pele anal, frequentemente associada.

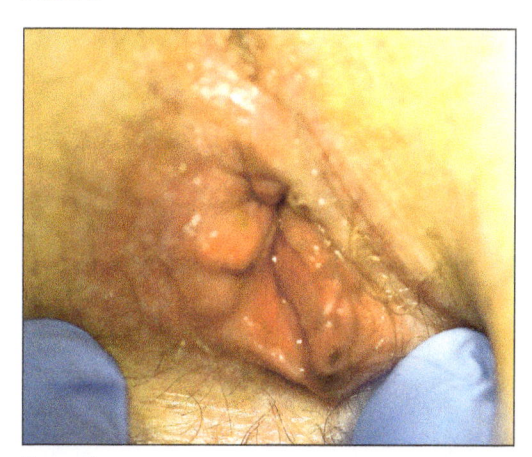

Passo 3

Passo 4. Abscessos perirretais e fístulas anais podem ser diagnosticados com o exame externo. A anuscopia é útil na identificação do orifício interno de fístulas anais. O orifício interno é identificado com a sonda de fístula.

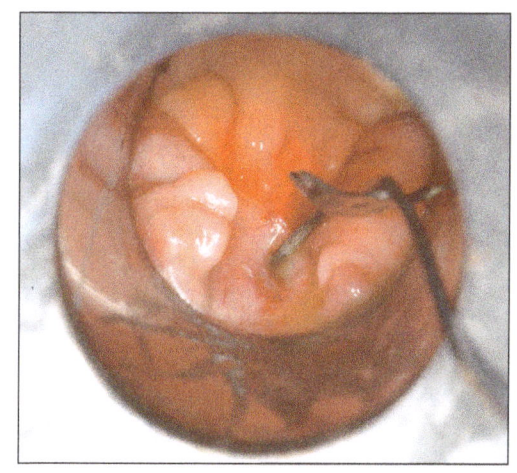

Passo 4

Passo 5. O prolapso retal pode ser facilmente diferenciado do prolapso de hemorroidas internas pelo exame externo. O prolapso de hemorroidas internas (A) é caracterizado por fendas ou "sulcos" que se irradiam perifericamente a partir do centro. Já o prolapso retal (B) tem fendas ou anéis concêntricos.

- **ATENÇÃO:** As hemorroidas sintomáticas, até aquelas com prolapso, podem regredir e não exibir alterações no exame externo.

- **DICA:** Administrar enema ao paciente no consultório para permitir que as hemorroidas sintomáticas ou o prolapso retal alarguem-se e sofram prolapso.

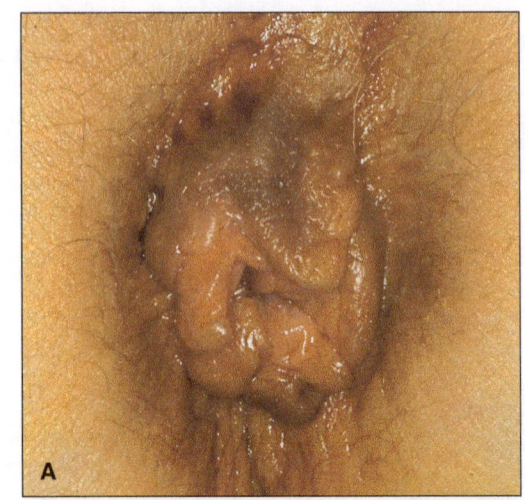

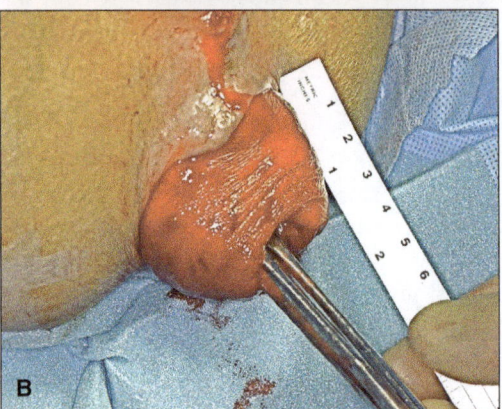

Coagulação por infravermelho

Passo 1. Aplica-se coagulação infravermelha diretamente com uma sonda pelo anuscópio. Um assistente mantém o anuscópio em posição.

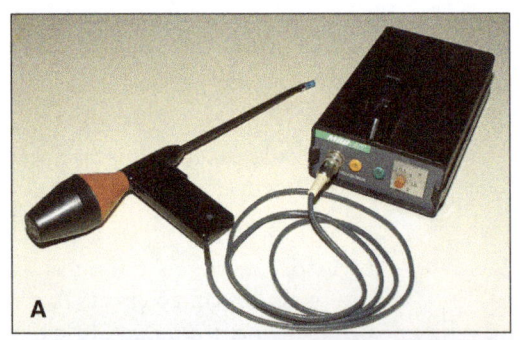

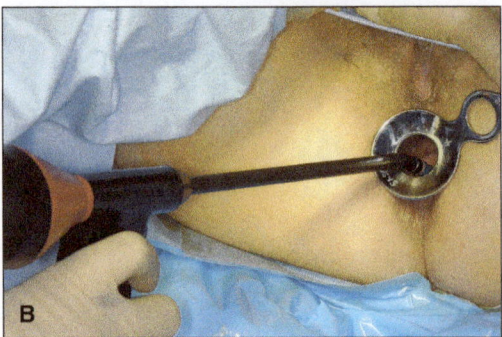

Passo 2. Três a cinco pulsos são aplicados na mucosa normal acima da coluna hemorroidária. Procurar não aplicar o pulso diretamente na hemorroida. Os pulsos duram de 1 a 1,5 segundos. O tratamento pode ser repetido a cada duas semanas.

- **DICA:** Todos os pacientes com sangramento são candidatos. Prolapsos não são efetivamente tratados com este método.

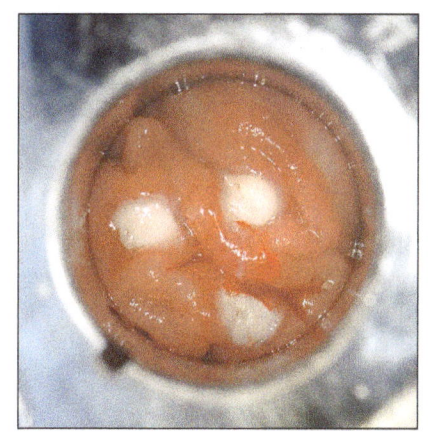

Passo 2

Ligadura elástica

Passo 1. O aparelho de ligadura elástica de hemorroidas é usado para ligar hemorroidas internas. A colocação do elástico acima da linha pectínea deve ser indolor. Apreende-se a mucosa no ápice proximal da coluna hemorroidária com pinça e verifica-se se o paciente está sentido "dor" ou "pressão". Caso haja dor, a pinça deve ser reposicionada mais proximalmente (i.e., longe da linha pectínea). Assim que uma área de "pressão" for relatada, o elástico é aplicado. Se mesmo com a apreensão de uma área mais proximal o paciente continuar relatando "dor", então o procedimento deve ser interrompido e o tratamento cirúrgico indicado. Normalmente, há três colunas hemorroidárias principais que necessitam de ligadura: (1) lateral esquerda, (2) anterior direita e (3) posterior direita. A primeira sessão da ligadura deve ser realizada apenas uma vez. Caso o paciente tolere bem, então as outras áreas podem ser tratadas 3 a 4 semanas depois.

- **DICA:** Todos os pacientes com sangramento, prolapso ou ambos são candidatos.

Passo 2. Preparar o ligador colocando *dois* elásticos na extremidade do aparelho.

Passo 3. Inserir o anuscópio e examinar o canal em toda a sua circunferência para identificar as colunas hemorroidárias maiores.

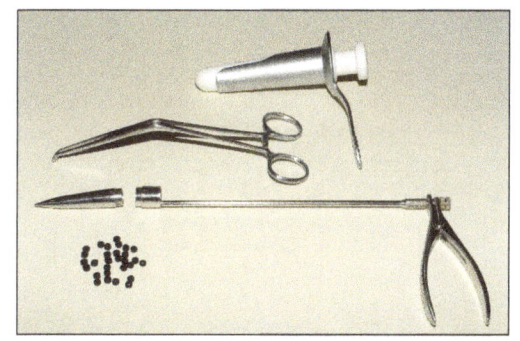

Passo 1

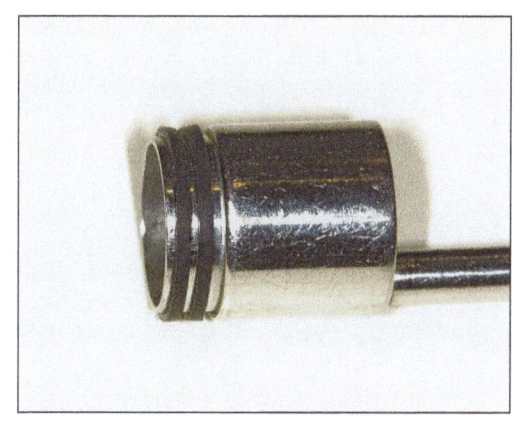

Passo 2

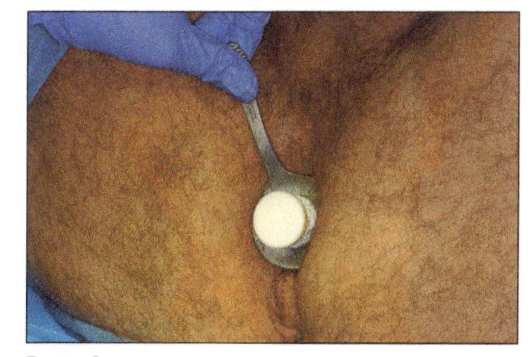

Passo 3

Passo 4. Identificar a hemorroida interna e confirmar que o local está acima da linha pectínea. Observar a pinça apreendendo a área adequada acima da linha pectínea.

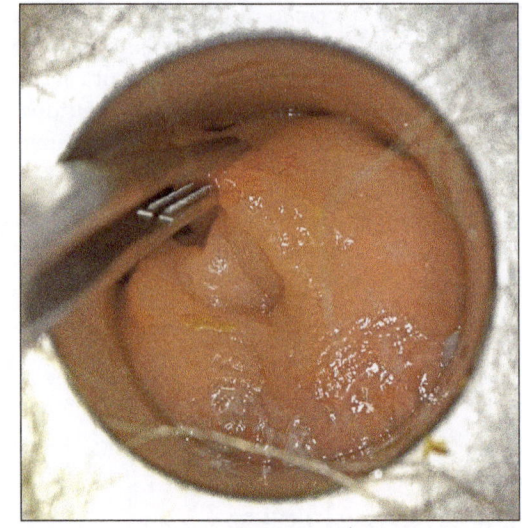

Passo 4

Passo 5. Posicionar o instrumento com o ligador na articulação da pinça. Isso permite a separação máxima da pinça para apreender o tecido hemorroidário.

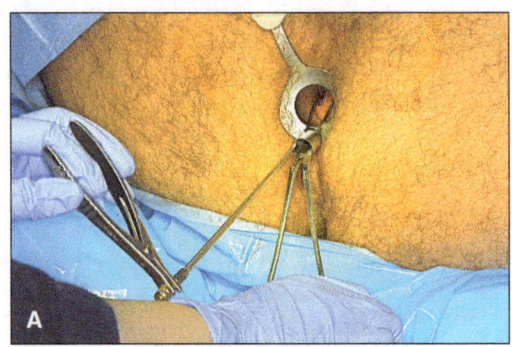

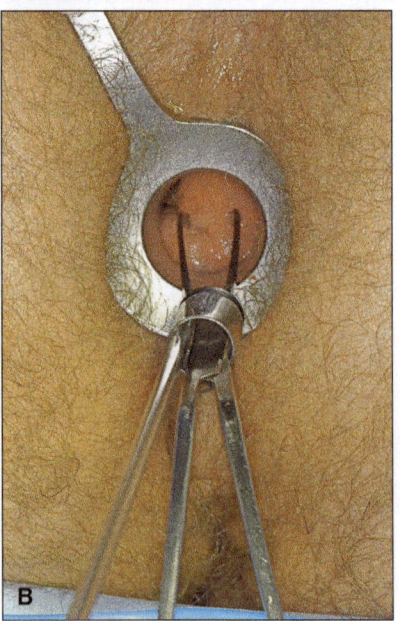

Passo 5

Passo 6. Apreender o tecido hemorroidário interno a ser ligado acima da linha pectínea. O paciente deve relatar "pressão", mas não "dor". Avançar gentilmente o ligador contra a parede retal enquanto se aplica tração na pinça para otimizar a colocação dos elásticos na *base* do tecido hemorroidário interno circundante.

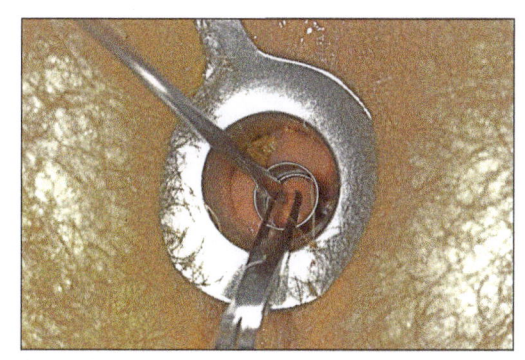

Passo 6

Passo 7. Examinar o elástico. O paciente *não* deve relatar "dor". Se houver dor, então o elástico deve ser removido usando-se tesouras de sutura.

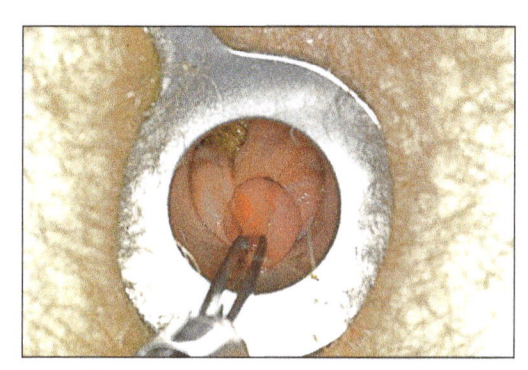

Passo 7

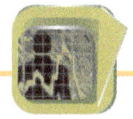

Complicações

- Sangramento
- Dor
- Infecção, como sepse pélvica
- Retenção urinária (exige exame para identificar possível infecção)

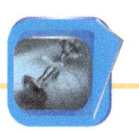

Considerações pediátricas

Hemorroidas são raras na população pediátrica.

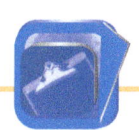

Instruções pós-procedimento

Orientar os pacientes a fazerem banho de assento com água morna quando necessário para espasmo ou dor. Instruí-los a relatarem sangramento retal intenso, especialmente coágulos ou qualquer sinal de infecção. Deve-se evitar narcóticos após o tratamento de hemorroidas, visto que eles aumentam a constipação, o esforço e o sangramento.

Referências

Ambrose NS, Morris D, Alexander-Williams J, et al. A randomized trial of photocoagulation or injection sclerotherapy for the treatment of first- and second-degree hemorrhoids. *Dis Colon Rectum*. 1985;28:238-240.

Corman, ML. *Colon and Rectal Surgery* (5th ed.). Baltimore: Lippincott; 2004:165-180.

Johanson JF, Rimm A. Optimal nonsurgical treatment of hemorrhoids: a comparative analysis of infrared coagulation, rubber band ligation, and injection sclerotherapy. *Am J Gastroenterol*. 1992;87:1601-1606.

Ganio E, Altomare F, Gabrielli F, et al. Prospective randomized multicenter trial comparing stapled with open hemorrhoidectomy. *British J Surg*. 2001;88:669-674.

Walker AJ, Leicester RJ, Nicholls RJ, et al. A prospective study of infrared coagulation, injection and rubber band ligation in the treatment of haemorrhoids. *Int J Colorectal Dis*. 1990;5:113-116.

2008 MAG Mutual Healthcare Solutions, Inc.'s Physicians' Fee and Coding Guide. Duluth, Georgia. MAG Mutual Healthcare Solutions, Inc. 2007.

CAPÍTULO 93
Manejo de Cisto ou Abscesso Pilonidal

Robert W. Smith, MD, MBA, FAAFP

Cistos pilonidais normalmente necessitam de intervenção imediata do médico quando eles infectam. A causa de tais cistos já foi muito discutida na literatura. Embora cerca de 40% dos pacientes tenham uma história familiar de doença pilonidal, e pacientes com acúmulo de pelos na linha média (entre os supercílios e as regiões umbilical e sacrococcígea) pareçam ter um risco aumentado da doença, a natureza congênita dessa condição ainda não foi conclusivamente provada.

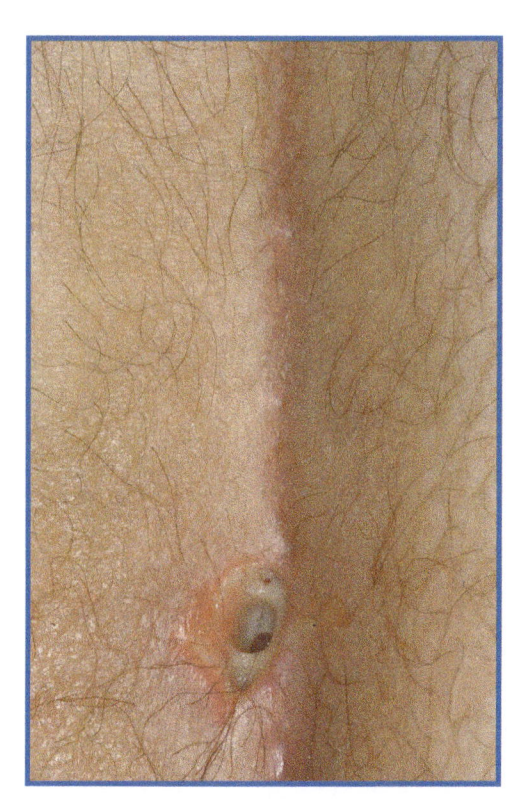

A doença pilonidal (literalmente "localizada no pelo") ocorre em estágios assintomático, subclínico ou de abscesso agudo. O manejo em cada estágio exige abordagens diferentes. Como a denominação tradicional sugere, os pelos estão tradicionalmente relacionados na etiologia da doença. Relatos demonstraram, entretanto, que o pelo é encontrado em somente cerca de metade dos casos na incisão cirúrgica. Teorias recentes incluem traumas repetidos à pele tensa que parecem ter preferência por trajetos sinuosos nos quais pelos, restos cutâneos e outros materiais são introduzidos com o tempo, formando microabscessos predominantemente anaeróbicos, embora o *Staphylococcus aureus* também seja comum. Esses traumas costumam ocorrer nas áreas de pressão, mais comumente na região sacrococcígea. Pacientes com obesidade, história familiar, fendas profundas, seios preexistentes, pele esticada e microtraumas de repetição parecem ter um risco aumentando para o desenvolvimento de abscessos na região sacrococcígea. Deve-se relembrar, contudo, que os seios pilonidais podem ocorrer em qualquer área da superfície cutânea, embora com muito menor frequência. Enquanto homens adultos são mais comumente afetados do que mulheres, a razão inversa ocorre nas crianças.

Trajetos sinuosos assintomáticos podem ser encontrados pelos pacientes por acaso ou pelos médicos no exame físico de rotina. Tais seios podem ser bastante extensos, exigindo encaminhamento a um cirurgião para avaliação e manejo adicionais. O manejo pelo cirurgião na fase assintomática pode incluir cautério, fenol cristalizado, ou mais comumente excisão extensa completa, muitas vezes incluindo retalho. Doenças subclínicas ocorrem normalmente em pacientes após a resolução de abscessos agudos, seja de forma espontânea ou pela incisão e drenagem durante a fase aguda. Novamente, a doença aguda e recorrente exige debridamento extenso e portanto encaminhamento a um cirurgião para manejo.

O abscesso pilonidal agudo, entretanto, é um problema comum de apresentação para o médico de cuidados primários ou de emergência. Dor na linha média da fenda entre as nádegas é a característica de apresentação mais comum. O diagnóstico de abscesso é feito no exame clínico. Embora o ultrassom e outras técnicas de imagem tenham sido testados para doença assintomática e subclínica, eles não se provaram valiosos para o abscesso agudo. Deve-se ter atenção especial ao diferenciar abscessos pilonidais de abscessos perirretais ou perianais, que podem exigir intervenção inicial mais extensa. Estes últimos são mais comumente localizados fora da linha média e têm extensões diretas para a mucosa do canal anal. Os abscessos pilonidais estão mais comumente na linha média e vários centímetros acima da borda anal. Apesar de a dor ser o sintoma de apresentação mais frequente, pode haver febre em abscessos mais profundos antes do início da dor. Eritema, pele de revestimento fina, endurecimento, sensibilidade e edema no local apropriado conduzem ao diagnóstico.

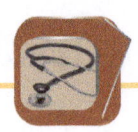

Equipamento

- Os suprimentos padrão da bandeja para procedimentos cutâneos apresentados no Apêndice G podem ser usados neste procedimento.
- A bandeja de anestesia sugerida apresentada no Apêndice F pode ser usada neste procedimento.
- As recomendações para o preparo da pele mostradas no Apêndice E podem ser usadas neste procedimento.
- Gaze embebida em iodofórmio será necessária, a não ser que o paciente seja alérgico a iodo; neste caso, gaze com vaselina será suficiente.
- É necessário para este procedimento apenas o equipamento de proteção pessoal adequado (máscara, proteção para olhos, avental).
- Meio de transporte de cultura adequado para aeróbios e anaeróbios deve estar disponível.
- Frasco de coleta deve estar disponível para qualquer corpo estranho (p.ex., pelo) que possa ser encontrado caso se deseje fazer análise patológica.

Indicações

- Abscesso não resolvido que está edemaciado, flutuante e sensível ao toque

Contraindicações (relativas)

- Pacientes imunodeprimidos (há necessidade de encaminhamento e talvez internação)
- Doença recorrente (considerar encaminhamento para ressecção definitiva)
- Pacientes com suspeita de abscesso ou seio perianal ou perirretal (encaminhar)
- Grandes abscessos que não podem ser adequadamente anestesiados em ambiente ambulatorial
- Crianças com menos de 10 anos ou adultos incapazes de permanecerem imóveis para o procedimento

O Procedimento

Passo 1. Deve-se se discutir com o paciente o procedimento, suas complicações, alternativas e curso esperado. O consentimento adequado deve ser obtido. Colocar o paciente em pronação em uma mesa de altura variável.

Passo 2. Preparar a pele com solução de iodopovidona ou clorexidina (ver Apêndice E) e colocar os campos de maneira estéril. Administrar um bloqueio anestésico local na pele circundante, incluindo infiltração dos tecidos subcutâneos mais profundos. Em adultos, isso pode exigir até 10 mL de lidocaína a 2% (com ou sem epinefrina). Consultar o Capítulo 2 para a técnica.

- ATENÇÃO: Embora calor e tempo possam levar a abscessos mais flutuantes, fica-se sujeito a risco adicional. Não mais do que 48 horas de tratamento expectante devem ser necessárias para a intervenção de um abscesso não resolvido.

- ATENÇÃO: Pacientes incapazes de tolerar a posição de pronação (p.ex., doença pulmonar obstrutiva crônica) podem ser colocados em posição de decúbito lateral.

- ATENÇÃO: Não injetar diretamente no abscesso. A lidocaína não aliviará a dor de modo eficaz, e a possibilidade de ruptura incontrolável e espontânea pode prolongar o procedimento.

- DICA: Creme de lidocaína-prilocaína (EMLA®) ou crioanestesia tópica podem ser utilizados antes da injeção na área sensível.

- DICA: É importante esperar 10 minutos para garantir anestesia profunda e adequada. Caso a anestesia seja inadequada, esperar mais 10 minutos e testar novamente antes de fazer a injeção.

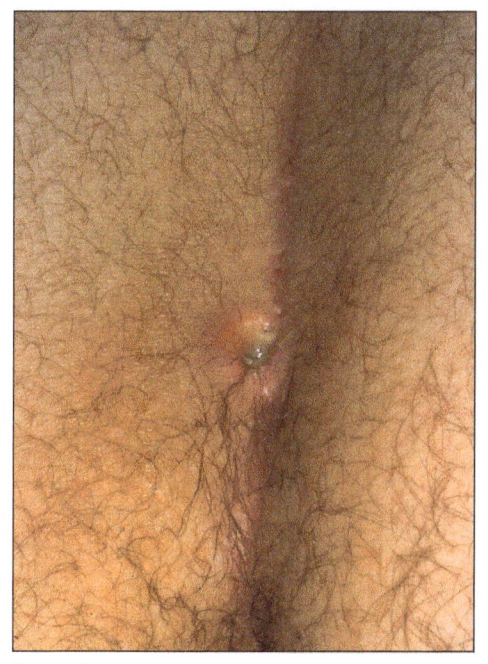

Passo 1

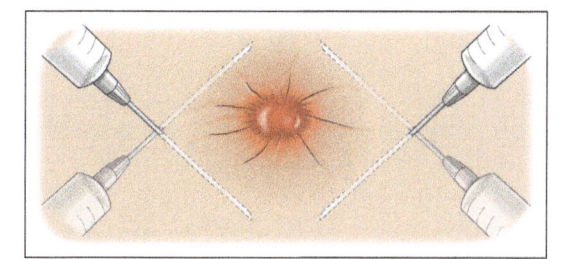

Passo 2

Passo 3. Faz-se uma incisão com lâmina nº 11 na direção craniocaudal 1 cm lateralmente à linha média do abscesso. Assegurar-se de que uma incisão adequada seja feita, visto que esses abscessos frequentemente são maiores do que aparentam, tanto em largura quanto em profundidade. Deve-se esperar expulsão espontânea e imediata do material purulento e dos restos.

- ATENÇÃO: Incisões inadequadas podem resultar em drenagem incompleta e recidiva.
- ATENÇÃO: Resultados explosivos podem ser um risco para o médico e o assistente, motivo pelo qual equipamento de proteção adequado deve ser usado. É esperado que o abscesso tenha odor fétido por conta da alta probabilidade de anaeróbios.

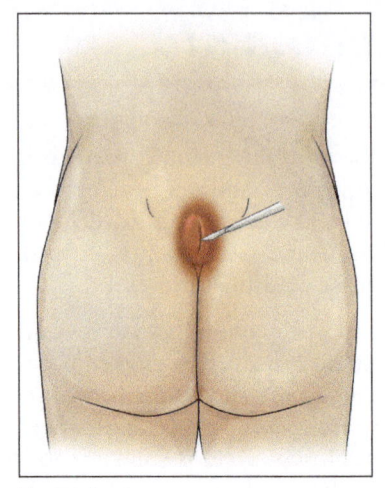

Passo 4. Em abscessos maiores, pode ser necessária a incisão elíptica da pele de revestimento para permitir a drenagem adequada.

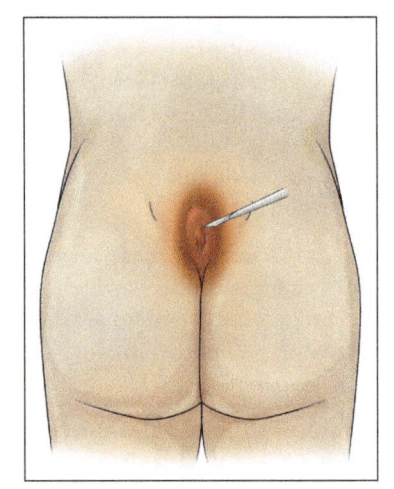

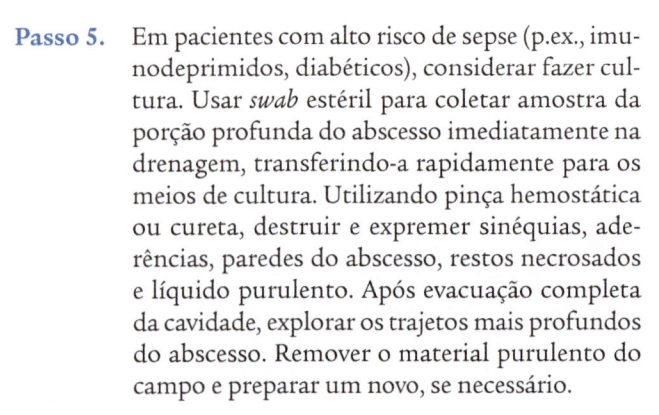

Passo 5. Em pacientes com alto risco de sepse (p.ex., imunodeprimidos, diabéticos), considerar fazer cultura. Usar *swab* estéril para coletar amostra da porção profunda do abscesso imediatamente na drenagem, transferindo-a rapidamente para os meios de cultura. Utilizando pinça hemostática ou cureta, destruir e expremer sinéquias, aderências, paredes do abscesso, restos necrosados e líquido purulento. Após evacuação completa da cavidade, explorar os trajetos mais profundos do abscesso. Remover o material purulento do campo e preparar um novo, se necessário.

- ATENÇÃO: A agitação inadequada pode deixar microabscessos que levarão à recidiva.
- ATENÇÃO: Grandes quantidades de material purulento são frequentemente obtidas, criando um risco de exposição para o médico e a equipe. O repreparo adequado dos campos reduz a probabilidade de contaminação cruzada.

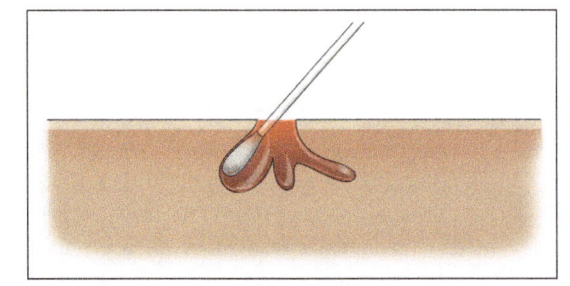

Passo 6. Utilizando pinça de Adson, colocar a maior gaze apropriada de iodofórmio em ampla quantidade para preencher a cavidade do abscesso pinçando a fita e introduzindo a gaze na ferida aberta. Deixar 2 cm de gaze para fora da ferida aberta. Cobrir com curativo estéril.

- **ATENÇÃO:** Não usar iodofórmio em pacientes com alergia a iodo. Em vez disso, utilizar gaze pura ou com vaselina.

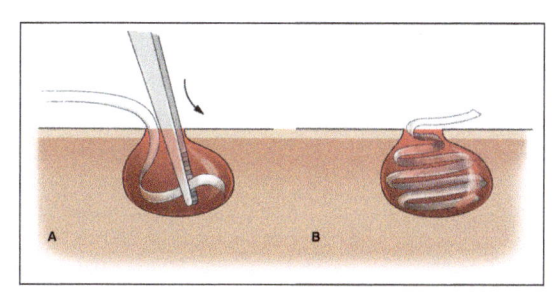

Passo 6

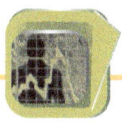

Complicações

- Infecção sistêmica
- Extensão do abscesso
- Recidiva
- Falha em diagnosticar carcinoma epidermoide
- Entrada inadvertida no trajeto de um abscesso perirretal
- Reação à anestesia
- Hemorragia

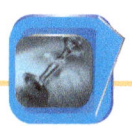

Considerações pediátricas

A sedação consciente pode ser necessária em pré-adolescentes, pessoas com deficiências que são incapazes de manter a posição de pronação ou cujos comportamentos impedem manejo sob anestesia local.

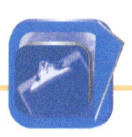

Instruções pós-procedimento

- O alívio da dor é normalmente instantâneo e quase total na drenagem do abscesso. Contudo, sugere-se o fornecimento de analgésicos adequados e telefonemas de acompanhamento.
- Agendar uma revisão da ferida em 24 horas, retirando cerca de 2 cm neste momento e deixando o restante para o futuro.
- A remoção completa da gaze em geral pode ocorrer dentro de 3 a 7 dias.
- O encaminhamento a um cirurgião após a resolução pode ser indicado caso haja preocupação com resolução incompleta e como forma de fazer uma excisão mais extensa.
- O encaminhamento imediato e/ou a internação devem ser considerados caso o paciente desenvolva sinais de sepse.
- Antibióticos não costumam ser necessários em pacientes imunodeprimidos que não têm celulite coexistente.

Referências

Brook I, Anderson KD, Controni G, et al. Aeorbic and anaerobic bacteriology of pilonidal cyst abscess in children. *Am J Dis Child*. 1980;134(7):679-680.

DaSilva JH. Pilonidal cyst, cause and treatment. *Dis Colon Rectum*. 2000;42:1146-1156.

Hosseini SV, Bananzadeh AM, Rivaz M, et al. The comparison between drainage, delayed excision and primary closure with excision and secondary healing in management of pilonidal abscess. *Int J Surg*. 2006;4(4):228-231.

Hull TL, Wu J. Pilonidal disease. *Surg Clin North Am*. 2002;82(6):1169-1185.

Jensen SL, Harling H. Prognosis after simple incision and drainage for a first-episode acute pilonidal abscess. *Br J Surg*. 1988;75(1):60-61.

2008 MAG Mutual Healthcare Solutions, Inc.'s Physicians' Fee and Coding Guide. Duluth, Georgia. MAG Mutual Healthcare Solutions, Inc. 2007.

CAPÍTULO 94
Excisão de Hemorroidas Externas Trombosadas

E. J. Mayeaux, Jr., MD, DABFP, FAAFP

Larry S. Sasaki, MD, FACS

A trombose aguda de hemorroidas externas pode causar desconforto e incapacidade extremos. Esta condição frequentemente se manifesta em indivíduos jovens, e até um terço das mulheres a apresentam imediatamente no pós-parto. Acredita-se que o esforço na defecação seja o fator causativo, e indivíduos normalmente relatam dor após períodos intensos de diarreia ou constipação. O exame costuma revelar uma massa perianal sensível e aumentada com coágulo azulado visto através da pele. Drenagem e sangramento leve podem ocorrer caso haja rompimento do coágulo pela pele.

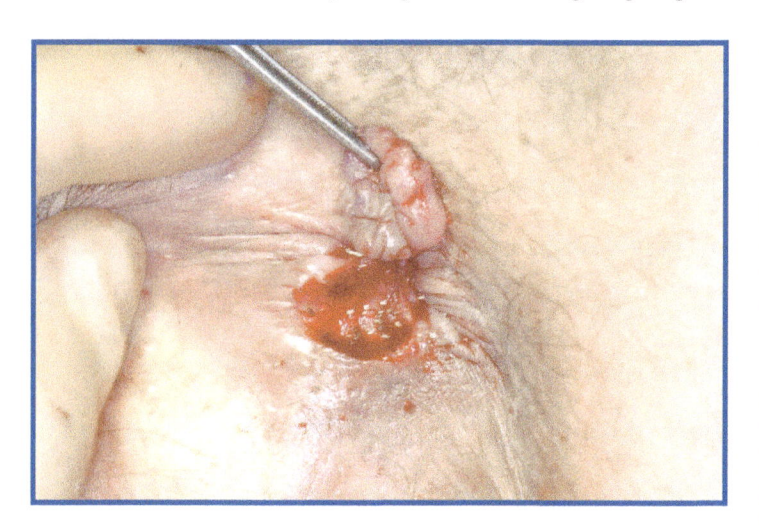

As hemorroidas externas são compostas das tributárias dilatadas da veia retal inferior, e elas aparecem abaixo da linha pectínea. Pelo fato de o anoderma no canal anal abaixo da linha pectínea ser altamente inervado, hemorroidas externas trombosadas podem produzir desconforto insuportável. As hemorroidas trombosadas agudas se beneficiam da intervenção cirúrgica, e muitos médicos ainda a consideram o tratamento de escolha. Tromboses presentes por mais de 72 horas em geral devem ser tratadas de forma conservadora, visto que a dor da cirurgia frequentemente excede a dor sentida na resolução lenta da lesão. O manejo conservador inclui banhos de assento, analgésicos orais, laxantes, anti-inflamatórios não esteroides (AINEs) e anestésicos tópicos como lidocaína. Nifedipina e nitroglicerina tópicas parecem ser intervenções promissoras para a resolução mais rápida dos sintomas em pacientes não tratados cirurgicamente.

Médicos de cuidados primários historicamente realizavam procedimentos de incisão e drenagem para hemorroidas trombosadas. Este procedimento pode remover coágulos grandes, mas relatos de altas taxas de recidiva dentro de 24 horas levaram muitos médicos a indicarem mais a intervenção cirúrgica extensa. Recomenda-se excisões fusiformes com remoção do coágulo aderente à pele sobrejacente. Muitos médicos indicam a remoção de todo o complexo hemorroidário subjacente. Alguns têm relatado desconforto aumentado em indivíduos cujas feridas foram fechadas com suturas, mas o fechamento subcutâneo fornece o benefício de cicatrização mais rápida e menor drenagem do local da cirurgia. Arteríolas no complexo hemorroidário podem sofrer espasmo quando cortadas. Feridas suturadas têm menor probabilidade de sofrer sangramento ativo no local da cirurgia horas após o procedimento assim que o espasmo tenha cedido.

A história natural de hemorroidas trombosadas é a resolução lenta por 1 a 2 semanas. O tecido edemaciado reduz formando um mamilo cutâneo externo. Mamilos são quase sempre assintomáticos, e a remoção cirúrgica geralmente não é indicada.

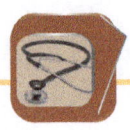

Equipamento

- A bandeja cirúrgica recomendada para cirurgia ambulatorial está listada no Apêndice G. Os tempos sugeridos para remoção de sutura estão listados no Apêndice J.
- Uma bandeja de anestesia sugerida que pode ser usada neste procedimento está listada no Apêndice F.
- Ajustes de preparo da pele aparecem no Apêndice E.
- 2,5 cm de gel de lidocaína a 2% (Xilocaína®) colocados no canto do campo.
- Anuscópio de Ive.
- Tesouras cirúrgicas.
- Pinça cirúrgica.
- Eletrocautério.

Indicações

- Sintomas intensos (p.ex., dor, prurido) exigindo intervenção cirúrgica
- Hemorroidas trombosadas externas ulceradas ou rompidas
- Trombose recorrente após procedimento de incisão

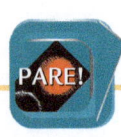

Contraindicações (relativas)

- Paciente não cooperativo
- Coagulopatia ou diátese hemorrágica
- Presença de sintomas por mais de 72 horas (ainda se pode considerar cirurgia, mas a dor da cirurgia pode exceder a dor do manejo conservador)
- Presença de problemas associados (p.ex., fissuras, fístulas, câncer) que exigem cirurgia mais extensa

O Procedimento

Passo 1. O paciente é colocado na posição de decúbito lateral esquerdo em uma almofada absorvente. Um assistente usando luvas deve estar à disposição. Inspecionar a área. Flexionar o quadril e o joelho direitos e colocar um campo na cintura e nas pernas do paciente.

- **DICA:** Caso sejam identificados tumores sólidos ou tecido incomum no momento da cirurgia, a análise histológica do tecido é necessária.

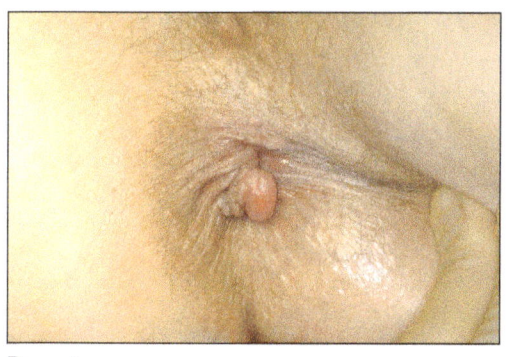

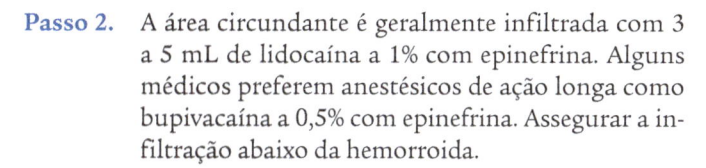

Passo 2. A área circundante é geralmente infiltrada com 3 a 5 mL de lidocaína a 1% com epinefrina. Alguns médicos preferem anestésicos de ação longa como bupivacaína a 0,5% com epinefrina. Assegurar a infiltração abaixo da hemorroida.

- **ATENÇÃO:** Os tecidos perianais são altamente vascularizados. Evitar injeção intravascular do anestésico quando estiver injetando nestes tecidos.

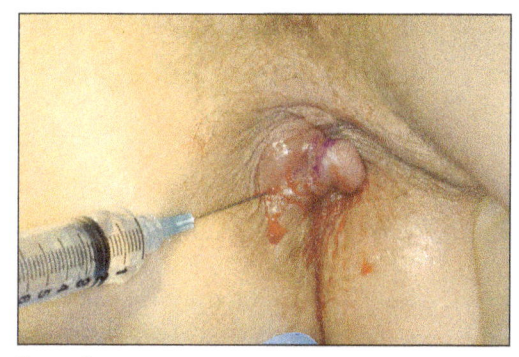

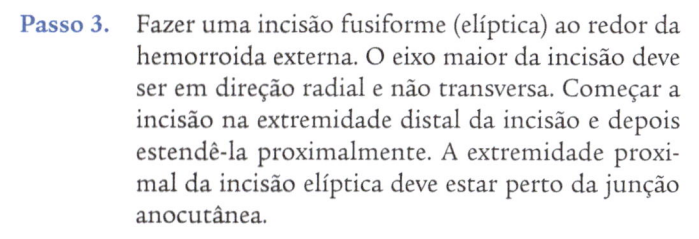

Passo 3. Fazer uma incisão fusiforme (elíptica) ao redor da hemorroida externa. O eixo maior da incisão deve ser em direção radial e não transversa. Começar a incisão na extremidade distal da incisão e depois estendê-la proximalmente. A extremidade proximal da incisão elíptica deve estar perto da junção anocutânea.

- **ATENÇÃO:** Não estender a extremidade proximal da incisão muito proximalmente (i.e., linha pectínea ou acima). Isso pode resultar em uma extremidade proximal cuja exposição e controle do sangramento são difíceis.

- **DICA:** É possível usar o bisturi para a incisão inicial; contudo, muitos médicos acreditam que têm melhor controle tanto no ato da incisão quanto na subsequente remoção da hemorroida com as tesouras. O uso de tesouras também economiza tempo porque não há necessidade de trocar os instrumentos.

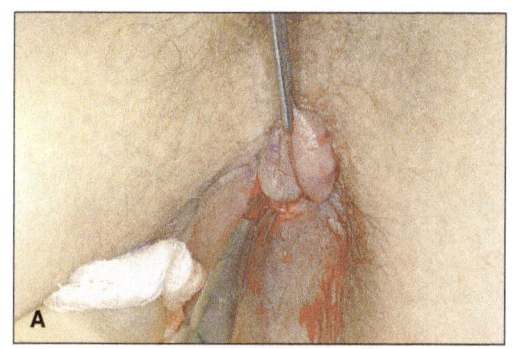

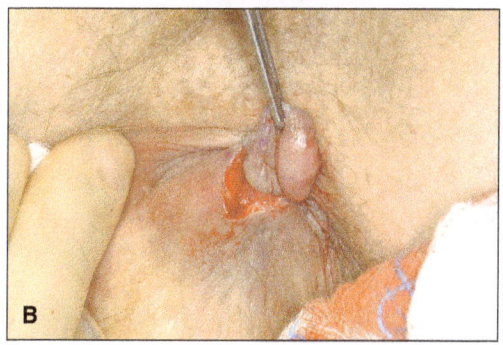

Passo 4. Após a incisão cutânea, pinçar a ilha central da pele. Dissecar essa ilha central da pele com tesouras, cortando profundamente o suficiente para manter a conexão da hemorroida trombosada com a pele sobrejacente. Caso complexos (veias) hemorroidários adicionais sejam vistos abaixo do coágulo, estes podem ser excisados com tesouras para tecidos.

Passo 4

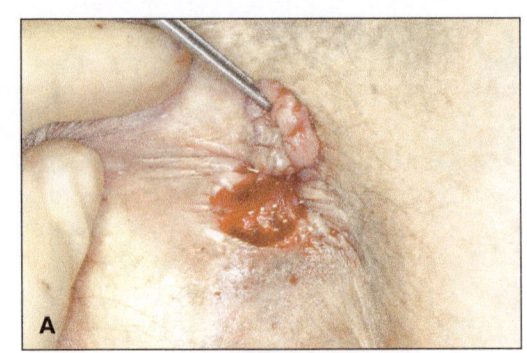

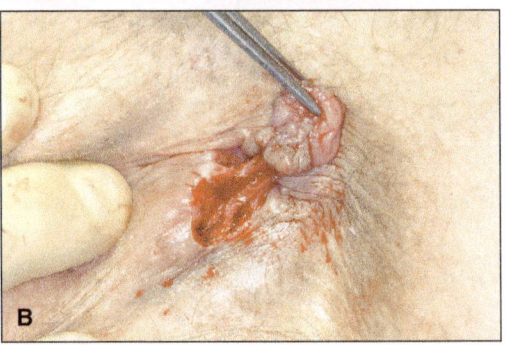

Passo 5. Pode haver sangramento durante o procedimento. O eletrocautério é usado para hemostasia. Usar uma pinça hemostática para clampear vasos sangrantes no ferimento também costuma fornecer controle eficaz. O instrumento pode ser removido após um minuto.

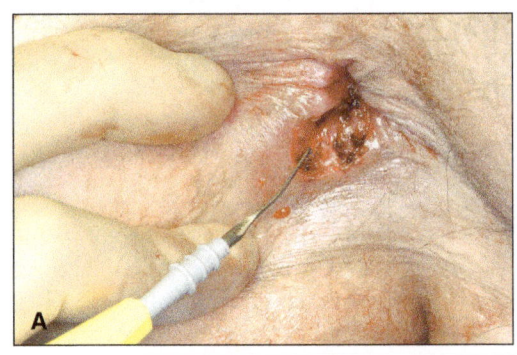

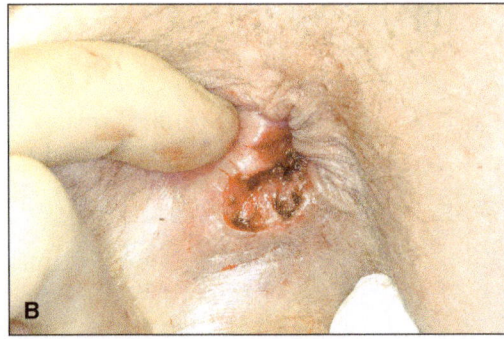

Passo 5

Passo 6. Deixar a área aberta para que haja cicatrização por segunda intenção. A aparência final da hemorroidectomia está mostrada.

- **DICA:** A maioria dos médicos não fecha o leito porque o ferimento cicatriza bem sem sutura e porque se economiza tempo. Além disso, o ferimento frequentemente abre após fechamento por sutura.

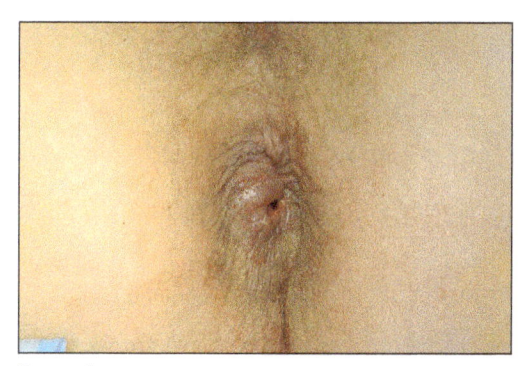

Passo 6

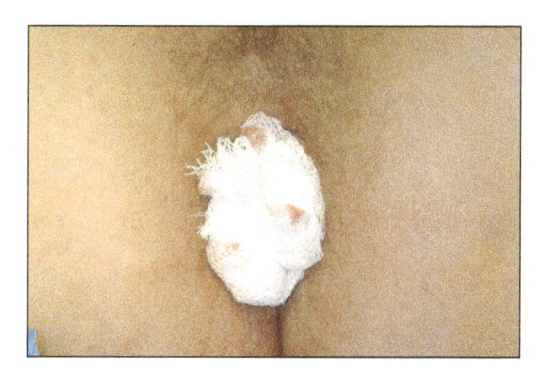

Passo 7. Aplicar um grande volume de gaze na ferida (não no ânus), de modo que seja possível trocá-la quando necessário.

Passo 7

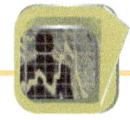

Complicações

- Sangramento
- Formação de cicatrizes
- Estenose anal
- Infecção
- Dor

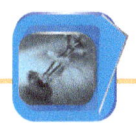

Considerações pediátricas

Esta condição é muito rara na população pediátrica.

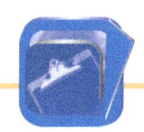

Instruções pós-procedimento

Agendar uma consulta de acompanhamento para o paciente em 4 a 6 semanas após o procedimento. Caso hemorroidas internas coexistentes sejam encontradas durante o procedimento, elas podem ser tratadas nesta ocasião. Enfatizar com o paciente a necessidade de fezes amolecidas. Usar modalidades múltiplas para amolecer as fezes, como laxantes, agentes para aumento do volume das fezes, alimentos ricos em fibra e aumento na ingestão diária de líquidos.

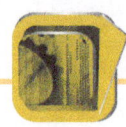

Informação sobre fontes de suprimento

- Os instrumentos da bandeja cirúrgica ambulatorial (ver Apêndice G) são adequados para a cirurgia hemorroidária. A adição de duas pinças hemostáticas retas pode ser benéfica. Alguns médicos preferem pinçar e elevar o coágulo e o complexo hemorroidário usando uma pinça de Allis.

- Todos os instrumentos estão disponíveis nos fornecedores de materiais cirúrgicos ou lojas de instrumentos.

- Uma bandeja de anestesia sugerida que pode ser usada neste procedimento está listada no Apêndice F.

Referências

Abramowitz L, Sobhani I, Benifla JL, et al. Anal fissure and thrombosed external hemorrhoids before and after delivery. *Dis Colon Rectum*. 2002;45:650-655.
Buls JG. Excision of thrombosed external hemorrhoids. *Hosp Med*. 1994;30:39-42.
Friend WG. External hemorrhoids. *Med Times*. 1988;116:108-109.
Grosz CR. A surgical treatment of thrombosed external hemorrhoids. *Dis Colon Rectum*. 1990;33:249-250.
Hulme-Moir M, Bartolo DC. Hemorrhoids. *Gastroenterol Clin*. 2001;30:183-197.
Hussain JN. Office management of common anorectal problems. *Prim Care Clin Office Pract*. 1999;26:35-51.
Janicke DM, Pundt MR. Anorectal disorders. *Emerg Med Clin North Am*. 1996;14:757-788.
Leibach JR, Cerda JJ. Hemorrhoids: modern treatment methods. *Hosp Med*. 1991;27:53-68.
Medich DS, Fazio VW. Hemorrhoids, anal fissure, and carcinoma of the colon, rectum, and anus during pregnancy. *Surg Clin North Am*. 1995;75:77-88.
Nagle D, Rolandelli RH. Primary care office management of perianal and anal disease. *Gastroenterology*. 1996;23:609-620.
Orkin BA, Schwartz AM, Orkin M. Hemorrhoids: what the dermatologist should know. *J Am Acad Dermatol*. 1999;41:449-456.
Perrotti P. Conservative treatment of acute thrombosed external hemorrhoids with topical nifedipine. *Dis Colon Rectum*. 2001;44:405-409.
Schussman LC, Lutz LJ. Outpatient management of hemorrhoids. *Prim Care*. 1986;13:527-541.
Zuber TJ. Diseases of the rectum and anus. In: Taylor RB, David AK, Johnson TA, et al., eds. *Family Medicine Principles and Practice*. 5th ed. New York: Springer-Verlag; 1998:788-794.
Zuber TJ. Hemorrhoidectomy for thrombosed external hemorrhoids. *Am Fam Physician*. 2002;65:1629-1632, 1635-1636, 1639.
2008 MAG Mutual Healthcare Solutions, Inc.'s Physicians' Fee and Coding Guide. Duluth, Georgia. MAG Mutual Healthcare Solutions, Inc. 2007.

PARTE IX

Procedimentos de Olhos, Orelhas, Nariz e Garganta

CAPÍTULO 95
Tratamento da Epistaxe Anterior

Stacy Kanayama, MD, ATC
E. J. Mayeaux, Jr., MD, DABFP, FAAFP

A epistaxe (i. e., sangramento nasal) é uma condição comumente observada no ambiente de cuidados primários. Como o suprimento sanguíneo da cavidade nasal se origina nas artérias carótidas, a epistaxe pode produzir um sangramento profuso. Este capítulo se concentra nos sangramentos anteriores, os mais comuns. Cerca de 80 a 90% dos sangramentos nasais se originam na parte anterior do septo nasal, conhecida como plexo de Kiesselbach. Esse plexo está facilmente acessível a objetos inseridos no nariz. A presença de trauma nasal, o uso recente de agentes intranasais, a presença de um corpo estranho, infecção recente, alergia nasal e ausência de sensação de sangue fluindo pela garganta são fatores que sugerem um local mais anterior de sangramento.

Distúrbios locais e sistêmicos podem causar sangramentos nasais (Tabela 95-1). Em um paciente com mais de 40 anos, frequentemente o sangramento é posterior e pode estar associado a doença sistêmica. O local do sangramento deve ser identificado em todos os pacientes, mesmo naqueles nos quais o sangramento tenha parado, pois a gravidade do problema e as opções de tratamento variam conforme a origem. Caso haja um sangramento intenso, a maior prioridade é assegurar as vias aéreas, a respiração e a circulação do paciente. Um terço das crianças que apresentam epistaxe recorrente são portadoras de uma coagulopatia não diagnosticada.

Quando um paciente apresenta epistaxe, é necessário obter um breve histórico para determinar a duração e a intensidade do sangramento e a presença de quaisquer fatores contribuintes. Tipicamente, os pacientes que apresentam epistaxe possuem história de sangramentos intermitentes que podem estar ativos ou temporariamente controlados no momento da consulta. Caso o sangramento seja intenso, pode-se considerar a realização de exames de hematócrito completo e de coagulação. É importante definir se o sangramento se origina na porção anterior ou posterior da cavidade nasal. Pode ser difícil determinar a fonte do sangramento, pois é possível que haja coágulos e o sangue pode fluir para o lado não afetado. Fazer com que o paciente assoe o nariz para remover os coágulos. A aspiração com uma ponta de Frazier pode ser útil. Iluminação e sucção adequadas são essenciais para um bom exame físico. Este deve incluir os sinais vitais, a avaliação da ortostasia e a inspeção da cavidade oral e da nasofaringe.

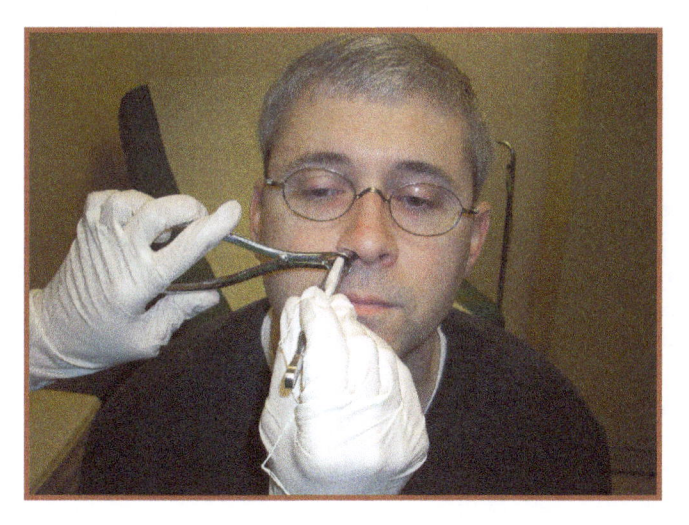

TABELA 95-1 Causas comuns de epistaxe

- Infecções como rinite, nasofaringite e sinusite
- Trauma, acidental (p. ex., fratura dos ossos nasais) ou autoinduzido (p. ex., colocar o dedo dentro do nariz)
- Corpo estranho nasal
- Atrofia da mucosa devido ao uso crônico de *sprays* corticosteroides nasais
- Cirurgia nasal
- Irritantes locais como abuso de *sprays* nasais e cocaína
- Mucosa nasal ressecada
- Rinite alérgica e atrófica
- Doenças cardiovasculares hipertensivas ou ateroscleróticas
- Tumores e pólipos, benignos ou malignos
- Defeitos nasais, congênitos ou adquiridos
- Distúrbios de coagulação, inclusive hemofilia A, hemofilia B, doença de von Willebrand, trombocitopenia e hipoprotrombinemia
- Doença hepática
- Insuficiência renal ou uremia
- Coagulação intravascular disseminada
- Indução por fármacos, incluindo anti-inflamatórios não esteroides (especialmente os salicilatos), heparina, varfarina, trombolíticos e metais pesados

A epistaxe anterior pode, normalmente, ser suspensa mediante pressão direta, uso de vasoconstritores, cauterização simples e tamponamento. A primeira manobra normalmente é a pressão direta, conseguida agarrando-se as asas do nariz distalmente com a técnica da mão fechada. Isso fornece uma compressão firme e torna mais fácil para o paciente manter a força da mão. Cronometrar o tempo de compressão nasal (5 a 10 minutos), pois os pacientes costumam subestimar o período de tempo decorrido. Caso a pressão direta não dê resultado, aplicar um agente vasoconstritor combinado com anestésico (Tabela 95-2) utilizando um *spray*, atomizador ou compressa. Uma compressa úmida possibilita maior contato com a mucosa nasal ao mesmo tempo que provoca um efeito de tamponamento local.

A cauterização química com bastões de nitrato de prata é um tratamento eficaz para sangramentos anteriores menores. Primeiramente, controlar o sangramento utilizando vasoconstritores, pressão direta, ou ambos, já que é difícil cauterizar uma área de sangramento ativo apenas por meios químicos. As técnicas de cauterização elétrica e térmica também podem ser empregadas, mas não são melhores no controle da hemorragia do que a química. Aparelhos para cauterização por calor à bateria, descartáveis, são de difícil controle quanto à profundidade da cauterização, podendo ocorrer lesões significativas.

O tamponamento nasal anterior deve ser considerado quando os métodos anteriores falharem após três tentativas. Preparar a cavidade nasal com uma combinação de vasoconstritor e anestésico (Tabela 95-2). A cavidade nasal é tamponada utilizando-se tiras de gaze impregnadas em vaselina ou iodofórmio, ou um equipamento comercial apropriado. Caso o tamponamento nasal não controle o sangramento anterior isolado, o tamponamento anterior deve ser reinserido para assegurar seu correto posicionamento. Deixar o tamponamento anterior em posição durante 48 horas. Pedir que o paciente relate a presença de febre ou recorrência de sangramento, retornando imediatamente caso ocorra novo sangramento ou haja sensação de sangue escorrendo pela garganta.

TABELA 95-2 Agentes vasoconstritores e anestésicos para epistaxe

- Fenilefrina a 0,5%-1% (Neo-Synephrine®), em mistura de 2:1 com lidocaína a 4% até uma dose total de 4 mg/kg de lidocaína
- Oximetazolina a 0,05% (Afrin®) em mistura com lidocaína a 4% até uma dose total de 4 mg/kg de lidocaína
- 0,25 mL de epinefrina a 1% (concentração de 1:1.000) em mistura com 20 mL de lidocaína a 4% até uma dose total de 4 mg/kg de lidocaína

Foram desenvolvidos produtos comerciais específicos para tornar a inserção do tamponamento nasal anterior mais fácil e mais confortável para o paciente. Esponjas de espuma de álcool polivinílico comprimidas (PVA) são confeccionadas a partir de um material esponjoso desidratado que se expande em contato com a umidade. Elas podem ser mais confortáveis do que o tampão feito com balão ou gaze. Há relatos de que a eficácia desse dispositivo é comparável a outros métodos. Também podem ser utilizadas esponjas hemostáticas (Gelfoam).

O tamponamento posterior pode ser necessário em sangramentos posteriores não controlados. As compressas posteriores exigem habilidade e prática no caso de sangramentos vigorosos, sendo mais bem realizadas em departamentos de emergência ou ambiente hospitalar por médicos com experiência nesse tipo de inserção.

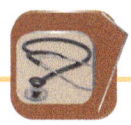

Equipamento

- Fonte de luz que deixa as mãos livres (pode ser um refletor cirúrgico, uma lâmpada de cabeça à bateria, ou luz fornecida por um assistente)
- Espéculo nasal
- Aplicadores com extremidades em algodão
- Ponta para sucção de Frazier conectada a suctor de parede contínuo
- Fórceps em baioneta
- Material para tamponar o local do sangramento, potencialmente incluindo compressas de algodão e esponjas hemostáticas (Gelfoam) e esponjas nasais Merocel®
- Agente para cauterização química
- Pomada antibiótica tópica (p. ex., Bacitracina® ou Neosporin®) no caso de utilizar Merocel®
- Medicação local para vasoconstrição: pode ser um *spray* nasal de fenilefrina a 0,5% a 1% (Neo-Synephrine®) ou oximetozalina a 0,05% (Afrin®)
- Medicação nasal para anestesia: lidocaína a 4% (até 4 mg/kg em dose total)
- Equipamento de proteção individual incluindo óculos, máscara, avental e luvas

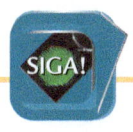

Indicações

- Epistaxe que persiste apesar da aplicação de pressão externa adequada

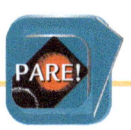

Contraindicações

- Ausência de epistaxe
- Anormalidades no coágulo, já que o tamponamento agressivo pode causar sangramento ainda maior (se possível, normalizar os mecanismos de coagulação antes de remover as compressas nasais)
- Doença pulmonar obstrutiva crônica (monitorar uma redução na pressão parcial de oxigênio)
- Trauma, especialmente facial (considerar encaminhamento)
- Suspeita ou confirmação de extravasamento de líquido cerebrospinal
- Abuso de drogas (p. ex., cocaína)
- Alergia a anestésicos ou vasoconstritores

O Procedimento

Passo 1. Anatomia arterial do septo nasal. O plexo de Kiesselbach é uma anastomose complexa das arteríolas da região superficial da mucosa nasal do septo. É alimentado pelos ramos septais das artérias etmoidal anterior (EA), etmoidal posterior (EP), esfenopalatina (E), labial superior (LS) e palatina maior (PM).

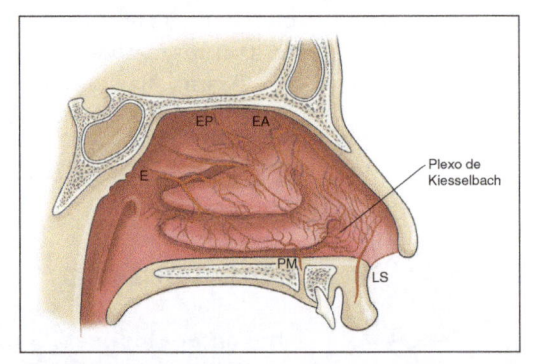

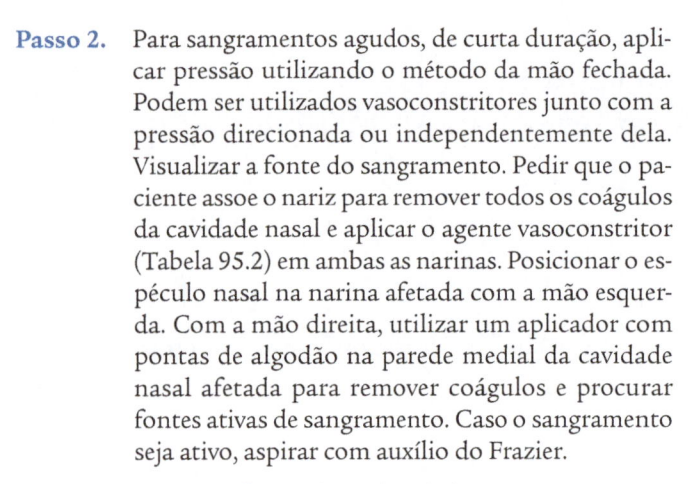

Passo 1

Passo 2. Para sangramentos agudos, de curta duração, aplicar pressão utilizando o método da mão fechada. Podem ser utilizados vasoconstritores junto com a pressão direcionada ou independentemente dela. Visualizar a fonte do sangramento. Pedir que o paciente assoe o nariz para remover todos os coágulos da cavidade nasal e aplicar o agente vasoconstritor (Tabela 95.2) em ambas as narinas. Posicionar o espéculo nasal na narina afetada com a mão esquerda. Com a mão direita, utilizar um aplicador com pontas de algodão na parede medial da cavidade nasal afetada para remover coágulos e procurar fontes ativas de sangramento. Caso o sangramento seja ativo, aspirar com auxílio do Frazier.

Passo 2

- **ATENÇÃO:** Utilizar dois dedos para comprimir o nariz (em vez do método da mão fechada) torna mais difícil manter o aperto e a pressão adequada no nariz.

- **ATENÇÃO:** Algumas vezes o sangramento cessa após a aplicação do vasoconstritor e da pressão direta subsequente. Esperar pelo menos uma hora para ter certeza de que o sangramento foi controlado antes de guardar o material e dispensar o paciente.

- **ATENÇÃO:** Se não for possível visualizar o local de origem do sangramento utilizando o espéculo nasal e aspirando com auxílio do Frazier, provavelmente o sangramento tem origem posterior, sendo necessário o encaminhamento para tamponamento posterior. Nesse caso, a região anterior das narinas precisa ser tamponada utilizando-se esponjas hemostáticas da forma descrita adiante, a fim de diminuir o sangramento.

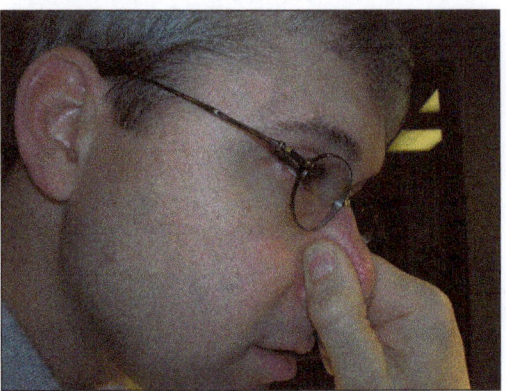

Passo 3. Cauterização química ou Gelfoam podem ser utilizados caso a epistaxe anterior não possa ser controlada com vasoconstritores, pressão direta, ou ambos. Preparar a cavidade nasal com uma combinação de vasoconstritor e anestésico. Após a suspensão do sangramento, secar a mucosa. Visualizar a cavidade nasal utilizando o espéculo para assegurar o correto posicionamento da gaze. Cauterizar a mucosa tocando a fonte do sangramento com a ponta de um bastão de nitrato de prata por 10 a 15 segundos. Remover os resíduos de nitrato de prata e aplicar uma pomada antibiótica se desejado. De maneira alternativa, posicionar delicadamente um pedaço de Gelfoam contra o local do sangramento. O sangue no local fará com que ele fique aderido à cavidade nasal. Cuidadosamente, remover o espéculo nasal e observar o surgimento de sangramento adicional.

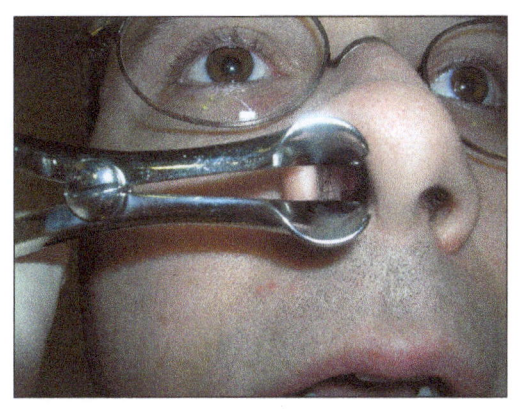

- ATENÇÃO: Pode ocorrer necrose tecidual caso os dois lados do septo sejam cauterizados na mesma sessão.

Passo 4. A seguir, aplicar um tampão com gaze nas epistaxes anteriores resistentes. Utilizando um fórceps em baioneta, apreender uma tira longa de gaze de 6,4 mm de largura, impregnada em vaselina ou iodofórmio, ou gaze simples saturada com pomada antibiótica, a cerca de 2 a 3 cm da extremidade. Deixar que a ponta se dobre, fazendo com que a primeira passada aplique duas camadas de gaze.

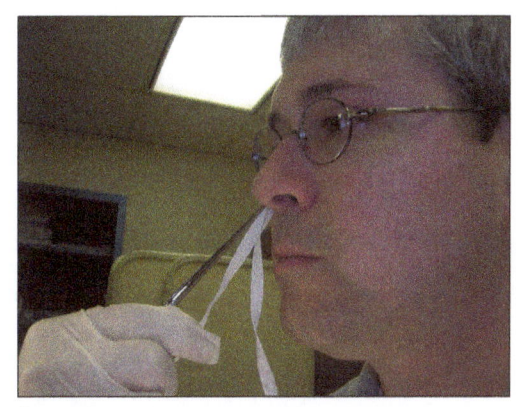

- ATENÇÃO: O tamponamento às cegas geralmente resulta no posicionamento frouxo da gaze e em compressão inadequada. Essa é, provavelmente, a maior causa de falha do tratamento.

Passo 5. Inserir a gaze através do espéculo nasal até o limite posterior do soalho da cavidade nasal.

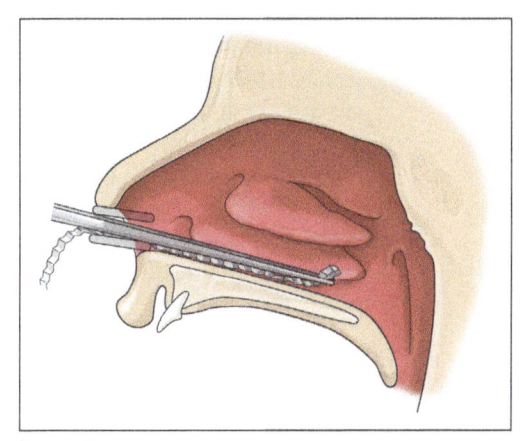

Passo 6. Retirar o fórceps em baioneta e o espéculo. Reintroduzir o espéculo nasal sobre a primeira camada de gaze do tampão. Apreender outra alça da gaze com o fórceps em baioneta. Inserir a gaze sobre aquela previamente inserida utilizando uma técnica de "sanfona" de forma que parte de cada camada fique mais anterior do que a camada prévia, evitando que ela caia posteriormente para dentro da nasofaringe. Em cada camada, utilizar o fórceps para empurrar suavemente a tira de baixo em direção inferior.

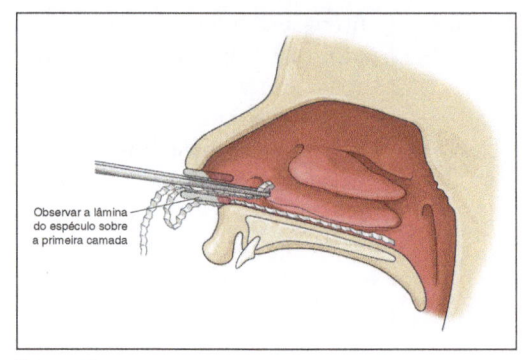

Observar a lâmina do espéculo sobre a primeira camada

Passo 6

Passo 7. Repetir os passos até que toda a cavidade nasal esteja preenchida com camadas de material do tampão. Observar o paciente por 30 minutos para assegurar que se tenha alcançado adequada hemostasia.

- **DICA:** Caso o paciente se queixe de asfixia ou sensação de corpo estranho na região posterior da garganta, procurar camadas do tamponamento nasal anterior que tenham caído posteriormente, para dentro da nasofaringe.

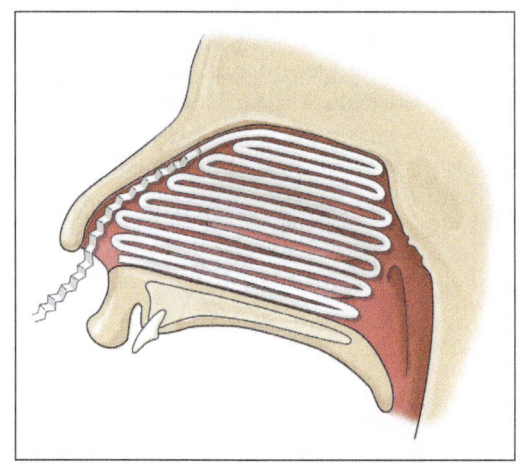

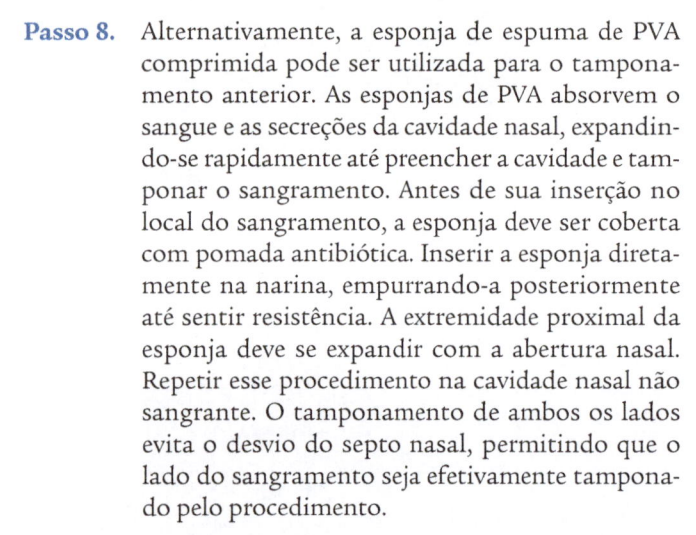

Passo 7

Passo 8. Alternativamente, a esponja de espuma de PVA comprimida pode ser utilizada para o tamponamento anterior. As esponjas de PVA absorvem o sangue e as secreções da cavidade nasal, expandindo-se rapidamente até preencher a cavidade e tamponar o sangramento. Antes de sua inserção no local do sangramento, a esponja deve ser coberta com pomada antibiótica. Inserir a esponja diretamente na narina, empurrando-a posteriormente até sentir resistência. A extremidade proximal da esponja deve se expandir com a abertura nasal. Repetir esse procedimento na cavidade nasal não sangrante. O tamponamento de ambos os lados evita o desvio do septo nasal, permitindo que o lado do sangramento seja efetivamente tamponado pelo procedimento.

Passo 8

- **DICA:** Gotas de vasoconstritor podem ser adicionadas à esponja de PVA caso seja necessária expansão adicional.

- **DICA:** Algumas esponjas possuem uma sutura ligada a uma das extremidades para facilitar a futura remoção. A sutura precisa ser deixada para fora da cavidade nasal e pode ser aderida à bochecha com esparadrapo para que não atrapalhe.

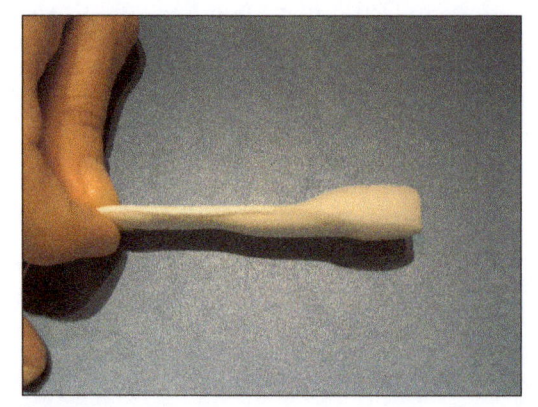

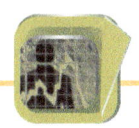

Complicações

- Persistência do sangramento
- Novo sangramento após a remoção da compressa/Gelfoam ou tampão
- Sinusite
- Dor
- Síndrome do choque tóxico (muito rara)
- Perfuração do septo (muito rara)

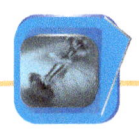

Considerações pediátricas

O tratamento do sangramento nasal anterior pode ser realizado da mesma forma em adultos e crianças. Entretanto, pode ser necessário encaminhamento a um especialista no caso de pacientes não cooperativos.

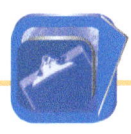

Instruções pós-procedimento

Os pacientes com epistaxe anterior devem ser instruídos a não assoar o nariz nem provocar trauma digital, devendo utilizar um umidificador de ambiente. Pode ser utilizado um *spray* nasal de solução salina para manter as membranas mucosas nasais úmidas. Pacientes nos quais foi realizado qualquer tipo de tamponamento nasal devem receber prescrições de analgésico e antibiótico oral profilático (amoxicilina com clavulanato, fluoroquinolonas) para prevenir o desenvolvimento de sinusite e síndrome do choque tóxico. Os pacientes devem ser instruídos a comprimir as narinas durante 15 a 20 minutos antes de buscar auxílio médico no caso da recorrência do sangramento. Caso isso seja suficiente para cessar o sangramento, não há necessidade imediata de atenção médica para a epistaxe. O tamponamento nasal deve permanecer durante 24 a 48 horas, e ao término desse período o paciente deve comparecer para acompanhamento.

Caso o sangramento esteja controlado, instruir o paciente a não manipular as narinas ou inserir corpos estranhos ou os dedos nas cavidades nasais. Podem ser aplicadas vaselina ou pomada antibiótica nas mucosas ressecadas com aplicadores com pontas de algodão uma ou duas vezes ao dias, por vários dias. Os pacientes devem evitar Aspirina® ou anti-inflamatórios não esteroides durante 3 a 4 dias. Caso o sangramento recomece, o paciente deve utilizar medidas caseiras como *sprays* nasais ou pressão direta durante 5 a 10 minutos antes de retornar para auxílio médico. Se o sangramento continuar após a compressão ser repetida pelo menos duas vezes mais, o paciente deve buscar auxílio médico imediatamente.

Referências

Chopra R. Epistaxis: a review. *J R Soc Health*. 2000;120:31-33.
Frazee TA, Hauser MS. Nonsurgical management of epistaxis. *J Oral Maxillofac Surg*. 2000;58:419-424.
Kotecha B, Fowler S, Harkness P, et al. Management of epistaxis: a national survey. *Ann R Coll Surg Engl*. 1996;78:444-446.
Murthy P, Laing MR. An unusual, severe adverse reaction to silver nitrate cautery for epistaxis in an immunocompromised patient. *Rhinology*. 1996;34:186-187.
O'Donnell M, Robertson G, McGarry GW. A new bipolar diathermy probe for the outpatient management of adult acute epistaxis. *Clin Otolaryngol*. 1999;24:537-541.
Pond F, Sizeland A. Epistaxis: strategies for management. *Aust Fam Physician*. 2000;29:933-938.
Pope LER, Hobbs CGL. Epistaxis: an update on current management. *Postgrad Med J*. 2005;81:309-314.

Pothula V, Alderson D. Nothing new under the sun: the management of epistaxis. *J Laryngol Otol.* 1998;112:331-334.

Randall DA. Epistaxis packing. Practical pointers for nosebleed control. *Postgrad Med.* 2006;119:77-82.

Randall DA, Freeman SB. Management of anterior and posterior epistaxis. *Am Fam Physician.* 1991;43:2007-2014.

Sandoval C, Dong S, Visintainer P, et al. Clinical and laboratory features of 178 children with recurrent epistaxis. *J Pediatr Hematol Oncol.* 2002;24:47-49.

Srinivasan V, Sherman IW, O'Sullivan G. Surgical management of intractable epistaxis: audit of results. *J Laryngol Otol.* 2000;114:697-700.

Swoboda TK. Epistaxis. In: Meldon S, Ma OJ, Woolard R, eds. *Geriatric Emergency Medicine.* New York: McGraw-Hill; 2003:475-478.

Tan LK, Calhoun KH. Epistaxis. *Med Clin North Am.* 1999;83:43-56.

2008 MAG Mutual Healthcare Solutions, Inc.'s Physicians' Fee and Coding Guide. Duluth, Georgia. MAG Mutual Healthcare Solutions, Inc. 2007.

CAPÍTULO 96
Remoção de Cerúmen Impactado

Michael G. Lamb, MD
Jeannette E. South-Paul, MD

A impacção de cerúmen é um dos problemas mais comuns encontrados na medicina de cuidados primários. Estima-se que 150.000 irrigações auriculares sejam realizadas por dia nos Estados Unidos e 25.000 por dia no Reino Unido. Um estudo relatou que o médico de família realiza 108 consultas de pacientes com cerúmen impactado por ano. A incidência de impacção de cerúmen é de quase 28% em adultos com retardo mental (i. e., pacientes portadores da síndrome de Down geralmente possuem meatos acústicos mais estreitos). Quase 40% dos pacientes acamados domiciliares cuidados por enfermeiros apresentaram impacção de cerúmen. Adultos mais idosos com deterioração intelectual e os que usam aparelho auditivo também apresentam esse problema com maior frequência.

Esse problema não é apenas comum, mas também é causa de morbidade significativa (i. e., prurido ótico, desconforto auricular, otite externa recorrente, perda da audição, constrangimento social, redução da cognição, prejuízo do desempenho no trabalho e na escola). Um estudo relatou 80% de melhora na audição após a remoção do cerúmen impactado. A resolução de tontura, vertigem e zumbido também foi observada. A melhora na função cognitiva também foi documentada com o tratamento bem-sucedido da impacção de cerúmen em grupos selecionados. Entretanto, de maneira geral, existem poucos trabalhos baseados em evidências no que diz respeito a dados sobre evolução e tratamento do cerúmen impactado.

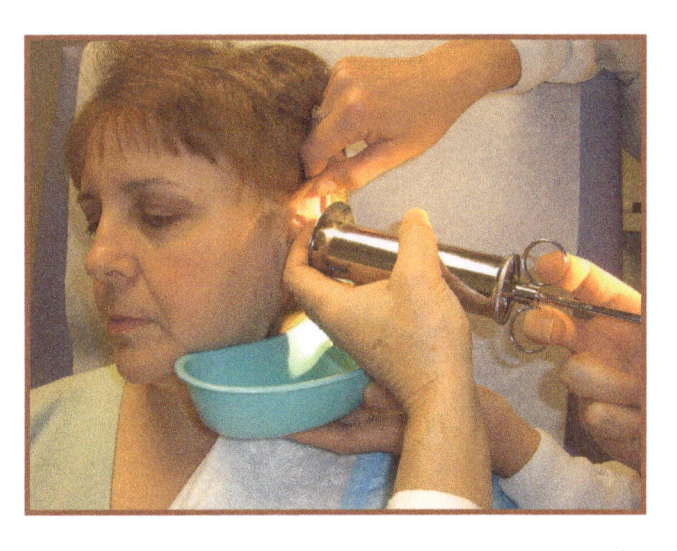

Existem dois tipos principais de cerúmen: úmido e seco. O tipo seco de cera do ouvido apresenta coloração amarelo-acinzentada, bronze ou amarelo-amarronzada. É de difícil remoção pela curetagem, mas é facilmente lavado com irrigação suave. O cerúmen úmido é marrom-escuro e pegajoso e apresenta uma maior concentração de lipídeos. É relativamente impermeável à água e, assim, sua remoção é mais eficiente pela curetagem manual. Portanto, o tipo de cera envolvido na impacção determina a abordagem geral do tratamento (irrigação ou curetagem). Existem vários solventes registrados supostamente eficazes na dissolução do cerúmen. Na sua maioria, os estudos controlados não comprovam que eles sejam mais eficazes do que a água pura.

Existe alguma controvérsia no que se refere ao melhor tipo de seringa para irrigação a ser utilizada. A seringa metálica "antiquada" tem sido utilizada por mais de dois mil anos. Recentemente, dispositivos de irrigação auricular com jato têm se tornado bastante populares. A membrana timpânica normal de cadáveres se rompe em uma pressão entre 0,3 e 0,8 atm. A resistência à tensão do tímpano declina com o avanço da idade. A seringa metálica tradicional utilizada para irrigação do meato acústico gera uma pressão máxima de 0,3 atm. Quando utilizada com delicadeza, a pressão gerada por esse dispositivo é evidentemente menor do que o limiar de ruptura da membrana timpânica normal e atrófica. Os autores deste capítulo realizaram mais de mil dessas irrigações sem provocar nenhuma perfuração do tímpano. A literatura cita uma taxa de perfuração de um para mil pacientes quando a seringa metálica tradicional é utilizada. Contrastando, um trabalho relatou uma taxa de perfuração em cadáveres de 6% com a irrigação auricular com jato. Parece que a seringa metálica padrão, quando utilizada de forma correta, é mais segura do que os dispositivos de irrigação auricular com jato.

O paciente deve ser informado sobre as potenciais complicações da remoção do cerúmen, em especial sobre o sangramento, que é relativamente comum na curetagem. Também são comuns uma leve tontura e uma sensação de ouvido cheio após a irrigação. Não deve acontecer perfuração da membrana timpânica em um paciente cooperativo, já que a cureta nunca deve ficar muito próxima a ela. Uma boa regra é nunca avançar a cureta mais do que metade do comprimento do meato acústico externo. Existem vários tipos de curetas auriculares. Elas podem ser metálicas ou plásticas. A cureta que apresenta uma laçada tipo arame na sua extremidade é útil na remoção de cerúmen seco. Tampões rígidos de cera são removidos mais eficientemente com uma cureta metálica rígida do tipo colher, com haste levemente angulada.

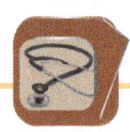

Equipamento

- Curetas para cerúmen: metálica com alça, metálica tipo colher, metálica angulada tipo colher ou plástica com alça
- Seringa metálica com mecanismo tipo pistão (também existem modelos em plástico)
- Cubeta metálica ou plástica em forma de rim (para receber a água da irrigação)
- Lâmpada de pedestal com haste flexível (para iluminar a abertura do meato acústico)
- Campo protetor (para cobrir o pescoço e o ombro do paciente)
- Otoscópio

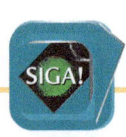

Indicações

- Impacção de cerúmen. Devido à morbidade associada (especialmente com relação à redução da audição), a impacção de cerúmen sempre deve ser realizada quando há obstrução de 50% ou mais do meato acústico, considerando que o paciente possa ficar parado ou seja possível mantê-lo imóvel.

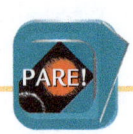

Contraindicações

CURETAGEM

- Paciente incapaz de cooperar, de parar quieto ou de ser mantido imóvel
- Reflexo de tosse excessivo
- Medicação anticoagulante com varfarina (Coumadin®)
- Trombocitopenia

- Coagulopatia
- Otite externa
- Sangramento auricular
- Suspeita de perfuração da membrana timpânica
- Furúnculo ou pústula ótica
- Impossibilidade de visualização adequada (excesso de pelos dentro da orelha ou anatomia incomum do meato acústico)

IRRIGAÇÃO

- Tímpano já rompido
- Presença de tubos de ventilação na membrana timpânica
- Otite média aguda
- Otite externa aguda, crônica ou recorrente
- Otite média recorrente ou crônica
- Diabete
- Outros pacientes imunossuprimidos
- Paciente incapaz de cooperar
- Hemotímpano
- Secreção sanguinolenta do ouvido
- Dor auricular recente
- Falha na remoção de quantidade significativa de cerúmen após cinco tentativas de irrigação
- Vertigem recorrente

O Procedimento

Irrigação para remoção de cerúmen

Passo 1. Foram escritos diversos trabalhos recomendando um protocolo específico para a remoção de cerúmen. Embora haja algumas considerações gerais comuns, não existe consenso baseado em evidências. O assistente deve trazer cubetas em forma de rim, curetas e uma seringa para irrigação no atendimento.

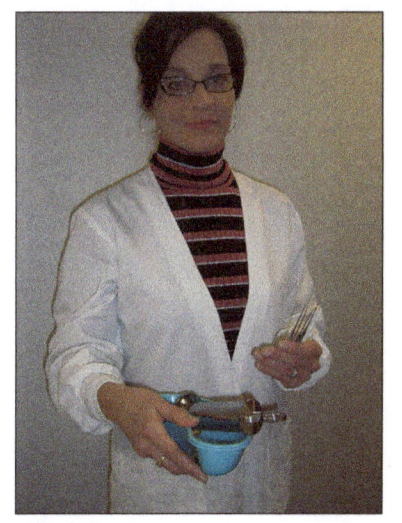

Passo 1

Passo 2. Inspecionar a seringa para irrigação para ter certeza de que o mecanismo de pistão se move suavemente.

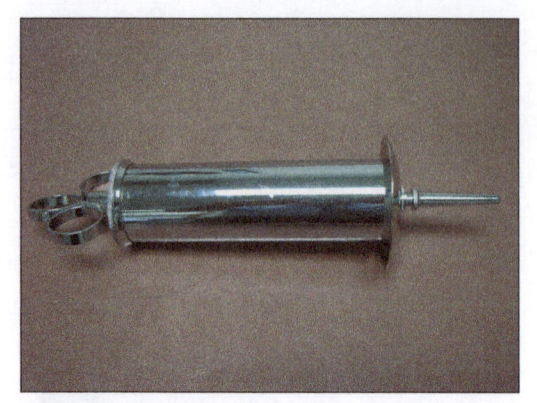

Passo 3. Examinar cuidadosamente as orelhas antes da irrigação. (Se possível, verificar se as membranas timpânicas estão intactas, buscar qualquer evidência de otite média ou externa e checar a sensibilidade do trago, presença de sangue no meato acústico e o tipo de cerúmen.)

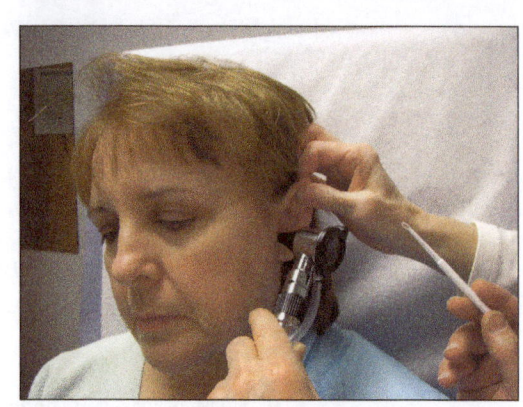

Passo 4. Confirmar se todos os encaixes da seringa estão conectados firmemente.

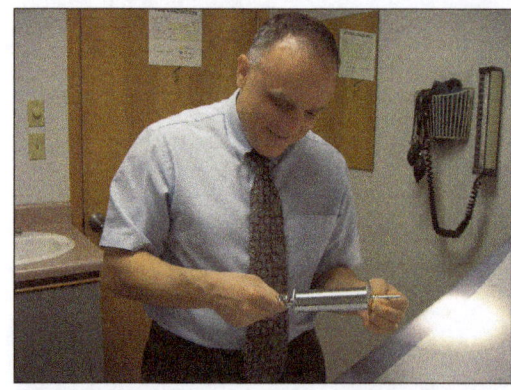

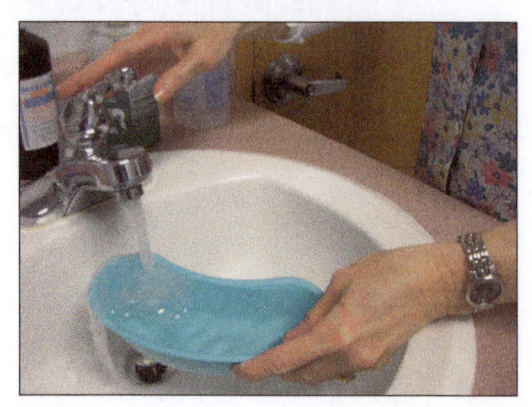

Passo 5. Encher uma das cubetas com água morna.

Passo 6. Preencher a seringa com a água morna.

- **ATENÇÃO:** Utilizar água muito quente ou muito fria aumenta o risco de estimular o reflexo vestibular e o nistagmo e a náusea associados.

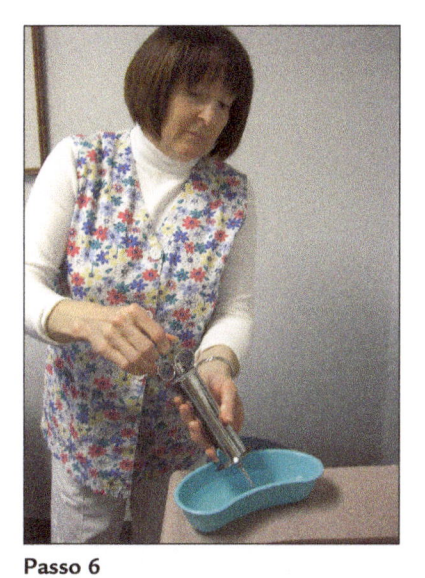

Passo 6

Passo 7. Retirar o ar da seringa e preencher com mais água (isso evita a ocorrência de um ruído alto de borbulhas que, obviamente, não é nada agradável para o paciente).

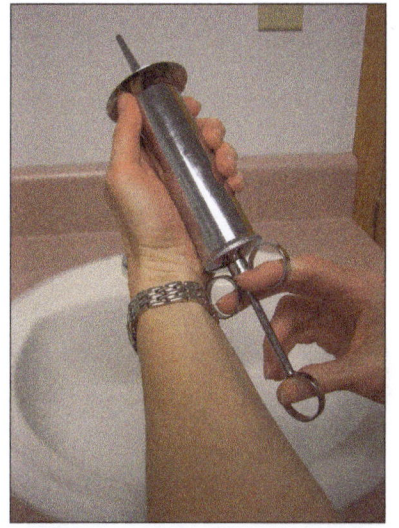

Passo 7

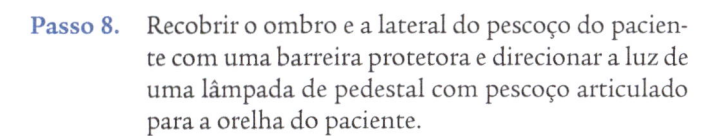

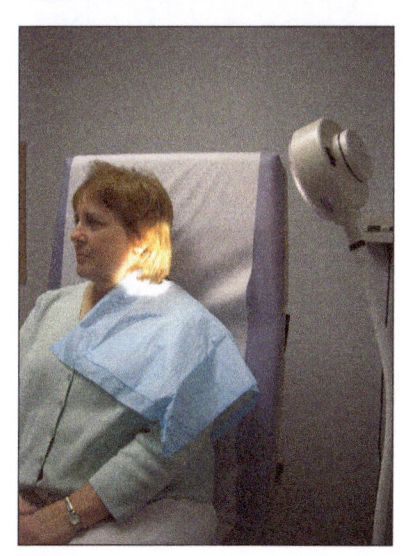

Passo 8. Recobrir o ombro e a lateral do pescoço do paciente com uma barreira protetora e direcionar a luz de uma lâmpada de pedestal com pescoço articulado para a orelha do paciente.

Passo 8

Passo 9. Pedir que o assistente retraia gentilmente o pavilhão auricular para abrir o meato acústico.

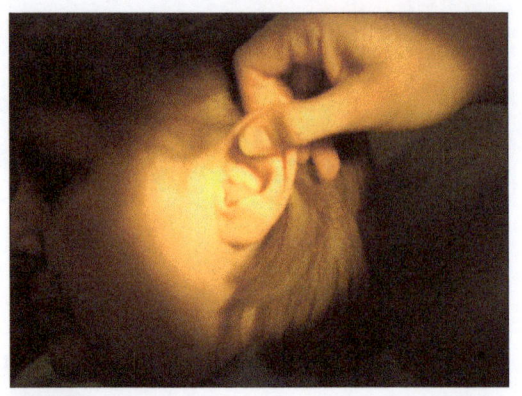

Passo 9

Passo 10. Segurar a ponta da seringa entre o segundo e o terceiro dedos. Colocar o polegar da mão oposta sobre o êmbolo.

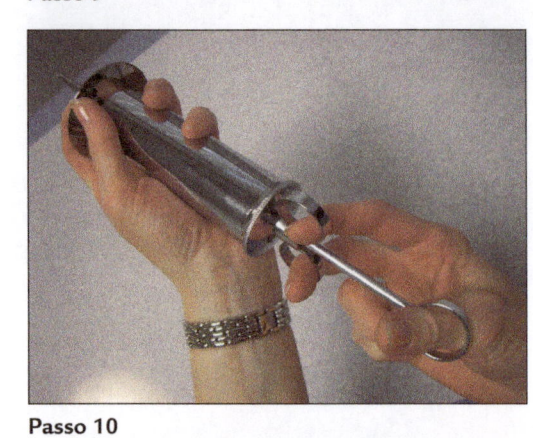

Passo 10

Passo 11. Posicionar apenas a extremidade da ponta da seringa dentro do meato.

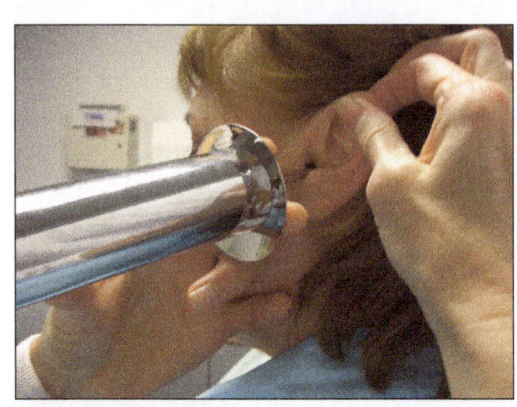

Passo 11

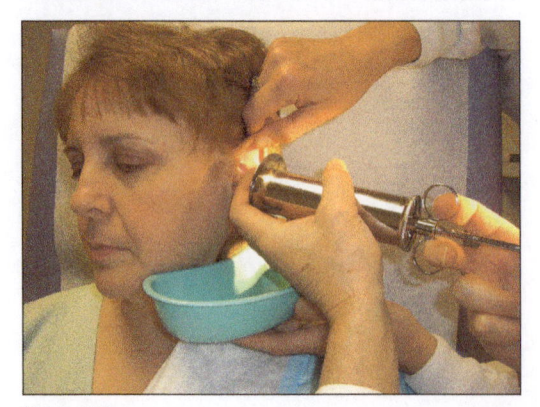

Passo 12. Pedir que o assistente segure a cubeta vazia sob a orelha para aparar a água da irrigação.

Passo 12

Passo 13. Irrigar suavemente pressionando com força leve o pistão da seringa de irrigação. Caso seja percebida resistência significativa, reavaliar o meato acústico. Reexaminar a orelha com um otoscópio para certificar-se do progresso e repetir o procedimento de irrigação até que o cerúmen seja removido.

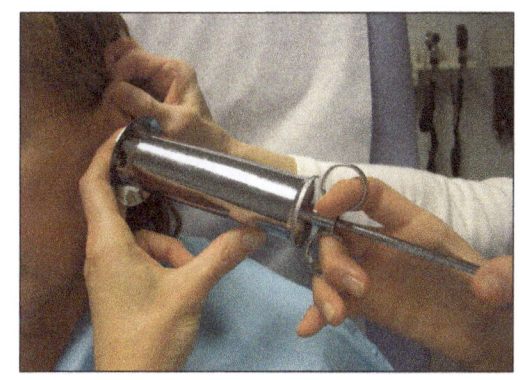

Passo 13

Remoção do cerúmen com cureta

Passo 1. Deve-se direcionar uma luz forte dentro da orelha enquanto o assistente retrai gentilmente o lóbulo para abrir o canal auricular o máximo possível. O paciente deve estar sentado e ser informado de que o procedimento é desconfortável, mas não doloroso. Ele deve ser instruído a permanecer imóvel. Levantar a parte posterior da mesa de exame pode ajudar o paciente a se manter parado. O paciente só precisa dizer "pare" para que o procedimento seja suspenso. Isso deve ocorrer caso ele perceba alguma dor. Escolher o tipo de cureta a ser utilizado.

Passo 2. A cureta angulada geralmente funciona melhor na maioria das impacções de cerúmen em adultos.

Passo 3. Segurando o otoscópio no aspecto inferior do meato acústico, avançar cuidadosamente a cureta sobre o tampão não mais do que 0,50 a 0,75 cm. A cureta é então ancorada no tampão de cerúmen e este é cuidadosamente extraído. Muito frequentemente o tampão pode ser removido inteiro. Em outros casos, são necessárias várias tentativas para remover todo o cerúmen. Nunca se deve tentar remover com uma cureta o cerúmen que está próximo da membrana timpânica, porque tal proximidade aumenta a chance de perfuração. Ocasionalmente, a retirada de algum cerúmen endurecido com a cureta permite uma irrigação mais fácil do meato acústico para completar a remoção de cera. Os pacientes também devem ser avisados antes do procedimento de que a colocação de um objeto na orelha induz, em algumas pessoas, o reflexo da tosse.

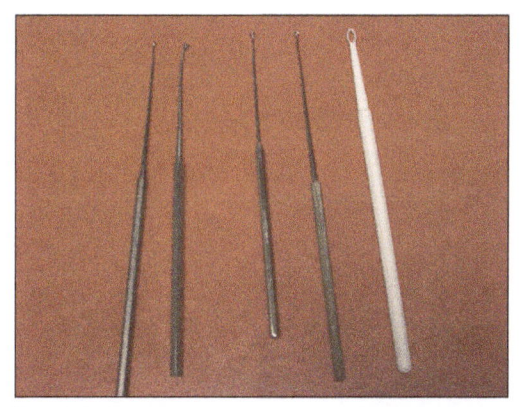

Passo 1

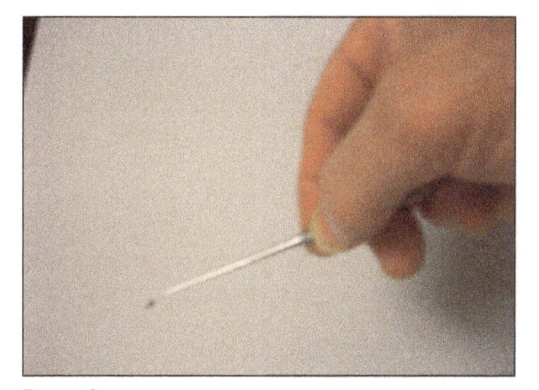

Passo 2

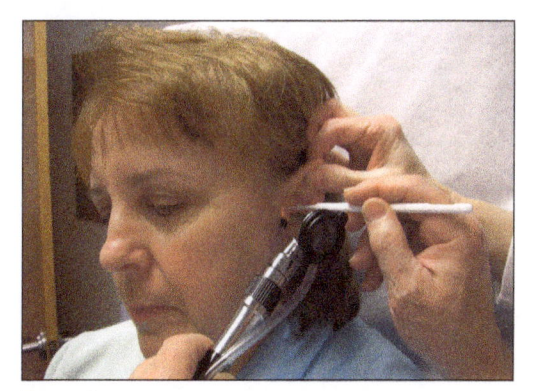

Passo 3

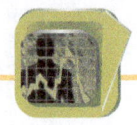

Complicações

TÉCNICA DE IRRIGAÇÃO

- Perfuração da membrana timpânica (incidência de 1:1.000)
- Pequeno sangramento no meato acústico
- Laceração do meato acústico
- Otite média
- Otite externa
- Vertigem
- Zumbido
- Hemotímpano
- Otite externa maligna (em pacientes diabéticos)

TÉCNICA DE CURETAGEM

- Perfuração da membrana timpânica
- Pequeno sangramento no meato acústico
- Laceração do meato acústico

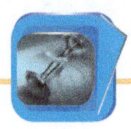

Considerações pediátricas

Normalmente os adolescentes são capazes de cooperar bem com qualquer dos procedimentos de limpeza. Mas esse não é o caso de crianças menores e bebês. Esses pacientes devem ser segurados em "posição fetal" pelo assistente enquanto o cerúmen é removido com uma cureta. Como o cerúmen nos bebês e nas crianças normalmente é do tipo seco, recomenda-se utilizar uma cureta plástica com alça. Essa cureta também dificulta a ocorrência de arranhões ou abrasões no meato acústico (uma consideração importante em pacientes potencialmente não cooperativos). Deve-se dar preferência a um assistente treinado e não aos pais no momento de segurar a criança. A irrigação é difícil em bebês e crianças pequenas. Provavelmente é executada de maneira mais eficaz com uma seringa plástica de 3 a 5 mL. Obviamente, o procedimento deve ser realizado da forma mais cuidadosa possível.

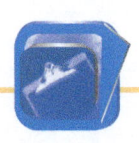

Instruções pós-procedimento

O paciente deve ser esclarecido quanto à sensação comum de ouvido cheio após a irrigação. Dor no ouvido, zumbido, febre, vertigem ou drenagem de sangue da orelha devem ser imediatamente relatados, pois podem ser sinais de complicações significativas. Em geral, quando se toma o cuidado suficiente seguindo as instruções corretamente, as complicações relacionadas ao tratamento da impacção de cerúmen são bastante raras.

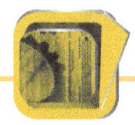

Informação sobre fontes de suprimento

- Otoscópios, curetas auriculares, cubetas auriculares ou para êmese, luminárias com haste flexível e seringas auriculares são materiais que podem ser obtidos em casas de equipamentos médicos.

- Agentes solventes de cerúmen, como óleo mineral, trietanolamina (Cerumenex®), peróxido de carbamida (Debrox®) ou cresil acetato (Cresylate®) podem ser obtidos em farmácias.

Referências

Bird S. The potential pitfalls of ear syringing: minimizing the risks. *Aust Fam Physician*. 2003;(March):150-151.

Eckhof J. A quasi randomized trial of water as a softening agent of persistent ear wax. *Br J Gen Pract*. 2001;51:635-637.

Guest J, Greenier M, Robinson A, et al. Impacted cerumen: composition, production, epidemiology and management. *Q JM*. 2004;97(8):477-488.

Hedgard-Jansen J, Bonding P. Experimental pressure induced rupture of the tympanic membrane in man. *Acta Otolaryng*. 1993;109:62-67.

Memel D, Langley C, Watkins C. Effectiveness of ear syringing in general practice. *Br J Gen Pract*. 2002;(Nov.): 906-911.

Sharp J, Wilson J. Ear wax removal: a survey of current practice. *Br Med J*. 1990;301:1251-1253.

Sorensen VZ, Bonding P. Can ear irrigation cause rupture of the normal tympanic membrane? *J Laryngol Otol*. 1991;101:75-78.

Zikk D, Lane B, Birchall M, et al. Invasive external otitis after removal of impacted cerumen by irrigation. *N Engl J Med*. 1991;325(13):969-970.

2008 MAG Mutual Healthcare Solutions, Inc.'s Physicians' Fee and Coding Guide. Duluth, Georgia. MAG Mutual Healthcare Solutions, Inc. 2007.

CAPÍTULO 97
Remoção de Calázio

Thomas B. Redens, MD

Os calázios se mostram como nódulos subcutâneos nas pálpebras. Eles se desenvolvem a partir da obstrução do ducto da glândula meibomiana na margem palpebral e quase sempre apresentam uma orientação radial em direção à margem da pálpebra. O vazamento de material sebáceo da glândula aumentada e obstruída induz o aparecimento de inflamação lipogranulomatosa. Os calázios costumam ser estéreis, embora as lesões possam ser infectadas secundariamente.

Os calázios são frequentemente confundidos com hordéolo ou tersol. Os hordéolos estão associados à infecção de uma gandula meibomiana (ou outra glândula acessória das pálpebras) e manifestam nódulos papebrais de aparecimento súbito, eritematosos e dolorosos que costumam formar abscessos e drenar espontaneamente. Embora os hordéolos normalmente sejam autolimitados, podem evoluir para calázios com cronicidade.

É importante ter em mente duas diferenciações entre os calázios e os hordéolos a fim de minimizar a confusão diagnóstica: (1) Os hordéolos são bastante dolorosos, enquanto os calázios normalmente são indolores e (2) os calázios são crônicos, enquanto os hordéolos são agudos. Os calázios frequentemente aparecem em indivíduos com distúrbios dermatológicos como dermatite seborreica ou rosácea e são altamente associados à blefarite.

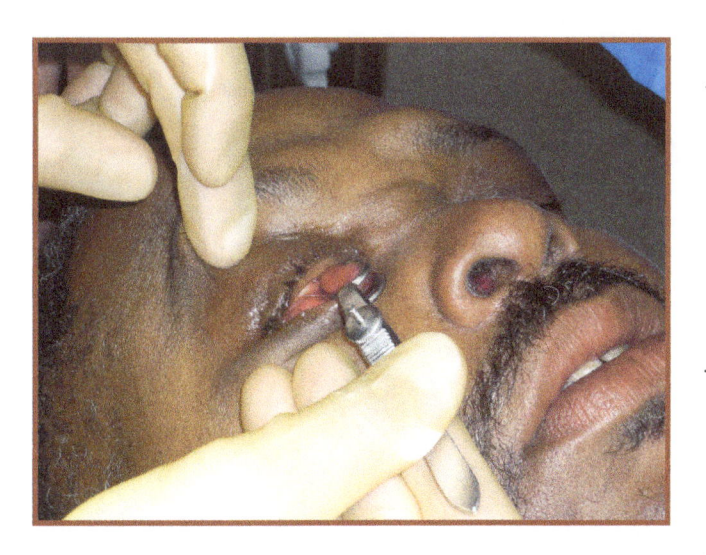

O cuidado conservador em geral é o único necessário para o tratamento bem-sucedido dos calázios, já que a abertura do ducto frequentemente resultará na resolução da inflamação. A aplicação de compressas de calor úmido quatro vezes ao dia deve ser a terapia inicial. Os pacientes são instruídos a utilizar um pano limpo molhado com água quente (enfatizar: não quente demais!) e segurá-lo de encontro aos olhos fechados. Quando a água esfriar, o paciente deve reaquecer o pano e repetir a compressa. O procedimento deve ser realizado por vários minutos. Juntamente com a compressa, a higiene básica da pálpebra é essencial. O paciente deve utilizar xampu para bebês para limpar as pálpebras, colocando uma pequena porção do produto na ponta do dedo e massageando suavemente a margem da pálpebra e a linha dos cílios com o olho fechado. Mais de um terço das lesões se resolverão dentro de três meses com esse tratamento, embora geralmente um período de um mês de terapias com compressas úmidas seja suficiente para identificar os pacientes que responderão ao tratamento conservador.

A segunda opção de tratamento conservador é a terapia antibiótica. Os agentes mais comumente utilizados são tetraciclina (250 mg 2x/dia) ou doxiciclina (100 mg 1x/dia). Normalmente os resultados são observados dentro de 1 a 2 meses após o início do tratamento.

A terapia antibiótica é bastante útil na prevenção da recorrência, e o paciente deve continuar o regime de compressas quentes e higiene da pálpebra. Antes de iniciar o tratamento com compressas/higiene da pálpebra com ou sem antibioticoterapia, é muito importante que o clínico realize a palpação do calázio – caso ele tenha consistência endurecida, são necessárias medidas mais agressivas.

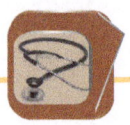

Equipamento

Para injeções de corticosteroides na lesão:

- Seringa TB com agulha 30G
- 0,05 a 0,2 mL de triancinolona (5 mg/dL)
- Proparacaína a 1% ou tetracaína a 0,5%

Para incisão e curetagem:

- Lidocaína a 1% sem epinefrina
- Proparacaína a 1% ou tetracaína a 0,5%
- Protetor plástico para córnea
- Pomada oftálmica
- Fórceps para calázio
- Lâmina de bisturi n°11
- Cureta para calázio

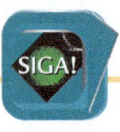

Indicações

- Nódulos palpebrais crônicos internos, com frequência de natureza recorrente
- Deformidade cosmética pelo calázio
- Irritação crônica pelo calázio
- Distúrbios visuais (início de astigmatismo) causados pelo calázio

Contraindicações

- Hordéolo (autolimita)
- Calázios nunca submetidos a tratamento conservador
- Calázios associados a blefarite crônica unilateral ou perda de cílios devido à possibilidade de malignidade – especialmente carcinoma de células sebáceas
- Calázios associados a distúrbios de cicatrização do olho (i. e., penfigoide cicatricial ocular, síndrome de Stevens-Johnson)
- Pacientes de pele mais escura (devido à despigmentação associada à aplicação intralesão de corticosteroides)

O Procedimento

Triancinolona intralesão

Passo 1. Estabilizar a cabeça do paciente. Ele deve permanecer em posição supina, podendo ser necessário o auxílio de um assistente para imobilizar a cabeça do paciente. Injetar 0,05 a 0,2 mL da solução de triancinolona no interior do calázio. No caso de abordagem externa, posicionar a agulha obliquamente para evitar a possível lesão do globo ocular.

Passo 1

Passo 2. No caso da abordagem interna, administrar uma gota de anestésico (proparacaína ou tetracaína) e estabilizar a pálpebra. Instilar gel de lidocaína (2% a 4%) no fundo de saco inferior. Fazer com que o paciente mantenha os olhos fechados por vários minutos antes da injeção permite uma boa anestesia da conjuntiva e reduz substancialmente o desconforto. Utilizar leve pressão sobre o local da injeção para minimizar o sangramento.

- **DICA:** Não esquecer de incluir despigmentação da pele e lesão ocular no termo de consentimento.

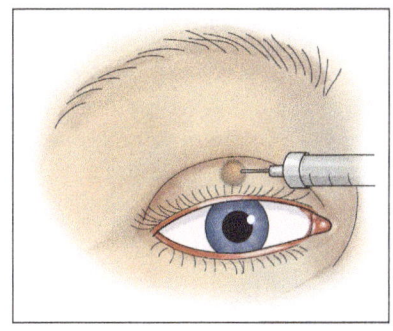

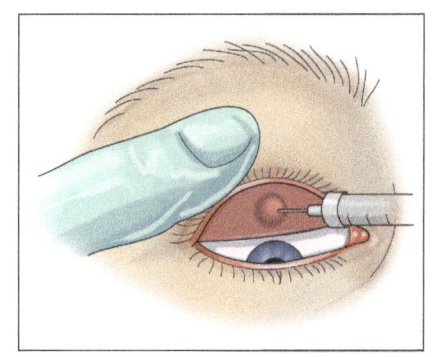

Passo 2

Incisão e curetagem

Passo 1. Estabilizar a cabeça do paciente. Ele deve permanecer em posição supina, podendo ser necessário o auxílio de um assistente para imobilizar a cabeça do paciente. O uso de gel de lidocaína é fortemente recomendado. A figura mostra um paciente com grande calázio ínfero-nasal (com pequeno componente externo que foi parcialmente manifestado). Posicionar um protetor plástico para córnea após a anestesia tópica. O protetor é colocado pedindo que o paciente olhe para baixo enquanto o profissional eleva delicadamente a pálpebra superior e desliza o protetor por baixo dela. Também existe uma ventosa que pode ser utilizada para a colocação e retirada do protetor de córnea.

- **ATENÇÃO:** O protetor de córnea pode interferir com o posicionamento do fórceps para calázio.

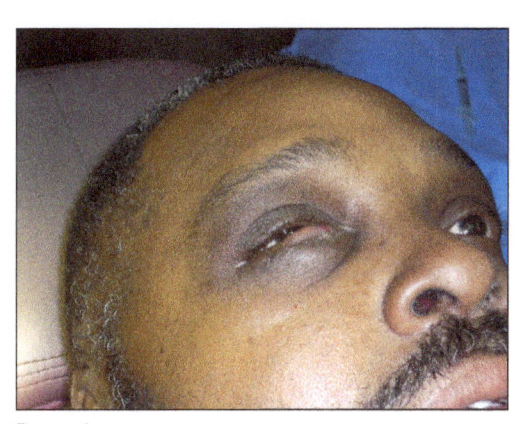

Passo 1

Passo 2. Administrar aproximadamente 0,2 mL de lidocaína sem epinefrina, por via subcutânea, sobre o calázio. A seguir, utilizar o fórceps para calázio. O mordente plano do fórceps deve ser colocado externamente (sobre a pele), enquanto o lado do anel é posicionado sobre a superfície conjuntival para circundar o calázio. Esse fórceps possui uma rosca que se aperta e mantém a pálpebra firmemente apreendida. Não apertar demasiadamente. Nesse momento, o fórceps é utilizado para everter a pálpebra e, dessa forma, expor o calázio.

- **ATENÇÃO:** Esse passo costuma gerar anestesia incompleta, já que o tarso é difícil de ser anestesiado completamente.

- **DICA:** Muito cuidado ao everter a pálpebra utilizando esse fórceps, pois pode ocorrer a desinserção do músculo levantador, resultando em ptose permanente.

Passo 3. Com a lâmina de bisturi nº 11, incisar cuidadosamente sobre o calázio (uma incisão de 3 mm é suficiente). Não realizar incisão de espessura total (através da pele) ou através da margem da pálpebra.

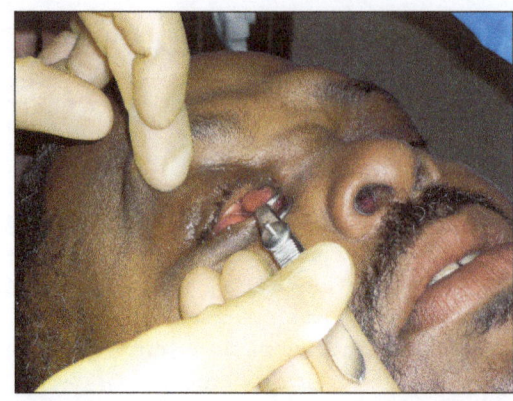

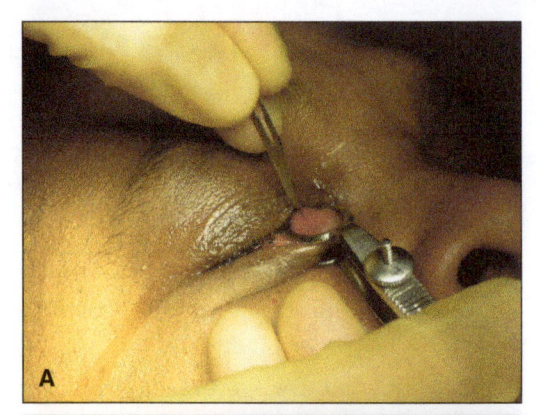

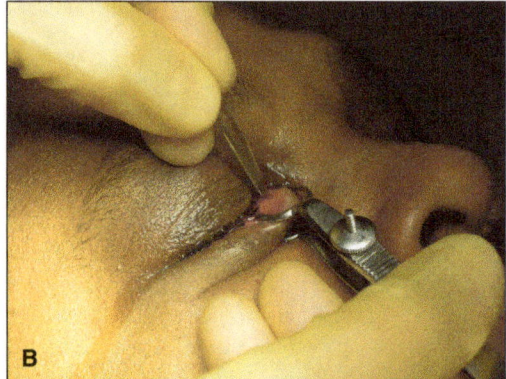

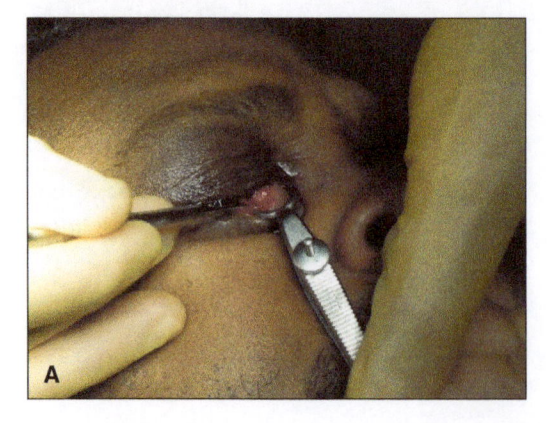

Passo 4. Com a cureta para calázio, remover cuidadosamente todo o material inflamatório lipogranulomatoso da cavidade, curetando bem todas as paredes.

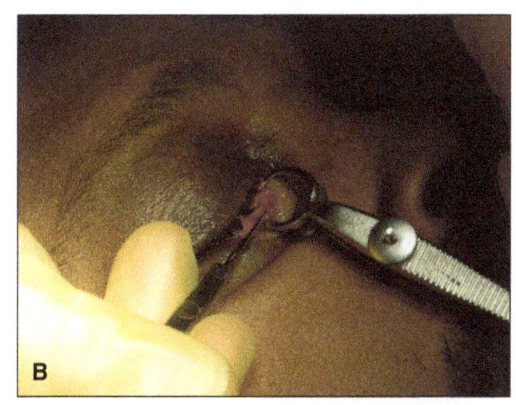

Passo 4

Passo 5. Remover cuidadosamente a cureta e o fórceps do campo, aplicando leve pressão com uma gaze. A figura mostra a pálpebra do paciente após a curetagem completa, com leve pressão sendo aplicada no local com um aplicador com extremidade de algodão.

- **ATENÇÃO:** Não esquecer que na injeção intralesão de corticosteroide ou na incisão e curetagem, o paciente deve se sentar e levantar lentamente. São muito comuns reflexos vasovagais com esses procedimentos.

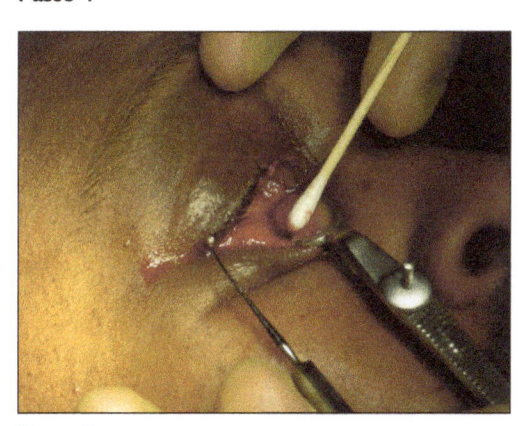

Passo 5

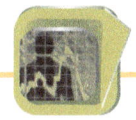

Complicações

- Recorrência do calázio
- Despigmentação da pele (em indivíduos de pele mais escura)
- Infecções (incomuns devido à boa irrigação da pálpebra)
- Sangramento (questionar o paciente quanto ao uso de anticoagulantes ou à presença de distúrbios da coagulação) – também não é um problema significativo
- Ptose (após o uso do fórceps para calázio) – mais comum em idosos
- Escoriações na conjuntiva – raras, associadas a uma incisão muito grande e outras doenças oculares (p. ex., penfigoide ocular cicatricial)
- Oclusão da artéria central da retina (rara) – associada a injeções perioculares de corticosteroides (inclusive nas pálpebras)
- Lesões oculares

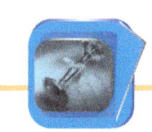

Considerações pediátricas

Geralmente as crianças (ou portadores de deficiência mental) que apresentam calázios necessitam de anestesia geral tanto para as injeções quanto para a incisão e curetagem. As mesmas complicações dos procedimentos se aplicam.

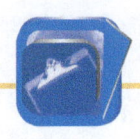

Instruções pós-procedimentos

Instruir o paciente para que telefone ou retorne imediatamente caso observe alguma alteração na visão, inchaço significativo, purulência ou sangramento excessivo. Tranquilizar o paciente quanto a lacrimejamento com um pouco de sangue e leve sensação de corpo estranho ao piscar, informando que são reações normais (associadas à incisão e curetagem). Os pacientes normalmente ficam mais confortáveis com um antibiótico oftálmico três vezes ao dia após a incisão e curetagem, embora seu uso não seja obrigatório.

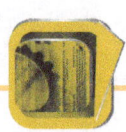

Informação sobre fontes de suprimento

- Alguns instrumentos e suprimentos podem ser encontrados no Apêndice G.

Referências

Epstein GA, Putterman AM. Combined excision and drainage with intralesional corticosteroid injection in the treatment of chronic chalazia. *Arch Opthalmol*. 1988;106:514–516.

Mannis MJ, Macsai MS, Huntley AC. *Eye and Skin Disease*. Philadelphia: Lippincott-Raven Publishers; 1996:644–647.

Ostler HB, Maibach HI, Hoke AW, et al. *Diseases of the Eye and Skin—A Color Atlas*. Philadelphia: Lippincott Williams & Wilkins; 2004:183, 196–197.

Vidaurri LJ, Pe'er J. Intralesional corticosteroid treatment of chalazia. *Ann Ophthalmol*. 1986;18:339–340.

2008 MAG Mutual Healthcare Solutions, Inc.'s Physicians' Fee and Coding Guide. Duluth, Georgia. MAG Mutual Healthcare Solutions, Inc. 2007.

CAPÍTULO 98

Remoção de Corpo Estranho Conjuntival e Corneano

E.J. Mayeaux Jr., MD, DABFP, FAAFP

Man T. Ton, MD

Objetos estranhos na conjuntiva ou na córnea são problemas comumente observados na clínica de cuidados primários e no setor de emergência. A remoção do objeto em geral é conseguida facilmente e pode ser realizada em ambiente ambulatorial. Quando da apresentação do paciente, deve-se realizar uma anamnese completa incluindo tipo de trabalho, condição do olho antes da lesão, provável tipo de corpo estranho (especialmente quando pode ser composto de ferro), mecanismo da lesão e se houve realização de primeiros socorros. Sempre testar e documentar a visão do paciente antes do tratamento. É possível utilizar um diagrama de acuidade visual de Snellen ou equivalente.

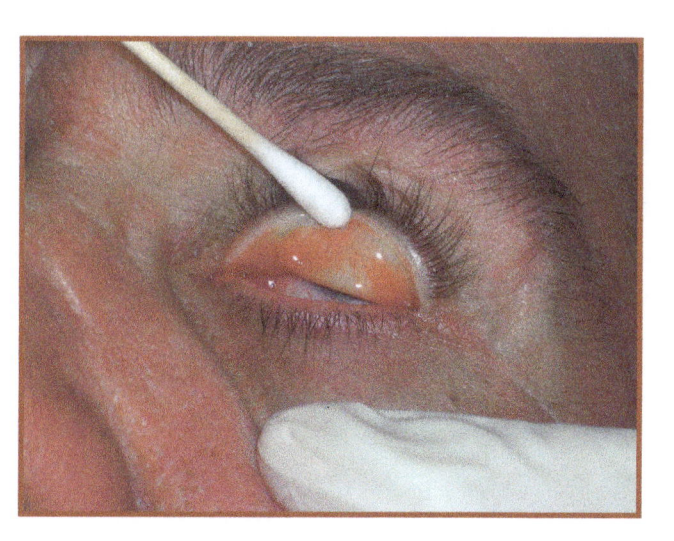

Devido ao risco de complicações, a obtenção de consentimento informado é necessária antes do início do tratamento. As possíveis complicações da remoção de corpo estranho incluem infecção, remoção incompleta do corpo estranho, perfuração da córnea, arranhões e deficiência visual permanente. Deve-se tomar cuidado especial com objetos estranhos à base de ferro, pois a ferrugem é tóxica para a córnea e pode impedir sua cicatrização.

Os epitélios conjuntivais e corneanos são algumas das áreas de cicatrização mais rápida do corpo. Caso são seja observado nenhum progresso em direção à cura em um período de 24 horas a partir da extração do corpo estranho, reexaminar o paciente em busca de algum corpo estranho remanescente ou sinais de infecção. A dor pode ser um importante indicador do desenvolvimento de ulceração da córnea ou da presença de algum outro corpo estranho. Assim, colírios anestésicos locais e corticosteroides tópicos não devem ser prescritos para os pacientes externos. Outra razão para evitar o uso de colírios anestésicos locais é o fato de que podem retardar a cicatrização da córnea, podendo levar à sua perfuração. Eles são frequentemente utilizados apenas durante o próprio procedimento da remoção mecânica de corpos estranhos.

Se o paciente apresentar dor significativa, pode-se considerar o uso de um agente cicloplégico para reduzir os espasmos da íris. Aplicar colírio ou pomada antibiótica para profilaxia. A pomada pode ser melhor do que o colírio, pois apresenta efeito lubrificante e capacidade de auxiliar na redução do rompimento do epitélio recém-formado. Deve ser prescrita medicação analgésica oral se indicado. Instruir o paciente a não esfregar os olhos, pois isso pode romper as novas camadas de epitélio da córnea.

Tradicionalmente, eram aplicados curativos oclusivos, pois em teoria eles reduziam a fotofobia, o lacrimejamento, a sensação de corpo estranho, a dor e o tempo de cicatrização. Entretanto, estudos indicam que esses curativos não melhoram os escores de dor, nem o tempo de cicatrização, ou mesmo a evolução do tratamento. Eles também podem reduzir a cooperação do paciente com o plano de tratamento.

O clínico deve ser bastante cuidadoso ao tentar remover objetos estranhos por meio de métodos mecânicos como aplicadores com pontas de algodão ou agulhas. A remoção dos objetos apresenta melhores resultados nos casos de corpos estranhos recentes e superficiais. Qualquer pressão para baixo sobre o objeto pode resultar em mais dano ao epitélio ou às camadas mais profundas. Caso o clínico não esteja certo de poder remover o objeto sem exercer pressão para baixo sobre ele, o paciente deve ser encaminhado a um oftalmologista para a remoção.

A reepitelização se completa em 3 a 4 dias em mais de 90% dos pacientes, mas pode levar semanas. Reexaminar a cada 24 horas até que o olho esteja curado. Realizar e documentar um teste de acuidade visual na última consulta. Continuar com o colírio ou pomada antibiótica por mais três dias após a última consulta. Normalmente o paciente é receptivo, nesse momento, a instruções sobre medidas de segurança como o uso de óculos de proteção. Caso a dor aumente a qualquer momento durante o período de acompanhamento ou apareçam sinais de infecção conjuntival ou orbital, encaminhar o paciente imediatamente a um oftalmologista.

É importante saber quando encaminhar os pacientes ao oftalmologista para reduzir os riscos de prejuízo ou perda da visão. As indicações para o encaminhamento imediato incluem a presença de um objeto intraocular, grande defeito epitelial da córnea, infiltrado ou pontos brancos na córnea, opacidade corneana, ou drenagem purulenta. O paciente também deve ser encaminhado imediatamente quando houver qualquer lesão química ou quando a dor ou o prejuízo funcional persistirem após a irrigação. A possível contaminação dos olhos com ácidos ou substâncias alcalinas constitui uma emergência oftalmológica real.

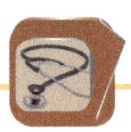

Equipamento

- Diagrama de Snellen ou qualquer diagrama de acuidade visual equivalente.
- Medicação: anestésico oftálmico tópico (p. ex., tetracaína ou proparacaína, colírio cicloplégico, pomada antibiótica tópica (p. ex., eritromicina, bacitracina ou sulfacetamida).
- Equipamentos de aumento, lupas e lâmpada de Wood podem ser encomendados em companhias de equipamentos médicos. Tiras de fluoresceína podem ser obtidas em farmácias.
- Outros materiais: aplicadores com pontas de algodão (*swabs*), agulha hipodérmica (26G), água estéril, soro fisiológico para infusão IV, oftalmoscópio.

Indicações

- Corpos estranhos pequenos, conjuntivais ou corneanos, alojados há 24 horas ou menos

Contraindicações

- Corpos estranhos alojados na córnea há mais de 24 horas (pelo risco de infecção)

- Corpos estranhos com ferro na constituição, que podem formar uma cobertura de ferrugem (contraindicação relativa)
- Paciente não cooperativo
- Corpos estranhos profundamente alojados ou centrais (encaminhamento para oftalmologista)
- Possível contaminação do olho com ácido ou substância alcalina (constitui emergência oftalmológica)
- Ruptura do globo (emergência oftalmológica)
- Hifema, opacificação da lente, anormalidade no exame da câmara anterior ou irregularidade da pupila (possível ruptura do globo, o que constitui emergência oftalmológica)
- Sinais e sintomas de infecção (encaminhamento para oftalmologista)

O Procedimento

Passo 1. Verificar e registrar a acuidade visual do paciente utilizando um diagrama de Snellen.

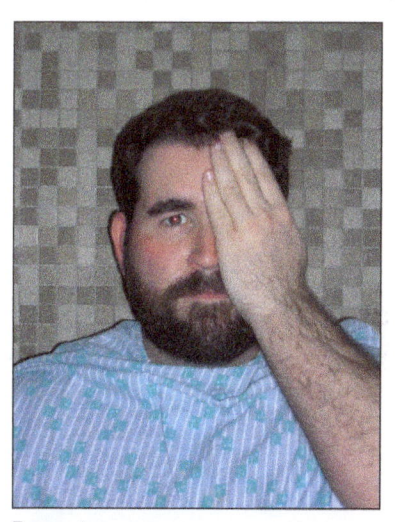

Passo 2. Colocar o paciente na posição supina. Para corpos estranhos na córnea, a cabeça do paciente deve ficar posicionada de forma que o corpo estranho e o olho estejam na posição mais elevada. Para corpos estranhos na conjuntiva, a cabeça deve ficar em uma posição que dê ao examinador o máximo acesso à área afetada.

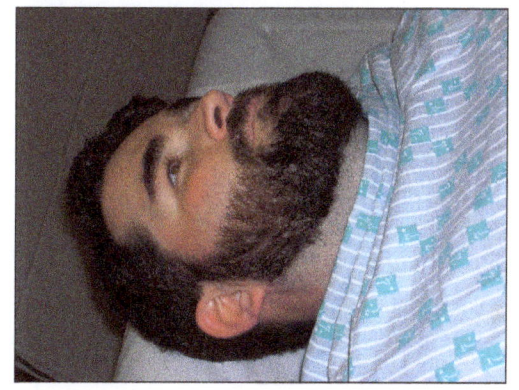

Passo 3. Separar as pálpebras do paciente com os dedos indicador e polegar da mão não dominante. Pedir que o paciente mantenha seu olhar fixo em um ponto distante e a cabeça imóvel durante todo o procedimento.

- **DICA:** Pode ser utilizado um espéculo ocular de metal, mas este normalmente não está disponível nos consultórios de cuidados primários.

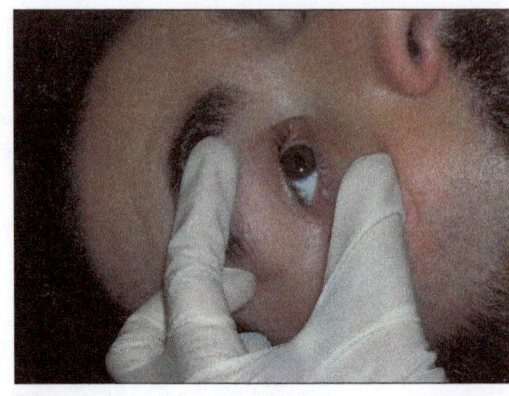

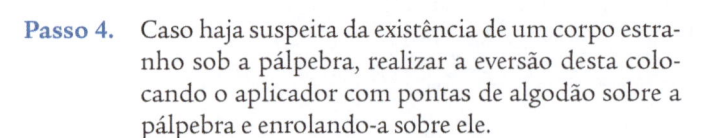

Passo 4. Caso haja suspeita da existência de um corpo estranho sob a pálpebra, realizar a eversão desta colocando o aplicador com pontas de algodão sobre a pálpebra e enrolando-a sobre ele.

- **ATENÇÃO:** Escoriações verticais na córnea podem indicar um corpo estranho alojado na pálpebra superior, o que exige a eversão da pálpebra e o exame com um aplicador com pontas de algodão.

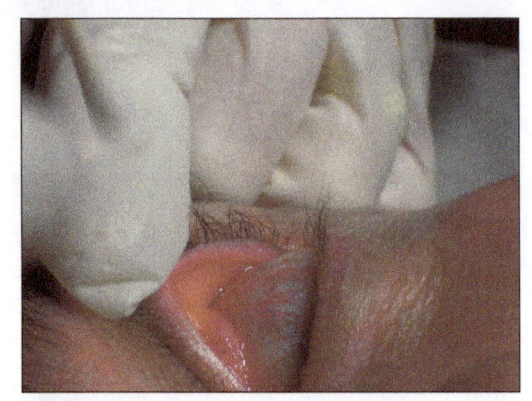

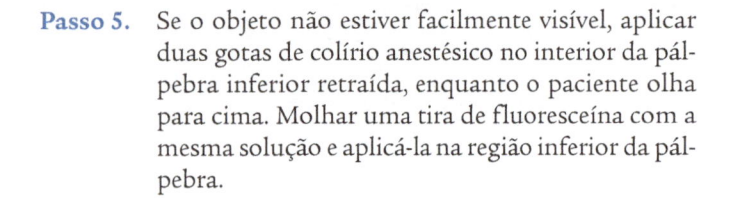

Passo 5. Se o objeto não estiver facilmente visível, aplicar duas gotas de colírio anestésico no interior da pálpebra inferior retraída, enquanto o paciente olha para cima. Molhar uma tira de fluoresceína com a mesma solução e aplicá-la na região inferior da pálpebra.

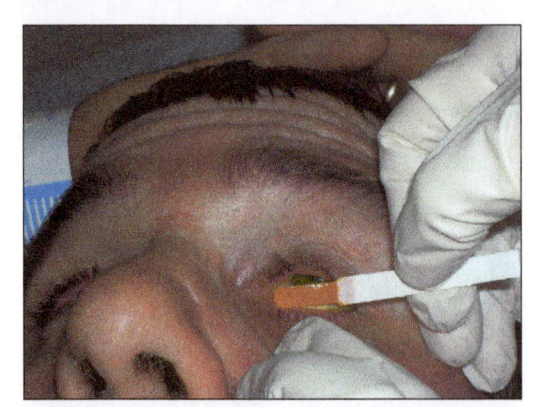

Passo 6. Inspecionar a pálpebra sob iluminação de uma lâmpada de Wood para identificar poças de corante próximas a objetos ou abrasões que auxiliem na localização do corpo estranho ou demonstrem uma abrasão.

- **ATENÇÃO:** A colocação de gotas diretamente na córnea ferida pode ser muito dolorosa.

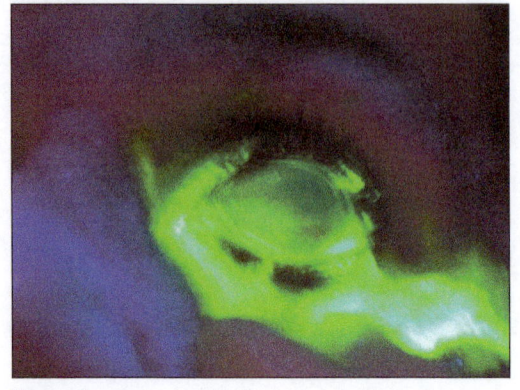

Passo 7. Tentar lavar o objeto utilizando soro fisiológico esterilizado ou um irrigante oftálmico. Isso pode ser feito pela aplicação de um pequeno e contínuo volume de fluido no olho afetado. Um método alternativo é colocar uma bolsa intravenosa de soro fisiológico com um tubo na extremidade, cortando essa extremidade do tubo e utilizando o leve fluxo que sai para irrigar o olho.

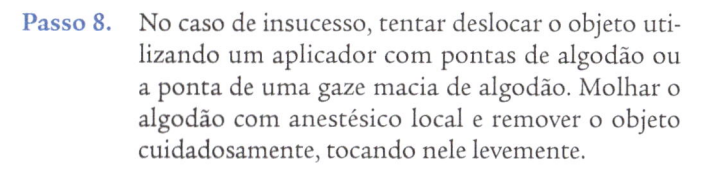

Passo 8. No caso de insucesso, tentar deslocar o objeto utilizando um aplicador com pontas de algodão ou a ponta de uma gaze macia de algodão. Molhar o algodão com anestésico local e remover o objeto cuidadosamente, tocando nele levemente.

- **ATENÇÃO:** Nunca empregar força ou esfregar a córnea, pois esse procedimento gera dor, danifica o epitélio e causa lesões corneanas profundas.

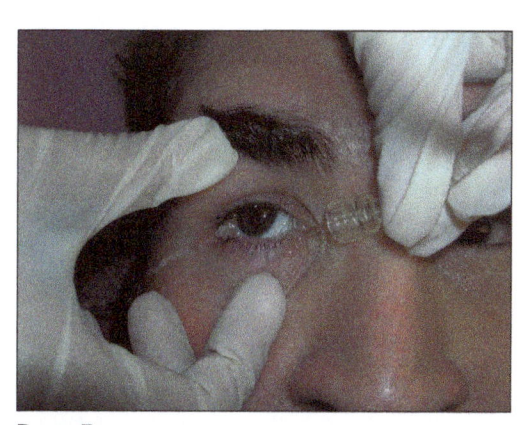

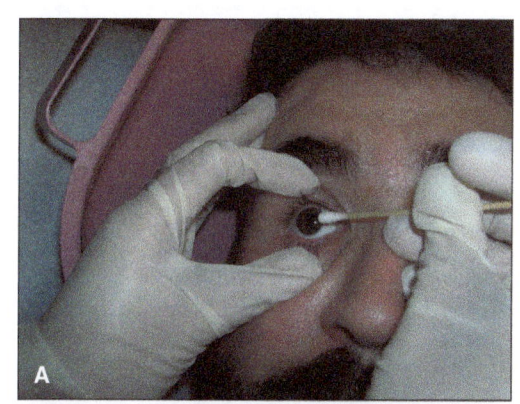

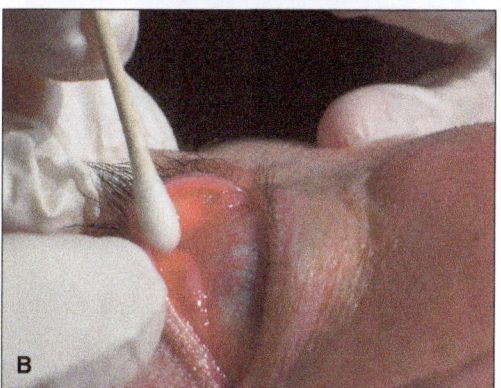

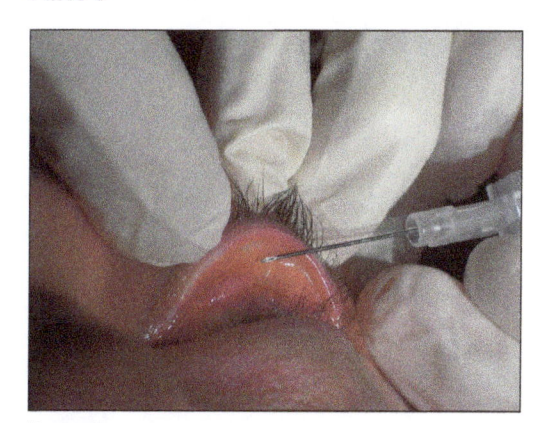

Passo 9. Se o objeto ainda estiver alojado, pode-se utilizar uma agulha estéril para removê-lo. Colocar uma agulha 26G em uma seringa TB e segurá-la como uma caneta. Estabilizar a mão operante sobre a sobrancelha ou o arco zigomático do paciente. Retirar o objeto orientando o bisel da agulha em uma direção superior e tangencial.

Passo 10. Utilizar a ponta da agulha para levantar o objeto com cuidado. Virar a cabeça do paciente para o lado e irrigar copiosamente o olho. Testar e registrar outra vez a acuidade visual do paciente.

- **ATENÇÃO:** Caso o objeto não possa ser removido prontamente, encaminhar o paciente a um oftalmologista para remoção sob lâmpada de fenda.

- **ATENÇÃO:** Caso seja encontrado algum traço residual de ferrugem na córnea, encaminhar o paciente imediatamente a um oftalmologista, pois a ferrugem é tóxica para o epitélio corneano.

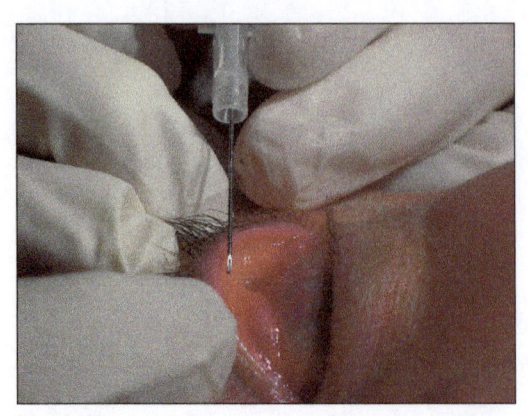

Passo 10

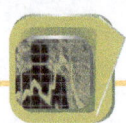

Complicações

- Infecção
- Perfuração da córnea
- Escoriação
- Prejuízo visual
- Ulceração da córnea

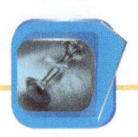

Considerações pediátricas

O histórico do acidente é menos específico, pois a criança pode não ser capaz de descrever os sintomas ou o mecanismo da lesão. Sempre que uma criança não conseguir abrir o olho ou se recusar a fazê-lo, deve-se descartar um trauma penetrante. Depois disso, recomenda-se que seja feita uma tentativa de mensurar a acuidade visual com uma técnica apropriada para a idade. Pode-se utilizar anestésico oftálmico tópico para facilitar o exame, o qual é semelhante ao utilizado nos adultos. A criança e os pais devem ser informados de que, inicialmente, o anestésico provoca sensação de queimação.

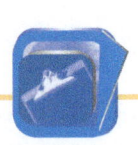

Instruções pós-procedimentos

Para pequenas abrasões (<3 mm), não é necessário acompanhamento quando a visão do paciente estiver normal. Abrasões relacionadas ao uso de lentes de contato necessitam de acompanhamento diário até que estejam curadas para evitar ulcerações. Grandes abrasões (>3 mm) com sintoma de perda visual exigem acompanhamento cuidadoso.

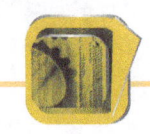

Informação sobre fontes de suprimento

- Todos os suprimentos necessários podem ser obtidos em casas de material hospitalar ou farmácias.

Referências

Appen RE, Hutson CE. Traumatic injuries: office treatment of eye injury, 1: injury due to foreign materials. *Postgrad Med*. 1976;60:223-225, 237.

Gumus K, Karakucuks, Mirza E. Corneal injury from a metallic foreign body—an occupational hazard. *Eye Contact Lens*. 2007;33(5):259-260.

Holt GR, Holt JE. Management of orbital trauma and foreign bodies. *Otolaryngol Clin North Am*. 1988;21:35-52.

Kaiser PK. A comparison of pressure patching versus no patching for corneal abrasions due to trauma or foreign body removal: Corneal Abrasion Patching Study Group. *Ophthalmology*. 1995;102:1936-1942.

Le Sage N, Verreault R, Rochette L. Efficacy of eye patching for traumatic corneal abrasions: a controlled clinical trial. *Ann Emerg Med*. 2001;38:129-134.

Nayeen N, Stansfield D. Management of corneal foreign bodies in A&E departments. *Arch Emerg Med*. 1992;9:257.

Newell SW. Management of corneal foreign bodies. *Am Fam Physician*. 1985;31:149-156.

Owens JK, Scibilia J, Hezoucky N. Corneal foreign bodies—first aid, treatment, and outcomes: skills review for an occupational health setting. *AAOHN J*. 2001;49:226-230.

Peate WF. Work related eye injuries and illnesses. *Am Fam Physician*. 2007;75:7.

Reich JA. Removal of corneal foreign bodies. *Aust Fam Physician*. 1990;19:719-721.

Stout A. Corneal abrasion. *Pediatric Rev*. 2006;27:11.

2008 MAG Mutual Healthcare Solutions, Inc.'s Physicians' Fee and Coding Guide. Duluth, Georgia. MAG Mutual Healthcare Solutions, Inc. 2007.

CAPÍTULO 99
Nasolaringoscopia com Fibra Óptica Flexível

T.S. Lian, MD, FACS

A nasolaringoscopia com fibra óptica flexível é uma técnica bastante útil que permite o exame completo do nariz/nasofaringe/hipofaringe/laringe. Uma vez que o endoscópio de fibra óptica passa através da cavidade nasal e da nasofaringe, essas áreas também são facilmente examinadas. O exame direto das áreas pode fornecer dados mais completos do que as técnicas indiretas como o exame com espelho e a técnica mais limitada usando espéculo nasal.

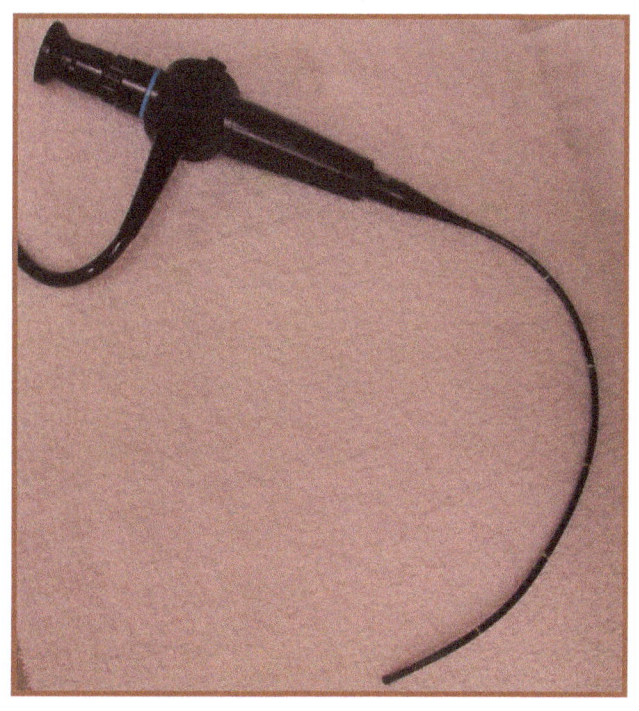

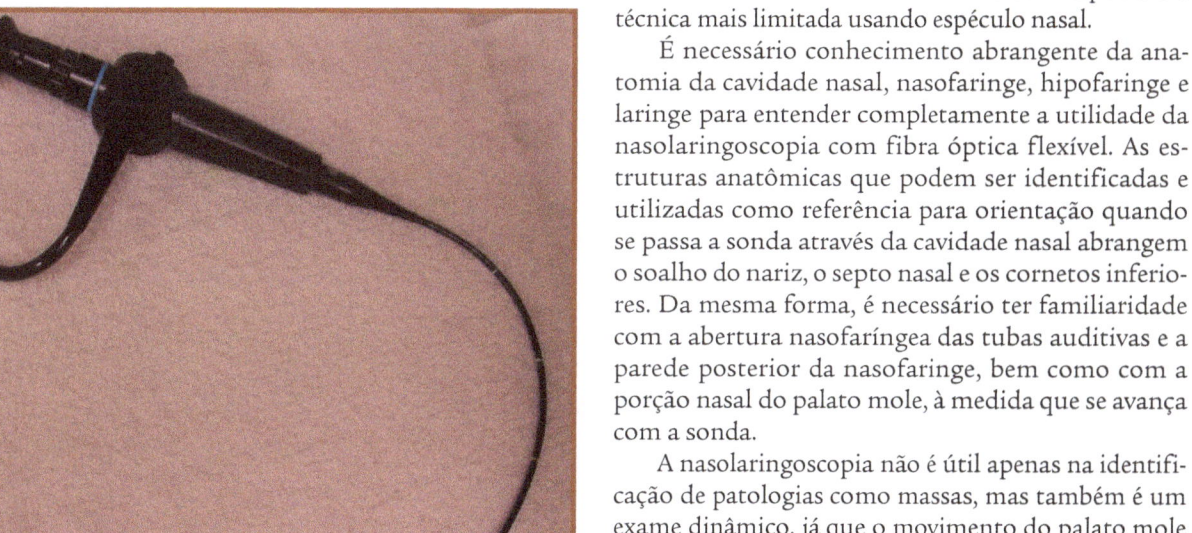

É necessário conhecimento abrangente da anatomia da cavidade nasal, nasofaringe, hipofaringe e laringe para entender completamente a utilidade da nasolaringoscopia com fibra óptica flexível. As estruturas anatômicas que podem ser identificadas e utilizadas como referência para orientação quando se passa a sonda através da cavidade nasal abrangem o soalho do nariz, o septo nasal e os cornetos inferiores. Da mesma forma, é necessário ter familiaridade com a abertura nasofaríngea das tubas auditivas e a parede posterior da nasofaringe, bem como com a porção nasal do palato mole, à medida que se avança com a sonda.

A nasolaringoscopia não é útil apenas na identificação de patologias como massas, mas também é um exame dinâmico, já que o movimento do palato mole e das pregas vocais pode ser avaliado. Outra facilidade da nasolaringoscopia com fibra óptica flexível é a possibilidade de se gravar o exame quando a sonda é acoplada a uma câmera. Essa documentação é útil, pois exames anteriores podem ser revistos e comparados.

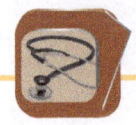

Equipamento

- Existem vários tipos de laringoscópios com fibra óptica flexível; no entanto, todos eles possuem características básicas comuns, incluindo um monóculo para visualização; peça de mão com controles para flexionar a extremidade da fibra óptica; e o feixe de fibras ópticas que é inserido durante o exame. O diâmetro da maioria dos feixes de fibra óptica varia entre 3 e 4 mm, com o comprimento de trabalho normalmente superior a 300 mm. Também é necessária uma fonte de luz.

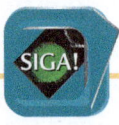

Indicações

- Odinofagia
- Disfagia
- Hemoptise
- Disfonia (rouquidão)
- Dispneia
- Estridor
- Epistaxe
- Obstrução crônica das vias aéreas nasais
- Corpo estranho
- Otite média unilateral grave no adulto

Contraindicações

- Paciente não cooperativo
- Sangramento intratável
- Colapso obstrutivo das vias aéreas
- Suspeita de epiglotite/supraglotite em uma criança

O Procedimento

Passo 1. Obter o consentimento informado. Perguntar ao paciente se ele respira melhor por algum dos lados do nariz. Caso haja uma diferença perceptível, deve-se passar a sonda através do lado do nariz pelo qual é mais fácil respirar. Insuflar *spray* descongestionante tópico, como fenilefrina (Neo-Synephrine®) ou oximetazolina (Afrin®), bem como um anestésico como lidocaína a 4% tópica, na cavidade nasal. Também pode-se borrifar *spray* de benzocaína na cavidade oral e orofaringe para um melhor efeito anestésico.

- **ATENÇÃO:** A solução de lidocaína possui gosto amargo. O paciente deve ser avisado sobre esse efeito desagradável. O examinador deve fazer uma pausa durante alguns segundos após administrar os primeiros dois jatos para que o anestésico faça efeito e permitir que o paciente reaja ao gosto.

Passo 2. Normalmente a sonda é segurada com a mão dominante, guiando o feixe de fibra óptica, e a mão não dominante fica segurando o dispositivo visual na outra extremidade da sonda e operando o controle de flexão/extensão.

Passo 3. O polegar é utilizado para deslizar o controle de deflexão fazendo com que a ponta da sonda se curve para cima ou para baixo. A ação de giro com força do primeiro e segundo dedos da mão direita faz com que a ponta da sonda sofra um efeito de torque a partir de seu movimento vertical para a direita e para a esquerda, e o movimento continuado para cima e para baixo do polegar da mão esquerda facilita a curva para a esquerda e a direita.

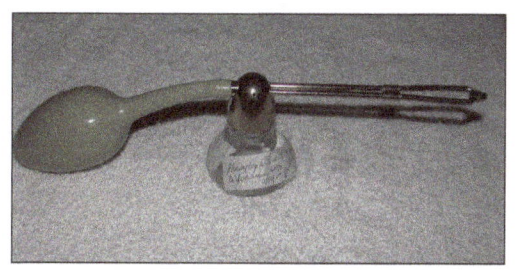

Passo 1

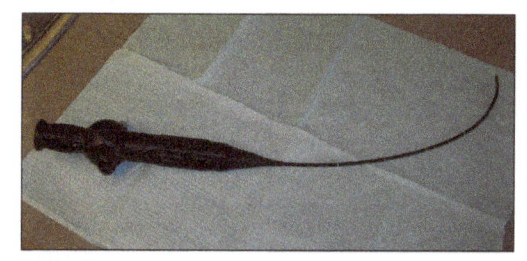

Passo 2

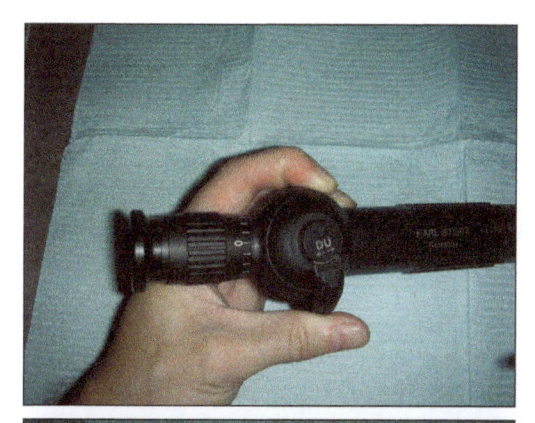

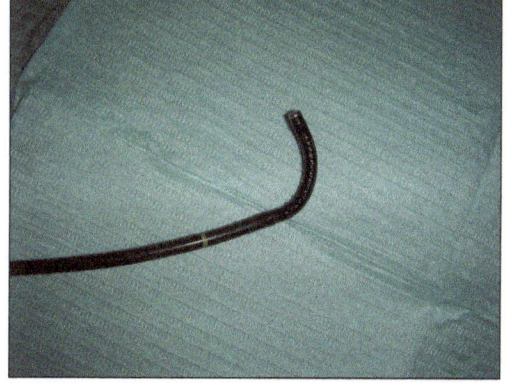

Passo 3

Passo 4. O paciente assume e mantém a posição sentado, ereto, "farejando", enquanto o pescoço é levemente estendido para a frente, permitindo que o mento fique um pouco elevado.

- **ATENÇÃO:** Os óculos do paciente podem interferir com o apoio da mão do operador, ou podem ser deslocados durante o procedimento. Deve-se solicitar que ele os retire antes de iniciar.

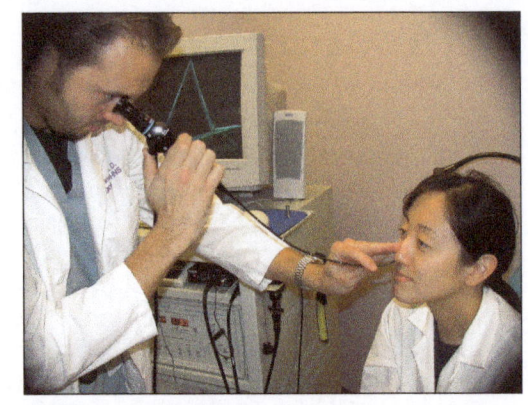

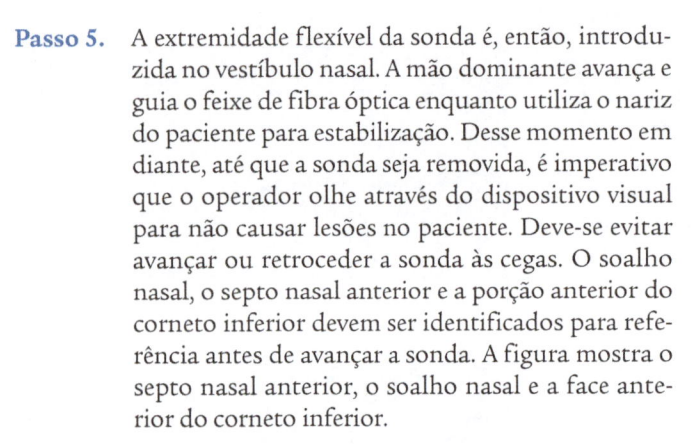

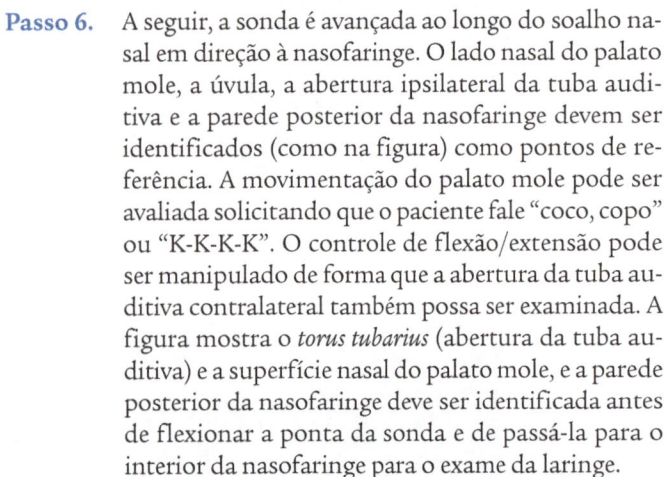

Passo 4

Passo 5. A extremidade flexível da sonda é, então, introduzida no vestíbulo nasal. A mão dominante avança e guia o feixe de fibra óptica enquanto utiliza o nariz do paciente para estabilização. Desse momento em diante, até que a sonda seja removida, é imperativo que o operador olhe através do dispositivo visual para não causar lesões no paciente. Deve-se evitar avançar ou retroceder a sonda às cegas. O soalho nasal, o septo nasal anterior e a porção anterior do corneto inferior devem ser identificados para referência antes de avançar a sonda. A figura mostra o septo nasal anterior, o soalho nasal e a face anterior do corneto inferior.

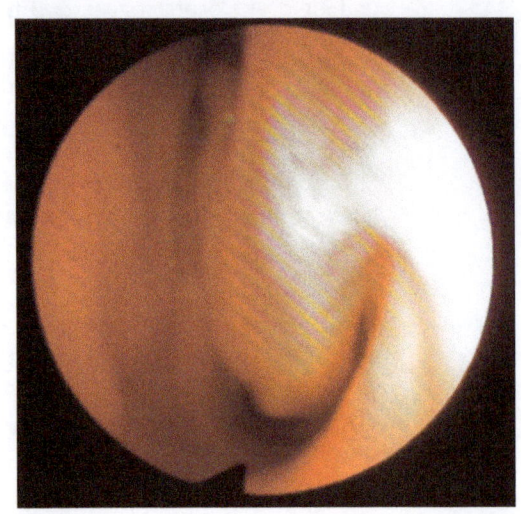

Passo 6. A seguir, a sonda é avançada ao longo do soalho nasal em direção à nasofaringe. O lado nasal do palato mole, a úvula, a abertura ipsilateral da tuba auditiva e a parede posterior da nasofaringe devem ser identificados (como na figura) como pontos de referência. A movimentação do palato mole pode ser avaliada solicitando que o paciente fale "coco, copo" ou "K-K-K-K". O controle de flexão/extensão pode ser manipulado de forma que a abertura da tuba auditiva contralateral também possa ser examinada. A figura mostra o *torus tubarius* (abertura da tuba auditiva) e a superfície nasal do palato mole, e a parede posterior da nasofaringe deve ser identificada antes de flexionar a ponta da sonda e de passá-la para o interior da nasofaringe para o exame da laringe.

- **ATENÇÃO:** Durante a inserção do endoscópio, pode haver adesão de muco, o que causa um obscurecimento da visão através dele. Sutilmente, bater a extremidade da sonda contra a parede da nasofaringe para limpar o campo de visão. Caso o campo se torne obscuro durante o exame da laringe, pedir que o paciente engula para limpar a extremidade da sonda. É muito raro haver necessidade de se retirar completamente a sonda para sua limpeza.

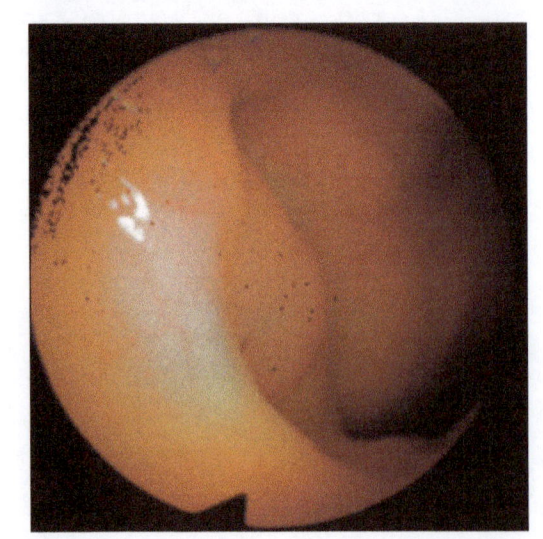

Passo 5

Passo 6

Passo 7. Com a parede posterior da nasofaringe no campo de visão, a extremidade da sonda é flexionada para baixo, e ela avança para dentro da orofaringe e da hipofaringe. Nessa posição, numerosas estruturas anatômicas podem ser examinadas, como base da língua, valécula, paredes laterais e posterior da faringe, epiglote, pregas ariepiglóticas, aritenoides, pregas vocais verdadeiras e falsas, e abertura da glote (e até certo ponto, os seios piriformes e a subglote). A valécula e a base da língua podem ser mais bem visualizadas pedindo-se que o paciente projete a língua para fora. As pregas vocais verdadeiras devem aparecer mais brancas em relação às demais superfícies mucosas mais rosadas. A borda livre das pregas vocais verdadeiras é lisa e linear em situação normal. O esperado é que qualquer irregularidade nessa área, como massas de tecido, afete a natureza vibratória normal das pregas vocais verdadeiras, resultando em rouquidão. A avaliação do movimento das pregas vocais verdadeiras pode ser feita pedindo que o paciente fale "iiiiiiii". Em circunstâncias normais, as pregas vocais verdadeiras se aproximam da linha média durante a fonação. A parestesia ou paralisia/imobilidade aguda unilateral das pregas vocais pode resultar em uma voz fraca e sussurrante. A franca aspiração de secreções também pode ser observada em um quadro de paralisia aguda unilateral das pregas vocais. A avaliação da abdução das pregas vocais verdadeiras pode ser realizada fazendo com que o paciente aspire pelo nariz. Na ausência de abdução bilateral, o paciente pode apresentar elementos de estridor e/ou dispneia, o que pode exigir a manutenção urgente das vias aéreas, particularmente no quadro agudo de paralisia bilateral das pregas vocais. A glote posterior também deve ser examinada, pois essa área comumente aparece mais espessa e relativamente pálida em casos de refluxo laringofaríngeo crônico ou relativamente eritematosa em uma situação aguda. O procedimento se completa com a retirada da sonda enquanto se observa atentamente através do dispositivo visual até que sua extremidade tenha saído do nariz.

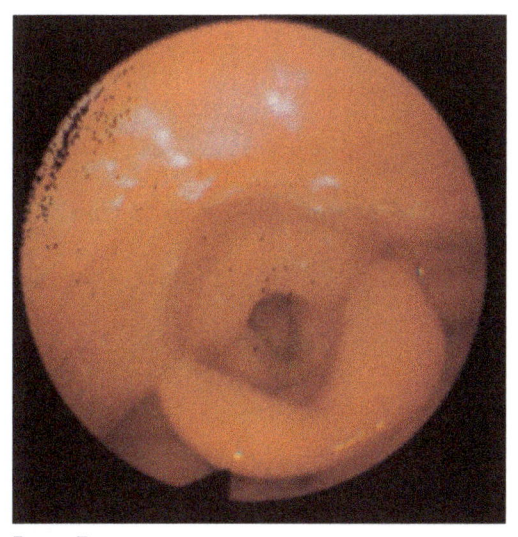

Passo 7

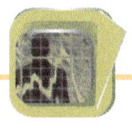

Complicações

- Abrasão da mucosa
- Sangramento
- Laringoespasmo

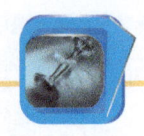

Considerações pediátricas

A nasolaringoscopia com fibra óptica flexível pode ser realizada em crianças dependendo da capacidade de cooperação e da disponibilidade de laringoscópios flexíveis pediátricos ou neonatais. O diâmetro do feixe de fibra óptica desses equipamentos é relativamente menor.

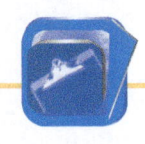

Instruções pós-procedimento

Os pacientes devem ser orientados a não comer ou beber por pelo menos 45 minutos após a aplicação do anestésico, evitando assim a aspiração de alimentos ou líquidos.

Referências

Bent J. Pediatric laryngotracheal obstruction: current perspectives on stridor. *Laryngoscope*. 2006;116(7):1059.

Couch ME, Blaugrund J, Kunar D. History, physical examination and the preoperative evaluation. In: Cummings CW, Haughey BH, Thomas, JR, et al., eds. *Cummings Otolaryngology: Head and Neck Surgery* (4th ed.). Philadephia: Elsevier Mosby; 2005:3-24.

Plant RL, Samlan RA. Visual documentation of the larynx. In: Cummings CW, Haughey BH, Thomas, JR, et al., eds. *Cummings Otolaryngology: Head and Neck Surgery* (4th ed.). Philadephia: Elsevier Mosby; 2005:1989-2007.

Zarnitz P. Guidelines for performing fiberoptic flexible nasal endoscopy and nasopharyngolaryngoscopy on adults. *ORL Head Neck Nurs*. 2005;23(2):13-18.

2008 MAG Mutual Healthcare Solutions, Inc.'s Physicians' Fee and Coding Guide. Duluth, Georgia. MAG Mutual Healthcare Solutions, Inc. 2007.

CAPÍTULO 100

Remoção de Corpo Estranho do Nariz e da Orelha

T.S. Lian, MD, FACS

Corpos estranhos no nariz ou na orelha são mais comumente encontrados na população pediátrica, mas também são vistos em adultos portadores de deficiência mental. A introdução do corpo estranho é muito raramente testemunhada. Assim, ele pode estar presente por um período de tempo relativamente longo, acompanhado de edema de tecido mole, eritema ou mesmo supuração, refletindo a presença de infecção. Expansão ou inchaço do corpo estranho também pode ter ocorrido no caso de tratar-se de um material orgânico ou vegetal.

Tipicamente, os corpos estranhos são pequenos itens comuns na vida diária, como pequenas contas ou materiais orgânicos como feijões ou ervilhas. Baterias pequenas também merecem menção especial pois, se deixadas no local, podem provocar lesão corrosiva. Quando o objeto estranho permanece próximo da respectiva abertura, como no vestíbulo nasal, anteriormente aos cornetos inferiores, ou no meato acústico externo, lateralmente à junção entre o osso e a cartilagem, sua remoção pode ser facilmente conseguida em ambiente clínico. Em geral, quanto mais longe o objeto está do meato acústico externo ou das narinas, mais desafiadora se torna sua remoção, podendo ser considerada uma consulta com otorrinolaringologista. Como a mucosa nasal e o revestimento cutâneo da orelha são relativamente frágeis, é preciso cautela ao inserir instrumentos nessas áreas, pois podem ocorrer sangramentos problemáticos. O uso de irrigação para extrair um corpo estranho do meato acústico não é recomendado, particularmente quando se ignora a integridade da membrana timpânica.

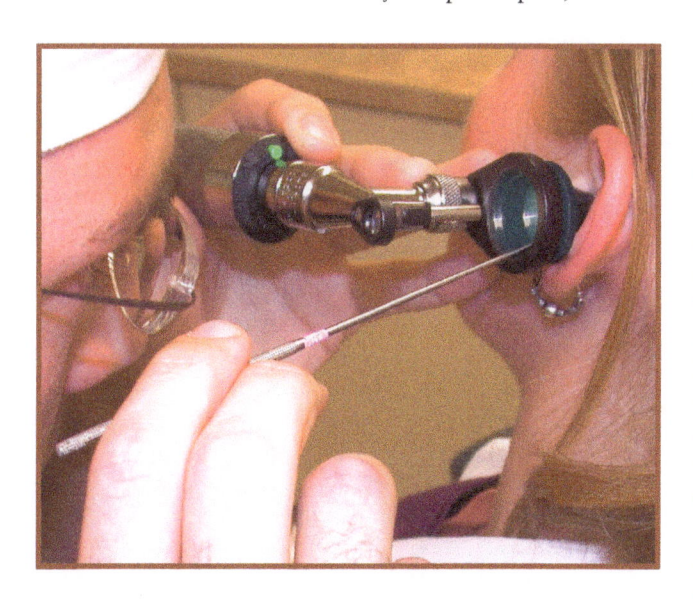

Caso seja necessária anestesia local para a remoção de um objeto do meato acústico, posicionar a orelha afetada na posição não dependente e instilar lidocaína a 2% ou benzocaína a 20% no meato, deixando agir. Essa manobra é especialmente útil quando há um inseto na orelha. Muitos insetos, sobretudo baratas, se agarram ao revestimento do meato acústico e resistem à extração. O anestésico local fornece anestesia e mata o inseto, tornando mais fácil sua remoção. Não utilizar anestésico caso a membrana timpânica esteja rompida. O emprego de sucção com uma ponta sugadora apropriada pode remover rapidamente a maioria dos insetos sem a necessidade de anestésico para matá-los. Em pacientes que não toleram a instrumentação, avaliar a necessidade de sedação.

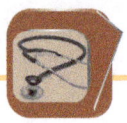

Equipamento

- Otoscópio
- Gancho de Day
- Espéculo nasal
- Sucção e pontas sugadoras
- Lâmpada de cabeça
- Fórceps aligátor
- Fórceps em baioneta

Indicações

- Corpo estranho na cavidade nasal ou no meato acústico externo

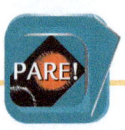

Contraindicações (relativas)

- Paciente não cooperativo ou criança que não pode ser contida
- Sangramento abundante
- Visualização limitada
- Localização ou deslocamento distal do corpo estranho
- Distorção da anatomia normal pelo trauma
- Cirurgia auricular prévia (devido ao risco aumentado de perfuração)
- Suspeita ou confirmação de colesteatoma

O Procedimento

Passo 1. Separar os instrumentos para remoção de corpo estranho. Ganchos de ponta romba, fórceps, espéculos e sugadores são os instrumentos básicos utilizados para esse propósito.

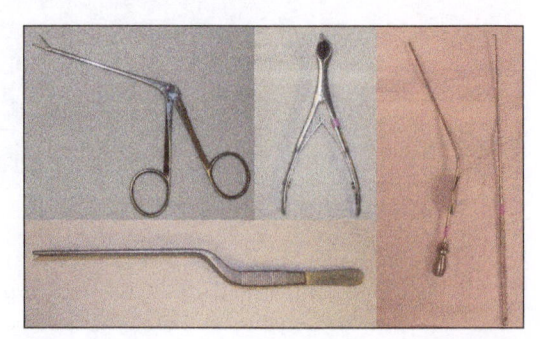

Passo 1

Passo 2. Dependendo da cooperação do paciente, ele pode ser posicionado sentado ou em posição supina. Para facilitar uma remoção atraumática, as crianças devem ser seguradas para evitar movimentação. Utilizando um otoscópio, os meatos acústicos devem ser examinados para identificar o corpo estranho, determinando sua forma e posição. Da mesma maneira, a cavidade nasal é inspecionada utilizando-se um espéculo nasal e uma lâmpada de cabeça. É importante examinar ambas as orelhas e os dois lados da cavidade nasal anterior, pois pode ser encontrado um outro corpo estranho.

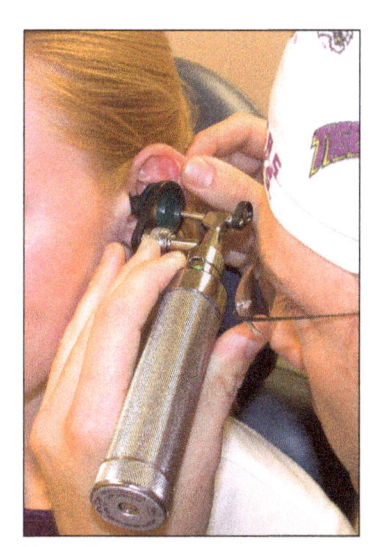

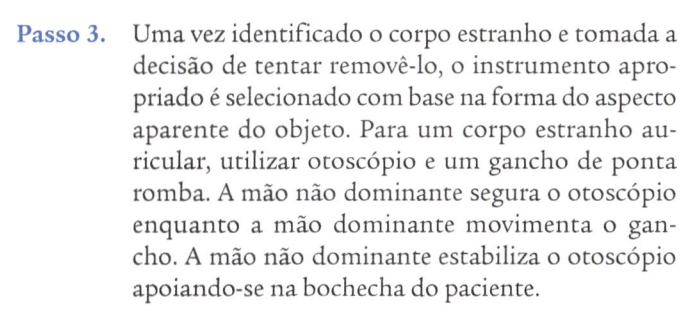

Passo 3. Uma vez identificado o corpo estranho e tomada a decisão de tentar removê-lo, o instrumento apropriado é selecionado com base na forma do aspecto aparente do objeto. Para um corpo estranho auricular, utilizar otoscópio e um gancho de ponta romba. A mão não dominante segura o otoscópio enquanto a mão dominante movimenta o gancho. A mão não dominante estabiliza o otoscópio apoiando-se na bochecha do paciente.

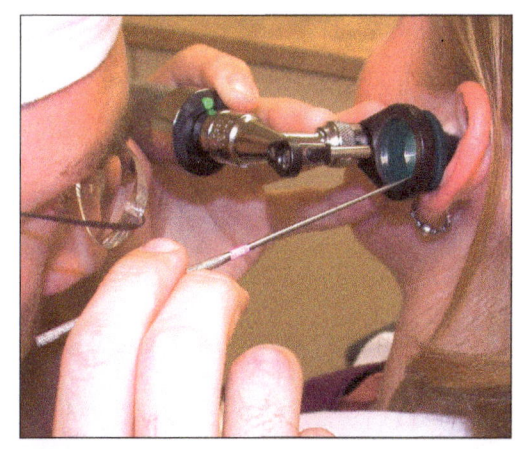

Passo 4. Utilizar um espéculo nasal e o gancho de ponta romba para remover o corpo estranho.

- **DICA:** O emprego de uma lâmpada de cabeça libera as duas mãos, de modo que elas podem ser utilizadas na instrumentação.

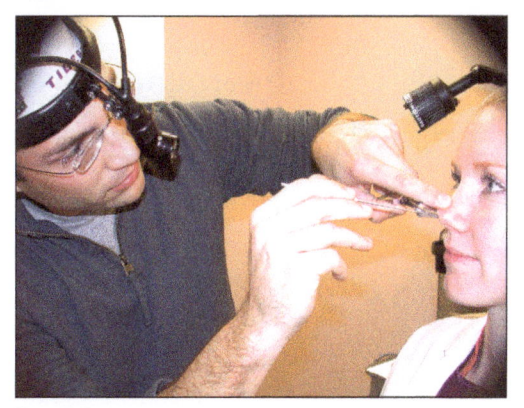

Passo 5. Para remover objetos lisos ou redondos, é melhor usar um gancho de ponta romba angulado como o gancho de Day. O gancho é introduzido de forma que permaneça relativamente próximo dos tecidos moles, permitindo que sua extremidade passe em direção distal do corpo estranho. A seguir ele é girado 90 graus e puxado para fora, trazendo consigo o objeto. Se o corpo estranho possuir uma borda larga e achatada, ele pode ser agarrado com um fórceps e removido. Caso seja um inseto, a sucção é a melhor opção para uma remoção rápida. Da mesma forma, se o objeto é composto de várias partículas ou se desmancha quando manipulado com o fórceps ou o gancho, o uso da sucção pode ser o mais apropriado.

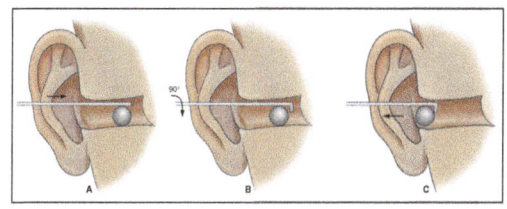

- **ATENÇÃO:** Independentemente do tipo de instrumento utilizado, caso a manipulação resulte em deslocamento do corpo estranho mais profundamente na cavidade nasal ou no meato acústico externo, as tentativas de remoção devem ser suspensas e deve-se considerar uma consulta com otorrinolaringologista.

- **ATENÇÃO:** No caso de ocorrência de sangramento que obscureça a visualização do objeto, as tentativas de remoção devem ser suspensas, encaminhando-se o paciente para uma consulta otorrinolaringológica.

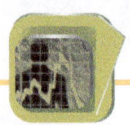

Complicações

- Sangramento
- Abrasão
- Infecção
- Perfuração
- Aspiração
- Náuseas ou vômitos com a remoção de um objeto da orelha

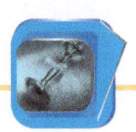

Considerações pediátricas

Em alguns casos, a falta de cooperação do paciente pediátrico pode ser tamanha que se torna mais seguro realizar a remoção do corpo estranho em uma sala de cirurgia e sob anestesia para facilitar uma remoção atraumática.

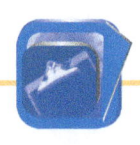

Instruções pós-procedimento

Após a remoção do corpo estranho, a cavidade nasal ou o meato acústico devem ser novamente examinados à procura de objetos estranhos adicionais, bem como para identificar a presença de lesões associadas.

REMOÇÃO DE CORPO ESTRANHO NASAL

Após o procedimento*, orientar o paciente para que observe sinais de infecção. Caso ocorra lesão da membrana mucosa, pedir que o paciente retorne para acompanhamento em 1 ou 2 dias. Recomendar irrigação com soro fisiológico três vezes ao dia durante uma semana, no caso de lesão. Encaminhar para uma consulta otorrinolaringológica em casos de lesões graves, como a aposição de lesões no septo nasal e nos cornetos inferiores.

---

*Para informações detalhadas sobre o procedimento, consultar bibliografia específica.

REMOÇÃO DE CORPO ESTRANHO AURICULAR

Instilar três gotas de antibiótico tópico na orelha três vezes ao dia, durante sete dias no caso de trauma no meato acústico ou perfuração da membrana timpânica. Encaminhar para consulta otorrinolaringológica na eventualidade de perfurações persistentes. Caso haja perfuração, é preciso realizar audiometria e timpanometria, com consultas subsequentes com otorrinolaringologista conforme necessário.

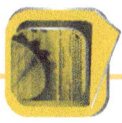

Informação sobre fontes de suprimento

- Instrumentos como pontas para sucção, fórceps aligátor, curetas auriculares, ganchos áticos, espéculos auriculares ou nasais podem ser obtidos na maioria das casas de equipamentos médicos.

Referências

Antonelli PJ, Ahmadi A, Prevatt A. Insecticidal activity of common reagents for insect foreign bodies of the ear. *Laryngoscope*. 2001;111:15-20.

Couch ME, Blaugrund J, Kunar D. History, physical examination and the preoperative evaluation. In: *Cummings Otolaryngology-Head and Neck Surgery*. (4th ed.) Philadephia: Elsevier Mosby; 2005:3-24.

D'Cruz O, Lakshman R. A solution for the foreign body in nose problem. *Pediatrics*. 1988;81:174.

Heim SW, Maughan KL. Foreign bodies in the ear, nose, and throat. *Am Fam Physician*. 2007;76:1185-1189.

Jensen JH. Technique for removing a spherical foreign body from the nose or ear. *Ear Nose Throat J*. 1976;55:46.

Mishra A, Shukla GK, Bhatia N. Aural foreign bodies. *Indian J Pediatr*. 2000;67:267-269.

Reddy IS. Foreign bodies in the nose and ear. *Emerg Med J*. 2001;18:523.

Schulze SL, Kerschner J, Beste D. Pediatric external auditory canal foreign bodies: a review of 698 cases. *Otolaryngol Head Neck Surg*. 2002;127(1):73-78.

Thompson SK, Wein RO, Dutcher PO. External auditory canal foreign body removal: management practices and outcomes. *Laryngoscope*. 2003;113(11):1912-1915.

2008 MAG Mutual Healthcare Solutions, Inc.'s Physicians' Fee and Coding Guide. Duluth, Georgia. MAG Mutual Healthcare Solutions, Inc. 2007.

CAPÍTULO 101
Timpanometria

T.S. Lian, MD, FACS

A timpanometria é, essencialmente, uma medida de imitância aural. A imitância [im(pedância)+(ad)mitância] pode ser descrita como a forma com que a energia se desloca através de um sistema. Em termos de ouvido, a imitância reflete a relativa facilidade da passagem de energia sonora através do mecanismo auditivo, e a impedância é a oposição à passagem de energia sonora. A timpanometria mede a imitância aural utilizando pressão do ar. Em situações normais, a pressão do ar é igual dos dois lados da membrana timpânica, e assim a imitância aural é ótima, pois a membrana se move mais efetivamente sob essas condições de pressão. Durante a timpanometria, a pressão no meato acústico externo sofre variação com a aplicação de pressão positiva e negativa. O movimento da membrana timpânica em termos de distensão é medido em relação à variação da pressão, resultando em um gráfico da imitância denominado timpanograma. Como a tuba auditiva está envolvida na equalização da pressão do espaço da orelha média, quando se observa um pico relativo de pressão negativa no timpanograma, isso indica que a tuba auditiva não está ventilando adequadamente. Essa disfunção da tuba auditiva pode estar relacionada a inflamação/infecção, presença de massas e distúrbios neuromusculares. A timpanometria também pode ser utilizada para medir o volume do meato acústico externo. Um volume relativamente alto é evidência de perfuração da membrana timpânica. O volume normal varia de 0,5 a 2 mL em adultos e de 0,3 a 1 mL em crianças.

Um método comum de descrição de timpanogramas tornou-se popular com Jerger. Essa descrição envolve três tipos básicos de timpanogramas: tipos A, B e C. O tipo A é o timpanograma normal. O tipo Ad descreve uma membrana timpânica altamente complacente na qual existe pouca impedância. Essa situação pode ocorrer na presença de descontinuidade ossicular ou escoriações na membrana timpânica na ausência de perda auditiva. O padrão do tipo As sugere redução da complacência e pode ser encontrado em casos de fixações ossiculares como a otosclerose. O timpanograma tipo B descreve um timpanograma plano, no qual não há pico na complacência e pouca ou nenhuma alteração na mesma com alteração da pressão. O timpanograma tipo B é encontrado em casos de efusão da orelha média na otite média severa; entretanto, o timpanograma plano associado a um volume relativamente alto sugere perfuração da membrana timpânica. O timpanograma tipo C apresenta um pico de complacência na pressão negativa além da pressão de –100 mmH$_2$O, o que ocorre quando há ventilação inadequada no espaço da orelha média, denotando disfunção da tuba auditiva.

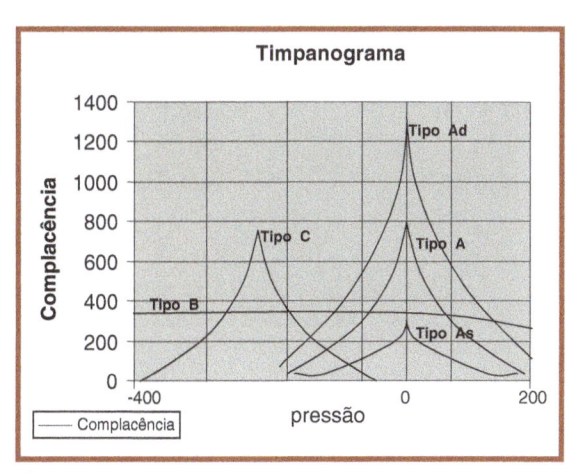

Figura 101.1

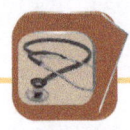

Equipamento

- Timpanômetro portátil

Indicações

- Redução da audição
- Perda auditiva
- Possível infecção auricular ou perfuração

Contraindicações

- Sangramento
- Otorreia
- Otite externa
- Trauma agudo do meato acústico externo
- Oclusão do meato acústico externo

O Procedimento

A timpanometria é relativamente fácil de realizar e costuma durar apenas alguns segundos. Na figura, um exemplo de timpanômetro.

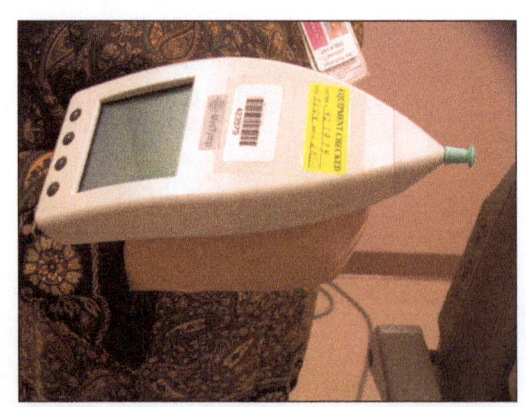

Figura 101.2

Passo 1. Antes de iniciar o procedimento, deve ser realizada otoscopia para avaliar a presença de qualquer contraindicação relativa para a timpanometria, bem como a desobstrução das estruturas auditivas externas. Obstruções ou cerúmen impactado devem ser removidos antes da timpanometria.

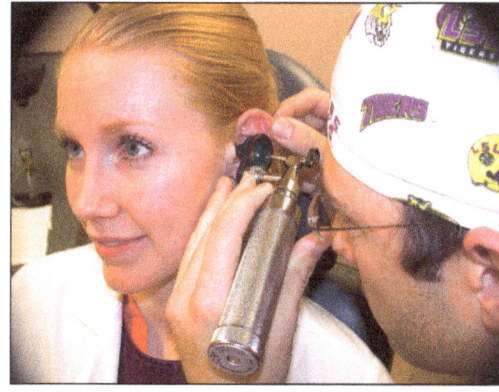

Passo 2. Com o paciente sentado, a hélice do pavilhão auricular deve ser puxada para cima e para trás.

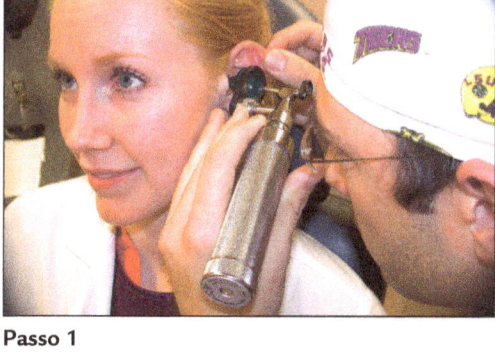

Passo 3. A sonda da timpanometria é então inserida no meato acústico externo, selando firmemente sua entrada. A seguir é realizada a leitura da pressão, e o timpanograma e o volume associado são mostrados pelo timpanômetro. A sonda é, então, removida.

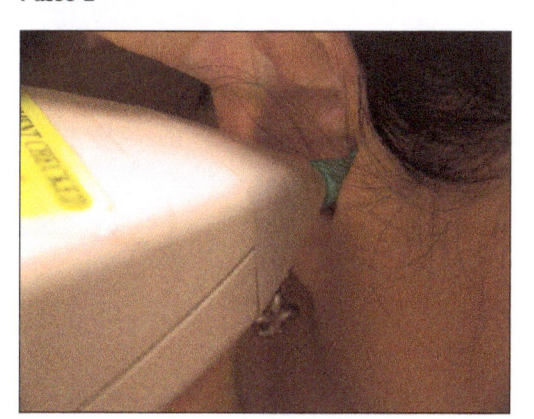

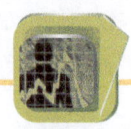

Complicações

- Abrasão do meato acústico externo

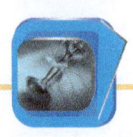

Considerações pediátricas

Nas crianças, a timpanometria também pode ser realizada na posição supina.

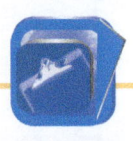

Instruções pós-procedimento

Instruções para cuidados gerais e quaisquer instruções específicas sobre a patologia associada devem ser dadas ao paciente.

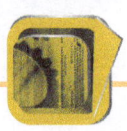

Informação sobre fontes de suprimento

O timpanômetro pode ser encontrado em casas de equipamentos médicos.

Referências

Hall JW, Antonelli PJ. Assessment of peripheral and central auditory function. In: *Head and Neck Surgery—Otolaryngology*. (3rd ed.). Philadephia: Lippincott Williams & Wilkins; 2001:1663-1664.

Jerger JF. Clinical experience with impedance audiometry. *Arch Otolaryngol*. 1970;92:11-24.

Koike KJ. *Everyday Audiology: A Practical Guide for Health Care Professionals*. San Diego: Plural Publishing; 2006.

2008 MAG Mutual Healthcare Solutions, Inc.'s Physicians' Fee and Coding Guide. Duluth, Georgia. MAG Mutual Healthcare Solutions, Inc. 2007.

PARTE X

Procedimentos Musculoesqueléticos

CAPÍTULO 102

Injeção para a Síndrome do Túnel do Carpo

Edward A. Jackson, MD, DABFM, FABFM

A síndrome do túnel do carpo é uma das mais frequentes compressões nervosas de apresentação clínica. É causada pela compressão do nervo mediano dentro do canal do carpo. Esse canal é um espaço criado pelos ossos do carpo embaixo e pelo ligamento transverso do carpo em cima. Qualquer condição que aumente as estruturas dentro do canal ou que diminua o tamanho do canal pode produzir uma compressão no nervo mediano. Coisas como tumores, gânglios, ou tenossinovite dos tendões flexores do punho reduzirão o espaço do canal. Condições como gravidez, amiloidose, ou disfunções da tireoide podem criar um edema, que também pode comprimir o canal.

O túnel do carpo é mais comum em mulheres (proporção de mulheres para homens de 3:1). As causas subjacentes para a tenossinovite, como as lesões repetitivas relacionadas com as atividades de trabalho, como digitação ou uso excessivo, devem ser corrigidas primeiro. Também pode ser benéfico no tratamento o controle das enfermidades como as condições da tireoide e o diabete.

Os pacientes habitualmente se queixarão de parestesias (dormência) e dor na distribuição do nervo mediano. O nervo mediano supre a sensibilidade aos primeiros três dígitos e à metade radial do quarto dígito. A maioria dos pacientes se queixa de problemas aumentados à noite, especialmente quando dormem sobre o punho ou quando mantêm o punho em uma posição flexionada. Conforme a síndrome persiste, pode haver dor irradiada para o punho e o antebraço, com atrofia dos músculos tenares, particularmente os abdutores do polegar.

O teste para essa síndrome frequentemente envolve os testes de Tinel e Phalen. O teste de Tinel cria uma parestesia ao se realizar percussão sobre o nervo mediano no punho (Figura 102.2). No teste de Phalen, o paciente deve flexionar os punhos por 30 a 60 segundos para reproduzir as parestesias e a dormência (Figura 102.3).

Ambos os testes são pouco sensíveis (20% e 46%, respectivamente). Os estudos de condução nervosa podem fornecer dados mais objetivos e revelar um retardo na condução de um impulso elétrico através do canal do carpo.

O tratamento conservador pode incluir repouso, gelo, uso de imobilização de punho para limitar a flexão e uso de anti-inflamatórios não esteroides (AINES). Tem sido demonstrado que o uso de corticosteroides injetados melhora a condição. A maioria dos estudos pode documen-

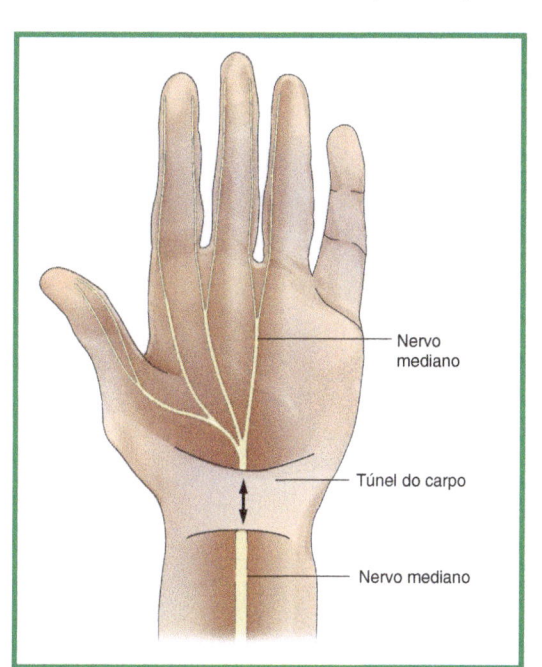

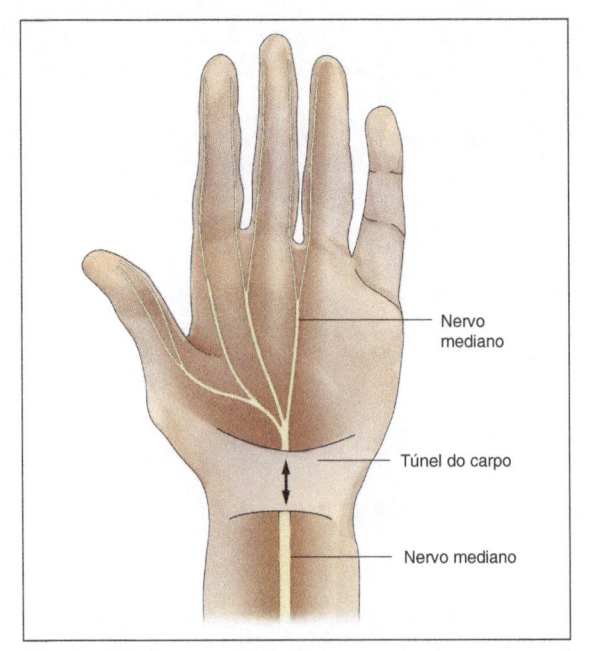

Figura 102.1

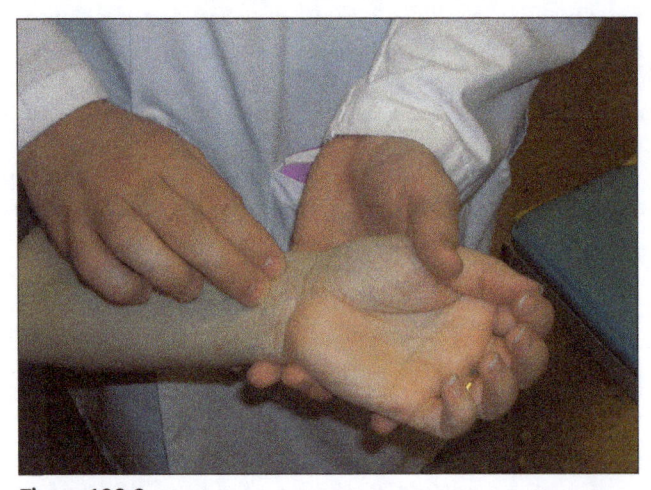

Figura 102.2

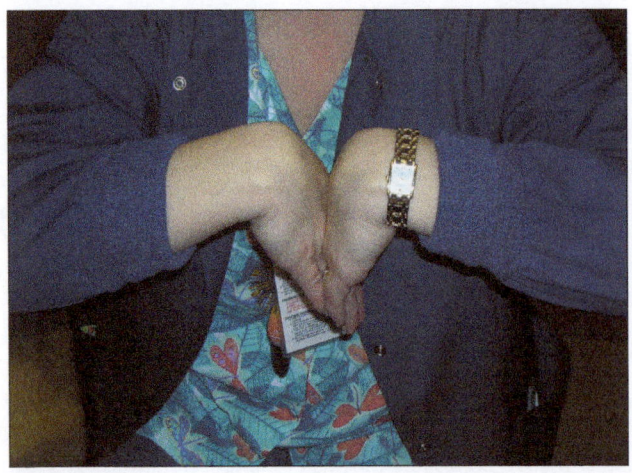

Figura 102.3

tar um benefício, pelo menos a curto prazo, em 70% dos casos com uma injeção de corticosteroides. Uma injeção repetida pode ser efetuada se houver recorrência dos sintomas, mas deve ser restrita a duas ou três injeções para limitar a deposição cristalina no canal. Se as injeções repetidas falharem, a cirurgia deve ser considerada.

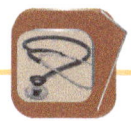

Equipamento

- Iodopovidona (ou algum antisséptico cutâneo equivalente)
- Algodão com álcool
- Seringa, 5 mL
- Lidocaína a 1% sem adrenalina
- Corticosteroide (0,5 mL) como betametasona (Celestone®) ou triancinolona
- Curativos adesivos

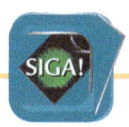

Indicações

- Sinais e sintomas sugerindo compressão do nervo mediano no canal do carpo, com ausência de sintomas graves ou dor intensa e ausência de sinais graves como atrofia da musculatura tenar

Contraindicações

- Habitualmente não é feita em populações pediátricas
- Evitar durante o terceiro trimestre de gravidez
- Pele sobrejacente com sinais e sintomas de celulite ou infecção
- Uma massa no canal
- História de distúrbios do sangramento ou de coagulopatia
- Paciente não cooperativo (relativa)

O Procedimento

Passo 1. Posicionar o paciente em posição supina com o braço afetado completamente estendido. Virar para os pés do paciente ao lado do braço afetado.

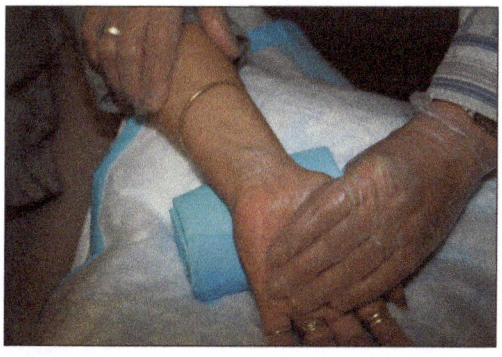

Passo 1

Passo 2. Fazer com que o paciente feche a mão contra alguma resistência para localizar o tendão do palmar longo. A agulha pode ser inserida em qualquer lado do tendão do palmar longo.

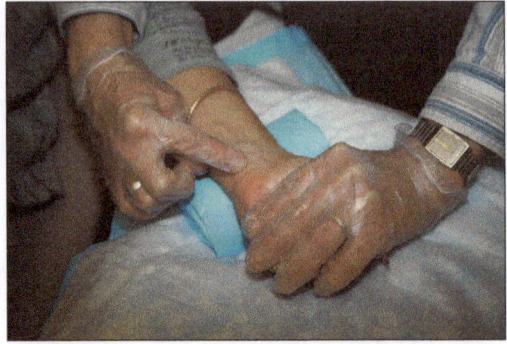

Passo 3. Localizar a segunda prega do punho no lado volar do punho.

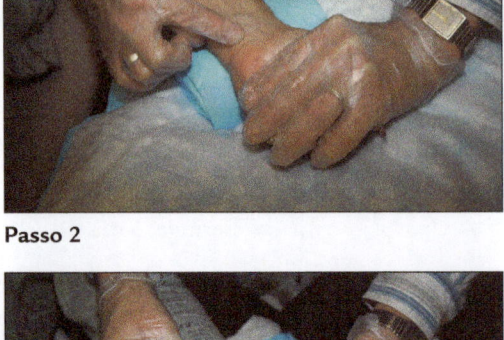

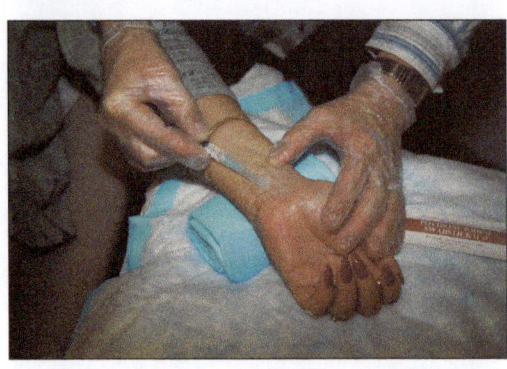

Passo 4. Preparar uma seringa com 0,5 mL de corticosteroide e 1 a 2 mL de lidocaína a 1% sem adrenalina. Limpar o punho com antisséptico e deixar secar (ver Apêndice E). Deitar a seringa quase plana contra o antebraço e apontar a agulha dirigida para a ponta do terceiro dígito, angulando de forma ligeiramente descendente.

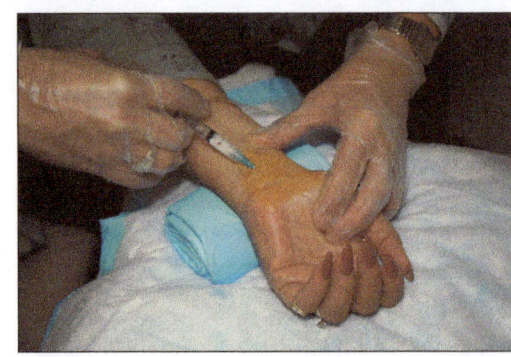

Passo 5. Avançar a ponta da agulha mais ou menos 1 cm abaixo da superfície da mão no espaço do túnel do carpo. Alguns preconizam avançá-la apenas até o início do canal (1 a 1,5 cm). Alternativamente, pode-se avançá-la até dentro do canal (2 a 2,5 cm). Injetar a mistura de corticosteroide e lidocaína. O paciente deve notar dormência na distribuição do nervo mediano, com alívio da dor.

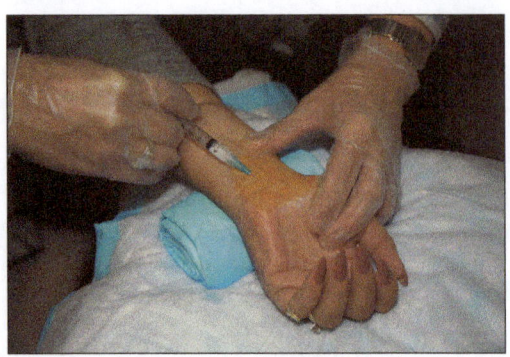

Passo 6. A agulha é retirada, e um curativo adesivo é colocado sobre o local da injeção. Considerar o uso de uma tala e AINEs depois da injeção, e fazer com que o paciente descanse o punho.

- **ATENÇÃO:** A agulha deve passar facilmente no canal. Com resistência, retirar e redirecionar a agulha, ainda em direção à ponta do terceiro dígito.

- **ATENÇÃO:** Se a agulha tocar ou penetrar o nervo, o paciente pode experimentar dor e dormência na distribuição do nervo mediano. Pedir que o paciente relate se isso ocorrer. Se a ponta da agulha tocar o nervo, retirar e redirecionar a agulha ligeiramente para cima, ainda apontando para a ponta do terceiro dígito.

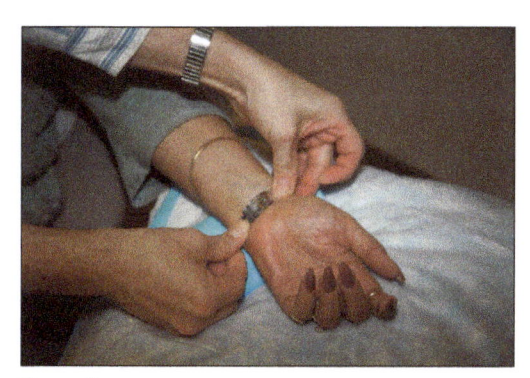

Passo 6

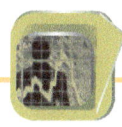

Complicações

- Dor aumentada depois da injeção de corticosteroide (temporária e habitualmente se resolvendo em 48 horas)
- Injeção acidental no nervo mediano
- Equimose da pele

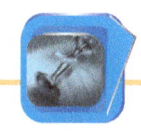

Considerações pediátricas

Esta síndrome é raramente encontrada em crianças, e o procedimento não costuma ser realizado nesta população.

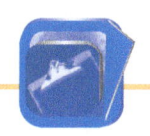

Instruções pós-procedimento

Aconselhar o paciente a descansar o punho depois do procedimento. Encorajar o paciente a usar a tala, se prescrita, o que pode melhorar o desfecho. Também aconselhar o paciente a usar gelo e/ou AINES para alívio da dor, se necessário.

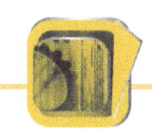

Informação sobre fontes de suprimento

- Consultar a informação sobre encomenda que aparece no Apêndice G.
- As agulhas, seringas e talas estão disponíveis nas lojas locais de suprimentos cirúrgicos.
- Uma bandeja sugerida para executar as aspirações de tecido mole e injeções está listada no Apêndice I.
- As recomendações de preparo da pele aparecem no Apêndice E.

Referências

Biundo JJ. Regional rheumatic pain syndromes. In: Klippel JH, Weyand CM, Wortmann RL, eds. *Primer on the Rheumatic Diseases*. (11th ed.). Atlanta: Arthritis Foundation; 1997:136-148.

Buttaravoli P, Stair T. *Minor Emergencies: Splinters to Fractures*. St. Louis: Mosby; 2000:267-270.

Carpal tunnel syndrome. MayoClinic.com. Available at http://www.mayoclinic.com/health/carpal-tunnerl-syndrome/DS00326. Accessed February 6, 2007.

Carpal tunnel syndrome: pain in your hands and wrists. Familydoctor.org. http://familydoctor.org/023.xml?printxml. Updated August 2006. Accessed February 2, 2007.

Dammers JW, Veering MM, Vermeulen M. Injection with methylprednisolone proximal to the carpal tunnel: randomized double blind trial. *BMJ*. 1999;319:884-886.

Kasten SJ, Louis DS. Carpal tunnel syndrome: a case of median nerve injection injury and a safe and effective method for injecting the carpal tunnel. *J Fam Pract*. 1996;43:79-82.

Katz RT. Carpal tunnel syndrome: a practical review. *Am Fam Physician*. 1994;49:1371-1379.

Lee D, van Holsbeeck MT, Janevski PK, et al. Diagnosis of carpal tunnel syndrome: ultrasound versus electromyography. *Radiol Clin North Am*. 1999;37:859-872.

Mercier LR, Pettid FJ, Tamisiea DF, et al. *Practical Orthopedics*. (4th ed.). St. Louis: Mosby; 1991:101-103.

Miller RS, Iverson DC, Fried RA, et al. Carpal tunnel syndrome in primary care: a report from ASPN. *J Fam Pract*. 1994;38:337-344.

Murphy MS, Amadio PC. Carpal tunnel syndrome: evaluation and treatment. *Fam Pract Recert*. 1992;14:23-40.

Olney RK. Carpal tunnel syndrome: complex issues with a "simple" condition [Editorial]. *Neurology*. 2001;56:1431-1432.

Seiler JG. Carpal tunnel syndrome: update on diagnostic testing and treatment options. *Consultant*. 1997;37:1233-1242.

Szabo RM. A management guide to carpal tunnel syndrome. *Hosp Med*. 1994;30:26-33.

von Schroeder HP. Review finds limited evidence for electrodiagnosis to predict surgical outcomes in people with carpal tunnel syndrome. *Evid Based Healthcare Sci Appr Health Pol*. 2000;4:92.

Wilson FC, Lin PP. *General Orthopedics*. New York: McGraw-Hill; 1997:259-260.

Wong SM, Hui AC, Tang A, et al. Local vs. systemic corticosteroids in the treatment of carpal tunnel syndrome. *Neurology*. 2001;56:1565-1567.

2008 MAG Mutual Healthcare Solutions, Inc.'s Physicians' Fee and Coding Guide. Duluth, Georgia. MAG Mutual Healthcare Solutions, Inc. 2007.

CAPÍTULO 103

Injeção para a Doença de De Quervain

Doug Aukerman, MD, FAAFP

A tenossinovite estenosante dos tendões dos abdutores do polegar (i. e., do abdutor longo do polegar e do extensor curto do polegar) é uma causa comum de dor na região dorsal do punho, próxima ao processo estiloide do rádio. Comumente conhecida como tenossinovite estiloide radial ou doença de De Quervain, a condição está habitualmente relacionada ao microtrauma por uso excessivo e crônico dos tendões do primeiro e segundo compartimentos dorsais, quando passam por um túnel fibro-ósseo. Esta região é predisposta à tenossinovite estenosante por causa do espaço limitado no túnel. Os trabalhos que exigem movimento repetitivo da mão e do punho, especialmente aqueles com frequente extensão do polegar e desvio lateral extremo do punho, aumentam o risco desse distúrbio. Certos esportes (p. ex., golfe, esportes de raquete, pescaria) também têm sido comumente associados à condição. Adicionalmente, a gravidez e os cuidados com um bebê recém-nascido estão associados a essa tenossinovite. A infecção gonocócica historicamente era uma causa da doença de De Quervain, mas é uma causa muito incomum hoje.

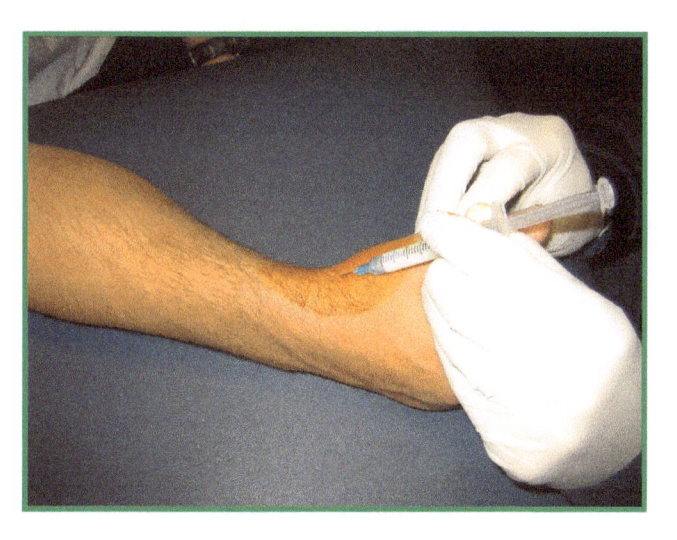

A doença de De Quervain produz desconforto marcado na empunhadura. O desvio ulnar, reproduzido com o teste de Finkelstein, causa dor intensa. O edema visível pode ser frequentemente observado sobre os tendões do abdutor e do extensor, e uma crepitação palpável pode ser observada. Dor, sensibilidade local, inchaço e calor sobre o punho, no lado radial, são características comuns ao exame. O teste de Finkelstein é a manobra diagnóstica clássica para a doença de De Quervain. O diagnóstico diferencial inclui a artrite do punho, a compressão do nervo radial no punho (síndrome de Wartenberg) e a síndrome da intersecção (i. e., tendinite e bursite associada dos extensores dorsais do punho). A injeção de corticosteroide pode resolver ou curar a condição, sobretudo se efetuada precocemente no curso da doença. Alguns médicos acreditam que a terapia com injeção ofereça o melhor prognóstico para a melhora dos sintomas. Muitos médicos preferem adiar as injeções até que uma tentativa com fisioterapia, medicamentos anti-inflamatórios e repouso (com ou sem imobilização gessada) tenha sido feita. Até três injeções, dadas em intervalos mensais, podem ser tentadas antes do encaminhamento cirúrgico para a liberação do compartimento dorsal.

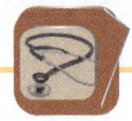

Equipamento

- Iodopovidona (ou algum antisséptico cutâneo equivalente) (ver Apêndice E)
- Algodão com álcool
- Seringa de 3 mL com agulha 25 ou 27G
- Lidocaína a 1% sem adrenalina
- 0,5 mL de corticosteroide como betametasona (Celestone®) ou triancinolona
- Curativo adesivo

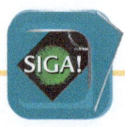

Indicações

- Tenossinovite estiloide radial que não melhora com repouso, medicamento anti-inflamatório, alongamento e gelo

Contraindicações

- Infecção da pele sobrejacente ou próxima
- Distúrbios do sangramento
- Reação alérgica à fármaco similar

O Procedimento

Passo 1. O teste de Finkelstein pode ajudar a reproduzir o sintoma da tenossinovite estiloide radial. O teste é executado com flexão dos dedos ao redor do polegar flexionado e então desvio ulnar passivo máximo no punho. A dor é experimentada no primeiro e/ou segundo compartimentos dorsais e se irradia cranialmente.

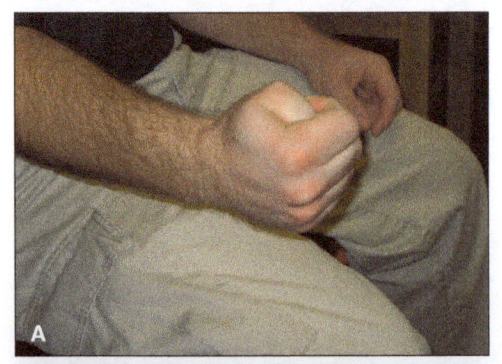

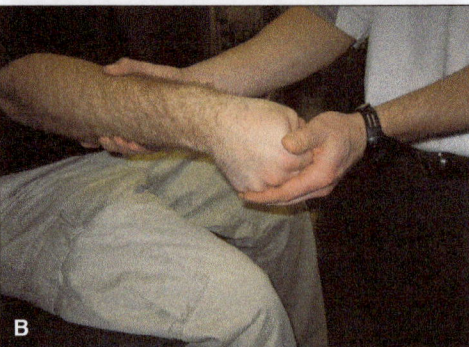

Passo 1

Passo 2. Para fazer a injeção, abduzir o polegar ao máximo (isso acentua o tendão abdutor) para ajudar a identificar o primeiro e o segundo tendões dorsais e as suas bainhas. Determinar qual tendão dorsal está afetado.

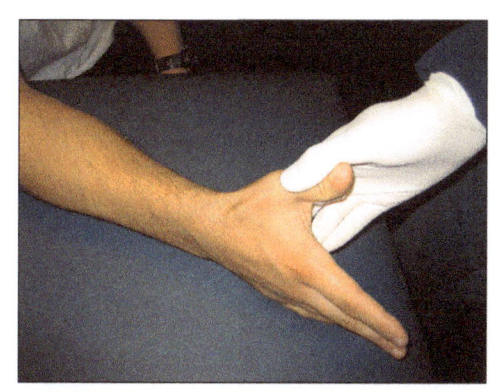

Passo 2

Passo 3. Preparar a pele com iodopovidona ou solução de clorexidina e deixar secar (ver Apêndice E). Apontar a agulha 30 graus proximalmente e em paralelo às fibras do tendão.

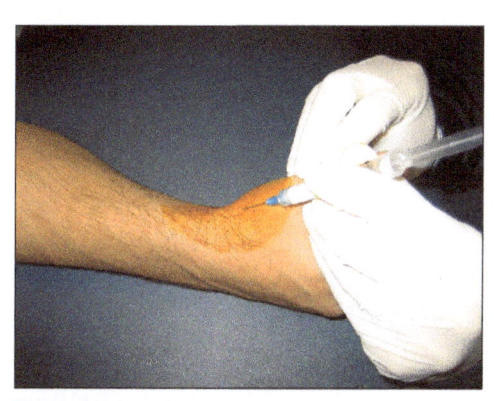

Passo 3

Passo 4. Fazer com que o paciente flexione e estenda suavemente o dedo envolvido. Inserir a agulha distalmente em direção proximal para evitar uma injeção intratendínea. A agulha deve ser introduzida com o tendão flexionado e então estendido antes da injeção, o que irá liberar o tendão da agulha se este for acidentalmente penetrado.

- **DICA:** Inserir a agulha até que o paciente experimente uma sensação áspera, que indica que você está justaposto ao tendão e à sua bainha. Fazer com que o paciente mova ativamente o polegar antes da injeção; se a agulha se mover, isso indica que você penetrou o tendão. NÃO INJETAR. Remover alguns milímetros e fazer o paciente mover o polegar novamente. Nunca injetar contra resistência.

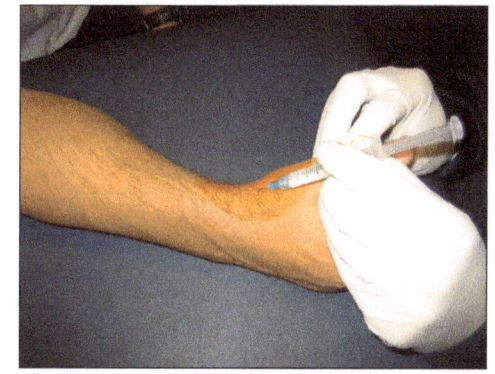

Passo 4

Passo 5. A injeção também pode ser feita penetrando na pele pela direção oposta.

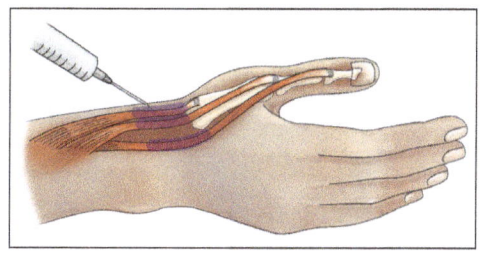

Passo 5

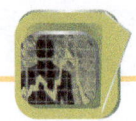

Complicações

- Infecção
- Ruptura do tendão
- Elevações da glicose sanguínea em diabéticos
- Injeção malposicionada, causando dor excessiva
- Exacerbação pós-injeção (sinovite induzida por cristais de corticosteroide)
- Atrofia de pele
- Hipopigmentação ou hiperpigmentação da pele

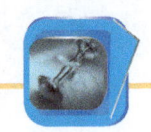

Considerações pediátricas

Esta síndrome é raramente encontrada em crianças e o procedimento não costuma ser realizado nesta população.

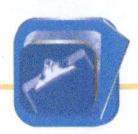

Instruções pós-procedimento

Aconselhar o paciente a descansar o punho depois do procedimento. Encorajar o paciente a usar a tala, se prescrita, o que pode melhorar o desfecho. Também aconselhar o paciente a usar gelo e/ou anti-inflamatórios não esteroides para o alívio da dor, se necessário.

Referências

Anderson LG. Aspirating and injecting the acutely painful joint. *Emerg Med*. 1991;23:77–94.
Brown JS. *Minor Surgery: A Text and Atlas*. London: Chapman & Hall Medical; 1997:165.
Hanlon DP. Intersection syndrome: a case report and review of the literature. *J Emerg Med*. 1999;17:969–971.
Kay NR. De Quervain's disease: changing pathology or changing perception? *J Hand Surg Br*. 2000;25:65–69.
Leversee JH. Aspiration of joints and soft tissue injections. *Prim Care*. 1986;13:579–599.
Mani L, Gerr E Work-related upper extremity musculoskeletal disorders. *Prim Care Clin Office Pract*. 2000;27:845–864.
Marx RG, Sperling JW, Cordasco FA. Overuse injuries of the upper extremity in tennis players. *Clin Sports Med*. 2001;20:439–451.
Owen DS, Irby R. Intra-articular and soft-tissue aspiration and injection. *Clin Rheumatol Pract*. 1986;Mar–May:52–63.
Rettig AC. Wrist and hand overuse syndromes. *Clin Sports Med*. 2001;20:591–611.
Ritchie JV, Munter DW. Emergency department evaluation and treatment of wrist injuries. *Emerg Med Clin North Am*. 1999;17:823–842.
Tallia AF, Cardone DA. Diagnostic and therapeutic injection of the wrist and hand region. *Am Fam Physician*. 2003;67(4):745–750.
Weiss AP, Akelman E, Tabatabai M. Treatment of DeQuervain's disease. *J Hand Surg Am*. 1994;19:595–598.
2008 MAG Mutual Healthcare Solutions, Inc.'s Physicians' Fee and Coding Guide. Duluth, Georgia. MAG Mutual Healthcare Solutions, Inc. 2007.

CAPÍTULO 104

Reparo da Lesão do Tendão Extensor

Doug Aukerman, MD, FAAFP

Wayne Sebastianelli, MD

Todas as lacerações das mãos ou dos pés devem ser cuidadosamente examinadas, buscando-se uma lesão de tendão subjacente. Para encontrar tais lesões, buscar no paciente um déficit funcional da parte anatômica. As lesões do tendão flexor da mão exigem reparos especializados complexos e devem ser prontamente encaminhadas a um especialista em cirurgia da mão. Embora muitas lesões do tendão extensor possam também exigir reparo especializado, as lesões extensoras no dorso da mão (zona VI da classificação de Verdan) com frequência podem ser tratadas no consultório ou no setor de emergência.

Mesmo com uma função normal no exame do dedo, um tendão pode estar parcialmente lacerado. As lacerações tendíneas parciais não reparadas podem resultar em ruptura retardada 1 a 2 dias depois da lesão inicial. Reparar qualquer tendão que tenha sofrido uma transecção >50%. Se somente uma laceração mínima for descoberta, aplicar uma tala por três semanas, seguida por exercícios de movimento passivo por 2 a 3 semanas.

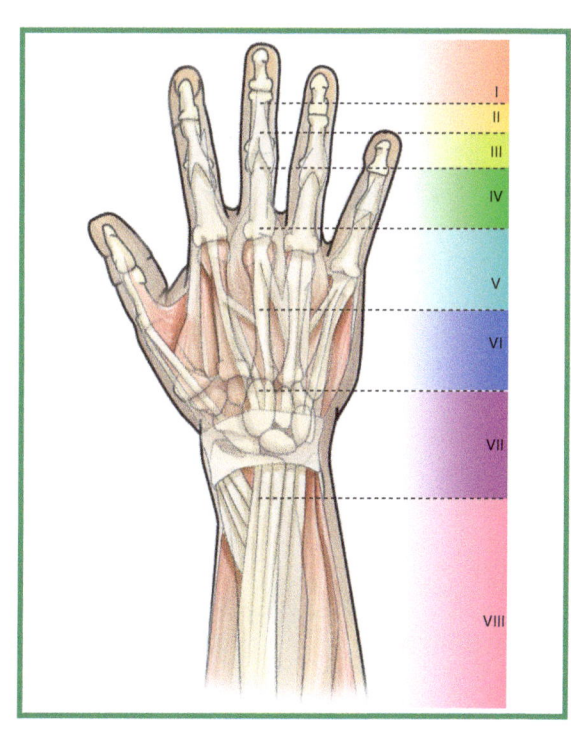

Um tendão que se angula ao redor de curvas, polias ou articulações é circundado por uma fina bainha tendínea. Um tendão lacerado dentro de uma bainha intacta frequentemente não cicatrizará. Se a bainha estiver ausente ou seccionada, a parte proximal do tendão crescerá em uma tentativa de se reinserir à porção distal, frequentemente resultando em aderências às estruturas circundantes. As aderências são parte do processo de reparo e ocasionalmente podem interferir com a função. Os pacientes que seguem as instruções e estão motivados para a reabilitação habitualmente têm uma chance maior de um bom desfecho depois do reparo do tendão.

Quando o tendão estiver completamente cortado, as extremidades podem se retrair em uma distância significativa do local do trauma. O exame cuidadoso e a extensão da incisão podem ser necessários para identificar ambas as extremidades. Entretanto, os tendões extensores no dorso da mão são cruzados e habitualmente não se retraem no mesmo grau que os tendões flexores. Durante as primeiras duas semanas de cicatrização, um tendão reparado desenvolve uma conexão bulbosa fibroblástica. O colágeno organizado do tendão em geral não começa a se formar até a terceira semana. No final da quarta semana, o inchaço e a vascularização diminuem notadamente. Após o edema diminuir e a junção ficar forte, o tendão pode executar completamente o seu movimento de deslizamento. Para que os reparos tendíneos sejam bem-sucedidos, os tendões devem estar cobertos com pele saudável. A enxertia de pele deve ser efetuada quando houver uma área significativa de avulsão ou necrose cutânea. As lesões tendíneas complicadas por maceração de tecido, contaminação ou com mais de oito horas devem ser tratadas na sala de cirurgia.

O movimento não controlado da mão durante as primeiras três semanas depois do procedimento frequentemente resulta em ruptura ou enfraquecimento do reparo. Classicamente, os tendões reparados são imobilizados por uma semana para prevenir ruptura e promover a cicatrização. Colocar uma tala gessada sobre a superfície palmar, desde o antebraço até as pontas dos dedos. Colocar o punho em 30 graus de extensão, as articulações metacarpofalângicas em 20 graus de flexão, e os dedos em flexão leve. Evitar que os dedos sejam flexionados durante as trocas de tala. O movimento ativo é começado depois de 5 a 14 dias para melhorar a força final do reparo. O encaminhamento para fisioterapia e terapia ocupacional costuma ser útil.

Uma cicatrização forte pode ser observada seis semanas depois do reparo do tendão. Alguns centros têm demonstrado que o movimento controlado limitado e precoce, usando órteses especializadas, pode melhorar os desfechos (ver Chow et al., 1989).

As lesões do tendão extensor sobre os dedos (zonas de classificação de Verdan I a IV) envolvem estruturas complexas e frequentemente resultam em cicatrização ruim com o reparo no consultório. Qualquer laceração completa de tendão sobre uma articulação deve levantar a suspeita de lesão da cápsula articular e precisa ser tratada na sala de cirurgia, porque esses tendões ficam perto da cápsula articular. As lacerações diretamente acima das articulações metacarpofalângicas (zona V) podem ser reparadas com sucesso no consultório por cirurgiões qualificados. Os reparos na zona VI são os reparos mais comumente executados por médicos de cuidados primários. As possíveis complicações do reparo do tendão incluem infecção local, contratura do dedo, ruptura retardada do tendão ou aderências locais. Os pacientes com fraturas associadas nos dedos ou com lacerações irregulares tendem a ter resultados piores.

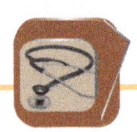

Equipamento

- Campo estéril
- Material de sutura (poliéster não reabsorvível, Ethibond 4-0 ou Ticron 4-0)
- Lidocaína a 1% simples

Indicações

- Tendão extensor parcialmente lacerado no dorso da mão
- Tendão extensor transeccionado no dorso da mão

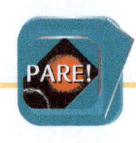

Contraindicações

- Lesões tendíneas associadas a maceração de tecido
- Lesões tendíneas associadas a contaminação
- Lesões tendíneas com mais de oito horas de evolução
- As lesões do tendão extensor sobre o dorso dos dedos, as lesões de tendão flexor ou o envolvimento articular devem ser encaminhados ao cirurgião de mão

O Procedimento

Passo 1. Examinar a laceração da mão e identificar as extremidades do tendão. Se as extremidades do tendão tiverem se retraído a partir da incisão cutânea, estender os dedos para empurrar as extremidades do tendão de volta para o local da incisão. As lesões do tendão extensor podem ser reparadas por aproximação direta das extremidades usando a técnica de Kessler ou de Bunnell modificada.

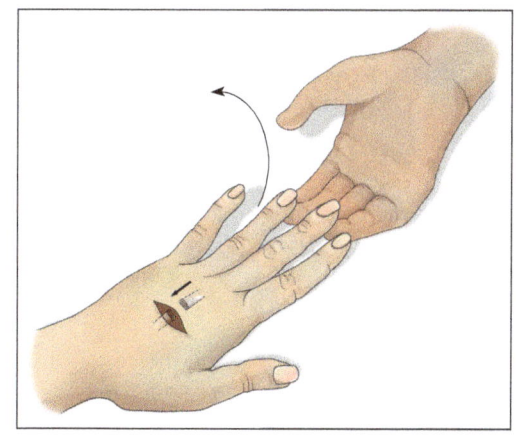

Passo 1

A técnica de Kessler

Passo 2. Começar passando o fio na porção proximal do tendão e saindo através da extremidade cortada.

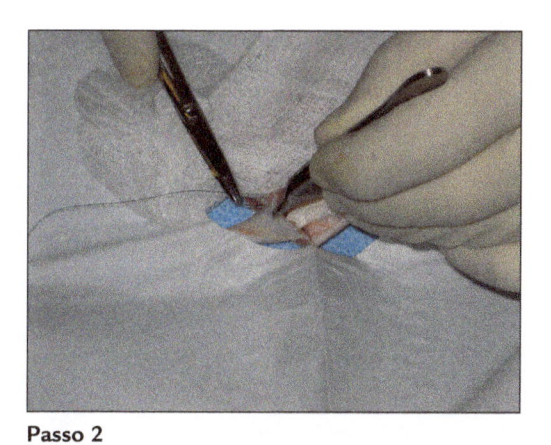

Passo 2

Passo 3. Então, passar o fio para dentro do pedaço distal do tendão, através do corte, e sair no mesmo lado distalmente.

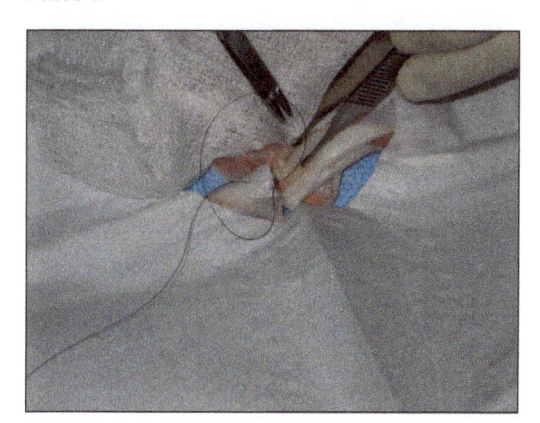

Passo 3

Passo 4. Deixando uma alça de sutura externa, uma passada é então feita através da substância do tendão.

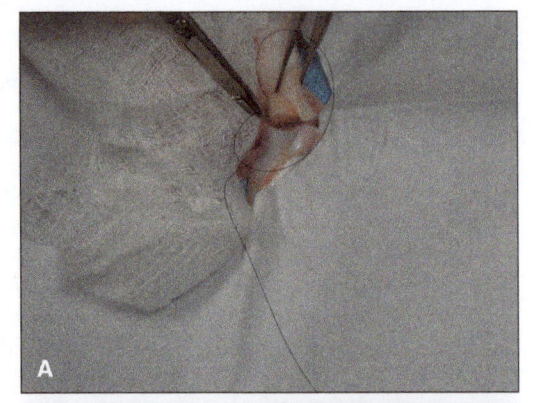

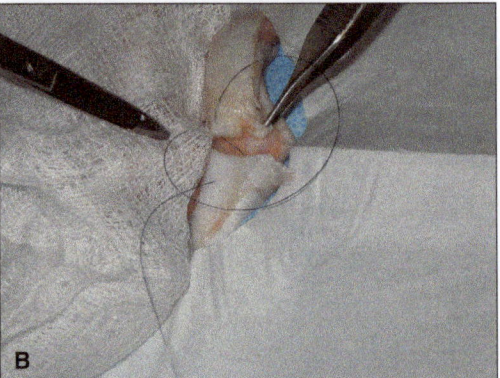

Passo 4

Passo 5. Deixando outra alça externa no outro lado do tendão, o fio é então passado a partir da porção externa do tendão distal e para fora da extremidade cortada.

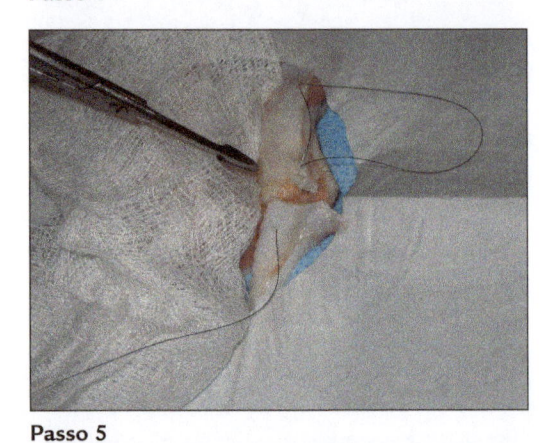

Passo 5

Passo 6. O fio então entra na extremidade proximal cortada do tendão através da extremidade cortada e uma tensão é aplicada para juntar as extremidades do tendão.

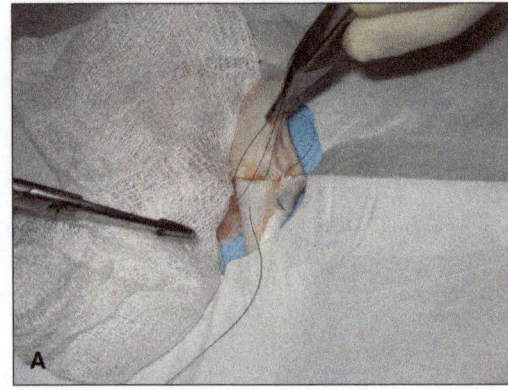

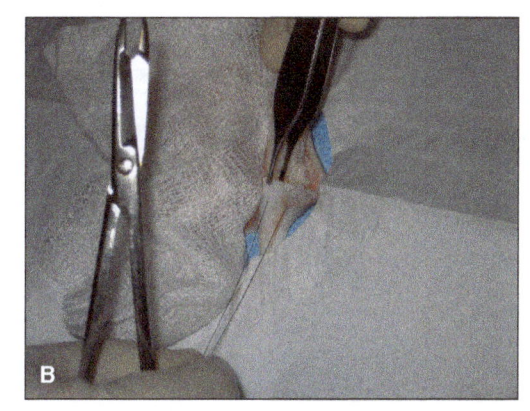

Passo 6

Passo 7. As pontas dos fios podem então ser atadas. (Nota: A alça de sutura pode também ser atada, posicionando o nó entre a porção lesionada do tendão).

- **ATENÇÃO:** Não colocar tensão excessiva. Se o reparo do tendão estiver sob muita tensão, esta limitará a flexão depois da cicatrização.

- **DICA:** A localização dorsal do nó permite uma remoção mais fácil se o nó de sutura permanente ficar sintomático.

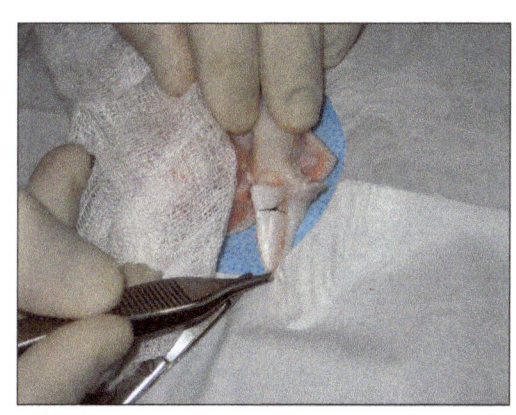

Passo 7

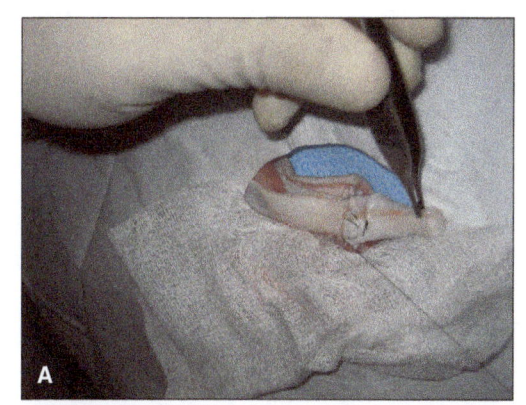

Passo 8. Terminar o reparo colocando uma sutura contínua conectando as extremidades do tendão (ver Capítulo 41).

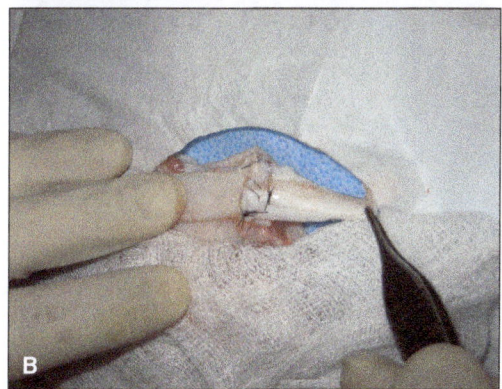

Passo 8

Reparo término-terminal com sutura simples interrompida ou contínua horizontal

Passo 1. Começar colocando uma sutura interrompida simples em uma das bordas do tendão para fechar o defeito (ver Capítulo 38).

- **DICA CLÍNICA:** Certificar-se de combinar as extremidades dos tendões tão anatomicamente quanto possível para facilitar o reparo e promover a cicatrização.

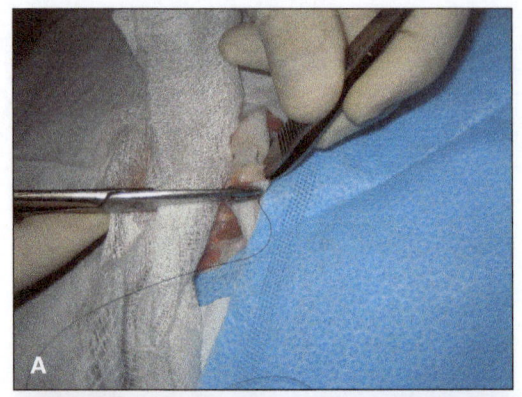

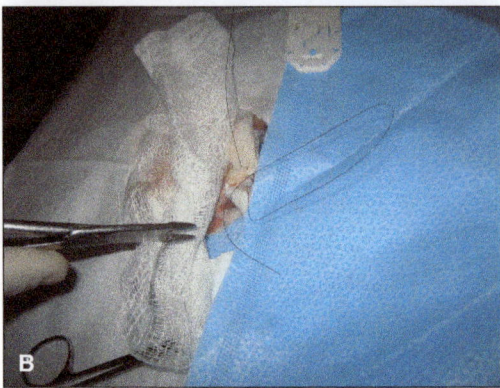

Passo 2. Amarrar a sutura interrompida simples firmemente, mas não tão apertado, evitando fazer com que as extremidades protruam.

- **DICA CLÍNICA:** Tentar manusear o tendão o mínimo possível e com pouca compressão com a pinça para minimizar a lesão iatrogênica.

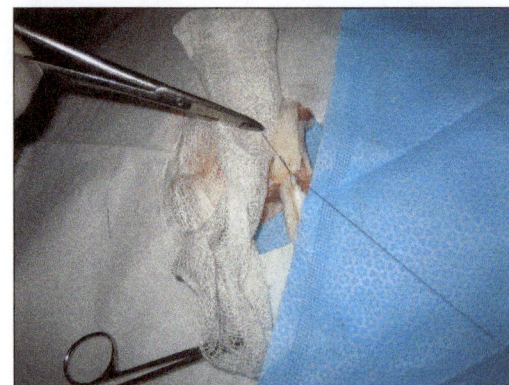

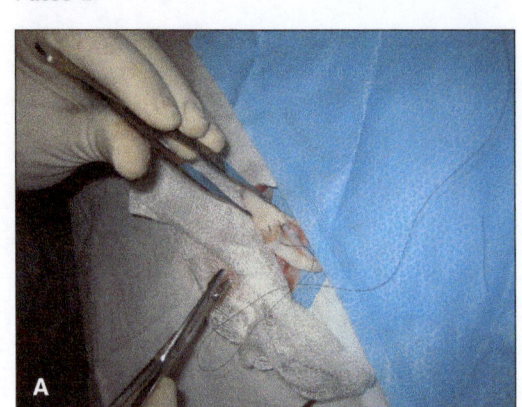

Passo 3. Continuar colocando pontos interrompidos através do tendão até o lado oposto.

- **DICA:** Esta técnica também pode ser efetuada usando suturas interrompidas (ver Capítulo 40).

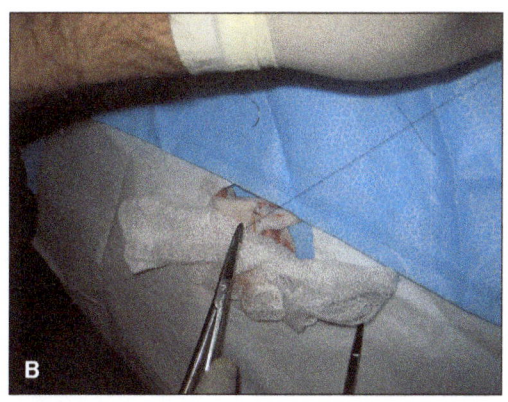

Passo 4. Continuar a colocação de suturas interrompidas até que a laceração esteja completamente fechada e atada.

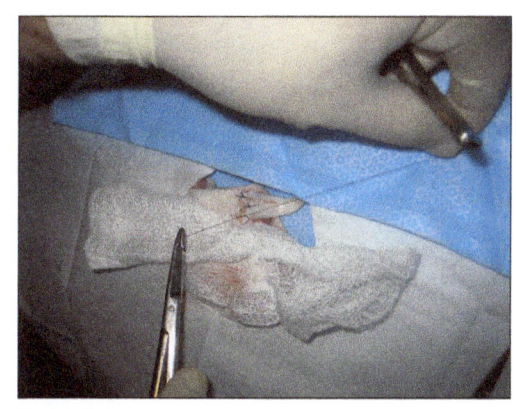

Passo 3

Passo 4

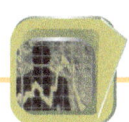

Complicações

- Perda da flexão e rigidez por reparo excessivamente apertado
- Infecção
- Nova ruptura do reparo do tendão
- Aderências
- Rigidez

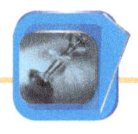

Considerações pediátricas

Os pacientes pediátricos frequentemente precisam de sedação até que estejam imobilizados, a fim de reduzir a falta de cooperação para com o procedimento. O movimento excessivo durante ou logo após o procedimento pode enfraquecer o reparo ou colocá-lo em risco de uma nova ruptura.

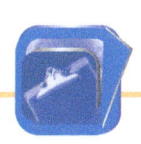

Instruções pós-procedimento

Imobilizar a extremidade em extensão por três semanas. Começar a flexão ativa e a extensão passiva a partir de três semanas até seis semanas depois da lesão. Instruir o paciente para evitar o uso agressivo da mão e dos dedos por 10 a 12 semanas pós-lesão.

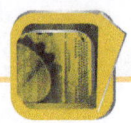

Informação sobre fontes de suprimento

- Para as fontes de suprimento de fios de sutura, ver Apêndice G.

Referências

Calabro JJ, Hoidal CR, Susini LM. Extensor tendon repair in the emergency department. *J Emerg Med*. 1986;4:217-225.

Chow JA, Dovelle S, Thomes LJ, et al. A comparison of results of extensor tendon repair followed by early controlled mobilisation versus static immobilisation. *J Hand Surg Br*. 1989;14:18-20.

Evans JD, Wignakumar V, Davis TR, et al. Results of extensor tendon repair performed by junior accident and emergency staff. *Injury*. 1995;26:107-109.

Ip WY, Chow SP. Results of dynamic splintage following extensor tendon repair. *J Hand Surg Br*. 1997;22:283-287.

Kerr CD, Burczak JR. Dynamic traction after extensor tendon repair in zones 6, 7, and 8: a retrospective study. *J Hand Surg Br*. 1989;14:21-22.

Kinninmonth AWG. A complication of the buried suture. *J Hand Surg Am*. 1990;15:959.

Kleinert HE. Report of the committee on tendon injuries. *J Hand Surg Am*. 1989;14:381.

Lee H. Double loop locking suture: a technique of tendon repair for early active mobilization, parts I and II. *J Hand Sung Am*. 1990;15:945.

Newport ML, Blair WF, Steyers CM. Long-term results of extensor tendon repair. *J Hand Surg Am*. 1990;15:961.

Purcell T, Eadie PA, Murugan S, et al. Static splinting of extensor tendon repairs. *J Hand Surg Br*. 2000;25:180-182.

Thomas D, Moutet F, Guinard D. Postoperative management of extensor tendon repairs in zones V, VI, and VII. *J Hand Ther*. 1996;9:309-314.

Wolock BS, Moore JR, Weiland AJ. Extensor tendon repair: a reconstructive technique. *Orthopedics*. 1987;10:1387-1389.

2008 MAG Mutual Healthcare Solutions, Inc.'s Physicians' Fee and Coding Guide. Duluth, Georgia. MAG Mutual Healthcare Solutions, Inc. 2007.

CAPÍTULO 105

Injeção na Bolsa do Trocanter Maior

Anne Boyd, MD

Scott Wissink, MD

Várias bolsas cercam o trocanter maior do fêmur. Acredita-se que duas bolsas que ficam entre o músculo glúteo máximo e o trocanter maior tenham grande relevância clínica. A bolsa superficial está imediatamente abaixo do glúteo máximo, sobre a superfície lateral do trocanter maior. Debaixo da bolsa superficial, fica a bolsa apropriadamente chamada de *profunda*. A bolsa profunda é maior e cobre o "manguito" de tecido em torno do trocanter maior, formado pela inserção do glúteo médio (posteriormente), do glúteo mínimo (ântero-lateralmente) e do vasto lateral (anteriormente).

Embora o termo *bursite* sugira que a patologia primária seja inflamação em uma ou mais das bolsas peritrocantéricas, a evidência recente à ressonância magnética (RM) indica que a maioria dos pacientes com achados clínicos consistentes com o diagnóstico de bursite trocantérica tem tendinose, ou uma ruptura parcial ou completa do glúteo médio ou mínimo, como a sua patologia primária, e não uma inflamação das bolsas trocantéricas. A teoria atual assegura que a tendinose glútea induz à atrofia muscular, subluxação da cabeça femoral e bursite nas bolsas contíguas e que o impacto subsequente das bolsas distendidas resulta em uma amplitude de movimento dolorosa. Não importando a patologia associada, a injeção no trocanter é frequentemente bem-sucedida para tratar os sintomas. A maioria dos pacientes (61%) relata melhora em seis meses após a injeção da bolsa trocantérica.

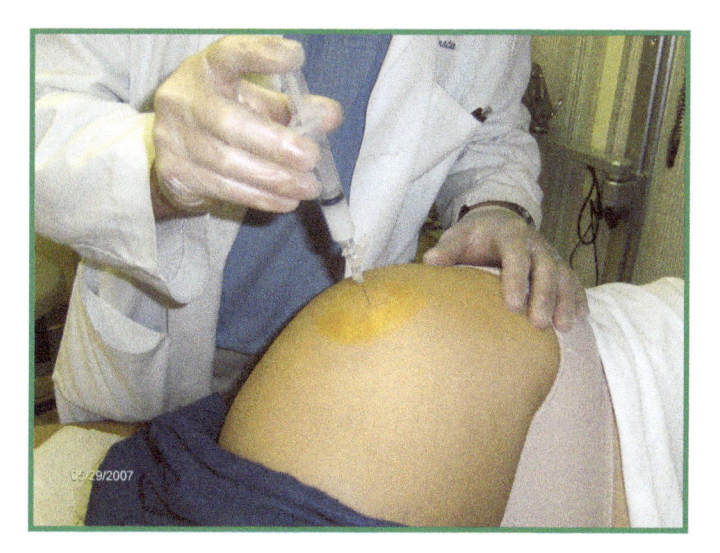

Discrepância do comprimento das pernas, banda iliotibial apertada, artrite do quadril, obesidade e espondilose lombar podem ser fatores predisponentes ao desenvolvimento da bursite trocantérica. Uma vez que as patologias da coluna lombar, do quadril e outras tenham sido excluídas, a apresentação clínica costuma ser suficiente para se fazer um diagnóstico presuntivo. Os pacientes se queixam de dor localizada lateralmente no quadril, que com frequencia fica pior ao deitar sobre o lado afetado à noite. Ao exame, existe dolorimento focal à palpação e, ocasionalmente, inchaço no trocanter maior.

O diagnóstico diferencial da dor no quadril inclui osteoartrite do quadril, síndrome da banda iliotibial e tendinopatia dos adutores.

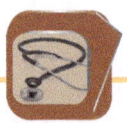

Equipamento

- Seringa, 10 mL.
- Agulha (tamanho 22-25G, 3,75 cm) em uma seringa de 10 mL (considerar uma agulha mais longa para o paciente obeso).
- Acetato de metilprednisolona (40 mg de Depo-Medrol®; 1 mL se 40 mg/mL). Um mL de 40 mg/mL de acetonido de triancinolona (Theracort®) é uma alternativa razoável ao Depo-Medrol®, mas ele pode ter um risco mais alto de atrofia.
- Lidocaína a 1% (5 mL) sem adrenalina.
- Consultar a informação sobre a compra que aparece no Apêndice I. Agulhas, seringas e preparações de corticosteroides podem ser solicitadas nas lojas de suprimento cirúrgico ou em farmácias locais. Uma bandeja sugerida para executar as aspirações e injeções de tecidos moles está listada no Apêndice I. As recomendações para o preparo cutâneo aparecem no Apêndice E.

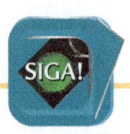

Indicações

- Desconforto sintomático no trocanter maior do quadril

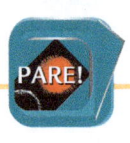

Contraindicações

- Alergia aos materiais injetáveis
- Infecção: artrite séptica, bacteriemia ou celulite no local de injeção
- Alívio mínimo depois das injeções prévias (relativa)
- Coagulopatia subjacente ou anticoagulação não controlada (relativa)
- Diabete não controlado (relativa)
- Prótese articular (a fibrose altera a anatomia; risco aumentado de corpo estranho para complicações infecciosas) (relativa)

O Procedimento

Passo 1. Depois de o consentimento informado ser obtido, as mãos são lavadas, os materiais são preparados e as luvas são vestidas. Posicionar o paciente na posição reclinada lateral com o lado afetado para cima.

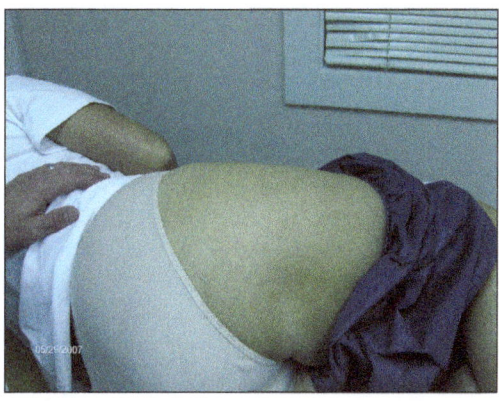

Passo 1

Passo 2. Identificar o ponto de dolorimento máximo e marcar o local com uma marca de pressão feita com um protetor de agulha, caneta ou unha.

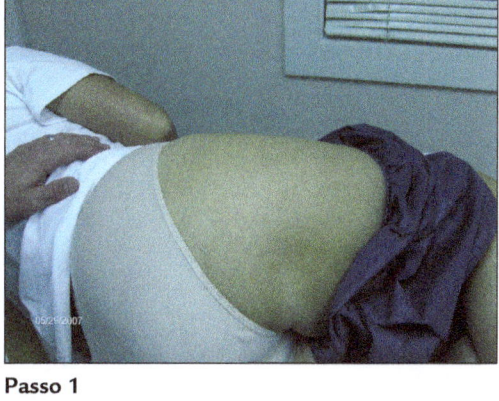

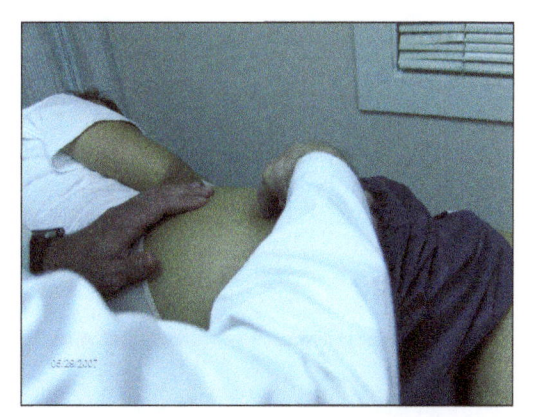

Passo 2

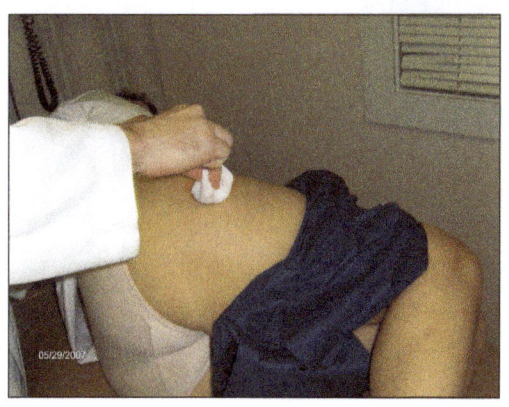

Passo 3. Pincelar a pele do paciente com iodopovidona, solução de clorexidina ou etanol a 70% (ver Apêndice E) Não tocar o local de injeção depois do preparo.

Passo 3

Passo 4. Inserir a agulha perpendicularmente à pele e avançá-la até que a ponta da agulha toque o osso. Retirar a agulha 2 a 3 mm e então aspirar e injetar a mistura de corticosteroide e lidocaína. Fazer com que o paciente descanse no consultório por 20 a 30 minutos após a injeção para garantir que tenha tolerado bem o procedimento e para revisar as instruções pós-procedimento.

Passo 4

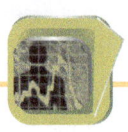

- **DICA:** O dolorimento máximo é frequentemente encontrado nas inserções musculares ao longo das bordas superior e posterior do trocanter maior. Isso pode exigir volumes maiores de injeção e/ou uma técnica em leque para dispersar o medicamento às bolsas profundas, que cobrem superficialmente os tendões antes descritos.

- **ATENÇÃO:** Os glicocorticoides fluorados de longa duração e baixa solubilidade (como o hexacetonido de triancinolona [Aristopan®]) são considerados impróprios por alguns autores para as injeções em tecidos moles por causa de um risco mais alto de atrofia de tecido. O acetonido de triancinolona (Theracort®) é uma triancinolona fluorada, mas a solubilidade é de intermediária à alta. Isso torna o acetonido de triancinolona uma alternativa razoável para esse procedimento, mas ele pode ter um risco mais alto de atrofia do tecido do que a metilprednisolona.

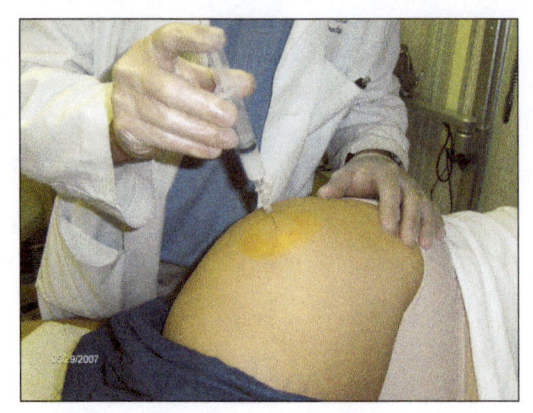

Complicações

Efeitos locais

- Infecção local (variação de incidência relatada de 1:3.000 a 1:50.000).
- Reações locais (edema, dolorimento e calor por até dois dias).
- Agudização do corticosteroide (1% a 10%; sinovite induzida pelo cristal dentro de 24 a 48 horas).
- Atrofia de gordura (especialmente em locais de tecido mole superficial; pior com a triancinolona, porque é menos solúvel e fluorada).
- Lesão à cartilagem ou nervos locais.

Efeitos sistêmicos

- Vermelhidão facial (<15% dos pacientes; dentro de horas; dura <3 ou 4 dias; mulheres)
- Supressão adrenal (habitualmente leve e transitória; pior com estresse)
- Aumento transitório na glicose

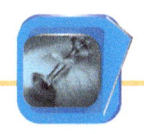

Considerações pediátricas

A bursite trocantérica é raramente vista em crianças.

Instruções pós-procedimento

Cobrir o local da injeção com um curativo. Pedir que o paciente mova suavemente a área para espalhar o fluido injetado. O aconselhamento sobre o repouso e o intervalo entre as injeções é variável. Em geral é suficiente, nesta situação, evitar as atividades agravantes por 24 horas. Embora faltem estudos baseados em evidência, as recomendações gerais aconselham um intervalo de seis semanas entre as injeções e não mais do que três a quatro injeções na mesma região dentro de um ano.

Referências

Alvarez-Nemegyei J, Canoso JJ. Evidence-based soft tissue rheumatology III: trochanteric bursitis. *J Clin Rheumatol*. 2004;10(3):123–124.

Bird PA, Oakley SP, Shnier R, et al. Prospective evaluation of MRI and physical examination findings in patients with greater trochanteric pain syndrome. *Arthritis Rheum*. 2001;44:2138–2145.

Cardone DA, Tallia AF. Diagnostic and therapeutic injection of the hip and knee. *Amer Fam Phys*. 2003;67(10):2147–2152.

Dunn T, Heller CA, McCarthy SW, et al. Anatomical study of the "trochanteric bursa." *Clinical Anat*. 2003;16:233–240.

Ines L. Soft tissue injections. *Best Pract Res Clin Rheum*. 2005;19(3):503–527.

Kingzett-Taylor A, Tirmal PF, Feller J, et al. Tendinosis and tears of gluteus medius and minimus muscles as a cause of hip pain: MR imaging findings. *Am J Roentgenol*. 1999;173:1123–1126.

Lievense A, Bierma-Zeinstra S, Schouten B, et al. Prognosis of trochanteric pain in primary care. *Br J Gen Pract*. March 2005:199–204.

Oakley SP, Bird P, Kirkham BW. Gluteus medius tears presenting as the clinical syndrome of trochanteric bursitis (abstract). *Arthritis Rheum*. 1999;42(Suppl 9):S340.

Shbeeb MI, Matteson EL. Trochanteric bursitis (greater trochanter pain syndrome). *Mayo Clin Proc*. 1996;71:565–569.

Walker P, Kannangara S, et al. Lateral hip pain. *Clin Orthop Relat Res*. 2007;Apr;457:144–149.

2008 MAG Mutual Healthcare Solutions, Inc.'s Physicians' Fee and Coding Guide. Duluth, Georgia. MAG Mutual Healthcare Solutions, Inc. 2007.

CAPÍTULO 106
Aspiração e Injeção da Articulação do Joelho

Daniel L. Stulberg, MD, FAAFP

A aspiração e/ou a injeção da articulação do joelho são procedimentos úteis para o médico que atende em consultório ou no hospital. A artrocentese pode estabelecer um diagnóstico, aliviar o desconforto, detectar hemartrose, drenar fluido infectado ou instilar medicação. Até com a frequência cada vez maior das modalidades avançadas de imagens, incluindo a ressonância magnética (RM), a artrocentese pode ser muito eficiente quanto a custos e tempo, além de terapêutica. Este procedimento simples pode ser uma ferramenta diagnóstica e terapêutica útil para o médico.

A injeção terapêutica da articulação do joelho pode ser efetuada sem a presença de um derrame. A aspiração do fluido de um derrame no joelho pode aliviar temporariamente a pressão e reduzir o desconforto, mas o fluido habitualmente reaparece, a menos que o processo subjacente seja autolimitado ou tratado. Por conseguinte, a aspiração é mais útil quando a etiologia do derrame for obscura e a análise do fluido ajudará o profissional a tratar o paciente. O diagnóstico diferencial inclui osteoartrite, trauma, infecção, distúrbios reumáticos, gota e outros distúrbios menos comuns; assim, com frequência são solicitados exames de contagem celular, coloração de Gram, cultura e análise para cristais, conforme a situação clínica.

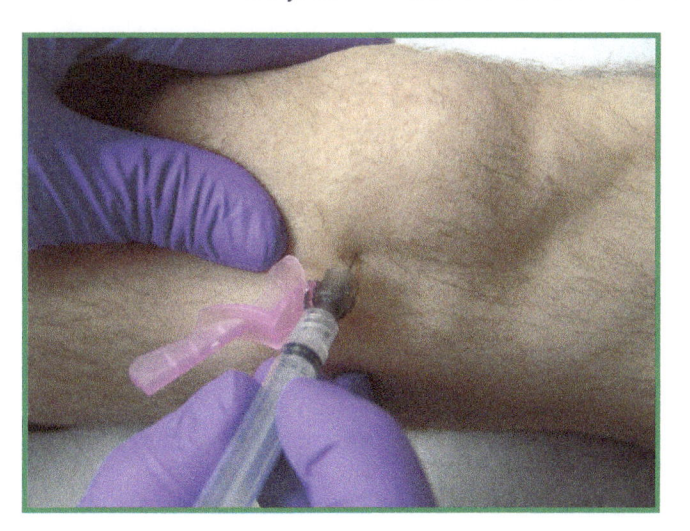

O derrame do joelho inicialmente causa um aspecto mais arredondado e cheio do joelho, com uma perda dos "ocos" medialmente e lateralmente, na porção inferior da patela. Os derrames maiores causarão edema que é visto superiormente. Com a compressão de uma ou duas destas áreas, o fluido se deslocará para as outras áreas e aparecerá mais proeminente. A patela pode até ser empurrada (tendo uma sensação de vaivém ou flutuante) quando é comprimida para baixo. Uma variedade de técnicas de introdução da agulha tem sido descrita para a articulação do joelho, e quase todas são bem-sucedidas quando grandes derrames estiverem presentes. As abordagens comuns são a súpero-lateral ou a medial a partir de uma posição supina, ou a ínfero-lateral a partir da posição sentada, com o joelho flexionado até 90 graus.

Como com qualquer procedimento invasivo e injeção de medicamentos, o profissional deve ponderar os riscos e benefícios do procedimento com o paciente antes de realizá-lo. Os corticosteroides podem temporariamente ajudar com a dor e a inflamação da osteoartrite (Tabela 106-1) ou auxiliar em uma agudização da gota. A viscossuplementação com hilano ou hialu-

TABELA 106-1 Critérios para a classificação da osteoartrite do joelho usando achados clínicos e de laboratório

O paciente deve se queixar de dor no joelho e ter pelo menos 5 das 9 características seguintes:
  Idade >50 anos
  Rigidez <30 min
  Crepitação
  Dolorimento ósseo
  Aumento ósseo
  Ausência de calor palpável
  Velocidade de sedimentação globular <40 mm/h
  Fator reumatoide <1:40
  Sinais de osteoartrite no fluido sinovial (coloração clara à cor de palha, viscosidade alta, 1.000-7.500 leucócitos/μL, 2,9-5,5 g de proteína/dL)

Adaptada de Blackburn WD. Approach to the patient with a musculoskeletal disorder. *Professional Commun*. 1st ed. New York; 2000: 126.

ronano (Synrisc) foi aprovada para o tratamento da osteoartrite, com longa redução da dor em comparação aos corticosteroides, com base em uma análise do banco de dados Cochrane. Eles são administrados como uma série de três injeções semanais. Acredita-se que a administração intra-articular maximize os benefícios locais do medicamento e reduza os efeitos sistêmicos, mas os pacientes devem ser avisados sobre os riscos da viscossuplementação e os riscos dos corticosteroides, incluindo o risco de necrose asséptica da cabeça femoral ou umeral com os últimos.

Os corticosteroides não devem ser injetados em uma articulação se houver suspeita ou confirmação de uma infecção. A contagem dos leucócitos sinoviais totais (CLST) pode ajudar a classificar o tipo de derrame. Tipicamente, uma CLST de <2.500/mm^3 é encontrada no fluido não inflamatório, e uma CLST entre 2.500 e 25.000/mm^3 é encontrada no fluido inflamatório. Uma revisão sistemática da literatura por Margaretten e colaboradores em 2007 mostrou que um diferencial da CLST de 90% ou mais alto de neutrófilos segmentados teria uma relação de probabilidade aumentada de 3,4 contra uma relação de probabilidade de apenas 0,34 se o diferencial tivesse <90% de neutrófilos segmentados. A revisão também demonstrou relações de probabilidade maiores, de 7,7 e 28 para CLST >50.000/mm^3 e >100.000/mm^3, respectivamente.

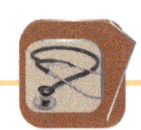

Equipamento

- As luvas estéreis são preferidas por alguns; outros usam luvas não estéreis e uma técnica estéril "sem toque".

- Agente de preparação da pele: álcool isopropílico a 70%, iodopovidona (PVPI®, Curativ®), ou gluconato de clorexidina com álcool isopropílico a 70%* em algodão ou aplicador.

- Agente de viscossuplementação ou corticosteroide para a injeção conforme indicado, mais comumente 40 a 80 mg de acetato de metilprednisolona (Solu-Medrol®), 10 a 40 mg de hexacetonido de triancinolona**, ou 10 a 40 mg de acetonido de triancinolona (Theracort®).

- Seringa (3 a 10 mL, para administrar o medicamento).

- Seringa (20 a 60 mL, para aspirar o derrame).

- Uma ou duas agulhas 21 ou 22G (para preparar as soluções injetáveis, com a opção de uma segunda agulha para executar a artrocentese).

---

*N. de R. T. Não há formulações comerciais com álcool isopropílico no Brasil.
**N. de R. T. Não é comercializada no Brasil.

- Pinça hemostática reta para estabilizar a agulha (caso o plano seja aspirar primeiro e depois trocar a seringa de aspiração pela seringa de medicação para injetar sem penetrar uma segunda vez na articulação).
- Lidocaína a 1% para uso como anestésico local se necessário e para a injeção com corticosteroides.
- Tubo ou frasco para análise de laboratório e *swab* de cultura com meio para teste, conforme indicado.
- Enfaixamento pós-procedimento.

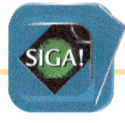

Indicações

- Avaliação diagnóstica da causa de um derrame ou de uma monoartrite inexplicável
- Para limitar o dano articular pelo fluido articular infectado ou inflamado com a remoção seriada do fluido
- Alívio sintomático pela remoção de um derrame grande ou tratamento da dor ou inflamação articular (habitualmente temporário)
- Diagnóstico ou tratamento de uma artropatia cristalina
- Administração de agentes viscosos para a melhoria sintomática da osteoartrite
- Administração de glicocorticoides para a melhoria sintomática da osteoartrite

Contraindicações

- Bacteriemia ou celulite sobrejacente à articulação
- Diátese hemorrágica ou coagulopatia
- Paciente não cooperativo
- Injeção de corticosteroides se houver suspeita ou presença de artrite séptica
- Profissional pouco familiarizado com a abordagem correta à articulação
- Presença de uma prótese articular
- Falta de resposta a injeções ou aspirações prévias
- As injeções de corticosteroide devem ser habitualmente limitadas a três até quatro vezes por ano
- Diabete ou enfermidade sistêmica malcontrolados (o diabete ou a enfermidade podem ser mais difíceis de controlar com a injeção de corticosteroides)
- A injeção terapêutica em crianças e as condições diferentes daquelas previamente listadas merecem consideração de uma avaliação ou encaminhamento a um especialista

O Procedimento

Passo 1. Em mãos qualificadas, a injeção da articulação do joelho pode ser completada em apenas alguns segundos, de modo que um anestésico local não costuma ser usado. Para a aspiração, para o paciente com anatomia difícil ou para o profissional com menos experiência, uma anestesia local com lidocaína simples a 1%, injetada subcutaneamente no local da injeção e em direção à articulação, pode ser útil (ver Apêndice F). Alguns médicos acreditam que um volume maior facilita a distribuição do medicamento, usando 10 mL ou mais de anestésico local injetado na articulação com o corticosteroide, e alguns estudos mostraram que a injeção de um volume isolado de anestésico pode reduzir os sintomas.

- **ATENÇÃO:** Limitar o uso de infiltração local em 1 a 2 mL para não causar edema que distorceria as referências habituais e a capacidade de palpar a articulação.
- **DICA:** A marcaína pode ser misturada com a lidocaína para estender o efeito anestésico de aproximadamente 1 hora para entre 3 e 4 horas.
- **ATENÇÃO:** Alguns especialistas recomendam uma nova agulha para cada frasco multidose e para a injeção, bem como o uso de frascos de dose única do anestésico não preservado para evitar possível precipitação do corticosteroide devido ao conservante.

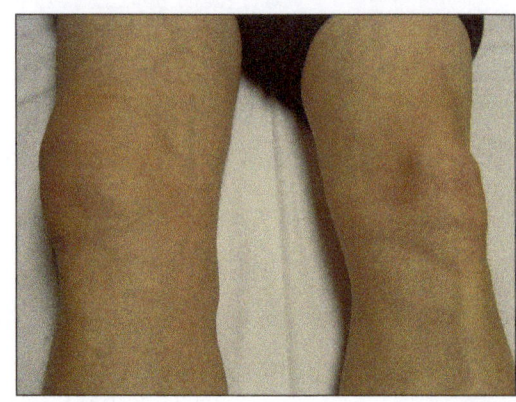

Passo 2. Se for planejada aspiração e então injeção, colocar o medicamento em uma seringa, remover a agulha e manter onde a ponta permanecerá estéril (idealmente com um assistente). Usar uma agulha 21 ou 22G para uma seringa de 10 a 60 mL com conector luer lock, com base no volume antecipado. Ter uma pinça hemostática reta disponível para segurar e estabilizar a agulha depois da aspiração.

- **ATENÇÃO:** Isso pode ser feito sem um assistente, mas é importante garantir que as condições estéreis sejam mantidas e que as agulhas estejam firmemente inseridas nas seringas com um conector *luer lock* para prevenir vazamento ou deslocamento, mas não de forma tão apertada que possa ser difícil de remover durante o procedimento.

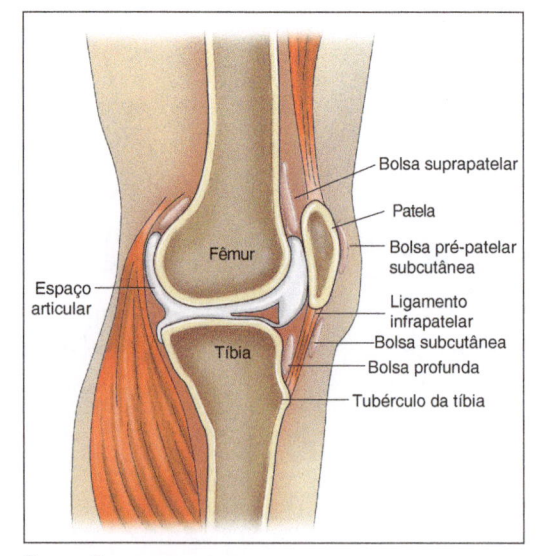

Abordagem medial (posição supina com o joelho ligeiramente flexionado)

Passo 3. Colocar a mão enluvada em torno da patela, com o polegar no aspecto medial e os dedos na borda lateral da patela.

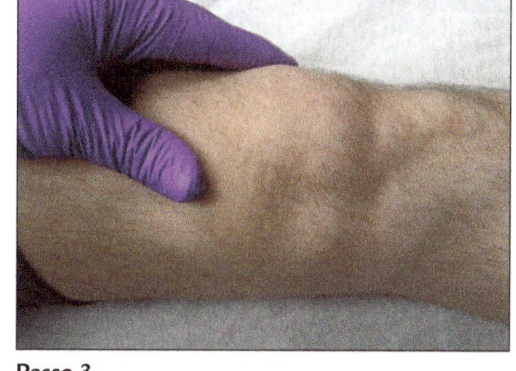

Passo 4. Puxar a patela medialmente com os dedos, ao mesmo tempo em que o polegar é usado para elevá-la ligeiramente em seu aspecto medial, abrindo um espaço sob a patela e palpando o local de injeção no ponto central de seu aspecto medial.

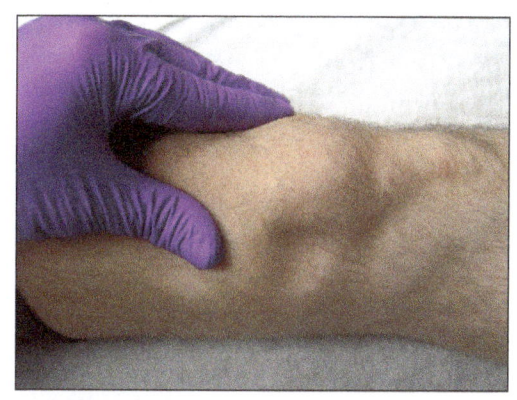

Passo 5. Retroceder o polegar inferiormente a partir do local pretendido da injeção em 1 cm, usando o polegar como um apontador para a injeção. Usar um dos agentes de preparo listados para limpar o local da injeção e deixar secar.

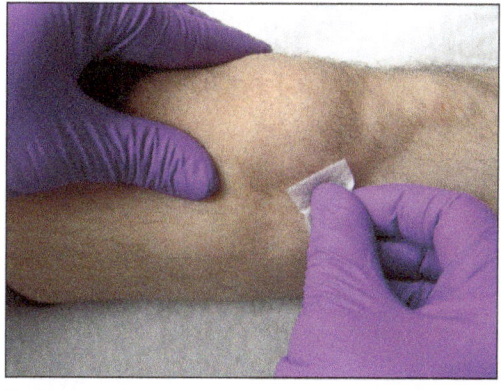

Passo 6. Não tocar a área ou mover a mão de posicionamento para manter uma área estéril durante a técnica "sem toque". Com a outra mão, guiar a agulha rapidamente através da pele, em um ângulo de 45 graus ao plano anterior do joelho e sob a patela. A profundidade de inserção deve ser de aproximadamente 2,5 cm. Se a agulha bater em osso ou outras estruturas firmes, tracionar ligeiramente e então angular de forma levemente mais superficial ou profunda ao plano anterior, com base na reavaliação da anatomia.

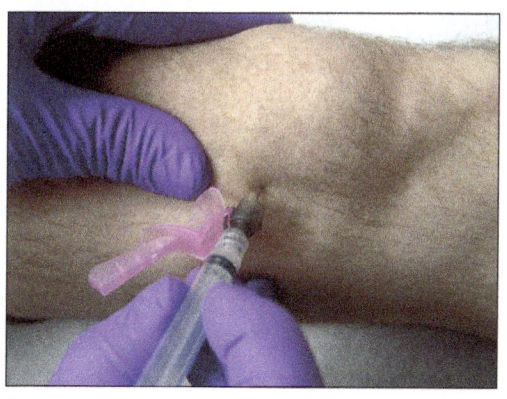

■ **ATENÇÃO:** A ponta da agulha deve passar facilmente e não tocar as estruturas vizinhas. Tocar a agulha em qualquer estrutura dentro da articulação pode causar desconforto significativo.

Passo 7. Para aspiração, retirar a quantidade desejada de fluido. Se o derrame for pequeno, a pressão aplicada por um assistente nos aspectos inferior e superior da patela em suas margens medial e lateral pode deslocar o fluido em direção à agulha de aspiração. Para evitar uma segunda punção e injetar ao mesmo tempo, segurar o encaixe da agulha com uma pinça reta, repousar a mão contra o paciente e estabilizar a agulha enquanto se desenrosca a seringa e então se posiciona a seringa de medicação. Manter a condição estéril das conexões, não permitindo que elas toquem em quaisquer outras superfícies.

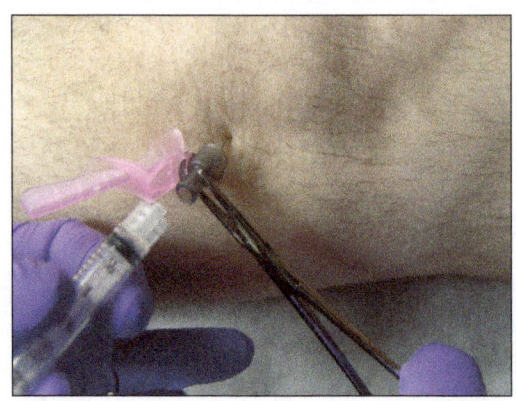

Para injetar o medicamento, empurrar o êmbolo. Não deve haver nenhuma resistência. Se houver alguma resistência, então a agulha não está no espaço articular e deve ser reposicionada. Quando não houver nenhuma resistência, o medicamento pode ser injetado em menos de um segundo, e a agulha é removida muito rapidamente para o alívio do paciente, que em geral está nervoso, embora aliviado pelo fato de o procedimento ter sido rápido. Colocar uma gaze ou bola de algodão sobre o local para qualquer sangramento cutâneo e então aplicar um enfaixamento adesivo. Se a lidocaína for usada, o paciente habitualmente notará uma redução na dor em questão de poucos minutos.

■ **ATENÇÃO:** Evitar movimentos da agulha ao remover ou reaplicar uma seringa. O movimento da agulha é muito doloroso.

Técnica súpero-lateral

Passo 8. Com a mesma técnica estéril "sem toque" e configuração conforme descrito antes, palpar o aspecto súpero-lateral da patela. Inserir a agulha rapidamente através da pele por 1 cm (cerca de uma polpa digital) superiormente e lateralmente à patela. Então suavemente guiar a agulha sob a patela em um ângulo de 45 graus até o eixo da extremidade, orientando a agulha para o centro da articulação, em direção à porção inferior da patela.

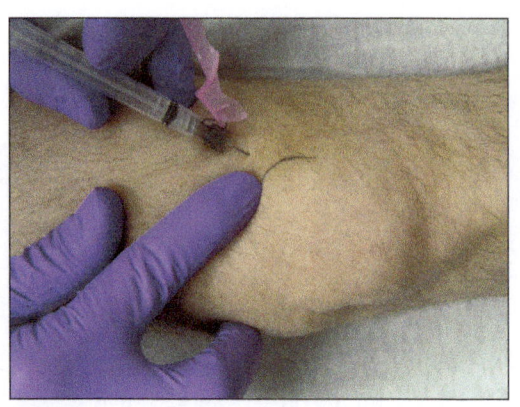

Técnica anterior (joelho flexionado e sentado)

Passo 9. Com o paciente sentado, o pé virado para frente e o joelho flexionado em 90 graus, inserir a agulha um pouco medialmente ou lateralmente ao tendão infrapatelar, palpável em sua inserção na porção inferior da patela. Avançar a agulha posteriormente e ligeiramente em direção à linha média.

- **ATENÇÃO:** Esta técnica é desencorajada, porque a ponta da agulha pode causar dano às superfícies articulares ou aos meniscos. Esta abordagem direta pode ser aceitável ao se administrar soluções viscosas terapêuticas (p. ex., ácido hialurônico), pois a cartilagem do joelho já teria previamente um desgaste significativo.

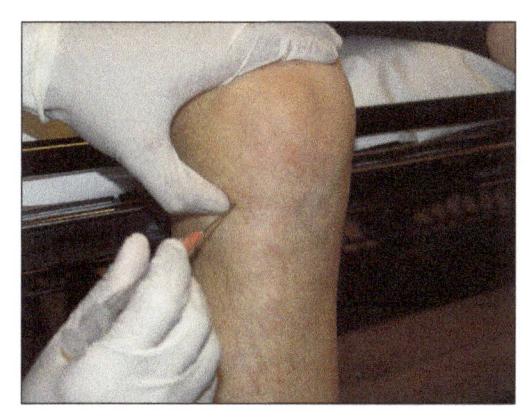

Passo 9

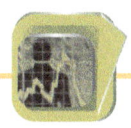

Complicações

- A infecção por artrocentese é rara e acredita-se que ocorra em <1 em 10.000 procedimentos.
- O joelho é vulnerável à lesão, e as atividades vigorosas devem ser evitadas nas primeiras 24 horas depois da injeção.
- A exacerbação pós-injeção é um agravamento da dor articular de 12 a 72 horas após uma injeção de corticosteroide; os fármacos não esteroides podem ajudar.
- Teoricamente, os corticosteroides podem causar degeneração da superfície articular; limitá-los a três a quatro injeções por ano.

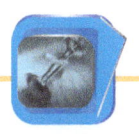

Considerações pediátricas

O procedimento é raramente usado em pacientes pediátricos.

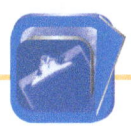

Instruções pós-procedimento

As precauções em relação aos riscos e benefícios do procedimento devem ter sido discutidas anteriormente ao procedimento, mas podem ser reforçadas depois de sua realização. Embora o paciente provavelmente se sinta melhor, ele deve repousar por 1 a 2 dias e evitar o uso excessivo do joelho. O paciente deve estar atento aos sinais de infecção, que podem incluir febre, aumento da dor, calor ou vermelhidão do joelho. O joelho habitualmente estará muito melhor de uma a algumas horas depois da injeção se um anestésico for injetado. Ele irá se dissipar, e o efeito do corticosteroide ou da viscossuplementação levará de 1 a 2 dias para começar. Com os corticosteroides ou a viscossuplementação, pode haver exacerbação e aumento da dor inicialmente. Isso pode ser aliviado com aplicação de gelo no joelho e o uso de um anti-inflamatório não esteroide (AINE) se o paciente puder tolerá-lo. Há compressas flexíveis para aplicação de gelo comercialmente disponíveis, ou um saco de ervilhas ou milho congelado pode ser moldado sobre o joelho (devendo ser descartado em vez de consumido, se usado como compressa de gelo). Os corticosteroides e a viscossuplementação não ajudarão a todos os pacientes, e a melhora nos sintomas é útil, mas somente temporária, especialmente com os corticosteroides. Se um derrame tiver sido drenado, existe uma probabilidade alta de que retorne ao menos parcialmente.

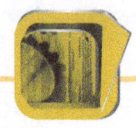

Informação sobre fontes de suprimento

- Todos os materiais podem ser comprados nas empresas locais de suprimentos médicos.
- A solução de lidocaína, a solução de corticosteroide injetável (p. ex., Celestone®) e os agentes viscosos injetáveis (p. ex., Synrisc®) estão disponíveis nas farmácias locais ou em lojas de suprimentos médicos.
- Uma bandeja sugerida para executar as aspirações de tecidos moles e injeções está listada no Apêndice I.
- As recomendações de preparo da pele aparecem no Apêndice E.

Referências

Blackburn WD. *Approach to the Patient with a Musculoskeletal Disorder*. Caddo (OK): Professional Communications; 1999.

Bellamy N, Campbell J, Robinson V, et al. Intra-articular corticosteroid for treatment of osteoarthritis of the knee. Cochrane Database of Systematic Reviews 2006:2. University of Queensland, Centre of National Research on Disability and Rehabilitation Medicine, Brisbane, Queensland, Australia. Cochrane Database of Systematic Reviews 2006, Issue 2. Art No.: CD005328. DOI: 10.1002/14651858. CD005328.pub 2.

Bellamy N, Campbell J, Robinson V, et al. Viscosupplementation for the treatment of osteoarthritis of the knee. Cochrane Database of Systematic Reviews 2006:2. University of Queensland, Centre of National Research on Disability and Rehabilitation Medicine, Brisbane, Queensland, Australia. Cochrane Database of Systematic Reviews 2006, Issue 2. Art No.: CD005321. DOI: 10.1002/14651858. CD005321.pub 2.

Margaretten ME, Kohlwes J, Moore D, et al. Does this adult patient have septic arthritis? *JAMA*. 2007;297:1478–1488.

Schumacher HR, Chen LX. Injectable corticosteroids in treatment of arthritis of the knee. *Am J Med*. November 2005;118(11).

2008 MAG Mutual Healthcare Solutions, Inc.'s Physicians' Fee and Coding Guide. Duluth, Georgia. MAG Mutual Healthcare Solutions, Inc. 2007.

# CAPÍTULO 107

Aspiração e Injeção da Bolsa do Olécrano

Anne Boyd, MD
Scott Wissink, MD

A bolsa do olécrano está situada entre a ponta do olécrano e a pele. Sua função é prevenir dano ao tecido, fornecendo um mecanismo para a pele deslizar livremente sobre esse processo ósseo. Por sua localização superficial, essa bolsa é suscetível à inflamação por trauma agudo ou repetitivo (cumulativo). A bursite inflamatória não traumática do olécrano pode resultar de gota, artrite reumatoide, doença de deposição de pirofosfato de cálcio ou infecção.

Depois de uma lesão aguda, a bolsa pode se encher com fluido sanguinolento ou claro, produzindo um edema sensível e doloroso sobre o cotovelo. A dor no cotovelo que piora durante a amplitude de movimentos (ADM) ativa ou passiva deve aumentar a suspeita do profissional quanto a uma fratura do processo do olécrano, motivando-o a obter radiografias.

A bursite inflamatória não traumática do olécrano é diagnosticada pelo aparecimento de um inchaço flutuante sobre o cotovelo. A presença de eritema, calor e dolorimento deve alertar o médico para a possibilidade de bursite séptica. Entretanto, culturas positivas também têm sido obtidas a partir de bolsas distendidas que não exibem os achados físicos clássicos da infecção. Por conseguinte, é recomendado o teste para excluir infecção antes de se considerar uma injeção de corticosteroide, mesmo que o exame clínico seja atípico ou que o fluido aspirado não esteja túrbido.

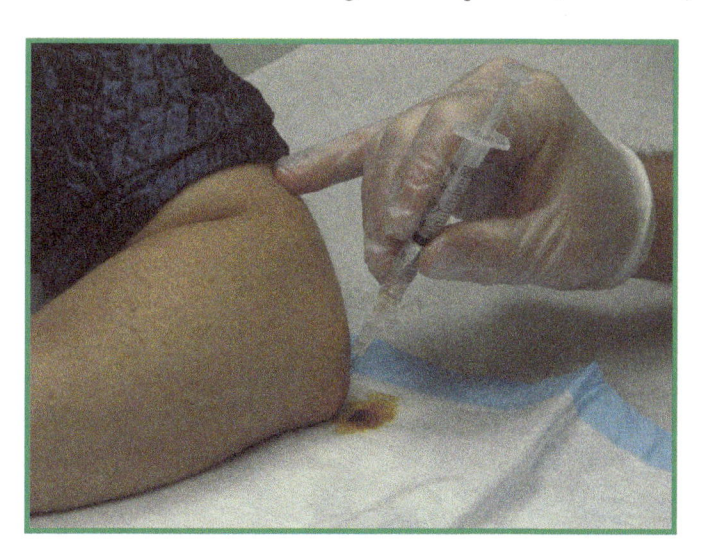

A contagem de leucócitos pode ajudar a determinar se o fluido articular é infeccioso ou inflamatório. Dentro do aspirado sinovial, a contagem dos leucócitos é assim avaliada:

- A contagem de leucócitos <200/µL é considerada normal.
- A contagem de leucócitos é considerada não inflamatória em 200 a 2.000/µL.
- A contagem de leucócitos na faixa de 2.000 a 100.000/µL é considerada uma indicação de inflamação.
- A contagem de leucócitos >100.000/µL é considerada uma indicação de uma condição séptica.

A coloração de Gram também é útil para determinar rapidamente se uma infecção bacteriana parece estar presente. Se a coloração de Gram for positiva, os antibióticos devem ser iniciados imediatamente e a injeção bursal com corticosteroide deve ser evitada. Ainda que a coloração de Gram seja negativa ou inicialmente indisponível, os antibióticos parecem indicados com base no mecanismo da lesão (p. ex., abrasão ou punção), nos achados ao exame físico sugestivos de infecção (p. ex., febre, vermelhidão local significativa e calor), ou no aspecto macroscópico do aspirado (p. ex., túrbido, purulento). A coloração de Gram deve ser seguida pela cultura e pelo teste de sensibilidade. Os resultados da cultura e da sensibilidade devem guiar o uso dos antibióticos nos casos de infecção bacteriana (habitualmente cefalosporinas ou penicilina penicilinase-resistente). A análise dos cristais pode revelar cristais de urato monossódico em um paciente com gota, cristais de pirofosfato de cálcio em um paciente com pseudogota ou cristais de hidroxiapatita.

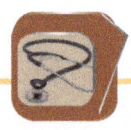

Equipamento

- Agulha (tamanho 25G, 2,5 cm de comprimento) em uma seringa de 3 mL com 2 mL de lidocaína a 1%, com adrenalina (para anestesia)
- Agulha (tamanho 18G, 3,75 cm de comprimento) em uma seringa de 10 mL (para aspiração)
- Agulha (tamanho 22 a 25G, 3,75 cm de comprimento) em uma seringa de 3 mL com 0,5 mL (20 mg) de acetato de metilprednisolona (Depo-Medrol®) e 2 mL de lidocaína a 1% sem adrenalina (para injeção de corticosteroide)

Consultar a informação sobre compra que aparece no Apêndice I. Agulhas, seringas e preparações de corticosteroides podem ser solicitadas nas lojas de suprimento cirúrgico ou em farmácias locais. Uma bandeja sugerida para executar as aspirações e injeções de tecidos moles está listada no Apêndice I. As recomendações para o preparo cutâneo aparecem no Apêndice E.

Indicações

- Considerações sintomáticas ou estéticas acerca da distensão da bolsa do olécrano
- Suspeita de bursite séptica ou cristalina da bolsa do olécrano

Contraindicações (relativas)

- Paciente não cooperativo
- Coagulopatia ou diátese hemorrágica

O Procedimento

Passo 1. Depois de o consentimento informado ser obtido, as mãos são lavadas, os materiais são preparados e as luvas são vestidas. Com o paciente sentado, o cotovelo é flexionado em 90 graus e apoiado. A maioria dos médicos prefere uma abordagem lateral para evitar o nervo ulnar. Pincelar a pele do paciente com iodopovidona, solução de clorexidina ou etanol a 70% (ver Apêndice E). Não tocar o local de injeção depois do preparo.

- **DICA:** Quando a aspiração/injeção for executada, usar técnicas assépticas para minimizar a chance de causar uma infecção iatrogênica.

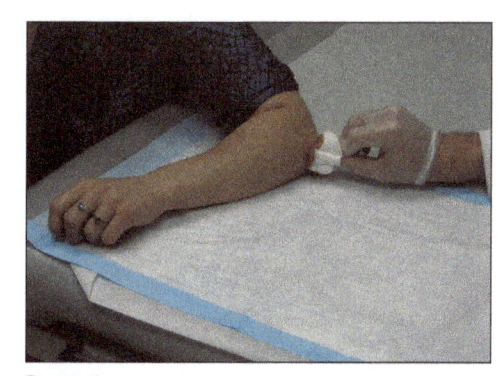

Passo 2. Inserir uma agulha 25G com 2,5 cm de comprimento em uma seringa de 3 mL perpendicular à pele e injetar aproximadamente 2 mL de lidocaína a 1% com adrenalina subcutaneamente para criar uma pequena pápula elevada sobre a área onde será inserida a agulha 18G.

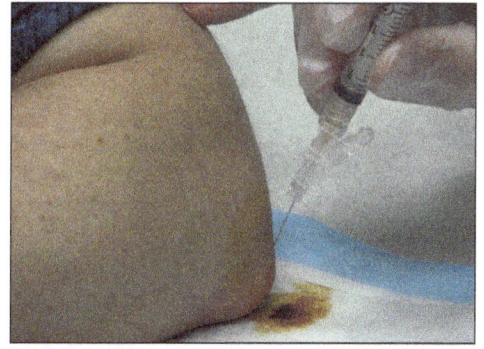

Passo 3. Penetrar na bolsa pelo lado (paralelamente ao plano do antebraço) e aspirar usando uma agulha 18G com 3,75 cm de comprimento em uma seringa de 10 mL. O fluido aspirado deve ser enviado para coloração de Gram, cultura e sensibilidade, contagem e diferencial dos leucócitos e para análise de cristais se houver alguma incerteza diagnóstica ou se o profissional estiver considerando uma injeção de corticosteroide posteriormente. Aplicar pressão com um bloco de gazes de 10 × 10 cm, limpar a área com etanol a 70% e aplicar um enfaixamento estéril. Fazer com que o paciente descanse no consultório por 20 a 30 minutos após a injeção para garantir que tenha tolerado bem o procedimento e para revisar as instruções pós-procedimento.

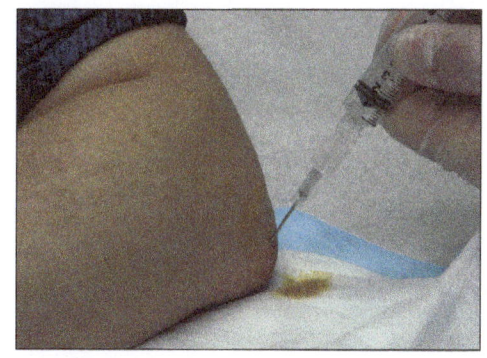

Passo 4. Se o aspirado a partir do procedimento inicial retornar e indicar apenas um processo inflamatório (processo não infeccioso), um corticosteroide pode ser considerado posteriormente. Para administrar um corticosteroide, repetir a preparação descrita e mostrada no Passo 1, então usar um agulha 22 a 25G com 3,75 cm de comprimento em uma seringa de 3 mL para injetar 0,5 mL (20 mg) de acetato de metilprednisolona (Depo-Medrol®) e 2 mL de lidocaína a 1% sem adrenalina.

- **ATENÇÃO:** Dois procedimentos são geralmente necessários se um corticosteroide for usado. O primeiro é para executar os estudos bacteriológicos depois da aspiração. O segundo introduz o corticosteroide.

- **ATENÇÃO:** Evitar a injeção de um corticosteroide em uma bolsa com uma infecção subaguda da bolsa ou da pele sobrejacente.

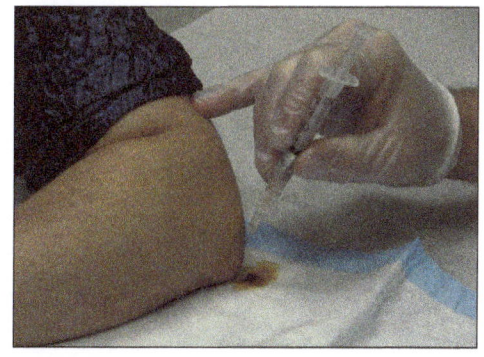

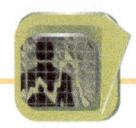

Complicações

- Edema: Pode recidivar, particularmente se a etiologia for infecciosa ou se a pressão ou gelo no local não forem utilizados depois do procedimento.
- Infecção, que pode ser iatrogênica ou subaguda preexistente que se torna aguda.
- Drenagem persistente através do trajeto da injeção.
- Se uma abordagem medial for usada para a aspiração/injeção, pode haver lesão do nervo ulnar.
- A atrofia e o afinamento da pele e da gordura, bem como a hipopigmentação, são possíveis por causa da posição superficial da bolsa.

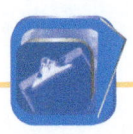

Instruções pós-procedimento

Depois da injeção, o paciente pode utilizar anti-inflamatórios não esteroides (AINEs) e um curativo de compressão. Para os casos com recidiva repetida, considerar o uso de uma tala posterior para limitar o movimento do cotovelo por 1 a 2 semanas após a aspiração. O paciente deve retornar para reavaliação dentro de uma semana. Nessa ocasião, avaliar para a presença de reacúmulo do fluido, alguma drenagem persistente ou quaisquer sinais de infecção. A decisão de tratar ou não com antibióticos empíricos depende da probabilidade percebida de infecção, com base na história, no exame físico e na análise do aspirado da bolsa.

Referências

Griffin YG, Green W. *Essentials of Musculoskeletal Care*. (3rd ed.). Rosemont, IL: AAOS; 2005:269-273.
Pfenninger JL, Fowler GC. *Procedures for Primary Care*. (2nd ed.). St. Louis: Mosby; 2003:1479-1499.
Rouzier P. *The Sports Medicine Patient Advisor, Elbow (Olecranon) Bursitis*. (1st ed.). Amherst, MA: HBO & Company; 1999:206-207.
Saunders S, Longworth S. *Injection Techniques in Orthopaedic and Sports Medicine*. (2nd ed.). Philadelphia: WB Saunders; 2002:48-49.
Schumacher HR. Arthrocentesis, synovial fluid analysis, and synovial biopsy. In: *Primer on Rheumatic Diseases*. (10th ed.). Richmond: Arthritis Foundation; 1993:67-72.
2008 MAG Mutual Healthcare Solutions, Inc.'s Physicians' Fee and Coding Guide. Duluth, Georgia. MAG Mutual Healthcare Solutions, Inc. 2007.

CAPÍTULO 108
Injeção da Fáscia Plantar

Doug Aukerman, MD, FAAFP

A fasciite plantar proximal é uma causa comum de dor no calcanhar em adultos. A fáscia plantar é uma aponeurose fibrosa que se origina do tubérculo medial do calcâneo e fornece absorção dinâmica de choques e suporte estático para o arco longitudinal. Os indivíduos com pés planos ou pés cavos têm um risco aumentado de desenvolver fasciite plantar. Em atletas, o uso excessivo e o calçado impróprio são a causa mais comum de fasciite plantar. A dor da fasciite plantar proximal é habitualmente causada por degeneração do colágeno no tubérculo medial do calcâneo (i. e., na origem da fáscia plantar). É provocada por microrrupturas repetitivas da fáscia plantar que superam a capacidade do corpo de se reparar.

O sintoma clássico da fasciite plantar é que a dor pior ocorre com os primeiros passos, pela manhã, diminuindo conforme a atividade continua. A dor pode também estar associada a ortostatismo prolongado, quando pode piorar no final do dia. Muitas vezes a dor pode começar de forma insidiosa e fica progressivamente pior durante semanas a meses. Uma história de um aumento nas atividades de carga é comum, especialmente aquelas envolvendo corridas, por causa do microtrauma repetitivo da fáscia plantar. Ao exame, o paciente tem sensibilidade máxima na região ântero-medial do calcâneo. A área sensível pode se estender distalmente, a partir do ponto de inserção, ao longo da fáscia plantar proximal. A dor é frequentemente exacerbada por dorsiflexão passiva dos dedos do pé ou fazendo com que o paciente fique na ponta do pé. O repouso diagnóstico não costuma ser indicado. A fasciite plantar é com frequência chamada de esporão do calcanhar por causa dos achados radiológicos comumente associados, mas 15 a 25% da população assintomática têm esporões de calcanhar e muitos indivíduos sintomáticos não o têm. O esporão nas radiografias reflete a calcificação resultante da natureza crônica ou do microtrauma do tecido fascial retesado. O teste diagnóstico está indicado nos casos atípicos de dor no calcanhar (Tabela 108-1) ou em pacientes que não respondam ao tratamento apropriado.

TABELA 108-1 Diagnóstico diferencial da dor no calcanhar

PROBLEMA	CARACTERÍSTICAS CLÍNICAS DE DIFERENCIAÇÃO
Síndromes compressivas	Dor em queimação irradiada, ou dormência e formigamento, principalmente à noite, na superfície plantar do pé
Fratura de estresse do calcâneo	Dor com carga; piora com a carga prolongada
Doença de Paget	Tíbias curvas, cifose, cefaleias
Tumor ósseo	Dor óssea profunda; sintomas constitucionais tardios no curso
Apofisite do calcâneo (doença de Sever)	Dor posterior no calcanhar em adolescentes
Síndrome do coxim de gordura	Atrofia do coxim calcaneano
Contusão do calcanhar	História de lesão por impacto agudo
Bursite	Habitualmente retrocalcaneana; edema, dor e eritema posterior no calcanhar
Ruptura da fáscia plantar	Dor súbita, aguda, em pontada, equimose
Tendinite	Dor principalmente com os movimentos contra resistência

A fasciite plantar é habitualmente uma condição autolimitada, embora possa levar de 6 a 18 meses para melhorar com o manejo expectante. O tratamento não operatório resulta em uma taxa de sucesso de 90%. O repouso apenas é um tratamento efetivo, porém é mal aceito como uma modalidade de tratamento por atletas, adultos ativos e pessoas cujas ocupações exijam caminhadas extensas. Frequentemente, um período planejado de "repouso relativo" que diminua a tensão na área pode reduzir o desconforto. Identificar e corrigir os problemas que colocam os indivíduos em risco aumentado para fasciite plantar – como o incremento na atividade com carga, a alta intensidade da atividade, caminhar ou correr em superfícies duras e o uso de calçados gastos – é importante para o sucesso do tratamento a longo prazo. O tratamento conservador mais comum para a fasciite plantar é o alongamento e o fortalecimento para corrigir fatores de risco funcionais como a tensão do complexo gastrocnêmio-sóleo e a fraqueza dos músculos intrínsecos do pé. Outros tratamentos comumente empregados incluem o uso de órteses, anti-inflamatórios não esteroides (AINEs), iontoforese, gelo, calor, calcanheiras, talas noturnas, terapia com ondas de choque extracorpóreas e enfaixamento plantar. Para os indivíduos com pés planos, os calçados com um melhor suporte do arco longitudinal podem ajudar.

As injeções de corticosteroide funcionam melhor quando administradas cedo no curso da fasciite plantar, mas são frequentemente reservadas para os casos recalcitrantes. Uma radiografia do pé é recomendada antes da injeção de corticosteroides, para afastar outras causas de dor no calcanhar, como fratura de estresse ou tumor. Os corticosteroides podem ser injetados por abordagens plantares ou mediais, com ou sem a orientação de ultrassom. Os estudos mostram que os tratamentos com corticosteroides têm uma taxa de sucesso de pelo menos 70%.

A ruptura da fáscia plantar é um risco do tratamento encontrado em até 10% dos pacientes depois da injeção. A ruptura da fáscia plantar a longo prazo pode ser comum. Entretanto, a maioria dos indivíduos com ruptura da fáscia plantar obtém resolução dos sintomas com repouso e reabilitação. Outros riscos possíveis incluem atrofia do coxim de gordura, equimose e infecção.

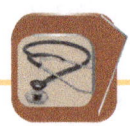

Equipamento

- Compressas com iodo ou clorexidina
- Compressas com álcool
- Seringa estéril, 5 mL
- Lidocaína a 1% sem adrenalina
- Corticosteroide (1 mL) como betametasona (Celestone®) ou triancinolona
- Curativo adesivo

Indicações

- Uma fasciite plantar que não esteja melhorando ou que esteja sendo tratada com tratamento não cirúrgico agressivo

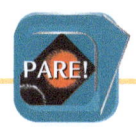

Contraindicações

ABSOLUTAS

- Celulite local
- Artrite séptica
- Fratura aguda
- Bacteriemia
- Prótese articular
- Tendinopatias do Aquiles ou da patela
- Tumor
- História de alergia aos medicamentos

RELATIVAS

- Alívio mínimo depois de duas injeções prévias de corticosteroide
- Coagulopatia ou terapia de anticoagulação
- Evidência de osteoporose articular circundante
- Diabete melito não controlado
- Compressão do nervo tibial posterior ou dos seus ramos
- Atrofia do coxim de gordura

O Procedimento

Abordagem medial

Passo 1. Colocar o paciente em uma posição confortável, sentado ou deitado em uma mesa de exames. Encontrar o ponto de dolorimento máximo, que habitualmente é na inserção ou próximo da fáscia plantar no calcâneo. Marcar a área de forma estéril. Aproximar a injeção usando uma abordagem medial, que melhora o conforto do paciente.

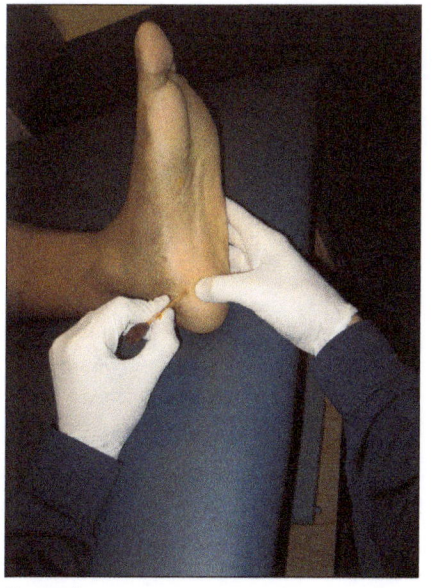

Passo 1

Passo 2. Limpar a área da injeção com iodopovidona, clorexidina ou álcool (ver Apêndice E). Escolher uma agulha 25G com 2,5 a 3,75 cm de comprimento.

- **ATENÇÃO:** O uso de uma agulha de diâmetro curto e menor pode causar menos desconforto, mas pode não alcançar a área pretendida na inserção da fáscia.

Passo 3. Usando uma técnica estéril, inserir a agulha de 1 a 2 cm acima da planta, logo na extremidade da inserção da fáscia plantar no calcâneo, apontando para a extremidade do osso. A agulha é orientada em paralelo à superfície plantar, em direção à área de dolorimento máximo. A agulha deve ficar situada cranialmente à fáscia plantar e logo distalmente à inserção da fáscia no calcâneo. Infiltrar a área com o corticosteroide diluído (1 mL de triancinolona [40 mg/mL] e 2 a 3 mL de lidocaína a 1%). A agulha pode ser recuada e o medicamento infiltrado para banhar por difusão a aponeurose logo distalmente à inserção.

- **ATENÇÃO:** Não injetar contra resistência. O medicamento deve fluir facilmente no espaço potencial em torno da fáscia.

- **ATENÇÃO:** Não deixar que haja vazamento de corticosteroide nos coxins de gordura do aspecto plantar do pé, porque isso pode causar atrofia ou necrose da gordura. Se o coxim especializado de gordura plantar sofrer atrofia, é para sempre. Alguns especialistas não recomendam a abordagem plantar direta para evitar lesão a essa gordura especializada de acolchoamento debaixo do calcanhar.

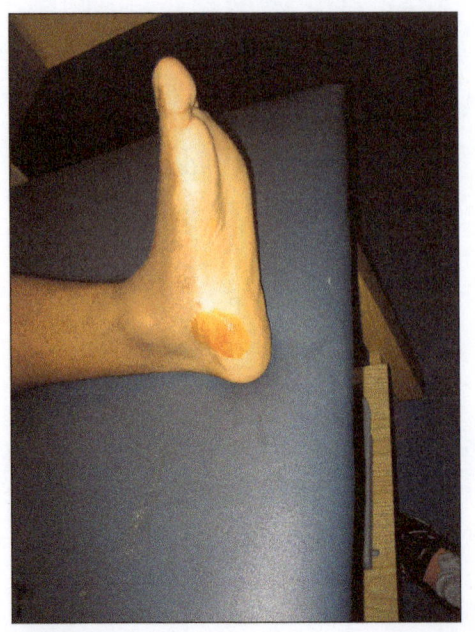

Abordagem plantar

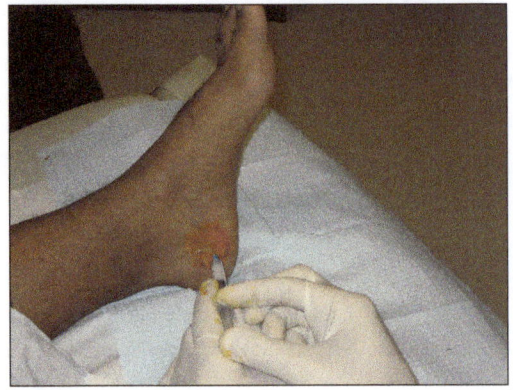

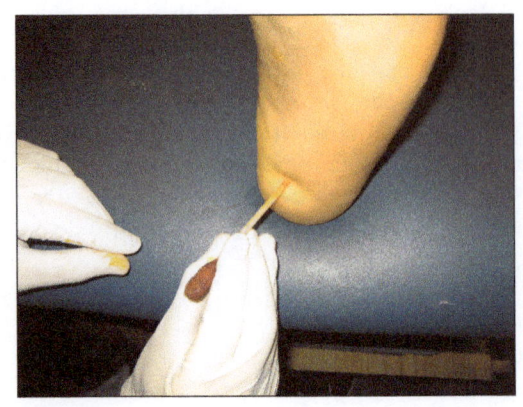

Passo 1. Encontrar a área de dolorimento máximo na superfície plantar. Marcar o ponto desejado.

Passo 2. Limpar a pele com iodopovidona ou clorexidina. Ver Apêndice E.

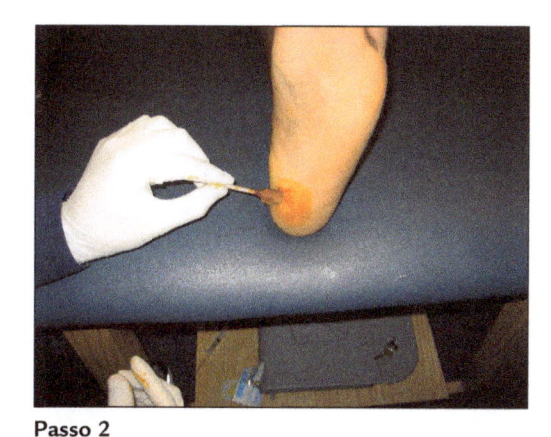

Passo 2

Passo 3. Infiltrar a área com a mistura de corticosteroide e lidocaína. Certificar-se de que não vai haver vazamento da mistura para dentro do coxim de gordura ou para a camada dérmica.

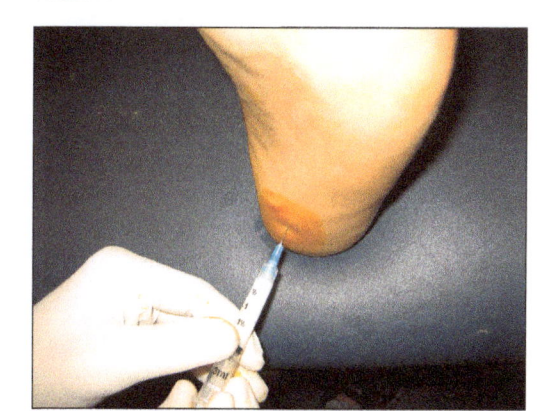

Passo 3

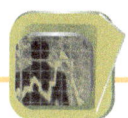

Complicações

- Infecção
- Sangramento
- Dor
- Ruptura da fáscia
- Atrofia do coxim de gordura
- Hipopigmentação e atrofia da pele

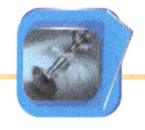

Considerações pediátricas

Este procedimento não é executado em um paciente pediátrico.

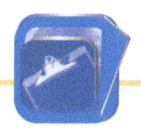

Instruções pós-procedimento

Após a injeção, aplicar uma leve pressão no local de injeção para reduzir a chance de deposição de corticosteroides na área dérmica. O gelo pode ser aplicado na área para o conforto do paciente, se este desejar. Instruir o paciente sobre o gelo e o alongamento para tratamento em casa. Uma calcanheira de gel e o suporte do arco podem ser considerados como cuidados adjuntos.

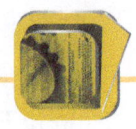

Informação sobre fontes de suprimento

- Os materiais comuns para a injeção da fasciite plantar incluem uma seringa de 3 ou de 5 mL, lidocaína a 1% sem adrenalina, ou procaína a 1%, e agulhas 22, 25, ou 27G de vários comprimentos.

- Os corticosteroides injetáveis podem ser encontrados nas farmácias locais.

Referências

Acevedo JI, Beskin JL. Complications of plantar fascia rupture associated with corticosteroid injection. *Foot Ankle Int.* 1998;19:91-97.

Furey JG. Plantar fasciitis: the painful heel syndrome. *J Bone Joint Surg.* 1975;57:672-673.

Gill LH, Kiebzak GM. Outcome of nonsurgical treatment for plantar fasciitis. *Foot Ankle Int.* 1996;17:527-532.

Kane D, Greaney T, Bresnihan B, et al. Ultrasound guided injection of recalcitrant plantar fasciitis. *Ann Rheum Dis.* 1998;57:383-384.

Khan KM, Cook JL, Taunton JE, et al. Overuse tendinosis, not tendinitis: a new paradigm for a difficult clinical problem (part 1). *Phys Sports Med.* 2000;28:38-48.

Kwong PK, Kay D, Voner RT, et al. Plantar fasciitis: mechanics and pathomechanics of treatment. *Clin Sports Med.* 1988;7:119-126.

Martin RL, Irrgang JJ, Conti SF. Outcome study of subjects with insertional plantar fasciitis. *Foot Ankle Int.* 1998;19:803-811.

Porter MD, Shadbolt B. Intralesional corticosteroid injection versus extracorporeal shock wave therapy for plantar fasciopathy. *Clin J Sport Med.* 2005;15(3):119-124.

Sellman JR. Plantar fascia rupture associated with corticosteroid injection. *Foot Ankle Int.* 1994;15:376-381.

Singh D, Angel J, Bentley G, et al. Plantar fasciitis. *BMJ.* 1997;315:172-175.

Stanley KL, Weaver JE. Pharmacologic management of pain and inflammation in athletes. *Clin Sports Med.* 1998;17:375-392.

Tallia AF, Cardone DA. Diagnostic and therapeutic injection of the ankle and foot. *Am Fam Physician.* 2003;68(7):1356-1362.

Taunton JE, Ryan MB, Clement DB, et al. A retrospective case-control analysis of 2002 running injuries. *Br J Sports Med.* 2002;36:95-101.

Tsai WC, Hsu CC, Chen CP, et al. Plantar fasciitis treated with local steroid injection: comparison between sonographic and palpation guidance. *J Clin Ultrasound.* 2006;34(1):12-16.

Wolgin M, Cook C, Graham C, et al. Conservative treatment of plantar heel pain: long-term follow-up. *Foot Ankle Int.* 1994;15:97-102.

Young CC, Rutherford DS, Niedfeldt MW. Treatment of plantar fasciitis. *Am Fam Physician.* 2001;63:467-474, 477-478.

2008 MAG Mutual Healthcare Solutions, Inc.'s Physicians' Fee and Coding Guide. Duluth, Georgia. MAG Mutual Healthcare Solutions, Inc. 2007.

CAPÍTULO 109

Infiltração no Ombro

Jeffrey A. German, MD, DABFM

Steven Kitchings, MD

O ombro inclui uma série de articulações e tecidos musculoesqueléticos que oferecem uma amplitude de movimento extraordinária, fazendo do ombro a articulação mais móvel do corpo. As articulações glenoumeral, acromioclavicular, esternoclavicular e escapulotorácica são todas acessíveis a infiltrações, mas podem ser difíceis de penetrar, podendo ser mais adequada sua execução por médicos experientes. Entretanto, a bolsa subacromial é em geral facilmente acessada, e é a área mais comumente infiltrada no ombro. Este capítulo descreve uma técnica de injeção na bolsa subacromial, em geral chamada de "infiltração no ombro". Este procedimento não costuma envolver a penetração da articulação do ombro.

As infiltrações do ombro são fáceis de executar e com frequência oferecem vantagens em várias condições dolorosas de ombro. Alguns distúrbios de ombro que podem se beneficiar desta técnica incluem a síndrome do impacto do manguito rotador, a tendinite calcificada, a bursite subacromial/subdeltóidea e a capsulite adesiva. A proximidade anatômica dos tendões do manguito rotador e da bolsa cria uma sobreposição entre essas condições, permitindo uma técnica de infiltração semelhante para elas.

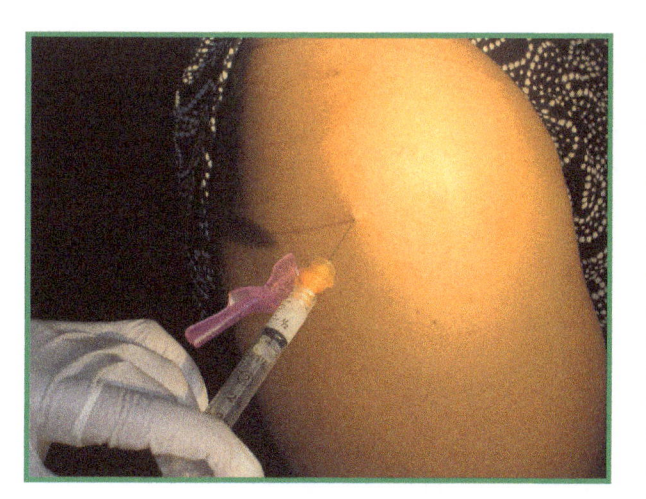

Síndrome do impacto

A síndrome do impacto é uma das causas mais comuns de dor no ombro do adulto. A síndrome do impacto descreve a compressão mecânica do manguito rotador entre a cabeça do úmero e o acrômio sobrejacente. O estreitamento nesta região é frequentemente atribuído à formação de esporão no acrômio ântero-inferior e pode estar relacionado com o uso excessivo do membro por sobre a cabeça em certos esportes e ocupações. Os sintomas de impacto podem variar de gravidade e refletir um espectro de doenças, variando desde alterações leves de edema e hemorragia até achados mais significativos como tendinite e fibrose, culminando em ruptura real do tendão e alterações ósseas. Os pacientes com impacto em geral reclamam precocemente de dor crônica no ombro. O início agudo de sintomas é muito mais sugestivo de tendinite calcificada. O desconforto do impacto é frequentemente sentido à noite, ao se tentar erguer o braço acima da cabeça para pegar o travesseiro e ao abduzir o ombro entre 60 e 120 graus. O teste para impacto (teste de Neer) é considerado positivo quando o paciente experimenta dor logo distal ao acrômio anterior durante a abdução passiva do ombro realizada pelo examinador, na qual se toma cuidado para que o ombro não encolha enquanto estiver internamente rodado. A dor em 90 graus é considerada um impacto leve, a dor em 60 a 70 graus é um impacto moderado e a dor em 45 graus ou menos é considerada um impacto grave. Outro teste para a dor do manguito rotador é a flexão com rotação interna (teste de Hawkins). Esse teste é efetuado pela rotação interna do ombro, com o braço flexionado em 90 graus e o cotovelo curvado até 90 graus. A dor com rotação interna corresponde a um teste positivo.

A síndrome do impacto é geralmente tratada com exercícios para restaurar a flexibilidade e a força. Evitar atividades dolorosas é importante no curso desse distúrbio, e os anti-inflamatórios não esteroides (AINEs) e a crioterapia podem ser adicionados ao repouso e à fisioterapia. A injeção de corticosteroide também pode fornecer alívio dos sintomas.

Tendinite calcificada

A tendinite calcificada é a irritação e inflamação causada por depósitos de cálcio no ombro, mais comumente no tendão do supra-espinal. Estima-se que 2 a 3% da população adulta nos Estados Unidos sofram desse distúrbio, embora muitas pessoas com o distúrbio sejam assintomáticas. O distúrbio é mais comum em homens de meia-idade, no ombro dominante, e pode estar ligado ao uso e à atividade. Mais de 25% dos indivíduos têm envolvimento bilateral do ombro. A tendinite calcificada é habitualmente caracterizada por um início agudo de dor intensa no ombro, não relacionada com a posição ou atividade.

Muito da dor da tendinite calcificada está relacionado com a inflamação bursal, porque a bolsa subacromial é adjacente ao tendão do supra-espinal. O dolorimento puntiforme é identificado acima da região lateral do ombro, e a dor pode ser produzida com a abdução ativa de 60 até 120 graus. O cálcio pode ser detectado nas radiografias (em rotação externa); os depósitos agudos estão nitidamente delineados, enquanto os depósitos crônicos de cálcio são nebulosos e maldefinidos, já que estão sendo reabsorvidos. Os graus maiores de inflamação (i. e., mais dor) tendem a resultar da ruptura do depósito de cálcio para dentro da bolsa sobrejacente, causando uma bursite química. Isso tipicamente precede a resolução dos sintomas. Os depósitos persistentemente grandes podem levar ao desuso e, por fim, ao ombro congelado. Os AINEs e a infiltração local com um anestésico e corticosteroide costumam ser considerados precocemente no curso da terapia, porque a dor da tendinite calcificada pode ser intensa.

Tendinite do supra-espinal e bursite subacromial

Também pode ocorrer a tendinite do manguito rotador sem relação com depósito de cálcio. O tendão do supra-espinal, em particular, pode desenvolver tendinite como resultado de atividade repetitiva, geralmente na altura do ombro ou acima. A inflamação e/ou uma ruptura parcial do tendão levam à irritação da bolsa subacromial e, como resultado, a tendinite do supra-espinal e a bursite subacromial habitualmente coexistem. Os pacientes frequentemente se queixam de dor no ombro, agravada por movimentos de alcançar, empurrar, puxar ou erguer, com o braço sobre ou acima do nível do ombro, ou ao deitar sobre o lado afetado. Muitos médicos acreditam que esses distúrbios quase sempre ocorrem como parte das duas condições previamente discutidas.

O ponto do ombro (logo abaixo do acrômio) é o local de dolorimento máximo da tendinite do supra-espinal. Os distúrbios dos tecidos moles do ombro são difíceis de diferenciar clinicamente, porque essas condições produzem sinais e sintomas notavelmente semelhantes. A terapia com injeção é muitas vezes um suplemento valioso, a menos que haja evidência de ruptura do manguito rotador ou perda completa da função motora.

Ombro congelado (capsulite adesiva)

A capsulite adesiva (comumente chamada de *ombro congelado*) se refere a uma articulação glenoumeral rígida, que perdeu significativamente a amplitude de movimentos. Os pacientes com este distúrbio em geral se queixam de rigidez, embora possam apresentar dor e sempre ter uma amplitude de movimentos globalmente diminuída do ombro. A diminuição da amplitude de movimentos é tanto ativa quanto passiva e se deve a uma contração da cápsula articular. A etiologia pode ser devida a qualquer condição, sendo a causa mais comum a tendinite do manguito rotador, que leva ao desuso do ombro, ou pode ser idiopática.

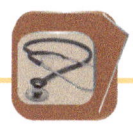

Equipamento

- Ver Apêndices E e I.

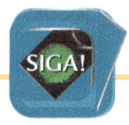

Indicações

- Síndrome do impacto
- Tendinite calcificada
- Tendinite do supra-espinal
- Bursite subacromial
- Capsulite adesiva (ombro congelado)

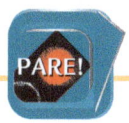

Contraindicações

- Paciente não cooperativo
- Diátese hemorrágica ou coagulopatia
- Bacteriemia ou celulite sobrejacente à parte lateral do ombro
- Evidência de ruptura completa do manguito rotador

O Procedimento

Abordagem lateral

Passo 1. O paciente é posicionado sentado, com a mão do lado afetado repousando por sobre o colo. Pedir que o paciente relaxe os músculos do ombro e do pescoço. A tração do cotovelo para baixo pode ser necessária para abrir o espaço subacromial.

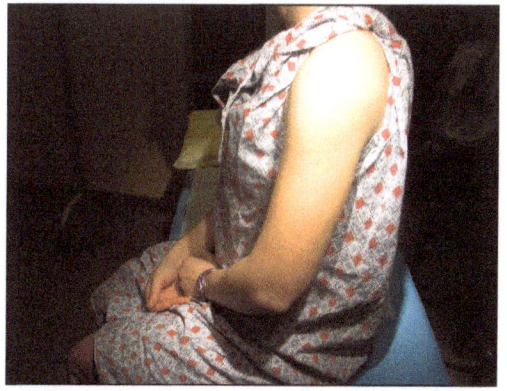

Passo 1

Passo 2. As bordas anterior, lateral e posterior do acrômio são marcadas com uma caneta. O local de inserção da agulha é de aproximadamente 2,5 a 3,5 cm abaixo do ponto médio do acrômio lateral.

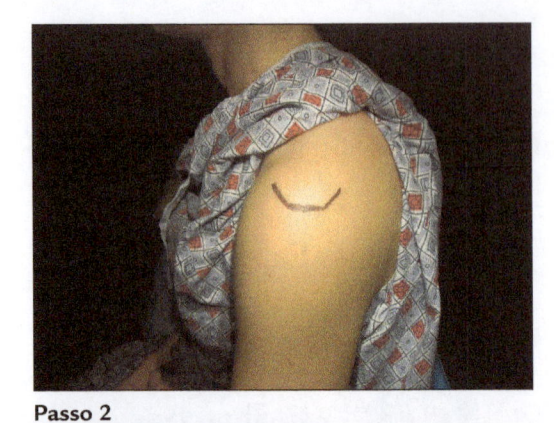

Passo 3. Marcar o local de inserção com a ponta de uma caneta ou com a proteção da agulha antes da preparação da pele.

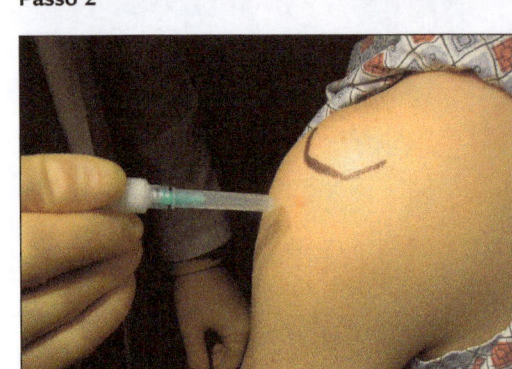

Passo 4. Preparar a pele com iodopovidona ou solução de clorexidina e deixar secar (ver Apêndice E).

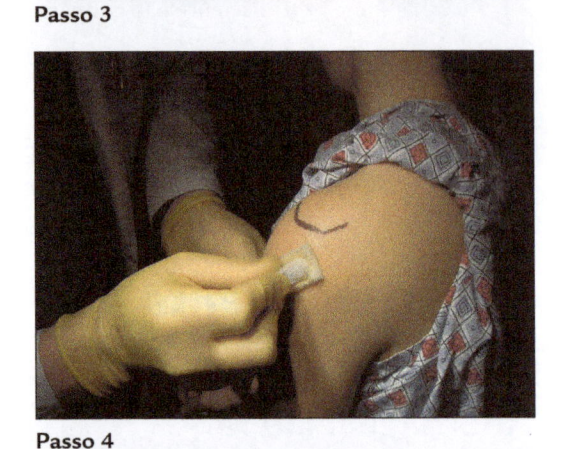

Passo 5. Depois do preparo da pele, uma agulha 22 a 25G com 2,5 cm é inserida horizontalmente sob o acrômio. O corticosteroide é misturado com 2 a 3 mL de lidocaína a 1%. Se for sentida uma resistência de tecido firme ou dura, a agulha deve ser retrocedida 1 cm e redirecionada em 5 a 10 graus superiormente ou inferiormente. A injeção deve ser fácil; se uma pressão moderada ou alta for necessária, então a agulha deve ser retrocedida ligeiramente e/ou redirecionada de 5 a 10 graus antes de nova tentativa de injeção. Um curativo estéril é colocado depois da remoção da agulha. O paciente deve ser aconselhado a repousar o ombro por 1 a 3 dias, mas não imobilizá-lo. Gelo e paracetamol são recomendados para a dor.

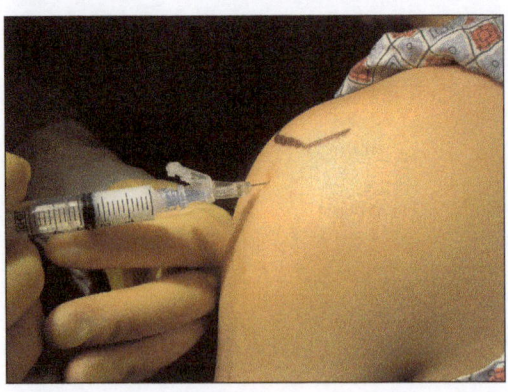

Abordagem anterior

Passo 1. Para a abordagem anterior, a agulha deve ser colocada sob o processo do acrômio, 1 cm lateralmente ao processo coracoide, e logo medial à cabeça do úmero. A agulha é dirigida posteriormente e um pouco superior e lateralmente. Se a agulha alcançar o osso, deve ser puxada de volta e redirecionada em um ângulo ligeiramente diferente.

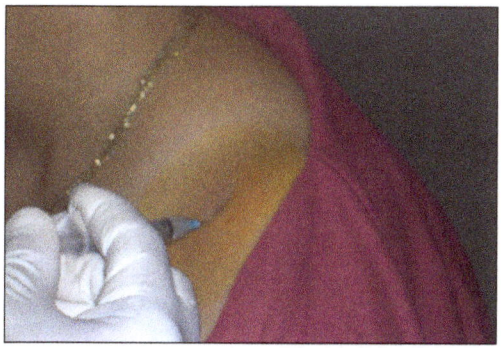

Passo 1

Abordagem posterior

Passo 1. Para a abordagem posterior, a agulha deve ser inserida de 2 a 3 cm inferiormente ao canto póstero-lateral do acrômio e dirigida anteriormente, em direção ao processo coracoide.

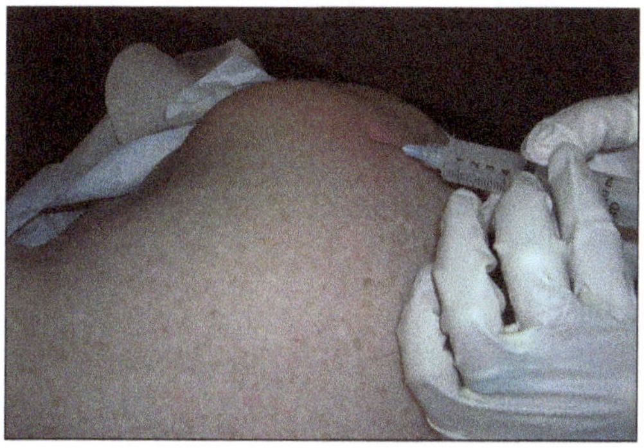

Passo 1

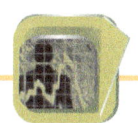

Complicações

- Atrofia de pele
- Vitiligo ao redor do local de injeção
- Calcificação distrófica ao redor da cápsula articular
- Aumento na glicose sanguínea por até quatro dias
- Ruptura do tendão
- Exacerbação pós-injeção
- Infecção iatrogênica (incidência muito baixa)
- Síndrome de Cushing (se a frequência for maior que uma por mês)
- Cataratas
- Eritema facial

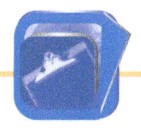

Instruções pós-procedimento

O paciente deve permanecer sentado ou colocado em uma posição supina por vários minutos depois da injeção. Para assegurar que as substâncias alcançaram a localização apropriada, a área articular pode movida em uma amplitude passiva de movimento. O paciente deve permanecer no consultório para ser monitorado por 30 minutos depois da injeção.

O paciente deve evitar atividade vigorosa envolvendo a região injetada por pelo menos 48 horas. Os pacientes devem ser advertidos de que podem experimentar sintomas de agravamento durante as primeiras 24 a 48 horas, relacionados com possível exacerbação pelo corticosteroide, os quais podem ser tratados da forma habitual.

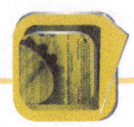

Informação sobre fontes de suprimento

- Todos os materiais podem ser comprados nas empresas locais de suprimentos médicos.
- A solução de lidocaína e as soluções de corticosteroides injetáveis estão disponíveis em farmácias locais ou lojas de suprimentos médicos.
- Uma bandeja sugerida para executar as aspirações e injeções de tecidos moles está listada no Apêndice I.
- As recomendações para o preparo cutâneo aparecem no Apêndice E.

Referências

Anderson BC. Frozen shoulder. UpToDate Web site. http://www.utdol.com. Accessed December 2007.
Anderson BC. Rotator cuff tendonitis. UpToDate Web site.http:// www.utdol.com. Accessed December 2007.
Anderson LG. Aspirating and injecting the acutely painful joint. *Emerg Med.* 1991;23:77–94.
Bell AD, Conaway, D. Corticosteroid injections for painful shoulders. *Int J Clin Pract.* 2005;59(10):1178–1186.
Blake R, Hoffman J. Emergency department evaluation and treatment of the shoulder and humerus. *Emerg Med Clin North Am.* 1999;17:859–876.
Brown JS. *Minor Surgery: A Text and Atlas*. (3rd ed.). London: Chapman & Hall; 1997.
Ike RW. Therapeutic injection of joints and soft tissues. In: Klippel JH, Weyand CM, Wortmann RL, eds. *Primer on the Rheumatic Diseases*. (11th ed.). Atlanta: Arthritis Foundation; 1997:419–421.
Jacobs LG, Barton MA, Wallace WA, et al. Intra-articulr distension and steroids in the management of capsulitis of the shoulder. *BMJ.* 1991;302:1498–1501.
Leversee JH. Aspiration of joints and soft tissue injections. *Prim Care.* 1986;13:579–599.
Mani L, Gerr E. Work-related upper extremity musculoskeletal disorders. *Prim Care Clin Office Pract*. 2000;27:845–864.
Mercier LR, Pettid FJ, Tamisiea DF, et al. *Practical Orthopedics*. (4th ed.). St. Louis: Mosby; 1995.
Owen DS, Irby R. Intra-articular and soft-tissue aspiration and injection. *Clin Rheum Pract.* March–May 1986;52–63.
Pando JA, Klippel JH. Arthrocentesis and corticosteroid injection: an illustrated guide to technique. *Consultant.* 1996;36:2137–2148.
Pronchik D, Heller MB. Local injection therapy: rapid, effective treatment of tendonitis/bursitis syndromes. *Consultant.* 1997;37:1377–1389.
Rowe CR. Injection technique for the shoulder and elbow. *Orthop Clin North Am.* 1988;19:773–777.
Wilson FC, Lin PP. *General Orthopedics*. New York: McGraw-Hill; 1997.
Wolf WB. Calcific tendonitis of the shoulder: diagnosis and simple, effective treatment. *Phys Sportsmed.* 1999;27:27–33.
Woodward TW, Best TM. The painful shoulder, part II: acute and chronic disorders. *Am Fam Physician.* 2000;61:3291–3300.
2008 MAG Mutual Healthcare Solutions, Inc.'s Physicians' Fee and Coding Guide. Duluth, Georgia. MAG Mutual Healthcare Solutions, Inc. 2007.

CAPÍTULO 110

Gessado Curto de Membro Superior

Daniel L. Stulberg, MD, FAAFP

Os pacientes com lesões ortopédicas comumente se apresentam nos consultórios de cuidados primários ou são encaminhados para lá se o médico for qualificado em seu manejo. O conhecimento de como se aplicar os gessados básicos pode expandir a prática da medicina e ajudar no manejo e na satisfação dos pacientes. Embora a maioria das fraturas deslocadas seja encaminhada para consultoria ortopédica, os médicos de cuidados primários tratam muitas fraturas não complicadas ou não deslocadas. Os generalistas apropriadamente treinados também podem efetuar algumas reduções.

O objetivo do manejo precoce da fratura é a imobilização dos fragmentos de fratura. A fixação interna alcança esta meta, mas seus custos e riscos podem ser desnecessários para as fraturas que possam ser eficazmente tratadas com dispositivos externos como gessados. Os gessados são circunferenciais, rígidos e moldados para se ajustar a uma parte do corpo, e não acomodam o edema. Tipicamente, eles devem ser aplicados somente depois de um período de imobilização com tala, em geral de 2 a 14 dias, para permitir a resolução do edema. Os gessados podem ser aplicados imediatamente para uma situação clínica em que o edema seja insignificante, como na suspeita de uma fratura de escafoide. Um gessado nunca imobiliza completamente uma fratura, mas um gessado bem moldado oferece imobilização relativa suficiente para permitir que a fratura consolide. Os gessados fornecem os benefícios adicionais de alívio da dor, proteção dos tecidos circundantes (p. ex., vasos e nervos) e manutenção da posição depois da redução dos fragmentos da fratura.

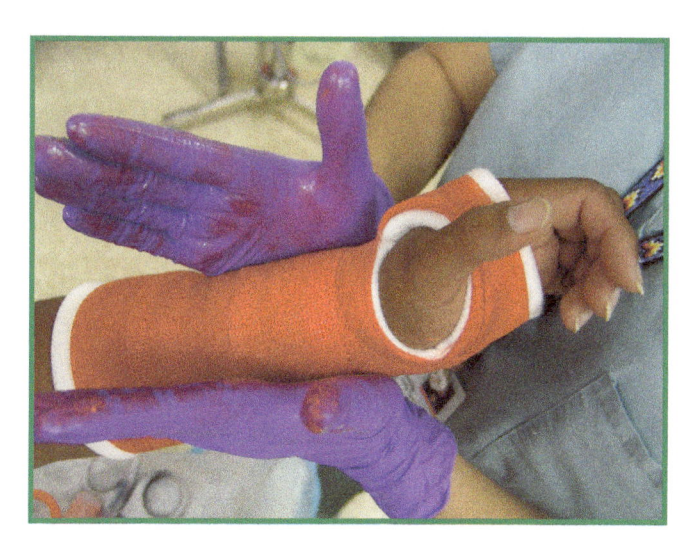

Ao aplicar um gessado, colocar a parte lesionada em uma posição funcional, a menos que o posicionamento alternativo seja necessário pela situação clínica. A posição de função para o antebraço é facilmente alcançada, pedindo-se que o paciente posicione a mão e o punho como se estivesse bebendo um copo de água.

O gesso tem sido extremamente popular como material de imobilização por causa da sua facilidade de uso, tempo de armazenamento prolongado e baixo custo. Os materiais sintéticos, como a fibra de vidro, oferecem o benefício de baixo peso e resistência maior, mas com custos adicionais. O tempo de armazenamento de alguns materiais sintéticos pode ser <6 meses; esse tempo pode ser estendido virando-se os pacotes a cada poucos meses, para evitar que sequem.

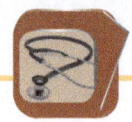

Equipamento

- Material de imobilização: fibra de vidro ou gesso, dois rolos de 5, 7,5 ou 10 cm de acordo com o tamanho do paciente
- Malha tubular: algodão ou para gessados impermeáveis – sintéticos (Malha Tubular Stockinet 3M®)
- Acolchoamento do gesso: algodão (BSN Specialist Cotton Cast Padding®) ou acolchoamento de gessado sintético (Algodão sintético 3M® ou Dry Cast Padding®) ou revestimento de imobilização (Procel-Gore Cast Liner®)* para gessados à prova d'água
- Luvas não estéreis
- Bacia de água
- Serra de gesso com inserção de vácuo
- Abridor de gesso
- Tesoura
- Uma tira de plástico resistente ao corte (De-Flex Protective Strip®)**, que fornece proteção contra cortes e queimaduras das serras de gesso durante a remoção (opcional se o acolchoamento padrão for usado)

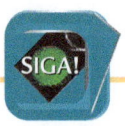

Indicações

- Fratura de Colles (não deslocada ou depois da redução)
- Fraturas metacarpais não deslocadas
- Fratura subperiostal ou em galho verde do rádio distal
- Fratura não deslocada ou suspeitada do escafoide (encaminhar se mais de 1 mm de deslocamento)
- Fratura de escafoide clinicamente suspeitada com raio X inicial negativo

Contraindicações relativas

- Falta de familiaridade com os métodos ou técnicas apropriados
- Fraturas que seriam mais bem administradas por encaminhamento ao especialista ou redução ou intervenção cirúrgica
- Equipamento em funcionamento inapropriado (p. ex., serra de gesso)
- Infecção nos tecidos que seriam cobertos por um gessado
- Fraturas expostas

---

*N. de R. T. O revestimento de imobilização Procel-Gore Cast Liner® é vendido no Brasil com este nome.
**N. de R. T. A tira de plástico resistente ao corte (Gore De-Flex Protective Strip®) é vendida no Brasil com este nome.

O Procedimento

Passo 1. Uma camada única de malha tubular é aplicada, tipicamente 7,5 cm. Cortar a malha o suficiente para que vá desde o cotovelo até a articulação interfalângica distal do terceiro dedo.

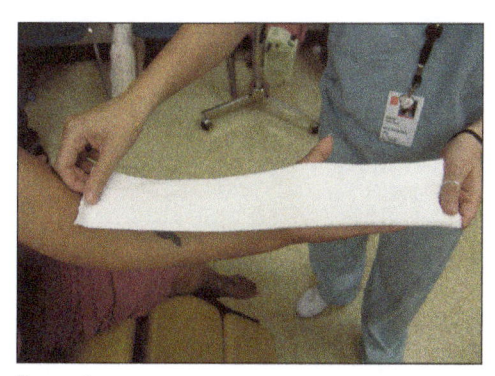

Passo 2. Cortar um orifício para o polegar. Para as fraturas do escafoide, uma extensão do polegar (espica) é adicionada, com a malha colocada na base para se sobrepor ao aspecto radial da malha e para cobrir até a extremidade do polegar.

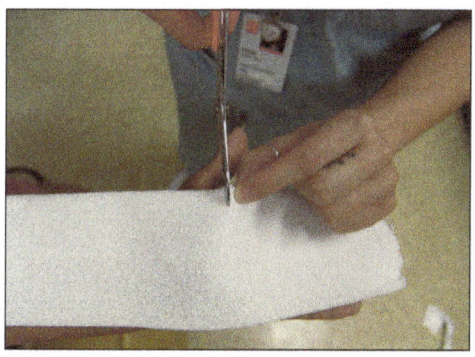

Passo 3. Aplicar a malha. O comprimento extra em cada extremidade ajuda a criar bordas lisas no gessado.

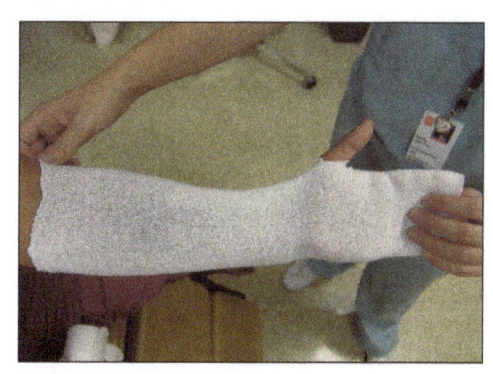

Passo 4. Aplicar o acolchoamento do gessado (começando proximal ou distalmente), cobrindo desde cerca de 2,5 a 3,75 cm do cotovelo flexionado até a prega flexora palmar, para permitir a amplitude de movimento adequada das articulações não afetadas. O acolchoamento do gessado é aplicado em uma espessura dupla, sobrepondo-se o algodão em 50% a cada virada.

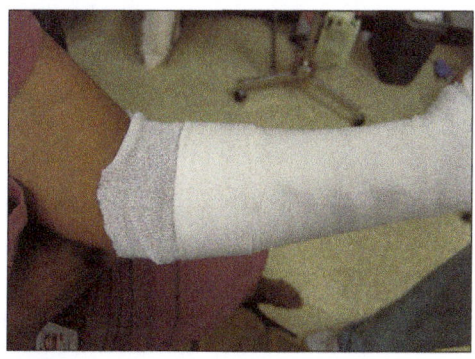

Passo 5. Um rolo extra de acolchoamento no cotovelo, como mostrado, ou um pedaço dobrado de acolchoamento na extremidade palmar do gessado ajudam a reduzir o esfolamento e tornam o gessado mais confortável nas suas extremidades.

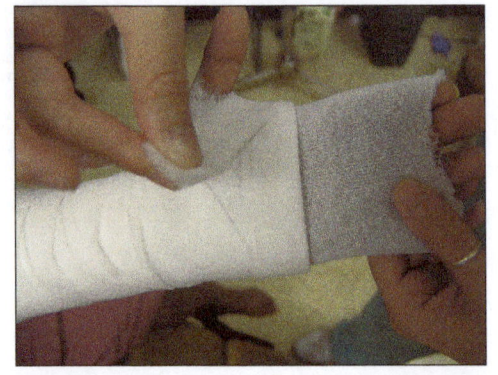

Passo 5

Passo 6. Rasgar parcialmente o acolchoamento para deslizá-lo próximo e em torno da base do polegar.

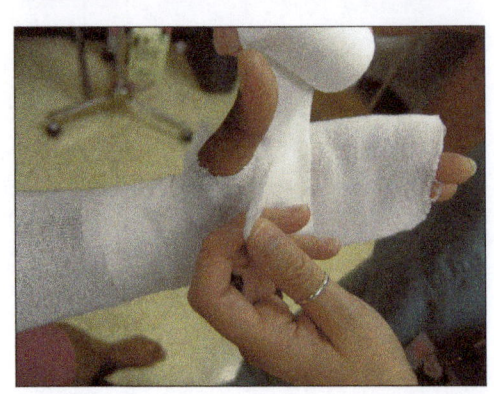

Passo 6

Passo 7. Aplicar o acolchoamento e o material de gesso enquanto se mantém o rolo contra o paciente. Isso é como desenrolar um tapete, com o rolo do acolchoamento para longe do paciente. O movimento contrário criaria a necessidade de deslocar o rolo de uma mão para a outra. Isso permite que o acolchoamento seja desenrolado reto e sem tensão excessiva.

- **ATENÇÃO:** Não usar acolchoamento excessivo, porque deixa o gessado frouxo.
- **ATENÇÃO:** Não estirar o acolchoamento, porque isso o deixará apertado e, consequentemente, também o gessado.
- **ATENÇÃO:** Algum acolchoamento extra deve ser aplicado sobre as proeminências ósseas, para evitar lesão sob o gessado. Uma volta a mais sobre a estiloide ulnar pode evitar problemas neste local.

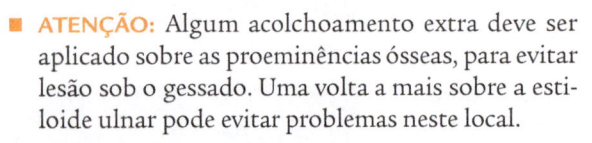

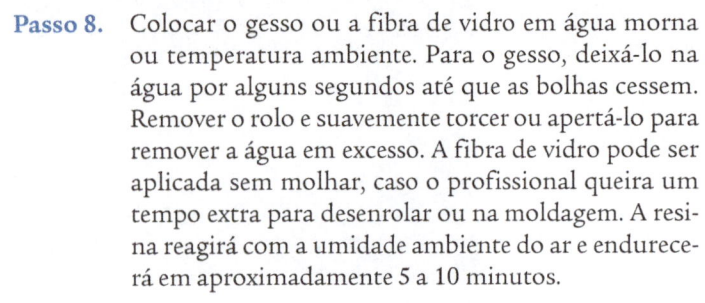

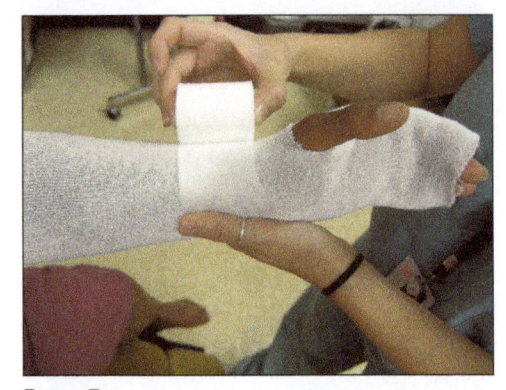

Passo 7

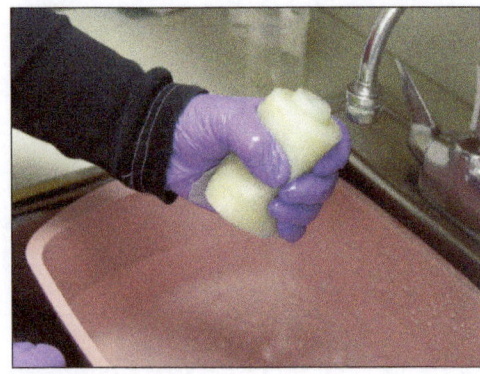

Passo 8. Colocar o gesso ou a fibra de vidro em água morna ou temperatura ambiente. Para o gesso, deixá-lo na água por alguns segundos até que as bolhas cessem. Remover o rolo e suavemente torcer ou apertá-lo para remover a água em excesso. A fibra de vidro pode ser aplicada sem molhar, caso o profissional queira um tempo extra para desenrolar ou na moldagem. A resina reagirá com a umidade ambiente do ar e endurecerá em aproximadamente 5 a 10 minutos.

Passo 8

■ **ATENÇÃO:** Nunca usar água quente, que pode causar uma reação termoquímica excessiva e uma secagem extremamente rápida do material. O material de gessado sintético nunca deve ser torcido.

Passo 9. Começar desenrolando proximal ou distalmente. Aplicar o material gessado com tensão apenas leve, aplicando-o da mesma forma que o acolchoamento, de uma extremidade até a outra e sobrepondo 50% da volta anterior. Ao aplicar o gesso sobre partes cônicas, dobras ou plissados podem ser necessários para evitar cristas ou pregas. Depois que a fita da imobilização é ancorada no punho, cortar a fibra de vidro em três quartos da tira no polegar e dobrar as extremidades livres. Isso permite a cobertura da mão sem comprimir o polegar. Alternativamente, a fita gessada pode ser dobrada como um acordeão ou torcida em 360 graus ao redor do seu eixo longitudinal, no primeiro raio. Estas técnicas podem causar um gessado mais grosso no primeiro raio, que pode provocar mais atrito na base do polegar.

■ **ATENÇÃO:** Aplicar o material de gesso enquanto se mantém o rolo contra o paciente. Isso é como desenrolar um tapete, com o rolo do acolchoamento na sua palma e longe do paciente. A sua inversão requer a mudança do rolo de uma mão para a outra e também tende a causar tensão demasiada, conforme o rolo é desenrolado e puxado para longe do paciente.

Passo 10. A malha e o acolchoamento subjacente são dobrados por sobre a borda do material gessado que foi desenrolado sobre o polegar, nos aspectos proximal e distal do gessado, para formar bordas bem acolchoadas.

■ **ATENÇÃO:** Se o material gessado criar uma borda afiada na base do polegar, apará-la com a tesoura ou serra de gesso.

Passo 11. A malha dobrada é incorporada no gessado ao rolar a fita do gessado sobre a borda dobrada, com o primeiro rolo ou com um segundo rolo, se desejado, ou se o braço for grande e exigir um segundo rolo. Para as fraturas do escafoide, o polegar é imobilizado em uma posição de extensão do polegar (espica) e o acolchoamento é dobrado sobre o material gessado para expor o aspecto distal da falange distal.

■ **ATENÇÃO:** O engano mais comum dos médicos inexperientes é aplicar o gessado sobre as articulações metacarpofalângicas. Todos os dedos devem ser capazes de flexionar 90 graus, o que significa que o gessado deve terminar bem antes das articulações metacarpofalângicas.

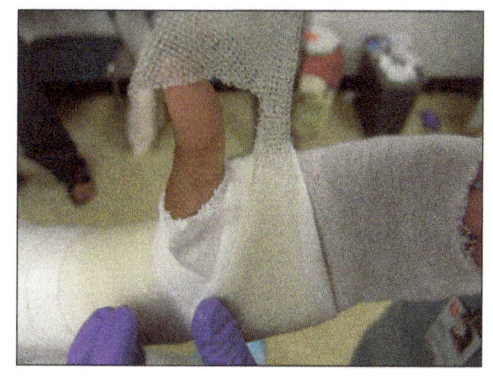

Passo 9

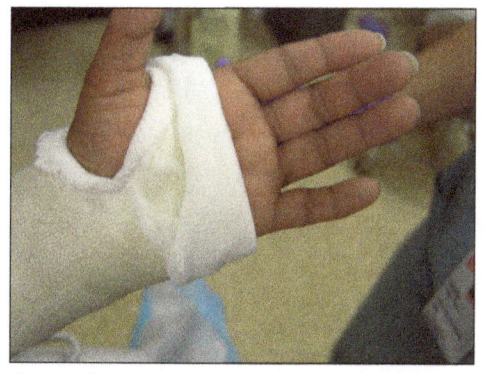

Passo 10

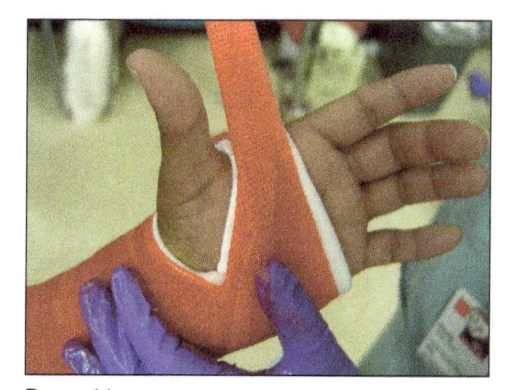

Passo 11

Passo 12. Com as mãos enluvadas úmidas ou usando creme de gesso ou loção para as mãos, alisar quaisquer bordas ásperas do gessado e moldar a palma do gessado com a mão em posição neutra, a menos que uma posição diferente seja necessária (i. e., para a redução de uma fratura de Colles).

- **ATENÇÃO:** Um gessado que não está bem moldado não imobilizará a área apropriadamente e pode aplicar pressão imprópria nas áreas erradas.

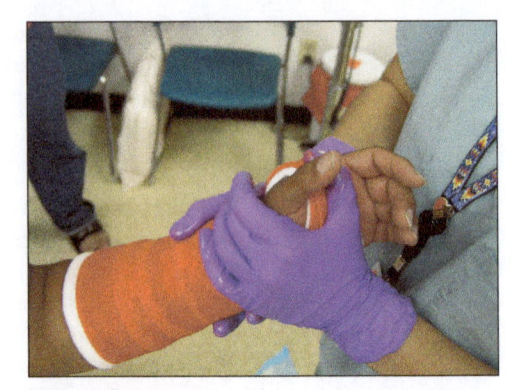

Passo 12

Passo 13. Moldar o antebraço em um formato retangular em vez de deixá-lo como um círculo. Assim haverá ajuste ao formato natural do braço, evitando ainda a rotação do rádio e da ulna dentro do gessado.

- **ATENÇÃO:** Usar as superfícies espalmadas das mãos para moldar o gessado. Não usar as pontas dos dedos para moldar o gessado, porque isso pode deixar entalhes e pontos de pressão nas estruturas subjacentes.

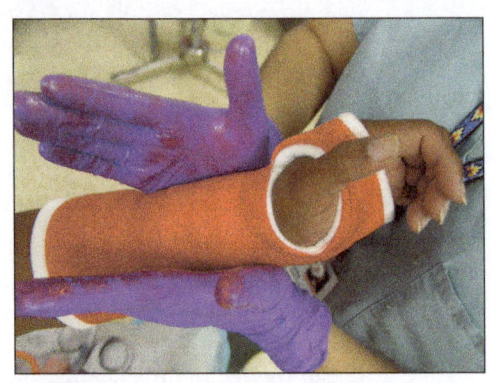

Passo 13

Passo 14. Segundo alguns profissionais, a possibilidade de deslizar um dedo sob a borda do gessado é um indicativo de que ele não está muito apertado.

Fornecer ao paciente as instruções de seguimento e as precauções adequadas.

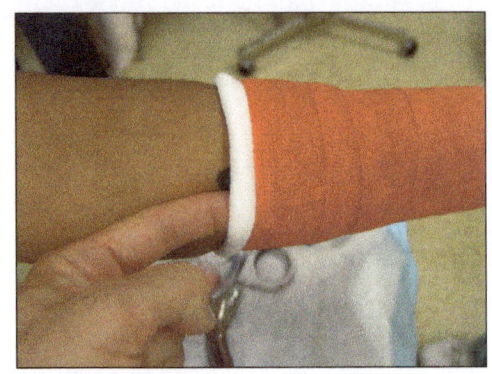

Passo 15. A remoção do gessado é feita com uma serra oscilante. Embora a borda denteada da serra de gesso não gire completamente, pode às vezes ferir a pele sob o gessado se o acolchoamento for fino ou se a pele for frágil. A lâmina se aquece conforme ela oscila através do material gessado. Fica mais quente com os gessados mais grossos, com o material de fibra de vidro, e se o médico cortar muito lentamente e ficar no mesmo lugar por muito tempo. A serra de gesso deve ser usada com um movimento para cima e para baixo (movimento pistonado), indo de uma extremidade do gessado à outra. Não arrastar a serra linearmente através do gessado, porque isso vai gerar mais calor e risco para a pele subjacente. Usar o dedo indicador ou o nó do dedo para estabilizar a serra de gesso contra o gessado. O gessado pode ser cortado ao longo dos aspectos palmar e dorsal. Alternativamente, pode ser cortado ao longo do lado ulnar e aberto o suficiente para deslizar o polegar para fora. Se o braço não puder escorregar facilmente do gessado, um segundo corte pode ser necessário no lado radial do gessado.

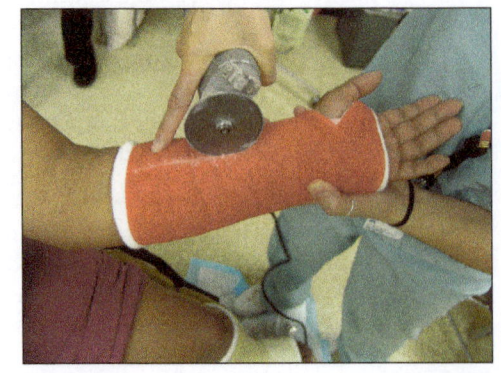

Passo 14

Passo 15

Passo 16. Abrir o gessado com afastadores do tipo bico de pato.

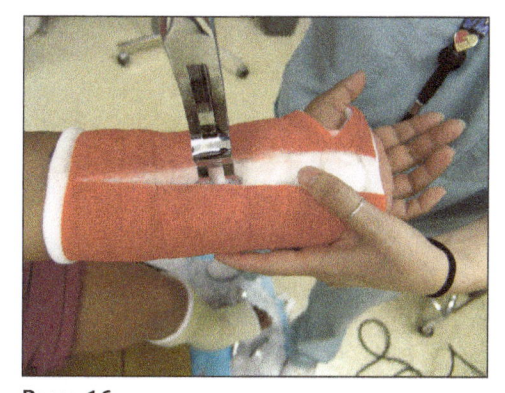

Passo 17. Cortar cuidadosamente o acolchoamento sob o gessado usando a tesoura, evitando qualquer lesão na pele subjacente, e então remover o gessado.

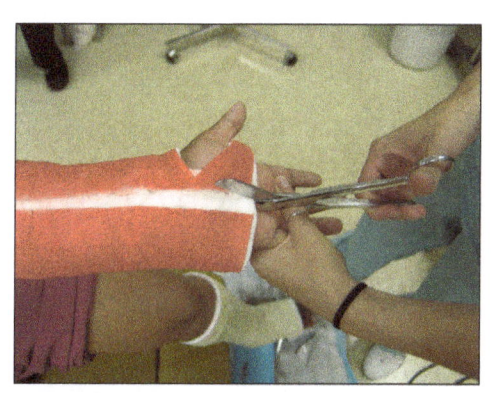

Gessado impermeável curto de membro superior

Passo 1. A fibra de vidro é impermeável, mas a malha e o acolchoamento comum, não; eles manterão a umidade e não devem ser molhados. Como alternativa, a malha e o acolchoamento sintéticos podem ser usados da mesma maneira previamente descrita. Além disso, um revestimento impermeável composto de múltiplas almofadas quadradas está disponível, podendo ser aplicado sob gessados de fibra de vidro. Esse revestimento permite que os indivíduos tomem banho ou nadem com um gessado curto de fibra de vidro. O revestimento impermeável substitui a malha e o acolchoamento de gessado e é rolado diretamente na pele com rolos sobrepostos. Depois de nadar em água clorada ou salgada, o gessado é enxaguado e seca em 30 a 60 minutos.

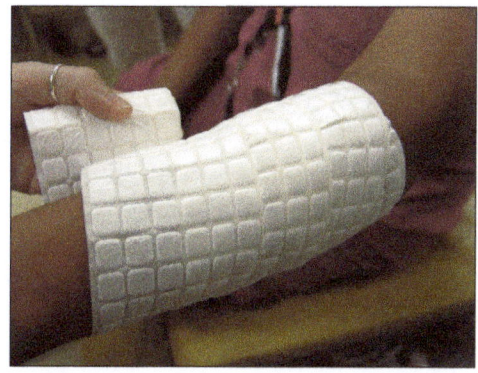

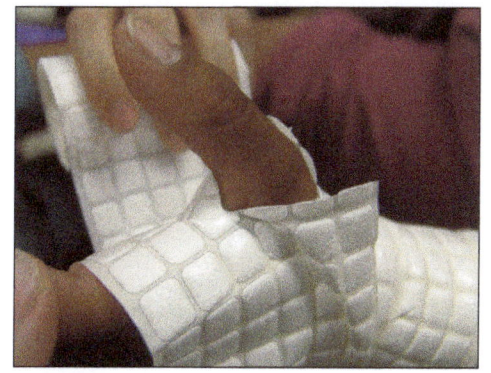

Passo 2. Cortar o revestimento do gessado com tesoura para se ajustar em torno do polegar.

Passo 3. Cortar o revestimento no comprimento de dois quadrados desde a extremidade para formar uma borda acolchoada antes de rolar o bloco do gessado.

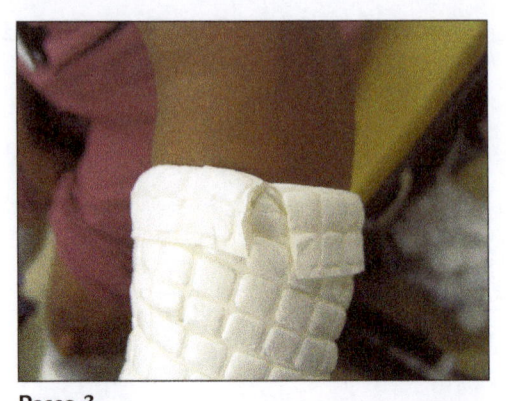

Passo 3

Passo 4. Colocar as tiras protetoras do corte ao longo das linhas antecipadas onde o gessado será cortado e deixar a borda colorida visível para ser cortada no tempo desejado. A fibra de vidro é então rolada conforme descrito previamente, incorporando as tiras no gessado.

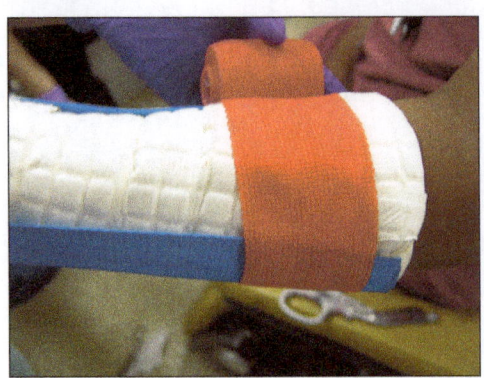

Passo 4

Passo 5. Cortar o gessado com a serra ao longo da linha das tiras protetoras, abrir o gessado com os abridores conforme descrito e usar uma tesoura para cortar o revestimento do gessado para a remoção.

- **ATENÇÃO:** O revestimento de gessado é muito mais fácil de cortar do que o acolchoamento padrão, causando queimaduras e trauma na pele. Se uma tira de corte não for colocada, o fabricante vende um tira flexível que pode ser deslizada sob o gessado e manobrada sob o caminho da lâmina da serra para proteger a pele durante sua remoção.

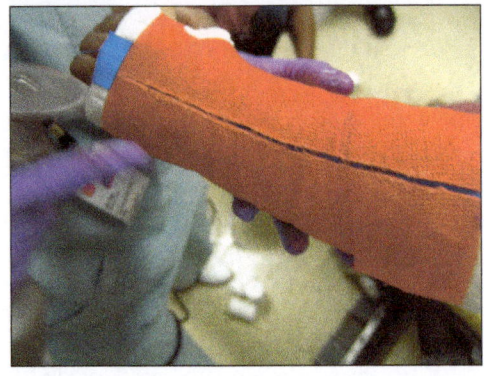

Passo 5

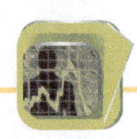

Complicações

- Isquemia para a parte do corpo imobilizada, como resultado do edema da extremidade ou da aplicação muito apertada do gessado
- Úlceras de pressão em função de um gessado mal-acolchoado ou mal-ajustado, especialmente nas proeminências ósseas
- Maceração da pele se o gessado ficar molhado e não for completamente seco
- Lesão cutânea quando o paciente insere objetos estranhos dentro do gessado ou tenta modificá-lo

- Quebra do gessado em consequência de uso errado ou de força estrutural inadequada, como resultado de sobreposição imprópria da atadura de gesso
- Falha em imobilizar a área como resultado de um gessado mal-ajustado

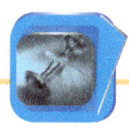

Considerações pediátricas

- Considerar o uso de um gessado impermeável para maior facilidade de cuidados e limpeza.
- Manter um gessado em crianças ativas pode ser mais difícil, exigindo substituição mais precoce se houver desgaste ou dano.
- As crianças frequentemente se assustam com o ruído alto e a vibração da serra de gesso; pode ser útil demonstrar, contra a palma da mão do médico, que a serra não é feita para cortar a pele.

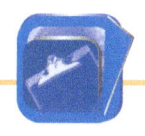

Instruções pós-procedimento

Aconselhar o paciente a elevar o braço tanto quanto possível para evitar o inchaço no primeiro dia de aplicação. Adicionalmente, se o gessado ficar muito apertado, ou se o paciente tiver dor crescente no braço, perda de sensibilidade ou perda de circulação, ou se um corpo estranho ficar alojado no gessado, o médico não deve hesitar em removê-lo. Depois de remover o gessado, aconselhar o paciente a lavar a área com cuidado, sem arranhar ou esfregá-la agressivamente.

Referências

Hanel DP, Jones MD, Trumble TE. Wrist fractures. *Orthop Clin North Am*. 2002;33:35-57.

Killian JT, White S, Lenning L. Cast-saw burns: comparison of technique versus material versus saws. *J Pediatr Orthop*. 1999;19:683-687.

Kowalski KL, Pitcher JD Jr. Evaluation of fiberglass versus plaster of Paris for immobilization of fractures of the arm and leg. *Mil Med*. 2002;167(8):657-661.

Medley ES, Shirley SM, Brilliant HL. Fracture management by family physicians and guidelines for referral. *J Fam Pract*. 1979;8:701-710.

Phillips TG, Reibach AM. Diagnosis and management of scaphoid fractures. *Am Fam Physician*. 2004;70:879-884.

Shannon EG. Waterproof casts for immobilization of children's fractures and sprains. *J Pediatr Orthop*. 2005;25(1):56-59.

Spain D. Casting acute fractures, part 1: commonly asked questions. *Aust Fam Physician*. 2000;29:853-856.

Webb GR, Galpin RD. Fractures in the distal third of the forearm in children—comparison of short and long arm plaster casts for displaced fractures in the distal third of the forearm in children. *J. Bone Joint Surg Am*. 2006;88:9-17.

2008 MAG Mutual Healthcare Solutions, Inc.'s Physicians' Fee and Coding Guide. Duluth, Georgia. MAG Mutual Healthcare Solutions, Inc. 2007.

CAPÍTULO 111

Gessado Curto de Membro Inferior

Daniel L. Stulberg, MD, FAAFP

Os médicos de cuidados primários se deparam frequentemente com fraturas na extremidade inferior. Melhores imobilizadores disponíveis têm reduzido a necessidade dos gessados curtos, mas a colocação dos gessados continua sendo um procedimento útil para tratar muitas fraturas e distúrbios musculoesqueléticos da extremidade inferior na prática de cuidados primários. As fraturas expostas e significativamente deslocadas devem ser tratadas com consultoria ortopédica. As fraturas mais simples, que não exigem redução ou reparo cirúrgico, frequentemente podem ser tratadas por médicos de cuidados primários. A imobilização é o benefício principal do gessado, porque permite a estabilização e a formação de calo ósseo. Os gessados também fornecem alívio da dor, mantêm a posição depois da redução de uma fratura e protegem os tecidos moles que circundam o local de fratura. Sendo rígidos e circunferenciais, os gessados em geral não devem ser aplicados imediatamente depois de uma fratura. As fraturas podem produzir uma quantidade significativa de sangramento e edema, e o gessado pode comprometer o fluxo vascular aos tecidos se um edema significativo aumentar nos tecidos sob um gessado rígido. Por conseguinte, a maioria das fraturas das extremidades inferiores deve ser imobilizada com tala por pelo menos 72 horas antes de se tentar a colocação do gessado.

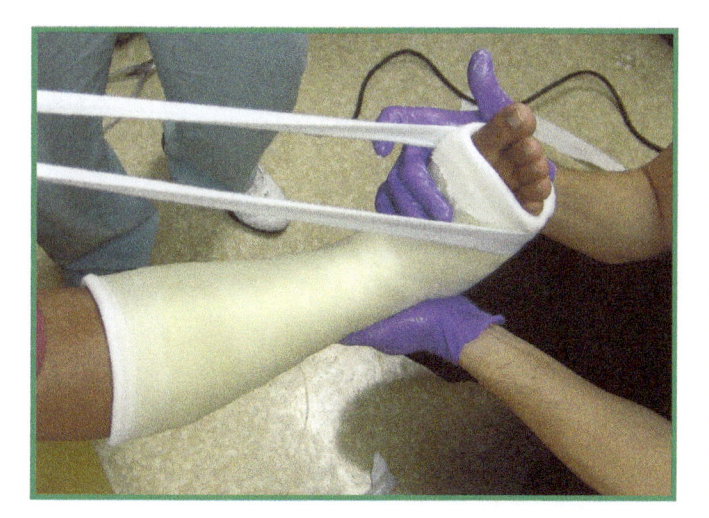

O gesso tem sido historicamente muito usado para alcançar a imobilização, é fácil de usar e barato, mas é mais pesado do que a fibra de vidro. As botas gessadas sofrem um estresse grande por causa da carga. Quando feitas de gesso, essas botas precisam de material adicional incorporado para reforçar sua durabilidade. O reforço da tala também pode ser incorporado dentro das botas de fibra de vidro, mas a resistência maior do material de fibra de vidro é habitualmente adequada.

Um revestimento impermeável (p. ex., Procel®; antigamente revestimento Gore de W. L. Gore®*) feito de rolos de múltiplas almofadas quadradas pode ser usado em lugar da malha e da gaze sob as botas de fibra de vidro. Esse revestimento permite que os indivíduos possam tomar banhar e nadar enquanto estiverem usando a bota. Alternativamente, a malha sintética e o acolchoamento impermeável também estão disponíveis. Ambas as opções podem aumentar o custo do material, e alguns médicos podem adicionar uma taxa extra para seus pacientes nessa opção.

---

* Ver N. de R. T. na p. 844.

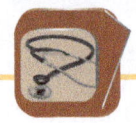

Equipamento

- Material de imobilização: fibra de vidro, três rolos de 7,5 ou 10 cm, ou gesso, três rolos de 10 cm ou 15 cm de acordo com o tamanho do paciente
- Malha tubular: algodão ou para gessados impermeáveis – sintéticos (Malha Tubular Stockinet 3M®)
- Acolchoamento do gesso: algodão (BSN Specialist Cotton Cast Padding®) ou acolchoamento de gessado sintético (algodão sintético 3M® ou Dry Cast Padding®) ou revestimento de imobilização (Procel – Gore Cast Liner®) para gessados impermeáveis
- Luvas não estéreis
- Bacia de água
- Serra de gesso com inserção de vácuo
- Abridor de gesso
- Tesoura
- Uma tira de plástico resistente ao corte (De-Flex Protective Strip®*), que fornece proteção contra cortes e queimaduras das serras de gesso durante a remoção (opcional se for usado o acolchoamento padrão); lidocaína a 1% para uso como anestésico local, conforme a necessidade, e para injeção com corticosteroides

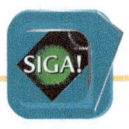

Indicações

- Fraturas estáveis não deslocadas do tornozelo (unimaleolar)
- Fraturas metatarsais
- Fraturas proximais do quinto metatarsal, articulares (avulsão; habitualmente gessado de carga)
- Fraturas não articulares proximais do quinto metatarsal (fraturas de Jones; habitualmente gessado sem carga)
- Fraturas tarsais (não as fraturas do colo do tálus)
- Fraturas fibulares distais estáveis, não deslocadas
- Entorse alto do tornozelo (ligamento tibiofibular distal rompido)
- Fraturas não deslocadas do corpo do calcâneo

Contraindicações

- Falta de familiaridade com os métodos ou técnicas apropriados
- Fraturas que fujam da capacidade terapêutica do médico (mais adequadamente tratadas com encaminhamento para um especialista ou redução ou intervenção cirúrgica)
- Equipamento em funcionamento inapropriado (p. ex., serra de gesso)
- Infecção nos tecidos que seriam cobertos pelo gessado
- Fraturas expostas

---

*N. de R. T. A tira de plástico resistente ao corte (Gore De-Flex Protective Strip®) é vendida no Brasil com este nome.

O Procedimento

Passo 1. Ao aplicar um gessado, colocar a parte lesionada em uma posição funcional, a menos que o posicionamento alternativo seja necessário pela situação clínica. A posição funcional do pé é com os dedos mantidos na horizontal e o tornozelo neutro em dorsiflexão e flexão plantar de 90 graus em relação à perna, e neutro em eversão e inversão. Este posicionamento é crucial durante a aplicação do gessado. Dor, edema e fadiga podem fazer com que o paciente deixe o pé cair em flexão plantar.

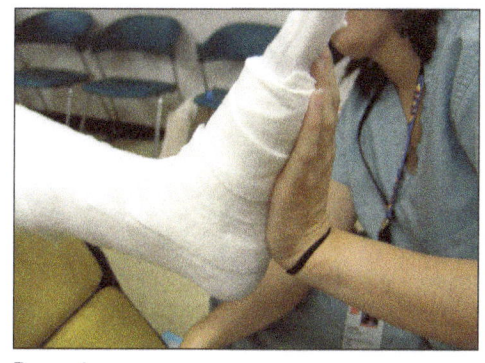

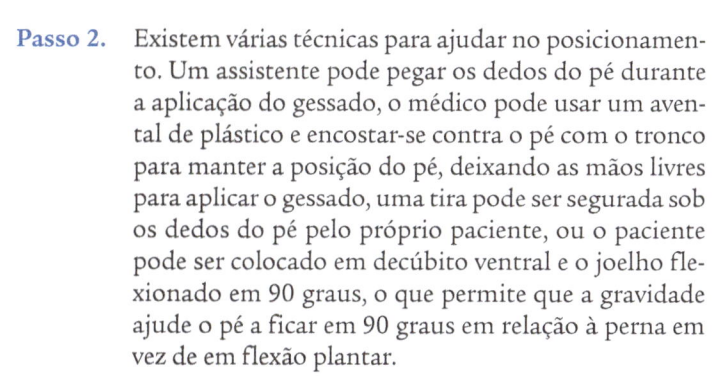

Passo 1

Passo 2. Existem várias técnicas para ajudar no posicionamento. Um assistente pode pegar os dedos do pé durante a aplicação do gessado, o médico pode usar um avental de plástico e encostar-se contra o pé com o tronco para manter a posição do pé, deixando as mãos livres para aplicar o gessado, uma tira pode ser segurada sob os dedos do pé pelo próprio paciente, ou o paciente pode ser colocado em decúbito ventral e o joelho flexionado em 90 graus, o que permite que a gravidade ajude o pé a ficar em 90 graus em relação à perna em vez de em flexão plantar.

- ATENÇÃO: Não deixar o pé cair em flexão plantar. Algumas semanas em flexão plantar podem causar significativo encurtamento ou contratura do tendão de Aquiles.

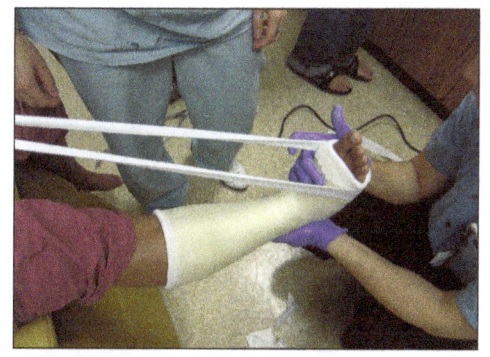

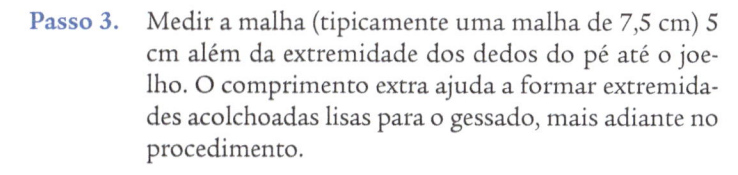

Passo 2

Passo 3. Medir a malha (tipicamente uma malha de 7,5 cm) 5 cm além da extremidade dos dedos do pé até o joelho. O comprimento extra ajuda a formar extremidades acolchoadas lisas para o gessado, mais adiante no procedimento.

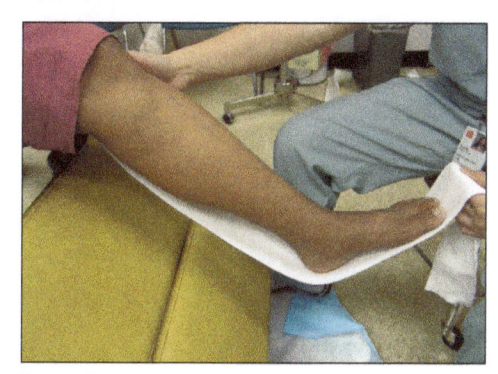

Passo 3

Passo 4. Cortar a malha sobreposta, onde o pé encontra a perna, para não deixar qualquer malha franzida contra a pele.

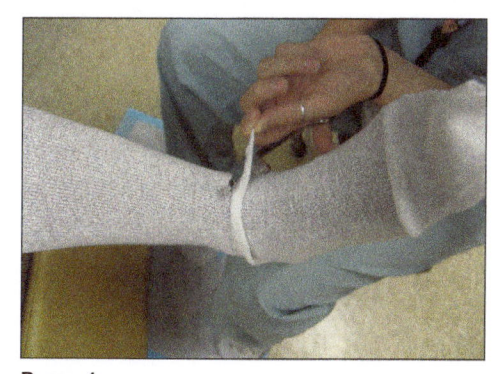

Passo 4

Passo 5. Aplicar o acolchoamento do gessado, começando logo distal às cabeças metatarsais, prosseguindo proximalmente até a tuberosidade da tíbia.

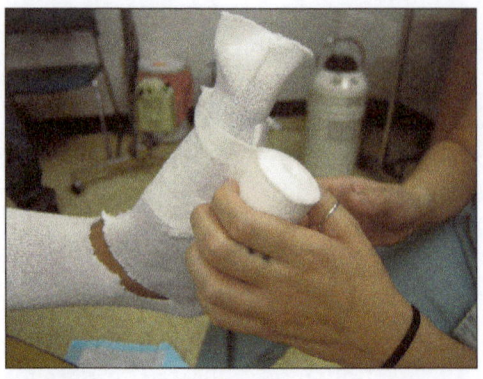

Passo 6. Aplicar o acolchoamento do gessado em uma espessura dupla, sobrepondo o rolo em 50% a cada virada. Aplicar o acolchoamento e o material de gesso enquanto se mantém o rolo contra o paciente. Isso é como desenrolar um tapete, com o rolo do acolchoamento para longe do paciente. O movimento contrário criaria a necessidade de deslocar o rolo de uma mão para a outra. Isso permite que o acolchoamento seja desenrolado reto e sem tensão excessiva.

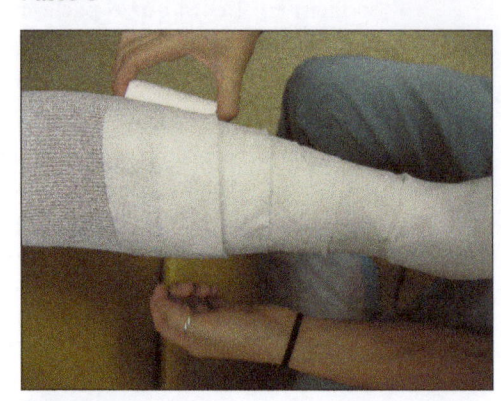

Passo 7. Continuar o acolchoamento proximalmente até a tuberosidade da tíbia. Notar os rolos extras proximalmente, para acolchoar perto da cabeça proximal da fíbula, a fim de proteger o nervo fibular.

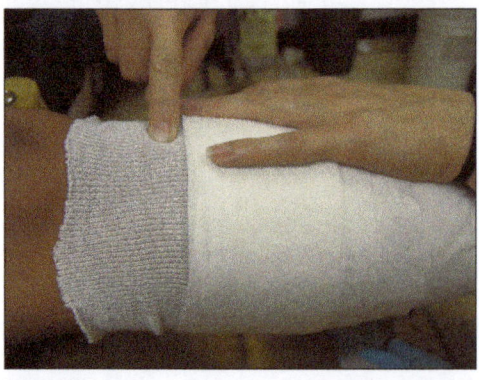

Passo 8. Adicionar um acolchoamento extra para os maléolos medial e lateral, acolchoando também o tendão de Aquiles. Adicionar acolchoamento extra, conforme necessário, para o calcanhar.

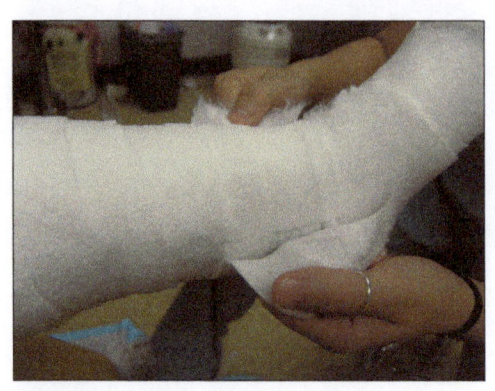

Passo 9. Adicionar acolchoamento extra seguindo a linha natural das cabeças metatarsais, angulando algo proximalmente, em direção medial para lateral.

- ■ **ATENÇÃO:** Não usar acolchoamento excessivo, porque isso deixa o gessado frouxo.

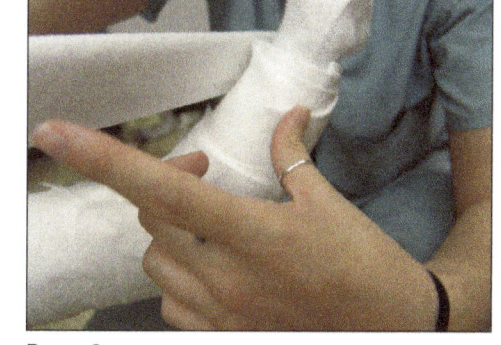

Passo 10. Se desejado, aplicar as tiras protetoras De-flex® em ambos os lados do gessado neste momento. Ver Capítulo 110, Passos 1-5, sobre a aplicação de um gessado curto impermeável do braço, com revestimento, para as instruções detalhadas de como aplicar um gessado impermeável com revestimento Procel®.

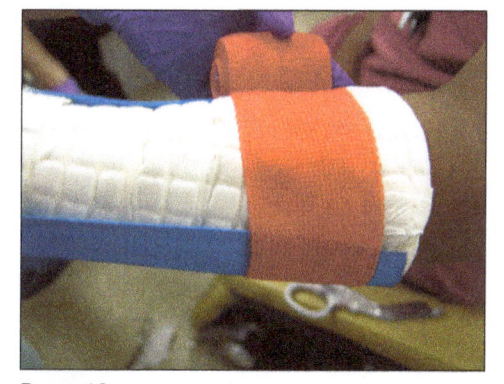

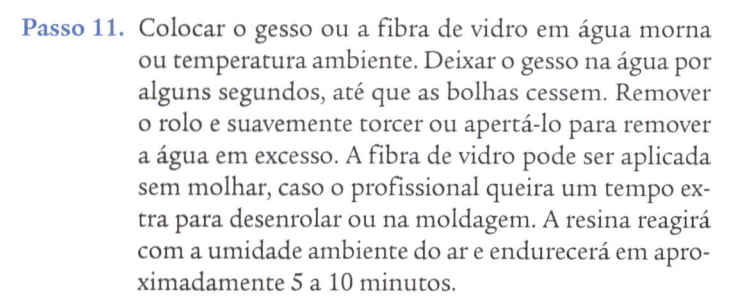

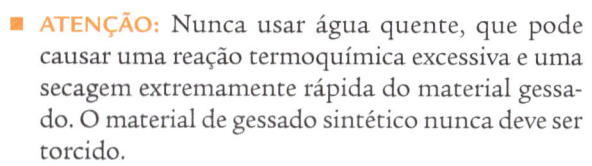

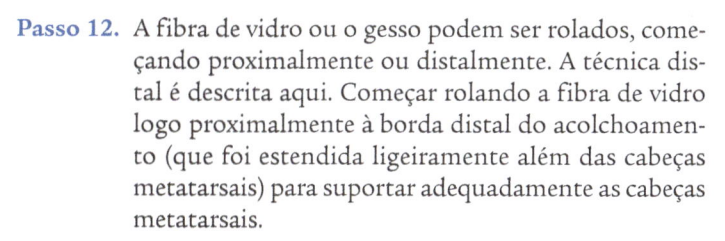

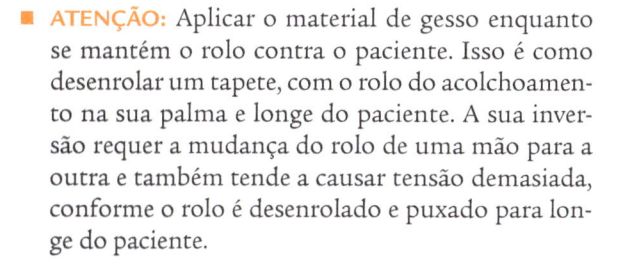

Passo 11. Colocar o gesso ou a fibra de vidro em água morna ou temperatura ambiente. Deixar o gesso na água por alguns segundos, até que as bolhas cessem. Remover o rolo e suavemente torcer ou apertá-lo para remover a água em excesso. A fibra de vidro pode ser aplicada sem molhar, caso o profissional queira um tempo extra para desenrolar ou na moldagem. A resina reagirá com a umidade ambiente do ar e endurecerá em aproximadamente 5 a 10 minutos.

- ■ **ATENÇÃO:** Nunca usar água quente, que pode causar uma reação termoquímica excessiva e uma secagem extremamente rápida do material gessado. O material de gessado sintético nunca deve ser torcido.

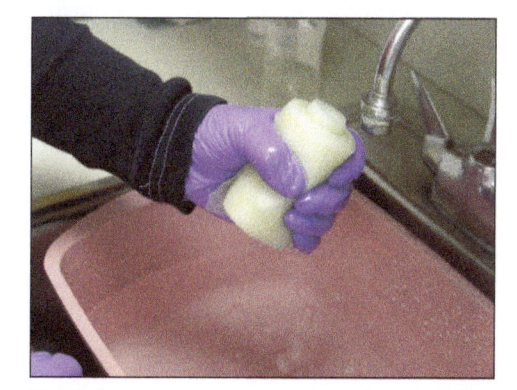

Passo 12. A fibra de vidro ou o gesso podem ser rolados, começando proximalmente ou distalmente. A técnica distal é descrita aqui. Começar rolando a fibra de vidro logo proximalmente à borda distal do acolchoamento (que foi estendida ligeiramente além das cabeças metatarsais) para suportar adequadamente as cabeças metatarsais.

- ■ **ATENÇÃO:** Aplicar o material de gesso enquanto se mantém o rolo contra o paciente. Isso é como desenrolar um tapete, com o rolo do acolchoamento na sua palma e longe do paciente. A sua inversão requer a mudança do rolo de uma mão para a outra e também tende a causar tensão demasiada, conforme o rolo é desenrolado e puxado para longe do paciente.

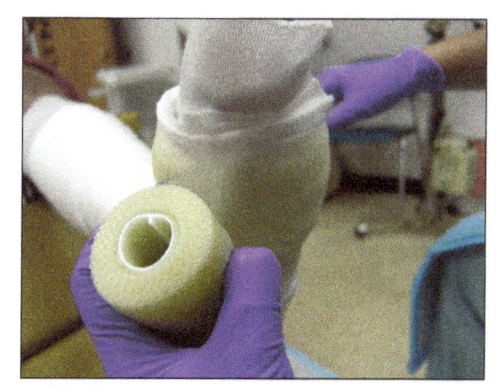

Passo 13. Rolar o material de gessado com tensão leve, aplicando de forma semelhante ao acolchoamento do gessado, de uma extremidade até a outra. Sobrepor 50% de cada rolo anterior e continuar a rolagem proximalmente até a perna.

Passo 14. Se for usado gesso, aplicar o material da tala extra posterior neste momento, caso o gessado seja para marcha. O material de tala de 15 cm, com aproximadamente 6 cm de espessura, é usado para adultos. Colocar o material da tala das cabeças metatarsais, sobre a parte de trás do tornozelo, e em cima da panturrilha. Moldar a tala de forma que grude e se ajuste ao primeiro rolo aplicado. Pegar a malha e puxá-la, junto com a porção descoberta do acolchoamento gessado sobre a fibra de vidro rolada para formar extremidades bem acolchoadas para o gessado. O aspecto distal deve ser dobrado onde possa suportar as cabeças metatarsais, porém permitindo a flexão e a extensão dos dedos. A porção superior do gessado deve estar bem abaixo da articulação do joelho para permitir a flexão sem impactar contra a coxa e terminar de 1 a 2 polpas digitais abaixo da tuberosidade da tíbia e 2 a 3 polpas digitais abaixo da cabeça da fíbula.

- ■ **ATENÇÃO:** O tornozelo deve ser mantido em dorsiflexão para manter o ângulo de 90 graus em relação ao pé. O primeiro rolo de material gessado seca rapidamente e, se a posição correta não for mantida neste estágio, o gessado manterá o pé em uma posição incorreta.

- ■ **ATENÇÃO:** Um engano comum e perigoso é aplicar o gessado muito alto, de forma que a borda superior do gessado cause impacto sobre o nervo fibular, conforme este passa atrás da cabeça da fíbula. A borda superior do gessado deve ficar bem abaixo da cabeça da fíbula.

Passo 15. Iniciar o segundo rolo de fibra de vidro, incorporando a malha já dobrada.

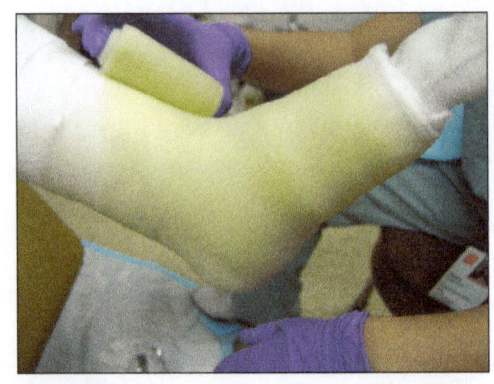

Passo 13

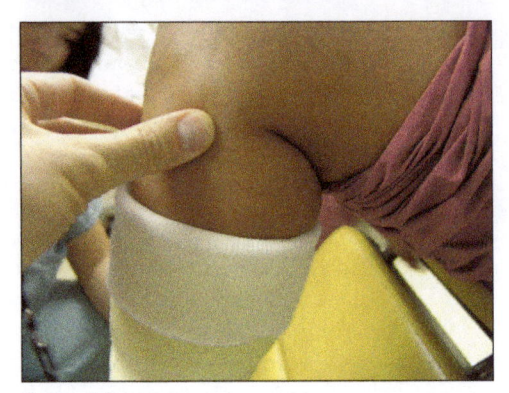

Passo 14

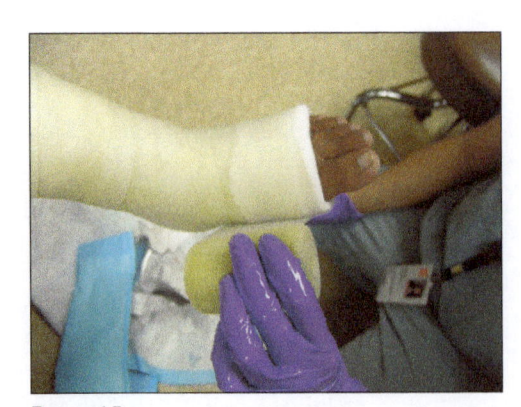

Passo 15

Passo 16. Reforçar sob o calcanhar e os dedos do pé, pegando uma prega extra de fibra de vidro, sem ir circunferencialmente em torno do pé. Isso dá resistência ao gessado sem adicionar peso ou espessura em demasia no tornozelo e no dorso do pé.

Passo 17. Essa prega extra é então incorporada no gessado e o rolo é terminado com a rolagem em torno do tornozelo, para cima na perna. Se o médico não conseguir desenrolar na perna para incorporar a malha e o acolchoamento no gessado, proximalmente, um terceiro e último rolo é usado para o acabamento na perna e para sobrepô-lo até o tornozelo.

Passo 18. Antes que o material gessado seque, alisar com luvas molhadas com água ou gel quaisquer bordas ásperas e então moldar o gessado. Colocar a palma de uma mão no dorso do pé e a outra mão em torno do tendão de Aquiles. Aplicar pressão atrás dos maléolos, e não sobre eles, para moldar o gessado no formato natural do tornozelo, sem causar pressão nas proeminências ósseas. A moldagem ajudará a segurar a extremidade na posição adequada para consolidação e minimizará o movimento dentro do gessado. O paciente deve usar um calçado para gesso. As muletas devem ser usadas por 24 horas para permitir a secagem do material gessado e para alcançar a resistência adequada à deambulação. As botas de fibra de vidro podem tolerar carga em 1 a 2 horas. Fornecer ao paciente as instruções de seguimento e as precauções adequadas.

Passo 19. A remoção do gessado é feita com uma serra oscilante. Embora a borda denteada da serra de gesso não gire completamente, pode às vezes ferir a pele sob o gessado se o acolchoamento for fino ou se a pele for frágil. A lâmina se aquece conforme oscila através do material gessado. Fica mais quente com os gessados mais grossos, com o material de fibra de vidro e se o médico cortar muito lentamente e ficar no mesmo lugar por muito tempo. A serra de gesso deve ser usada com um movimento para cima e para baixo (movimento pistonado), indo de uma extremidade do gessado à outra. Não arrastar a serra linearmente através do gessado, porque isso vai gerar mais calor e risco para a pele subjacente. Usar o dedo indicador ou o nó do dedo para estabilizar a serra de gesso contra o gessado. O gessado pode ser cortado ao longo dos aspectos medial e lateral, evitando os maléolos.

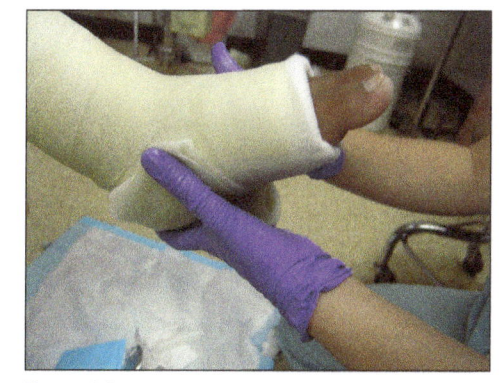

Passo 16

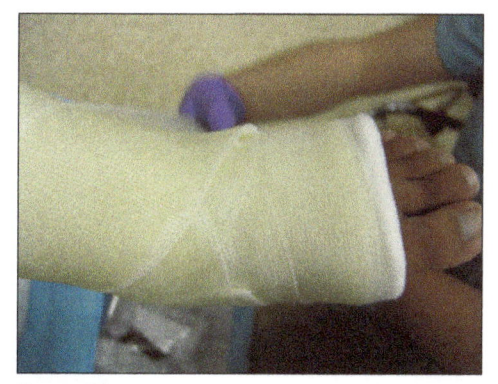

Passo 17

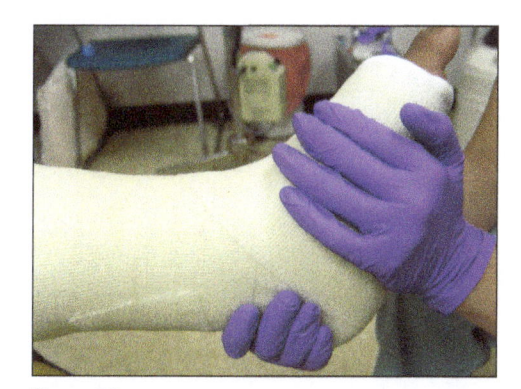

Passo 18

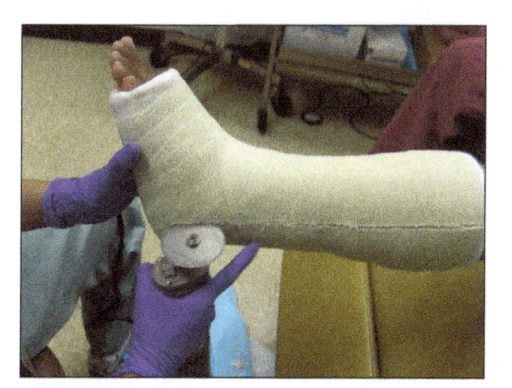

Passo 19

Passo 20. Abrir o gessado com afastadores do tipo bico de pato.

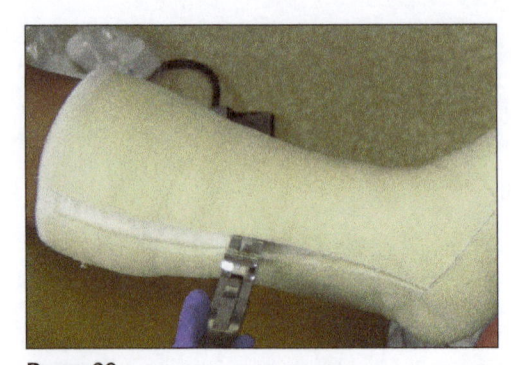

Passo 21. Cortar cuidadosamente o acolchoamento sob o gessado usando a tesoura, evitando lesão à pele subjacente.

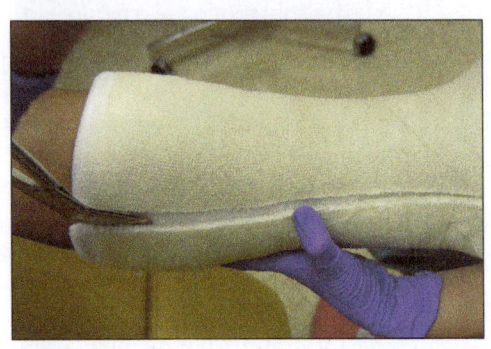

Passo 22. Separar e então erguer o gessado.

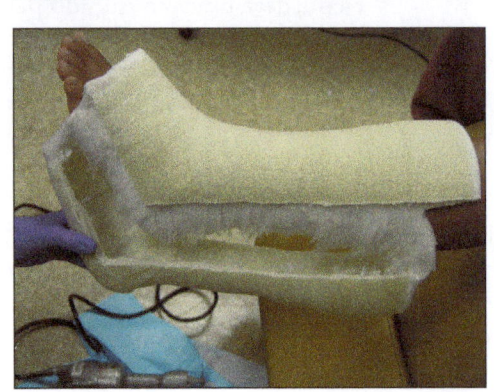

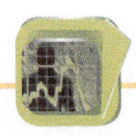

Complicações

- Isquemia na parte imobilizada do corpo, como resultado do edema da extremidade ou da aplicação muito apertada do gessado
- Úlceras de pressão devido a um gessado mal-acolchoado ou mal-ajustado, especialmente nas proeminências ósseas
- Maceração da pele se o gessado ficar molhado e não for completamente seco
- Lesão cutânea quando o paciente insere objetos estranhos dentro do gessado ou tenta modificá-lo
- Quebra do gessado como resultado de uso errado ou de resistência estrutural inadequada por sobreposição inadequada da atadura de gesso
- Falha em imobilizar a área como resultado de um gessado mal-ajustado

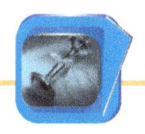

Considerações pediátricas

- Considerar o uso de um gessado impermeável para maior facilidade de cuidados e limpeza.
- Manter um gessado em crianças ativas pode ser mais difícil, exigindo substituição mais precoce se houver desgaste ou dano.
- As crianças frequentemente se assustam com o ruído alto e a vibração da serra de gesso; pode ser útil demonstrar, contra a palma da mão do médico, que a serra não é feita para cortar a pele.

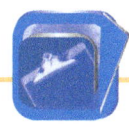

Instruções pós-procedimento

Aconselhar o paciente a elevar o braço tanto quanto possível para evitar o inchaço no primeiro dia da aplicação. Adicionalmente, se o gessado ficar muito apertado, se o paciente tiver dor crescente no braço, perda de sensibilidade ou perda de circulação, ou se um corpo estranho ficar alojado no gessado, o médico não deve hesitar em removê-lo. Aplicar um calçado para gesso nas botas para deambulação e aconselhar o paciente a usar o calçado de gesso para caminhar a fim de prevenir a quebra prematura do gessado e também para proporcionar uma superfície áspera com o objetivo de diminuir escorregões e quedas. Depois de remover o gessado, aconselhar o paciente a lavar a área com cuidado, sem arranhar ou esfregá-la agressivamente.

Referências

Haley CA. Waterproof versus cotton cast liners: a randomized prospective comparison. *Am J Orthop*. 2006;35(3):137-140.

Hatch RL, Alsobrook JA. Diagnosis and management of metatarsal fractures. *Am Fam Physician*. 2007;76(6):817-826.

Killian JT, White S, Lenning L. Cast-saw burns: comparison of technique versus material versus saws. *J Pediatr Orthop*. 1999;19:683-687.

Kowalski KL, Pitcher JD Jr. Evaluation of fiberglass versus plaster of Paris for immobilization of fractures of the arm and leg. *Mil Med*. 2002;167(8):657-661.

LaBella CR. Common acute sports-related extremity injuries in children and adolescents. *CPEM*. 2007;8(1);31-42.

Steele PM, Bush-Joseph C, Bach B. Management of acute fractures around the knee, ankle, and foot. *Clin Fam Pract*. 2000;2:661-705.

2008 MAG Mutual Healthcare Solutions, Inc.'s Physicians' Fee and Coding Guide. Duluth, Georgia. MAG Mutual Healthcare Solutions, Inc. 2007.

CAPÍTULO 112

Tala Gessada do Membro Inferior

Jeff Harris, MD

Os cinco principais usos das talas incluem a imobilização de fraturas, luxações, subluxações, entorses ou distensões e articulações dolorosas. Secundariamente, as talas podem ser temporariamente usadas para estabilizar as lesões de tecidos moles como as lacerações profundas que cruzem articulações. A imobilização com tala pode ser usada como um tratamento definitivo em certas situações clínicas como a tenossinovite estiloide radial (doença de de Quervain).

As talas devem ser colocadas logo que possível após a ocorrência da lesão. A imobilização de uma extremidade com tala diminui a dor e evita lesão adicional, como lesão vascular, comprometimento neurológico e lesão de tecidos moles. Idealmente, a tala deve ser deixada até que a extremidade tenha sido completa e corretamente avaliada para um manejo mais agressivo como cirurgia e/ou gessado, ou até que a fratura tenha consolidado. As talas continuam sendo o melhor tratamento nos contextos de lesão aguda, porque acomodam o edema, diminuindo a possibilidade de comprometimento neurovascular.

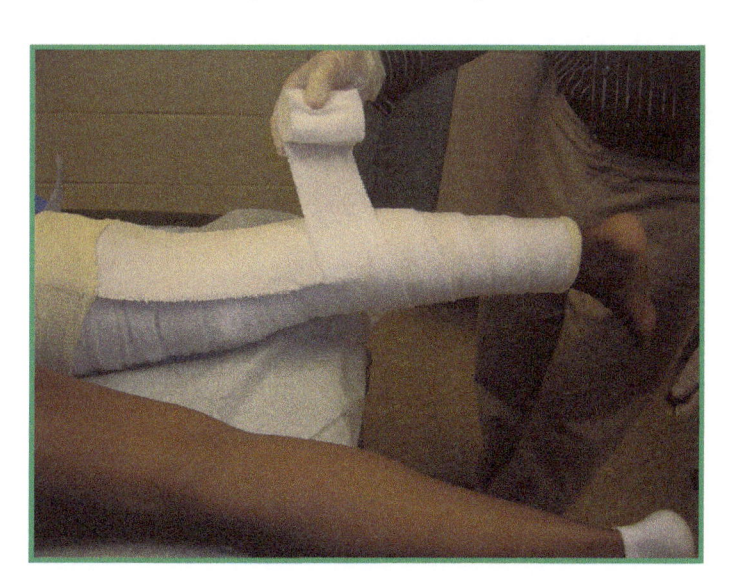

A tala de joelho é usada para estabilizar as lesões do joelho e as fraturas proximais da tíbia ou fíbula. É aplicada com o joelho em extensão completa. A tala é posicionada desde a raiz da coxa, por trás da perna, passando pelo joelho e pela panturrilha até 7,5 cm acima do nível do maléolo lateral. A tala de perna é usada para as fraturas distais da perna, do tornozelo, dos ossos do tarso e dos metatarsais, bem como das luxações de tornozelo e dos entorses graves. Começa a partir das cabeças metatarsais, na superfície plantar do pé, e se estende para cima, por trás da perna, até o nível do colo da fíbula. Essas talas podem ser usadas junto com uma tala de estribo para as fraturas instáveis do tornozelo. A tala de estribo previne a eversão e a inversão da articulação do tornozelo. É aplicada por baixo do lado medial do joelho e enrolada em torno da superfície inferior do calcanhar, e então de volta até o lado lateral do mesmo joelho. As talas de estribo, quando usadas junto com uma tala posterior para perna, são chamadas de imobilização *de Sarmiento*. A espica é usada para as fraturas das falanges dos dedos do pé. Um pequeno chumaço de algodão é colocado entre os dedos do pé para evitar maceração. O dedo fraturado do pé é imobilizado ao dedo adjacente com esparadrapo.

Existem vários tipos de material disponível para imobilização. As talas de gesso consistem em tiras de várias larguras de um material tipo crinolina impregnado com gesso, que cristaliza (endurece) depois da adição de água. Elas são mais fáceis de moldar e menos caras do que os outros materiais. Contudo, são mais difíceis de aplicar, fazem sujeira, são pesadas, demoram para secar e não são impermeáveis (ficam encharcadas quando molhadas). As ataduras pré-fabricadas incluem rolos com 5, 7,5, 10 e 16 cm, consistindo em camadas de fibra de vidro entre um acolchoamento de polipropileno. Essas talas secam depressa, são mais leves e mais resistentes e impermeáveis. Entretanto, são mais caras e mais difíceis de moldar. As talas infláveis são talas pré-formadas confortáveis e que estão indicadas para os entorses de tornozelo, mas não para as fraturas ou luxações, e não são discutidas aqui.

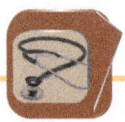

Equipamento

- Malha tubular
- Acolchoamento do gesso
- Material de imobilização
- Atadura elástica
- Esparadrapo
- Tesoura forte
- Água em temperatura ambiente
- Balde
- Luvas grossas

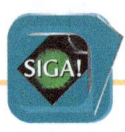

Indicações

- Para melhorar a dor, diminuir a perda sanguínea, reduzir o risco de embolia gordurosa e minimizar o potencial de lesão neurovascular adicional associada às fraturas
- Para melhorar a dor associada aos entorses
- Para imobilizar as lacerações de tendões
- Para imobilizar as extremidades associadas a lacerações profundas através de articulações
- Para imobilizar articulações dolorosas associadas a distúrbios inflamatórios

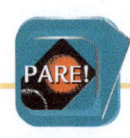

Contraindicações

- Fraturas que preenchem a indicação para avaliação ortopédica cirúrgica de emergência
- Fraturas expostas
- Fraturas anguladas
- Fraturas deslocadas
- Luxações irredutíveis
- Comprometimento neurovascular

O Procedimento

Tala de joelho

Passo 1. Preparar o paciente inspecionando a pele em busca de lacerações. Fazer o reparo de quaisquer lesões e limpar as feridas antes da imobilização. Preparar a malha, cortando-a no tamanho da perna que está sendo imobilizada. Deixar 7,5 a 10 cm de material extra acima e abaixo do nível de cada extremidade da tala, permitindo que as extremidades da malha sejam dobradas. Aplicar a malha no membro.

- **DICA:** Posicionar o paciente em decúbito ventral na mesa de exames tornará a colocação da tala uma tarefa mais fácil.

Passo 2. Rolar o acolchoamento do gessado sobre a perna, começando na extremidade mais distal e progredindo proximalmente. O joelho deve ser colocado em extensão completa antes de se passar a atadura para evitar a torção do acolchoamento do gessado. Cada camada deve se sobrepor à camada anterior em mais ou menos 50%.

- **DICA:** Certificar-se de adicionar acolchoamento extra nas extremidades distal e proximal para evitar a irritação do tornozelo e da nádega.

- **DICA:** Usar acolchoamento extra em locais de proeminências e extremidades ósseas para diminuir a chance de escaras de pressão.

- **DICA:** O acolchoamento do gessado deve ser rolado com a atadura sobre a camada adjacente à pele. Não deve haver nenhuma resistência.

Passo 3. Preparar 10 a 15 lâminas de gesso (que são suficientes para a maioria das talas de extremidade inferior). A seguir, estimar o comprimento necessário deitando as lâminas da tala sobre a extremidade ferida. Talvez haja necessidade de se rasgar uma pequena quantidade de uma extremidade das lâminas da tala se o comprimento original for muito longo.

- **DICA:** De maneira alternativa, ao usar o material de fibra de vidro, simplesmente medir a extremidade a ser imobilizada. Desenrolar um comprimento do material de fibra de vidro e dobrá-lo de forma sanfonada no comprimento correto. Usar, então, a tesoura para cortar a dobra sanfonada para longe do rolo restante.

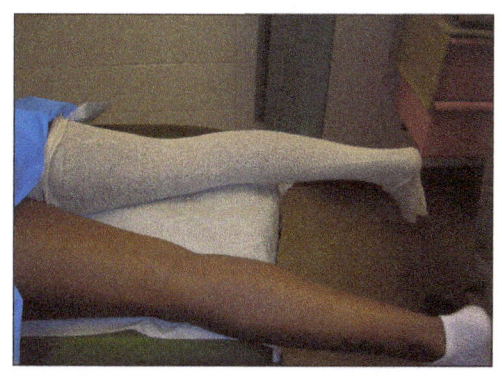

Passo 1

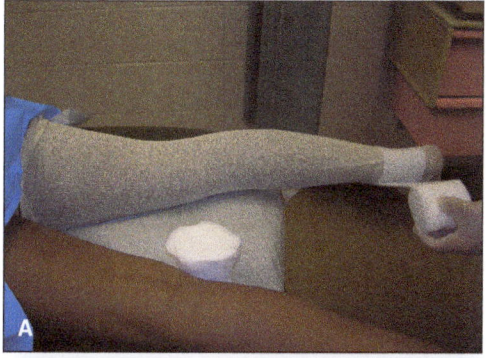

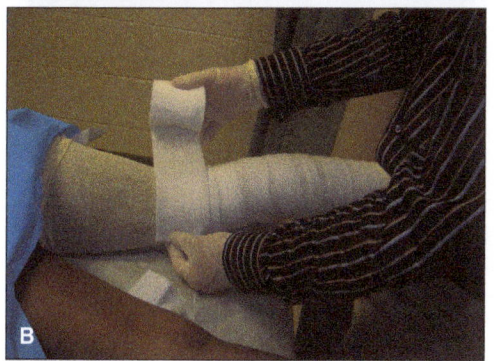

Passo 2

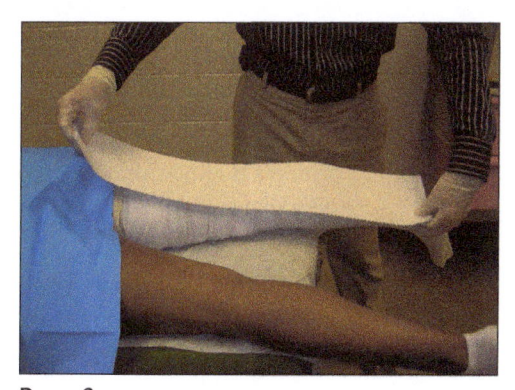

Passo 3

Passo 4. Imergir o material da tala na água em temperatura ambiente. Espremer a água e alisar a tala tirando todas as pregas. Colocar a tala no lado posterior da perna, imobilizando a articulação do joelho do paciente. É aplicada desde a raiz da coxa, por trás da perna, passando pelo joelho e pela panturrilha, até 7,5 cm acima do nível do maléolo lateral.

- ■ **ATENÇÃO:** Nunca usar água quente, que pode causar uma reação termoquímica excessiva e uma secagem extremamente rápida do material. O material de gessado sintético nunca deve ser torcido.

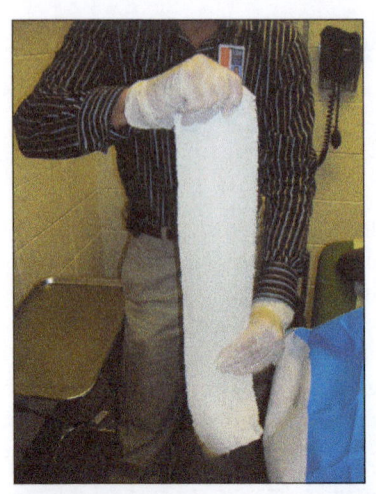

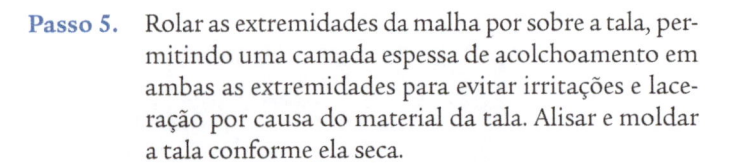

Passo 5. Rolar as extremidades da malha por sobre a tala, permitindo uma camada espessa de acolchoamento em ambas as extremidades para evitar irritações e laceração por causa do material da tala. Alisar e moldar a tala conforme ela seca.

- ■ **ATENÇÃO:** Sempre usar as palmas das mãos para alisar e moldar a tala. O uso excessivo dos dedos pode causar endentações na tala, que podem provocar escaras de pressão.

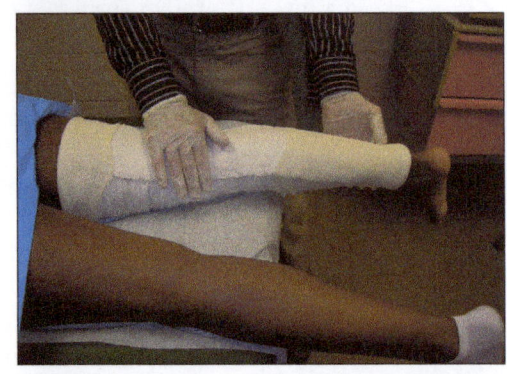

Passo 6. Segurar o material da tala com outra camada única de acolchoamento do gessado. Moldar a tala com a palma da mão, mantendo a extremidade em completa extensão.

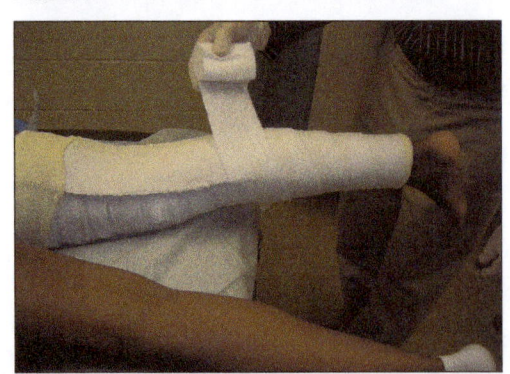

Passo 7. Segurar a tala recentemente formada em extensão completa até que endureça (cerca de 3 a 5 minutos) e enrolar a camada exterior com uma atadura elástica.

- ■ **ATENÇÃO:** Enrolar a atadura elástica muito firmemente pode levar a um comprometimento vascular, sem deixar espaço para o edema.

- ■ **DICA:** Sempre permitir amplitude de movimento do tornozelo e do quadril para evitar rigidez articular.

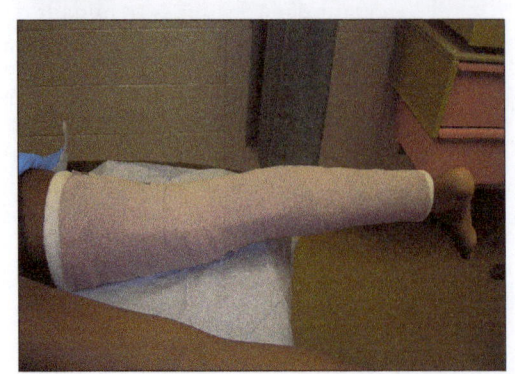

Tala posterior da perna

Passo 1. Começar medindo, cortando e colocando a malha conforme citado para a tala de joelho, mas esta deve ser mensurada para incorporar todo o pé, até o joelho.

- **DICA:** Posicionar o paciente em decúbito ventral na mesa de exames tornará a colocação da tala uma tarefa mais fácil.

Passo 2. A seguir, colocar o acolchoamento do gessado. Iniciar enrolando o acolchoamento distalmente, em torno dos dedos do pé, dirigindo-se de modo proximal até que o joelho seja alcançado. O tornozelo deve ser colocado em 90 graus de dorsiflexão.

- **ATENÇÃO:** Não colocar o tornozelo em 90 graus de dorsiflexão dificultará a recuperação da amplitude de movimento do paciente quando a tala for removida.
- **DICA:** Ao imobilizar as lesões do tendão de Aquiles, o tornozelo deve ser sempre imobilizado em flexão plantar. Deixar de imobilizar uma ruptura do Aquiles em flexão plantar pode permitir a retração da porção proximal do tendão, na perna, tornando o reparo cirúrgico mais difícil.

Passo 3. Medir o comprimento aproximado das lâminas de gesso. Estas devem ser suficientemente longas para que possam ser colocadas a partir das cabeças metatarsais, na superfície plantar do pé, estendendo-se para cima, por trás da perna, até o nível do colo da fíbula.

Passo 4. Submergir as lâminas de gesso na água em temperatura ambiente. Espremer toda a água das lâminas de gesso e alisar a tala tirando todas as pregas.

- **ATENÇÃO:** Nunca usar água quente, que pode causar uma reação termoquímica excessiva e uma secagem extremamente rápida do material. O material de gessado nunca deve ser torcido.
- **DICA:** De maneira alternativa, ao usar o material de fibra de vidro, simplesmente medir a extremidade a ser imobilizada. Desenrolar um comprimento do material de fibra de vidro e dobrá-lo de forma sanfonada no comprimento correto. Usar, então, a tesoura para cortar a dobra sanfonada para longe do rolo restante.

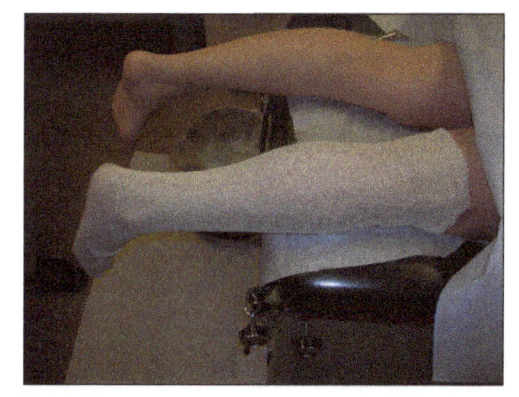

Passo 1

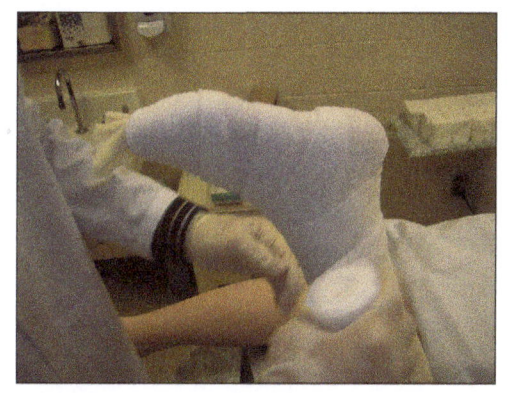

Passo 2

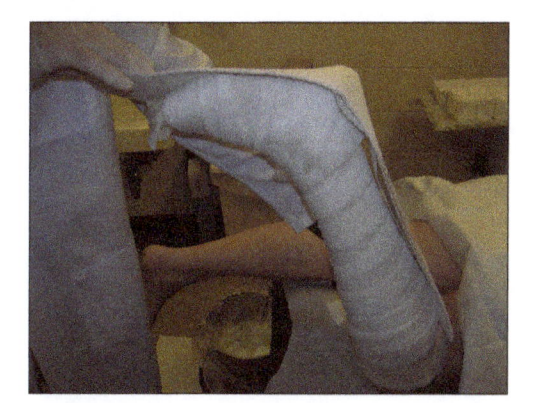

Passo 3

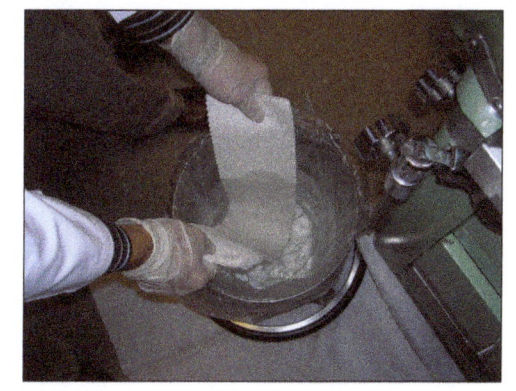

Passo 4

Passo 5. Moldar as lâminas de gesso na superfície plantar do pé, do tornozelo e da perna.

- **ATENÇÃO:** Sempre usar as palmas das mãos para alisar e moldar a tala. O uso excessivo dos dedos pode causar endentações na tala, que podem provocar escaras de pressão.

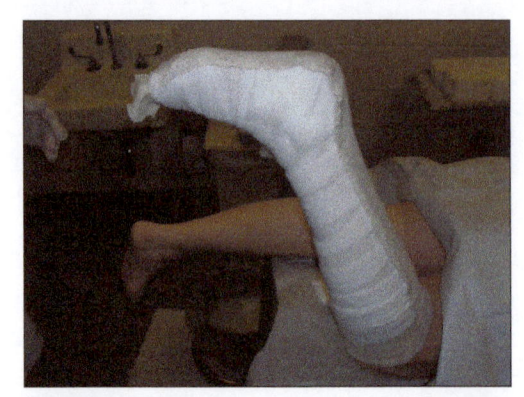

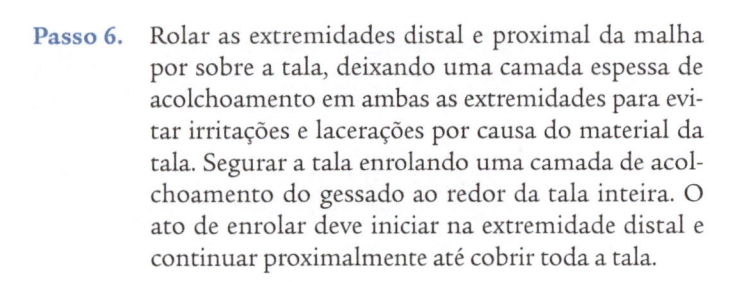

Passo 5

Passo 6. Rolar as extremidades distal e proximal da malha por sobre a tala, deixando uma camada espessa de acolchoamento em ambas as extremidades para evitar irritações e lacerações por causa do material da tala. Segurar a tala enrolando uma camada de acolchoamento do gessado ao redor da tala inteira. O ato de enrolar deve iniciar na extremidade distal e continuar proximalmente até cobrir toda a tala.

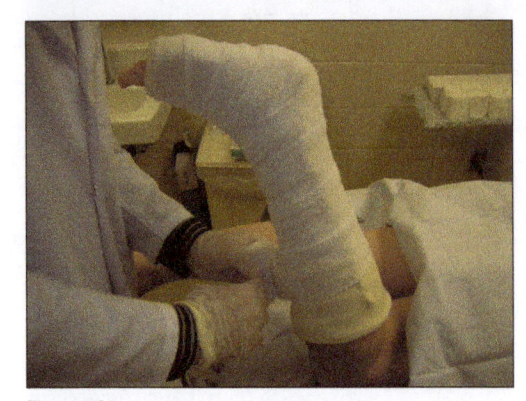

Passo 6

Passo 7. A tala deve ser moldada com o tornozelo em aproximadamente 90 graus de dorsiflexão. Quando a tala endurecer, cobri-la por inteiro com uma atadura elástica.

- **DICA:** Para fraturas instáveis de tornozelo, essa tala deve ser usada em combinação com uma tala de estribo.

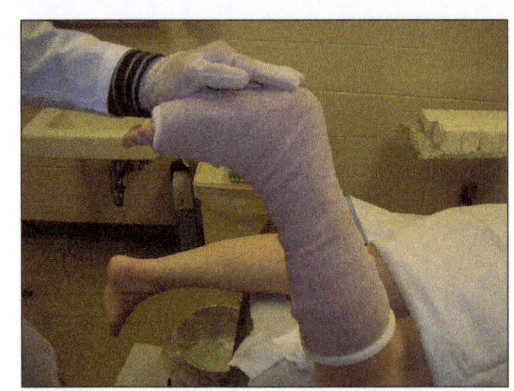

Passo 7

Tala de estribo

Passo 1. Uma vez que esta tala é mais comumente usada em combinação com uma tala posterior da perna (imobilização de Sarmiento), não se deve reaplicar a malha e o acolchoamento do gessado antes de colocar a tala. Tais passos devem ocorrer antes de se colocar a tala posterior na perna.

- **DICA:** Posicionar o paciente em decúbito ventral na mesa de exames tornará a colocação da tala uma tarefa mais fácil.

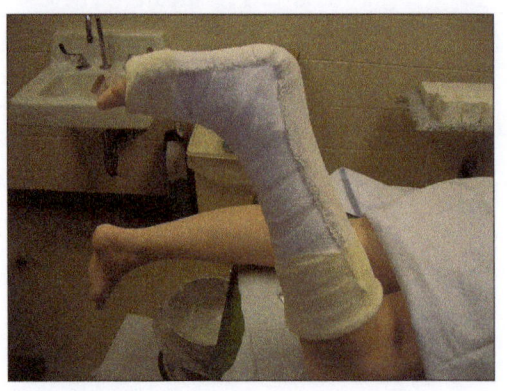

Passo 1

Passo 2. Medir o comprimento das lâminas de gesso contra a perna do paciente e rasgar ou cortar no comprimento. As tiras devem ser suficientemente longas para envolver a perna desde o lado medial, abaixo do joelho, enrolar ao redor da superfície inferior do calcanhar e retornar ao lado lateral do mesmo joelho.

- ■ **DICA:** Esta parte da tala visa evitar a inversão e a eversão do tornozelo.

- ■ **DICA:** Em alguns pacientes, o material para tala longa (12,5 cm × 75 cm) pode não ser longo o suficiente para alcançar um lado do joelho até o outro. Nesta situação, pode-se medir e rasgar o material para cobrir do lado medial do joelho até a parte lateral do calcanhar. Então medir e rasgar outro pedaço para cobrir do lado lateral do joelho até a parte medial do calcanhar. Ao colocar a tala, os dois pedaços devem se sobrepor na superfície inferior do calcanhar.

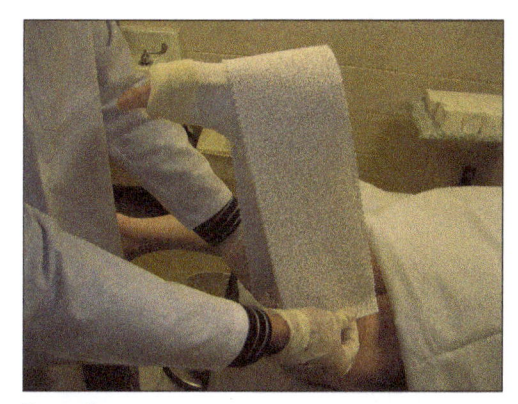

Passo 3. Submergir o gesso na água em temperatura ambiente, espremendo a água e alisando as rugas.

- ■ **DICA:** De maneira alternativa, ao usar o material de fibra de vidro, simplesmente medir a extremidade a ser imobilizada. Desenrolar um comprimento do material de fibra de vidro e dobrá-lo de forma sanfonada no comprimento correto. Usar, então, a tesoura para cortar a dobra sanfonada para longe do rolo restante.

Passo 4. Moldar a tala ao redor do tornozelo para evitar inversão ou eversão.

- ■ **ATENÇÃO:** Sempre usar as palmas das mãos para alisar e moldar a tala. O uso excessivo dos dedos pode causar endentações na tala, que podem provocar escaras de pressão.

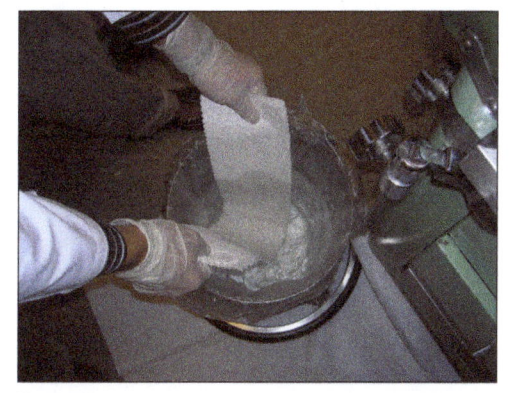

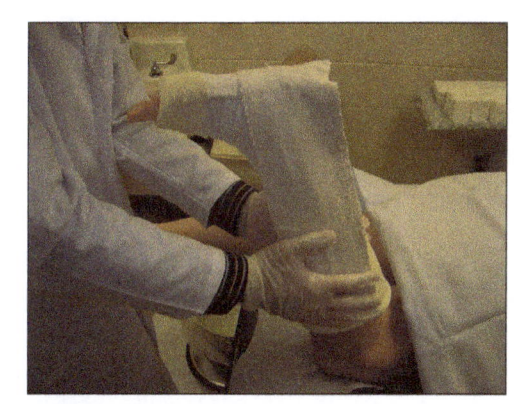

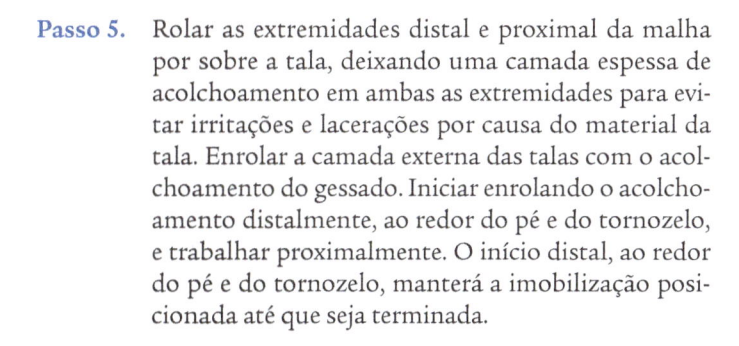

Passo 5. Rolar as extremidades distal e proximal da malha por sobre a tala, deixando uma camada espessa de acolchoamento em ambas as extremidades para evitar irritações e lacerações por causa do material da tala. Enrolar a camada externa das talas com o acolchoamento do gessado. Iniciar enrolando o acolchoamento distalmente, ao redor do pé e do tornozelo, e trabalhar proximalmente. O início distal, ao redor do pé e do tornozelo, manterá a imobilização posicionada até que seja terminada.

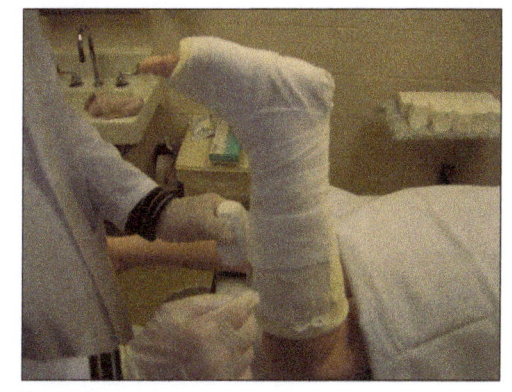

Passo 6. Quando a tala endurecer, fazer o acabamento colocando uma atadura elástica sobre toda ela.

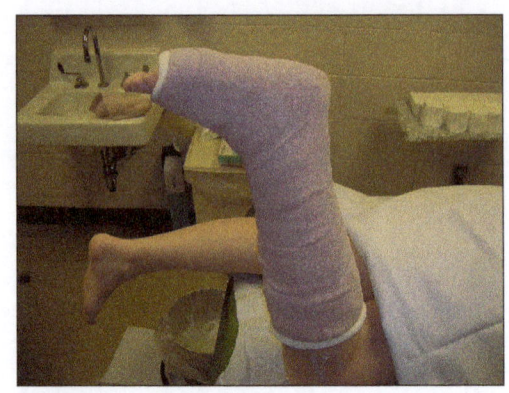

Passo 6

Espica

Passo 1. Iniciar dobrando um bloco de algodão de 7,5 × 7,5 cm pela metade. Colocar o algodão ou outra forma de chumaço entre o dedo do pé afetado e o adjacente para evitar maceração. Cortar um pedaço de esparadrapo e prender o dedo do pé ferido ao dedo do pé adjacente.

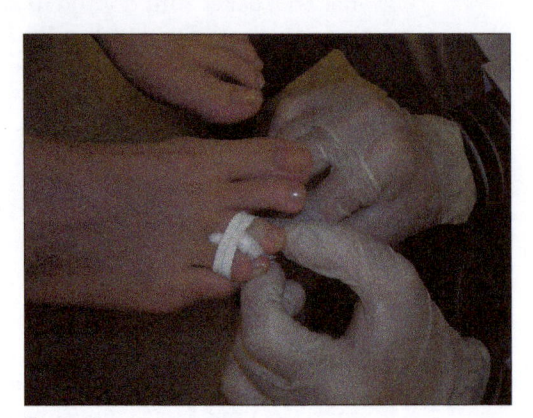

Passo 1

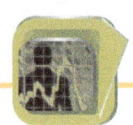

Complicações

- As escaras de pressão resultam do acolchoamento insuficiente sobre as proeminências ósseas ou endentações no gesso por uso impróprio dos dedos para moldar a tala ou suporte inadequado da tala durante o endurecimento.

- A síndrome compartimental ocorre menos comumente com talas do que com gessados. Os sinais de apresentação da síndrome compartimental incluem dor, palidez, parestesias, paralisia e falta de pulso. Evitar o problema enrolando o acolchoamento de algodão com pressão mínima e minimizando o edema com gelo e elevação. A remoção imediata da tala e o encaminhamento a um ortopedista são necessários se houver suspeita de síndrome compartimental.

- Uma infecção pode ocorrer se o paciente colocar instrumentos cortantes dentro da tala para coçar (p. ex., um cabide). Isso é mais comum com as feridas abertas que já existiam antes da imobilização. O profissional pode prevenir essa complicação limpando bem as feridas antes da imobilização.

- A lesão térmica pode resultar do calor gerado pelo gesso durante a cristalização. Reduzir o risco de lesão térmica aplicando uma quantidade apropriada de acolchoamento com algodão e usando água em temperatura ambiente.

- Pode ocorrer rigidez articular. A imobilização das extremidades em sua posição de função reduzirá a rigidez articular e facilitará o retorno da amplitude de movimento quando a tala for removida. Evitar imobilização prolongada se possível.

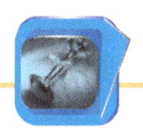

Considerações pediátricas

As crianças que se apresentam com edema, imobilidade, dor com movimento ou à palpação, deformidade anatômica, descoloração ou crepitação devem ser investigadas com exames radiográficos. A consultoria ortopédica imediata é necessária para as lesões musculoesqueléticas graves, como fraturas expostas, evidência de comprometimento neurovascular, fraturas e luxações que não possam ser facilmente reduzidas no consultório ou no setor de emergência, ou se as fraturas estiverem deslocadas ou muito anguladas para serem imobilizadas.

Os pacientes com torções exigem atenção especial, porque um entorse pode representar uma lesão tipo 1 de Salter-Harris que não tenha nenhuma evidência radiográfica de fratura. Qualquer paciente que tenha dolorimento sobre a fise (placa de crescimento) deve ser considerado portador de uma fratura tipo 1 de Salter-Harris, devendo receber imobilização apropriada na extremidade. Ficar atento quanto a um dolorimento à palpação no local ferido durante a consulta de seguimento, em 7 a 10 dias. Isso pode representar uma fratura não deslocada tipo 1 de Salter-Harris, e radiografias adicionais de seguimento devem ser solicitadas para confirmar a suspeita clínica. A resolução rápida (2 a 3 dias) do dolorimento depois da imobilização implica ausência de uma fratura tipo 1 de Salter-Harris.

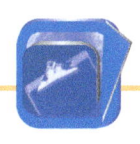

Instruções pós-procedimento

Os pacientes devem ser instruídos a elevar e colocar gelo na extremidade para minimizar o edema. O gelo pode ser aplicado usando compressas frias, pacotes de legumes congelados ou bolsas de gelo por 15 a 20 minutos de cada vez durante as primeiras 48 horas. Também devem receber instruções para não molhar a tala e não removê-la, a menos que o profissional a tenha tornado removível. As talas devem ser enroladas em um saco plástico durante o banho. Certifique-se de que o paciente compreendeu os sintomas de comprometimento neurovascular. Os pacientes devem retornar se a tala ficar molhada ou começar a se partir. Eles também devem ser orientados a não enfiar nenhum objeto (especialmente objetos afiados como cabides) dentro da tala para coçar. Estas recomendações devem ser dadas por escrito e verbalmente.

Referências

Bowker P, Powell ES. A clinical evaluation of plaster-of-Paris and eight synthetic fracture splinting materials. *Injury*. 1992;23:13–20.

Erick IM. Splinting. In: Yamamoto LG, Inada AS, Okamoto JK, et al., eds. *Case-Based Pediatrics for Medical Students and Residents*. Department of Pediatrics University of Hawaii John A. Burns School of Medicine; 2004. http://www.hawaii.edu/medicine/pediatrics/pedtext/s19c02.html.

Marshall PD, Dibble AK, Walters TH, et al. When should a synthetic casting material be used in preference to plaster-of-Paris? a cost analysis and guidance for casting departments. *Injury*. 1992;23:542–544.

Rowley DI, Pratt D, Powell ES, et al. The comparative properties of plaster of Paris and plaster of Paris substitutes. *Arch Orthel Orthop Trauma Surg*. 1985;103:402–407.

Principles of fractures and dislocations. In: Rockwood Jr CA, Green DP, Bucholz RW, eds. *Rockwood and Green Fractures in Adults*, 3rd ed. Philadelphia: Lippincott; 1991:25–27.

Smith G, Hart R, Tsai T. Fiberglass cast application. *Am J Emer Med*. 2005;23:347–350.

Lucas GL. General orthopaedics. In: Green WB, ed. *Essentials of Musculoskeletal Care*, 2nd ed. (IL): American Academy of Orthopaedic Surgeons, 2001:81–82.

2008 MAG Mutual Healthcare Solutions, Inc.'s Physicians' Fee and Coding Guide. Duluth, Georgia. MAG Mutual Healthcare Solutions, Inc. 2007.

CAPÍTULO 113

Tala Gessada Curta do Membro Superior

Jeff Harris, MD

A imobilização tem um papel importante no manejo das lesões musculoesqueléticas. As talas são usadas para imobilizar temporariamente as fraturas, as subluxações ou as luxações, os entorses ou as articulações dolorosas associados com distúrbios inflamatórios. Elas também podem ser utilizadas para imobilizar lesões de tecidos moles, como lacerações profundas que cruzam as articulações, até que uma avaliação e/ou gessado adicional possam ser realizados. A imobilização com tala pode ser usada como um tratamento definitivo em certas situações clínicas como a tenossinovite estiloide radial (doença de de Quervain).

A imobilização com tala de uma extremidade diminui a dor e evita lesão adicional, incluindo lesão vascular, comprometimento neurológico e lesão de tecidos moles. A tala deve ser colocada logo que possível após a ocorrência da lesão. Idealmente, deve ser mantida até que a lesão tenha sido completamente avaliada, outra terapia iniciada, ou até que a lesão esteja adequadamente curada. As talas acomodam o edema, o que diminui a possibilidade de comprometimento neurovascular. Isso as torna superiores ao gessado nos contextos de lesão aguda.

A tala volar é usada para estabilizar as fraturas do antebraço distal e do punho. É aplicada desde a prega palmar volar até um ponto que cubra dois terços do antebraço. A tala de goteira ulnar é usada para as fraturas metacarpais e das falanges e é mais comumente empregada para as fraturas do boxeador. Começa na articulação interfalângica distal (IFD) e cobre os dois terços proximais do antebraço. A função da tala de goteira ulnar é imobilizar os dedos anular e mínimo. A tala que inclui o polegar é usada para as fraturas de escafoide, fraturas e/ou luxações das falanges do polegar, polegar do couteiro (polegar do esquiador) e tenossinovite estiloide radial. Começa na articulação IFD do polegar (incorporando o polegar) e cobre os dois terços proximais do antebraço radial.

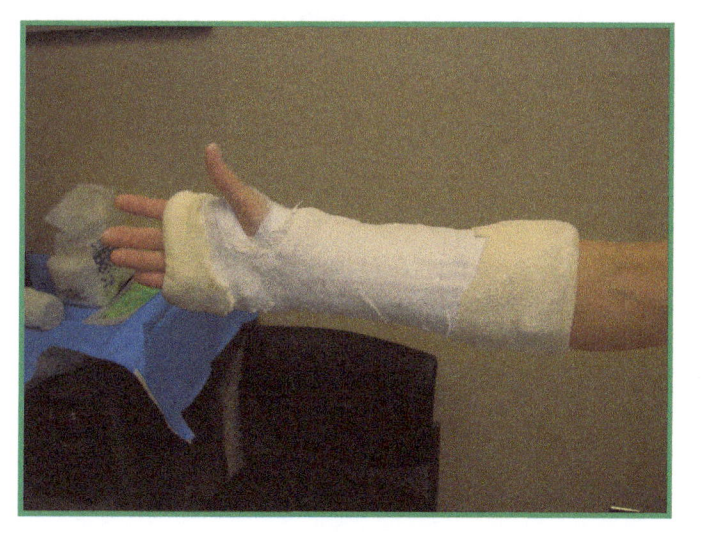

Existem vários tipos de material disponível para imobilização. As talas de gesso consistem em tiras de várias larguras de um material tipo crinolina impregnado com gesso ou gipsita, que cristaliza (endurece) depois da adição de água. Sua vantagem é que são mais fáceis de moldar e menos caras do que os outros materiais. Entretanto, são mais difíceis de aplicar, fazem sujeira, são pesadas, levam mais tempo para secar e não são impermeáveis (ficam encharcadas quando molhadas). As ataduras pré-fabricadas incluem rolos com 5, 7,5, 10 e 16 cm, consistindo em camadas de fibra de vidro entre um acolchoamento de polipropileno. Essas talas secam depressa, são mais leves e mais resistentes e impermeáveis. Entretanto, são mais caras e mais difíceis de moldar. As talas infláveis são talas pré-formadas confortáveis; estão indicadas para os entorses de tornozelo, mas não para as fraturas ou luxações, e não são discutidas aqui.

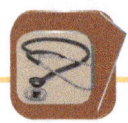

Equipamento

- Malha tubular
- Acolchoamento do gesso
- Material de imobilização
- Atadura elástica
- Esparadrapo
- Tesoura forte
- Água em temperatura ambiente
- Balde
- Luvas

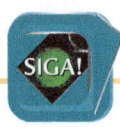

Indicações

- Para melhorar a dor, diminuir a perda sanguínea, reduzir o risco de êmbolos de gordura e minimizar o potencial de lesão neurovascular adicional associada às fraturas
- Para melhorar a dor associada aos entorses
- Para imobilizar as lacerações de tendões
- Para imobilizar as extremidades associadas a lacerações profundas através de articulações
- Para imobilizar articulações dolorosas associadas a distúrbios inflamatórios (p. ex., tenossinovite estiloide radial)

Contraindicações

- Fraturas que preenchem a indicação para avaliação ortopédica cirúrgica de emergência
- Fraturas expostas
- Fraturas anguladas
- Fraturas deslocadas
- Luxações irredutíveis
- Comprometimento neurovascular

O Procedimento

Tala volar

Passo 1. Preparar o paciente inspecionando a pele em busca de lacerações. Fazer o reparo de quaisquer lesões e limpar as feridas antes da imobilização. Preparar a malha, cortando-a no tamanho do membro que está sendo imobilizado. Deixar 7,5 a 10 cm de material extra acima e abaixo do nível de cada extremidade da tala, permitindo que as extremidades da malha sejam dobradas. Aplicar a malha no membro.

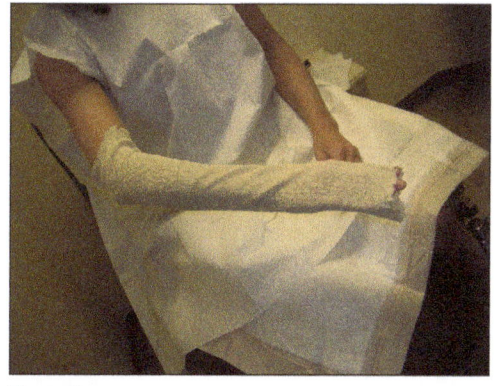

Passo 1

Passo 2. Fazer um corte pequeno sobre a área do polegar na malha para permitir a passagem do polegar através dela.

- **ATENÇÃO:** Não cortar o polegar do paciente ao cortar a malha.

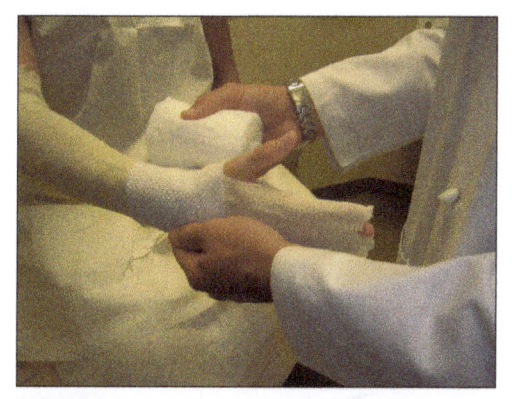

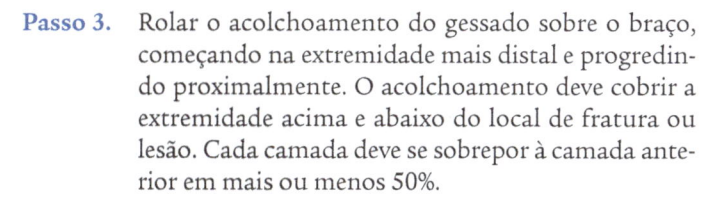

Passo 2

Passo 3. Rolar o acolchoamento do gessado sobre o braço, começando na extremidade mais distal e progredindo proximalmente. O acolchoamento deve cobrir a extremidade acima e abaixo do local de fratura ou lesão. Cada camada deve se sobrepor à camada anterior em mais ou menos 50%.

- **DICA:** Certificar-se de adicionar acolchoamento extra nas extremidades mais distais e proximais para evitar a irritação dos dedos e do cotovelo.

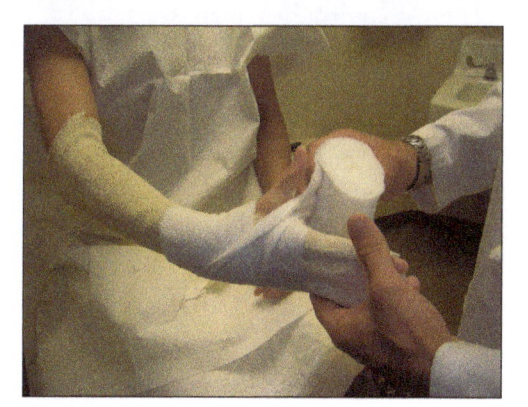

Passo 3

Passo 4. Certificar-se de que o polegar seja bem acolchoado, conforme mostrado. Isso reduzirá a chance de irritação e de dores na pele em torno do polegar em que o gesso será colocado.

- **DICA:** Usar acolchoamento extra em locais de proeminências e extremidades ósseas para diminuir a chance de escaras de pressão.

- **DICA:** O acolchoamento do gessado deve ser rolado com a atadura sobre a camada adjacente à pele. Não deve haver qualquer resistência.

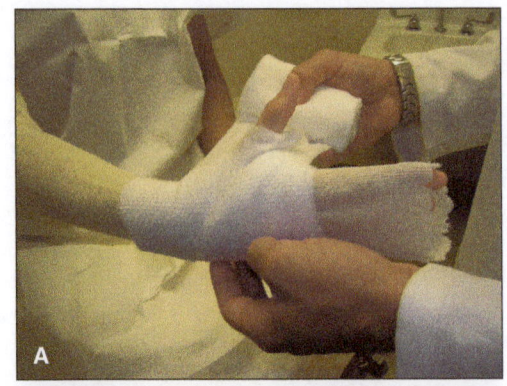

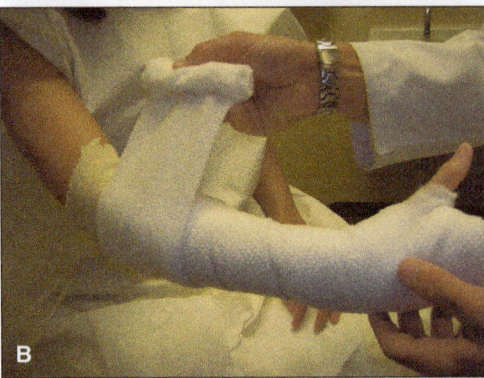

Passo 4

Passo 5. Preparar 8 a 10 lâminas de gesso para a maioria das talas de extremidade superior. A seguir, estimar o comprimento necessário deitando as lâminas da tala sobre a extremidade ferida. Talvez haja necessidade de se tirar uma pequena quantidade de uma extremidade das lâminas da tala se o comprimento original for muito longo.

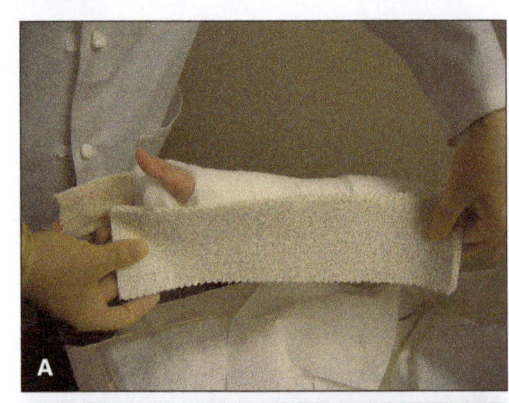

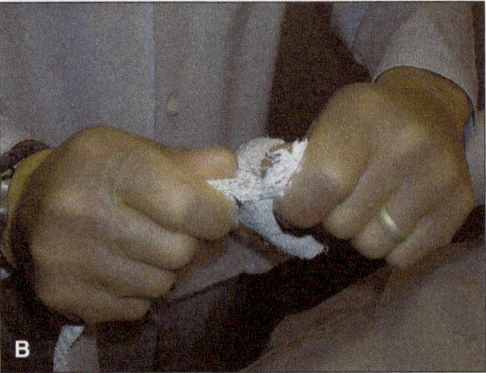

Passo 5

Passo 6. Cortar uma área em torno do polegar para permitir um melhor ajuste.

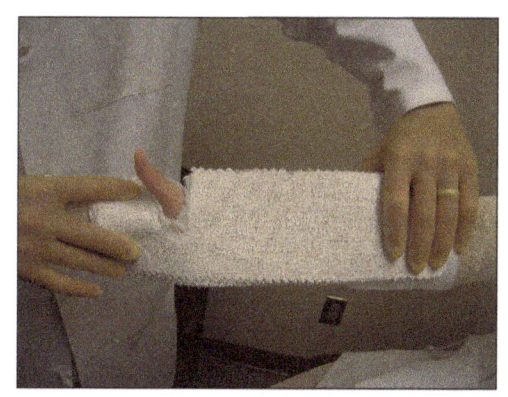

Passo 6

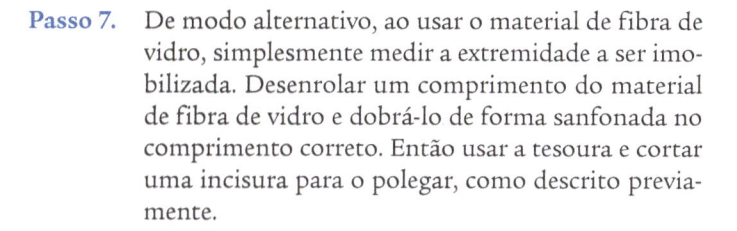

Passo 7. De modo alternativo, ao usar o material de fibra de vidro, simplesmente medir a extremidade a ser imobilizada. Desenrolar um comprimento do material de fibra de vidro e dobrá-lo de forma sanfonada no comprimento correto. Então usar a tesoura e cortar uma incisura para o polegar, como descrito previamente.

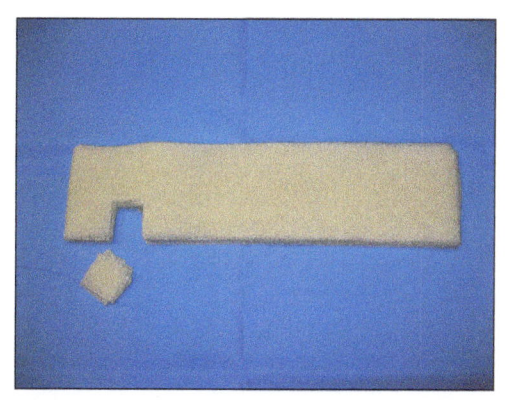

Passo 7

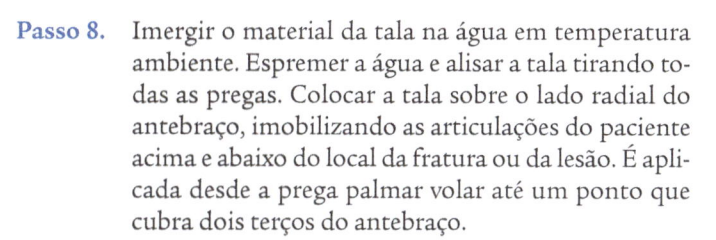

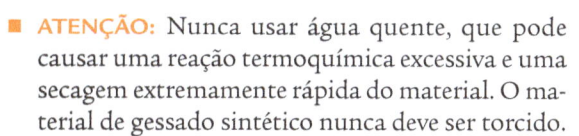

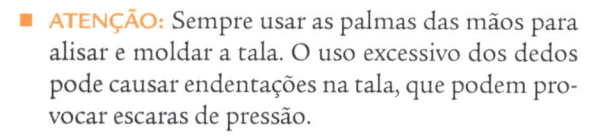

Passo 8. Imergir o material da tala na água em temperatura ambiente. Espremer a água e alisar a tala tirando todas as pregas. Colocar a tala sobre o lado radial do antebraço, imobilizando as articulações do paciente acima e abaixo do local da fratura ou da lesão. É aplicada desde a prega palmar volar até um ponto que cubra dois terços do antebraço.

- **ATENÇÃO:** Nunca usar água quente, que pode causar uma reação termoquímica excessiva e uma secagem extremamente rápida do material. O material de gessado sintético nunca deve ser torcido.

- **ATENÇÃO:** Sempre usar as palmas das mãos para alisar e moldar a tala. O uso excessivo dos dedos pode causar endentações na tala, que podem provocar escaras de pressão.

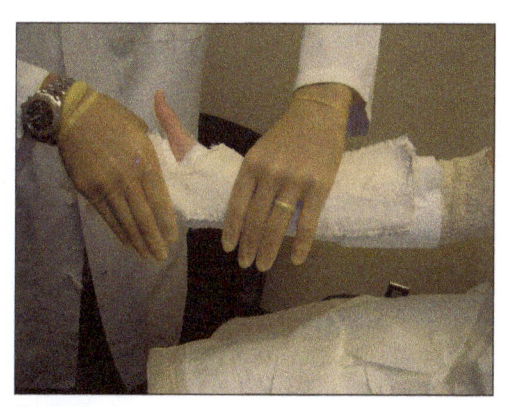

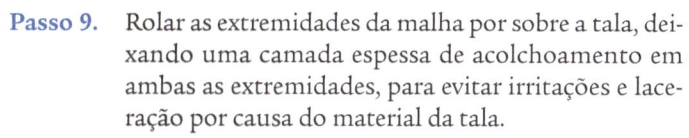

Passo 8

Passo 9. Rolar as extremidades da malha por sobre a tala, deixando uma camada espessa de acolchoamento em ambas as extremidades, para evitar irritações e laceração por causa do material da tala.

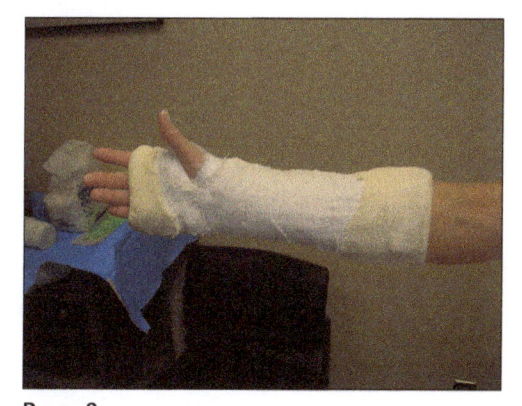

Passo 9

Passo 10. Segurar o material da tala com outra camada única de acolchoamento do gessado. Moldar a tala com a palma da sua mão e colocar a extremidade na posição de função.

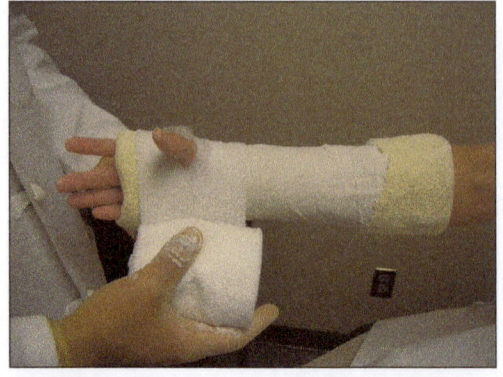

Passo 11. Segurar a tala recentemente formada na posição até que endureça (cerca de 3 a 5 minutos) e enrolar a camada exterior com uma atadura elástica.

- **ATENÇÃO:** Enrolar a atadura elástica muito firmemente pode levar a um comprometimento vascular e não deixará espaço para o edema.

- **DICA:** Sempre permitir a amplitude de movimento dos dedos e do cotovelo.

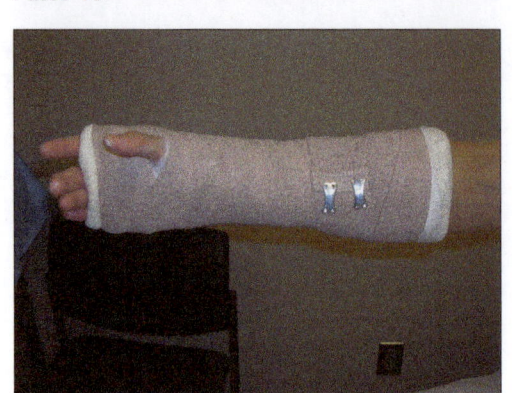

Tala de goteira ulnar

Passo 1. Começar medindo, cortando e colocando a malha conforme discutido para a tala volar. Cortar a malha entre os dedos anular e mínimo para permitir o seu envolvimento.

- **DICA:** Pode ser útil cortar uma fenda na malha entre os dedos anular e médio, de forma que a tala incorpore somente os dedos mínimo e anular, deixando os outros três dedos livres para movimentação.

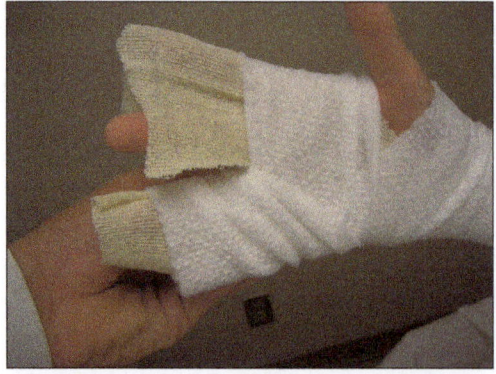

Passo 2. A seguir, colocar o acolchoamento enrolando-o em torno dos dedos anular e mínimo, deixando os dedos médio e indicador expostos. Trabalhar proximalmente, em direção à palma da mão, em torno do polegar, e até dois terços do antebraço proximal.

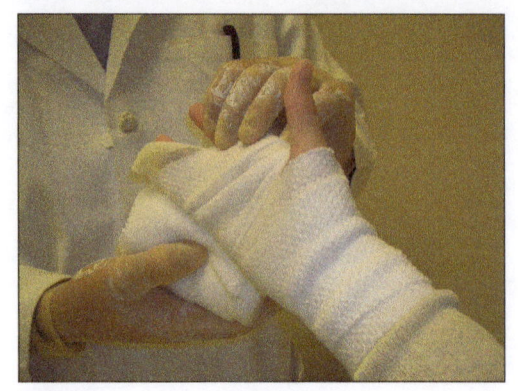

Passo 3. Medir o comprimento aproximado das lâminas de gesso. Elas devem ser suficientemente longas para envolver a articulação interfalângica distal (IFD) e se estender até dois terços do antebraço proximal.

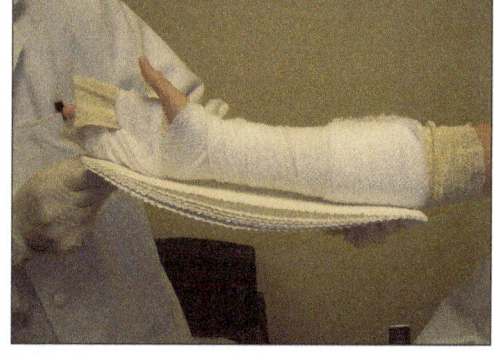

Passo 3

Passo 4. Cortar uma fenda em uma extremidade das lâminas de gesso, de forma que será mais fácil formar um molde em torno dos dedos anular e mínimo, e então submergir as lâminas de gesso na água em temperatura ambiente. Espremer toda a água das lâminas de gesso e alisar a tala tirando todas as pregas.

- **ATENÇÃO:** Nunca usar água quente, que pode causar uma reação termoquímica excessiva e uma secagem extremamente rápida do material. O material de gessado nunca deve ser torcido.

- **DICA:** A criação de uma fenda no gesso antes de molhar pode facilitar a formação de um molde em torno dos dedos anular e mínimo.

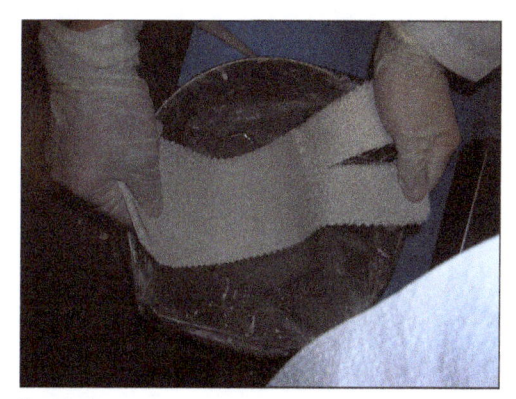

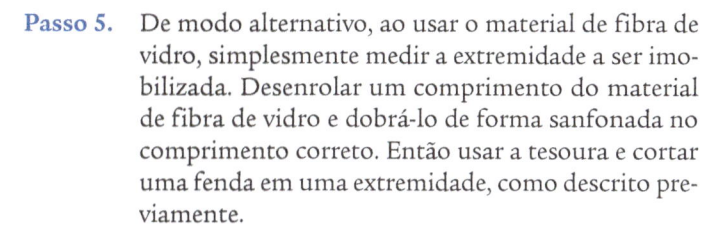

Passo 4

Passo 5. De modo alternativo, ao usar o material de fibra de vidro, simplesmente medir a extremidade a ser imobilizada. Desenrolar um comprimento do material de fibra de vidro e dobrá-lo de forma sanfonada no comprimento correto. Então usar a tesoura e cortar uma fenda em uma extremidade, como descrito previamente.

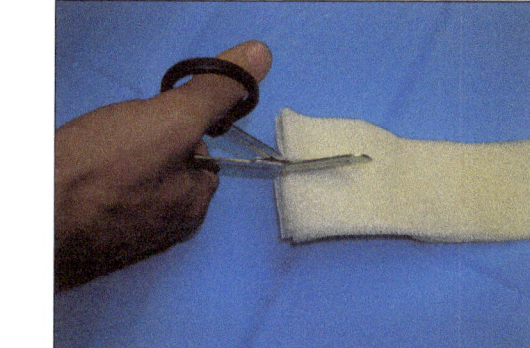

Passo 5

Passo 6. Moldar as lâminas de gesso no lado ulnar dos dedos, do punho e do antebraço com a extremidade distal cortada. Imobilizar os dedos anular e mínimo, enrolando a extremidade cortada do gesso ao redor deles.

- **ATENÇÃO:** Sempre usar as palmas das mãos para alisar e moldar a tala. O uso excessivo dos dedos pode causar endentações na tala, que podem provocar escaras de pressão.

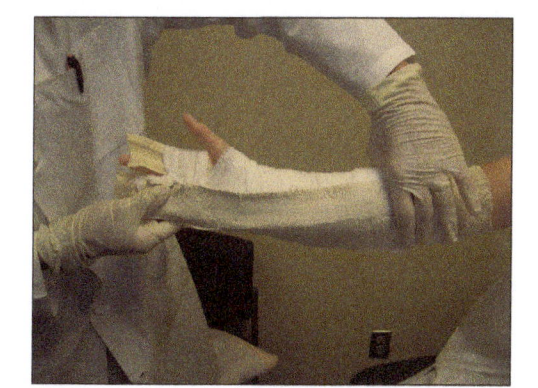

Passo 6

Passo 7. Segurar a tala enrolando uma camada de acolchoamento do gessado ao redor da tala inteira. O ato de enrolar deve iniciar na ponta distal da extremidade e continuar proximalmente até cobrir toda ela.

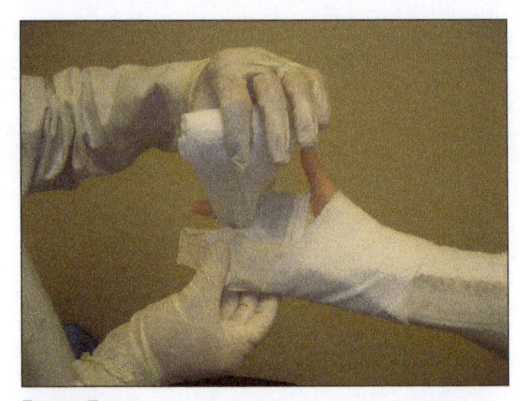

Passo 7

Passo 8. Rolar as extremidades distal e proximal da malha por sobre a tala, deixando uma camada espessa de acolchoamento em ambas as extremidades para evitar irritações e lacerações por causa do material da tala.

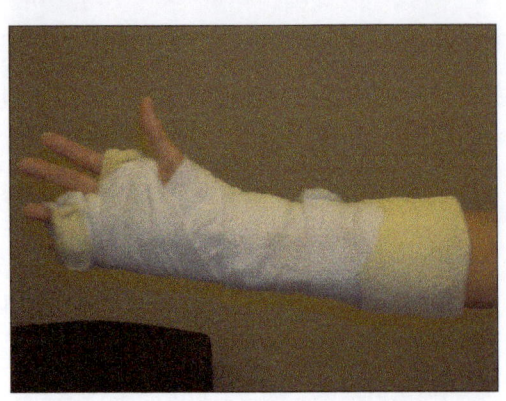

Passo 8

Passo 9. A tala deve ser moldada com a articulação metacarpofalângica em aproximadamente 70 graus de flexão, a articulação interfalângica proximal (IFP) em 30 graus de flexão, e a articulação IFD em não mais do que 10 graus de flexão. Quando a tala endurecer, envolvê-la por inteiro com uma atadura elástica.

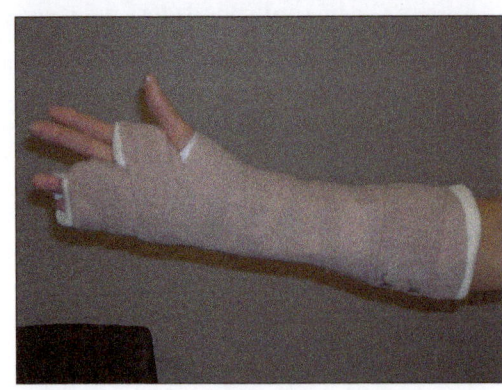

Passo 9

Tala de polegar

Passo 1. Começar medindo, cortando e colocando a malha conforme discutido para a tala volar. Colocar o acolchoamento como descrito para a tala volar, mas com esse tipo de tala, enrolar também o polegar.

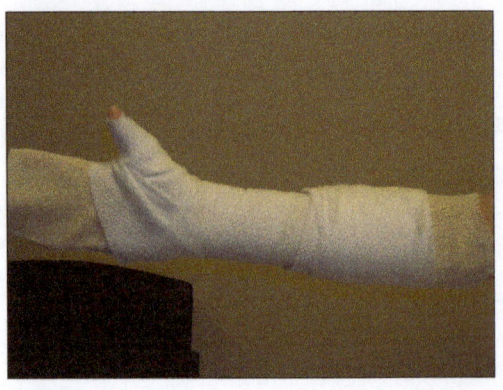

Passo 1

Passo 2. Medir o comprimento das lâminas de gesso contra o braço do paciente e rasgar ou cortar no comprimento. As tiras devem ser suficientemente longas para envolver o polegar inteiro e se estender dois terços até o antebraço proximal.

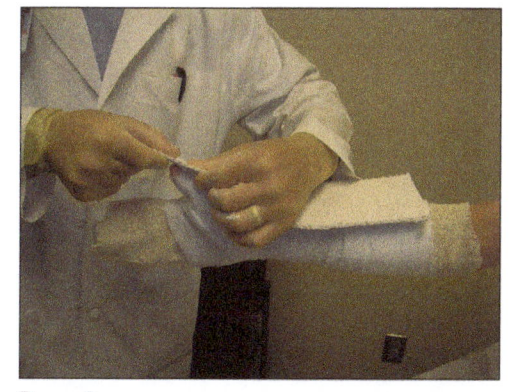

Passo 2

Passo 3. Fazer um corte de 2,5 a 7,5 cm de comprimento em uma das extremidades do gesso, de forma que o polegar possa ser enrolado e imobilizado mais facilmente. Submergir o gesso na água em temperatura ambiente e espremer a água e alisar as rugas.

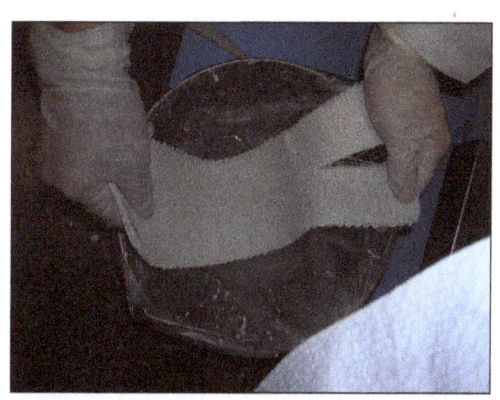

Passo 3

Passo 4. De modo alternativo, ao usar o material de fibra de vidro, simplesmente medir a extremidade a ser imobilizada. Desenrolar um comprimento do material de fibra de vidro e dobrá-lo de forma sanfonada no comprimento correto. Então usar a tesoura e cortar uma fenda em uma extremidade, como descrito previamente.

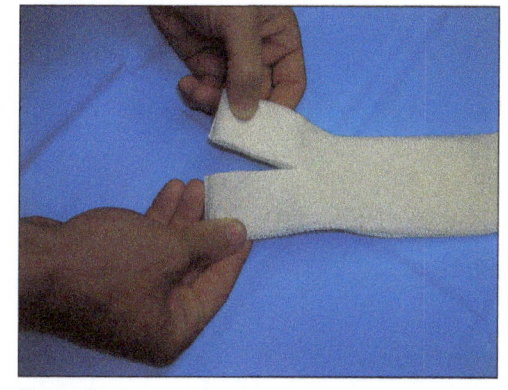

Passo 4

Passo 5. Moldar a tala em torno do lado radial da extremidade a ser coberta pela tala.

- ATENÇÃO: Sempre usar as palmas das mãos para alisar e moldar a tala. O uso excessivo dos dedos pode causar endentações na tala, que podem provocar escaras de pressão.

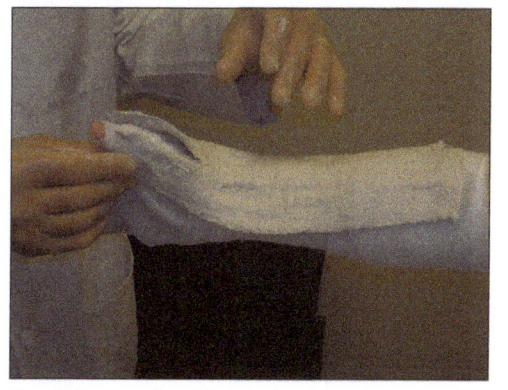

Passo 5

Passo 6. Formar um molde em torno do polegar, deixando que o polegar permaneça em posição neutra ou anatômica.

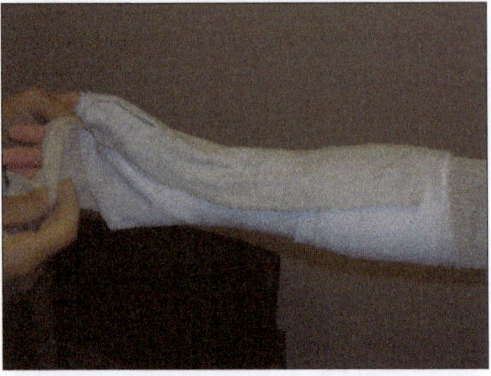

Passo 6

Passo 7. Enrolar a camada externa da tala com o acolchoamento. Iniciar enrolando o acolchoamento em torno do polegar e trabalhar proximalmente. Isso segurará a tala enquanto se prepara o acabamento.

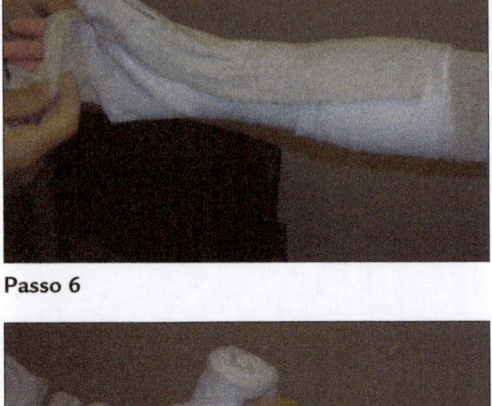

Passo 7

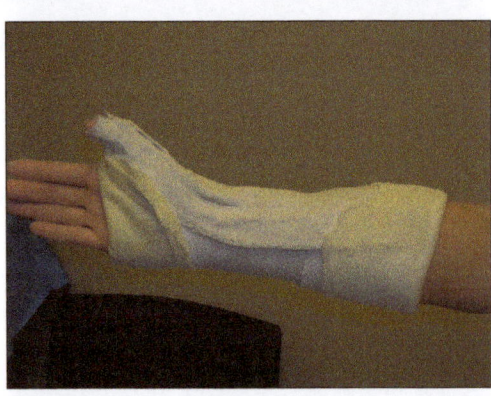

Passo 8. Rolar as extremidades distal e proximal da malha por sobre a tala, deixando uma camada espessa de acolchoamento em ambas as extremidades para evitar irritações e lacerações por causa do material da tala.

Passo 8

Passo 9. Quando a tala endurecer, fazer o acabamento colocando uma atadura elástica sobre toda ela.

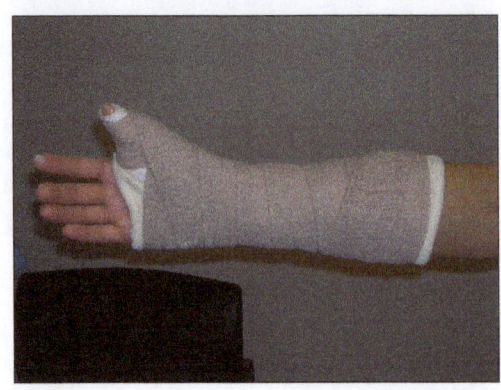

Passo 9

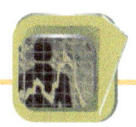

Complicações

- As escaras de pressão resultam do acolchoamento insuficiente sobre as proeminências ósseas ou endentações no gesso por uso impróprio dos dedos para moldar a tala ou suporte inadequado da tala durante o endurecimento.

- A síndrome compartimental ocorre menos comumente com talas do que com gessados. Os sinais de apresentação da síndrome compartimental incluem dor, palidez, parestesias, paralisia e falta de pulso. Evitar o problema enrolando o acolchoamento de algodão com pressão mínima e minimizando o edema com gelo e elevação. A remoção imediata da tala e o encaminhamento a um ortopedista são necessários se houver suspeita de síndrome compartimental.

- Uma infecção pode ocorrer se o paciente colocar instrumentos cortantes dentro da tala para coçar (p. ex., um cabide). Isso é mais comum com as feridas abertas que já existiam antes da imobilização. O profissional pode prevenir essa complicação limpando bem as feridas antes da imobilização.

- A lesão térmica pode resultar do calor gerado pelo gesso durante a cristalização. Reduzir o risco de lesão térmica aplicando uma quantidade apropriada de acolchoamento com algodão e usando água em temperatura ambiente.

- Pode ocorrer rigidez articular. A imobilização das extremidades em sua posição de função reduzirá a rigidez articular e facilitará o retorno da amplitude de movimento quando a tala for removida. Evitar imobilização prolongada se possível.

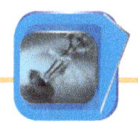

Considerações pediátricas

As crianças que se apresentam com edema, imobilidade, dor com movimento ou à palpação, deformidade anatômica, descoloração ou crepitação devem ser investigadas com exames radiográficos. A consultoria ortopédica imediata é necessária para as lesões musculoesqueléticas graves, como fraturas expostas, evidência de comprometimento neurovascular, fraturas e luxações que não possam ser facilmente reduzidas no consultório ou no setor de emergência, ou se as fraturas estiverem deslocadas ou muito anguladas para serem imobilizadas.

Os pacientes com torções exigem atenção especial, porque podem ter uma lesão tipo 1 de Salter-Harris que não tenha nenhuma evidência radiográfica de fratura. Qualquer paciente que tenha dolorimento sobre a fise (placa de crescimento) deve ser considerado portador de uma fratura tipo 1 de Salter-Harris, devendo receber imobilização apropriada na extremidade. Ficar atento quanto a um dolorimento à palpação no local ferido durante a consulta de seguimento, em 7 a 10 dias. Isso pode representar uma fratura não deslocada tipo 1 de Salter-Harris, e radiografias adicionais de seguimento devem ser solicitadas para confirmar a suspeita clínica. A resolução rápida (2 a 3 dias) do dolorimento depois da imobilização implica ausência de uma fratura tipo 1 de Salter-Harris.

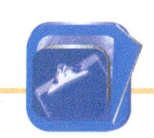

Instruções pós-procedimento

Os pacientes devem ser instruídos a elevar e colocar gelo na extremidade para minimizar o edema. O gelo pode ser aplicado usando compressas frias, pacotes de legumes congelados ou bolsas de gelo por 15 a 20 minutos de cada vez durante as primeiras 48 horas. Também devem receber instruções para não molhar a tala e não removê-la, a menos que o profissional a tenha tornado removível. As talas devem ser enroladas em um saco plástico durante o banho. Certificar-se de que o paciente compreendeu os sintomas de comprometimento neurovascular. Os pacientes devem retornar se a tala ficar molhada ou começar a se partir. Eles também devem ser orientados a não enfiar nenhum objeto (especialmente objetos afiados como cabides) dentro da tala para coçar. Estas recomendações devem ser dadas por escrito e verbalmente.

Referências

Bowker P, Powell ES. A clinical evaluation of plaster-of-Paris and eight synthetic fracture splinting materials. *Injury*. 1992;23:13–20.

Erick IM. Splinting. In: Yamamoto LG, Inada AS, Okamoto JK, et al., eds. *Case-Based Pediatrics for Medical Students and Residents*. Department of Pediatrics University of Hawaii John A. Burns School of Medicine; 2004. http://www.hawaii.edu/medicine/pediatrics/pedtext/s19c02.html

Marshall PD, Dibble AK, Walters TH, et al. When should a synthetic casting material be used in preference to plaster-of-Paris? a cost analysis and guidance for casting departments. *Injury*. 1992;23:542–544.

Rowley DI, Pratt D, Powell ES, et al. The comparative properties of plaster of Paris and plaster of Paris substitutes. *Arch Orthel Orthop Trauma Surg*. 1985;103:402–407.

Principles of fractures and dislocations. In: Rockwood Jr CA, Green DP, Bucholz RW, eds. *Rockwood and Green Fractures in Adults*. 3rd ed. Philadelphia: Lippincott; 1991:25–27.

Smith G, Hart R, Tsai T. Fiberglass cast application. *Am J Emer Med*. 2005;23:347–350.

Lucas GL. General orthopaedics. In: Green WB, ed. *Essentials of Musculoskeletal Care*, 2nd ed. (IL): American Academy of Orthopaedic Surgeons; 2001:81–82.

2008 MAG Mutual Healthcare Solutions, Inc.'s Physicians' Fee and Coding Guide. Duluth, Georgia. MAG Mutual Healthcare Solutions, Inc. 2007.

CAPÍTULO 114

Tala Gessada Longa do Membro Superior

Jeff Harris, MD

Os cinco principais usos das talas incluem a imobilização de fraturas, luxações, subluxações, entorses ou distensões e articulações dolorosas. As talas também podem ser temporariamente usadas para estabilizar as lesões de tecidos moles, como as lacerações profundas que cruzem as articulações. A imobilização pode ser usada como um tratamento definitivo em certas situações clínicas, como na tenossinovite estiloide radial (doença de de Quervain).

As talas devem ser colocadas logo que possível após a ocorrência da lesão. A imobilização de uma extremidade com tala diminui a dor e evita lesão adicional, como lesão vascular, comprometimento neurológico e lesão de tecidos moles. Idealmente, a tala deve ser deixada até que a extremidade tenha sido completa e corretamente avaliada para um manejo mais agressivo, como cirurgia e/ou gessado, ou até que a fratura tenha consolidado. As talas continuam sendo o melhor tratamento nos contextos de lesão aguda, porque acomodam o edema, diminuindo a possibilidade de comprometimento neurovascular.

As imobilizações em oito são talas pré-fabricadas usadas para as fraturas de clavícula. Essas imobilizações são aplicadas no paciente enquanto este fica em pé, com as mãos na crista ilíaca. Os ombros do paciente devem estar abduzidos enquanto a tala é aplicada. As tipoias e os enfaixamentos são usados nas lesões do ombro e do úmero. A tipoia sustenta o peso do ombro e o enfaixamento segura o braço contra o tórax para prevenir a rotação do ombro. As talas em pinça de confeiteiro são usadas para as fraturas da diáfise umeral, do antebraço e do punho e podem ser divididas em duas categorias. Primeiro, a pinça proximal, usada para as fraturas umerais proximais, é aplicada desde a axila, ao redor do cotovelo e de volta ao braço até a parte lateral do ombro. Segundo, a pinça distal é usada para as fraturas do punho e do antebraço. Esta tala estende-se desde as articulações metacarpofalângicas, no dorso da mão e ao longo do antebraço, envolve a parte de trás do cotovelo até a superfície volar, estendendo-se de volta para prega mediopalmar. Isso cria uma boa imobilização do antebraço e do cotovelo. A tala longa do braço também é usada para as lesões do antebraço e do cotovelo. Estas incluem as lesões que envolvem o olécrano e a cabeça do rádio. As talas posteriores longas do braço não são recomendadas para fraturas instáveis. Essas talas são aplicadas desde a prega palmar, em torno dos metacarpais laterais, e estendem-se até o cotovelo, incorporando dois terços do braço posterior.

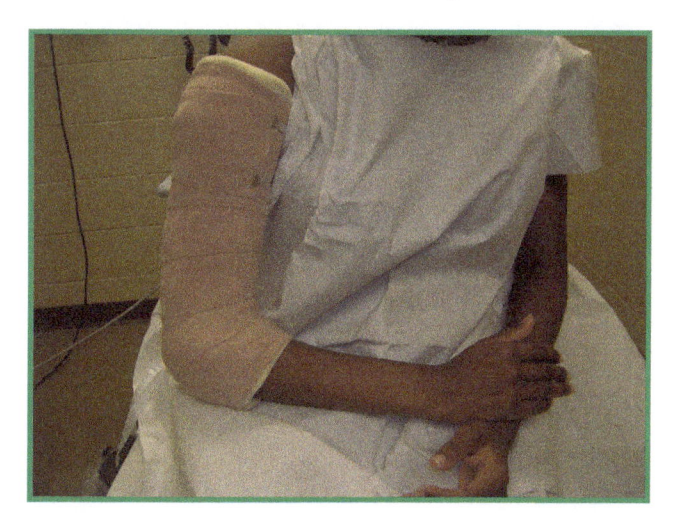

Existem vários tipos de material disponível para imobilização. As talas de gesso consistem em tiras de várias larguras de um material tipo crinolina impregnado com gesso, que cristaliza (endurece) depois da adição de água. Elas são mais fáceis de moldar e menos caras do que os outros materiais. Contudo, são mais difíceis de aplicar, fazem sujeira, são pesadas, levam mais tempo para secar e não são impermeáveis (ficam encharcadas quando molhadas). As ataduras pré-fabricadas incluem rolos com 5, 7,5, 10 e 16 cm, consistindo em camadas de fibra de vidro entre um acolchoamento de polipropileno. Essas talas secam depressa, são mais leves e mais resistentes e impermeáveis. Entretanto, são mais caras e mais difíceis de moldar. As talas de ar são talas infláveis pré-formadas e confortáveis. Estão indicadas para os entorses de tornozelo, mas não para as fraturas ou luxações, e não são discutidas aqui.

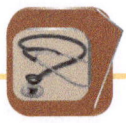

Equipamento

- Malha tubular
- Acolchoamento do gesso
- Material de imobilização
- Atadura elástica
- Esparadrapo
- Tesoura forte
- Água em temperatura ambiente
- Balde
- Luvas
- Imobilização pré-fabricada em oito
- Tipoia e enfaixamento pré-fabricados

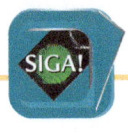

Indicações

- Para melhorar a dor, diminuir a perda sanguínea, reduzir o risco de embolia gordurosa e minimizar o potencial de lesão neurovascular adicional associada às fraturas
- Para melhorar a dor associada aos entorses
- Para imobilizar as lacerações de tendões
- Para imobilizar as extremidades associadas a lacerações profundas através de articulações
- Para imobilizar articulações dolorosas associadas a distúrbios inflamatórios

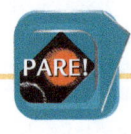

Contraindicações

- Fraturas que preenchem a indicação para avaliação ortopédica cirúrgica de emergência
- Fraturas expostas
- Fraturas anguladas
- Fraturas deslocadas
- Luxações irredutíveis
- Comprometimento neurovascular

O Procedimento

Imobilização em oito

Passo 1. Preparar o paciente em pé, com as mãos na crista ilíaca e os ombros na posição abduzida. A maioria dos imobilizadores em oito é pré-fabricada, e a aplicação é simples. Ler as instruções do produto sobre o correto processo de aplicação antes de usar a tala.

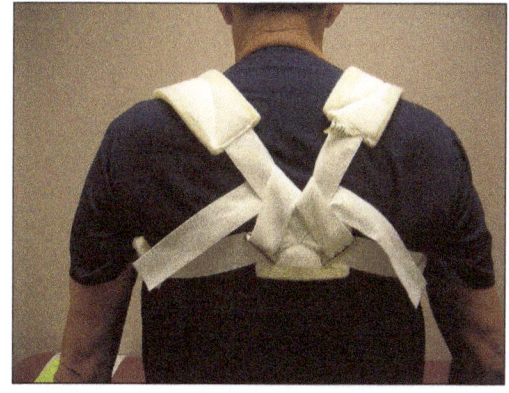

Passo 1

Tipoia e enfaixamento

Passo 1. Aplicar a tipoia e o enfaixamento com o paciente em pé. Um imobilizador pré-fabricado pode ser usado, ou uma tala pode ser feita. Colocar o braço ferido na tipoia com o cotovelo em 90 graus de flexão. A seguir, colocar a correia que está presa na tipoia acima da cabeça do paciente, de forma que o peso do braço seja suportado.

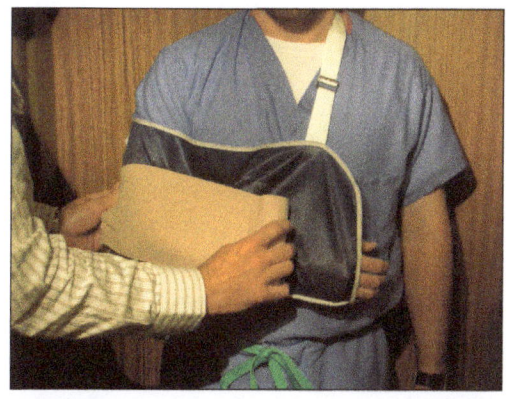

Passo 1

Passo 2. Aplicar o enfaixamento. Isso pode ser feito com atadura elástica ou com um imobilizador pré-fabricado. O objetivo é segurar o braço afetado do paciente (na tipoia) contra o corpo. A faixa deve ser enrolada na frente e atrás da tipoia, mantendo a extremidade afetada contra o abdome.

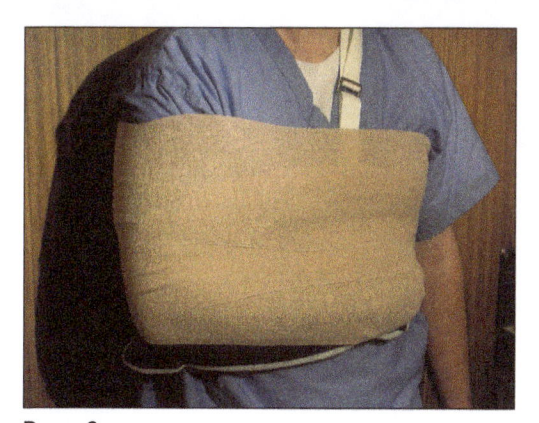

Passo 2

Pinça proximal de confeiteiro

Passo 1. Preparar o paciente inspecionando a pele em busca de lacerações. Fazer o reparo de quaisquer lesões e limpar as feridas antes da imobilização. Preparar a malha, cortando-a no tamanho do braço que está sendo imobilizado. Deixar 7,5 a 10 cm de material extra acima e abaixo do nível de cada extremidade da tala, permitindo que as extremidades da malha sejam dobradas. Aplicar a malha no membro.

- **DICA:** Posicionar o paciente sentado e com o braço em leve abdução tornará a colocação da tala uma tarefa mais fácil.

Passo 2. Rolar o acolchoamento do gessado sobre o braço, começando na extremidade mais distal e progredindo proximalmente. O cotovelo deve ser colocado em 90 graus de flexão antes de enrolar o acolchoamento do gessado. Isso evitará torções no acolchoamento. Cada camada deve se sobrepor à camada anterior em mais ou menos 50%.

- **DICA:** Certificar-se de adicionar acolchoamento extra nas extremidades mais distais e proximais, para evitar a irritação do cotovelo.
- **DICA:** Usar acolchoamento extra em locais de proeminências e extremidades ósseas para diminuir a chance de escaras de pressão.
- **DICA:** O acolchoamento do gessado deve ser rolado com a atadura sobre a camada adjacente à pele. Não deve haver nenhuma resistência.

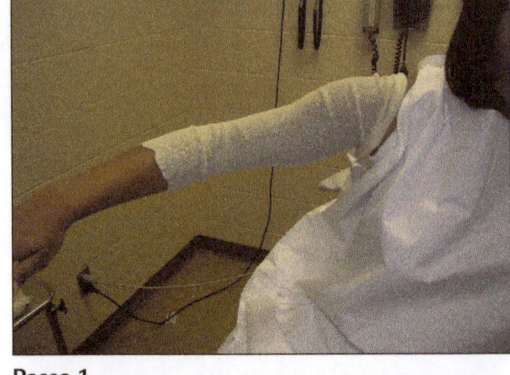

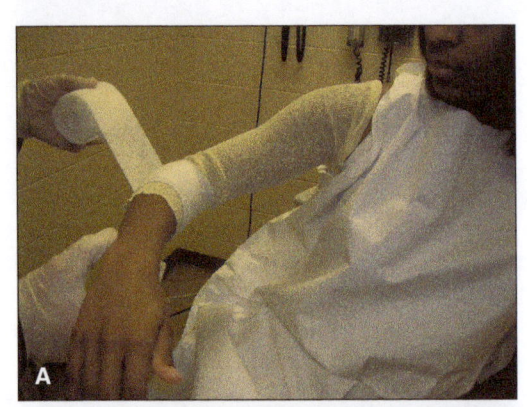

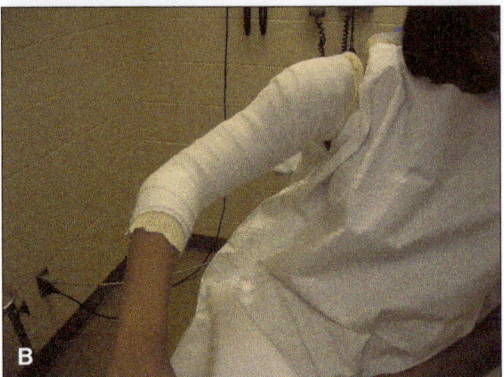

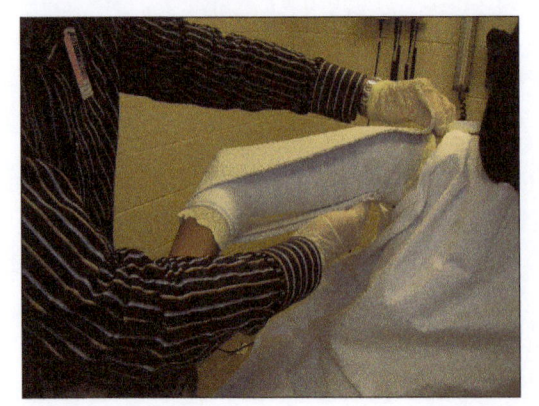

Passo 3. Preparar 8 a 12 lâminas de gesso (que são suficientes para a maioria das talas de extremidade superior). A seguir, estimar o comprimento necessário deitando as lâminas da tala sobre a extremidade ferida. Talvez haja necessidade de se rasgar uma pequena quantidade de uma extremidade das lâminas da tala se o comprimento original for muito longo.

- **DICA:** De modo alternativo, ao usar o material de fibra de vidro, simplesmente medir a extremidade a ser imobilizada. Desenrolar um comprimento do material de fibra de vidro e dobrá-lo de forma sanfonada no comprimento correto. Usar, então, a tesoura para cortar a dobra sanfonada para longe do rolo restante.

Passo 4. Imergir o material da tala na água em temperatura ambiente. Espremer a água e alisar a tala tirando todas as pregas.

- **ATENÇÃO:** Nunca usar água quente, que pode causar uma reação termoquímica excessiva e uma secagem extremamente rápida do material. O material de gessado sintético nunca deve ser torcido.

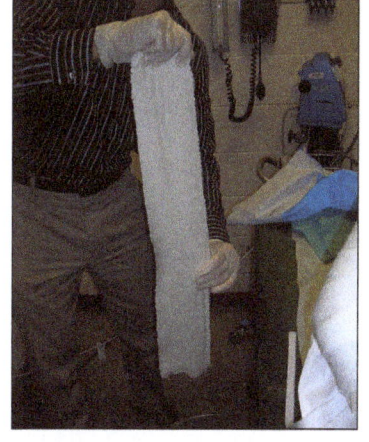

Passo 4

Passo 5. Colocar a tala na extremidade superior conforme demonstrado. É aplicada desde a axila até ao redor do cotovelo e para cima, do braço para a região lateral do ombro.

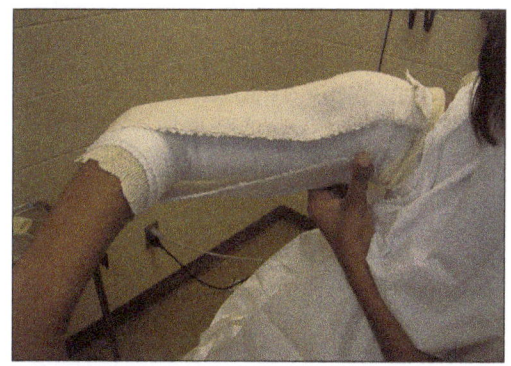

Passo 5

Passo 6. Rolar as extremidades da malha por sobre a tala, deixando uma camada espessa de acolchoamento em ambas as extremidades, o que evita irritações e lacerações por causa do material da tala.

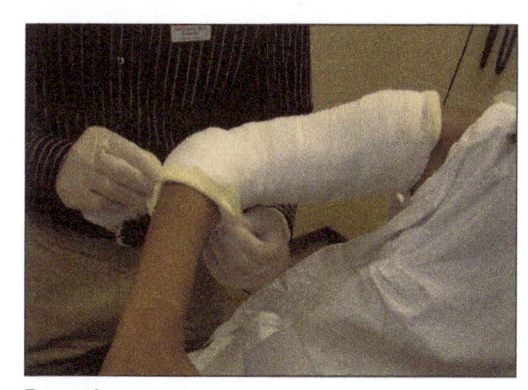

Passo 6

Passo 7. Segurar o material da tala com outra camada única de acolchoamento do gessado. Moldar a tala com a palma da mão, mantendo a extremidade em 90 graus de flexão.

- **ATENÇÃO:** Sempre usar as palmas das mãos para alisar e moldar a tala. O uso excessivo dos dedos pode causar endentações na tala, que podem provocar escaras de pressão.

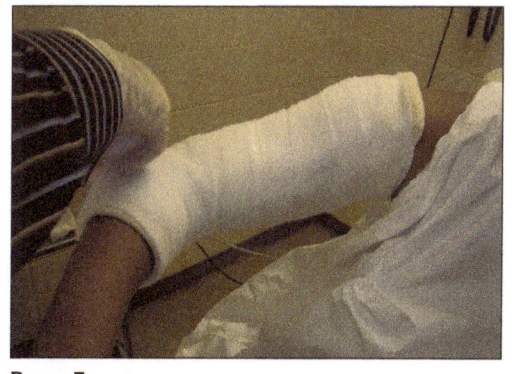

Passo 7

Passo 8. Segurar a tala recentemente formada na posição até que endureça (cerca de 3 a 5 minutos) e enrolar a camada exterior com uma atadura elástica.

- **ATENÇÃO:** Enrolar a atadura elástica muito firmemente pode levar a um comprometimento vascular e não deixar espaço para o edema.

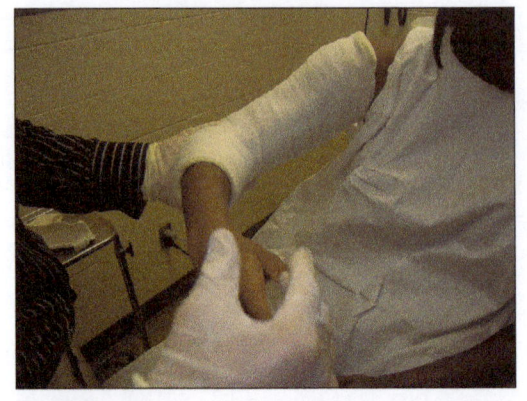

Passo 9. Enrolar a camada externa da tala com atadura elástica.

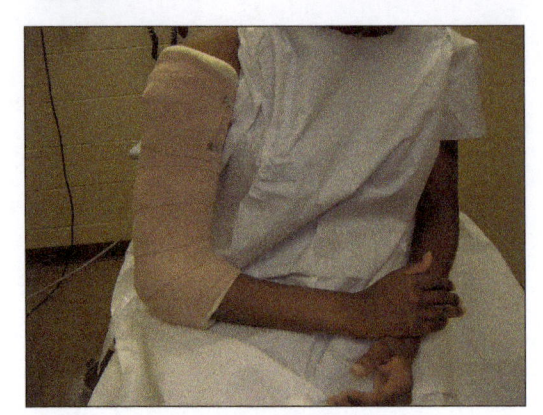

Tala gessada longa do membro superior

Passo 1. Começar medindo, cortando e colocando a malha conforme citado para a tala palmar do braço, exceto pelo fato de que essa malha deve ser mensurada para incorporar todo o braço, até o ombro.

- **DICA:** Posicionar o paciente em decúbito ventral na mesa de exames tornará a colocação da tala uma tarefa mais fácil.

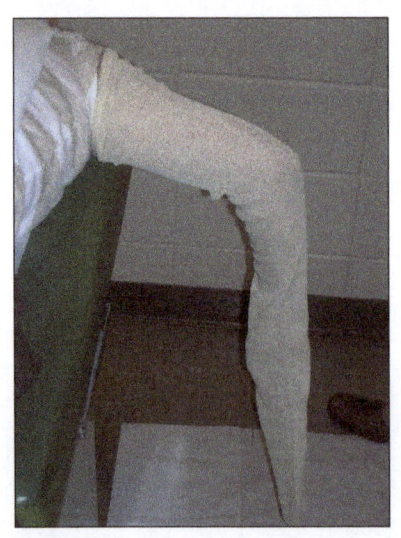

Passo 2. Fazer um corte pequeno sobre a área do polegar na malha para permitir a passagem do polegar através dela.

- ATENÇÃO: Não cortar o polegar do paciente ao cortar a malha.

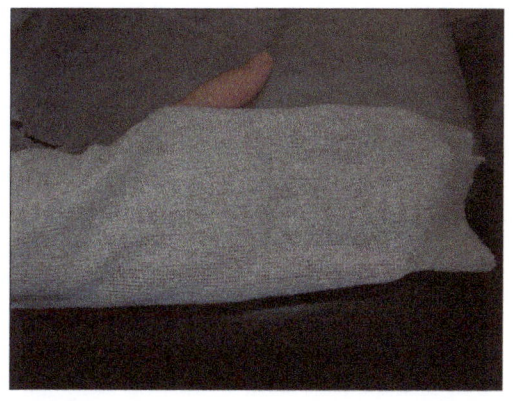

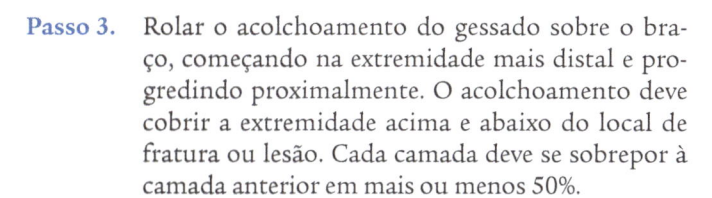

Passo 2

Passo 3. Rolar o acolchoamento do gessado sobre o braço, começando na extremidade mais distal e progredindo proximalmente. O acolchoamento deve cobrir a extremidade acima e abaixo do local de fratura ou lesão. Cada camada deve se sobrepor à camada anterior em mais ou menos 50%.

- DICA: Certificar-se de adicionar acolchoamento extra nas extremidades mais distais e proximais, bem como ao redor do polegar, para evitar a irritação dos dedos e da axila.

- DICA: Um acolchoamento extra deve ser aplicado ao cotovelo, para prevenir irritação.

- ATENÇÃO: Deixar de colocar o cotovelo em 90 graus de flexão dificultará a recuperação da amplitude de movimento do paciente quando a tala for removida.

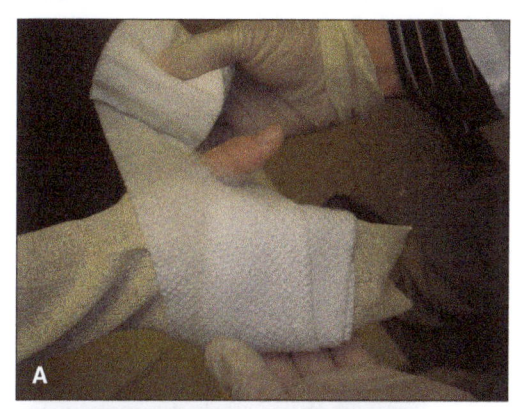

Passo 3

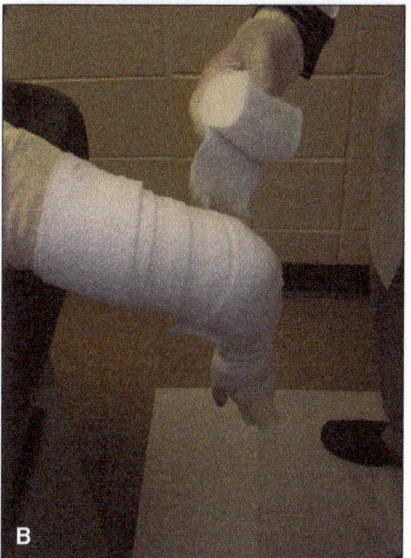

Passo 4. Medir o comprimento aproximado das lâminas de gesso. Estas devem ser suficientemente longas para serem colocadas a partir das cabeças metacarpais, na superfície palmar/lateral da mão, e se estenderem para cima, por trás do braço, até o nível da cabeça do úmero. Cortar o material da tala no comprimento apropriado.

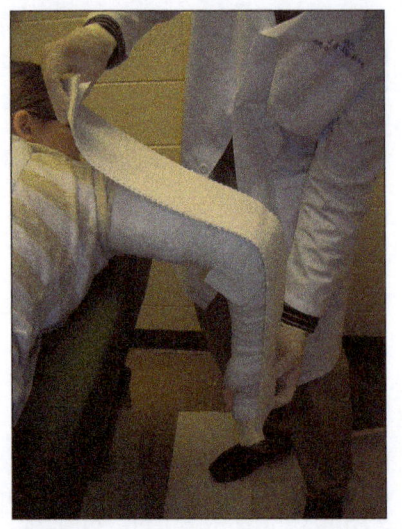

Passo 4

Passo 5. Submergir as lâminas de gesso na água em temperatura ambiente. Espremer toda a água das lâminas de gesso e alisar a tala tirando todas as pregas.

- **ATENÇÃO:** Nunca usar água quente, que pode causar uma reação termoquímica excessiva e uma secagem extremamente rápida do material. O material de gessado nunca deve ser torcido.

- **DICA:** De modo alternativo, ao usar o material de fibra de vidro, simplesmente medir a extremidade a ser imobilizada. Desenrolar um comprimento do material de fibra de vidro e dobrá-lo de forma sanfonada no comprimento correto. Usar, então, a tesoura para cortar a dobra sanfonada para longe do rolo restante.

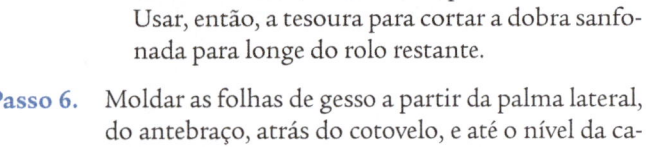

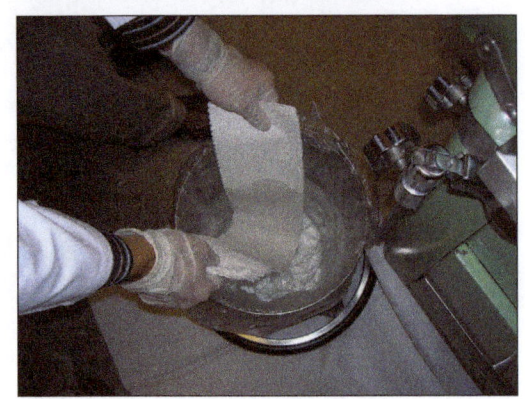

Passo 5

Passo 6. Moldar as folhas de gesso a partir da palma lateral, do antebraço, atrás do cotovelo, e até o nível da cabeça do úmero.

- **ATENÇÃO:** Sempre usar as palmas das mãos para alisar e moldar a tala. O uso excessivo dos dedos pode causar endentações na tala, que podem provocar escaras de pressão.

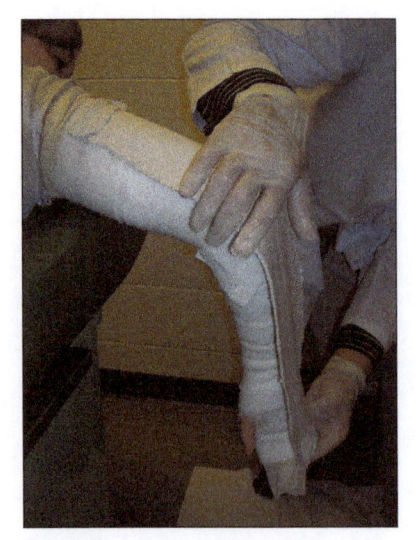

Passo 6

Passo 7. Rolar as extremidades distal e proximal da malha por sobre a tala, deixando uma camada espessa de acolchoamento em ambas as extremidades para evitar irritações e lacerações por causa do material da tala.

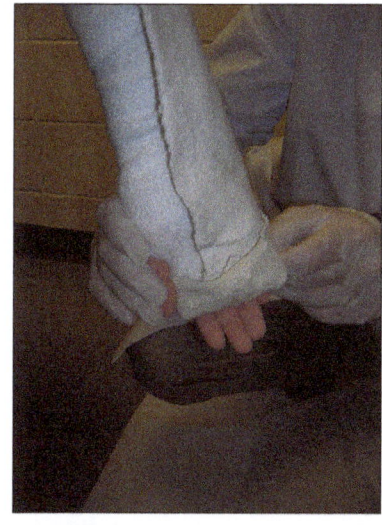

Passo 7

Passo 8. Segurar a tala enrolando uma camada de acolchoamento do gessado ao redor de toda ela. O ato de enrolar deve iniciar na ponta distal da extremidade e continuar proximalmente até cobrir toda a tala.

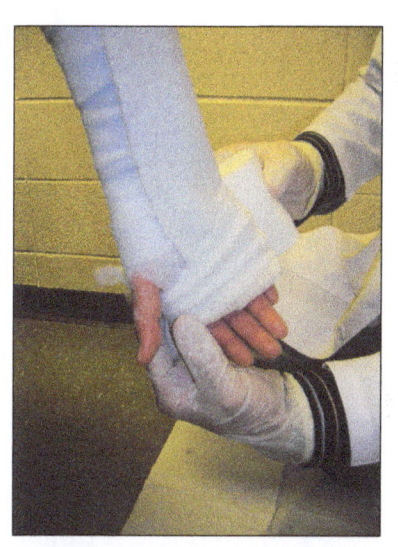

Passo 8

Passo 9. A tala deve ser moldada com o cotovelo em aproximadamente 90 graus de flexão.

- **DICA:** Para fraturas instáveis de punho, esta deve ser a tala usada, estendendo-se até a axila.

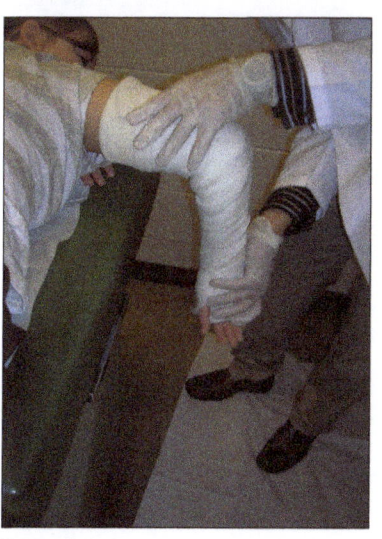

Passo 9

Passo 10. Quando a tala endurecer, envolvê-la completamente com uma atadura elástica.

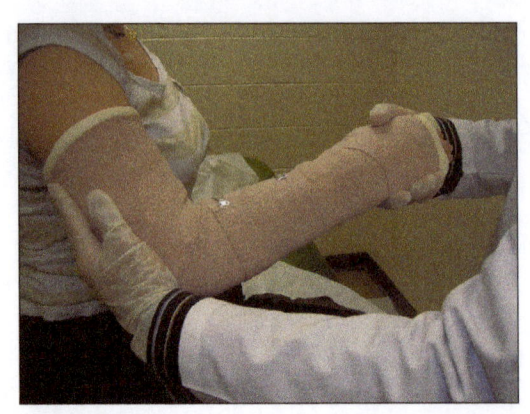

Passo 10

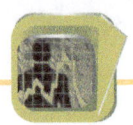

Complicações

- As escaras de pressão resultam do acolchoamento insuficiente sobre as proeminências ósseas ou endentações no gesso por uso impróprio dos dedos para moldar a tala ou suporte inadequado da tala durante o endurecimento.

- A síndrome compartimental ocorre menos comumente com talas do que com gessados. Os sinais de apresentação da síndrome compartimental incluem dor, palidez, parestesias, paralisia e ausência de pulso. Evitar o problema enrolando o acolchoamento de algodão com pressão mínima e minimizando o edema com gelo e elevação. A remoção imediata da tala e o encaminhamento a um ortopedista são necessários se houver suspeita de síndrome compartimental.

- Uma infecção pode ocorrer se o paciente colocar instrumentos cortantes dentro da tala para coçar (p. ex., um cabide). Isso é mais comum com as feridas abertas que já existiam antes da imobilização. O profissional pode prevenir essa complicação limpando bem as feridas antes da imobilização.

- A lesão térmica pode resultar do calor gerado pelo gesso durante a cristalização. Reduzir o risco de lesão térmica aplicando uma quantidade apropriada de acolchoamento com algodão e usando água em temperatura ambiente.

- Pode ocorrer rigidez articular. A imobilização da extremidade em sua posição de função reduzirá a rigidez articular e facilitará o retorno da amplitude de movimento quando a tala for removida. Evitar imobilização prolongada se possível.

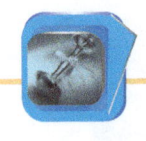

Considerações pediátricas

As crianças que se apresentam com edema, imobilidade, dor com movimento ou à palpação, deformidade anatômica, descoloração ou crepitação devem ser investigadas com exames radiográficos. A consultoria ortopédica imediata é necessária para as lesões musculoesqueléticas graves, como fraturas expostas, evidência de comprometimento neurovascular, fraturas e luxações que não possam ser facilmente reduzidas no consultório ou no setor de emergência, ou se as fraturas estiverem deslocadas ou muito anguladas para serem imobilizadas.

Os pacientes com torções exigem atenção especial, porque podem ter uma lesão tipo 1 de Salter-Harris que não tenha nenhuma evidência radiográfica de fratura. Qualquer paciente que tenha dolorimento sobre a fise (placa de crescimento) deve ser considerado portador de uma fratura tipo 1 de Salter-Harris, devendo receber imobilização apropriada na extremidade. Ficar atento quanto a um dolorimento à palpação no local ferido durante a consulta de seguimento, em 7 a 10 dias. Isso pode representar uma fratura não deslocada tipo 1 de Salter-Harris, e radiografias adicionais de seguimento devem ser solicitadas para confirmar a suspeita clínica. A resolução rápida (2 a 3 dias) do dolorimento depois da imobilização implica ausência de uma fratura tipo 1 de Salter-Harris.

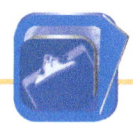

Instruções pós-procedimento

Os pacientes devem ser instruídos a elevar e colocar gelo na extremidade para minimizar o edema. O gelo pode ser aplicado usando compressas frias, pacotes de legumes congelados ou bolsas de gelo por 15 a 20 minutos de cada vez durante as primeiras 48 horas. Também devem receber instruções para não molhar a tala e não removê-la, a menos que o profissional a tenha tornado removível. As talas devem ser enroladas em um saco plástico durante o banho. Certificar-se de que o paciente compreendeu os sintomas de comprometimento neurovascular. Os pacientes devem retornar se a tala ficar molhada ou começar a se partir. Eles também devem ser orientados a não enfiar nenhum objeto (especialmente objetos afiados como cabides) dentro da tala para coçar. Estas recomendações devem ser dadas por escrito e verbalmente.

Referências

Bowker P, Powell ES. A clinical evaluation of plaster-of-Paris and eight synthetic fracture splinting materials. *Injury*. 1992;23:13-20.

Erick IM. Splinting. In: Yamamoto LG, Inada AS, Okamoto JK, et al., eds. *Case-Based Pediatrics for Medical Students and Residents*. Department of Pediatrics University of Hawaii John A. Burns School of Medicine; 2004. http://www.hawaii.edu/medicine/pediatrics/pedtext/s19c02.html

Marshall PD, Dibble AK, Walters TH, et al. When should a synthetic casting material be used in preference to plaster-of-Paris? a cost analysis and guidance for casting departments. *Injury*. 1992;23:542-544.

Rowley DI, Pratt D, Powell ES, et al. The comparative properties of plaster of Paris and plaster of Paris substitutes. *Arch Orthel Orthop Trauma Surg*. 1985;103:402-407.

Principles of fractures and dislocations. In: Rockwood Jr CA, Green DP, Bucholz RW, eds. *Rockwood and Green Fractures in Adults*, 3rd ed. Philadelphia: Lippincott; 1991:25-27.

Smith G, Hart R, Tsai T. Fiberglass cast application. *Am J Emer Med*. 2005;23:347-350.

Lucas GL. General orthopaedics. In: Green WB, ed. *Essentials of Musculoskeletal Care*, 2nd ed. (IL): American Academy of Orthopaedic Surgeons; 2001:81-82.

2008 MAG Mutual Healthcare Solutions, Inc.'s Physicians' Fee and Coding Guide. Duluth, Georgia. MAG Mutual Healthcare Solutions, Inc. 2007.

CAPÍTULO 115

Injeção do Dedo em Gatilho

E.J. Mayeaux, Jr., MD, DABFP, FAAFP

A compressão do tendão flexor dos dedos é uma condição comumente encontrada na prática de cuidados primários. Essa condição dolorosa é conhecida como dedo em gatilho e pode produzir o bloqueio do dedo na posição de flexão. O bloqueio é liberado pela extensão forçada do dígito, com ou sem aplicação de pressão ao tendão na cabeça metacarpal ou metatarsal. A liberação pode estar associada a um clique que pode ser sentido e, ocasionalmente, ouvido. Embora o quarto dedo seja o mais comumente envolvido, múltiplos dedos e o polegar também costumam ser relatados como dedos em gatilho. O dolorimento é comum, mas nem sempre está presente. A maioria dos diagnósticos é feita a partir dos achados físicos clássicos.

O problema com um dígito em gatilho é mecânico. Uma expansão nodular do tendão pode se desenvolver, movendo-se com o movimento de dedo e prendendo dentro da polia anular A1 sobre a articulação metacarpofalângica. Alternadamente, a polia pode ficar muito apertada, comprimindo um tendão de tamanho normal. Os dedos em gatilho ocorrem em crianças, em geral no polegar, e provavelmente representam uma discrepância congênita entre o tamanho do tendão e o da bainha do tendão.

Os dedos em gatilho eram historicamente referidos como tenossinovite estenosante, mas os estudos histológicos não têm conseguido documentar inflamação. A doença primária ocorre com mais frequência em mulheres de meia-idade e supostamente se desenvolve a partir das alterações degenerativas nos tendões flexores e nas polias A1. Os dedos em gatilho secundários se desenvolvem a partir de condições que afetam os tecidos conjuntivos, como artrite reumatoide, diabete melito e gota.

Atualmente, em um caso não complicado de dedo em gatilho, em geral se concorda que a terapia de primeira linha ainda é a injeção da bainha do tendão, com a liberação cirúrgica da polia A1 como o tratamento de segunda linha. A injeção de corticosteroide (0,5 mL de triancinolona [10 mg/mL] misturada com 0,5 a 1,5 mL de lidocaína a 1%) pode ser muito bem sucedida, especialmente no curso precoce do distúrbio. A injeção é feita na bainha do tendão, e não no tendão em si. A terapia com corticosteroide pode aliviar o desconforto e produz uma cura em até 85% dos indivíduos com o distúrbio. Se duas ou três injeções não resolverem completamente o problema, deve-se buscar uma consulta com um cirurgião da mão.

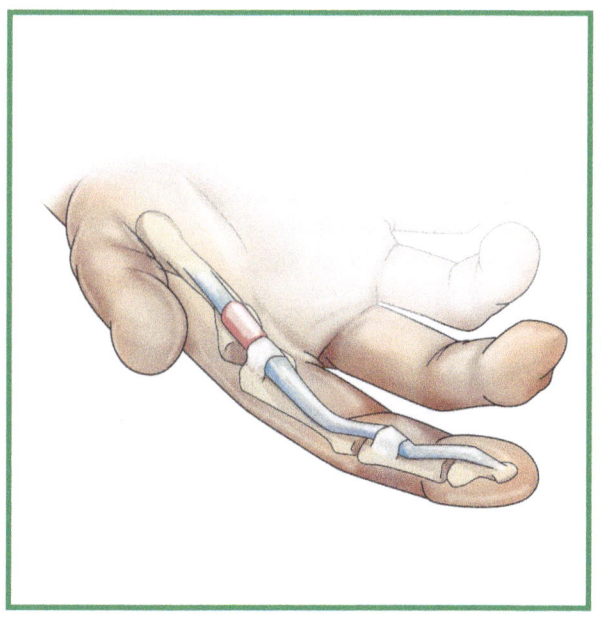

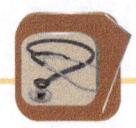

Equipamento

- Seringas (1 ou 3 mL), agulhas (25 ou 27G, 1,5 cm) e chumaços de álcool estão disponíveis em lojas de suprimento cirúrgico ou farmácias locais.
- As soluções de corticosteroide podem ser obtidas com os fabricantes ou em farmácias locais. A betametasona sódica (Diprospan®, Duoflan®), o acetonido de triancinolona (Theracort®) e o hexacetonido de triancinolona* podem ser obtidos conforme as preparações disponíveis nas farmácias.
- Uma bandeja sugerida para efetuar as aspirações de tecidos moles e injeções está listada no Apêndice I.
- As recomendações de preparo da pele aparecem no Apêndice E.

Indicações

- Bloqueio do tendão flexor do dedo ou do polegar (i. e., a síndrome de compressão do tendão flexor)

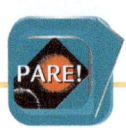

Contraindicações (relativas)

- Falha em responder a múltiplas injeções
- Paciente não cooperativo
- Diátese hemorrágica
- Bacteriemia ou celulite na palma ou no polegar
- Polegar em gatilho congênito em bebês

O Procedimento

Passo 1. O quarto dedo é comumente envolvido. A condição causa o bloqueio do tendão flexor em uma posição de flexão.

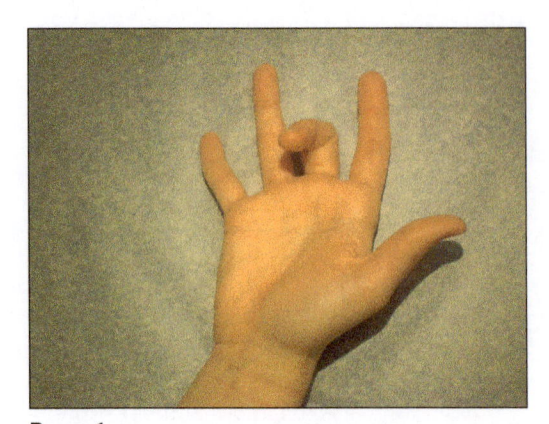

Passo 1

---

*N. de R. T. Não é comercializada no Brasil.

Passo 2. Colocar a mão em posição supina sobre uma superfície firme. O local de inserção correta geralmente fica na palma, onde o tendão cruza a prega palmar distal.

- **ATENÇÃO:** Os médicos inexperientes frequentemente injetam na base do dígito (i. e., na prega onde o dedo encontra a palma). Isso está bem acima da articulação metacarpofalângica e acima da polia A1. A articulação pode ser palpada na palma; é pelo menos 1 cm proximalmente à prega na base do dedo.

Passo 3. Depois de preparar a área com álcool, inserir a agulha em um ângulo de 45 graus com o bisel voltado para baixo com o objetivo de facilitar a injeção na bainha. Inserir a agulha até que a ponta alcance o tendão, e então retrocedê-la em 1 a 2 mm. Palpar o local com a mão não dominante (que não segura a seringa) para confirmar a injeção na bainha.

- **DICA:** A agulha pode penetrar no nódulo com uma sensação distinta de rangido. Isso pode ser verificado pedindo-se que o paciente mova gentilmente o dígito, observando o movimento da agulha com o dígito. A agulha deve ser retirada muito cuidadosamente até que uma sensação de soltura seja sentida, indicando que a ponta da agulha está na bainha antes da injeção.
- **ATENÇÃO:** O cloreto de etila tópico pode ser usado antes da injeção se o paciente tiver muito medo de agulhas.

Passo 4. Mover o dedo logo imediatamente após a injeção para distribuir o corticosteroide. Um curativo adesivo pode ser aplicado sobre o local da injeção. O medicamento anti-inflamatório não esteroide é prescrito por pelo menos 72 horas para reduzir a chance de exacerbação pós-injeção (i. e., um aumento da dor induzido pelos cristais de corticosteroide).

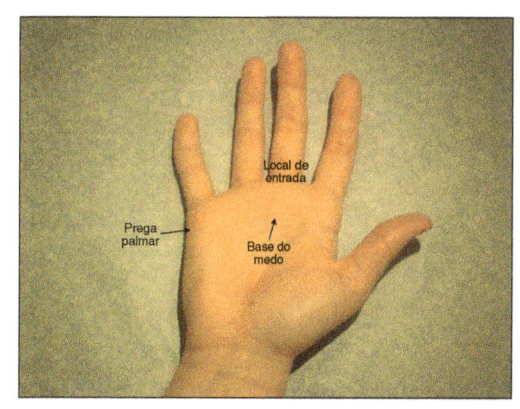

Passo 2

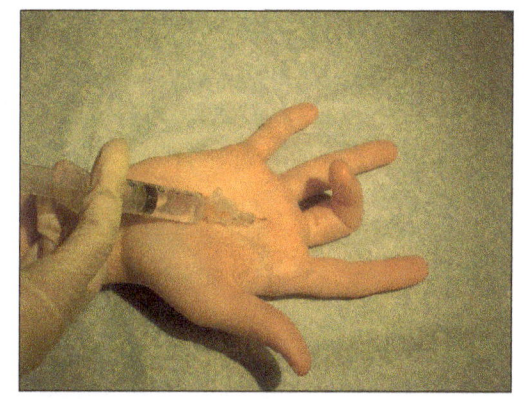

Passo 3

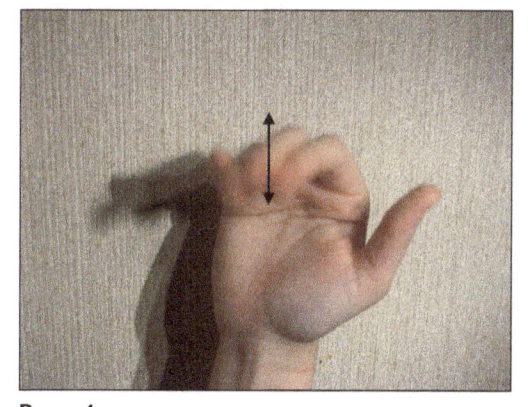

Passo 4

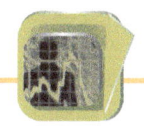

Complicações

- Dor pós-injeção
- Síncope vasovagal
- Dor local
- Quebra da agulha
- Infecção na pele

- Dolorimento aumentado a curto prazo
- Dormência no dígito em função do anestésico local que entra em contato com um nervo digital
- Ruptura de tendão (rara)

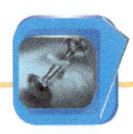

Considerações pediátricas

Em bebês, um nódulo no tendão do flexor longo do polegar pode ser ressecado com resultados excelentes. As injeções de corticosteroide em geral não são úteis nos casos pediátricos congênitos de polegar em gatilho.

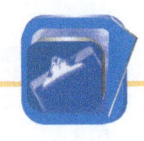

Instruções pós-procedimento

A imobilização não é habitualmente usada depois da injeção, embora uma tala de mão seja usada por alguns médicos. Uma segunda injeção de corticosteroide pode ser efetuada 3 a 4 semanas depois, se necessário. Se duas ou três injeções não solucionarem o problema, considerar o encaminhamento do paciente para liberação cirúrgica. Fazer com que o paciente observe sinais e sintomas de infecção e sangramento. Qualquer evidência de infecção ou de sangramento excessivo deve ser relatada imediatamente ao médico.

Informar ao paciente que um aumento na dor pode ser sentido por alguns dias, até o corticosteroide começar a ter um efeito significativo. Pode também haver alguma dormência no dígito, se um pouco do anestésico local entrar em contato com um nervo digital. Isso deve se resolver dentro de algumas horas. Se houver dormência prolongada, sinais de infecção ou dor excessiva depois do procedimento, o paciente deve entrar em contato com o médico.

Aconselhar o paciente a não usar os dedos injetados ativamente nas semanas seguintes para minimizar o risco de ruptura do tendão pós-procedimento. O paciente deve continuar usando um anti-inflamatório não esteroide ou um inibidor da ciclo-oxigenase 2 (COX-2) se um anti-inflamatório não esteroide oral for necessário.

Referências

Akhtar S, Bradley MJ, Quinton DN, et al. Management and referral for trigger finger/thumb. *BMJ*. 2005;331(7507):30–33.

Anderson B, Kaye S. Treatment of flexor tenosynovitis of the hand ("trigger finger") with corticosteroids. *Arch Intern Med* 1991;151:153–156.

Brown JS. *Minor Surgery: A Text and Atlas*, 3rd ed. London: Chapman & Hall Medical; 1997:164–165.

Hollander JL. Arthrocentesis and intrasynovial therapy. In: McCarthy DJ, ed. *Arthritis*, 9th ed. London: Henry Kimptom Publishers; 1979:402–414.

Leversee JH. Aspiration of joints and soft tissue injections. *Prim Care*, 1986;13:579–599.

Moore JS. Flexor tendon entrapment of the digits (trigger finger and trigger thumb). *J Occup Environ Med*. 2000;42:526–545.

Nimigan AS, Ross DC, Gan BS. Steroid injections in the management of trigger fingers. *Am J Phys Med Rehabil*. 2006;85(1):36–43.

Owen DS, Irby R. Intra-articular and soft-tissue aspiration and injection. *Clin Rheumatol Pract*. 1986;2:52–63.

Reisdorf GE, Hadley RN. Treatment of trigger fingers and thumbs. In: Benjamin RB, ed. *Atlas of Outpatient and Office Surgery*, 2nd ed. Philadelphia: Lea & Febiger, 1994:92–96.

Rettig AC. Wrist and hand overuse syndromes. *Clin Sports Med*. 2001;20:591–611.

Saldana MJ. Trigger digits: Diagnosis and treatment. *J Am Acad Orthop Surg*. 2001;9:246–252.

Sheryl B, Fleisch BS, Lee DH. Corticosteroid injections in the treatment of trigger finger: A level I and II systematic review. *J Am Acad Orthop Surg*. 2007;15(3):166–171.

2008 MAG Mutual Healthcare Solutions, Inc.'s Physicians' Fee and Coding Guide. Duluth, Georgia. MAG Mutual Healthcare Solutions, Inc. 2007.

CAPÍTULO 116
Injeção de Ponto-Gatilho

E. J. Mayeaux, Jr., MD, DABFP, FAAFP

Os pontos-gatilho são locais discretos, focais e hiperirritáveis, localizados dentro do músculo esquelético. Os pontos são dolorosos à compressão e podem produzir dor referida, sensibilidade referida, disfunção motora e fenômenos autonômicos. Uma "resposta contrátil local" em geral pode ser produzida quando uma firme pressão "estalada" é aplicada perpendicularmente ao músculo por sobre o ponto-gatilho. Os pontos-gatilho muitas vezes acompanham os distúrbios musculoesqueléticos crônicos.

Um ponto-gatilho ativo frequentemente causa dor em repouso e produz um padrão de dor referida que é semelhante à queixa de dor do paciente. Essa dor referida não é sentida no local da origem do ponto-gatilho, mas remotamente, e é muitas vezes descrita como se espalhando ou se irradiando. A dor referida diferencia um ponto-gatilho de um ponto doloroso, que é associado à dor apenas no local da palpação. Um ponto-gatilho latente não causa dor espontânea, mas pode restringir o movimento ou causar fraqueza muscular. O paciente comumente se apresenta com restrições ou fraqueza muscular e pode se tornar ciente da dor que se origina a partir de um ponto-gatilho latente apenas quando a pressão for diretamente aplicada acima do ponto.

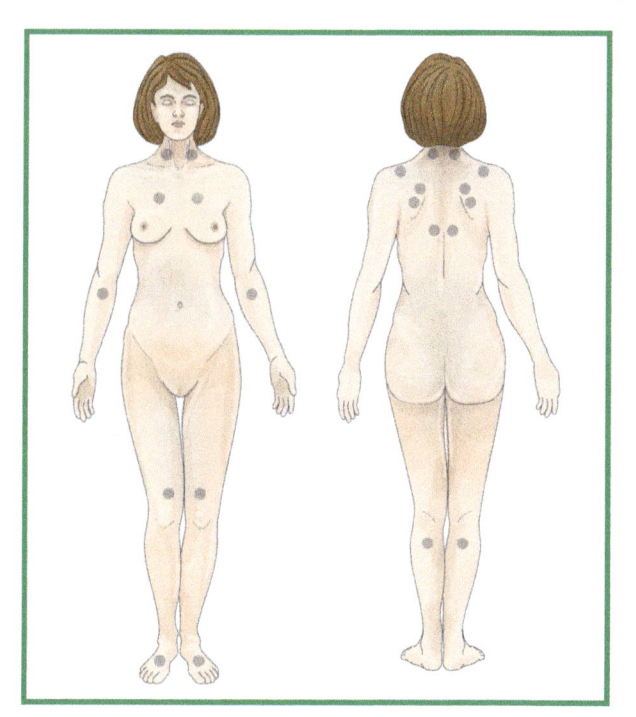

O trauma agudo ou o microtrauma repetitivo podem levar ao desenvolvimento de um ponto-gatilho. Falta de exercício, postura ruim prolongada, deficiências vitamínicas, distúrbios do sono e problemas articulares podem predispor um paciente ao desenvolvimento do microtrauma. As atividades que produzem estresse repetitivo em músculos específicos podem levar a pontos-gatilho. As lesões agudas em esportes, o estresse repetitivo, as cicatrizes cirúrgicas e os tecidos sob tensão após a cirurgia também podem predispor um paciente ao desenvolvimento de pontos-gatilho.

Os pacientes com pontos-gatilho frequentemente relatam dor regional e persistente, que costuma resultar em uma amplitude de movimento diminuída. Com frequência, os músculos posturais do pescoço, dos ombros e do cíngulo do membro inferior são afetados. A dor pode estar relacionada com a atividade muscular, ou pode ser constante. É reproduzível e não segue uma distribuição dermatômica ou de raiz nervosa. O edema articular e os déficits neurológicos estão geralmente ausentes ao exame físico. Na cabeça e na região do pescoço, a síndrome de dor miofascial com pontos-gatilho pode se manifestar como cefaleia tensional, zumbidos, dor articular temporomandibular, sintomas oculares e torcicolo.

Os pontos-gatilho são diagnosticados pela palpação de um nódulo duro e hipersensível dentro de um músculo. A localização de um ponto-gatilho é baseada na sensibilidade do examinador. As localizações comuns dos pontos-gatilho estão mostradas na figura. Nenhum exame de laboratório ou técnica de imagens é útil para diagnosticar os pontos-gatilho.

Ao tratar as síndromes de dor miofascial, deve-se tentar eliminar os fatores predisponentes e de perpetuação. O tratamento farmacológico inclui analgésicos, antidepressivos e ciclobenzaprina (Miosan®, Mirtax®). As modalidades de tratamento não farmacológico incluem massagem, ultrassom, aplicação de calor ou gelo, diatermia, estimulação nervosa elétrica transcutânea, *spray* de cloreto de etila e técnica de alongamento, bem como agulhamento a seco. Estes métodos podem exigir várias sessões de tratamento, e os benefícios podem não ficar completamente aparentes por dias.

A injeção de ponto-gatilho com anestésico local pode eficazmente inativar os pontos-gatilho e fornecer alívio sintomático imediato. É uma modalidade de tratamento bem estudada, efetiva e comumente usada. Tem um mecanismo de ação reversível por naloxona, sugerindo um sistema opioide endógeno como um mediador para a dor diminuída e achados físicos melhorados depois da injeção com anestésico local. Nos estudos comparativos, o agulhamento a seco demonstrou ser tão efetivo quanto a injeção de uma solução anestésica. Entretanto, a dor resultante do agulhamento a seco mostrou ser mais intensa e de duração mais longa do que aquela experimentada pelos pacientes injetados com lidocaína.

Uma solução injetável de lidocaína a 1% ou de procaína a 1% é tipicamente usada, com ou sem um corticosteroide como triancinolona (40 mg/mL) ou dexametasona (4 mg, mL). O diclofenaco (Voltaren®) e a toxina botulínica tipo A (Botox®) têm sido usados, mas estas substâncias podem ter uma miotoxicidade significativa e são mais caras. A procaína tem a diferença característica de ser o menos miotóxico de todos os anestésicos locais injetáveis.

O alívio do paciente do padrão de dor referida dá a medida do sucesso da injeção. A reinjeção dos pontos-gatilho não é recomendada até a resolução da dor pós-injeção, habitualmente depois de 3 ou 4 dias. Se duas ou três tentativas prévias tiverem fracassado, não continuar injetando um local. Encorajar os pacientes para que permaneçam ativos, pondo os músculos em sua amplitude de movimento completa por uma semana depois da injeção, porém aconselhando-os a evitar atividade vigorosa, especialmente por 3 ou 4 dias.

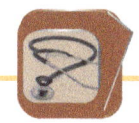

Equipamento

- Os materiais comuns para a injeção do ponto-gatilho incluem uma seringa de 3 ou de 5 mL, lidocaína a 1% sem adrenalina, ou procaína a 1%, triancinolona (40 mg/mL), ou dexametasona (4 mg/mL) e agulhas 22, 25, ou 27G de vários comprimentos.
- Uma bandeja sugerida para realizar as aspirações de tecidos moles e injeções está listada no Apêndice I.
- As recomendações de preparo da pele aparecem no Apêndice E.

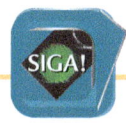

Indicações

- Pontos-gatilho sintomáticos

Contraindicações

- Anticoagulação ou distúrbios do sangramento
- Ingestão de Aspirina® dentro de três dias da injeção
- Presença de infecção local ou sistêmica
- Alergia aos agentes anestésicos
- Trauma muscular agudo
- Medo extremo de agulhas

O Procedimento

Passo 1. Colocar o paciente em uma posição confortável para ajudar com o relaxamento muscular. A posição em decúbito ventral ou supina é habitualmente mais efetiva e pode ajudar também a evitar a lesão se ocorrer uma reação vasovagal. Buscar pontos-gatilho no paciente, sobretudo nas áreas onde eles mais frequentemente ocorrem.

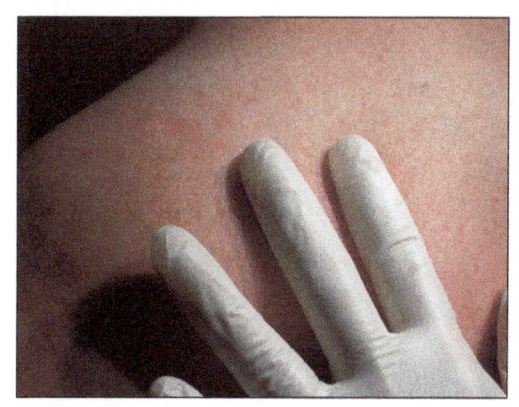

Passo 1

Passo 2. Limpar a pele sobrejacente ao ponto-gatilho com álcool. Usar pressão alternada entre os dedos indicador e médio para isolar a localização do ponto-gatilho (Figuras A e B). Posicionar o ponto-gatilho a meio caminho entre os dedos para evitar o deslizamento para um dos lados durante a injeção (Figura C).

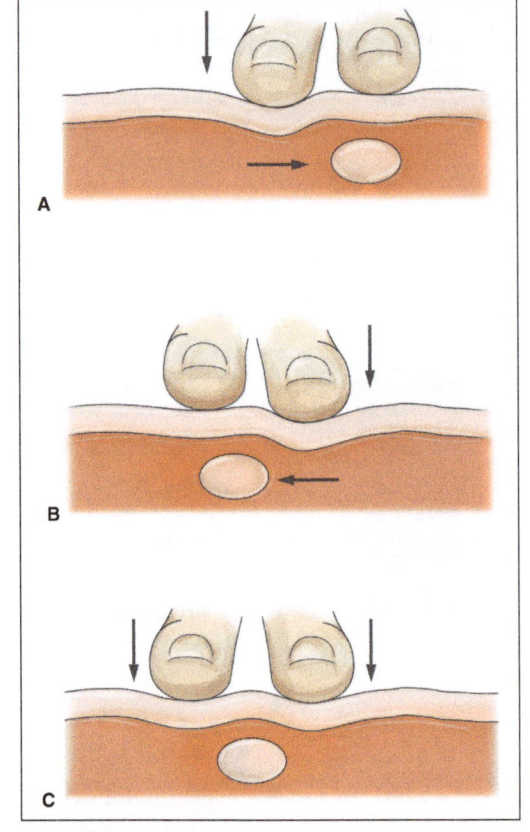

Passo 3. Usando técnica estéril, injetar com a agulha em paralelo aos dedos e longe da mão. Apertar firmemente para baixo e separadamente com os dedos com o objetivo de manter a pressão para hemostasia e garantir a tensão adequada das fibras musculares a fim de permitir a penetração do ponto-gatilho. Escolher uma agulha 23 ou 25G longa o suficiente para alcançar o ponto-gatilho; uma agulha de 1,25 cm a 3,75 cm costuma ser adequada.

- **ATENÇÃO:** O uso de uma agulha de menor diâmetro pode causar menos desconforto, mas ela pode ser desviada para longe de uma banda muscular muito tensa.
- **ATENÇÃO:** Para minimizar o risco de quebra da agulha, nunca inserir a agulha até a sua base.
- **DICA:** Antes de avançar a agulha no ponto-gatilho, advertir o paciente sobre a possibilidade de dor ou espasmo muscular quando a agulha entrar no músculo.

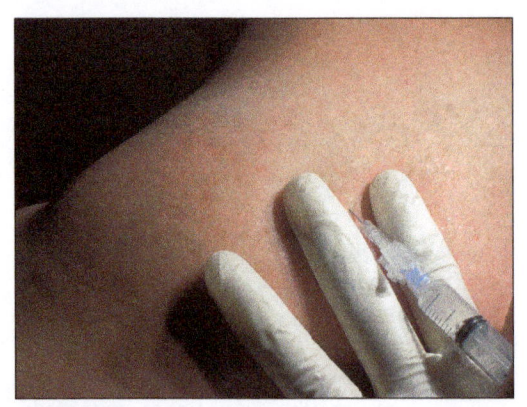

Passo 4. Inserir a agulha de forma que possa entrar no ponto-gatilho em um ângulo de 30 graus. Retirar o êmbolo antes da injeção para garantir que a agulha não esteja dentro de um vaso sanguíneo.

- **ATENÇÃO:** Para prevenir o risco de pneumotórax, nunca direcionar uma agulha para um espaço intercostal.

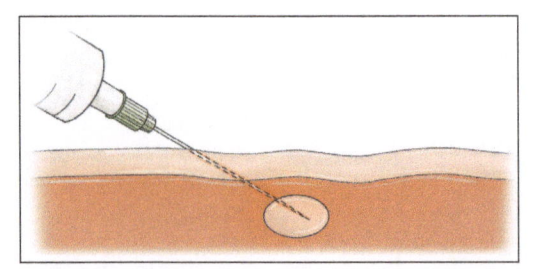

Passo 5. Injetar uma quantidade pequena (0,2 mL) de solução no ponto-gatilho. Retirar a agulha até o nível do tecido subcutâneo e então repetir o processo de injeção superiormente, inferiormente, lateralmente e medialmente, até que a resposta de contração local seja eliminada ou a resistência da dureza muscular seja aliviada. Fazer com que o paciente imediatamente mova de forma ativa cada músculo injetado em sua amplitude de movimento completa, três vezes, para alongar o local da injeção.

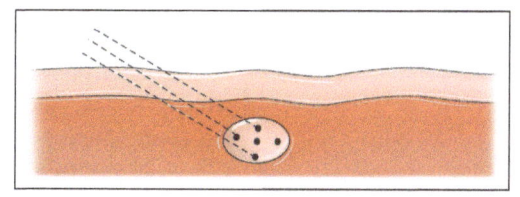

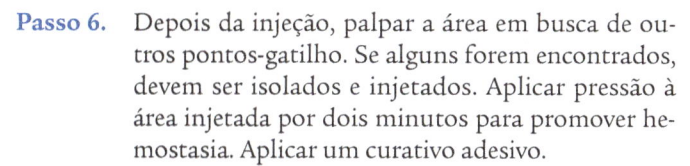

Passo 5

Passo 6. Depois da injeção, palpar a área em busca de outros pontos-gatilho. Se alguns forem encontrados, devem ser isolados e injetados. Aplicar pressão à área injetada por dois minutos para promover hemostasia. Aplicar um curativo adesivo.

- **ATENÇÃO:** Deixar de aplicar pressão direta por pelo menos dois minutos depois da injeção torna muito mais provável a formação de hematoma.

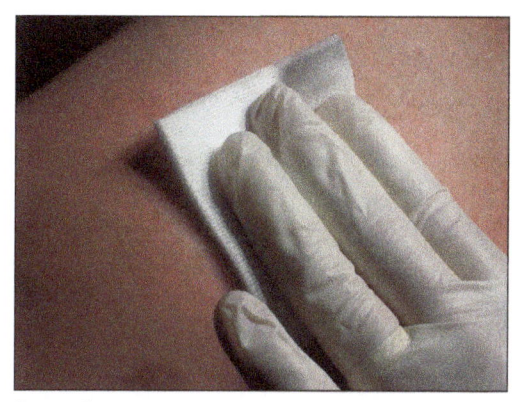

Passo 6

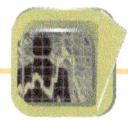

Complicações

- Dor pós-injeção (comum).
- Síncope vasovagal.
- Dor local.
- Quebra da agulha.
- Formação de hematoma.
- Infecção na pele.
- Penetração ou administração do medicamento em uma área imprópria ou não intencional.
- Pneumotórax, que pode ser evitado ao não apontar a agulha para um espaço intercostal.
- Tendências hemorrágicas. A hemorragia capilar aumenta a dor pós-injeção e a equimose. Fazer com que os pacientes evitem a Aspirina® diária por pelo menos três dias antes do procedimento.

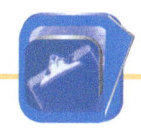

Instruções pós-procedimento

Seguindo as injeções, é frequentemente útil usar gelo nos locais de injeção. A injeção em si é traumática para os tecidos e pode resultar em inchaço e edema. O gelo na área reduz esta resposta inflamatória. Explicar ao paciente que, nas primeiras duas horas depois do procedimento, a dor pode ser completamente aliviada pelo anestésico local. Este nível de alívio enfraquecerá depois de aproximadamente duas horas. Advertindo o paciente com antecedência, o profissional pode evitar muitos telefonemas. O alívio da dor aumentará à medida que os esteroides forem fazendo efeito.

Referências

Alvarez DJ, Rockwell PG. Trigger points: diagnosis and management. *Am Fam Physician*. 2002;65:653–660.

Criscuolo CM. Interventional approaches to the management of myofascial pain syndrome. *Curr Pain Headache Rep*. 2001;5:407–411.

Elias M. Reduction of pain and EMG activity in the masseter region by trapezius trigger point injection. *Pain*. 1993;55:397–400.

Fine PG, Milano R, Hare BD. The effects of myofascial trigger point injections are naloxone reversible. *Pain*. 1988;32:15–20.

Fischer AA. Injection techniques in the management of local pain. *J Back Musculoskelet Rehabil*. 1996;7:107–117.

Fricton JR, Kroening R, Haley D, et al. Myofascial pain syndrome of the head and neck: a review of clinical characteristics of 164 patients. *Oral Surg Oral Med Oral Pathol*. 1985;60:615–623.

Garvey T, Marks MR, Wiesel SW. A prospective, randomized, double-blind evaluation of trigger-point injection therapy for low-back pain. *Spine*. 1989;14:962–964.

Han SC, Harrison P. Myofascial pain syndrome and trigger-point management. *Reg Anesth*. 1997;22:89–101.

Hong CZ. Lidocaine injection versus dry needling to myofascial trigger point: the importance of the local twitch response. *Am J Phys Med Rehabil*. 1994;73:256–263.

Hong CZ, Hsueh TC. Difference in pain relief after trigger point injections in myofascial pain patients with and without fibromyalgia. *Arch Phys Med Rehabil*. 1996;77:1161–1166.

Hopwood MB, Abram SE. Factors associated with failure of trigger point injections. *Clin J Pain*. 1994;10:227–234.

Ling FW, Slocumb JC. Use of trigger point injections in chronic pelvic pain. *Obstet Gynecol Clin North Am*. 1993;20:809–815.

McMillan A, Blasberg B. Pain-pressure threshold in painful jaw muscles following trigger point injection. *J Orofac Pain*. 1994;8:384–390.

Padamsee M, Mehta N, White GE. Trigger point injection: a neglected modality in the treatment of TMJ dysfunction. *J Pedod*. 1987;12:72–92.

2008 MAG Mutual Healthcare Solutions, Inc.'s Physicians' Fee and Coding Guide. Duluth, Georgia. MAG Mutual Healthcare Solutions, Inc. 2007.

CAPÍTULO 117
Aspiração e Injeção de Cisto Gangliônico no Punho

Anne Boyd, MD
Scott Wissink, MD

Os cistos gangliônicos são tumores comuns de tecidos moles que surgem das cápsulas articulares ou das bainhas sinoviais dos tendões. Eles podem ser móveis e de tamanho variável. Os cistos ocorrem em todas as idades, mas cerca de 70% aparecem em mulheres entre as idades de 20 e 40 anos, com apenas aproximadamente 15% nos pacientes com menos de 20 anos. As mulheres são afetadas três vezes mais frequentemente do que os homens. Não há predileção para lado direito ou esquerdo, e a profissão não parece aumentar o risco da formação de cistos gangliônicos. Os aspectos dorsal e volar do punho são os locais mais comuns.

Os cistos gangliônicos podem ser uni ou multilobulados. Eles têm paredes lisas, translúcidas e brancas. O conteúdo dentro de um cisto é claro e a mucina altamente viscosa consiste em ácido hialurônico, albumina, globulina e glicosamina. A parede do cisto é composta de fibras de colágeno, e os cistos multilobulados podem se comunicar por uma rede de ductos. Os gânglios podem ser óbvios ou ocultos. Os cistos óbvios podem aumentar lentamente ou se desenvolver de forma repentina após um trauma. Esses cistos frequentemente aparecem como lesões firmes e indolores sob a pele, com tamanho variando de uma ervilha a uma bola de gude. Os cistos ocultos podem comprimir nervos superficiais e causar um dolorimento incômodo. Os cistos gangliônicos também podem produzir fraqueza e alteração na amplitude de movimento do punho e dos dedos. As modalidades de imagens como a ultrassonografia ou a ressonância magnética podem ajudar a identificar gânglios suspeitados ou ocultos.

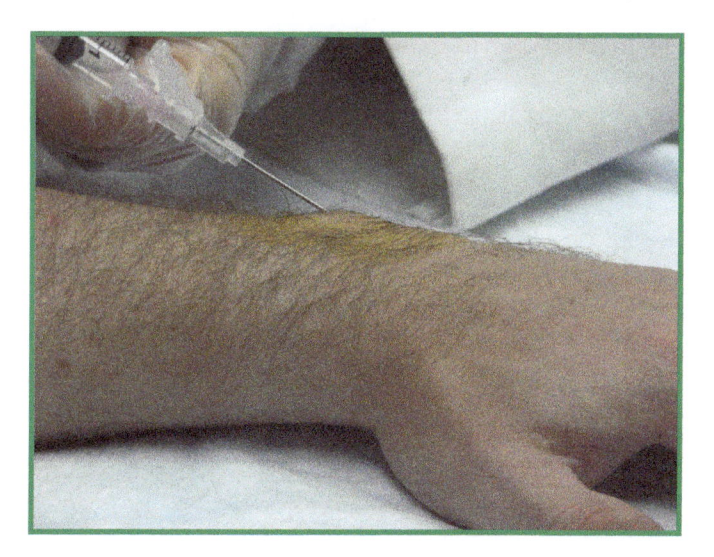

O golpe de um cisto gangliônico dorsal do punho com uma bíblia grande, para romper o cisto, foi um tratamento usado por séculos. Uma vez que o cisto se rompe, o corpo absorve o fluido, e a lesão pode ser curada em aproximadamente um terço dos indivíduos. Esta "técnica da bíblia", entretanto, trazia consigo uma alta taxa de recidiva, bem como um risco significativo de fratura ou outras lesões nos tecidos circundantes. Hoje, uma técnica mais controlada de aspiração com ou sem injeção de esteroide tem se tornado a intervenção não cirúrgica mais comumente executada para os cistos gangliônicos. Uma agulha de grande calibre é colocada dentro do cisto para remover o fluido espesso e viscoso. A aspiração simples está associada a taxas altas de recidiva (>50%). A injeção de corticosteroide depois da aspiração pode ajudar a diminuir ou eliminar as lesões e reduzir as recidivas entre 13 e 50%.

A intervenção cirúrgica pode ser necessária para as lesões recorrentes ou sintomáticas, mas mesmo a excisão cirúrgica tem taxas de recidiva >5 a 10%. A maioria dos cistos em crianças se resolve sem intervenção. A taxa de resolução espontânea em adultos não é tão alta quanto a vista em crianças, mas ainda é suficientemente significativa para aconselhar os pacientes sobre a opção de observação.

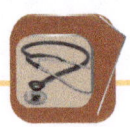

Equipamento

- Agulha (25G, 2,5 cm de comprimento) em uma seringa com 2 mL de lidocaína a 1%, com adrenalina (para anestesia)
- Agulha (18G, 3,75 cm de comprimento) em uma seringa de 5 mL (para aspiração)
- Acetato de metilprednisolona (Depo-Medrol®; 0,4 mL [10 mg]) e 1,6 mL de lidocaína a 1% sem adrenalina em uma seringa de 3 mL (para injeção)

Os cistos gangliônicos são mais adequadamente aspirados com agulhas 18G, com 3,75 cm. Uma pinça hemostática pode ser usada para trocar a seringa de aspiração pela seringa de injeção. As agulhas, seringas e bandagens estão disponíveis em lojas locais de suprimentos cirúrgicos. As pinças hemostáticas podem ser compradas em lojas de instrumentos cirúrgicos. Uma bandeja sugerida para executar as aspirações e injeções de tecidos moles está listada no Apêndice I. As recomendações para o preparo cutâneo aparecem no Apêndice E.

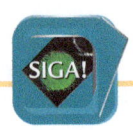

Indicações

- Cistos gangliônicos do punho que causem limitação de movimentos, dor, fraqueza ou parestesias
- Cistos com drenagem externa ou preocupações infecciosas (nenhuma injeção de corticosteroide se houver suspeita de infecção)
- Cistos para os quais os pacientes escolhem a intervenção não cirúrgica por questões cosméticas

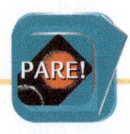

Contraindicações (relativas)

- Pacientes não cooperativos
- Cistos sobre articulações artificiais
- Coagulopatia ou diátese hemorrágica
- Presença de artrite séptica ou bacteriemia

O Procedimento

Passo 1. Depois de o consentimento informado ser obtido, as mãos são lavadas, os materiais são preparados e as luvas são vestidas. Posicionar o paciente de forma que o cisto fique exposto com o punho apoiado. Limpar a pele do paciente com iodo ou etanol a 70% (ver Apêndice E). Não tocar o local de injeção depois do preparo.

- **ATENÇÃO:** A localização da artéria radial é de particular importância na avaliação dos cistos volares do punho, porque eles podem estar intimamente associados ou adjacentes a este vaso.

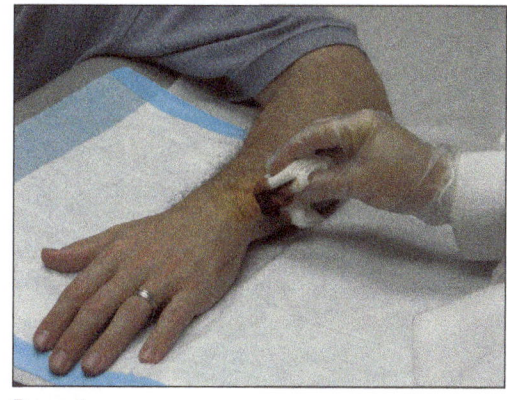

Passo 2. Inserir uma agulha 25G de 2,5 cm em uma seringa de 3 mL, e injetar aproximadamente 2 mL de lidocaína a 1% com adrenalina subcutaneamente para criar uma pápula pequena e superficialmente elevada.

- **DICA:** A inserção de uma agulha de grande calibre para aspiração mais tarde, neste procedimento, é dolorosa. Esta dor é aliviada pela injeção intradérmica prévia de lidocaína a 1% no local onde a agulha de aspiração será inserida.

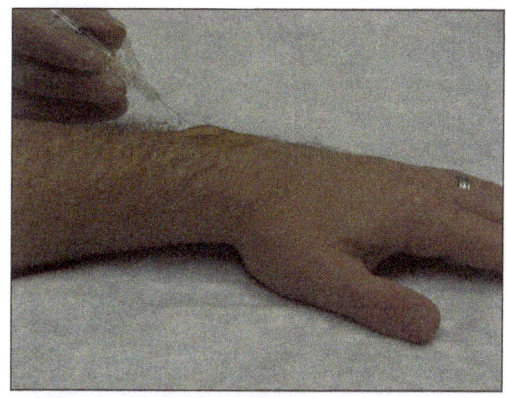

Passo 3. Penetrar no cisto usando uma agulha 18G, com 3,75 cm, em uma seringa de 5 mL em um ângulo que ofereça acesso ideal ao cisto e conforto para o paciente. Aspirar, uma vez dentro do cisto. A seringa de aspiração se encherá com um material espesso tipo gel.

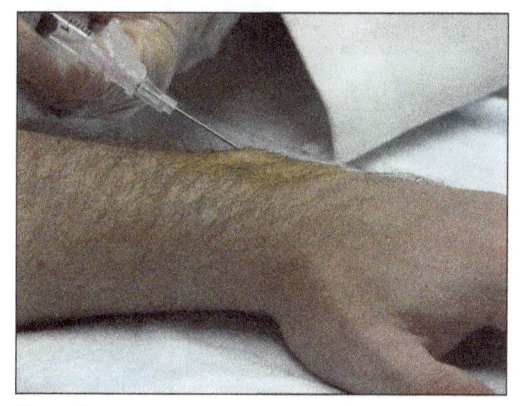

Passo 4. Se, depois de aspirar, o médico decidir injetar uma solução de corticosteroide, é possível usar uma pinça hemostática ou os dedos para estabilizar a base da agulha 18G, já posicionada. Remover a seringa de aspiração cheia de gel da agulha e inserir a seringa com o corticosteroide.

- **ATENÇÃO:** O movimento da agulha grande ao trocar as seringas pode tornar o procedimento muito desconfortável e desalojar a ponta da agulha de dentro do cisto.

- **DICA:** Manter a ponta de agulha imóvel com um aperto firme em sua base, imobilizando (ancorando) a mão ou a pinça hemostática que segura a agulha sobre o punho ou antebraço do paciente.

Passo 5. Injetar 0,4 mL (10 mg) de acetato de metilprednisolona (Depo-Medrol®) e 1,6 mL de lidocaína a 1% sem adrenalina pela agulha 18G para dentro do cisto. Aplicar pressão com um bloco de gazes de 10 × 10 cm, limpar a área com etanol a 70% e aplicar um enfaixamento estéril. Fazer com que o paciente descanse no consultório por 20 a 30 minutos após a injeção para garantir que tenha tolerado bem o procedimento e para revisar as instruções pós-procedimento.

- **ATENÇÃO:** Deve haver cuidado para evitar a artéria radial durante a injeção de um cisto volar de punho, porque a lesão desse vaso pode comprometer potencialmente a circulação da mão.

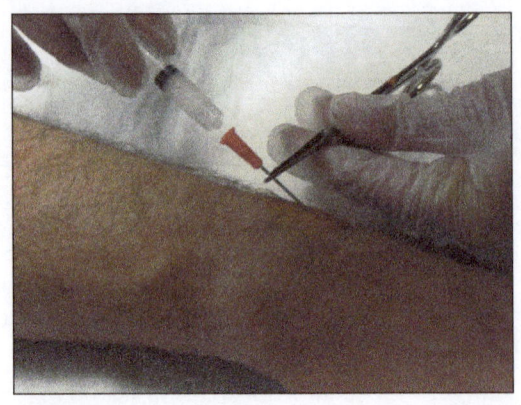

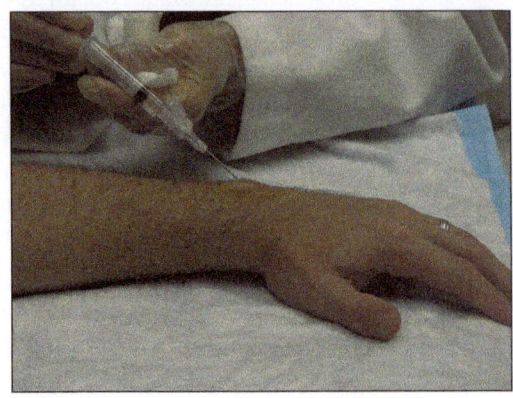

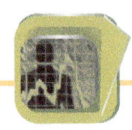

Complicações

- A recidiva do cisto é a complicação mais comum após o tratamento.
- Infecção, sangramento, lesão de nervo e de tendão, fibrose e lesão vascular são possíveis.
- A rigidez articular e a amplitude diminuída de movimentos também podem ocorrer.
- A atrofia e o afinamento da pele, bem como a hipopigmentação, são possíveis por causa da posição superficial do cisto.
- Dependendo da localização anatômica, a lesão para o ramo sensitivo superficial do nervo radial é uma complicação potencial após a injeção do cisto dorsal, ao passo que a injeção de um cisto volar pode causar uma lesão de artéria radial.

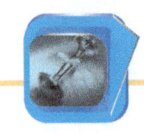

Considerações pediátricas

Esta condição raramente ocorre em pacientes pediátricos.

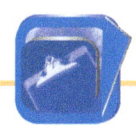

Instruções pós-procedimento

A imobilização e a compressão são aconselhadas depois da aspiração e da injeção. Nos primeiros 3 a 5 dias, uma atadura elástica pode ser usada em combinação com um tala volar para reduzir a dor e o edema. A mobilização é iniciada depois de vários dias, e os exercícios de amplitude de movimento são encorajados para restaurar a mobilidade do punho e dos dedos. O paciente deve retornar para reavaliação dentro de uma semana, quando o profissional poderá avaliar se há reacúmulo de fluido, drenagem persistente ou sinais de infecção.

Referências

Griffin YG, ed. *Essentials of Musculoskeletal Care*, 3rd ed. Rosemont, IL: AAOS; 2005:362-367.

Ho PC, Griffiths J, Lo WN, et al. Current treatment of ganglion of the wrist. *Hand Surg.* 2001;6:49-58.

Hollister AM, Sanders RA, McCann S. The use of MRI in the diagnosis of an occult wrist ganglion cyst. *Orthop Rev.* 1989;18(11):1210-1212.

Pfenninger JL, Fowler GC. *Procedures for Primary Care*, 2nd ed. St. Louis (MO): Mosby; 2003: 1473-1499.

Rouzier P. *The Sports Medicine Patient Advisor: Ganglion Cyst and Ganglionectomy*, 1st ed. Amherst, MA: HBO & Company; 1999:251-254.

Wang AA, Hutchinson DT. Longitudinal observation of pediatric hand and wrist ganglia. *J Hand Surg Am.* 2001(26):599-602.

2008 MAG Mutual Healthcare Solutions, Inc.'s Physicians' Fee and Coding Guide. Duluth, Georgia. MAG Mutual Healthcare Solutions, Inc. 2007.

PARTE XI

Pediatria

CAPÍTULO 118

Circuncisão com *Clamp* de Gomco e Bloqueio Peniano Dorsal

E.J. Mayeaux, Jr., MD, DABFP, FAAFP

A circuncisão é o procedimento mais comumente realizado em meninos com menos de cinco anos de idade*. O *clamp* de Gomco é o instrumento mais utilizado na realização de circuncisões não rituais nos Estados Unidos. Ele é desenhado para esmagar circunferencialmente uma faixa de 1 mm do prepúcio, permitindo a sua remoção hemostática e ao mesmo tempo protegendo a glande. O *clamp* de Gomco é popular em função da facilidade de uso e do seu longo histórico de segurança.

O ritual judeu de circuncisão (*Berit Mila*) data de cinco mil anos, desde a época de Abraão. Normalmente essa cerimônia ocorre no oitavo dia de vida do menino, sendo realizada por um circuncisador ritual conhecido como *mohel*. Os meninos prematuros ou doentes podem ter sua cerimônia adiada até que seja possível realizar a circuncisão sem riscos. Uma boa forma de conhecer as tradições e as opções para as famílias judias é consultar um rabino local.

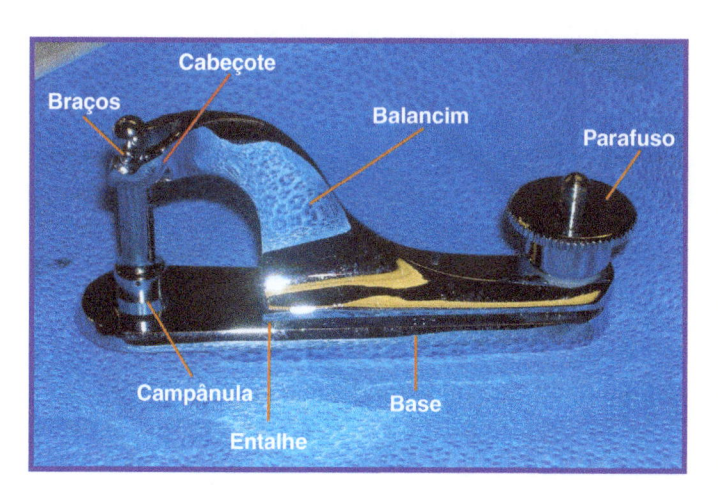

A alimentação da criança é suspensa 1 a 4 horas antes do procedimento para reduzir o risco de aspiração. Em geral, o menino é imobilizado com um dispositivo plástico especialmente moldado. Muitos meninos urinam logo após serem colocados na contenção plástica, e o médico pode ter de mover-se rapidamente para não ser atingido pelo jato. Caso a sala seja fria, é interessante utilizar uma manta sobre a criança.

A anestesia é geralmente obtida por um bloqueio nervoso peniano dorsal. Múltiplos estudos documentam redução da dor percebida pelos neonatos durante a circuncisão de rotina com a utilização do bloqueio peniano dorsal. Uma mistura de 1:10 de bicarbonato de sódio a 1% e lidocaína a 1% pode reduzir a dor causada pelo pH ácido da solução anestésica. Os bloqueios penianos dorsais têm sido realizados desde 1978 sem que tenham sido relatadas complicações na literatura. O problema mais comumente associado é a falha ocasional em obter analgesia adequada. Complicações menores,

---
*N. de R. T. O procedimento é mais comum nos EUA, onde a maioria dos meninos é cincuncisado quando recém-nascido por questões sociais.

como ferimento local, hematoma e sangramento excessivo no local da injeção, são raramente relatadas. O uso de epinefrina é contraindicado em qualquer procedimento que envolva o corpo do pênis. Embora tenha sido provado que o uso tópico de prilocaína e lidocaína (p. ex., EMLA®) é um bom auxiliar, é prudente evitar o uso de prilocaína em crianças com menos de um mês de idade.

Uma das partes mais difíceis do procedimento para os profissionais novatos é determinar a quantidade de prepúcio a ser removida. Normalmente, cerca de dois terços distais do prepúcio são removidos. A quantidade de pele do corpo do pênis que permanecerá após a circuncisão deve ser cuidadosamente avaliada depois de posicionar o instrumento e antes de apertar o parafuso. Caso seja necessário ajustar a quantidade de prepúcio a ser removida depois que o *clamp* de Gomco estiver em posição, soltar o instrumento e empurrar a campânula para longe da base. Caso o prepúcio seja ajustado com o *clamp* de Gomco e a campânula ainda em posição, há risco de que os vasos entre a pele do prepúcio e a mucosa subjacente sejam danificados, causando sangramento.

O pênis deve ser inspecionado após o procedimento em busca de sinais de sangramento ou de falta de união na linha do *clamp* de Gomco. Aplicar um curativo com vaselina ou uma gaze vaselinada na linha do corte, o qual deve ser removido em 12 a 24 horas. A maioria dos berçários exige que o menino urine antes de ser submetido à circuncisão, mas, considerando as complicações durante o procedimento, isso provavelmente não é necessário. É preciso advertir os pais sobre a ocorrência de algum inchaço, sobre a formação de crosta na linha de incisão e sobre a possibilidade de serem encontrados pequenos pontos de sangue na fralda. Pedir que comuniquem a existência de manchas de sangue maiores do que um quarto da fralda ou qualquer sinal de infecção. Em caso de contaminação, a área deve ser limpa gentilmente com sabão e água.

Raras vezes, a glande não é visível nos primeiros 30 minutos após o procedimento. Esse fato indica a existência de "pênis oculto", resultado da remoção inadequada do prepúcio ou da mucosa subjacente. O corpo do pênis e a glande são empurrados para trás, para dentro da gordura escrotal, e o pênis fica encoberto. Não há necessidade de procedimento adicional nesse momento, desde que o menino possa urinar sem problemas. Entretanto, mais tarde pode ser necessário que um urologista realize uma revisão da circuncisão.

A decisão de oferecer ou não a circuncisão para meninos recém-nascidos é muito controversa. A Força Tarefa de Circuncisão da Academia Americana de Pediatria em 2005 reafirmou que a circuncisão em recém-nascidos não é recomendada e que o procedimento não é essencial para o bem-estar imediato da criança. No entanto, existem evidências importantes de que a circuncisão no recém-nascido protege contra câncer peniano, infecção local, fimose, infecção urinária, infecção pelo vírus do papiloma humano (HPV) e infecção pelo vírus da imunodeficiência adquirida (HIV). Um estudo recente concluiu que, de forma geral, após ajustar as variáveis, os homens não circuncidados apresentam um risco até três vezes maior de contrair infecções sexualmente transmissíveis (DSTs) do que os homens circuncidados. A Academia Americana de Médicos de Família recomenda que os médicos discutam os riscos potenciais e os benefícios da circuncisão com todos os pais ou responsáveis legais que estejam considerando o procedimento para seus filhos recém-nascidos.

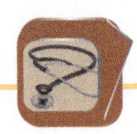

Equipamento

- Sonda de ponta romba
- Duas ou três pinças hemostáticas Kelly retas e pequenas
- Bisturi
- *Clamp* de Gomco

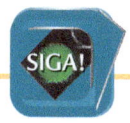

Indicações

- Indicações médicas, inclusive fimose, parafimose, balanite recorrente, condiloma acuminado extenso do prepúcio e carcinoma de células escamosas do prepúcio (todas raras no neonato)
- Solicitação dos pais
- Razões religiosas

Contraindicações

- A circuncisão de rotina é contraindicada na presença de anormalidades uretrais como hipospadias, epispadias ou megauretra (i. e., o prepúcio pode ser necessário para futuro reparo ou reconstrução).
- Menos de 1 cm do corpo do pênis é visível ao puxar para baixo na sua base (i. e., corpo do pênis curto).
- A circuncisão não deve ser realizada até pelo menos 12 horas do nascimento para que se tenha segurança acerca da estabilidade do bebê. A circuncisão em meninos doentes ou prematuros deve ser postergada até que estejam prontos ou recebam alta do hospital.
- Diátese hemorrágica, mielomeningocele, prematuridade severa ou ânus imperfurado.
- Quando há histórico familiar de distúrbio de coagulação, exames laboratoriais apropriados devem ser realizados para identificar qualquer anormalidade desse tipo no bebê.

O Procedimento

Passo 1. Realizar bloqueio nervoso dorsal peniano apreendendo a pele na base do pênis e injetando 0,2 a 0,4 mL de lidocaína a 1% (sem epinefrina) como demonstrado no Capítulo 2. Considerar o uso de um dispositivo/prancha para contenção a fim de restringir suavemente as pernas do bebê durante o procedimento. Posicionar um campo fenestrado sobre o corpo do bebê (mas não sobre sua cabeça).

- **DICA:** Alguns profissionais preferem usar um creme anestésico tópico, como prilocaína a 2,5% e lidocaína a 2,5% (EMLA®) em vez de um bloqueio dorsal.

- **ATENÇÃO:** A anestesia costuma falhar quando não se espera os cinco minutos necessários para que o bloqueio faça efeito. Esse problema pode ser evitado pela administração da anestesia antes da colocação do campo cirúrgico e, então, pela massagem da área enquanto se espera os cinco minutos necessários para o máximo efeito anestésico.

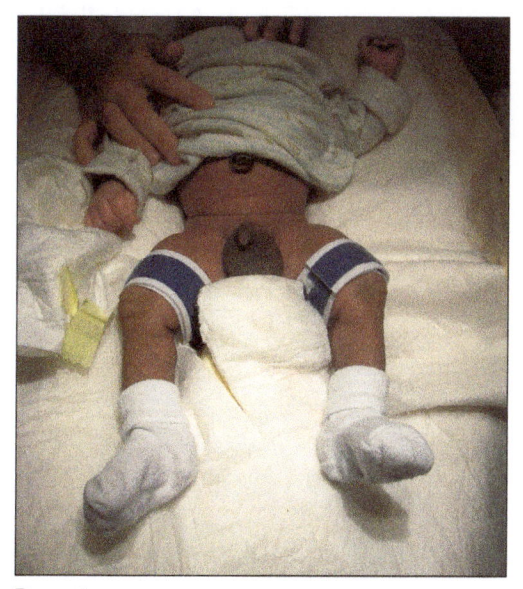

Passo 1

Passo 2. Limpar o pênis, o escroto e a virilha com uma solução de iodopovidona ou clorexidina e posicionar um campo estéril sobre a área. Inspecionar o bebê em busca de anormalidades evidentes. Uma chupeta molhada em solução com 25% de sacarose parece reduzir o desconforto do bebê.

- ■ **DICA:** A clorexidina pode ser a melhor solução preparatória nesse caso, irritando menos os tecidos. Ver Apêndice E.

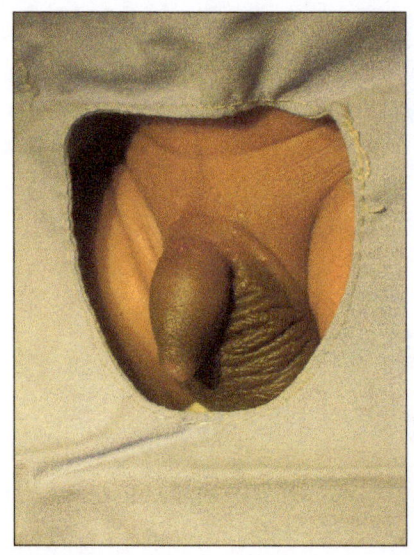

Passo 2

Passo 3. O tamanho da campânula do *clamp* de Gomco utilizada na circuncisão deve ser selecionado com base no diâmetro da glande (e não na extensão do corpo do pênis). A campânula deve ser grande o suficiente para cobrir por inteiro a glande peniana sem distender demasiadamente o prepúcio.

- ■ **ATENÇÃO:** Se a campânula for muito pequena, não protegerá adequadamente a glande e poderá provocar a remoção deficiente de prepúcio.
- ■ **ATENÇÃO:** Verificar a base, o balancim e a campânula do *clamp* de Gomco para assegurar seu encaixe perfeito. A campânula e a base de um instrumento de 1,45 cm se fecham, mas não selam a pele apropriadamente quando utilizadas com um balancim do conjunto de 1,3 cm. É preciso verificar a inexistência de defeitos em todas as partes.

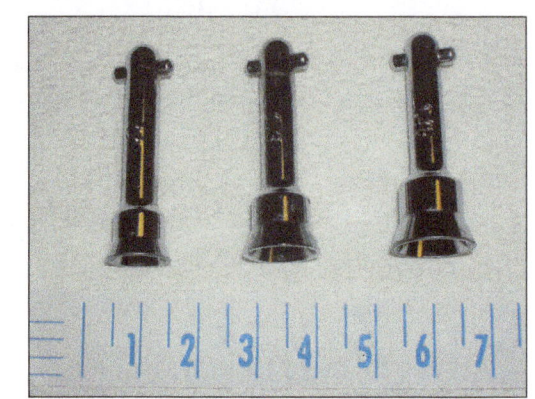

Passo 3

Passo 4. Apreender a extremidade do prepúcio em ambos os lados da linha média dorsal, nas posições de 10 e 2 horas, utilizando duas pinças hemostáticas. Cuidado para não apreender inadvertidamente a glande e o meato uretral.

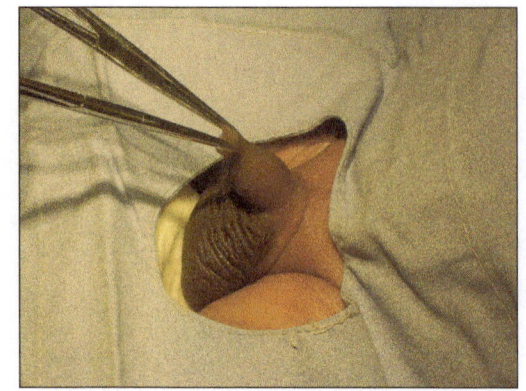

Passo 4

Passo 5. Inserir com cuidado uma pinça hemostática fechada ou sonda romba no interior do anel prepucial e separar o prepúcio da glande até o nível da coroa. Deslizar o instrumento para os lados direito e esquerdo para romper as adesões entre a camada interna de mucosa e a glande. Ter o cuidado de evitar o frênulo ventral, pois a sua ruptura provoca sangramento.

- **ATENÇÃO:** A não liberação completa das adesões mucosas da glande é a causa mais comum de resultados estéticos deficientes. Se as adesões não forem completamente separadas, será removida quantidade insuficiente de mucosa, podendo ocorrer fimose como consequência.

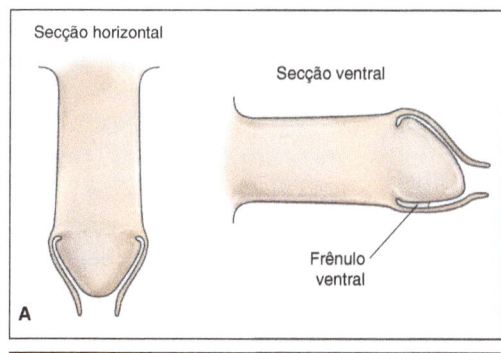

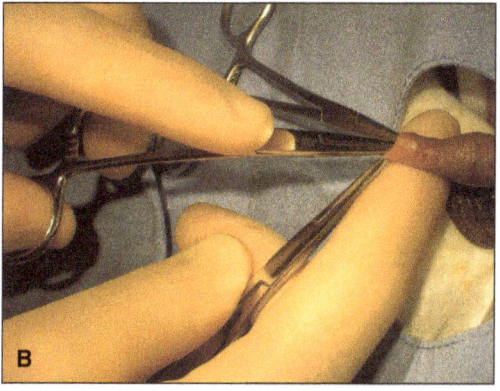

Passo 6. Criar uma linha de esmagamento no aspecto dorsal do prepúcio utilizando uma pinça hemostática reta.

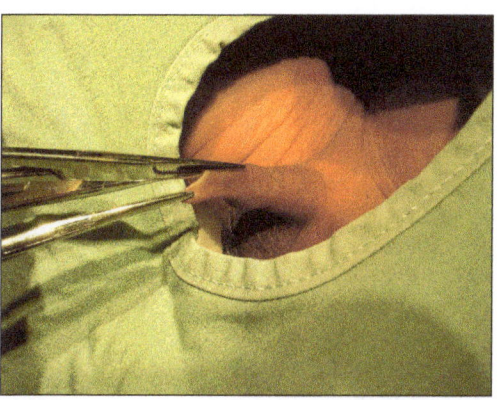

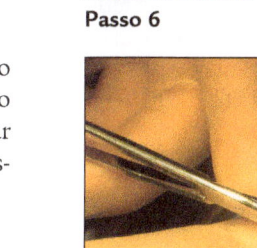

Passo 7. Cortar a pele esmagada com a tesoura, cuidando para preservar a glande. O corte deve ser realizado no centro da linha de esmagamento para evitar sangramento, o que ocorrerá caso o corte seja desviado lateralmente.

Passo 8. Concluir rompendo qualquer adesão remanescente entre a glande e o prepúcio ao redor de toda a coroa, exceto no frênulo. Examinar o pênis certificando-se da ausência de hipospadias ou megameato.

- **ATENÇÃO:** Verificar se a linha de esmagamento está longe o suficiente sobre o sulco coronal para que seja completamente removido na circuncisão. Caso o corte se estenda demasiado na direção do corpo do pênis, a porção proximal da incisão (ápice) não pode ser colocada no interior do *clamp* de Gomco.

- **ATENÇÃO:** Caso estejam presentes hipospadias ou megameato, encerrar o procedimento, pois o reparo subsequente dessas anormalidades congênitas pode exigir o emprego do tecido do prepúcio.

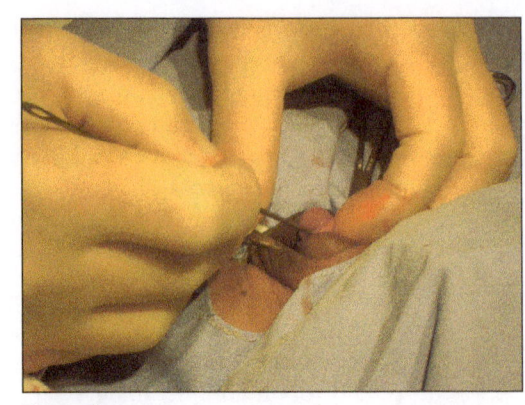

Passo 9. Inserir a campânula do *clamp* de Gomco sob o prepúcio e sobre a glande. Juntar por cima da campânula as duas pinças hemostáticas que estão segurando as extremidades do prepúcio. Colocar mais uma pinça hemostática diretamente através do orifício da base. A seguir, utilizar a pinça hemostática para juntar as extremidades da fenda dorsal sobre a parte externa da campânula e remover as outras pinças.

- **DICA:** Caso ocorra sangramento, é melhor dar seguimento ao procedimento, pois, uma vez posicionado o *clamp* de Gomco, cessará o sangramento da fenda dorsal.

- **DICA:** Se o sangramento interferir com a continuidade do procedimento, pode-se utilizar uma pinça hemostática para criar uma segunda linha de esmagamento sobre a região do sangramento.

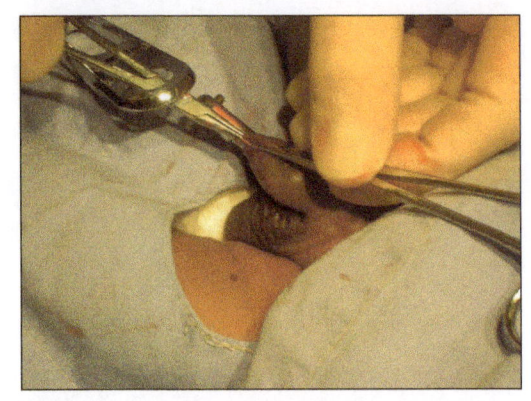

Passo 10. Puxar a pinça hemostática, o prepúcio e a haste da campânula através do orifício da base. Cuidar para que quantidades iguais de mucosa e prepúcio sejam passadas pelo orifício da base.

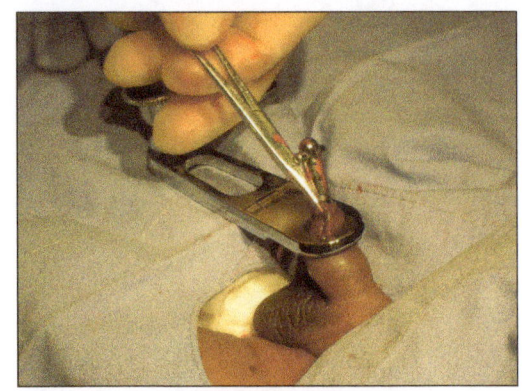

Passo 11. Como alternativa, pode-se inserir um pequeno alfinete de segurança através de ambas as extremidades da fenda dorsal, juntando-as sobre a parte externa da campânula. O alfinete de segurança pode ser passado pelo orifício da base juntamente com a haste da campânula.

- **ATENÇÃO:** É preciso cautela para não provocar, inadvertidamente, lesão em si próprio ou na criança com a ponta do alfinete de segurança.

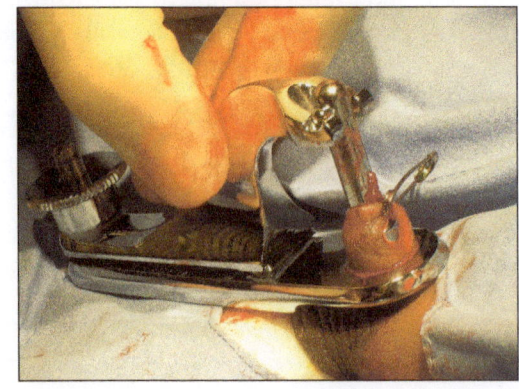

Passo 12. Determinar se a quantidade de prepúcio acima da base é apropriada para remoção e que o remanescente de pele no corpo do pênis é adequado. A quantidade e a simetria da pele ainda podem ser ajustadas nesse momento. O balancim do *clamp* de Gomco é então conectado e passado ao redor do entalhe da base. Os braços da campânula são assentados no cabeçote, e o parafuso é apertado, esmagando o prepúcio entre a campânula e a base. Deixar o instrumento no local por cinco minutos.

- ■ ATENÇÃO: Cuidar para que o ápice da fenda dorsal esteja visível acima da base antes de colocar os braços no cabeçote e excisar o prepúcio.

- ■ ATENÇÃO: Cuidar para que o balancim esteja bem encaixado no entalhe da base. O instrumento pode ser apertado fora do entalhe, mas dessa forma não ocorrerá um bom selamento da pele, havendo risco de causar esfolamento.

Passo 13. Encostar uma lâmina de bisturi na base e cortar sobre a linha de esmagamento.

- ■ ATENÇÃO: Cortar o prepúcio de forma angulada na base pode causar ruptura da linha de esmagamento, provocando sangramento.

- ■ ATENÇÃO: Nunca se deve utilizar um eletrocautério com o *clamp* de Gomco, pois a corrente elétrica pode ser transmitida por todo o pênis através do instrumento metálico, resultando em necrose peniana.

Passo 14. Afrouxar o parafuso e remover a parte superior e a base da campânula. A pele do corpo do pênis fica aderida na campânula, mas pode ser removida com uma gaze ou uma sonda romba. O pênis deve ser examinado após o procedimento em busca de sinais de sangramento.

Passo 15. Aplicar uma compressa com vaselina ou uma gaze vaselinada sobre a linha de corte. Outro procedimento calmante que pode ser realizado é colocar a criança sem roupa de encontro ao peito da mãe (contato direto pele a pele) logo após o procedimento.

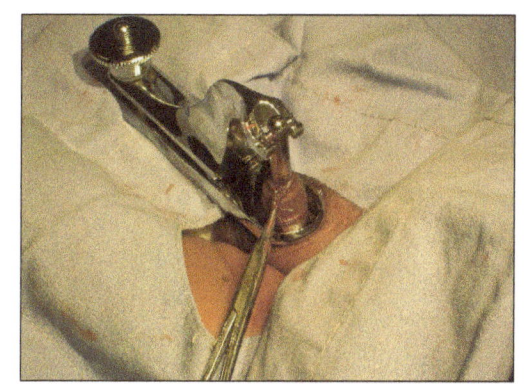

Passo 12

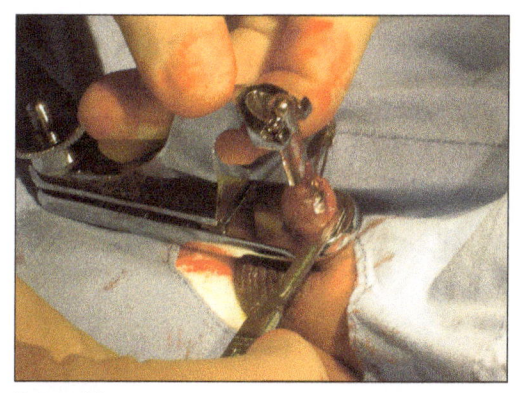

Passo 13

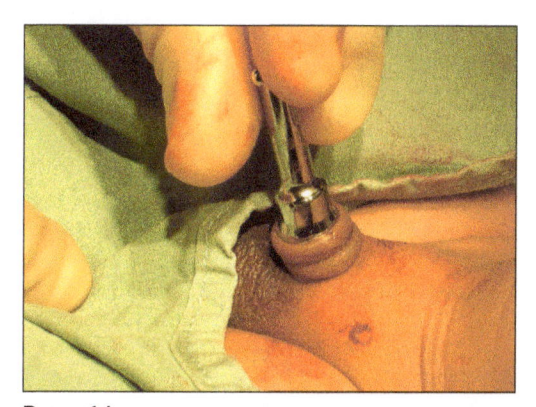

Passo 14

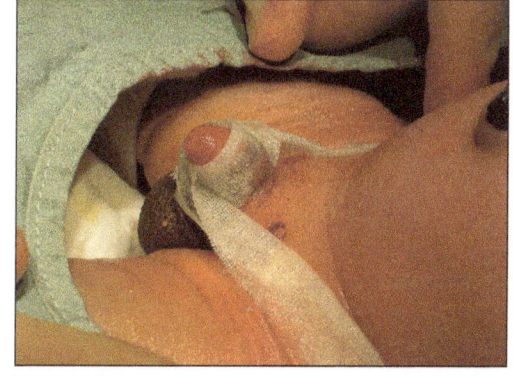

Passo 15

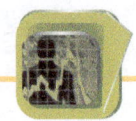

Complicações

- Dor, infecção, sangramento
- Fimose ou retenção em anel (bloqueio urinário secundário ao inchaço)
- Pênis oculto
- Não união da linha de esmagamento da pele (lesão de esfolamento)
- Estenose uretral, fístula uretrocutânea, formação de hipospadias e epispadias, fasciite necrotizante, amputação peniana e necrose (todas muito raras)

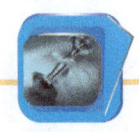

Considerações pediátricas

Crianças maiores de seis anos recebem dosagens como adultos, exceto pelo fato de a dose máxima se basear no peso. A dose máxima recomendada de lidocaína em crianças é de 3 a 5 mg/kg, e 7 mg/kg quando combinada com epinefrina. Observar que a lidocaína a 1% consiste em 10 mg/mL. Crianças de 6 meses a 3 anos apresentam o mesmo volume de distribuição e meia-vida de eliminação que os adultos. Os recém-nascidos apresentam um volume de distribuição maior, depuração hepática reduzida e meia-vida de eliminação terminal dobrada (3,2 horas).

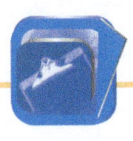

Instruções pós-procedimentos

- Os pacientes podem ser banhados novamente dentro de 24 horas após o procedimento.
- Aplicar pomada antibiótica após cada troca de fraldas para prevenir infecção e adesões.
- Relatar quaisquer sinais de infecção ao médico responsável.

Referências

Anderson GF. Circumcision. *Pediatr Ann.* 1989;18:205–213.
Castellsagué X, Bosch FX, Muñoz N, et al. Male circumcision, penile human papillomavirus infection, and cervical cancer in female partners. *N Engl J Med.* 2002;346:1105–1112.
Fergusson DM, Boden JM, Horwood LJ. Circumcision status and risk of sexually transmitted infection in young adult males: an analysis of a longitudinal birth cohort. *Pediatrics.* 2006:118;1971–1977.
Fontaine P, Dittberner D, Scheltema KE. The safety of dorsal penile nerve block for neonatal circumcision. *J Fam Pract.* 1994;39:243–244.
Holman JR, Lewis EL, Ringler RL. Neonatal circumcision techniques. *Am Fam Physician.* 1995;52:511–518.
Lander J, Brady-Fryer B, Metcalf JB, et al. Comparison of ring block, dorsal penile nerve block, and topical anesthesia for neonatal circumcision. *JAMA.* 1997;278:2157–2162.
Laumann EO, Masi CM, Zuckerman EW. Circumcision in the United States: prevalence, prophylactic effects, and sexual practice. *JAMA.* 1997;277:1052–1057.
Lawler FH, Basonni RS, Holtgrave DR. Circumcision: a decision analysis of its medical value. *Fam Med.* 1991;23:587–593.
Mallon E, Hawkins D, Dinneen M, et al. Circumcision and genital dermatoses. *Arch Dermatol.* 2000;136:350–354.
Niku SD, Stock JA, Kaplan GW. Neonatal circumcision. *Common Problems Pediatr Urol.* 1995;22:57–65.
Peleg D, Steiner A. The Gomco circumcision: common problems and solutions. *Am Fam Physician.* 1998;58:891–898.
Tiemstra JD. Factors affecting the circumcision decision. *J Am Board Fam Pract.* 1999;12:16–20.
2008 MAG Mutual Healthcare Solutions, Inc.'s Physicians' Fee and Coding Guide. Duluth, Georgia. MAG Mutual Healthcare Solutions, Inc. 2007.

CAPÍTULO 119

Circuncisão com *Clamp* de Mogen

E.J. Mayeaux, Jr., MD, DABFP, FAAFP
Sandra M. Sulik, MD, MS, FAAFP

O povo judeu vem realizando circuncisões rituais ao longo dos últimos quatro mil anos. O método a ser utilizado nas circuncisões rituais não está especificado na Torá ou na Bíblia. O *clamp* de Mogen foi inventado em 1954 pelo Rabino Harry Bronstein, um *mohel* (um rabino que realiza circuncisões) do Brooklyn. Durante muitos anos, ele foi utilizado apenas nas circuncisões de rituais judaicos, em uma cerimônia denominada *bris*. Atualmente, os médicos estão utilizando o instrumento com mais frequência no ambiente hospitalar em circuncisões de recém-nascidos.

Um *clamp* de Mogen em funcionamento correto não se abre além de 3 mm, minimizando o risco de prender a glande. Ele se fecha com bastante força, concentrado ao longo de uma estreita linha de esmagamento. Embora seja comumente confundido com uma guilhotina, ele não tem poder de cortar, apenas realiza esmagamento. De fato, "Mogen" em iídiche significa "escudo", e o *clamp* de Mogen protege a glande da lâmina do bisturi.

O *clamp* de Mogen apresenta baixa incidência de complicações e exige poucos instrumentos cirúrgicos em comparação com outros métodos. O tempo cirúrgico é curto, em geral menor do que 10 minutos, quando o procedimento é realizado por um profissional experiente. Há bom controle da quantidade de prepúcio removida, o que faz com que o *clamp* de Mogen possa ser utilizado em pênis pequenos. O processo inflamatório normalmente inicia sua resolução em 72 horas.

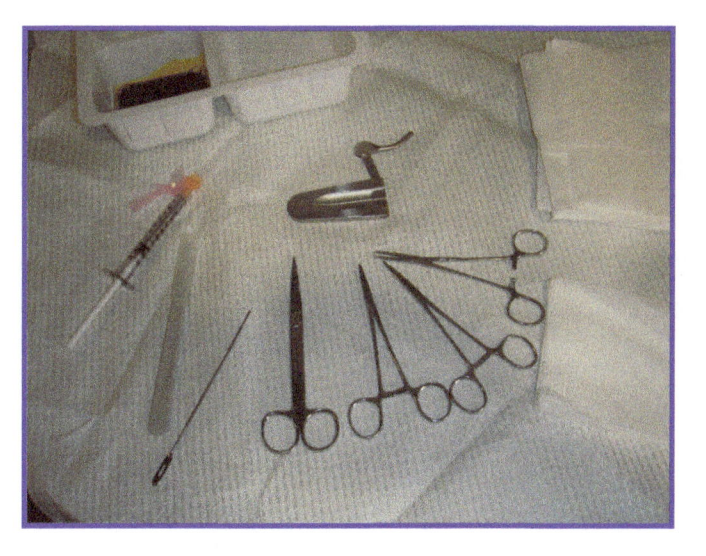

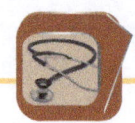

Equipamento

- Sonda de ponta romba
- Uma ou duas pinças hemostáticas Kelly retas e pequenas
- Bisturi
- *Clamp* de Mogen
- Tesouras

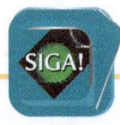

Indicações

- Indicações médicas, inclusive fimose, parafimose, balanite recorrente, condiloma acuminado extenso do prepúcio e carcinoma de células escamosas do prepúcio (todas raras no neonato)
- Solicitação dos pais
- Razões religiosas

Contraindicações

- A circuncisão de rotina é contraindicada na presença de anormalidades uretrais como hipospadias, epispadias ou megauretra (i. e., o prepúcio pode ser necessário para futuro reparo ou reconstrução).
- Menos de 1 cm do corpo do pênis é visível ao puxar para baixo na sua base (i. e., corpo do pênis curto).
- A circuncisão não deve ser realizada até pelo menos 12 horas do nascimento para que se tenha segurança acerca da estabilidade do bebê. A circuncisão em meninos doentes ou prematuros deve ser postergada até que estejam prontos ou recebam alta do hospital.
- Diátese hemorrágica, mielomeningocele, prematuridade severa ou ânus imperfurado.
- Quando há histórico familiar de distúrbio de coagulação, exames laboratoriais apropriados devem ser realizados para identificar qualquer anormalidade desse tipo no bebê.

O Procedimento

Passo 1. O primeiro passo de qualquer circuncisão é um bloqueio dorsal anelar. O bloqueio dorsal peniano utilizando cerca de 1 mL de lidocaína a 1% com agulha 30G fornece uma excelente anestesia. Considerar o uso de um dispositivo para contenção para manter as pernas do bebê imóveis durante o procedimento. Cobrir o corpo do bebê com um campo fenestrado (mas não a cabeça).

- **DICA:** Alguns profissionais preferem usar um creme anestésico tópico, como prilocaína a 2,5% e lidocaína a 2,5% (EMLA®), em vez de um bloqueio dorsal.

- **ATENÇÃO:** A anestesia costuma falhar quando não se espera os cinco minutos necessários para que o bloqueio faça efeito. Esse problema pode ser evitado pela administração da anestesia antes da colocação do campo cirúrgico e, então, pela massagem da área enquanto se espera os cinco minutos necessários para o máximo efeito anestésico.

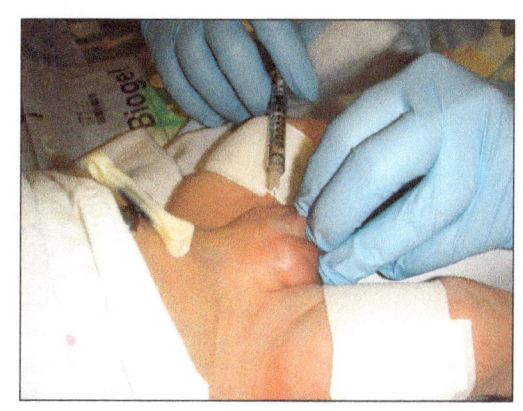

Passo 1

Passo 2. Limpar o pênis, o escroto e a virilha com uma solução de iodopovidona ou clorexidina e posicionar um campo estéril sobre a área. Inspecionar o bebê em busca de anormalidades evidentes. Uma chupeta molhada em solução com 25% de sacarose parece reduzir o desconforto do bebê.

- **DICA:** A clorexidina pode ser a melhor solução preparatória nesse caso, irritando menos os tecidos. Ver Apêndice E.

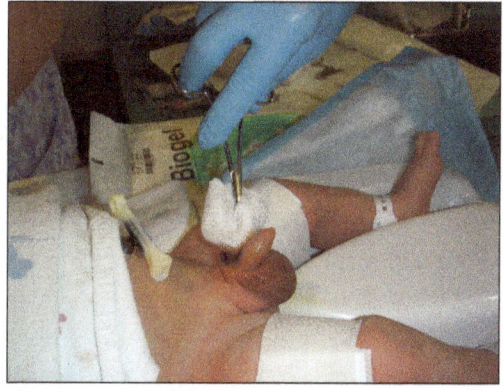

Passo 2

Passo 3. A extremidade dorsal do prepúcio é apreendida com uma pinça hemostática fina para tração, e outra pinça ou sonda é usada para abrir o plano entre a glande e o prepúcio até a coroa. Manter a ponta da pinça de dissecção sempre tensionando a pele durante toda a manobra – mantendo a pinça hemostática fora da uretra. A área ventral não é dissecada para evitar o sangramento da artéria do frênulo.

- **ATENÇÃO:** Proteger o frênulo deslizando a pinça hemostática lateralmente para a esquerda e a direita, e não circularmente.

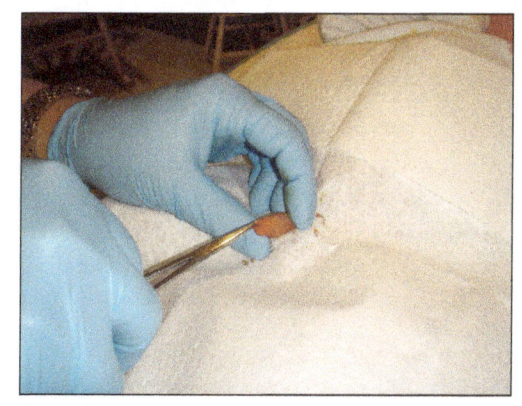

Passo 3

Passo 4. Colocar outra pinça hemostática na linha média distal com sua ponta cerca de 3 mm antes da coroa e prendê-la no local para criar uma linha de esmagamento.

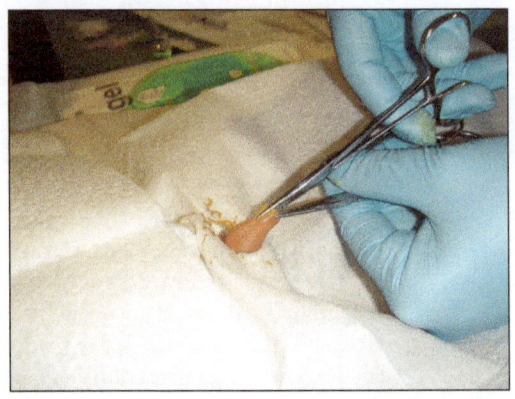

Passo 4

Passo 5. Cortar a pele esmagada com uma tesoura, cuidando para preservar a glande. O corte deve proceder em direção ao centro da linha de esmagamento para evitar sangramento, que ocorrerá caso o corte se desvie lateralmente. Utilizar uma sonda de ponta romba para liberar as adesões até a coroa e então puxar o prepúcio novamente por sobre a glande.

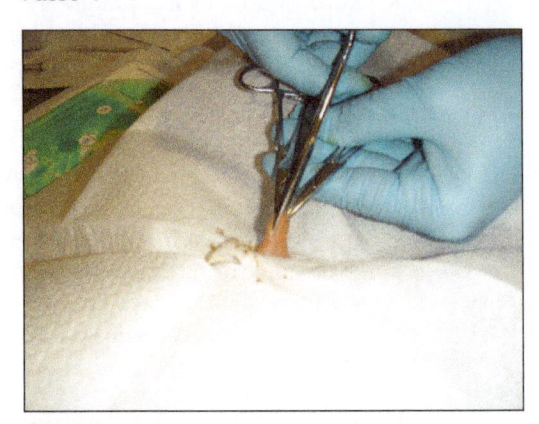

Passo 5

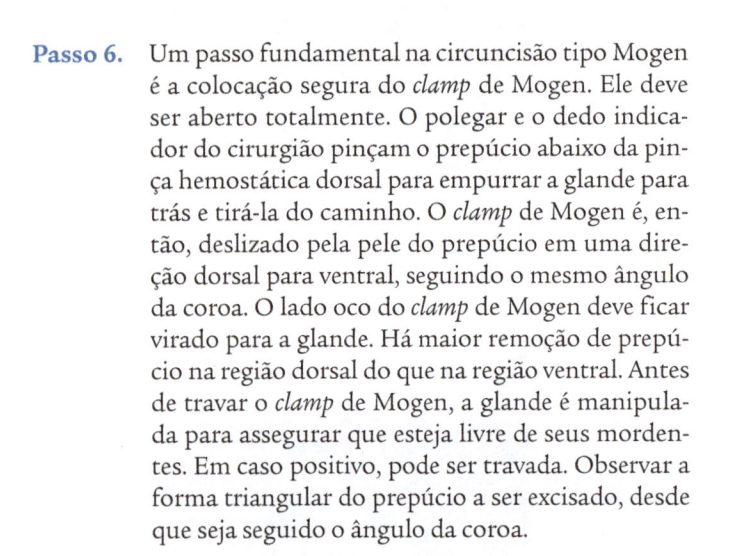

Passo 6. Um passo fundamental na circuncisão tipo Mogen é a colocação segura do *clamp* de Mogen. Ele deve ser aberto totalmente. O polegar e o dedo indicador do cirurgião pinçam o prepúcio abaixo da pinça hemostática dorsal para empurrar a glande para trás e tirá-la do caminho. O *clamp* de Mogen é, então, deslizado pela pele do prepúcio em uma direção dorsal para ventral, seguindo o mesmo ângulo da coroa. O lado oco do *clamp* de Mogen deve ficar virado para a glande. Há maior remoção de prepúcio na região dorsal do que na região ventral. Antes de travar o *clamp* de Mogen, a glande é manipulada para assegurar que esteja livre de seus mordentes. Em caso positivo, pode ser travada. Observar a forma triangular do prepúcio a ser excisado, desde que seja seguido o ângulo da coroa.

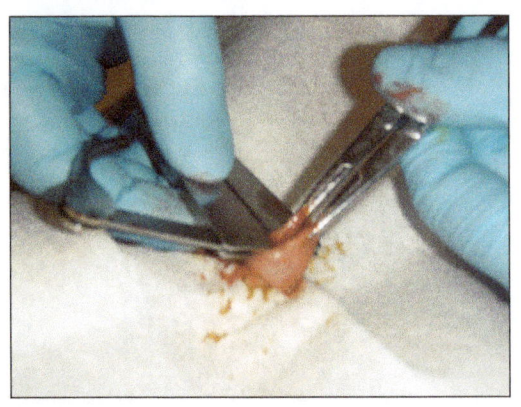

Passo 6

- **DICA:** Os *clamp* de Mogen precisam ser examinados periodicamente para garantir que sua abertura não seja maior do que 3 mm, devendo ser enviados para reparo ou descartados, caso se abram mais do que isso.

Passo 7. Uma vez travado o *clamp* de Mogen, o prepúcio é excisado em alinhamento com a superfície plana do instrumento utilizando uma lâmina de bisturi nº 10 montada. O instrumento é deixado em posição por um minuto para assegurar a hemostasia e então destravado e removido. A linha de esmagamento cobre a glande completamente com a pele do corpo do pênis.

- **DICA:** Caso a criança tenha mais de seis meses, o *clamp* de Mogen deve permanecer fechado por, no mínimo, cinco minutos.

- **ATENÇÃO:** Caso o *clamp* de Mogen seja removido prematuramente, as bordas esmagadas podem se separar e iniciar um sangramento. Se isso acontecer, suturar as margens do tecido, com cuidado para evitar pontos profundos que possam penetrar a glande, a uretra ou o corpo do pênis. Se ocorrer separação de toda a borda, realizar sutura por quadrante e fechar com pontos simples interrompidos.

Passo 8. A glande é liberada através da tração do polegar nas posições de 3 e 9 horas, puxando e separando a linha de esmagamento.

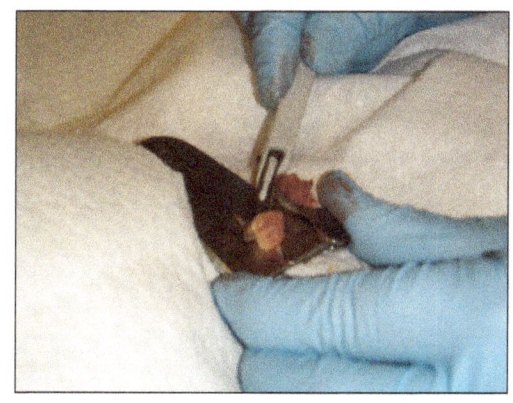

Passo 7

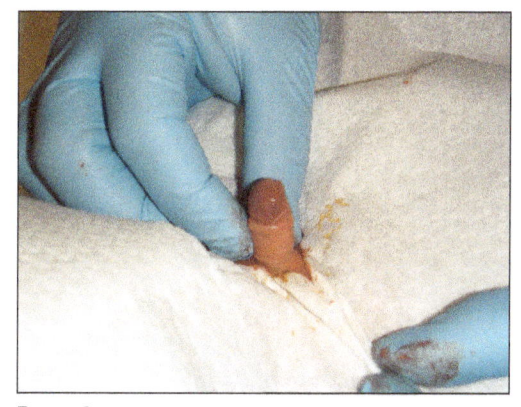

Passo 8

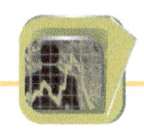

Complicações

- Dor, infecção, sangramento
- Fimose ou retenção em anel (bloqueio urinário secundário ao inchaço)
- Pênis oculto
- Não união da linha de esmagamento da pele (lesão de esfolamento)
- Estenose uretral, fístula uretrocutânea, formação de hipospadias e epispadias, fasciite necrotizante, amputação peniana e necrose (todas muito raras)

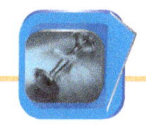

Considerações pediátricas

Crianças maiores de seis anos recebem dosagens como adultos, exceto pelo fato de a dose máxima se basear no peso. A dose máxima recomendada de lidocaína em crianças é de 3 a 5 mg/kg, e 7 mg/kg quando combinada com epinefrina. Observar que a lidocaína a 1% consiste em 10 mg/mL. Crianças de 6 meses a 3 anos apresentam o mesmo volume de distribuição e meia-vida de eliminação que os adultos. Os recém-nascidos apresentam um volume de distribuição maior, depuração hepática reduzida e meia-vida de eliminação terminal dobrada (3,2 horas).

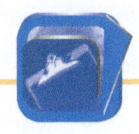

Instruções pós-procedimento

- Os pacientes podem ser banhados novamente dentro de 24 horas após o procedimento.
- Aplicar pomada antibiótica após cada troca de fraldas para prevenir infecção e adesões.
- Relatar quaisquer sinais de infecção ao médico responsável.

Referências

Holve RL, Bromberger PJ, Groveman HD, et al. Regional anesthesia during newborn circumcision: effect on infant pain response. *Clin Pediatr.* 1983;22:813-818.
Kaplan GW. Complications of circumcision. *Urol Clin North Am.* 1983;10:543-549.
Kaweblum YA, Press S, Kogan L, et al. Circumcision using the mogen clamp. *Clin Pediatr.* 1984;23:679-682.
Reynolds RD. Use of the Mogen clamp for neonatal circumcision. *Am Fam Phys.* 1996; 54:177-182.
Schlosberg C. Thirty years of ritual circumcisions. *Clin Pediatr.* 1971;10:205-209.
2008 MAG Mutual Healthcare Solutions, Inc.'s Physicians' Fee and Coding Guide. Duluth, Georgia. MAG Mutual Healthcare Solutions, Inc. 2007.

CAPÍTULO 120

Circuncisão com Dispositivo Plastibell

E.J. Mayeaux, Jr., MD, DABFP, FAAFP

A prática da circuncisão em meninos precede a história escrita. Provavelmente é a operação mais comum da cirurgia mundial. Em todo o mundo, milhões de circuncisões são realizadas por motivos religiosos e culturais. Os meninos muçulmanos e judeus são submetidos rotineiramente a circuncisões religiosas.

O procedimento com o dispositivo Plastibell foi introduzido primeiramente nos Estados Unidos, mas se tornou o método mais comum para circuncisões na Inglaterra. Ele apresenta mais de 45 anos de uso clínico bem-sucedido, o que demonstra sua segurança e eficácia. A ligadura minimiza o sangramento e elimina a necessidade de curativos pós-operatórios. O desenho do Plastibell dá uma boa segurança à ligadura, protege a glande e permite a inspeção visual através do dispositivo. Os resultados estéticos conseguidos com o Plastibell se assemelham aos dos outros métodos. Um estudo realizado na Inglaterra por Palit e colaboradores encontrou uma taxa de satisfação de 96% com o uso desse dispositivo.

O dispositivo Plastibell é fornecido em embalagens individuais pré-esterilizadas. É comercializado em seis tamanhos diferentes: 1,1; 1,2; 1,3; 1,4; 1,5 e 1,7 cm. Por ser descartável, elimina a necessidade de esterilização apresentada pelos dispositivos de aço inoxidável. Ele também elimina o potencial problema de perda de partes ou falta de encaixe entre elas, o que pode ocorrer nos outros sistemas. É importante determinar o tamanho aproximado do dispositivo, pois um tamanho muito pequeno pode causar o estrangulamento e a necrose do tecido, e um tamanho muito grande pode resultar na remoção excessiva de prepúcio. O sino/campânula deve ter o tamanho suficiente para cobrir por inteiro a glande do pênis sem distender demasiadamente a pele do prepúcio.

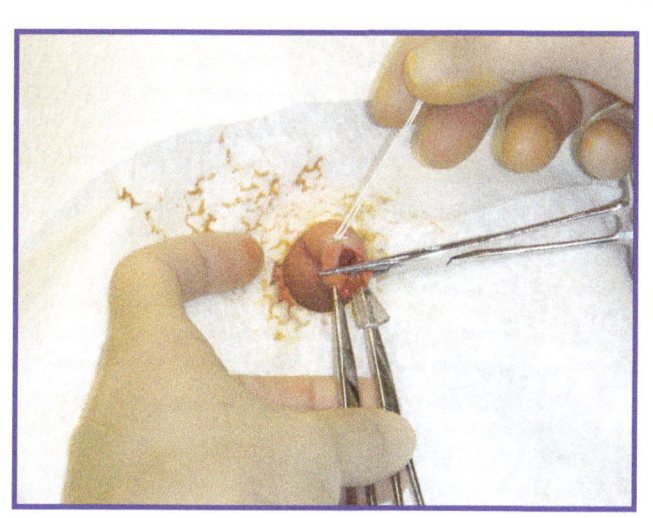

A forma do cabo é diferente para cada tamanho. Isso facilita a identificação de cada um deles. O cabo permite o fácil posicionamento da campânula. A ligadura aplicada sobre a campânula com uma reentrância corta completamente a circulação, de forma que não há uma ferida aberta por onde possa escapar sangue. Não há necessidade de curativo ou de qualquer cuidado pós-operatório especial. Após a realização do procedimento, o cabo pode ser facilmente desencaixado. Nenhuma parte da campânula remanescente se projeta além da glande, eliminando a possibilidade de pressão ou necrose. A eliminação de urina não é afetada e as trocas de fralda podem proceder normalmente.

As complicações do Plastibell são estimadas em 2 a 3%. Em sua maioria são de pequeno porte, associadas a sangramento. Também há relatos de pequeno aumento nas infecções em comparação com outros métodos. No entanto, raros são os casos documentados de complicações significativas – podendo incluir fasciite necrotizante, retenção de urina e necrose isquêmica da glande.

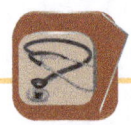

Equipamento

- Campo estéril
- Duas pinças pequenas
- Uma sonda
- Duas tesouras
- Material para preparação do campo (ver Apêndice E)
- O dispositivo Plastibell e ligadura (barbante)

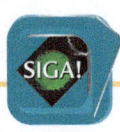

Indicações

- Indicações médicas, inclusive fimose, parafimose, balanite recorrente, condiloma acuminado extenso do prepúcio e carcinoma de células escamosas do prepúcio (todas raras no neonato)
- Solicitação dos pais
- Razões religiosas

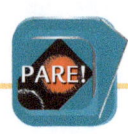

Contraindicações

- A circuncisão de rotina é contraindicada na presença de anormalidades uretrais como hipospadias, epispadias ou megauretra (i. e., o prepúcio pode ser necessário para futuro reparo ou reconstrução).
- Menos de 1 cm do corpo do pênis é visível ao puxar para baixo na sua base (i. e., corpo do pênis curto).
- A circuncisão não deve ser realizada até pelo menos 12 horas do nascimento para que se tenha segurança acerca da estabilidade do bebê. A circuncisão em meninos doentes ou prematuros deve ser postergada até que estejam prontos ou recebam alta do hospital.
- Diátese hemorrágica, mielomeningocele, prematuridade severa ou ânus imperfurado.
- Quando há histórico familiar de distúrbio de coagulação, exames laboratoriais apropriados devem ser realizados para identificar qualquer anormalidade desse tipo no bebê.

O Procedimento

Passo 1. Preparar a área com álcool e injetar lidocaína a 1% (sem epinefrina) realizando um bloqueio peniano dorsal (ver Capítulo 2). Considerar o uso de um dispositivo/prancha para contenção a fim de restringir suavemente as pernas do bebê durante o procedimento. Limpar o pênis, o escroto e a área da virilha com uma solução de iodopovidona ou clorexidina e posicionar um campo estéril (ver Apêndice E). Examinar o bebê em busca de anormalidades anatômicas evidentes. Posicionar um campo fenestrado sobre o corpo do bebê (mas não sobre sua cabeça).

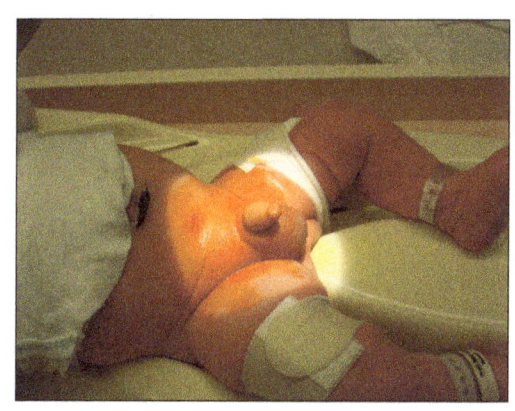

- ■ **DICA:** Alguns profissionais preferem usar um creme anestésico tópico, como prilocaína a 2,5% e lidocaína a 2,5% (EMLA®), em vez de um bloqueio dorsal.

- ■ **DICA:** Utilizar uma chupeta embebida em solução de sacarose a 25% para reduzir o desconforto e o choro do bebê.

- ■ **ATENÇÃO:** A anestesia costuma falhar quando não se espera os cinco minutos necessários para que o bloqueio faça efeito. Esse problema pode ser evitado pela administração da anestesia antes da colocação do campo cirúrgico e, então, pela massagem da área enquanto se espera os cinco minutos necessários para o máximo efeito anestésico.

Passo 2. Apreender a extremidade do prepúcio em ambos os lados da linha média dorsal, nas posições de 10 e 2 horas, utilizando duas pinças hemostáticas. Cuidado para não apreender inadvertidamente a glande e o meato uretral.

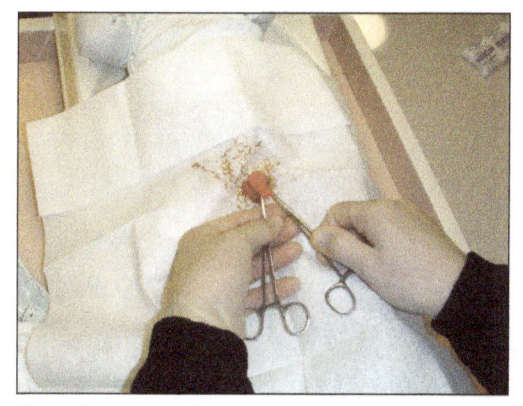

Passo 3. Inserir com cuidado uma pinça hemostática fechada ou sonda romba no interior do anel prepucial e separar o prepúcio da glande até o nível da coroa. Deslizar o instrumento para os lados direito e esquerdo para romper as adesões entre a camada interna de mucosa e a glande. Ter o cuidado de evitar o frênulo ventral, pois a sua ruptura provoca sangramento. Criar uma linha de esmagamento no aspecto dorsal do prepúcio utilizando uma pinça hemostática reta.

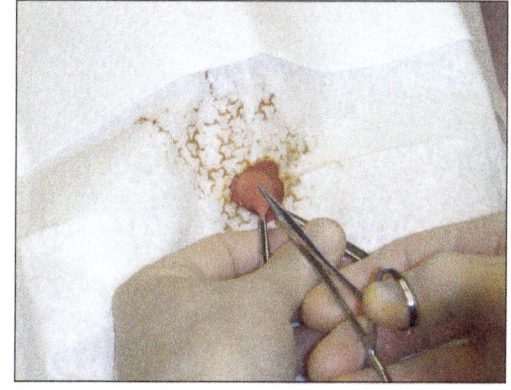

Passo 4. Cortar a pele esmagada com a tesoura, cuidando para preservar a glande. O corte deve proceder em direção ao centro da linha de esmagamento para evitar sangramento, que ocorrerá caso o corte se desvie lateralmente.

Passo 5. Concluir rompendo qualquer adesão remanescente entre a glande e o prepúcio ao redor de toda a coroa, exceto no frênulo. Examinar o pênis certificando-se da ausência de hipospadias ou megameato. Selecionar o tamanho apropriado do Plastibell. O encaixe adequado se dá quando a campânula se encaixa até a metade da glande. Colocar o Plastibell sobre a glande.

- **ATENÇÃO:** Verificar se a linha de esmagamento está longe o suficiente sobre o sulco coronal para que seja completamente removida na circuncisão. Caso o corte se estenda demasiado na direção do corpo do pênis, a porção proximal da incisão (ápice) não pode ser colocada no interior do dispositivo.

- **ATENÇÃO:** Caso estejam presentes hipospadias ou megameato, encerrar o procedimento, pois o reparo subsequente dessas anormalidades congênitas pode exigir o emprego do tecido do prepúcio.

Passo 6. Caso a campânula tenda a deslizar para fora do prepúcio, cruzar as pinças ou colocar mais uma através do topo do prepúcio e do cabo do Plastibell.

Passo 7. Apertar bem o barbante na ranhura visível no Plastibell. Ele não deve escorregar para nenhuma direção quando bem apertado.

- **ATENÇÃO:** O posicionamento incorreto da ligadura pode aumentar as complicações decorrentes de sangramento.

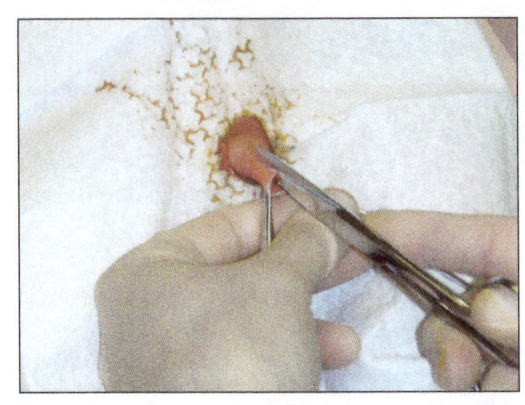

Passo 4

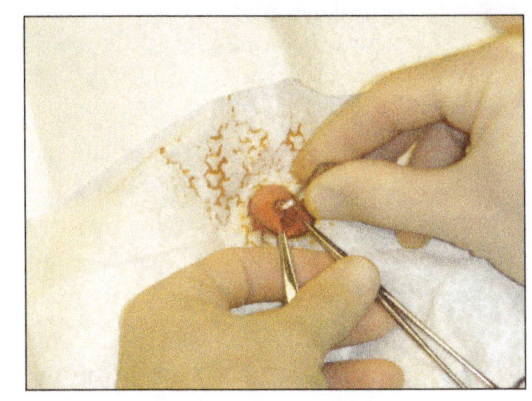

Passo 5

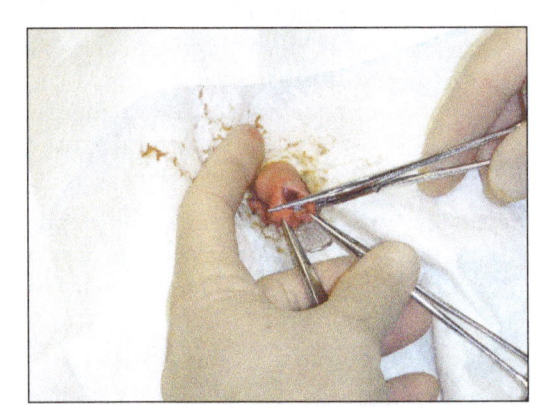

Passo 6

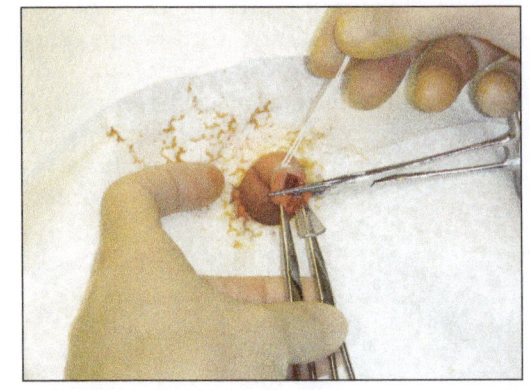

Passo 7

Passo 8. Após aguardar um minuto, cortar o prepúcio logo acima da ligadura.

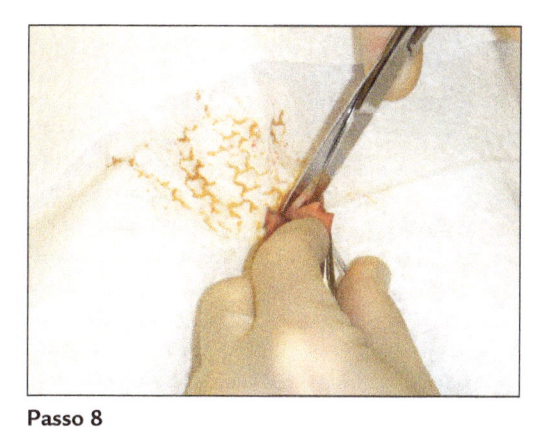

Passo 8

Passo 9. Desencaixar o cabo, deixando a campânula em posição.

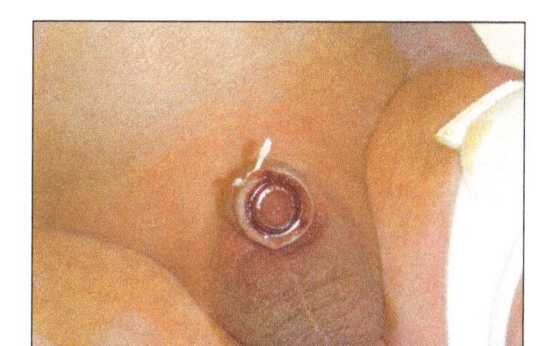

Passo 9

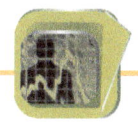

Complicações

- Dor, infecção, sangramento
- Fimose ou retenção em anel (bloqueio urinário secundário ao inchaço)
- Estenose uretral, fístula uretrocutânea, formação de hipospadias e epispadias, fasciite necrotizante, amputação peniana e necrose (todas muito raras)
- Separação precoce
- Caso o anel deslize abaixo da glande, pode haver congestão venosa e necrose
- Migração do anel, separação incompleta ou separação tardia
- Remoção excessiva de prepúcio

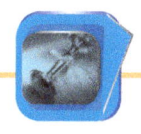

Considerações pediátricas

Esse procedimento é recomendado apenas para recém-nascidos. A circuncisão de crianças maiores e adultos deve ser feita em sala de cirurgia, sob anestesia geral.

    Crianças maiores de seis anos recebem dosagens como adultos, exceto pelo fato de a dose máxima se basear no peso. A dose máxima recomendada de lidocaína em crianças é de 3 a 5 mg/kg, e 7 mg/kg quando combinada com epinefrina. Observar que a lidocaína a 1% consiste em 10 mg/mL. Crianças de 6 meses a 3 anos apresentam o mesmo volume de distribuição e meia-vida de eliminação que os adultos. Os recém-nascidos apresentam um volume de distribuição maior, depuração hepática reduzida e meia-vida de eliminação terminal dobrada (3,2 horas).

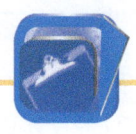

Instruções pós-procedimento

Os pais ou cuidadores da criança devem ser orientados a dar banho somente no dia seguinte e a utilizar como lubrificante um antibiótico tópico como a Bacitracina ou vaselina sobre a glande e área do corte, mantendo o pênis livre de aderências à fralda. O controle da dor normalmente é desnecessário para recém-nascidos, mas pode-se utilizar acetaminofen se desejado. A pele sob a ligadura e distal a ela seca e se torna atrófica em 4 a 7 dias. O anel deve se separar dentro de duas semanas.

Avisar o responsável pelo bebê que é normal haver inchaço, bem como uma crosta esbranquiçada sobre a área. Pode-se observar também uma pequena quantidade de sangue nas fraldas. Sangramento ativo e manchas de sangue maiores do que 3 cm devem ser relatadas ao profissional de saúde. Além disso, este deve ser informado também caso o Plastibell não caia dentro de 12 dias, no caso de sinais de infecção e na ausência de urina após 24 horas.

Referências

al-Samarrai AY, Mofti AB, Crankson SJ, et al. A review of a Plastibell device in neonatal circumcision in 2,000 instances. *Surg Gynecol Obstet*. 1988;167(4):341-343.

Barrie H, Huntingford PJ, Gough MG. The Plastibell technique for circumcision. *Brit Med L*. 1965;2:273-275.

Gee WF, Ansell JS. Neonatal circumcision: a ten-year overview with comparison of the Gomco clamp and the Plastibell device. *Pediatrics*. 1976;58:824-827.

Palit V, Menebhi DK, Taylor I, et al. A unique service in UK delivering Plastibell circumcision: review of 9-year results. *Pediatr Surg Int*. 2007;23:45-48.

2008 MAG Mutual Healthcare Solutions, Inc.'s Physicians' Fee and Coding Guide. Duluth, Georgia. MAG Mutual Healthcare Solutions, Inc. 2007.

CAPÍTULO 121

Colocação de Linha Intraóssea

Jennifer M. Springhart, MD

A colocação de linha intraóssea (IO) é uma habilidade que deve ser dominada por todos os médicos. Na presença de hipotensão pediátrica, pode ser difícil, ou mesmo impossível, um acesso vascular periférico devido ao colapso venoso. A colocação de uma linha IO pode ser uma medida que salva vidas, sendo uma ferramenta extremamente útil para a rápida infusão de fluidos intravenosos, sangue ou medicação. O acesso IO exige menos habilidade e prática do que a colocação de uma linha central e de uma linha umbilical. Com a colocação da linha IO, o acesso à circulação central através dos vasos da medula pode ser conseguido em segundos. Ela deve ser considerada após três tentativas malsucedidas de se obter um acesso venoso periférico na criança com quadro agudo.

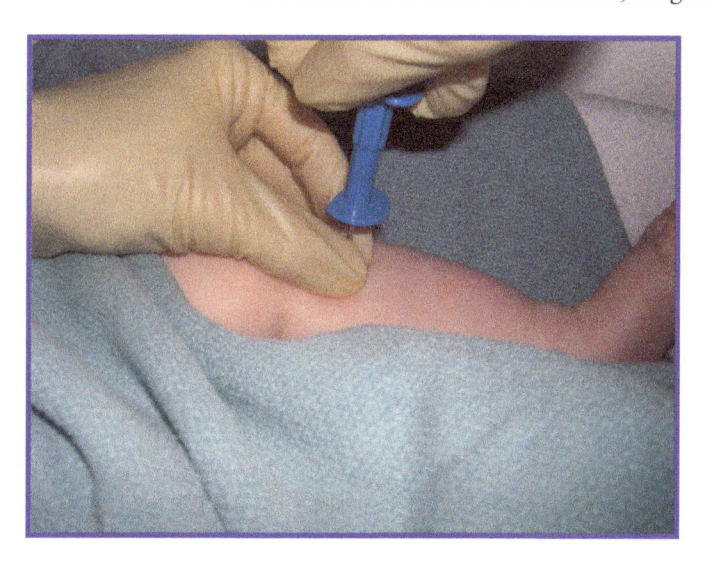

A colocação da linha IO é mais útil em recém-nascidos ou em crianças com menos de cinco anos, pois neste grupo a ossificação completa dos ossos ainda não ocorreu, embora também possa ser considerada em adultos. Em crianças, os locais preferidos para infusão são a porção distal do fêmur, a proximal do úmero, o ilíaco ou a clavícula. Nos adultos, os locais mais comuns de infusão são a porção medial do maléolo, embora o esterno também possa ser considerado.

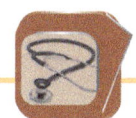

Equipamento

- Luvas estéreis.
- Solução de iodopovidona (Betadine®, espuma cutânea) ou gluconato de clorexidina (Peridex®, Asseptic®, Oestrogel®, Merthiolate®). Ver Apêndice E.
- Campos estéreis.
- Seringa de 3 mL com lidocaína a 1% para anestesia.
- Agulha descartável para linha IO (16G ou 18G) contendo bisel interno.
- Seringa de 10 mL.

- *Flush* estéril.
- Fluidos e tubos IV.

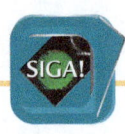

Indicações

- Acesso vascular rápido em recém-nascidos e crianças para a infusão IV de fluidos, sangue e medicação

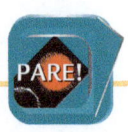

Contraindicações

- Fratura exposta da tíbia
- Tentativa prévia no mesmo osso da perna
- Infecção da pele da área (relativa)
- Osteogênese imperfeita devido à grande probabilidade de ocorrência de fraturas (relativa)
- Osteopetrose (relativa)

O Procedimento

Passo 1. Obter o consentimento informado do responsável pela criança, se possível. Identificar o local apropriado para a punção, aproximadamente 2 cm abaixo da tuberosidade da tíbia, em sua superfície medial.

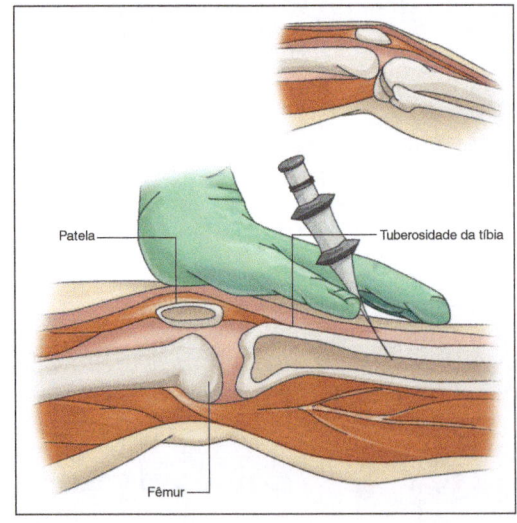

Passo 1

Passo 2. Preparar a pele com uma solução de iodopovidona ou clorexidina e cobrir a área com um campo estéril. Com uma agulha 25G (ou menor) em uma seringa de 3 mL, anestesiar a pele e o tecido subcutâneo sobre o local da punção. Inserir a agulha IO através da pele e do tecido subjacente. Parar quando alcançar o osso. Estabilizar a agulha com os dedos indicador e polegar.

- **DICA:** Quando a penetração inicial da pele é difícil, pode ser realizada uma pequena incisão com bisturi antes da inserção da agulha.

- **DICA:** O médico não deve colocar a mão oposta sob o joelho (na área da fossa poplítea). Essa é uma manobra de segurança para evitar possível laceração e penetração de um lado a outro durante a inserção.

Passo 3. Usando a mão oposta, aplicar pressão para baixo e movimento de rotação no sentido horário da palma da mão; realizar a punção da agulha IO através da cortical da tíbia em um ângulo de 30 graus. Gradualmente, o osso cederá à medida que a agulha penetra na cavidade medular. Ela deve ficar firme e imóvel quando colocada da maneira correta.

- **ATENÇÃO:** É preciso cautela para não inserir a agulha através de todo o osso, saindo pela cortical do lado oposto, pois nesse caso há risco de extravasamento de fluido no músculo da panturrilha e de síndrome compartimental.

Passo 4. Cuidadosamente, desprender o bisel interno da agulha IO. Conectar a seringa de 10 mL e aspirar em busca de retorno sanguíneo (pode estar ausente no caso de choque). Realizar uma tentativa de infundir 5 a 10 mL de fluido através da linha IO. A infusão deve ocorrer facilmente. Observar se há extravasamento nos tecidos circundantes, inclusive no músculo da panturrilha. Prender com gaze e esparadrapo.

- **DICA:** A impossibilidade de aspirar sangue não indica colocação equivocada.

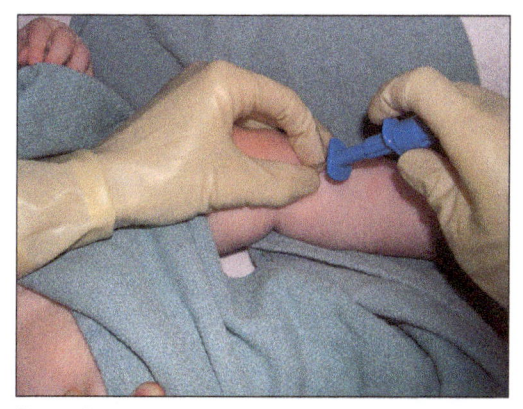

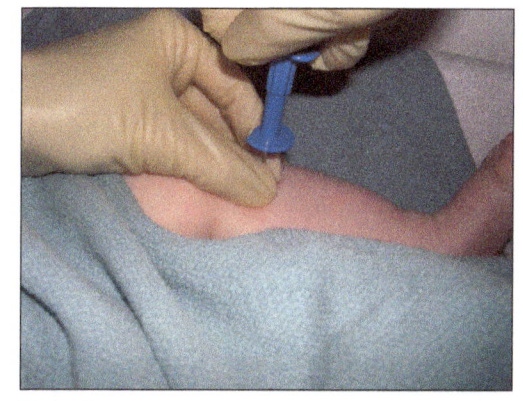

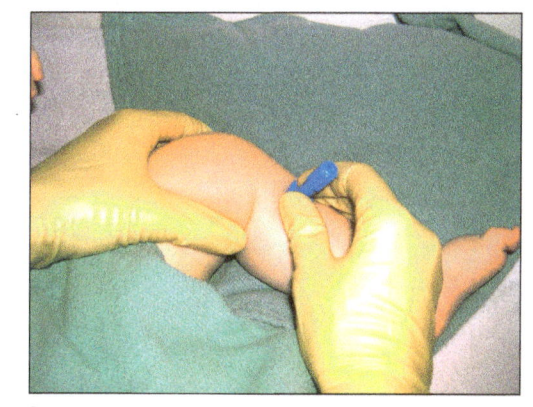

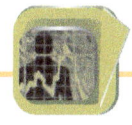

Complicações

- Fratura da tíbia
- Rompimento da placa epifisial
- Hematoma
- Infiltração dos tecidos circundantes com o extravasamento do fluido
- Celulite da pele que cobre a região

- Osteomielite
- Embolia por gordura
- Síndrome compartimental
- Necrose muscular secundária ao extravasamento de medicações hipertônicas ou cáusticas como bicarbonato de sódio, dopamina ou cloreto de cálcio

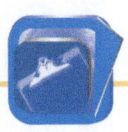

Instruções pós-procedimento

Após prender e manter segura a linha IO e estabilizar o paciente, locais alternativos para acesso vascular devem ser procurados. Idealmente, a linha IO deve ser removida nas primeiras horas após sua colocação, reduzindo a probabilidade de complicações; no entanto, ela pode ser deixada em posição por até 72 horas se necessário. A infusão de antibióticos IV deve iniciar imediatamente após a colocação da linha IO para evitar celulite da perna e/ou osteomielite.

Referências

Abe KK, Blum GT, Yamamoto LG. Intraosseous is faster and easier than umbilical venous catheterization in newborn emergency vascular access models. *Am J Emerg Med*. 2000;18(2):126–129.

Berk WA, Sutariya B. Vascular access. In: Tintinalli JE, Kelen GD, Stapczynski JS. *Emergency Medicine A Comprehensive Study Guide*. New York: McGraw-Hill; 2004:130–131.

Gluckman W, Forti R, Lamba S. Intraosseous Cannulation. Available at: Emedicine.com. http://www.emedicine.com/ped/TOPIC2557.HTM. Accessed November 1, 2008.

Guy J, Haley K, Zuspan SJ. Use of intraosseous infusion in the pediatric trauma patient. *J Pediatr Surg*. 1993; 28(2):158–161. Hodge D 3rd. Intraosseous infusions: a review. *Pediatr Emerg Care* 1985;1(4):215–218

Rosetti, VA, Thompson BM, Miller J. Intraosseous infusion: an alternative route of pediatric intravascular access. *Ann Emerg Med*. 1985;14(9):885–888.

Smith R, Davis N, Bouamra O. The utilisation of intraosseous infusion in the resuscitation of paediatric major trauma patients. *Injury* 2005;36(9):1034–1038; discussion 1039.

2008 MAG Mutual Healthcare Solutions, Inc.'s Physicians' Fee and Coding Guide. Duluth, Georgia. MAG Mutual Healthcare Solutions, Inc. 2007.

CAPÍTULO 122

Sedação Pediátrica

Paul D. Cooper, MD

Em medicina, existem inúmeras razões para se realizar a sedação de uma criança. A redução ou eliminação da dor e/ou ansiedade são os motivos mais comuns. De fato, a Joint Comission está tão preocupada com a dor do paciente que recentemente designou a dor como sendo o "quinto" sinal vital. A sedação, sobretudo no ambiente ambulatorial, é utilizada principalmente para facilitar a melhor evolução de um procedimento ou de um exame de imagem, bem como para fornecer um ambiente o mais confortável possível para o paciente. Os níveis de sedação não são estados exatos, mas sim um *continuum* que vai desde a sedação mínima até a sedação profunda e a anestesia geral. É muito fácil uma criança passar para um estado mais profundo de sedação, especialmente após ter sido alcançado o controle da ansiedade; assim, deve-se ter maior atenção e cuidado ao sedar um paciente pediátrico. O objetivo geral é ajustar os agentes sedativos de modo que sejam alcançadas ansiólise, sedação e analgesia, mas em um nível que não comprometa a função respiratória ou cardiovascular (i. e., "profunda o suficiente, mas não profunda demais"). A Tabela 122-1 descreve os níveis de sedação pediátrica.

TABELA 122-1	Definições dos níveis de sedação pediátrica
Sedação mínima (ansiólise)	O paciente permanece consciente e consegue responder a comandos verbais, mas pode haver prejuízo da função cognitiva.
Sedação moderada (antiga sedação consciente)	O paciente permanece em um estado de redução da consciência induzido pelo fármaco; entretanto, é capaz de manter o esforço respiratório e os reflexos. O paciente responde a comandos verbais com ou sem estímulo luminoso ou toque.
Sedação profunda	O paciente permanece em um estado de depressão da consciência induzido pelo fármaco, podendo ou não ser capaz de manter o esforço respiratório e os reflexos. O paciente responde a estímulos dolorosos ou verbais repetitivos.
Anestesia geral	O paciente permanece em um estado induzido pelo fármaco no qual a consciência e a responsividade são perdidas e sua capacidade de manter a ventilação independentemente pode ser perdida. A função cardiorrespiratória também precisa ser monitorada de perto.

Para um procedimento de sedação pediátrica, é importante contar com um profissional treinado e responsável pela sedação – e que não tenha que dividir sua atenção entre a sedação e o outro procedimento a ser realizado que exige a sedação. O profissional responsável também deve conhecer profundamente os métodos de ressuscitação do paciente, inclusive o manejo pediátrico das vias aéreas. Ele deve ser a pessoa que administra a sedação; entretanto, uma outra pessoa de suporte deve estar presente ainda para documentar e monitorar a condição do paciente. Para sedação moderada, é fortemente recomendado que se tenha um profissional independente treinado para administrar a sedação, sendo imprescindível sua presença no caso de sedação mais profunda.

Quando o paciente chega para a sedação e o procedimento, há uma série de itens que devem ser avaliados. Primeiro, sempre obter consentimento informado dos pais ou responsáveis. Segundo, há um período mínimo de jejum que deve ser respeitado antes da sedação. Quando são ingeridos líquidos (p. ex., água, soluções de eletrólitos, sucos de frutas, chá, café), deve-se esperar um período de pelo menos duas horas antes de iniciar a sedação. Esse intervalo deve se estender por quatro horas no caso de leite materno, seis horas para fórmulas para bebês ou leite não humano e 6 a 8 horas para comidas. Em terceiro lugar, fornecer informações à pessoa responsável pelos cuidados da criança após a sedação.

Se o paciente estiver sendo sedado para um exame de imagem, deve-se considerar o uso de um dispositivo imobilizador (i. e., uma câmara de papoose) para bebês e crianças pequenas. A maioria das pranchas de imobilização são seguras para se utilizar em câmaras de raios X e de ressonância magnética, mas é importante confirmar essa informação de acordo com a marca utilizada.

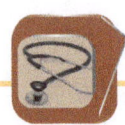

Equipamento (SOAPME)

- S (sucção)
- O (oxigênio)
- A (vias aéreas): equipamento de ventilação de tamanho apropriado, lâminas de laringoscópio, tubos endotraqueais, estiletes, máscaras faciais, ambu
- P (fármacos): fármacos para sedação ou para uso em situações de emergência incluindo fármacos para ressuscitação cardiorrespiratória e cerebral
- M (monitoramento)
  - Pressão arterial
  - Monitor cardiorrespiratório
  - Monitor de dióxido de carbono expirado
  - Oxímetro de pulso
- E (equipamento): IV e possivelmente um equipamento de emergência com fármacos e desfibrilador

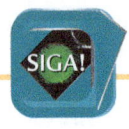

Indicações

- Qualquer procedimento que gere dor e ansiedade. (Isso inclui crianças pequenas que precisam realizar exames de ressonância magnética ou tomografia computadorizada.)
- Em ambiente ambulatorial e fora da sala de cirurgia, pacientes que se enquadram nas Classes I e II da Classificação de Estado Físico da American Society of Anesthesiologists (ASA) normalmente são pacientes aceitáveis (ver Passo 3).

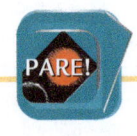

Contraindicações (relativas)

- Pacientes das Classes ASA III a V (Tabela 122-2) necessitam de uma equipe experiente para sedação, como uma equipe da Unidade de Cuidados Intensivos Pediátricos ou um anestesiologista.
- Para crianças portadoras de certas condições como massa no mediastino, anormalidades nas vias aéreas (inclusive hipertrofia tonsilar) e apneia obstrutiva do sono, o médico deve pesar os riscos da sedação contra o benefício do procedimento ou do exame de imagem.

O Procedimento

Passo 1. Revisar os cuidados dietéticos com a pessoa que estava cuidando da criança e confirmar que tenha passado o tempo recomendado desde a última ingestão.

- **DICA:** Nunca prescrever medicação sedativa para que os pais administrem em casa antes do procedimento.

Passo 2. Obter acesso IV caso seja necessário para os fármacos e para a via de administração planejada. Embora o acesso IV não seja mandatório para a administração de todos os fármacos, recomenda-se fortemente que se tenha um acesso IV em qualquer caso de sedação em crianças.

- **ATENÇÃO:** Como a sedação consiste em um *continuum*, é pensando no bem da criança que se recomenda um acesso IV disponível, como no caso de o paciente vir a entrar em um estado mais profundo de sedação do que o planejado ou esperado.

Passo 3. Antes de iniciar a sedação, sempre documentar o histórico e o exame físico do paciente, incluindo problemas de saúde, cirurgias prévias, histórico de complicações em anestesias, alergias e medicamentos. Além disso, documentar o estado mental basal do paciente, os sinais vitais basais, o peso correto e a classificação ASA.

- **DICA:** Não esquecer dos medicamentos fitoterápicos, já que alguns podem afetar a meia-vida dos fármacos sedativos.

Períodos mínimos de jejum	
Líquidos cristalinos*	2 horas
Leite materno	4 horas
Fórmula infantil e leite não humano	6 horas
Alimentos sólidos	6-8 horas

*Líquidos cristalinos incluem água, Pedialyte®, sucos de frutas, chá, café, etc.

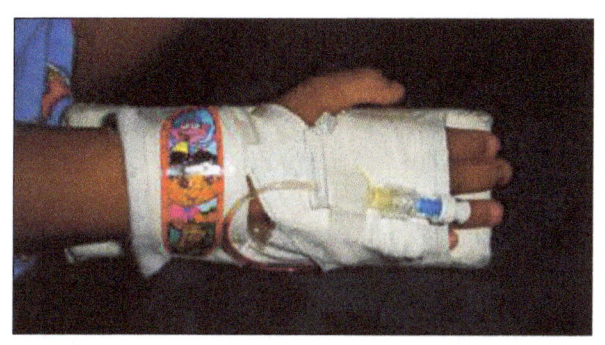

Passo 2

Classificação do estado físico da American Society of Anesthesiologists

Classe I	Paciente saudável
Classe II	Paciente com doença sistêmica leve (p. ex., asma ou doença reativa das vias aéreas controlada)
Classe III	Paciente com doença sistêmica séria (p. ex., asma não controlada, ou uma criança ativamente sibilante)
Classe IV	Paciente com doença sistêmica séria em constante risco de vida
Classe V	Paciente moribundo, cuja sobrevivência não é esperada após a cirurgia

Passo 4. Durante o procedimento de sedação, monitorar continuamente e documentar os sinais vitais do paciente, incluindo a frequência cardíaca e a saturação de oxigênio. Usar uma base de tempo e iniciar com um "intervalo" para confirmar que o paciente está clinicamente estável e apto para o procedimento. A pressão arterial e a frequência respiratória devem ser monitoradas de forma intermitente e todos os sinais vitais devem ser registrados a cada cinco minutos até que o paciente retorne ao nível basal de consciência pré-sedação. Avaliar as vias aéreas ao longo do procedimento pela observação direta e auscultação. Registrar todos os fármacos e suas concentrações, o tempo de cada administração e a dose (tanto a quantidade como a quantidade por quilo de peso corporal) e a via de administração. Obviamente, registrar todas as complicações.

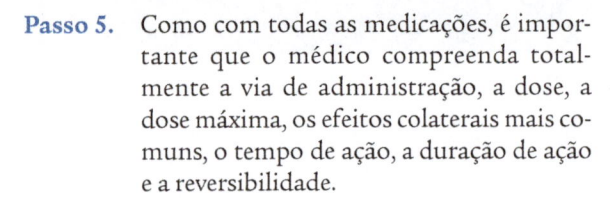

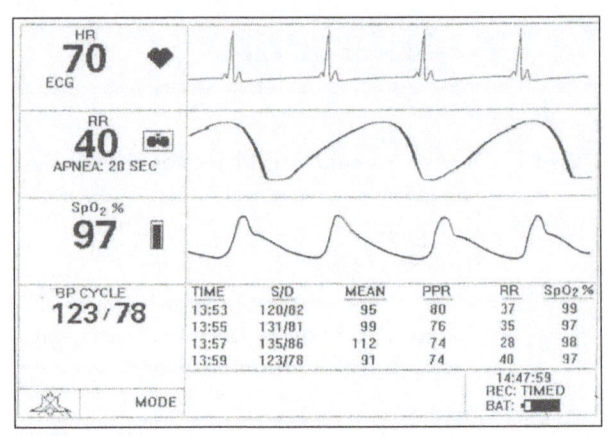

Passo 4
Exemplo de monitoramento.

Passo 5. Como com todas as medicações, é importante que o médico compreenda totalmente a via de administração, a dose, a dose máxima, os efeitos colaterais mais comuns, o tempo de ação, a duração de ação e a reversibilidade.

Fármacos comumente utilizados e suas propriedades

	SEDAÇÃO/ HIPNOSE	ANALGESIA	ANSIÓLISE	REVERSÍVEL
Sedativos-hipnóticos				
Benzodiazepínicos	sim	não	sim	sim
Hidrato de cloral	sim	não	não	não
Barbitúricos	sim	não	não	não
Propofol*	sim	não	sim	não
Analgésicos				
Agentes tópicos	não	sim	não	não
Anti-inflamatórios não esteroides	não	sim	não	não
Opioides	sim	sim	não	sim
Sedativos dissociativos				
Cetamina	sim	sim	sim	não

* Deve ser reservado para ambientes controlados como em unidades de cuidados intensivos ou salas de cirurgia.

Passo 6. Utilizar a quantidade mínima de medicação necessária para alcançar adequadamente os objetivos de sedação, ansiólise e/ou analgesia. Também é importante utilizar o fármaco com a menor duração de ação disponível, para que a recuperação seja rápida e para facilitar o resgate do paciente no caso de a sedação tornar-se mais profunda do que o desejado.

- **DICA:** Combinações frequentemente utilizadas são midazolam + fentanil e cetamina + midazolam + atropina.

- **ATENÇÃO:** A combinação de fármacos sedativos é útil para a sedação, mas é preciso ter cuidado porque os efeitos colaterais de comprometimento respiratório e cardiovascular podem ser potencializados pelo uso de múltiplos fármacos.

- **ATENÇÃO:** O final do procedimento, especialmente um doloroso, não é o momento para o médico relaxar e ficar menos atento à monitoração do paciente. Frequentemente, após cessado o estímulo doloroso, o paciente pode progredir para um estado mais profundo de sedação.

Fármacos e doses mais comuns

Fármaco	Via de administração	Dose	Dose máxima
Atropina*	IV/IM/SC	0,01 mg/kg/dose. Pode ser repetida em intervalos de 4-6 horas	0,4 mg/kg
Hidrato de cloral	VO/VR	25-100 mg/kg/dose	1 g/dose (bebê) 2 g/dose (criança)
Fentanil	IV/IM	1-2 mcg/kg/dose. Intervalos de 30-60 min SN	
Cetamina	IV	0,25-0,5 mg/kg	A taxa de infusão não deve exceder 0,5 mg/kg/min e não deve ser administrada em menos de 60 segundos
Midazolam 6 meses a 5 anos	IV	0,05-0,1 mg/kg/dose durante 2-3 min. Pode ser repetida SN em intervalos de 2-3 min. Dose total de até 0,6 mg/kg pode ser necessária para o efeito desejado.	6 mg em dose cumulativa
Midazolam 6 a 12 anos	IV	0,025-0,5 mg/kg/dose durante 2-3 min. Pode ser repetida em intervalos de 2-3 min. Dose total de até 0,4 mg/kg pode ser necessária para o efeito desejado.	10 mg em dose cumulativa
Midazolam 13 a 16 anos	IV	0,5-2 mg/kg/dose durante 2 minutos. Pode ser repetida em intervalos de 2-3 min. Dose usual de 2,5-5 mg.	5 mg em dose cumulativa
Midazolam ≥6 meses**	VO	0,025-0,5 mg/kg/dose x1	20 mg

IV, intravenoso; IM, intramuscular; VO, via oral; VR, via retal; SN, se necessário; SC, subcutânea.
* A dose mínima de atropina é de 0,1 mg/dose.
** Pacientes mais jovens (de 6 meses a 5 anos de idade) podem necessitar de doses mais altas de 1 mg/kg/dose. Pacientes mais velhos (de 6 a 15 anos de idade) podem necessitar de apenas 0,25 mg/kg/dose.

Passo 7. Os fármacos de reversão podem ser usados para resgatar um paciente em estado de apneia. Entretanto, eles não devem ser utilizados apenas para "acordar" o paciente após a sedação estar terminada.

- **ATENÇÃO:** Lembrar-se de monitorar o retorno da depressão respiratória durante pelo menos duas horas após a administração de um agente de reversão, já que a meia-vida dele pode ser mais curta do que a do agente sedativo.

Fármacos para resgate/reversão

Fármaco	Via de administração	Dose	Observações
Naloxona (antagonista opioide) Recém-nascidos, bebês e crianças <20 kg	IV, SC, IM, TET	0,1 mg/kg/dose. Pode ser repetida SN em intervalos de 2-3 min.	A curta duração de ação pode exigir múltiplas doses até que o efeito do opioide tenha cessado.
Naloxona (antagonista opioide) Crianças >20 Kg ou >5 anos	IV, SC, IM, TET	2 mg/dose. Pode ser repetida SN em intervalos de 2-3 min.	Produz síndrome de abstinência narcótica em pacientes com dependência crônica.
Flumazenil (antagonista benzodiazepínico)	IV	Dose inicial: 0,01 mg/kg (dose máxima: 0,2 mg) administrada ao longo de 15 segundos, a seguir 0,01 mg/kg (dose máxima: 0,2 mg) administrada em intervalos de 1 minuto até uma dose máxima cumulativa de 0,05 mg/kg ou 1 mg, o que for menor. Pode ser repetida em 20 minutos até uma dose máxima de 3 mg em 1 hora.	Não reverte narcóticos. Os efeitos de reversão do flumazenil (T1/2 de aproximadamente 1 h) podem passar antes dos efeitos do benzodiazepínico. Pode causar convulsões em pacientes que recebem benzodiazepínicos para o controle de convulsões.

TET, tubo endotraqueal; IM, intramuscular; IV, intravenosa; SN, se necessário; SC, subcutânea.

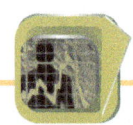

Complicações

- A complicação mais comum durante a sedação pediátrica é o paciente progredir, não intencionalmente, para um estado de sedação mais profundo do que o pretendido. Muitos dos fármacos utilizados deprimem o esforço respiratório e/ou podem precipitar o comprometimento das vias aéreas ou sua obstrução. Os primeiros 5 a 10 minutos e o final do procedimento são os dois momentos mais críticos. No início do procedimento, o médico está tentando levar adiante o procedimento e pode não ter esperado tempo suficiente para o estabelecimento da ação do agente sedativo antes de administrar mais. No final do procedimento, após cessado o estímulo doloroso, o paciente pode progredir para um estado de sedação profunda. Assim, sempre é importante lembrar do ABC do suporte à vida (vias aéreas, respiração e circulação – *airway, breathing, circulation*), bem como dos fármacos de reversão/antagonistas.

- Comprometimento respiratório: hipoventilação, hipoxemia, apneia, obstrução das vias aéreas.

- Comprometimento cardiovascular: hipotensão e parada cardiorrespiratória, arritmia.

- Convulsões.
- Reações alérgicas/anafilaxias.
- Vômitos.
- Hipotermia.

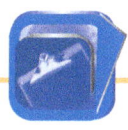

Instruções pós-procedimento

Após o procedimento, o paciente deve ser acompanhado de perto. A seguir são apresentados os critérios de alta recomendados. Todos os critérios, bem como a condição geral do paciente, devem ser documentados, assim como o momento da alta. Uma boa regra prática é o paciente ser capaz de permanecer acordado sozinho por pelo menos 30 minutos.

CRITÉRIOS DE ALTA RECOMENDADOS

- Função cardiovascular e desobstrução das vias aéreas satisfatórias e estáveis.
- O paciente é facilmente acordado e os reflexos de proteção estão intactos.
- O paciente consegue falar (se tiver idade para tanto).
- Para um paciente muito jovem ou uma criança portadora de deficiência incapaz de fornecer as respostas normalmente esperadas, deve ser alcançado o nível de responsividade pré-sedação ou um nível o mais próximo possível do normal para a criança.
- Hidratação adequada.

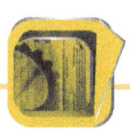

Informação sobre fontes de suprimento

- A maioria dos fármacos e equipamentos pode ser encontrada em casas de material hospitalar.

Referências

American Society of Anesthesiologists. Practice guidelines for sedation and analgesia by non-anesthesiologists. *Anesthesiology*. 2002;96:1004.

Cote CJ, Wilson S. American Academy of Pediatrics Clinical Report: Guidelines for monitoring and management of pediatric patients during and after sedation of diagnostic and therapeutic procedures: an update. *Pediatrics*. 2006;118:2587.

Krauss, B, Green, SM. Procedural sedation and analgesia in children. *Lancet*. 2006;367:766.

Robertson J, Shilkofski N. Analgesia and Sedation. In: Custer JW, Rau RE Eds. *The Harriet Lane Handbook*, 17th ed. Philadelphia: Elsevier Mosby; 2006.

Robertson J, Shilkofski N. Formulary. In: Custer JW, Rau RE Eds. *The Harriet Lane Handbook*, 17th ed. Philadelphia: Elsevier Mosby; 2006.

2008 MAG Mutual Healthcare Solutions, Inc.'s Physicians' Fee and Coding Guide. Duluth, Georgia. MAG Mutual Healthcare Solutions, Inc. 2007.

CAPÍTULO 123

Cateterização Suprapúbica da Bexiga

Jennifer M. Springhart, MD

A cateterização suprapúbica da bexiga, ou *bladder tap*, é uma técnica tipicamente utilizada em bebês com menos de dois meses de idade para obter urina estéril. Esse procedimento é o verdadeiro "padrão-ouro" que garante uma amostra estéril para cultura, sendo recomendado no lugar da cateterização uretral ou da colocação de bolsa de urina.

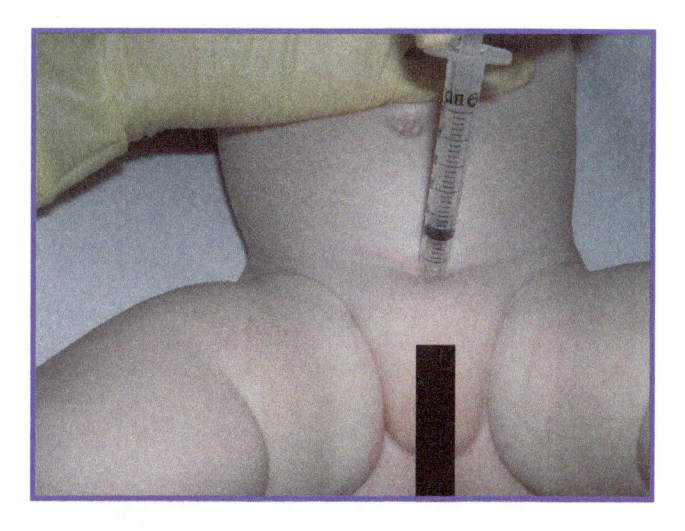

Embora esse procedimento possa parecer invasivo a curto prazo, ele pode evitar que o paciente seja submetido a exames diagnósticos desnecessários e caros no futuro. A urina obtida através da cateterização uretral ou da "bolsa de urina" mais provavelmente produzirá resultados falsos-positivos, enquanto a urina obtida com a cateterização suprapúbica da bexiga se aproxima de 100% de sensibilidade e especificidade. O sucesso da sua realização varia de 23 a 90%; entretanto, usando o ultrassom como guia, a taxa de sucesso fica próxima de 100%. Em geral, esse é um procedimento fácil e seguro de realizar, com poucos riscos envolvidos.

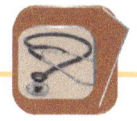

Equipamento

- Agulha (25G, 2,54 cm de comprimento) conectada a uma seringa de 3 mL
- Algodão embebido em álcool
- Recipiente estéril para transportar a amostra de urina
- Ultrassom e gel se disponíveis

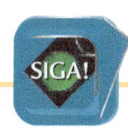

Indicações

- Obtenção de uma amostra de urina estéril para análise e/ou cultura
- Alívio emergencial da pressão da bexiga quando não é possível urinar ou realizar cateterização

Contraindicações (relativas)

- Distúrbios de coagulação
- Distensão anormal
- Organomegalia extensa

O Procedimento

Passo 1. Tentar estabelecer com certeza se o bebê está com a bexiga cheia (esperar cerca de uma hora após o último esvaziamento). Preparar a área com álcool e deixar secar. Pedir que o assistente segure o bebê em posição de "pernas de sapo".

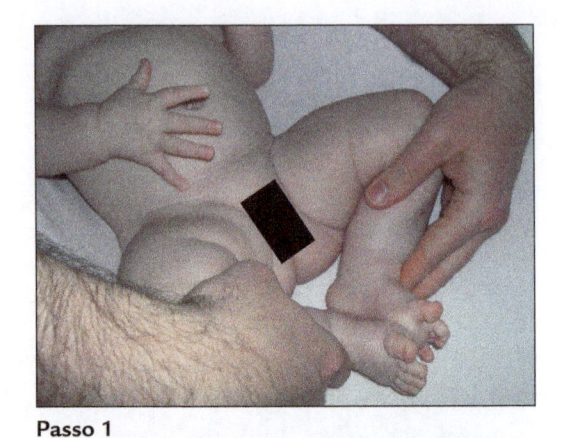

Passo 1

Passo 2. Localizar a sínfise púbica. (O médico pode utilizar o ultrassom nesse momento para localizar a bexiga e verificar a presença de urina.) Inserir a agulha cerca de 0,5 cm acima da linha média da sínfise púbica, perpendicularmente à pele. Avançar a agulha até o fim. Retirá-la lentamente, aspirando a seringa ao mesmo tempo.

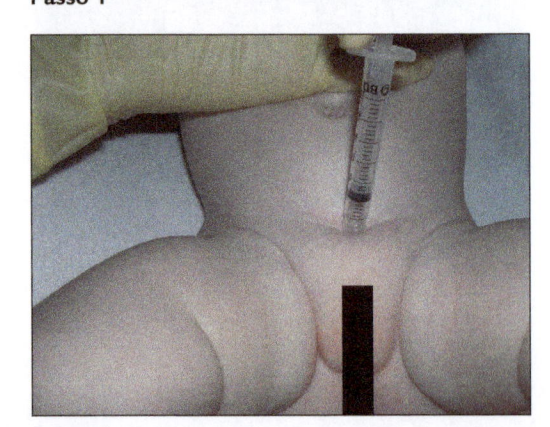

Passo 2

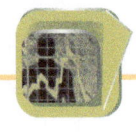

Complicações

- Hematúria
- Hematoma da bexiga
- Perfuração de um vaso (rara)
- Perfuração do intestino (rara e não significativa na maioria das vezes)
- Abscesso da parede abdominal (rara)

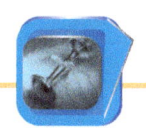

Considerações pediátricas

Esse procedimento é realizado com maior frequência em crianças pequenas. Aquelas que já começaram a caminhar podem precisar de imobilização em uma câmara de Papoose para o procedimento. Os bebês em geral podem ser segurados pelos pais ou assistentes, e as crianças mais velhas e os adultos normalmente podem se manter imóveis o suficiente para que o procedimento seja realizado.

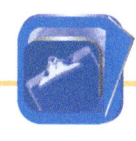

Instruções pós-procedimento

Informar aos pais que uma pequena quantidade de sangue na urina pode ser notada na fralda naquele dia. Pode haver um pequeno sangramento na região da inserção da agulha. O curativo adesivo pode ser removido mais tarde, no mesmo dia.

Referências

Buys H, Pead L, Hallett R, et al. Suprapubic aspiration under ultrasound guidance in children with fever undiagnosed cause. *Br Med J*. 1994;308:690-692.

Downs S. Technical report: urinary tract infection in febrile infants and young children. *Pediatrics*. 1999;103(4):e54.

Hoberman A, Chao HP, Keller DM, et al. Prevalence of urinary tract infection in febrile infants. *J Pediatr*. 1993;123:17-23.

Lerner GR. Urinary tract infections in children. *Pediatr Ann*. 1994;23:463, 466-473.

2008 MAG Mutual Healthcare Solutions, Inc.'s Physicians' Fee and Coding Guide. Duluth, Georgia. MAG Mutual Healthcare Solutions, Inc. 2007.

APÊNDICE A
Consentimento Informado

O princípio de autodeterminação é a pedra fundamental do sistema legal estadunidense. E a doutrina do consentimento informado está arraigada a esse princípio, estabelecendo que um indivíduo competente ou o representante do indivíduo tem o direito de receber informações adequadas para tomar uma decisão sensata acerca de um procedimento sugerido. Embora as informações incluídas em um consentimento informado variem de estado para estado, o elemento principal que deve ser incluído são informações que um paciente típico precisaria saber a respeito dos riscos de um procedimento proposto que possam fazer com que ele não se submeta ao tratamento em questão.

Há vários aspectos importantes:

- O prontuário médico é considerado documentação fiel das informações que foram transmitidas ao paciente; as anotações do profissional médico devem ser completas.
- Os tribunais presumem que "se não estiver escrito, é porque não aconteceu".
- A palavra do médico de que houve consentimento informado não é suficiente. Ela deve ser documentada no prontuário.
- Todas as discussões pré-operatórias sobre um procedimento devem ser documentadas, inclusive os telefonemas feitos na noite anterior ao procedimento.
- O nome do procedimento, sua indicação e os prováveis riscos e benefícios devem estar explicados.
- Pode haver exceções quanto à necessidade de se obter um consentimento informado, como no atendimento de emergência com necessidade de tratamento imediato a fim de evitar morte ou dano sério ao paciente.

APÊNDICE B
Linhas de Tensão Mínima da Pele (Linhas de Langer)

Ao planejar a configuração de uma excisão, a parte mais longa da linha de sutura é geralmente alinhada com as linhas de menor tensão da pele (ou linhas de força) (ver Capítulo 44), as quais são perpendiculares às fibras musculares.

As feridas suturadas a favor das linhas de força cicatrizam de forma mais estética, mais rápida e apresentam menor probabilidade de evoluírem para cicatrizes hipertróficas e queloides.

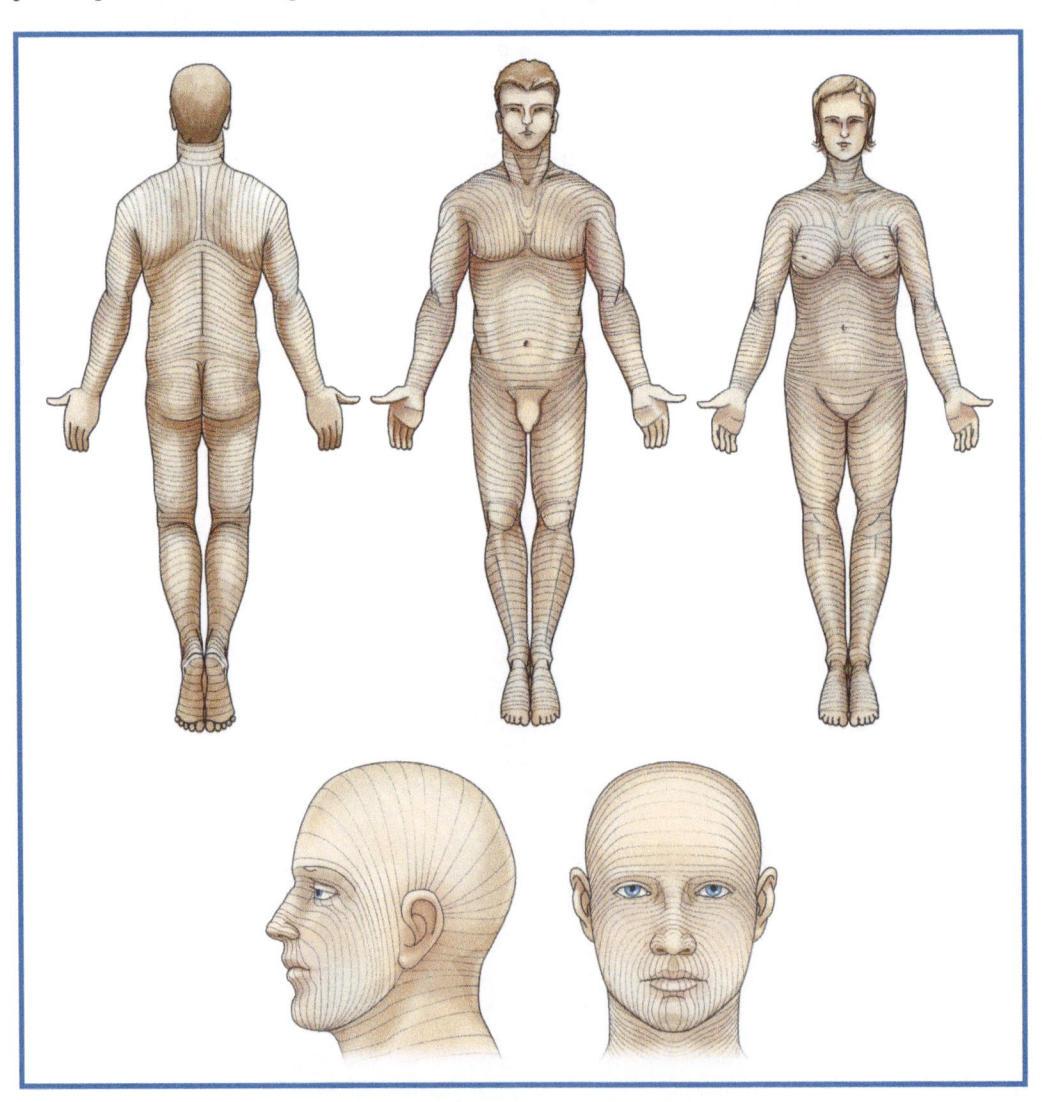

APÊNDICE C

Recomendações para a Prevenção de Endocardite Bacteriana

A endocardite infecciosa (EI) é uma doença relativamente incomum e potencialmente fatal que pode resultar em morbimortalidade importante. A endocardite costuma ocorrer em indivíduos com defeitos cardíacos estruturais subjacentes (Tabela C-1) que desenvolvem bacteriemia. Embora a bacteriemia seja comum após vários procedimentos invasivos, apenas algumas bactérias causam endocardite, e a maioria dos casos de endocardite não é atribuída a um procedimento invasivo.

Em 2007, a American Heart Association (AHA) publicou novas orientações para a prevenção de EI – singulares porque, pela primeira vez, foram baseadas em evidências. As novas recomendações não aconselham mais a profilaxia com base apenas no risco elevado de aquisição de EI durante a vida. Observou-se que é mais provável que a EI resulte da exposição frequente a bacteriemias aleatórias associadas a atividades diárias que de uma bacteriemia causada por procedimentos dentários, no trato gastrintestinal ou urogenital.

Em pacientes com doenças cardíacas subjacentes associadas a alto risco de desfecho adverso causado por EI (Tabela C-1), a profilaxia contra EI em procedimentos dentários pode ser aceitável, muito embora sua real eficácia seja desconhecida. A manutenção de uma saúde e higiene bucais ótimas pode reduzir a incidência de bacteriemia por atividades diárias e é provavelmente mais importante do que a profilaxia antibiótica para procedimento dentário na redução do risco de EI. A profilaxia antibiótica (Tabela C-2) é recomendada para pacientes com as doenças listadas na Tabela C-1 submetidos a qualquer procedimento dentário que envolva os tecidos gengivais ou região periapical de um dente e a procedimentos que perfurem a mucosa oral. Os procedimentos dentários para os quais a profilaxia contra EI não é recomendada são listados na Tabela C-3.

TABELA C-1 Doenças cardíacas associadas a um maior risco de desfecho adverso pela endocardite para as quais se recomenda a profilaxia em procedimentos dentários

- Prótese de válvula cardíaca
- Endocardite infecciosa (EI) prévia
- Cardiopatia congênita (CPC)
    - CPC cianótica não reparada incluindo *shunts* e condutos paliativos
    - Defeito cardíaco congênito completamente reparado com material ou dispositivo protético, inserido por meio de cirurgia ou por cateterismo nos primeiros seis meses após o procedimento
    - CPC reparada com defeitos residuais no local ou adjacentes ao local de um retalho protético ou dispositivo protético (que inibem a endotelização)
    - Transplantados cardíacos que desenvolvem valvulopatia cardíaca

TABELA C-2 Regimes antibióticos para prevenção de endocardite infecciosa em procedimentos dentários

Situação	Agente	Regime: dose única 30 a 60 min antes do procedimento	
		Adultos	Crianças
Oral	Amoxicilina	2 g	50 mg/kg
Impossibilidade de medicação oral	Ampicilina **OU** cefazolina ou ceftriaxona	2 g IM ou IV 1 g IM ou IV	50 mg/kg IM ou IV 50 mg/kg IM ou IV
Alergia à penicilina ou ampicilina oral	Cefalexina[a,b] **OU** clindamicina **OU** azitromicina ou claritromicina	2 g 600 mg 500 mg	50 mg/kg 20 mg/kg 15 mg/kg
Alergia à penicilina ou ampicilina e impossibilidade de tomar medicação oral	Cefazolina ou ceftriaxona[b] **OU** clindamicina	1 g IM ou IV 600 mg IM ou IV	50 mg/kg IM ou IV 20 mg/kg IM ou IV

IM, intramuscular; IV, intravenoso.
[a]Ou outra cefalosporina oral de primeira ou segunda geração em dosagem adulta ou pediátrica equivalente.
[b]As cefalosporinas não devem ser usadas em um indivíduo com histórico de anafilaxia, angioedema ou urticária causada por penicilinas ou ampicilina.
Adaptada de Dajani AS, Taubert KA, Wilson W, et al. Prevention of bacterial endocarditis. *JAMA* 1991;227:1794-1801 e Baltimore RS, Newburger JW, Strom BL, et al. Prevention of infective endocarditis: guidelines from the American Heart Association: a guideline from the American Heart Association Rheumatic Fever, Endocarditis, and Kawasaki Disease Committee, Council on Cardiovascular Disease in the Young, and the Council on Clinical Cardiology, Council on Cardiovascular Surgery and Anesthesia, and the Quality of Care and Outcomes Research Interdisciplinary Working Group. *Circulation* 2007;115. http://www.circulationaha.org. Acessado em 5 de novembro de 2007.

A profilaxia antibiótica não é mais recomendada para nenhuma outra forma de cardiopatia congênita (CPC), exceto para as doenças listadas na Tabela C-1. A profilaxia antibiótica é recomendada para procedimentos no trato respiratório ou infecção de pele, estruturas da pele ou tecido musculoesquelético apenas em pacientes com doenças cardíacas subjacentes associadas a alto risco de desfecho adverso da EI (Tabela C-1). A profilaxia antibiótica somente para prevenir a EI *não* é recomendada para procedimentos urogenitais ou gastrintestinais.

TABELA C-3 Procedimentos dentários para os quais a profilaxia contra endocardite não é recomendada

- Injeções de anestésico de rotina através de tecido não infeccionado
- Radiografias dentárias
- Colocação de próteses ou aparelhos ortodônticos removíveis
- Ajuste de aparelhos ortodônticos
- Colocação de presilhas ou suportes ortodônticos
- Troca de dentes decíduos
- Sangramento causado por trauma nos lábios ou na mucosa oral

APÊNDICE D

Margens Recomendadas para a Remoção de Lesões Neoplásicas da Pele

O principal objetivo da excisão de tumores da pele é remover completamente o tumor, retirando a menor quantidade possível de pele saudável. Há um consenso de que a margem microscópica de uma lesão maligna ou pré-maligna pode estender-se além de sua borda visível ou palpável. Recomenda-se, portanto, que se faça a excisão da borda de um tecido de aparência normal ou de uma margem normal juntamente com a lesão na tentativa de minimizar as recidivas. As recomendações para as margens cirúrgicas variam de acordo com o tipo de lesão e o risco de recidiva local.

A excisão cirúrgica com margens adequadas é um método eficaz e testado ao longo do tempo para o tratamento de carcinomas basocelulares (CBCs). Em se tratando de pequenos CBCs localizados nas áreas de menor risco da cabeça e pescoço, tronco e extremidades e que não apresentam características histológicas agressivas, geralmente são recomendadas margens de 4 a 5 mm para a obtenção de taxas de cura de no mínimo 95%. As taxas de cura são menores para CBCs de maior risco, como lesões >2 cm, que tenham morfologia morfeiforme, que sejam recorrentes, ou com características histológicas agressivas na biópsia (Tabela D-1). As taxas de cura dos tumores localizados nos lábios, nariz, região paranasal ou periocular, ouvidos e couro cabeludo também são menores. As taxas de cura para esses CBCs de maior risco podem ser aumentadas significativamente mediante o uso da avaliação transoperatória das margens (congelação) ou da cirurgia micrográfica de Mohs.

TABELA D-1 Características de carcinomas basocelulares de "alto risco" que se beneficiam da avaliação transoperatória das margens ou da cirurgia micrográfica de Mohs

Localização em áreas de alto risco (porção central da face, pálpebras, sobrancelhas, região periorbital, nariz, lábios, queixo, mandíbula, pele/sulco pré-auricular e pós-auricular, têmpora, ouvidos, mãos ou pés)
Tamanho >10 mm em locais de alto risco ou >20 mm para outras áreas
Bordas pouco definidas à inspeção ou palpação
Lesões recorrentes
Tumores no local de irradiação prévia
Subtipos morfeiforme, esclerosante, infiltrativo, micronodular ou misto
Presença de metástase perineural
Características basoescamosas

TABELA D-2 Características de carcinomas epidermoides de "alto risco" que podem se beneficiar da avaliação transoperatória das margens ou da cirurgia micrográfica de Mohs

Bordas pouco definidas
Diâmetro >2 cm
Subtipo histológico pouco diferenciado
Localização em áreas de alto risco (porção central da face, pálpebras, sobrancelhas, região periorbital, nariz, lábios, queixo, mandíbula, genitália, mãos e pés)
Tumores recorrentes
Tumores que invadiram a gordura subcutânea

Uma diferença importante entre os CBCs e os carcinomas epidermoides (CEs) é que os CEs podem desenvolver metástases. Na excisão de CEs, tanto o tipo de lesão como a presença ou ausência de características de alto risco devem ser considerados no momento de decidir as margens cirúrgicas adequadas (Tabela D-2). CEs bem definidos e pequenos (<2 cm) sem quaisquer características de alto risco exigem uma margem de 4 mm de tecido saudável ao redor do tumor visível a fim de atingir uma taxa de cura histológica de 95%. Os CEs primários com ≥2 cm de diâmetro, que são pouco diferenciados na biópsia histológica, que se encontram em locais de alto risco ou que invadem os tecidos subcutâneos exigem margens maiores para obtenção desse nível de cura histológica.

A abordagem básica em relação a uma neoplasia cutânea pigmentada suspeita consiste na biópsia inicial e avaliação patológica. Se a lesão for um melanoma, uma excisão local ampla do tumor com margens cirúrgicas baseada na profundidade do tumor deverá ser realizada. Os melanomas de risco intermediário e alto podem necessitar de medidas complementares, especialmente com biópsia do linfonodo sentinela. O linfonodo sentinela deve ser considerado antes da realização de uma excisão local ampla. Os pacientes com melanoma fino (profundidade do tumor primário <1,0 mm) podem ser considerados como de baixo risco e ser tratados apenas com excisão local ampla. Os pacientes com profundidade do tumor primário >1,0 mm devem ser considerados para biópsia de linfonodo sentinela além da excisão local ampla. O uso da cirurgia micrográfica de Mohs pode otimizar o controle das margens em locais críticos. Para melanoma localmente recorrente e para locais anatômicos críticos, a cirurgia micrográfica de Mohs pode ser muito útil e apresenta taxas de cura comparáveis àquelas dos controles históricos.

Referências

Bart RS, Schrager D, Kopf AW, Bromberg J, Dubin N. Scalpel excision of basal cell carcinomas. *Arch Dermatol.* 1978;114:739-742.
Brodland DG, Zitelli JA. Surgical margins for excision of primary cutaneous squamous cell carcinoma. *J Am Acad Dermatol.* 1992;27:241.
Huang CC, Boyce SM. Surgical margins of excision for basal cell carcinoma and squamous cell carcinoma. *Semin Cutan Med Surg.* 2004;23(3):167-173.
Kaufmann R. Surgical management of primary melanoma. *Clin Exp Dermatol.* 2000;25:476-481.
Wolf DJ, Zitelli JA. Surgical margins for basal cell carcinoma. *Arch Dermatol.* 1987;123:340.

APÊNDICE E
Recomendações para o Preparo da Pele

Neste contexto, os antissépticos são agentes químicos usados principalmente para reduzir o risco de infecção nas feridas cirúrgicas. O álcool e o iodofor possuem ação rápida contra as bactérias, mas pouca atividade persistente, ao passo que a clorexidina tem ação mais lenta, mas persiste no estrato córneo. A maioria dos antissépticos não é apropriada para feridas abertas porque podem impedir a cicatrização em função de efeitos citotóxicos diretos.

As características dos pacientes associadas a um maior risco de infecções do local da cirurgia incluem infecções em locais distantes, colonização, diabete, tabagismo, uso de esteroides sistêmicos, obesidade, extremos de idade, estado nutricional precário e transfusão pré-operatória de certos tipos de hemoderivados. Deve-se ter grande cuidado na realização de procedimentos no consultório em pacientes com esses fatores de risco. A depilação pré-operatória para remoção de pelos está associada a taxas mais elevadas de infecções no local da cirurgia. A tricotomia imediatamente antes de um procedimento cirúrgico apresenta menores taxas de infecção associada e deve ser considerado a forma preferencial para a remoção de pelos.

Há vários agentes antissépticos eficazes disponíveis para o preparo pré-operatório da pele, incluindo produtos à base de álcool, iodofor (iodopovidona) e gluconato de clorexidina.

- O *álcool* é um agente fácil de encontrar, barato e com ação mais rápida na pele. Não apresenta nenhum risco elevado para gestantes, mas precisa secar totalmente para que exerça um efeito bactericida. Sua secagem também evita risco de combustão no uso de eletrocautério ou *laser*. As desvantagens incluem a possibilidade de que os esporos sejam resistentes e o potencial de reações inflamáveis.

- O *iodofor* tem cobertura de amplo espectro, estão associados à ausência de resistência bacteriana e possuem um efeito bacteriostático enquanto permanecem na pele. São eficazes contra *S. aureus* resistente à meticilina e espécies de *Enterococcus*. Não foi documentada resistência significativa à iodopovidona. Foram formulados para serem menos irritantes e alergênicos do que as soluções de iodo puro, porém são menos ativos. Exigem no mínimo 2 minutos de contato para liberar o iodo livre, que exerce a atividade antibacteriana. A absorção de iodopovidona pelas mucosas está ligada ao hipotireoidismo fetal, embora haja relatos de dermatite de contato. Também podem prejudicar a cicatrização.

- O *gluconato de clorexidina* (PerioGard® e outros) possui cobertura de amplo espectro contra bactérias, leveduras e fungos. Aparentemente reduz a microflora da pele de forma mais eficaz do que a iodopovidona e permanece ativo durante horas após sua aplicação. Não apresenta nenhum risco elevado para gestantes. Deve ser usado com cuidado na proximidade dos olhos devido ao risco de irritação na conjuntiva, ceratite ou ulceração da córnea. Pode causar ototoxicidade se o paciente apresentar perfuração do tímpano.

Para injeções e procedimentos superficiais, o álcool é adequado para o preparo da pele. Para procedimentos maiores e mais profundos, os iodóforos ou o gluconato de clorexidina costumam ser os preferidos, sendo normalmente aplicados em espiral, estendendo-se cada vez mais para fora a cada aplicação. As seguintes recomendações são apresentadas para a aplicação dos agentes para preparo da pele:

- Remover a contaminação grosseira da pele, como solo, detritos ou tecido desvitalizado.
- Aplicar o agente de limpeza da pele em círculos concêntricos, começando no local onde se pretende realizar a cirurgia.
- Estender a área de limpeza da pele para uma área suficientemente grande a fim de incluir o local a ser operado, permitindo extensão do campo cirúrgico para criação de incisões adicionais ou drenos.
- Não esfregar a pele durante a aplicação do agente antisséptico. O dano à pele durante a aplicação pode levar ao aumento na ocorrência de infecções no local da cirurgia.

Referências

Kaye ET. Topical antibacterial agents. *Infect Dis Clin North Am*. 2000;14:321-339.
Lio PA, Kaye ET. Topical antibacterial agents. *Infect Dis Clin North Am*. 2004;18(3);717-733.
Mangram AJ. Guidelines for prevention of surgical site infection, 1999: Centers for Disease Control and Prevention (CDC) Hospital Infection Control Practices Advisory Committee. *Am J Infect Control*. 1999;27:97-132.
Sweeney SM, Maloney ME. Pregnancy and dermatologic surgery. *Dermatol Clinics*. 2006;24(2):205-214.
2008 MAG Mutual Healthcare Solutions, Inc.'s Physicians' Fee and Coding Guide. Duluth Georgia. MAG Mutual Healthcare Solutions, Inc. 2007.

APÊNDICE F

Bandeja de Anestesia Sugerida para Administração de Anestesia Local e Bloqueios

Os seguintes itens são colocados sobre um pano não esterilizado que cobre a mesa de Mayo:

- Luvas não estéreis
- Materiais de preparo da pele e gaze ou *swabs* para sua aplicação (ver Apêndice E)
- Seringa (5 ou 10 mL)
- Agulha (20 ou 21G, 2,5 cm de comprimento) para aspirar o anestésico do frasco
- Agulha (25, 27 ou 30G, 3,8 ou 2,5 cm de comprimento) para administração do anestésico
- Pequena pilha de gazes não estéreis 10 × 10 cm
- Hidrocloreto de lidocaína (1%) com ou sem epinefrina (escolha determinada pelo procedimento e local de administração)
- Pomada antibiótica e Band-Aid® caso não haja nenhum outro procedimento no local da injeção

Todos os itens encontram-se disponíveis em farmácias locais, almoxarifados hospitalares ou distribuidores de suprimentos cirúrgicos.

APÊNDICE G

Instrumentos e Materiais na Bandeja de Cirurgia Ambulatorial

Os seguintes instrumentos e materiais são incluídos na bandeja de cirurgia ambulatorial sugerida:

- Bisturi n° 15
- Materiais de preparo da pele e gaze ou *swabs* para sua aplicação (ver Apêndice E)
- Bisturi com cabo
- Porta-agulhas Webster
- Tesoura Metzenbaum (para corte histológico)
- Tesoura íris reta
- Pinça Adson com dente
- Pinça Adson sem dente
- 2 pinças hemostáticas do tipo mosquito
- 20 gazes de 10 × 10 cm
- Campo cirúrgico fenestrado descartável
- Agulha (21G, 2,5 cm de comprimento, dobrada como gancho de pele)

Esses materiais são deixados sobre um campo cirúrgico esterilizado colocado sobre uma mesa de metal. O anestésico é aplicado com luvas não estéreis e com uma seringa que não esteja sobre a bandeja. As luvas estéreis são então inseridas longe da bandeja esterilizada. Na bandeja estão também materiais de sutura esterilizados (p. ex., fio de *nylon* 4-0) necessários para o procedimento específico.

APÊNDICE H

Instrumentos e Materiais na Bandeja Ginecológica Padrão

Os seguintes instrumentos e materiais são incluídos na bandeja ginecológica padrão:

- Luvas
- Espéculo de Graves de metal
- Pinça de Pozzi
- Histerômetro
- Pinça de anel ou de Shemon
- Bacia com torundas de algodão e iodopovidona
- Bisturi ou tesoura, se necessário
- Dilatadores cervicais*, se necessário

Esses itens devem ser esterilizados para a realização da maioria dos procedimentos, exceto para a remoção de pólipos cervicais e tratamento de abscessos da glândula de Bartholin.

---

*N. de R. T. Velas de Hegar são as usadas no Brasil.

APÊNDICE I

Bandeja Sugerida para Procedimentos de Aspiração e Injeção

Os seguintes instrumentos e materiais podem ser colocados sobre o pano não esterilizado na mesa de Mayo:

- Luvas não estéreis
- Campo cirúrgico fenestrado, se desejado
- Materiais de preparo da pele (ver Apêndice E) e gaze e *swabs* para sua aplicação
- Duas seringas de 10 mL
- Agulha (20 ou 21G, 2,5 cm de comprimento) para aspirar a solução a ser injetada
- Agulha (21, 22 ou 25G, 3,8 cm de comprimento) para aspiração ou injeção
- Pinça hemostática para estabilização da agulha ao trocar a seringa de medicação pela seringa de aspiração
- Frasco (20 mL) com hidrocloreto de lidocaína (1% sem epinefrina)
- Corticosteroide de escolha (p. ex., triancinolona [Theracort®] 40 mg/mL, frasco multiuso para injeção em tecido mole e 0,5 mL [20 mg] de acetato de metilprednisolona [Depo-Medrol®] e 2 mL de lidocaína a 1% sem epinefrina para injeções nas articulações)
- Band-Aid® ou curativo esterilizado

Para injeções intra-articulares e certas injeções em tecidos moles, pode ser mais aconselhável usar luvas estéreis, panos cirúrgicos e bandeja. Um assistente deve ajudar na retirada da solução a ser injetada a fim de que o profissional evite contaminação.

Ao utilizar frascos multiuso, é recomendável extrair primeiramente a lidocaína e depois a solução corticosteroide. Isso evita a contaminação da lidocaína com o esteroide que pode estar presente na agulha. A lidocaína na agulha não altera de modo significativo a solução corticosteroide.

APÊNDICE J

Tempos Recomendados para a Remoção de Suturas

Os tempos para a remoção de suturas indicados a seguir são aproximados. As características dos pacientes – como idade, presença de doença vascular ou crônica e estado nutricional – influenciam o tempo de cicatrização e o momento para a remoção das suturas.

- Face: 3 a 5 dias
- Pescoço: 5 a 7 dias
- Couro cabeludo: 7 dias
- Tronco: 10 a 14 dias
- Extremidade superior: 10 a 14 dias
- Face extensora das mãos: 14 dias
- Extremidade inferior: 14 a 28 dias

Considerar a remoção precoce de suturas que causem tensão adicional (como sutura em colchoeiro vertical) em uma linha de suturas simples, a fim de evitar marcas por elas produzidas ("trilhos de bonde" ou "cicatrizes de Frankenstein").

APÊNDICE K

Recomendações para a Desinfecção de Endoscópios

As seguintes recomendações são sugeridas para a desinfecção de endoscópios:

- Toda endoscopia deve ser realizada com um endoscópio limpo e desinfetado. A utilização de sistemas com componentes descartáveis (endoscópios enrolados em um invólucro) pode ser uma alternativa à desinfecção química tradicional.

- A limpeza manual da superfície do endoscópio, das válvulas e dos canais é o passo mais importante para prevenir a transmissão de infecções durante a endoscopia. A limpeza manual deve ser feita imediatamente após cada procedimento para evitar que as secreções sequem ou que haja formação de biofilme, que podem ser difíceis de remover. O endoscópio deve ser desmontado o máximo possível e imerso em água morna e detergente enzimático, lavado por fora com esponjas descartáveis ou *swabs* e esfregado na extremidade distal com uma pequena escova de dente. As válvulas devem ser removidas e limpas, retirando-se os detritos aderidos com a escova, e as partes ocas devem ser lavadas com solução detergente. O canal de biópsia e sucção deve ser totalmente limpo com uma escova que seja adequada para o instrumento e tamanho do canal. Dispositivos automáticos de lavagem podem ser usados, mas não substituem a limpeza manual.

- O endoscópio deve passar por uma desinfecção profunda. Muitas organizações defendem que o endoscópio, as válvulas e todos os canais internos sejam embebidos em >2% de glutaraldeído a 20°C durante pelo menos 20 minutos. O endoscópio deve ser completamente imerso e todos os canais devem ser banhados. A orientação mais recente de várias organizações recomenda "aposentar" gradualmente os endoscópios não passíveis de imersão.

- Os canais do endoscópio devem ser enxaguados com água e então com álcool a 70%, secos com ar comprimido e pendurados na vertical, da noite para o dia, a fim de reduzir a colonização bacteriana quando os endoscópios não estiverem em uso.

- Os acessórios, como pinças de biópsia, devem ser limpos mecanicamente e esterilizados na autoclave após cada utilização.

Referências

Axon AT. Working party report to the World Congresses: disinfection and endoscopy: summary and recommendations. *J Gastroenterol Hepatol.* 1991;6:23-24.

Multi-society guidelines for reprocessing flexible gastrointestinal endoscopes. *Gastrointest Endosc.* 2003; 58:1-8.

Nelson D. Newer technologies for endoscope disinfection: electrolyzed acid water and disposable-component endoscope systems. *Gastrointest Endosc Clin North Am.* 2000;10:319-328.

Spach DH, Silverstein FE, Stamm WE. Transmission of infection by gastrointestinal endoscopy and bronchoscopy. *Ann Intern Med.* 1993;118:117-128.

Tandon RK. Disinfection of gastrointestinal endoscopes and accessories. *J Gastroenterol Hepatol.* 2000;15(Suppl):S69-S72.

2008 MAG Mutual Healthcare Solutions, Inc.'s Physicians' Fee and Coding Guide. Duluth, Georgia. MAG Mutual Healthcare Solutions, Inc. 2007.

ÍNDICE

Os números de páginas seguidos de *f* e *t* significam figura e tabela, respectivamente.

Abertura em leque, 223-224
Abertura nasal, 750-751
Ablação criocirúrgica, 165-166
Ablação eletrocirúrgica, 283
Abordagem lateral, infiltração no ombro, 839
Abordagem média, 833
Aborto espontâneo ou incompleto, 557
Abscesso pilonidal agudo, 732
Abscessos
  cutâneos, 67-72
    complicações, 70-71
    considerações pediátricas, 70-71
    contraindicações, 68-69
    equipamento, 68-69
    incisão e drenagem de, 67-72
    indicações, 68-69
    instruções pós-procedimento, 70-71
    procedimento, 68-71
  glândula de Bartholin, 497-502
    complicações, 501-502
    considerações pediátricas, 501-502
    contraindicações, 498-499
    equipamento, 498
    indicações, 498-499
    inserção do cateter de Word, 498-499
    instruções pós-procedimento, 501-502
    marsupialização, 498-502
    procedimento, 498-502
    tratamento, 497-502
  perirretais, 725-726
  pilonidais, 732
    manejo, 731-736
Acesso periférico, 23
Acesso venoso femoral, 41-42
Acesso venoso subclávio, 41-42
Acetaminofen, 840
Acetobranqueamento, 568
Achados colposcópicos benignos, 521-522*t*
Ácidos
  acético, 684, 685
  alfa-hidróxi, 270-271
  dicloroacético, 570*t*
  glicólico, 280-281
  hialurônico, 215-216, 465
  preenchedores, 217-218
  tricloroacético, 570*t*
Ácidos alfa-hidróxi, 270-271
ACLS. *Ver* Suporte Avançado de Vida em Cardiologia
Acne, cicatrizes de, 279-280
Acne papulopustular, 273*f*
Acne queloideana da nuca, 175
Acrocórdons, 434
Adenomas
  proximais, 714
  vilosos, 690
Adenosina, 93-94
Aderências pleurais, 54
Adjuvante de alumínio, 568
Adson, pinça de, 190, 384, 735
Adstringentes, 280-281
Adução com rotação externa, método de, 96-97
Afastador da parede lateral vaginal, 525
Afastadores da parede lateral, 545
Aférese, 35-36
Agentes de indução, 114*t*
Agitação, 25-26
Agrupamento telangiectásico, 295
Água
  em temperatura ambiente, 869
  geleia solúvel, 717-718
  irrigação, 758
  lubrificante solúvel, 143-144, 542-543, 545
  quente, 846-847
Água quente, não utilização em gessados, 560, 846-847, 857-858, 867, 877-879, 889
Agulhamento, 466
Agulhas
  acionamento paralelo, 303
  adequada, rota, 314-315
  ângulo, 5
  chanfrada, 773-774
  cortantes, 76
  de sutura, 333
  fina, punção aspirativa da mama, 585-589
  hipodérmica, 421-422
  longa de avanço, 650
  movimento, 5
  ótima, inserção, 76
  ponta, 587
  porta-agulhas, 304
  técnica da cobertura com, 110-111
AH. *Ver* Ácido hialurônico
AHA. *Ver* Associação Americana de Cardiologia
AINEs. *Ver* Anti-inflamatórios não esteroides
Alça de sutura externa, 808
Alça do arame, 695-696
Alça intradérmica, 337-338
Alçapão, 458
Álcool, 5, 10-11, 16, 159, 160, 182-183, 202-204, 213-214, 218-219, 220-223, 234-235, 243-244, 246, 257-258, 261, 277-278, 290-291, 293, 434, 466, 472-473, 585, 586, 591-593, 747, 755, 802 820, 832, 834, 898, 899, 904, 930-931, 947, 948, 957
Alérgeno, 206
Alicate de unha, 473-474
Allis, pinça de, 390, 506
Alterações patológicas não vasculares, 708
Alterações vasculares, 679
Ambientes de fotorrejuvenescimento, 262
Ambientes de LPI conservadora, 247
Ambu-máscara, ventilação, 23
Ambu-válvula, 23
Amiloide, 795
Amostra histológica, 518-519
Amostra seccionada, 479-480
Amostra triangular, 447-448
Amplitude de movimento, 97
Amputação, largura, 454-455
Analgesia, 24*t*, 95
Analgésicos, 902
Analgésicos orais, 770

Análise histológica, 397-398
Análise patológica, 732
Anestesia, 218-219, 256-257, 376-377, 479, 666
   administração da, 189, 704
   anestésicos locais comumente disponíveis, 4t
   bloqueio nervoso, 269-270
   bloqueio nervoso digital, 15-19
   bloqueio paracervical, 627-632
   boa, 17
   circunferencial, 11-12
   EMLA®, 178
   falha, 925-926, 931-932
   fotorrejuvenescimento a *laser*, 256-257
   inadequada, 70-71
   local, gotas, 769
   preenchedores dérmicos, 217-218
   regional (bloqueio de campo), 9-13, 383-384, 389
   remoção de pelos a *laser*, 242-243
   tópica, recomendações, 246
Anestesia circunferencial adequada, 11-12
Anestesia geral, 217-218
Anestesia local, 285, 553-554, 959
   administração, 3-8
      complicações, 6
      considerações pediátricas, 7
      contraindicações, 4
      equipamento, 4
      indicações, 4
      instruções pós-procedimento, 7
      procedimento, 5-6
      recomendações para redução de desconforto, 8t
   gotas, 769
Anestesia por bloqueio de campo, 9-13, 383-384, 389
   complicações, 13
   considerações pediátricas, 13
   contraindicações, 10-11
   em padrão linear, 12-13
   equipamento, 10-11
   indicações, 10-11
   instruções pós-procedimento, 13
   procedimento, 10-13
Anestesia por bloqueio nervoso digital, 15-19
   complicações, 19
   considerações pediátricas, 19
   contraindicações, 16
   equipamento, 15
   indicações, 16
   instruções pós-procedimento, 19
   procedimento, 16-19
Anestésicos locais comumente disponíveis, 4t

Angina, 103
Angiomas em cereja, 526, 434
Anormalidades do ritmo cardíaco, 47
Anormalidades não vasculares, 700
Anormalidades pulmonares, 137-138t
Ansiólise, 943
Antebraço proximal, 880-881
Antecedentes étnicos de alto risco, 242-243
Antibióticos, 735
   pomada, 58-59, 453-454, 468
   profilaxia, 954
   terapia, 763
Anticoagulantes, 457
Anticorpos induzidos pelo frio, 166-167
Antidepressivos, 902
Anti-inflamatórios não esteroides (AINEs), 475-476, 521, 737
Anuscopia, 669-675
   complicações, 674-675
   considerações pediátricas, 674-675
   contraindicações, 671
   equipamento, 670
   exame, 670-673
   indicações, 670
   instruções pós-procedimento, 674-675
   procedimento, 671-675
   realização, 682-688
Anzóis com haste reta, 109
Anzóis de haste reta e várias farpas, 109
Aplicação em linhas cruzadas, 223-224
Aplicador com ponta de algodão, 168-169
Aponeurose plantar, 834
Aporte capilar, 451
Aquiles, tendão de, 856-857
Área do filtro nasal, 229-230
Área periorbital, 279-280
Áreas com deficiência de Mycogen, 523-524
Áreas de aparência anormal, colo do útero, 530
Aritenoides, 781
Arranhões verticais, 772-773
Arranjo com armadilha de sucção, 666
Artefatos secos ao ar, 682-683
Artéria etmoidal anterior (EA), 748-749
Articulação
   do joelho, 819-826
   escapulotorácica, 837
   IFD, 465, 480-481
   interfalângica, 18
   metacarpofalângica, 18, 805-806, 847-848, 880-881

   rigidez, 866, 882-883
   temporomandibular, 129, 901
Articulação temporomandibular, 129, 902
   dor, 902
ASA, classificação, 941
ASLMS. *Ver* Sociedade Americana de Medicina e Cirurgia a *Laser*
Asma, 134
Aspiração
   articulação do joelho, 819-826
   bolsa do olécrano, 827-830
   cisto gangliônico no punho, 907-910
   com agulha fina, 583-589
   inadvertida, 74
   medula, 86
   medula óssea, 81, 87
Aspiração da bolsa do olécrano, 827-830
   complicações, 830
   contraindicações, 828
   equipamento, 828
   indicações, 828
   instruções pós-procedimento, 830
   procedimento, 829-830
Aspiração de cisto gangliônico no punho, 907-910
   complicações, 910
   considerações pediátricas, 910
   contraindicações, 908-909
   equipamento, 908-909
   indicações, 908-909
   instruções pós-procedimento, 910
   procedimento, 908-910
Aspiração e injeção da articulação do joelho, 819-826
   abordagem média, 822-825
   complicações, 825
   considerações pediátricas, 825
   contraindicações, 821-822
   equipamento, 820-822
   indicações, 821-822
   instruções pós-procedimento 825
   procedimento, 821-826
   técnica anterior (sentado com o joelho flexionado), 824-825
Aspirador de fumaça, 609-610
Associação Americana de Cardiologia (AHA), 953
A-T, retalho/plastia em, 356, 445
Atipia, 519
Ativação prolongada, 475-476
Atividade do músculo postural, 901
Átrio direito, 37-38
Atrofia do epitélio, 521-522t, 635-636
Ausculta torácica, 56
Ausculta torácica seriada, 56
Avaliação detalhada da pele, 275

Avaliação histológica, 269
Avulsão da unha, 471-476
   complicações, 475-476
   considerações pediátricas, 475-476
   contraindicações, 472-473
   equipamento, 472-473
   indicações, 472-473
   instruções pós-procedimento, 475-476
   parcial, 473-474
   procedimento, 472-476
Avulsão parcial da unha, 473-474
Axilas, 891-892

Bacitracina, 280-281
Bandagem elástica, 868, 877-878
Bandeja de cirurgia ambulatorial, 960
Bandeja ginecológica, 961
Bartholin, glândula de, 497-502
Bell, paralisia de, 205
Benefício terapêutico, 249
Benzalcônio, 293
Benzocaína, *spray* de, 704
Bicarbonato, 8t
Biópsia cervical dirigida, 505, 521-532
   achados anormais, 522-524
   complicações, 531-532
   considerações pediátricas, 531-532
   contraindicações, 525
   equipamento, 523-525
   grau das lesões, 523-524
   indicações, 525
   instruções pós-procedimento, 531-532
   procedimento, 525-532
Biópsia cutânea com *punch*, 159, 187-191
   complicações, 191
   considerações pediátricas, 191
   contraindicações, 188-189
   indicações, 188-189
   instruções pós-procedimento, 191
   procedimentos, 189-191
Biópsia da matriz ungueal, 480-483
   complicações, 482-483
   considerações pediátricas, 482-483
   instruções pós-procedimento, 482-483
   subjacente, 481-482
Biópsia de medula óssea, 81-88
   complicações, 87
   considerações pediátricas, 87
   contraindicações, 82
   equipamento, 81-82
   instruções pós-procedimento, 88
   procedimento, 82-87
Biópsia do leito ungueal
   contraindicações, 478-479
   equipamento, 478

indicações, 478
princípios, 478t
procedimento, 479-483
Biópsia endometrial, 515-519
   complicações, 519
   considerações pediátricas, 519
   contraindicações, 516
   equipamento, 516
   instruções pós-procedimento, 519
   procedimento, 517-519
Biópsia incisional, 382-383
Biópsia por *shaving*, 433-437
   complicações, 436-437
   contraindicações relativas, 434
   equipamento, 434
   indicações, 434
   instruções pós-procedimento, 436-437
   procedimento, 434-437
Biópsia sigmoidoscópica, 714
Biópsias
   cervical dirigida, 505, 521-532
   endometrial, 515-519
   equipamento, 670
   incisional, 382-383
   medula óssea, 81-88
   por punção, 159, 187-191
   por *shaving*, 433-437
   sigmoidoscópica, 714
   unha, 478-483
Blefaroptose, 213-214
Bloqueio de anel, 15
Bloqueio digital regional, 15
Bloqueio do nervo peniano dorsal, 12-13
Bloqueio paracervical, 553-554, 602
   anestesia, 627-632
      complicações, 631-632
      considerações pediátricas, 631-632
      contraindicações, 629
      equipamento, 628
      indicações, 628-629
      instruções pós-procedimento, 631-632
      procedimento, 629-632
Bloqueio peniano dorsal, 12-13, 915-916
Bloqueio perivasal, 650
Bocal, 136-137t
Bolsa superficial, 813
Borda da ferida, 307-308
Borda distal, 857-858
Botão bimodal eletrocirúrgico, 284
Botão de ajuste fino, colposcópio, 526
Botões externos, 716-717, 719
Botox, 206
Bradiarritmias, 103

Bradicardia, 25-26
Brodie-Trendelenburg, teste de percussão de, 290
Brônquio, intubação do, 121, 124-125
Bruce, protocolos de, 104t
Bupivacaína, 3
Burow, triângulo de, 416
Bursite, 827, 837-838
Bursite subacromial, 837-838

Cabo roxo, sistema Essure, 564
Calázio
   cureta, 766-767
   pinça, 765-766
Camada musculoaponeurótica, 419
Camadas de gesso, 878-879
Campo cirúrgico fenestrado, 83
Campos cirúrgicos esterilizados, 665
Canais
   anal, lesões, 674-675
   endocervical, 562-563, 620-621
   meato acústico externo, 11-12
Canal anal, lesões do, 674-675
Canal endocervical, 562-563, 620-621
Câncer assintomático, 678
Câncer invasivo, 584t
Câncer microinvasivo, 608-609
Cânceres, 357.*Ver* Carcinomas
   assintomáticos, 678
   características morfológicas comuns dos, 584t
   colorretal, 689
   microinvasivos, 608-609
Candida albicans, 489
Canulação, 39, 46
Cânulas nasofaríngeas, 115
Capacidade vital forçada (CVF), 133
Cápsulas fibrosas, 387
Capsulite adesiva, 837
Carcinoma cístico, 583
Carcinoma de células sebáceas, 764-765
Carcinomas
   basocelulares de alto risco, 955t
   císticos, 583
   de células sebáceas, 764-765
   epidermoides de alto risco, 956t
Carcinomas basocelulares de alto risco, 955t
Carcinomas epidermoides de alto risco, 956t
Cardiopatia congênita (CPC), 954
Cardioversão, 89-94
   complicações, 93-94
   considerações pediátricas, 93-94
   contraindicações, 91
   eletiva, 91
   equipamento, 90
   indicações, 90-91

instruções pós-procedimento, 93-94
Life Pack, 89
não sincronizada, 90
procedimento de, 91-94
sincronizada, 90
urgente, 91
Carrapato, doença transmitida por, 159
Cartilagem tireóidea, 63-64
Cateter intra-arterial, colocação de, 27-31
Cateteres
de artéria pulmonar, colocação, 43-50
de plástico macio, 156-157
de Word, 498-499
dilatador, 37-38, 40
Essure, 563-564
guia, 563-564
intravascular, 30-31
intravenoso periférico de grande calibre, 33
venoso central, colocação, 33-42
Cateterização
de artéria pulmonar, 43, 49
de rotina, urinária, 618-619
suprapúbica da bexiga, 947-949
Cateterização suprapúbica da bexiga, 947-949
complicações, 949
considerações pediátricas, 949
contraindicações, 948
equipamento, 947
indicações, 948
instruções pós-procedimento, 949
procedimento, 948-949
Cautério químico, 748-749
Cauterização laparoscópica da tuba uterina, 655-660
complicações, 659-660
contraindicações, 656-657
equipamento, 656-657
indicações, 656-657
instruções pós-procedimento, 660
procedimento, 656-659
Cavidade endometrial anterior, 621-622
Cavidade medular, 84
Cavidade nasal, 746
Cavidades
da medula, 84
endometrial anterior, 621-622
nasal, 746
CEC. *Ver* Curetagem endocervical
Células
glandulares atípicas, 525
vermelhas do sangue, 79

Células glandulares atípicas, 525
Centros de Controle e Prevenção de Doenças, 33-35
Cera de ouvido, 753
Cerúmen
remoção
complicações, 760
por cureta, 759
remoção de impactação, 753-761
considerações pediátricas, 760
contraindicações, 754-755
equipamento, 76
indicações, 754
instruções pós-procedimento, 760
procedimento, 755-761
úmido/seco, 753
Cetamina, 22
Cetorolaco intramuscular, 714
CF. *Ver* Conização fria
Check list pré-procedimento, 217-219
Cicatriz
acne, 279-280
em forma de Z, 395
formação, 416
hipertrófica, tratamento, 175-180
mínima de pele, 375
queloides, 175-180
retraída, 460
Cicatrizes, 70-71
alterações, 678
Circuncisão, 915-934
com dispositivo Plastibell, 929-934
com Gomco-clamp, 915-922
contraindicações, 917
equipamento, 917
indicações, 917
com Mogen-clamp, 923-928
complicações, 927-928
contraindicações, 924
equipamento, 923-924
indicações, 924
procedimento, 925-928
considerações pediátricas, 922, 927-928
instruções pós-procedimento, 922, 927-928
procedimento de, 917-922
ritual de, 915-916
Cirurgia. *Ver* Criocirurgia
ambulatorial, bandeja de, 960
ASLMS, 240-241
de ceratomileuse, 205
de pele comum, equipamento, 319
eletrocirurgia de alta frequência, 283-288
ginecológica, 627
micrográfica de Mohs, 955t
paroníquia, 489-493

Cirurgia de ceratomileuse, 205
Cirurgia ginecológica, 627
Cirurgião da mão, 897
Cisto dérmico, 370
Cisto pilonidal, 731-736
complicações, 735
considerações pediátricas, 735
contraindicações, 733
equipamento, 732
indicações, 733
instruções pós-procedimento, 735
procedimento, 733-736
Cistocele, 636-637
Cistos
abertura, 377-378
bases, 467-468
conteúdo, 377-378
de Naboth, 521-522t
dérmicos, 370
epidérmicos, 375-380
epidérmicos, excisão, 369-373
epidérmicos infectados, 375
gangliônicos, 907
mucosos digitais, remoção, 465-469
parede, 379-380
pilonidais, 731-736
recidiva, 357, 369, 468
Cistos epidérmicos, remoção excisional mínima, 375-380
complicações, 379-380
considerações pediátricas, 379-380
contraindicações, 376-377
equipamento, 376-377
indicações, 732
instruções pós-procedimento, 379-380
procedimento, 376-380
Cistos epidérmicos infectados, 375
Cistos gangliônicos, 907
Citologia anal, 677-688
colposcópio, 679
complicações, 686-687
considerações pediátricas, 686-687
contraindicações, 680-681
equipamento, 678-679
indicações, 679
procedimento, 680-688
realização, 681-683
Clamp do gomco, 915-916, 919-920
Classificação do estado físico, 942t
Clínicos iniciantes, 397-398
Clipes nasais, 135-136
Cloreto de etil tópico, 899
Clorexidina, 68-69, 76, 594, 917-919, 957
Swab, 29-30
Clostridium botulinum, 201
Coagulação, 436-437

Coagulação bipolar, 655
Coagulação por raios infravermelhos, 725-727
Colágeno
    degeneração, 831
    distúrbios, 440
    síntese, 331-332
Colchoeiro vertical clássico, 344-346
Colchoeiro vertical invertido, 345-347
Colles, fratura de, 847-848
Colo da fíbula, 867
Colo do útero, 503-507
    avaliação do, 611-612
    dilatado, 555-556
    emergente, 518-519
    expansão do, 639-640
Colo transverso, 692
Colocação de cateter em artéria pulmonar, 43-50
    complicações, 48-49
    considerações pediátricas, 49
    contraindicações, 44
    equipamento, 44
    indicações, 44
    instruções pós-procedimento, 49
    procedimento, 45-49
Colocação de cateter venoso central, 33-42
    complicações, 41-42
    considerações pediátricas, 41-42
    contraindicações, 35-36
    equipamento, 33-35
    indicações, 33-36
    instruções pós-procedimento, 41-42
    procedimento de, 35-42
Colocação de linha intraóssea, 935-938
    complicações, 937-938
    contraindicações, 936-937
    equipamento, 935-937
    indicação, 936-937
    pós-procedimento, 937-938
    procedimento, 936-938
Colonoscopia, 689-696
    complicações, 695-696
    considerações pediátricas, 696
    contraindicações, 691
    equipamento, 690
    indicações, 691
    instruções pós-procedimento, 696
    procedimentos, 690-696
Colposcopias, 521-532, 542
    citologia anal, 679
Colposcópio com revólver, 525
Colunas hemorroidárias, 727-728
Complexo glabelar, 206
Complicações
    abscessos, 70-71, 501-502
    anestesia local, 6

anestesia por bloqueio de campo, 13
anestesia por bloqueio nervoso digital, 19
anuscopia, 674-675
aspiração da bolsa do olécrano, 830
aspiração de cisto gangliônico no punho, 910
aspiração e injeção da articulação do joelho, 825
avulsão da unha, 475-476
biópsia cervical dirigida, 531-532
biópsia cutânea com *punch*, 187
biópsia da matriz ungueal, 482-483
biópsia de medula óssea, 87
biópsia endometrial, 519
biópsia por *shaving*, 436-437
bloqueio paracervical, 631-632
cardioversão, 93-94
cateterização suprapúbica da bexiga, 949
cauterização laparoscópica da tuba uterina, 659-660
cerúmen, 760
circuncisão, 927-928
cisto pilonidal, 735
cistos epidérmicos, 379-380
citologia anal, 686-687
colocação de cateter em artéria pulmonar, 48-49
colocação de cateter venoso central, 41-42
colocação de linha intraóssea, 937-938
colonoscopia, 695-696
conização fria, 506
cricotireotomia percutânea, 64-65
criocirurgia, 172
crioterapia cervical, 548
dermatológicas, 430-431
diafragmas contraceptivos, 538
dilatação, 557-558
dispositivo intrauterino, 605-606
dispositivo Plastibell, 933-934
drenagem de hematoma subungueal, 488
eletrocirurgia de alta frequência, 283-288
energia de *laser*, 266-267
escleroterapia, 297
esofagogastroduodenoscopia, 709
espirometria ambulatorial, 137-138
excisão de cisto epidérmico, 372
excisão de queloide no lóbulo da orelha, 184-185
excisão fusiforme, 386
gessado curto de membro inferior, 860-861
gessado curto de membro superior, 850-851

hemorroidas externas trombosadas, 741
hemorroidas internas, 729
histeroscopia, 565
histeroscopia ambulatorial, 623-624
implante de etonogestrel, 597
infecções pelo vírus do papiloma humano genital não cervical, 580
infiltração no ombro, 841
injeção da fáscia plantar, 835
injeção do dedo em gatilho, 899-900, 905
injeção na bolsa do trocanter maior, 816-817
injeção para a doença de De Quervain, 804
inserção de dreno torácico, 58-59
intraluminais, 293
intubação endotraqueal, 124-125
lipomas, 392
microdermoabrasão, 280-281
nasolaringoscopia com fibra óptica flexível, 781-782
nós básicos de sutura com instrumentos, 305
paracentese abdominal, 667
paroníquia, 492
pessários, 645-646
plastia em O-Z, 399-400
plastia em T, 449-450
plastia em V-Y, 455-456
plastia em Z, 461
preenchedores dérmicos, 234-235
procedimento de excisão com alça eletrocirúrgica, 614-615
punção arterial, 31
punção aspirativa da mama com agulha fina, 588
punção lombar, 78-79
queloides, 179
redução de luxação mandibular, 131-132
redução de subluxação da cabeça do rádio ("cotovelo de babá"), 142
redução do ombro, 99
rejuvenescimento facial, 213-214
remoção de anel, 146
remoção de anzol, 111-112
remoção de calázio, 767-768
remoção de carrapato, 161
remoção de cisto mucoso digital, 468
remoção de corpo estranho, 786
remoção de corpo estranho conjuntival e corneano, 774
remoção de pelos a *laser*, 250
remoção de pólipo cervical, 512
reparo da lesão do tendão extensor, 810-811

reparo de laceração tangencial, 441-442
reparo do triângulo de Burow (orelha de cachorro), 356
retalho de rotação, 416-417
retalho romboide, 412
retalhos de avanço, 361-362
sedação pediátrica, 491-492
sedação procedural (consciente), 25-26
sigmoidoscopia flexível, 720
síndrome do túnel do carpo, 799
sutura contínua subcuticular, 339-340
sutura cutânea contínua, 333-334
sutura de ângulo, 322-323
sutura de colchoeiro horizontal, 329-330
sutura de colchoeiro vertical, 346-347
sutura dérmica profunda, 308-309
sutura em boca de saco, 405-406
sutura simples interrompida, 316
tala gessada curta do membro superior, 882-883
tala gessada do membro inferior, 870
tala gessada longa do membro superior, 893-894
técnicas de reparo do couro cabeludo, 424-425
teste de esforço em esteira, 105-106
timpanometria, 792
toracocentese, 157-158
tratamento da epistaxe anterior, 750-751
vasectomia sem bisturi, 653
Complicações intraluminais, 293
Compressa de gaze enrolada em cotonete, 684
Comprometimento vascular, 866
Condicionamento físico, 101
Condiloma, 574, 669, 724-725
acuminado, 567-568, 568t, 573t
anal, 673
Condiloma anal, 673
Conexão bulbosa fibroblástica, 805-806
Congelamento, sequência de, 546-547
Congelamento prolongado, 467
Congestão vascular, 509
Conização fria (CF), 503
complicações, 506
considerações pediátricas, 506
indicações, 503-504
procedimento, 503-507
Conização fria do colo do útero, 541-542
Consentimento informado, 678, 951

Considerações pediátricas
abscessos, 70-71, 501-502
anestesia local, 7
anestesia por bloqueio de campo, 13
anestesia por bloqueio nervoso digital, 19
anuscopia, 674-675
aspiração de cisto gangliônico no punho, 910
aspiração e injeção da articulação do joelho, 825
básicas, 305
biópsia cutânea com *punch*, 191
biópsia de medula óssea, 87
biópsia endometrial, 519
bloqueio paracervical, 631-632
cardioversão, 93-94
cateterização suprapúbica da bexiga, 949
cerúmen, 760
circuncisão, 922, 927-928
colocação de cateter em artéria pulmonar, 49
colocação de cateter venoso central, 41-42
colonoscopia, 696
conização fria, 506
cricotireotomia percutânea, 65
criocirurgia, 172
crioterapia cervical, 548
diafragmas contraceptivos, 538
dilatação, 558
dispositivo intrauterino, 606
dispositivo Plastibell, 933-934
drenagem de hematoma subungueal, 488
esofagogastroduodenoscopia, 709-710
espirometria ambulatorial, 137-138
excisão de cisto epidérmico, 372
excisão de queloide no lóbulo da orelha, 184-185
excisão fusiforme, 386
fotorrejuvenescimento a *laser*, 266-267
gessado curto de membro inferior, 860-861
gessado curto de membro superior, 851
hemorroidas externas trombosadas, 741
hemorroidas internas, 729
histeroscopia, 565
histeroscopia ambulatorial, 624-625

implante de etonogestrel, 598
infecções pelo vírus do papiloma humano genital não cervical, 580
injeção da fáscia plantar, 835
injeção do dedo em gatilho, 899-900
injeção na bolsa do trocanter maior, 816-817
injeção para a doença de De Quervain, 804
inserção de dreno torácico, 58-59
intubação endotraqueal, 124-126
lipomas, 392
microdermoabrasão, 280-281
nasolaringoscopia com fibra óptica flexível, 782
paracentese abdominal, 667
paroníquia, 492
pessários, 645-646
plastia em O-Z, 399-400
plastia em T, 449-450
plastia em V-Y, 455-456
plastia em Z, 461
preenchedores dérmicos, 234-235
procedimento de excisão com alça eletrocirúrgica, 615
punção aspirativa da mama com agulha fina, 589
punção lombar, 78-79
queloides, 179
redução de luxação mandibular, 132
redução do ombro, 99
rejuvenescimento facial, 213-214
remoção de anel, 147
remoção de anzol, 111-112
remoção de calázio, 767-768
remoção de cisto mucoso digital, 469
remoção de corpo estranho, 786
remoção de corpo estranho conjuntival e corneano, 774
remoção de pelos a *laser*, 250
remoção de pólipo cutâneo, 430-431
reparo da lesão do tendão extensor, 810-811
reparo de laceração tangencial, 442-443
reparo do triângulo de Burow ("orelha de cachorro"), 366
retalho romboidal, 412
retalhos de avanço, 361-362
sedação procedural (consciente), 25-26
sigmoidoscopia flexível, 720
síndrome do túnel do carpo, 799
sutura contínua subcuticular, 339-340
sutura cutânea contínua, 333-334
sutura de ângulo, 322-323

sutura de colchoeiro horizontal, 329-330
sutura de colchoeiro vertical, 346-347
sutura dérmica profunda, 309
sutura em boca de saco, 405-406
sutura simples interrompida, 316
tala gessada curta do membro superior, 882-883
tala gessada do membro inferior, 871
tala gessada longa do membro superior, 894-895
técnicas de reparo do couro cabeludo, 425
teste de esforço em esteira, 105-107
timpanometria, 792
toracocentese, 157-158
tratamento da epistaxe anterior, 751
Consulta estética, 256-257
Consulta oftalmológica, 109
Consulta ortopédica, 95, 870
Contagem de células sanguíneas, 73, 820
Contaminação grosseira, 958
Controle de volume regulado por pressão (CVRP), 125-126
Córnea, lesões na, 773-774
Corpo estranho contralateral, 785
Corpo estranho na orelha, 786
Corrente bifásica, 89
Corrente elétrica de alta frequência, 240-241
Corticosteroides, 176, 819, 897
Corticosteroides intralesionais, 176
CPAP. *Ver* Pressão positiva contínua nas vias aéreas
Crescimento ativo, fase de, 239-240
Cricotireotomia, 61-62
   conjunto de emergência de Melker, 61-62
   percutânea, 61-65
   tubo de, 32
Cricotireotomia percutânea, 61-65
   complicações, 64-65
   considerações pediátricas, 65
   contraindicações, 62-63
   equipamento, 61-63
   fita de traqueostomia, 64-65
   indicações, 62-63
   instruções pós-procedimento, 65
   procedimento, 62-65
   ventilador para, 64-65
Criocirurgia, 427-428
   complicações, 172
   considerações pediátricas, 172
   contraindicações, 167-168
   criogênios de óxido nitroso/dióxido de carbono, 170-171
   da pele, 165-172
   equipamento, 167-168
   indicações, 167-168
   instruções pós-procedimento, 172
   procedimento, 168-172
Criogênios, 546
Criogênios de dióxido de carbono, 170-171
Crionecrose, 541-542
Crioterapia, 570t, 577-578
   Cervical, 541-549
Crioterapia cervical, 541-549, 542t
   complicações, 548
   considerações pediátricas, 548
   contraindicações, 543-544
   equipamento, 542-543
   indicações, 543-544
   instruções pós-procedimento, 548
   procedimento, 543-549
Cristais de esteroide, 899
Critérios clínicos de avaliação da lesão pigmentada, 264-265
Critérios clínicos de avaliação de lesões vasculares, 265-267
Cunha/triângulo de Burow, 445
Curativo hidrocoloide, 41-42
Curativo oclusivo, 30-31
Curativo pós-procedimento, 821-822
Cureta, 512
   alça plástica, 760
   calázio e, 766-767
   cerúmen e, 759
Cureta de alça plástica, 760
Curetagem, 551-558, 754, 765-768
Curetagem aspirativa, 557
Curetagem endocervical (CEC), 503-504, 523-524, 554-555
Curva de fluxo-volume, 136-137
CVF. *Ver* Capacidade vital forçada
CVRP. *Ver* Controle de volume regulado por pressão
Cytobrush, 529

Dano térmico, 284
Day, gancho de, 785
DEA. *Ver* Desfibrilador externo automático
Debridamento, 439, 732
Debridamento extenso, 732
Decúbito, posição de, 733
Dedos pequenos, 17
Defeito galeal, 422-423
Defeito triangular, 415
Defeitos cirúrgicos, 415
Defeitos côncavos, 286
Defeitos côncavos adicionais, 286
Deflexão para a esquerda, 708
Depo-Provera, 655
Depressão do segmento ST, 105-106
Depuração hepática, 386
Depuração hepática reduzida, 288, 442-443
Derme, 383-384
   plano mediano, 322-323, 337-338
Derrames, 153
   pleurais exsudativos, 151t
   pleurais transudativos, 150-151t
DES. *Ver* Dietilestilbestrol
Desbaste excessivo, 419
Descoloração, 485
Desconforto excessivo, 724-725
Descontinuidade ossicular, 789
Desfibrilador externo automático (DEA), 90
Despertar tardio, 25-26
Destruição térmica de tecidos, 283
Deterioração intelectual, 753
Detritos necróticos, 734
Diabete, 458
Diafragmas. *Ver* Diafragmas contraceptivos
Diafragmas contraceptivos, 535-539
   complicações, 538
   considerações pediátricas, 538
   contraindicações, 536-537
   equipamento, 536-537
   indicações, 536-537
   instruções pós-procedimento, 538
   procedimento, 536-539
Diagnóstico diferencial, pólipo cervical, 510t
Diâmetros com três defeitos, 447-448
Dicloroacético, ácido, 570t
Dietilestilbestrol (DES), 827
Difenidramina, hidrocloreto de, 3
Dilatação, colo do útero, 555-556
Dilatação e curetagem (D&C), 551-558
   complicações, 557-558
   considerações pediátricas, 558
   contraindicações, 552-553
   equipamento, 551-553
   indicações, 552-553
   instruções pós-procedimento, 558
   procedimento, 552-558
Dilatador curvo afunilado, 61-62
Dilatadores, 57
   cateter, 37-38, 40
   curvo afunilado, 61-62
   de Pratt, 620-621
   seriado, 57
Dilatadores seriados, 57
Dióxido de carbono, 27-28
Diprivan, 22
Direção posterior, 791
Diretrizes gerais para injeção, 220-221
Discromia, 269-270
Disfonia, 64-65

Dismenorreia, 591-593
Dispareunia, 498
Displasia, 522-523t, 542-543, 689
Displasia cervical, 522-523t
Dispneia, 90
Dispositivo de crioterapia com dois botões, 546
Dispositivo intrauterino (DIU), 591-593, 595
  complicações, 605-606
  considerações pediátricas, 606
  contraindicações, 600-601
  equipamento, 600-601
  expulsão espontânea, 599-600
  indicações, 600-601
  inserção/remoção, 599-606
  instruções pós-procedimento, 606
  instrumentos, 606-606
  procedimento, 602-606
  remoção, 605
Dispositivos de fixação comercialmente disponíveis, tubo endotraqueal, 123
Dispositivos de MDA livres de cristais, 270-271
Dissecação parcialmente afiada, 371, 410
Distorção de pele inicial, 402-403
Distúrbios
  da coagulação, 917
  do colágeno, 440
DIU. Ver Dispositivo intrauterino
Dobra da mucosa em forma de D, 694
Doença
  cardíaca congênita, 954
  causada por carrapato, 159
  de deposição de pirofosfato, 827
  de Kawasaki, 105-106
  DPOC, 113, 133, 699
  pélvica adesiva grave, 658
  pulmonar restritiva, 136-137
  sexualmente transmissível, 536-537
  vascular periférica, 188-189
Doença de deposição de pirofosfato, 827
Doença pélvica adesiva grave, 658
Doença pulmonar obstrutiva crônica (DPOC), 113, 133, 699
Doença pulmonar restritiva, 136-137
Doença vascular periférica, 188-189
Doenças cardíacas, 953t
Doenças sexualmente transmissíveis (DST), 536-537
Donut, pessário, 641-642
Doppler, fluxomêtro, 143-144
Doppler de pulso, 28-29
Dor, 250, 729
  alongamento, fibras, 429-430
  na articulação temporomandibular, 901
  no calcanhar, 832t
  orais, medicações, 770
  torácica, 102
Dor à palpação, 871
Dor máxima à palpação, 815-816
Dor no calcanhar, 832t
Dor torácica, 102
Dorsiflexão passiva, 831
Dorso do pé, 858-859
Doses
  inalador, 135-136
  máximas, 627
  rejuvenescimento facial, 202-203
  sedação procedural (consciente), 24t
  sedativos, 943t
DPOC. Ver Doença pulmonar obstrutiva crônica
Drenagem
  adequada, 69-70, 734
  de abscessos, 67-72
  de hematoma subungueal, 485-488
  sistema de sucção, 55
Drenagem de hematoma subungueal, 485-488
  complicações, 488
  considerações pediátricas, 488
  contraindicações, 486
  equipamento, 486
  indicações, 486
  instruções pós-procedimento, 488
  procedimento, 486-488
Dreno torácico, remoção de, 58-59
Drenos torácicos de silastic, 56
DryFlow, 565
DST. Ver Doenças sexualmente transmissíveis
Duração típica do telógeno, 240-241t

EA. Ver Etmoide anterior
ECG. Ver Ecocardiograma
Ecocardiograma (ECG), 102, 104-105
Edema, 145
Edema perifolicular (EPF), 248
Edema pulmonar, 52, 90
Edema pulmonar de reexpansão, 52
EGD. Ver Esofagogastroduodenoscopia
Ehlers-Danlos, síndrome de, 129
EI. Ver Endocardite infecciosa
Elementos uterossacrais, 630-631
Eletrocardiograma, 47
Eletrocirurgia de alta frequência, 283-288
  complicações, 287-288
  considerações pediátricas, 287-288
  contraindicações, 285
  equipamento, 285
  indicações, 285
  instruções pós-procedimento, 288
  procedimento, 285-288
Eletrodessecação, 187-188
Eletrodos
  colocação, 92-93
  de alça não dérmicos, 286
  MER, 284
Eletrólise, 241-242
Eliminação terminal dupla, 329-330
Embolia gasosa, 36-37, 45, 46
Embolia gasosa vascular, 586
Embolia pulmonar, 87
Emergência oftalmológica, 770
Emissão da peça manual de LPI para redução de pelos, 238-238f
EMLA®. Ver Mistura eutética de anestésicos locais
Empenamento, 284
Enchimento extra do gesso, 875-876
Encorajamento verbal, 705
Endocardite
  bacteriana, 584, 953-954
  infecciosa, 953
  profilaxia, 954t
Endocardite bacteriana, 584
  recomendações para a prevenção, 953-954
Endocardite infecciosa (EI), 953, 954t
Endoscópio
  inserção, 714
  passagem, 718
  ponta, 702
  superfície, 964
Energia, 238-239, 254, 266-267
Enfaixamento, 887
Envelhecimento facial, 196, 199
EPF. Ver Edema perifolicular
Epinefrina, 3, 39, 316, 429-430, 628, 916
Epistaxe, 746, 746t
Epitélio, 634
  atrofia, 521-522t, 635-636
  colunar, 521-522t, 685
  corneano, 773-774
  escamoso glicogenado, 685
  escamoso original, 521-522t
  lesões, 672
Epitélio colunar, 521-522t, 685
Epitélio corneano, 773-774
Epitélio escamoso glicogenado, 685
Epitélio escamoso original, 521-522t
Epitélios conjuntivais, 769
Epitelização, 311
Equipamento
  abscessos, 68-69, 498
  anestesia local, 4
  anestesia por bloqueio de campo, 10-11
  anestesia por bloqueio nervoso digital, 15
  anuscopia, 670

aspiração da bolsa do olécrano, 828
aspiração de cisto gangliônico no punho, 908-909
aspiração e injeção da articulação do joelho, 820-822
avulsão da unha, 472-473
biópsia cervical dirigida, 523-525
biópsia de medula óssea, 81-82
biópsia do leito ungueal, 478
biópsia endometrial, 516
biópsia por *shaving*, 434
biópsias, 670
bloqueio paracervical, 628
cardioversão, 90
cateterização suprapúbica da bexiga, 947
cauterização laparoscópica da tuba uterina, 656-657
cerúmen, 76
circuncisão, 917
cirurgia comum da pele, 319
cisto pilonidal, 732
cistos epidérmicos, 376-377
citologia anal, 678-679
colocação de cateter em artéria pulmonar, 44
colocação de cateter venoso central, 33-35
colocação de linha intraóssea, 935-937
colonoscopia, 690
cricotireotomia percutânea, 61-63
criocirurgia, 167-168
crioterapia cervical, 542-543
diafragmas contraceptivos, 536-537
dilatação, 551-553
dispositivo intrauterino, 600-601
dispositivo Plastibell, 930-931
drenagem de hematoma subungueal, 486
eletrocirurgia de alta frequência, 285
escleroterapia, 290-291
esofagogastroduodenoscopia, 700
espirometria ambulatorial, 133
excisão de cisto epidérmico, 370
excisão de queloide no lóbulo da orelha, 182-183
excisão fusiforme, 381
fotorrejuvenescimento a *laser*, 257-258
gessado curto de membro inferior, 854-855
gessado curto de membro superior, 844-845
hemorroidas externas trombosadas, 738
hemorroidas internas, 724
histeroscopia, 560

histeroscopia ambulatorial, 617-619
implante de etonogestrel, 591-593
infecções pelo vírus do papiloma humano genital não cervical, 571-572
infiltração no ombro, 839
injeção da fáscia plantar, 832
injeção de ponto-gatilho, 903
injeção do dedo em gatilho, 898
injeção na bolsa do trocanter maior, 814-815
injeção para a doença de De Quervain, 802
inserção de dreno torácico, 52
intubação endotraqueal, 115
lipomas, 388-389
microdermoabrasão, 270-272
nasolaringoscopia com fibra óptica flexível, 777-778
nós básicos de sutura com instrumentos, 302
paracentese abdominal, 664
paroníquia, 490-491
pessários, 634-635
plastia em O-Z, 396-397
plastia em T, 446-447
plastia em V-Y, 451-452
plastia em Z, 458
preenchedores dérmicos, 218-219
procedimento de excisão com alça eletrocirúrgica, 609-610
punção arterial, 28-29
punção aspirativa da mama com agulha fina, 585
punção lombar, 74
queloides, 177
redução de luxação mandibular, 130
redução de subluxação da cabeça do rádio ("cotovelo de babá"), 140
redução do ombro, 96
rejuvenescimento facial, 204-205
remoção de anel, 143-144
remoção de anzol, 110
remoção de calázio, 764-765
remoção de carrapato, 160
remoção de cisto mucoso digital, 466
remoção de corpo estranho, 784
remoção de corpo estranho conjuntival e corneano, 770
remoção de pelos a *laser*, 243-244
remoção de pólipo cervical, 510
remoção de pólipo cutâneo, 428-429
reparo da lesão do tendão extensor, 806-807
reparo de laceração tangencial, 440
reparo do triângulo de Burow (orelha de cachorro), 364-365

retalho de rotação, 413
retalho romboidal, 407
retalhos de avanço, 358-359
sedação pediátrica, 940
sedação procedural (consciente), 22-23
sigmoidoscopia flexível, 715
síndrome do túnel do carpo, 797
sutura contínua subcuticular, 336-337
sutura cutânea contínua, 331-332
sutura de ângulo, 319
sutura de colchoeiro horizontal, 326-327
sutura de colchoeiro vertical, 344-345
sutura simples interrompida, 312-313
tala gessada curta do membro superior, 874-875
tala gessada do membro inferior, 864
tala gessada longa do membro superior, 886
técnicas de reparo do couro cabeludo, 420-421
teste de esforço em esteira, 102
timpanometria, 790
toracocentese, 150-151
tratamento da epistaxe anterior, 747
vasectomia sem bisturi, 647-649
Equipamentos comuns para cirurgia de pele, 319
Eritema, 575-576
  leve, 278-279
  marginando, 161
  vulvar, 497
Escleroterapia, 289-298, 723
  complicações, 297
  considerações pediátricas, 297
  contraindicações, 290-291
  equipamento, 290-291
  indicações, 290-291
  instruções pós-procedimento, 297
  procedimento, 292-298
  sessão de consulta inicial, 290*t*
Escopetas, 685
Escroto, 917-919
Esfacelamento, 417
Esfoliação, 276
Esforço respiratório, 24
Esôfago, 121
Esôfago proximal, 709
Esofagogastroduodenoscopia (EGD), 699-710
  atlas recomendados, 700
  complicações, 709
  considerações pediátricas, 709-710

contraindicações, 701
equipamento, 700
experiência e, 700
indicações, 71
instruções pós-procedimento, 710
procedimento, 701-710
Espasmo no músculo pterigóideo lateral, 129
Espéculo bivalve, 657-658
Espéculo esterilizado, 630-631
Espéculo ocular de arame, 771-772
Espermicida, 536-537
Espessura, 279-280*t*
Espessura dupla, 856-857
Espessura total, 247, 430-431
 queimaduras, 262
Espica, 870
Espirometria. *Ver* Espirometria ambulatorial
 medidas, 135-136
 traçados, 136-137
Espirometria ambulatorial, 133-138
 complicações, 137-138
 considerações pediátricas, 137-138
 contraindicações, 134
 equipamento, 133
 indicações, 134
 instruções pós-procedimento, 137-138
 procedimento, 134-138
Estenose uretral, 921-922
Estoma persistente, 64-65
Estoquinete, 845-848
 dobrada, 858-859
 sobreposto, 855-856
Estoquinete sobreposto, 855-856
Estratificação de risco, 102
Estrato córneo muito superficial, 276*f*
Etileno vinil acetato (EVA), 591
Eustáquio, disfunção da trompa de, 789
EVA. *Ver* Etileno vinil acetato
Eventos cardiorrespiratórios, 25-26
Eversão exagerada, 314-315
Exame retal, 716-717
Exames
 anuscopia, 670-673
 cervical, 678
 hemorroidas, 724-725
 patológico, 453
 retal, 716-717
Exames do colo do útero, 678
Exames patológicos, 453
Excisão cirúrgica, 179
Excisão com alça eletrocirurgica, 435-436
Excisão de cisto epidérmico, 369-373
 complicações, 372
 considerações pediátricas, 372

contraindicações, 370
equipamento, 370
indicações, 370
instruções pós-procedimento, 372
procedimento, 370-373
Excisão de queloide no lóbulo da orelha, 181-185
 complicações, 184-185
 considerações pediátricas, 184-185
 contraindicações, 182-183
 equipamento, 182-183
 indicações, 182-183
 instruções pós-procedimento, 184-185
 procedimento, 182-184
 técnica com cunha, 183-184
 técnica de excisão do núcleo, 182-184
Excisão elíptica, 381
Excisão fusiforme, 309, 352*t*, 354*f*, 355, 371, 379-386, 453
 complicações, 386
 considerações pediátricas, 386
 contraindicações, 382-383
 equipamento, 381
 indicações, 381,
 instruções pós-procedimento, 386
 procedimento, 382-386
 técnicas incorporadas à, 382-383*t*
Excisão mecânica, 579-580
Excisão retrocervical, 614-615
Excisões. *Ver* Excisão fusiforme; procedimento de excisão com alça eletrocirúrgica
 alça eletrocirurgica, 435-436
 cirúrgica, 179
 de cisto epidérmico, 369-373
 elíptica, 381
 lipomas, 387-393
 mecânica, 579-580
 procedimentos, 351, 353
 queloide no lóbulo da orelha, 181-185
 retrocervical, 614-615
Expansão nodular, 897
Explosão colônica, 695-696
Exposição solar cumulativa, 253
Exsudatos pleurais, 150-151*t*
Extensão endocervical, 545
Extravasamento, 297
Extremidades distais, 879-880
Extremidades proximais, 879-880

Falange proximal, 146
Fármacos
 AINEs, 475-476, 521, 737
 comumente utilizados, 942*t*
 de reversão, 944*t*
 pré-medicação, 114*t*

sedação procedural (consciente), 24*t*
sedativos, 943
síndrome de lúpus induzida por, 150-151
Fáscia, 651
Fasciite, 70-71
Fase de telegonia, 249
Fase telógena curta, 240-241
FCMP. *Ver* Frequência cardíaca máxima prevista
FDA. *Ver* Food and Drug Administration
Fechamento adequado, 353
Fechamento em bolsa padrão, 402-405
Fechamento padrão da pele, 391
Fechamentos
 de pele padrão, 391
 estrelados em bolsa, 401-406
 simples, 309
 subcuticular, 337-338
 sutura em boca de saco, 405-406
Feixe de fibra óptica, 780
Feixe fino do tendão, 805
Feixe neurovascular, 155-156
Fenda dorsal, prepúcio, 920-921
Fenilefrina, 779
Fenol cristalizado, 731
Fentanil, 22
Feridas
 abertas, 735
 ápices, 363-364
 borda esquerda, 307-308
 bordas, 312-314, 422-423
 circunferência, 403-404
 em forma de C, 441-442
 suturadas, 738
 tratamento meticuloso, 491-492
Fibra de vidro, 846-847, 849
 função, 857-858
 materiais de, 859-860, 867, 881-882
Fibras de dor de alongamento, 429-430
Fibrilação atrial, 89
Fibrilação ventricular, 90
Fibroides, 621-622
Fibroides ocultos, 621-622
Fimose, 919-920
Finkelstein, teste de, 803
Fissuras, 724-725
Fístula anal, 672-726
Fístula uretrocutânea, 921-922
Fita umbilical, 122
Fitzpatrick, classificação do fototipo de, 241-242*t*
 classificação, 241-242, 277-278
Fixação de sutura, 415
Flebite, 33-35
Flexão plantar, 855-856
Flexura esplênica, 692

Flexura hepática, 693
Fluoroscopia, 44
Fluxo unidirecional, 292
Food and Drug Administration (FDA), 201
Forame infraorbital, 226-228
Força do pulso, 29-30
Formação de gelo intracelular, 165-166
Formalina, 518-519
Formato de onda, 47-49
Formulário de aporte estético, 197f
Formulário de consulta estética, 198f
Fórnice posterior, 636-637
Fossa infraclavicular, 104
Fotolesão, 263
Fotolesão grave, 263f
Fotopletismografia, 290
Fotorrejuvenescimento a *laser*, 253-267
   anestesia, 256-257
   check list pré-procedimento, 256-258
   considerações clínicas, 255
   considerações pediátricas, 266-267
   contraindicações, 257-258
   critérios clínicos de avaliação da lesão pigmentada, 264-265
   critérios clínicos de avaliação da lesão vascular, 265-267
   equipamento, 257-258
   indicações, 257-258
   instruções pós-procedimento, 266-267
   princípios da terapia com *laser*, 253-255
   procedimento, 258-267
   resultados/seguimento, 255-257
Fototermólise, 237
Frankenhäuser, plexo de, 630-631
Frankenstein, cicatrizes de, 311
Frasco de coleta, 87
Frascos multiuso, 962
Fratura instável da coluna cervical, 116-117
Fraturas
   da laringe, 62-63
   de clavícula, 885
   de Colles, 847-848
Frênulo, 229-230, 919-920
Frequência cardíaca máxima prevista (FCMP), 104-105
Frequência respiratória, 126
Fronteiras anatômicas, 445
Fulgurado, 287-288, 436-437
Fundo, estômago, 708
Fúrcula esternal, 36-37

Gancho com ponta romba, 785
Gânglio dorsal do punho, 907
Gânglio volar do punho, 909-910
Gânglios, 907

Gânglios ocultos, cistos, 907
Gatilho aplicador de *spray*, 169-170
Gaze, 130
Gaze não aderente pequena, 652
Gaze vaselinada, 58-59, 481-482
Gehrung, pessário de, 644-645
Gelfoam, 506
Gellhorn, pessário de, 640-642
Gelo após uso de *laser*, 248
Geradores elétricos, 609-610
Geradores elétricos modernos, 609-610
Geradores eletrocirúrgicos, 609-610
Gessado curto de membro inferior, 853-861
   complicações, 860-861
   considerações pediátricas, 860-861
   contraindicações relativas, 854-855
   equipamento, 854-855
   indicações, 854-855
   instruções pós-procedimento, 861
   procedimento, 854-861
Gessado curto de membro superior, 843-851
   complicações, 850-851
   considerações pediátricas, 851
   contraindicações relativas, 844-845
   equipamento, 844-845
   indicações, 844-845
   instruções pós-procedimento, 851
   procedimentos, 844-851
Gesso
   à prova d'água, revestimento, 853
   alicates de cortar gesso, 849, 859-860
   enchimento, 845-846, 865, 875-876
   gessado curto de membro inferior, 853-861
   gessado curto de membro superior, 843-851
   lado radial do, 848
   remoção, 848, 859-860
   revestimento, 850
Gesso, 843, 853, 864, 871, 873, 883, 886, 894-895
Gestação, 243-244, 557
Ginkgo biloba, 217-218
Glabela, rugas da, 202
Glande do pênis, 603
Glicerina, 143-144
Glicina sorbitol, 619-620
Glicocorticoides, 815-816
Glóbulos vermelhos, 79
Glogau, classificação de, 276
Gordura subcutânea, 190, 576-577
Gradiente de oxigênio alveolar, 151-152
Gram, coloração de, 663
Guia-J, 33

HAART. *Ver* Terapia antirretroviral altamente ativa
Hematoma, 647-648, 915-916
   formação, 6, 234-235, 905
Hemodiálise, 35-36
Hemograma, 745
Hemorragia pulmonar, 48-49
Hemorragia subaracnóidea, 74, 79
Hemorragia subaracnóidea, suspeita de, 74
Hemorragias, 87
   pontilhadas, 278-279
   pulmonares, 48-49
   subaracnóideas, 79
Hemorroidas, 669, 683, 723
   exames, 724-725
   externas, 737
   sintomáticas, 725-726
Hemorroidas externas trombosadas, 737-742
   complicações, 741
   considerações pediátricas, 741
   contraindicações, 738
   equipamento, 738
   indicações, 738
   instruções pós-procedimento, 741
   procedimento, 739-742
Hemorroidas internas, 723-730
   complicações, 729
   considerações pediátricas, 729
   contraindicações, 724
   equipamento, 724
   indicações, 724
   instruções pós-procedimento, 729
Hemorroidectomias, 678, 740-741
Hemóstase, 686, 905, 926-927
Hemotórax, 51, 52
Hérnias, 657-658, 708
Hidralazina, 150-151
Hipercalemia, 115
Hiperpigmentação, 256-258, 274f
Hiperplasia, 563-564
Hipertensão, 102
Hipertrofia, 952
Hipertrofia da parede, 471
Hipofaringe, 704, 777
Hipopigmentação, 178-179, 250, 256-257
Hipospádia, 932-933
Hipotensão, 90, 105-106
Hipotermia, 944
Hipoxia, 25-26
Hirsutismo, 243-244
Histerectomia, 634
Histerectomia prévia, 634
Histeroscopia, 562-563, 619-620. *Ver também* Histeroscopia ambulatorial
   esterilização feminina, 559-566
      complicações, 565

considerações pediátricas, 565
contraindicações, 561-562
equipamento, 560
indicações, 561-562
instruções pós-procedimento, 566
procedimento, 561-566
Histeroscopia ambulatorial, 617-625
complicações, 623-624
considerações pediátricas, 624-625
contraindicações, 618-619
equipamento, 617-619
indicações, 618-619
instruções pós-procedimento, 624-625
procedimento, 618-625
Histerossalpingografia (HSG), 560
HIV. *Ver* Vírus da imunodeficiência humana
Homeostasia, 512
Hordéolos, 763
HPV. *Ver* Vírus do papiloma humano
HSG. *Ver* Histerossalpingografia

IFD. *Ver* Interfalângica distal
Iluminação adequada, 745
Imiquimod, 569*t*
Imobilização posterior da perna, 867-868
Imobilização prolongada, 870, 893-894
Imobilização ulnar com goteira, 878-881
Imobilização volar, 874-877
Implanon, 591-593
bastão, 594, 596-597
Implante de etonogestrel, 591-598
complicações, 597
considerações pediátricas, 598
contraindicações, 591-593
equipamento, 591-593
indicações, 591-593
instruções pós-procedimento, 598
procedimento, 593-597
Inalação de partículas, 277-278
Inalador dosimetrado (ID), 135-136
Inchaço, 723
Incisão com bisturi, 499-500
Incisão fusiforme, 391, 481-482
Incisão infraumbilical na pele, 657-658
Incisões
base, 445
da pele, 491-492, 657-658
de abscessos, 67-72
fusiforme, 391, 481-482
para remoção de calázio, 765-768
Incisões retas, 453
Incisões verticais na pele, 383-384
Indicações estéticas, toxina botulínica, 205

Inervações do nervo mentoniano, 229-230
Infarto do miocárdio, 93-94, 102
Infarto pulmonar, 48-49
Infecções, 6
do trato urinário, 535-536
Infecções pelo vírus do papiloma humano genital não cervical, 567-581
aplicações tópicas, 577-580
autoaplicação de medicação, 571-572
complicações, 580
considerações pediátricas, 580
contraindicações, 572
equipamento, 571-572
excisão mecânica, 579-580
indicações, 572
instruções pós-procedimento, 580
opções de tratamento, 569*t*-670*t*
procedimento, 573-581
Infiltração local adicional, 228-229
Infiltração no ombro, 837-842
abordagem anterior, 841
abordagem posterior, 841
complicações, 861
contraindicações, 839
indicações, 839
instruções pós-procedimento, 841-842
ombro congelado, 837-839
procedimento, 839-842
tendinite calcificada, 837-838
tendinite supraespinhal/bursite subacromial, 837-838
Infiltrações locais, 228-229, 822-823
Infusão dérmica, 277-278
Injeção da fáscia plantar, 831, 836
abordagem plantar, 834-835
complicações, 835
considerações pediátricas, 835
contraindicações, 833
equipamento, 832
indicações, 833
instruções pós-procedimento, 835
procedimento, 833-836
Injeção de ponto-gatilho, 901-906
contraindicações, 903
equipamento, 903
indicações, 903
procedimentos, 903-906
Injeção do dedo em gatilho, 894-900
complicações, 899-900, 905
considerações pediátricas, 899-900
equipamento, 898
instruções pós-procedimento, 899-900, 905-906
procedimento, 898-900
Injeção epidural de sangue, 78-79
Injeção intramuscular, 206

Injeção intratendinosa, 803
Injeção intravascular, 202-203, 553-554
Injeção intravascular inadvertida, 630-631
Injeção na bolsa do trocanter maior, 813-817
complicações, 816-817
considerações pediátricas, 816-817
contraindicações, 814-815
equipamento, 814-815
indicações, 814-815
instruções pós-procedimento, 816-817
procedimento, 814-817
Injeção para a doença de De Quervain (tenossinovite estiloide radial), 801-804
complicações, 804
considerações pediátricas, 804
equipamento, 802
instruções pós-procedimento, 804
procedimento, 802-804
Injeções
circunferenciais, 12-13
corrugador lateral, 207
de toxina botulínica, 212-213
de triancinolona, 178-179
dedo em gatilho, 894-900
diretrizes gerais, 220-221
inicial, ponto, 231-232
intramusculares, 206
intratendinosas, 803
intravasculares, 202-203, 553-554
intravasculares inadvertidas, 630-631
na bolsa do trocanter maior, 813-817
na fáscia plantar, 831-836
no local, 815-816
no ombro, 837
para a doença de De Quervain, 801-804
para aspiração da articulação do joelho, 819-826
para rejuvenescimento facial, 202-203
para tratamento de cicatriz de queloide, 178-179
ponto-gatilho, 901-906
preenchedores dérmicos, 216-217
procedimentos, 962
síndrome do túnel do carpo, 795-800
Inserção de dreno torácico, 51-60
complicações, 58-59
considerações pediátricas, 58-59
contraindicações, 53
equipamento, 52
indicações, 52-53
instruções pós-procedimento, 58-60
procedimento, 53-59

Inserção ótima da agulha, 76
Inserção percutânea de dreno torácico, método, 56-57
Instituto Nacional Americano de Padronização (ANSI), 240-241
Instruções pós-procedimento, 106-107, 161
  abscessos, 70-71, 501-502
  anestesia local, 7
  anestesia por bloqueio de campo, 13
  anestesia por bloqueio nervoso digital, 19
  anuscopia, 674-675
  aspiração da bolsa do olécrano, 830
  aspiração de cisto gangliônico no punho, 910
  aspiração e injeção da articulação do joelho, 825
  biópsia cervical dirigida, 531-532
  biópsia cutânea com *punch*, 191
  biópsia de medula óssea, 88
  biópsia endometrial, 519
  biópsia por *shaving*, 436-437
  bloqueio paracervical, 631-632
  cardioversão, 93-94
  cateterização suprapúbica da bexiga, 949
  cauterização laparoscópica da tuba uterina, 660
  circuncisão, 922, 927-928
  cirurgia radiocirúrgica da pele, 288
  cisto pilonidal, 735
  cistos epidérmicos, 379-380
  citologia anal, 686-687
  colocação de cateter em artéria pulmonar, 49
  colocação de cateter venoso central, 41-42
  colonoscopia, 696
  cricotireotomia percutânea, 65
  criocirurgia, 172
  criocirurgia cervical, 548
  diafragmas contraceptivos, 538
  dilatação, 558
  dispositivo intrauterino, 606
  dispositivo Plastibell, 933-934
  drenagem de hematoma subungueal, 488
  esofagogastroduodenoscopia, 710
  estrutura dérmica bastante profunda, 309
  excisão de cisto epidérmico, 372
  excisão de queloide no lóbulo da orelha, 184-185
  excisão fusiforme, 386
  fotorrejuvenescimento a *laser*, 266-267
  gessado curto de membro superior, 851
  hemorroidas externas trombosadas, 741
  hemorroidas internas, 729
  histeroscopia, 566
  histeroscopia ambulatorial, 624-625
  implante de etonogestrel, 598
  infecções pelo vírus do papiloma humano genital não cervical, 580
  infiltração no ombro, 841-842
  injeção da fáscia plantar, 835
  injeção do dedo em gatilho, 899-900, 905-906
  injeção na bolsa do trocanter maior, 816-817
  injeção para a doença de De Quervain, 804
  inserção de dreno torácico, 58-60
  intubação endotraqueal, 125-126
  lipomas, 392
  microdermoabrasão, 280-281
  nasolaringoscopia com fibra óptica flexível, 782
  nós básicos de sutura com instrumentos, 305
  paracentese abdominal, 559
  paroníquia, 492
  pessários, 645-646
  plastia em O-Z, 399-400
  plastia em T, 449-450
  preenchedores dérmicos, 234-235
  procedimento de excisão com alça eletrocirúrgica, 615
  punção arterial, 31
  punção aspirativa da mama com agulha fina, 588
  punção lombar, 78-79
  queloides, 179
  redução de luxação mandibular, 132
  redução de subluxação da cabeça do rádio "cotovelo de babá", 142
  redução do ombro, 99
  rejuvenescimento facial, 213-214
  remoção de anzol, 111-112
  remoção de calázio, 767-768
  remoção de cisto mucoso digital, 469
  remoção de corpo estranho, 786
  remoção de corpo estranho conjuntival e corneano, 774
  remoção de pelos a *laser*, 250
  remoção de pólipo cervical, 512
  remoção de pólipo cutâneo, 431-432
  reparo da lesão do tendão extensor, 812
  reparo de laceração tangencial, 442-443
  retalho de rotação, 417
  retalhos de avanço, 361-362
  sedação procedural (consciente), 25-26
  sigmoidoscopia flexível, 720
  sutura contínua subcuticular, 339-341
  sutura cutânea contínua, 333-334
  sutura de ângulo, 322-323
  sutura de colchoeiro horizontal, 329-330
  sutura de colchoeiro vertical, 346-347
  sutura em boca de saco, 405-406
  tala gessada curta do membro superior, 883
  tala gessada do membro inferior, 871
  tala gessada longa do membro superior, 894-895
  técnicas de reparo do couro cabeludo, 425
  teste de esforço em esteira, 106-107
  timpanometria, 792
  toracocentese, 157-158
  tratamento da epistaxe anterior, 751
  vasectomia sem bisturi, 653
Insuficiência cardíaca congestiva, 105-106
Insuflado, 706
Interfalângica distal (IFD), 873
  articulação, 465, 480-481
Intervenção cirúrgica, 908-909
Intervenção de emergência, 21
Introdutor, 47
Intubação
  controlada, 113
  de sequência rápida (ISR), 114-115
  do brônquio, 121, 124-125
  do esôfago, 121, 124-125
  endotraqueal oral, 61-62
  orotraqueal, 117f
Intubação endotraqueal, 61-62, 113-126
  complicações, 124-125
  considerações pediátricas, 124-126
  contraindicações, 116-117
  equipamento, 115
  indicações, 116-117
  inserção, 120
  instruções pós-procedimento, 125-126
  procedimento, 117-126
Intubações endotraqueais, 117f
Iodofórmio, gaze com, 732, 746t
Iodóforos, 957
Iodopovidona, 68-69, 76, 594, 840
  Assepsia, 160
Irrigação, 755
  água para, 758
  seringa de, 756
  técnicas de, 760

Irritações, 889
Isotretinoína, 243-244
Isquemia, 860-861
Isquemia do miocárdio, 104-105
ISR. *Ver* Intubação de sequência rápida

Joelho, tala gessada, 863, 865-866
Junção anocutânea, 739
Junção de gordura dérmica, 384
Junção escamocolunar, 521-522*t*
Junção gastresofágica, 706, 708
Juvéderm, 232-233

Kaposi, sarcoma de, 188-189
Kawasaki, doença de, 105-106
Kelly, pinça de, grande, 391
Kerckring, 707
Kessler, técnica de, 806-808
Kogan, espéculo endocervical de, 511, 527

Lábio inferior, 233-234
Lábios, aumento dos, 225-230
Lacerações, 6, 119, 889
　parciais do tendão, 805
　separada, 485
　tangencial, reparo, 439-443
　tendões, 864
Lâmpada pescoço de ganso, 757
Langer, linhas de, 952
Laringoscópio, 119. *Ver* Nasolaringoscopia
　cabo, 115
　dispositivos, 25-26
　lâmina, 125-126
Laringospasmo, 705
Laser, energia a
　complicações, 266-267
　penetração e, 254
Lasers
　ablativos, 253
　ASLMS, 240-241
　de érbio, 255
　interação tecidual, 248
　marcação, 249
　palmar, 845-846
　parâmetros, 238-239
　permanente, 241-242
　provisão de ponta, 239-240
　pulsos, 239-240, 248
　Q-switched, 255
LASIK. *Ver* Cirurgia de ceratomileuse
Látex, paciente alérgico ao, 642-643
Laver, área facial de, 222-223
LC. *Ver* Líquido cerebrospinal
Leite não humano, 939
Leituras posteriores, 791
Lençol de tração, 98-99
Lentigens solares, 259, 263, 269-270

Lesão
　corneana, 773-774
　de estiramento, 139
　do manguito rotador, 99
　do tendão extensor, 805-812
　intestinal, 659
　óssea, 99
　por compressão da pele, 325
　térmica extensa, 612-613
　vascular, 99
Lesões
　acetobrancas, 522-523
　benignas, 573
　biópsia cervical dirigida e, 523-524
　condiloma, 574, 669
　de aparência atípica, 378-379
　do canal anal, 674-675
　epitélio, 672
　escamosas intraepiteliais, 677-679
　grandes, 11-12
　intraepiteliais escamosas (LIE), 677-679
　não palpáveis, 584
　neoplásicas da pele, 955-956
　ósseas, 99
　pedunculadas, 435-436
　pedunculadas pequenas, 170-171
　pigmentadas, critérios clínicos de avaliação, 264-265
　planas, 382-383
　sólidas, 585*t*
　subcutâneas, 11-12
　úmidas, 428-429
　vasculares, 99
Leucograma sinovial, 820
Lidocaína, 3, 120, 733, 917, 962
　Prilocaína, 734
　solução, 779
　tópica, 74-75
　Triancinolona, 182-183
LIE. *Ver* Lesões intraepiteliais escamosas
LIE genital de alto grau, 679
Life Pack, modelo de cardioversão, 89
Ligadura com bandagem elástica, 726-728
Lindane, xampu de, 159
Linha axilar média, 53
Linha de sutura bem aproximada, 338-339
Linha dentada, 727-728
Linhas de franzimento da testa, 202
Linhas de marionete, 216-217
Linhas de tensão mínima da pele, 409, 414
Linhas labiais verticais, 230-231
Lipoaspiração, 388-389
Lipomas
　contraindicações, 388-389

　excisão, 387-393
　　considerações pediátricas, 392
　　equipamento, 388-389
　　indicações, 388-389
　　instruções pós-procedimento, 392
　　procedimento, 389-393
　múltiplos, 387
　pequenos, 390
Líquido cerebrospinal (LC), 73
　propriedades comuns do, 74*t*
Líquido pleural, 151*t*
　análise, 151-152*t*
Líquido proteico, 156-157
Litotomia, posição de, 630-631, 635-636
Lóbulo da orelha, 110-111
Locais recomendados para vácuo, 277-278
Localização do nó, 808-809
LPI. *Ver* Luz pulsada intensa
Lubrificação, 145
Luer lock, seringa, 177
Lugol, coloração com solução de, 523-524
Lúmen, 45
Lúnula, 477
Lupa, aumento com, 453-454
Lupas cirúrgicas, 293
Luxação anterior e posterior, tratamento de, 98-99
Luxações
　anteriores e posteriores, 96-99
　recorrentes, 99
　redução, 129-132
　traumáticas, 95
Luxações anteriores do ombro, 96-98
Luz pulsada intensa (LPI), 237, 238-239*f*, 246, 247, 264-265, 270-271

Maléolos laterais, 866
Malignidade, 388-389
Mama
　nódulos, 584*t*
　punção aspirativa com agulha fina, 583-589
Mandíbula, 131, 226-228
Manguito rotador, lesão do, 99
Manipulação escapular, 98
Manipulador uterino, 657-658
Manuseio, 218-219
Mão dominante, 304
Mão não dominante, 303, 315
Marcação, *laser*, 249
Marcador permanente de pele, 409
Marfan, síndrome de, 129, 313-314
Margem da pálpebra, 766-767
Marsupialização, 498-502
Materiais de sutura esterilizados, 960

Material extra de imobilização posterior, 858-859
Material purulento, 69-70, 734
Material sebáceo, 376-377
Matricectomia, 471-476
Matricectomia de unidade de alta frequência, 472
Matriz distal, 477
Matriz subjacente da unha, 481-482
MDA. *Ver* Microdermoabrasão
Meato acústico externo, 11-12
Meato externo, 783
Meato uretral, 917-919
Meato uretral externo, 634
Medicações. *Ver* Fármacos; Analgésicos orais
Médicos de cuidados primários, 195-196
Medidas espirométricas incorretas, 136-137t
Medula, aspiração de, 86
Medula óssea, aspiração, 81, 87
Melanócitos, 255
Melanócitos epidérmicos, 255
Melanomas, 956
Melker, cricotireotomia emergencial de, 61-62
Membranas,
  cricotireóidea, 61-64
  timpânica, 789
Memória, sutura, 302
Meningite, 79
Meningite, suspeita de, 79
MER. *Ver* Monitoramento de eletrodo de retorno
Metacarpos, cabeças dos, 891-892
Metacarpos laterais, 885
Metaplasia escamosa, 521-522t
Metatarsos, cabeças dos, 856-857
Metilprednisona, acetato de, 829, 909-910
Métodos de LPI de face inteira, 264-265
Microdermoabrasão (MDA), 269-281
  check list pré-procedimento, 270-271
  complicações, 280-281
  considerações pediátricas, 280-281
  contraindicações, 271-272
  dispositivo de MDA de cristal, 273f
  equipamento, 270-272
  indicações estéticas, 271-272
  instruções pós-procedimento, 280-281
  resultados/seguimento, 270-271
Microimplante, 559-566
Midazolam, 690
Miller, lâmina de, 120
Mirena, sistema intrauterino, 603-604
Mistura eutética de anestésicos locais (EMLA®), 178
Modos do ventilador, 125-126
Mogen-clamp, 923-928

Mohs, cirurgia micrográfica de, 955t
Momento do final da inspiração, 52
Monitoração invasiva da pressão arterial, 27-28
Monitoramento de eletrodo de retorno (MER), 284
Monitoramento hemodinâmico, 35-36
Monocryl®, 335
Monsel, solução de, 187-188, 429-430, 511
Mosaico, padrão em, 522-523, 528
Muco, 591
Muco cervical, 591
Mucosa do íleo terminal, 694
Mucosa nasal, 783
Muletas, 859-860
Músculos
  complexo, 202
  cricofaríngeo, 705
  glabelar, 206
  intercostal, 54
  orbicularis oculi, 211-212
  postural, 901
  pterigóideo lateral, 129
  zigomático, 212-213

Naboth, cistos de, 521-522t
Nariz, corpo estranho no, 786
Nasofaringe, 750-751, 780
Nasolaringoscopia, 777-782
Nasolaringoscopia com fibra óptica flexível, 777-782
  complicações, 781-782
  considerações pediátricas, 782
  contraindicações, 778
  equipamento, 777-778
  indicações, 778
  instruções pós-procedimento, 782
  procedimento, 779-782
Náusea, 25-26
N-desalquilação, 627
Necrose, 805-806
  crio, 541-542
  de ponta, 321
  de tecido, 749-750
  focal, 331
  retalhos, 417
Neonatos, 329-330, 339-340
Neoplasia intraepitelial cervical (NIC), 521, 607
Nervo mediano, distribuição do, 798
Nervos
  do queixo, inervações, 229-230
  infraorbital contralateral, 228-229
  peniano dorsal, 12-13
  peroneal, 856-857
Nervoso
  anestesia de bloqueio, 228-229
  bloqueio, 15

mediana, distribuição, 798
  transmissão, 9
Neurossífilis, 74-75
Neurossífilis, suspeita de, 74-75
NIC. *Ver* Neoplasia intraepitelial cervical
Nifedipina tópica, 737
Nitinol, 559
Nitrato de prata, 429-430
Nitrogênio líquido, 168-170
  técnicas de pulverização, 169-170
Nitroglicerina, 737
Nós básicos de sutura com instrumentos, 301-305
  complicações, 305
  contraindicações, 302
  equipamento, 302
  indicações, 302
  instruções pós-procedimento, 305
  procedimento, 302-305
Nutrição, 33-35
Nutrição parenteral total, 33-35

Obturador, 85
Olécrano inflamatório não traumático, 827
Ombro congelado, 837-839
Onda atrial direita, 47
Onda capilar pulmonar, 48-49
Onda de ventrículo direito, 48-49
Orbicularis oculi, 212-213
  contração muscular, 211-212
Orientação vertical, 620-621
Orientações da Sociedade Americana de Colposcopia e Patologia Cervical (ASCCP), 609-610
Orifício
  diverticular, 718
  ileocecal, 694
Osteoartrite, 820t
Osteófito, 465
Osteomielite, 937-938
Osteoporose, 634
Osteoporose grave, 82
Osteoscópio, 759
Óstios da tuba uterina, 562-563
Otite média, 756
Óxido nitroso, 170-171
Oxiemoglobina, 254
Oxigênio, 27-28
  alveolar, gradiente, 151-152
  fonte, 23, 157-158
  suplementar, 92-93
Oximetazolina, 779

Padrões vasculares, 527
Pálpebras, nódulos nas, 764-765
Pálpebras finas, 188-189
Palpitação, 140

Papanicolau, 503, 509, 542-543, 599-600
Paracentese, 663
Paracentese abdominal, 663-668
   complicações, 667
   considerações pediátricas, 667
   contraindicações, 664
   equipamento, 664
   indicações, 664
   instruções pós-procedimento, 559
   procedimento, 665-668
ParaGard de cobre, DIU, 602-603
Paralisantes, 115f
Paralisia, 781
Parâmetros fisiológicos, 21
Paroníquia
   Cirurgia, 489-493
     complicações, 492
     considerações pediátricas, 492
     contraindicações, 490-491
     equipamento, 490-491
     indicações
     instruções pós-procedimento, 492
     procedimento, 490-492
   Crônica, 489, 491-492
Pavilhão auricular, 11-12, 758
PDC. *Ver* Produtos da concepção
Pé plano, 831
Peeling, 269-270
Pele
   agente de clareamento, 241-242
   avulsão, 805-806
   biópsia com *punch*, 187-191
   cicatriz, 375
   compressão, 325
   criocirurgia, 165-172
   descamação, 269-270
   detalhada, avaliação, 275
   distorção inicial, 402-403
   eletrocirurgia, 283-288
   equipamentos cirúrgicos comuns, 319
   espessura, 166-167
   fechamentos, 391
   Fitzpatrick, fototipos de, 241-242, 241-242t, 277-278
   formulário de análise, 275
   ganchos, 397-398
   hidratação, 269
   incisão, 491-492
   incisão infraumbilical, 657-658
   incisões verticais, 383-384
   interna, 577-578
   lesões, 955-956
   maceração, 850
   marcador permanente, 409
   padrão, fechamento, 391
   paralela, 321

placa de urticária, 154-155
procedimentos, 351, 353-356
   recrutamento potencial e, 351, 353-353
queimaduras, 92-93
recomendações para o preparo da, 957-958
remoção de pólipo cutâneo, 427-432
   complicações, 431-432
   considerações pediátricas, 430-431
   contraindicações, 430-431
   equipamento, 428-429
   instruções pós-procedimento, 431-432
   procedimento, 428-432
   tensão, 952
sutura simples interrompida, 312-313
suturas, 312-313, 316-317
tensão mínima, 409, 414
tipos mais claros, 263
Pele interna, 570, 574t, 577-578
Pelo, anatomia do, 239-241
Penetração profunda, 579-580
Pênis, 603, 917-919
Perfuração, 769
Perfuração esplênica, 154-155
Perfuração uterina, 565, 599-600
Período pós-injeção, 815-816
Período pós-operatório imediato, 401
Periósteo, 83, 209
Peritonite, 557-558
Pés chatos, 832
"Pés de galinha", 202f, 211-213, 693
Pessário anular, 636-637
Pessários, 633-646
   complicações, 645-646
   considerações pediátricas, 645-646
   contraindicações, 634-646
   de Gehrung, 644-645
   de Gellhorn, 640-642
   de Shaatz (disco), 638-639
   donut, 641-642
   em anel, 636-637
   em anel para incontinência, 637-638
   equipamento, 634-635
   escolhendo/usando, 636-645
   indicações, 634-635
   infláveis (*Inflatoball*), 642-644
   instruções pós-procedimento, 645-646
   regula, 639-641
   tipo alavanca, 638-640
   tipo cubo, 643-645
Pessários anulares para incontinência, 637-638

PFB. *Ver Pseudofolliculitis barbae*
PFE. *Ver* Pico de fluxo expiratório
Phalen, teste de, 795
PIC. *Ver* Pressão intracraniana
Pico de fluxo expiratório (PFE), 133
Pigmentação, 178, 179, 250, 256-258, 263, 274f
Pigmentação benigna indesejada, 257-258
Piloro, 706
Pinça anular, 526, 612-613, 695-696
Pinça anular para vasectomia sem bisturi, 647-648
Pinça baioneta, 749-750
Pinça cirúrgica bipolar, 659
Pinça curva, 597
Pinça de apreensão, 695-696
Pinça de Pozzi, 604
Pinça hemostática, 378-379
   clampeamento, 740-741
   sem bisturi, 650
Pinça proximal de confeiteiro, 888-891
Pinças
   anel para vasectomia sem bisturi, 647-648
   de Allis, 390, 506
   de Gomco, 915-916, 919-920
   de Mogen, 923-928
   hemostáticas, 740-741
   Kelly grande, 391
Pinças, 719
   Adson, 190, 384, 735
   anular, 526, 612-613, 695-696
   baioneta, 749-750
   calázio, 765-766
   cirúrgica bipolar, 659
   curva, 597
   de apreensão, 695-696
PIO. *Ver* Pressão intraocular
PL. *Ver* Punção lombar
Plano anterior profundo, 823-824
Plano subdérmico, 595
Plasmaférese, 35-36
Plastia em O-Z, 352t, 395-400
   complicações, 399-400
   considerações pediátricas, 399-400
   contraindicações, 396-397
   equipamento, 396-397
   indicações, 396-397
   instruções pós-procedimento, 399-400
   procedimento, 396-400
Plastia em T, 445-450
   complicações, 449-450
   considerações pediátricas, 449-450
   contraindicações, 446-447
   equipamento, 446-447

instruções pós-procedimento, 449-450
procedimento, 446-450
Plastia em V-Y, 353, 451-456
complicações, 455-456
considerações pediátricas, 455-456
contraindicações (relativas), 452
equipamento, 451-452
indicações, 452
procedimento, 452-456
Plastia em Z, 457-462
complicações, 461
considerações pediátricas, 461
contígua, 458
contraindicações, 458-459
equipamento, 458
indicações, 458
procedimento, 459-462
uso de, 457
Plastia em Z contínua, 458
Plastibell, dispositivo
circuncisão usando, 929-934
complicações, 933-934
considerações pediátricas, 933-934
contraindicações, 930-931
equipamento, 930-931
indicações, 930-931
instruções pós-procedimento, 933-934
procedimento, 930-934
Pleura, 155-156
Pluma malcheirosa, 487
Pneumotórax, 37-38, 51, 52, 586, 904
hipertensivo, 52
importante, 55
significativo, 55
Podofilina, 570t
Podofilotoxina, 569t
Poiseuille, lei de, 33-35
Poliglactina, 307
Poliglicólico, 307
Pólipo endometrial, 511
Pólipos, 695-696
cervical, remoção, 509-513
endometrial, 511
fibroepiteliomatoso, 427-428
hiperplásico, 714
Pólipos fibroepiteliomatosos, 427-428
Polipropileno®, 301
Pomada, 58-59, 453-454, 468
Ponta de LPI, 247
Pontilhado, 522-523
Pontilhado grosseiro, 528
Pontilhamento, 718
Ponto de injeção inicial, 231-232
Pontos
de canto, 398-399
de injeção do corrugador lateral, 207

de referência ósseos, palpação, 77
em bolsa, 55
Posições
alternada, 843
anatômica, 881-882
de aspiração, 118, 780
de decúbito, 733
de decúbito lateral esquerdo, 153
de litotomia, 630-631, 635-636
não dependente, 783
pata de rã, 948
Posítron de função, 877-878
Pós-menopausa, mulheres na, 515, 554-555
Pratt, dilatadores de, 620-621
Preenchedores dérmicos, 215-235
aumento labial, 225-230
borda do vermelhão, 230-233
check list pré-procedimento, 217-219
comissuras orais/linhas de marionete, 222-226
complicações, 234-235
considerações pediátricas, 234-235
contraindicações, 218-219
corpo do lábio, 232-234
diretrizes gerais para injeção, 216-217
dosagem/volume, 216-218
equipamento, 218-219
estéticos, 215-216, 218-219
instruções pós-procedimento, 234-235
procedimento, 219-235
resultados/seguimento, 217-218
seringa, 220-221
técnicas de anestesia geral, 217-218
Prega palmar volar, 877-878
Pregas ariepiglóticas, 781
Pregas nasolabiais, 196, 199, 219-220, 356, 460
Pregas vocais, paralisia das, 781
Prepúcio, 920-922
Pressão, 729
CPAP, 125-126
de cunha, 43
estoques, 875-876
excessiva, 537-538
intracraniana (PIC), 114
intraocular (PIO), 114
medidas acuradas, 77
pedras, 866
positiva contínua nas vias aéreas (CPAP), 125-126
úlceras de, 860-861
Prilocaína, 916
Procedimento de excisão com alça eletrocirúrgica, 521-522, 570t, 607-616
complicações, 614-615
considerações pediátricas, 615

contraindicações, 610-611
efeitos na gestação, 608-609
equipamento, 609-610
indicações, 610-611
instruções pós-procedimento, 615
preparação do paciente, 608-609
procedimento, 610-616
ver/tratar, 608-610
Procedimentos do trato urogenital, 953
Procedimentos estéticos, 195-196-199
cirurgia cutânea radiocirúrgica, 281
consulta, 196, 199-199
envelhecimento facial, 196, 199
escleroterapia, 288
fotorrejuvenescimento a *laser*, 253
injeções de Botox, 201
microdermoabrasão, 269
preenchedores, 215-216
remoção de pelos a *laser*, 237
Proctossigmoidoscopia, 724-725
Produtos da concepção (PDC), 551
Profilaxia, 953
antibiótica, 954
contra endocardite, 954t
Prolapsos
de órgão pélvico, 634-635
uterino, 633
vaginal, 633
Prolene, sutura de, 301, 403-404
Propofol, 22
Pseudofolliculitis barbae (PFB), 243-244
Pulsação arterial, 30-31
Punção arterial, 27-31
complicações, 31
considerações pediátricas, 31
contraindicações, 28-29
equipamento, 28-29
indicações, 28-29
instruções pós-procedimento, 31
procedimento, 28-31
Punção aspirativa da mama com agulha fina, 589
complicações, 588
considerações pediátricas, 589
contraindicações, 585
equipamento, 585
indicações, 585
instruções pós-procedimento, 588
procedimento, 586-589
Punção da artéria radial, 28-29
Punção de artéria subclávia, 45
Punção femoral, 39-42
Punção lombar (PL), 73-79
avaliação de suspeita de meningite, 79
complicações, 78-79
considerações pediátricas, 78-79
contraindicações, 74-75

equipamento, 74
indicações, 74-75
instruções pós-procedimento, 78-79
procedimento, 74-77
Punção venosa subclávia, 35-38
Punções traumáticas, 73

Quantidades simétricas, 314-315
Queimaduras
de espessura total, 262
de pele, 92-93
inadvertidas de local alternado, 612-613
localizadas, 213-214
térmicas, 113
Queloides, 952
acne, nuca, 175
em formato de peso, 181
formação de, 243-244
lóbulo da orelha, excisão, 181-185
tratamento de cicatriz, 175-180
complicações, 179
considerações pediátricas, 179
contraindicações, 177
equipamento, 177
injeção de triancinolona, 178-179
instruções pós-procedimento, 179
opções de tratamento, 176t
procedimento, 178-180
Queratinócitos, 255
Quervain, doença de De (tenossinovite estiloide radial), 873

Radiocirurgia, 287-288
Radiografias, repetição de, 131
Raynaud, fenômeno de, 9
Reação termoquímica exagerada, 857-858
Reações termoquímicas, 891-892
Reanimação cardiopulmonar, 85, 116-117
Recidiva, 357
cistos, 369, 468
Recomendações de anestésicos tópicos, 246
Recrutamento potencial, 351, 353-353
Redução de luxação mandibular, 129-132
complicações, 131-132
considerações pediátricas, 132
contraindicações, 130
equipamento, 130
indicações, 130
informativos de orientação para o paciente, 132
instruções pós-procedimento, 132
procedimento, 130-132

Redução de pelos por LPI, 246
Redução de subluxação da cabeça do rádio ("cotovelo de babá"), 139-142
complicações, 142
contraindicações, 140
equipamento, 140
indicações, 140
instruções pós-procedimento, 142
procedimento, 141-142
técnica de supinação/flexão, 142
Redução do ombro, 95-99
complicações, 99
considerações pediátricas, 99
contraindicações, 96
equipamento, 96
indicações, 96
instruções pós-procedimento, 99
procedimento, 96-99
Reexpansão pulmonar, 51
Reflexo de tosse, 759
Reflexos de proteção das vias aéreas, 22
Regimes intravenosos, 699
Regula, pessário, 639-641
Rejuvenescimento, tratamento estético de, 269-270
Rejuvenescimento facial, 201-214
anatomia funcional, 202-203
check list pré-procedimento, 204
complicações, 213-214
concentração, 205
considerações pediátricas, 213-214
contraindicações, 205
diretrizes gerais para injeção, 202-203
dosagem, 202-203
equipamento, 204-205
indicações estéticas, 205
instruções pós-procedimento, 213-214
linhas horizontais da testa, 208-209
manuseio, 205
"pés de galinha", 202f, 211-213, 693
preenchedores dérmicos para, 215-235
procedimento, 206-214
seguimento, 202-204
toxina botulínica para, 201-204
Relaxamento do paciente, 209
Remoção criocirúrgica, 430-431
Remoção da tesoura, 428-429
Remoção de anel, 143-147
complicações, 146
considerações pediátricas, 147
contraindicações, 144
equipamento, 143-144
indicações, 144
instruções pós-procedimento, 147
procedimento, 144-147

técnica da luva de borracha, 145
técnica de corte, 146
técnica do cordão, 144-145
Remoção de anzol, 109-112
complicações, 111-112
considerações pediátricas, 111-112
contraindicações, 110
equipamento, 110
indicações, 110
instruções pós-procedimento, 111-112
procedimento, 110-112
técnica da cobertura com agulha, 110-111
técnica de avanço e corte, 110-111
técnica do cordão, 110-111
Remoção de calázio, 763-768
complicações, 767-768
considerações pediátricas, 767-768
contraindicações, 764-765
equipamento, 764-765
incisão e curetagem, 765-768
indicações, 764-765
instruções pós-procedimento, 767-768
procedimento, 764-768
Remoção de carrapato, 159-161
complicações, 161
contraindicações, 160
equipamento, 160
indicações, 160
procedimento, 160-161
Remoção de cisto mucoso digital, 465-469
complicações, 468
considerações pediátricas, 469
contraindicações, 466
equipamento, 466
indicações, 466
instruções pós-procedimento, 469
procedimento, 466-469
Remoção de corpo estranho
complicações, 786
considerações pediátricas, 786
contraindicações, 784
do nariz e da orelha, 783-786
equipamento, 784
indicações, 784
instruções pós-procedimento, 786
procedimento, 784-786
Remoção de corpo estranho conjuntival e corneano, 769-774
complicações, 774
considerações pediátricas, 774
contraindicações, 770-772
equipamento, 770
indicações, 770
instruções pós-procedimento, 774
procedimento, 771-774

Remoção de pelos a *laser*, 237-251
  anatomia do pelo, 239-241
  anestesia, 242-243
  check list pré-procedimento, 242-244
  complicações, 250
  considerações pediátricas, 250
  contraindicações, 243-245
  equipamento, 243-244
  indicações, 243-244
  instruções pós-procedimento, 250
  princípios da terapia com *laser*, 237-250
  resultados/seguimento, 242-243
  segurança, 240-241
  seleção de pacientes, 241-243
  terapias alternativas, 240-242
Remoção de pelos permanentes com *laser*, 241-242
Remoção de pólipo cervical, 509-513
  complicações, 512
  contraindicações, 510
  equipamento, 510
  indicações, 510
  instruções pós-procedimento, 512
  procedimento, 510-512
Remoção eletrocirúrgica, 430-431
Reparo da lesão do tendão extensor, 805-812
  complicações, 810-811
  considerações pediátricas, 810-811
  contraindicações, 806-807
  equipamento, 806-807
  indicações, 806-807
  instruções pós-procedimento, 812
  procedimento, 806-812
  reparo término-terminal com sutura de colchoeiro simples interrompida/horizontal, 809-811
Reparo de laceração tangencial, 439-443
  complicações, 441-442
  considerações pediátricas, 442-443
  contraindicações, 440
  equipamento, 440
  indicações, 440
  instruções pós-procedimento, 442-443
  procedimento, 440-443
Reparo do triângulo de Burow (orelha de cachorro), 363-367
  complicações, 356
  considerações pediátricas, 366
  contraindicações, 364-365
  equipamento, 364-365
  indicações, 364-365
  instruções pós-procedimento, 366
  procedimento, 364-366
Reparo epidérmico, 279-280

Reparo término-terminal, 809-811
Resistência, 111-112, 378-379
Resistência à tração, 301
Resposta pressórica, 114
Resposta vasovagal, 720
Ressonância magnética (RM), 813
Restylane, 232-233
Retalhamento eletrocirúrgico em fatias, 286
Retalho de rotação, 354f, 413-417
  complicações, 416-417
  considerações, 417
  contraindicações, 414
  equipamento, 413
  indicações, 414
  instruções pós-procedimento, 417
  procedimentos, 414-416
Retalho romboide, 407-412
  complicações, 412
  contraindicações, 408
  equipamento, 407
  indicações, 408
  procedimento, 408-412
  técnica, 409
Retalhos
  de A-T, 448-449
  de avanço duplo, 355
  de rotação, 354f, 413-417
  de V-Y, 454-455
  necrose, 417
  pedículo, 415
  tensão necrosante, 407
Retalhos de avanço, 357-362
  complicações, 361-362
  considerações pediátricas, 361-362
  contraindicações relativas, 358-359
  duplos, 355
  equipamento, 358-359
  indicações, 358-359
  instruções pós-procedimento, 361-362
  na sobrancelha, 360-362
  procedimento, 358-362
  técnica, 359-360
Retináculos, 419
Retinoides, 280-281
Reto distal, 716-717
Retorno de sangue pulsátil, 30-31
Retossigmoide, 717-718
Revestimento de gesso à prova d'água, 853
Ritual de circuncisão, 915-916
RM. *Ver* Ressonância magnética
Rosácea papulopustular, 274f
Rota adequada da agulha de sutura, 314-315
Rugas
  da glabela, 202
  orbitais laterais, 202-203

Sabão, 143-144, 160
Sabão antibacteriano, 160
Salter-Harris, tipo, 883, 894-895
Sangramento, 723, 916
  diátese hemorrágica, 82, 930-931
  distúrbio da coagulação, 917
  leve, 576-577
  na pós-menopausa, 516
  potencial, 41-42
  redução, 765-766
  retal, 713, 725-726
  vasos, 388-389
Sangue
  acúmulos, 358-359
  fluxo, 311, 398-399
  leucócitos, contagem, 73
  limpeza, 424-425
  pressão, 703
    monitoramento, 27-28
  tubo de coleta, 587
Sarmiento, imobilização de, 863
Sebo, 375
Sedação
  adequada, 118
  início, 941
  intravenosa, 542-543
  moderada, 939
  profunda, 21
Sedação pediátrica, 939-945
  complicações, 944
  contraindicações, 940-941
  critérios recomendados para alta, 944-945
  definição de níveis de, 940t
  equipamento, 940
  indicações, 940
  instruções pós-procedimento, 944-945
  procedimento, 941-945
Sedação procedural (consciente), 21-26, 89
  complicações, 25-26
  considerações pediátricas, 25-26
  contraindicações, 23
  doses, 24t
  equipamento, 22-23
  fármacos usados, 24t
  indicações, 23
  instruções pós-procedimento, 25-26
  procedimento, 23-26
Sedação profunda, 21
Sedativos, 943
  doses, 943t
Seldinger, abordagem de, 56-57
Seldinger, técnica de, 33, 35-42
Sensibilidade, 210
Sensibilidade focal, 140
Sepse, 734
Seringa de metal, 754

Seringas
    com bico, 758
    luer lock (*com rosca*), 177
    de metal, 754
    irrigação, 756
    preenchedores dérmicos, 220-221
Shaatz, pessário de (disco), 638-639
Sigmoide, 718
Sigmoidoscopia, 713-721
Sigmoidoscopia flexível, 713-721
    complicações, 720
    considerações pediátricas, 720
    contraindicações, 715
    equipamento, 715
    indicações, 715
    instruções pós-procedimento, 720
    instrumento/materiais, 720
    procedimento, 716-721
SIMV. *Ver* Ventilação mandatória intermitente sincronizada
Sinais vitais normais, 92-93
Síndrome compartimental, 870, 882-883
Síndrome de colisão, 837-838
Síndrome do túnel do carpo, 796f
    complicações, 799
    considerações pediátricas, 799
    contraindicações, 797
    equipamento, 797
    indicações, 797
    injeção, 795-800
    procedimento, 797-800
    tratamento da, 797
Síndromes
    compartimental, 870-883
    de Ehlers-Danlos, 129
    de impacto, 837-838
    de Marfan, 129, 313-314
    do túnel do carpo, 795-800
    lúpica induzida por fármacos, 150-151
Sinecatequinas, 569*t*
Sínfise púbica, 536-537
Sintomas. *Ver* Contraindicações
Sistema de drenagem-aspiração, 53, 55
Sistema nervoso central (SNC), 628
SNC. *Ver* Sistema nervoso central
Snellen, tabela de, 771-772
Sobrancelha
    ptose, 208, 211-212
    retalhos de avanço em, 360-362
Sociedade Americana de Medicina e Cirurgia a *Laser* (ASLMS), 240-241
Solução antisséptica, 293
Solução antisséptica incolor, 293
Solução de etilenoglicol, 695-696
Solução salina hipertônica, 289-291, 297, 298

Sonda com ponta romba, 480-481, 931-932
Sonda criogênica, 170-171
Soro fisiológico, 36-37, 39, 619-620
Spray multiuso, 703
Spray refrigerante, 8
Staphylococcus, 67
    Aureus, 489, 731
StarLux de Palomar, 244-245
Status de mãe solteira, 660
Stimson, técnica de, 97
Streptococcus, 67
Subsulfato férrico, 436-437
Sulcus bicipitalis medialis, 591
Sulfato tetradecil de sódio, 290-291
Supinação/flexão, técnica de, 142
Suporte ajustado, 295-296
Suporte Avançado de Vida em Cardiologia (ACLS), 101
Sutura absorvível, 487
Sutura contínua subcuticular, 335-341
    complicações, 339-340
    considerações pediátricas, 339-340
    contraindicações, 336-337
    equipamento, 336-337
    indicações, 336-337
    procedimento, 336-340
Sutura cutânea contínua, 331-334, 808-809
    complicações, 333-334
    considerações pediátricas, 333-334
    contraindicações, 331-332
    equipamento, 331-332
    indicações, 331-332
    instruções pós-procedimento, 333-334
    procedimento, 331-333
Sutura de ângulo, 319-323
    complicações, 322-323
    considerações pediátricas, 322-323
    contraindicações, 320
    equipamento, 319
    indicações, 319-320
    instruções pós-procedimento, 322-323
    procedimento, 320-323
Sutura de colchoeiro contínua, 328-330
Sutura de colchoeiro horizontal, 325-330
    complicações, 329-330
    considerações pediátricas, 329-330
    contraindicações, 326-327
    equipamento, 326-327
    indicações, 326-327
    instruções pós-procedimento, 329-330
    procedimento, 326-329

Sutura de colchoeiro horizontal contínua, 325
Sutura de colchoeiro horizontal semienterrada, 319, 326-327
Sutura de colchoeiro vertical, 343-347
    complicações, 346-347
    considerações pediátricas, 346-347
    contraindicações, 344-345
    equipamento, 344-345
    indicações, 344-345
    instruções pós-procedimento, 346-347
    procedimento, 344-347
Sutura de colchoeiro vertical taquigráfica, 345-347
Sutura de pequeno calibre, 312-313
Sutura dérmica profunda, 307-310, 335, 372
    complicações, 308-309
    considerações pediátricas, 309
    contraindicações, 307-308
    indicações, 307-308
    instruções pós-procedimento, 309
    procedimento, 307-310
Sutura em boca de saco, 652
    fechamento, 401-406
        complicações, 405-406
        considerações pediátricas, 405-406
        contraindicações, 402-403
        indicações, 402-403
        instruções pós-procedimento, 405-406
        procedimento, 402-406
Sutura interrompida, 441-442
Sutura não absorvível, 339-340
Sutura simples, 440
Sutura simples interrompida, 312-313
    complicações, 316
    considerações pediátricas, 316
    contraindicações, 312-314
    equipamento, 312-313
    indicações, 312-313
    procedimento, 313-316
Suturas
    absorvível, 487
    agulha, 333
    apertada, 346-347
    bem aproximada, 338-339
    contínua festonada, 331
    contínua subcuticular, 335-341
    cutânea contínua, 331-334, 808-809
    de ângulo, 319-323
    de colchoeiro horizontal, 325-330
    de colchoeiro horizontal semienterrado, 319
    de colchoeiro vertical, 343-347
    de pequeno calibre, 312-313
    de Prolene, 403-404

em boca de saco, 401-406, 652
em colchoeiro contínua, 328-330
em formato de Y, 451
externa, 808
fio, 333
fixação, 415
interrompida, 441-442
linha, 359-360
materiais esterilizados, 960
não absorvível, 339-340
nós básicos com instrumentos, 301-305
pontas, 308-309
profunda, 308-309, 335, 372
simples, 440
simples interrompida, 311-317, 809-811
tempo recomendado para a remoção, 963
término-terminal, 344-345

Tala em pinça de confeiteiro, 888
Tala gessada curta do membro superior, 873-884
    complicações, 882-883
    considerações pediátricas, 882-883
    contraindicações, 874-875
    equipamento, 874-875
    imobilização do polegar com gesso, 880-883
    indicações, 874-875
    instruções pós-procedimento, 883
    procedimento, 874-884
    tala de goteira ulnar, 878-881
Tala gessada do membro inferior, 863-871
    complicações, 870
    considerações pediátricas, 871
    contraindicações, 865
    equipamento, 864
    imobilização com perneiras, 868-870
    indicações, 864
    instruções pós-procedimento, 871
    procedimento, 865-871
Tala gessada longa do membro superior, 885-895
    complicações, 893-894
    considerações pediátricas, 894-895
    contraindicações, 886
    equipamento, 886
    indicações, 886
    instruções pós-procedimento, 894-895
    procedimento, 887-895
Talas gessadas
    camadas, 876-877
    de extremidade inferior, 863-871
    de joelho, 863, 865-866

de perna posterior, 867-868
de *Sarmiento*, 863
de Zimmer, 182-183
do braço todo, 885-895
material, 869, 892-893
material extra para imobilização posterior, 858-859
ulnar com goteira, 878-881
Volar, 874-877
Tamponamento cego, 749-750
Taquiarritmias, 103
Taquicardia, 25-26, 90, 106-107
Taquicardia supraventricular (TSV), 106-107
Taquicardia ventricular, 90
Tatuagens, 262
Taxas de fluxo de cristal mais elevadas, 276
Tecido
    de hemorroida, 727-728
    destruição térmica, 283
    fluxo sanguíneo, 311
    isquemia, 222-223
    lasers e, 248
    necrose, 749-750
    reorganização, 320
    sobreposto, 365-366
    subcutâneo, 54
Técnicas
    agulhas, 110-111
    anestesia geral, 217-218
    aspiração e injeção da articulação do joelho, 824-825
    asséptica adequada, 29-30
    com cunha, 183-184
    de alisamento, 718
    de cateter de Word, 498-499
    de corte do anel, 146
    de Kessler, 806-808
    de nitrogênio líquido, 169-170
    de redução de subluxação da cabeça do rádio ("cotovelo de babá"), 142
    de remoção de anel, 144-146
    de Seldinger, 33, 35-42
    de Stimson, 97
    de supinação/flexão, 142
    do acordeão, gaze, 749-750
    excisão de queloide no lóbulo da orelha, 182-184
    excisão fusiforme, 382-383*t*
    hiperpronação, 141
    irrigação, 760
    padrão de congelamento de manchas, 166-167*t*
    remoção de anzol, 110-111
    retalho romboide, 409
    retalhos de avanço, 359-360
    retrógrada, 110-111
    superolateral, 824-825

Técnicas de reparo do couro cabeludo, 419-425
    complicações, 424-425
    considerações pediátricas, 425
    contraindicações, 420-421
    equipamento, 420-421
    indicações, 420-421
    instruções pós-procedimento, 425
    procedimento, 421-425
Tegasorb, 37-38
Telangiectasias, 265
    do queixo, 260*f*
    faciais, 238-239
    nasais, 260*f*
Telógeno, 240-241
    duração, 240-241*t*
Tempo real, monitorização da pressão arterial em, 27-28
Tendão do palmar longo, 798
Tendinite
    calcificada, 837-838
    do manguito rotador, 839
    supraespinhal, 837-838
Tendões
    de Aquiles, 856-857
    de tamanho normal, 897
    distal, 808
    dorsal, 803
    fibras, 803
    flexor, 16
    lacerações, 864
    palmaris longus, 798
    supraespinhal, 837-838
Tenossinovite, 801, 897
Tensão
    linhas de, 409
    menor da pele, 409, 414
    mínima, 355
    necrosante, 407
    pneumotórax hipertensivo, 52
Terapia antirretroviral altamente ativa (HAART), 615
Terapia com excisão com alça eletrocirúrgica, 575-577
Terapia contínua de substituição renal, 35-36
Terapia ocupacional, consulta de, 805-806
Terapias. *Ver* Escleroterapia
    ablativa, 607
    antibiótica, 763
    conservadora, 763
    crônica com corticosteroides, 325
    de reposição renal contínua, 35-36
    destrutivas do HPV aplicadas por profissional da saúde, 574
    procedimento de excisão com alça eletrocirúrgica, 575-577
    remoção de pelos a *laser*, 240-242

Término-terminal, passagem, 344-345
Termodiluição, 43
Teste de esforço em esteira, 101-107
   complicações, 105-106
   considerações pediátricas, 105-107
   contraindicações, 102-103
   contraindicações relativas, 103
   equipamento, 102
   indicações, 102
   instruções pós-procedimento, 106-107
   procedimento, 103-107
Teste diagnóstico, 831
TET. *Ver* Tubo endotraqueal
Theracort®, 815-816
Tímpano, 789
Timpanometria, 789-792
   complicações, 792
   considerações pediátricas, 792
   contraindicações, 790
   indicações, 790
   instruções pós-procedimento, 792
   procedimento, 790-792
Tinel, sinal de, 795
Tipoia, 887
Tipos de pele mais claros, 263
Tira fluorescente, 772-773
Tiras de corte para proteção, 850
Toalhas esterilizadas, 389
Tontura, 753
Toracocentese, 149-158
   complicações, 157-158
   considerações pediátricas, 157-158
   contraindicações, 151-152
   equipamento, 150-151
   indicações, 151-152
   instruções pós-procedimento, 157-158
   procedimento, 153-158
Toracocentese de sete polegadas intracateter, 150-151
Torneira, 77
Toxina botulínica, 210
   injeções, 212-213
   para rejuvenescimento facial, 201-214
   reconstituição, 204
Tração-contratração, 98-99
Transição do vermelhão, 224-225, 230-233
Transição do vermelhão labial, 224-225
Transluminação, 693
Traqueia, 63-64
Traqueostomia, fita de, 64-65
Tratamento com preenchedor, 218-219

Tratamento da epistaxe anterior, 745-752
   complicações, 750-751
   considerações pediátricas, 751
   contraindicações, 747
   equipamento, 747
   indicações, 747
   instruções pós-procedimento, 751
   procedimento, 748-752
Tratamento meticuloso de ferimentos, 491-492
Tratamentos
   abscessos, 497-502
   cicatriz hipertrófica, 175-180
   epistaxe anterior, 745-752
   fotorrejuvenescimento, 253-267
   infecções pelo vírus do papiloma humano genital não cervical, 569t-571t
   preenchedor, 218-219
   queloides, 175-180
   rejuvenescimento estético, 269-270
   sem receita médica para hemorroidas, 723
   síndrome do túnel do carpo, 797
   toxina botulínica, 204
Trauma
   às pregas vocais, 124-125
   facial grave, 116-117
   físico acidental, 105-106
   oral, 124-125
   torácico penetrante, 52
Triancinolona
   acetonido, 181, 466, 802
   injeções, 178-179
   intralesional, 764-766
   lidocaína, 182-183
Trocarte, 658
Trombocitopenia, 82
Tromboflebite séptica, 70-71
Trombose, 723
TSV. *Ver* Taquicardia supraventricular
Tuba uterina, óstio da, 621-622
Tuberosidade da tíbia, 855-856, 936-937
Tubo
   intravenoso, 37-38, 40
   pequeno contaminado, 284
Tubo endotraqueal (TET), 122
Tumores epidermoides, 78-79

Úmero, cabeça do, 892-893
Unhas encravadas, 472t
Urticária, 280-281
Útero, 554-555
Útero antevertido, 554-555
Útero retrovertido, 554-555

V, retalho em, 454-455
Valsalva, 635-636
   manobra, 42, 52, 58-59
Válvula ileocecal, 693
Válvulas
   ambu, 23
   competência das, 292
   ileocecal, 693
   máscara, 23
   sucção valvular, 716-717
VAM. Ver Ambu-máscara, ventilação, 23
Varfarina, 35-36
Vascularidade, 620-621
Vasectomia, 647-653
   pinça anular, 647-648
Vasectomia sem bisturi, 647-653
   complicações, 653
   contraindicações, 649
   equipamento, 647-649
   indicações, 649
   instruções pós-procedimento, 653
   procedimento, 649-653
Vasoconstrição, 3, 746
Vasoespasmo, 311
Vasos
   atípicos, 522-523
   pequenos sangrantes, 840
   sangrantes, 388-389
   subcutâneos, 289
Vasos deferentes, 647-648
Vasos linfáticos, 146
   drenagem, 149
VC. *Ver* Volume corrente
Veias
   anormais, 290
   profundas, circulação, 295-296
   subclávia, 33
Veias profundas, 292
   circulação, 295-296
Ventilação com ambu-máscara (VAM), 23, 114
Ventilação mandatória intermitente sincronizada (SIMV), 125-126
Ventilação mecânica contínua (VMC), 125-126
Verrugas, 683
   genitais externas, 569
   pequenas, 578-579
Vesículas seminais, 647-648
Vias aéreas
   CPAP, 125-126
   manutenção, 61-62
   nasofaríngeas, 115
   reflexos de proteção, 22
Vicryl®, 335
Virilha, área da, 917-919

Vírus da imunodeficiência humana (HIV), 535-536, 916
Vírus do papiloma humano (HPV), 567-568, 608-609, 916
Viscossuplementação, 820
VMC. *Ver* Ventilação mecânica contínua
Volume corrente (VC), 125-126
Volumes de preenchimento de trilhos, 225-226

Volume-tempo, gráfico, 135-136
Vômito, 944

Wood, lâmpada de, 772-773
Word, cateter de, 498-499

X, configuração de sutura em formato de, 423-424

Y, linha de sutura em formato de, 451

Z, caminho em, 155-156
Z, cicatriz em formato de, 395
Zimmer, imobilização, 182-183
Zona de segurança, 208, 210
Zona de transformação, 521-522*t*
Zona de transformação anal (ZtAn), 681-682
ZtAn. *Ver* Zona de transformação anal